U0212971

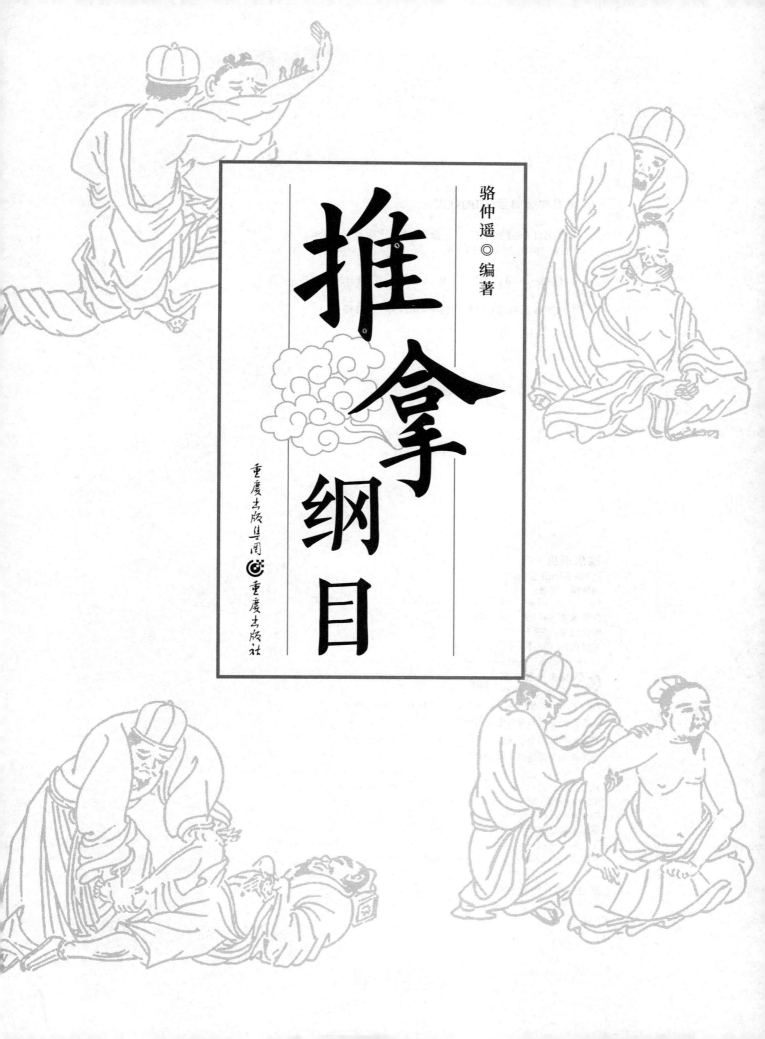

骆仲遥 ◎ 编著

推拿纲目

重庆出版集团
重庆出版社

图书在版编目(CIP)数据

推拿纲目 / 骆仲遥编著. —重庆: 重庆出版社,2024.4
ISBN 978-7-229-17345-6

Ⅰ.①推… Ⅱ.①骆… Ⅲ.①推拿 Ⅳ.①R244.1

中国版本图书馆CIP数据核字(2022)第249117号

推拿纲目
TUINA GANGMU
骆仲遥 编著

责任编辑:陈 冲 刘 喆
责任校对:何建云
装帧设计:鹤鸟设计

重庆出版集团
重庆出版社 出版

重庆市南岸区南滨路162号1幢 邮政编码:400061 http://www.cqph.com
重庆升光电力印务有限公司印刷
重庆出版集团图书发行有限公司发行
全国新华书店经销

开本:889mm×1194mm 1/16 印张:79 字数:2050千
2024年4月第1版 2024年4月第1次印刷
ISBN 978-7-229-17345-6
定价:360.00元

如有印装质量问题,请向本集团图书发行有限公司调换:023-61520678

版权所有 侵权必究

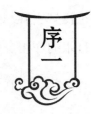

在我国古代经籍文献中，以"纲目"为书名者，当首推李时珍的《本草纲目》，卷有 52，载药 1802 种，附图 1109 幅，浩卷长篇，洋洋洒洒。

"纲目"者，大纲细目之意，用于书名中，是指将研究内容按前列大纲、后分细目的分类方式写成的学术著作。我认为，能以"纲目"为书名者，一是必须有详实准确的古今文献材料；二是持有比较公允和兼收并蓄的观点；三是掌握科学的分析归类方法。

骆仲遥先生积五十余年时间临床诊疗、博览群书、访贤体察、详考缕析的心血结晶——《推拿纲目》，无疑是推拿学术界以"纲目"为书名的一个创举。

中国推拿（按摩）疗法在形成发展的过程中，表现出了两个显著特点。第一个特点，是手法防治疾病的经验累积，这种积累丰富了中医理论形成和发展的实践，特别是经络学说、气血学说等。这种实践—理论—实践的反复验证模式，促进了中医推拿外治法的理论构建。第二个特点，由于中国地域广阔，中医推拿流派纷呈，手法众多且多根植于民间。而民间推拿医者多不善作文，而以口传心授为主，故文献阙如，并有推拿手法同名异法、异名同法、标准不统一的问题。这一局限深深影响了推拿的广泛交流和传播。

鉴于此，骆仲遥先生凭藉其学识和经验，不断古为今用，推陈出新，为夯实推拿学术的发展基础，展开此项浩大的文献工程，不可不谓影响深远。

东汉郑玄在《诗谱序》中有"举一纲而万目张"的说法。愿此书能起到纲举目张的作用。故乐撰短文，以为序。

严隽陶

2023年3月

严隽陶简介

上海中医药大学康复医学院名誉院长，主任医师、博士生导师、博士后合作导师，曾任中华中医药学会推拿分会主任委员、名誉主任委员，上海市中医药研究院推拿研究所所长，国家中医药管理局推拿重点专科主任及重点专科协作组组长等。全国首位推拿专业博士生导师。多次承担国家级、省部级课题，具有丰富的理论和实践经验。

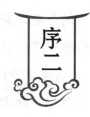

　　《推拿纲目》作者骆仲遥为广东省非物质文化遗产保护名录——"骆氏腹诊推拿术"代表性传承人，在海内外从事推拿临床、教学、科研工作五十余年，并有逾千万字的著述出版，实践与理论功力深厚。其打破门户之见、遍访杏林好手，求教国内诸多推拿名家并亲自记录体验，进而汇聚融合中国多个推拿流派的推拿手法与治法，由此完成《推拿纲目》这一中医推拿巨典。特别值得指出的是，骆仲遥自20世纪80年代即承担推拿医学科研课题，赴全国多个省、市亲自采集、抢救整理国内主要推拿流派掌门人和老前辈的宝贵经验，避免了传统医学宝贵财富的失传与流失。

　　综览《推拿纲目》，确属提纲挈领、言简意赅，其中有些内容还采用现代医学的观点与方法进行剖析，真正集科学性与实用性于一体，是海内外推拿（按摩）机构和从业者全面认识与掌握中国推拿技艺的操作指南，具有重大的学术研究价值和国际交流价值。举例来说，中国各推拿流派在长期的医疗实践中创建了众多不同手法，这使得推拿治疗的适应证更加广泛，疗效也得以不断提高。但是由于历史的局限性，长期以来各家各派流传的手法几经衍革，加之大多数手法和治疗经验散在民间，只限于口传心授，很少有文字和图片记载，推拿手法见之于文字者仅有百余种，并且还在不断地变化和发展。有的手法，操作相同而名称不一；有的手法，名称相同但操作各异。这种状况给推拿的学习和应用造成了一定困难，影响了推拿学术的传承、交流和发展。经五十余年的积累及发展，骆仲遥对国内主要推拿流派的推拿手法和治法进行的分类，兼具科学性与合理性，因此《推拿纲目》具有极高的学术参考价值和推广应用价值。

《推拿纲目》载推拿（按摩）手法三百余种，推拿治法一千余种，附图四百余幅。此大型推拿（按摩）典籍的公开出版，填补了中医学的一项空白，实在是对中国乃至世界传统医学的一大贡献矣！

世界在线联盟中医药研究院

2023 年 4 月

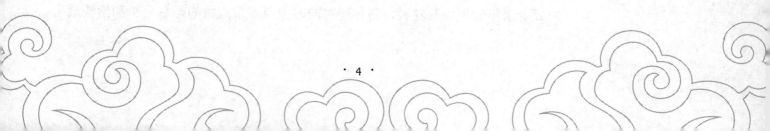

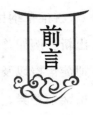

　　骆仲遥作为广东省非物质文化遗产——骆氏腹诊推拿术代表性传承人，自小跟随其祖父骆俊昌名老中医及父亲骆竞洪教授学医，有五十余年的临床医学经验，编著出版了《三宝合璧——中药、针灸、推拿治疗常见病、疑难病》《实用推拿疗法挂图》《内科诊疗全书》《伤科诊疗全书》《儿科诊疗全书》《自我按摩全书》《中国推拿百科全书》等多部专著。2008年10月，中华中医药学会授予骆仲遥"全国优秀中医健康信使"荣誉称号。

　　《推拿纲目》内容贯穿古今，叙述简明，图文并茂，是目前以纲目分类的科目最齐全的推拿巨著。全书分总论和各论。总论梳理了中国古代至现代推拿的发展脉络，系统阐述了推拿（按摩）的作用与原理、治疗原则、适应证与禁忌证、经络学说，汇总了推拿（按摩）手法与特色治法，详细论述了自我保健按摩的起源、发展与手法。各论系统阐述了内科、伤科、儿科、妇科、男科、五官科等两百余种病症的病因病机、临床表现及推拿辨证论治等内容。书中列述了推拿（按摩）手法三百余种、推拿治法一千余种，附图四百余幅，抢救性记录、整理了国内十几个主要推拿流派老前辈独到的临床实践经验。

　　《推拿纲目》的编著意义，在于其对中医从古至今繁杂的推拿理论、推拿手法和治法、临床各科病症的推拿辨证论治，以及推拿（按摩）在康复保健、养生益寿、美容美体领域的具体应用等诸多内容进行了新颖的纲目分类，如将古来同名不同法、同法不同名的推拿手法和治法进行了归纳、合并，使其纲目更为科学，脉络更为清晰，从而便于读者研习以及对内教学和对外交流等，因此具有极高的使用价值和学术研究价值。

　　《推拿纲目》的主要特点，是全书按总论和各论两大部类内容进行编撰，每类下的章节又以纲目形式进行逐级细分，直至每个手法、治法，甚至每种病症都详细论述了多个推拿流派的独特推拿（按摩）"辨病论治"和"辨证论治"，杂而不乱，纲目清晰。

《推拿纲目》的新颖之处，在于骆仲遥在其五十余年的编写过程中不断古为今用，推陈出新。例如总论中叙述之推拿（按摩）手法，"若尽其所传，不下千余式"，由于历史沿革、师徒传授以及地理分割等诸方面的影响，推拿手法的名称、术式等各家说法不一，操作应用繁杂各异，而且各家各派因施术部位和作用的方向、强度、时间等有所不同，形成了种类繁多、名称各异的各类手法。

为了使手法名称和动作逐步得到统一，骆仲遥在保持原有手法名称、施术动作等的基础上，以手法的动作形态和操作术式作为手法分类命名的原则进行归纳，提出单式手法和复式手法分类。这是因为，临床上采用推拿（按摩）手法治疗疾病时，绝少单独使用某一种手法，而是常以两种或多种手法互相配合使用。根据施术对象的不同，推拿（按摩）手法又可分为成人推拿手法与小儿推拿手法。

以往之推拿治疗，在病历上仅能记载治疗反应情况或仅简单记载所用之手法，如"推""按""摩""揉"等，而其操作步骤难于记述，因此历时久远、无从记忆之方，后人亦无所遵循其法。为补正此缺点，骆氏祖、父、孙三代传人对临床常用手法及操作步骤之作用予以分类编定并正名，如"推正顶法""按肩井法""宽胸法"等，使之犹如处方中之单味药物，如"麻黄""桂枝"等。在临床应用时，先开推拿处方，按客观需要，其步骤及治法又可随病情变化而变化，并记述于病历；医师可根据疾病辨证予以处方论治，施术者则可遵推拿处方而行操作，推拿处方中甚至包含每一步骤之操作时间与用力大小，正如中药处方中药物之用量。此首创之理法，乃开推拿治法处方之先河也！

《推拿纲目》将中国主要推拿流派的理论体系和实践经验融会贯通，体现了中国推拿学理论专著的高水平，是涵括推拿专业内容最全的一部学术巨著，具有重要的学术价值，对推拿从业者和中医临床工作者全面认识与掌握中国推拿技艺具有不可替代的指导作用，对于中医的传承和发展具有开创性的意义。

当然，因篇幅所限，对千百年来古人及今人积累之众多推拿（按摩）内容融于一体实难予以尽述，挂一漏万和论述谬误在所难免，所以只能寄寓再版时予以补遗和修正，方能竭尽传承、传播中华传统文化之职责与义务哉。

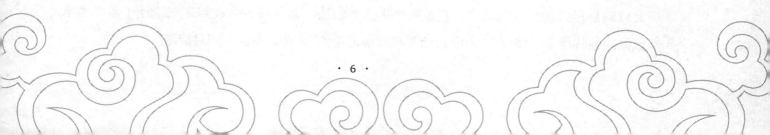

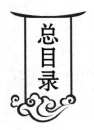

总　目　录

总　论

◉第一编　推拿(按摩)理法与流派

第一章　推拿(按摩)的起源 ……………………………………… 4

第二章　推拿(按摩)医学的发展 ………………………………… 8

第三章　推拿(按摩)的作用与原理 ……………………………… 23

第四章　推拿(按摩)的治病特点 ………………………………… 41

第五章　推拿(按摩)的治疗原则 ………………………………… 42

第六章　推拿(按摩)施治八法 …………………………………… 47

第七章　推拿(按摩)的适应证 …………………………………… 54

第八章　推拿(按摩)的禁忌证 …………………………………… 56

第九章　推拿(按摩)的注意事项 ………………………………… 57

第十章　推拿(按摩)的经络 ……………………………………… 62

第十一章　推拿(按摩)的腧穴 …………………………………… 106

第十二章　推拿(按摩)前的诊断 ………………………………… 209

第十三章　推拿(按摩)流派 ……………………………………… 269

第十四章　推拿(按摩)著述 ……………………………………… 312

◉第二编　推拿(按摩)手法与治法

第一章　推拿(按摩)练功 ………………………………………… 332

第二章　推拿(按摩)手法 ………………………………………… 345

第三章　推拿(按摩)治法 ………………………………………… 422

第四章　推拿(按摩)器具 ………………………………………… 525

第五章　推拿(按摩)特色疗法 …………………………………… 531

◉第三编　自我保健按摩

第一章　自我保健按摩概论 ……………………………………… 614

第二章　自我保健按摩法 ··· 627

各 论

◉**第一编　内科推拿**

　第一章　辨病论治 ··· 706
　第二章　辨证论治 ··· 791

◉**第二编　伤科推拿**

　第一章　躯干软组织损伤与疾病 ································· 848
　第二章　关节脱位 ··· 933
　第三章　外科病症 ··· 947

◉**第三编　妇科与男科推拿**

　第一章　妇科病症推拿 ··· 952
　第二章　男科病症推拿 ··· 979

◉**第四编　儿科推拿**

　第一章　小儿推拿(按摩)概论 ··································· 988
　第二章　小儿推拿穴位 ··· 1002
　第三章　小儿推拿基本手法与治法 ······························ 1107
　第四章　小儿全身推拿与推拿歌赋 ······························ 1133
　第五章　小儿常见病症 ··· 1143

◉**第五编　五官科**

◉**第六编　美容美体自我按摩**

　第一章　中医美容美体按摩概论 ································· 1184
　第二章　全身各部的美容美体按摩 ······························ 1190
　第三章　面部常见病症的美容美体按摩 ······················· 1205
　第四章　特色美容美体按摩法 ····································· 1215

附　录 ··· 1221

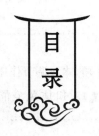

目录

序一 ……………………………………………………………………… 1

序二 ……………………………………………………………………… 3

前言 ……………………………………………………………………… 5

总　论

◉第一编　推拿（按摩）理法与流派

第一章　推拿（按摩）的起源 ……………………………………… 4

　第一节　推拿（按摩）的历史 ……… 4

　第二节　推拿（按摩）的名称 ……… 5

　　一、按摩 ……………………………… 6

　　二、导引 ……………………………… 6

　　三、推拿 ……………………………… 7

第二章　推拿（按摩）医学的发展 ………………………………… 8

　第一节　春秋时期 …………………… 8

　第二节　秦、汉时期 ………………… 9

　第三节　魏、晋、南北朝时期 ……… 9

　第四节　隋唐时期 …………………… 10

　第五节　宋、金、元时期 …………… 11

　第六节　明朝时期 …………………… 11

　第七节　清朝时期 …………………… 13

　第八节　民国时期 …………………… 13

　第九节　中华人民共和国成立后 … 14

　　一、20世纪50年代 ………………… 14

　　二、20世纪60年代 ………………… 16

　　三、20世纪70年代 ………………… 17

　　四、20世纪80年代 ………………… 19

　　五、20世纪90年代 ………………… 20

　第十节　国际推拿医学动态 ……… 21

第三章　推拿(按摩)的作用与原理 …… 23

第一节　中医对推拿(按摩)作用与原理的认识 …… 24
一、推拿(按摩)与阴阳平衡 …… 24
二、推拿(按摩)与营卫气血 …… 25
三、推拿(按摩)与脏腑 …… 25
四、推拿(按摩)与经络 …… 26
五、推拿(按摩)的补泻作用 …… 26

第二节　西医对推拿(按摩)作用与原理的认识 …… 29
一、推拿(按摩)的神经调节作用 …… 29
二、推拿(按摩)的体液调节作用 …… 31
三、推拿(按摩)对机体免疫能力的影响 …… 31
四、推拿(按摩)对人体各系统功能的作用 …… 31
五、推拿(按摩)对内脏功能的作用 …… 33
六、推拿(按摩)对周围血管的作用 …… 35
七、推拿(按摩)对皮肤肌肉的作用 …… 36
八、推拿(按摩)对伤科病症的治疗作用 …… 37

第四章　推拿(按摩)的治病特点 …… 41

第五章　推拿(按摩)的治疗原则 …… 42

第一节　治病求本 …… 42
一、正治与反治 …… 43
二、治标与治本 …… 43
第二节　扶正祛邪 …… 44
第三节　调整阴阳 …… 44
第四节　调整脏腑功能 …… 45
第五节　调整气血关系 …… 45
第六节　因时、因地、因人制宜 …… 45
一、因时制宜 …… 46
二、因地制宜 …… 46
三、因人制宜 …… 46

第六章　推拿(按摩)施治八法 …… 47

第一节　温法 …… 47
第二节　通法 …… 48
第三节　补法 …… 48
一、补脾胃 …… 49
二、补腰肾 …… 49
第四节　泻法 …… 49
第五节　汗法 …… 50
第六节　和法 …… 51
第七节　散法 …… 51
一、理气法 …… 52
二、降逆法 …… 52
三、消食法 …… 52
四、利湿除痰法 …… 52
第八节　清法 …… 52

第七章　推拿(按摩)的适应证 …… 54

第八章　推拿(按摩)的禁忌证 …… 56

第九章　推拿(按摩)的注意事项 ·························· 57

第一节　推拿(按摩)前后 ········· 57
一、推拿(按摩)前 ········· 57
二、推拿(按摩)时 ········· 57
三、推拿(按摩)后 ········· 58

第二节　推拿(按摩)意外的防范 ··· 58

一、体位 ·············· 58
二、介质 ·············· 59
三、热敷 ·············· 60
四、推拿(按摩)反应 ·········· 60

第十章　推拿(按摩)的经络 ···························· 62

第一节　经络研究 ········· 63
一、经络的生理功能 ········· 63
二、经络的临床应用 ········· 63
三、经络的研究进展 ········· 64
(一)循经感传现象的研究 ········· 64
(二)经脉脏腑相关研究 ········· 66
(三)经脉实质的假说 ········· 66

第二节　经络学说 ········· 68
一、经络的标本、根结、气街、四海 ··· 69
二、经络学说与诊断 ········· 70
三、经络学说与治疗 ········· 70

第三节　经络系统 ········· 71
一、经络系统的组成 ········· 71
二、十二经脉 ········· 72
(一)手太阴肺经 ········· 73
(二)手阳明大肠经 ········· 74
(三)足阳明胃经 ········· 76
(四)足太阴脾经 ········· 78
(五)手少阴心经 ········· 80
(六)手太阳小肠经 ········· 81
(七)足太阳膀胱经 ········· 83
(八)足少阴肾经 ········· 85
(九)手厥阴心包经 ········· 87
(十)手少阳三焦经 ········· 89

(十一)足少阳胆经 ········· 90
(十二)足厥阴肝经 ········· 93
三、奇经八脉 ········· 94
(一)督脉 ········· 95
(二)任脉 ········· 97
(三)冲脉 ········· 98
(四)带脉 ········· 99
(五)维脉 ········· 99
(六)跷脉 ········· 100
四、十二经别 ········· 101
(一)足太阳经别 ········· 102
(二)足少阴经别 ········· 102
(三)足少阳经别 ········· 102
(四)足厥阴经别 ········· 102
(五)足阳明经别 ········· 102
(六)足太阴经别 ········· 102
(七)手太阳经别 ········· 102
(八)手少阴经别 ········· 103
(九)手少阳经别 ········· 103
(十)手厥阴经别 ········· 103
(十一)手阳明经别 ········· 103
(十二)手太阴经别 ········· 103
五、十二经筋 ········· 103
六、十二皮部 ········· 103
七、十五络脉 ········· 104

第十一章　推拿(按摩)的腧穴 ···························· 106

第一节　腧穴的起源与发展 ········· 106

一、腧穴的分类 ········· 108

二、腧穴的命名 ……………………… 108
　（一）腧穴的自然类名称 ………… 109
　（二）腧穴的物象类名称 ………… 109
　（三）腧穴的人体类名称 ………… 109
三、腧穴的定位方法 ……………… 109
　（一）骨度分寸法 ………………… 109
　（二）体表标志法 ………………… 110
　（三）手指比量法 ………………… 111
　（四）简便取穴法 ………………… 111
四、腧穴的作用 ……………………… 112
　（一）腧穴的近治作用 …………… 112
　（二）腧穴的远治作用 …………… 112
五、腧穴主治规律 ………………… 113
　（一）分经主治规律 ……………… 113
　（二）分部主治规律 ……………… 114
六、腧穴取穴原则 ………………… 116
　（一）近部取穴法 ………………… 116
　（二）远部取穴法 ………………… 116
　（三）随证取穴法 ………………… 116
　（四）按肌群取穴法 ……………… 117
七、腧穴配伍 ………………………… 117
　（一）本经配穴法 ………………… 117
　（二）同名经配穴法 ……………… 117
　（三）前后配穴法 ………………… 117
　（四）上下配穴法 ………………… 118
　（五）左右配穴法 ………………… 118
　（六）表里配穴法 ………………… 118
　（七）远近配穴法 ………………… 118
　（八）八脉八穴配穴法 …………… 118
八、腧穴在推拿（按摩）治疗中的应用 … 118

九、腧穴治疗歌诀 ………………… 119
第二节　腧穴各论 ………………… 120
一、十四经腧穴 …………………… 120
　（一）手太阴肺经经穴 …………… 121
　（二）手阳明大肠经经穴 ………… 124
　（三）足阳明胃经经穴 …………… 127
　（四）足太阴脾经经穴 …………… 135
　（五）手少阴心经经穴 …………… 139
　（六）手太阳小肠经经穴 ………… 140
　（七）足太阳膀胱经经穴 ………… 144
　（九）手厥阴心包经经穴 ………… 160
　（十）手少阳三焦经经穴 ………… 162
　（十一）足少阳胆经经穴 ………… 166
　（十二）足厥阴肝经经穴 ………… 174
　（十三）任脉经穴 ………………… 177
　（十四）督脉经穴 ………………… 183
二、特定穴 ………………………… 188
　（一）五腧穴 ……………………… 188
　（二）原穴 ………………………… 190
　（三）络穴 ………………………… 191
　（四）郄穴 ………………………… 192
　（五）背俞穴 ……………………… 193
　（六）募穴 ………………………… 194
　（七）八会穴 ……………………… 194
　（八）八脉交会穴 ………………… 195
　（九）下合穴 ……………………… 197
　（十）交会穴 ……………………… 198
三、经外奇穴 ……………………… 199
四、耳穴 …………………………… 207

第十二章　推拿（按摩）前的诊断 ……………………………………………… 209

第一节　望诊 ……………………… 209
一、望神 …………………………… 210
二、望色 …………………………… 211
　（一）常色 ………………………… 211
　（二）病色 ………………………… 212
三、望形态 ………………………… 212

四、望二便 ………………………… 214
五、望舌 …………………………… 215
　（一）望舌质 ……………………… 215
　（二）望舌苔 ……………………… 217
六、望四肢 ………………………… 218
第二节　闻诊 ……………………… 219

一、听声音 ………………………… 219
（一）正常声音 ……………………… 219
（二）病变声音 ……………………… 220
二、嗅气味 ………………………… 223
（一）病体气味 ……………………… 223
（二）排出物气味 …………………… 223
（三）病室气味 ……………………… 224

第三节 问诊 ………………………… 224
一、一般项目问诊 ………………… 225
二、现在症状问诊 ………………… 226
（一）问寒热 ………………………… 226
（二）问汗 …………………………… 228
（三）问周身疼痛 …………………… 229
（四）问周身不适 …………………… 233
（五）问饮食 ………………………… 234
（六）问口味 ………………………… 234
（七）问食欲与食量 ………………… 235
（八）问二便 ………………………… 235
（九）问睡眠 ………………………… 237
（十）问经带 ………………………… 237
（十一）问小儿 ……………………… 238

第四节 切诊 ………………………… 239
一、脉诊 …………………………… 239
（一）脉象形成的原理 ……………… 239
（二）脉诊的临床意义 ……………… 239
（三）诊脉的部位 …………………… 240
（四）诊脉的方法和注意事项 …… 240
（五）脉象 …………………………… 241
（六）脉象分类与主病 ……………… 242
（七）相兼脉与主病 ………………… 245
（八）脉症顺逆与从舍 ……………… 246
二、按诊 …………………………… 246
（一）按诊的方法 …………………… 247

（二）按诊的内容 …………………… 247
第五节 腹诊 ………………………… 249
一、腹部四诊 ……………………… 249
二、腹诊的主要部位 ……………… 251
（一）神阙 …………………………… 251
（二）任脉 …………………………… 251
（三）冲脉 …………………………… 252
三、腹部正常变异 ………………… 253
四、腹部变异类型 ………………… 253
（一）全腹部变异 …………………… 254
（二）上腹部变异 …………………… 256
（三）下腹部变异 …………………… 258
（四）侧腹部变异 …………………… 259
（五）动气 …………………………… 260
（六）腹部其他变异 ………………… 261
五、腹诊的八纲辨证 ……………… 263
（一）虚实辨证 ……………………… 263
（二）寒热辨证 ……………………… 263
（三）表里辨证 ……………………… 263
六、腹诊的脏腑辨证与施治 …… 263
（一）心的辨证施治 ………………… 263
（二）小肠的辨证施治 ……………… 264
（三）肝的辨证施治 ………………… 264
（四）胆的辨证施治 ………………… 265
（五）脾的辨证施治 ………………… 265
（六）胃的辨证施治 ………………… 265
（七）肺的辨证施治 ………………… 266
（八）大肠的辨证施治 ……………… 266
（九）肾的辨证施治 ………………… 267
（十）膀胱的辨证施治 ……………… 267
（十一）心包经的辨证施治 …… 267
（十二）三焦的辨证施治 …………… 267

第十三章 推拿（按摩）流派 ………………………………………………… 269

第一节 一指禅推拿流派 ………… 269
第二节 㨰法推拿流派 …………… 271
第三节 骆氏腹诊推拿流派 …… 272

一、历史渊源 ……………………… 272
二、基本内容 ……………………… 274
第四节 脏腑推按流派 …………… 275

一、《推按精义》理论 ················ 276

二、《推按精义》之推按穴位 ········ 278

三、《推按精义》之推按手法 ········ 278

四、《推按精义》之点穴法 ·········· 279

第五节　指压、指针推拿流派 ······ 281

第六节　经穴、点穴按摩流派 ······ 284

一、曹氏按摩学派体系 ·············· 285

（一）内科按摩基础手法 ·········· 285

（二）外科按摩基础手法 ·········· 286

二、伤科经穴按摩 ····················· 286

三、点穴推拿 ··························· 287

（一）点穴推拿的主要手法 ········ 287

（二）点穴推拿的常用穴位及刺激线 ·· 289

（三）点穴推拿的适应证 ·········· 289

第七节　四应六法推拿流派 ········ 289

一、四应 ································· 290

二、六法 ································· 290

第八节　内功推拿流派 ············· 291

第九节　伤科推拿流派 ············· 294

一、伤科推拿手法的特点 ·········· 294

二、武术伤科推拿 ··················· 295

三、一指禅伤科推拿 ················ 296

四、石氏伤科推拿 ··················· 296

第十节　正骨推拿流派 ············· 297

一、古代正骨八法 ··················· 298

二、骨伤正骨八法 ··················· 300

三、推拿正骨法 ······················ 300

四、正骨八法和推拿十法 ·········· 301

（一）正骨八法 ····················· 301

（二）推拿十法 ····················· 302

五、骨折整复十一法 ················ 304

第十一节　脊柱推拿流派 ·········· 307

第十二节　小儿推拿三字经流派 ··· 308

第十三节　捏筋拍打流派 ·········· 310

第十四章　推拿（按摩）著述 ·············· 312

第一节　古代记载有按摩内容的著作
·············· 312

一、《黄帝内经》有关按摩的记载 ····· 312

二、其他记载有按摩内容的著作 ····· 314

三、古代部分推拿著作 ············· 316

第二节　明代推拿著作 ············· 316

第三节　清代推拿著作 ············· 319

第四节　近代推拿著作 ············· 328

◉第二编　推拿（按摩）手法与治法

第一章　推拿（按摩）练功 ·· 332

第一节　推拿内功练习 ······ 332

一、徒手静式内功功法 ············ 333

二、徒手动式内功功法 ············ 335

第二节　推拿手法练习 ······ 340

一、拿法练习 ························ 340

二、一指禅手法练习 ············· 340

三、点穴推拿练功法 ············· 341

四、指针推拿练功法 ············· 341

第三节　功能锻炼 ······ 342

一、功能锻炼的分类 ············· 343

二、功能锻炼的作用 ············· 343

三、功能锻炼的注意事项 ········ 344

第二章 推拿(按摩)手法 …………………………… 345

第一节 单式手法 ………… 348
一、推法 ………………… 348
　(一)直推法 ………………… 350
　指直推法(单指直推法、双指直推法)/
　掌直推法(全掌推法、掌根推法、大鱼
　际推法、小鱼际推法)/拳直推法/肘
　直推法/足直推法(足跟直推法、足掌直
　推法)
　(二)分推法 ………………… 352
　指分推法(平指分推法、屈指分推法)/
　掌分推法/足分推法
　(三)合推法 ………………… 353
　(四)挤推法 ………………… 353
　(五)刨推法 ………………… 354
　(六)旋推法 ………………… 354
　(七)一指禅推法 …………… 354
　指端一指禅推法/螺纹面一指禅推法/
　偏峰一指禅推法
　(八)跪推法 ………………… 355
　(九)蝶推法 ………………… 355
　(十)滑推法 ………………… 355
二、拿法 ………………… 356
　(一)二指拿法 ……………… 356
　(二)三指拿法 ……………… 356
　(三)四指拿法 ……………… 357
　(四)五指拿法 ……………… 357
　(五)掌拿法 ………………… 357
　(六)单手拿法 ……………… 357
　(七)双手拿法 ……………… 357
三、按法 ………………… 357
　(一)指按法 ………………… 358
　拇指按法/二指按法/并指按法/屈指
　按法/指合按法
　(二)掌按法 ………………… 360
　大鱼际按法/小鱼际按法/掌根按法/
　全掌按法/叠掌按法/掌合按法
　(三)拳按法 ………………… 362

　(四)肘按法 ………………… 362
四、摩法 ………………… 362
　(一)指摩法 ………………… 363
　(二)掌摩法 ………………… 363
　(三)直摩法 ………………… 364
　(四)团摩法 ………………… 364
　(五)梳摩法 ………………… 364
　(六)横摩法 ………………… 365
　(七)斜摩法 ………………… 365
　(八)束带摩法 ……………… 365
　(九)抚摩法 ………………… 365
五、捏法 ………………… 366
　(一)指捏法 ………………… 366
　二指捏法/三指捏法/五指捏法/屈指
　钳捏法
　(二)手捏法 ………………… 367
　单手捏法/双手捏法
六、揉法 ………………… 368
　(一)指揉法 ………………… 368
　单指揉法/双指揉法/三指揉法/屈指
　揉法
　(二)掌揉法 ………………… 369
　全掌揉法/掌根揉法/鱼际揉法
　(三)拳揉法 ………………… 370
　(四)前臂揉法 ……………… 370
　(五)肘揉法 ………………… 370
七、搓法 ………………… 370
　(一)指搓法 ………………… 371
　(二)掌搓法 ………………… 371
　(三)拳搓法 ………………… 371
　(四)足搓法 ………………… 372
八、摇法 ………………… 372
　(一)摇颈法 ………………… 373
　(二)摇肩法 ………………… 373
　(三)摇肘法 ………………… 374
　(四)摇腕法 ………………… 374
　(五)摇腰法 ………………… 374

卧位摇腰法 / 坐位摇腰法 / 站位摇腰法
（六）摇髋法 …………………… 375
（七）摇膝法 …………………… 375
仰卧位摇膝法 / 俯卧位摇膝法
（八）摇踝法 …………………… 375
（九）摇指（趾）法 …………… 375
九、滚法 ……………………………… 376
（一）掌背滚法 ………………… 376
（二）鱼际滚法 ………………… 377
（三）指滚法 …………………… 377
（四）撵滚法 …………………… 377
（五）吸定滚法 ………………… 377
十、拍法 ……………………………… 377
（一）指拍法 …………………… 378
四指拍打法 / 五指撒拍法
（二）掌拍法 …………………… 378
（三）屈膝拍打法 ……………… 378
十一、叩法 …………………………… 378
（一）指叩法 …………………… 378
（二）掌叩法 …………………… 379
单掌侧叩法 / 双掌侧叩法
十二、捶法 …………………………… 379
（一）盖拳捶法 ………………… 379
（二）侧拳捶法 ………………… 379
（三）隔掌拳捶法 ……………… 379
十三、击法 …………………………… 380
（一）拳击法 …………………… 380
拳心击法 / 拳眼击法 / 拳背击法
（二）掌击法 …………………… 381
掌根击法 / 小鱼际击法 / 掌心击法 / 合掌
击法
（三）指尖击法 ………………… 381
（四）棒击法 …………………… 381
十四、压法 …………………………… 382
（一）指压法 …………………… 382
持续指压法 / 滑动指压法
（二）掌压法 …………………… 382
（三）肘压法 …………………… 382
十五、踩跷法 ………………………… 383

（一）弹跳踩跷法 ……………… 383
（二）交替踩踏法 ……………… 383
（三）颤压踩跷法 ……………… 384
（四）磋踩踩跷法 ……………… 384
（五）古代踩跷技法 …………… 384
踏破双关 / 脚蹬火轮 / 足下生风
十六、背法 …………………………… 384
（一）后伸背法 ………………… 385
（二）侧背法 …………………… 386
十七、扳法 …………………………… 386
（一）颈项部扳法 ……………… 386
颈项部斜扳法 / 拔伸扳颈法 / 旋转定位
扳法
（二）胸背部扳法 ……………… 387
扩胸牵引扳法 / 胸椎对抗扳法
（三）腰部扳法 ………………… 387
腰部斜扳法 / 腰部旋转扳法（直腰旋转扳
法、弯腰旋转扳法）/ 腰部后伸扳法
（四）肩部扳法 ………………… 388
肩关节上举扳法 / 肩关节内收扳法 / 肩关
节后伸扳法 / 肩关节外展扳法
（五）肘部扳法 ………………… 389
（六）腕部扳法 ………………… 389
（七）髋部扳法 ………………… 389
（八）膝部扳法 ………………… 389
（九）踝部扳法 ………………… 389
十八、拔伸法 ………………………… 389
（一）颈部拔伸法 ……………… 390
颈部坐位拔伸法 / 压肩拔伸颈部法 / 颈
部推拉拔伸法 / 抱肩拔伸颈部法 / 坐位
牵引旋颈法 / 颈部仰卧位拔伸法 / 卧位
牵引旋颈法 / 颈部悬吊牵引法
（二）肩关节拔伸法 …………… 391
肩关节向上拔伸法 / 肩关节向下拔伸法 /
引肩旋转法 / 足蹬拔伸法 / 引肩提顿法 /
屈肘引肩法 / 足蹬拔伸法
（三）肘部拔伸法 ……………… 392
牵肘屈伸法 / 旋转屈伸法
（四）腕关节拔伸法 …………… 392
（五）背部引伸法 ……………… 392

伸髋引背法 / 牵肘引背法

(六)腰部拔伸法 …………… 392

腰部对抗拔伸法 / 脚蹬腰部拔伸法 / 按
腰后扳腿拔伸法 / 斜扳引腰法 / 对抗牵引
震腰法

(七)髋部拔伸法 …………… 393

屈膝髋部拔伸法(双屈膝髋部拔伸法、单
屈膝髋部拔伸法)/ 髋部牵拉拔伸法 / 单
髋牵拉法

(八)膝关节拔伸法 …………… 394

屈伸拔膝法 / 按膝拔伸法 / 分合膝部拔
伸法 / 晃膝拔伸法

(九)踝部拔伸法 …………… 394

(十)指(趾)拔伸法 …………… 394

十九、端法 ………………………… 395

二十、接法 ………………………… 395

二十一、理法 ……………………… 395

(一)理肢法 ………………… 395

(二)理指(趾)法 …………… 395

二十二、掐法 ……………………… 396

二十三、捻法 ……………………… 396

二十四、挪法 ……………………… 396

二十五、捋法 ……………………… 396

(一)拇指捋法 ……………… 396

(二)掌指捋法 ……………… 396

二十六、勒法 ……………………… 397

二十七、挤法 ……………………… 397

二十八、拨法 ……………………… 397

(一)指拨法 ………………… 397

拇指轻拨法 / 拇指重拨法 / 多指拨法

(二)掌指拨法 ……………… 398

(三)肘拨法 ………………… 398

(四)拧拨法 ………………… 398

(五)顶拨法 ………………… 398

(六)提拨法 ………………… 398

(七)俯拨法 ………………… 398

(八)仰拨法 ………………… 398

(九)扣拨法 ………………… 398

二十九、提法 ……………………… 398

(一)顿提法 ………………… 398

(二)端提法 ………………… 399

颈部端提法 / 四指归提法 / 肘夹颈部端
提法 / 叠掌按腰空提法

三十、抓法 ………………………… 399

三十一、扯法 ……………………… 400

三十二、拧法 ……………………… 400

三十三、抄法 ……………………… 400

(一)抄腰法 ………………… 400

(二)抄腹法 ………………… 400

三十四、拢法 ……………………… 401

三十五、缠法 ……………………… 401

(一)颜面部缠法 …………… 401

(二)颈部缠法 ……………… 401

(三)胸胁部缠法 …………… 401

三十六、擦法 ……………………… 402

(一)指擦法 ………………… 402

平指擦法 / 屈指擦法

(二)掌擦法 ………………… 403

平掌擦法 / 大鱼际擦法 / 小鱼际擦法

(三)拳擦法 ………………… 403

(四)内功擦法 ……………… 403

三十七、运法 ……………………… 403

三十八、抹法 ……………………… 404

(一)指抹法 ………………… 404

拇指抹法 / 三指抹法

(二)掌抹法 ………………… 404

三十九、拂法 ……………………… 405

四十、搔法 ………………………… 405

四十一、刮法 ……………………… 405

四十二、捣法 ……………………… 405

四十三、点法 ……………………… 405

(一)指峰点法 ……………… 406

(二)屈指点法 ……………… 406

(三)肘尖点法 ……………… 406

(四)拘点法 ………………… 406

四十四、啄法 ……………………… 406

四十五、掐法 ……………………… 407

四十六、抅法 …………………… 408
四十七、弹法 …………………… 408
　（一）指甲弹法 ……………… 408
　　食指弹法 / 中指弹法 / 多指弹法
　（二）指腹弹法 ……………… 408
　（三）弹筋法 ………………… 409
　（四）颈部弹法 ……………… 409
　（五）胸部弹法 ……………… 409
　（六）腹部弹法 ……………… 409
四十八、梳法 …………………… 409
四十九、分法 …………………… 409
五十、合法 ……………………… 410
五十一、抖法 …………………… 410
　（一）上肢抖法 ……………… 410
　（二）背部抖法 ……………… 411
　（三）腰部抖法 ……………… 411
　（四）下肢抖法 ……………… 411
　　仰卧位抖法（上下抖法、左右抖法、膝部
　　抖法）/ 俯卧位抖法（大腿后侧抖法、小
　　腿后侧抖法）
五十二、振颤法 ………………… 411
　（一）指振颤法 ……………… 412
　　单指振颤法 / 双指振颤法
　（二）掌振颤法 ……………… 412
　　平掌振颤法 / 虚掌振颤法 / 叠掌振颤
　　法 / 侧掌振颤法 / 鱼际振颤法
　（三）扣振法 ………………… 413
　（四）电振法 ………………… 413
五十三、扪法 …………………… 413
五十四、碟转法 ………………… 413
第二节　复式手法 ……………… 413
一、按揉法 ……………………… 413
二、摇运法 ……………………… 414
三、滚床法 ……………………… 414
四、合揉法 ……………………… 414
五、摩按法 ……………………… 414
六、拿扯法 ……………………… 415
七、拿提法 ……………………… 415

八、拿拨法 ……………………… 416
九、点揉法 ……………………… 416
十、掐揉法 ……………………… 416
十一、牵抖法 …………………… 417
十二、抖振法 …………………… 417
十三、屈伸法 …………………… 417
　（一）单纯屈伸法 …………… 417
　（二）屈转伸法 ……………… 418
　（三）伸转屈法 ……………… 418
十四、揉捏法 …………………… 418
十五、推扳法 …………………… 418
十六、推揉法 …………………… 419
十七、按摩八法 ………………… 419
　（一）阴型柔术四法 ………… 419
　　贯通法（拂、擦、抿、抹、押、摘）/ 补气法
　　（振、颤、抖、提、拉、扶）/ 揉捏法（揉、捏、
　　把、捧、扭、搓）/ 和络法（抢、扯、拉、拽、
　　颠、握）
　（二）阳型柔术四法 ………… 419
　　推荡法（推、摇、挪、拢、托、捋）/ 疏散法
　　（按、扼、拿、摸、抵、抑）/ 舒畅法（抚、摩、
　　拭、运、搔、压）/ 叩支法（叩、支、击、捶、
　　拍、打）
十八、按摩十法 ………………… 420
　（摸、推、剁、敲、伸、活、抖、拿、广、意）
十九、整形八法 ………………… 420
　（升、降、滚、摇、牵、卡、挤、靠）
二十、运动八法 ………………… 420
　（高、下、疾、徐、轻、重、开、合）
二十一、正骨八法 ……………… 420
　　摸法 / 接法 / 端法 / 提法 / 按摩法 / 推
　　拿法
二十二、治脱臼八法 …………… 421
　（提、端、挪、正、屈、挺、扣、捏）
二十三、治筋八法 ……………… 421
　（掉、拔、捻、缕、归、合、顺、散）
二十四、《按摩经》手法二十四则 …… 421

第三章 推拿(按摩)治法 …… 422

第一节 推拿(按摩)治法概论…… 422
一、推拿(按摩)治法的命名…… 422
二、推拿(按摩)治法的配伍…… 422
三、推拿(按摩)治法的应用…… 423
第二节 头颈部治法…… 425
一、头面部治法…… 425
(一)面部摩掐法 …… 425
(二)揉太阳法 …… 426
(三)掐睛明法 …… 426
(四)掐鱼腰法 …… 426
(五)掐四白法 …… 427
(六)按巨髎法 …… 427
(七)推颊车法 …… 428
(八)掐人中法 …… 428
(九)掐地仓法 …… 428
(十)按下关法 …… 429
(十一)按上、下关法…… 429
(十二)聪耳法 …… 430
(十三)头对按法 …… 430
(十四)额前分推法 …… 430
(十五)推正顶法 …… 431
(十六)推偏顶法 …… 432
(十七)掐四神聪法 …… 432
(十八)按百会法 …… 432
二、颈部治法…… 433
(一)头颈扭转法 …… 433
(二)按肩旋颈法 …… 433
(三)颈部推扳法 …… 433
(四)颈牵引法 …… 434
(五)按完骨法 …… 434
(六)揉风池法 …… 434
(七)枕后分推法 …… 435
(八)枕后斜推法 …… 435
(九)头顶推法 …… 435
(十)捏颈肌法 …… 436
第三节 胸腹部治法…… 437
一、胸部治法…… 437
(一)按缺盆法 …… 437
(二)按天突法 …… 438
(三)宽胸法 …… 438
(四)分肋法 …… 439
(五)按胸骨法 …… 439
(六)束胸法 …… 440
(七)点按侧胸腹法 …… 440
(八)扩胸法 …… 441
(九)顺气法 …… 442
(十)按中府、云门法…… 442
(十一)拿腋下法 …… 443
(十二)梳摩胸肋法 …… 443
二、腹部治法…… 444
(一)腹部斜摩法 …… 444
(二)束腹法 …… 444
(三)腹肌拿提法 …… 445
(四)按上腹法 …… 446
(五)上腹摩按法 …… 446
(六)上腹横摩法 …… 447
(七)推上腹法 …… 447
(八)分摩季肋下法 …… 448
(九)摩按季肋下法 …… 449
(十)推侧腹法 …… 449
(十一)摩侧腹法 …… 450
(十二)侧腹挤推法 …… 450
(十三)小消气法 …… 451
(十四)大消气法 …… 451
(十五)按腹外侧法 …… 452
(十六)按髂骨内侧法 …… 453
(十七)按天枢法 …… 453
(十八)脐周团摩法 …… 454
(十九)揉脐法 …… 454
(二十)狮子滚绣球法 …… 454
(二十一)脐部挤推法 …… 455
(二十二)脐旁横摩法 …… 456
(二十三)摩脐旁法 …… 456

(二十四)按腹中法 …………… 456
(二十五)腹直肌横摩法 ………… 457
(二十六)按气冲法 …………… 457
(二十七)耻骨上横摩法 ………… 458
(二十八)推下腹法 …………… 458
(二十九)下腹横摩法 ………… 458
(三十)下腹摩按法 …………… 459
(三十一)斜摩下腹法 ………… 459
(三十二)按下腹法 …………… 459

第四节　背腰部治法………… 460
一、背部治法 ………………… 460
(一)揉大椎阳关法 …………… 460
(二)推膈俞法 ……………… 460
(三)指揉曲垣法 …………… 461
(四)按肩井法 ……………… 461
(五)拿肩井法 ……………… 461
(六)背部分推法 …………… 462
(七)按肩胛内缘法 ………… 463
(八)掌推肩胛法 …………… 463
(九)肩胛下重推法 ………… 464
(十)点按背肋法 …………… 464
(十一)按脊中法 …………… 465
(十二)重压肩胸法 ………… 466
(十三)点肋补气法 ………… 466
(十四)推背法 ……………… 467
(十五)脊背拿提法 ………… 467
(十六)背部直摩法 ………… 468
(十七)梳摩背肋法 ………… 469
(十八)背部挤推法 ………… 469
(十九)背部斜摩法 ………… 469
(二十)背部拳揉法 ………… 470
(二十一)背部抚摩法 ……… 470
(二十二)背部重压法 ……… 471
二、腰部治法 ………………… 472
(一)揉命门法 ……………… 472
(二)腰横摩法 ……………… 472
(三)叠掌按腰法 …………… 473
(四)腰部直摩法 …………… 473
(五)指分腰法 ……………… 474

(六)掌分腰法 ……………… 475
(七)揉腰眼法 ……………… 475
(八)腰部推扳法 …………… 476
(九)垂直推腰补气法 ……… 476
(十)腰部补消兼施法 ……… 476
(十一)布缚腰部牵拽法 …… 477
(十二)腰部机械牵拽法 …… 477
(十三)旋腰法 ……………… 477
(十四)按腰后扳腿法 ……… 478
(十五)推按棘突旋腰法 …… 478
(十六)揉骶髂法 …………… 479
(十七)髋上围按法 ………… 480
(十八)横摩骶法 …………… 480
(十九)过伸旋转法 ………… 481
(二十)揉搓腰骶法 ………… 481
(二十一)胸腰部扳法 ……… 481
(二十二)腰椎后伸扳法 …… 481
(二十三)腰椎旋转复位法 … 482
(二十四)揉长强法 ………… 482

第五节　四肢部治法………… 482
一、上肢部治法 ……………… 482
(一)肩周围按法 …………… 482
(二)肩周拿提法 …………… 483
(三)摩按肩周法 …………… 483
(四)肩部推扳法 …………… 484
(五)肩部牵引法 …………… 484
(六)双手揉球法 …………… 485
(七)摇肩法 ………………… 485
(八)肩关节拔伸法 ………… 485
(九)旋臂抬举法 …………… 486
(十)对肩法 ………………… 486
(十一)旋后屈肘法 ………… 486
(十二)缩颈牵臂法 ………… 486
(十三)足抵上臂法 ………… 486
(十四)按极泉法 …………… 486
(十五)捏腋前法 …………… 487
(十六)捏腋后法 …………… 488
(十七)按肩髃法 …………… 488
(十八)按巨骨法 …………… 489

(十九)推按阳明三穴法 ………… 489
(二十)推上臂三阳法 …………… 490
(二十一)推上臂三阴法 ………… 490
(二十二)捏上臂法 ……………… 491
(二十三)双手搓臂法 …………… 491
(二十四)揉天井法 ……………… 491
(二十五)肘部推扳法 …………… 492
(二十六)屈肘牵扳法 …………… 492
(二十七)缠肘法 ………………… 492
(二十八)推前臂三阳法 ………… 492
(二十九)推前臂三阴法 ………… 493
(三十)内、外关按法 …………… 493
(三十一)按神门法 ……………… 494
(三十二)分掌法 ………………… 494
(三十三)梳手背法 ……………… 495
(三十四)揉劳宫法 ……………… 496
(三十五)捏合谷法 ……………… 496
(三十六)腕屈伸法 ……………… 497
(三十七)双手扣腕法 …………… 497
(三十八)摩指法 ………………… 497
(四十)拔指法 …………………… 498
(四十一)揪抖十指法 …………… 498
(四十二)抖动双臂法 …………… 498
二、下肢部治法 ………………… 498
(一)环跳按法 …………………… 498
(二)臀部直摩法 ………………… 499
(三)推臀法 ……………………… 500
(四)揉臀法 ……………………… 500
(五)臀部重压法 ………………… 500
(六)肩臀重压法 ………………… 501
(七)股内侧揉捏法 ……………… 502
(八)按股内法 …………………… 503
(九)拿股内肌法 ………………… 503
(十)股内抚摩法 ………………… 503
(十一)下肢重压法 ……………… 504
(十二)股内侧重压法 …………… 504
(十三)股内侧重搓法 …………… 505
(十四)推股外侧法 ……………… 505
(十五)股外刟推法 ……………… 506

(十六)股上、下刟推法 ………… 506
(十七)股外侧重推法 …………… 506
(十八)按股前法 ………………… 507
(十九)股前重揉法 ……………… 507
(二十)股前抚摩法 ……………… 507
(二十一)推股后法 ……………… 508
(二十二)股后抚摩法 …………… 508
(二十三)股后揉捏法 …………… 509
(二十四)拿承扶法 ……………… 509
(二十五)股后重压法 …………… 510
(二十六)股后重揉法 …………… 510
(二十七)下肢牵拽法 …………… 511
(二十八)下肢外伸法 …………… 511
(二十九)揉膝上法 ……………… 512
(三十)揉血海法 ………………… 512
(三十一)腘上内拿法 …………… 512
(三十二)腘上外拿法 …………… 513
(三十三)膝周揉法 ……………… 513
(三十四)膝引伸法 ……………… 513
(三十五)单屈膝旋髋法 ………… 514
(三十六)双屈膝旋髋法 ………… 514
(三十七)小腿内侧揉捏法 ……… 515
(三十八)小腿内侧重按法 ……… 515
(三十九)小腿内侧按法 ………… 515
(四十)小腿按法 ………………… 516
(四十一)按阴陵泉法 …………… 516
(四十二)揉三阴交法 …………… 516
(四十三)揉足三里法 …………… 517
(四十四)揉悬钟法 ……………… 517
(四十五)揉委中法 ……………… 518
(四十六)揉承山法 ……………… 518
(四十七)按跟腱法 ……………… 519
(四十八)拿昆仑法 ……………… 519
(四十九)踝背屈法 ……………… 520
(五十)推足外侧法 ……………… 520
(五十一)内外旋踝法 …………… 521
(五十二)解溪揩法 ……………… 521
(五十三)按水泉法 ……………… 521
(五十四)掐太冲法 ……………… 522

（五十五）梳足背法 …………… 522
（五十六）摇大趾法 …………… 522
（五十七）揉涌泉法 …………… 523

第六节　捏筋推拿法 …………… 523
一、捏筋一法 …………… 523

二、捏筋二法 …………… 523
三、捏筋三法 …………… 524
四、捏筋四法 …………… 524
五、捏筋加减法 …………… 524

第四章　推拿（按摩）器具 …………… 525

第一节　简易推拿（按摩）器具 … 525
一、美人拳 …………… 525
二、振梃 …………… 525
三、桑枝棒 …………… 526
四、太极八卦拍 …………… 526
五、滚凳 …………… 526
六、太平车 …………… 527

第二节　机电推拿（按摩）器具 …… 527

一、按摩棒 …………… 527
二、按摩枕 …………… 527
三、按摩垫 …………… 528
四、按摩椅 …………… 528
五、按摩床 …………… 529
六、头部按摩器 …………… 529
七、按摩盆 …………… 530

第五章　推拿（按摩）特色疗法 …………… 531

第一节　常用推拿（按摩）特色疗法
…………… 531
一、九归架按摩法 …………… 531
（一）平气 …………… 531
（二）跟中源 …………… 532
（三）开胃脘 …………… 532
（四）掏胸 …………… 532
（五）点肚筋 …………… 532
（六）掠肋 …………… 532
（七）点华盖 …………… 532
（八）引气入胸 …………… 532
（九）归原 …………… 532
二、喉科擎拿疗法 …………… 533
（一）单侧擒拿法 …………… 533
（二）双侧擒拿法 …………… 534
（三）膝顶擒拿法 …………… 534
三、小儿蒂丁指压疗法 …………… 534
四、弹筋推拿法 …………… 535
五、整脊疗法 …………… 536
六、按脊疗法 …………… 537

七、捏脊疗法 …………… 538
（一）三指捏法 …………… 539
（二）二指捏法 …………… 539
八、尾椎推拿疗法 …………… 539
九、运气推拿法 …………… 539
（一）调气 …………… 540
（二）运气 …………… 540
（三）手法 …………… 540
分法／推法／按法／拿法／滚法／点穴输
气法／掌振法
（四）治法 …………… 541
指振前额法／侧掌振膻中法／腹部振赶
法／提抖腹壁法
十、拿闩疗法 …………… 542
十一、推擦疗法 …………… 542
十二、振颤疗法 …………… 543
十三、捏指疗法 …………… 543
十四、第二掌骨按揉疗法 …………… 543
十五、膏贴疗法 …………… 544
十六、膏摩疗法 …………… 545

(一)膏摩的起源 ……………… 545
(二)膏摩药熨疗法 …………… 545
(三)膏摩疗法的操作 ………… 546
(四)膏摩疗法的适用范围 …… 546
(五)膏摩处方的组成 ………… 546
十七、擦药疗法 …………………… 548
十八、疏皮疗法 …………………… 549
十九、颠簸疗法 …………………… 550
二十、双蝶按摩法 ………………… 551
二十一、液体按摩术 ……………… 552
二十二、芳香按摩疗法 …………… 552
二十三、音乐按摩疗法 …………… 553
二十四、痧证疗法 ………………… 553
(一)痧证疗法概述 …………… 553
(二)痧证疗法的操作 ………… 556
(三)痧证疗法的注意事项 …… 563
二十五、脐疗 ……………………… 563
(一)药物敷贴法 ……………… 564
(二)热熨法 …………………… 565
(三)热扣法 …………………… 565
二十六、摩乳疗法 ………………… 565
(一)孕期摩乳法 ……………… 565
(二)产后摩乳法 ……………… 565
(三)乳痛摩乳法 ……………… 566
二十七、耳压疗法 ………………… 567
(一)点压法 …………………… 567
(二)轻揉按摩法 ……………… 567
(三)对压法 …………………… 567
(四)直压法 …………………… 568
二十八、足反射疗法 ……………… 568
二十九、足跟捶击疗法 …………… 570
三十、干火推拿法 ………………… 570
三十一、熏蒸疗法 ………………… 571
三十二、药棒疗法 ………………… 572
三十三、蛋滚疗法 ………………… 572
(一)热滚法 …………………… 573
(二)冷滚法 …………………… 573
三十四、阿是疗法 ………………… 574
三十五、拍击疗法 ………………… 574
(一)拍打法 …………………… 575
(二)捶法 ……………………… 576
(三)击法 ……………………… 576
(四)棒震法 …………………… 576
三十六、保健锤疗法 ……………… 588
三十七、推拿麻醉 ………………… 588
(一)推麻的特点和适应范围 … 588
(二)推麻的作用 ……………… 589
(三)针麻与推麻穴位的特异性和相对
性 …………………………… 589
(四)推麻的选穴方法 ………… 590
(五)推麻手术前的准备 ……… 591
(六)推麻的手法 ……………… 592
(七)推麻的步骤 ……………… 592
(八)推麻的辅助用药 ………… 593
三十八、经络指压疗法 …………… 593
(一)过敏性鼻炎的经络指压法 … 594
(二)妇科诸症的经络指压法 … 594
(三)各种瘫痪的经络指压法 … 594
三十九、胸穴指压疗法 …………… 594
(一)胸穴的分部及主治功能 … 595
(二)胸穴指压疗法的治疗原则 … 595
(三)胸穴指压手法 …………… 595
(四)胸穴指压的时间和疗程 … 596
(五)胸穴指压的注意事项 …… 596
四十、压痛点推拿疗法 …………… 596
四十一、平推呼气按摩法 ………… 597
(一)外伤性肋间神经痛治疗法 … 597
(二)胸背脊柱挫伤治疗法 …… 597
(三)急性腰扭伤治疗法 ……… 597
(四)实证哮喘治疗法 ………… 598
四十二、摩腹疗法 ………………… 598
四十三、胃病推拿法 ……………… 599
四十四、捏筋疗法 ………………… 599
(一)捏筋手法 ………………… 600
(二)捏筋部位(脉位) ………… 601

（三）捏筋疗法操作常规 ………… 603
四十五、药风熏透按摩疗法 …… 604
四十六、药熏拿筋健足按摩法 …… 604

第二节 少数民族的特色疗法 …… 604
一、回族的特色医疗 ………… 605
二、蒙古族的特色医疗 ………… 605
（一）酸马奶疗法 ………… 605
（二）蒙医正骨术 ………… 606
（三）蒙医震疗术 ………… 606
三、维吾尔族的特色医疗 ………… 606
四、壮族的特色医疗 ………… 606
五、傣族的特色医疗 ………… 607
（一）烘雅 ………… 607
（二）果雅 ………… 607
（三）暖雅 ………… 607
（四）能雅 ………… 607
六、苗族的特色医疗 ………… 607
（一）生姜叭法 ………… 608
（二）气角疗法 ………… 608
（三）佩戴疗法 ………… 608
（四）熏蒸疗法 ………… 608

（五）抹酒火疗法 ………… 608
（六）纸媒筒疗法 ………… 608
（七）外敷疗法 ………… 608
（八）热熨疗法 ………… 608
（九）刮脊抽腿疗法 ………… 609
（十）拍击疗法 ………… 609
（十一）外洗疗法 ………… 609
（十二）化水疗法 ………… 609
（十三）饮食疗法 ………… 609
（十四）体育疗法 ………… 609
七、彝族的特色医疗 ………… 609
八、瑶族的特色医疗 ………… 609
九、土家族的特色医疗 ………… 610
（一）推抹疗法 ………… 610
（二）火功疗法 ………… 610
（三）扑灰碗 ………… 611
（四）鸡胸疗法 ………… 611
（五）佩戴法 ………… 611
（六）提风法 ………… 612
（七）药浴疗法 ………… 612
（八）翻背掐筋法 ………… 612
（九）踩油火 ………… 612

◉第三编 自我保健按摩

第一章 自我保健按摩概论 ………… 614

第一节 自我保健按摩的起源与发展
………… 614
一、自我保健按摩渊源 ………… 614
二、养生与自我保健按摩 ………… 616
三、古代保健按摩文献 ………… 617
四、自我保健按摩与导引 ………… 618
第二节 保健按摩的种类 ………… 619
一、休闲按摩 ………… 619
二、体育保健按摩 ………… 620
三、性保健按摩 ………… 620

第三节 自我保健按摩基本方法 … 621
一、按解剖部位按摩法 ………… 621
二、按经络穴位按摩法 ………… 621
第四节 自我保健按摩的特点与作用
………… 622
一、自我保健按摩的特点 ………… 622
二、自我保健按摩的作用 ………… 622
第五节 自我保健按摩的应用 …… 624
一、手法用力的大小 ………… 624
二、自我保健按摩的原则 ………… 624

三、自我保健按摩的注意事项 ……… 624

四、自我保健按摩的适应证 ………… 625

五、自我保健按摩的禁忌证 ………… 625

第二章　自我保健按摩法 ……………………………………………… 627

第一节　全身自我保健按摩法 …… 627

一、《导引图》运动法 …………… 628

二、导引健身法 ………………… 629

三、天竺国按摩法 ……………… 631

四、八段锦 ……………………… 633

五、十六段锦 …………………… 639

六、十二段锦 …………………… 640

七、床上十二段坐功 …………… 640

八、床上五字卧功 ……………… 642

九、养生按摩功 ………………… 643

十、延年九转法 ………………… 644

十一、易筋经内功 ……………… 645

十二、易筋经外功 ……………… 650

十三、易筋经拍打功法 ………… 652

十四、全身拍打健身法 ………… 654

十五、大度关法 ………………… 654

十六、古代保健按摩十术 ……… 655

十七、保健按摩长寿功 ………… 655

十八、脏腑保健按摩法 ………… 657

十九、擦胸揉腹按腿法 ………… 659

二十、自我保健按摩十法 ……… 659

二十一、经穴保健按摩法 ……… 660

二十二、摩擦强身法十二则 …… 661

二十三、自我保健按摩二十法 … 663

二十四、自我保健按摩二十九式 … 665

二十五、三脘按摩法 …………… 668

二十六、晨起保健按摩十法 …… 668

二十七、睡前保健按摩八法 …… 669

二十八、睡前按摩泡足法 ……… 670

二十九、旅游保健按摩法 ……… 670

（一）第一套旅游保健按摩法 670

（二）第二套旅游保健按摩法 671

（三）第三套旅游保健按摩法 671

（四）第四套旅游保健按摩法 671

三十、老年期保健按摩法 ……… 672

第二节　身体各部保健按摩法 …… 673

一、头面部保健按摩 …………… 673

（一）头皮保健按摩法 ………… 673

（二）梳头保健法 ……………… 674

（三）浴面保健养生法 ………… 675

（四）按摩五官补五脏法 ……… 677

（五）太阳穴按摩法 …………… 677

（六）眼部保健按摩法 ………… 677

（七）耳部保健按摩法 ………… 679

（八）鼻部保健按摩法 ………… 680

（九）舌功吐纳保健法 ………… 681

（十）叩齿保健法 ……………… 681

（十一）齿颊保健按摩法 ……… 681

二、颈项部保健按摩 …………… 682

三、胸部保健按摩 ……………… 682

四、腹部保健按摩 ……………… 684

五、腰部保健按摩 ……………… 688

（一）第一套腰部保健按摩法 …… 688

（二）第二套腰部保健按摩法 …… 689

（三）第三套腰部保健按摩法 …… 689

（四）摩肾堂疗法 ……………… 690

六、上肢部保健按摩 …………… 690

七、下肢部保健按摩 …………… 694

各 论

⦿第一编　内科推拿

第一章　辨病论治 ………………………………………… 706

第一节　呼吸科病症 …………… 706
一、感冒 …………… 706
二、急性气管—支气管炎 …………… 709
三、慢性支气管炎 …………… 710
四、支气管哮喘 …………… 712
五、支气管扩张症 …………… 716
六、肺炎 …………… 717
七、肺气肿 …………… 718

第二节　消化科病症 …………… 719
一、贲门失弛缓症 …………… 719
二、反流性食管炎 …………… 720
三、慢性胃炎 …………… 721
四、胃下垂 …………… 723
五、胃黏膜脱垂症 …………… 727
六、溃疡病 …………… 728
七、胃扭转 …………… 730
八、溃疡性结肠炎 …………… 730
九、肠道易激综合征 …………… 732
十、吸收不良综合征 …………… 733
十一、肠气囊肿综合征 …………… 734
十二、脂肪肝 …………… 735
十三、慢性肝炎 …………… 736
十四、胆囊炎 …………… 737
十五、胆绞痛 …………… 739
十六、慢性胰腺炎 …………… 739
十七、胃肠道功能紊乱 …………… 740
（一）胃神经官能症 …………… 741
（二）肠道神经官能症 …………… 741
十八、手术后肠粘连 …………… 743

第三节　心血管科病症 …………… 744
一、高血压 …………… 744
二、低血压 …………… 747
三、心脏神经官能症 …………… 747
四、冠心病 …………… 749
五、脑血管意外后遗症 …………… 751
六、风湿性心脏病 …………… 755
七、心律失常 …………… 755
八、心力衰竭 …………… 756

第四节　泌尿科病症 …………… 757
一、肾下垂 …………… 757
二、慢性肾炎 …………… 758
三、非阻塞性尿潴留 …………… 759

第五节　精神科病症 …………… 761
一、神经衰弱 …………… 761
二、癔病 …………… 762
三、脑外伤后综合征 …………… 763

第六节　神经科病症 …………… 764
一、面神经麻痹 …………… 764
二、三叉神经痛 …………… 766
三、肋间神经痛 …………… 767
四、臂丛神经痛 …………… 768
五、臂丛神经麻痹 …………… 769
六、尺神经麻痹 …………… 769
七、桡神经麻痹 …………… 770
八、正中神经麻痹 …………… 771
九、坐骨神经痛 …………… 772
十、腓总神经麻痹 …………… 773

十一、隐性脊柱裂 ············ 774
十二、震颤麻痹 ············ 775
十三、阿尔茨海默病 ············ 776
十四、大脑疲劳 ············ 777
十五、大脑功能衰退 ············ 778
第七节　代谢与内分泌科病症 ····· 779
一、糖尿病 ············ 779
二、肥胖症 ············ 781

三、类风湿性关节炎 ············ 785
第八节　亚健康状态 ············ 787
一、办公室综合征 ············ 787
二、信息焦虑综合征 ············ 788
三、工作场所抑郁症 ············ 788
四、慢性疲劳综合征 ············ 789
五、竞技综合征 ············ 790

第二章　辨证论治 ············ 791

第一节　高热 ············ 791
第二节　咳嗽 ············ 792
第三节　哮喘 ············ 792
第四节　呃逆 ············ 794
第五节　噎膈 ············ 796
第六节　反胃 ············ 797
第七节　呕吐 ············ 798
第八节　胃脘痛 ············ 799
第九节　胸胁痛 ············ 802
第十节　消化不良 ············ 805
第十一节　腹胀 ············ 806
第十二节　腹痛 ············ 807
第十三节　慢性腹泻 ············ 809
第十四节　便秘 ············ 810

第十五节　癃闭 ············ 813
第十六节　头痛 ············ 815
第十七节　眩晕 ············ 822
第十八节　失眠 ············ 824
第十九节　腰痛 ············ 828
第二十节　筋惕肉瞤 ············ 830
第二十一节　痹证 ············ 831
第二十二节　厥证 ············ 835
第二十三节　痉证 ············ 837
第二十四节　郁证 ············ 838
第二十五节　口噤不开 ············ 840
第二十六节　虚劳 ············ 841
第二十七节　中暑 ············ 845

⊙第二编　伤科推拿

第一章　躯干软组织损伤与疾病 ············ 848

第一节　颈部软组织损伤与疾病 ··· 848
一、颈部扭伤 ············ 848
二、落枕 ············ 850
三、颈椎病 ············ 852
四、前斜角肌综合征 ············ 857
五、颈椎椎骨错缝 ············ 857

六、颈肩痛 ············ 858
第二节　躯干部软组织损伤与疾病 ··· 859
一、胸胁迸伤 ············ 859
二、胸壁挫伤 ············ 862
三、胸部肌肉拉伤 ············ 863
四、胸椎椎骨错缝 ············ 864

五、腹部肌肉拉伤 ……………… 865

六、急性腰扭伤 …………………… 865

七、强直性脊柱炎 ………………… 868

八、腰椎退行性骨关节炎 ………… 869

九、腰椎间盘突出症 ……………… 871

十、棘间韧带急性损伤与慢性劳损 873

十一、棘上韧带急性损伤与慢性劳损 … 874

十二、慢性腰臀肌损伤 …………… 875

十三、腰背筋膜劳损 ……………… 877

十四、髂腰韧带劳损 ……………… 877

十五、腰骶关节韧带损伤 ………… 878

十六、骶髂关节韧带损伤 ………… 879

十七、腰肌劳损 …………………… 880

十八、姿势性腰痛 ………………… 883

十九、腰椎椎骨错缝 ……………… 884

二十、腰腿痛 ……………………… 884

第三节　上肢软组织损伤与疾病… 886

一、肩部软组织扭挫伤 …………… 886

二、肩周炎 ………………………… 888

三、肩峰下滑囊炎 ………………… 893

四、冈上肌肌腱炎 ………………… 893

五、冈上肌腱钙化 ………………… 894

六、肩胛骨附近肌肉急性损伤与慢性劳损

　……………………………… 894

七、肱二头肌长腱滑脱 …………… 895

八、肱骨外上髁炎 ………………… 896

九、尺骨鹰嘴滑囊炎 ……………… 897

十、肘部软组织扭挫伤 …………… 898

十一、前臂屈肌总腱损伤 ………… 899

十二、腕部软组织扭挫伤 ………… 900

十三、腕管综合征 ………………… 901

十四、屈指肌腱狭窄性腱鞘炎 …… 902

十五、腕伸肌群轧轹性腱鞘炎 …… 903

十六、桡骨茎突狭窄性腱鞘炎 …… 903

十七、腕关节背侧腱鞘囊肿 ……… 904

十八、腕关节软骨盘破裂 ………… 905

十九、腕关节劳损 ………………… 905

二十、手指侧副韧带撕裂 ………… 906

第四节　下肢软组织损伤与疾病… 907

一、髋关节软组织扭挫伤 ………… 907

二、髋关节滑囊炎 ………………… 908

三、梨状肌损伤综合征 …………… 909

四、臀部筋膜损伤 ………………… 910

五、股内收肌损伤 ………………… 911

六、股四头肌损伤 ………………… 912

七、股二头肌急性损伤与慢性劳损 … 913

八、股后侧肌及肌腱损伤 ………… 913

九、髌下脂肪垫损伤 ……………… 914

十、膝关节内侧副韧带损伤 ……… 915

十一、膝腘窝囊肿 ………………… 916

十二、膝关节慢性损伤性滑囊炎 … 916

十三、髌上滑囊血肿 ……………… 918

十四、膝关节骨性关节炎 ………… 918

十五、腓骨长短肌腱滑脱 ………… 919

十六、腓肠肌急性损伤与慢性劳损 … 920

十七、自体压迫性腓总神经麻痹 … 921

十八、小腿三头肌及跟腱拉伤 …… 922

十九、腓肠肌痉挛 ………………… 922

二十、踝部腱鞘炎 ………………… 923

二十一、踝部腱鞘囊肿 …………… 924

二十二、踝关节扭伤 ……………… 924

二十三、跖管综合征 ……………… 925

二十四、足舟骨子骨（副舟骨）移位 … 926

二十五、足底痛 …………………… 926

第五节　关节挛缩与关节强直 …… 928

第六节　亚健康状态 ……………… 929

一、颈肩腕综合征 ………………… 929

二、家庭主妇职业病 ……………… 930

三、电视综合征 …………………… 931

第二章　关节脱位 ··· 933

第一节　脱位概说················ 933

第二节　脱位的治疗原则······· 934

一、复位···················· 934

二、固定···················· 934

三、药物的选用·············· 934

四、功能锻炼················ 934

五、恢复期推拿法············ 934

第三节　各部位关节脱位·········· 935

一、头颈与躯干部关节脱位······ 935

（一）颞颌关节脱位 ········ 935

（二）骶髂关节半脱位 ······ 936

二、上肢关节脱位············ 937

（一）肩关节脱位············· 937

（二）肘关节脱位 ············· 938

（三）桡骨小头半脱位 ········· 939

（四）桡尺远端关节分离伴韧带损伤··· 940

（五）腕月骨脱位 ············· 940

（六）掌指关节脱位 ··········· 941

（七）指间关节脱位 ··········· 942

三、下肢关节脱位············ 942

（一）髋关节脱位 ············· 942

（二）小儿髋关节半脱位 ······· 944

（三）膝关节脱位 ············· 945

（四）跖趾关节脱位 ··········· 945

（五）趾间关节脱位 ··········· 946

第三章　外科病症 ·· 947

第一节　倾倒综合征·········· 947

第二节　胃切除术后消化、吸收功能及
营养障碍 ············· 947

第三节　手术后肠粘连·········· 948

第四节　手术后粘连性肠梗阻······ 948

⦿第三编　妇科与男科推拿

第一章　妇科病症推拿 ·· 952

第一节　妇科学概论··············· 952

一、生理概说··············· 952

二、病理概说··············· 953

三、治法概说··············· 953

第二节　妇科病症··············· 954

一、月经病症··············· 954

（一）痛经·············· 954

（二）月经不调 ············· 957

　月经先期／月经后期／经行先后无定期／
　月经过多／月经过少／闭经

（三）月经前后诸症········· 965

（四）绝经前后诸症（更年期综合征）··· 966

二、妇产科病症·············· 967

（一）带下············· 967

（二）慢性盆腔炎········· 969

（三）子宫脱垂········· 971

（四）乳痛············· 972

（五）产后排尿异常······· 974

（六）产后腹痛········· 975

（七）产后耻骨联合分离症··· 975

（八）女性"性冷淡"······· 976

（九）女性不孕症········· 977

第二章　男科病症推拿 ···················· 979

第一节　男科病症概论 ··········· 979
　一、男科学病史 ··········· 979
　二、男科学检查 ··········· 980
第二节　男科病症 ··········· 981

一、遗精 ··········· 981
二、阳痿 ··········· 982
三、早泄 ··········· 984
四、前列腺肥大 ··········· 985

◉第四编　儿科推拿

第一章　小儿推拿（按摩）概论 ···················· 988

第一节　小儿推拿源流 ··········· 988
第二节　小儿生理特点 ··········· 990
第三节　小儿病理特点 ··········· 990
第四节　小儿生长发育特点 ······· 991
第五节　小儿四诊 ··········· 992
　一、望诊 ··········· 992
　二、闻诊 ··········· 995
　三、问诊 ··········· 995

四、切诊 ··········· 995
五、触诊 ··········· 996
第六节　小儿推拿特点 ··········· 997
　一、小儿推拿治则特点 ··········· 997
　二、小儿临证特点 ··········· 998
　三、小儿推拿的取穴和手法特点 ····· 998
第七节　小儿推拿适应证与禁忌证 1001

第二章　小儿推拿穴位 ···················· 1002

一、小儿推拿特定穴位的特点和名称
　　··········· 1002
二、小儿各部分推拿穴位 ··········· 1004
　（一）小儿头面部推拿穴位 ··········· 1004
　（二）小儿胸腹部推拿穴位 ··········· 1019

（三）小儿背腰部推拿穴位 ··········· 1028
（四）小儿上肢部推拿穴位 ··········· 1035
（五）小儿下肢部推拿穴位 ··········· 1095
（六）其他推拿穴位与推拿术语 ··· 1104

第三章　小儿推拿基本手法与治法 ···················· 1107

第一节　小儿推拿基本手法 ······ 1107
　一、小儿按法 ··········· 1107
　二、小儿摩法 ··········· 1108
　三、小儿掐法 ··········· 1109
　四、小儿揉法 ··········· 1109
　五、小儿推法 ··········· 1110
　　（一）直推法 ··········· 1110
　　（二）旋推法 ··········· 1111

（三）一指禅推法 ··········· 1111
六、小儿运法 ··········· 1111
七、小儿捏法 ··········· 1111
八、小儿拿法 ··········· 1112
九、小儿分法 ··········· 1112
十、小儿合法 ··········· 1112
十一、小儿擦法 ··········· 1112
十二、小儿搓法 ··········· 1113

十三、小儿摇法 …………… 1113

第二节 小儿推拿治法 ………… 1113

一、头颈部治法 …………… 1114

（一）双凤展翅………… 1114

（二）黄蜂入洞………… 1114

（三）揉耳摇头………… 1115

（四）猿猴摘果………… 1115

二、胸腹部治法 …………… 1116

（一）开璇玑………… 1116

（二）按弦搓摩………… 1117

（三）按揉脘腹法………… 1118

三、背腰部治法 …………… 1118

（一）按肩井法………… 1118

（二）捏脊法………… 1119

（三）推脊法………… 1119

四、上肢部治法 …………… 1120

（一）二龙戏珠………… 1120

（二）双龙摆尾………… 1120

（三）乌龙摆尾………… 1121

（四）苍龙摆尾………… 1121

（五）龙入虎口………… 1122

（六）凤凰展翅………… 1122

（七）凤凰单展翅………… 1122

（八）凤凰鼓翅………… 1123

（九）赤凤摇头………… 1123

（十）丹凤摇尾………… 1124

（十一）孤雁游飞………… 1125

（十二）打马过河………… 1125

（十三）水底捞月………… 1126

（十四）飞经走气………… 1127

（十五）飞金走气………… 1128

（十六）胛肘走气………… 1128

（十七）黄蜂出洞………… 1129

（十八）天门入虎口………… 1129

（十九）老汉扳罾………… 1130

（二十）运土入水………… 1130

（二十一）运水入土………… 1131

五、下肢部治法 …………… 1131

（一）老虎吞食………… 1131

（二）擦搓涌泉………… 1132

六、其他治法（揉脐及龟尾并推七节骨）

…………… 1132

第四章 小儿全身推拿与推拿歌赋 ………………………… 1133

第一节 小儿常规推拿 ………… 1133

第二节 小儿保健推拿 ………… 1134

一、小儿常规保健推拿方法 ……… 1134

二、小儿保健推拿特色治法 ……… 1135

三、婴儿四肢关节保健操 ……… 1136

第三节 小儿推拿歌赋 ………… 1137

第五章 小儿常见病症 ………………………… 1143

第一节 初生儿不啼 ………… 1143

第二节 小儿感冒 ………… 1144

第三节 小儿发热 ………… 1145

第四节 夏季热 ………… 1147

第五节 小儿咳嗽 ………… 1148

第六节 顿咳 ………… 1150

第七节 肺风痰喘 ………… 1150

第八节 小儿呕吐 ………… 1151

第九节 小儿腹痛 ………… 1153

第十节 小儿蛔虫团肠梗阻 …… 1154

第十一节 小儿泄泻 ………… 1155

第十二节 小儿夜啼 ………… 1158

第十三节 小儿脱肛 ………… 1161

第十四节 疳积 ………… 1162

第十五节 积滞 ………… 1164

第十六节 惊风 ………… 1165

第十七节 遗尿 ………… 1167

第十八节 小儿单纯性肥胖症 … 1169

第十九节　臂丛神经损伤 ……… 1171　　第二十一节　肌性斜颈 ………… 1172
第二十节　产伤性桡神经麻痹 … 1171

◉第五编　五官科

第一节　青少年假性近视 ……… 1176　　第五节　鼻炎 ………………… 1179
第二节　视疲劳 ………………… 1177　　第六节　面肌痉挛 …………… 1180
第三节　老花眼 ………………… 1178　　第七节　牙齿松动和牙龈萎缩 … 1181
第四节　电脑眼病 ……………… 1178

◉第六编　美容美体自我按摩

第一章　中医美容美体按摩概论 ………………………………………………… 1184

第一节　中医美容美体源流 …… 1184　　　　原理 ………………………… 1186
第二节　中医美容美体按摩的特点　　　　一、滋润五脏,补养气血 …… 1187
　　………………………………… 1185　　二、疏通经络,活血行瘀 …… 1188
　一、整体调理 ………………… 1185　　三、美颜减皱,护肤悦色 …… 1188
　二、手段多样 ………………… 1186　　四、祛风清热,凉血解毒 …… 1188
　三、疗效持久 ………………… 1186　　五、消肿散结,燥湿止痒 …… 1189
　四、操作简便 ………………… 1186　　六、补脾生肌,强身健体 …… 1189
　五、经济安全 ………………… 1186　　第四节　中医美容美体按摩的注意
第三节　中医美容美体按摩的作用　　　　事项 ………………………… 1189

第二章　全身各部的美容美体按摩 ……………………………………………… 1190

第一节　美发按摩 ……………… 1190　　第四节　胸部(乳房)美体按摩 … 1196
　一、美发按摩的功用 ………… 1190　　一、胸部(乳房)美体按摩的功用 … 1196
　二、美发按摩的方法 ………… 1190　　二、胸部(乳房)美体按摩的方法 … 1196
第二节　面部美容按摩 ………… 1191　　三、胸部(乳房)的保养 ……… 1197
　一、面部按摩的功用 ………… 1191　　第五节　腹部美体按摩 ………… 1198
　二、面部按摩常用穴位 ……… 1192　　一、腹部美体按摩的功用 …… 1198
　三、面部美容按摩的方法 …… 1193　　二、腹部美体按摩的方法 …… 1198
第三节　颈部美容按摩 ………… 1195　　三、产后腹部美体保养 ……… 1199
　一、颈部美容按摩的功用 …… 1195　　第六节　腰部美体按摩 ………… 1200
　二、颈部美容按摩的方法 …… 1195　　一、腰部美体按摩的功用 …… 1200

二、腰部美体按摩的方法 ………… 1200

三、腰部美体保养 ………… 1201

第七节　臀部美体按摩 ………… 1201

一、臀部美体概论 ………… 1201

二、臀部美体按摩的方法 ………… 1202

三、臀部美体保养 ………… 1202

第八节　四肢部美体按摩 ……… 1203

一、上肢美体按摩法 ………… 1203

二、下肢美体按摩法 ………… 1203

第三章　面部常见病症的美容美体按摩 ……………………………… 1205

第一节　面部斑块 ………… 1205

一、黄褐斑 ………… 1205

二、黧黑斑 ………… 1207

第二节　面部皱纹 ………… 1208

一、面部皱纹概论 ………… 1208

二、面部皱纹的原因 ………… 1209

三、面部皱纹的美容按摩方法 ………… 1209

第三节　痤疮 ………… 1212

一、痤疮概论 ………… 1212

二、痤疮的美容按摩方法 ………… 1212

第四节　黑眼圈 ………… 1213

一、黑眼圈概论 ………… 1213

二、黑眼圈的美容按摩方法 ………… 1213

第五节　眼袋 ………… 1214

一、眼袋概论 ………… 1214

二、眼袋的美容按摩方法 ………… 1214

第四章　特色美容美体按摩法 ……………………………………………… 1215

第一节　音乐香熏按摩法 ……… 1215

第二节　面部反射运动美容法 … 1216

第三节　气功按摩美容法 ……… 1216

第四节　滚蛋美容按摩法 ……… 1217

一、滚蛋美容按摩的作用 ……… 1217

二、滚蛋美容按摩的方法 ………… 1217

第五节　芳香按摩疗法 ……… 1217

一、芳香按摩疗法的作用 ……… 1218

二、芳香按摩的方法 ………… 1219

（一）芳香按摩疗法的环境营造… 1219

（二）芳香按摩的基本方法… 1220

（三）芳香按摩疗法前后的辅助方法 …………………………………… 1220

附　录 …………………………………………………………………… 1221

推拿手法一览表 …………………………………………………………… 1221

推拿治法一览表 …………………………………………………………… 1225

小儿推拿基本手法与治法一览表 ………………………………………… 1228

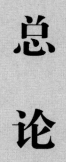

总论

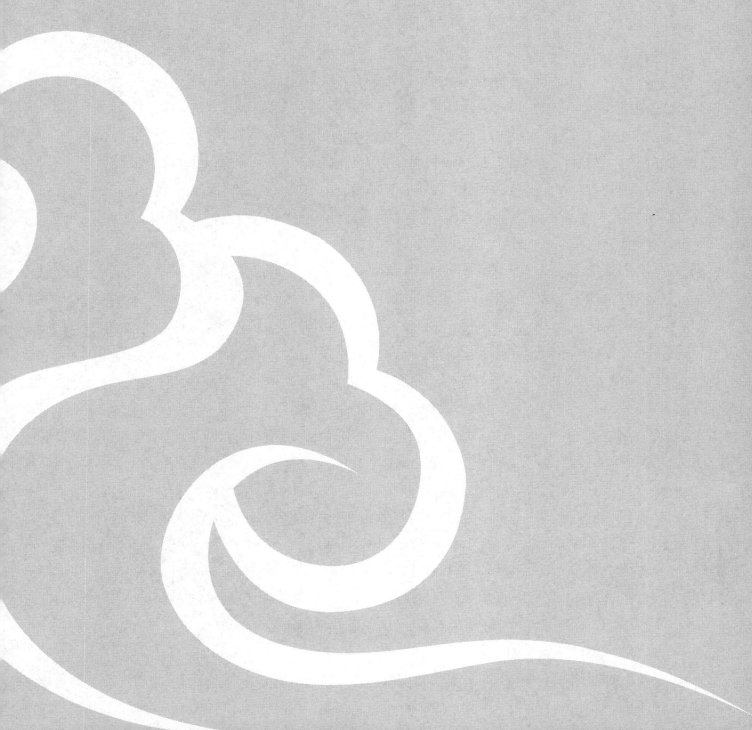

第一编

推拿（按摩）理法与流派

第一章　推拿（按摩）的起源

推拿是人类最古老的一门医术，属于古代物理疗法、自然疗法的一种，具有疏通经络、滑利关节、调整脏腑气血功能、增强人体抗病能力等作用。早在原始社会，人们在肢体受冻时，就知道用摩擦取暖；在受伤疼痛时，会本能地去触摸、揉按受伤部位；在打嗝、咳嗽时也往往会情不自禁地去拍打胸背部，使胸腔气流畅通；而当有筋骨损伤和病痛时，往往本能地用手抚摩伤痛局部及其周围部位，以使疼痛减轻或消失。经过一代又一代与疾病抗争的亲身体验，我们的祖先从原始的、下意识的、简单的方法动作中总结出了手法治病的经验。随着社会的发展，这些经验逐渐发展成为自觉的医疗行为乃至当今的一门医学学科。所以说，古代的推拿医术作为一种非药物疗法，其历史早于药物、针灸等较多依赖外部物质条件的治疗方法。

第一节　推拿（按摩）的历史

推拿有着悠久的历史，我国是推拿医学的发源地。据考古证实，推拿最早起源于3000年前。甲骨文上记载有女巫师用推拿为人们治愈疾病。据《中国医学大成总序》所述，"其时治病，多用针灸、按摩、导引诸法。迨至汉代张仲景（名机，约150—约215），祖伊尹汤液之法（伊尹，据传说为殷代宗教主），而著《伤寒杂病论》，是为中国用药治病之祖"。可见，推拿治病的历史比中药治病还要悠久。所谓"一推、二针、三用药"，可说是我国传统医学治疗疾病的发展进程与模式。

古人用砭针治病见于《山海经·东山经》："高氏之山，其山多玉，其下多箴石"；《说文》曰："砭，以石刺病也。"人们经过长久的实践，确立了"以痛为输"的砭针治疗原则，发明了砭针疗法，但砭针绝不会刺入皮下。如《灵枢·九针十二原》中曰："员针者，针如卵形，揩摩分（肉）间，不得伤肉。"可见砭针发展到后来成为九针中用作按摩的圆针，仍可不伤肌肉。由上可知按摩疗法渊源悠久，可溯及原始社会（至少是新石器时代），并可能是砭针疗法发展的基础。可以说，砭针就是古老的按摩器具。

随着原始社会的瓦解以及奴隶社会的形成，在当时的医事管理方面，按摩术已成为一科，说明当时应用按摩防病、治病、健身益寿已受到医学家及养生学家的高度重视。夏商时期生产力水平提高，医事有所发展，出现了中药，此时，按摩术与中药成为这个时期的主要医疗方法。

春秋战国时期，我国最早的医书《黄帝内经》对按摩术已有所记载，如《素问·血气形志篇》

曰："形数惊恐，经络不通，病生于不仁，治之以按摩醪药……""按摩勿释，着针勿斥，移气于不足，神气及得复。"《素问·异法方宜论篇》指出："中央者，其地平以湿，天地所以生万物也众，其民食杂而不劳，故其病多痿厥寒热。其治宜导引按跷。故导引按跷者，亦从中央出也。"中央，就是现黄河流域的河南洛阳一带，故洛阳可能就是我国推拿的发源地。当时，我国已用推拿（按摩）术来治疗肢体麻痹不仁、痿证、厥证、湿证和寒热等症。如《史记》上记载春秋战国时期的名医扁鹊，曾用按摩疗法治疗虢太子的尸厥症。由于那时称按摩为按跷，加之操作简单，所以很快在我国各个时期都得到了迅速发展。

春秋战国时期，众多学派涌现出一些医学思想，并对按摩治疗疾病有所记载。如《韩非子》《老子》《墨子》《史记·扁鹊仓公列传》等对按摩术都有记述，并且形成了一些手法。秦汉时期，中国成为统一的封建集权国家，祖国医学逐步形成体系，推拿（按摩）也随医学发展而形成独立体系，出现了第一部按摩专著《黄帝岐伯按摩》（十卷），它和《黄帝内经》《华佗别传》等著作记述了十几种按摩手法。

古代医家王冰认为："惊则脉气并，恐则神不收，故经络不通。而病有不仁，按摩者开通闭塞，导引阴阳。"此种论述，科学地认识到惊恐等情志方面的原因也可引起经络不通，并提出了解决方案。

古代由于生产力水平低下，文化不发达，故早期的按摩疗法仅用于少数疾病的治疗，手法种类也很少，常用的是按和摩两种手法。按法是单纯的向下用力，即所谓"按而留之"；摩法则是在体表作环形摩擦，属平行摩动的范围。以后随着治疗范围的扩大，人们发现手法用力方向的不同对疗效有一定影响，所以手法也相应有了发展，除了按法、摩法等常用手法外，又出现了推法、拿法等许多手法，并且手法的分类也逐渐合理，适应证逐渐扩大，于是按摩这一名称逐渐被推拿这个更为明确的概念所取代。可以说由按摩改称推拿，是推拿发展史上的一个飞跃。

推拿总结了中华民族与疾病作斗争的宝贵经验，内容丰富多彩，成为在人体体表经络腧穴及一定部位上运用各种手法以及作某些特定的肢体活动来防治疾病的中医外治法。在长期的医疗实践中，推拿在治疗手法和临床辨证等方面都在不断发展提高，形成了完备的推拿诊疗体系，为中医学的理论体系积累了大量医疗经验，为建立中医理论体系做出了一定的贡献；同样，长期以来中医基本理论又指导着推拿的临床实践，对推拿的进一步发展起到了推动作用。

第二节 推拿（按摩）的名称

推拿在我国古代最初称为"案扤"（《史记·扁鹊仓公列传》），后将用手压和揉抚的疗法称为按摩（《灵枢·九针论》）；将患者屈伸手足、呼吸俯仰的疗法称为导引、跷引，两法合用称为按跷（《素问》）、乔摩（《灵枢》）。在其他古代文献中，还有"矫摩"（《说苑》）等名称。此外，民间还有"拊筋"等俗称。

"推拿"这一名称，最早见于明代张四维的《医门秘旨》（1576）、小儿科医家万全的《幼科发挥》、张介宾的《类经》注释和龚云林的《小儿推拿方脉活婴秘旨全书》，这些书中把按摩改称为推拿，体现了此种中医外治法名称的历史沿革。

"推拿"之名，是借用这一学科的两个主要手法——推法和拿法而定的。《医宗金鉴·正骨心法要旨》曰："推者，谓之以手推之，使还归处也。拿者，或两手或一手捏定患处，酌其宜轻宜重，缓缓焉以复其位也。"周于蕃氏曰："推则行之""拿则持之"，可见这两个手法代表着一动一静。

"按摩"之名，也是借用两个手法。《素问·离合真邪论篇》曰："按而止之"；《素问·至真要大论篇》曰："摩之浴之"；周于蕃氏曰："按而留之者，以按之不动也。'按'字从手从安，以手探穴而安于其上也。"又曰，"按而留之，摩而去之"，所以按、摩两法也代表一动一静。因此，动与静是手法治病的作用基础，"按摩"和"推拿"只是名称不同的同一种治疗方法。根据"动者为阳，静者为阴"（《素问·阴阳应象大论篇》）的原则，以不同的动静手法来调理阴阳，是符合八纲辨证的阴阳总纲这一祖国医学基本理论的。

关于"推拿"和"按摩"名词的互换，古来有记载，如明周于蕃氏曰："拿，持也；按，即拿之说也。前人所谓拿者，兹则以按易之。"《厘正按摩要术》曰："推拿者，即按摩之异名也。"

推拿英语翻译为 tuina，有人翻译为 massage 或 manipulation，但由于会造成歧义且不能完全体现中国推拿的内涵，因此一般采用 tuina 一词。国外类似的技术或学科有 Chiropractic（美国按脊疗法）、Osteopathy（美国按骨疗法）、Bonesetting（欧洲整骨术）、Shiatsu（日本指压按摩术）、Ayurveda（印度油按摩术）等。

推拿的多种名称，体现出一定的历史沿革。

一、按摩

按摩是养生与中医手法医疗术语，也是我国最古老的医疗方法之一，在殷商甲骨卜辞中已有按摩的文字记载，为通过按压或揉摩等手法作用于人体表面以健身或治病的方法。唐代释慧琳《一切经音义》卷十八中的《十轮经·按摩》曰："按摩：上，安且反；摩字取去声。凡人自摩自捏，伸缩手足，除劳去烦，名为导引。若使别人握搦身体，或摩或捏，即名按摩也。"

最早的按摩专著是《汉书·艺文志》记载的《黄帝岐伯按摩》（十卷，已佚）。《医宗金鉴·卷八十七》曰："按者，谓以手往下抑之也。摩者，谓徐徐揉摩之也。此法盖为皮肤筋肉受伤，但肿硬麻木，而骨未断折者设也。"指出了按摩的治疗作用。

隋唐时期的太医署（院）设有按摩科，有按摩博士、按摩师、按摩工等专职人员从事正规的按摩教学和医疗工作。明代的太医院把按摩列为医学十三科之一。明代中后期按摩科被官方撤销后，小儿推拿开始出现，按摩与推拿并称至今。概而分之，中国的北方多称按摩，南方地区则多称推拿；治疗性手法多称推拿，保健性手法多称按摩；被动性手法多称推拿，自我操作仍多称按摩。明清以来，按摩又被泛称为推拿。

在实际应用中，按摩大体上分为两种用途，一种是主动按摩，即自我按摩，是自己按摩自己的一种保健方法；另一种是被动按摩，是由医者掌握用于患者的医疗方法，也就是一般所说的推拿疗法。

二、导引

导引与推拿密不可分。隋唐的太医署设有按摩科，由按摩博士和按摩师"掌教导引之法以除疾，损伤折跌者正之"（《新唐书》）。导引既是一种主动性健身运动，也是一种传统非药物疗法。释慧琳《一切经音义》曰："凡人自摩自捏，伸缩手足，除劳去烦，名为导引。"这种主动性导引主要指自我肢体运动，包括自我按摩，还往往结合调息，有较好的养生保健和防治疾病作用。著名的导引套路功法有"五禽戏""八段锦""老子按摩法""十二段动功"等。具有针对性治疗疾病的导引疗法，见于隋代巢元方《诸病源候论》和明代曹珩《保生秘要》等书。

推拿学中，被动性关节运动类推拿手法也称为导引，如牵引法、摇法、扳法、正骨复位法等。汉代的导引专著《引书》已出现颞颌关节半脱位的口内复位法。《世医得效方》和《石室秘录》等书也载有此类手法。

三、推拿

推拿系中医学科名，乃以中医基本理论（尤其是脏腑经络学说）为指导，通过在人体体表经络腧穴及一定的部位施以各种手法和治法，或配合某些特定的肢体活动来防治疾病的一种中医外治法。

"推"和"拿"，原为两个有代表性的常用手法，明代以前称"按摩"。明代中后期开始以"推拿"命名小儿的手法治疗，并在中国的南方地区流传，后逐渐以"推拿"作为所有手法的代名词，用以概括手法疗法。目前，我国政府已将"推拿"作为中医手法治疗学科和疗法的正式名称。中医医院设推拿科，中医院校设针灸推拿专业，并招收推拿硕士和博士研究生。

"推拿"一词由摩挲、按矫、按摩逐渐演变而来，它不仅是名词的变更，还体现出千百年来推拿医术的不断总结、不断创新、不断发展的过程。

西方的按摩和手法操作与中医推拿虽有许多共同之处，但实施手法和理论基础却有一定差异。如中医推拿需辨别阴阳虚实，循经络进行辨证施治，治疗中重视补、泻等手法的运用；西方的手法按摩重视运动功能和人体解剖结构，治疗多从调整解剖关系的异常和恢复功能入手。

在长期的发展历史中，推拿已形成了一门以中医理论为基础，有系统的独特治疗规律的学科。推拿学的基本理论是阴阳五行、气血津液、脏腑经络等学说，近代以来，推拿医师还结合人体解剖生理学、病理学等知识来诊察疾病，重视辨证和辨病的结合。

目前，推拿的各门各派有百家之多，如一指禅推拿、正骨推拿、腹诊推拿、脏腑推拿、急救推拿、保健推拿、点穴推拿等等，并且各种手法五花八门，但均要求基本动作具备有力、均匀、柔和、深透等特点。

由于推拿治疗的作用途径主要是在人体体表的经络穴位上运用手法和治法，具有调和气血、调整脏腑功能、疏通经络、滑利关节、调整脏腑气血功能、促进新陈代谢、提高抗病能力、改善局部血液循环和营养状态等局部及全身作用，因此常用以防治内、外、伤、妇、儿、五官等科的病症，并发展成为一门具有独特治疗规律的学科。

推拿学科的分类，根据其应用范围，大致可分为医疗推拿、保健按摩、运动按摩、美容按摩等。其中医疗推拿，又有小儿推拿、骨伤推拿、内科推拿、妇科推拿等分科。

第二章　推拿（按摩）医学的发展

殷商是我国第一个有文字可考证的历史朝代，甲骨文字中有"摩面""干沐浴"等自我按摩方法的记述，说明按摩不但可以治病，还具有保健强身的作用，并作为治病养生的重要手段，在宫廷和民间生活中有不可低估的地位。当时，按摩主要用于王室成员的治病，同时在宫廷中已出现了专职按摩师，当时有名的医师也大多会从事按摩。

周朝末期有关中医文献将推拿称作"按扤"，同时提到名医扁鹊将推拿、针灸结合使用治疗疾病。

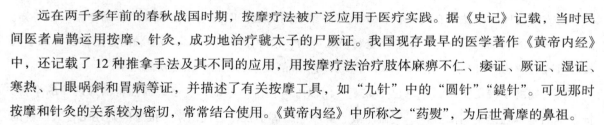

第一节　春秋时期

远在两千多年前的春秋战国时期，按摩疗法被广泛应用于医疗实践。据《史记》记载，当时民间医者扁鹊运用按摩、针灸，成功地治疗虢太子的尸厥证。我国现存最早的医学著作《黄帝内经》中，还记载了12种推拿手法及其不同的应用，用按摩疗法治疗肢体麻痹不仁、痿证、厥证、湿证、寒热、口眼㖞斜和胃病等证，并描述了有关按摩工具，如"九针"中的"圆针""鍉针"。可见那时按摩和针灸的关系较为密切，常常结合使用。《黄帝内经》中所称之"药熨"，为后世膏摩的鼻祖。

按《路史》传说："上古之时，神农命僦贷季理色脉，对察和齐，摩踵訰告，以利天下而得以缮其生。"这是我国较早的关于医政问题的记载。《史记·扁鹊仓公列传》："上古之时，医有俞跗，治病不以汤液醴酒，镵石挢引、案扤毒熨……"《韩非子》曾以"弹"的方法治皮肤的痤疮。《孟子·梁惠王上》有"为长者折枝"，即按摩肢节之意。《庄子》《老子》《荀子》《墨子》等书，也都有一些片段提到按摩导引的方法。

春秋战国时期，各民族的医术，如东方的砭石、西方的药物、北方的爇灸、南方的针刺、中央的按摩等都在相互交流。此时，针灸、按摩和药物是综合使用的。《周礼注疏》中曰："扁鹊治赵虢太子暴疫尸蹶之病，使子明炊汤，子仪脉神，子术案摩。"《韩诗外传》也记载："扁鹊过虢，侯世子暴病而死，扁鹊入，砥针砺石，取叁阳五输，为光轩之灶，八拭之汤，子容药，子明灸，子游按摩，子仪反神，子越扶形，于是世子复生。"其他著述如《韩非子》《老子》《墨子》《史记·扁鹊仓公列传》等对按摩术也都有记述。

第二节 秦、汉时期

公元前 221—220 的秦汉时期，中国成为统一的封建集权国家，祖国医学体系逐步形成，按摩也随医学发展而形成独立体系，当时的两部医学巨著《黄帝内经》和《黄帝岐伯按摩》（10 卷，已佚），第一次完整地建立了中医学的理论体系，确立了按摩作为一门学科在中医学体系中的地位。东汉名医张仲景在《金匮要略》中提到了膏摩的治疗方法。

当时，古代医家已经推理和总结出许多中医学的基本理论。如《素问·举痛论篇》曰："……寒气客于背俞之脉，则脉泣，脉泣则血虚，血虚则痛，其俞注于心，故相引而痛。按之则热气至，热气至则痛止矣。"这段文字中，提出了"不通则痛，通则不痛"的基本病理变化和"寒者热之"的治疗原则。《黄帝内经》共 18 卷 162 篇，其中《素问》有 9 篇论及推拿，《灵枢》有 5 篇论及推拿。由此可以看出推拿对中医学理论体系建立所起的作用。

其时，名医华佗发展了导引按摩的方法，创造了"五禽之戏"。《华佗别传》记载："有人苦头眩，头不得举……濡布拭身体……以膏摩……立愈。"医圣张仲景在《金匮要略》中曰："若人能养慎，……即导引吐纳针灸膏摩……"《说文》中记载："按者两手相切摩也。"

《史记·扁鹊仓公列传》还记载了汉代淳于意以寒水推头治疗头痛、身热、烦满等症。1973 年长沙马王堆出土的西汉帛画《导引图》描绘有 44 种导引姿势，其中有捶背、抚胸、按腰等动作，并注明了各种动作所防治的疾病。

第三节 魏、晋、南北朝时期

魏晋时期，推拿疗法在古人的基础上有了新的发展，推拿不仅用于治疗一些病症甚至急症，同时还用于自我保健及强身。如晋代葛洪所著的《肘后方》一书中，就有很多关于用推拿治疗急症的记载，如治疗"卒腹痛""卒心痛""卒霍乱"等。葛洪治疗痹痛的处方多是"摩膏"，如"莽草膏""丹参膏"等。春秋战国以后，宗教和养生方面常把导引按摩作为健身寿世的主要方法之一。晋代葛洪所著《抱朴子·内篇·遐览》中曾提到有《按摩导引经十卷》，惜已佚。但梁代陶弘景在《养性延命录》中，曾转引《按摩导引经十卷》部分浴面保健按摩法的内容："……平旦以两掌相摩令热，熨眼三过，次又以指搔目四眦，令人目明……又法摩手令热以摩面，从上至下，去邪气，令人面上有光彩。又法摩手令热，雷摩身体，从上而下，名曰干浴。令人胜风寒、时气热、头痛，百病皆除。"导引经的上述内容曾为许多书籍所推崇、引用。《肘后方》里也提到"用手指掐虎口治嗓子痛""令爪患者人中治卒死"的按摩方法。南北朝医家陶弘景在《养性延命录》中设有"导引按摩专卷"。

梁大通元年（527），天竺国达摩到魏，鉴于旧的按、摩、推、拿手法过简而不敷应用，增加了搓、抖、缠、捻、滚、揉六法，称之为"一指禅"。此时，按摩疗法不仅在技术上有新的发展，而且有传到国外的传说。据近人黄厚璞研究，约在 1000 年前，中国康富所著的《按摩手册》传入法国，译成法文，后又经瑞典人林氏在动作上加以研究，成为了系统的西洋按摩术。

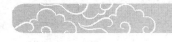 ## 第四节　隋唐时期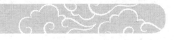

隋唐时期，封建社会已经强盛，按摩术也发展到了鼎盛阶段，按摩手法有了较大的发展，并且推出小儿按摩的新方法。在宫廷中设按摩科是隋朝首创，并给以"博士"官职。隋《百官志》记载："太医院有主药二人……按摩博士二人。"说明隋朝按摩疗法不但为群众所欢迎，也受到了当时统治阶级的重视。

《旧唐书·职官志》曰："太医院掌医疗之法，承之为二，共属有四……三曰按摩，皆以博士以教之。"《新唐书·百官志》曰："按摩博士一人，按摩师四人，按摩工十六人，按摩生十五人。按摩博士掌教消息导引之法以除疾病，损伤折跌者，正之。"说明在医事制度中，按摩已有专科和专门编制，开始了有组织的按摩教学工作，按摩博士在按摩师和按摩工的辅助下，教按摩生导引之法以除疾，有关创伤骨折的治疗，亦归属于按摩师主管。《唐六典》曰："太医署有按摩工五十六人，按摩生一百一十五人。"太医院里从事按摩的医术人员当时要比药局及针灸人数还多。

这个时期，自我按摩（导引）作为按摩的一项内容十分盛行，体现了"治未病"的思想，说明按摩疗法重视预防，注意发挥患者与疾病作斗争的主观能动性。晋代的《抱朴子·内篇·遐览》中记载我国有《按摩导引经十卷》（已佚），隋太医巢元方在《诸病源候论》里，一切治法不录，唯每卷之末，却详记养生方及导引按摩之法。这一时期的《诸病源候论》和史称三大方书的《肘后方》《千金方》《外台秘要》，集中记载了按摩在这一时期的杰出成就，按摩成为宫廷医学教学的四大科目之一。杨上善的《黄帝内经太素》也有按摩疗法的记载。孙思邈的《千金方》曾介绍过"老子按摩法"和"天竺国按摩法"，并提出10种新的推拿技术，还将儿科疾病推拿治疗进行了系统整理。同时，他还在《千金方·养性》中提及："按摩日三遍，一月后百病并除，行及奔马，此是养身之法。"孙氏此论，既是对唐代以前养生学的继承，又是他自己经验的总结，对后世的影响很大。王焘的《外台秘要》也记载治腹痛"用两手相摩令热，以摩腹，令气下"。欧阳询的《类聚》、慧琳的《大藏经音义》也介绍了导引按摩的方法。

隋唐时期流行膏摩，即在人体体表上施行按摩手法时，涂上中药制成的膏，于是这种既可防止患者表皮破损，又可使药物和手法功效相得益彰的膏摩方法有了长足发展。膏的种类很多，有莽草膏、丹参膏、乌头膏、野葛膏、陈元膏和木防己膏等，可根据不同病情选择应用。膏摩还可用以防治小儿疾病，如《千金方》中指出："小儿虽无病，早起常以膏摩囟上及手足心，甚辟风寒。"

这时期按摩的治疗范围也逐渐扩大，如该时期出版的《唐六典》详细列出了按摩可以治疗的不同病种，认为按摩可除"风、寒、暑、湿、饥、饱、劳、逸"八疾。《外台秘要》曰："如初得伤寒一日，若头痛背强，宜摩之佳。"《诸病源候论》曰："……相摩拭目，令人目明。"《肘后方·救卒中恶死方》曰："救卒中恶死……令爪其患者人中，取醒。"

总之，在隋唐时代，上自统治阶级下至庶民，都普遍用按摩方法来治病，而且在治疗的过程中不断积累经验，从而充实了按摩疗法的内容。这一时期，由于我国经济、文化、交通等均有较大发展，对外文化交流出现了欣欣向荣的局面，天宝年间（742—756），按摩疗法传入朝鲜、越南、日本、印度、法国以及伊斯兰国家。

第五节 宋、金、元时期

宋、金、元时期，有关推拿的研究日趋发达，推拿技术在隋唐的基础上得到进一步提高。在宫廷医疗机构中，虽未专设按摩科，但仍设按摩博士职位。按摩医疗工作，宋代归属于太医局的疡科及金镞科；元代则归属于太医院的正骨科。北宋"太医局"增加"疮肿兼折疡科"，至此骨科才正式从按摩科中分出而立为专科，但按摩对中医骨科的影响是深远的，至今中医骨科仍保留推拿（按摩）的内容。

当时，按摩成为正骨科"损伤折跌者"和儿科的重要治疗手段，并且这一医术的应用范围更为广泛。在这以前，有关的医学著作中谈到按摩的作用时，多以温通闭塞解释。而金元四大家之一的张从正在《儒门事亲》中说，"……导引，按摩，凡解表者，皆汗法也"，提出导引按摩具有解表发汗的作用。又如《古今图书集成·医部全录·医术名流列传·宋一》记有宋代名医庞安时"为人治病，率十愈八九……有民家妇孕将产，七日而子不下，百术无所效……令其家人以汤温其腰腹，自为上下推摩，孕者觉肠胃微痛，呻吟间生一男……"成功地运用按摩法催产，使推拿方法延展到妇产科。这个时期，对推拿手法的分析比较重视，如宋徽宗（赵佶）编纂的《圣济总录·卷四·治法·按摩》曰："可按可摩，时兼而用，通谓之按摩。按之弗摩，摩之弗按。按之以手，摩或兼以药。曰按曰摩，适所用也……世之论按摩，不知析而治之，乃合导引而解之。夫不知析而治之，固已疏矣；又合以导引，益见其不思也。大抵按摩法，每以开达抑遏为义。开达则壅蔽者以之发散，抑遏则慓悍者有所归宿。"书中对每个具体手法的分析，使人们对推拿治疗作用的认识有了进一步的提高。

《宋史·艺文志》有"按摩要法""按摩法"等记载。程大昌在《演繁露·按字》中曰："医有按摩法。按者以手捏捺病处也，摩者揉搓之也。"洪迈的《夷坚志》载有"嘘吹、按摩"。张道安的《养生要诀》里介绍了"以左右手热摩两脚心，及脐下腰脊间"等按摩养生法。张君房的《云笈七签》、法贤释的《延寿经》以及流行的《道藏》等书都有导引按摩方法的介绍。元代邹铉的《寿亲养老新书》载有"以手握趾，一手按摩……无酸弱病之疾"的按摩方法。宋代陈直在《养老奉亲书》中，提出老年人经常擦涌泉穴，可使晚年步履轻便，精神饱满。这些记载说明当时按摩疗法广泛流传于民间。

第六节 明朝时期

明代，发源于先秦的推拿进入另一个迅速发展时期。经过两千多年的积累流传，中医学术分支越来越细，从那时起，手法正式采用了"推拿"的名称，当时的医者出版了许多关于推拿的著作，特别是儿科推拿。小儿推拿的独特体系在这一时期形成。彼时，来自全国各地的推拿专家，开始组织有关推拿诊断、治疗的业务交流活动。

由于当时封建社会处于没落时期，资本主义生产方式已有萌芽，新的生产方式的产生，促进了医学的发展，按摩疗法也受到各方面的重视，如太医院把推拿列为十三科之一。《明史·百官志》："太医院掌医疗之法，凡医术为十三科，……曰按摩……"张介宾的《类经》也把按摩列为十三科之一，而且在手法上强调辨证论治。此时按摩疗法不单在医疗上显示出它的学术地位，养生之士更把它作为健身寿世的妙法。如洪武十二年（1379）朱权的《活人心法》中即收有仙术修养术、八段锦导引法、导引图等，并结合中医肾气、命门火、脏腑等学说，增加了摩肾、按夹脊、按腹等手法。其中之八段锦法，因发展了坐功，简化了导引术，并能与中医经络学说紧密结合，因而为后世养生家多种著作收录。《遵生八笺》一类的书，流传极广。《新刻养生导引法》则是对前代养生导引法之总结，除分述中风、风痹、心腹痛、霍乱、腰痛、脚气、淋、痔等二十余门证候之导引法，并载虾蟆行气法、龟鳖行气法、彭祖谷仙卧引法、右宁先生导引行气法、王子乔八神导引法、五禽戏法等。此外，《精景按摩经》中有"仰面视上而举其颈，使颈与左右手争，为之三四止，使人精和血通，风气不入"。高濂的《遵生八笺》里有"捏目四眦，摩手熨目，对修尝居，俯按山源……"等按摩方法。罗洪先在《万寿仙书》中曰："按摩法能疏通毛窍，能运旋荣卫……"曹士珩的《保生秘要》、冷谦的《修龄要旨》、周履靖的《夷门广牍》、李梴的《医学入门》、徐春甫的《古今医统》等书，也都有按摩疗法的介绍。此时，民间的推拿医者也比较活跃，如《香案牍》中记载"有疾者，手摸之辄愈，人呼为摸先生"。此处摸先生，即指民间的推拿医者。

值得一提的是，小儿推拿在这个时期开始出现，因为小儿有病，服药不便，扎针怕痛，用推拿按摩能够疏通血脉，调畅气血，适合小儿需要。早在明朝初年，《袖珍小儿方》就提到"秘传看惊掐筋口授心法"。其他如《针灸大成》卷末所附的《小儿按摩经》，龚云林的《小儿推拿方脉活婴秘旨全书》等，都是当时小儿推拿较有权威的著作。由于当时的推拿技术在治疗小儿疾病方面积累了丰富的经验，从而形成了小儿推拿的独特体系，如小儿推拿穴位有点，也有线（如前臂的"三关""六腑"）和面（如手指指面部的"脾""肝""心""肺""肾"等）。明代医家张四维的《医门秘旨》（1576），最早提到了"推拿"一词。而按摩又有推拿之称，也是从这时小儿推拿的名称沿革开始的。在小儿推拿临床实践的基础上，又出现了大量的小儿推拿著作，如明代陈氏著《小儿按摩经》（1601）可算是我国现存最早的推拿书籍。该书用歌诀形式，介绍了小儿常见病证的按摩推拿的理论和方法，特别对掐法、推手指三关（风关、气关、命关）法及其适应证有详述；《小儿推拿方脉活婴秘旨全书》（1604）认为推拿对小儿保健医疗有独特良效，"一有疾病，即可医治，手到病除，效验立见，洵保赤之良法也"。书中用歌诀表述穴位与推拿治法，方简易记，特别对十二种推拿手法的名称、功效、操作和适应证阐述尤为明晰，亦介绍有小儿急救、护理等推拿法；《小儿推拿秘诀》（1612）记载了阳掌（掌面）诀法和阴掌（掌背）诀法，并简述"身中十二拿法"的穴位与功效，甚便于习学，而书中常用葱姜汤推，用艾绒敷脐或用葱捣捏成饼敷穴治疗亦为其特点。这些小儿推拿著作的广泛流传，进一步促进了推拿疗法在儿科中的应用，成为明代推拿术发展的一大特色。

第七节　清朝时期

　　清代，推拿（按摩）曾被错误地认为是"医家小道""有损大雅""非奉君之道"。因此，官方"太医院"里不设推拿科。但由于其疗效卓著，受到人民的欢迎，因此在民间得到蓬勃发展。由清政府组织吴谦等编纂的《医宗金鉴》一书，在《正骨心法要旨》中把"摸、接、端、提、按、摩、推、拿"列为伤科八法，并对手法的作用与临床应用作了很精辟的论述，对推拿手法在治疗伤科疾病方面作了全面系统的总结。吴尚先的《理瀹骈文》也讲述了"饭后摩腹，助脾运，免积滞"。《摄生要言》里有"面宜常擦，腹宜常摩"等十六种自我按摩和医疗体育的介绍。其他如汪昂的《勿药元诠》、王祖源的《内功图说》、孟日寅的《养生揽要》、张映汉的《尊生导养编》、郑文焯的《医故》、陈士铎的《石室秘录》等书，也都曾介绍过导引按摩的方法。

　　明末清初是小儿推拿较为兴盛的时期，推拿在民间广泛流传，发展了许多各具特色的推拿治疗方法。现存不少推拿专著，如熊应雄的《小儿推拿广意》、骆如龙的《幼科推拿秘书》、钱怀村的《小儿推拿直录》、夏云集的《保赤推拿法》、张振鋆的《厘正按摩要术》等都是当时较流行的著作。

　　在非推拿专著，如《理瀹骈文》《幼科铁镜》等著作中，也提到了推拿法。同时，清代对推拿手法治疗伤科疾病作了较系统的总结。从以上这些著作中可以看到，推拿临床经验不但日益积累，而且在理论上也有很大的提高，对推拿的治疗法则和适应证，也有了比较系统和全面的阐述。

第八节　民国时期

　　20 世纪初期，由于西方医学的竞争，中医学发展受到很大挫折。国民党统治时期，部分留日医者提出禁止中医行医，使得中医几近灭绝。1929 年，国民政府召开第一次"中央卫生委员会议"，提出了"废止旧医，以扫除医事卫生之障碍"的方针。1936 年再次提出："国医在科学上无根据"，一律不许执业，使得祖国医学遭到了严重的摧残，推拿更是濒于湮没。当时从事按摩（推拿）的医师寥寥无几，按摩医术更被视为"小道""贱业"。以人口最密的上海为例，据查在 1949 年推拿医师只有 20 余人，而且年龄最轻的也已 50 余岁，表明推拿医术在当时几乎趋于湮没。但是，由于中医包括推拿医学确是一门医疗科学，具有强大的内在生命力，因此在民间还是有一定程度的发展。

　　1929 年 3 月 17 日，在上海召开的全国医学大会否定了"国医在科学上无根据"等提法，因此这一天被称为"中医国医节"。这一时期，推拿作为简便有效的治疗手段，也在实践中得以逐步发展，如在一指禅推拿的基础上，逐渐发展形成了𢫬法推拿流派；在练功和武术的基础上，逐渐发展形成了平推法推拿或称内功推拿流派；在脏腑辨证的基础上，发端了自成体系的腹诊推拿流派等，使中国的推拿医术得以保存。同时，也出现了一些名医和推拿名著，如女中医马玉书著《推拿捷径》一书，用歌赋形式将难解的推拿手法编写出来；曹泽普的《按摩术实用指南》一书，重解剖知识和机械力的作用；杨华亭的《华氏按摩术》集古代秘法和现代西洋之生理、病理、解剖、电磁学等于一体等等。

第九节　中华人民共和国成立后

一、20 世纪 50 年代

中华人民共和国成立后，在党的中医政策的贯彻下，中医走向与西医结合发展的道路，中医医疗机构得到政府的扶植和发展，推拿学科也得到了重视，进入了较快的发展时期。20 世纪 50 年代中期，我国有些省、市医院开始设立推拿科或按摩科，还开办了推拿专科医疗机构，有了培养推拿专业人才的医学院校。如 1954 年，天津市开设了按摩科；1955 年，重庆市举办了首届西医学习中医班，其中由腹诊推拿流派的传人骆竞洪讲授推拿课程，同年北京广安门医院开设了按摩科；1956 年 10 月，上海卫生学校开办了推拿训练班。1958 年 3 月，上海成立了推拿门诊部，同年 11 月 25 日成立了推拿医士学校，后改名为上海中医学院附属推拿学校。有的地区还采用以师带徒的形式培养推拿专业人员。

1. 临床治疗方面

推拿治疗范围已包括内、外、妇、儿、伤、五官等各科疾病，如 1955 年骆竞洪报道"推拿治疗扭、挫伤的同时，对妇科病也有治疗作用"。1959 年，有按摩治疗两例食道癌的报道，其中一例经病理切片而确诊。当时的常用手法有推、拿、滚、按、摩、点、摇、搓、抖、抹、掐、捻、揉、运、擦、拍、打、击、指压、弹筋等。也有人用国外传入的按脊术，治疗神经衰弱、癫痫、胃病、关节疼痛和运动障碍、月经不调等。

与此同时，推拿界还开展了推拿的生理作用和治疗原理的初步研究，以及对推拿历史文献的整理研究工作。1959 年，有人提出用生物力学的方法来研究推拿原理的设想，并开始作了初步的探索。这个时期出版推拿专著如《中医推拿学》《推拿学》等 10 余种，发表论文 70 余篇。推拿专业队伍不断扩大，国内和国际间的学术交流更加频繁。

2. 阐述推拿的生理作用和探讨治病原理方面

1955 年，江静波认为"推拿疗法的治疗效能也是通过皮肤感受器，借神经的应激作用，引起大脑皮层对全身机能的调整……"1956 年，庞祝如认为中医按摩的治疗原理是："利用物理能力作为刺激因子，作用于皮肤神经末梢而引起机体的回复反应"，并认为"由于手法刺激机体，通过反射作用，使局部血管扩张，增加局部血液及淋巴液等的循环，以改善局部组织的营养状态，促进新陈代谢及滞留体液或病理渗出物的吸收，或则诱导深部组织的血液流向外表，或使一部分血液郁滞于局部，或使较深组织充血，以减轻内部的充血现象及促使病理产生物的消散；或则调节肌肉机能，增加弹性、张力或耐久力，缓解病理性紧张和疲劳，排除新陈代谢之有毒产物；或则影响神经机能，使之兴奋或镇静，振奋精神或减少疲劳……"

1957 年，陈园人曾写道："运动后，自动的肌肉活动会产生乳酸而使组织液体变成酸性，可引起酸中毒。但按摩则无论如何剧烈，并不会有酸中毒现象发生，也不会有如全身加热后所产生的酸性中毒。进行相当时间的按摩以后，血液中氢离子并不象运动后那样变化……"他还引用了苏联的材料，认为"按摩使皮肤中形成类组织胺似的物质……血液流速加快，血管壁性质起了变化，使白细胞更易游出"。但是，这些材料都是转引而来，并不是以国内的实验为基础的。1959年，山东省中医进修学校编写的《小儿推拿疗法简编》认为："推拿疗法是建立在'天人合一'整体观念的基础上，以'阴阳''五行'为理论指导，以'辨证论治'为治疗原则，并运用各种手法，通过经络'行气血、通阴阳'的作用，来调整脏腑营卫，从而达到治愈疾病的目的。"

3. 研究推拿历史和文献方面

此时期，有人对我国推拿历史和一些文献进行了研究、发掘和整理。1953年，黄厚璞在《按摩术与体育治疗》一文中说："根据医学历史的记载，按摩术首创于中国，已应用了三千年之久。约在一千年前，中国康富所著的《按摩手册》流入法兰西，百年前被译为法文，此书已为今日按摩法的基础，后经瑞典人林氏在动作上加以研究，遂成为有系统的科学技术，大为推广。"

1955年，江静波在《推拿疗法简述》一文中说："……在现存的中医书里，清代以前，几乎很少（甚至没有）推拿疗法的专书。到清代，首先由夏禹铸在《幼科铁镜》里作了一些介绍，以后才有余懋的《推拿述略》、骆如龙的《幼科推拿秘书》、陈紫山重订的《小儿推拿广意》等一类专书出现。"1956年，苏醒芝在《新推拿法疗效的原理和方法》一文中说："瑞典按摩与医疗体育专家尼逊（Harvig Nissen）在《体育及按摩疗法》一书叙言中，首推中国在纪元前三千年即有体育与按摩疗法，这是指黄帝时的按摩与古代六艺中的射御教育。据古书记载，中国与古希腊在古代军队中皆有按摩法……秦汉用兵西域，张骞、班超几次通使西域，张骞等到过希腊的殖民地月氏等地，因此将古法按摩传到西方，至今英文的推拿一字的字母，仿用希腊文 Chiro，系手的意思；'Nractic'是做的意思（按：这里应为 Practic，可能为印刷错误）……故有人译为'手医'（见《英文医学辞典》和《大英百科全书》）。"1957年，王玉润在《中医儿科发展史话》一文中转引了龚居中的《幼科百效全书》的序："余家授疗男妇之法，奇正不一，独小儿推拿，尤得其传。转关、呼吸、瞬息回春，一指可贤十万师矣。"

1958年，骆竞洪在中医杂志报道了"中医按摩疗法的'腹诊'及其临床意义"。1959年2月，江静波在《导引与按摩》一文中，整理了一些宋代以后的按摩材料，并在同年5月介绍了明代有关小儿推拿文献。1959年，上海编写的《中医推拿学》通过划分朝代介绍了推拿简史，还有一些著作和文献也介绍了这方面的情况。

在介绍国外推拿情况方面，有人在文章中介绍了苏联、美国、日本和欧洲某些国家的按摩、按脊和指压疗法等情况，如介绍了苏联对按摩所做的一些实验及按摩对幼年儿童的应用情况等。

4. 培养专业人员方面

自20世纪50年代中期起，有的省、市以师带徒、建立学校等形式培养专业人员，而开办训练班培养人数较多的是上海。1956年，上海卫生学校开办了推拿班。1958年，上海成立了推拿学校（后来附属于上海中医学院），开办了推拿门诊部，解决了学生临床实习问题，因而在该年10月获得了中央卫生部的奖章和奖状。1959年，推拿学校第一届学生毕业，并在短短的15天里编写出了《中医推拿学》。

在出版古籍推拿专著方面，由于党和政府的重视，人民卫生出版社重版了几本明清时期的小儿推拿专著，如《小儿推拿广意》《厘正按摩要术》等。1959 年，上海科学技术出版社重版了《幼科推拿秘书》，同年，江苏人民出版社出版了江静波校订的《小儿推拿方脉活婴秘旨全书》。

二、20 世纪 60 年代

20 世纪 60 年代前半期，推拿事业有了较大的发展。在此期间，全国已初步建立了一支推拿专业队伍，并做了大量的继承、整理工作，如出版专著 10 余本，发表论文 270 余篇。推拿麻醉在这个时期取得了初步成功。除了儿科推拿专著外，还出版了《胃病推拿法》《外伤中医按摩疗法》《伤科按摩术》等推拿专著。《中医推拿学讲义》被作为中医学院试用教材。此外，在一些其他有影响的医学著作中，如黄家驷主编的《外科学》、刘润田等编著的第二版《骨与关节损伤治疗图解》等，也介绍了推拿疗法。

1. 临床治疗方面

推拿的治疗范围较 20 世纪 50 年代有了扩展，医者们开始对临床病例进行了疗效观察和分析研究，有的单位还做了一些实验研究和理论分析。1960 年，钱捷在《中华外科杂志》上发表了《推拿疗法治疗扭转性肠梗阻 25 例报告》，提出了"逆时针推拿"的原则，并将手术患者与推拿患者的住院天数和恢复劳动力的时间进行对比，得出采用推拿治疗的效果显著优于手术治疗的效果的结论。该文还讨论了何种情况下可以推拿，何种情况下应行手术。1960 年，陈斗元报道了按摩治疗急性细菌性痢疾 52 例，吴书凯报道了按摩治疗流感 30 例，南通医学院附属医院报道了推拿治疗白喉 78 例。1962 年，江苏海安县医科科学研究所报道了按摩治疗疟疾。此外，还有推拿治疗麻疹的报道。

采用推拿治疗多类疾病，1962 年有推拿治疗乳腺炎，推拿避孕、催乳和推拿治疗电光性眼炎、麦粒肿、鼻衄等报道；1964 年，骆竞洪等发表了《"推拿腹部"为主治疗神经衰弱》一文，叶树兴报道了推拿耳穴（额区、皮层下区）治疗失眠，贾如宝采用"提肌疗法"治疗腹痛 160 例；1965 年，黄铭新应用推扳手法治疗肩、肘、腰、颈部某些病症，曾风行一时；1966 年，褚毓槐报道了推拿治疗腰扭伤 94 例……

2. 实验研究方面

1960 年，赵翔等在《安医学报》上发表了《中医按摩对正常人胃运动的影响》一文，提出按摩所起的作用与胃的状态有关，认为穴位有相对特殊性。同年，安徽医学院观察了 20 名健康人（男 16 名，女 4 名）被按摩后的体温和血液成分的变化；还观察 5 名健康人（男 4 名，女 1 名）被按摩后脑电图的变化。他们观察到，在按摩背部两侧膀胱经（相当于 T7～T12 的节段上）和合谷穴时，其温度都有不同程度的升高，背部温度最高上升 1.6℃，最低上升 0.6℃，平均上升 0.92℃；合谷穴的温度最高上升 1.6℃，最低上升 0.1℃，平均上升 0.92℃。按摩后 15 分钟渐见下降，接近于按摩前的温度。京骨穴和足背部的温度，有 14 例升高，6 例下降。口腔温度 11 例轻度上升，7 例无变化，2 例轻度下降。按摩后，白细胞总数 20 例均有不同程度的增加，10 例在 5 分钟时增至最高峰，另 10 例 60 分钟时增至最高峰，平均增加 $1325/mm^3$，为原有数的 19.7%；红细胞总数轻度增加，淋巴细胞的比例也有增加，中性白细胞的数目大部分有所增加，血红蛋白基本上无变化。白细胞噬菌能力有显著的增强，噬菌指数平均提高 1.02，其中最高的增加 2.4，最低的增加 0.2。60 分钟后，19 例血液补体效价提高 0.025～0.075，1 例无变化。脑电图观察，5 例均即刻出现 α 波增强，以两侧枕联较显著。5 分钟时，α 波振幅无明显下降。

1962 年，青岛张汉臣等人对 24 名（男 14 名，女 10 名）健康青年推补脾穴，对胃液分泌量和胃液酸度进行了观察，发现推补脾穴后，胃液酸度有明显的增加，而胃液量的变化不甚显著。同年，张汉臣等人还对 14 名（男 10 名，女 4 名）健康青年推补脾穴和逆运内八卦，对胃运动进行了观察，发现推补脾穴有明显的促进胃运动的作用，而逆运内八卦对胃运动有调节作用。后又对 11 名（男 5 名，女 6 名）健康青年推补脾穴，对蛋白质和淀粉的消化能力进行了观察，发现推补脾穴可促进对蛋白质的消化；淀粉消化时间缩短较正常对照组略有减少；唾液分泌量较正常对照组有所减少。同年，于致顺发表了《捏脊疗法对十二经穴皮肤电阻作用的报告》。

1964 年，天津医学院刘润田等，对未经任何治疗的 22 例（男 18 例，女 4 例）腰部扭伤患者，在按摩前后分别进行白细胞数、分类和嗜酸性白细胞计数的比较观察，发现按摩后白细胞总数增加，而嗜酸性白细胞减少，认为嗜酸性白细胞下降的程度与按摩强度有关，二者约成正比。20 世纪 60 年代末期，在针刺麻醉的启发下，有些单位开始进行推拿麻醉试验，取得了一些成绩，但由于种种因素未能坚持。

3. 推拿文献资料的整理和研究方面

1961 年，杨希贤发表了《中医按摩史略》。1964 年，卓大宏发表了《中国古代保健按摩的几个问题》。此外，江静波对清代和近代的小儿推拿文献进行了整理和研究，上海推拿学校的几名第二届毕业生在毕业前夕收集了一些推拿历史材料，汇集了推拿文献，并对达摩创造的一指禅手法提出了异议。

在介绍国外推拿医学情况方面，1963 年，葛室丰翻译了 1960 年版 E.J.Crisp 所著的《椎间盘与其他椎间组织损害》，该书介绍了英国采用的推拿方法。译者在序言中指出了当时所存在的问题："近年来，推拿治疗风行一时，但也有因推拿疗法而造成进一步损害的病例，究其原因，是由于未能正确掌握各种疗法的适应证和操作要点之故。目前对于椎间盘脱出症的治疗，不外乎卧床休息、牵引、推拿和手术，四者各有其指征……推拿的动作要轻柔稳定，任何粗暴的手法，无疑可造成进一步的人为损伤。"

在培养专业人才方面，1960 年卫生部委托上海推拿学校举办了全国第一届推拿师资训练班。1960 年，中国人民解放军第七军医大学为全军开设了两年制推拿专业学习班，由骆氏腹诊推拿流派的骆俊昌、骆竞洪父子教学，并编写了《中医推拿学讲义》，为海、陆、空军培养了一批推拿人才。

三、20 世纪 70 年代

20 世纪 60 年代下半期和 70 年代上半期，由于林彪、"四人帮"反革命集团的干扰和破坏，许多省、市的推拿科、按摩科被撤销。如上海关闭了当时全国唯一的推拿学校，撤销了推拿门诊部，专业队伍亦遭到严重摧残。当时推拿治疗范围缩小到仅治疗 3 种疾病（扭伤、腰椎间盘突出症、漏肩风），学术活动完全停止。但是，人民群众是欢迎推拿的，由于客观上需要，1974 年上海中医学院设立了全国第一个针灸、推拿、骨伤专业，后又专设推拿系。此后，北京、南京以及福建、浙江、山东、安徽等省市中医学院相继设立了推拿专业，为培养高层次的推拿人才创造了条件。

"四人帮"被粉碎后，各地的推拿、按摩机构逐渐恢复，学术活动也得以开展。1976年10月后，随着国家的稳定和发展，推拿学术活动逐步恢复，推拿学科进入高速发展阶段，推拿的临床教学、科研已全面展开，推拿成为国家对手法医学和手法临床分科的正式命名。1979年，上海中医学院设立了针灸推拿系，为培养推拿专业人才创造了有利条件。1979年7月，上海举行了第一次全国性的推拿学术经验交流会，有29个省、市、自治区及部队的108位代表出席了会议，交流论文98篇，初步总结了新中国成立后推拿学术的成就。推拿的常见适应证如颈、肩、腰、腿痛的疗效得到医学界的肯定。会议后推拿专业人才们还探索了推拿的治疗原理，使推拿治疗的目的性与预后更为明确。这一时期，在中小学校推广的眼保健操，是自我推拿防治近视眼方法的发展。此外，过去曾被认为是推拿禁忌证的冠心病、心绞痛等，经过推拿医务工作者的临床摸索，已取得了一定治疗效果。在推拿止痛的基础上，应用推拿作拔牙、扁桃体摘除、甲状腺切除和胃切除等手术的尝试，也初步显示了推拿麻醉临床应用的可能性。

1. 临床治疗方面

这一时期以推拿治疗颈、肩、腰腿疼痛，运动障碍的病例居多。继推拿治疗腰椎间盘突出症之后，推拿治疗颈椎病也很风行。1973年，江苏扬州地区人民医院在《中华医学杂志》上发表了《按摩治疗小儿蛔虫性肠梗阻》。1974年，天津医学院附属医院外科薛璇英在《天津医药杂志》上发表了《胆道蛔虫病推压按摩疗法》。1975年，黄海均报道了《点穴治疗泌尿系结石十三例》。1976年，淮阴地区人民医院外科姚承乐报告了《按摩疗法治愈胃扭转一例》。上海中医学院附属岳阳医院郑风胡在赴西藏医疗期间，用推拿治疗高山适应不全症，发现患者经推拿治疗后心电图ST-T波有改变。岳阳医院潘崇海、卢云芳于1976年作了"推拿治疗ST-T波改变"介绍。这段时期，安徽省临泉县采用"胸穴指压疗法"治疗多种病症；有些单位采用推拿麻醉，进行拔牙、甲状腺手术、腹部手术和耳鼻咽喉科手术等，并进行了动物实验和镇痛原理探讨，同时采用"麻醉下推拿"治疗腰椎间盘突出症，先后发表文章50多篇。

2. 文献整理研究方面

上海岳阳医院收集整理了解放前后的推拿书目，龙华医院从我国1949年后出版的978种期刊杂志中收集汇编了推拿文献目录，曙光医院整理汇编了小儿推拿的资料。对于推拿历史的研究，此时期已初具规模。

在出版推拿著作方面，有天津与石家庄合编的《按摩》、上海编写的《推拿学》和青岛编写的《实用小儿推拿》等。上海中医学院还担任了《简明中医辞典》《中医大辞典》推拿部分的编写工作。

3. 学术交流方面

20世纪70年代，推拿医学国际交往频繁，许多国家如法国、瑞典、瑞士、日本、加拿大、美国、印度等经常有人来我国参观、交流，空军总医院冯天有等还为外国人举办了推拿学习班。

在培养专业人才方面，如上海中医学院于1974年举办了第二届全国推拿师资训练班，同年还开设了针灸、推拿、伤科专业，1978年改为针灸推拿专业，1979年又改为针灸推拿系。

四、20 世纪 80 年代

1. 临床治疗方面

20 世纪 80 年代以来，推拿治疗疾病的范围已不仅仅局限于治疗骨关节与软组织损伤，而且在内科、外科、妇科、儿科、五官科等领域都有了很大的扩展。推拿治疗慢性胃炎、内脏下垂症、慢性非特异性溃疡性结肠炎、高血压病、冠心病、神经官能症、脑血管意外后遗症等内科疾病，在治疗方法和效果上都有了新的突破。在应用推拿治疗小儿遗尿、肌性斜颈、小儿消化不良等方面，其疗效也十分显著。另外，推拿治疗颈椎病、肩周炎、坐骨神经痛、骨盆倾斜症、第三腰椎横突综合征、颈性偏头痛等疾病，其独特的疗效和风格各异的治疗手法也表明推拿疗法在临床上的应用已达到了新的阶段。为了满足众多患者的治疗需要，一些按摩器械也开始出现，如国内骆仲遥发明了"药风熏透按摩机"等国家专利产品及配套外用药物，结合推拿手法使用于临床，提高了推拿的治疗效率和疗效，并使其应用范围更加广泛。

2. 文献整理研究方面

在 20 世纪 80 年代的国内书刊文献中，对推拿的生理和治病作用机理的探讨，已从一般的疗效观察提高到了用中、西医学理论和实验进行探索的水平。如国内骆仲遥在其发表的 20 余篇"推拿治法新解"文章中，就从中医的基础理论和经络、穴位与现代医学的生理、病理和临床实验等方面对数十种推拿治法给予了系统解释。1984 年，孙和甫对按摩经穴的肌电反应，赖在文对按摩手法与力学的关系，王方元对按摩与经络的关系，刘章全论阴阳五行学说对按摩临床的指导意义等，均作了较细致的观察和分析。山东、上海等地的科研人员，也相继从运动生物学的角度开展对推拿力学的研究，并取得可喜成绩。上海中医学院、成都体育学院等大专院校，还开设了对推拿手法的生理机制与治疗作用的研究课题。

在研究推拿历史和文献方面，由于推拿医学以其简、便、验的特点受到医学界的重视，因此国内对推拿历史的考察和文献资料的整理也比较重视，如重庆市科委 1983 年下达了中国推拿医学源流考察的重点科研项目，并组织有关单位的推拿专业人员对国内推拿的流派及其资料文献进行系统的收集考察，后出版了包括全国 31 个主要推拿流派、300 种推拿手法的《中华推拿医学志——手法源流》，促进了国内推拿医学事业的发展。在上海、北京等地，一些医疗、教学、科研单位也从不同角度对推拿的历史和古籍文献资料进行了收集整理。

在推拿著作的出版方面，20 世纪 80 年代国内推拿著作的出版发行达到了较高的数量，如国内骆竞洪编著的《实用中医推拿学》在海内外出版和多次再版，马秀棠著的《点穴疗法》，葛长海等编著的《捏筋拍打疗法》，曹仲刚编著的《指针疗法》，杨希贤编著的《推拿疗法》，金义成编著的《小儿推拿》，林惠珍编著的《按摩与刮痧》，骆仲遥等编著的《三宝合璧——中药、针灸、推拿治疗常见病、疑难病》《实用推拿疗法挂图》和《推拿入门》等陆续出版发行，显示了推拿医学百花齐放、百家争鸣的良好学术风气。

3. 学术交流方面

1980 年以来，国内一些省、市相继召开了推拿学术会议。1983 年 11 月，广东省按摩学会、气功科学研究会学术交流会在广州召开；1984 年 5 月，湖北省召开了第二次按摩学术交流会；1984 年

7月，河南省首届推拿学术会议在郑州召开；1984年7月，重庆市成立了推拿医学研究会，并于同年创办了《推拿医学》杂志；1985年10月，中国传统医学手法研究会在北京成立；1987年，全国性的推拿学术团体——中华全国中医学会推拿学会成立。同年7月，我国第一部打破门户派别之见而集众家所长的《中华推拿医学志——手法源流》出版；10月，《中国医学百科全书》的《推拿学》分册出版。

20世纪80年代，国内推拿教育事业有了较大的发展，如1982年上海中医学院招收针灸推拿系大学本科生；1985年招收推拿硕士研究生。1986年，上海中医学院推拿系成立，并开始招收推拿专业研究生，这是我国最早也是迄今为止唯一培养本科高级推拿人才的教育机构。1989年，上海中医药研究院推拿研究所成立。

在许多城市，推拿医学的教学培训等工作也不断开展。以重庆为例，1981年，重庆市卫生局举办了首届中医推拿学习班；1984年，重庆市推拿医学研究会举办了"全国主要推拿流派手法演讲学习班"；1985年，重庆市推拿医学研究会与重庆人民广播电台举办了为期一年的推拿医学与保健广播讲座，由腹诊推拿的传人骆竞洪利用无线电广播来传播普及推拿医学与保健知识；1986年，四川省卫生厅委托重庆市推拿医学研究会等单位开办中医推拿学习班，由腹诊推拿的第三代传人骆竞洪担任主讲、第四代传人骆仲遥担任讲师兼班主任，为全省各中医院培养推拿专业人才。在湖北、广东、北京、上海、湖南等地，各种长期或短期推拿学习班也不断举办，为发展我国的推拿医学事业开创了新局面。

五、20世纪90年代

此段时期，中国推拿医学在临床、教学、科研等方面均取得了长足的发展。仅在中国大陆，就有北京中医药大学、上海中医药大学、天津中医学院、成都中医药大学、贵阳中医学院、云南中医学院、陕西中医学院、甘肃中医学院、新疆医科大学、河北医科大学、山西中医学院、辽宁中医学院、长春中医学院、长春大学、黑龙江中医药大学、南京中医药大学、浙江中医学院、安徽中医学院、福建中医学院、江西中医学院、山东中医药大学、河南中医学院、湖北中医学院、湖南中医学院、广州中医药大学、广西中医学院、内蒙古医学院、华北煤炭医学院等院校在五年制的中医药专业内开设了推拿学的课程。学生学习的主要内容，包括中医学基础、人体解剖学、生物力学、中医古典医籍、经络腧穴学、刺灸学、手法学、功法学、中医内科学、神经病学、针灸临床治疗学、推拿临床治疗学、中医骨伤科学等，并可被授予医学学士学位。同时，许多省、市还经常举办各种推拿培训班，并有专门的推拿培训基地。

全国各省、市的临床医疗单位，在治疗各类（内、外、妇、儿、眼等）疾病的临床实践中，开展了推拿的实验研究及其作用机制的探讨，并不断扩大推拿治疗和推拿保健的范围，特别是在用推拿手法治疗内脏病症方面有了突飞猛进的发展，如重庆的骆竞洪、北京的臧福科、上海的俞大方、山东的孙承南都是当时用推拿手法治疗内脏疾病的学术带头人。推拿疗法的临床研究、实验室研究、手法力的测定等，在全国逐渐开展起来。在针灸麻醉的启发下，应用推拿疗法进行麻醉，在外科手术法方面也取得进展。

国内开展涉及推拿医学课题研究的科研机构，此时也达到了值得欣慰的数量。其中规模较大的科研单位，有中国中医研究院、中国中医研究院中药研究所、中国中医研究院基础理论研究所、中国中医研究院中国医史文献研究所、中国中医研究院中医药信息研究所、上海市中医药科技情报研究所、天津市中医药研究所、山西省中医药研究所、山西省针灸研究所、山西省活血化瘀研究所、太原市中医研究所、辽宁省中医研究院、沈阳市中医研究所、阜新蒙医药研究所、辽阳市中医中药研究所、延边朝鲜民族医药研究所、江苏省中医药研究所、浙江省中医药研究所、河南省中医药研究院、湖北省中医药研究院、湖南省中医药研究院、四川省中医药研究院、重庆市中医研究所、贵州省中医研究所、云南省中医中药研究所、思茅地区民族传统医药研究所、陕西省中医药研究院、宁夏回族自治区中医研究院、新疆维吾尔自治区中医研究所、渑池县肝胆结石病研究所、南阳地区中医中药研究所等。

在学术研究和技术交流等领域，20世纪90年代以来，我国推拿医学正朝着专业化、现代化、产业化等多个方面横向和纵向发展。如在推拿保健方面，就已涉及传统推拿保健术式与理论研究、保健推拿的现代经营管理模式、保健推拿师培养和继续教育、保健推拿参与国际竞争、有关中医保健推拿发展的战略问题、推拿促进健康作用机制的现代研究、推拿抗衰老作用机制的现代研究、人体体质差异与保健推拿术式、保健推拿师职业培训考核与继续教育等若干课题，从而为推拿医学的长远发展奠定了良好的基础和条件。1990年，中华全国中医学会第二届推拿学术交流会在广西南宁举行。1991年，武汉按摩学会在武汉主办"按摩与导引"首届国际学术研讨会。1993年4月，全国推拿学会第二届学术论文交流会在河南郑州举行。1995年6月，中国中医药学会推拿学会第四届学术交流会在浙江杭州举行……

第十节　国际推拿医学动态

中国是推拿医学的故乡。据文献记载，中国的推拿医术自唐朝天宝年间传入了日本，康富著《按摩手册》流传入法国译成法文，几经演变，成为今日欧美按摩疗法的基础。现在，推拿疗法越来越受到世界各国医学界的重视，称其具有三种医学的作用［注：第一医学（预防）、第二医学（治疗）、第三医学（康复）］。

近几十年来，世界上许多国家都开展了对中国推拿医学的研究，如美国在1910年成立了职业性的国家按摩学会（N.C.A），1926年成立了国际按摩学会（ICA），仅在20世纪70年代，美国就有六年制的按摩学院13所，之后更得到快速发展。1952年，法国成立了全国康复学会和国际手法联学会。在挪威，1957年经法律批准成立了专业协会，1962年成立团体。1975年，在美国加利福尼亚召开了国际推拿按摩会议，有中、英、美、加拿大、新西兰、瑞典等国的各推拿学派代表参加。奥地利等一些国家，在20世纪70年代就成立了专门的推拿研究所，开办了一些国际性的推拿学习班。近年来，各国对中国推拿医术的研究热潮日益高涨，并不惜动用大量资金和现代化仪器进行这方面的工作。因此，中国推拿医学与国外推拿学术方面的交流日益广泛，并推动了推拿医学向纵深发展。

19世纪末，英国的马普夫人（Mrs Mapp）用手法整脊引起了英国皇家的重视。之后美国的巴尔默（D. D. Palmer）根据源自民间的踩背疗法创建了按脊医学，提出了用按脊疗法（Chiropractic）可治疗因脊椎骨关节错位引起的脊神经功能紊乱并发的疾病，还成立了学校、学会。20世纪70年代，美国整脊疗法的医学地位被确立，并取得了迅速发展。1983年，美国整脊学会的专家应邀到广州做学术报告，介绍了脊柱错位可引起神经根、交感神经、椎动脉及脊髓损害，并出现相应内脏病变，引起了我国学者对脊源性疾病的重视，并促进了有关的学术交流，如国内骆仲达于1995年编译出版了集中外脊柱推拿手法于一体的《实用脊柱推拿学》等。

现在，世界上许多国家十分重视我国的这一传统疗法，如美国、英国、意大利、法国、德国、朝鲜、日本、菲律宾、新加坡、泰国、马来西亚、印度、瑞典、西班牙、越南、阿根廷等国家均有人来我国学习，还有一些国家聘请我国的推拿专家出国开办学习班和临床诊疗，说明中国的推拿（按摩）医术已受到世界瞩目。

第三章　推拿（按摩）的作用与原理

推拿是一种操作简便、适应证广泛的物理疗法，推拿的方法有正骨推拿、伤科推拿、小儿推拿、脏腑推拿、腹诊推拿、保健推拿等。

人体受推拿的机械力作用时，受力局部的神经、血管和肌肉等发生应答，并通过神经—体液途径影响远端器官，因而可调节人体功能，改善或消除病理状态，促进组织的再生和修复，进而达到治病和保健目的。推拿临床常用于急性和慢性软组织损伤、周围神经损伤和炎症、神经疾病或废用所致的肌肉萎缩、因神经疾病或血管运动功能不良引起的肢体循环障碍、外伤或术后粘连、小儿消化不良等疾病。

现代医学认为，人体功能活动的调节，包括运动系统与内脏功能活动的调节，通过3种调节机制予以完成，即神经调节、体液调节及器官组织细胞的自身调节。反射是神经调节的基本方式，体液调节是随血液和组织液到达相应部位起作用。各种推拿手法，可以通过其手法的不断变化，刺激人体外部器官，通过穴位、经络或神经系统的传导，直接或间接地刺激肌肉、骨骼、关节、韧带、神经、血管，以调整人体的生理、病理状态，通过疏通经络，使气血周流、保持机体的阴阳平衡，产生局部或全身性的反应（变化），使人体内部的各种生理机能逐渐趋于正常，增加人体抵抗力，达到"有病治病，无病健身"的目的。推拿后，受医者常感到肌肉放松，关节灵活，精神振奋，疲劳消除，因此对保持身体健康也有重要作用。

推拿的作用原理与各种手法有密切关系，但总的说来，都是依据祖国医学中的经络学说。经络贯通于人体的表面、上下、脏腑，是气血运行的途径，也是津液输布的网络。经络壅阻，人体气血不畅，阴阳失调，就会产生疲劳与病变。推拿手法经历了数千年的发展，经过历代医家的反复研究，去伪存真，使各种手法精益求精，并形成了独立的体系。祖国医学认为，推拿不仅能调节阴阳平衡，疏通气血经络，还能活血化瘀、强身壮骨、调整脏腑、增强人体抗病能力等。《千金方·居处法》曰："小有不好，即按摩捋捺，令百节通利，泄其邪气。"大量科学研究和实验证明，各种推拿手法是由各种动作所产生的力在机体引起的一系列效应，人体接受推拿手法的刺激后，局部组织内微循环系统变得畅通，血流丰富，血液循环加速，加速了肌肉内部代谢物的排出，毛细血管血液充盈情况好转，红细胞聚积现象消失等变化，有利于加速局部组织的新陈代谢，消除肌肉疲劳，提高肌肉工作能力。

第一节　中医对推拿(按摩)作用与原理的认识

推拿(按摩)手法刺激作用于机体的不同部位,具有疏通经络、行气活血、滑利关节、调节脏腑功能等作用。古代对推拿作用的解释有许多记载,如《素问·阴阳应象大论篇》中曰:"慓悍者,按而收之。"王太仆注:"慓疾者,气候疾利,按之收敛也。"《素问·异法方宜论篇》曰:"痿厥寒热,其治宜导引按跷。"《素问·血气形志篇》曰:"形数惊恐,经络不通,病生于不仁,治之以按摩醪药。"王冰注:"惊则脉气并,恐则神不收,脉并神游故经络不通而病不仁。按摩者,开通闭塞,导引阴阳。醪药,谓药酒也,养正却邪,调中理气也。"《素问·举痛论篇》曰:"寒气客于肠胃之间,膜原之下,血不得散,小络急引故痛,按之则寒气散,故按之痛止……俞注于心,故相引而痛,按之则热气至,热气至则痛止矣。"说明按摩可以使血液循环加快而产生热感,以热祛寒,通气缓痛。《医宗金鉴·正骨心法要旨》曰:"因跌扑闪失,以致骨缝开错,气血郁滞,为肿为痛,宜用按摩法。按其经络,以通郁闭之气,摩其壅聚,以散瘀结之肿,其患可愈。"近代推拿医家骆俊昌对一些推拿手法的作用解释为:"推法可疏泄积滞,宣化壅塞;拿法可泻热开窍,增益精神;按法可通气缓痛,行气补血;摩法可安神缓痛,散滞解郁;捏法可通经活血,开窍醒神;揉法可活血散结,软坚止痛;搓法可疏肝解郁,调和气血;摇法可疏通腠理,滑利关节;引法可通经活络,开利关节;重法可消胀除满,清醒头目。"这些论述,均从各个侧面对推拿的作用与原理进行了注释。

一、推拿(按摩)与阴阳平衡

祖国医学以阴阳观念解释人体内部变化。任何疾病的发生、发展和变化,与患病机体的体质强弱和致病因素的性质有极为密切的关系。病邪作用于人体,正气奋起抗邪,正邪斗争,破坏了人体的阴阳相对平衡,使脏腑气机升降失常,气血功能紊乱,从而产生了一系列的病理变化。所以,调整阴阳是祖国医学的一条基本原则,如表里出入、上下升降、寒热进退、邪正虚实、营卫不和、气血失和都属于阴阳失调的具体表现。因此,升清降浊、寒热温清、调和营卫、调理气血等均属于调整阴阳的范围。

《素问·阴阳应象大论篇》曰:"阴阳者……万物之纲纪,变化之父母……"人体内部的一切矛盾斗争与变化均可以阴阳概括,如脏腑、经络有阴阳,气血、营卫、表里、升降等都分属阴阳,所以脏腑经络的关系失常、气血不和、营卫失调等病理变化,均属于阴阳失调的范畴。因此,阴阳失调是疾病的内在根据,它贯穿于一切疾病发生发展的始终,《景岳全书·传忠录》认为:"医道虽繁,可一言以蔽之,曰阴阳而已。"阴阳失调,是指人体在患病过程中,由于阴阳偏盛、偏衰失去相对平衡,所出现的阴不制阳、阳不制阴的病理变化,也是脏腑、经络、气血、营卫等相互关系失调,以及表里出入、上下升降等气机运动失调的概括。六淫七情、饮食劳倦等各种致病因素作用人体,必须造成机体内部的阴阳失调才能形成疾病。推拿治疗,就是使用各种手法和治法作用于人体,刺激经络,疏通经络,补虚泻实,调和气血,调整脏腑,扶正祛邪,增强人体抗病能力,调整人体的阴阳并使其达到相对平衡，使机体处于最佳状态。

二、推拿（按摩）与营卫气血

气、血是构成人体的基本物质，是正常生命活动的基础。气血周流全身，促进人体发育和生理活动，人体全身的一切组织都需要气血供养和调节才能发挥它的功能。同时，气血的生成有赖于肾中的精气、水谷精气和自然界清气的结合，其生理功能的发挥则有赖于气机的调畅。人的生命活动是气、血运动变化的结果。人体发生的不适，都与气血有关，若气血失调，脏腑功能也将发生异常。

血是由脾胃运化的水谷精气，上输于肺，在肺气的作用下，入脉中，在营气的作用下化生而为血。血与营气共行脉中，在心、肝、脾的作用下流注全身，起濡养全身肢体脏腑的作用。

由此可见，气、血的生成都需水谷精微的充分供给，而这又有赖于胃的受纳腐熟功能及脾的运化功能，脾的运化功能包括消化、吸收及输布精微诸方面。推拿是通过健脾胃，促使人体气、血的生成，同时通过疏通经络，加强肝的疏泄功能来促进气机的调畅，这样又加强了气的生血、行血、摄血功能，促进或改善人体生理循环，使人体气血充盈和畅。《灵枢·平人绝谷》篇曰："血脉和利，精神乃居。"

一般全身性疾病和内脏疾患，如因寒邪侵入人体使营卫失调，气血受阻，经络涩滞，出现怕冷、寒颤、身体疼痛等症状，应用推拿治疗患者会有出汗与疼痛缓解等现象，这是因为通过推拿可以促使卫气恢复其温分肉、充皮肤和司开阖的功能，所以能够产生温通经络、驱散寒邪外出而取得出汗、止痛等治疗效果。

推拿（按摩）对气血的作用是益气养血、行气活血。通过健脾养胃，增强脾胃受纳、运化、升清的功能，促进气血生成，同时疏通经络来加强肝的功能，又增加了气的生血、行血、摄血功能，从而起到益气养血的作用。推拿通过循经取穴、迎随补泻，还可促进气血运行，加速血液和淋巴循环，调理脏腑之间的功能，增进新陈代谢，促使损伤组织的修复，达到通则不痛的目的。明代养生家罗洪在《万寿仙书》里指出："按摩法能疏通毛窍，能运旋荣卫。"所谓运旋荣卫，就是调和气血之意。因为推拿就是以柔软、轻和之力，循经络、按穴位，施术于人体，通过经络的传导来调节全身，借以调和营卫气血，增强机体健康。

三、推拿（按摩）与脏腑

气、血、精乃是人体生命活动的物质基础，其充足与否直接影响到脏腑的生理功能，然而先天之精需得脏腑精气的培育，气血充盈通顺须赖五脏六腑的生化和脏腑气机的调畅。脾胃乃后天之本、气血生化之源，因此脾之健运、胃之受纳是人体生理功能的基本保证。

胃主受纳主降，脾主运化主升。胃的受纳腐熟水谷为脾的运化提供了来源，脾的运化又是胃继续受纳的必要条件。脾必须把水谷精微上输至肺，这种输布作用称为"升"；胃必须向下传送食物，不使停留才能完成消化过程，所以说"胃以通降为顺"。推拿对脾胃的调节主要是通过加强胃腑功能、调畅气机而实现的。临床治疗经常用摩腹来促进胃的通降功能；在脾俞、胃俞、足三里及背部督脉及脾胃区域治疗，可以促进脾胃及全身气血的运行，达到增强脾运化功能的作用。

脏腑是化生气血、通调经络、主持人体生命活动的主要器官，人体的病理变化归结起来均为脏腑功能的失调。由于体表与内脏的关系十分密切，一方面内脏病变可在体表有所反映，另一方面通过刺激躯体的一定部位可对内脏功能活动产生影响。推拿通过不同手法作用于人体体表特定部位，对内脏功能活动可产生一定影响，使失调的脏腑功能重新趋向新的平衡，如因邪客足阳明胃经而引起胃脘胀满、腹泻等症，可通过按摩手法作用在足阳明胃经上的穴位而消除胀满、缓解腹泻。又如点按脾俞、胃俞能缓解胃肠痉挛和腹痛；按揉足三里既能使分泌过多的胃液减少，也可使分泌不足的胃液增多；在腹部和背部进行推拿，可使肠蠕动亢进者受到抑制而恢复正常，而对肠蠕动功能减退者，推拿则可促进其肠蠕动恢复正常；按揉内关穴，可使高血压的动脉压下降，也可使处于休克状态的动脉压上升。所以，推拿手法刺激体表，经体表末梢感受器官传入神经系统，然后传导于内脏器官，使内脏活动发生改变。同时，推拿可以改善和调整脏腑功能，使脏腑阴阳得到相对平衡，这种调整阴阳是通过经络、气血而起作用的。

四、推拿（按摩）与经络

祖国医学认为，经络遍布于全身，在人体内有运行气血、沟通内外、联络脏腑、贯穿上下的作用，可联络人体所有的脏腑、器官、孔窍及皮毛、筋肉、骨骼，再通过气血在经络中运行。人体通过经络系统把各个组织器官连成一个有机的整体，以进行正常的生命活动。当经络的生理功能发生障碍，则气血失调，百病皆生。

由于经络气血失常，外邪可内传脏腑而致病；而脏腑有病，也可通过经络反映到体表。因此，推拿治疗疾病即根据脏腑经络、营卫气血等学说，并依疾病发生的不同原因和症状，运用不同的补泻手法，以柔和、轻按之劲，按穴道、走经络、行气血、濡筋骨，以改善经络的功能活动和调节卫气营血，并通过经络的传导作用，调整脏腑组织器官的功能，促进经络功能及气血生成和运行，从而使百脉疏通、五脏安和、外邪可防、内病得治。《素问·血气形志篇》曰："形数惊恐，经络不通，病生于不仁，治之以按摩醪药"，说明按摩有疏通经络、扶正气、祛邪气的作用。古代医家王冰认为："惊则脉气并，恐则神不收，故经络不通。而病有不仁，按摩者开通闭塞，导引阴阳。"此种论述，科学地认识到惊恐等情志方面的原因也可引起经络不通，并提出了解决方案。所以，推拿治疗时要抓住"以痛为腧""痛点用力"这一治疗原则，通过手法化"不通"为"通"，变"痛"为"不痛"，从而达到解除病痛的目的。

现代研究证明，遍布全身的经络系统是人体最高层次的综合调控体系，有其特殊的组织结构基础，经络循行部位含有较其他部位数量更多的神经末梢、神经束、血管、肥大细胞和结缔组织束。刺激经络，可以调整神经反射，改善血液和组织间液的循环，加强器官组织细胞的新陈代谢，因此有调节人体功能活动的作用。由于推拿能够疏通经络，恢复和提高经络的整体调控功能，使气血周流如常、保持机体的阴阳平衡，所以推拿后患者可感到肌肉放松、关节灵活、精神振奋、疲劳消除。

五、推拿（按摩）的补泻作用

虚则补之、实则泻之，是中医治病的一项基本法则。推拿是中医的一部分，中医的特点是辨证论治，推拿在临诊时也不例外。由于人有男女老少，症有表里虚实，根据不同对象、不同病症，采用相应的手法和经络穴位，手法的轻重缓急也要恰到好处，这就是推拿的辨证施治。推拿（按摩）手法在经络穴位或特定部位应用后的治疗效果，就是手法所起的作用。由于病有虚实之别，作为治疗手段的推拿亦当以虚实而论，因此手法也包含了补泻的作用。当然这种补泻作用与药物的补泻在方式上是有区别的，它没有"补药"或"泻药"进入人体，而是通过手法对经络穴位或特定部位施以不同方式的刺激，使机体内部得到调节，起到扶正达邪之功效，这就是手法补泻的含义。

在长期的医疗实践中，古人对推拿（按摩）手法的补泻作用积累了丰富的经验，并进行了不断的总结。《黄帝内经》曰："虚则补之，实则泻之。""补"乃补人体正气之不足。凡能补充人体物质之不足或增强人体组织某一功能的治疗方法，即谓之"补"；"泻"乃泻邪气之有余。凡具有直接祛除体内病邪的作用，或抑制组织器官功能亢进的治疗方法，则谓之"泻"。所以，"补"和"泻"的作用既相反，又相互关联。它们的共同目的都是调节阴阳，增强人体正气，所以补、泻之间是对立统一的关系。

推拿的补泻，是指在中医基础理论指导下，医者运用一定的手法，以一定的力量、幅度、方向，在一定的部位、穴位（点、线、面），施以一定的时间，使机体发生一定的变化，以影响神经的传导，改变人体的神经及神经体液调节作用，从而达到促进某一脏腑功能或抑制某一脏腑功能的作用。

临床上，推拿手法补泻作用的一般规律，如按经络循行和手法推动的方向，则"顺经为补，逆经为泻"；如按血流运行方向，则"向心性手法为补，离心性手法为泻"；如按手法的刺激强度，则"轻为补，重为泻"；如按手法频率的快慢，则"缓摩为补，急摩为泻"；如按手法操作时间的长短，则"长者为补，短者为泻"；如按手法运动的方向，则"推上为补，推下为泻"；如按手法操作的取向，则"左转为补，直推为泻"，等等。

临床实践证实，推拿（按摩）对促进机体功能有良好的作用，如推拿（按摩）特定的部位可促进胃肠蠕动，以及对气血循行有一定的影响等。同时，推拿（按摩）也具有抑制机体机能亢进的作用，如推拿颈项部（桥弓穴）有平肝潜阳的作用，点按脾俞、胃俞有缓解胃肠痉挛的作用等。因此，推拿治疗虽无直接补、泻物质进入体内，但依靠手法在体表一定部位的刺激，可起到促进机体功能或抑制其亢进的作用，就这些作用的本质来看，均属于"补""泻"的范畴。

1. 手法刺激性质与量对软组织的"补""泻"作用

人体皮肤内存在两种不同的感觉神经，一种是兴奋效应神经，另一种是抑制效应神经。兴奋神经分布在皮肤的浅层，接受触觉刺激；抑制神经位于深层，接受压觉刺激。前者对刺激适应产生较早，所以称快适应性纤维；后者对刺激的适应产生缓慢，故称迟适应性纤维。快适应性纤维对肌活力有促进作用，而迟适应性纤维对肌活力有抑制作用。正常时两者同时存在。

在推拿治疗时，对肌张力亢进的部位，要用较深的刺激才能使亢进的机能得到抑制。反之，对张力松弛的肌组织，则要用较浅的刺激才能使其功能得到恢复。深刺激不一定是重刺激，浅刺激不一定是轻刺激。例如，按压的刺激并不一定太重，但刺激较深；拍打的刺激可以很重，但刺激在浅层。这和手法的刺激时间及手法的性质有关，时间长的则刺激深，时间短的则刺激浅。因此，根据疾病选择适当的治疗部位，根据病情和患者的体质采用轻重不同的手法，根据不同的治疗部位选用适应的手法等，是推拿补泻作用的关键。

2. 手法频率与"补""泻"的关系

手法频率在一定范围内的变化，仅是量的变化，但超过一定范围的变化，则可出现从量变到质变的飞跃。临床运用中，就手法频率快慢而言，操作频率快为"泻"，慢则为"补"，周于蕃曰："缓摩为补，急摩为泻。"如频率高的一指禅推法（缠法），常用于治疗痈肿疮疖等外科疾病，有活血消肿、托毒排脓的作用。而一般频率的一指禅推法，对外科的痈疖却不适宜。因为高频率的一指禅推法相对一般频率的一指禅推法来说，手法操作特点是作用面积小，压力轻，摆动的振幅小，能量扩散少，这样每次手法对作用面外的组织影响就显著减小，既可起到"清、消、托"的作用，又可克服对周围组织挤压的副作用，从而减少病灶扩散的机会，消除了手法对外科痈疖治疗的副作用。

3. 手法方向与"补""泻"的关系

关于手法方向与"补""泻"的关系，历代文献中有较多的记载。如明代《小儿按摩经》曰："掐脾土，曲指左转为补，直推之为泻。"清代《小儿推拿广意》曰："运太阳：往耳转为泻，往眼转为补。"《幼科推拿秘书》曰："左转补兮，右转泄"，"肾水一纹是后溪，推下为补，上为清；小便闭塞清之妙，肾经虚损补为能。"

历代文献中有关"补""泻"的记载，虽然大部分用于小儿推拿，但临床上在治疗成人病症时，也常涉及手法方向的"补""泻"问题。在循经与穴位（线）施行直线推拿时，"顺经为补，逆经为泻"；如从气血运行方向考虑，则向心性手法多为补，反之为泻。在施行弧线推拿时，一般认为顺时针方向手法操作为泻，逆时针方向手法操作为补，如摩腹时在手法操作的方向和在治疗部位移动的方向均为顺时针方向，有明显的通便泻下作用；若手法操作的方向为逆时针，而在治疗部位移动的方向为顺时针，则可使胃肠的消化功能明显增强，起健脾和胃的作用，所以前者为"泻"，后者为"补"。

临床上，推拿（按摩）手法的补泻作用并非一成不变，而是具有相对性和灵活性。多种因素的影响，常导致同一手法、强度、频率、方向的反应对象出现差异（或为实体差异，或为时间差异等），所体现的补泻作用截然不同。因此，手法的补泻操作要求"机触于外，巧生于内，手随心转，法从手出""刚中有柔，柔中有刚，刚柔相济""重而不滞，轻而不浮"。同时，在治疗中使用推拿手法首先要仔细辨证，然后根据"扶正祛邪"或"祛邪存正"的原则，确定"补""泻"方法，才能充分发挥推拿的治疗作用。

推拿（按摩）治疗中，补、泻作用乃是手法刺激在人体某一部位，使人体气血津液、经络脏腑产生相应的变化。因此，手法的补泻必须根据患者的具体情况，将手法的轻重、方向、快慢、刺激的性质及治疗的部位结合起来。《小儿按摩经》曰："……以上数法，乃以手代针之神术也。亦分补泻。……水底捞月最为凉，止热清心此是强；飞经走气能通气，赤凤摇头助气长；黄蜂出洞最为热，阴证白痢并水泻；发汗不出后用之，顿教孔窍皆通泄。按弦走搓摩，动气化痰多；二龙戏珠法，温和可用也；凤凰单展翅，虚浮热能除；猿猴摘果势，化痰能动气。……心经有热作痰迷，天河水过作洪池；肝经有病儿多闷，推动脾土病即除；脾经有病食不进，推动脾土效必应；肺经受风咳嗽多，即在肺经久按摩；肾经有病小便涩，推动肾水即救得；小肠有病气来攻，板门横门气可通。用心记取精宁穴，看来危症快如风；胆经有病口作苦，好将妙法推脾土；大肠有病泻泄多，脾土大肠久搓摩；膀胱有病作淋疴，肾水八卦运天河；胃经有病呕逆多，脾土胃经推即和；三焦有病寒热魔，天河过水莫蹉跎；命门有病元气亏，脾土大肠八卦推；仙师授我真口诀，愿把婴儿寿命培。"这些论述，都是推拿补、泻在临症应用中的真实写照。

第二节　西医对推拿（按摩）作用与原理的认识

人体不可能离开外部环境而生存。人体与外部环境之间不断地进行着物质的交换与能量的交换，同时通过排泄器官将各种废料排出体外。外界环境对人体具有直接的影响，人体只有根据外界环境的变化不断进行自我调节，才能生存和发展。

人体本身是一个有机的整体。人体的自我调节机能，是通过神经调节、体液调节以及局部器官、组织、细胞的自动调节等机制来实现的。人体内的各部分器官互相联系、互相配合，共同构成协调运作的动态平衡。这种平衡的保持，对人体内各个细胞、各个组织的生存和发展是十分必要的。假如没有一个稳定的内环境为机体细胞提供相对恒定的理化条件（如体温、水分、氧含量、各种营养物质的浓度、体液中各种离子的浓度及酸碱度等），细胞的正常代谢作用就不能进行。这时机体内部通过自我调节，通过各个器官的协调运作，才能恢复机体内相对恒定的状态。此种状态生理学上称之为稳态或自稳态（homeostasis），即机体通过自身的调节机制保持的内环境的平衡状态。在内、外两方面因素的影响下，如果机体不能及时地根据内、外环境的异动进行自我调节，就会出现某种失衡的状态，内环境的稳态就会受到破坏，新陈代谢将不能正常进行，机体的生存也就会受到危害。

现代医学认为推拿（按摩）的作用与原理十分复杂，推拿手法可以刺激人体的神经、血管、皮肤、肌肉，并且影响体液的变化，如可使局部血管扩张，促进血液和淋巴液等循环，以改善局部组织的营养状态，促进新陈代谢及滞留体液或病理渗出物的吸收；可以诱导深部组织的血液流向体表，或使一部分血液滞留于局部，或使深部组织充血，以减轻体内或其他部位的充血现象，促进病理产生物的消散；可以调节肌肉机能，增强肌肉弹性、张力和耐久性，缓解病理紧张并促进排出有毒代谢产物；可以影响神经机能，使其兴奋或镇静，解除疲劳，从而达到治疗的目的。此外，推拿还有心理治疗的作用，如推拿时配合语言启发或暗示，可改变患者的心理状态，增强其与疾病斗争的信心，从而有利于疾病的康复。从现代医学理论来看，按、摩、捏、揉、推、拿等手法在治疗过程中，其所选的部位往往都是一些主要的神经干和大血管经过之处，这些神经和血管就是推拿手法作用的直接承受者。

一、推拿（按摩）的神经调节作用

人体全身各部无不受到神经的支配，神经分布于全身各部，人体的神经调节，包含感知（通过神经感受器的作用，及时取得人体内环境和外环境变化的信息），传输（通过神经的通道，将信息迅速传到中枢神经），处理（由中枢神经对信息进行分析处理），传达（再通过神经的通道，将中枢神经的指令传达到执行部位，也称为"效应器"），作出反应（由局部的神经按照中枢神经的指令支配有关的器官作出相应的活动）等几个环节。

当人体某一部位发生损伤或疾病后，必然会刺激到该部位的神经，使之产生异常的兴奋变化（如损伤电位、生物电改变等），在临床上多表现为局部疼痛、发热等现象。如果这种刺激持续不断，经久不愈或长期慢性刺激，就会使该部位的神经由最初的兴奋状态转化为抑制状态，故临床上多表现为局部麻木、功能衰退或功能丧失、皮肤温度下降、局部发凉等现象。由于损伤所致的水肿出血被吸收以后发生机化，使神经周围结缔组织出现增生、挛缩、粘连、结疤、僵硬等病理变化，压迫局部神经（大多可扪及硬性结节或条索状改变），于是更加重了神经的抑制状态。

推拿（按摩）的各种手法，是对机体表面某些敏感点或敏感带施加一种物理刺激（表现为可使机体局部组织发生形变的压力）。根据神经反射理论，这种外来的刺激必然会引起机体出现有规律的适应性反应。推拿对人体表面所施加的压力，影响及于皮肤、肌肉等软组织。这里分布着许多由神经末梢构成的触觉感受器、压觉感受器、痛觉感受器，还有毛细血管和毛细淋巴管。当施加压力进行推拿时，皮层中的结缔组织和深层的肌肉组织、血管和淋巴管受到挤压。当压力达到一个临界强度（阈值）以后，触觉及压觉感受器开始通过躯体传入神经向神经中枢发送神经冲动。如果受压的面积较大，触及的有若干个感受器，这些感受器的神经冲动同时传到神经中枢，叠加形成较强烈的神经冲动；同时，由于推拿特别是按压穴位可引起压痛，痛觉感受器也向中枢传送强烈的神经冲动；又由于血管、淋巴管受挤压，血管壁和淋巴管壁的感受器也通过内脏传入神经向中枢传送神经冲动……这些传入冲动在中枢汇集，使神经中枢产生兴奋，中枢的兴奋过程又通过传出神经将冲动传至效应器（相关的脏腑器官），使之作出相应的反应，成为神经反射活动的全过程。推拿对机体所起的积极作用，正是以这种神经反射活动为基础。

研究证实，推拿对神经系统机能的调节作用，是通过使用适当手法的机械力刺激神经感受器影响神经机能，即推拿作用于身体局部，刺激神经末梢，使其处于异常兴奋状态的神经转化为抑制；使长期处于抑制状态的神经再重新兴奋，加速传导反射作用，引起机体的各种反应，使神经兴奋和抑制过程达到相对平衡而起到治疗作用。同时，推拿还可通过反射作用于相应的内脏器官，有效地调整其功能，如轻手法抚摩可降低躯体局部和大脑的兴奋性，用以镇静和止痛；重手法的揉捏和叩击则有明显的兴奋作用。推拿刺激颈肩部可改善颅内循环，推拿腹部可调节胃液分泌，刺激第五胸椎处则可使贲门括约肌扩张。受损神经在推拿后，再生能力可得到增强。推拿手法对神经电活动有一定的调节作用，动物实验发现，退六腑手法可从某种途径抑制脑组织产生和释放环磷酸腺苷，脑脊液中该物质的含量减少，从而使控制丘脑下部体温调节中枢的体温"调定点"骤然大幅度上移，使机体的发热反应受到明显抑制。在临床所见的一些病变部位上，往往通过推拿手法使压迫于神经周围的痉挛、挛缩、结节、粘连等现象逐渐解除，即可达到缓解症状、治疗疾病的目的。

推拿对神经递质也有一定的调节作用，如利用放射授体竞争结合法测定颈肩腰腿痛患者推拿前后血清中内啡肽含量的变化，发现患者推拿前内啡肽水平较正常人为低，推拿后升高，竞争率从40.4%±4.3%增加到47.9%±3.5%，平均增加7%（$P<0.01$）。对5-羟色胺（5-HT），推拿可以增强中枢5-HT的合成和减弱外周5-HT的合成。由此可以推测，推拿镇痛机制可能在于影响、调节中枢及外周5-HT的生成、传输、代谢、分解等多个环节，最终使血液中的5-HT降低，脑脊液中5-HT浓度升高。对乙酰胆碱，推拿可能通过乙酰胆碱酶增强外周乙酰胆碱的分解和失活。

研究还发现，轻柔的推拿可降低交感神经的兴奋性，如对颈部进行手法操作后，脑血流量增加；

用肌电图测定颈椎病受医者颈部两侧肌肉的放电情况，发现手法治疗后，受医者紧张性肌电活动消失或明显减少；一些急性腰扭伤的患者用肌电图观察手法作用后腰部肌肉神经的电生理变化情况，也得出了上述的结果。健康人被手法刺激合谷穴和足三里穴后，脑电图中 α 波增强。这说明手法能抑制大脑皮层的活动。

二、推拿（按摩）的体液调节作用

由内分泌系统分泌的各种激素，通过血液运送到人体各个部位（或特定的"靶器官"）起着某种催化剂的作用，能加速或减缓机体的某种生理过程，从而对机体的生理功能起调节作用。体液调节的传送方式及发挥作用的方式与神经调节不同，如在感知内外环境变化的方面，有的内分泌腺能感知内环境变化的信息，并根据这个变化调节激素的分泌量。但大多数内分泌器官没有感知信息的能力，不能对内外环境的变化自动作出反应，而有赖于神经系统提供信息并发出指令。因此，体液调节与前述的神经调节常结合在一起，被称为神经—体液调节。由此更可看到神经调节对机体的重要意义。

人体各部位的生理功能、活动功能和抗病能力，需依靠血液、淋巴液等体液的循环代谢功能。这些体液不断地循环代谢，是维持人体正常内环境稳定和生命活动的基础，因此，人体体液代谢过程旺盛与否，将会直接影响到人体的健康情况。当这种代谢功能缓慢或发生障碍时，就会发生疾病，某些部位的损伤和疾患也可使这种代谢功能减缓或发生障碍。推拿可加速血液循环，使毛细血管扩张，调解和促进血液、淋巴液等体液的代谢过程，使组织细胞运动活跃，增强体液的渗透能力，从而加速了体液的新陈代谢过程，增强免疫力和抗病能力，最终达到治疗某些疾病和损伤的目的。又由于推拿可使细胞膜的稳定性增强，改变钾离子浓度，从而可使疼痛症状缓解或消失。

三、推拿（按摩）对机体免疫能力的影响

推拿（按摩）可增强人体的自然抗病能力和提高机体免疫能力，有利于新陈代谢，使白细胞的数量增加，并能增强白细胞的噬菌能力。对患者来说，推拿既可使其局部症状消退，又可加速患部功能的恢复。对于一般慢性病或身体过度虚弱的患者，以及不便吃药的小儿，推拿可增强其体质，起到预防保健作用。如小儿痢疾，经推拿后症状减轻或消失；小儿肺部有干湿性啰音时，按揉小横纹、掌心横纹有效。有人曾在同龄儿童组中并列对照组进行保健推拿，经推拿的儿童组，儿童发病率下降，身高、体重、食欲等皆高于对照组。动物实验表明，退六腑手法可从某种途径抑制脑组织产生和释放环磷酸腺苷，脑脊液中该物质的含量减少，从而使控制丘脑下部体温调节中枢的体温"调定点"骤然大幅度上移，使机体的发热反应受到明显抑制。以上临床实践及其他动物实验说明，推拿具有抗炎、退热、提高免疫力的作用，可增强人体的抗病能力。

四、推拿（按摩）对人体各系统功能的作用

1. 推拿（按摩）对呼吸系统的作用

推拿可调整人体呼吸系统的功能，系通过对经络、穴位、神经等的刺激及传导作用。如按摩肺

俞、膈俞及相关穴位，能够调整胸膈、肺的状态，从而产生镇咳、平喘、化痰作用，并可加深呼吸，增加氧气的吸入和二氧化碳的排出，恢复肺的弹性。用喉镜观察证实，推拿对声门闭合不全的受医者有明显的治疗效果。同时，经常推拿或保健按摩可使呼吸肌发达，增强肺活量，使肺保持良好状态。有报道称，慢性支气管炎患者经推拿手法治疗后，气急、气短等症状改善，肺活量明显提高。在观察手法对肺气肿患者的肺功能的作用时发现，手法刺激后其横膈运动加强，有效肺通气量增加，残气量和吸收死腔减少，残气肺功能提高，最终肺活动能力得到改善。研究表明，推拿手法对呼吸系统功能具有良性调整作用。

2. 推拿（按摩）对循环系统的作用

推拿的压力使被治疗局部的血管、淋巴管受压，管壁的压力增高，管壁上的感受器向中枢传入冲动，引起各种心血管反射，中枢通过植物神经系统传出冲动，使心血管活动得到调整，如心脏功能加强、血管舒张、循环通畅、血流量加大等，从而改善整个循环系统的状况。同时，推拿不仅使局部皮肤和肌肉的静脉、淋巴回流加速，还可使小动脉和毛细血管管径增粗，提高局部供血。由于推拿可促进毛细血管管壁的通透性，对组织吸取营养、排出废物、消退水肿十分有利，因而能提高组织的修复和再生能力，改善或消除病理进程，从而起到活血化瘀、去瘀生新等作用。此外，推拿还具有增强心肌收缩力和心肌功能的作用。在四肢部用较重手法推拿，可使肌肉的血液回流加速，减轻心脏负担，改善心肺功能，降低血压。推拿手法还可以松弛肌肉，使其血液流量比紧张时提高10倍，肌肉断面每平方毫米的毛细血管数由推拿前的31个增加到1400个，并影响血液的再分配。临床应用推拿治疗高血压，收缩压最多可下降 2.9 kPa（22 mmHg）。患者经过多次手法治疗后血压可稳定在一定水平。临床实验用心电心音同步记录方法观察冠心病受医者的左心功能，发现经过手法治疗后收缩间期由 0.499 ± 0.094 s 减少到 0.423 ± 0.084 s，射血前期缩短，心率减慢，等容收缩时间缩短，心电图下段波形改善，这说明心脏供血加强，左心收缩力增加，心功能加强。手法作用后收缩压、舒张压以及平均动脉压均有下降，周围总阻力降低率达80.43%，血管顺应性改善率为78.2%，心输出量增大，心肌耗氧量减少，心泵功能改善。这些结果说明推拿对血压偏高或偏低具有双向调节作用。同时，推拿手法还可改善心肌炎以及房、室传导不完全性阻滞型的心动过缓的症状。

3. 推拿（按摩）对血液系统的作用

此种作用既能在一定程度上清除血液中的有害物质，还可降低胆固醇、血脂。推拿对淋巴循环的作用，表现为改善淋巴循环，加速水肿及渗出物等病变产物的吸收，有利于肿胀、挛缩的消除。据文献报道，推拿治疗后能促使血液中的细胞总数增加，使细胞吞噬能力提高，血管容积也有明显改变。此外，推拿还可使白细胞总数增加，白细胞分类中淋巴细胞比例升高，而中性白细胞的比例相对减少（但其绝对值没有降低），白细胞的吞噬能力及血清中补体效价亦有所增加，红细胞的总数在推拿后可少量增加。在促进血液中生物活性物质的改变方面，实验证明慢性颈肩腰腿痛的患者血清中内啡肽含量与全血中的 5-羟色胺含量均低于正常人，而推拿后该类患者血清中的上述两种物质均有增高，且含量上升愈高，疼痛减轻愈明显。有人对10例患有颈和腰背痛的患者推拿前后血液中吗啡样物质含量的变化情况进行了测定，发现除1例基本上无变化外，9例在推拿后血清中吗啡样物质的含量均升高，竞争率从 $40.9\% \pm 4.3\%$（$n = 10$）增加到 $47.9\% \pm 3.5\%$（$n = 1$），平均增加 7.0%，增加的活性相当于 12.9 毫微克亮氨酸脑啡肽（$P<0.01$）。同时，还测定了5例正常人休息状态下半小

时前后（代替推拿）血液中内啡肽的含量，作为正常对照组，其平均竞争率 30 分钟前为 41.6%，30 分钟后为 42.1%，前后变化值为 0.5%。推拿前后变化值与正常对照组前后变化值之间有差异（$P<0.05$）。在血浆中，儿茶酚胺含量是反映交感神经兴奋的主要指标，它具有拮抗吗啡的镇痛作用。实验证明推拿后可降低血浆中儿茶酚胺含量，使交感神经处于相对抑制状态，从而缓解疼痛。

4. 推拿（按摩）对消化系统的作用

推拿手法可对胃肠的运动和胃的分泌功能产生影响。有人对慢性胃炎患者运用选穴手法治疗，经 X 线钡餐检查发现，治疗后胃肠蠕动、排空都趋向正常，说明手法有双向调节作用；用 X 线透视观察幽门痉挛患者，经推拿手法治疗后，全部病例肠蠕动加强，波频、波速加快，幽门痉挛解除，钡剂顺利通过幽门。用胃肠电描记录胃窦胃体放电频率和幅度，可观察到健康人经过足底手法后，两项指标均出现双向调节趋势。通过推拿的刺激，还可使胃肠道平滑肌的张力和收缩力增加，从而加速胃肠蠕动；同时，通过交感神经的作用，使支配内脏器官的神经兴奋，促进胃肠消化液的分泌。1962 年，有人对 24 名（其中男性 14 名，女性 10 名）健康青年用补脾土的方法进行推拿，测定其胃液分泌量和胃液酸度，观察到补脾土后，胃液酸度有较明显的增加，而胃液量的变化不甚显著。后又对 11 名（其中男性 5 名，女性 6 名）健康青年用补脾土法进行推拿，对被试者胃肠蛋白质和淀粉的消化能力进行了测定，观察到补脾土可促进健康人对蛋白质的消化，且对淀粉的消化时间缩短者较正常对照组略有减少，唾液分泌量较正常对照组有所减少。

五、推拿（按摩）对内脏功能的作用

当人体的某些内脏出现病变时，常在体表的一定区域产生痛觉，这种现象称为牵涉痛。牵涉痛有时发生在与病变内脏邻近的体表，如胃溃疡发生疼痛常在胃脘部，有时也发生在与内脏相隔较远的体表（包括肌肉、筋膜等）。当胆道疾患时，患者右肩可出现牵涉痛；心肌缺血时，患者除心前区绞痛外，同时可牵涉到颈部、左上臂内侧等。同时，内脏出现病变在体表的一定部位可出现痛觉、触觉及感觉过敏区。内脏病变引起过敏的皮肤区（海德区）可涉及下列节段：①颈 8 至腰 3 皮节，为交感神经传入纤维的相应皮肤过敏区；②骶 2 至骶 5 皮节，为副交感神经（盆内脏神经）传入纤维的皮肤过敏区；③颈 3 至颈 4（颈 5）皮节，为膈神经传入纤维的相应皮肤过敏区；④刺激迷走神经纤维引起的皮肤过敏区，在三叉神经的面部分布区及最上的颈皮节（颈 2）内，这是由于迷走神经的传入纤维终止于三叉神经脊束核，并下达颈 2 节的后柱所致。

在推拿临床实践中，内脏疾病患者可在其相应的穴位上摸出大小形状不一的结节样反应物，这也是推拿治疗时所选用的穴位，即阿是穴。

1. 内脏—体表反射原理

内脏的传入冲动与皮肤的传入冲动集合在一起，传递至感觉传导径路某处的同一神经元，这种情况可发生在脊髓、丘脑或皮层内的神经元。这里首先涉及脊髓丘脑束，由此引起的冲动，上达于脑，而大脑根据机体过去的生活经验，此束内的痛觉冲动经常是来自皮肤，于是把由内脏来的疼痛冲动"理解"为来自皮肤。内脏—体表反射一般有两种情况：①病变内脏传来的神经冲动过多，提高了躯体感觉接受区神经元的兴奋性，因而对来自躯体的轻微刺激也产生了强烈反应，从而引起相应的皮肤感觉过敏；②内脏传入冲动，直接激发脊髓躯体感觉接受区的神经元，因而大脑皮质把来自患病内脏的感觉，"理解"为相应皮肤的感觉。因此，在人体的表面，存在着一些特定内脏体表反应区。

2. 刺激体表对内脏功能的调节作用原理

在日常生活中，用刺激体表某些特定的部位来调整体内脏器功能活动的事例并不罕见。例如，因食积而引起胃脘胀痛时，人们会用手抚摩腹部来帮助胃肠的功能活动；当饮食过急而引起食管痉挛时，人们会在背部轻轻拍击来帮助解除症状。这些虽是人类在生活中积累的经验，不属于有意识的治疗活动，但却包含着刺激体表对内脏功能的调节原理。当人类有意识地把这种动作用于医疗实践，并不断地加以总结，就逐渐形成了推拿治疗内脏疾病的体系。

3. 躯体—内脏反射的通路

从解剖学观点来看，手法作用于体表，通过体表影响内脏活动的途径一般有三条：①刺激体表后，由体表末梢感受器经躯体传入神经传至脊髓后角，在后角转换神经原后到达第Ⅶ板层，再经脊髓前角出椎间孔到交感神经节，然后到内脏；②由体表末梢感受器感受的体表刺激经躯体神经传入脊髓后角（Ⅳ～Ⅴ板层），经脊髓丘脑束传至丘脑腹后外侧核，然后经内囊枕部，投射到中央后回，中央后回发出下行纤维经下丘脑（间脑）至网状结构，然后从网状结构分三路至内脏。第一条（主要）由网状结构到迷走神经背核，经迷走神经（副交感）到内脏；第二条从网状结构经孤束核到达迷走神经背核，再由迷走神经到内脏；第三条是从网状结构到孤束核，再到达交感中枢，然后由网状脊髓束到内脏；③在柔软体腔（腹腔）刺激体表可以直接影响内脏活动。

4. 几种主要器官的自主神经支配

内脏的功能是由自主神经支配调节的。交感神经中枢位于脊髓，副交感神经中枢在脑干和脊髓第三、四骶段。自主神经的节前纤维离开中枢后分别进入有关神经节，转换神经元发出节后纤维支配有关脏器。从神经生理学的观点来看，缓和、轻微的连续刺激有兴奋周围神经的作用，但对中枢神经有抑制作用。急速、较重且时间较短的刺激可兴奋中枢神经，抑制周围神经。当中枢处于抑制状态时，副交感神经处于优势，而中枢处于兴奋状态时，交感神经占优势。在推拿治疗中，可根据这一生理特性，针对不同疾病的不同病理变化，采取相应的治疗措施。如哮喘，可取定喘（大椎旁1寸）、风门（胸2旁1.5寸）、肺俞（胸3旁1.5寸）、肩中俞（胸1旁2寸）等穴。开始时用较轻的手法推、按，以后手法逐渐加重以加强刺激。此方法的原理为开始时的轻柔手法，使周围（传入神经）组织兴奋增强，既提高了传入神经的传导性能，又提高了周围软组织对手法的适应性。以后手法逐渐加重，使中枢兴奋性提高，周围兴奋性抑制，交感神经兴奋性增加，从而使症状得到缓解。又如胃肠痉挛性疼痛，持续点按（刺激2分钟以上）胸6～胸9棘突两侧旁的胃俞和胸10～胸12棘突两侧旁的肠痉挛点，可立即止痛。此原理为重刺激对中枢神经起到兴奋作用，中枢神经在兴奋状态下交感神经处于优势，而且选取的部位又是支配病变脏器的脊髓节段，通过自主中枢反射，使胃、肠交感神经兴奋性提高，从而解除了症状。一般认为，缓和、轻微的连续刺激，对中枢神经有抑制作用，为"补"；快速、较重的手法与短暂的刺激可使中枢神经兴奋，为"泻"。

5. 刺激强弱对内脏功能的影响

历代医家认为，推拿（按摩）的强（重）刺激为泻，弱（轻）刺激为补。对某一脏器来说，弱刺激能活跃兴奋生理机能，强刺激能抑制生理机能。例如，脾胃虚弱，则在脾俞、胃俞、中脘、气海等穴用轻柔的推法、揉法进行较长时间的节律性刺激，可取得较好的效果；胃肠痉挛，则在背部相应的腧穴，用点、按等较强烈的手法作较短时间的刺激，痉挛即可缓解。对于肝阳上亢而致的高血压，可在颈项部（桥弓穴）用推、按、拿、捏等手法作较重的刺激，以起到平肝潜阳的作用，从而降低血压；由于痰湿内阻而致的高血压，则可在腹部及背部脾俞、肾俞用推摩等手法，作较长时间的轻刺激，以健脾化湿，从而使血压降低。由此可知，作用时间较短的重刺激，可抑制脏器的生理机能，谓之"泻"；作用时间较长的轻刺激，可活跃兴奋脏器生理机能，即可谓之"补"。当然，这种因手法刺激的轻重所起的补、泻作用，其补泻的压力分界量，是随个体和各个不同刺激部位接受刺激的阈值而异的。在临床上则是以患者有较强烈的酸胀感和较轻微的酸胀感来作分界量，且只属于一个近似值。

推拿（按摩）手法对内脏的补、泻作用，除了和手法的轻重有关外，还和具体的刺激部位有密切的关联。如胃肠功能虚弱（胃下垂等），用轻柔手法长时间滚、按、揉背部胸6~胸12两侧的腧穴，可使交感神经中枢受到抑制，而副交感神经（迷走神经）兴奋性提高，从而使胃肠活动加强。一般性的便秘，以柔和的推拿手法治疗，如用一指禅推、按八髎穴，通过反射使中枢神经受到抑制，使骶2~骶4副交感神经兴奋，同时因直接刺激骶2~骶4，也促进了骶2~骶4副交感神经兴奋。由于降结肠、直肠的交感神经相对抑制，副交感神经相对兴奋，降结肠、直肠的蠕动增加，肛门内括约肌松弛。此时，再顺肠蠕动方向摩揉腹部，可直接加强肠蠕动，促进排便。

胆总管阻塞的患者，当胆囊收缩时，胆汁排出不畅可引起胆绞痛。用重刺激点按胸7~胸9棘突两侧压痛点及两侧胆囊穴（阳陵泉下1寸），对缓解疼痛，促进胆汁顺利排出有效。其作用原理是通过反射使胆囊交感神经兴奋，从而抑制胆囊收缩，减少胆汁的分泌，同时使Oddi氏括约肌松弛，使瘀积的胆汁较易排出。

当多种原因引起血压升高时，患者的"桥弓"穴处有胀硬的感觉，用拇指推桥弓（单程向下），可使血压下降。"桥弓"穴（耳后翳风到缺盆一线）的部位是在颈动脉窦的部位。颈动脉窦的外膜中有丰富的感觉神经末梢构成的压力感受器，当血压增高时，颈动脉窦内的压力也随之升高，血管壁内的压力感受器因感受到由于管壁扩张所产生的牵张刺激，引起神经冲动释放并传递至延髓内的孤束核。孤束核经直接或间接的联系至迷走神经背核，又经迷走神经及其心支至心脏，形成反射弧——心率减慢。同时自孤束核至延髓网状结构内的血管运动中枢，抑制缩血管中枢的活动，并引起血管的扩张。所以，推拿"桥弓"就是利用体表—内脏的这一反射作用来使心率减慢，血管扩张，以至血压下降。但须注意，推拿只能单侧交替进行，不可两侧同时进行。

六、推拿（按摩）对周围血管的作用

人体的动脉血管，一般多与神经相伴而行，分布于全身各部，为各部组织供给营养，使人体维持正常的功能活动。当人体某一部位发生损伤或疾患时，势必影响到血管，破坏血液的正常循行，影响血液营养的供应。局部损伤后，由于出血和组织液的渗出，造成了局部水肿和血肿，压迫或阻塞血管，影响血液循环。血管周围水肿或血肿吸收后的机化物可使结缔组织增生、挛缩，也会影响到血管和血液循环。推拿手法可以消除压迫血管或阻塞血液循环的各种原因，促使血管扩张，增强毛细血管的通透能力，加速血液循环、淋巴液循环和改善微循环，起到活血化瘀的作用。同时，推拿还可改善局部组织的营养状态，促进新陈代谢，促使滞留体液、病理渗出物及局部损伤后水肿瘀血的吸收。对人体局部疾患而言，如某些病变出现皮肤颜色苍白、枯燥、弛缓等症状，进行推拿可使局部血液循环改善，增强患部气血的供给，使之逐渐变得红润、光泽、丰满，恢复其应有的生理状态。

人体血液循环的主要功能，是完成体内的物质运输，即运送氧气、营养物质和代谢产物。组织器官中氧气、营养物质和代谢产物的交换是通过微动脉与微静脉之间的微循环实现的。脏腑功能障碍、代谢产物潴留、免疫机能异常、炎症与结缔组织病变均可以形成微循环障碍。当病变部位气机不畅，血液循环不良，代谢产物潴留，缺乏氧气和各种营养素时，血液流动速度明显减慢，血管腔扩张，通透性紊乱。推拿治疗，可改变局部经络的瘀滞状态，变阻滞为通畅，促进血液、淋巴液和组织间液的循环，使病变器官组织细胞得到充足的氧气和营养素的供应，从而改善缺氧状态，活化细胞，激发和调节脏腑的功能活动，恢复患者自身的愈病能力，对脏腑器官产生治疗和保健作用。

推拿（按摩）手法改善病变部位血液循环和淋巴循环，加速了水肿和病变产物的吸收，可促进肿胀挛缩的消除。推拿手法还可引起部分细胞的蛋白质分解，产生组织胺和类组织胺物质，加上手法的机械能转化为热能，可促使毛细血管扩张，增加局部皮肤和肌肉的营养供应，使肌肉萎缩得以改善，并促进损害组织的修复。手法的持续挤压，还可增快血液循环和淋巴循环，如有人在狗的粗大淋巴管内插入套管，观察到推拿后比推拿前淋巴液流动增快 7 倍；在家兔的两侧膝关节内注射墨汁，并在一侧膝关节进行推拿，发现经推拿的一侧膝关节内的墨汁消失，未经推拿的一侧膝关节内的墨汁依然大部分存在。

推拿（按摩）作为适当的被动活动，可增加肌肉的伸展性，促使被牵拉的肌肉放松，而肌肉的放松可大大改善血液循环。经测定，肌肉放松时的血液流量比肌肉紧张时要提高 10 多倍，推拿可使局部组织温度升高，肌肉的黏滞性减小。由于推拿（按摩）放松肌肉使肌肉黏滞性减小，引起周围血管扩张，循环阻力降低，从而减轻了心脏负担，降低了血压。按压某些穴位（多在血管循行部位），可使血脉血流暂时隔绝。根据血液动力学的原理，在按压处的近侧端，由于心脏的压力和血管壁的弹性，局部压力急骤增高，急速放松压迫，则血流向远端骤然流去。利用这短暂的血流冲击力，可起到活血化瘀、改善肢体循环的作用。推拿手法还可诱导深部组织的血液流向体表，或使一部分血液瘀滞于局部，或使深部组织充血，以减低体内或其他部位的充血现象，促进病理产物的消散。推拿手法对人体软组织的治疗，则主要是通过加快局部血液循环，改善组织营养来实现的。手法作用使肌肉横断面的毛细血管数比手法前增加 40 余倍，并改善微循环中血液流速、流态，加速体内活性物质的转运和降解，促进炎性产物的排泄。

现代医学认为，推拿（按摩）手法的机械刺激，可提高局部组织的温度，促使毛细血管扩张，改善血液和淋巴循环，使血液黏滞性减低，降低周围血管阻力，减轻心脏负担，有扩张血管，促进血液循环，改善心肌供氧，加强心脏功能的作用，故可防治心血管疾病。

七、推拿（按摩）对皮肤肌肉的作用

人体皮肤内存在两种不同的感觉神经，即兴奋效应神经和抑制效应神经。兴奋神经分布在皮肤的浅层，接受触觉刺激；抑制神经位于深层，接受压觉刺激。前者对刺激适应产生较早，所以称为快适应性纤维；后者对刺激的适应产生缓慢，故称迟适应性纤维。快适应性纤维对肌活力有促进作用，而迟适应性纤维对肌活力有抑制作用。正常时两者同时存在。在推拿治疗时，对肌张力亢进的部位，要用较深的刺激才能使亢进的机能得到抑制。反之，对张力松弛的肌组织，则要用较浅的刺激才能使其功能得到恢复。深刺激不一定是重刺激，浅刺激不一定是轻刺激。例如，按压的刺激并不一定太重，但刺激较深；拍打的刺激可以很重，但刺激在浅层。这和手法的刺激时间及手法的性质有关，时间长则刺激深，时间短则刺激浅。

临床上，当皮肤出现颜色苍白、枯燥、干缩、弛缓的症状时，进行推拿可使局部血液循环改善，增强局部气血的供给，使之逐渐变得红润、光泽、丰满，恢复人体应有的生理状态。适宜的推拿手法，可以消除衰老的上皮细胞，改善皮肤呼吸，增加组织吸氧量，促进皮肤中血液和淋巴循环，使皮下毛细血管扩张、充血、温度增高，增加皮脂腺和汗腺的分泌，改善局部营养和代谢功能，提高皮肤的柔韧性和弹性，软化瘢痕、松解瘢痕与挛缩，以及皮肤与皮下组织的粘连。由于推拿可改善皮肤组织的新陈代谢，使皮肤润泽有弹性，促进皮下脂肪的消耗和肌肉运动，从而改善皮肤组织的新陈代谢，有减少皮下脂肪堆积的功效，因此推拿可用于美容美体，作为润肤、减肥的手段之一。

八、推拿（按摩）对伤科病症的治疗作用

人体的运动系统，主要是以骨骼为支架，以关节为枢纽，通过肌肉、肌腱、韧带有节奏地收缩或舒张，使人体做出各种灵活而有次序的动作。这个系统的活动力量的强弱，各关节活动范围的大小和功能好坏，是与该系统的生理状态、营养状况分不开的。人体长期的运动锻炼，对该系统的生理状态、营养状况会产生很大的影响。长期坚持锻炼者，骨骼、肌肉比较发达；推拿医者的拇指往往短粗有力，这也是因为长期使用它的缘故，所谓"使用则兴，不用则废，经磨砺而后壮"。推拿疗法往往结合功能锻炼，不但可调节神经、血管系统，加速血液循环，改善营养状况，而且也是一种被动的活动锻炼过程。它能增强肌肉、肌腱、韧带的张力和弹力，提高其收缩舒张能力，其"通行气血、濡养筋骨、润利关节、提挈运用"的作用，是通过"今以人功，变弱为强，变缩为长，变柔为刚，变衰为康"的过程而达到的，因而可以有效地防止和治疗肌肉萎缩、肌无力等症。

凡是人体各个关节、筋络、肌肉受外来暴力撞击，强力扭转，牵拉压迫或因不慎而跌仆闪挫，或体虚、劳累过度及持续活动、经久积劳等因素所引起的，但无骨折、脱位或皮肉破损的，均称为伤筋。骨伤和运动创伤等各种疾患，不论损伤任一局部，都会反应到整体。如陆师道在《正体类要》中曰："肢体损于外，则气血伤于内，营卫有所不贯，脏腑由之不和。"因此在治疗时，既要注意局部，又要兼顾全身。推拿手法作用于穴位或经络循行的部位，可以疏通经络、平衡阴阳、通达内外、扶正祛邪，既有局部治疗之效，又有全身调节之功。同时，推拿通过刺激作用于皮肤、肌肉、韧带、关节囊等软组织，促使其代谢功能旺盛，可增加肌力，改善韧带、关节囊的弹性，解除软组织粘连，促进软组织内水肿的吸收，达到对某些肌肉、韧带、关节伤病的治疗作用。因此，推拿作用于皮肤，可调节开阖；作用于肌肉，可疏通腠理；作用于血脉，可以祛瘀通滞，促使气血畅行；作用于筋骨关节，可纠正"筋出槽，骨错缝"。凡关节错位、肌腱滑脱等解剖位置失常而致的疾病，均可通过外

力直接作用加以纠正，如骶髂关节错位、椎骨错缝等，可根据其不同情况，采取相应的推拿治疗方法，使错位得以整复。

1. 推拿（按摩）具有理筋整复和修复肌肉筋骨的作用

在软组织损伤部位，通过手指细心触摸，拈捺忖度，从摸得的形态、位置的变化等，可以帮助医者了解损伤的性质。《医宗金鉴·正骨心法要旨》手法总论中曰："以手扪之，自悉其情"，并记载了筋歪、筋断、筋翻、筋转、筋走等各种病理变化，说明古人对检查的重视和诊断经验的丰富。在X线已经普遍应用的现代，虽可以清楚地看到骨骼的形态，但对许多软组织仍难以观察，因此，触诊在临床上仍不失其极为重要的意义。对于在触诊中发现的不同组织、不同形式的错位逆乱，要及时回纳纵正，使筋络顺接，气血运行流畅，通则不痛。由于损伤，脉络破裂，积蓄成瘀，或积于肌肉之间，或聚于关节骨缝之中，肌肉筋脉拘急，为肿为痛。施行推拿可缓解血管和筋肉痉挛，增进局部血液循环，消除瘀滞，加速瘀血早日吸收，可达到舒筋通络、行气活血、消肿止痛的目的。

肌肉、肌腱、韧带完全破裂者，须用手术缝合才能重建，但部分断裂者则可使用适当的理筋手法，使断裂的组织抚顺理直，然后加以固定。这可使疼痛减轻，并有利于断端生长吻合。手法对纠正解剖位置异常，如关节错位、肌腱滑脱所造成的急性损伤有显著作用。

肌腱滑脱者，在疼痛部位可触摸到条索样隆起，关节活动严重障碍，若治疗不当，可转化为肌腱炎，进而产生粘连。为此，须及时施用弹拨或推扳手法使其回纳。关节内软骨板损伤者，往往表现为软骨板的破裂或移位，以致关节交锁不能活动，通过适当的手法使移位嵌顿的软骨板回纳，可解除关节的交锁，明显减轻疼痛。

腰椎间盘突出者，每见腰痛与下肢窜痛，腰部活动受限，行走不便。应用适当的手法，可促使突出的髓核回纳或移位，解除髓核对神经根的压迫，或改善髓核与神经根的压迫关系，从而使疼痛减轻或消除。脊柱后关节错位者，其棘突向一边偏歪，关节囊及邻近的韧带因受牵拉而损伤，也能用斜扳法或旋转法纠正。骶髂关节半脱位者，因关节滑膜的嵌顿挤压及局部软组织的牵拉而疼痛难忍，通过斜扳法及伸屈腰膝等被动活动，将错位整复，疼痛也随之减轻或消失。总之，施行推拿可使移位的筋骨组织回复到正常位置，如关节脱位、骨缝开错、韧带损伤、肌腱滑脱、滑膜嵌顿的整复、椎间盘突出的还纳等，从而拨乱反正，令各守其位，有利于肌肉痉挛的缓解和关节功能的恢复。

推拿（按摩）对运动器官的影响，是在改善循环和营养的基础上，调节肌肉机能，增强肌肉弹性、张力和耐久性，使肌肉的张力和容积增大，缓解病理紧张并促进排出有毒代谢产物，故可防止和治疗肌肉萎缩。推拿可使肌肉纤维被动活动，使被牵拉的肌肉放松，对消除运动后的肌肉疲劳效果良好。实验证明，推拿可使血液循环加快，使肌肉需要的氧气和营养物质得到及时的补充，促进乳酸等代谢产物的吸收和排泄，提高肌肉的运动能力，如在肌肉疲劳消失过程中进行推拿，受医者不但疲劳得以较快消除，而且肌肉再工作的能力也较未推拿者明显增强。推拿还可增加肌腱和韧带的弹性，增大关节活动范围，若辅以被动运动则效果更佳。推拿还可促进关节积液吸收，松解关节周围软组织的粘连，增加关节的活动度。由于推拿治疗减轻了疼痛，局部血运得到了增强，因而可促进软组织的修复。

推拿（按摩）的刺激作用，可使肌肉收缩或舒张，其张力变化的突然刺激以及肌肉收缩而产生的热能和代谢产物（如乳酸、二氧化碳、递质等）的化学刺激，鼓舞和激发了经气，再经过经脉所特有的能量传导作用，并通过多层次的连接，发挥经络整体性、双向性的良性调控功能。其调控作用，主要通过经络系统方可达到全身各脏腑器官，使其气机通畅，阴阳气血平衡，功能活动正常。临床上，推拿疗法能改善肌肉、筋腱或韧带的机能，使人体伸缩活动功能恢复。如骨折、脱臼整复后期及肌肉萎缩的患者，经常进行推拿疗法，有利于患肢功能的逐渐恢复而使动作转为灵活。有人认为，若人体内某些腺管或经络径路的阻塞现象，可因推拿而受到冲击性震荡，进而得以疏通。如乳腺炎初期乳房出现肿痛，轻缓地进行拍、打肩臂和震动胸大肌，可使乳腺瘀积畅通。因此，推拿有消散肿胀，减轻疼痛等功效。又如推拿某一部位时，常可影响周围肌群收缩活动，这是肌肉筋腱活动力增强的具体反映，所以推拿疗法能改变肌肉松弛等现象，并可消除病理状态，促进正常生理功能和运动机能的恢复。

2. 推拿（按摩）具有解除痉挛和提高痛阈的作用

中医认为伤筋后必然累及气血，由于血离经脉，经络受阻和脉络受损，气血流行不通，致血瘀气滞，影响肢体活动。而伤筋无论是急性或是慢性，疼痛往往是其主要症状，也即"不通则痛"，因此治疗的关键在于"通"，"通则不痛"。

筋络损伤后，肌肉附着点和筋膜、韧带、关节囊等受损害的软组织可发出疼痛信号，通过神经的反射作用，使有关组织处于警觉状态。肌肉的收缩、紧张直至痉挛，乃系这一警觉状态的反映，其目的是减少肢体活动，避免对损伤部位的牵拉刺激，从而减轻疼痛，这是人体自然的保护性反应。此时如不及时治疗，或是治疗不彻底，损伤组织就可形成不同程度的粘连、纤维或疤痕化，以致不断地发出有害的冲动，加重疼痛、压痛和肌肉紧张。临床上，不论是原发病灶或继发病灶，都可刺激和压迫神经末梢及小血管，造成新陈代谢障碍，进一步加重"不通则痛"的病理变化。由于凡有疼痛则肌肉必紧张，而肌肉紧张又会加剧疼痛，成为互为因果的两个方面，因此推拿治疗的目标应针对疼痛和肌肉紧张这两个主要环节，消除恶性循环，以利于组织的修复和恢复。

施行推拿（按摩）时，局部的肌肉组织受到挤压等刺激，触—压觉感受器将冲动传入中枢神经，经中枢分析综合，启动调节机制，通过传出神经将冲动传送到支配骨骼肌的神经纤维，使肌肉放松舒张，即可消除运动系统（肌肉、关节等）的紧张状态。所以推拿是解除肌肉紧张、痉挛和提高局部组织痛阈的有效方法，并且还能通过适宜的手法和治法解除引起肌肉紧张的原因，既可治标也可治本，做到标本兼治。推拿通过舒筋通络，可以加强局部循环，使气血得以畅通，并使局部组织温度升高，将紧张或痉挛的肌肉充分拉长，牵拉肌束使之放松，从而解除其紧张痉挛以消除疼痛；通过理筋整复，可以使经络关节通顺，肌肉痉挛缓解，关节功能恢复，有助于活血化瘀，松解粘连，滑利关节，达到"通则不痛"的目的。

临床上，充分拉长紧张痉挛肌肉的方法是强迫伸展有关的关节，牵拉紧张痉挛的肌束使之放松。如腓肠肌痉挛，可充分背屈踝关节；腰背肌群痉挛，可大幅度旋转腰椎关节或做与肌纤维方向垂直的横向弹拨。对于有些通过上法仍不能使之放松者，则可先令其关节处于屈曲位，在肌肉放松的位置进行操作。以腓肠肌痉挛为例，可先充分跖屈踝关节，然后自上而下用力推、扳、按、揉腓肠肌的后侧。其他均可根据同理类推。以上两种方法，前者是直接牵拉肌肉，后者是先放后拉，目的都是为了让肌肉组织从紧张状态下解放出来，达到舒筋活络的目的。临床治疗中，消除了疼痛病灶，肌肉紧张也就自然解除；如果使紧张的肌肉松弛，则疼痛和压痛也可以明显减轻或消失。研究表明，痉挛的肌肉用拉伸手法持续作用 2 分钟以上，可刺激肌腱中的高尔基体诱发反射作用，解除痉挛，从而使疼痛减轻或消失。所以，在外科（伤筋）的推拿治疗中，可具体衍化为"松则通""顺则通""动则通"三个方面。"松""顺""动"三者有机地结合在一起，彼此密切关联，"松"中有"顺"，"顺"中有"松"，"动"更是为了使软组织"松"和"顺"。这三者结合起来，即可达到"通则不痛"的目的。

在推拿（按摩）选穴中，还应注意抓住原发性的压痛点进行治疗。《灵枢·经筋》篇中有"以痛为腧"的记载。一般损伤后的压痛部位可有肌纤维断裂、韧带剥离、软骨挫伤等病理变化，也可有因损伤而致的创伤性炎症所造成的软组织粘连、纤维化、疤痕化等病理变化。大多数压痛点既是损伤的部位，也是推拿治疗的关键部位。因此，寻找压痛点要认真仔细，力求定位准确，不要被大范围的扩散痛和传导痛所迷惑。一般认为，最敏感的压痛点往往在筋膜、肌肉的起止点，以及两肌交界或相互交错的部位，这是因为筋膜处分布的神经末梢比较丰富，肌肉起止点和交界、交叉部分则因所受应力大，长期摩擦容易发生损伤。通过对压痛点的治疗，消除了肌肉紧张的病理基础，为恢复肢体的正常功能创造了良好的条件。

3. 推拿（按摩）具有活血祛瘀的作用

临床上，"动"是推拿治疗的特点。通过推拿，可促进肢体组织的活动，促进气血流动；使肢体关节被动运动，加强损伤组织的局部血液循环，使局部组织温度升高，促进损伤组织的修复。在加强血液循环的基础上，推拿能促进因损伤而引起的血肿、水肿的吸收。实验证明，将猴的坐骨神经切断，再作缝合所引起的腓肠肌萎缩，在经过 4~6 周的推拿治疗之后，其恢复的程度明显优于对照组。而未经推拿治疗的对照组，其腓肠肌有明显的结缔组织增生，形成纤维条索状物，影响肌肉的功能。不仅如此，适当的手法还可使肌肉间的力学平衡得以恢复。近年来，有人用补偿调节论来解释软组织损伤的机理，认为一旦肌肉痉挛，可引起对应肌肉的相应变化，称为对应补偿调节。如左侧腰肌紧张，引起右侧腰肌的补偿调节；而腰背肌紧张，又可引起腹肌的补偿调节，此称为系列补偿调节。对应补偿调节和系列补偿调节所产生的肌肉紧张痉挛，同样可引起软组织的损伤反应。临床不乏见到一侧腰痛日久不愈而引起对侧腰痛，腰痛日久又引起背痛或臀部痛的病例。推拿能使肌肉间不协调的力学关系得到改善或恢复，从而使疼痛减轻或消失。

推拿（按摩）促进机体活动，对于加速恢复软组织损伤的影响在实验中也得到证明。适当的手法可调节肌肉的收缩和舒张，使组织间压力得到调节，并促进损伤组织周围的血液循环，增加组织灌流量，从而起到"活血化瘀""祛瘀生新"的作用。

4. 推拿（按摩）具有松解粘连的作用

皮肉、筋骨损伤和疾病，局部气血凝滞，可产生组织的粘连、硬结（条索）及关节活动失灵。对软组织有粘连者，运用恰当的推拿可以软坚散结、疏通狭窄、松解剥离粘连，使关节功能恢复。临床上，被动运动是推拿手法的一个重要组成部分。对关节粘连僵硬者，适当的被动活动有助于松解粘连，滑利关节；对局部软组织变性者，则可改善局部营养供应，促进新陈代谢，增大肌肉的伸展性，从而使变性的组织逐渐得到改善或恢复。

第四章　推拿（按摩）的治病特点

　　推拿（按摩）是运用不同的压力作用于人体软组织表面，所用压力和手法，应适应客观上的需要，才能达到治疗和保健的目的。这种"需要"，正是依据"辨证"而来的"治"。因此，临床知识、熟练的手法、恰当的手力三者是密切相关的。

　　临床上，应用推拿手法作用于经络穴位是推拿治病的基本方式，也是推拿治病的主要特点。推拿选用的穴位，主要有十四经穴位和专门的推拿特定穴位（或穴区）。这些穴位不仅仅是"点"，有的还呈"线"或"面"，如小儿推拿所应用的三关，六腑，五经（脾经、肝经、心经、肺经、肾经），板门等穴，不仅有位于"节解缝会宛陷之中"的穴位，还有位于骨节高突之处的穴位，如耳后高骨等。

　　追溯穴位的发现及其位置的确定，也是和推拿的应用分不开的。按压体表时出现疼痛敏感之处，往往是穴位之所在，如临床常用的阿是穴（注："阿"是呼痛的声音，见《汉书·东方朔传》颜师古注）。除经脉穴位之外，推拿也着重皮部、经筋的应用，如提捏、推擦手法对皮部，牵摇手法对经筋都有一定的作用。在《真诰》中，对推拿的治病特点有形象的描述："手臂不授者，沉风毒气在脉中，结附瘀骨，使之然耳。宜针灸，针灸则愈。又宜按北帝曲折之祝。若行之百过，疾亦消除也。先以一手徐徐按摩疾臂，良久毕，乃临目内视，咽液三过，叩齿三通，正心微祝曰：……若弟子有心者，按摩疾处，皆用此法。但不复令临目内视，咽液啄齿耳。昔唐览者，居林虑山中，为鬼所击，举身不授，似如绵囊。有道人教按摩此法，皆即除也。此北帝曲折之法，诸疾有曲折者，用此法皆佳，不但风痹不授而已也。"

　　古人用推拿治疗麻疹，也有很生动的叙述："虚弱小儿感邪，或痘不任发表者，法取温水一碗，用手指蘸水于鼻洗擦，而上推二十四下，谓之'洗井灶'；再于印堂，用两手指分开擦二十四下，谓之'开天门'，以泻三关之火；又于中指擦三十二下，于掌下顺运八卦周身百二十下，然后于虎口及手足凡接骨之处，其穴有巢，于各穴间用力俱捏一下，背上两饭匙骨下及背脊骨节间，各捏一下，任其啼叫，令汗出而肌松，一切风寒痘毒亦从此而去矣。但推拿后，直令儿睡发汗，不可见风，恐腠理即开，风邪复入也。"由此可见，古人不但形象地描写了推拿治疗手法，还对如何护理有了具体的说明。

第五章　推拿(按摩)的治疗原则

　　推拿（按摩）的治疗原则又称治疗法则，是在整体观念和辨证论治基本精神指导下，对临床病症制定的具有普遍指导意义的治疗规则。治疗原则（简称"治则"），和具体的治疗方法不同。治则是用以指导治疗方法的总则，而治疗方法则是治则的具体化。因此，任何具体的治疗方法，总是从属于一定的治疗原则。如各种病症从邪正关系来看，离不开邪正斗争、消长盛衰的变化，因此扶正祛邪即为治疗原则，而在此原则指导下所采取的补肾、健脾、壮阳等法，就是扶正的具体方法；而发汗、涌吐、通下等法，就属于祛邪的具体方法。

　　由于疾病的证候表现多种多样，病理变化极为复杂，且病情又有轻重缓急的差别，不同的时间、地点，不同的个体，其病理变化和病情转化不尽相同，因此，只有从复杂多变的疾病现象中抓住病变本质，治病求本，根据邪正斗争所产生的虚实变化，扶正祛邪；按阴阳失调的病理变化，调整阴阳；按脏腑、气血失调的病机，调整脏腑功能，调理气血关系；按发病的不同时间、地点和不同的患者，因时、因地、因人制宜，才能获得满意的治疗效果。

第一节　治病求本

　　治病求本，是指治病要了解疾病的本质，了解疾病的主要矛盾，针对其最根本的病因进行治疗。《素问·阴阳应象大论篇》曰："治病必求于本。"说明这是推拿辨证论治的一个基本原则。所谓"本"，是相对"标"而言的。标和本是一个相对的概念，有多种含义，可用以说明病变过程中各种矛盾的主次关系。如从正邪双方来说，正气是本，邪气是标；从病因与症状来说，病因是本，症状是标；从病变部位来说，内脏是本，体表是标；从疾病先后来说，旧病、原发病是本，新病、继发病是标等等。

　　任何疾病的发生、发展，总是通过若干症状显示出来的，但这些症状只是疾病的现象，并不都反映疾病的本质，有的甚至是假象。只有在充分地了解疾病的各个方面，包括症状表现在内的全部情况，通过在中医学基础理论的指导下进行综合分析，才能透过现象看本质，找出疾病的根本原因，确定相应的治疗方法。如腰腿痛，可由脊椎错位、腰腿风湿、腰肌劳损等多种病因引起，治疗时不能简单地采取对症止痛的方法，而应该通过全面的综合分析，找出最基本的病理变化，分别用纠正椎骨错位、活血祛风、舒筋通络等方法进行治疗，才能取得满意的疗效；又如腰椎间盘突出症，是椎间盘纤维环破裂后膨出的髓核组织及纤维环压迫神经根或脊髓，引起腰痛和下肢放射痛。腰部神经根或脊髓受压是本，治本就要首先解除神经根或脊髓的受压，如只在下肢使用推拿手法，舍本逐末，则徒劳无益。对有些疾病，虽然推拿的作用不能及本，只能治标，但不了解本，治标亦显得盲目。如骨折产生的疼痛、肿胀，在整复固定以后，动静结合，适当地施以推拿手法，可帮助消肿止痛，促进骨折愈合及其功能恢复；但在未明确疼痛、肿胀是否为骨折造成的情况下，草率施以推拿手法，就会贻误病情，加重损伤。所以，尽管推拿作为一种治疗方法有其局限性，但治病中仍须遵循"治病必求其本"的基本原则。

在临床运用治病求本这一治疗原则时，还必须正确处理"正治与反治""治标与治本"之间的关系。

一、正治与反治

《素问·至真要大论篇》曰："逆者正治，从者反治。"说明正治与反治这两种方法就其原则来说都是治病求本这一治疗原则的具体运用。所谓"正治"，是逆其证候性质而治的一种治疗法则，又称逆治。即通过分析临床证候，辨明寒热虚实，然后分别采用"寒者热之""热者寒之""虚者补之""实者泻之"等不同的治疗方法。由于临床上大多数疾病的征象与疾病的性质是相符的，如寒病即见寒象，热病即见热象，虚病即见虚象，实病即见实象等等，所以，正治法适用于疾病的征象与本质相一致的病证，是临床上最常用的一种治疗方法。

但是，有些疾病，特别是一些复杂、严重的疾病，表现出来的某些证候与病变的性质不符，也即出现一些假象。如脾虚不运所致的脘腹胀满，应以健脾益气法治之，从而达到消胀除满的目的；因伤食所致的腹泻，不仅不能用止泻的方法治疗，反而要用消导通下的方法以去其积滞，这就是所谓的"塞因塞用""通因通用"。以上这些治法，都是顺从证候也就是疾病假象而治的，不同于一般的治疗方法，故称"反治"或"从治"。但其所从的证候是假象，因此所谓"反治"，实质上仍是在治病求本原则的指导下，针对疾病本质施治的方法。

二、治标与治本

在复杂多变的病症中，常有标本主次的不同，因而在治疗上就应有先后缓急之分。一般情况下，"治病必求于本"是根本原则，但在某些情况下，标证甚急，不及时解决可危及患者生命，因此应采取"急则治其标，缓则治其本"的法则，先治标病，后治本病。如大出血的患者，不论属于何种出血，均应采取应急措施，先止血以治标，待血止后，病情缓和，再治本病；再如某些腰腿痛患者，由于病程较长，腰背肌肉痉挛或挛缩，治疗时应先使腰背肌肉放松，在腰背肌肉得到一定程度放松的基础上，再治其本；又如某些慢性病患者，原有宿疾又复感外邪，当新病较急之时，亦应先治外感以治其标，待新病痊愈后，再治宿疾以治其本。所以，治标只是在应急情况下或是为治本创造必要条件时的权宜之计，而治本才是治病之根本。

由于病有标本缓急，所以治也有先后之别。若标本并重，则应标本兼顾，标本同治。如腰部的急性扭伤，疼痛剧烈，腰肌有明显的保护性痉挛，治疗多在放松肌肉、缓解疼痛后再治疗本病，这就是标本兼顾之法。临床上，标本的关系并不是绝对的，一成不变的，在一定条件下可以相互转化，因此应当掌握标本转化的规律，始终抓住疾病的主要矛盾，做到治病求本。

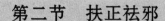

第二节　扶正祛邪

　　疾病过程从邪正关系来说，是正气与邪气矛盾双方互相斗争的过程。邪正斗争的胜负，决定着疾病的进退。邪胜于正则病进，正胜于邪则病退。因而治疗疾病，就要扶助正气，祛除邪气，改变邪正双方的力量对比，使之向有利于健康的方向转化。所以扶正祛邪是指导临床治疗的一个重要法则。《素问·通评虚实论篇》曰："邪气盛则实，精气夺则虚。"其治疗方法，《素问·三部九候论篇》认为应"实则泻之，虚则补之"，所以补虚泻实是扶正祛邪法则的具体运用。所谓扶正即是补法，多用于虚证，其目的是扶助正气，增强体质，提高机体的抗邪能力。临床可采用推拿、气功、体育锻炼、精神调摄、补充营养等方法。祛邪即是祛除病邪，使邪去正安。祛邪多用泻实之法，不同的邪气，不同的部位，其治法亦不相同。

　　祛邪与扶正，虽然其方法不同，但两者相互为用，相辅相成。扶正，使正气加强，有助于抵御和驱逐病邪；而祛邪，排除了病邪的侵犯、干扰和对正气的损伤，有利于保存正气和使正气得到恢复。在临床运用扶正祛邪原则时，要认真细致地观察和分析正邪双方相互消长盛衰的情况，根据正邪在矛盾斗争中所占的地位，决定扶正与祛邪的主次和先后，或以扶正为主，或以祛邪为主，或是扶正与祛邪并举，或是先扶正后祛邪，或是先祛邪后扶正。在扶正祛邪同时并用时，应以扶正而不留邪、祛邪而不伤正为原则。

第三节　调整阴阳

　　疾病的发生，从根本上说是阴阳的相对平衡遭到破坏，出现偏盛偏衰的结果。《素问·阴阳应象大论篇》曰："阴胜则阳病，阳胜则阴病。"对于阴阳的偏盛偏衰，《素问·至真要大论篇》曰："谨察阴阳所在而调之，以平为期。"因此，调整阴阳，补偏救弊，恢复阴阳的相对平衡，促进阴平阳秘，乃是推拿治疗的根本法则之一。由于阴阳是相互依存的，故在治疗阴阳偏衰的病症时，还应注意"阴中求阳""阳中求阴"，也就是在补阴时，应佐以温阳；温阳时，适当配以滋阴。《景岳全书·新方八略》曰："此又阴阳相济之妙用也。故善补阳者必于阴中求阳，则阳得阴助而生化无穷；善补阴者必于阳中求阴，则阴得阳升而泉源不竭。"

　　阴阳是辨证的总纲，疾病的各种病理变化也均可用阴阳失调加以概括。表里出入、上下升降、寒热进退、邪正虚实以及营卫不和、气血不和等，无不属于阴阳失调的具体表现。因此广义来讲，解表攻里、越上引下、升清降浊、寒热温清、虚实补泻以及调和营卫、调理气血等治疗方法，也皆属于调整阴阳的范围。《素问·阴阳应象大论篇》曰："其高者，因而越之；其下者，引而竭之；中满者，泻之于内；其有邪者，渍形以为汗；其在皮者，汗而发之；其慓悍者，按而收之；其实者，散而泻之。审其阴阳，以别柔刚，阳病治阴，阴病治阳，定其血气，各守其乡。血实宜决之，气虚宜掣引之。"正是指出了调整阴阳这一法则的具体应用。

第四节　调整脏腑功能

　　人体是一个有机整体，脏与脏、脏与腑、腑与腑之间在生理上是相互协调、相互促进的，在病理上则相互影响。当某一脏腑发生病变时，会影响别的脏腑功能。故在治疗脏腑病变时，不能单纯考虑一个脏腑，而应注意调整各脏腑之间的关系。如肺的病变，既可因本脏受邪而病，亦可因心、肝、脾、肾及大肠的病变所引起。如因心气不足、心脉瘀阻而致肺气失降的喘咳，应以温心阳为主；因肝火亢盛，气火上逆所致的咳血，则应以泻肝火为主；因脾虚湿聚生痰，痰湿壅肺，以致肺失宣肃的咳嗽痰多，应以健脾燥湿为主；因肾阴虚不能滋肺，肺失津润而致干咳、口咽干燥，则应着重滋肾润肺；因肾虚不能纳气，肺气上逆的气喘，应以温肾纳气为主；若因大肠热结，肺气不降而致的气喘，则宜通腑以泻大肠实热。又如脾脏病变，除本脏病变外，亦可由肝、心、肾及胃等病变引起。肝失疏泄，而致脾失健运者，应疏肝为主；脾土虚，则肝木乘之，治宜扶土抑木；命火不足，火不生土，应补火生土；胃失和降，以致脾失健运，则应着重和胃，以促进脾胃升降功能的协调。同样，其他脏腑的病变，也要根据各脏腑生理上的相互联系、病理上相互影响的道理，注意调整各脏腑之间的关系，使其功能协调，才能收到较好的治疗效果。

第五节　调整气血关系

　　气血是各脏腑及其他组织功能活动的主要物质基础，气血各有其功能，又相互为用。在生理上气能生血、行血、摄血，故称"气为血帅"；而血能为气的活动提供物质基础，血能载气，故称"血为气母"。当气血相互为用、相互促进的关系失常时，就会出现各种气血失调病证。调理气血关系的原则为"有余泻之，不足补之"，从而使气血关系恢复协调。

　　气能生血，气旺则血生，气虚生血不足，可致血虚，或气血两虚，治疗以补气为主，兼顾补血养血，而不能单纯补血；气能行血，气虚或气滞，可致血行减慢而瘀滞不畅，是为气虚血瘀或气滞血瘀，治宜补气行血或理气活血化瘀。气机逆乱，则血行也随之逆乱，如肝气上逆，血随气逆，则常可导致昏厥或咯血，治疗则宜降气和血；气能摄血，气虚不能摄血，可导致血离经脉而出血，治宜补气摄血。血为气母，故血虚气亦虚。血脱者，气常随血脱，治疗应根据血脱先益气的原则，先行补气固脱。

第六节　因时、因地、因人制宜

　　因时、因地、因人制宜，是指治疗疾病要根据季节、地区以及人的体质、性别、年龄等不同而采取相应的治疗方法。所谓因人制宜，是指治病时不能孤立地看病证，必须看到人的整体和不同人的特点；因时、因地制宜，则强调了自然环境对人体的影响。因时、因地、因人制宜的治疗法则，充分体现了中医治病的整体观念和辨证论治在实际应用上的原则性和灵活性。由于疾病的发生、发展是受多方面因素影响的，如时令气候、地理环境等，尤其是患者个人的体质因素，对疾病的影响更大。因此，在治疗疾病时，看问题必须全面，各个方面的因素均应加以考虑，具体情况具体分析，区别对待，酌情施治，才能取得较好的治疗效果。

推拿手法"补泻"作用于人体，可产生补虚、泻实、清热、散寒、祛瘀、消积、温通、发汗等作用，因此须结合具体情形，因时、因地、因人制宜，即根据患者年龄、性别、体质、生活习惯等不同特点，辨证施治地选择不同的推拿治疗方法。

一、因时制宜

《素问·生气通天论篇》曰："天地之间，六合之内，其气九州、九窍、五脏、十二节，皆通乎天气，其生五，其气三。"此是云天人相应，人体内外环境相通。故推拿治疗因时令、季节之别，补泻作用形式也当有异。

二、因地制宜

北方人腠理较密，皮肤粗糙，身体多强壮；南方人腠理疏松，肌肤润泽柔细，故针对起居、环境差异，对施术对象的手法补泻形式应有区别。

三、因人制宜

患者的禀赋、营养、脏腑功能、年龄、性别、体质、生活习惯等差别，以及耐受程度、病情变化、心理状况等诸多因素，皆可不同程度地影响手法补泻效果。所以，手法刺激量（压力、时间）的大小，应根据患者年龄、性别及体质的强弱、不同的操作部位、损伤部位的深浅与疾病性质而决定。一般情况下，如患者体质强、操作部位在腰臀四肢、病变部位在深层等，手法刺激量大；患者体质弱、操作部位在头面胸腹、病变部位浅表、急性损伤以及小儿患者等，手法刺激量较小。

由于急性损伤局部疼痛剧烈，肿胀明显，早期应活血化瘀，消肿止痛，并使患部休息和保护伤处，治疗可选取邻近的穴位，以及在病变区邻近部位进行轻柔的手法操作；待病情稍有缓解，再于局部运用中等刺激手法，以达活气血、舒筋脉、恢复关节功能之目的。慢性损伤，可直接在病变部位施术，其目的是舒筋活血、软坚散结、松解粘连、温经通络、祛瘀止痛，促进损伤组织的功能恢复，手法可稍重。其他如患者的职业、工作条件等亦与某些疾病的发生有关，在诊治时也应注意。

　　推拿（按摩）是祖国医学外治法之一，虽不同于针灸、药物，但其基本治法亦以中医基本理论为依据，不外乎补虚泻实，扶正祛邪，调和阴阳，使气血复归于平衡，达到治病的目的。《黄帝内经》曰："寒者热之，热者寒之，坚者削之，客者除之，劳者温之，结者散之，散者收之，损者益之。"又提出"治病必求其本"的治疗原则。推拿在几千年的实践中积累了丰富的经验，在临床上始终贯穿着辨证施治的思想，所以对许多疾病有显著的疗效。

　　推拿（按摩）是用手法作用于患者体表的特定部位或穴位来治病的一种疗法。因此手法的治疗作用取决于手法作用的性质和量，以及被刺激部位或穴位的特异性。换言之，对某一疾病用一定性质和量的手法，作用于某一部位或穴位，就起到某一特定的治疗作用。如果以同一性质和量的手法，刺激不同的部位或穴位，所起的作用则不同；不同性质和量的手法，刺激相同的部位或穴位，所起的作用也不一样。因此，不能单纯地用手法的性质和量来区分推拿的治疗作用；同样也不能单纯地用被刺激部位或穴位的特异性来区分推拿的治疗作用。对推拿治疗作用的研究，必须把手法和部位（或穴位）两者结合起来。

　　根据手法的性质和作用量，结合治疗的部位，推拿治疗亦有"温、补、通、泻、汗、和、散、清"等施治方法。

第一节　温法

　　温法又称温里法、祛寒法，有温经散寒、扶助正气、补益肾阳、散寒止痛等作用，适用于虚寒证。《黄帝内经》曰："寒者温之。"凡寒邪内侵脏腑所致的实寒证，以及阳虚寒从中生之虚寒证（二者皆为里寒证）都属于其适应证。临床上，温法采用摩擦、滚揉、挤压等手法，通过缓慢柔和而又深沉的节律性动作在治疗部位或穴位连续操作，使推拿摩擦患者肌肤时产生的热力深入于分肉或脏腑组织以扶持患者阳气，时间稍长，患者有较深沉的温热感，即达温热祛寒之目的。《素问·举痛论篇》曰："寒气客于肠胃之间，膜原之下，血不得散，小络急引故痛，按之则血气散。故按之痛止。"又曰："寒气客于背俞之脉……故相引而痛。按之则热气至，热气至则痛止矣。"这说明了人体因受寒而引起的疼痛，可用按穴法来祛寒止痛。

　　临床上，按、摩、揉中脘、气海、关元穴可温中散寒，常用于治疗五更泄泻；摩、擦肾俞、命门穴，则有温补肾阳、健脾和胃、扶助正气、散寒止痛等作用。对肠胃受寒而引起的腹部冷痛等症状，推拿可以散寒止痛、健脾和胃；而对肾阴不足的病证，施用推拿治法中的掌分腰法、揉臀法、揉大椎阳关法等又有温而补其不足的作用。

此外，真阳不足，寒邪直中三阴；或热病过用清凉，以致邪入三阴，病势急骤者，可用肩胛下重推法以回阳救逆。此外，寒性病虽有表寒、里寒之别，但从温法来说，一应都指里寒，故以温中为主要治法。当寒邪入里引起腹部冷痛、腹泻手足冷等症状时，可用腹部团摩法等以温中祛寒。温法因能产生热量，故对寒性疾病等推拿施用温的手法治疗时应以棉被覆盖施术对象，以免寒邪复入。

第二节　通法

通法有祛除病邪壅滞之作用。古人认为"通则不痛，痛则不通"。瘀结肿胀或关节不利、食滞积热、肌肉麻木及疼痛等都是由于经络不通所致。

《素问·血气形志篇》曰："形数惊恐，经络不通，病生于不仁，治之以按摩醪药。"指出推拿能治疗经络不通所引起的病症。《厘正按摩要术》曰："按能通血脉。"又曰："按也最能通气。"故凡经络不通之病，宜用通法。

（1）瘀血肿胀，通过推拿活血祛瘀，消除肿胀，使停滞的瘀血流散。如瘀血凝滞不行引起腹痛者，可用摩少腹法、按气冲法等。祛瘀血有助于生新血，所以对因瘀血而引起的血虚证也有效。如局部肿胀疼痛，可应用摩的手法，因"摩其壅聚，则瘀结之肿可散也"。

（2）肌肤疼痛麻木，可通过按的手法来消除疼痛，因为"按之则热气至，热至则痛止"。其次对肌肤麻木也可用通法，如环跳按法对下肢麻木有效；如上肢麻木则可用按缺盆法等。

（3）关节失利，推拿可使筋节舒畅，血脉流通，而引法和摇法又可牵引肢体，摇动关节，所以对关节功能障碍有较好疗效。

（4）食滞积热或小儿食滞生热，可用腹部团摩法，滞除则积热自去矣。

临床治疗时，手法要刚柔兼施，轻重适宜，如用推、拿、搓法于四肢，能调通经络；拿肩井则有通经络、行气血之作用；点、按背部腧穴，可通畅脏腑之气血。

第三节　补法

补法又称补益法，是运用补益作用的手法和治法，通过补养气血、补益体质和机能、调整阴阳以达到扶佐正气，消除一切虚弱征候的治疗方法。《素问·调经论篇》曰："按摩勿释，着针勿斥，移气于不足，神气乃得复。"指出因气不足而致患者，可以用"补"的推拿治法来补其气，以焕发或振奋机体各部器官、组织的阳气，使其机能旺盛，精神得复，从而达到补虚的目的。此外，在疾病后期正气虚弱、余邪未尽的情况下，使用补法的同时还能间接地收到祛邪的效果。

临床上，虚证有气、血、阴、阳之别，故补法应用时亦有补气、补血、补阴、补阳以相应。补气，主要适用于气虚所致诸病；补血，主要适用于血虚所致诸病；补阴，主要适用于阴精或津液不足所致诸病；补阳，主要适用于阳虚证，尤其是心、脾、肾阳虚所致诸病。临床应用此四大补法时，常根据脏腑、气血、阴阳、虚损等情况之不同，具体设立许多治法，如补血养心法、补益心脾法、益气健脾法、育阴滋肾法、滋补肝肾法、暖肾补阳法、补火温脾法等。

《素问·阴阳应象大论篇》曰："形不足者，温之以气；精不足者，补之以味。"指出了无论形或精，凡不足者皆当以补法施治，以补气血津液不足、脏腑机能衰弱及诸虚劳损证。推拿临床中，"虚则补之"和"扶正祛邪"是施术的指导思想。补法应用范围广泛，如气血两亏、脾胃虚弱、肾阳不足、虚热盗汗、遗精阳痿等，均可予以应用。一般施治手法宜轻柔，不宜过重刺激。在腹部多沿顺时针方向，重点在中脘、气海、关元等穴施术，时间要长，背部则多沿膀胱经进行操作。明代周于蕃曰："缓摩为补。"又曰："轻推、顺推皆为补。"这说明补的推拿手法用力应轻缓，如点肋补气法在操作时不但用力应缓，而且应迎随患者呼吸，对于倦怠乏力、气短懒言、头晕、眼花、心悸、内脏下垂等证有明显的补气作用。施用补法时，应注意实证不能用补法。过虚患者用补法也不宜过多，以免因不能耐受而引起虚性腹胀等现象。

一、补脾胃

脾胃为后天之本，脾主运化，胃主受纳。胃的受纳为脾的运化提供了物质基础，而脾的运化又为胃的继续受纳创造了条件。脾主升，胃主降，脾胃的升降功能是相互依存的，若脾气不升则胃气不得降；反之，胃气不降则脾气亦不得升。脾喜燥恶湿，胃喜润恶燥。所谓补脾胃，就是增强脾胃的正常功能。推拿治疗时常用推法、摩法、揉法在腹部作补法治疗，重点在中脘穴、天枢穴、气海穴、关元穴；再用按法、揉法、擦法在背部膀胱经治疗，重点在脾俞穴、胃俞穴，这样可调整脾胃功能，起到健脾和胃，补中益气的作用。

二、补腰肾

腰为肾之府，而肾又为阴阳之原，五脏六腑精气所藏，故肾亏则阴阳失固而虚，治疗时可在命门、肾俞、志室等穴施以摩法、擦法，同时摩揉腹部的关元、气海等穴，可起培补元气以壮命门之火的作用。推拿治法中的大补气法、横摩腰骶法可培元补气，补益命门之火，故常在肾脏亏损、精气失固而虚的情况下使用。

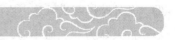

第四节　泻法

泻法又称"下法"，即用推拿攻逐体内结滞、通泄大便的治法，常用于下焦实证。如由于食积火盛、结滞实热，引起下腹胀满或胀痛、二便不通等，皆可用此法施治。然推拿之泻，不同于药物峻猛，故体质虚弱、津液不足而大便秘结者，亦能应用，这也是推拿泻法之所长。一般手法的力量要稍重，手法的频率可由慢而逐渐加快。虽然本法刺激稍强，但因推拿是取手法对内脏功能的调节作用而达到泻实的目的，故一般无副作用。如食积便秘，可用一指禅推、摩神阙、天枢两穴，再揉长强，以通腑泻实；阴虚火盛、津液不足、大便秘结者，用摩法在腹部作泻法治疗，可通便而不伤阴。

在推拿治法中，推腹法可起到泻的作用，但根据病情，针对轻泻与重泻有手法之不同。如《厘正按摩要术》曰："摩神阙治腹痛，兼治便结。"所以轻泻可用脐部团摩法，重泻如腹部挤推法等可以通泻下焦，祛滞消积。又如体虚及津液不足而引起大便秘结者，则应在轻泻法之中加用腹部斜摩法、束腹法等。小儿食滞积热或食积生惊，也可泻下祛滞，以通便镇惊。

临床上，泻法主要适用于各种里实证，凡里证实邪引起腹部胀满及胀痛、食积火盛、便燥尿闭等，都可用推拿治法中的泻法治疗。它除了有通便作用外，在热性病中能排除热邪与燥屎，所以还有清热的作用。运用下法应注意，病变的部位必须在里，且老年人、怀孕及妇女月经期中禁用。

第五节　汗法

汗法又称解表法，是运用解表发汗的方法开泄腠理，调和营卫，以达到祛除表邪、治疗表证的治法。《黄帝内经》曰："邪在皮毛者，汗而发之。"又曰："体若燔炭，汗出而散。"王冰注："风邪之气，风中于表，则汗法能解表，开通腠理，有祛风散寒的作用。"即指凡邪气在皮毛肌肤者，皆宜采用汗法，使邪从外解，既可以控制病邪由表入里的转变，又可以达到祛邪治病的目的。临床汗法主要适用于风寒外感和风热外感两类病症。

外感六淫之邪侵犯人体，先从皮毛开始，肺主皮毛，而推拿可以宣通肺气、祛风散寒、解肌发表，从而控制疾病的传变，达到早期治愈的目的。故此，金代医家张从正把推拿列为汗法之一。临床上，汗法是运用推拿手法来开泄腠理、驱逐体表病邪。

在施行推拿手法时，对风寒外感，用先轻后重的拿法加强刺激，步步深入，因拿重则增温，使全身汗透，达到祛风散寒、邪从表解的目的。风热外感，则用轻拿法，柔和轻快，使腠理疏松，祛风而邪散。施术时，患者感觉汗毛竖起，周身舒适，肌表微汗潮润，贼邪自散，病体则霍然而愈。施术中，推拿颈项部之风池、风府等穴，能疏散风邪；按揉手部之合谷穴、外关穴，可驱表邪；推、揉诸阳之会的大椎穴，有发散热邪，通三阳经气之作用；一指禅推拿风门穴、肺俞穴，可祛风邪、宣肺气。所以，凡外感风寒、风热之邪，采用推拿治疗以祛风散寒、解肌发表常有卓著功效。

在八纲中，外感表证有表寒和表热之分，所以推拿时首先应予辨别。如风寒外感，可用较重的背脊拿提法，发汗解表以清表热；风热外感可用手法较轻的背部抚摩法，使腠理疏松，发散风热之邪。凡外感风寒或风热，均可使用按风池法、额前分推法、拿肩井法等。

古人认为"气血不通，是致病之源"，而按风池法、额前分推法可以祛风清窍，主治外感头痛。又如拿肩井法，古人认为"肩井穴是大关津，推之开通气血行，各地推完将此掐，不愁气血不周身"。气血通行，则病邪自去。如外感挟湿，则又需配合健脾祛湿的摩上腹法、推腹法等。由于汗法能消耗体液和阳气，因此使用时应适可而止。对久病体虚感冒或产后外感使用汗法时，宜配合点肋补气法等治法，以扶正祛邪。

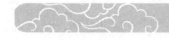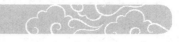

第六节 和法

和法又称和解法，是运用和解疏泄的方法，祛除病邪，调整机体，扶助正气，使表里、上下、脏腑、气血、阴阳和调的治疗方法。凡病在半表半里、肝胃不和、肝脾不调、肠胃不和、气血不调、营卫不和诸证，在不宜汗、不宜吐、不宜下的情况下，即可应用和解之法。

临床上根据病邪性质和病位，以及脏腑功能失调的不同情况，将其又分为和解少阳、疏肝和胃、调和肝脾、调和肠胃等不同治法。和解少阳适用于邪在半表半里的少阳证，疏肝和胃适用于肝胃不和证，调和肝脾适用于肝郁脾虚证或肝脾失调证，调和肠胃适用于胃肠不和，或上热下寒证。推拿之"和"，就是用轻揉的手法如揉法、摩法来调整机体表里之间的机能以扶正祛邪，驱邪外出。

《黄帝内经》曰："察阴阳所在而调之，以平为期。"所以推拿中的和法对外感病邪入半表半里部位，汗、吐、下法不宜使用时，可以和法施之，通过手法和经络穴位等的作用，达到气血调和、表里舒通、阴阳平衡的作用，恢复人体正常的生理状态。

推拿（按摩）运用和法时，手法应平稳而柔和，频率稍缓，以调脉气，和经血，常用于气血不和，经络不畅所引起的肝胃气痛、月经不调、脾胃不和、周身胀痛等症。《黄帝内经》曰："病在脉，调之血。病在血，调之络。病在气，调之卫。病在肉，调之分肉。"周于蕃氏谓："揉以和之。""和法可以和气血，活筋络。"说明可用和法调和以扶正气，驱除客邪。外感病邪的病位在半表半里，临床有寒热往来、胸胁痛、喜呕者，适用和法，如宽胸法等。又如摩季肋下法可以疏肝理气，治疗肝气郁结不能疏泄者。用摩上腹法和按内、外关法等有降逆止呕、健脾和胃的作用，可治疗胃气上逆、恶心呕吐等症。其次，月经不调、肝胃气痛、周身胀痛等，也可使用和法。

在临床应用中，"和"法主要可分为和气血、和脾胃、疏肝气等三个方面。和气血的方法有四肢及背部的滚、推、按、揉、搓等，或用轻柔的拿肩井等方法。和脾胃、疏肝气，则用一指禅推、摩、揉、搓诸手法在两胁部的章门、期门，腹部的上脘、中脘，背部的肝俞、脾俞治疗。

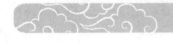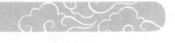

第七节 散法

散者即消散、疏散之意，故又称"消法"。所谓"有形用消法，无形用散法"。《黄帝内经》曰："坚者消之，结者散之。"就是通过推拿而使气、血、痰、食等因素而致的有形或无形的积聚凝滞，根据病情选择不同的推拿治法，使结聚疏通，达到摩而散之，消而化之的作用。推拿的散法，不论有形或无形的积滞都可使用，因此对脏腑之结聚，气血之瘀滞，痰食之积滞，均可使气血得以疏通，结聚得以消散。如饮食过度，脾不运化所致的胸腹胀满、痞闷，可用散法治之。推拿所用的散法，一般采用轻快柔和的手法。如外科痈肿用缠法治疗，气郁胀满则施以轻柔的一指禅推、摩等法；有形的凝滞积聚，可用一指禅推、摩、揉、搓等手法，频率由慢转快，以起到消结散瘀的作用。

临床上，散法的运用还包括理气、降逆、消食、利湿、除痰等。

一、理气法

理气法即通过推拿来调整体内的气，使之恢复正常运行以达到治疗作用，如胁肋胀痛、女子乳房胀痛或少腹疼痛、痛经等肝气郁结证，可用摩季肋下法、摩少腹法等以疏肝理气，通经止痛；有腹胀、腹痛、食欲差等脾胃气滞证，用扩胸法以宣肺理气等。

二、降逆法

气逆是指脏腑气机失调，向上冲逆而言。如肺之气正常时应肃降，胃之气应降浊，但在病态时则上逆而产生症状。肺气上逆则咳嗽、气喘，可用分肋法以肃肺降逆。胃气上逆则恶心、呕吐、嗳气、呃逆，可用内、外关按法以降胃止呕。其他如肝气过急、气火相并而上逆，引起头痛、眩晕等症状时，可用下肢重压法以镇肝潜阳。

三、消食法

消食法为通过推拿的治法以消除食滞的方法，如胃中宿滞引起的嗳腐、呕吐等，可用摩上腹法等"消而化之"，起到消食导滞的作用。

四、利湿除痰法

利湿除痰法即利用增加尿液来排除体内水湿或用除痰的手法来祛除痰湿的方法。如小便短少可用耻骨上横摩法及摩侧腹法等，肺中痰多引起的咳喘，可用推背法、按天突法等。"痰迷心窍"引起昏迷者，可用捏合谷法等以开窍豁痰。

使用散法时必须注意，行气作用较强的手法对孕妇及体虚者慎用；散法如用之过多，则有破气作用，必要时可与补法同用，以祛邪而不伤正气。

第八节　清法

清法又称清热法，是通过泻火、解毒、清热、除烦等作用以解除热邪的治疗方法。临床上，运用刚中有柔的推拿手法，在所取的穴位、部位上进行操作，即可达到清热除烦的目的。《黄帝内经》曰，"热者清之"，这是治疗一般热性病的主要法则。但热病的症状极其复杂，治疗时应鉴别病在里还是在表，病在里者还需辨别是属气分热还是血分热，是实热还是虚火，然后方可根据不同情况采取相应的手法。病在表者，当治以清热解表；在里且属气分大热者，当清其气分之邪热；在血分者，当治以清热凉血，实则清泻实热，虚则滋阴清火。施治时，如气分实热者重推督脉，气血虚热者轻擦腰部，血分实热者重推督脉，表实热者重推膀胱经，表虚热者轻推膀胱经。

推拿施治八法在临床上的运用，并非一病一法，而是随病情的变化相互配合应用。如内外壅实、表里俱急者，则不应拘泥于先表后里，而应汗下并用；正虚邪实，应攻补并用，以期邪去正复。积聚癥瘕，有初、中、末期之不同，施用推拿治法时，应依据患者正气情况，采用消散、消和或消补并用。对于寒热错杂的病证，则又可根据寒热的偏轻偏重，而采取温消并用或温通并用的推拿治法。

第七章 推拿（按摩）的适应证

推拿（按摩）的适应证十分广泛，如古代医家就用按摩或导引疗法来治疗的风、寒、暑、湿、饥、饱、劳、逸八类疾病。《唐六典》曰："按摩博士掌教按摩生，以消息导引之法以除人八疾。一曰风，二曰寒，三曰暑，四曰湿，五曰饥，六曰饱，七曰劳，八曰逸。"《华佗神医秘传》（卷十四）："凡人肢节腑脏郁积而不宣，易成八疾：一曰风，二曰寒，三曰暑，四曰湿，五曰饥，六曰饱，七曰劳，八曰逸。凡斯诸疾，当未成时，当导而宣之，使内体巩固，外邪无目而入。迫既感受，宜相其机官，循其腠理，用手术按摩疏散之，其奏效视汤液丸散神速。"《素问·玉机真藏论篇》曰："肝传之脾，病名曰脾风，发瘅，腹中热，烦心，出黄，当此之时，可按、可药、可浴。……脾传之肾，病名曰疝瘕，少腹冤热而痛，出白，一名曰蛊，当此之时，可按、可药。"《素问·调经论篇》曰："神不足者，视其虚络，按而致之……按摩勿释，著针勿斥，移气于不足，神气乃得复……虚者聂辟气不足，按之则气足以温之，故快然而不痛。"由上可知，推拿的适应证有惊厥、瘫痪、心痛、胃肠病、营养不良、肝瘅、脾风、癥瘕等方面的疾病。

临床上，推拿（按摩）治疗前的辨证是很重要的，尤其是对有关影响全身的某种疾病来说，辨证治疗更有深刻的指导意义。《黄帝内经》认为："按法者多，其中有不可按者，按则增病……故首先辨证。"国内如腹诊推拿流派在四诊之外还依据腹诊进行辨证，按腹部变异情况及结合客观上的需要，进而决定给予适当的治法，并可根据辨证的情况来判断疾病的发生原因和转归。

推拿（按摩）方法的适应证主要有：

（1）闭合性的关节及软组织损伤，如腰椎间盘突出症、腰肌扭伤、梨状肌综合征、半月板撕裂、膝关节副韧带损伤、腕关节扭伤、指间关节挫伤等。

（2）肌肉、韧带的急性扭挫伤和慢性劳损，如颈肌劳损、背肌劳损、腰肌劳损、跟腱炎、网球肘等。

（3）各种损伤后遗症，如手术与创伤后遗症；骨质增生性疾病，如颈椎骨质增生、腰椎骨质增生、膝关节骨性关节炎、跟骨骨刺等；风寒湿邪侵袭引起的肢体疼痛、麻木、沉重乏力或功能障碍等。

（4）周围神经疾患，如三叉神经痛、面神经麻痹、肋间神经痛、坐骨神经痛、腓总神经麻痹等。

（5）内科疾患，如神经官能症、气管炎、肺气肿、胃炎、胃下垂、十二指肠溃疡、半身不遂、高血压、冠心病、糖尿病、胆囊炎、腹胀、头痛等。

（6）五官疾患，如近视、耳鸣、咽喉炎、鼻窦炎、眼睑下垂等。

（7）妇科疾病，如功能性子宫出血、月经不调、盆腔炎、痛经、闭经、乳腺炎、产后耻骨联合分离症、子宫脱垂、更年期综合征等。

（8）儿科疾患，如小儿肌性斜颈、夜尿症、小儿脑性瘫痪、臂丛神经损伤、小儿麻痹后遗症、小儿消化不良、小儿腹泻等。

（9）皮肤病症，如黄褐斑、痤疮等。

（10）保健推拿（按摩）用于推拿减肥、小儿增强体质等。

第八章　推拿(按摩)的禁忌证

关于推拿（按摩）的禁忌证，《素问·腰中论篇》曰："岐伯曰：病名曰伏梁。帝曰：伏梁因何而得之？岐伯曰：裹大脓血，居肠胃之外，不可治，治之每切，按之致死。"《素问·举痛论篇》曰："寒气客于侠脊之脉，则深按之不能及，故按之无益也。……实者，外坚充满，不可按之，按之则痛。"明代张介宾在《类经·官能》中也指出："导引者，但欲运行血气而不欲有所伤也，故惟缓节柔筋而心和调者乃胜是任，其义可知。今见按摩之流，不知利害，专用刚强手法，极力困人，开人关节，走人元气，莫此为甚。患者亦以谓法所当然，即有不堪，勉强忍受，多见强者致弱，弱者不起，非惟不能去病，而适以增害。用若辈者，不可不慎。"

临床上，推拿（按摩）的禁忌证主要有：

（1）开放性软组织损伤，如骨折未愈合、韧带和肌肉断裂的固定期、创伤、刀伤以及皮肤破损者。

（2）严重感染性疾病，如脓毒血症、蜂窝组织炎、丹毒、脓肿、化脓性骨髓炎、溃疡性皮炎、烫伤等。

（3）由结核菌引起的运动器官的病症，如骨结核等。

（4）传染性疾病，如肺结核、病毒性肝炎等，以及疾病的急性期病情危重，有高热、神志不清者。

（5）有严重出血倾向，如血友病、血小板减少症等。

（6）妇女妊娠、经期的腹部、腰骶部，以及产后恶露未净（子宫尚未复原）的小腹部不可推拿，以免发生流产或大出血，必须施行手法治疗者，宜采用轻手法并分多次进行。

（7）恶性肿瘤，如肝癌、肺癌等，心、肺、肾等重要脏器功能严重损害者。

（8）体弱、年老患者，禁施强刺激手法，须用轻缓的手法。

（9）严重脊椎滑脱的病例，局部慎用重手法。

第九章 推拿（按摩）的注意事项

推拿（按摩）疗法之所以能使受伤的组织恢复生理状态，使脏腑的机能失调得到纠正，关键在于要根据不同的对象辨证施治。由于伤有轻重，病有缓急，人有胖瘦，证有虚实，患者治愈的迟速及遗留残疾与否，皆取决于推拿治疗是否得宜。

第一节 推拿（按摩）前后

一、推拿（按摩）前

推拿（按摩）治疗前，施医者必须首先查明病机，明确诊断，优选经穴，确定手法，贯彻补虚泻实、辨证施治的原则，做到心中有数，考虑全面，有中心，有重点。

在推拿（按摩）前，施医者必须通过临床各种检查手段（包括 X 线、化验等）明确对患者的诊断，然后选择对治疗病症有效的推拿手法和治法，做到部位与穴位有机配合，整体与局部互相配合，精力集中、体位适宜、手法得当、施力适度、治疗有序、时间灵活、操作卫生等。如推拿（按摩）施医者的双手要保持清洁、温暖、勤修指甲，避免损伤被推拿部位的皮肤，并要注意室温及被推拿部位（如背部、腹部）的保暖。一般推拿（按摩）前后均应洗手，如在冬天，手应先取暖后再行治疗。

同时，医者的态度要和蔼、严肃而有同情心，做好对患者的解释工作。治疗前，应先与患者讲解在治疗过程中的注意及禁忌事项，以及反应期中可能出现的现象，以免引起患者不必要的顾虑或疑惧。对病情较严重或神经衰弱者，应进行解说及安慰，使患者树立恢复健康的信心，并使之与医生密切合作。此外，对患者还应注意避免有刺激性的谈话，如病情恶化、不良之预后等，并应指导其家属与患者之谈话范围，以免给患者精神上的不良刺激而影响疗效。

二、推拿（按摩）时

推拿（按摩）治疗时，应嘱咐患者不要紧张，全身肌肉放松，自由呼吸。对幼儿进行治疗时，护理人员应设法逗引，避免因恐惧而啼哭。做腰背和下腹部的推拿前，应提醒患者先排空大小便，以免在推摩腹部时引起不适感觉，必要时在推腹前再排小便一次。患者在过饥、过饱以及醉酒后，均不适宜推拿。一般在餐后 1~2 小时进行推拿为宜。患者剧烈活动后，需休息半小时再进行推拿。

腹部推拿前后半小时内，医生应嘱患者不要喝水。

推拿（按摩）的操作程序、强度、时间，需根据治疗中患者的全身与局部反应及治疗后的变化随时调整，医者应掌握急则治标，缓则治本的原则，灵活机动、临证变通。治疗中，医生要精心细致地研究每一种疾病的特点，随时观察病情的变化，及时调整治疗方案。因为针对某一个部位、某一种病的常规手法，都是医生在长期临床实践中得出的一般规律，不能一法百用，而要根据不同病情加以取舍，灵活运用，以便更好地达到治疗目的。

临床上，治疗一种疾病往往需要多种手法和治法，医者对这些方法的选用必须次序分明，有步骤地进行操作，一般的顺序是先使用轻手法放松肌肉，解除患者的紧张情绪，探索患者对力的耐受程度，然后再逐渐加力，直到患者能接受为止。同时，应根据病情需要和部位决定施用压力的大小，宜按先轻、后重、再轻三个步骤，不得妄使蛮力，尤以刺激点为然。最后，做活动关节手法和轻手法结束操作。

三、推拿（按摩）后

一般推拿（按摩）后，患者皮肤表面多有微汗，所以暴露部位应尽量减少，冬季除房内保持温暖外，还应用棉被蔽盖，即使在夏季亦应外覆薄被单，以免风邪袭入。

在推拿（按摩）结束后，被推拿（按摩）者应感到全身轻松舒适，原有症状改善。如果患者出现不同程度的疲劳感，也属于常见反应。患者在推拿（按摩）后要注意适当休息，避免寒凉刺激，避免再度损伤。推拿后，医生还应根据病情，提醒或帮助患者作短时间的散步运动，以协助气血和畅。对于骨折后遗症的患者，医生应指导其受损肢体作适当的锻炼活动，以促进其功能恢复。

第二节　推拿（按摩）意外的防范

推拿（按摩）意外的防范，是指在推拿过程中或推拿刚结束时患者出现的异常症状与反应。其轻者，有心慌、眼花、头晕、头痛、耳鸣、恶心、腹部或全身不适，重者可有呕吐、跌倒、面色苍白、昏厥、骨折、瘫痪等。一般轻者几分钟左右可自行恢复正常，重者可有生命危险。此大多由于施医者手法粗暴、操作不当所引起，亦与患者饥饿疲劳、精神紧张、体位突然改变等因素有关。所以，推拿操作者应精通推拿手法，熟悉人体解剖，提高诊断能力，避免操作失误。此外，施医者还应掌握处理推拿意外的急救措施，加强推拿中的全程观察。对于初诊患者，应予以就诊指导。

一、体位

医者在手法操作过程中，需根据患者疾病与推拿部位的不同采用合适的施术体位。身与手的距离以及坐或站的位置，应以既便于手法操作，又能保存自己的体力为宜。患者的体位，则根据治疗部位的不同，可分别采取坐位，卧位（仰卧位、侧卧位和俯卧位），立位等，以既能持久、舒适，又便于医者操作为宜。如坐位时，患者端正而坐，肌肉放松，呼吸自然。患者所坐凳子的高度最好与膝至足跟的距离相等，在拿肩筋、摇肩关节及扳摇颈项时常采用此体位。俯坐位时，患者上身前俯，屈肘，前臂支撑于膝上或桌上，肩背肌肉放松，呼吸自然，在背部运用擦法、拍法、肘压法、一指禅推法或热敷时常采用此体位。在仰卧位时，患者头下垫枕，仰面而卧，下肢平伸，上肢自然置于身体两旁，肌肉放松，呼吸自然。一般对颜面、胸腹及四肢前侧方等部位施术时，常采取此体位。在俯卧位时，患者背面而卧，头转向一侧或向下，下垫枕头，上肢自然置于躯干两旁，或屈肘置于头部两侧，肌肉放松，呼吸自然，对肩背、腰臀及下肢后侧方等部位施以手法时，常采用此体位。侧卧位时，可根据治疗需要，将两下肢均屈曲或一腿屈曲、另一腿伸直，在臀部及下肢外侧施以手法及作腰部斜扳时，常采用此体位。

二、介质

推拿（按摩）介质（递质），是指在推拿时涂于受医者体表起润滑作用或兼有治疗作用的制剂。推拿时运用介质，在我国已有悠久的历史，如《圣济总录·卷四》曰："若疗伤寒以白膏摩体，手当千遍，药力乃行，则摩之用药，又不可不知也。"又如《景岳全书·卷四十五》曰："治发热便见腰痛者，以热麻油按痛处揉之可止。"现在，推拿临床治疗中在运用某些手法时常应用各种介质，如葱汁、姜汁、葱姜汁、滑石粉、麻油、松节油、红花油、冬青膏、药酒等，亦可运用中药制成的软膏或霜剂，在润滑和保护肌肤的同时，进一步加强手法的治疗作用。

（1）葱姜水是葱白和生姜捣碎取汁（或将葱姜用酒精浸泡）而成，能加强温热发散作用，常用来治疗小儿虚寒证（在夏季治疗小儿发热时则多用清水）。

（2）滑石粉一般在夏季应用。夏季易出汗，在出汗部位运用手法时，容易使皮肤破损，局部敷以滑石粉，可保护患者和医者的皮肤。

（3）麻油常在运用擦法时使用，可加强手法的透热效果。

（4）冬青膏系冬青油（水杨酸甲酯）与凡士林的混合剂，用擦法或按揉法时常用此膏，可加强透热效果。

（5）酒（或酒精）也是推拿常用的介质。公元前 17 世纪，中国人发明了酒（史称仪狄人造酒）。酒在防病治病中起着很重要的作用，古汉字"醫"就已反映出医与酒（酒与酉通用）密不可分。

人们在长期饮酒的过程中逐渐认识到，少量饮酒可以通经活血，令人精神兴奋，而饮酒量大时，就会使人麻醉。由于酒通血脉，可以用来止痛；酒还有杀菌作用，可用于消毒；酒又有挥发和溶媒的性能，所以又是良好的溶剂。因此，人们常用酒来炮制药物，并制成各种药酒。

历代医籍及本草著作中，都把酒作为不可缺少的药物来记载。推拿（按摩）手法与药酒合用，最早出现在《素问·血气形志篇》。由于酒有活血止痛、兴奋麻醉的作用，用酒来溶解药物制成药酒配合推拿治病，可以更好地发挥效果，所以《汉书·食货志》曰："酒为百药之长。"这些都是有关推拿和药酒合用以提高治疗效果的最早记载，体现了酒在古代医疗中的重要作用。所以历代许多医家均乐于采用推拿结合药酒的方法以治病。当代推拿医家骆竞洪等，在施以推拿手法和治法的同时应用其祖传的"香桂酒"，收到良好的疗效。

三、热敷

热敷是把物体或药物加温，趁热敷于体表的一种治病和保健方法。古称熨。运用热敷法治疗某些疾病，在我国已有两千多年的历史，《黄帝内经》中所述的"熨"法就是热敷法。1964年在湖南长沙下麻的战国墓出土的砭石，据考证为用于熨法的原始工具，可见当时的人们已借助热熨法来进行保健和医疗。《灵枢·病传》有"导引行气，乔摩、灸、熨、刺、焫"的记载。历代医书中也有"向火摩"，"两手摩热、拭体、掩脐"等借助火热来进行保健治疗的记载，并有药熨、汤熨、酒熨、铁熨、葱熨、土熨等方法。

热敷可分为干热敷和湿热敷两种，其主要目的是"透热"，系根据不同的病情，配合各种性能的药物，以加强温经通络、活血祛瘀、散寒止痛等的效果。

在推拿临床中，湿热敷较为常用。湿热敷一般在手法操作以后应用，如应用擦法后常配合湿热敷。湿热敷既能加强手法的治疗效果，又可减轻因手法刺激过度对机体局部的不良反应。其方法系用一些具有祛风散寒、温经通络、活血止痛作用的中草药置于布袋内，然后将袋口扎紧，放入锅中，加适量清水煮沸数分钟，然后取出绞干后趁热敷于患部。有时也可将毛巾浸透热水后绞干，折成方形或长条形（根据治疗部位需要而定）敷于患部。待毛巾不太热时，即用另一条毛巾换上，一般换2~3条毛巾即可。为加强治疗效果，可先在患部用擦法，使毛孔开放，随即将热毛巾折叠平整敷上，并隔着毛巾施以轻拍法（注：热敷应在手法操作结束后使用，在热敷时切勿施以按揉等其他手法，否则容易破皮），这样热量就更易均匀透入肌肤。

热敷的温度，应以患者能忍受为限，要防止发生烫伤和晕厥，对皮肤感觉迟钝的患者尤须注意。热敷时，须暴露患部，因而室内要保持温暖无风，以免患者感受风寒。

四、推拿（按摩）反应

推拿（按摩）治疗期间，特别是采用腹部推拿治疗慢性病的过程中，患者基本上无痛苦，但一般多有以下几种反应（当然，在治疗中并不一定按如下排列依次出现，或全部患者均可发生以下现象），应与患者在治疗前讲解清楚，以免引起疑惑而影响治疗。

1. 腹壁不适期

腹壁不适期，即在腹部推拿后，患者腹壁多有不适或轻度疼痛的感觉，此种现象在大部分病例中都会发生，但患者的不适程度因人而异，不适感觉多在2~6天后消失，其中以2~3天时较明显，嗣后即无此现象发生。急性病无此反应。

2. 轻快期

患者经过不适期后，即感全身轻快舒适，有如释重负感；亦有与腹壁不适期相伴发生者。

3. 下肢远心端出汗期

此时期病情已有好转，患者亦感有明显进步，症状已部分消失或减轻，此种现象多在治疗的7~20天内发生，病情严重者可稍行延迟。年老患者如有此现象发生，则为预后极佳之征。

4. 疲倦期

患者经过一段时期治疗后，可感到全身疲惫，但又不易入睡，此种现象为时较短（或有与嗜睡期伴发者），故治疗后即转入嗜睡状态，但体质较虚弱或病情严重的患者可能延长此种过程。

5. 嗜睡期

患者睡眠时间延长，极易入睡，甚至有呈连日入睡状态者。此乃患者在治疗过程中效果良好的表现，亦为病情将愈之兆。若患者出现此状态，应尽量使其安静入睡。

6. 排泄期

患者大便或小便次数增加，其中以大便次数增加为多，大便可呈稀粥状，内含物可含多种样颜色，如红白或黏液状，有时如患痢之腹泻。然其所不同者，为患者便前后无不适感觉，更无坠胀或里急后重之感，反觉精神焕发、全身舒适与心情愉快，此时仍应继续推拿治疗，不可止泻，因其数日内即自行停止。亦有患者伴有呕吐症状，但为数较少。妇女此期可有月经量增多或颜色不正，或在治疗过程中白带增多者。以上均为病情好转之征，经此过程后患者病情可有明显改善。

7. 恢复期

患者一切症状几乎完全消失，此时可为患者充分供给食物营养，并可配合适当运动，但不可过度剧烈。

8. 痊愈期

患者病状消失，健康恢复。

第十章 推拿(按摩)的经络

经络是经脉和络脉的总称，是运行全身气血，联系脏腑形体官窍，沟通上下内外，感应传导信息的通路系统，是人体结构的重要组成部分。它们在人体内彼此紧密相连，纵横交错，内通五脏六腑、外络肢体皮毛，从而构成一个完整的循环系统，起着兴气血、通阴阳、养脏腑、利关节的作用。如果气血循经顺利运行，那么人自然身体健康；如果气血运行受阻，人就会产生疾病。

"经络"一词首先见于《黄帝内经》。《灵枢·邪气脏腑病形》曰："阴之与阳也，异名同类，上下相会，经络之相贯，如环无端。"《灵枢·经脉》曰："经脉者，所以能决死生，处百病，调虚实，不可不通。"

经，有路径之意，即路径可通达各处，且是直行之干线；经脉贯通上下，沟通内外，是经络系统中的主干。络，有网络之意。络脉是经脉别出的分支，较经脉细小，纵横交错，遍布全身，此络网可将人体的上下、左右、前后、内外等予以联结，并或深或浅地将五脏（心、肝、脾、肺、肾），六腑（胆、胃、大肠、小肠、膀胱、三焦），头面，躯干，四肢等都联系起来，用真气来促进全身的生理作用，显现生命的现象。《医学入门》曰："经者，径也，径直者为经；经之支脉旁出者为络。"说明经脉是主干，络脉是分支。《灵枢·脉度》曰："经脉为里，支而横者为络，络之别者为孙。"由于经脉多循行于深部，络脉循行于较浅的部位，有的络脉还显现于体表。所以《灵枢·经脉》曰："经脉十二者，伏行分肉之间，深而不见……诸脉之浮而常见者，皆络脉也。"

经络包括了十二经脉、奇经八脉、十二经别、十二经筋、十五络，以及很多络脉和孙络脉等。经络内属于脏腑，外络于肢节，沟通于脏腑与体表之间，将人体脏腑、器官、孔窍以及皮肉筋骨等联系成为一个有机的整体；并借以行气血，营阴阳，使人体各部的功能活动得以保持协调和相对的平衡。正常生理情况下，经络有运行气血，感应传导的作用，而在发生病变情况下，经络就成为传递病邪和反映病变的途径。《灵枢·经别》曰："夫十二经脉者，人之所以生，病之所以成，人之所以治，病之所以起，学之所始，工之所止也。"说明经络对生理、病理、诊断、治疗等方面的重要意义。在治疗上，无论是针灸、推拿或药物治疗，都是通过调整经络气血的功能活动，进而调节脏腑机能，达到治疗疾病的目的。推拿的辨证归经、循经取穴、手法补泻等，也无不以经络理论作为依据。

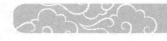

第一节 经络研究

一、经络的生理功能

经络是人体组织结构的重要组成部分，其生理功能称为"经气"。经络在生理上具有运行气血，沟通表里、上下，感应传导，联系脏腑器官，濡养脏腑组织，调节脏腑器官的机能活动，以及抵御病邪、保卫机体的功能。在病理上，经络既可反映病变的部位，又往往成为疾病传变的通路。因此经络所反映的证候，在临床诊断上可以作为判断疾病所在部位的一个重要依据。在治疗上，经络普遍地应用于药物归经、针灸、推拿、气功等各个方面。

经络理论在生理、病理、诊断、治疗各方面都有其重要意义，它贯穿在祖国医学的整个理、法、方、药之中，成为指导临床各科的基础理论之一。

二、经络的临床应用

在正常生理情况下，经络是人体通内达外的一个通道，有运行气血，感应传导的作用。当生理功能失调时，经络又是病邪传注的途径，具有反映病候的特点，故临床某些疾病常常在经络循行通路上出现明显的压痛或结节、条索状等反应物，以及相应的部位皮肤有色泽、形态、温度、电阻等的变化。通过望色、循经触摸反应物和按压等，可推断疾病的病情变化。《素问·皮部论篇》曰："邪客于皮则腠理开，开则邪入客于络脉，络脉满则注于经脉，经脉满则入舍于腑脏也。"指出经络是外邪从皮毛腠理内传五脏六腑的传变途径。当然，由于脏腑之间通过经脉沟通联系，所以经络还可成为脏腑之间病变相互影响的途径。如足厥阴肝经挟胃、注肺中，所以肝病可犯胃、犯肺；足少阴肾经入肺、络心，所以肾虚水泛可凌心、射肺。至于相为表里的两经，又分别络属于相为表里的脏腑，因而使相为表里的脏和腑在病理上常相互影响，如心火可下移小肠；大肠实热，腑气不通，可使肺气不利而喘咳、胸满等等。

由于经络有一定的循行部位及所络属的脏腑及组织器官，故根据体表相关部位发生的病理变化，可推断疾病的经脉和病位所在。临床上可根据所出现的证候，结合其所联系的脏腑，进行辨证归经。通过经络的传导，内脏的病变反映于外表，表现于某些特定的部位或与其相应的孔窍。如肝气郁结常见两胁、少腹胀痛，即是因为足厥阴肝经抵小腹、布胁肋；真心痛，不仅表现为心前区疼痛，且常放射至上肢内侧尺侧缘，即是因为手少阴心经行于上肢内侧后缘之故。又如头痛一证，痛在前额者，多与阳明经有关；痛在两侧者，多与少阳经有关；痛在后头部及项部者，多与太阳经有关；痛在巅顶者，多与厥阴经有关。《伤寒论》的六经分证，即是在经络学说基础上发展起来的辨证体系。另外，在临床实践中，还发现在经络循行的部位，或在经气聚集的某些穴位处，可有明显的压痛或有结节状、条索状的反应物，或局部皮肤出现某些形态变化，这也有助于疾病的诊断。如肺脏有病时可在肺俞穴出现结节或中府穴有压痛；肠痈可在阑尾穴有压痛；长期消化不良的患者可在脾俞穴见到异常变化，等等。正如《灵枢·官能》所曰："察其所痛，左右上下，知其寒温，何经所在。"就指出了经络对于临床诊断确有重要的指导作用。

针灸、推拿治病，是通过刺激体表某些腧穴以疏通经气，调节人体脏腑气血功能，对某一经或某一脏腑的病变，在其病变的邻近部位或经络循行的远隔部位上取穴，通过针灸或推拿，以调整经络气血的功能活动，从而达到治疗疾病的目的。而穴位的选取，首先必须按经络学说来进行辨证，断定疾病属于何经后，再根据经络的循行分布路线和联系范围来选定，即"循经取穴"。

三、经络的研究进展

中国医药学历史悠久，影响巨大，是世界传统医学宝库中的一颗明珠。它以源远流长、理论系统、理论与实践密切结合、效验确定而广受瞩目。中医理论以脏腑、经络、津液气血等为核心，其中的经络学说产生最早。1973年，中国长沙马王堆汉墓出土的帛书《足臂十一脉灸经》《阴阳十一脉灸经》，是现存最早的经络学专著。二千多年前的《黄帝内经》中，更具体、系统、全面地讲述了经络的循行分布、与脏腑的关系、病候以及经络系统中经别、络脉、经筋、皮部的内容，还提出了经络的根结、标本、气街、四海等理论，成为指导针灸推拿和临床各科诊疗的重要依据。

目前，各国学者对经络学说的认识不断加深，并投入很大的力量进行研究。几十年来，围绕经络研究的争论层出不穷，成为中国医学科学工作中争论最激烈又备受人们重视的课题。千百年的医疗实践证明，经络学说的主流是正确的，它的理论思想与现代科学发展的前沿合拍，尤其与生命科学的研究关系密切，因此经络研究有广阔的前景。

（一）循经感传现象的研究

1956年，中国将经络的研究列为全国自然科学发展规划的重点项目，有组织地进行临床观察、形态学研究和实验研究，取得了一定的进展，但也有曲折和干扰。20世纪70年代，在针刺麻醉研究的推动下，解放军309医院、北大生物系和中科院生物物理研究所的研究人员，进行了1000例循经感传出现率的调查，对8名感传显著者进行经脉感传的观测。1973年，由卫生部组织，按统一方法和标准，在20余个省、市进行了20万例的人群普查，然后观察出现感传的情况。以后中国学者又分别在国外对莫桑比克人（203例）、尼日利亚人（182例）、塞内加尔人（193例）、英美德法等白种人（110例）的循经感传进行了观察，证明循经感传在人类当中，无人种和地域的差别。在不同性别、年龄、地域、种族、健康和文化水平的受试者身上，都能观察到循经感传现象。

此外，日本等国学者也先后进行过这类研究和报道。在人群中，有感传的是少数，占15%～20%，显著循经感传则只有1%。但是对不敏感人的井穴加电刺激后，用特殊的小锤进行叩击，可以在肢体上叩出一连串的敏感高发声点，连接起来即是古籍记载的经脉线，这条线同样具有电、声等特性。实验证明，这种隐性循经感传是有普遍性的，占测试者的95%左右。这一结果是可重复验证的。北京市中医医院和河北保定地区中医医院的学者，发现运用传统的手段进行催气运针，受试者中循经感传出现率达80%以上。气功入静者可以诱发循经感传，其出现率达80%，而且多数人都可通达经脉全程。这些观察结果证实了明代李时珍所说的"内景隧道，惟返观者能明察之"。

国内外的一些学者，还对循经皮肤病进行了观察，总结了循经皮肤变化，包括神经性皮炎、皮肤色素沉着等 25 个病种，发现针刺时出现循经的红线、白线、红疹及皮下出血等血管神经反应，常可保持数小时以上。在患者身上，还发现有循经性疼痛、麻感、酸、痒及走窜感，冷、热及水流感，与古代典籍中的经脉记述相吻合。病程短者 2 ~ 3 天、长者达 15 年仍存在这种现象，称为循经感觉病。循经感传、隐性循经感传、循经皮肤病、循经疼痛和循经感觉异常，均基本符合古代典籍中对经脉线的记载。

1985 年，经络研究被列入国家"七五"攻关课题；1990 年被列为国家十二项重大基础理论研究之一；1998 年又被列入国家攀登项目。经过 30 多年的努力，经络的现代研究取得了显著的进展。目前我国学者已有大量的资料说明经络现象是客观存在的，其中循经感传尤为多见，它普遍地存在，是一种正常的生命现象。人体体表可以观察到与古代典籍中记述的经脉循行路线基本一致的线路，它与人体功能的调节密切相关。经脉和脏腑间，确有相对特异性联系。同时，我国学者在经络的研究方面还采用了电、声、光、核、气等多种理化方法、神经生物形态学方法，如 CB-HRP（辣根酶）萤光双标法等手段，从细胞水平进行研究。

1. 经络研究皮肤电阻和电位检测法

多年来，中外学者用电学方法，采用皮肤电阻为指标进行研究。20 世纪 50 年代初，日本发现人体体表存在 26 条低电阻连线，称为良导络，它的径路与古代典籍中记载的经脉线路相似。我国学者之后对皮肤低电阻点的检测方法进行了重要的改进，并进行了系统的论证。通过对十四经脉的测试结果，证明皮肤低电阻点的循经性。低电阻点密集分布，沿经排列，但不连续，其结果稳定可以重复。当对机体施加外加电流时，穴位与非穴位的皮肤电位差较明显，并且反映出经络脏腑功能方面的活动。有人认为皮肤电位测定较皮肤电阻测定更有意义。

2. 经络研究同位素示踪法

国内外学者从 20 世纪 60 年代即采用放射性同位素示踪法研究经络。采用在穴位上注入 ^{32}P 观察到所测 12 条示踪轨迹与古代典籍中记载的经脉线基本一致。近些年来采用高锝酸钠注入穴位，用大视野数字照相机记录，观察到：①四肢部可迁移 30 ~ 110 厘米，轨迹主要位于皮下；②移行的速度为 3.5 ~ 76 厘米/分，在非穴位注射则有瘀积；③在活体观察发现溶液移动与淋巴和神经干无直接关系，但与血管关系密切；④在四肢部的十二经脉和任督二脉基本循古典记载走完全程，仅大肠经和心包经有一定变异。专家鉴定认为此法直观、客观，重复性较强。

3. 经络研究循经声信息检测

经络研究者们观察到，刺激穴位的声信号（低频振动）可沿经络的路线传导，其轨迹与古典记载相吻合，信号的频率在 8 ~ 97Hz，高峰集中于 30 ~ 40Hz。结果稳定，可重复。

4. 经络研究光检测法

①体表超弱冷光检测：以体表超冷光信号为指标，观察到高发光点基本循十四经分布。某些患者在不同经穴发光有不对称变化，与健康人有显著差异。

②红外成像法检测：一切物体温度高于 -273℃时，它内部的分子就会因热运动而向空间放射红外线。用高灵敏度的探测器通过荧光屏或拍照可以出现亮带和暗带，其显示的路线与经络相符，而不同于神经和淋巴。

5. 经络研究 CO_2 和 O_2 分压的测定

经络研究者通过进行人体经络体表循行线 CO_2 呼出量特性的研究，发现经线上 CO_2 呼出量（RCO_2）高于经线外，并且从井穴向合穴不断增大。

6. 经络研究针效阻滞定位检测

经络研究者利用针刺时出现的循经感传经压迫可以出现阻滞的特性，测出一系列的阳性阻滞点，将这些阳性阻滞点连接起来，即绘成一条轨迹，此轨迹基本与古典记载相吻合。这是一种应用于临床的检测。

（二）经脉脏腑相关研究

经络内属于脏腑、外络于肢节，沟通人体内外表里。通过经络的联系，脏腑病变可反映到体表，出现特定症状和体征；而刺激体表的一定经穴，又可以治疗相应脏腑的疾病。所谓"有诸内必形诸外""揣外而知内，治外而调里"，这就是经络脏腑之间的相关性。如《素问·脏气法时论》即云："心病者，胸中痛，胁支满，膺背肩胛间痛，两臂内痛。"将脏腑与肢节联系起来。

针刺心包经的内关、郄门、曲泽、天泉四穴和心包经上的两个非穴点，及四穴旁 2 厘米的八个对照点，对 80 名受试者心功能（包括 LVET、P/L、SV 等 8 项指标）及心电图进行测试，发现针刺心包经上四穴和非穴点与对照八穴对比，差异非常显著（$P<0.01$）。而内关等经穴又优于非穴位点。这表明心包经与心脏的功能关系密切。有人相继对胃经和胆经进行实验观察，结果相同。还有人观察到针刺足三里、小海、曲池分别对胃、小肠和结肠运动有相对特异性。1984 年，有报道称，在内关、足三里、孔最和太溪注射的示踪剂 $Na^{125}I$ 均能迅速到达各脏器，但到达的速度、强度则因穴位不同而不同。随着经络研究的深入，经脉与脏腑的相关性研究必将成为重点之一，它对于阐明经络实质、提高疗效有不可低估的作用。

（三）经脉实质的假说

经脉内属于脏腑、外络于肢节，行血气、营阴阳，这是经脉最基本的属性。实践证明，在已知的神经、血管、淋巴等组织之外寻找独立的新的经络的一切尝试都归于失败，但大量的实验为阐释经络现象的机理和经络实质奠定了基础。目前对经络实质的假说主要有经络与中枢神经—体液调节机制相关说、中枢说、经络—皮层—内脏相关假说、经络与周围神经系统相关说、二重反射与轴索反射接力联动说、经络与肌肉相关说，以及细胞间隙说、低流阻通道说、波导管论等。也有人从系统论、控制论、耗散结构等角度进行了有益的探讨。

1. 经络与中枢神经—体液调节机制相关说

此学说认为经络是以神经系统为主要基础，包括血管、淋巴、体液等已知结构的人体功能调节系统。中医认为经络具有行血气、通阴阳、决死生、处百病的重要作用。现代生理学认为，人体功能活动的联系和调节及其与外环境的平衡统一，主要是由通过神经—体液调节机理实现的。有的学者根据循经感传的一些特征，认为在体表发生的感传线是在中枢神经系统里发生的过程，经络是大脑皮层各部位之间特有的功能联系，经络上的穴位在大脑皮层上各有相应的点。

2. 经脉实质的中枢说

针刺一个穴位引起大脑皮层相应点兴奋后，这一兴奋就按其特有的功能联系，有规律地扩散在同一经脉上有关穴位的相应点，引起该系统的兴奋，大脑皮层某一系统发生兴奋后，在体表的投影也相应兴奋，在主观上即形成了循经感传的感觉。即"感在中枢，传也在中枢"。其基本根据是截肢者的幻肢感传感；气功入静可引出循经感传；感传可以扩散又可回流；作腰麻硬膜外麻醉后刺激气户穴，多数受试者感传能穿过麻醉区至足趾端。另外，入静诱导可提高感传诱发率，脑部病变可以增加循经感传出现率等，都支持中枢说。

3. 经络—皮层—内脏相关假说

此说由张锡钧等于 1959 年提出，根据为经穴与皮质，皮质与内脏之间存在肯定的联系。针刺狗的"足三里"可以建立食物性条件反射，针刺人的内关穴同样可以建立血管收缩反应的条件反射，刺激穴位可以改变皮层诱发电位的成分，都说明了三者的联系。

4. 经络与周围神经系统相关说

通过直观解剖，研究人员发现大多数穴位或其附近都有神经干或较大分支通过。显微镜下观察 324 个穴位，有脑神经或脊神经支配的有 323 穴，占 99.6%，用 HRP（辣根酶）或荧光双标法均发现穴位与周围神经相关；而循经出汗、汗毛竖立、循经皮丘带等均与植物神经有关；肾上腺素能神经和胆碱能神经遍及全身，可以说明经络内属于脏腑，外络于肢节，以及营与卫、气与血的关系。此说认为这些神经沿小动脉及毛细血管前动脉分布，在小血管上位于中外膜之间，还认为交感神经系统神经节后纤维及阻力血管密不可分。1987 年，中国学者季仲朴把此系统命名为"体表内脏植物性联系系统"。

5. 二重反射与轴索反射接力联动说

1972 年，中国学者汪桐提出经络的实质是二重反射的假说。他认为针刺穴位一方面可以通过中枢神经系统起通常的反射效应，即长反射，另外由于局部组织刺激产生的酶化学物质作用于游离神经末梢，可引起局部短反射，且一个局部短反射会成为下一个局部短反射的诱因，如此向前推进。在一系列短反射的激发过程中，每一环节引起的兴奋，通过神经传入中枢，上升为意识，从而形成循经感传。在经络循行线，以神经和血管为基础的局部短反射，可被认为是比较古老、低级的外周整合系统，是进化过程中遗留下来的一种比较原始的机能。

1980 年，中国学者张保真等采用肉眼实地观察铺片及血管灌注法、比较解剖学法和体针传统记录研究小鼠经脉线的行程定位与古典记载相一致，辨认出躯干段的足六经是以血管主干的行程为依据。观察显示足三阳的血管主干线在皮下和皮内；足三阴的血管主干均在胸腹壁的深层组织中。基于此，他认为古人是根据鲜明的血管定名经脉，但传递信息的则是血管壁上的神经。交会穴常有不同的血管吻合分支，管壁上的神经纤维与之伴行。血管是经脉的方向导引者、组织支持者和可能有的活动参与者，而神经纤维则是经脉信息传递的本体。光镜下和电镜下的组织学、组织化学特别是免疫组织学提示：肥大细胞与神经纤维结成不同程度、不同距离的形态和机能联系，它分化出来的介质和其他物质（组胺、激肽、P 物质、ATP 和前列腺素等）调节局部的生化环境，有利于经脉信息的传导。P 物质能的神经纤维在外周来自初级神经元，来自脊神经节。实验观察它们是经脉信息的传递者。由穴位直接刺激引起的和由轴索反射引起的肥大细胞活动改变了中间物质的成分和含量（包括 P 物质等），进而通过下一神经元的轴索终末，再传递给下一个神经元的轴索终末，如此接力联动形成循经感觉。由于轴索终末释放出的递质——分泌 P 物质阳性的肥大细胞与 P 物质免疫反应的神经纤维构成联结。多次电镜下证明，膨大的轴索终末与肥大细胞之间仅隔 20 纳米，在经脉线上神经与肥大细胞密切相随。"经脉线的结构成分——血管、神经、肥大细胞，它们合起来代表经脉线。"小鼠躯干部六条经脉均是依据带有神经、肥大细胞的六条血管为主干组成的。应用微量组胺或 P 物质沿经注射，经 100 多例长、幼小鼠实验，均产生了循经红线或皮丘带出现。阳经中阳明经、少阳经红线出现率高，太阳经次之，而阴经因较深则不易发现。此说解释了经络行血气、调阴阳的部分作用，适用于经脉外行线及循经的皮肤反应的解释，也适用循经的浅部感传。所谓二重反射和轴索反射接力联动说，是在现有解剖生理知识的基础上，发展了神经生理学，并较好地解释了许多经络问题。

6. 经络与肌肉相关说

此说从脊髓水平对经络现象的性质进行了分析。对猫、大鼠和猴观察的结果表明：脊髓前角的运动神经元，对来自外围传入刺激的反应，具有某种循经的特点。沿着胃经、胆经和膀胱经等穴位分别注射 CB-HRP，则每一条经脉在脊髓的前角都可以显示出一条纵向排列的柱状运动神经元链，这一结果表明，经络活动可能是一群在支配功能上协同的肌肉群，具有特异空间联系的运动神经所固有的反射活动。全身横纹肌大致以纵向排列，经络的走向与此一致，在肌纤维交错排列之处，如面颊、肩臂经络走向也呈曲折回绕。此外，在经络研究方面还有第三平衡论，认为感传传导速度为 0.1~0.2 米/秒，比神经传导速度慢，比内分泌快。它的核心在苍白球，是人体中最原始的反应系统。

第二节　经络学说

经络学说是中医学理论体系的重要组成部分，是研究人体经络系统的概念、构成、循行分布、生理功能、病理变化及其与脏腑形体官窍、精气血神之间相互联系的基础理论，也是中医学分析人体生理、病理和对疾病进行诊疗的主要依据之一。

经络学说的形成，是以古代的针灸、推拿、气功等医疗实践为基础，经过漫长的历史过程，结合当时的解剖知识和藏象学说，逐步上升为理论的，其间还受到了阴阳五行学说的深刻影响。《黄帝内经》的问世，标志着经络学说的形成。《黄帝内经》中系统地论述了十二经脉的循行部位、属络脏腑以及十二经脉发生病变时的证候；记载了十二经别、别络、经筋、皮部等的内容；对奇经八脉也有分散的论述；并且记载了约 160 个穴位的名称。

经络学说不仅是针灸、推拿、气功等学科的理论基础，还对指导中医临床各科均有十分重要的意义。临床上，经络学说可以应用于解释病理变化、协助疾病诊断，以及指导临床治疗等方面。脏象学说、气血津液理论、病因学说等基础理论只有同经络学说结合起来，才能比较完整地阐释人体的生理功能、病理变化，并指导诊断和确定治法。所以，历代医家特别是推拿医家十分重视经络学说，将其作为指导推拿临床治疗的理论依据，《医学入门》的作者张子和甚至有"不诵十二经，开口动手便错"之说。

经络学说的内容十分广泛，包括经络系统各组成部分的循行部位、生理功能、病理变化及其表现，经络中血气的运行与自然界的关系，经脉循行路线上的穴位及其主治作用，经络与脏腑的关系等等。

一、经络的标本、根结、气街、四海

经络学说中的根结、标本与气街、四海理论，是从十二经脉、奇经八脉等之外的另一个角度来说明经络与人体各部的联系。《灵枢·根结》指出，足六经的"根"在四肢末端的井穴，"结"在头、胸、腹的一定部位（表1）。

表1　经络的根结

经脉	根	结
太阳	至阴	睛明
阳明	厉兑	头维
少阳	足窍阴	听宫
太阴	隐白	中脘
少阴	涌泉	廉泉
厥阴	大敦	玉堂、膻中

窦汉卿在《标幽赋》中指出，十二经脉的"四根""三结"，即十二经脉以四肢为"根"，以头、胸、腹三部为"结"。《灵枢·卫气》论述了十二经的标与本，大体上"本"在四肢，"标"在头面躯干，其范围较"根""结"为广（表2）。

表2　经络的标本

经脉		本部	标部
足三阳	太阳	足跟至跟以上五寸中一段	眼
	少阳	足窍阴	耳前
	阳明	厉兑	颈、颊、颃颡部
足三阴	少阴	交信	背俞与舌下两脉
	厥阴	足背	背俞
	太阴	内踝至踝上四寸一段	背俞与舌本
手三阳	太阳	腕背	眼之上一寸
	少阳	中渚	耳后、耳上角至目外眦
	阳明	肘部	鼻旁
手三阴	太阴	寸口部	腋内动脉
	少阴	锐骨之端	背俞
	厥阴	掌后两筋之间二寸中	腋下三寸

十二经的"根"与"本""结"与"标"，位置相近或相同，它们的意义也相似。根者，本者，部位在下，皆经气始生始发之地，为经气之所出；结者，标者，部位在上，皆为经气归结之所。

标本根结的理论，补充说明了经气的流注运行情况。《灵枢·经脉》《灵枢·逆顺肥瘦》《灵枢·营气》等篇所论述的十二经脉逐经循环传注的体系，使气血周流不息，营养全身；而标本根结理论不仅说明了人体四肢与头身的密切联系，而且更强调四肢为经气的根与本。临床上，针刺或推拿按压这些部位的腧穴，易于激发经气、调节脏腑经络的功能，所以，四肢肘、膝关节以下的腧穴主治病症的范围较远较广，不仅能治局部病，而且能治远离腧穴部位的脏腑、头面、五官等处的疾病。

气街是指经气聚集通行的共同道路。《灵枢·卫气》曰："胸气有街，腹气有街，头气有街，胫气有街。"气街部位多为"结"与"标"的部位。基于这一理论，分布于头身的腧穴可以治疗局部和内脏疾患，部分腧穴又可治疗四肢病症。

《灵枢·海论》提出人有四海：脑为髓海，膻中为气海，胃为水谷之海，冲脉为十二经之海，又称血海。四海的部位与气街类似，髓海位于头部；气海位于胸部；水谷之海位于上腹部；血海位于下腹部。各部相互联系，主持全身气血津液。

脑部髓海，为神气的本源，是脏腑经络功能活动的主宰；胸部为气海，是宗气所聚之处，可推动肺的呼吸和心血的运行；胃为水谷之海，是营气、卫气的化源；冲脉起于胞宫，胞宫为血室，与月经关系密切，故为血海。《难经》载"脐下，肾间动气者"，为十二经之根本，是为原气，通过三焦布于五脏六腑，是人体生命活动的原动力。宗气、卫气、营气、原气共同构成人体的真气（正气），真气行于经络者称为经气或脉气。因此，四海的理论进一步明确了经气的组成和来源。

二、经络学说与诊断

运用经络学说，可根据经脉的循行部位和所属络脏腑的生理病理特点来分析各种临床表现，推断疾病发生于何经、何脏、何腑，并可根据症状性质和先后次序判断病情轻重及发展趋势。常用的方法有：①循经诊断，即根据疾病的表现症状和体征，结合经络循行分布部位及属络脏腑进行诊断；②分经诊断，即根据症变所在部位，详细区分疾病所属经脉进行诊断；③其他如络脉诊察、观察小儿指纹、耳壳视诊等，均以经络学说为理论基础。

三、经络学说与治疗

临床上，经络学说被广泛用于指导各科疾病的治疗，是针灸、推拿及药物疗法的理论基础。

1. 指导针灸推拿治疗

利用经络通行气血、感应传导、联系沟通、传送病邪等特性，用针灸、推拿等方式刺激腧穴，以达到调理经络气血及脏腑功能、扶正驱邪之目的，并以经络学说指导针灸、推拿处方配穴。

2. 指导药物治疗

口服和外用的中药以经络为通道，气血为载体，通过经络传输，到达病所发挥治疗作用。经络学说还是药物四气五味及归经理论的基础，是指导方剂组成的主要理论之一。

第三节　经络系统

一、经络系统的组成

经络系统（图1）由经脉、络脉及连属部分组成，主要有十二经脉、奇经八脉及十二经别三类。

经络是经络系统的主干，由十二经脉、奇经八脉、十二经别、十二经筋、十二皮部以及十五络脉和浮络、孙络等组成。经络在内连属于脏腑，在外则连属于筋肉、皮肤。所以《灵枢·海论》说它"内属于腑脏，外络于肢节"。

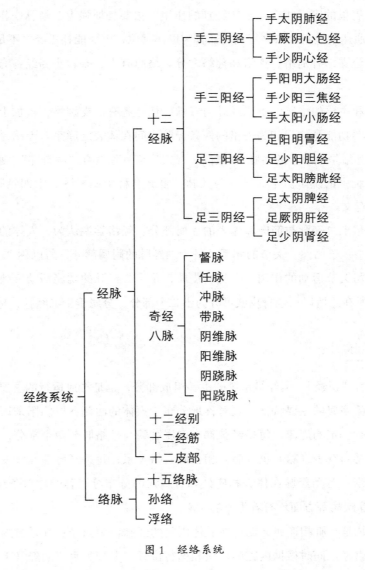

图1　经络系统

经脉可分为正经和奇经两大类，是经络系统的重要组成部分。正经有十二条，即手足三阴经和手足三阳经，合称"十二经脉"，是气血运行的主要通道，并与脏腑直接相通。十二经脉分别循行在体表的一定部位，又与一定的内脏密切联系，各条经脉之间又通过络脉相互沟通，从而使机体的各个部分联系成一个整体。十二经脉有一定的起止、一定的循行部位和交接顺序，在肢体的分布和走向有一定的规律，同体内脏腑有直接的络属关系。

奇经八脉是十二经脉以外的重要经脉，包括任脉、督脉、冲脉、带脉、阴跷脉、阳跷脉、阴维脉、阳维脉共八条，有统率、联络和调节十二经脉的作用。奇经不与脏腑直接相通，是"别道奇行"的经脉。

关于正经和奇经的区别，《圣济总录》认为："脉有奇常，十二经者，常脉也，奇经八脉则不拘于常，故谓之奇经。盖言人之气血常行于十二经脉，其诸经满溢则流入奇经焉。"

十二经别是从十二经脉别出的经脉，它们分别起自四肢，循行于体腔脏腑深部，上出于颈项浅部，阳经的经别从本经别出而循行体内，上达头面后，仍回到本经；阴经的经别从本经别出而循行体内后，却与相为表里的阳经相合。十二经别的作用，主要是加强十二经脉中相为表里的两经之间的联系，还由于它通达某些正经未循行到的器官与形体部位，因而能补正经之不足。

络脉是经脉的分支，有别络、浮络和孙络之分。络脉有十五条，十四经各有一络脉，此外还有一条称脾之大络。

别络是较大的和主要的络脉。十二经脉与督脉、任脉各有一支别络，再加上脾之大络，合为十五别络。别络的主要功能是加强相为表里的两条经脉之间在体表的联系。浮络是循行于人体浅表部位常浮现的络脉。孙络是最细小的络脉，《素问·气穴论篇》称它有"溢奇邪""通荣卫"的作用。

经脉是经络系统中的主干。十二经脉与任脉、督脉合称十四经脉，十四经脉上有 361 个经穴，在治疗中具有重要意义。

经筋和皮部，是十二经脉与筋肉和体表的连属部分。经络学说认为，人体的经筋是十二经脉之气"结、聚、散、络"于筋肉、关节的体系，是十二经脉的附属部分，所以称"十二经筋"。经筋有连缀四肢百骸、主司关节运动的作用。全身的皮肤，是十二经脉的功能活动反映于体表的部位，也是经络之气的散布所在，所以，全身皮肤可分为十二个部分，分属于十二经脉，称为十二皮部。

二、十二经脉

十二经脉也称为"正经"，是经络系统的主要组成部分，也是气血运行的主要通道，具有表里经脉相合，与相应脏腑络属的主要特征。它对称地分布于人体的两侧，以阴阳来表明其属性，各条经脉的分布部位也都有一定的规律，每条经脉都有内属脏腑与外络肢节两个部分，每条经脉隶属于一个内脏，在脏与腑之间有表（腑）里（脏）相互属、络关系；每条经脉在经气发生病理变化时都有其特殊的症候群表现；各条经脉在体表相应处都有腧穴的分布等。各经脉对于维持人体生命活动、调整机体虚实、治疗疾病等方面均有着重要的意义。

十二经脉中，凡是与脏相连属，循行在肢体内侧的经脉称为阴经；凡是与腑相连属，循行在肢体外侧的经脉称为阳经。同时根据内脏的性质和循行位置，又分为手三阴经（手太阴肺经、手厥阴心包经、手少阴心经），手三阳经（手阳明大肠经、手少阳三焦经、手太阳小肠经），足三阳经（足阳明胃经、足少阳胆经、足太阳膀胱经），足三阴经（足太阴脾经、足厥阴肝经、足少阴肾经）。

（一）手太阴肺经

1. 手太阴肺经的循行

《灵枢·经脉》曰："肺手太阴之脉，起于中焦下络大肠，还循胃口，上膈属肺。从肺系，横出腋下，下循臑内行少阴、心主之前，下肘中，循臂内上骨下廉，入寸口，上鱼，循鱼际，出大指之端。其支者：从腕后，直出次指内廉，出其端。"这段指出的起始于中焦胃部的手太阴肺经，向下络于大肠，回过来沿着胃上口，穿过膈肌，属于肺脏。从肺系——气管、喉咙部横出腋下（中府、云门），沿上臂内侧行于手少阴和手厥阴之前（天府、侠白），向下到肘窝中（尺泽），沿前臂内侧桡骨边缘（孔最），进入寸口——桡动脉搏动处（经渠、太渊），过鱼际，沿边际（鱼际），出大指的桡侧末端（少商）。它的腕后支脉从腕后（列缺）走向食指内（桡）侧，出其末端，与手阳明大肠经相接（图2 手太阴肺经）。

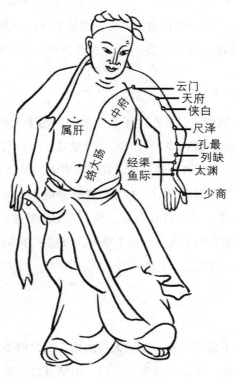

图 2　手太阴肺经

手太阴肺经的本经穴有中府（肺募）、云门、天府、侠白、尺泽（合）、孔最（郄）、列缺（络）、经渠（经）、太渊（输、原）、鱼际（荥）、少商（井）。

2. 手太阴肺经的病候

《灵枢·经脉》曰："是动则病肺胀满，膨膨而喘咳，缺盆中痛，甚则交两手而瞀，此为臂厥。是主肺所生病者，咳上气，喘渴，烦心，胸满，臑臂内前廉痛厥，掌中热。气盛有余，则肩背痛，风寒汗出中风，小便数而欠；气虚则肩背痛寒，少气不足以息，溺色变。"这说明手太阴肺经有了异常变动，机体就表现为肺部胀满、膨膨气喘、咳嗽，锁骨上窝"缺盆"内（包括喉咙部分）疼痛；严重的则交捧着两手，感到胸部烦闷，视觉模糊，还可发生前臂部的气血阻逆如厥冷、麻木、疼痛等症。本经所属腧穴，能主治胸、肺、喉部疾患及经脉循行部位的病变，如咳嗽，气上逆而不平，喘息气粗，心烦不安，胸部满闷，上臂、前臂的内侧前边（经脉所过处）酸痛或厥冷，或掌心发热。本经气盛有余的实证，多见肩背疼痛，感冒风寒自汗出，伤风，小便频数，口鼻嘘气；本经气虚不足的虚证，多见肩背疼痛，怕冷，气短，呼吸急促，小便颜色异常。

3. 手太阴络脉

手太阴络脉的循行可见《灵枢·经脉》："手太阴之别，名曰列缺。起于腕上分间，并太阴之经，直入掌中，散入于鱼际。其病实则手锐掌热；虚则欠㰦，小便遗数。取之去腕一寸半，别走阳明也。"这段话指出手太阴络脉名列缺。起于腕关节上方桡骨茎突后的分肉之间，在腕后一寸半处，走向手阳明经脉；与手太阴经脉并行，直走入手掌中，散布在大鱼际部。其病症如为实证，手掌和手腕部灼热；虚证，则表现为呵欠、尿频、遗尿，均可取手太阴络穴治疗。

4. 手太阴经别

手太阴经别的循行可见《灵枢·经别》："手太阴之正，别入渊腋少阴之前，入走肺，散之大肠，上出缺盆，循喉咙，复合阳明。"这句话指出手太阴经别从太阴经分出，进入腋下渊腋的部位，行于手少阴经别之前，进入走向肺部，散到大肠，向上浅出于缺盆部，沿着喉咙，由此再合入于手阳明经脉。

5. 手太阴经筋

手太阴经筋的循行可见《灵枢·经筋》："手太阴之筋，起于大指之上，循指上行，结于鱼后，行寸口外侧，上循臂，结肘中，上臑内廉，入腋下，出缺盆，结肩前髃，上结缺盆，下结胸里，散贯贲，合贲下，抵季胁。其病：所过者支转筋痛，其成息贲者，胁急、吐血。"说明手太阴经筋起始于大拇指之上，沿大指上行，结于鱼际之后，行寸口动脉外侧，上行沿前臂，结于肘中，向上经过上臂内侧，进入腋下，出缺盆部，结于肩髃前方，其上方结于缺盆，自腋下行的从下方结于胸里，分散通过膈部，与手厥阴经之筋在膈下会合，达于季胁。其病症在本经筋循行处，可出现支撑不适、拘挛掣痛，重者可成息贲病，胁肋拘急，上逆吐血。

（二）手阳明大肠经

1. 手阳明大肠经的循行

《灵枢·经脉》曰："大肠手阳明之脉，起于大指次指之端，循指上廉，出合谷两骨之间，上入两筋之中，循臂上廉，入肘外廉，上臑外前廉，上肩，出髃骨之前廉，上出于柱骨之会上，下入缺盆，络肺，下膈，属大肠。其支者：从缺盆上颈，贯颊，入下齿中；还出挟口，交人中——左之右、右之左，上挟鼻孔。"这段话指出手阳明大肠经从食指末端起始（商阳），沿食指桡侧缘（二间、三间），出第一、二掌骨间（合谷）、进入两筋（拇长伸肌腱和拇短伸肌腱）之间凹陷中（阳溪），沿前臂桡侧（偏历、温溜、下廉、上廉、手三里），进入肘外侧（曲池、肘髎），经上臂外侧前边（手五里、臂臑），上肩，出肩峰部前边（肩髃、巨骨，会秉风），向上交会颈部（会大椎），下入缺盆（锁骨上窝），络于肺，通过横膈，属于大肠。它的缺盆部支脉从锁骨上窝上行颈旁（天鼎、扶突），通过面颊，进入下齿龈，出来挟口旁（会地仓），交会人中部（会水沟），左脉向右，右脉向左，分布在鼻旁（迎香），与足阳明胃经相接（图3手阳明大肠经）。

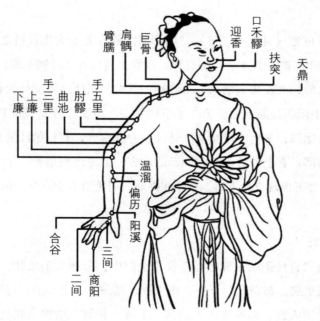

图 3 手阳明大肠经

手阳明大肠经的本经穴有商阳（井）、二间（荥）、三间（输）、合谷（原）、阳溪（经）、偏历（络）、温溜、下廉、上廉、手三里、曲池（合）、肘髎、手五里、臂臑、肩髃、巨骨、天鼎、扶突、口禾髎、迎香。交会穴为大椎、水沟（督脉）、地仓（足阳明）、秉风（手太阳）。

2. 手阳明大肠经的病候

《灵枢·经脉》曰："是动则病：齿痛，颈肿。是主津液所生病：目黄，口干，鼽衄，喉痹，肩前臑痛，大指次指痛不用。气有余，则当脉所过者热肿；虚，则寒栗不复。"这说明本经有了异常变动，机体就表现为牙齿痛，颈部肿胀。本经所属之穴，能主治头面、五官疾患和经脉循行部位的病变，如眼睛昏黄、口干、鼻塞、流清涕或出血、喉咙痛、肩前与上臂部痛、大指侧的次指（食指）痛而不好运用。凡属于气盛有余的症状，则当经脉所过的部分发热和肿胀；属于气虚不足的症状，则发冷、战栗而不容易回暖。

3. 手阳明络脉

手阳明络脉的循行可见《灵枢·经脉》："手阳明之别，名曰偏历。去腕三寸，别走太阴，其别者，上循臂，乘肩髃，上曲颊偏齿；其别者，入耳合于宗脉。其病：实，则龋聋；虚，则齿寒痹隔。取之所别也。"这段话指出手阳明络脉名偏历，在腕关节后3寸处分出，走向手太阴经脉；其支脉向上沿着臂膊，经过肩髃部位，上行到下颌角处，遍布于牙齿根部；其支脉进入耳中，与耳目所聚集的许多经脉（宗脉）会合。其病症如为实证，见龋齿痛、耳聋；虚证，见齿冷，经气痹阻不通畅，可取手阳明络穴治疗。

4. 手阳明经别

手阳明经别的循行可见《灵枢·经别》："手阳明之正，从手循膺乳，别于肩髃，入柱骨，下走大肠，属于肺，上循喉咙，出缺盆，合于阳明也。"即该经别在肩髃穴处出，从项后柱骨处（第七颈椎）前行进入体腔，下行至大肠，归属于肺，又向上沿喉咙，出于缺盆（锁骨上窝），脉气仍旧归于手阳明大肠经。

5. 手阳明经筋

手阳明经筋的循行可见《灵枢·经筋》："手阳明之筋，起于大指次指之端，结于腕，上循臂，上结于肘外，上臑，结于肩髃；其支者，绕肩胛，挟脊；其直者从肩髃上颈；其支者上颊，结于頄；直者，上出于手太阳之前，上左角，络头，下右额。其病：当所过者支痛及转筋，肩不举，颈不可左右视。"这段话指出手阳明经筋起始于第二手指桡侧端，结于腕背部，向上沿前臂，结于肘外侧，上经上臂外侧，结于肩髃部；分出支经绕肩胛处，挟脊柱两旁；直行的经筋从肩髃部上走颈，分支走向面颊，结于鼻旁颧部；直上行的走手太阳经筋前方，上左侧额角者，结络于头部向下至右侧下额。其病症在所经过之处可出现支撑不适、拘紧和疼痛，肩关节不能高举，颈不能向两侧顾视。

（三）足阳明胃经

1. 足阳明胃经的循行

《灵枢·经脉》曰："胃足阳明之脉：起于鼻之交頞中，旁纳太阳之脉，下循鼻外，入上齿中，还出挟口，环唇，下交承浆，却循颐后下廉，出大迎，循颊车，上耳前，过客主人，循发际，至额颅。其支者：从大迎前下人迎，循喉咙，入缺盆，下膈，属胃，络脾。其直者：从缺盆下乳内廉，下挟脐，入气街中。其支者：起于胃口，下循腹里，下至气街中而合，以下髀关，抵伏兔，下膝髌中，下循胫外廉，下足跗，入中趾内间。其支者，下三寸而别，下入中趾外间。其支者：别跗上，入大趾间，出其端。"这段话指出足阳明胃经是从鼻翼两侧开始（会迎香），上行到鼻根部，与旁侧足太阳经交会（会睛明），向下沿鼻外侧（承泣、四白），进入上齿龈（巨髎），回出来夹口旁（地仓），环绕口唇（会人中），向下交会于颏唇沟（会承浆）；退回来沿下颌出面动脉部（大迎），再沿下颌角（颊车），上耳前（下关），经颧弓上（会上关、悬厘、颔厌），沿发际（头维），至额（会神庭）。它的面部支脉从大迎前向下，经颈动脉部（人迎），沿喉咙（水突、气舍，一说会大椎），进入缺盆（锁骨上窝部），通过膈肌，属于胃（会上脘、中脘），络于脾脏。外行的缺盆部直行主干从锁骨上窝（缺盆）向下，经乳中（气户、库房、屋翳、膺窗、乳中、乳根），向下挟脐两旁（不容、承满、梁门、关门、太乙、滑肉门、天枢、外陵、大巨、水道、归来），进入气街（腹股沟动脉部气冲穴）。它的胃下口部支脉之一从胃口向下，沿腹里，至腹股沟动脉部与前者会合，再由此下行经髋关节前（髀关），到股四头肌隆起处（伏兔、阴市、梁丘），下向膝髌中（犊鼻），沿胫骨外侧（足三里、上巨虚、条口、下巨虚），下行足背（解溪、冲阳），进入中趾内侧趾缝（陷谷、内庭），出次趾末端（厉兑）；它的经部支脉从膝下3寸处（足三里）分出（丰隆），向下进入中趾外侧趾缝，出中趾末端；它的足背部支脉从足背部（冲阳）分出，沿大趾趾缝，进入足大趾内侧端（隐白），与足太阴脾经相接（图4足阳明胃经脉）。

足阳明胃经脉的本经穴有承泣、四白、巨髎、地仓、大迎、颊车、下关、头维、人迎、水突、气舍、缺盆、气户、库房、屋翳、膺窗、乳中、乳根、不容、承满、梁门、关门、太乙、滑肉门、天枢（大肠募）、外陵、大巨、水道、归来、气冲、髀关、伏兔、阴市、梁丘、犊鼻、足三里（合）、上巨虚（大肠下合）、条口、下巨虚（小肠下合）、丰隆（络）、解溪（经）、冲阳（原）、陷谷（输）、内庭（荥）、厉兑（井）。交会穴有睛明（足太阳）、颔厌、悬厘、上关（足少阳）、水沟、神庭、大椎（督脉）、承浆、上脘、中脘（任脉）、迎香（手阳明）。

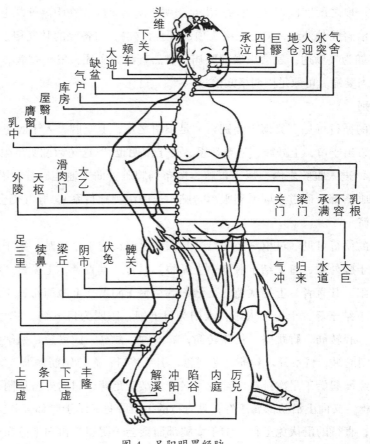

图 4 足阳明胃经脉

2. 足阳明胃经脉的病候

《灵枢·经脉》曰："是动则病：洒洒振寒。善呻，数欠，颜黑，病至则恶人与火，闻木声则惕然而惊，心欲动，独闭户塞牖而处；甚则欲上高而歌，弃衣而走；贲响腹胀，是为骭厥。是主血所生病者：狂，疟，温淫，汗出，鼽衄，口喝，唇胗，颈肿，喉痹，大腹水肿，膝膑肿痛；循膺、乳、气街、股、伏兔、骭外廉、足跗上皆痛，中趾不用。气盛，则身以前皆热，其有余于胃，则消谷善饥，溺色黄；气不足，则身以前皆寒栗，胃中寒则胀满。"这段话说明本经有了异常变动，机体就表现为飕飕战抖发冷，喜欢伸腰，屡屡呵欠，颜面暗黑。病发时，当事人会厌恶别人和火光，听到木器声音就惕惕惊慌，心速跳动，会独自关闭房门，遮塞窗户而睡。严重者则可能登高而歌，不穿衣服行走。胸膈部响，腹部胀满。有的还可发为小腿部的气血阻逆，如厥冷、麻木、酸痛等症。凡属于气盛有余的症状，则身体前面都发热，有余的症状表现在胃部，则消化强而容易饥饿，小便颜色黄；属于气虚不足的症状，则身体前面都发冷、寒战，胃部寒冷且感到胀满。本经所属腧穴，主治胃肠病、神志病和头、面、眼、鼻、口、齿疾患，以及经脉循行部位的病变，如躁狂、疟病、温热病、自汗出、鼻塞流涕或出血、口喝、唇生疮疹、颈部肿、喉咙痛、大腹水肿、膝关节肿痛；沿着胸前、乳部、气街（气冲穴部）、腹股沟部、大腿前、小腿外侧、足背上均痛，足中趾不能运用。

3. 足阳明络脉

足阳明络脉的循行可见《灵枢·经脉》："足阳明之别，名曰丰隆。去踝八寸，别走太阴；其别者，循胫骨外廉，上络头顶，合诸经之气，下络喉嗌。其病：气逆则喉痹猝喑。实，则狂癫；虚，则足不收，胫枯。取之所别也。"这段话指出足阳明络脉名丰隆，在距离外踝上8寸处分出，走向足太阴经；其支脉沿着胫骨外缘，向上联络头项部（会大椎），与各经的脉气相会合，向下联络喉咙和咽峡部。其病症如为气厥逆，就会患喉部肿痛，突然音哑。实证，发生癫病，狂病；虚证，见足胫部弛缓无力，肌肉萎缩。可取足阳明络穴治疗。

4. 足阳明经别

足阳明经别的循行可见《灵枢·经别》："足阳明之正，上至髀，入于腹里，属胃，散之脾，上通于心，上循咽，出于口，上頞頄，还系目系，合于阳明也。"这句话说明足阳明经别，在大腿前面从足阳明经分出，进入腹腔之内，属于胃腑，散布到脾脏，向上通连心脏，沿着食道浅出于口腔，上达于鼻根和眼眶下部，回过来联系到眼后与脑相连的组织（目系），脉气仍会合于足阳明经。

5. 足阳明经筋

足阳明经筋的循行可见《灵枢·经筋》："足阳明之筋，起于中三趾，结于跗上，邪（斜）外上加于辅骨，上结于膝外廉，直上结于髀枢，上循胁，属脊。其直者，上循骭，结于膝；其支者，结于外辅骨，合少阳。其直者，上循伏兔，上结于髀，聚于阴器，上腹而布，至缺盆而结，上颈，上挟口，合于頄，下结于鼻，上合于太阳。太阳为目上纲，阳明为目下纲。其之者，从颊结于耳前。其病：足中趾支，胫转筋，脚跳坚，伏兔转筋，髀前肿，㿉疝，腹筋急，引缺盆及颊，卒口僻；急者，目不合，热则筋纵、目不开。颊筋有寒则急，引颊移口；有热则筋弛纵，缓不胜收，故僻。"这段话指出足阳明经筋起始于足次趾、中趾及无名趾，结于足背，斜向外行加附于腓骨，上结于胫外侧，直上结于髀枢，又向上沿胁部属脊；其直行的上沿胫骨，结于膝部，分支之筋结于外辅骨部，合并足少阳经筋；直行的沿伏兔上行，结于大腿部而聚会于阴器。再向上分布到腹部，至缺盆处结集；再向上至颈，夹口旁，合于鼻旁颧部，相继下结于鼻，从鼻旁合于足太阳经筋。太阳经筋为"目上纲"（上睑），阳明经筋为"目下纲"（下睑）。另一分支之筋，从面颊结于耳前部。其病症可出现足中趾及胫部支撑不适，拘紧疼痛，足部活动感觉到僵硬不舒，股前拘紧疼痛，髀前部肿，疝气，腹部筋肉拘紧，向上牵制到缺盆和颊部，突然发生口角㖞斜，如有寒邪则掣引眼睑不能闭合，如有热邪则筋松弛使眼睑不能睁开。颊筋有寒使筋脉紧急，牵引颊部致口角移动；有热时则筋肉松弛收缩无力，所以口㖞。

（四）足太阴脾经

1. 足太阴脾经的循行

《灵枢·经脉》曰："脾足太阴之脉，起于大趾之端，循趾内侧白肉际，过核骨后，上内踝前廉，上踹内，循胫骨后，交出厥阴之前，上膝股内前廉，入腹，属脾，络胃，上膈，挟咽，连舌本，散舌下。其支者：复从胃，别上膈，注心中（脾之大络，名曰大包，出渊腋下三寸，布胸胁）。"这段话指出足太阴脾经从大趾末端开始（隐白），沿大趾内侧赤白肉际（大都），经核骨（第一趾骨小头后之太白、公孙），上向内踝前边（商丘），上小腿内侧，沿胫骨后（三阴交、漏谷），交出足厥阴肝经之前（地机、阴陵泉），上膝股内侧前边（血海、箕门），进入腹部（冲门、府舍、腹结、大横），属于脾，络于胃（腹哀，会下脘、日月、期门），通过膈肌，夹食管旁（食窦、天溪、胸乡、周荣；络大包；会中府），连舌根，散布舌下。它的胃部支脉从胃部分出，上过膈肌，流注心中，与手少阴心经相接（图5足太阴脾经）。

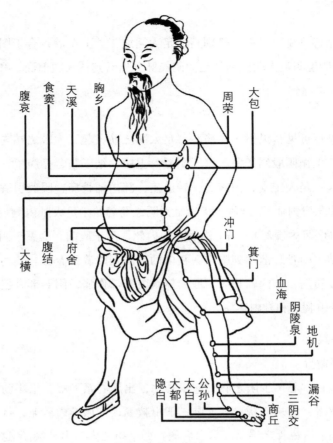

图 5　足太阴脾经

足太阴脾经的本经穴有隐白（井）、大都（荥）、太白（输、原）、公孙（络）、商丘（经）、三阴交（足三阴之会）、漏谷、地机（郄）、阴陵泉（合）、血海、箕门、冲门、府舍、腹结、大横、腹哀、食窦、天溪、胸乡、周荣、大包（脾之大络）。交会穴有中府（手太阴）、期门（足厥阴）、日月（足少阳）、下脘、关元、中极（任脉）。

2. 足太阴脾经的病候

《灵枢·经脉》曰："是动则病：舌本强，食则呕，胃脘痛，腹胀善噫，得后与气，则快然如衰，身体皆重。是主脾所生病者：舌本痛，体不能动摇，食不下，烦心，心下急痛，溏瘕泄，水闭，黄疸，不能卧，强立股膝内肿、厥，足大趾不能用（脾之大络……实则身尽痛，虚则百节皆纵）。"说明本经有了异常变动就表现为舌根部发强，食后即呕，胃脘痛，腹胀，好嗳气，大便或矢气后就感到轻松，全身沉重无力。本经所属腧穴，主治舌根部痛、胃脘痛、心胸烦闷、腹胀、呕吐、嗳气、便溏、小便不通、黄疸、身体沉重无力、膝股部内侧肿胀、厥冷等病证。

3. 足太阴络脉

足太阴络脉的循行可见《灵枢·经脉》："足太阴之别，名曰公孙。去本节后一寸，别走阳明；其别者入络肠胃。其病：厥气上逆则霍乱。实，则腹中切痛；虚，则鼓胀。取之所别也。"这段话指出足太阴络脉名公孙，在距离足大趾本节后方 1 寸处分出，走向足阳明经；其支脉进入腹腔，与肠胃相联络。其病症如为气厥逆就挥霍缭乱，上吐下泻。实证，见腹部绞痛；虚证，见腹部胀气。可取足太阴络穴治疗。

4. 足太阴经别

足太阴经别的循行可见《灵枢·经别》："足太阴之正，上至髀，合于阳明。与别俱行，上结于咽，贯舌中。"这段话说明足太阴经别从足太阴经脉分出后到达大腿前面，和足阳明经的经别相合并行，向上结于咽喉，贯通到舌中。

5. 足太阴经筋

足太阴经筋的循行可见《灵枢·经筋》："足太阴之筋，起于大趾之端内侧，上结于内踝；其直者，络于膝内辅骨，上循阴股结于髀，聚于阴器。上腹，结于脐，循腹里，结于肋，散于胸中；其内者，着于脊。其病：足大趾支，内踝痛，转筋痛，膝内辅骨痛，阴股引髀而痛，阴器纽痛，上引脐与两胁痛，引膺中与脊内痛。"这段话指出足太阴经筋起始于足大趾内侧端，上行结于内踝，直行向上结于膝内辅骨（胫骨内髁部），向上沿着大腿内侧，结于股前，会聚于阴器部；向上到腹部，结于脐，再沿着腹内结于肋骨，散布到胸中，在内的经筋则附着于脊旁。其病症可出现足大趾支撑不适，牵引内踝作痛，转筋，膝内辅骨痛，股内侧牵引髀部作痛，阴器部有扭转疼痛，并可向上引脐及两胁作痛，且能牵引胸膺和脊内疼痛。

（五）手少阴心经

1. 手少阴心经的循行

《灵枢·经脉》曰："心手少阴之脉，起于心中，出属心系下膈，络小肠。其支者：从心系，上挟咽，系目系。其直者：复从心系，却上肺，下出腋下，下循臑内后廉，行太阴、心主之后，下肘内，循臂内后廉，抵掌后锐骨之端，入掌内后廉，循小指之内，出其端。"这段话指出手少阴心经从心中开始，出属心脏与其他脏相连的系带，下过膈肌，络小肠。它的"心系"向上之脉从心脏的系带部向上挟咽喉，而与眼球内连于脑的系带相联系。它的"心系"直行之脉从心系（即心与它脏相联系的系带）上行至肺，向下出于腋下（极泉），沿上臂内侧后缘，走手太阴、手厥阴经之后（青灵），下向肘内（少海），沿前臂内侧后缘（灵道、通里、阴郄、神门），到掌后豌豆骨部进入掌内后边（少府），沿小指的桡侧出于末端（少冲），与手太阳小肠经相接（图6手少阴心经）。

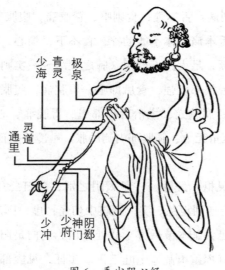

图6 手少阴心经

手少阴心经的本经穴有极泉、青灵、少海（合）、灵道（经）、通里（络）、阴郄（郄）、神门（输、原）、少府（荥）、少冲（井）。

2.手少阴心经的病候

《灵枢·经脉》曰：“是动则病：嗌干，心痛，渴而欲饮，是为臂厥。是主心所生病者：目黄、胁痛，臑臂内后廉痛、厥，掌中热、痛。”这段话说明本经有了异常变动就表现为咽喉干燥，心口痛，口渴欲喝水；还可发为前臂部的气血阻逆，如厥冷、麻木、酸痛等症。本经所属腧穴，能主治心、胸、神志病证，如眼睛发黄，胸胁疼痛，上臂、前臂内侧后边痛或厥冷，手掌心热痛，以及本经循行部位的病变。

3.手少阴络脉

手少阴络脉的循行可见《灵枢·经脉》：“手少阴之别，名曰通里。去腕一寸，别而上行，循经入于心中，系舌本，属目系。取之去腕后一寸。别走太阳也。其实，则支膈；虚，则不能言。”这段话指出手少阴络脉名通里，在腕关节后 1 寸处分出上行，沿着本经进入心中，向上联系舌根部，归属于眼后联系于脑部。手少阴络脉出现实证，可见胸膈部支撑胀满；虚证，则表现为不能言语。可取手少阴络穴治疗。本络走向手太阳小肠经。

4.手少阴经别

手少阴经别的循行可见《灵枢·经别》：“手少阴之正，别入于渊腋两筋之间，属于心，上走喉咙，出于面，合目内眦。”这句话指出手少阴经别分出后进入腋下渊腋穴处两筋之间，归属于心脏，向上走到喉咙，浅出面部，与手太阳经在内眼眦会合。

5.手少阴经筋

手少阴经筋的循行可见《灵枢·经筋》：“手少阴之筋，起于小指之内侧，结于锐骨，上结肘内廉，上入腋，交太阴，挟乳里，结于胸中，循贲下系于脐。其病：内急，心承伏梁，下为肘网，其病当所过者支转筋、筋痛。”这段话指出手少阴经筋起始于手小指内侧，结聚于腕后豆骨处，向上结于肘内侧，上入腋内，交手太阴经筋，循行于乳里，结聚于胸部，沿膈向下，联系于脐部。其病症可见胸内拘急，心下有积块坚伏，名为伏梁；上肢筋有病，则肘部拘急屈伸不利；本经筋循行部位支撑不适，掣引转筋和疼痛。

（六）手太阳小肠经

1.手太阳小肠经的循行

《灵枢·经脉》曰：“小肠手太阳之脉，起于小指之端，循手外侧上腕，出踝中，直上循臂骨下廉，出肘内侧两骨之间，上循臑外，出肩解，绕肩胛，交肩上，入缺盆，络心，循咽下膈，抵胃，属小肠。其支者：从缺盆循颈，上颊，至目锐眦，却入耳中。其支者：别颊上𫐓，抵鼻，至目内眦（斜络于颧）。”这段话指出手太阳小肠经从小指尺侧末端开始（少泽），沿手掌尺侧（前谷、后溪），上向腕部（腕骨、阳谷），出于尺骨茎突（养老），直上沿尺骨后缘（支正），出于肘内侧当肱骨内上髁和尺骨鹰嘴之间（小海），向上沿上臂外后侧，出肩关节部（肩贞、臑俞），绕肩胛（天宗、秉风、曲垣），交会肩上（肩外俞、肩中俞；会附分、大杼、大椎），进入缺盆（锁骨上窝），络于心，沿食管，通过膈肌，到胃（会上脘、中脘），属于小肠。它的缺盆部支脉从锁骨上行沿颈旁（天窗、天容），上向面颊（颧髎），到外眼角（会瞳子髎），弯向后（会耳和髎），进入耳中（听宫）。它的颊部支脉从面颊部分出，上向颧骨，靠鼻旁到内眼角（会睛明），与足太阳膀胱经相接。此外，小肠与足阳明胃经的下巨虚脉气相通（图7手太阳小肠经）。

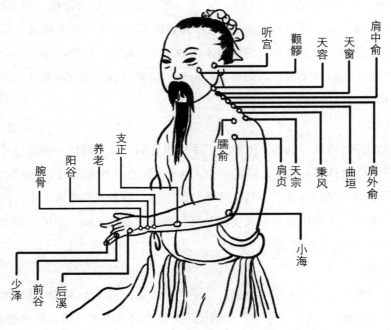

图 7　手太阳小肠经

手太阳小肠经的本经穴有少泽（井）、前谷（荥）、后溪（输）、腕骨（原）、阳谷（经）、养老（郄）、支正（络）、小海（合）、肩贞、臑俞、天宗、秉风、曲垣、肩外俞、肩中俞、天窗、天容、颧髎、听宫。交会穴有大椎（督脉）、上脘、中脘（任脉）、睛明、大杼、附分（足太阳）、耳和髎（手少阳）、瞳子髎（足少阳）。

2. 手太阳小肠经的病候

《灵枢·经脉》曰："是动则病：嗌痛，颔肿不可以顾，肩似拔，臑似折。是主'液'所生患者：耳聋，目黄，颊肿，颈、颔、肩、臑、肘、臂外后廉痛。"这句话说明本经有了异常变动，机体就表现为咽喉痛，颔下肿不能回顾，肩部痛得像牵引，上臂痛得像折断。本经所属腧穴，能主治头项、五官病证，热病，神志疾患及本经部位的病变，如耳聋，眼睛昏黄，面颊肿，颈部、颔下、肩胛、上臂、前臂的外侧后边痛等。

3. 手太阳络脉

手太阳络脉的循行可见《灵枢·经脉》："手太阳之别，名曰支正。上腕五寸，内注少阴；其别者，上走肘，络肩髃。实，则节弛肘废；虚，则生肬，小者如指痂疥。取之所别也。"这段话指出手太阳络脉名支正，在腕关节后5寸处，向内侧注入手少阴心经；其支脉上行经肘部，上络于肩髃部。手太阳络脉出现实证，则关节弛缓，肘部痿废不用；虚证，皮肤赘生小疣。可取手太阳络穴治疗。

4. 手太阳经别

手太阳经别的循行可见《灵枢·经别》："手太阳之正，指地，别于肩解，入腋走心，系小肠也。"这句话指出手太阳经别，在肩关节部从手太阳经分出，向下行入于腋窝部，走向心脏，联系小肠。

5. 手太阳经筋

手太阳经筋的循行可见《灵枢·经筋》："手太阳之筋，起于小指之上，结于腕，上循臂内廉，结于肘内锐骨之后，弹之应小指之上，入结于腋下。其支者，后走腋后廉，上绕肩胛，循颈，出足太阳之筋前，结于耳后完骨；其支者入耳中；直者出耳上，下结于颔，上属目外眦。其病：手小指支，肘内锐骨后廉痛，循臂阴，入腋下，腋下痛，腋后廉痛，绕肩胛引颈而痛，应耳中鸣，痛引颔，目瞑，良久乃能视。颈筋急，则为筋瘘、颈肿。"这段话指出手太阳经筋起始于小指的上边，结于腕背，上沿前臂内侧，结于肱骨内上髁后，以手弹该骨处，有感传可及于手小指之上，进入后，结于腋下；其分支走肘后侧。向上绕肩胛部，沿着颈旁出走足太阳经筋的前方，结于耳后乳突部；分支进入耳中；直行的出于耳上，向下结于下颔处，上方的连属于眼外眦。其病症可见手小指支撑不适，肘内锐骨后缘疼痛，沿臂的内侧，上至腋下及腋下后侧等处均痛，绕肩胛牵引颈部作痛，并感到耳中鸣响且痛，疼痛牵引颔部，眼睛闭合良久才能看清物景，颈筋拘急，可发生筋瘘、颈肿等症。

（七）足太阳膀胱经脉

1. 足太阳膀胱经脉的循行

《灵枢·经脉》曰："膀胱足太阳之脉，起于目内眦，上额，交巅。其支者：从巅至耳上角。其直者：从巅入络脑，还出别下项，循肩髆内，挟脊抵腰中，入循膂，络肾，属膀胱。其支者：从腰中，下挟脊，贯臀，入腘中。其支者：从髆内左右别下贯胛，挟脊内，过髀枢，循髀外后廉下合腘中——以下贯腨内，出外踝之后，循京骨至小指外侧。"这段话指出足太阳膀胱经从内眼角开始（睛明），上行额部（攒竹、眉冲、曲差；会神庭、头临泣），交会于头顶（五处、承光、通天；会百会）。它的巅顶部支脉从头顶分出到耳上角（会曲鬓、率谷、浮白、头窍阴、完骨）。其巅顶部直行的主干从头顶入内络于脑（络却、玉枕；会脑户、风府），复出项部（天柱）分开下行：一支沿肩胛内侧，夹脊旁（会大椎、陶道；经大杼、风门、肺俞、厥阴俞、心俞、督俞、膈俞），到达腰中（肝俞、胆俞、脾俞、胃俞、三焦俞、肾俞），进入脊旁筋肉，络于肾，属于膀胱（气海俞、大肠俞、关元俞、小肠俞、膀胱俞、中膂俞、白环俞）；一支从腰中分出，夹脊旁，通过臀部（上髎、次髎、中髎、下髎、会阳、承扶）下行，进入腘窝中（殷门、委中）；背部另一支脉，从肩胛内侧分别下行，通过肩胛（附分、魄户、膏肓、神堂、膈关、魂门、阳纲、意舍、胃仓、肓门、志室、胞肓、秩边），经过髋关节部（会环跳穴），沿大腿外侧后边下行（浮郄、委阳），会合于腘窝中（委中），由此向下通过腓肠肌部（合阳、承筋、承山），出外踝后方（飞扬、跗阳、昆仑），沿第五跖骨粗隆（仆参、申脉、金门、京骨），到小趾的外侧（束骨、足通谷、至阴），与足少阴肾经相接（图8 足太阳膀胱经脉）。

足太阳膀胱经脉的本经穴有睛明、攒竹、眉冲、曲差、五处、承光、通天、络却、玉枕、天柱、大杼、风门、肺俞、厥阴俞、心俞、督俞、膈俞、肝俞、胆俞、脾俞、胃俞、三焦俞、肾俞、气海俞、大肠俞、关元俞、小肠俞、膀胱俞、中膂俞、白环俞、上髎、次髎、中髎、下髎、会阳、承扶、殷门、浮郄、委阳（三焦下合）、委中（合）、附分、魄户、膏肓、神堂、噫嘻、膈关、魂门、阳纲、意舍、胃仓、肓门、志室、胞肓、秩边、合阳、承筋、承山、飞扬（络）、跗阳、昆仑（经）、仆参、申脉、金门（郄）、京骨（原）、束骨（输）、足通骨（荥）、至阴（井）。交会穴有曲鬓、率谷、浮白、窍阴、完骨、临泣、环跳（足少阳），神庭、百会、脑户、风府、大椎、陶道（督脉）。

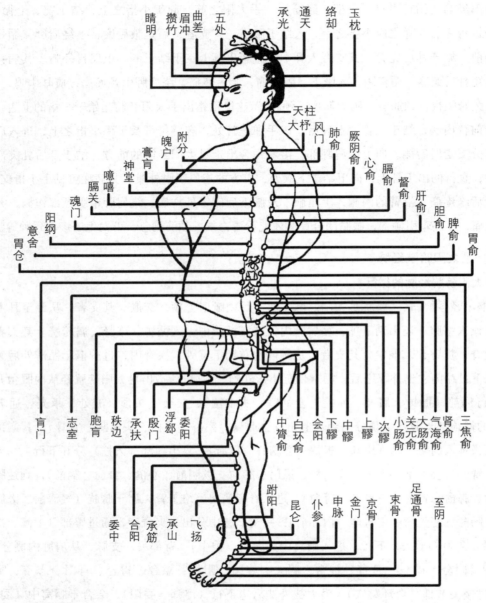

图 8　足太阳膀胱经脉

2. 足太阳膀胱经脉的病候

《灵枢·经脉》曰："是动则病：冲头痛，目似脱，项如拔，脊痛，腰似折，髀不可以曲，腘如结，踹如裂，是为踝厥。是主筋所生病者：痔，疟，狂，癫疾，头囟项痛，目黄，泪出，鼽衄，项、背、腰、尻、腘、踹、脚皆痛，小指不用。"这段话说明本经有了异常变动，机体就表现为头重痛，眼睛要脱出，后项似被牵引，脊背痛，腰好像折断，股关节不能弯曲，腘窝好像凝结，腓肠肌像要裂开；还可发生外踝部的气血阻逆，如厥冷、麻木、酸痛等症。

本经所属腧穴，主治头、项、目、背、腰、下肢部病症及神志病，如痔，疟疾，躁狂、癫痫，头囟后项痛，眼睛昏黄，流泪，鼻塞、多涕或出血，后项、背腰部、骶尾部、膝弯、腓肠肌、脚都可发生病痛，小脚趾不好运用。背部第一侧线的背俞穴及第二侧线相平的腧穴，主治与其相关的脏腑病证和有关的组织器官病症。

3. 足太阳络脉

足太阳络脉的循行可见《灵枢·经脉》："足太阳之别，名曰飞阳。去踝七寸，别走少阴。实则鼽窒，头背痛；虚则鼽衄。取之所别也。"这段话指出足太阳络脉名飞扬，在外踝上 7 寸处分出，走向足少阴经脉。足太阳络脉出现实证，则见鼻塞，鼻流清涕，头痛背痛；虚证，见鼻流清涕，鼻出血。可取足太阳络穴治疗。

4. 足太阳经别

足太阳经别的循行可见《灵枢·经别》："足太阳之正，别入于腘中，其一道下尻五寸，别入于肛，属于膀胱，散之肾，循膂，当心入散；直者，从膂上入于项，复属于太阳。"这句话指出足太阳经别在腘窝部从足太阳经脉分出，其中一条在骶骨下 5 寸处别行进入肛门，向里属于膀胱，散布联络肾脏，沿着脊柱两旁的肌肉，到心脏部进入，散布在心脏内；直行的一条，循脊部两旁的肌肉处继续上行，浅出项部，仍归入于足太阳本经。

5. 足太阳经筋

足太阳经筋的循行可见《灵枢·经筋》："足太阳之筋，起于足小趾，上结于踝，邪（斜）上结于膝，其下循足外侧，结于踵，上循跟，结于腘；其别者，结于踹外，上腘中内廉，与腘中并，上结于臀，上挟脊上项。其支者别入结于舌本。其直者，结于枕骨，上头下颜，结于鼻。其支者，为目上纲，下结于頄。其支者，从腋后外廉，结于肩髃。其支者，入腋下，上出缺盆，上结于完骨。其支者，出缺盆，邪（斜）上出于頄。其病：小趾支，跟肿痛，腘挛，脊反折，项筋急，肩不举，腋支，缺盆中纽痛，不可左右摇。"这段话指出足太阳经筋起始于足小趾，上结于外踝，斜上结于膝部，下方沿足外侧结于足跟，向上沿跟腱结于腘部；其分支结于小腿肚上向腘内侧，与腘部一支并行上结于臀部；向上夹脊旁，上后项。分支入结于舌根。直行者结于鼻旁。背部的分支，从腋后外侧结于肩髃部位；一支进入腋下，向上出缺盆，上方结于完骨（耳后乳突）；再有分支从缺盆出来，斜上结于鼻旁部。足太阳经筋发病，可见足小趾支撑不适和足跟部掣引疼痛，腘窝部挛急，脊背反张，项筋拘急，肩不能抬举，腋部支撑不适，缺盆中如纽掣样疼痛，不能左右活动。

（八）足少阴肾经脉

1. 足少阴肾经脉的循行

《灵枢·经脉》曰："肾足少阴之脉：起于小趾之下，邪走足心，出于然谷之下，循内踝之后，别入跟中，以上踹内，出腘内廉，上股骨内后廉，贯脊属肾，络膀胱。其直者：从肾，上贯肝、膈，入肺中，循喉咙，挟舌本。其支者：从肺出，络心，注胸中。"这段话指出足少阴肾经起于足小趾下，斜向足心（涌泉），出于舟骨粗隆下（然谷、照海、水泉），沿内踝之后（太溪），分支进入脚跟中（大钟）；上向小腿内（复溜、交信；会三阴交），出腘窝内侧（筑宾、阴谷），上大腿内后侧，通过脊柱（会长强）属于肾、络于膀胱（肓俞、中注、四满、气穴、大赫、横骨；会关元、中极）。它直行之脉从肾向上（商曲、石关、阴都、腹通谷、幽门），通过肝、膈，进入肺中（步廊、神封、灵墟、神藏、彧中、俞府），沿着喉咙，夹舌根旁（通廉泉）。它的肺部支脉从肺出来，络于心，流注于胸中，与手厥阴心包经相接（图 9 足少阴肾经脉）。

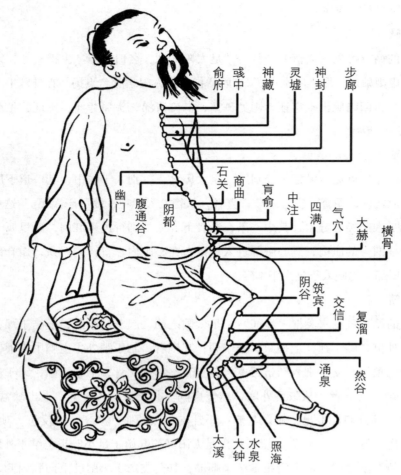

图 9　足少阴肾经脉

足少阴肾经脉的本经穴有涌泉（井）、然谷（荥）、太溪（输、原）、大钟（络）、水泉（郄）、照海、复溜（经）、交信、筑宾、阴谷（合）、横骨、大赫、气穴、四满、中注、肓俞、商曲、石关、阴都、腹通谷、幽门、步廊、神封、灵墟、神藏、彧中、俞府。交会穴有三阴交（足太阴）、长强（督脉）、关元、中极（任脉）。

2. 足少阴肾经脉的病候

《灵枢·经脉》曰："是动则病：饥不欲食，面如漆柴，咳唾则有血，喝喝而喘，坐而欲起。目䀮䀮如无所见，心如悬若饥状。气不足则善恐，心惕惕如人将捕之，是为骨厥。是主肾所生病者：口热、舌干、咽肿、上气、嗌干及痛、烦心、心痛、黄疸、肠澼、脊、股内后廉痛、痿、厥、嗜卧，足下热而痛。"这段话说明本经有了异常变动，机体就表现为饥饿而不想进食，面色黯黑像漆柴，咳嗽痰唾带血，喝喝气急，刚坐下就想起来，两目视物模糊不清、心像悬空而不安，有如饥饿之感；肾气虚的容易发生恐怖、心中怦怦跳动，好像有人将捕之。此外，还可发生厥冷、麻木、酸痛等症。

本经所属腧穴，主要治疗妇科、前阴、肾、肺、咽喉病证，如口热、舌干燥、咽部发肿、气上逆、喉咙发干而痛、心内烦扰且痛、月经不调、阴挺、遗精、小便不利、水肿、便秘、泄泻、痿软、厥冷、脚心发热而痛，以及经脉循行部位的病变。

3. 足少阴络脉

足少阴络脉的循行可见《灵枢·经脉》："足少阴之别，名曰大钟。当踝后绕跟，别走太阳；其别者，并经上走于心包下，外贯腰脊。其病：气逆则烦闷；实，则闭癃；虚，则腰痛。取之所别也。"这段话指出足少阴络脉名大钟。在内踝后绕行足跟，走向足太阳经；其支脉与本经相并上行，走到心包，下，外行通过腰脊部。其病症如为脉气厥逆，可见心胸烦闷。实证，见二便不通；虚证，见腰痛。可取足少阴络穴治疗。

4. 足少阴经别

足少阴经别的循行可见《灵枢·经别》："足少阴之正，至腘中，别走太阳而合，上至肾，当十四椎，出属带脉；直者系舌本，复出于项，合于太阳。"这句话指出足少阴经别从本经脉在腘窝部分出后，与足太阳经别相合并行，上至肾脏，在十四椎（第二腰椎）处分出来，归属于带脉，其直行的继续上行，联系于舌根，再出来到项部，仍归入足太阳经别。

5. 足少阴经筋

足少阴经筋的循行可见《灵枢·经筋》："足少阴之筋，起于小指之下，入足心，并太阴之经，邪（斜）走内踝之下，结于踵，与足太阳之筋合，而上结于内辅骨之下，并太阴之经而上，循阴股，结于阴器，循脊内挟脊，上至项，结于枕骨，与足太阳之筋合。其病：足下转筋，及所过而结者皆痛及转筋，病在此者，主痫瘛及痉，在外者不能俯，在内者不能仰，故阳病者腰反折，不能俯；阴病者，不能仰。"这段话指出足少阴经筋起于足小趾下边，入足心部，同足太阴经筋斜走内踝下方，结于足跟，与足太阳经筋会合；向上结于胫骨内髁下，同足太阴经筋一起向上行，沿大腿内侧，结于阴部，沿膂（脊旁肌肉）里夹脊，上后项结于枕骨，与足太阳经筋会合。足少阴经筋发病，可见足下转筋，所经过和所结聚的部位，都有疼痛和转筋的症候。病在足少阴经筋，主要有痫证、抽搐、和项背反张等症，病在背侧的不能前俯，在胸腹侧的不能后仰。背为阳，腹为阴，阳筋病，项背部筋急，而腰向后反折，身体不能前俯；阴筋病，腹部筋急，而身不能后仰。

（九）手厥阴心包经脉

1. 手厥阴心包经脉的循行

《灵枢·经脉》曰："心主手厥阴心包络之脉，起于胸中，出属心包络，下膈，历络三焦。其支者：循胸出胁，下腋三寸，上抵腋下，循臑内，行太阴、少阴之间，入肘中，下臂，行两筋之间，入掌中，循中指，出其端。其支者：别掌中，循小指次指出其端。"这段话指出手厥阴心包经从胸中开始，浅出属于心包，通过膈肌，经历胸部、上腹和下腹，络于三焦。它的支干脉：沿胸内出胁部，当腋下 3 寸处（天池）向上到腋下，沿上臂内侧（天泉），于手太阴、手少阴之间，进入肘中（曲泽），下向前臂，走两筋即桡侧腕屈肌腱与掌长肌腱之间（郄门、间使、内关、大陵），进入掌中（劳宫），沿中指桡侧出于末端（中冲）。它的支脉从掌中分出，沿无名指尺侧到指端，与手少阳三焦经相接（图 10 手厥阴心包经脉）。

手厥阴心包经脉的本经穴有天池、天泉、曲泽（合）、郄门（郄）、间使（经）、内关（络）、大陵（输、原）、劳宫（荥）、中冲（井）。

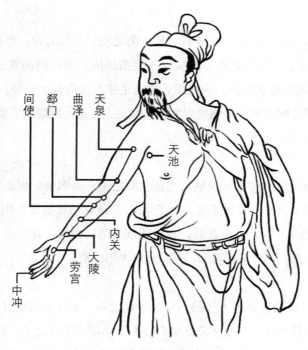

间使　郄门　曲泽　天泉

天池

内关

大陵

劳宫

中冲

图 10　手厥阴心包经脉

2. 手厥阴心包经脉的病候

《灵枢·经脉》曰："是动则病：手心热，臂、肘挛急，腋肿；甚则胸胁支满，心中憺憺大动，面赤目黄，喜笑不休。是主脉所生病者：烦心，心痛，掌中热。"这段话指出本经有了异常变动，机体就表现为心中热，前臂和肘弯掣强拘急，腋窝部肿胀，甚至出现胸中满闷、胃痛、呕吐、心悸、心痛、面赤、眼睛昏黄、癫狂等病证。

手厥阴心包经脉本经所属腧穴，能主治有关"脉"（心主血脉）方面所发生的病症，如心胸烦闷、心痛、掌心发热等。

3. 手厥阴络脉

手厥阴络脉的循行可见《灵枢·经脉》："手心主之别，名曰内关。去腕二寸，出于两筋之间，别走少阳，循经以上系于心包，络心系。心系实则心痛；虚则为烦心。取之两筋间也。"这段话指出手厥阴络脉名内关，在腕关节后 2 寸处，出于两筋之间，分支走向手少阳经脉，并沿经向上联系于心包，散络于心系。心系的实证，见心痛；虚证，见心中烦乱。可取手厥阴络穴治疗。

4. 手厥阴经别

手厥阴经别的循行可见《灵枢·经别》："手心主之正，别下渊腋三寸，入胸中，别属三焦，上循喉咙，出耳后，合少阳完骨之下。"这句话指出手厥阴经别在渊腋下 3 寸处分出，进入胸腔内，分别归属上中下三焦，上达喉咙，浅出于耳后方的完骨部，与手少阳经会合。

5. 手厥阴经筋

手厥阴经筋的循行可见《灵枢·经筋》："手心主之筋，起于中指，与太阴之筋并行，结于肘内廉，上臂阴结腋下，下散前后挟胁。其支者，入腋，散胸中，结于贲。其病：当所过者，支转筋前及胸痛息贲。"这段话指出手厥阴经之筋起始于中指，与手太阴经筋并行，结于肘部内侧，上经上臂的内侧。结于腋下，分支进入腋内，散布于胸中，结于膈部。手厥阴经筋发病，可见本经筋所循行、结聚的部位支撑不适、掣引、转筋以及胸痛或成息贲病。

（十）手少阳三焦经脉

1. 手少阳三焦经脉的循行

《灵枢·经脉》曰："三焦手少阳之脉，起于小指次指之端，上出两指之间，循手表腕，出臂外两骨之间，上贯肘，循臑外上肩，而交出足少阳之后，入缺盆，布膻中，散络心包，下膈，遍属三焦。其支者：从膻中上出缺盆。上项，系耳后，直上出耳角，以屈下颊至䪼。其支者：从耳后入耳中，出走耳前，过客主人，前交颊，至目锐眦。"这段话指出手少阳三焦经起于无名指末端（关冲），上行小指与无名指之间（液门），沿着手背（中渚、阳池），出于前臂伸侧两骨（尺骨、桡骨）之间（外关、支沟、会宗、三阳络、四渎），向上通过肘尖（天井），沿上臂外侧（清冷渊、消泺），向上通过肩部（臑会、肩髎），交出足少阳经的后面（天髎；会秉风、肩井、大椎），进入缺盆（锁骨上窝），分布于膻中（纵隔中），散络于心包，通过膈肌，广泛遍属于上、中、下三焦。它的胸中支脉从膻中上行，出锁骨上窝，上向后项，联系耳后（天牖、翳风、颅息），直上出耳上方（角孙；会颔厌、悬厘、上关），弯下向面颊，至眼下（会颧髎）。它的耳部支脉从耳后进入耳中，出走耳前（和髎、耳门；会听会），经过上关前，交面颊，到外眼角（丝竹空；会瞳子髎），与足少阳胆经相接。此外，三焦与足太阳膀胱经的委阳脉气相通（图11 手少阳三焦经脉）。

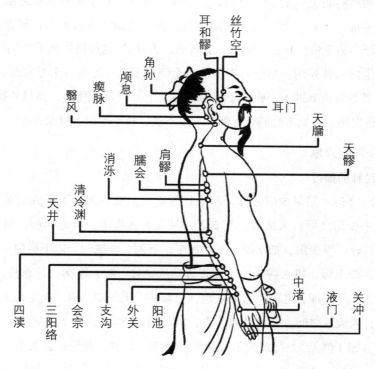

图 11　手少阳三焦经脉

手少阳三焦经脉的本经穴有关冲（井）、液门（荥）、中渚（输）、阳池（原）、外关（络）、支沟（经）、会宗（郄）、三阳络、四渎、天井（合）、清冷渊、消泺、臑会、肩髎、天髎、天牖、翳风、瘛脉、颅息、角孙、耳门、耳和髎、丝竹空。交会穴有秉风、颧髎、听宫（手太阳），瞳子髎、上关、颔厌、悬厘、肩井（足少阳），大椎（督脉）。

2. 手少阳三焦经脉的病候

《灵枢·经脉》曰："是动则病：耳聋，浑浑焞焞，嗌肿，喉痹。是主气所生病者。汗出，目锐眦痛，颊肿，耳后、肩、臑、肘、臂外皆痛，小指次指不用。"这段话说明本经有了异常变动，机体就表现为耳聋、耳鸣、咽峡肿、喉咙痛。本经所属腧穴，能治疗侧头、耳、目、咽喉、胸胁部病证和热病，如偏头痛、胁肋痛、耳鸣、耳聋、目痛、咽喉痛及经脉循行部位的病变。

3. 手少阳络脉

手少阳络脉的循行可见《灵枢·经脉》："手少阳之别，名曰外关。去腕二寸，外绕臂，注胸中，合心主。实，则肘挛；虚，则不收。取之所别也。"这段话指出手少阳络脉名外关，在腕关节后二寸处分出，绕行于臂膊的外侧，进入胸中，会合于心包。出现的实证，见肘关节拘挛；虚证，见肘关节不能收屈运动。可取手少阳络穴治疗。

4. 手少阳经别

手少阳经别的循行可见《灵枢·经别》："手少阳之正，指天，别于巅，入缺盆，下走三焦，散于胸中也。"这句话指出手少阳经别在头部从手少阳经分出，向下进入缺盆，经过上中下三焦，散布于胸中。

5. 手少阳经筋

手少阳经筋的循行可见《灵枢·经筋》："手少阳之筋，起于小指次指之端，结于腕；上循臂，结于肘；上绕臑外廉，上肩走颈，合手太阳。其支者，当曲颊入系舌本；其支者上曲牙，循耳前，属目外眦，上乘颔，结于角。其病：所过者支转筋，舌卷。"这段话指出手少阳经筋起始于第四手指端，结于腕背，走向前臂外侧，结于肘尖部，向上绕行于上臂外侧，上循肩部，走到颈部会合手太阳经筋。其分支当下颌角部进入，联系于舌根；一支上下颌处沿耳前，属目外眦，上达颞部，结于额角。手少阳经筋发病，可见本经筋循行部位支撑不适，转筋掣引，以及舌卷。

（十一）足少阳胆经脉

1. 足少阳胆经脉的循行

《灵枢·经脉》曰："胆足少阳之脉，起于目锐眦，上抵头角，下耳后，循颈，行手少阳之前，至肩上，却交出手少阳之后，入缺盆。其支者：从耳后入耳中，出走耳前，至目锐眦后。其支者：别锐眦，下大迎，合于手少阳，抵于䪼，下加颊车，下颈，合缺盆，以下胸中，贯膈，络肝、属胆，循胁里，出气街，绕毛际，横入髀厌中。其直者：从缺盆下腋，循胸，过季胁，下合髀厌中。以下循髀阳，出膝外廉，下外辅骨之前，直下抵绝骨之端，下出外踝之前，循足跗上，入小趾次趾之间。其支者：别跗上，入大趾之间，循大趾歧骨内，出其端，还贯爪甲、出三毛。"这段话指出足少阳胆经从外眼角开始（瞳子髎），上行到额角（颔厌、悬颅、悬厘、曲鬓；会头维、和髎、角孙），下耳后（率谷、天冲、浮白、头窍阴、完骨、本神、阳白、头临泣、目窗、正营、承灵、脑空、风池），沿颈旁，行手少阳三焦经（经天容），至肩上退后，交出手少阳三焦经之后（会大椎，经肩井，会秉风），进入缺盆（锁骨上窝）。它耳部的支脉从耳后进入耳中（会翳风），走耳前（听会、上关；会听宫、下关），至外眼角后；另一支脉：从外眼角分出，下向大迎，会合手少阳三焦经至眼下；下边盖过颊车（下颌角），下行颈部，会合于缺盆（锁骨上窝）。由此下向胸中，通过膈肌，络于肝，属于胆；沿胁里，出于气街（腹股沟动脉处）绕阴部毛际，横向进入髋关节部。它的主干（直行脉）从缺盆（锁骨上窝）下向腋下（渊腋、辄筋；会天池），沿胸侧，过季胁（日月、京门；会章门），向下会合于髋关节部（带脉、五枢、维道、居髎……环跳）。由此向下，沿大腿外侧（风市、中渎），出膝外侧（膝阳关），下向腓骨头前（阳陵泉），直下到腓骨下段（阳交、外丘、光明、阳辅、悬钟），下出外踝之前（丘墟），沿足背进入第四趾外侧（足临泣、地五会、侠溪、足窍阴）。它的足背部支脉从足背分出，进入大趾趾缝间，沿第一、二跖骨间，出趾端，回转来通过爪甲，出于趾背毫毛部，与足厥阴经相接（图12 足少阳胆经脉）。

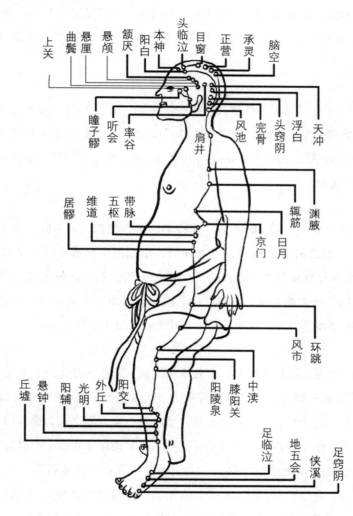

图12 足少阳胆经脉

足少阳胆经脉的本经穴有瞳子髎、听会、上关、颔厌、悬颅、悬厘、曲鬓、率谷、天冲、浮白、头窍阴、完骨、本神、阳白、头临泣、目窗、正营、承灵、脑空、风池、肩井、渊腋、辄筋、日月（胆募）、京门、带脉、五枢、维道、居髎、环跳、风市、中渎、膝阳关、阳陵泉（合）、阳交、外丘（郄）、光明（络）、阳辅（经）、悬钟、丘墟（原）、足临泣（输）、地五会、侠溪（荥）、足窍阴（井）。交会穴有头维、下关（足阳明）、翳风、角孙、和髎（手少阳）、听宫、秉风（手太阳）、大椎（督脉）、章门（足厥阴）、上髎、下髎（足太阳）、天池（手厥阴）。

2. 足少阳胆经脉的病候

《灵枢·经脉》曰:"是动则病:口苦,善太息,心胁痛,不能转侧,甚者面微有尘,体无膏泽,足外反热,是为阳厥。是主骨所生患者,头痛,颔痛,目锐眦痛,缺盆中肿痛,腋下肿,马刀侠瘿,汗出振寒,疟,胸胁、肋、髀、膝外至胫、绝骨、外踝前及诸节皆痛,小趾次趾不用。"这段话说明本经有了异常变动,机体就表现为嘴里发苦,好叹气,胸胁痛不能转侧,甚则面孔象蒙着微薄尘,身体没有脂润光泽,小腿外侧热,还可发为足少阳部分的气血阻逆,如厥冷、麻木、酸痛等症。

本经所属腧穴,能主治侧头、目、耳及咽喉病,神志病,热病及经脉循行部位的其他病症,如头痛、颞痛、眼睛外眦痛、缺盆中肿痛、腋下肿、自汗出、战栗发冷、疟疾、胁肋与大腿及膝部外侧以至小腿腓骨下段"绝骨"、外踝的前面,以及各骨节都酸痛,小趾侧的次趾(足无名趾)使用不便等症。

3. 足少阳络脉

足少阳络脉的循行可见《灵枢·经脉》:"足少阳之别,名曰光明。去踝五寸,别走厥阴,下络足跗。实则厥;虚则痿躄,坐不能起。取之所别也。"这段话指出足少阳络脉名光明,在距离外踝上5寸处分出,走向足厥阴经脉,向下联络足背。出现的实证,见足部厥冷;虚证,见下肢痿瘫,不能起立。可取足少阳络穴治疗。

4. 足少阳经别

足少阳经别的循行可见《灵枢·经别》:"足少阳之正,绕髀,入毛际,合于厥阴;别者入季胁之间,循胸里,属胆,散之肝,上贯心,以上挟咽,出颐颔中,散于面,系目系,合少阳于外眦也。"这句话指出足少阳经别从足少阳胆经分出,绕过大腿前侧进入外阴部,同足厥阴经的经别会合,分支进入浮肋之间,沿着胸腔里,归属于胆,散布到肝脏,上贯心中,挟着食道,浅出于下颌中间,散布在面部,联系眼球后面,通入颅腔,当外眦部与足少阳经脉会合。

5. 足少阳经筋

足少阳经筋的循行可见《灵枢·经筋》:"足少阳之筋,起于小趾次趾,上结外踝,上循胫外廉,结于膝外廉。其支者别起外辅骨,上走髀,前者结于伏兔之上,后者结于尻。其直者上乘眇季胁,上走腋前廉,系于膺乳,结于缺盆。直者上出腋,贯缺盆,出太阳之前,循耳后,上额角,交巅上,下走颔,上结于頄。支者结于目外眦,为外维。其病:小趾次趾支转筋,引膝外转筋,膝不可屈伸,腘筋急,前引髀,后引尻,即上乘眇季胁痛,上引缺盆、膺乳、颈维筋急,从左至右,右目不开,上过右角,并跷脉而行,左络于右,故伤左角,右足不用,命曰维筋相交。"这段话指出足少阳经之筋起于第四趾,上结于外踝,再向上沿胫外侧结于膝外侧。其分支另起于腓骨部,上走大腿外侧,前边结于伏兔(股四头肌部),后边结于骶部。直行的经侧腹季胁,上走腋前方,联系于胸侧和乳部,结于缺盆。直行的上出腋部,通过缺盆,走向太阳经的前方,沿耳后上绕到额角,交会于头顶,向下走向下颔,上方结于鼻旁,分支结于外眦成"外维"。足少阳经之筋发病,可见足第四趾支撑不适,掣引转筋,并牵连膝外侧转筋,膝部不能随意屈伸,腘部的经筋拘急,前面牵连髀部,后面牵引尻部,向上牵及胁下空软处及胁部作痛,向上牵引缺盆、胸侧,颈部所维系的筋发生拘急。如果从左侧向右侧维络的筋拘急时,则右眼不能张开。因此筋上过右额角与跷脉并行,阴阳跷脉在此互相交叉,左右之筋也是交叉的,左侧的维络右侧,所以左侧的额角筋伤,会引起右足不能活动,称为维筋相交。

（十二）足厥阴肝经脉

1. 足厥阴肝经脉的循行

《灵枢·经脉》曰："肝足厥阴之脉，起于大趾丛毛之际，上循足跗上廉，去内踝一寸，上踝八寸，交出太阴之后，上腘内廉，循股阴，入毛中，环阴器，抵小腹，挟胃，属肝，络胆，上贯膈，布胁肋，循喉咙之后，上入颃颡，连目系，上出额，与督脉会于巅；其支者；从目系下颊里，环唇内。其支者：复从肝别贯膈，上注肺。"这段话指出足厥阴肝经从大趾背毫毛部开始（大敦），向上沿着足背内侧（行间、太冲），离内踝1寸（中封），上行小腿内侧（会三阴交；经蠡沟、中都、膝关），离内踝8寸处交出足太阴脾经之后，上膝腘内侧（曲泉），沿着大腿内侧（阴包、足五里、阴廉），进入阴毛中，绕阴器，上达小腹（急脉；会冲门、府舍、曲骨、中极、关元），夹胃旁边，属于肝，络于胆（章门、期门）；向上通过膈肌，分布胁肋部，沿气管之后，向上进入颃颡（喉头部），连接目系（眼球后的脉络联系），上行出于前额部，与督脉交会于巅顶。它"目系"的支脉，从目系下向颊里，环绕唇内；肝部支脉从肝分出，通过膈肌，向上流注于肺，与手太阴肺经相接（图13 足厥阴肝经脉）。

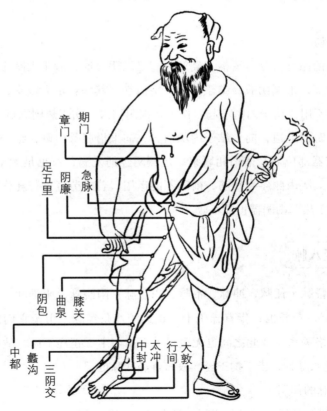

图 13　足厥阴肝经脉

足厥阴肝经脉的本经穴有大敦（井）、行间（荥）、太冲（输、原）、中封（经）、蠡沟（络）、中都（郄）、膝关、曲泉（合）、阴包、足五里、阴廉、急脉、章门（脾募）、期门（肝募）。交会穴有三阴交、冲门、府舍（足太阴）、曲骨、中极、关元（任脉）。

2.足厥阴肝经脉的病候

《灵枢·经脉》曰："是动则病：腰痛不可以俯仰，丈夫癀疝，妇人少腹肿，甚则嗌干，面尘，脱色。是主肝所生病者，胸满，呕逆，飧泄，狐疝，遗溺、闭癃。"这段话说明本经有了异常变动，机体就表现为腰痛不能前俯后仰，男人可出现小肠疝气，妇人可出现小腹部肿胀，严重的则咽喉干，面灰似脱血色。本经的腧穴，主治肝病，妇科、前阴病以及经脉循行部位的其他病证，如腰痛、胸满、呃逆、遗尿、小便不利、疝气、少腹肿等证。

3.足厥阴络脉

足厥阴络脉的循行可见《灵枢·经脉》："足厥阴之别，名曰蠡沟。去内踝五寸，别走少阳；其别者，循胫上睾，结于茎。其病：气逆则睾肿卒疝。实则挺长；虚则暴痒。取之所别也。"这段话指出足厥阴络脉名蠡沟，在离内踝上 5 寸处分出，走向足少阳经脉；其分支经过胫骨部，上行到睾丸部，结在阴茎处。其病症如气厥逆则睾丸肿胀，突发疝气。实证，见阳强不倒；虚证，见阴部暴痒。取足厥阴络穴治疗。

4.足厥阴经别

足厥阴经别的循行可见《灵枢·经别》："足厥阴之正，别跗上，上至毛际，合于少阳，与别俱行，此为二合也。"这句话指出足厥阴经别从足背上足厥阴经分出，向上到达外阴部，和足少阳经别会合并行。

5.足厥阴经筋

足厥阴经筋的循行可见《灵枢·经筋》："足厥阴之筋，起于大趾之上，上结于内踝之前，上循胫，上结内辅之下，上循阴股，结于阴器，络诸筋。其病：足大趾支，内踝之前痛，内辅痛，阴股痛，转筋，阴器不用，伤于内则不起，伤于寒则阴缩入，伤于热则纵挺不收。"这段话指出足厥阴经之筋起始于足大趾的上边，向上结于内踝前方，向上沿胫骨内侧，结于胫骨内髁之下，再向上沿大腿内侧，结于阴器部位而与诸筋相联络。足厥阴经筋发病，可见足大趾支撑不适，内踝前部疼痛，内辅骨处亦痛，大腿内侧疼痛转筋，前阴不能运用，若房劳过度，耗伤阳精则阳痿不举，伤于寒邪则阴器缩入，伤于热邪则阴器挺长不收。

三、奇经八脉

奇经八脉即督脉、任脉、冲脉、带脉、阴跷脉、阳跷脉、阴维脉、阳维脉八条脉的总称。奇经八脉之所谓"奇"，乃异也，指有异于十二正经的八条经脉。由于它们的分布不像十二经脉那样规则，与脏腑无属络关系，彼此之间也无表里关系，与十二正经不同，故称为"奇经"。《难经·二十七难》曰："凡此八脉者，皆不拘于经，故曰奇经八脉也。"

（1）奇经八脉的作用

奇经八脉纵横交叉于十二经脉之间，具有三方面的作用：

①沟通十二经脉之间的联系，将部位相近、功能相似的经脉联系起来。如"阳维维于阳"，组合所有的阳经；"阴维维于阴"，组合所有的阴经；带脉"约束诸经"，沟通腰腹部的经脉；冲脉通行上下，渗灌三阴、三阳；督脉"总督诸阳"，任脉为"诸阴之海"等。

②调节十二经脉的气血，对十二经脉气血有着蓄积和渗灌的调节作用。奇经八脉犹如湖泊水库，而十二经脉之气则犹如江河之水。十二经脉气血有余时，则流注于奇经八脉，蓄以备用；十二经脉气血不足时，可由奇经"溢出"，给予补充。

③奇经与肝、肾等脏及女子胞、脑、髓等奇恒之腑的关系较为密切，相互之间在生理、病理上均有一定的联系。

（2）奇经八脉的循行分布

奇经八脉的循行分布与十二经脉纵横交互，八脉中的督脉、任脉、冲脉皆起于胞中，同出于会阴。其中督脉行人体后正中线；任脉行人体前正中线；冲脉行腹部、下肢及脊前；带脉横行腰部；阳跷脉行下肢外侧、腹部、胸后及肩、头部；阴跷脉行下肢内侧、腹胞及头目；阳维脉行下肢外侧、肩和头项；阴维脉行下肢内侧、腹部和颈部。除带脉外，均自下而上行，上肢没有奇经八脉分布，与脏腑没有直接的属络关系，但与脑、髓、女子胞等奇恒之腑联系较密切。此外，八脉中不存在表里关系，每一条脉的循行不像十二正经那样存在必然的左右对称关系。其中任、督、带均仅有一条而单行，冲脉除小部分外也是单行。

（3）奇经八脉的主要功能

①密切十二经脉之间的联系：奇经八脉在分布过程中与十二经脉交叉相接，可加强十二经脉之间的联系，补充十二经脉循行分布的不足，并对十二经脉的联系起分类组合作用。

②调节十二经气血：奇经八脉对十二经气血进行涵蓄和溢出方式的双向调节，十二经气血满溢则流入奇经，蓄以备用；十二经气血不足时，奇经中所涵蓄的气血溢入十二经给以补充，以维持十二经气血的相对恒定。

③与某些脏腑关系密切：如督脉的"入颅络脑""行脊中""属肾"，任、督、冲脉同起胞中，相互交通等。

（一）督脉

1. 督脉的循行

督脉的"督"字，有总督、督促的含义。督脉循身之背，背为阳，说明督脉对全身阳经脉气有统率、督促的作用，故有"总督诸阳"和"阳脉之海"的说法。督脉的循行，《素问·骨空论篇》曰："督脉者，起于少腹以下骨中央，女子入系廷孔，其孔溺孔之端也。其络循阴器，合篡间，绕篡后，别绕臀至少阴，与巨阳中络者合少阴，上股内后廉，贯脊属肾。与太阳起于目内眦，上额交巅，上入络脑，还出别下项，循肩髆内，侠脊抵腰中，入循膂络肾。其男子循茎下至篡，与女子等。其少腹直上者，贯脐中央，上贯心，入喉，上颐，环唇，上系两目之下中央。"这段话指出督脉的循行起始于小腹部，当骨盆的中央，在女子，入内联系阴部的"廷孔"——尿道口外端。由此分出一络脉，分布外阴部，会合于会阴，绕向肛门之后，它的分支别行绕臀部到足少阴，与足太阳经的分支相合。足少阴经从股内后缘上行，贯通脊柱而连属肾脏。督脉又与足太阳经起于目内眦，上行至额，交会于巅顶，入络于脑；又退出下项，循行肩胛内侧，挟脊柱抵达腰中，入循脊里络于肾脏。在男子，则循阴茎，下至会阴部，与女子相同。督脉另一支从小腹直上，穿过肚脐中央，向上通过心脏，入于喉咙，上至下颌部环绕唇口，向上联络两目之下的中央。《难经·二十八难》曰："督脉者，起于下极之俞，并于脊里，上至风府，入属于脑。"这句话说明督脉起始于躯干最下部的长强穴，沿着脊柱里面，上行到风府穴，进入脑部，上至巅顶，沿额下行到鼻柱（图14督脉）。

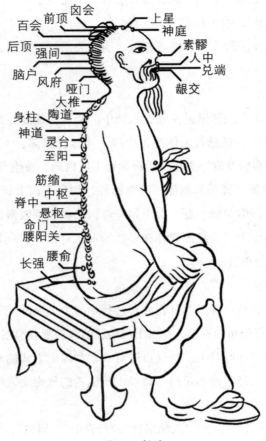

图 14 督脉

《灵枢·经脉》曰："督脉之别，名曰长强，挟膂上项，散头上，下当肩胛左右，别走太阳，入贯膂。实则脊强，虚则头重高摇之，挟脊之有过者，取之所别也。"这段话进一步指出督脉别络名长强，挟脊旁上项，散布头上；下当肩胛左右，分别走向足太阳经，深入贯膂。实证，见脊强反折；虚证，见头重、震掉。取用其络穴。

由于督脉循行于背部正中线，它的脉气多与手足经相交会，交会腧穴有长强、陶道、大椎、哑门、风府、脑户、百会、水沟、神庭。大椎是其集中点。另外，带脉出于第二腰椎，阳维交会于风府、哑门，所以督脉的脉气与各阳经都有联系。又因督脉循行于脊里，入络于脑，与脑和脊髓有密切的联系。《本草纲目》曰，"脑为元神之府"，指出经脉的神气活动与脑有密切关系。体腔内的脏腑通过足太阳膀胱经背部的俞穴受督脉经气的支配，因此，脏腑的功能活动均与督脉有关。

督脉的经穴，分布在尾骶、腰背、颈项、头面、鼻口部的正中线上。起于长强，止于龈交。本经穴位共28个，依次为长强、腰俞、腰阳关、命门、悬枢、脊中、中枢、筋缩、至阳、灵台、神道、身柱、陶道、大椎、哑门、风府、脑户、强间、后顶、百会、前顶、囟会、上星、神庭、素髎、人中、兑端、龈交。

2. 督脉的主要功能

（1）调节阳经气血，为"阳脉之海"，对全身阳经气血起调节作用。

（2）反映脑髓和肾的功能。督脉行脊里，入络脑，又络肾，与脑、髓、肾关系密切，可反映脑、髓、肾的生理功能和病理变化。肾为先天之本，主髓通脑，主生殖，故脊强、厥冷及精冷不育等生殖系统疾患与督脉有关。

3. 督脉的病候

由于督脉循身之背，入络于脑，如果督脉脉气失调，就会出现"实则脊强，虚则头重"的病证，这都是督脉经络之气受阻、清阳之气不能上升之故。由于督脉总统一身之阳气，络一身之阴气，不仅发生腰脊强痛，而且也能"大人癫疾、小儿惊痫"。同时，督脉的别络由小腹上行，如脉气失调，亦发生从少腹气上冲心的冲疝，以及癃闭、痔疾、遗尿、妇女不育等症。《针灸大全》载八脉八穴，后溪通于督脉，其主治证有手足拘挛、震颤、抽搐、中风不语、痫疾、癫狂、头部疼痛、目赤肿痛流泪、腿膝腰背疼痛、颈项强直、伤寒、咽喉牙齿肿痛、手足麻木、破伤风、盗汗等。由于督脉循行贯脊络脑，又络肾，与脑、髓、肾有密切联系；病理上，"脊强反折""脊强而厥"以及精冷不育等生殖系统疾患与督脉有关，常可从督脉论治。

（二）任脉

1. 任脉的循行

任脉的"任"字，有担任、妊养的含义。任脉循行于腹部正中，腹为阴，说明任脉对全身阴经脉气有总揽、总任的作用，故有"总任诸阴"和"阴脉之海"的说法。任脉的循行，《素问·骨空论篇》曰："任脉者，起于中极之下，以上毛际，循腹里，上关元，至咽喉，上颐循面入目。"（图15任脉）这句话指出任脉起始于中极下的会阴部，向上到阴毛处，沿腹里，上出关元穴，向上到咽喉部，再上行到下颌，口旁，沿面部进入目下。《灵枢·五音五味》曰："冲脉、任脉皆起于胞中，上循背里，为经脉之海；其浮而外者，循腹（右）上行，会于咽喉，别而络唇口。"这句话说明冲脉和任脉都起于胞中，它的一支循背脊里面上行，为经络气血之海。其浮行在外的，沿腹上行，会于咽喉，另行的从咽唇口周围。

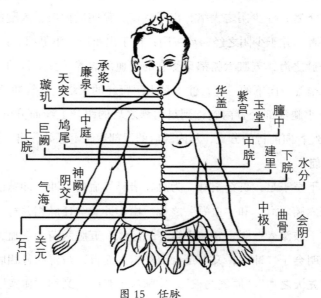

图15　任脉

《灵枢·经脉》曰："任脉之别，名曰尾翳，下鸠尾，散于腹。实则腹皮痛，虚则痒搔，取之所别也。"进一步指出任脉别络名尾翳（鸠尾），从鸠尾向下，散布于腹部。实证，见腹皮痛；虚证，见瘙痒。取用其络穴。

任脉经的经穴，分布在会阴、腹、胸、颈、下颌部的正中线上。起于会阴，止于承浆。本经穴位共 24 个，依次为会阴、曲骨、中极、关元、石门、气海、阴交、神阙、水分、下脘、建里、中脘、上脘、巨阙、鸠尾、中庭、膻中、玉堂、紫宫、华盖、璇玑、天突、廉泉、承浆。

2. 任脉的主要功能

任脉的脉气与手足各阴经相交会，交会腧穴有会阴、曲骨、中极、关元、阴交、下脘、中脘、上脘、天突、廉泉、承浆。其中足三阴与任脉交会于中极、关元，阴维与任脉交会于天突、廉泉，又冲脉与任脉交会于阴交。足三阴经脉上交于手三阴经脉，因此任脉联系了所有阴经。任脉起于胞中，有"主胞胎"的功能，它所经过的石门穴，别名称为"丹田"，为男子贮藏精气、女子维系胞宫之所，又为"生气之原"。

3. 任脉的病候

由于任脉循行胸腹正中，于小腹部与足三阴交会，如脉气失调，可发生前阴诸病，如疝气、白带、月经不调、不育、小便不利、遗尿、遗精、阴中痛等。《针灸大全》所载八脉八穴，列缺通任脉，其主治证有痔疾、便泄、痢疾、疟疾、咳嗽、吐血、溺血、牙痛、咽肿、小便不利、胸脘腹部疼痛、噎膈、产后中风、腰痛、死胎不下、脐腹寒冷、膈中寒、乳痈、血疾等。

（三）冲脉

冲脉的"冲"字，含有冲要、要道的意思。冲脉起于气冲穴，伴随足阳明胃经，挟脐两旁上行，到胸中面分散。《奇经八脉考》认为，冲脉起于少腹之内胞中，其浮而外者，起于气冲，并足阳明、少阴之间，循腹上行至横骨，挟脐左右各五分，上行大赫……至胸中而散。

1. 冲脉的循行

《灵枢·逆顺肥瘦》曰："夫冲脉者，五脏六腑之海也，五脏六腑皆禀焉。其上者，出于颃颡，渗诸阳，灌诸精；其下者，注少阴之大络，出于气街，循阴股内廉，入腘中，伏行骭骨内，下至内踝之后属而别。其下者，并于少阴之经，渗三阴；伏于出跗属，下循跗，入大趾间。"这段话指出冲脉是五脏六腑十二经脉之海，五脏六腑都禀受它的气血的濡养。其上行的一支，出于咽喉上部和后鼻道，向诸阳经渗灌精气；向下的一支，注入足少阴肾经的大络，从气冲部分出，沿大腿内侧下行，进入腘窝中，下行于小腿深部胫骨内侧，到足内踝之后的跟骨上缘而分出两支，与足少阴经并行，将精气灌注于足三阴经；向前行的分支，从内踝后的深部跟骨上缘处分出，沿着足背进入大趾间。

2. 冲脉的主要功能

冲脉上至于头，下至于足，贯穿全身，为总领诸经气血的要冲。冲脉能调整十二经气血，故有"十二经之海""五脏六腑之海"和"血海"之称。由于冲脉与任脉相并行，又与督脉相通，其脉气在头部灌注诸阳，在下肢渗入三阴，容纳来自十二经、五脏六腑的气血，成为十二经脉、五脏六腑之海。冲脉与足阳明会于气冲穴，又与足少阴经相并而行，与胃和肾相联系。胃为"后天之本"，"水谷之海"；肾为"先天之本""原气之根"。冲脉起于胞中，又称"血室""血海"。妇女月经与冲脉功能有密切联系，《素问·上古天真论篇》曰："太冲脉盛，月事以时下""太冲脉衰少，天癸竭，地道不通。"此处"太冲脉"，即是指冲脉而言。女子月经来潮及孕育功能，皆以血为基础。冲脉起于胞中，分布广泛，为"十二经脉之海"，又为"血海"，因此女子月经来潮及妊娠与冲脉盛衰密切相关。只有当冲脉气血旺盛时，其血才能下注胞中，或泻出为月经，或妊娠时以养胎。古人曰"冲为血海"，说明了冲脉与妊产胎育密切相关。

3. 冲脉的病候

冲脉和任、督同源异流，冲脉起于胞中，交会腧穴有会阴、阴交、气冲、横骨、大赫、气穴、四满、中注、肓俞、商曲、石关、阴都、通谷、幽门。如脉气失调，则有月经失调、不孕、漏胎、小产等病出现；本经循腹至胸中而散，故有气急、胸腹痛、气上冲心等症。《针灸大全》所载八脉八穴，公孙通于冲脉，其主治证有心（胃）痛、胸脘满闷、结胸、反胃、酒食积聚、肠鸣、水气、泄泻、噎膈、气急、胁胀、脐腹痛、肠风便血、疟疾、胎衣不下、血崩昏迷等。

（四）带脉

带脉的"带"字，含有腰带的意思。因其横行于腰腹之间，统束全身直行的经脉，状如束带，故称带脉。

1. 带脉的循行

《灵枢·经别》曰："足少阴之正至腘中，别走太阳而合，上至肾，当十四椎出属带脉。"这句话指出足少阴经别，向上行至中，另走与足太阳经相会合，再向上内行至肾，当十四椎处（两旁肾俞穴）分出，属于带脉。《难经·二十八难》曰："带脉者，起于季胁，回身一周。"说明带脉起于季胁部的下面，交会于足少阳胆经的带脉、五枢、维道穴，围绕腰腹部一周。《奇经八脉考》更指出："带脉者，起于季胁足厥阴之章门穴，同足少阳循带脉穴，围身一周，如束带然。"

2. 带脉的主要功能

带脉的主要功能为"约束诸经"。它从第二腰椎发出，围腰一周。因此，足部的阴阳经脉都受带脉的约束。由于带脉出自督脉，行于腰腹，腰腹部是冲、任、督三脉脉气所发之处（冲、任、督皆起于胞中），所以带脉与冲、任、督三脉的关系极为密切。

3. 带脉的病候

带脉的病候，《难经·二十九难》曰："带之为病，腹满、腰溶溶若坐水中。"这句话的意思是如果带脉不和，可见妇女月事不调、赤白带下等症。《素问·痿论篇》曰："阳明虚则宗筋纵，带脉不引，故足痿不用也。"这句话说明带脉失调，可发生痿证。在王叔和的《脉经》里，也有"诊得带脉，左右绕脐腹、腰脊痛冲阴股"等症的叙述。《针灸大全》所载八脉八穴，临泣（足）通于带脉，其主治证有中风手足不举、肢体麻木拘挛、发热、头风痛、项肿连腮、眼目赤痛、齿痛、咽肿、头旋、耳聋、皮肤风疬痒、筋脉牵引不舒、腿痛、胁肋疼痛、腹满、腰部觉冷如坐水中等。

（五）维脉

维脉的"维"字，含有维系、维络的意思。《难经·二十八难》曰："阳维、阴维者，维络于身，溢蓄不能环流灌诸经者也。"这句话指出阳维、阴维的主要功能是维系全身经脉。由于阴维脉与手足三阴经交会，最后合于任脉；阳维脉与手足三阳经相交，最后合于督脉，故阳维有维系全身阳经的作用，阴维有维系全身阴经的作用。

阳维脉维络诸阳经，交会于督脉的风府、哑门；阴维脉维络诸阴经，交会于任脉的天突、廉泉。

在正常的情况下，阴阳维脉互相维系，对气血盛衰起调节溢蓄的作用，而不参与环流，如果功能失常，则出现有关的病证。

阴、阳维脉的病证特点，系阳维脉主表证，阴维脉主里证。《难经·二十九难》曰："阳维为病苦寒热。"这句话说明阳维脉发病，机体就会出现恶寒、发热、外感热病、腰痛等表证。《难经·二十九难》曰："阴维为病苦心痛。"这句话说明阴维脉发病，机体则出现心痛、胃痛、胸腹痛、忧郁等里证。张洁古认为："卫为阳，主表，阳维受邪为病在表，故苦寒热；营为阴，主里，阴维受邪为病在里，故苦心痛。"《脉经》作者王叔和曰："诊得阳维脉浮者，暂起目眩，阳盛实者，苦肩息，洒洒如寒""诊得阴维脉沉大而实者，苦胸中痛，肋下支满，心痛。"《素问·刺腰痛篇》中，也有"阳维之脉，令人腰痛，痛上怫然肿，刺阳维之脉"的记载。

1. 阳维脉

阳维脉的循行，起于足跟外侧，向上经过外踝，沿足少阳经上行髋关节部，经胁肋后侧，从腋后上肩，至前额，再到项后，合于督脉。《素问·刺腰痛篇》曰："阳维之脉，脉与太合下间，去地一尺所。"这句话指出阳维脉与足太阳膀胱经相合，取穴在腿肚下际，距离地面一尺许的部位——阳交穴。《难经·二十八难》曰："阳维起于诸阳会也。"说明阳维脉起于与各阳经交会之处。

阳维脉的交会穴，有金门（足太阳）、阳交（郄；足少阳）、臑俞（手太阳）、天髎（手少阳）、肩井（足少阳）、本神、阳白、头临泣、目窗、正营、承灵、脑空、风池（足少阳）、风府、哑门（督脉）。此外，手少阳三焦经的外关穴通于阳维。

2. 阴维脉

阴维脉的循行，起于小腹内侧，沿大腿内侧上行到腹部，与足太阴经相合，过胸部，与任脉会于颈部。《素问·刺腰痛篇》曰："刺飞阳之脉，在内踝上五寸，少阴之前，与阴维之会。"指出刺飞扬之脉，其部位是在内踝上五寸，足少阴之前，与阴维脉相会处——筑宾穴。《难经·二十八难》曰："阴维，起于诸阴交也。"这句话说明阴维脉起于与各阴经交会之处。

《奇经八脉考》认为，阴维起于诸阴之交，其脉发于足少阴筑宾穴，为阴维之郄，在内踝上五寸端肉分中，上循股内廉，上行入少腹，会足太阴、厥阴、少阴、阳明于府舍，上会足太阴于大横、腹哀，循胁肋会足厥阴于期门，上胸膈挟咽，与任脉会于天突、廉泉，上至顶前而终。凡十四穴。

阴维脉的交会穴，有筑宾（郄；足少阴）、冲门、府舍、大横、腹哀（足太阴）、期门（足厥阴）、天突、廉泉（任脉）。此外，手厥阴心包经的内关穴通于阴维。

（六）跷脉

跷脉的"跷"字有足跟和跷足的含意。因跷脉从下肢内、外侧上行头面，具有交通一身阴阳之气，调节肢体运动的功用，故能使下肢灵活矫健。又由于阴阳跷脉交会于目内眦，入属于脑，故《灵枢·寒热病》有"阳气盛则瞋目，阴气盛则瞑目"的论述。《灵枢·脉度》认为："男子数其阳，女子数其阴，当数者为经，不当数者为络也。"这句意指男子多动，以阳跷为主；女子多静，以阴跷为主。卫气的运行主要是通过阴阳跷脉而散布全身。卫气行于阳则阳跷盛，主目张不欲睡；卫气于阴则阴跷盛，主目闭而欲睡。说明跷脉的功能关系到人的活动与睡眠。

《难经·二十九难》曰："阴跷为病，阳缓而阴急；阳跷为病，阴缓而阳急。"这句话指出阴跷脉气失调，会出现肢体外侧的肌肉弛缓而内侧拘急、足内翻、多眠、癃闭等症；阳跷脉气失调，会出现肢体内侧肌肉弛缓而外侧拘急、足外翻、目痛从内眦始、不眠等症。因此，阴阳跷脉的功能主要为：

（1）主司下肢运动：阴阳跷脉分起手足内外踝下，从下肢内外侧分别上行头面，具有交通一身阴阳之气和调节肢体肌肉运动机能，主要使下肢运动灵活矫健的功能。

（2）司眼睑开合：阴阳跷脉交会于目内眦，阳跷主一身左右之阳，阴跷主一身左右之阴，阳气盛则瞋目，阴气盛则瞑目，故阴阳跷脉有司眼睑开合的功能。

1. 阳跷脉

阳跷脉的循行，系起于足跟外侧，经外踝上行腓骨后缘，没于股部外侧和胁后上肩，过颈部上挟口角，进入目内眦，与阴跷脉会合，再沿足太阳经上额，与足少阳经合于风池。《灵枢·寒热病》曰："足太阳右通项入于脑者，正属目本，名曰眼系……在项中两筋间，入脑乃别阴跷、阳跷，阴阳相交……交于目锐（应作'内'）眦。"这段话指出足太阴经脉有通过项部入于脑内的，正属于眼睛根部名叫目系……在后顶正中两间入脑，分为阴、阳二脉，阴、阳相互交会，交会于目内眦。《难经·二十八难》曰："阳跷脉者，起于跟中，循外踝上行，入风池。"阳跷脉起于足根部，沿着足外踝向大腿外侧上行，进入项部的风池穴。

阳跷脉的交会穴，有申脉、仆参（足太阳）、跗阳（郄；足太阳）、居髎（足少阳）、臑俞（手太阳）、巨骨、肩髃（手阳明）、地仓、巨髎、承泣（足阳明）、睛明（足太阳）、风池（足少阳）。

《针灸大全》所载八脉八穴，申脉通于阳跷，其主治证有腰背强直、癫痫、骨节疼痛、遍身肿、满头出汗等；照海通于阴跷，其主治证有咽喉气塞、小便淋沥、膀胱气痛、肠鸣、肠风下血、黄疸、吐泻、反胃、胸膈噯气、腹中积块、梅核气、大便艰难、难产昏迷等。

2. 阴跷脉

阴跷脉的循行，系起于足舟骨的后方，上行内踝的上面，直上沿大腿内侧，经过阴部，向上沿胸部内侧，进入锁骨上窝，上经人迎的前面，过颧部，到目内眦，与足太阳经和阳跷脉相会合。《灵枢·脉度》曰："（阴）跷脉者，少阴之别，起于然骨之后，上内踝之上，直上循阴股，入阴，上循胸里，入缺盆上，出人迎之前，入頄，属目内眦，合于太阳，阳跷而上行。"这句话指出阴跷脉是足少阴肾经的支脉，起于然谷之后的照海穴，上行于内踝上方，向上沿大腿的内侧，进入前阴部，然后沿着腹部上入胸内，入于缺盆，向上出人迎的前面，到达鼻旁，连属于目眦，与足太阳经、阳跷脉会合而上行。《难经·二十八难》曰："阴跷脉者，亦起于（足）跟中，循内踝上行，至咽喉，交贯冲脉。"这句话说明阴跷脉也起于足后腿中，沿着足内踝向大腿内侧上行，到达咽喉部，交会贯通于冲脉。

阴跷脉的交会穴有照海（足少阴）、交信（郄，足少阴），睛明（足太阳）。

四、十二经别

十二经别是十二正经离、入、出、合的别行（另行走）部分，意即别行于正经脉，是正经别行深入躯体深部，循行于胸、腹及头部的重要支脉，具有加强十二经脉中相为表里的两经之间联系的作用。它的循行路线和分布的部位，比一般的络脉来得深长，所以和脉络有所不同。其名称系十二正经后加一个"别"字，如手太阳经别。

十二经别的循行，具有"离、合、出、入"的特点。即从十二经脉的四肢部分（多为肘、膝以上）别出（称为"离"），走入体腔脏腑深部（称为"入"），然后浅出体表（称为"出"）而上头面，阴经的经别合于阳经的经别而分别注入六阳经脉（称为"合"）。由于每一对相为表里的经别组成一"合"，因此十二经别汇合成六组，称为"六合"。

由于十二经别的循行部位有些是十二经脉循行所不及之处，因而其在生理、病理及治疗等方面均可发挥重要的作用。如十二经别加强了十二经脉的内外联系及在体内脏腑之间的表里关系，补充了十二经脉在体内外循行的不足。十二经别通过表里相合的"六合"作用，使得十二经脉中的阴经与头部发生了联系，从而扩大了手足三阴经穴位的主治范围。此外，又由于其加强了十二经脉对头面的联系，故也突出了头面部经脉和穴位的重要性及其主治作用。

（一）足太阳经别

足太阳经别与足少阴经别属于"一合"。从足太阳经脉的腘窝部分出，其中一条支脉在骶骨下5寸处别行进入肛门，上行归属膀胱，散布联络肾脏，沿脊柱两旁的肌肉到心脏后散布于心脏内；直行的一条支脉，从脊柱两旁的肌肉处继续上行，浅出项部，脉气仍注入足太阳本经。

（二）足少阴经别

足少阴经别与足太阳经别属于"一合"。从足少阴经脉的腘窝部分出，与足太阳的经别相合，上至肾，至第二腰椎处分出，归属带脉；直行的一条系舌根，再浅出项部，脉气注入足太阳经的经别。

（三）足少阳经别

足少阳经别与足厥阴经别属于"二合"。足少阳经脉在大腿外侧循行部位分出，绕过大腿前侧，进入毛际，同足厥阴的经别会合，上行进入季胁之间，沿胸腔里，归属于胆，散布而上达肝脏，通过心脏，挟食道上行，浅出下颌、口旁，散布在面部，系目系，当目外眦部，脉气仍注入足少阳经。

（四）足厥阴经别

足厥阴经别与足少阳经别属于"二合"。足厥阴经脉从足背上处分出，上行至毛际，与足少阳的经别会合并行。

（五）足阳明经别

足阳明经别与足太阴经别属于"三合"。足阳明经脉从大腿前面处分出，进入腹腔里面，归属于胃，散布到脾脏，向上通过心脏，沿食道浅出口腔，上达鼻根及目眶下，返回联系目系，脉气仍注入足阳明本经。

（六）足太阴经别

足太阴经别与足阳明经别属于"三合"。从足太阴经脉的股内侧分出后到大腿前面，同足阳明的经别相合并行，向上结于咽，贯通舌中。

（七）手太阳经别

手太阳经别与手少阴经别属于"四合"。手太阳经脉从肩关节部分出，向下入于腋窝，行向心脏，联系小肠。

（八）手少阴经别

手少阴经别与手太阳经别属于"四合"。手少阴经脉从腋窝两筋之间分出后，进入胸腔，归属于心脏，向上走到喉咙，浅出面部，在目内眦与手太阳经相合。

（九）手少阳经别

手少阳经别与手厥阴经别属于"五合"。手少阳经脉从头顶部分出，向下进入锁骨上窝，经过上、中、下三焦，散布于胸中。

（十）手厥阴经别

手厥阴经别与手少阳经别属于"五合"。手厥阴经脉从腋下三寸处分出，进入胸腔，分别归属于上、中、下三焦，向上沿着喉咙，浅出于耳后，于乳突下同手少阳经会合。

（十一）手阳明经别

手阳明经别与手太阴经别属于"六合"。手阳明经脉从肩髃穴处分出，进入项后柱骨，向下者走向大肠，归属于肺；向上者，沿喉咙，浅出于锁骨上窝，脉气仍归属于手阳明本经。

（十二）手太阴经别

手太阴经别与手阳明经别属于"六合"。手太阴经脉从渊腋处分出，行于手少阴经别之前，进入胸腔，走向肺脏，散布于大肠，向上浅出锁骨上窝，沿喉咙，合于手阳明的经别。

五、十二经筋

经筋是十二经脉之气结、聚、散、络于筋肉、关节的体系，由于其偏重于行走筋肉部位，所以称为经筋，又称"十二经筋"。它是十二经脉的外周连属部分，受十二经脉气血的濡养和调节，具有连缀四肢百骸、主司关节运动的作用。由于经筋附于骨和关节，因此具有约束骨骼、主司关节运动的功能。此外，经筋还布满躯干和四肢的浅部，对周身各部分脏器组织起到一定保护作用。

十二经筋均起于四肢末端，上行于头面胸腹部。每遇骨节部位则结于或聚于此，遇胸腹壁或入胸腹腔则散于或布于该部而成片，但与脏腑无属络关系。三阳经筋分布于项背和四肢外侧，三阴经筋分布于胸腹和四肢内侧。足三阳经筋起于足趾，循股外上行结于頄（面）；足三阴经筋起于足趾，循股内上行结于阴器（腹）；手三阳经筋起于手指，循臑外上行结于角（头）；手三阴经筋起于手指，循臑内上行结于贲（胸）。十二经筋的作用为约束骨骼，完成运动关节和保护关节的功能。

六、十二皮部

皮部，是指十二经脉及其所属络脉在体表的分区，又称"十二皮部"，它受十二经脉及其络脉气血的濡养滋润而维持正常功能。《素问·皮部论篇》曰："皮有分部""皮者，脉之部也。"十二经脉及其所属络脉，在体表有一定的分布范围，与之相应，全身的皮肤也就划分为十二个区域。《素问·皮部论篇》曰："欲知皮部，以经脉为纪者，诸经皆然""凡十二经络脉者，皮之部也"。由于十二皮部居于人体最外层，又与经络气血相通，因此是机体的卫外屏障，起着保卫机体、抵御外邪和反映病证的作用。十二经脉及其所属络脉在皮表的分区，也是十二经脉之气的散布所在。观察不同部位皮肤的色泽和形态变化，有助于诊断某些脏腑、经络的病变；在皮肤一定部位施行敷贴、温灸、热熨、推拿等疗法，以治疗内脏的病变等等，这是皮部理论在诊断和治疗方面的运用。

七、十五络脉

络脉也称"别络"，是由经脉分出呈网状大小而行于体表的支脉，又称"大络"。其主要作用是配合经脉，网络全身组织，运行营卫气血。十二经脉和任、督二脉各自别出一络，加上脾之大络，总称十五络脉或十五别络。若加上胃之大络，则共有16支别络。

络脉对全身无数细小的络脉起着主导作用，从络脉分出的细小分支称为"孙络"（又称"孙脉"），即《灵枢·脉度》所谓"络之别者为孙"。

分布在人体浅表部位的络脉称为"浮络"，即《灵枢·经脉》所谓"诸脉之浮而常见者"。浮行于浅表部位的浮络和细小的孙络，遍及全身，难以计数。

十五络脉的分布规律，是十二经脉的别络均从本经四肢肘膝以下的络穴分出，走向其相表里的经脉，即阴经别络于阳经，阳经别络于阴经，把相互表里的阴经脉与阳经脉沟通起来，加强身体之联系。任脉的别络从鸠尾分出以后散布于腹部；督脉的别络从长强分出经背部向上散布于头，左右别走足太阳膀胱经；脾之大络从在大包分出以后散布于胸胁。

十五络脉的作用，是四肢部的十二经别络加强了十二经中表里两经的联系，从而沟通了表里两经的经气，补充了十二经脉循行的不足；躯干部的任脉络、督脉络和脾之大络，分别沟通了腹、背和全身经气，从而输布气血以濡养全身组织。

十五络脉的生理功能，主要为加强十二经脉中相为表里的两条经脉之间的联系。同时，对其他络脉也有统率作用，加强了人体前、后、侧面的统一联系。十五络脉还可灌渗气血以濡养全身。从别络分出的孙络、浮络，从大到小，遍布全身，难以计数，呈网状扩散，同周身组织的接触面甚广，这样，就能使循行于经脉中的气血，通过别络、孙络，由线状流注扩展为面状弥散，以充分发挥络脉对整个机体的濡养作用。

由于全身十五络均由一穴道与经脉相连，因此络之命名即以此本身起点之穴道名称来命名，其名称为：列缺络——络连手太阴肺经；通里络——络连手少阴心经；内关络——络连手厥阴心包经；偏历络——络连手阳明大肠经；支正络——络连手太阳小肠经；外关络——络连手少阳三焦经；公孙络——络连足太阴脾经；大钟络——络连足少阴肾经；蠡沟络——络连足厥阴肝经；丰隆络——络连足阳明胃经；飞扬络——络连足太阳膀胱经；光明络——络连足少阳胆经；鸠尾络——络连任脉；长强络——络连督脉；大包络——脾之大络。

1. 手太阳之络脉

从列缺穴处分出，起于腕关节上方，在腕后半寸处走向手阳明经；其支脉与手太阴经相并，直入掌中，散布于鱼际部。

2. 手少阴之络脉

从通里穴处分出，在腕后1寸处走向手太阳经；其支脉在腕后1.5寸处别而上行，沿着本经进入心中，向上系舌本，连属目系。

3. 手厥阴之络脉

从内关穴处分出，在腕后 2 寸处浅出于两筋之间，沿着本经上行，维系心包，络心系。

4. 手太阳之络脉

属十五络脉之一，它从支正穴处分出，在腕后 5 寸处向内注入手少阴经；其支脉上行经肘部，网络肩髃部。

5. 手阳明之络脉

从偏历穴处分出，在腕后 3 寸处走向手太阴经；其支脉向上沿着臂膊，经过肩髃，上行至下颌角，遍布于牙齿，其支脉进入耳中，与宗脉会合。

6. 手少阳之络脉

从外关穴处分出，在腕后 2 寸处，绕行于臂膊外侧，进入胸中，与手厥阴经会合。

7. 足太阳之络脉

属十五络脉之一，它从飞阳穴处分出，在外踝上 7 寸处，走向足少阴经。

8. 足少阳之络脉

从光明穴处分出，在外踝上 5 寸处，走向足厥阴经，向下联络足背。

9. 足阳明之络脉

从丰隆穴处分出，在外踝上 8 寸处，走向足太阴经；其支脉沿着胫骨外缘，向上联络头项，与各经的脉气相合，向下联络咽喉部。

10. 足太阴之络脉

从公孙穴处分出，在第一趾跖关节后 1 寸处，走向足阳明经；其支脉进入腹腔，联络肠胃。

11. 足少阴之络脉

从大钟穴处分出，在内踝后绕过足跟，走向足太阳经；其支脉与本经相并上行，走到心包下，外行通贯腰脊。

12. 足厥阴之络脉

从蠡沟穴处分出，在内踝上 5 寸处，走向足少阴经；其支脉经过胫骨，上行到睾丸部，结聚在阴茎处。

13. 任脉之络脉

从鸠尾（尾翳）穴处分出，自胸骨剑突下行，散布于腹部。

14. 督脉之络脉

从长强穴处分出，挟脊柱两旁上行到项部，散布在头上；下行的络脉从肩胛部开始，向左右别走足太阳经，进入脊柱两旁的肌肉。

15. 脾之大络

从大包穴处分出，浅出于渊腋穴下 3 寸处，散布于胸胁部。

第十一章　推拿（按摩）的腧穴

腧穴是人体脏腑经络气血输注于体表的特定部位（点）。这些部位不是孤立于体表的点，而是与内部的脏腑器官相通，外部多当筋肉或骨骼之间的凹陷处，因其功能上内外互相输通，位置上又以孔隙为主，所以称为"腧穴"。腧字与"输"义通，有输注的含义，如水流的转输灌注；"穴"含有"孔""隙"的意思。腧穴在《黄帝内经》中有"节""会""气穴""气府""骨空""溪"等名称；《甲乙经》中称其为"孔穴"；《太平圣惠方》中称为"穴道"，其他古代医书里也有"穴位""砭灸处"等称谓。

"腧""输""俞"三字相通，读音相近，但应用时各有所指。所谓"腧穴"是全身穴位的统称；"输穴"是指井、荥、输、经、合五腧穴的第三个穴位；"俞穴"专指足太阳膀胱经的五脏俞和六腑俞等背俞穴，是腑脏之气输注于背部的穴位。

《素问·气府论篇》解释腧穴是"脉气所发"。《灵枢·九针十二原》曰："节之交，三百六十五会……所言节者，神气之所游行出入也，非皮肉筋骨也。"《灵枢·小针解》解释说："节之交，三百六十五会者，络脉之渗灌诸节者也。"上述经文，足以说明经络与腧穴的密切关系。

腧穴通经脉，经脉属腑脏，腧穴是经络中气血聚散灌流输注的部位。《素问·调经论篇》说："五脏之道，皆出于经隧"，《灵枢·海论》说："夫十二经脉者，内属于脏腑，外络于肢节"，明确指出脏腑、经络、腧穴之间的关系。《千金翼方》更进一步指出："凡孔穴者，是经络所行往来处，引气远入抽病也。"这句话说明如果在体表的穴位上施以针灸、推拿，就能够治疗所属脏腑的某些疾病，同样脏腑的某些病证又能在相应的腧穴上有所反应，这些主要是通过经络来完成的。

腑脏有病变，使经络气血运行异常，则可在腧穴处出现敏感、压痛、结节等异常反应。刺激腧穴（如针灸、推拿等），通过激发、调节腧穴的气血，可进而激发、调节经络气血的运行，从而达到治疗内脏疾病的目的。当然，腧穴也是受邪的部位和医者针灸、推拿施术的部位，临床上要正确运用以治疗疾病，就必须掌握好腧穴的定位、归经、主治等知识。

第一节　腧穴的起源与发展

腧穴是人们在长期的医疗实践中陆续发现的。远在新石器时代，我们的祖先就已经使用砭石来砥刺放血，割刺脓疡；或用热熨、按摩、叩击体表；或对体表某一部位用火烤、烧灼等方法来减轻和消除伤痛。久之，先人们逐渐意识到人体的某些特殊部位具有治疗疾病的作用，这就是腧穴发现的最初过程。

起初，先人们只是将病痛的局部作为刺灸的部位，即"以痛为腧"（《灵枢·经筋》）。当时，既没有固定的部位，也无所谓穴名。后来，随着医疗经验的积累，人们才把某些特殊的"按之快然""驱病迅捷"的部位称为"砭灸处"。如扁鹊治虢太子尸厥，取"三阳五会"；马王堆汉墓《帛书·脉法》中"阳上于环二寸而益为一久（灸）"；《五十二病方》中"久（灸）足中趾""久（灸）左"等，其所指的都是刺灸的部位。这说明早在战国初期已形成了穴位的概念。以后又经过长期的、大量的医疗实践，人们对腧穴的部位特点和治疗范围的认识更行深入，不仅确定了位置，明确了主治，并赋予了名称，进行了系统的分类。

中国最早的经典医籍《黄帝内经》（又称《内经》）一书，论及了腧穴的部位、名称、分经、主治等内容，从而为腧穴学的形成与发展奠定了基础。其后《黄帝八十一难经》（又称《难经》）又提出了八会穴，并对俞募穴、原穴、五腧穴均有所阐发。晋代皇甫谧根据《素问》《针经》《明堂孔穴针灸治要》编纂而成《甲乙经》（又称《甲乙经》），这是我国现存最早的针灸专著。全书共12卷，128篇，其中70余篇专讲腧穴方面的内容。对穴名、别名、位置、取法、主治、配伍、何经脉气所发、何经所会、针刺深浅、留针时间、艾灸壮数、禁刺禁灸以及误刺误灸所带来的后果都作了全面的论述，并对腧穴的顺序进行了整理，如头面躯干以分区划线排列，四肢以分经排列。该书集晋代以前针灸学之大成，为腧穴学理论实践的发展做出了重大贡献。

唐代孙思邈著《千金方》（又称《千金方》）及《千金翼方》各30卷，发展了腧穴的配伍，收集了大量的经外奇穴，以及便于实践的三里保健灸等，扩大了腧穴防治疾病的范围。他又绘制了彩色的《明堂三人图》，分别绘成了十二经脉、奇经八脉等，惜已散佚。宋代王惟一于天圣四年（1026），奉诏对针灸腧穴重新厘定，订正讹谬，从而撰著《铜人腧穴针灸图经》3卷，详载穴位的名称、部位、主治、刺灸等内容，并在个别重要穴位下收载了历代名医针灸治验案例，还绘有12幅十二经经穴图谱，由当时官府刊行。翌年铸成两具腧穴铜人模型作为教具，为当时习医者学习针灸提供了方便，也给后世针灸教学树立了典范（图16针灸铜人）。用铜人考试医者的方法，从宋代一直沿袭到明代，对提高针灸的教学效果作出了杰出的贡献。宋朝政府还令人将《铜人腧穴针灸图经》刻于石碑上，昭示于众，以便学者观摩。元代滑伯仁著《十四经发挥》3卷，始将任、督二脉与十二经脉合称为十四经。其又承《圣济总录》、《金兰循经》的先例，把全身经穴按《灵枢·经脉》循行顺序排列，称"十四经穴"。明代杨继洲撰《针灸大成》10卷，汇集了明代以前针灸医籍之精华，是一部总结性的针灸著作。该书对腧穴主治各证分门别类加以论述，颇为详尽，又列举了辨证选穴的范例，充实了针灸辨证论治内容，并附有针灸医案，为后人所借鉴。清代针灸不如明代昌盛，在医界重药轻针的情况下，李学川提出针灸与方脉可以左右逢源，因此撰《针灸逢源》6卷，他将历代针灸医籍中所载十四经经穴数目收集了361个，一直沿用至今。鸦片战争以后，针灸、推拿技术日趋衰落。中华人民共和国成立以来，随着祖国医学事业的发展，针灸、推拿也受到了应有的重视。临床与科研工作者对腧穴的作用以及一些规律性联系等各个方面都进行了大量的临床和实验研究，取得了初步成果。同时，又陆续发现了一些新的有效腧穴，使腧穴学得到不断的充实和提高。此外，研究者们还为穴名、拼音以及经穴的数目和排列顺序等的统一，做了大量的工作。这一切对腧穴学

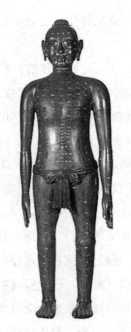

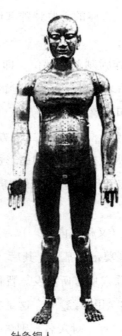

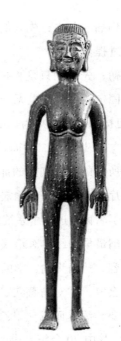

光绪铜人
（中国历史博物馆）

针灸铜人
（中国医学通史图谱卷）

乾隆铜人
（上海中医药大学）

图16　针灸铜人

的发展、认识的深化和理论的充实，有着十分重要的意义。

一、腧穴的分类

腧穴分为十四经穴、经外奇穴和阿是穴三类。凡归属于十二经脉与任、督二脉的腧穴，称为"十四经穴"，简称"经穴"。它们都分布在十四经循行路线上，和经脉关系密切，可以反映本经及所属脏腑的病证，也可以治疗本经及所属腑脏的病证；奇穴是指没有归属于十四经系统的腧穴，是经穴的补充，所以又称经外奇穴，如头面部的太阳、印堂、四神聪、鱼腰，舌下的金津、玉液，背部的华佗夹脊，手上的十宣、八邪、足上的八风等等。这类穴位有固定的部位和较单纯的主治功能，多数奇穴对某些病证有特殊疗效；阿是穴，即以痛处为穴而无固定位置。医者按压患者身体时，当按到痛处时患者喊："啊！痛！"此痛点处如不是十四经穴和奇穴所在位置，则命名为"阿是穴"。

二、腧穴的命名

腧穴各有一定的部位和命名。《素问·阴阳应象大论篇》曰："气穴所发，各有处。"《千金翼方》曰："凡诸孔穴名不徒设，皆有深意。"《素问·骨空论篇》曰："噫嘻在背下侠脊旁三寸所，厌之令患者呼噫嘻，噫嘻应手。"故命之"噫嘻"穴。隋唐时期杨上善著《黄帝内经太素》（简称《太素》），对十五络穴的穴名也有较完整的释义，如通里，"里，居处也，此穴乃是手少阴脉气别通为络居处，故曰通里也"。内关，"手心主至此太阴少阴之内，起于别络内通心包，入于少阳，故曰内关也"。唐代王冰注《素问》对鸠尾穴的释义："鸠尾心前穴名也，正当心蔽骨之端，言其骨垂下，如鸠鸟尾形，故以为名也。"这说明对穴名意义的理解有助于腧穴部位的记忆以及功能的掌握。

（一）腧穴的自然类名称

腧穴以天文学上日月星辰而命名，如日月、上星、璇玑、华盖、太乙、太白、天枢等。

腧穴以地理名称结合腧穴的形象而命名，可分以下几类：

（1）以山、陵、丘、墟来比喻腧穴的形象，如承山、大陵、梁丘、商丘、丘墟等。

（2）以溪、谷、沟、渎来比喻腧穴的形象，如后溪、阳溪、合谷、陷谷、水沟、支沟、四渎、中渎等。

（3）以海、泽、池、泉、渠、渊来比喻腧穴的流注形象，如少海、小海、尺泽、曲泽、曲池、阳池、曲泉、经渠、太渊、清冷渊等。

（4）以街、道、冲、处、市、廊来比喻腧穴的通路或处所，如气街、水道、关冲、五处、风市、步廊等。

（二）腧穴的物象类名称

以动物名称来比喻某些腧穴的形态，如鱼际、鸠尾、伏兔、鹤顶、犊鼻等；以植物名称来比喻某些腧穴的形态，如攒竹、禾髎等；以建筑物之类来形容某些腧穴的形态，如天井、玉堂、巨阙、内关、曲垣、库房、府舍、天窗、地仓、梁门、紫宫、内庭、气户等；以器物之类来形容某些腧穴的象形或会意，如大杼、地机、颊车、阳辅、缺盆、天鼎、悬钟等。

（三）腧穴的人体类名称

腧穴以人体解剖部位名称来命名，如腕骨、完骨、大椎、曲骨、京骨、巨骨等；以内脏名来命名如心俞、肝俞、肺俞、脾俞、胃俞、肾俞、胆俞、膀胱俞、大肠俞、小肠俞等。

腧穴以人体生理功能来命名，如以一般生理功能来命名之承浆、承泣、听会、劳宫、廉泉、关元等；以气血脏腑功能来命名之气海、血海、神堂、魄户、魂门、意舍、志室等。

腧穴以治疗作用来命名，如光明、水分、通天、迎香、交信、归来、筋缩等。

腧穴以人体部位和经脉分属阴阳来命名，如以内外分阴阳来命名之阳陵泉（外）、阴陵泉（内）等；以腹背分阴阳来命名之阴都（腹）、阳纲（背）等；以经脉交会分阴阳来命名之三阴交（阴经）、三阳络（阳经）等。

三、腧穴的定位方法

在针灸、推拿（按摩）等治疗过程中，治疗效果的好坏与选穴是否准确有直接关系。因此，准确选取腧穴，也就是腧穴的定位，一直为历代医家所重视。腧穴的定位方法可分为骨度分寸法、体表标志法、手指比量法和简易取穴法四种。

（一）骨度分寸法

骨度分寸法也称骨度折量法，古称"骨度法"，是腧穴的定位方法之一。即以骨节为主要标志测量周身各部的大小、长短，并依其尺寸按比例折算作为定穴标准的方法（表3）。杨上善曰："以此为定分，立经脉，并取空穴。"但分部折寸的尺度应以患者本人的身材为依据。此法的记载，最早见于《灵枢·骨度》篇，其所测量的人体高度为七尺五寸，其横度（两臂外展，两手伸直，以中指端为准）也为七尺五寸。

表3　常用骨度表

部位	起止点	折量分寸	度量法	说明
头部	前发际至后发际	12寸	直	如前发际不明,从眉心至大椎穴作18寸,眉心至前发际3寸,大椎穴至后发际3寸
	前额两发角之间	9寸	横	用于量头部得横寸
	耳后两完骨(乳突)之间	9寸	横	
胸腹部	天突至歧骨(胸剑联合)	9寸	直	胸部与胁肋部取穴直寸,一般根据肋骨计算,每一肋骨折作1.6寸(天突穴至璇玑穴可作1寸,璇玑穴至中庭穴各穴间可作1.6寸计算)
	歧骨至脐中	8寸	直	
	脐中至横骨上廉(耻骨联合上缘)	5寸	直	
	两乳头之间	8寸	横	胸腹部取穴横寸,可根据两乳头间得距离折量,女性可用锁骨中线代替
	横骨(耻骨)	8寸	横	横骨长度为少腹的腹股沟毛际部横量的标志
背腰部	大椎以下至尾骶	21椎	直	背腰部腧穴以脊椎棘突作为标志作定位得依据
身侧部	腋以下至季胁	12寸	直	季胁指第11肋端
	季胁以下至髀枢	9寸	直	髀枢指股骨大转子
上肢部	腋前纹头(腋前皱襞)至肘横纹	9寸	直	用于手三阴、手三阳经得骨度分寸
	肘横纹至腕横纹	12寸	直	
下肢部	横骨上廉至内辅骨上廉	18寸	直	用于足三阴经的骨度分寸
	内辅骨下廉至内踝尖	13寸	直	
	髀枢至膝中	19寸	直	用于足三阳经的骨度分寸。臀横纹至膝中,可作14寸折量。膝中的水平线,前平膝盖下缘,后平膝弯横纹,屈膝时可平犊鼻穴
	膝中至外踝尖	19寸	直	
	外踝尖至足底	16寸	直	

（二）体表标志法

体表标志法也称自然标志定位法,是腧穴的定位方法之一,即根据人体表面有特征的部位作为标志而定取穴位的方法。一般分为固定标志和活动标志两类。固定标志（静态标志）是指利用人体表面固定不移,又有明显特征的部位,如五官、发际、趾甲、乳头、肚脐以及骨节凸起和凹陷、肌肉隆起等部位作为取穴标志。比较明显的标志,如鼻尖取素髎,两眉中间取印堂,眉梢后取丝竹空,两乳之间取膻中,乳头下方取乳根,脐窝之中取神阙,脐旁2寸取天枢,三角肌止点部取臂臑,腓骨小头前下缘取阳陵泉,俯首显示最高的第七颈椎棘突下取大椎,骶后孔中取八髎等。在两骨分歧处,如锁骨肩峰端与肩胛冈分歧处取巨骨;胸骨下端与肋软骨分歧处取中庭等。此外,可依肩胛冈平第三胸椎棘突,肩胛骨下角平第七胸椎棘突,髂嵴平第四腰椎棘突为标志取背腰部腧穴。

活动标志（动态标志）是指利用关节、肌肉、肌腱、皮肤随活动而出现的孔隙、隆起、凹陷、皱纹、尖端,以及采取某种特定动作而确定的参照标志等。如取听宫（张口后在耳屏前的凹陷处）、听会、耳门等应张口,取下关应闭口;咬肌隆起处取颊车;又如曲池必屈肘于横纹头处取之;举臂时肩峰前外方凹陷中取肩髃；将拇指翘起，当拇长、短伸肌腱之间的凹陷中取阳溪；正坐屈肘掌心向胸，当尺骨茎突之桡侧骨缝中取养老；两虎口相叉食指尽处取列缺等。这些都是在动态情况下找取穴定位的标志，故称为活动标志。

（三）手指比量法

手指比量法也称手指同身寸法（简称"指寸法"），是腧穴的定位方法之一，系在分部折寸的基础上，医者以患者手指特定部位的长度为标准来定取穴位的方法。因人的手指与身体其他部分有一定的比例，故临床上医者多以自己的手指比量，同时参照患者身材的高矮情况适当增减比例。由于生长相关律的缘故，人类机体的各个局部间是相互关联的，选取的手指不同，节段亦不同，一般有中指同身寸、拇指同身寸、横指同身寸三种。

中指同身寸源于《千金方》。《外台秘要》以中指末节的长度为一寸。《太平圣惠方》提出："手中指第二节，内度两横纹相去为一寸。"后人大多以此为准，所以称"中指同身寸"或"中指寸"。《针灸大全》更具体地说明："大指与中指相屈如环，取中指中节横纹，上下相去长短为一寸。"即以患者的中指屈曲时，中节桡侧两端纹头间距作为 1 寸（图 17 中指同身寸）。这种方法适用于四肢部取穴的直寸和背部取穴的横寸。

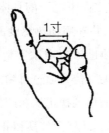

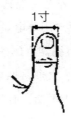

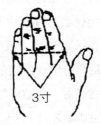

图 17 中指同身寸　　　　图 18 拇指同身寸　　　　图 19 横指同身寸

拇指同身寸见于《千金方》："中指上第一节为一寸，亦有长短不定者，即取于大拇指第一节横度为一寸。"即以患者的拇指指间关节的宽度作为一寸（图 18 拇指同身寸），适用于四肢部的直寸取穴。

横指同身寸又称"一夫"法。夫，扶的意思。《礼记》注："辅四指曰扶。"此法亦出自《千金方》："凡量一夫之法，覆手并舒四指，对度四指上中节上横过为一夫。"也就是将食、中、无名、小指并拢，以中指中节横纹处为准，其四指的宽度作为 3 寸（图 19 横指同身寸）。此法多用于下肢、下腹部和背部的横寸。

手指比量法必须在骨度规定的基础上运用，不能以指寸悉量全身各部，否则长短失度。明代张介宾之《类经图翼》曰："同身寸者，谓同于人身之尺寸也。人之长短肥瘦各自不同，而穴之横直尺寸亦不能一。如今以中指同身寸法一概混用，则人瘦而指长，人肥而指短，岂不谬误？故必因其形而取之，方得其当。"可见不能离开骨度分寸而只用指寸。骨度分寸与指寸在临床应用中应该互相结合。

（四）简便取穴法

简便取穴法是腧穴的定位方法之一，为临床常用的一种简便易行的取穴方法。如列缺，以患者左右两手之虎口自然平直交叉，一手食指压在另一手腕后高骨的正中上方，当食指指尖处有一小凹陷就是该穴。又如劳宫，半握拳，以中指的指尖切压在掌心的第一横纹上，就是该穴。又如风市，患者两手臂自然下垂，于股外侧中指尖到达之处就是该穴。此外如垂肩屈肘取章门，两耳角直上连线中点取百会等等。

四、腧穴的作用

经络是运行气血的道路，腧穴是经脉和络脉相互贯通的枢纽，经脉中的气血要通过腧穴灌注于络脉，渗透到四肢百骸、全身各部，所以说腧穴是输注气血的地方，具有输注气血的作用。

腧穴通过经络与内脏密切地联系起来。当人体发生疾病时，相应的腧穴就会出现异常反应，这对诊断疾病及治疗疾病都有一定意义。张介宾在《类经》中注曰："凡病邪久留不移者，必于四肢八溪之间有所结聚，故当于节之会处索而刺之。"说明腧穴在病理状态下具有反映病候的作用。胃肠疾患如胃及十二指肠溃疡及炎性病变者，可在足三里、地机、上巨虚等处有敏感压痛点，有时可在胸5～胸8附近触到软性异物；患有肺脏疾患者，常在肺俞、中府等穴有压痛、过敏及皮下结节。因此，临床上常用指压背俞穴、募穴、郄穴、原穴的方法，察其腧穴的压痛、过敏、肿胀、硬结、凉、热，以及局部肌肉的隆起，凹陷坚实虚软程度，皮肤的色泽、瘀点、丘疹、脱屑等来协助诊断。这就是《灵枢·官能》"察其所痛，左右上下，知其寒温，何经所在"，以及《灵枢·刺节真邪》"用针者，必先察其经络之实虚，切而循之，按而弹之，视其应动者，乃后取之而下之"的具体运用。近来有人利用仪器对耳廓中耳穴的测定、对原穴用导电量的测定、对十二井穴用知热感度的测定等，观察腧穴在一定程度上反映经络、脏腑、组织器官的病变的情况，为协助诊断增添了新内容。

腧穴是预防治疗疾病过程中，进行针刺、火灸、推拿、刮痧、敷药的部位，通过对腧穴的刺激，可调整经络气血，疏通邪气出路，使阴阳归于平衡，脏腑趋于和调，从而达到扶正祛邪的目的。《素问·五脏生成篇》曰："人有大谷十二分，小溪三百五十四名，少十二俞，此皆卫气所留止，邪气之所客也，针石缘而去之。"文章指出腧穴不仅是气血输注的部位，也是邪气所客之处所，又是针灸、推拿防治疾病的刺激点。

（一）腧穴的近治作用

腧穴的近治作用是指腧穴（包括十四经穴、奇穴、阿是穴）能治疗该穴所在部位及邻近组织、器官的病症。如眼区的睛明、承泣、四白、球后、瞳子髎等穴，能够治疗眼病；耳区的听宫、听会、耳门、翳风诸穴，能够治疗耳病；胃部的中脘、建里、梁门诸穴，能够治疗胃病等。

（二）腧穴的远治作用

腧穴的远治作用是指十四经腧穴中尤其是十二经脉在四肢肘、膝关节以下的腧穴，不仅能治疗局部病症，而且还可以治疗本经循行所及的远隔部位的脏腑、组织、器官的病症，有的甚至具有影响全身的作用。如合谷穴不仅能治疗上肢病症，而且还能治疗颈部和头面部病症，以及治疗外感病的发热；足三里穴不仅能治疗下肢病症，而且对调整整个消化系统的功能，甚至对人体防卫、免疫反应方面都具有重要的作用。

临床实践证明，针刺或指压某些腧穴，对机体的不同状态可引起双向的良性调整作用。如泄泻时，针刺天枢能止泻；便秘时，针刺天枢又能通便。心动过速时，针刺内关能减慢心率；心动过缓时，针刺内关又可使之恢复正常。此外，腧穴的特殊治疗作用还表现为相对的特异性，如大椎穴退热、至阴穴矫正胎位等。

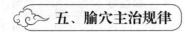

五、腧穴主治规律

每个腧穴都有较广泛的主治范围，这与其所属经络和所在部位的不同有直接关系。无论腧穴的局部治疗作用，还是邻近或远隔部位的治疗作用，都是以经络学说为依据，即"经络所通，主治所及"。腧穴的主治规律，一般可以归纳为腧穴的分经、分部两个方面。

（一）分经主治规律

分经主治规律系腧穴的主治规律之一。十四经腧穴的分经主治，既能主治本经的病症，又能主治二经相同的病症，或主治三经相同的病症。说明分经主治既有其特性，又有其共性。各经腧穴主治的异同分经列表如下（表4至表8）：

表 4　手三阴经

经名	本经病	二经病	三经病
手太阴	肺、喉病		
手厥阴	心、胃病	神志病	胸部病
手少阴	心病		

表 5　手三阳经

经名	本经病	二经病	三经病
手阳明经	前头、鼻、口、齿病		
手少阳经	侧头、胁、肋病	耳病	眼病、咽喉病、热病
手太阳经	后头、肩胛、神志病		

表 6　足三阳经

经名	本经病	二经病	三经病
足阳明经	前头、口、齿、咽喉、胃肠病		
足少阳经	侧头、耳病、胁肋病	眼病	神志病、热病
足太阳经	后头病、背腰、脏腑病		

表 7　足三阴经

经名	本经病	三经病
足太阴病	脾胃病	
足厥阴病	肝病	前阴病、妇科病
足少阴病	肾、肺、咽喉病	

表 8　任督二脉

经名	本经病	二经病
任脉	回阳、固脱、有强壮作用	神志病、脏腑病、妇科病
督脉	中风、昏迷、热病、头面病	

（二）分部主治规律

分部主治规律系腧穴的主治规律之一。十四经腧穴的分部主治各有其特点，如头、面、颈项部的腧穴，除个别能治全身性疾患或四肢疾患外，绝大多数均治局部病症；胸腹部腧穴，大多可治脏腑及急性疾患；背腰部腧穴，除少数能治下肢病外，大多可治局部病症、脏腑和慢性疾患；少腹部腧穴，除能主治脏腑疾患外，还能治全身性疾患；四肢部膝肘部以上的腧穴，以治局部病症为主；肘膝以下至腕、踝部的腧穴，除能治局部病症外，还能治脏腑疾患；腕、踝以下的腧穴，除能治局部病症外，还能治头面、五官病症，以及发热、神志病等全身疾患。各部腧穴的主治范围归纳列表如下（表 9 至表 18）：

表 9　头面颈项部

分　部	主　治
前头	眼、鼻病
侧头区	神志、局部病
后头区项区	神志、喑哑、咽喉、眼、头项病
眼区	眼病
鼻区	鼻病
颈区	舌、咽喉、喑哑、哮喘、食管、颈部病

表 10　胸膺胁腹部

分　部	主　治
胸膺部	胸、肺、心病
腹部	肝、胆、脾、胃病
少腹部	经带、前阴、肾、膀胱、肠病

表 11　肩背腰尻部

分　部	主　治
肩胛部	局部、头项痛
背部	肺、心病
背腰部	肝、胆、脾、胃病
腰尻部	肾、膀胱、肠、后阴、经带病

表12　腋胁侧腹部

分　部	主　治
胸胁部	肝、胆病，局部病
侧腹部	脾、胃病，经带病

表13　上肢内侧部

分　部	主　治
上肢内侧部	肘臂内侧病
前臂内侧部	胸、肺、心、咽喉、胃、神志病
掌指内侧部	神志病、发热病、昏迷、急救

表14　上肢外侧部

分　部	主　治
上臂外侧部	肩、臂、肘、外侧病
前臂外侧部	头、眼、鼻、口、齿、咽喉、胁肋、肩胛、神志、发热病
掌指外侧部	咽喉、发热病，急救

表15　下肢后面部

分　部	主　治
大腿后面	臀股部病
小腿头面	腰背、后阴病
跟后、足外侧	头、项、背腰、眼、神志、发热病

表16　下肢前面部

分　部	主　治
大腿前面	腿膝部病
小腿前面	胃肠病
足跗前面	前头、口齿、咽喉、胃肠、神志、发热病

表17　下肢内侧部

分　部	主　治
大腿内侧	经带、小溲、前阴病
小腿内侧	经带、脾胃、前阴、小溲病
足内侧	经带、脾胃、肝、前阴、肾、肺、咽喉病

表18　下肢外侧部

分　部	主　治
大腿外侧	腰尻、膝股关节病
小腿外侧	胸胁、颈项、眼、侧头部病
足外侧	侧头部、眼、耳、胁肋、发热病

六、腧穴取穴原则

腧穴，是针灸、推拿处方的主要内容之一。人体有361个经穴，另有众多的经外奇穴。要想选好腧穴，首先应了解穴位的特性及其主治功能。只有依据经络、腧穴理论，结合临床具体实践，才能合理地选取适当的腧穴，为正确拟定针灸、推拿处方打下基础。针灸、推拿处方中腧穴的选择，是以阴阳、脏腑、经络和气血等学说为依据的，其基本原则是"循经取穴"，这是根据"经脉所通，主治所及"的原理而来的。因此，在"循经取穴"的指导下，取穴原则一般包括近部取穴、远部取穴和随证取穴等。

（一）近部取穴法

近部取穴法是指在受病的脏腑、五官、肢体所在的体表部位，就近选穴进行治疗，它以腧穴近治作用为依据，应用十分广泛。大凡症状在体表部位反映较为明显和较为局限的病证，均可按近部取穴原则选取腧穴，予以治疗。如胃病取中脘、梁门；肾病取肾俞、志室；肩痛选取肩髃、肩俞；膝痛选取膝关、膝眼；眼病选取睛明、球后、攒竹、瞳子髎、风池等；鼻病选取迎香、巨髎；耳病选取耳门、翳风；面颊病选取颧髎、颊车；口齿病选取大迎、承浆、地仓等。此法在临床上应用较广，意在就近调正受病经络、器官的阴阳气血，使之平衡。

（二）远部取穴法

远部取穴法亦称远道取穴法，即在受病部位的远距离选取腧穴，它以腧穴的远治作用为依据。远部取穴是针灸、推拿处方选穴的基本方法，多选择肘膝以下的穴位进行治疗，体现了针灸、推拿辨证论治的思想，在处理错综复杂病例的过程中运用十分广泛。

此取穴法在具体应用时，有本经取穴和异经取穴之分。本经取穴即当诊断病变属于何脏何经之后，可选该经有关穴位治疗，如咳嗽、咳血等肺系病证取尺泽、太渊、鱼际；脾病取太白、三阴交；急性腰痛取人中等；异经取穴则是分析许多疾病的病理变化，因其在脏腑与脏腑之间往往是彼此关联、相互影响的，所以治疗时遵循统筹兼顾的原则远部取穴，如呕吐属胃病，当取中脘、足三里。若由肝气上逆导致胃气不降而呕吐者，则当同时取太冲、肝俞平肝降逆，使胃不受侮，呕吐自然而止。又如鼓胀水肿晚期，呈现肝、脾、肾数脏同病的证候，常常选用三经以上的穴位。此外，面部疾患选取合谷，目赤肿痛取行间，久痢脱肛取百会，急性腰扭伤取水沟等，均为远部取穴的具体应用。

（三）随证取穴法

随证取穴法亦名对证取穴法或辨证取穴法，是指针对某些全身症状或疾病的病因病机而选取腧穴的方法，它是根据中医理论和腧穴主治功能提出的，一般属于治标的范畴。临床上有许多病证如发热、失眠、多梦、自汗、盗汗、虚脱、抽风、昏迷等全身性疾病，往往难以辨位，此时就可根据病证的性质进行辨证分析，将病证归属于某一脏腑和经脉，再按照随证取穴的方法选取适当的腧穴进行治疗。如因心肾不交的失眠，辨证归心、肾两经，故取心、肾经神门、太溪等腧穴。同时，针对个别症状的治疗措施，根据病情的标本缓急，适当地采用随证取穴法，为治本创造有利条件，也是选穴中不可忽视的环节。例如大椎退热、人中苏厥、神门安神、关元温阳、丰隆祛痰等等。

此外，痛点选穴（阿是穴）亦属于对症选穴法。此法从《黄帝内经》中"在分肉间痛而刺之"等刺法演变而来。临床上应用压痛点治疗击仆、扭伤、痹证等疼痛。

（四）按肌群取穴法

按肌群取穴法系在病变所在的肌肉或肌群上选取穴位，常用于肌肉瘫痪、萎缩等症。如臀肌瘫痪取环跳、股四头肌瘫痪取伏兔等。

七、腧穴配伍

针灸与推拿（按摩）属于祖国医学的外治法范畴，在临床治疗中要根据病情需要，在辨证、立法的基础上，选择适当的腧穴，加以配伍组合而成处方。处方是否得当，关系着治疗效果的优劣。因此，针灸、推拿医者必须讲究处方配伍。

腧穴的配伍，是指在经穴主治纲要和选穴原则的基础上，根据各种不同病症的治疗需要，选取两个或两个以上、主治相同或相近，具有协同作用的腧穴加以配伍应用的方法，其目的是加强腧穴的治病作用。配穴是否得当，直接影响治疗效果，因此它在针灸、推拿处方中占重要位置。

有关针灸处方的基本规律，历代针灸专书积累了极其丰富的资料。如《灵枢·终始》《针灸聚英·四总穴歌》都阐明针灸处方的基本规律是循经取穴，即根据经络的循行，腧穴的分布及其主治作用，作为针灸处方配穴的理论基础。历来配穴方法很多，现常用的配穴方法有本经配穴法、同名经配穴法、前后配穴法、上下配穴法、左右配穴法、表里配穴法、远近配穴法、八脉八穴配穴法等。

（一）本经配穴法

本经配穴法系腧穴的常用配伍方法之一。某一脏腑、经脉发生病变而未涉及其他脏腑时，即选取该病变经脉上的腧穴，配成处方进行治疗。如肺病咳嗽，可取肺募中府，同时远取本经之尺泽、太渊。

（二）同名经配穴法

同名经配穴法系腧穴的常用配伍方法之一。它是以同名经"同气相通"的理论为依据，以手足同名经腧穴相配的方法。如牙痛可取手阳明经的合谷配足阳明经的内庭；头痛取手太阳经的后溪配足太阳经的昆仑等。

（三）前后配穴法

前后配穴法系腧穴的常用配伍方法之一。前指胸腹，后指背腰。选取前后部位腧穴配合应用的方法称为前后配穴法，亦名"腹背阴阳配穴法"。此法在《灵枢·官针》中称为"偶刺"。应用时先用手在胸腹部探明痛点，然后向背腰部划一平行弧线直对痛点，前后各斜刺一针。此法多用于脏腑疾患及胸腹疼痛，类似俞募配穴法，但取穴不限于俞穴和募穴。其他经穴，亦可采用，如胃痛者，腹部可取中脘、梁门，背部可取胃俞、胃仓；哮喘前取天突、膻中，后取肺俞、定喘等。

（四）上下配穴法

上下配穴法系腧穴的常用配伍方法之一，上指上肢和腰部以上，下指下肢和腰部以下。《灵枢·终始》曰："病在上者，下取之；病在下者，高取之；病在头者，取之足；病在腰者，取之腘。"上下配穴法在临床上应用广泛，如胃病于上肢取内关，下肢取足三里；咽喉痛、牙痛，上肢取合谷，下肢取内庭；脱肛、子宫下垂取百会配长强；头痛项强取昆仑等。

此外，八脉交会穴配合，如内关配公孙，外关配临泣，后溪配申脉，列缺配照海等，也属于本法的具体应用。

（五）左右配穴法

左右配穴法系腧穴的常用配伍方法之一，是指选取肢体左右两侧腧穴配合应用的方法，它以经络循行交叉的特点为取穴依据。《黄帝内经》中的"巨刺""缪刺"，就是左右配穴法的应用。此法临床应用时，一般左右穴同时取用，以加强其协调作用，如心病取双侧心俞、内关，胃痛取双侧胃俞、足三里等；另外，左右不同名腧穴也可同时并用，如左侧面瘫，取左侧颊车、地仓，配合右侧合谷等；左侧偏头痛，取左侧头维、曲鬓，配合右侧阳陵泉、侠溪等。此外，亦有舍患侧取健侧者，例如偏瘫、痹痛等用此法也有一定的效果。

（六）表里配穴法

表里配穴法系腧穴的常用配伍方法之一，它以脏腑经络的阴阳表里的关系为配穴依据。即阴经的病变，可同时在其相表里的阳经取穴；阳经的病变，可同时在其相表里的阴经取穴。如肝病可选足厥阴经的太冲配与其相表里的足少阳胆经的阳陵泉。这种配穴方法对于一般常见病症均可采用，取穴不限于原穴和络穴。

（七）远近配穴法

远近配穴法系腧穴的常用配伍方法之一，即选穴原则中的"近部选穴"与"远部选穴"配合使用的方法。例如，胃病取中脘、胃俞等是近取法；取内关、足三里、公孙等是远取法。亦可将远近两者配合起来使用，但处方必须以符合病情、分别主次、繁简得当为原则，切忌杂乱无章，无的放矢。

（八）八脉八穴配穴法

八脉八穴配穴法系腧穴的常用配伍方法之一，出自《针灸指南》，是奇经八脉的八个穴位相互配伍应用的方法。其法将八脉八穴按其主治功能相合配为四对，如内关配公孙，主治心、胸、胃部疾病；外关配临泣，主治目、头侧、面颊部疾病；后溪配申脉，主治颈、项、肩胛部疾病；列缺配照海，主治咽喉、胸膈部疾病。

八、腧穴在推拿（按摩）治疗中的应用

腧穴又称穴、俞、气穴、孔穴、穴位、穴道等，是脏腑经络气血输注之处，也是推拿手法作用之所。一般说来，在十四经（十二经脉、任脉和督脉）和不属于十四经范围而有明确位置和穴名的

经外奇穴处，均可用某种推拿手法或某些推拿治法。此外，中医推拿（按摩）在发展过程中，还逐渐形成了自成体系的"推拿特定穴位（或穴区）"。由于推拿（按摩）手法不仅可用按法、点法作用于一个点，还可用推法等手法作用于一条线，用摩法等手法作用于一个面，因此根据专用于推拿（按摩）手法操作的推拿特定穴位的形状，可以将其分为点状穴位、面状穴位和线状穴位，即有的是点，有的是线和面，有的是位于骨节高突处。如三关、六腑是线状穴位；五经（脾经、肝经、心经、肺经、肾经），板门等穴是平面状穴位；耳后高骨等是位于骨突处的穴位。

从文献记载来看，点状穴位的历史最为悠久，而面状穴位和线状穴位出现较晚。有的线状穴位是从点状穴位发展而来，如天河水。在面状穴位和线状穴位中，绝大多数为推拿特定穴位。在点状穴位中，既有推拿特定穴位，又有经穴、经外奇穴。《素问》和《灵枢》记载了在"背俞之脉"和"侠脊之脉"可用按法，但没有具体说明什么病症按摩哪一个穴位。在现存的古代医学文献中，最早提到具体的穴位与推拿（按摩）之间关系的是晋代葛洪所写的《肘后方》，它记载了在人中穴、龟尾穴和脐上三寸（建里穴）等处进行推拿，治疗卒中恶死和卒腹痛等症。其中，人中穴为督脉穴位，脐上三寸（建里穴）是任脉穴位，而龟尾穴可以算作是最早的推拿特定穴位。后来，由于推拿（按摩）的不断发展，手法逐渐增多，除了按法和摩法以外，还增加了其他多种手法。按法有可能作用在一个点上，如指按法。而摩法，尤其是掌摩法，必然是作用在一个面上。擦法，则从一端到另一端，作用在一条线上或一个条形的区域。由于手法的复杂和增多，以及在治疗某些病症时，因采用了在一些面上和线上进行推拿而取得了明显的疗效，并且这种疗效反复被临床所证实，这就使古代医学家认识到面状穴位和线状穴位的存在。而推拿特定穴位的发展，也促使推拿（按摩）手法的复杂多样。几乎在所有的经穴上，都可以用推拿手法治疗，有些穴位禁用针刺，但是却可以用适当的推拿手法。有时以指代针，用手指按压掐揉穴位，可以起到与针刺穴位相似的效果，如在合谷穴用按法治疗头痛就是如此。所以，穴位的发现和发展是和推拿、针灸等治疗方法的演化密切相关的。

由于推拿（按摩）手法多种多样，对穴位作用的方式比针刺或灸要复杂得多，因而即使在同一穴位上应用推拿手法与应用针灸，两者所起的作用也就不一定相同。而对于某一个具体的穴位来说，推拿的作用又可因手法的刺激频率、持续时间、深浅度、刺激的方向和角度不同而有差异。推拿对穴位所起的作用，也可因手法操作者的水平高低而不同。

由于推拿（按摩）中的许多治疗方法均以经络、穴位为基础，并且除经脉穴位之外，推拿也注重对皮部、经筋的应用。一些治疗方法如指针法等，直接在穴位上施以按压、掐揉等手法，因此在临床治疗中，不同穴位的主治作用，决定了推拿治法的临证变化。

九、腧穴治疗歌诀

古代针灸治疗各种病症的歌诀等，同样适用于推拿（按摩）治疗。

1.《四总穴歌》

肚腹三里留，腰背委中求，头项寻列缺，面口合谷收。

2.《回阳九针歌》

哑门劳宫三阴交，涌泉太溪中脘接，环跳三里合谷并，此是回阳九针穴。

3.《马丹阳天星十二穴并治杂病歌》

三里内庭穴，曲池合谷接，委中配承山，太冲昆仑穴，环跳与阳陵，通里并列缺。合担用法担，合截用法截，三百六十穴，不出十二诀。……

4.《十二经治症主客原络》

肺之主大肠客：太阴多气而少血，心胸气胀掌发热，喘咳缺盆痛莫禁，咽肿喉干身汗越，肩内前廉两乳疼，痰结膈中气如缺，所生患者何穴求，太渊偏历与君说。

大肠主肺客：阳明大肠侠鼻孔，面痛齿疼腮颊肿，生疾目黄口亦干，鼻流清涕及血涌，喉痹肩前痛莫当，大指次指为一统，合谷列缺取为奇，二穴针之居病总。

脾主胃客：脾经为病舌本强，呕吐胃翻疼腹脏，阴气上冲噫难瘳，体重不摇心事妄，疟生振栗兼体羸，秘结疸黄手执杖，股膝内肿厥而疼，太白丰隆取为尚。

胃主脾客：腹膜心闷意凄怆，恶人恶火恶灯光，耳闻响动心中惕，鼻衄唇㖞疟又伤，弃衣骤步身中热，痰多足痛与疮疡，气蛊胸腿疼难止，冲阳公孙一刺康。

真心主小肠客：少阴心痛并干嗌，渴欲饮兮为臂厥，生病目黄口亦干，胁臂疼兮掌发热，若人欲治勿差求，专在医人心审察，惊悸呕血及怔忡，神门支正何堪缺。

小肠主真心客：小肠之病岂为良，颊肿肩疼两臂旁，项颈强疼难转侧，嗌颔肿痛甚非常，肩似拔兮臑似折，生病耳聋及目黄，臑肘臂外后廉痛，腕骨通里取为详。

肾之主膀胱客：脸黑嗜卧不欲粮，目不明兮发热狂，腰痛足疼步艰履，若人捕获难躲藏，心胆战兢气不足，更兼胸结与身黄，若欲除之无更法，太溪飞扬取最良。

膀胱主肾之客：膀胱颈病目中疼，项腰足腿痛难行，痢疟狂颠心胆热，背弓反手额眉棱，鼻衄目黄筋骨缩，脱肛痔漏腹心膨，若要除之无别法，京骨大钟任显能。

三焦主包络客：三焦为病耳中聋，喉痹咽干目肿红，耳后肘疼并出汗，脊间心后痛相从，肩背风生连膊肘，大便坚闭及遗癃，前病治之何穴愈，阳池内关法理同。

包络主三焦客：包络为病手挛急，臂不能伸痛如屈，胸膺胁满腋肿平，心中淡淡面色赤，目黄善笑不肯休，心烦心痛掌热极，良医达士细推详，大陵外关病消释。

肝主胆客：气少血多肝之经，丈夫㿗疝苦腰疼，妇人腹膨小腹肿，甚则嗌干面脱尘，所生患者胸满呕，腹中泄泻痛无停，癃闭遗溺疝瘕痛，太、光二穴即安宁。

胆主肝客：胆经之穴何病主？胸胁肋疼足不举，面体不泽头目疼，缺盆腋肿汗如雨，颈项瘿瘤坚似铁，疟生寒热连骨髓，以上病症欲除之，须向丘墟蠡沟取。

第二节　腧穴各论

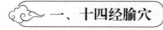

一、十四经腧穴

经络学说中所称的"十四经脉"，系十二经脉及督脉、任脉的总称。十四经腧穴为位于十二经脉和任督二脉的腧穴，简称"经穴"，它们是腧穴的主要部分。经穴因其分布在十四经脉的循行线上，所以与经脉关系密切，不仅可以反映本经经脉及其所属脏腑的病证，也可以反映本经经脉所联系的其他经脉、脏腑之病证，同时又是针灸施治的部位。因此，腧穴不仅有治疗本经脏腑病证的作用，也可以治疗与本经相关经络脏腑之病证。

十四经的腧穴随着人们的医疗实践，曾经历了一个由少至多的过程。《灵枢·本输》在五腧穴上冠以所属脏腑之名。《素问·气府论篇》统计腧穴数目上冠以诸经"脉气所发者"字样，说明《黄帝内经》为腧穴的分经已奠定了基础。从其经文来看，虽屡有 365 穴之说，但实际上其所载有穴名者仅 160 穴左右。《甲乙经》用分经分部方法详载穴名、穴位，共得 349 穴。《千金翼方》所载与《甲乙经》相同。到《铜人腧穴针灸图经》《十四经发挥》等书时才有所增加，其穴名数达到 354 穴。而后《针灸大成》已载有 359 穴。《针灸逢源》使经穴总数达到 361 穴。历代具有代表性针灸医籍及所载经穴总数如表 19。

表 19　历代十四经穴总数对照表

年代（公元）	作　者	书　名	穴　名　数		
			单穴	双穴	合计
战国（前 475—前 221）		《黄帝内经》	约 25	约 135	约 160
三国、魏（256—260）	皇甫谧	《甲乙经》	49	300	349
唐（682）	孙思邈	《千金翼方》			
宋（1026）	王惟一	《铜人腧穴针灸图经》	51	303	354
元（1341）	滑伯仁	《十四经发挥》			
明（1601）	杨继洲	《针灸大成》	51	308	359
清（1817）	李学川	《针灸逢源》	52	309	361

十四经腧穴是穴位的主体，共 361 个，其中单穴 52 个（任脉与督脉均是单穴），双穴 309 个。

十四经各有循行的路线，每经又有若干穴位，各经的起止穴如下：手太阴肺经，左右各 11 穴位，起于中府穴，止于少商穴；手少阴心经，左右各 9 个穴位，起于极泉穴，止于少冲穴；手厥阴心包经，左右各 9 个穴位，起于天池穴，止于中冲穴；手阳明大肠经，左右各 20 个穴位，起于商阳穴，止于迎香穴；手少阳三焦经，左右各 23 个穴位，起于关冲穴，止于丝竹空穴；手太阳小肠经，左右各 19 个穴位，起于少泽穴，止于听宫穴；足太阴脾经，左右各 21 个穴位，起于隐白穴，止于大包穴；足少阴肾经，左右各 27 个穴位，起于涌泉穴，止于俞府穴；足厥阴肝经，左右各 14 个穴位，起于大敦穴，止于期门穴；足阳明胃经，左右各 45 个穴位，起于承泣穴，止于厉兑穴；足太阳膀胱经，左右各 67 个穴位，起于睛明穴，止于至阴穴；足少阳胆经，左右各 44 个穴位，起于瞳子髎，止于足窍阴穴；任脉，为单穴，一穴一名，共 24 个穴位，起于会阴穴，止于承浆穴；督脉，为单穴，一穴一名，共 28 个穴位，起于长强穴，止于龈交穴。

（一）手太阴肺经经穴

手太阴肺经一侧共有 11 个穴位，分布在胸部的外上方、上肢的掌面桡侧和手掌及拇指的桡侧。首穴中府，末穴少商。穴位名称按顺序为中府、云门、天府、侠白、尺泽、孔最、列缺、经渠、太渊、鱼际、少商。其中9个穴位分布在上肢掌面桡侧，2个穴位在前胸上部。本经腧穴可主治呼吸系统和本经脉所经过部位的病症，如咳嗽，喘息，咳血，胸闷胸痛，咽喉肿痛，外感风寒及上肢内侧前缘疼痛等。

1. 中府 zhōng fǔ（LU 1）

中府穴在胸壁外上方，云门穴下1寸，平第一肋间隙处，距前正中线6寸。当胸大肌、胸小肌处，内侧深层为第一肋间内、外肌；上外侧有腋动、静脉，胸肩峰动、静脉；布有锁骨上神经中间支，胸前神经分支及第一肋间神经外侧皮支。

中府穴的功用为止咳平喘，清泻肺热，健脾补气。主治咳嗽，气喘，肺胀满，胸痛，肩背痛，腹胀。常配伍尺泽穴治咳嗽；配肩髎穴治肩痛。

中府穴是肺的募穴，故为诊断和治疗肺病的重要穴位之一，肺结核和支气管哮喘患者，常可在此穴出现压痛等异常反应，具有一定的诊断价值。又由于其系手、足太阴经交会穴，故能健脾理气而治疗腹胀。

2. 云门 yún mén（LU 2）

云门穴在胸壁的外上方，肩胛骨喙突上方，锁骨下窝凹陷处，距前正中线6寸。有胸大肌，皮下有头静脉通过，深部有胸肩峰动脉分支；布有胸前神经的分支臂丛外侧束、锁骨上神经中后支。

云门穴主治咳嗽，气喘，胸痛，胸中烦满，肩背痛。常配伍中府、隐白、期门、肺俞、魂门、大陵治胸中痛。

3. 天府 tiān fǔ（LU 3）

天府穴在上臂内侧面，肱二头肌桡侧缘、肱二头肌外侧沟中，腋前纹头下3寸处。如臂向前平举，俯头鼻尖接触上臂侧处即是此穴。其下有头静脉及肱动、静脉分支；分布着臂外侧皮神经及肌皮神经。

天府穴的功用为调理肺气，安神定志。主治鼻衄，咳嗽，气喘，吐血，瘿气，肩及上肢内侧疼痛。常配伍曲池治臂痛。

4. 侠白 xiá bái（LU 4）

侠白穴在上臂内侧面，肱二头肌桡侧缘、肱二头肌外侧沟中，腋前纹头下4寸，或肘横纹上5寸处。其下有头静脉及桡动、静脉分支；分布有臂外侧皮神经，当肌皮神经经过处。

侠白穴主治咳嗽，气喘，烦满，干呕，臑痛。常配伍曲池、肩髎治肩臂痛。

5. 尺泽 chǐ zé（LU 5）

尺泽穴在肘横纹中，肱二头肌腱桡侧凹陷处。当肘关节，当肘二头肌腱之外方，肱桡肌起始部；有桡侧返动、静脉分支及头静脉；布有前臂外侧皮神经，其下为桡神经。

尺泽穴的功用为清热和胃，通络止痛。主治咳嗽，气喘，咳血，潮热，胸部胀满，咽喉肿痛，急性腹痛，吐泻，小儿惊风，肘臂挛急，小便失禁。常配伍太渊、经渠治咳嗽、气喘；配孔最治咳血、潮热；配曲池治肘臂挛痛。

尺泽穴乃五腧穴之合穴，五行属水；手太阴经所入为"合"。

6. 孔最 kǒng zuì（LU 6）

孔最穴在前臂掌面桡侧，当尺泽与太渊连线上，腕横纹上7寸处。当肱桡肌，在旋前圆肌上端之外缘，桡侧腕长、短伸肌的内缘；其下有头静脉，桡动、静脉；布有前臂外侧皮神经，桡神经浅支。

孔最穴主治急性咳血，痔疮出血，鼻衄，咳嗽，气喘，咳血，咽喉肿痛，热病无汗，肘臂挛病，痔疾。常配伍肺俞、尺泽治咳嗽、气喘；配鱼际治咳血。

孔最穴乃手太阴经郄穴。

7. 列缺 liè quē （LU 7）

列缺穴在前臂桡侧缘，桡骨茎突上方，腕横纹上 1.5 寸，当肱桡肌与拇长展肌腱之间，桡侧腕长伸肌腱内侧。如两手虎口自然交叉，一手食指按在另一手桡骨茎突上，食指尖到达之凹陷中即是此穴。其下有头静脉，桡动、静脉分支；布有前臂外侧皮神经和桡神经浅支的混合支。

列缺穴的功用为止咳平喘，通经活络，利水通淋。主治头项病，如外感所致的偏正头痛、项强、口眼㖞斜、牙痛、咽喉肿痛、咳嗽气喘，泌尿生殖系统疾病如阴茎痛、尿血、遗精，以及腹胀，拇、食指无力等。常配伍合谷治伤风头痛项强；配肺俞治咳嗽气喘。

列缺穴乃手太阴经络穴；八脉交会穴之一，通于任脉。

8. 经渠 jīng qú （LU 8）

经渠穴在前臂掌面桡侧，桡骨茎突与桡动脉之间凹陷处，腕横纹上 1 寸，也即桡侧腕屈肌腱的外侧，有旋前方肌，当桡动、静脉外侧处；布有前臂外侧皮神经和桡神经浅支混合支。

经渠穴主治咳嗽，气喘，胸痛，咽喉肿痛，手腕痛。常配伍肺俞、尺泽治咳嗽。

9. 太渊 tài yuān （LU 9）

太渊穴在腕掌侧横纹桡侧，桡动脉搏动处。也即桡侧腕屈肌腱的外侧，拇展长肌腱内侧；有桡动、静脉；布有前臂外侧皮神经和桡神经浅支混合支。

太渊穴的功用为止咳化痰，通调血脉。主治咳嗽痰多，气喘乏力，咳血，胸痛，咽喉肿痛，呃逆，头痛，偏瘫，下肢冷痛无力，手腕痛，无脉症。常配伍尺泽、鱼际、肺俞治咳嗽、咳血、胸痛；配人迎治无脉症。

太渊穴乃肺之原穴；八会穴之脉会；五腧穴之输穴，五行属土，手太阴经所注为"输"。

10. 鱼际 yú jì （LU 10）

鱼际穴在拇指本节（第一掌指关节）后凹陷处，约当第一掌骨中点桡侧，赤白肉际处。有拇短展肌和拇指对掌肌；血管当拇指静脉回流支；布有前臂外侧皮神经和桡神经浅支混合支。

鱼际穴主治发热，咳嗽，咳血，哮喘，咽喉肿痛，失音。常配伍孔最、尺泽治咳嗽，咳血；配少商治咽喉肿痛。

鱼际穴乃荥穴，即手太阴经所溜为"荥"。

11. 少商 shào shāng （LU 11）

少商穴在手拇指桡侧，距指甲角 0.1 寸（指寸）处，有指掌固有动、静脉所形成的动、静脉网；布有前臂外侧皮神经和桡神经浅支混合支，正中神经的掌侧固有神经的末梢神经网。

少商穴的功用为解表清热，通利咽喉，苏厥开窍。主治咽喉肿痛，咳嗽，鼻衄，咯血，发热，盗汗，小儿惊风，昏迷，癫狂，失眠，指端麻木挛痛。常配伍合谷治咽喉肿痛；配中冲治昏迷，发热。

少商穴乃五腧穴之井穴，五行属木；手太阴经所出为"井"。

（二）手阳明大肠经经穴

手阳明大肠经一侧共有 20 穴，其中 15 穴分布在食指桡侧、上肢背面的桡侧，5 穴在颈、面部。起于商阳、止于迎香。穴位名称按顺序为商阳、二间、三间、合谷、阳溪、偏历、温溜、下廉、上廉、手三里、曲池、肘髎、手五里、臂臑、肩髃、巨骨、天鼎、扶突、口禾髎、迎香。本经腧穴可主治眼、耳、口、牙、鼻、咽喉等器官病症，胃肠病症，神经精神病症、热病和本经脉所经过部位的病证，如头痛，牙痛，咽喉肿痛，各种鼻病，泄泻，便秘，痢疾，腹痛，上肢屈侧外缘疼痛等。

1. 商阳 shāng yáng （LI 1）

商阳穴在食指末节桡侧，距指甲角 0.1 寸（指寸）。其下有指及掌背动、静脉网；布有来自正中神经的指掌侧固有神经，桡神经的指背侧神经。

商阳穴的功用为清热解表，苏厥开窍。主治耳聋，齿痛，咽喉肿痛，颌肿，青盲，手指麻木，热病，昏迷。常配伍少商点刺出血治热病，昏迷。

商阳穴乃五腧穴之井穴，五行属金；手阳明经所出为"井"。

2. 二间 èr jiān （LI 2）

二间穴位于微握拳之手食指本节（第二掌指关节）前，桡侧凹陷处，当赤白肉际处取穴。其下有指屈浅、深肌腱；来自桡动脉的指背及掌侧动、静脉，布有桡神经的指背侧固有神经，正中神经的指掌侧固有神经。

二间穴的功用为解表，清热，利咽。主治目昏，目赤痛，麦粒肿，鼻衄，齿痛，口喎，咽喉肿痛，热病，肩周炎，食指关节肿痛。常配伍合谷治齿痛。

二间穴乃五腧穴之荥穴，五行属水；手阳明经所溜为"荥"。

3. 三间 sān jiān （LI 3）

三间穴位于微握拳之手食指本节（第二掌指关节）后，桡侧凹陷处，当第二掌指关节后，第二掌骨小头上方处取穴。其下有第一骨间背侧肌，深层为拇内收肌横头；有手背静脉网（头静脉起始部），指掌侧有固有动脉；布有桡神经浅支。

三间穴的功用为泄热止痛、利咽。主治咽喉肿痛，牙痛，三叉神经痛，目痛，青光眼，腹胀，肠泻，洞泄，身热，肩关节周围炎，手背及手指红肿疼痛。常配伍攒竹、二间治目中漠漠。

三间穴乃五腧穴之输穴，五行属木；手阳明经所注为"输"。

4. 合谷 hé gǔ （LI 4）

合谷穴别名"虎口"，在手背，第一、二掌骨间，当第二掌骨桡侧的中点处；如以拇、食指合拢，在肌肉的最高处即是本穴。其深层有拇收肌横头；有手背静脉网，为头静脉的起部，腧穴近侧正当桡动脉从手背穿向手掌之处；布有桡神经浅支的掌背侧神经，深部有正中神经的指掌侧固有神经。

合谷穴的功用为疏风解表，镇静止痛，通经活经，清热解表。主治头面一切疾患，如头痛、目赤肿痛、鼻渊、鼻衄、齿痛、牙关紧闭、口眼喎斜、面肌抽搐、耳鸣、耳聋、疟腮、咽喉肿痛、失音等，以及热病无汗、多汗、呃逆、腹痛、便秘、泄泻、痛经、经闭、滞产、半身不遂、指挛臂痛、小儿惊风、狂躁、疔疮、瘾疹、疥疮、腰扭伤、落枕、腕关节痛；各种疼痛及癓病、癫痫、精神病等。常配伍太阳治头痛；配太冲治目赤肿痛；配迎香治鼻疾；配少商治咽喉肿痛；配三阴交治经闭、滞产；配地仓、颊车治口眼㖞斜。本穴亦为头颈部外科手术针刺麻醉的主要穴位。

合谷穴乃大肠之原穴，手阳明经所过为"原"。

5. 阳溪 yáng xī（LI 5）

阳溪穴在腕背横纹桡侧，手拇指向上翘起时，当拇短伸肌腱与拇长伸肌腱之间的凹陷中。其下有头静脉、桡动脉的腕背支；布有桡神经浅支。

阳溪穴主治头痛，目赤肿痛，耳聋，耳鸣，齿痛，咽喉肿痛，手腕无力、疼痛。常配伍合谷治头痛。在本穴用推法，可以治疗小儿泄泻。

阳溪穴乃经穴，手阳明经所行为"经"。

6. 偏历 piān lì（LI 6）

偏历穴位于屈肘时之前臂背面桡侧，当阳溪与曲池连线上，腕横纹上 3 寸处，也即桡骨远端，桡侧腕伸肌腱与拇长展肌腱之间；其下有头静脉；掌侧为前臂外侧皮神经和桡神经浅支，背侧为前臂背侧皮神经和前臂骨间背侧神经。

偏历穴的功用为清热利尿，通经活络。主治目赤，耳鸣，耳聋，鼻衄，牙痛，喉痛，面瘫，手臂酸痛，水肿。常配伍曲池治手臂疼痛。

偏历穴乃手阳明经之络穴。

7. 温溜 wēn liū（LI 7）

温溜穴位于屈肘之前臂背面桡侧，在桡侧腕伸肌肌腹与拇长展肌之间，当阳溪与曲池连线上，腕横纹上 5 寸处。其下有桡动脉分支及头静脉；布有前臂背侧皮神经与桡神经深支。

温溜穴的功用为清热理气。主治头痛，面肿，面瘫，口舌发炎，咽喉肿痛，肩背酸痛，前臂疼痛，肠鸣腹痛，疔疮。常配伍合谷治头痛。本穴在消化道溃疡穿孔时常出现压痛，与其他穴配合可作出进一步诊断。

温溜穴乃手阳明经之郄穴。

8. 下廉 xià lián（LI 8）

下廉穴位于屈肘之前臂背面桡侧，当阳溪与曲池的连线上，肘横纹下即曲池下 4 寸处。桡侧有腕伸短肌及腕伸长肌，深层有旋后肌；有桡动脉分支；布有前臂背侧皮神经及桡神经深支。

下廉穴的功用为调理肠胃，通经活络。主治头痛，眩晕，目痛，肘臂痛，腹胀，肠鸣，腹痛。常配伍足三里治腹胀、腹痛。

9. 上廉 shàng lián（LI 9）

上廉穴位于屈肘之前臂背面桡侧，在桡侧腕伸肌肌腹与拇长展肌之间，当阳溪与曲池的连线上，肘横纹下即曲池下 3 寸处。其下有桡动脉分支及头静脉；布有前臂背侧皮神经与桡神经深支。

上廉穴的功用为调理肠胃，通经活络。主治头痛，肩膊酸痛，网球肘，半身不遂，手臂麻木，肠鸣腹痛。常配伍曲池治手臂麻木。

10. 手三里 shǒu sān lǐ（LI 10）

手三里穴位于屈肘之前臂背面桡侧，当阳溪与曲池的连线上，肘横纹下 2 寸处。肌肉、神经同下廉穴，血管为桡返动脉的分支。

手三里穴的功用为通经活络，清热明目，调理肠胃。主治感冒，齿痛颊肿，颈淋巴结核，面神经麻痹，肩臂痛，上肢麻痹，半身不遂，腰痛，消化不良，腹痛，腹泻，乳腺炎。常配伍曲池治上肢不遂。弹拨此穴可消除针刺不当引起的不适感。

11. 曲池 qū chí（LI 11）

曲池穴在肘横纹外侧端，屈肘时当尺泽与肱骨外上髁连线中点，即桡侧腕长伸肌起始部，肱桡肌的桡侧；如屈肘成直角，则当肘弯横纹尽头处。其下有桡返动脉的分支；布有前臂背侧皮神经，内侧深层为桡神经本干。

曲池穴的功用为清热和营，降逆活络。主治一切热病，流行性感冒，疟疾，头痛，头晕，咽喉肿痛，甲状腺肿大，齿痛，目赤肿痛，视物不清，瘰疬，热病上肢不遂，手臂肿痛，肩痛不举，肘关节肿痛，腹痛吐泻，高血压，癫狂，月经不调，风疹，湿疹，荨麻疹，丹毒。常配伍血海、足三里治瘾疹；配手三里治上肢不遂；配太冲、大椎治高血压。曲池穴亦为强壮穴之一。本穴与推拿特定穴位天河水等穴相配伍，能开胸退热。

曲池穴乃五腧穴之合穴，五行属土；手阳明经所入为"合"。

12. 肘髎 zhǒu liáo（LI 12）

肘髎穴在臂外侧，屈肘，曲池上方1寸，当肱骨边缘处，即桡骨外上髁上缘肱肌起始部，肱三头肌外缘；其下有桡侧副动脉；布有前臂背侧皮神经及桡神经。

主治肘臂部酸痛、麻木、挛急。常配伍曲池治肘臂疾病。

13. 手五里 shǒu wǔ lǐ（LI 13）

手五里穴在臂外侧，当曲池与肩髃连线上，曲池上3寸处，即肱骨桡侧之肱桡肌起点，外侧为肱三头肌前缘；稍深为桡侧副动脉；布有前臂背侧皮神经，深层内侧为桡神经。

手五里穴的功用为理气散结，通经活络。主治咯血，肺炎，扁桃体炎，胸膜炎，肋间神经痛，惊恐，嗜睡，偏瘫，肘臂挛痛，瘰疬。常配伍曲池治肘臂挛痛。

14. 臂臑 bì nào（LI 14）

臂臑穴在臂外侧，三角肌止点处，即肱骨桡侧三角肌下端，肱三头肌外侧头的前缘，当曲池与肩髃的连线上，曲池上7寸处。如垂臂屈肘时，则在肱骨外侧三角肌下端。其下有旋肱后动脉的分支及肱深动脉；布有前臂背侧皮神经，深层有桡神经本干。

臂臑穴的功用为清热明目，通经通络。主治目疾，如畏光、焦灼感、重感、红肿疼痛、视力减弱、辨色模糊等，以及头痛、肩臂痛、上肢瘫痪、颈项拘挛、瘰疬。常配伍光明治目疾。

臂臑穴乃手阳明络之交会穴。

15. 肩髃 jiān yú（LI 15）

肩髃穴在肩部三角肌上，臂外展或向前平伸时，当肩峰前下方凹陷处。如垂肩，则当锁骨肩峰端前缘直下约2寸，当骨缝之间，手阳明大肠经的循行线上处取穴。其下有旋肱后动、静脉；布有锁骨上神经，腋神经。

肩髃穴的功用为通经活络，疏散风热。主治肩臂挛痛不遂，肩痛不举，高血压，乳腺炎，瘾疹，瘰疬。常配伍肩髎治肩臂疼痛。

肩髃穴乃手阳明与阳跷脉之交会穴。

16. 巨骨 jù gǔ （LI 16）

巨骨穴在肩上部，正坐垂肩当锁骨肩峰端与肩胛冈之间凹陷处，即斜方肌与冈上肌中。其深层有肩胛上动、静脉；布有锁骨上神经分支、副神经分支，深层有肩胛上神经。

巨骨穴的功用为通经活络。主治肩臂挛痛不遂，肩关节及肩部软组织损伤，吐血，瘰疬，瘿气，高热痉挛，下牙痛。常配伍肩髃、肩髎治肩痛。

巨骨穴乃手阳明经与阳跷脉之交会穴。

17. 天鼎 tiān dǐng （LI 17）

天鼎穴在颈外侧部，胸锁乳突肌后缘，当结喉旁开3寸，扶突与缺盆连线中点。在胸锁乳突肌下部后缘，浅层为颈阔肌，深层为中斜角肌起点；有颈外浅静脉；为副神经、颈皮神经在胸锁乳突肌后缘穿出处，深层为膈神经的起点。

天鼎穴的功用为清利咽喉，理气散结。主治暴喑气梗，咽喉肿痛，瘰疬，瘿气。常配伍少商治咽喉肿痛，配合谷治瘿气。

18. 扶突 fú tū （LI 18）

扶突穴在颈外侧部，结喉旁，当胸锁乳突肌前、后缘之间，当胸锁乳突肌胸骨头间颈阔肌中。其深层为肩胛提肌起始点；深层内侧有颈升动脉；布有耳大神经、颈皮神经、枕小神经及副神经。

扶突穴的功用为清咽消肿，理气降逆。主治咳嗽，气喘，膈肌痉挛，咽喉肿痛，暴喑，瘰疬，瘿气，低血压。常配伍合谷治瘿气。本穴亦为甲状腺手术常用麻醉穴之一。

19. 口禾髎 kǒu hé liáo （LI 19）

口禾髎穴在上唇部，鼻孔外缘直下，平水沟穴，即上颌骨犬齿窝部，上唇方肌止端；其下有面动、静脉的上唇支；布有面神经、三叉神经第二支下支与眶下神经的吻合丛。

口禾髎穴的功用为祛风清热，开窍。主治鼻塞，衄血，鼻息肉，嗅觉减退，口喎，口噤，腮腺炎。

20. 迎香 yíng xiāng （LI 20）

迎香穴在鼻翼外缘中点旁，鼻唇沟中间，当上唇方肌中。其深部为梨状孔的边缘；有面动、静脉及眶下动、静脉分支；布有面神经与眶下神经的吻合丛。

迎香穴的功用为祛风通窍，理气止痛。主治鼻塞，鼻窦炎，嗅觉减退，衄血，口喎，面痒，胆道蛔虫症，便秘。在本穴用按法，可以治疗惊风；用揉法或指擦法，可以治疗鼻炎。

迎香穴乃手、足阳明经之交会穴。

（三）足阳明胃经经穴

足阳明胃经一侧共有45个穴位，其中15个穴位分布在下肢的前外侧面，30个穴位在腹、胸部和头面部。首穴承泣，末穴厉兑。穴位名称按顺序为承泣、四白、巨髎、地仓、大迎、颊车、下关、头维、人迎、水突、气舍、缺盆、气户、库房、屋翳、膺窗、乳中、乳根、不容、承满、梁门、关门、太乙、滑肉门、天枢、外陵、大巨、水道、归来、气冲、髀关、伏兔、阴市、梁丘、犊鼻、足三里、上巨虚、条口、下巨虚、丰隆、解溪、冲阳、陷谷、内庭、厉兑。本经腧穴可治疗胃肠等消化系统，神经系统，呼吸系统，循环系统和头、眼、鼻、口、齿等器官病症和本经脉所经过部位的病症。例如：胃痛，腹胀，呕吐，泄泻，鼻衄，牙痛，口眼㖞斜，咽喉肿痛，热病，神志病及本经脉循行部位之病症。

1. **承泣** chéng qì（ST 1）

承泣穴在面部、瞳孔直下，当眼球与眶下缘之间。其下有眶下动、静脉分支，眼动、静脉的分支；布有眶下神经分支及动眼神经下支的肌支，面神经分支。

承泣穴的功用为散风清热，明目止泪。主治目赤肿痛，流泪，近视，远视，散光，视神经萎缩，夜盲，眼睑瞤动，口眼㖞斜。常配伍太阳治目赤肿痛；配阳白治口眼㖞斜。

承泣穴乃足阳明经、阳跷、任脉之交会穴。

2. **四白** sì bái（ST 2）

四白穴在面部，瞳孔直下，眶下孔凹陷处，当眼轮匝肌和上唇方肌之间；其下有面动、静脉分支，眶下动、静脉，面神经分支当眶下神经处。

四白穴的功用为祛风明目，通经活络。主治近视，目赤痒痛，目翳，眼睑瞤动，口眼㖞斜，三叉神经痛，鼻窦炎，头痛，眩晕。常配伍阳白、地仓、颊车、合谷治口眼㖞斜；配攒竹治眼睑瞤动。四白穴也为眼科手术针麻常用穴之一。

3. **巨髎** jù liáo（ST 3）

巨髎穴在面部，瞳孔直下，平鼻翼下缘处，当鼻唇沟外侧。其下浅层为上唇方肌，深层为犬齿肌；有面动、静脉及眶下动、静脉；布有面神经及眶下神经的分支。

巨髎穴的功用为清热息风，明目退翳。主治口眼㖞斜，眼睑瞤动，青光眼，近视，三叉神经痛，鼻炎，上颌窦炎，鼻衄，齿痛，唇颊肿。常配伍合谷治齿痛；配地仓、颊车治口㖞。

巨髎穴乃足阳明胃经与阳跷脉之交会穴。

4. **地仓** dì cāng（ST 4）

地仓穴在面部，口角外侧，上直对瞳孔，当口轮匝肌中，可于瞳孔垂线与口角水平线之交点处取穴。其深层为颊肌；有面动、静脉；布有面神经和眶下神经分支，深层为颊肌神经的末支。

地仓穴的功用为祛风止痛，舒筋活络。主治口㖞，流涎，眼睑瞤动，口角抽动，三叉神经痛。常配伍颊车、合谷治口㖞、流涎。

地仓穴乃手、足阳明经与阳跷脉之交会穴。

5. **大迎** dà yíng（ST 5）

大迎穴在下颌角前方，咬肌附着部的前缘，面动脉搏动处。其前方有面动、静脉；布有面神经及颊神经。

大迎穴的功能为祛风通络，消肿止痛。主治口㖞，面肌痉挛，三叉神经痛，口噤，颊肿，齿痛。常配伍颊车治齿痛。

6. **颊车** jiá chē（ST 6）

颊车穴在面颊部，下颌角前上方约一横指（中指），当咀嚼时咬肌隆起，按之凹陷处。其下有咬肌动、静脉；布有耳大神经，面神经及咬肌神经。

颊车穴的功用为祛风清热，开关通络。主治口㖞，牙痛，颊肿，牙关紧急，下颌关节炎，面神经麻痹，三叉神经痛，口噤不语，甲状腺肿，脑血管病后遗症。常配伍地仓治口眼㖞斜。在本穴用按法，可以治疗惊风；用揉法，能治疗齿痛；用摩法，可以治疗口僻。

颊车穴乃十三鬼穴之一，统治一切癫狂症。

7. 下关 xià guān（ST 7）

下关穴在面部耳前方，当颧弓与下颌切迹所形成的凹陷中。其下有面横动、静脉，最深层为上颌动、静脉；正当面神经颧眶支及耳颞神经分支，最深层为下颌神经。

下关穴的功用为消肿止痛，聪耳通络。主治耳鸣，耳聋，聤耳，鼻塞，齿痛，面痛，口噤，口眼㖞斜，颞颌关节功能紊乱，眩晕，足跟痛。常配伍翳风治耳疾。指揉或指摩本穴，用以治疗颞下颌关节紊乱综合征。

下关穴乃足阳明、足少阳经之交会穴。

8. 头维 tóu wéi（ST 8）

头维穴在头侧部，当额角发际上 0.5 寸，头正中线旁 4.5 寸，当颞肌上缘帽状腱膜中。其下有颞浅动、静脉的额支；布有耳额神经的分支及面神经额颞支。

头维穴的功用为清头明目，止痛镇痉。主治头痛，头晕，目眩，视力减退，眼痛，迎风流泪，视物不明，眼睑瞤动，面神经麻痹，精神分裂症。常配伍合谷治头痛；配太冲治目眩。

头维穴乃足阳明、足少阳经与阳维脉之交会穴。

9. 人迎 rén yíng（ST 9）

人迎穴在颈部，喉结旁，当胸锁乳突肌的前缘与甲状软骨接触部，颈动脉搏动处。其下有甲状腺上动脉；当颈内、外动脉分支处，有颈前浅静脉，外为颈内静脉；布有颈皮神经，面神经颈支，深层颈动脉球，最深层为交感神经干，外侧有舌下神经降支及迷走神经。

人迎穴的功用为利咽散结，理气降逆。主治头痛，咽喉肿痛，声带疾患，气喘，咳血，瘰疬，瘿气，中风偏瘫，心脏神经官能症，膝关节疼痛，雷诺氏病。常配伍大椎、太冲治疗高血压。

人迎穴乃足阳明、足少阳经之交会穴。

10. 水突 shuǐ tū（ST 10）

水突穴在颈部，胸锁乳突肌的前缘，甲状软骨外侧，当人迎与气舍连线的中点。外侧为颈总动脉；布有颈皮神经，深层为交感神经发出的心上神经及交感干。

水突穴的功用为清热利咽，降逆平喘。主治咽喉肿痛，声带疾病，甲状腺肿大，咳嗽，气喘。常配伍天突治疗咳嗽、气喘。

11. 气舍 qì shè（ST 11）

气舍穴在颈部，当锁骨内端的上缘，胸锁乳突肌的胸骨头与锁骨头之间。其下为胸锁乳突肌起始部；有颈前浅静脉，深部为颈总动脉；布有锁骨上神经前支，舌下神经的分支。

气舍穴的功用为清咽利肺，理气散结。主治咽喉肿痛，胸满咳喘，呃逆，膈肌痉挛，消化不良，瘿瘤，瘰疬，颈项强痛。常配伍水突穴可治疗瘿瘤。

12. 缺盆 quē pén（ST 12）

缺盆穴在锁骨上窝中央，距前正中线 4 寸。其上方有颈横动脉；布有锁骨上神经中支，深层正当肩丛的锁骨上部。

缺盆穴的功用为宽胸利膈，止咳平喘。主治咳嗽，气喘，咽喉肿痛，缺盆中痛，胸痛，膈肌痉挛，瘰疬，肩部软组织病变。常配伍肺俞治疗咳嗽。

13. 气户 qì hù（ST 13）

气户穴在胸部，当锁骨中点下缘，胸大肌起始部，距前正中线 4 寸，当锁骨中线与第一肋骨之间的凹陷处。其下有胸肩峰动、静脉分支，外上方为锁骨下静脉；为锁骨上神经、胸前神经分支分布处。

气户穴的功用为理气宽胸，止咳平喘。主治咳嗽，气喘，呃逆，胸胁胀满，胸痛。常配伍肺俞治咳喘。

14. 库房 kù fáng（ST 14）

库房穴在胸部，当第一肋间隙，距前正中线 4 寸。其下当第一肋间隙，有胸大肌、胸小肌，深层为肋间内、外肌，有胸肩峰动、静脉及胸外侧动、静脉分支；布有胸前神经分支。

库房穴的功用为理气宽胸，清热化痰。主治咳嗽，气喘，咳唾脓血，胸胁胀痛。常配伍屋翳治疗胸胁胀痛。

15. 屋翳 wū yì（ST 15）

屋翳穴在胸部，当第二肋间隙，距前正中线 4 寸。其下有胸大肌、胸小肌，深层为肋间内外肌；有胸肩峰动、静脉分支；布有胸前神经分支。

屋翳穴的功用为止咳化痰，消痈止痒。主治咳嗽，气喘，咳唾脓血，胸胁胀痛，肋间神经痛，乳痈。常配伍天宗治乳痈。

16. 膺窗 yīng chuāng（ST 16）

膺窗穴在胸部，当第三肋间隙，距前正中线 4 寸。其下有胸大肌，深层为肋间内、外肌；有胸外侧动、静脉；布有胸前神经分支。

膺窗穴的功用为止咳宁嗽，消肿清热。主治咳嗽，气喘，胸胁胀痛，乳痈。常配伍屋翳可治疗乳痈。

17. 乳中 rǔ zhōng（ST 17）

乳中穴在胸部，当第四肋间隙，距前正中线 4 寸，乳头中央。此穴一般用作胸腹部取穴的定位标志。

18. 乳根 rǔ gēn（ST 18）

乳根穴在胸部，乳头直下，乳房根部，当第五肋间隙，距前正中线 4 寸。其深层有肋间内、外肌；有肋间动脉，胸壁浅静脉；有第五肋间神经外侧皮支，深层为肋间神经干。

乳根穴的功用为通乳化瘀，宣肺利气。主治咳嗽，气喘，呃逆，胸痛，臂丛神经痛，乳痈，乳汁少。常配伍少泽、膻中治乳痈；配少泽、足三里治乳汁少。

19. 不容 bù róng（ST 19）

不容穴在上腹部，脐中上 6 寸，距前正中线 2 寸，当腹直肌及其腱鞘处，深层为腹横肌；有第七肋间动、静脉分支及腹壁上动、静脉；当第七肋间神经分支处。

不容穴的功用为调中和胃，理气止痛。主治呕吐，胃病，食欲不振，消化不良，腹胀，腹痛，咳嗽，哮喘，肋间神经痛，肩臂部诸肌痉挛或萎缩。常配伍中脘治胃病。

20. 承满 chéng mǎn（ST 20）

承满穴在上腹部，脐中上 5 寸，前正中线旁开 2 寸，当腹直肌及其腱鞘处，深层为腹横肌；有第七肋间动、静脉分支及腹壁上动、静脉分布；当第七肋间神经分支处。

承满穴的功用为理气和胃，降逆止呕。主治胃痛，胃痉挛，胃神经官能症，消化不良，食欲不振，腹胀，肠炎。常配伍足三里治胃痛。

21. 梁门 liáng mén（ST 21）

梁门穴在上腹部，脐中上 4 寸，距前正中线 2 寸。当腹直肌及其腱鞘处，深层为腹横肌；有第七肋间动、静脉分支及腹壁上动、静脉；当第八肋间神经分支处（右侧深部当肝下缘，胃幽门部）。

梁门穴的功用为和胃理气，健脾调中。主治胃痛，呕吐，胃神经官能症，食欲不振，消化不良，腹胀，泄泻。常配伍梁丘、中脘、足三里治胃痛。

22. 关门 guān mén（ST 22）

关门穴在上腹部，脐中上 3 寸，距前正中线 2 寸，当腹直肌及其腱鞘处；其下有第八肋间动、静脉分支及腹壁上动、静脉分支；布有第八肋间神经分支。

关门穴的功用为调理肠胃，利水消肿。主治胃炎，胃痉挛，腹胀，腹痛，肠鸣，泄泻，便秘，水肿，遗尿。常配伍足三里、水分治肠鸣、腹泻。

23. 太乙 tài yǐ（ST 23）

太乙穴在上腹部，脐中上 2 寸，距前正中线 2 寸，当腹直肌及其腱鞘处；其下有第八肋间动、静脉分支及其腹壁下动、静脉分支；布有第八肋间神经的前皮支。

太乙穴的功用为涤痰开窍，镇惊安神。主治胃病，消化不良，肠鸣，腹胀，心烦，癔病，癫狂，吐舌，遗尿。常配伍中脘治胃痛。

24. 滑肉门 huá ròu mén（ST 24）

滑肉门穴在上腹部，脐中上 1 寸，距前正中线 2 寸，当腹直肌及其腱鞘处；有第九肋间动、静脉分支及腹壁下动、静分支；布有第九肋间神经分支；深部为小肠。

滑肉门穴的功用为镇惊安神，清心开窍。主治胃痛，慢性胃肠炎，呕吐，癫狂，精神病，吐舌，舌强，子宫内膜炎，月经不调。常配伍足三里治胃痛。

25. 天枢 tiān shū（ST 25）

天枢穴在腹中部，距脐中（任脉之神阙穴）旁开 2 寸，当腹直肌及其腱鞘处；有第九肋间动、静脉分支及腹壁下动、静脉分支；布有第十间神经分支；深部为小肠。

天枢穴的功用为疏调脏腑，健脾和胃，理气消滞。主治急慢性胃炎，肠炎，腹胀，肠鸣，绕脐痛，便秘，泄泻，痢疾，月经不调，痛经，闭经，癥瘕。常配伍足三里治腹胀肠鸣；配气海治绕脐痛；配上巨虚、下巨虚治便秘、泄泻。在本穴用揉法，能化痰止咳；用推法，能通利大便。

天枢穴乃大肠之募穴。

26. 外陵 wài líng（ST 26）

外陵穴在下腹部，脐中下 1 寸，距前正中线 2 寸，当腹直肌及其腱鞘处；其下有第十肋间动、静脉分支及腹壁下动、静脉分支；布有第十肋间神经分支；深部为小肠。

外陵穴的功用为和胃化湿，理气止痛。主治胃炎，肠炎，肠痉挛，腹痛，疝气，痛经。常配伍子宫、三阴交治痛经。

27. 大巨 dà jù（ST 27）

大巨穴在下腹部，脐中下 2 寸，距前正中线 2 寸，当腹直肌及其腱鞘处；其下有第十一肋间动、静脉分支，外侧为腹壁下动、静脉；布有第十一肋间神经；深部为小肠。

大巨穴的功用为调肠胃，固肾气。主治小腹胀满，阑尾炎，肠炎，肠梗阻，便秘，腹痛，小便不利，疝气，遗精，阳痿，早泄，失眠。配中极、次髎治小便不利。大巨穴也是腹部手术针麻常用穴之一。

28. 水道 shuǐ dào（ST 28）

水道穴在下腹部，脐中下3寸，距前正中线2寸，当腹直肌及其腱鞘处；其下有第十二肋间动、静脉分支，外侧为腹壁下动、静脉；布有第十二肋间神经；深部为小肠。

水道穴的功用为利水消肿，调经止痛。主治小腹胀满，小便不利，痛经，盆腔炎，不孕，疝气，便秘，脱肛，腹水。常配伍三阴交、中极治痛经、不孕。

29. 归来 guī lái（ST 29）

归来穴在下腹部，脐中下4寸，距前正中线2寸，当腹直肌外缘。其下有腹内斜肌，腹横肌腱膜；外侧有腹壁下动、静脉；布有髂腹下神经。

归来穴的功用为活血化瘀，调经止痛。主治腹痛，疝气，月经不调，痛经，闭经，盆腔炎，白带，阴挺。常配伍大敦治疝气；配三阴交、中极治月经不调。

30. 气冲 qì chōng（ST 30）

气冲穴在腹股沟稍上方，脐中下5寸，距前正中线2寸，当耻骨结节外上方。其下有腹壁浅动、静脉分支，外壁为腹壁下动、静脉；布有髂腹股沟神经。

气冲穴的功用为调经血，舒宗筋，理气止痛。主治肠鸣，腹痛，疝气，痛经，月经不调，不孕，阳痿，前列腺炎，阴肿。常配伍气海治肠鸣腹痛。

气冲穴乃足阳明、冲脉之交会穴。

31. 髀关 bì guān（ST 31）

髀关穴在大腿前面，髂前上棘与髌底外侧端的连线上，屈股时，平会阴，居缝匠肌外侧凹陷处，当缝匠肌和阔筋膜张肌之间。其深层有旋股外侧动、静脉分支；布有股外侧皮神经。

髀关穴的功用为强腰膝，通经络。主治腰痛，腹痛，腰膝冷痛，股内外肌痉挛，下肢痿痹，中风偏瘫，重症肌无力。常配伍伏兔治痿痹。

32. 伏兔 fú tù（ST 32）

伏兔穴在大腿前面，髂前上棘与髌底外侧端的连线上，髌底上6寸。在股直肌的肌腹中，有旋股外侧动、静脉分支；布有股前皮神经，股外侧皮神经。

伏兔穴的功用为散寒化湿，疏通经络。主治腰痛膝冷，风湿性关节炎，股外侧皮神经炎，下肢麻痹，荨麻疹，疝气，脚气。常配伍髀关、阳陵泉治下肢痿痹。

33. 阴市 yīn shì（ST 33）

阴市穴在大腿前面，髂前上棘与髌底外侧端的连线上，髌底上3寸，当股直肌和股外侧肌之间；其下有旋股外侧动脉降支；布有股前皮神经，股外侧皮神经。

阴市穴的功用为温经散寒，理气止痛。主治风湿性关节炎，腿膝冷痛，痿痹，屈伸不利，疝气，腹胀，腹痛，糖尿病，水肿。常配伍足三里、阳陵泉治腿膝痿痹。

34. 梁丘 liáng qiū（ST 34）

梁丘穴在屈膝时，位于大腿前面髂前上棘与髌底外侧端的连线上，髌底上 2 寸，当股直肌和股外侧肌之间；其下有旋股外侧动脉降支；布有股前皮神经、股外侧皮神经。

梁丘穴的功用为理气和胃，通经活络。主治风湿性关节炎，膝肿痛，下肢不遂，胃痛，胃痉挛，乳痛，血尿，痛经。常配伍足三里、中脘治胃痛。

梁丘穴乃足阳明经之郄穴。

35. 犊鼻 dú bí（ST 35）

犊鼻穴在屈膝时，位于膝部之髌骨与髌韧带外侧凹陷中。其下有膝关节动、静脉网；布有腓肠外侧皮神经及腓总神经关节支。

犊鼻穴的功用为通经活络，消肿止痛。主治膝关节肿痛，下肢麻痹，屈伸不利，脚气，足跟痛。常配伍阳陵泉、足三里治膝痛。

36. 足三里 zú sān lǐ（ST 36）

足三里穴在小腿前外侧，当犊鼻下 3 寸，距胫骨前缘一横指（中指），当在胫骨前肌、趾长伸肌之间；或用手从膝盖正中往下摸取胫骨粗隆，在胫骨粗隆外下缘直下 1 寸处是穴。其下有胫前动、静脉；为腓肠外侧皮神经及隐神经的皮支分布处，深层当腓深神经。

足三里穴的功用为健脾和胃，扶正培元，通经活络，升降气机。主治胃痛，胃痉挛，胃下垂，呕吐，噫膈，消化不良，纳差，乏力，腹胀，肠鸣，泄泻，便秘，腹痛，心悸，气短，头晕，失眠，耳鸣，耳聋，神经衰弱，高血压，冠心病，支气管炎，支气管哮喘，下肢痹痛，中风偏瘫，水肿，癫狂，遗尿，阳痿，遗精，月经不调，虚劳羸瘦。常配伍中脘、梁丘治胃痛；配内关治呕吐；配气海治腹胀；配膻中、乳根治乳痛；配阳陵泉、悬钟治下肢痹痛；常灸可养志保健。

足三里穴乃五腧穴之合穴，五行属土；即足阳明经所入为"合"。本穴应用广泛，为全身强壮保健要穴，针灸按摩可预防脑血管意外的发生，亦为消化系统常用要穴。

37. 上巨虚 shàng jù xū（ST 37）

上巨虚穴在小腿前外侧，当犊鼻下 6 寸，距胫骨前缘一横指（中指），当在胫骨前肌中。其下有胫前动、静脉；布有腓肠外侧皮神经及隐神经的皮支，深层当腓深神经。

上巨虚穴的功用为调和肠胃，通经活络。主治肠鸣，腹痛，泄泻，便秘，肠痈，疝气，膝关节肿痛，下肢痿痹。常配伍足三里、气海治便秘、泄泻。

上巨虚乃大肠经之下合穴。

38. 条口 tiáo kǒu（ST 38）

条口穴在小腿前外侧，当犊鼻下 8 寸，距胫骨前缘一横指（中指），当胫骨前肌中。其下有胫前动、静脉；布有腓肠外侧皮神经及隐神经的皮支，深层当腓深神经。

条口穴的功用为舒筋活络，理气和中。主治脘腹疼痛，胃痉挛，肠炎，下肢痿痹，转筋，跗肿，肩周冷痛，抬举困难。常配伍肩髃、肩髎治肩臂痛。

39. 下巨虚 xià jù xū（ST 39）

下巨虚穴在小腿前外侧，当犊鼻下 9 寸，距胫骨前缘一横指（中指），当胫骨前肌与趾长伸肌之间。其深层为胫长伸肌；有胫前动、静脉；布有腓浅神经分支，深层为腓深神经。

下巨虚穴的功用为调肠胃，通经络，安神志。主治小腹痛，腰脊痛引睾丸，泄泻，痢疾，乳痈，肋间神经痛，下肢痿痹，癫痫，精神病。常配伍天枢、气海治腹痛。

下巨虚穴乃小肠经之下合穴。

40. 丰隆 fēng lóng（ST 40）

丰隆穴在小腿前外侧，当外踝尖上8寸，条口外，距胫骨粗隆前缘二横指（中指），当趾长伸肌外侧和腓骨短肌之间；其下有胫前动脉分支；当腓浅神经处。

丰隆穴的功用为健脾化痰，和胃降逆，开窍。主治头痛，眩晕，失眠，咳嗽，痰多，哮喘，呕吐，便秘，水肿，癫狂痫，瘾病，尿潴留，烟癖，肥胖病，下肢痿痹，腿膝酸痛，肩周炎。常配伍风池治眩晕；配膻中、肺俞治咳嗽痰多。

丰隆穴乃足阳明经之络穴。

41. 解溪 jiě xī（ST 41）

解溪穴在足背与小腿交界处的横纹中央凹陷中，当拇长伸肌腱与趾长伸肌腱之间。其下有胫前动、静脉；浅部当腓浅神经，深层当腓深神经。

解溪穴的功用为舒筋活络，清胃化痰，镇惊安神。主治头痛，眩晕，高血压，癫狂，腹胀，胃炎，肠炎，便秘，下肢痿痹，踝关节疼痛，足下垂。常配伍阳陵泉、悬钟治下肢痿痹。

解溪穴乃五腧穴之经穴，五行属火；足阳明经所行为"经"。

42. 冲阳 chōng yáng（ST 42）

冲阳穴在足背最高处，当拇长伸肌腱与趾长伸肌腱之间，足背动脉搏动处，当趾长伸肌腱外侧。其下有足背动、静脉及足背静脉网；当腓浅神经的足背内侧皮神经第二支本干处，深层为腓深神经。

冲阳穴的功用为和胃化痰，通络宁神。主治口眼㖞斜，面肿，齿痛，眩晕，胃痛，胃痉挛，癫狂痫，足痿无力，风湿性关节炎，足扭伤，足背肿痛。常配伍大椎、丰隆治癫狂痫。

冲阳穴乃胃之原穴，即足阳明经所过为"原"。

43. 陷谷 xiàn gǔ（ST 43）

陷谷穴在足背，当第二、三跖骨结合部前方凹陷处，当第二跖骨间肌。其下有足背静脉网；布有足背内侧皮神经。

陷谷穴的功用为清热解表，和胃行水，理气止痛。主治上眼肌无力，睁眼困难，面浮身肿，胃炎，肠炎，肠鸣腹痛，下肢瘫痪，足扭伤，足背肿痛。常配伍陷谷、上星、囟会、前顶、公孙治卒面肿。

陷谷穴乃五腧穴之输穴，五行属木；即足阳明经所注为"输"。

44. 内庭 nèi tíng（ST 44）

内庭穴在足背，当第二、三趾间，趾蹼缘后方赤白肉际处。其下有足背静脉网；布有腓浅神经足背支。

内庭穴的功用为清胃泻火，理气止痛。主治上牙痛，咽喉肿病，口㖞，三叉神经痛，鼻衄，胃病吐酸，胃痛，胃痉挛，腹胀，泄泻，痢疾，便秘，热病，足背肿痛。常配伍合谷治牙痛；配地仓、颊车治口㖞。

内庭穴乃五腧穴之荥穴，五行属水；即足阳明经所溜为"荥"。

45. 厉兑 lì duì（ST 45）

厉兑穴在足第二趾末节外侧，距趾甲角 0.1 寸（指寸）处。其下有趾背动脉形成的动脉网；布有腓浅神经的足背支。

厉兑穴的功用为清热和胃，苏厥醒神，通经活络。主治休克，面肿，面神经麻痹，鼻炎，鼻衄，齿痛，咽喉肿痛，胃炎，腹胀，热病，癔病，嗜睡，多梦，癫狂，下肢麻痹。常配伍内关、神门治多梦。

厉兑穴乃五腧穴之井穴，五行属金；即足阳明经所出为"井"。

（四）足太阴脾经经穴

足太阴脾经一侧共有 21 个穴位，其中 11 个穴位分布在下肢内侧面，10 个穴位分布在侧胸腹部。首穴隐白，末穴大包。穴位名称按顺序为隐白、大都、太白、公孙、商丘、三阴交、漏谷、地机、阴陵泉、血海、箕门、冲门、府舍、腹结、大横、腹哀、食窦、天溪、胸乡、周荣、大包。本经腧穴可治疗脾、胃等消化系统病症，如胃脘痛、恶心呕吐、嗳气、腹胀、便溏、黄疸、身重无力、舌根强痛及下肢内侧肿痛、厥冷等。

1. 隐白 yǐn bái（SP 1）

隐白穴在足大趾末节内侧，距趾甲角 0.1 寸（指寸）。其下有趾背动脉；腓浅神经的足背支及足底内侧神经。

隐白穴的功用为调经统血，健脾回阳。主治腹胀，胃肠炎，便血，尿血，月经过多，崩漏，子宫痉挛，多梦，惊风，牙龈出血，鼻出血，癫狂，小儿惊风，癔病，昏厥。常配伍地机、三阴交治出血症。

隐白穴乃五腧穴之井穴，五行属木；即足太阴经所出为"井"。本穴亦为十三鬼穴之一，统治一切癫狂病。

2. 大都 dà dū（SP 2）

大都穴在足内侧，当足大趾本节（第一跖趾关节）前下方赤白肉际凹陷处，当在拇展肌止点。其下有足底内侧动、静脉的分支；布有足底内侧神经的趾底固有神经。

大都穴的功用为泄热止痛，健脾和中。主治胃痛，腹胀，腹痛，呕吐，泄泻，便秘，热病无汗，脑血管意外后遗症，小儿抽搐，足趾痛。常配伍足三里治腹胀。此穴孕妇及产后百日内禁灸。

大都穴乃五腧穴之荥穴，五行属火；即足太阴经所溜为"荥"。

3. 太白 tài bái（SP 3）

太白穴在足内侧缘，当足大趾本节（第一跖趾关节）后下方赤白肉际凹陷处，当拇展肌中；有足背静脉网，足底内侧动脉及足跗内侧动脉分支；布有隐神经及腓浅神经分支。

太白穴的功用为健脾和胃，清热化湿。主治胃痛，消化不良，腹胀，腹痛，肠鸣，泄泻，便秘，痔漏，脚气，肢倦，身重，腰痛，下肢麻痹或疼痛。常配伍中脘、足三里治胃痛。

太白穴乃五腧穴之输穴，五行属土；即足太阴经所注为"输"；脾经原穴。

4. 公孙 gōng sūn（SP 4）

公孙穴的功用为健脾胃，调冲任。在足内侧缘，当第一跖骨基底部的前下方，当拇展肌中。其下有跗内侧动脉分支及足背静脉网；布有隐神经及腓浅神经分支。

公孙穴主治胃痛，胃脘堵闷，消化不良，不思饮食，呕吐，胃肠痉挛，绕脐腹痛，泄泻，便血，痢疾，心痛，胸闷，胁胀，腹水，月经不调，胎衣不下，产后血晕，癫痫，足跟痛。常配伍中脘、内关治胃酸过多、胃痛。

公孙穴乃足太阴经之络穴；八脉交会穴之一，通于冲脉。

5. 商丘 shāng qiū（SP 5）

商丘穴在足内踝前下方凹陷中，当舟骨结节与内踝尖连线的中点处。其下有跗内侧动脉，大隐静脉；布有隐神经及腓浅神经分支丛。

商丘穴的功用为健脾化湿，通调肠胃。主治消化不良，腹胀，泄泻，黄疸，便秘，痔疾，腓肠肌痉挛，足踝痛，小儿惊厥，百日咳，水肿。常配伍气海、足三里治腹胀、肠鸣。

商丘穴乃五腧穴之经穴，五行属金；即足太阴经所行为"经"。

6. 三阴交 sān yīn jiāo（SP 6）

三阴交穴在小腿内侧，当足内踝尖上 3 寸，胫骨内侧缘后方，当胫骨后缘和比目鱼肌之间。其深层有屈趾长肌；有大隐静脉，胫后动、静脉；有小腿内侧皮神经，深层后方有胫神经。

三阴交穴的功用为健脾胃，益肝肾，调经带。主治月经不调，痛经，崩漏，带下，经闭，癥瘕，阴挺，胎位异常，滞产，产后血晕，恶露不尽，久不成孕，遗精，阳痿，早泄，疝气，睾丸缩腹，遗尿，尿闭，水肿，小便不利，脾胃虚弱，肠鸣，腹胀，泄泻，下肢痿痹，脚气，肌肉疼痛，皮肤病，湿疹，荨麻疹，失眠，头痛，头晕，两胁下痛，糖尿病等。常配伍足三里治肠鸣泄泻；配中极治月经不调；配子宫治疗阴挺；配大敦治疝气；配内关、神门治失眠。在本穴用拿法，能疏通血脉；用指按法、指揉法或指摩法，可以治疗妇科疾患。

三阴交穴乃足太阴、少阴、厥阴经之交会穴。此穴孕妇禁针。

7. 漏谷 lòu gǔ（SP 7）

漏谷穴在小腿内侧，当内踝尖与阴陵泉的连线上，距内踝尖 6 寸，胫骨内侧缘后方，当胫骨后缘与比目鱼肌之间。其深层有屈趾长肌；有大隐静脉，胫后动、静脉；有小腿内侧皮神经，深层内侧后方有胫神经。

漏谷穴的功用为健脾和胃，利尿除湿。主治胃肠炎，消化不良，腹胀，肠鸣，小便不利，遗精，肩胛部疼痛，下肢痿痹，精神病。常配伍足三里治腹胀、肠鸣。

8. 地机 dì jī（SP 8）

地机穴在小腿内侧，当内踝尖与阴陵泉的连线上，阴陵泉下 3 寸，当胫骨后缘与比目鱼肌之间；其前方有大隐静脉及膝最上动脉的末支，深层有胫后动、静脉；布有小腿内侧皮神经，深层后方有胫神经。

地机穴的功用为健脾渗湿，调经止带。主治腹痛，泄泻，小便不利，水肿，乳腺炎，月经不调，痛经，遗精，阳痿，腰痛，下肢痿痹。常配伍三阴交治痛经；配隐白治崩漏。

地机穴乃足太阴经之郄穴。本穴出现压痛提示有胰腺疾患，与胰俞、中脘、水分互参可协助诊断急性胰腺炎。

9. 阴陵泉 yīn líng quán（SP 9）

阴陵泉穴在小腿内侧，胫骨内侧髁后下方凹陷处，约胫骨粗隆下缘平齐处，当胫骨后缘和腓肠肌之间，比目鱼肌起点上。其前方有大隐静脉，膝最上动脉，最深层有胫后动、静脉；布有小腿内侧皮神经本干，最深层有胫神经。

阴陵泉穴的功用为清利温热，健脾理气，益肾调经，通经活络。主治消化不良，腹胀，泄泻，水肿，黄疸，小便不利或失禁，遗精，阳痿，月经不调，痛经，失眠，膝痛，下肢麻痹等。常配伍肝俞、至阳治黄疸。

阴陵泉穴乃五腧穴之合穴，五行属水；即足太阴经所入为"合"。

10. 血海 xuè hǎi（SP 10）

血海穴于正坐屈膝时在大腿内侧，髌底内侧端上 2 寸，当股骨内上髁上缘，股四头肌内侧头的隆起处。也可以医者面对患者，左手掌心按于患者膝盖骨上，掌心对准膝盖骨顶端，拇指向内侧，当拇指尖所到之处是穴；对侧取法亦仿此。其下有股动、静脉肌支；布有股前皮神经及股神经肌支。

血海穴的功用为调经统血，健脾化湿。主治月经不调，崩漏，经闭，瘾疹，湿疹，皮肤瘙痒症，神经性皮炎，丹毒，睾丸炎，贫血，下肢溃疡，膝关节炎。常配伍三阴交治月经不调；配曲池治瘾疹。

11. 箕门 jī mén（SP 11）

箕门穴在大腿内侧，当血海与冲门连线上，血海上 6 寸，当缝匠肌内侧缘。其深层有大收肌；有大隐静脉，深层之外方有股动、静脉；布有股前皮神经，深部有隐神经。

箕门穴的功用为健脾渗湿，通利下焦。主治小便不利，遗尿，遗精，阳痿，腹股沟肿痛。常配伍太冲治腹股沟疼痛。

12. 冲门 chōng mén（SP 12）

冲门穴在腹股沟外侧，距耻骨联合上缘中点 3.5 寸，髂外动脉搏动处的外侧，当腹股沟韧带中点外侧的上方，腹外斜肌腱膜及内斜肌下部。其内侧为股动、静脉；布有股神经。

冲门穴的功用为健脾化湿，理气解痉。主治腹痛，疝气，乳腺炎，乳汁少，崩漏，带下，子痫，尿潴留，睾丸炎，精索神经痛。常配伍大敦治疝气。

冲门穴乃足太阴、厥阴、阴维之交会穴。

13. 府舍 fǔ shè（SP 13）

府舍穴在下腹部，当脐下 4 寸，冲门上方 0.7 寸，距前正中线 4 寸，当腹股沟韧带上方外侧，腹外斜肌腱膜及腹内斜肌下部。其深层为腹横肌下部；布有腹壁浅动脉，肋间动、静脉；布有髂腹股沟神经。

府舍穴的功用为健脾理气，散结止痛。主治腹痛，肠炎，阑尾炎，附件炎，脾肿大，便秘，疝气，积聚。常配伍气海治腹痛。

府舍穴乃足太阴、少阴、阳明、厥阴经与阴维脉之交会穴。

14. 腹结 fù jié（SP 14）

腹结穴在下腹部，大横下 1.3 寸，距前正中线 4 寸，当腹内、外斜肌及腹横肌部。其下有第十一肋间动、静脉；布有第十一肋间神经。

腹结穴的功用为健脾温中，宣通降逆。主治支气管炎，腹胀，腹痛，泄泻，便秘，疝气，阳痿，脚气。常配伍气海、天枢治腹痛。

15. 大横 dà héng（SP 15）

大横穴在腹中部，距脐中（神阙）4 寸，当腹外斜肌部及腹横肌部。其下布有第十一肋间动、静脉；布有第十二肋间神经。

大横穴的功用为温中散寒，调理肠胃。主治泄泻，便秘，肠麻痹，腹痛，四肢痉挛，流行性感冒。常配伍天枢、足三里治腹痛。

大横穴乃足太阴与阴维脉之交会穴。

16. 腹哀 fù āi（SP 16）

腹哀穴在上腹部，当脐中上 3 寸，距前正中线 4 寸，当腹内外斜肌及腹横肌肌部。其下布有第八肋间动、静脉；布有第八肋间神经。

腹哀穴的功用为健脾和胃，理气调肠。主治消化不良，胃溃疡，胃痉挛，胃酸过多或减少，肠鸣，腹痛，便秘，痢疾。常配伍气海治肠鸣。

腹哀穴乃足太阴与阴维脉之交会穴。

17. 食窦 shí dòu（SP 17）

食窦穴在胸外侧部，当第五肋间隙，距前正中线 6 寸，当第五肋间隙之前锯肌中，深层有肋间内、外肌。其下布有胸外侧动、静脉，胸腹壁动、静脉；布有第五肋间神经外侧皮支。

食窦穴的功用为宣肺平喘，健脾和中，利水消肿。主治咳嗽、胸胁胀痛，噫气，翻胃，腹胀，水肿，黄疸，尿潴留，老人大便不禁。常配伍膻中治胸胁胀痛。

18. 天溪 tiān xī（SP 18）

天溪穴在胸外侧部之第四肋间隙，距前正中线 6 寸，当第四肋间隙，胸大肌外下缘，下层为前锯肌，再深层为肋间内、外肌。其下有胸外侧动、静脉分支，胸腹壁动、静脉；第四肋间动、静脉；布有第四肋间神经。

天溪穴的功用为宽胸理气，止咳通乳。主治胸胁疼痛，咳嗽，哮喘，乳痛，乳汁少。常配伍膻中治胸胁疼痛。

19. 胸乡 xiōng xiāng（SP 19）

胸乡穴在胸外侧部，当第三肋间隙，距前正中线 6 寸，当胸大肌、胸小肌外缘，前锯肌中，下层为肋间内、外肌。其下有胸外侧动、静脉，第三肋间动、静脉；布有第三肋间神经。

胸乡穴的功用为宣肺止咳，理气止痛。主治胸胁胀痛，支气管哮喘，肝气郁结，膈肌痉挛等。常配伍膻中治胸胁胀痛。

20. 周荣 zhōu róng（SP 20）

周荣穴在胸外侧部，当第二肋间隙，距前正中线 6 寸，当胸大肌中，下层为胸小肌，肋间内、外肌。其下有胸外侧动、静脉，第二肋间动、静脉；布有胸前神经分支，正当第一肋间神经。

周荣穴的功用为宣肺平喘，理气化痰。主治咳嗽，气逆，胸胁胀满，肋间神经痛。常配伍膻中治胸胁胀满。

21. 大包 dà bāo（SP 21）

大包穴在侧胸部，腋中线上，当第六肋间隙处，当前锯肌中。其下有胸背动、静脉及第六肋间动、静脉；布有第六肋间神经，当胸长神经直系的末端。

大包穴的功用为宣通气血，理气止痛。主治气喘，胸胁胀痛，全身疼痛，四肢无力。常配伍足三里治四肢无力。

大包穴乃脾之大络。

（五）手少阴心经经穴

手少阴心经一侧共 9 个穴位。其中 1 个穴位在腋窝部，8 个穴位在上肢掌侧面的尺侧。首穴极泉、末穴少冲。穴位名称按顺序为极泉、青灵、少海、灵道、通里、阴郄、神门、少府、少冲。本经腧穴可主治胸、心、循环系统病症、神经精神系统病症以及经脉循行所过部位的病症。例如心痛、心悸、失眠、咽干、口渴、癫狂及上肢内侧后缘疼痛等。

1. 极泉 jí quán（HT 1）

极泉穴在腋窝顶点，腋动脉搏动处，当胸大肌的外下缘，深层为喙肱肌。其外侧为腋动脉；布有尺神经、正中神经、前臂内侧皮神经及臂内侧皮神经。

极泉穴的功用为宽胸宁神。主治胸闷气短，悲愁不乐，心痛心悸，咽干烦渴，胁肋疼痛，瘰疬，腋臭，乳汁分泌不足，肩臂疼痛，中风偏瘫，癔病。常配伍肩髃、曲池治肩臂痛。

2. 青灵 qīng líng（HT 2）

青灵穴在臂内侧，极泉与少海的连线上，肘横纹上 3 寸，肱二头肌的内侧沟中，当肱二头肌内侧沟处。其下有贵要静脉，尺侧上副动脉；布有前臂内侧皮神经，尺神经。

青灵穴的功用为理气止痛，宽胸宁心。主治头痛振寒，目黄，心痛，胁痛，肩臂疼痛及前臂肌肉痉挛。常配伍肩髃、曲池治肩臂痛。

3. 少海 shào hǎi（HT 3）

少海穴于屈肘时，在肘横纹内侧端与肱骨内上髁连线的中点处，当旋前圆肌、肱肌，即屈肘在肘横纹尺侧纹头凹陷处取穴。其下有贵要静脉，尺侧上下副动脉，尺返动脉；布有前臂内侧皮神经，外前方有正中神经。

少海穴的功用为理气通络，益心安神。主治心痛，肘臂挛痛，麻木，手颤，瘰疬，头项痛，腋胁痛，神经衰弱，精神分裂症，前臂麻木及肘关节周围软组织疾患，下肢痿痹。常配伍曲池治肘臂挛痛。

少海穴乃五腧穴之合穴，五行属水；即少阴经所入为"合"。

4. 灵道 líng dào（HT 4）

灵道穴在前臂掌侧，当尺侧腕屈肌腱的桡侧缘，腕横纹上 1.5 寸，当尺侧腕屈肌腱与指浅屈肌之间，深层为指深屈肌。其下有尺动脉通过；布有前臂内侧皮神经，尺侧为尺神经。

灵道穴的功用为宁心，安神，通络。主治心痛，暴喑，癔病，失眠，精神分裂症，肘臂挛痛。常配伍心俞治心痛。

灵道穴乃五腧穴之经穴，五行属金，即手少阴经所行为"经"。

5. 通里 tōng lǐ（HT 5）

通里穴在前臂掌侧，尺侧腕屈肌腱的桡侧缘，腕横纹上 1 寸，当在尺侧腕屈肌与指浅屈肌之间，深层为指深屈肌。其下有尺动脉通过；布有前臂内侧皮神经，尺侧为尺神经。

通里穴的功用为清热安神，通经活络。主治头痛，眩晕，神经衰弱，心悸，心绞痛，心动过缓，怔忡，咳嗽，哮喘，暴喑，舌强不语，腕臂痛，精神分裂症。常配伍廉泉、哑门治不语。本穴出现压痛、结节等阳性反应，可协助诊断心动过缓。

通里穴乃手少阴经之络穴。

6. **阴郄** yīn xì（HT 6）

阴郄穴在前臂掌侧，尺侧腕屈肌腱的桡侧缘，腕横纹上 0.5 寸，当尺侧腕屈肌与指浅屈肌之间，深层为指深屈肌。其下有尺动脉通过；布有前臂内侧皮神经，尺侧为尺神经。

阴郄穴的功用为清心安神。主治心痛，惊悸，骨蒸盗汗，吐血、衄血，暴喑，神经衰弱，癫痫。常配伍心俞、巨阙治心痛；配大椎治阴虚盗汗。

阴郄穴乃手少阴经之郄穴。

7. **神门** shén mén（HT 7）

神门穴在腕部，腕掌横纹尺侧端，尺侧腕屈肌腱的桡侧凹陷处，当尺侧腕屈肌与指浅屈肌之间，深层为指深屈肌，即仰掌时在尺侧腕屈肌桡侧缘之腕横纹上取穴。其下有尺动脉通过；布有前臂内侧皮神经，尺侧为尺神经。

神门穴的功用为益心安神，通经活络，系治疗精神病和心脏病的要穴。主治心病，心烦，惊悸，怔忡，健忘，失眠，胸胁痛，神经衰弱，癔病，癫狂痫，痴呆。常配伍内关、心俞治心痛；配内关、三阳交治健忘、失眠。

神门穴乃五腧穴之输穴，五行属土；即手少阴经所注为"输"；心经原穴。

8. **少府** shào fǔ（HT 8）

少府穴在手掌面，第四、五掌骨之间，握拳时当小指尖处，有第四蚓状肌，指浅、深屈肌腱，深部为骨间肌。其下有指掌侧总动、静脉；布有第四指掌侧固有神经。

少府穴的功用为清心泻热，理气活络。主治心悸，冠心病，心绞痛，心律不齐，胸痛，癔病，小便不利，遗尿，阴痒痛，月经过多，肋间神经痛，臂神经痛，小指挛痛。常配伍内关治心悸。

手少府穴乃五腧穴之荥穴，五行属火；即少阴经所溜为"荥"。

9. **少冲** shào chōng（HT 9）

少冲穴在手小指末节桡侧，距指甲角 0.1 寸（指寸）。其下有指掌侧固有动、静脉所形成的动、静脉网；布有指掌侧固有神经。

少冲穴的功用为清热息风，醒神开窍。主治心悸，心痛，胸胁痛，癫狂，癔病，热病，昏迷，小儿惊厥，喉炎。常配伍太冲、中冲、大椎治热病、昏迷。

少冲穴乃五腧穴之井穴，五行属木；即手少阴经所出为"井"。

（六）手太阳小肠经经穴

手太阳小肠经一侧共有 19 个穴位。其中 8 个穴位分布在上肢背面的尺侧，11 个穴位在肩、颈、面部。首穴少泽、末穴听宫。穴位名称按顺序为少泽、前谷、后溪、腕骨、阳谷、养老、支正、小海、肩贞、臑俞、天宗、秉风、曲垣、肩外俞、肩中俞、天窗、天容、颧髎、听宫。本经腧穴可主治腹部小肠与胸、心、咽喉病症，神经方面病症，头、颈、眼、耳病症；热病和本经脉所经过部位的病症，如少腹痛、腰脊痛引睾丸、耳聋、目黄、咽喉肿痛、癫狂及肩臂外侧后缘痛等。

1. **少泽** shào zé（SI 1）

少泽穴在手小指末节尺侧，距指甲根角 0.1 寸（指寸）。其下有指掌侧固有动、静脉，指背动脉形成的动、静脉网；布有尺神经手背支。

少泽穴的功用为清热利咽，通乳开窍。主治头痛，目翳，咽喉肿痛，乳痈，乳汁少，中风，昏迷，热病，精神分裂症，前臂神经痛。常配伍膻中、乳根治乳汁少、乳痈。此穴亦为急救穴之一。

少泽穴乃五腧穴之井穴，五行属金；即手太阳经所出为"井"。

2. 前谷 qián gǔ （SI 2）

前谷穴在手尺侧，微握拳，当小指本节（第五指掌关节）前的掌指横纹头赤白肉际处。其下有指背动、静脉；布有尺神经手背支。

前谷穴的功用为清利头目，安神定志，通经活络。主治头痛，目痛，耳鸣，咽喉肿痛，乳少，小便短赤，热病，癫痫，前臂神经痛，手指麻木。常配伍耳门、翳风治耳鸣。

前谷穴乃五腧穴之荥穴，五行属水；即手太阳经所溜为"荥"。

3. 后溪 hòu xī （SI 3）

后溪穴在手掌尺侧，微握拳，在小指本节（第五指掌关节）后的远侧掌横纹头赤白肉际处，第五掌骨小头后方，当小指展肌起点外缘。其下有指背动、静脉，手背静脉网；布有尺神经手背支。

后溪穴的功用为清心安神，通经活络。主治头项强痛，面肌痉挛，目赤，耳鸣，耳聋，咽喉肿痛，腰背痛，癫狂痫，癔病，疟疾，盗汗，手指及肘臂挛痛。常配伍列缺、悬钟治项强痛；配人中治急性腰扭伤。在本穴用推法，有利尿作用，《幼科铁镜》认为，推后溪穴的利尿作用不比中药猪苓和泽泻的作用差。

后溪穴乃五腧穴之输穴，五行属木，即手太阳经所注为"输"；八脉交会穴之一，通督脉。

4. 腕骨 wàn gǔ （SI 4）

腕骨穴在手掌尺侧，第五掌骨基底与钩骨之间的凹陷赤白肉际处，当小指展肌起点外缘。其下有腕背侧动脉（尺动脉分支），手背静脉网；布有尺神经手背支。

腕骨穴的功用为祛湿退黄，增液止渴。主治头项强痛，耳鸣，目翳，呕吐，黄疸，消渴，热病，疟疾，腰腿痛，指挛腕痛，无力握物。常配伍阳陵泉、肝俞、胆俞治黄疸。

腕骨穴乃小肠经之原穴，即手太阳经所过为"原"。

5. 阳谷 yáng gǔ （SI 5）

阳谷穴在手腕尺侧，尺骨茎突与三角骨之间的凹陷处，当尺侧腕伸肌腱的尺侧缘。其下有腕背侧动脉；布有尺神经手背支。

阳谷穴的功用为明目安神，通经活络。主治头痛，颈项痛，肋间神经痛，目眩，耳鸣，耳聋，热病，癫狂痫，手腕痛。常配伍阳池治腕痛。

阳谷穴乃五腧穴之经穴，五行属火；即手太阳经所行为"经"。

6. 养老 yǎng lǎo （SI 6）

养老穴在前臂背面尺侧，尺骨小头近端桡侧凹陷中，当尺侧腕伸肌腱和小指固有伸肌腱之间。其下布有前臂骨间背侧动、静脉的末支，腕静脉网；有前臂背侧皮神经和尺神经。

养老穴的功用为清头明目，舒筋活络。主治目视不明，落枕，肩、背、肘、臂酸痛，急性腰痛，脑血管病后遗症。常配伍太冲、足三里治目视不明。

养老穴乃手太阳经之郄穴。

7. 支正 zhī zhèng（SI 7）

支正穴在前臂背面尺侧，阳谷与小海的连线上，腕背横纹上5寸，当尺侧腕伸肌的尺侧缘。其下布有骨间背侧动、静脉；布有前臂内侧皮神经分支。

支正穴的功用为安神定志，清热解表，通经活络。主治头痛，目眩，热病，神经衰弱，癫狂，项强，肘臂酸痛，关节松弛无力。常配伍合谷治头痛。

支正穴乃手太阳经之络穴。

8. 小海 xiǎo hǎi（SI 8）

小海穴在肘内侧，尺骨鹰嘴与肱骨内上髁之间凹陷处，当尺神经沟中，为尺侧腕屈肌的起始部。其下有尺侧上、下副动脉和副静脉以及尺返动、静脉；布有前臂内侧皮神经，尺神经本干。

小海穴的功用为安神定志，清热通络。主治头痛，肘臂疼痛，癫痫，精神分裂症，舞蹈病。常配伍手三里治肘臂疼痛。此穴用手指弹拨时有触电样麻感直达小指。

小海穴乃五腧穴之合穴，五行属土；即手太阳经所入为"合"。

9. 肩贞 jiān zhēn（SI 9）

肩贞穴在肩关节后下方，臂内收时，腋后纹头上1寸（指寸），肩胛骨外侧缘，三角肌后缘。其下层是大圆肌；有旋肩胛动、静脉；布有腋神经分支，最深部上方为桡神经。

肩贞穴的功用为清头聪耳，通经活络。主治肩臂疼痛，瘰疬，耳鸣，耳聋，头痛，脑血管病后遗症。常配伍肩髃、肩髎治疗肩周炎；配肩髎、曲池、肩井、手三里、合谷治疗上肢不遂。

10. 臑俞 nào shù（SI 10）

臑俞穴在肩部，腋后纹头直上，肩胛冈下缘凹陷中，当肩胛骨关节窝后方三角肌中。其深层为冈下肌；有旋肱后动、静脉；布有腋神经，深层为肩胛上神经。

臑俞穴的功用为舒筋活络，化痰消肿。主治肩臂疼痛，瘰疬，脑血管病后遗症。常配伍肩髃、曲池治肩臂疼痛。

臑俞穴乃手、足太阳、阳维脉、阳跷脉之交会穴。

11. 天宗 tiān zōng（SI 11）

天宗穴在肩胛部，当冈下窝中央凹陷处，与第四胸椎相平。其下有旋肩胛动、静脉肌支；布有肩胛神经。

天宗穴的功用为舒筋活络，理气消肿。主治肩胛疼痛，气喘，乳痈。常配伍肩外俞治肩胛痛；配膻中、足三里治乳痈。

12. 秉风 bǐng fēng（SI 12）

秉风穴在肩胛部冈上窝中央，天宗直上，举臂有凹陷处；表层为斜方肌，再下为冈上肌。分布有肩胛动、静脉；布有锁骨上神经和副神经，深层为肩胛上神经。

秉风穴的功用为散风活络，止咳化痰。主治肩胛疼痛，冈上肌腱炎，上肢酸麻，支气管炎等。常配伍天宗治肩胛疼痛。

秉风穴乃手三阳与足少阳经之交会穴。

13. 曲垣 qū yuán（SI 13）

曲垣穴在肩胛部，冈上窝内侧端，臑俞与第二胸椎棘突连线的中点处，当肩胛冈上缘斜方肌和冈上肌中。其下有颈横动、静脉降支，深层为肩胛上动、静脉肌支；布有第二胸神经后支外侧皮支、副神经，深层为肩胛上神经肌支。

曲垣穴的功用为舒筋活络，疏风止痛。主治肩胛疼痛，肩周炎，呼吸困难等。常配伍天宗、秉风治肩胛疼痛。

14. 肩外俞 jiān wài shù（SI 14）

肩外俞穴在背部第一胸椎棘突下旁开 3 寸，当肩胛骨内侧角边缘。其表层为斜方肌，深层为肩胛提肌和菱形肌；有颈横动、静脉，布有第一神经后支内侧皮支，肩胛背神经和副神经。

肩外俞穴的功用为舒筋活络，祛风止痛。主治肩背疼痛，颈项强急，痉挛，麻痹，神经衰弱，低血压等。常配伍肩中俞、大椎、列缺治肩背疼痛。

15. 肩中俞 jiān zhōng shù（SI 15）

肩中俞穴在背部第七颈椎棘突下旁开 2 寸，当在肩胛骨内侧角边缘。其表层为斜方肌，深层为肩胛提肌和菱形肌；有颈横动、静脉；布有第一胸神经后支内侧皮支，肩胛神经和副神经。

肩中俞穴的功用为解表宣肺。主治咳嗽，咳血，气喘，肩背疼痛，目视不明。常配伍肩外俞、大椎治肩背疼痛。

16. 天窗 tiān chuāng（SI 16）

天窗穴在颈外侧部，当胸锁乳突肌的后缘，扶突穴后方，与喉结相平。其深层为头夹肌；有耳后动、静脉及枕动、静脉分支；布有颈皮神经，正当耳大神经丛的发出部及枕小神经。

天窗穴的功用为息风宁神，利咽聪耳。主治耳鸣，耳聋，咽喉肿痛，颈项强痛，肩关节周围炎，面神经麻痹，暴喑。常配伍列缺治颈项强痛。

17. 天容 tiān róng（SI 17）

天容穴在颈外侧部，当下颌角的后方，胸锁乳突肌的前缘凹陷中。其前方有颈外浅静脉、颈内动、静脉；布有耳大神经的前支，面神经的颈支、副神经，其深层为交感神经干的颈上神经节。

天容穴的功用为清热利咽，消肿降逆。主治耳鸣，耳聋，咽喉肿痛，哮喘，颈项强痛，瘿病。常配伍列缺治颈项强痛。

18. 颧髎 quán liáo（SI 18）

颧髎穴在面部目外眦直下，颧骨下缘凹陷处，当咬肌的起始部，颧肌中。其下有面横动、静分支；布有面神经及眶下神经。

颧髎穴的功用为祛风镇痉，清热消肿。主治口眼㖞斜，眼睑瞤动，三叉神经痛，鼻炎，鼻窦炎，齿痛，颊肿。常配伍地仓、颊车治口㖞；配合谷治齿痛。

颧髎穴乃手少阳与太阳经之交会穴。

19. 听宫 tīng gōng（SI 19）

听宫穴在面部，耳屏前，下颌骨髁状突的后方，张口时呈凹陷处。其下有颞浅动、静脉的耳前支；布有面神经及三叉神经的第三支的耳颞神经。

听宫穴的功用为祛风宁神，通络聪耳。主治耳鸣，耳聋，聤耳，齿痛，牙关不利，癫狂痫。常配伍翳风、中渚治耳鸣、耳聋。

听宫穴乃手、足少阳与手太阳经之交会穴。

（七）足太阳膀胱经经穴

足太阳膀胱经一侧共有 67 个穴位，其中有 49 个穴位分布在头面部、项背部和腰背部，18 个穴位分布在下肢后面的正中线上和足的外侧部。首穴睛明，末穴至阴。穴位名称按顺序为睛明、攒竹、眉冲、曲差、五处、承光、通天、络却、玉枕、天柱、大杼、风门、肺俞、厥阴俞、心俞、督俞、膈俞、肝俞、胆俞、脾俞、胃俞、三焦俞、肾俞、气海俞、大肠俞、关元俞、小肠俞、膀胱俞、中膂俞、白环俞、上髎、次髎、中髎、下髎、会阳、承扶、殷门、浮郄、委阳、委中；附分、魄户、膏肓、神堂、譩譆、膈关、魂门、阳纲、意舍、胃仓、肓门、志室、胞肓、秩边、合阳、承筋、承山、飞扬、跗阳、昆仑、仆参、申脉、金门、京骨、束骨、通谷、至阴。

本经腧穴可主治泌尿生殖系统、精神神经系统、呼吸系统、循环系统、消化系统的病症和热性病，以及本经经脉所过部位的病症如癫痫、头痛、目疾、鼻病、遗尿、小便不利及下肢后侧部位的疼痛等症。

1. 睛明 jīng míng（BL 1）

睛明穴在面部，目内眦角稍上方凹陷处。其深部为眼内直肌；有内眦动、静脉和滑车上下动、静脉，深层上方有眼动、静脉本干；布有滑车上、下神经，深层为眼神经，上方为鼻睫神经。

睛明穴的功用为泄热明目，祛风通络。主治目赤肿痛，迎风流泪，视物不明，目眩，近视，夜盲，色盲。常配伍球后、光明治视物不明。在本穴用指揉法，为防治中小学生近视的一种方法。

睛明穴乃手、足太阳，足阳明，阴跷，阳跷五脉之交会穴。

2. 攒竹 cuán zhú（BL 2）

攒竹穴在面部，当眉头陷中（眉毛内侧端），眶上切迹处。其下有枕额肌及皱眉肌；有额动、静脉；布有额神经内侧支。

攒竹穴的功用为清热明目，祛风通络。主治头痛，口眼㖞斜，目视不明，流泪，目赤肿痛，眼睑瞤动，眉棱骨痛，眼睑下垂，呃逆。常配伍阳白治口眼㖞斜、眼睑下垂。

3. 眉冲 méi chōng（BL 3）

眉冲穴在头部，当攒竹直上入发际 0.5 寸，神庭与曲差连线之间。其下有额肌，额动、静脉；布有额神经内侧支。

眉冲穴的功用为散风清热，镇痉宁神。主治头痛，眩晕，鼻塞，癫痫。常配伍太阳治头痛。

4. 曲差 qū chā（BL 4）

曲差穴在头部前发际正中直上 0.5 寸，旁开 1.5 寸，即神庭与头维连线的内 1/3 与中 1/3 交点处。其下有额肌；额动、静脉；布有额神经内侧支。

曲差穴的功用为清热明目，安神利窍。主治头痛，眩晕，鼻塞，衄血，目视不明，眼睑痉挛，三叉神经痛，癫痫。常配伍合谷治头痛、鼻塞。

5. 五处 wǔ chù（BL 5）

五处穴在头部前发际正中直上 1 寸，旁开 1.5 寸处。其下有额肌，额动、静脉；布有额神经内侧支。

五处穴的功用为清热散风，明目镇痉。主治头痛，头晕，目眩，鼻炎，衄血，面神经麻痹，三叉神经痛，癫痫，中风偏瘫。常配伍合谷、太冲治头痛、目眩。

6. 承光 chéng guāng（BL 6）

承光穴在头部前发际正中直上 2.5 寸，旁开 1.5 寸处。其下有帽状腱膜，腱膜下结缔组织；有额动、静脉，颞浅动、静脉及枕动、静脉的吻合网；当额神经外侧支和枕大神经会合支处。

承光穴的功用为清热明目，祛风通窍。主治头痛，目眩，目视不明，鼻塞，面神经麻痹，热病，癫痫，中风偏瘫。常配伍百会治头痛。

7. 通天 tōng tiān（BL 7）

通天穴在头部前发际正中直上 4 寸，旁开 1.5 寸处。其下有帽状腱膜；有颞浅动、静脉和枕动、静脉的吻合网；布有枕大神经分支。

通天穴的功用为清热祛风，通利鼻窍。主治头痛，三叉神经痛，面肌痉挛，眩晕，鼻塞，鼻衄，鼻渊，支气管炎，支气管哮喘，中风偏瘫，癫痫。常配伍迎香、合谷治鼻疾。

8. 络却 luò què（BL 8）

络却穴在头部前发际正中直上 5.5 寸，旁开 1.5 寸处。其下有帽状腱膜、腱膜下结缔组织；枕动、静脉分支；布有枕大神经分支。

络却穴的功用为清热安神，平肝息风。主治头痛，头晕，目视不明，鼻炎，耳鸣，面神经麻痹，枕肌和斜方肌痉挛，中风偏瘫，癫痫，精神病，抑郁症。常配伍风池治头晕。

9. 玉枕 yù zhěn（BL 9）

玉枕穴在后头部，当后发际正中直上 2.5 寸，旁开 1.3 寸，平枕外粗隆上缘的凹陷处。其下有枕肌；有枕动、静脉；布有枕大神经分支。

玉枕穴的功用为清热明目，通经活络。主治头项痛，目痛，目视不明，鼻塞，嗅觉减退。常配伍大椎治头项痛。

10. 天柱 tiān zhù（BL 10）

天柱穴在项部大筋（斜方肌）之外缘后发际凹陷中，约为后发际正中旁开 1.3 寸，当斜方肌起部。其深层为头半棘肌；有枕动、静脉干；布有枕大神经干。

天柱穴的功用为清头明目，强筋骨。主治头痛，项强，目眩，鼻塞，咽喉痛，肩背病，神经衰弱，失眠，癫狂痫，瘛病，热病。常配伍大椎治头痛、项强。

11. 大杼 dà zhù（BL 11）

大杼穴在背部第一胸椎棘突下，旁开 1.5 寸处。其下有斜方肌、菱形肌、上后锯肌，最深层为骶棘肌；有第一肋间动、静脉后支布有第一胸神经后支的皮支，深层为第一胸神经后支外侧支。

大杼穴的功用为强筋骨，清邪热。主治头痛，鼻塞，咳嗽，哮喘，发热，项强，肩背痛，各种骨病、骨痛（肩、腰、骶、膝关节痛），癫痫。常配伍肩中俞、肩外俞治肩背痛。

大杼穴乃八会穴之一，骨会大杼；手、足太阳经之交会穴。

12. 风门 fēng mén（BL 12）

风门穴在背部第二胸椎棘突下，旁开 1.5 寸处。其下有斜方肌、菱形肌、上后锯肌，骶棘肌；有第二肋间动、静脉后支；布有二、三胸神经后支的皮支，深层为第三胸神经后支外侧支。

风门穴的功用为宣肺疏风，益气固表。主治伤风，咳嗽，发热，头痛，项强，胸背痛，肩背软组织疾患，荨麻疹，遗尿等。常配伍肺俞、大椎治咳嗽、气喘；配合谷治伤风咳嗽。在本穴用揉法，以热为度，能治疗咳嗽等症。

风门穴乃足太阳经与督脉之交会穴。

13. 肺俞 fèi shù（BL 13）

肺俞穴在背部第三胸椎棘突下，旁开 1.5 寸处。其下有斜方肌、菱形肌，深层为骶棘肌；有第三肋间动、静脉后支；布有第三或第四胸神经后支的皮支，深层为第三胸神经后支外侧支。

肺俞穴的功用为调肺理气，解表清热。主治感冒，咳嗽，气喘，吐血，骨蒸，潮热，盗汗，鼻塞，毛发脱落，痘，疹，疮，癣，腰背痛等。常配伍风门治咳嗽喘；配合谷、迎香治鼻疾。在本穴用揉法，能化痰；用重揉法，可以治疗小儿惊风。

肺俞穴乃肺之背俞穴。

14. 厥阴俞 jué yīn shù（BL 14）

厥阴俞穴在背部第四胸椎棘突下，旁开 1.5 寸处。其下有斜方肌、菱形肌，深层为骶棘肌；布有第四肋间动、静脉后支；有第四或第五胸神经后支的皮支，深层为第四胸神经后支外侧支。

厥阴俞穴的功用为宽胸理气，活血止痛。主治咳嗽，心痛，心悸，胸闷，肋间神经痛，胃炎，呕吐，牙痛，神经衰弱。常配伍内关治心痛、心悸。

厥阴俞穴乃心包之背俞穴。

15. 心俞 xīn shù（BL 15）

心俞穴在背部第五胸椎棘突下，旁开 1.5 寸处。有斜方肌、菱形肌，深层为骶棘肌；有第五肋间动、静脉后支；布有第五或第六胸神经后支的皮支，深层为第五胸神经后支外侧支。

心俞穴的功用为宁心安神，理血调气。主治心痛，心律失常，惊悸，胸闷，气短，咳嗽，吐血，失眠，健忘，盗汗，梦遗，癫痫，癔病，肋间神经痛，背部软组织损伤等。常配伍巨阙、内关治心痛、惊悸；配内关、神门治失眠、健忘。

心俞穴乃心的背俞穴。

16. 督俞 dū shù（BL 16）

督俞穴在背部第六胸椎棘突下，旁开 1.5 寸处。其下有斜方肌、背阔肌肌腱、骶棘肌；有第六肋间动、静脉后支，颈横动脉降支；布有肩胛背神经，第六或第七胸神经后支的皮支，深层为第六胸神经后支外侧支。

督俞穴的功用为理气止痛，强心通脉。主治心痛，心动过速，胸闷，胃痛，膈肌痉挛，腹痛，咳嗽，气喘，寒热，乳腺炎，皮肤瘙痒。常配伍内关治心痛、胸闷。

17. 膈俞 gé shù（BL 17）

膈俞穴在背部第七胸椎棘突下，旁开 1.5 寸处，当斜方肌下缘。其下有斜方肌、背阔肌、骶棘肌；布有第七肋间动、静脉后支；布有第七或第八胸神经后支的皮支，深层为第七胸神经后支外侧支。

膈俞穴的功用为理气宽胸，活血通脉。主治胃脘痛，呕吐，呃逆，肠炎，咳嗽，气喘，吐血，潮热，盗汗，心动过速，贫血，慢性出血性疾患。常配伍内关、足三里治呕吐、呃逆；配足三里、血海、膏肓治贫血。

膈俞穴乃八会穴之一，血会膈俞。

18. 肝俞 gān shù（BL 18）

肝俞穴在背部第九胸椎棘突下，旁开 1.5 寸处。其下有斜方肌、背阔肌、骶棘肌；有第九肋间动、静脉后支；布有第九或第十胸神经后支的皮支，深层为第九胸神经后支外侧支。

肝俞穴的功用为疏肝利胆，清利湿热，理气明目。主治黄疸，胁痛，慢性胃炎，胃扩张，胃痉挛，吐血，目赤，目眩，雀目，眼睑下垂，神经衰弱，癫狂，痫证，月经不调，脊背痛。常配伍支沟、阳陵泉治胁痛；配太冲治目眩。

肝俞穴乃肝之背俞穴。

19. 胆俞 dǎn shù（BL 19）

胆俞穴在背部第十胸椎棘突下，旁开 1.5 寸处。其下有第十肋间动、静脉后支；布有第十胸神经后支的皮支，深层为第十胸神经后支的外侧支。

胆俞穴的功用为疏肝利胆，清热化湿。主治黄疸，口苦，呕吐，胁痛，胃炎，胆石症，胆道蛔虫症，肺痨，潮热，失眠，高血压，癔病。常配伍阳陵泉、太冲治胆道疾病。

胆俞穴乃胆之背俞穴。

20. 脾俞 pí shù（BL 20）

脾俞穴在背部第十一胸椎棘突下，旁开 1.5 寸处。其下有第十一肋间动、静脉后支；布有第十一胸神经后支的皮支，深层为第十一胸神经后支肌支。

脾俞穴的功用为健脾和胃，利湿升清。主治胃炎，胃下垂，胃痉挛，胃扩张，腹胀，黄疸，呕吐，泄泻，痢疾，便血，水肿，背痛，贫血，进行性肌营养不良，肝脾肿大，慢性出血性疾病，肾下垂，月经不调，糖尿病，肾炎，小儿夜盲，荨麻疹等。常配伍足三里治腹胀、便秘。

脾穴俞乃脾之背俞穴。

21. 胃俞 wèi shù（BL 21）

胃俞穴在背部第十二胸椎棘突下，旁开 1.5 寸处，当腰背筋膜，骶棘肌和骶棘肌之间。其下有肋下动、静脉后支；布有第十二胸神经后支的皮支，深层为第十二胸神经后支外侧支。

胃俞穴的功用为和胃健脾，理中降逆。主治胸胁痛，胃脘痛，胃下垂，胃痉挛，呕吐，腹胀，肠鸣，糖尿病，失眠等。常配伍中脘、梁丘治胃痛。

胃俞穴乃胃的背俞穴。

22. 三焦俞 sān jiāo shù（BL 22）

三焦俞穴在腰部第一腰椎棘突下，旁开 1.5 寸处，当腰背筋膜，骶棘肌和骶棘肌之间。其下有第一腰动、静脉后支；布有第十胸神经后支的皮支，深层为第一腰神经后支外侧支。

三焦俞穴的功用为调理三焦，利水强腰。主治胃炎，胃痉挛，消化不良，肠鸣，腹胀，呕吐，泄泻，痢疾，水肿，小便不利，神经衰弱，遗精，腰背强痛，腰肌劳损，膝关节无力。常配伍气海、足三里治肠鸣、腹胀。

三焦俞穴乃三焦之背俞穴。

23. 肾俞 shèn shù（BL 23）

肾俞穴在腰部第二腰椎棘突下，旁开 1.5 寸处，当腰背筋膜、骶棘肌和骶棘肌之间。其下有第二腰动、静脉后支；布有第一腰神经后支的外侧支，深层为第一腰丛。

肾俞穴的功用为益肾助阳，强腰利水。主治遗尿，遗精，阳痿，早泄，精液缺乏，小便不利，月经不调，白带，水肿，耳鸣，耳聋，气喘，腰痛，肾下垂，骨病，偏瘫。常配伍太溪、三阴交治月经不调；配翳风、耳门治耳鸣、耳聋。

肾俞穴乃肾之背俞穴。

24. 气海俞 qì hǎi shù（BL 24）

气海俞穴在腰部第三腰椎棘突下，旁开 1.5 寸处，当腰背筋膜，骶棘肌和骶棘肌之间。其下有第二腰动、静脉后支；布有第二腰神经后支的外侧支，深层为第一腰丛。

气海俞穴的功用为益肾壮阳，调经止痛。主治肠鸣，腹胀，痔漏，遗精，阳痿，痛经，月经不调，腰痛，坐骨神经痛，下肢瘫痪。常配伍足三里、天枢治腹胀、肠鸣。

25. 大肠俞 dà cháng shù（BL 25）

大肠俞穴在腰部第四腰椎棘突下，旁开 1.5 寸处，当腰背筋膜，骶棘肌，腰方肌，腰大肌。其下有第四腰动、静脉后支；布有第三腰神经皮支，深层为腰丛。

大肠俞穴的功用为理气降逆，调和肠胃。主治腹胀，泄泻，便秘，痔疾，遗尿，腰痛，骶棘肌痉挛，坐骨神经痛，荨麻疹。常配伍气海、足三里、支沟治便秘。

大肠俞穴乃大肠之背俞穴。

26. 关元俞 guān yuán shù（BL 26）

关元俞穴下在腰部第五腰椎棘突下，旁开 1.5 寸处。其下有骶棘肌；有腰最下动、静脉后支的内侧支；布有第五腰神经后支。

关元俞穴的功用为培补元气，调理下焦。主治腹胀，泄泻，小便频数或不利，遗尿，阳痿，慢性盆腔炎，痛经，腰骶痛。常配伍气海治腹胀。

27. 小肠俞 xiǎo cháng shù（BL 27）

小肠俞穴在骶部之骶正中嵴旁开 1.5 寸，平第一骶后孔，当在骶髂肌起始部和臀大肌起始部之间。其下有骶外侧动、静脉后支的外侧支；布有第一骶神经后支外侧支，第五腰神经后支。

小肠俞穴的功用为通调二便，清热利湿。主治遗精，遗尿，尿血，小便不利，白带，小腹胀痛，泄泻，痢疾，便秘，疝气，腰腿痛，骶髂关节炎，痔疮。常配伍天枢、足三里、上巨虚、关元治腹胀、痢疾、便秘；配肾俞、三阴交、三焦俞、关元、曲泉治泌尿系结石。

小肠俞穴乃小肠背俞穴。

28. 膀胱俞 páng guāng shù（BL 28）

膀胱俞穴在骶部之骶正中嵴旁 1.5 寸，平第二骶后孔，当骶棘肌起始部和臀大肌起始部之间。其下有骶外侧动、静脉后支；布有臀中皮神经分支。

膀胱俞穴的功用为清热利湿，通经活络。主治小便不利，遗尿，泄泻，便秘，腰脊强痛，腿痛，糖尿病，脚气，子宫内膜炎等。常配伍肾俞治小便不利。

膀胱俞穴乃膀胱之背俞穴。

29. 中膂俞 zhōng lǚ shù（BL 29）

中膂俞穴在骶部之骶正中嵴旁 1.5 寸，平第三骶后孔处。其下有臀大肌，深层为骶结节韧带起始部；有臀下动、静脉的分支；布有臀下皮神经。

中膂俞的功用为益肾温阳，调理下焦。主治泄泻，腰脊强痛，坐骨神经痛，疝气，脚气，糖尿病。常配伍大敦治疝气。

30. 白环俞 bái huán shù （BL 30）

白环俞穴别名玉环俞、玉房俞。在骶部之骶正中嵴旁 1.5 寸，平第四骶后孔，当臀大肌、骶结节韧带下内缘。其下有臀下动、静脉，深层为阴部内动、静脉；布有皮神经，深层为阴部神经。

白环俞穴的功用为益肾固精，调理经带。主治遗尿，遗精，大、小便不利，月经不调，血崩，白带，疝气，腰骶部疼痛，坐骨神经痛，小儿麻痹后遗症，下肢瘫痪。配三阴交、肾俞治遗尿、月经不调。

31. 上髎 shàng liáo （BL 31）

上髎穴在骶部之髂后上嵴与后正中线之间，适对第一骶后孔处，当骶棘肌起始部及臀大肌起始部。其下布有第一骶神经后支。

上髎穴的功用为调理下焦，通经活络。主治大、小便不利，月经不调，带下，阴挺，盆腔炎，遗精，阳痿，腰骶痛，坐骨神经痛，下肢瘫痪，膝关节炎。常配伍三阴交、中极、治小便不利。本穴还可用于催产，引产。

32. 次髎 cì liáo （BL 32）

次髎穴在骶部之髂后上棘内下方，适对第二骶后孔，当臀大肌起始部。其下有骶棘肌，骶外侧动、静脉后支；为第二骶神经后支通过处。

次髎穴的功用为补益下焦，强腰利湿。主治疝气，月经不调，痛经，带下，小便不利，遗精，阳痿，腰痛，下肢痿痹。常配伍三阴交、中极、肾俞治遗尿；配血海治痛经。

33. 中髎 zhōng liáo （BL 33）

中髎穴在骶部次髎内下方，适对第三骶后孔处，当臀大肌起始部。其下有骶外侧动、静脉后支；为第三骶神经后支通过处。

中髎穴的功用为补益下焦，强腰利湿。主治便秘，泄泻，小便不利，月经不调，带下，腰骶疼痛。常配伍足三里治便秘。

34. 下髎 xià liáo （BL 34）

下髎穴在骶部，当中髎内下方，适对第四骶后孔处，当臀大肌起始部。其下有臀下动、静脉分支；为第四骶神经后支通过处。

下髎穴的功用为补益下焦，强腰利湿。主治腹痛，便秘，小便不利，带下，腰骶痛。常配伍气海治腹痛。

35. 会阳 huì yáng （BL 35）

会阳穴在骶部，尾骨端旁开 0.5 寸处。其下有臀大肌；有臀下动、静脉分支；布有尾骨神经，深部有阴部神经干。

会阳穴的功用为清热利湿，益肾固带。主治泄泻，便血，痔疾，阳痿，前列腺炎，带下，经期腰痛，坐骨神经痛等。常配伍承山治痔疾。

36. 承扶 chéng fú （BL 36）

承扶穴在大腿后面，臀下横纹的中点，当臀大肌下缘。其下有阔筋膜、内收大肌；有坐骨神经伴行的动、静脉；布有股后皮神经，深层为坐骨神经。

承扶穴的功用为通便消痔，舒筋活络。主治腰、骶、臀、股部疼痛，痔疾。常配伍委中治腰骶疼痛。

37. 殷门 yīn mén（BL 37）

殷门穴在大腿后面，当承扶与委中的连线上，承扶下6寸，当半腱肌与股二头肌之间，深层为大收肌。其外侧为股深动、静脉第三穿支；布有股后皮神经，深层正当坐骨神经。

殷门穴的功用为舒筋通络，强腰膝。主治腰痛，坐骨神经痛，下肢痿痹。常配伍大肠俞治腰痛。

38. 浮郄 fú xì（BL 38）

浮郄穴在腘横纹外侧端，委阳上1寸，股二头肌腱的内侧。其下有膝上外侧动、静脉；布有股后皮神经，正当腓总神经处。

浮郄穴的功用为舒筋通络。主治胃肠炎，便秘，尿潴留，下肢痿痹，股腘部疼痛、麻木或挛急。常配伍承山治下肢痿痹。

39. 委阳 wěi yáng（BL 39）

委阳穴在腘横纹外侧端，当股二头肌腱的内侧。其下有膝上外侧动、静脉；布有股后皮神经，正当腓总神经处。

委阳穴的功用为舒筋活络，通利水湿。主治腹满，小便不利，腰脊强痛，腿足挛痛，痿厥，癫痫，热病等。常配伍三焦俞、肾俞，治小便不利。

委阳穴乃三焦经之下合穴。

40. 委中 wěi zhōng（BL 40）

委中穴在腘横纹中点，当股二头肌腱与半腱肌腱的中间。其下有腘筋膜；皮下有股腘静脉，深层内侧为腘静脉，最深层为腘动有股后皮神经，正当胫神经处。

委中穴的功用为舒筋活络，泄热清暑，凉血解毒。主治腰脊疼痛，坐骨神经痛，腓肠肌痉挛，下肢痿痹，半身不遂，风湿性膝关节炎，腹痛，吐泻，小便不利，遗尿，皮疹，周身瘙痒，疖疮，发背，癫痫。常配伍大肠俞治腰痛。

委中穴乃五腧穴之合穴，五行属土；即足太阳经所入为"合"。

41. 附分 fù fēn（BL 41）

附分穴在背部第二胸椎棘突下，旁开3寸，当肩胛冈内端边缘。其下有斜方肌、菱形肌，深层为骶棘肌；有颈横动脉降支，有第二肋间动、静脉后支；布有第二胸神经后支。

附分穴的功用为舒筋活络，疏风散邪。主治颈项强痛，肩背拘急，肋间神经痛，肘臂麻木，感冒。常配伍大椎治颈项强痛。

附分穴乃手、足太阳经之交会穴。

42. 魄户 pò hù（BL 42）

魄户穴在背部第三胸椎棘突下，旁开3寸，当肩胛骨脊柱缘。其下有斜方肌、菱形肌，深层为骶棘肌；有第三肋间动、静脉背侧支，颈横动脉降支；布有第二、三胸神经后支。

魄户穴的功用为理气降逆，舒筋活络。主治感冒，咳嗽，气喘，肺痨，项强，肋间神经痛，肩背麻木疼痛。常配伍天突、膻中治咳喘。

43. 膏肓俞 gāo huāng shù（BL 43）

膏肓俞在背部第四胸椎棘突下，旁开3寸，当肩胛骨脊柱缘。其下有斜方肌、菱形肌，深层为骶棘肌；有第四肋间动、静脉背侧支及颈横动脉降支；布有第三、四胸神经后支。

膏肓俞的功用为补虚益损，调理肺气。主治咳嗽，气喘，肺痨，消瘦乏力，神经衰弱，健忘，遗精，阳痿，纳差，完谷不化，乳腺炎，肩背酸痛。常配伍尺泽、肺俞治咳喘。本穴亦为各种慢性虚损性疾病的常用穴。

44. 神堂 shén táng（BL 44）

神堂穴在背部第五胸椎棘突下，旁开3寸，当肩胛骨脊柱缘。其下有斜方肌、菱形肌，深层为骶棘肌；有第五肋间动静脉背侧支及颈横动脉降支；布有第四、五胸神经后支。

神堂穴的功用为宽胸理气，宁心安神。主治咳嗽，气喘，胸闷，肋间神经痛，心痛，心悸，失眠，脊背强痛，肩臂疼痛。常配伍膻中治胸闷。

45. 噫嘻 yī xī（BL 45）

噫嘻穴在第六胸椎棘突下，旁开3寸，当斜方肌外缘。其下有骶棘肌；有第六肋间动、静脉背侧支；布有第五、六胸神经后支。

噫嘻穴的功用为宣肺理气，通络止痛。主治感冒，咳嗽，气喘，膈肌痉挛，目眩，目痛，鼻衄，疟疾，热病无汗，胸痛引背，肩背痛。常配伍大椎、肩外俞治肩背痛。

46. 膈关 gé guān（BL 46）

膈关穴在背部第七胸椎棘突下，旁开3寸，其下有斜方肌、背阔肌、骶棘肌；有第七肋间动、静脉背侧支；布有第六胸神经后支。

膈关穴的功用为宽胸理气，和胃降逆。主治胸闷，饮食不下，嗳气，呕吐，肠炎，脊背强痛，肋间神经痛。常配伍内关治嗳气。

47. 魂门 hún mén（BL 47）

魂门穴在背部第九胸椎棘突下，旁开3寸处。其下有背阔肌、骶棘肌；有第九肋间动、静脉背侧支；布有第八、九胸神经后支。

魂门穴的功用为疏肝理气，降逆和胃。主治胸胁胀痛，胃炎，胃痉挛，消化不良，呕吐，泄泻，背痛，癔病。常配伍阳陵泉、支沟治胸胁胀痛。

48. 阳纲 yáng gāng（BL 48）

阳纲穴在背部第十胸椎棘突下，旁开3寸处。其下有背阔肌、骶棘肌；有第十肋间动、静脉背侧支；布有第九、十胸神经后支。

阳纲穴的功用为疏肝利胆，健脾和中。主治消化不良，肠鸣，胃痉挛，腹痛，泄泻，黄疸，消渴。常配伍气海治腹胀。

49. 意舍 yì shè（BL 49）

意舍穴在背部第十一胸椎棘突下，旁开3寸处。其下有背阔肌、骶棘肌；有第十一肋间动、静脉背侧支；布有第十、十一胸神经后支。

意舍穴的功用为健脾和胃，利胆化湿。主治消化不良，腹胀、肠鸣、腹直肌痉挛，呕吐、泄泻，胸膜炎，糖尿病，进行性肌营养不良。常配伍脾俞、胃俞治腹胀。

50. 胃仓 wèi cāng（BL 50）

胃仓穴在背部第十二胸椎棘突下，旁开3寸处。其下有背阔肌、骶棘肌；有肋下动、静脉背侧支；布有第十二、十三胸神经后支。

胃仓穴的功用为和胃健脾，消食导滞。主治胃脘痛，胃痉挛，腹胀，习惯性便秘，小儿食积，水肿，背脊痛。常配伍足三里治胃脘痛。

51. 肓门 huāng mén（BL 51）

肓门穴在腰部第一腰椎棘突下，旁开3寸处。其下有背阔肌、骶棘肌；有第一腰动、静脉背侧支；布有第十二胸神经后支。

肓门穴的功用为理气和胃，清热消肿。主治胃痉挛，胃炎，腹痛，便秘，痞块，乳疾，腰肌劳损。常配伍气海、天枢治便秘。

52. 志室 zhì shì（BL 52）

志室穴在腰部第二腰椎棘突下，旁开3寸处。其下有背阔肌、骶棘肌、腰方肌；腰三角位于志室穴稍外侧，由背阔肌下缘、腹外斜肌后缘和髂嵴后部之间围成，其底为腹内斜肌，该三角为腹壁薄弱区，易发生腰疝。志室穴处还有第二腰动、静脉背侧支；布有第十二胸神经后支外侧支，第一腰神经外侧支。

志室穴的功用为益肾固精，清热利湿，强壮腰膝。主治遗精，阳痿，前列腺炎，小便不利，水肿，腰脊强痛，腰肌劳损，下肢瘫痪。常配伍命门治遗精。

53. 胞肓 bāo huāng（BL 53）

胞肓穴在臀部，平第二骶后孔，骶正中嵴旁开3寸处。其下有臀大肌、臀中肌及臀小肌；正当臀上动、静脉；布有臀上皮神经，深层为臀上神经。

胞肓穴的功用为补肾强腰，通利二便。主治肠鸣，腹胀，便秘，癃闭，阴肿，腰脊强痛，坐骨神经痛。常配伍委中治腰脊强痛。

54. 秩边 zhì biān（BL 54）

秩边穴在臀部，平第四骶后孔，骶正中嵴旁开3寸处。其下有臀大肌，当梨状肌下缘；有臀下动、静脉；深层有臀下神经及股后皮神经，外侧为坐骨神经。

秩边穴的功用为舒筋活络，强壮腰膝，调理下焦。主治小便不利，便秘，痔疾，脱肛，腰骶痛，梨状肌损伤综合征，下肢痿痹。配伍委中、大肠俞治腰腿疼痛。

55. 合阳 hé yáng（BL 55）

合阳穴在小腿后面，当委中与承山的连线上，委中下2寸，当腓肠肌二头之间。其下有小隐静脉，深层为腘动、静脉；布有腓肠肌内侧皮神经，深层为腓神经。

合阳穴的功用为舒筋通络，调经止带，强健腰膝。主治腰脊强痛，腓肠肌痉挛，下肢痿痹，疝气，月经不调，崩漏，睾丸炎，前列腺炎。配伍腰阳关治腰痛。

56. 承筋 chéng jīn（BL 56）

承筋穴在小腿后面委中与承山的连线上，腓肠肌肌腹中央，委中下5寸。其下有小腿三头肌、胫骨后肌；有小隐静脉，深层为腓后动、静脉；布有腓肠内侧皮神经，深层为腓神经。

承筋穴的功用为舒筋活络，强健腰膝，清泄肠热。主治脱肛，痔疾，便秘，腰腿拘急疼痛。常配伍委中治下肢挛痛。

57. 承山 chéng shān（BL 57）

承山穴在小腿后面正中，委中与昆仑之间，当伸直小腿或足跟上提时腓肠肌肌腹下出现尖角（人字陷纹）凹陷处。其下有小腿三头肌、拇长屈肌、胫骨后肌；有小隐静脉，深层为股后动、静脉；布有腓肠内侧皮神经，深层为腓神经。

承山穴的功用为理气止痛，舒筋活络，消痔。主治腰腿拘急疼痛，腰肌劳损，便秘，痔疾，痛经，脚气，下肢瘫痪，小儿惊风。配伍大肠俞治痔疾。在本穴用拿法，能使小儿入睡，还可治疗腓肠肌痉挛；先在本穴用掐法，然后即用揉法，可以治疗小儿气喘，并能消除痰积。

58. 飞扬 fēi yáng（BL 58）

飞扬穴在小腿后面，当外踝后，昆仑穴直上 7 寸，承山外下方 1 寸处。其下有腓肠肌及比目鱼肌；布有腓肠外侧皮神经。

飞扬穴的功用为清热安神，舒筋活络。主治头痛，目眩，鼽衄，腰腿疼痛，痔疾，癫痫。配伍委中治腿痛。

飞扬穴乃足太阳经之络穴。

59. 跗阳 fū yáng（BL 59）

跗阳穴在小腿后面，外踝后，昆仑穴直上 3 寸，当腓骨的后部，跟腱外前缘，深层为拇长屈肌；有小隐静脉，深层为腓动脉末支；布有腓肠神经。

跗阳穴的功用为舒筋活络，退热散风。主治头痛，头重，面神经麻痹，三叉神经痛，腰骶疼痛，下肢痿痹，腓肠肌痉挛，外踝肿痛。

跗阳穴乃阳跷脉之郄穴。

60. 昆仑 kūn lún（BL 60）

昆仑穴在足部外踝后方，当外踝尖与跟腱之间的凹陷处。其下有腓骨长、短肌；有小隐静脉及外踝后动、静脉；布有腓肠神经。

昆仑穴的功用为安神清热，舒筋活络。主治头痛，项强，目眩，鼻衄，癫痫，难产，小儿惊风，腰骶疼痛，坐骨神经痛，下肢瘫痪，膝关节炎，足跟肿痛。配伍风池治头痛、目眩。

昆仑穴乃五腧穴之经穴，五行属火；即足太阳经所行为"经"。

61. 仆参 pú cān（BL 61）

仆参穴在足外侧部，外踝后下方，昆仑直下，跟骨外侧，赤白肉际处。其下有跟腓韧带，腓动、静脉的跟骨外侧支；布有腓肠神经跟骨外侧支。

仆参穴的功用为舒筋活络，强壮腰膝。主治下肢痿痹，膝关节炎，足跟痛，癫痫。配伍太溪治足跟痛。在本穴用推法和掐法，可以治疗小儿吼喘。

62. 申脉 shēn mài（BL 62）

申脉穴在足外侧部，外踝直下方凹陷处，当腓骨长短肌腱上缘。其下有外踝动脉网及小隐静脉；布有腓肠神经的足背外侧皮神经分支。

申脉穴的功用为清热安神，利腰膝。主治头痛，项强，眩晕，失眠，目赤痛，眼睑下垂，癫狂，痫证，腰腿酸痛，脑血管意外后遗症，足外翻，踝关节扭伤。配伍肾俞、肝俞、百会治眩晕。

申脉穴乃八脉交会穴之一，通阳跷脉。

63. 金门 jīn mén（BL 63）

金门穴在足外侧，外踝前缘直下之骰骨下缘处，当腓骨长肌腱和小趾外展肌之间。其下有足底外侧动、静脉；布有足背外侧皮神经，深层为足底外侧神经。

金门穴的功用为安神开窍，通经活络。主治头痛，癫痫，小儿惊风，腰痛，下肢痿痹，外踝痛，足底痛，疝气。配伍太阳合谷治头痛。

金门穴乃足太阳经之郄穴。

64. 京骨 jīng gǔ（BL 64）

京骨穴在足外侧第五跖骨粗隆下方，赤白肉际处，当小趾外展肌下方。其下有足底外侧动、静脉；布有足背外侧皮神经，深层为足底外侧神经。

京骨穴的功用为清热止痉，明目舒筋。主治头痛，项强，目翳，癫痫，腰腿痛，小儿惊风。配伍百会、太冲治头痛。

京骨穴乃足太阳经之原穴，即足太阳经所过为"原"。

65. 束骨 shù gǔ（BL 65）

束骨穴在足外侧，足小趾本节（第五跖趾关节）的后方，赤白肉际处，当小趾外展肌下方。其下有第四趾跖侧总动、静脉；有第四趾跖侧神经及足背外侧皮神经分布。

束骨穴的功用为通经活络，清头明目。主治头痛，头晕，目眩，耳聋，项强，癫狂，腰腿痛，腓肠肌痉挛，肛门痛。配伍肾俞、太冲治目眩。

束骨穴乃五腧穴之输穴，五行属木；即足太阳经所注为"输"。

66. 足通谷 zú tōng gǔ（BL 66）

足通谷穴在足外侧，足小趾本节（第五跖趾关节）的前方，赤白肉际处。其下有趾短、长屈肌腱；有趾跖侧动、静脉；布有趾跖侧固有神经及足背外侧皮神经。

足通谷穴的功用为清热安神，清头明目。主治头痛，项强，目眩，鼻衄，哮喘，慢性胃炎，功能性子宫出血，癫狂。配伍大椎治项强。

足通谷穴乃五腧穴之荥穴，五行属火；即足太阳经所溜为"荥"。

67. 至阴 zhì yīn（BL 67）

至阴穴在足小趾末节外侧，距趾甲角0.1寸（指寸）。其下有趾背动脉及趾跖侧固有动脉形成的动脉网；布有趾跖侧固有神经及足背外侧皮神经。

至阴穴的功用为正胎催产，理气活血，清头明目。主治头痛，目痛，鼻塞，鼻衄，胎位不正，难产，胎盘滞留，尿潴留，遗精，神经性头痛，脑血管病后遗症。配伍太冲、百会治头痛。

至阴穴乃五腧穴之井穴，五行属金；即足太阳经所出为"井"。

（八）足少阴肾经经穴

足少阴肾经一侧共有27个穴位，其中10个穴位分布在下肢内侧面，17个穴位分布在胸腹部前正中线的两侧。首穴涌泉，末穴俞府。穴位名称按顺序为涌泉、然谷、太溪、大钟、水泉、照海、复溜、交信、筑宾、阴谷、横骨、大赫、气穴、四满、中注、肓俞、商曲、石关、阴都、腹通谷、幽门、步廊、神封、灵墟、神藏、彧中、俞府。

本经腧穴可主治泌尿生殖系统、精神神经系统、呼吸系统、消化系统、循环系统等病症和本经所过部位的病症，如遗精、阳痿、带下、月经不调、哮喘、泄泻及下肢内侧疼痛等。

1. 涌泉 yǒng quán（KL 1）

涌泉穴在足底部，卷足时足前部凹陷处，约当足底二、三趾趾缝纹头端与足跟连线的前 1/3 与后 2/3 交点上。其下有趾短屈肌腱，趾长屈肌腱，第二蚓状肌，深层为骨间肌；有来自胫前动脉的足底弓；布有足底内侧神经支。

涌泉穴的功用为苏厥开窍，滋阴益肾，平肝息风。主治头顶痛，头晕，眼花，失眠，咽喉痛，舌干，失音，恶心，呕吐，大便难，小便不利，子宫下垂，小儿惊风，足心热，癫疾，霍乱转筋，晕车，昏厥。常配伍然谷治喉痹；配阴陵泉治热病挟脐急痛、胸胁满；配水沟、照海治癫痫；配太冲、百会治头项痛。涌泉穴还有降血压作用；艾灸涌泉穴可矫正胎位。在本穴用擦法，有补肾作用；用揉法，能治吐泻。

涌泉穴乃五腧穴之井穴，五行属木。

2. 然谷 rán gǔ（KL 2）

然谷穴在足内侧，舟骨粗隆下方，赤白肉际处。其下有拇指外展肌，有跖内侧动脉及跗内侧动脉分支；布有小腿内侧皮神经末支及足底内侧神经。

然谷穴的功用为益气固肾，清热利湿。主治月经不调，阴挺，阴痒，白浊，遗精，阳痿，遗尿，小便不利，泄泻，胸胁胀痛，咳血，小儿脐风，口噤不开，消渴，黄疸，下肢痿痹，足跗痛。常配伍承山治转筋；配气冲、四满治石水；配太溪治热病烦心、足寒、多汗。

然谷穴乃五腧穴之荥穴，五行属火。

3. 太溪 tài xī（KL 3）

太溪穴在足内侧、内踝后方，当内踝尖与跟腱之间的凹陷处。其下有胫后动、静脉；布有小腿内侧皮神经，有胫神经经过。

太溪穴的功用为滋阴益肾，壮阳强腰。主治头痛，目眩，咽喉肿痛，齿痛，耳聋，耳鸣，咳嗽，气喘，胸痛，咳血，消渴，月经不调，失眠，健忘，遗精，阳痿，小便频数，遗尿，腰脊痛，下肢厥冷，内踝肿痛。常配伍然谷主治热病烦心，足寒，多汗；配肾俞治肾胀；配支沟、然谷治心痛如锥刺。

太溪穴乃五腧穴之输穴，五行属土；足少阴经之原穴。

4. 大钟 dà zhōng（KL 4）

大钟穴在足内侧、内踝后下方，当跟腱附着部的内侧前方凹陷处。其下有胫后动脉跟内侧支；布有小腿内侧皮神经及胫神经的跟骨内侧神经。

大钟穴的功用为益肾平喘，调理二便。主治咳血，气喘，腰脊强痛，二便不利，月经不调，神经衰弱，癔病，痴呆，嗜卧，足跟痛。常配伍太溪、神门治心肾不交之心悸、失眠；配行间治虚火上炎之易惊善怒；配鱼际治虚火上炎之咽痛。

大钟穴乃足少阴肾经之络穴。

5. 水泉 shuǐ quán（KL 5）

水泉穴在足内侧，内踝后下方，当太溪穴直下 1 寸（指寸），跟骨结节的内侧凹陷处。其下有胫后动脉跟内侧支；布有小腿内侧皮神经及胫神经的跟骨内侧神经。

水泉穴的功用为清热益肾，通经活络。主治月经不调，痛经，阴挺，不孕症，小便不利，目眩，腹痛。常配伍中极、水道治肾气亏虚；配气海、血海、肾俞、三阴交、气海俞治肾绞痛、肾结石；配肾俞、中极、血海治血尿。

水泉穴乃足少阴肾经之郄穴。

6. 照海 zhào hǎi（KL 6）

照海穴在足内侧，内踝尖下方凹陷处，拇趾外展肌止点；后方有胫后动、静脉；布有小腿内侧皮神经，深部为胫神经本干。

照海穴的功用为滋阴清热，调经止痛。主治咽喉干燥，痫证，神经衰弱，癫病，失眠，嗜卧，惊恐不宁，目赤肿痛，月经不调，痛经，赤白带下，阴挺，阴痒，疝气，小便频数，癃闭，便秘，不寐，脚气。常配伍列缺、天突、太冲、廉泉治咽喉病症；配神门、风池、三阴交治阴虚火旺之失眠症。

照海穴乃八脉交会穴之一，通于阴跷脉。

7. 复溜 fù liū（KL 7）

复溜穴在小腿内侧，太溪直上 2 寸，跟腱的前方，当比目鱼肌下端移行于跟腱处之内侧。其前方有胫后动、静脉；布有腓肠内侧皮神经，小腿内侧皮神经，深层为胫神经。

复溜穴的功用为补肾益阴，温阳利水。主治泄泻，肠鸣，水肿，腹胀，癃闭，功能性子宫出血，盗汗，脉微细时无，身热无汗，腰脊强痛，腿肿，下肢痿痹。常配伍后溪、阴郄治盗汗不止；配中极、阴谷治癃闭。

复溜穴乃五腧穴之经穴，五行属金。

8. 交信 jiāo xìn（KL 8）

交信穴在小腿内侧，当太溪直上 2 寸，复溜前 0.5 寸，胫骨内侧缘的后方。其下有胫肌后肌、趾长屈肌；深层为胫后动、静脉；布有小腿内侧皮神经，后方为胫神经本干。

交信穴的功用为益肾调经，调理二便。主治月经不调，崩漏，阴挺，泄泻，大便难，尿潴留，睾丸肿痛，五淋，疝气，阴痒，泻痢赤白，股膝疼痛。常配伍关元、三阴交治妇科疾患之月经不调；配太冲、血海、地机治崩漏；配中都治疝气；配阴陵泉治五淋；配中极治癃闭；配关元治阴挺。

交信穴乃阴跷脉之郄穴。

9. 筑宾 zhù bīn（KL 9）

筑宾穴在小腿内侧，太溪与阴谷的连线上，太溪上 5 寸，腓肠肌肌腹的内下方，当腓肠肌和趾长屈肌之间。其深部有胫后动、静脉；布有腓肠内侧皮神经和小腿内侧皮神经，深层为胫神经本干。

筑宾穴的功用为调理下焦，宁心安神。主治癫狂，痫证，呕吐涎沫，疝痛，小儿脐疝，小儿胎毒，小腿疼痛，腓肠肌痉挛。常配伍肾俞、关元治水肿；配大敦、归来治疝气；配承山、合阳、阳陵泉治小腿痿、痹、瘫；配水沟、百会治癫狂、痫证。

筑宾穴乃阴维脉之郄穴。

10. 阴谷 yīn gǔ（KL 10）

阴谷穴在腘窝内侧，屈膝时，当半腱肌肌腱与半膜肌肌腱之间。其下有膝上内侧动、静脉；布有股内侧皮神经。

阴谷穴的功用为益肾调经，理气止痛。主治阳痿，遗精，疝痛，月经不调，崩漏，小便难，阴中痛，胃炎，肠炎，癫狂，膝股内侧痛。常配伍照海、中极治癃闭；配大赫、曲骨、命门治寒疝、阳痿、早泄、月经不调、崩漏。

阴谷穴乃五腧穴之合穴，五行属水。

11. 横骨 héng gǔ （KL 11）

横骨穴在下腹部，当脐中下 5 寸，前正中线旁开 0.5 寸处。其下有腹内、外斜肌腱膜，腹横肌腱膜及腹直肌；有腹壁下动、静脉及阴部外动脉；布有髂腹下神经分支。

横骨穴的功用为益肾助阳，调理下焦。主治阴部痛，少腹痛，月经不调，遗精，阳痿，遗尿，小便不通，疝气。常配伍中极、三阴交治癃闭；配关元、肾俞、志室、大赫治阳痿、遗精、崩漏、月经不调。

横骨穴乃冲脉与足少阴经之交会穴。

12. 大赫 dà hè （KL 12）

大赫穴在下腹部，脐中下 4 寸，前正中线旁开 0.5 寸处，当腹内、外斜肌腱膜，腹横肌腱膜及腹直肌中。其下有腹壁下动、静脉肌支；布有第十二肋间神经及髂腹下神经。

大赫穴的功用为益肾助阳，调经止带。主治阴部痛，子宫脱垂，遗精，早泄，阳痿，带下，月经不调，痛经，不妊，泄泻，痢疾。常配伍阴交、肾俞、大敦、中极治阳痿、遗精、带下；配命门、肾俞、志室、中极、关元治男科病、不育症。

大赫穴乃冲脉与足少阴经之交会穴。

13. 气穴 qì xué （KL 13）

气穴在下腹部，脐中下 3 寸，前正中线旁开 0.5 寸处。其下有腹内、外斜肌腱膜，腹横肌腱膜及腹直肌；有腹壁下动、静脉肌支；布有第十二肋间神经及髂腹下神经。

气穴的功用为调理冲任，益肾暖胞。主治月经不调，白带，不孕症，小便不通，泄泻，痢疾，腰脊痛，遗精，阳痿。常配伍天枢、大肠俞主消化不良；配中极、阴陵泉、膀胱俞主五淋、小便不利；配气海、三阴交、肾俞、血海治月经不调、血带、宫冷不孕、先兆流产、阳痿、不育症。

气穴乃足少阴经与冲脉之交会穴。

14. 四满 sì mǎn （KL 14）

四满穴在下腹部之脐中下 2 寸，当前正中线旁开 0.5 寸处。其下有腹内、外斜肌腱膜，腹横肌腱膜及腹直肌；有腹壁下动、静脉肌支；布有第十一肋间神经。

四满穴的功用为理气调经，利水消肿。主治月经不调，痛经，崩漏，带下，不孕，产后恶露不净，小腹痛，腹胀，泄泻，便秘，遗精，遗尿，疝气，水肿。常配伍气海、三阴交、大敦、归来治疝气、睾丸肿痛；配气海、三阴交、肾俞、血海治月经不调、带下、遗精等病症。

四满穴乃足少阴经与冲脉之交会穴。

15. 中注 zhōng zhù （KL 15）

中注穴在中腹部，当脐中下 1 寸，前正中线旁开 0.5 寸处。其下有腹内、外斜肌腱膜，腹横肌腱膜及腹直肌；有腹壁下动、静脉肌支；布有第十肋间神经。

中注穴的功用为调经止带，通调腑气。主治月经不调，腰腹疼痛，大便燥结，泄泻，痢疾。常配伍肾俞、委中、气海俞治腰背痛；配血海、肾俞、太冲、三阴交、阴交、中极治妇科病、月经不调、卵巢炎、附件炎、睾丸炎。

中注穴乃足少阴经与冲脉之交会穴。

16. 肓俞 huāng shù（KL 16）

肓俞穴在中腹部，当脐中旁开 0.5 寸处。其下有腹内、外斜肌腱膜，腹横肌腱膜及腹直肌；有腹壁下动、静脉肌支；布有第十肋间神经。

肓俞穴的功用为理气止痛，润肠通便。主治呕吐，胃痉挛，腹胀，腹痛绕脐，肠麻痹，痢疾，泄泻，便秘，疝气，月经不调，腰脊痛。常配伍天枢、足三里、大肠俞治便秘、泄泻、痢疾；配中脘、足三里、内庭、天枢治胃痛、腹痛、疝痛、排尿、尿道涩痛等症。

肓俞穴乃足少阴经与冲脉之交会穴。

17. 商曲 shāng qū（KL 17）

商曲穴在上腹部，脐中上 2 寸，前正中线旁开 0.5 寸处，当腹直肌内缘。其下有腹壁上下动、静脉分支；布有第九肋间神经。

商曲穴的功用为健脾和胃，消积止痛。主治胃炎，胃痉挛，胃下垂，腹痛，泄泻，便秘，腹中积聚。常配伍中脘、大横治腹痛、腹胀；配支沟治便秘；配大肠俞、天枢治泄泻、痢疾。

商曲穴乃足少阴经与冲脉之交会穴。

18. 石关 shí guān（KL 18）

石关穴在上腹部，脐中上 3 寸，前正中线旁开 0.5 寸处，当腹直肌内缘。其下有腹壁上动、静脉分支；布有第九肋间神经。

石关穴的功用为攻坚消满，调理气血。主治胃痉挛，呕吐，腹痛，便秘，盆腔炎，痛经，产后腹痛，妇人不孕。常配伍中脘、内关治胃痛、呕吐、腹胀；配三阴交、阴交、肾俞治先兆流产和不孕症。

石关穴乃足少阴经与冲脉之交会穴。

19. 阴都 yīn dū（KL 19）

阴都穴在上腹部，脐上 4 寸，前正中线旁开 0.5 寸处，当腹直肌内缘。其下有腹壁上动、静脉分支；布有第八肋间神经。

阴都穴的功用为调理胃肠，宽胸降逆。主治腹胀，肠鸣，腹痛，便秘，妇人不孕，哮喘，胸胁满，疟疾。常配伍巨阙治心中烦满；配三阴交、血海治闭经；配中脘、天枢、足三里、四缝治纳呆及小儿疳积。

阴都穴乃足少阴经与冲脉之交会穴。

20. 腹通谷 fù tōng gǔ（KL 20）

腹通谷穴在上腹部，脐中上 5 寸，前正中线旁开 0.5 寸处，当在腹直肌内缘，有腹壁上动、静脉分支；布有第八肋间神经。

腹通谷穴的功用为健脾和胃，宽胸安神。主治腹痛，腹胀，呕吐，心痛，心悸，胸痛，肺气肿，哮喘，暴喑，癫痫。常配伍内关、中脘治胃气逆；配申脉、照海治癫痫、惊悸；配上脘、足三里治纳呆。

腹通谷穴乃足少阴经与冲脉之交会穴。

21. 幽门 yōu mén （KL 21）

幽门穴在上腹部，脐中上 6 寸，前正中线旁开 0.5 寸处，当腹直肌内缘。其下有腹壁上动、静脉分支；布有第七肋间神经。

幽门穴的功用为健脾和胃，降逆止呕。主治腹痛，呕吐，善哕，消化不良，腹胀，泄泻，痢疾，乳腺炎，乳汁缺乏。常配伍玉堂治烦心呕吐；配中脘、建里治胃痛、噎膈、呕吐；配天枢治腹胀、肠鸣、泄泻。

幽门穴乃足少阴经与冲脉之交会穴。

22. 步廊 bù láng （KL 22）

步廊穴在胸部第五肋间隙，前正中线旁开 2 寸处。其下为胸大肌起始部，有肋间外韧带及肋间内肌；有第五肋间动、静脉；布有第五肋间神经前皮支，深部为第五肋间神经。

步廊穴的功用为宽胸理气，止咳平喘。主治咳嗽，气喘，胸胁胀满，胸痛，胃炎，呕吐，嗅觉减退，不嗜食，乳痈。常配伍定喘、列缺治外感和内伤咳喘；配心俞、内关治胸痹、心悸、怔忡。

23. 神封 shén fēng （KL 23）

神封穴在胸部第四肋间隙，前正中线旁开 2 寸处。其下有胸大肌、肋间外韧带及肋间内肌；有第四肋间动、静脉；布有第四肋间神经前皮支，深部为第四肋间神经。

神封穴的功用为宽胸理肺，降逆止呕。主治咳嗽，气喘，胸胁支满，肋间神经痛，呕吐，不嗜食，乳痈。常配伍阳陵泉、支沟治胸胁胀痛。

24. 灵墟 líng xū （KL 24）

灵墟穴在胸部第三肋间隙，前正中线旁开 2 寸处。其下有胸大肌，肋间外韧带及肋间内肌；有第三肋间动、静脉；布有第三肋间神经前皮支，深层为第三肋间神经。

灵墟穴的功用为疏肝宽胸，肃降肺气。主治咳嗽，气喘，痰多，鼻炎，胸胁胀痛，呕吐，食欲不振，乳痈。常配伍足三里、中脘、内关治呕吐、纳呆；配神门、神藏治失眠健忘。

25. 神藏 shén cáng （KL 25）

神藏穴在胸部第二肋间隙，前正中线旁开 2 寸处。其下有胸大肌，肋间外韧带及肋间内肌；有第二肋间动、静脉；布有第二肋间神经前皮支，深层正当第二肋间神经。

神藏穴的功用为宽胸理气，降逆平喘。主治感冒，咳嗽，气喘，胸痛，烦满，膈肌痉挛，呕吐，不嗜食。常配伍天突、内关、太冲治梅核气；配心俞、玉堂治胸痹、噎膈、冠心病、心肌梗死。

26. 彧中 yù zhōng （KL 26）

彧中穴在胸部第一肋间隙，前正中线旁开 2 寸处。其下有胸大肌、肋间外韧带及肋间内肌；有第一肋间动、静脉；布有第一肋间神经前皮支，深层为第一肋间神经，皮下有锁骨上神经前支。

彧中穴的功用为宽胸理气，止咳化痰。主治咳嗽，气喘，痰壅，胸胁胀满，肋间神经痛，膈肌痉挛，不嗜食。常配伍风门、肺俞治外邪袭肺；配天突、间使、华盖治咽喉肿痛。

27. 俞府 shù fǔ （KL 27）

俞府穴在胸部锁骨下缘，前正中线旁开 2 寸处。其下有胸大肌，锁骨下肌；有胸内动、静脉的前穿支；布有锁骨上神经前支。

俞府穴的功用为止咳平喘，和胃降逆。主治咳嗽，气喘，呼吸困难，胸痛，呕吐，不嗜食。常配伍天突、肺俞、鱼际治咳嗽、咽痛；配足三里、合谷治胃气上逆之呕吐、呃逆。

（九）手厥阴心包经经穴

手厥阴心包经一侧共有 9 个穴位，其中 8 个穴位分布在上肢掌面，1 个穴位在前胸上部。首穴天池，末穴中冲。穴位名称按顺序为天池，天泉、曲泽、郄门、间使、内关、大陵、劳宫、中冲。

本经腧穴可主治胸部、心血管系统、精神神经系统和本经经脉所经过部位的病症。例如：心痛、心悸、心胸烦闷、癫狂、呕吐、热病、疮病及肘臂挛痛等。

1. 天池 tiān chí（PC 1）

天池穴在胸部第四肋间隙，乳头外 1 寸，前正中线旁开 5 寸处。其下为胸大肌外下部，胸小肌下部起端，深层为第四肋间内、外肌；有胸腹壁静脉，胸外侧动、静脉分支；布有胸前神经肌支及第四肋间神经。

天池穴的功用为活血化瘀，宽胸理气。主治胸闷，心烦，咳嗽，痰多，气喘，胁肋疼痛，腋下肿痛，瘰疬，疟疾，乳汁分泌不足，乳痛。常配伍列缺、丰隆治咳嗽；配内关治心痛；配支沟治胁肋痛。

天池穴乃手厥阴与足少阳经之交会穴。

2. 天泉 tiān quán（PC 2）

天泉穴在臂内侧，当腋前纹头下 2 寸，肱二头肌的长、短头之间。其下有肱动、静脉肌支；为臂内侧皮神经及肌皮神经分布处。

天泉穴的功用为宽胸理气，活血通脉。主治心痛，心动过速，胸胁胀满，咳嗽，膈肌痉挛，胸背及上臂内侧痛。常配伍内关、通里治心痛、心悸；配肺俞、支沟治咳嗽、胸胁痛；配侠白、曲池、外关治上肢痿、痹、瘫、痛。

3. 曲泽 qū zé（PC 3）

曲泽穴在肘横纹中，当肱二头肌腱的尺侧缘。其下有肱动、静脉；布有正中神经的本干。

曲泽穴的功用为清暑泄热，和胃降逆，清热解毒。主治心痛，善惊，心悸，胃痛，呕吐，泄泻，中暑，转筋，热病，烦躁，肘臂挛痛，小儿舞蹈病，咳嗽。常配伍神门、鱼际治呕血；配内关、大陵治心胸痛；配大陵、心俞、厥阴俞治心悸、心痛；配少商、尺泽、曲池治疗肘臂挛急、肩臂痛。

曲泽穴乃五腧穴之合穴，五行属水。

4. 郄门 xì mén（PC 4）

郄门穴在前臂掌侧，曲泽与大陵的连线上，腕横纹上 5 寸，当桡侧腕屈肌腱与掌长肌腱之间。其下有指浅屈肌，深部为指深屈肌；有前臂正中动、静脉，深部为前臂掌侧骨间动、静脉；布有前臂内侧皮神经，其下为正中神经，深层有前臂掌侧骨间神经。

郄门穴的功用为宁心安神，清营止血。主治心痛，心悸，胸痛，心烦，咳血，呕血，衄血，膈肌痉挛，疔疮，癫痫，癔病，精神病。常配伍大陵止咯血；配曲泽、大陵治心痛；配梁丘、足三里、太冲治神经性呕吐；配内关治急性缺血性心肌损伤。

郄门穴乃手厥阴心包经之郄穴。

5. 间使 jiān shǐ （PC 5）

间使穴在前臂掌侧，曲泽与大陵的连线上，腕横纹上 3 寸，当掌长肌腱与桡侧腕屈肌腱之间。其下有指浅屈肌，深部为指深屈肌；有前臂正中动、静脉，深层为前臂掌侧骨间动、静脉；布有前臂内侧皮神经，前臂外侧皮神经，其下为正中神经掌皮支，最深层为前臂掌侧骨间神经。

间使穴的功用为宽胸和胃，清心安神，截疟。主治心痛，心悸，胃痛，呕吐，热病，荨麻疹，烦躁，疟疾，癫狂，痫证，瘛病，腋肿，肘挛，臂痛，脑血管病后遗症。常配伍支沟治疟疾；配尺泽治反胃、呕吐、呃逆；配水沟、太冲治瘛病；配腰奇治癫痫。在本穴用推法，并与外关穴相配伍时，能治疗转筋和吐泻等证。

间使穴乃五腧穴之经穴，五行属金。

6. 内关 nèi guān （PC 6）

内关穴在前臂掌侧，曲泽与大陵的连线上，腕横纹上 2 寸，当掌长肌腱与桡侧腕屈肌腱之间。其下有指浅屈肌，深层为指深屈肌；有前臂正中动、静脉，深层为前臂掌侧骨间动、静脉；布有前臂内侧皮神经，下为正中神经掌皮支，最深层为前臂掌侧骨间神经。

内关穴的功用为宁心安神，和胃和逆，理气镇痛。主治心痛，心悸，胸胁闷痛，胃痛，呕吐，呃逆，失眠，癫狂，痫证，郁证，眩晕，中风，偏瘫，哮喘，偏头痛，热病，产后血晕，肘臂挛痛。常配伍公孙治肚痛；配膈俞治胸满支肿；配中脘、足三里治胃脘痛、呕吐、呃逆；配外关、曲池治上肢不遂、手振颤；配患侧悬厘治偏头痛；配建里除胸闷。内关穴亦为为针麻、镇痛常用穴之一。

内关穴乃手厥阴经之络穴；八脉交会穴之一，交阴维脉。

7. 大陵 dà líng （PC 7）

大陵穴在腕掌横纹的中点处，当掌长肌腱与桡侧腕屈肌腱之间。其下有拇长屈肌和指深屈肌腱；有腕掌侧动、静脉网；布有前臂内侧皮神经，正中神经掌皮支，深层为正中神经本干。

大陵穴的功用为宁心安神，和营通络，宽胸和胃。主治心痛，心悸，胃痛，呕吐，惊悸，神经衰弱，失眠，癫狂，痫证，胸胁痛，腕关节疼痛，喜笑悲恐。常配伍劳宫治心绞痛、失眠；配外关、支沟治腹痛、便秘；配水沟、间使、心俞、丰隆治癫狂、痫证、惊悸。在本穴用掐法，有催吐作用。

大陵穴乃五腧穴之输穴，五行属土；心包经之原穴。

8. 劳宫 láo gōng （PC 8）

劳宫穴在手掌心，当第二、三掌骨之间偏于第三掌骨，握拳屈指时中指尖处。其下为掌腱膜，第二蚓状肌及指浅、深屈肌腱，深层为拇指内收肌横头的起端，有骨间肌；有指掌侧总动脉；布有正中神经的第二指掌侧总神经。

劳宫穴的功用为清心泄热，开窍醒神，消肿止痒。主治中风昏迷，中暑，心痛，高血压，癫狂，痫证，瘛病，口疮，口臭，呕吐，食欲不振，小儿惊厥，鹅掌风，手指麻木。常配伍后溪治三消、黄疸；配涌泉治五般痫。在本穴用揉法、掐法或运法，能开孔窍而发汗，可治疗发热等症。

劳宫穴乃五腧穴之荥穴，五行属火。

9. 中冲 zhōng chōng （PC 9）

中冲穴在手中指末节尖端中央。其下有指掌侧固有动、静脉所形成的动、静脉网；为正中神经之指掌侧固有神经分布处。

中冲穴的功用为苏厥开窍，清心泄热。主治中风昏迷，舌强不语，舌下肿痛，中暑，昏厥，心痛，心烦，癔病，癫痫，热病，小儿惊风，小儿消化不良。常配伍内关、水沟治小儿惊风、中暑、中风昏迷等；配金津、玉液、廉泉治舌强不语、舌本肿痛；配商阳治耳聋时不闻音。在本穴用掐法，并与推拿特定穴位心经穴相配伍，可以治疗急惊风。

中冲穴乃五腧穴之井穴，五行属木。

（十）手少阳三焦经经穴

手少阳三焦经一侧有 23 穴。其中有 13 个穴分布在上肢背面的正中线上，10 个穴在颈部，耳翼后缘，眉毛外端。首穴关冲，末穴丝竹空。穴位名称的顺序为关冲、液门、中渚、阳池、外关、支沟、会宗、三阳络、四渎、天井、清冷渊、消泺、臑会、肩髎、天髎、天牖、翳风、瘈脉、颅息、角孙、耳门、和髎、丝竹空。

本经腧穴主治热病及胸、心、肺、头面五官病证和本经经脉所过部位的病证，如头痛、耳聋、耳鸣、目赤肿痛、颊肿、水肿、小便不利、遗尿以及肩臂外侧疼痛等症。

1. 关冲 guān chōng（SJ 1）

关冲穴在手无名指指末节尺侧，距指甲角 0.1 寸（指寸）处。其下有指掌固有动、静脉形成的动、静脉网；布有来自尺神经的指掌侧固有神经。

关冲穴的功用为泻热开窍，清利喉舌，活血通络。主治头痛，目赤，耳聋，耳鸣，心烦，喉痹，舌强，热病，昏厥，小儿消化不良。常配伍内关、人中治中暑、昏厥。

关冲穴乃五腧穴之一，本经之井穴，五行属金。

2. 液门 yè mén（SJ 2）

液门穴在手背部，当第四、五指间，指蹼缘后方赤白肉际处。其下有来自尺动脉的指背动脉；布有来自尺神经的手背支。

液门穴的功用为清头目，利三焦，通络止痛。主治头痛，目赤，耳痛，耳鸣，耳聋，咽喉肿痛，疟疾，颈椎病，肩关节周围炎，手臂痛。常配伍鱼际治喉痛。

液门穴乃五腧穴之一，本经之荥穴，五行属水。

3. 中渚 zhōng zhǔ（SJ 3）

中渚穴在手背部，当环指本节（掌指关节）的后方，第四、五掌骨间凹陷处。其下有第四骨间肌；皮下有手背静脉网及第四掌背动脉；布有来自尺神经的手背支。

中渚穴的功用为清热通络，开窍益聪。主治头痛，目眩，目赤，目痛，耳鸣，耳聋，咽喉肿痛，肩背肘臂酸痛，手指不能屈伸，脊膂痛，热病，疟疾。常配伍角孙治耳鸣、耳聋；配太白治大便难；配支沟、内庭治嗌痛。

中渚穴乃五腧穴之一，本经之输穴，属木。

4. 阳池 yáng chí（SJ 4）

阳池穴在腕背横纹中，当指伸肌腱的尺侧缘凹陷处。其皮下有手背静脉网，第四掌背动脉；布有尺神经手背支及前臂背侧皮神经末支。

阳池穴的功用为清热通络，通调三焦，益阴增液。主治腕痛，前臂及肘部疼痛，颈肩痛，耳聋，疟疾，消渴，口干，喉痹。常配伍合谷、尺泽、曲池、中渚治手臂拘挛。

阳池穴乃三焦经之原穴。

5. 外关 wài guān（SJ 5）

外关穴在前臂背侧，阳池与肘尖的连线上，腕背横纹上 2 寸，当尺骨与桡骨之间，可与内关穴相对取穴。其深层有前臂骨间背侧动脉和掌侧动、静脉；布有前臂背侧皮神经，深层有前臂骨间背侧及掌侧神经。

外关穴的功用为清热解表，通经活络。主治热病，头痛，颊痛，耳鸣，耳聋，目赤肿痛，鼻衄，牙痛，腹痛，便秘，胁痛，肩背痛，肘臂屈伸不利，手指疼痛，手颤，脑血管意外后遗症，热病。常配伍足临泣治颈项强痛、肩背痛；配大椎、曲池治外感热病；配阳陵泉治胁痛。

外关穴乃三焦经之络穴，八脉交经（会）穴之一；交阳维脉。

6. 支沟 zhī gōu（SJ 6）

支沟穴在前臂背侧，阳池与肘尖的连线上，腕背横纹上 3 寸，当尺骨与桡骨之间，指总伸肌与拇长伸肌之间，屈肘俯掌时则在指总伸肌的桡侧。其深层有前臂骨间背侧和掌侧动、静脉；布有前臂背侧皮神经，深层有前臂骨间背侧及掌侧神经。

支沟穴的功用为清利三焦，通腑降逆。主治暴喑，耳鸣，耳聋，胁肋痛，呕吐，便秘，热病，经闭，产后血晕不省人事，产后乳汁分泌不足，上肢麻痹瘫痪，肩背酸痛，急性腰扭伤，胁痛。常配伍天枢治大便秘结。支沟穴亦为针麻常用穴之一。

支沟穴乃五腧穴之一，本经经穴，五行属火。

7. 会宗 huì zōng（SJ 7）

会宗穴在前臂背侧，腕背横纹上 3 寸，支沟尺侧，尺骨的桡侧缘，当小指固有伸肌和尺侧腕伸肌之间；其下有前臂骨间背侧动、静脉；布有前臂背侧皮神经，深层有前臂骨间背侧神经和骨间掌侧神经。

会宗穴的功用为清利三焦，安神定志，疏通经络。主治耳鸣，耳聋，气滞喘满，痫证，上肢痹痛。常配伍听会、耳门治疗耳聋；配大包治上肢肌肉疼痛、软组织挫伤。

会宗穴乃手少阳三焦经之郄穴。

8. 三阳络 sān yáng luò（SJ 8）

三阳络穴在前臂背侧，腕背横纹上 4 寸，尺骨与桡骨之间，指总伸肌与拇长展肌起端之间。其下有前臂骨间背侧动、静脉；布有前臂背侧皮神经，深层为前臂骨间背侧神经。

三阳络穴的功用为舒筋通络，开窍镇痛。主治暴喑，耳聋，齿痛，上肢痹痛，挫闪腰痛。常配伍曲池、合谷、肩井治中风后遗症之上肢不遂。三阳络穴亦为肺切除手术针麻常用穴之一。

9. 四渎 sì dú（SJ 9）

四渎穴在前臂背侧，肘尖下 5 寸，阳池与肘尖的连线上，当尺骨与桡骨之间，指总伸肌和尺侧腕伸肌之间。其深层有前臂骨间背侧动、静脉；布有前臂背侧皮神经，深层有前臂骨间背侧神经。

四渎穴的功用为开窍聪耳，清利咽喉。主治偏头痛，眩晕、暴喑，暴聋，齿痛，咽喉肿痛，呼吸气短，神经衰弱，上肢痹痛。常配伍三阳络、消泺、肩髎、天髎、肩外俞治肩臂痛；配三阳络、阳溪治手指伸展不利，上肢不遂。

10. 天井 tiān jǐng（SJ 10）

天井穴在臂外侧，屈肘时，当肘尖直上 1 寸凹陷处，肱骨下端后面鹰嘴窝中，其下有肱三头肌腱；肘关节动、静脉网；布有臂背侧皮神经和桡神经肌支。

天井穴的功用为行气散结，安神通络。主治偏头痛，落枕，肩臂痛，耳聋，瘰疬，瘿气，心痛，胸痛，癫痫，中风，忧郁症。常配伍率谷治偏头痛；配天突治瘿气；配臂治瘰疬、瘾疹；配巨阙、心俞治精神恍惚。

天井穴乃五腧穴之一，本经之合穴，五行属土。

11. 清冷渊 qīng lěng yuān（SJ 11）

清冷渊穴在臂外侧，屈肘时当肘尖（尺骨鹰嘴）直上 2 寸，即天井穴上 1 寸，肱三头肌下部。其下有中侧副动、静脉末支；布有臂背侧皮神经及桡神经肌支。

清冷渊穴的功用为疏散风寒，通经止痛。主治头痛，头晕，目黄，上肢痹痛，肩痛不能举，肘痛不能屈伸。常配伍肩髎、天髎、臑俞、养老、合谷治上肢痿、痹、瘫、痛。

12. 消泺 xiāo luò（SJ 12）

消泺穴在臂外侧，清冷渊与臑会连线的中点处，当肱三头肌肌腹的中间。其下有中侧副动、静脉；布有臂背侧皮神经及桡神经。

消泺穴的功用为清热安神，活络止痛。主治头痛，颈项强痛，臂痛背肿，齿痛，癫疾。常配伍肩髎、肩髃、臑会、清冷渊治肩臂痛、上肢不遂、肩周炎。

13. 臑会 nào huì（SJ 13）

臑会穴在臂外侧，肘尖与肩髎的连线上，肩髎下 3 寸，三角肌的后下缘，当肱三头肌长头与外侧头之间。其下有中侧副动、静脉；布有臂背侧皮神经，桡神经肌支，深层为桡神经。

臑会穴的功用为化痰散结，通络止痛。主治肩臂痛，瘿气，瘰疬，目疾，肩胛肿痛，腋下痛，上肢痹痛。常配伍肩俞、肩贞治肩周炎；配肘髎、外关治肘臂挛痛。

臑会穴乃手少阳、阳维之会。

14. 肩髎 jiān liáo（SJ 14）

肩髎穴在肩部之肩髃穴后方，当臂外展时于肩峰后下方呈现凹陷处，在三角肌中；如上臂外展平举，肩关节部即可出现两个凹陷窝，后面一个凹陷窝即是本穴。其下有旋肱后动脉；布有腋神经的肌支。

肩髎穴的功用为祛风湿，通经络。主治肩臂挛痛，肩重不能举，荨麻疹，脑血管意外后遗症。常配伍天宗、曲垣治疗肩背疼痛；配肩井、天池、养老治上肢不遂、肩周炎。

15. 天髎 tiān liáo（SJ 15）

天髎穴在肩胛部，肩井与曲垣的中间，当肩胛骨上角处，其下有斜方肌、冈上肌；有颈横动脉降支，深层为肩胛上动脉肌支；布有第一胸神经后支外侧皮支、副神经，深层为肩胛上神经肌支。

天髎穴的功用为祛风除湿，通经止痛。主治肩臂痛，颈项强痛，胸中烦满，热病无汗，发热恶寒。常配伍秉风、天宗、清冷渊、臑会治颈肩综合征、上肢不遂。

天髎穴乃交会穴之一，即手、足少阳与阳维之会。

16. 天牖 tiān yǒu（SJ 16）

天牖穴在颈侧部，当乳突的后方直下，平下颌角，胸锁乳突肌的后缘。其下有枕动脉的肌支，耳后动、静脉及颈后浅静脉；布有枕小神经本干，深层为副神经，颈神经。

天牖穴的功用为清头明目，通经活络。主治头晕，头痛，面肿，目昏，耳鸣，暴聋，多梦，项强，喉痹，瘰疬。常配伍外关、率谷、治偏头痛、耳鸣、耳聋、腮腺炎。

17. 翳风 yì fēng（SJ 17）

翳风穴在耳垂后方，下颌角与乳突间凹陷处。其下有耳后动、静脉，颈外浅静脉；布有耳大神经，深部为面神经干从颅骨穿出处。

翳风穴的功用为聪耳通窍，散风泻热。主治耳鸣，耳聋，口眼㖞斜，牙关紧闭，牙痛，颊肿，下颌关节炎，瘰疬，狂疾。常配伍地仓、承浆、水沟、合谷治口噤不开。

翳风穴乃手、足少阳经之交会穴。

18. 瘈脉 chì mài（SJ 18）

瘈脉穴在头部之耳后乳突中央，角孙至翳风之间，沿耳轮连线的中、下 1/3 的交点处，当耳后肌上。其下有耳后动、静脉；布有耳大神经耳后支。

瘈脉穴的功用为息风解痉，活络通窍。主治头痛，耳鸣，耳聋，视物不清，小儿惊痫，呕吐，泄痢，瘈疭。常配伍翳风、耳门、听宫、听会、百会治耳疾，提高听力。

19. 颅息 lú xī（SJ 19）

颅息穴在头部当角孙与翳风之间，沿耳轮连线的上、中 1/3 的交点处。其下有耳后动、静脉；布有耳大神经和枕大神经的吻合支。

颅息穴的功用为通窍聪耳，泄热镇惊。主治头痛、耳鸣、耳聋，耳痛，小儿惊痫，呕吐涎沫，瘈疭，身热。常配伍太冲治小儿惊痫、呕吐涎沫、瘈疭；配天冲、脑空、风池、太阳治偏头痛、头风病。

20. 角孙 jiǎo sūn（SJ 20）

角孙穴在头部，折耳廓向前，当耳尖直上入发际处。其下有耳上肌；颞浅动、静脉耳前支；布有耳颞神经分支。

角孙穴的功用为清热消肿，散风止痛。主治耳部肿痛，目赤肿痛，目翳，齿痛，唇燥，项强，头痛。常配伍率谷、角孙、足临泣治眩晕。

角孙穴乃手、足少阳与手阳明经之交会穴。

21. 耳门 ěr mén（SJ 21）

耳门穴在面部，当耳屏上切迹的前方，下颌骨髁状突后缘，张口有凹陷处。其下有腮腺；有颞浅动、静脉耳前支；布有耳颞神经，面神经分支。

耳门穴的功用为开窍聪耳，泄热活络。主治耳鸣，耳聋，聤耳，齿痛，下颌关节炎，唇吻强。常配伍丝竹空治牙痛；配兑端治上齿龋。

22. 耳和髎 ěr hé liáo（SJ 22）

耳和髎穴在头侧部，当鬓发后缘，平耳廓根之前方，颞浅动脉的后缘。其下有颞肌和颞浅动、静脉；布有耳颞神经分支，面神经颞支。

耳和髎穴的功用为祛风通络，解痉止痛。主治头重痛，耳鸣，牙关拘急，颔肿，鼻准肿痛，鼻炎，口喝，瘰疬。常配伍养老、完骨治耳聋。

耳和髎穴乃手、足少阳与手太阳经之交会穴。

23. 丝竹空 sī zhú kōng（SJ 23）

丝竹空穴在面部，当眉梢凹陷处。其下有眼轮匝肌；颞浅动、静脉额支；布有面神经颧眶支及耳颞神经分支。

丝竹空穴的功用为清头明目，散风镇惊。主治头痛，目眩，目赤肿痛，视神经萎缩，眼睑瞤动，面神经麻痹，齿痛，癫狂，痫证。

（十一）足少阳胆经经穴

足少阳胆经一侧共有44个穴位。其中15穴分布在下肢的外侧面，29穴在臀、侧胸、侧头等部。首穴瞳子髎，末穴足窍阴。穴位名称的顺序为瞳子髎、听会、上关、颔厌、悬颅、悬厘、曲鬓、率谷、天冲、浮白、头窍阴、完骨、本神、阳白、临泣、目窗、正营、承灵、脑空、风池、肩井、渊腋、辄筋、日月、京门、带脉、五枢、维道、居髎、环跳、风市、中渎、膝阳关、阳陵泉、阳交、外丘、光明、阳辅、悬钟（绝骨）、丘墟、足临泣、地五会、侠溪、足窍阴。

本经腧穴可主治胸胁、肝胆病症、热病、神志病和头侧部、眼、耳、咽喉病症，以及本经脉所经过部位之病症，如口苦、目眩、头痛、颔痛、腋下肿、胸胁痛、缺盆部肿痛、下肢外侧疼痛等。

1. 瞳子髎 tóng zǐ liáo（GB 1）

瞳子髎穴在面部、目外眦旁，当眶外侧缘处。其下有眼轮匝肌，深层为颞肌；当颧眶动、静脉分布处；布有颧面神经和颧颞神经，面神经的额颞支。

瞳子髎穴的功用为平肝息风，明目退翳。主治头痛，目赤肿痛，怕光羞明，迎风流泪，远视不明，内障，目翳，面神经麻痹，三叉神经痛。常配伍合谷、临泣、睛明治目生内障；配少泽治妇人乳肿；配养老、肝俞、光明、太冲、治疗视物昏花。在本穴用按法，可以治疗惊风。

瞳子髎穴乃手太阳与手、足少阳经之交会穴。

2. 听会 tīng huì（GB 2）

听会穴在面部，当耳屏间切迹的前方，下颌骨髁突的后缘，张口有凹陷处。其下有颞浅动脉耳前支，深部为颈外动脉及面后静脉；布有耳大神经，皮下为面神经。

听会穴的功用为开窍聪耳，通经活络。主治耳鸣，耳聋，中耳炎，齿痛，下颌脱臼，颞颌关节功能紊乱，口眼喝斜，咀嚼肌痉挛，面痛，头痛，脑血管意外后遗症。常配伍颊车、地仓治中风口眼喝斜；配迎香治耳聋气痞；配耳门、听宫治下颌关节炎。

3. 上关 shàng guān（GB 3）

上关穴在耳前、下关直上，当颧弓的上缘凹陷处。其下有颞肌；有颧眶动、静脉；布有面神经的颧眶支及三叉神经小分支。

上关穴的功用为聪耳镇痉，散风活络。主治偏头痛，耳鸣，耳聋，聤耳，口眼喝斜，面肌痉挛，下颌关节炎，颞颌关节功能紊乱，齿痛，口噤，惊痫，瘰疬。常配伍肾俞、翳风、太溪、听会治老年人肾虚耳鸣、耳聋；配耳门、合谷、颊车治下颌关节炎、牙关紧闭。

上关穴乃手、足少阳与足阳明经之交会穴。

4. 颔厌 hán yàn（GB 4）

颔厌穴在头部鬓发上，当头维与曲鬓弧形连线上 1/4 与 3/4 交点处。其下有颞肌；有颞浅动、静脉额支；布有耳颞神经颞支。

颔厌穴的功用为清热散风，通络止痛。主治偏头痛，眩晕，目外眦痛，三叉神经痛，面神经麻痹，齿痛，耳鸣，惊痫。常配伍悬颅治偏头痛；透悬颅、悬厘，配外关、风池治眩晕。

颔厌穴乃手、足少阳与足阳明经之交会穴。

5. 悬颅 xuán lú（GB 5）

悬颅穴在头部鬓发上，当头维与由鬓弧形连线的中点处。其下有颞肌；有颞浅动、静脉额支；布有耳颞神经颞支。

悬颅穴的功用为通络消肿，清热散风。主治偏头痛，面肿，三叉神经痛，神经衰弱，鼻炎，目赤肿痛，齿痛。常配伍颔厌治偏头痛；配曲池、合谷治热病头痛。

悬颅穴乃手足少阳、阳明经之交会穴。

6. 悬厘 xuán lí（GB 6）

悬厘穴在头部鬓发上，当头维与曲鬓弧形连线的上 3/4 与下 1/4 交点处。其下颞肌；有颞浅动、静脉额支；布有耳颞神经颞支。

悬厘穴的功用为通络解表，清热散风。主治偏头痛，神经衰弱，鼻炎，耳鸣，面肿，目赤肿痛，三叉神经痛，上齿痛。常配伍鸠尾治热病偏头痛引目外眦；配束骨治癫痫。

悬厘穴乃手、足少阳与足阳明经之交会穴。

7. 曲鬓 qū bìn（GB 7）

曲鬓穴在头部耳前鬓角发后缘直上，平角孙穴处；即当耳前鬓角发际后缘的垂线与耳尖水平线交点处。其下有颞肌；有颞浅动、静脉额支；布有耳颞神经颞支。

曲鬓穴的功用为清热止痛，活络通窍。主治偏头痛，三叉神经痛，面神经麻痹，颔颊肿，牙关紧闭，呕吐，齿痛，目赤肿痛，暴喑，项强不得顾。常配伍风池、太冲治目赤肿痛；配下关、合谷、太冲治疗头痛、口噤不开。

曲鬓穴乃足少阳与足太阳经之交会穴。

8. 率谷 shuài gǔ（GB 8）

率谷穴在头部，当耳尖直上入发际 1.5 寸，角孙穴直上方。其下有颞肌；有颞动、静脉顶支；布有耳颞神经和枕大神经会合支。

率谷穴的功用为平肝息风，通经活络。主治偏头痛，三叉神经痛，面神经麻痹，眩晕，呕吐，小儿惊风。常配伍印堂、太冲、合谷治小儿急慢惊风、眩晕、耳鸣；配合谷、足三里治流行性腮腺炎。

率谷穴乃足少阳与足太阳经之交会穴。

9. 天冲 tiān chōng（GB 9）

天冲穴在头部，当耳根后缘直上入发际 2 寸，率谷穴后 0.5 寸处。其下有耳后动、静脉；布有耳大神经支。

天冲穴的功用为祛风定惊，清热消肿。主治头痛，耳鸣，耳聋，牙龈肿痛，癫痫，惊恐，瘿气。常配伍目窗、风池治头痛。

天冲穴乃足少阳与足太阳经之交会穴。

10. 浮白 fú bái（GB 10）

浮白穴在头部，当耳后乳突的后上方，天冲与完骨穴的弧形连线的中 1/3 与上 1/3 交点处。其下有耳后动、静脉分支；布有耳大神经之分支。

浮白穴的功用为散风止痛，理气散结。主治头痛，颈项强痛，耳鸣，耳聋，目痛，齿痛，支气管炎，瘰疬，瘿气，臂痛不举，中风后遗症。常配伍风池、行间治偏头痛、目赤肿痛；配听会、中渚治耳鸣、耳聋；配肾俞、太溪、耳门治耳鸣、耳聋。

浮白穴乃足少阳与足太阳经之交会穴。

11. 头窍阴 tóu qiào yīn（GB 11）

头窍阴穴在头部耳后乳突的后上方，当天冲与完骨的中 1/3 与下 1/3 交点处。其下有耳后动、静脉之支；布有枕大神经和枕小神经会合支。

头窍阴穴的功用为平肝镇痛，开窍聪耳。主治头痛，眩晕，颈项强痛，胸胁痛，口苦，耳鸣，耳聋，耳痛，三叉神经痛。常配伍强间治头痛；配支沟、太冲、风池治肝胆火盛之偏头痛或巅顶痛。

头窍阴穴乃足少阳与足太阳经之交会穴。

12. 完骨 wán gǔ（GB 12）

完骨穴在头部耳后乳突的后下方凹陷处，当胸锁乳突肌附着部上方。其下为枕额肌（止点）；有耳后动、静脉；布有枕小神经本干。

完骨穴的功用为通络宁神，祛风清热。主治头痛，颈项强痛，颊肿，喉痹，齿痛，口眼㖞斜，失语，失眠，癫痫，疟疾。常配伍风池、大杼治疟疾；配风池治癫疾僵仆；配风池、合谷治风热上犯喉痹、齿痛、痄腮、口㖞。

完骨穴乃足少阳与足太阳经之交会穴。

13. 本神 běn shén（GB 13）

本神穴在头部前发际上 0.5 寸，神庭旁开 3 寸，当神庭与头维穴连线的内 2/3 与外 1/3 的交点处。其下有额肌；有颞浅动、静脉额支和额动、静脉外侧支；布有额神经外侧支。

本神穴的功用为祛风定惊，安神止痛。主治神经性头痛，眩晕，癫痫，小儿惊风，颈项强痛，胸胁痛，半身不遂。常配伍前顶、囟会、天柱治小儿惊痫；配水沟、太阳、合谷、大椎、天柱、百会治中风不省人事、小儿惊风。

本神穴乃足少阳与阳维脉之交会穴。

14. 阳白 yáng bái（GB 14）

阳白穴在前额部，当瞳孔直上，眉上 1 寸。其下有额肌；有额动、静脉外侧支；布有额神经外侧支。

阳白穴的功用为清头明目，祛风泄热。主治头痛，眩晕，目痛，外眦疼痛，雀目，面瘫，眼睑下垂，面肌痉挛。常配伍太阳、睛明、鱼腰治目赤肿痛、视物昏花、上睑下垂。

阳白穴乃手足阳明、少阳、阳维五脉之交会穴。

15. 头临泣 tóu lín qì（GB 15）

头临泣穴在头部，当瞳孔直上入前发际 0.5 寸，神庭与头维穴连线的中点处。其下有额肌；有额动、静脉；布有额神经内、外支会合支。

头临泣穴的功用为聪耳明目，安神定志。主治头痛，目眩，目赤痛，流泪，目翳，鼻塞，鼻渊，耳聋，小儿惊痫，热病。常配伍阳谷、腕骨、申脉治风眩；配肝俞治白翳；配大椎、腰奇、水沟、十宣治中风昏迷癫痫；配大椎、间使、胆俞、肝俞治疟疾。

头临泣穴乃足少阳、太阳与阳维脉之交会穴。

16. 目窗 mù chuāng（GB 16）

目窗穴在头部，当前发际上 1.5 寸，头正中线旁开 2.25 寸处。其下有帽状腱膜；有颞浅动、静脉额支；布有额神经内、外侧支会合支。

目窗穴的功用为明目开窍，祛风定惊。主治头痛，眩晕，视物模糊，目赤肿痛，鼻塞，面浮肿，上齿龋肿，癫痫，小儿惊痫。常配伍关冲、风池治头疼；配陷谷治面目浮肿。

目窗穴乃足少阳与阳维脉交会穴。

17. 正营 zhèng yíng（GB 17）

正营穴在头部，当前发际上 2.5 寸，头正中线旁开 2.25 寸处。其下有帽状腱膜；有颞浅动、静脉顶支和枕动、静脉吻合网；布有额神经和枕大神经的会合支。

正营穴的功用为平肝明目，疏风止痛。主治头痛，头晕，目眩，唇吻强，齿痛，视神经萎缩。常配伍阳白、太冲、风池治疗头痛、眩晕、目赤肿痛。

正营穴乃足少阳与阳维脉之交会穴。

18. 承灵 chéng líng（GB 18）

承灵穴在头部，当前发际上 4.0 寸，头正中线旁开 2.25 寸处。其下有帽状腱膜；有枕动、静脉分支；布有枕大神经之支。

承灵穴的功用为通利官窍，散风清热。主治感冒，头痛，眩晕，目痛，鼻渊，鼽衄，多涕。常配伍风池、风门、后溪治鼻衄。

承灵穴乃足少阳与阳维脉之交会穴。

19. 脑空 nǎo kōng（GB 19）

脑空穴在头部，当枕外隆凸的上缘外侧，头正中线旁开 2.25 寸，平脑户处。其下有枕肌；有枕动、静脉分支；布有枕大神经之支。

脑空穴的功用为醒脑宁神，散风清热。主治感冒，头痛，颈项强痛，目眩，目赤肿痛，鼻炎，鼻衄，耳鸣，耳聋，癫狂，痫证，惊悸，热病。常配伍大椎、照海、申脉治癫狂、痫证；配风池、印堂、太冲治头痛、目眩；配悬钟、后溪治颈项强痛。

脑空穴乃足少阳与阳维脉之交会穴。

20. 风池 fēng chí（GB 20）

风池穴在项部枕骨之下，与风府穴相平，当胸锁乳突肌与斜方肌上端之间的凹陷处。其深层为头夹肌；有枕动、静脉分支；布有枕小神经之支。

风池穴的功用为平肝息风，祛风解毒，通利官窍。主治感冒，头痛，眩晕，颈项强痛，目赤痛，目泪出，视神经萎缩，鼻渊，鼽衄，耳鸣，耳聋，气闭，口眼㖞斜，失眠，疟疾，热病，瘿气，癫痫，肩痛不举，中风偏瘫。常配伍合谷、丝竹空治偏正头痛；配脑户、玉枕、风府、上星治目痛不能视；配百会、太冲、水沟、足三里、十宣治中风。本穴亦为治疗头、眼、耳、口、鼻、脑、神志疾患，以及上肢病的常用要穴。按揉风池或拿风池，可以祛风散寒，治疗感冒、头痛和鼻塞等症。

风池穴乃手、足少阳与阳维脉之交会穴。

21. 肩井 jiān jǐng（GB 21）

肩井穴在肩上，前直乳中，当大椎与肩峰端连线的中点上。其下有斜方肌，深层为肩胛提肌与冈上肌；有颈横动、静脉分支；布有腋神经分支，深层上方为桡神经。

肩井穴的功用为祛风清热，活络消肿。主治头晕，头痛，高血压，神经衰弱，颈项痉挛强痛，肩背痹痛，手臂不举，乳痈，乳汁不下，难产，中风后遗症，小儿麻痹后遗症，瘰疬，诸虚百损。常配伍足三里、阳陵泉治脚气酸痛。在本穴用按法或拿法，能发汗，止呕吐；两手柔和地交替拿两侧肩井穴，能使全身气血周流。

肩井穴乃手、足少阳、足阳明与阳维脉交会穴。

22. 渊腋 yuān yè（GB 22）

渊腋穴在胸部，举臂时当腋中线上，腋下 3 寸第四肋间隙中。其下有前锯肌和肋间内、外肌；有胸腹壁静脉，胸外侧动、静脉及第四肋间动、静脉；布有第四肋间神经外侧皮支，胸长神经之支。

渊腋穴的功用为理气宽胸，消肿止痛。主治胸满，胁痛，腋下肿，上肢痹痛，臂痛不举。常配伍大包、支沟治胸胁痛、肋间神经痛；配条口透承山、天宗、臑俞治肩关节周围炎。

23. 辄筋 zhé jīn（GB 23）

辄筋穴在侧胸部，渊腋前 1 寸，平乳头，第四肋间隙中。其下为胸大肌外缘，有前锯肌，肋间内、外肌；有胸外侧动、静脉；布有第四肋间神经外侧皮支。

辄筋穴的功用为降逆平喘，理气止痛。主治胸满，胁肋疼痛，气喘，呕吐，吞酸，神经衰弱，腋肿，肩臂痛，四肢痉挛抽搐。常配伍肺俞、定喘治胸闷喘息不得卧；配阳陵泉、支沟治胸胁痛。

辄筋穴乃足太阳、少阳经之交会穴。

24. 日月 rì yuè（GB 24）

日月穴在上腹部，当乳头直下，第七肋间隙，前正中线旁开 4 寸处。其下有肋间内、外肌，肋下缘有腹外斜肌腱膜、腹内斜肌、腹横肌；有肋间动、静脉；布有第七或第八肋间神经。

日月穴的功用为利胆疏肝，降逆和胃。主治胁肋疼痛，胀满，呕吐，吞酸，呃逆，膈肌痉挛，胃及十二指肠溃疡，肝炎，胆囊炎，黄疸。常配伍胆俞治胆虚；配内关、中脘治呕吐、纳呆；配期门、阳陵泉治胆石症；配支沟、丘墟治胁胀痛；配胆俞、腕骨治黄疸。

日月穴乃足太阴、少阳经之交会穴；胆经募穴。

25. 京门 jīng mén（GB 25）

京门穴在侧腰部，章门后 1.8 寸，当第十二肋骨游离端的下方。其下有腹内、外斜肌及腹横肌；有第十一肋间动、静脉；布有第十一肋间神经。

京门穴的功用为健脾通淋，温阳益肾。主治肠鸣，泄泻，腹胀，小便不利，水肿，腰胁痛，腰背肌劳损，疝痛，尿石病。常配伍行间治腰痛不可久立仰俯；配身柱、筋缩、命门治脊强脊痛。

京门穴乃肾经之募穴。

26. 带脉 dài mài （GB 26）

带脉穴在侧腹部，章门下 1.8 寸，当第十一肋骨游离端下方垂线与脐水平线的交点上。其下有腹内、外斜肌及腹横肌；有第十二肋间动、静脉；布有第十二肋间神经。

带脉穴的功用为健脾利湿，调经止带。主治月经不调，赤白带下，经闭，附件炎，盆腔炎，子宫脱垂，腹痛，疝气，腰胁痛，下肢无力。常配伍关元、气海、三阴交、白环俞、间使治赤白带下；配关元、足三里、肾俞、京门、次髎治肾气虚带下；配中极、次髎、行间、三阴交治湿热下注之带下。

带脉穴乃足少阳与带脉之交会穴。

27. 五枢 wǔ shū （GB 27）

五枢穴在侧腹部，与髂前上棘的前方，横平脐下 3 寸处。其下有腹内、外斜肌及腹横肌；有旋髂浅、深动、静脉；布有髂腹下神经。

五枢穴的功用为调经止带，调理下焦。主治月经不调，阴挺，赤白带下，疝气，少腹痛，便秘，腰胯痛。常配伍五枢透维道、气海俞、阳陵泉对子宫全切术针麻。

五枢穴乃足少阳与带脉之交会穴。

28. 维道 wéi dào （GB 28）

维道穴在侧腹部，髂前上棘的前下方，五枢穴前下 0.5 寸处，当髂前上棘前内方。其下有腹内、外斜肌及腹横肌；有旋髂浅、深动、静脉；布有髂腹股沟神经。

维道穴的功用为调理冲任，利水止痛。主治腰胯痛，少腹痛，肠炎，阑尾炎，习惯性便秘，附件炎，盆腔炎，阴挺，疝气，带下，月经不调，水肿。常配伍百会、气海、足三里、三阴交治气虚下陷之阴挺或带下症；配五枢、带脉、中极、太冲、三阴交治卵巢囊肿、闭经；配横骨、冲门、气冲、大敦治疝气。

维道穴乃足少阳与带脉之交会穴。

29. 居髎 jū liáo （GB 29）

居髎穴在髋部，在髂前上棘与股骨大转子最凸点与连线的中点处。其下有臀中肌，臀小肌；有臀上动、静脉下支；布有臀上皮神经及臀上神经。

居髎穴的功用为舒筋活络，益肾强健。主治胃痛，下腹痛，月经不调，子宫内膜炎，腰腿痹痛，瘫痪，翻身困难，足痿，疝气。常配伍环跳、委中治腿风湿痛。配腰夹脊穴 L1 ~ L2、L3 ~ L5、环跳、风市、阳陵泉、条口、悬钟治中风下肢瘫痪、根性坐骨神经痛、腓总神经麻痹。

居髎穴乃阳跷、阳维、足少阳之交会穴。

30. 环跳 huán tiào （GB 30）

环跳穴在股外侧部，侧卧屈股时位于股骨大转子最凸点与骶骨裂孔连线的外 1/3 与中 1/3 交点处，当臀大肌、梨状肌下缘。其内侧为臀下动、静脉；布有臀下皮神经、臀下神经，深部正当坐骨神经。

环跳穴的功用为祛风化湿，强健腰膝。主治腰胯疼痛，坐骨神经痛，半身不遂，下肢痿痹，膝踝肿痛不能转侧，风疹，湿疹。常配伍风市治风痹；配太白、足三里、阳陵泉、丰隆、飞扬治下肢水肿、静脉炎；配风市、膝阳关、阳陵泉、丘墟治胆经型坐骨神经痛；配居髎、风市、中渎治股外侧皮神经炎；配髀关、伏兔、风市、犊鼻、足三里、阳陵泉、太冲、太溪治小儿麻痹，肌萎缩，中风半身不遂。

环跳穴乃足少阳、太阳经之交会穴。

31. 风市 fēng shì（GB 31）

风市穴在大腿外侧部的中线上，当腘横纹上 7 寸处；或直立垂手时，中指尖处。其下有阔筋膜，股外侧肌；有旋股外侧动、静脉肌支；布有股外侧皮神经，股神经肌支。

风市穴的功用为祛风化湿，通经活络。主治中风半身不遂，腰腿痛，下肢痿痹、麻木，膝关节炎，耳鸣，暴聋，遍身瘙痒，脚气。常配伍风池、大杼、大椎、命门、关元、腰阳关、十七椎治中心型类风湿。

32. 中渎 zhōng dú（GB 32）

中渎穴在大腿外侧，当风市下 2 寸，腘横纹上 5 寸，股外侧肌与股二头肌之间。其下有阔筋膜，股外侧肌；有旋股外侧动、静脉肌支；布有股外侧皮神经，股神经肌支。

中渎穴的功用为疏通经络，祛风散寒。主治下肢痿痹、麻木，坐骨神经痛，膝关节炎、腓肠肌痉挛，半身不遂。常配伍环跳、风市、膝阳关、阳陵泉、足三里治中风后遗症、下肢瘫痪及小儿麻痹症。

33. 膝阳关 xī yáng guān（GB 33）

膝阳关穴在膝外侧阳陵泉穴上 3 寸，股骨外上髁上方的凹陷处，当髂胫束后方，股二头肌腱前方。其下有膝上外侧动、静脉；布有股外侧皮神经末支。

膝阳关穴的功用为疏利关节，祛风化湿。主治膝膑冷痛，腘筋挛急，小腿麻木，坐骨神经痛，下肢瘫痪。常配伍环跳、承筋治胫痹不仁；配血海、膝关、犊鼻、丰隆、曲池、合谷治膝关节炎。

34. 阳陵泉 yáng líng quán（GB 34）

阳陵泉穴在小腿外侧腓骨小头前下方凹陷处，当腓骨长、短肌中。其下有膝下外侧动、静脉；当腓总神经分为腓浅神经及腓深神经处。

阳陵泉穴的功用为舒肝利胆，强健腰膝。主治半身不遂，高血压病，落枕，肩痛，腰扭伤，下肢痿痹、麻木，膝膑肿痛，踝扭伤，脚气，胁肋痛，口苦，呕吐，黄疸，胆结石，胆绞痛，胆道蛔虫症，习惯性便秘，小儿惊风，破伤风。常配伍曲池治半身不遂；配日月、期门、胆俞、至阳治黄疸、胆囊炎、胆结石；配足三里、上廉治胸胁痛。

阳陵泉穴乃五腧穴之合穴，五行属土；八会穴之筋会。

35. 阳交 yáng jiāo（BG 35）

阳交穴在小腿外侧外踝尖上 7 寸，腓骨后缘，当腓骨长肌附着部。其下布有腓肠外侧皮神经。

阳交穴的功用为疏肝理气，安神定志。主治胸胁胀满疼痛，面肿，惊狂，癫疾，瘈疭，坐骨神经痛，膝股痛，下肢痿痹。常配伍支沟、相应节段夹脊穴治带状疱疹之神经痛；配阳辅、绝骨、行间、昆仑、丘墟治两足麻木；配环跳、秩边、风市、伏兔、昆仑治风湿性腰腿痛、腰扭伤、坐骨神经痛、中风半身不遂之下肢瘫痪、小儿麻痹症。

阳交穴乃阳维脉之郄穴。

36. 外丘 wài qiū（GB 36）

外丘穴在小腿外侧外踝尖上 7 寸，腓骨前缘，平阳交穴，当腓骨长肌和趾总伸肌之间，深层为腓骨短肌。其下还有胫前动、静脉肌支；布有腓浅神经。

外丘穴的功用为舒肝理气，通络安神。主治颈项强痛，胸胁胀痛，疯犬伤，毒不出，下肢痿痹，腓神经痛，踝关节周围软组织疾病，癫疾，小儿龟胸。常配伍腰奇、间使、丰隆、百会治癫痫；配环跳、伏兔、阳陵泉、阳交治下肢痿、痹、瘫；配陵后、足三里、条口、阳陵泉治腓总神经麻痹。

外丘穴乃足少阳胆经之郄穴。

37. 光明 guāng míng（GB 37）

光明穴在小腿外侧外踝尖上 5 寸，腓骨前缘，当趾长伸肌和腓骨短肌之间。其下有胫前动、静脉分支；布有腓浅神经。

光明穴的功用为疏肝明目，活络消肿。主治偏头痛，目痛，夜盲，视物模糊，颊肿，乳房胀痛，腰扭伤，膝痛，下肢痿痹，精神病。常配伍肝俞、肾俞、风池、目窗、睛明、行间治青光眼和早期白内障。

光明穴乃足少阳胆经之络穴。

38. 阳辅 yáng fǔ（GB 38）

阳辅穴在小腿外侧外踝尖上 4 寸，腓骨前缘稍前方，当趾长伸肌和腓骨短肌之间。其下有胫前动、静脉分支；布有腓浅神经。

阳辅穴的功用为清热散风，疏通经络。主治偏头痛，目外眦痛，缺盆中痛，腋下肿痛，胸、胁、下肢外侧痛，半身不遂，下肢痿痹，瘰疬，疟疾。常配伍陵后、飞扬、金门治下肢痿痹瘫之足内翻畸形。

阳辅穴乃五腧穴之经穴，五行属火。

39. 悬钟 xuán zhōng（GB 39）

悬钟穴别名绝骨，在小腿外侧外踝尖上 3 寸，腓骨前缘，当腓骨短肌与趾长伸肌分歧处。其下有胫前动、静脉分支；布有腓浅神经。

悬钟穴的功用为平肝息风，舒肝益肾。主治中风偏瘫，头痛，颈项强痛，胸腹胀满，胁肋疼痛，腰扭伤，下肢痿痹，膝腿痛，踝关节及周围软组织疾病，脚气。常配伍内庭治心腹胀满；配昆仑、合谷、肩髃、曲池、足三里治中风、半身不遂；配后溪、列缺治项强、落枕。

悬钟穴乃八会穴之髓会。

40. 丘墟 qiū xū（GB 40）

丘墟穴在足外踝前下方，趾长伸肌腱的外侧凹陷处，当趾短伸肌起点。其下有外踝前动、静脉分支；布有足背中间皮神经分支及腓浅神经分支。

丘墟穴的功用为健脾利湿，泄热退黄，舒筋活络。主治颈项痛，腋下肿，胸胁胀痛，坐骨神经痛，下肢痿痹，腓肠肌痉挛，外踝肿痛，疟疾，疝气，目赤肿痛，目生翳膜，中风偏瘫。常配伍昆仑、绝骨治踝跟足痛；配中渎治胁痛；配大敦、阴市、照海治卒疝；配日月、期门、肝俞、胆俞、阳陵泉、腕骨治黄疸、胆道疾患。

丘墟穴乃胆经之原穴。

41. 足临泣 zú lín qì（GB 41）

足临泣穴在足背外侧，当足四趾本节（第四跖趾关节）的后方，小趾伸肌腱的外侧凹陷处。其下有足背静脉网，第四趾背侧动、静脉；布有足背中间皮神经。

足临泣穴的功用为舒肝息风，化痰消肿。主治偏头痛，目外眦痛，眩晕，胁肋痛，乳痈，乳胀，月经不调，胎位不正，瘰疬，疟疾，中风偏瘫，足跗肿痛，足趾挛痛。常配伍三阴交治痹证；配三阴交、中极治月事不利。

足临泣穴乃五腧穴之输穴，五行属木；八脉交会穴通于带脉。

42. **地五会** dì wǔ huì（GB 42）

地五会穴在足背外侧，当足四趾本节（第四跖趾关节）的后方，第四、五跖骨之间，小趾伸肌腱的内侧缘。其下有足背静脉网，第四跖背侧动、静脉；布有足背中间皮神经。

地五会穴的功用为舒肝消肿，通经活络。主治头痛，目赤痛，耳鸣，耳聋，胸满，胁痛，腋肿，乳胀，乳痈，腰肌劳损，足跗肿痛。常配伍耳门、足三里治耳鸣、腰痛。

43. **侠溪** xiá xī（GB 43）

侠溪穴在足背外侧，当第四、五趾间，趾蹼缘后方赤白肉际处。其下有趾背侧动、静脉；布有足背中间皮神经之趾背侧神经。

侠溪穴的功用为平肝息风，消肿止痛。主治头痛，眩晕，高血压，惊悸，耳鸣，耳聋，目外眦赤痛，颊肿，胸胁痛，乳痈，下肢麻痹，坐骨神经痛，膝股痛，足跗肿痛，疟疾。常配伍太阳、太冲、阳白、风池、头临泣治眩晕、偏头痛、耳鸣耳聋、目外眦痛。

侠溪穴乃五腧穴之荥穴，五行属水。

44. **足窍阴** zú qiào yīn（GB 44）

足窍阴穴在足第四趾末节外侧，距趾甲角0.1寸（指寸）。其下有趾背侧动、静脉和趾跖动脉形成的动脉网；布有趾背侧神经。

足窍阴穴的功用为疏肝解郁，通经活络。主治偏头痛，目眩，目赤肿痛，耳鸣，耳聋，喉痹，胸胁痛，足跗肿痛，神经衰弱，多梦，高血压，热病，中风偏瘫。常配伍太冲、太溪、内关、太阳、风池、百会治神经性头痛、高血压病、肋间神经痛、胸膜炎、急性传染性结膜炎、神经性耳聋等；配阳陵泉、期门、支沟、太冲治胆道疾患；配水沟、太冲、中冲、百会、风池急救中风昏迷。

足窍阴穴乃五腧穴之井穴，五行属金；胆经之经穴。

（十二）足厥阴肝经经穴

足厥阴肝经一侧共14穴，其中12穴分布与下肢内侧，其余2穴配列于腹部及胸部。首穴大敦，末穴期门。穴位名称的顺序为大敦、行间、太冲、中封、蠡沟、中都、膝关、曲泉、阴包、足五里、阴廉、急脉、章门、期门。

本经腧穴主治肝胆病症、泌尿生殖系统病症、神经系统病症、眼病及本经脉所经过部位之病症，如胸胁痛、少腹痛、疝气、遗尿、小便不利、遗精、月经不调、头痛目眩、下肢痹痛等。

1. **大敦** dà dūn（LR 1）

大敦穴在足大趾末节外侧，距趾甲角0.1寸（指寸）。其下有足趾背动、静脉；布有腓神经的趾背神经。

大敦穴的功用为回阳救逆，调经通淋。主治疝气，缩阴，少腹痛，月经不调，经闭，血崩，子宫脱垂，尿血，癃闭，遗尿，淋疾，胃脘痛，便秘，癫狂，痫证，糖尿病，冠心病，脑血管意外后遗症。常配伍内关、水沟治癫、狂、痫和中风昏仆；配膻中、天突、间使治梅核气。

大敦穴乃五腧穴之一，本经井穴，五行属木。

2. 行间 xíng jiān（LR 2）

行间穴在足背部，当第二、三趾间，趾蹼缘的后方赤白肉际处。其下有足背静脉网；第一趾背侧动、静脉；腓神经的跖背侧神经分为趾背神经的分歧处。

行间穴的功用为清肝泻热，凉血安神，息风活络。主治月经过多，闭经，痛经，带下，阴中痛，小便不利，遗尿，疝气，胸胁满痛，呃逆，咳嗽，洞泄，头痛，眩晕，目赤肿痛，青盲，神经衰弱，失眠，高血压，中风，癫痫，小儿惊风，瘰疬，口㖞，膝肿，下肢内侧痛，足跗肿痛。常配伍睛明治青光眼、降眼压；配太冲、合谷、风池、百会治肝火上炎、头痛、眩晕、衄血；配中脘、肝俞、胃俞治肝气犯胃之胃痛；配中府、孔最治肝火犯肺干咳或咯血。

行间穴乃五腧穴之一，本经荥穴，五行属水。

3. 太冲 tài chōng（LR 3）

太冲穴在足背第一、二跖骨结合部前方凹陷处，当拇长伸肌腱外缘。其下有足背静脉网，第一跖背侧动脉；布有腓深神经的跖背侧神经，深层为胫神经足底内侧神经。

太冲穴的功用为平肝泄热，舒肝养血，清利下焦。主治头痛，眩晕，高血压，目赤肿痛，口眼㖞斜，呕逆，咽痛嗌干，胁痛，腹胀，腹痛，大便困难或溏泻，黄疸，疝气，月经不调，癃闭，遗尿，小儿惊风，癫狂，痫证，郁证，膝股内侧痛，足跗肿，下肢痿痹。常配伍大敦治七疝；泻太冲、补太溪、复溜治肝阳上亢之眩晕；配合谷为开四关又治四肢抽搐；配肝俞、膈俞、太溪、血海治贫血、羸瘦；配间使、鸠尾、心俞、肝俞治癫狂、痫证。太冲穴亦为针麻常用穴之一。

太冲穴乃五腧穴之一，本经输穴，五行属土；肝之原穴。

4. 中封 zhōng fēng（LR 4）

中封穴在足背内踝前，当商丘与解溪连线之间，胫骨前肌腱的内侧凹陷处。其下有足背静脉网；布有足背侧皮神经的分支及隐神经。

中封穴的功用为清泄肝胆，通利下焦，舒筋通络。主治疝气腹痛，遗精，小便不利，黄疸，胸腹胀满，腰痛，足冷，内踝肿痛。常配伍胆俞、阳陵泉、太冲、内庭泻热舒肝，治黄疸、疟疾；配足三里、阴廉治阴缩入腹、阴茎痛、遗精、淋症、小便不利。

中封穴乃五腧穴之一，本经经穴，五行属金。

5. 蠡沟 lí gōu（LR 5）

蠡沟穴在小腿内侧足内踝尖上 5 寸，胫骨内侧面中央，当胫骨内侧面下 1/3 处。其下有小腿三头肌（比目鱼肌）；内后侧有大隐静脉；布有隐神经的前支。

蠡沟穴的功用为舒肝理气，调经止带。主治月经不调，赤白带下，阴挺，阴痒，疝气，小便不利，阳强，睾丸肿痛，小腹痛，心动过速，精神疾病，腰背拘急不可俯仰，胫部酸痛，足肿疼痛。常配伍百虫窝、阴陵泉、三阴交治滴虫性阴道炎；配中都、地机、中极、三阴交治月经不调、带下症、睾丸炎；配大敦、气冲治睾肿、卒疝、赤白带下。蠡沟穴亦为针麻常用穴之一。

蠡沟穴乃肝经之络穴。

6. 中都 zhōng dū（LR 6）

中都穴在小腿内侧，当内踝尖上 7 寸，胫骨内侧面的后中 1/3 交点处。其内后侧有大隐静脉；布有隐神经的中支。

中都穴的功用为舒肝理气，调经止血。主治胁痛，腹胀，泄泻，疝气，小腹痛，盆腔炎，崩漏，恶露不尽，下肢麻痹疼痛，足软无力。常配伍血海、三阴交治月经过多和崩漏、产后恶露不绝；配合谷、次髎、三阴交治痛经；配脾俞、阴陵泉治白带；配足三里、梁丘治肝木乘土之腹胀、泄泻；配太冲治疝气；配三阴交、阴陵泉、膝阳关、膝关、伏兔、箕门治下肢痿痹瘫痛。中都穴亦为针麻常用穴之一。

中都穴乃肝经之郄穴。

7. 膝关 xī guān（LR 7）

膝关穴在足小腿内侧，当胫骨内上髁的后下方，阴陵泉后1寸，腓肠肌内侧头的上部。其深部有胫后动脉；布有腓肠内侧皮神经，深层为胫神经。

膝关穴的功用为散风祛湿，疏通关节。主治膝膑肿痛，寒湿走注，病节风痛，下肢痿痹。常配伍足三里、血海、阴市、阳陵泉、髀关、伏兔、丰隆治中风下肢不遂、小儿麻痹等；配委中、足三里治两膝红肿疼痛。

8. 曲泉 qū quán（LR 8）

曲泉穴在膝内侧，屈膝，当膝内侧横纹头上方凹陷中，股骨向上髁的后缘，半腱肌、半膜肌止端的前缘凹陷处。其下有大隐静脉，膝最上动脉；布有隐神经、闭孔神经，深向腘窝可及胫神经。

曲泉穴的功用为清利湿热，通调下焦。主治月经不调，痛经，赤白带下，阴挺，阴痒，产后腹痛，遗精，阳痿，前列腺炎，疝气，小便不利，泄泻，头痛，目眩，癫狂，膝膑肿痛，下肢痿痹。常配伍丘墟、阳陵泉治胆道疾患；配肝俞、肾俞、章门、商丘、太冲治肝炎；配复溜、肾俞、肝俞治肝肾阴虚之眩晕、翳障眼病；配支沟、阳陵泉治心腹疼痛、乳房胀痛、疝痛；配归来、三阴交治肝郁气滞之痛经、月经不调；

曲泉穴乃五腧穴之一，本经合穴，五行属水。

9. 阴包 yīn bāo（LR 9）

阴包穴在大腿内侧，股骨内上髁上4寸，股内肌与缝匠肌之间。其深层为内收短肌；有股动、静脉，旋股内侧动脉浅支；布有股前皮神经，闭孔神经浅、深支。

阴包穴的功用为调经止痛，利尿通淋。主治月经不调，盆腔炎，遗尿，小便不利，腰骶痛引小腹，骶髂关节炎，腰肌劳损。常配伍交信治月经不调；配关元、肾俞治气虚不固之遗尿；配箕门、足五里、血海治膝股内侧疼痛，小儿麻痹的肌萎缩。

10. 足五里 zú wǔ lǐ（LR 10）

足五里穴在大腿内侧，当气冲直下3寸，大腿根部，耻骨联合的下方，长收肌的外缘。其下有内收长肌，内收短肌；有股内侧动脉浅支；布有闭孔神经浅支和深支。

足五里穴的功用为舒理肝经之气，清利下焦湿热。主治胸闷气短，少腹胀痛，小便不通，遗尿，阴挺，睾丸肿痛，阴囊湿疹，股内侧痛，嗜卧，四肢倦怠，瘰疬。常配伍三阳络、天井、厉兑、三间治嗜卧欲动摇。

11. 阴廉 yīn lián（LR 11）

阴廉穴在大腿内侧，当气冲穴直下2寸，大腿根部，耻骨联合的下方，长收肌的外缘。其下有旋股内侧动、静脉的分支；布有股神经的内侧皮支，深层为闭孔神经的浅支和深支。

阴廉穴的功用为调经止带，通利下焦。主治月经不调，赤白带下，少腹胀痛，阴部瘙痒，腰腿痛，股内侧痛，疝痛，下肢挛急。常配伍曲骨、次髎、三阴交治湿热下注之月经不调、白带多、阴门瘙痒、股癣等；配肾俞、大赫、命门、太溪治妇人不孕、男子不育症；配委中、次髎、膀胱俞治膀胱炎、膀胱结石。

12. 急脉 jí mài （LR 12）

急脉穴在耻骨联合的外侧，当气冲穴外下方，腹股沟股动脉搏动处，前正中线旁开 2.5 寸。其下有耻骨肌，短收肌；有阴部外动、静脉分支及腹壁下动、静脉的耻骨支，外方有股静脉；布有髂腹股沟神经，深层为闭孔神经的分支。

急脉穴的功用为疏理肝胆，通调下焦。主治疝气，阴挺，阴茎痛，少腹痛，股内侧痛。常配伍大敦治疝气、阴挺、阴茎痛、阳痿；配阴包、箕门、曲泉、足五里治下肢痿痹、小儿麻痹。

13. 章门 zhāng mén （LR 13）

章门穴在侧腹部，当第十一肋游离端的下方。其下有腹内、外斜肌及腹横肌；有肋间动脉末支；布有第十、十一肋间神经；右侧当肝脏下缘，左侧当脾脏下缘。

章门穴的功用为疏肝健脾，理气散结，清利湿热。主治腹痛，消化不良，腹胀，肠鸣，泄泻，呕吐，胸胁痛，黄疸，痞块，高血压，烦热气短，神疲肢倦，小儿疳积，腰脊痛。常配伍足三里治荨麻疹、组织胺过敏症；配天枢、脾俞、中脘、足三里治肝脾不和之腹胀、痞块、胁痛、泄泻、消瘦；配肾俞、肝俞、水道、京门、阴陵泉、三阴交、阳谷、气海治肝硬化腹水、肾炎。由于章门为脏会穴，故可统治五脏疾病。

章门穴乃脾经募穴；八会穴之脏会；足厥阴、少阳经之交会穴。

14. 期门 qī mén （LR 14）

期门穴在胸部，当乳头直下，第六肋间隙，前正中线旁开 4 寸处。其下有腹直肌，肋间肌；有肋间动、静脉；布有第六、七肋间神经。

期门穴的功用为健脾疏肝，理气活血。主治胸胁胀满疼痛，胃肠神经官能症，呕吐，呃逆，吞酸，腹胀，泄泻，饥不欲食，胸中热，心绞痛，咳喘，奔豚，癃闭，遗尿，疟疾，伤寒热入血室，郁证，高血压。常配伍大敦治疝气；配肝俞、公孙、中脘、太冲、内关治肝胆疾患、胆囊炎、胆结石及肝气郁结之胁痛、食少、乳少、胃痛、呕吐、呃逆、食不化、泄泻等。

期门穴乃肝经之募穴；足厥阴、太阴与阴维脉之交会穴。

（十三）任脉经穴

任脉 1 名 1 穴，计 24 穴。分布于人体前正中线，起于会阴，止于承浆。穴位名称的顺序为会阴、曲骨、中极、关元、石门、气海、阴交、神阙、水分、下脘、建里、中脘、上脘、巨阙、鸠尾、中庭、膻中、玉堂、紫宫、华盖、璇玑、天突、廉泉、承浆。

本经腧穴主治神经系统、呼吸系统、消化系统、泌尿生殖系统病症，以及寒性病症和本经所经过之部位的病症。部分腧穴有强壮作用。

1. 会阴 huì yīn （RN 1）

会阴穴在会阴部，男性在阴囊根部与肛门连线的中点，女性在大阴唇后联合与肛门连线的中点，当在球海绵体中央。其下有会阴浅、深横肌；有会阴动、静脉分支；布有会阴神经分支。

会阴穴的功用为醒神镇惊、通调二阴。主治溺水窒息，昏迷，癫狂，惊痫，二便不利或失禁，阴痛，阴痒，阴部汗湿，脱肛，阴挺，疝气，痔疾，遗精，阳痿，月经不调，闭经。常配伍神门治癫狂、痫证；配水沟治溺水窒息；配十宣急救昏迷；配蠡沟治阴痒、阴痛（湿热下注型）；配归来、百会治阴挺（中气下陷型）；配承山治痔疮、脱肛；配支沟、上巨虚治便秘；配中极治遗尿、淋症；配关元治遗精。

会阴穴乃任脉别络，侠督脉、冲脉之会。

2. 曲骨 qū gǔ（RN 2）

曲骨穴在下腹部，当前正中线上，耻骨联合上缘的中点处。其下有腹壁下动脉及闭孔动脉的分支；布有髂腹下神经分支。

曲骨穴的功用为通利小便、调经止痛。主治少腹胀满，疝气，小便淋沥，遗尿，遗精，阳痿，阴囊湿疹，月经不调，赤白带下，痛经，产后子宫收缩不全。常配伍肾俞、志室、大赫、关元、命门治阳痿、遗精（肾气虚型）；配膀胱俞、肾俞、次髎、阴陵泉、蠡沟治阳痿、遗精、癃闭、淋症、阴痒、湿疹、带下（湿热下注）；配中极、关元、肾俞治肾虚、遗尿、小便不利；配关元、命门、阴交（补法或灸）治宫寒不孕、痛经。

曲骨穴乃任脉、足厥阴之交会穴。

3. 中极 zhōng jí（RN 3）

中极穴在下腹部，前正中线上，当脐中下4寸。其深部为乙状结肠；有腹壁浅动、静脉分支，腹壁下动、静脉分支；布有髂腹下神经的前皮支。

中极穴的功用为益肾兴阳、通经止带。主治小便不利，遗溺不禁，阳痿，早泄，遗精，白浊，疝气偏坠，积聚疼痛，月经不调，痛经，带下，崩漏，阴痛，阴痒，阴挺，不孕，产后恶露不止，胞衣不下，水肿，尸厥恍惚。常配伍大赫、肾俞、阴交、三阴交、次髎治阳痿、早泄、遗精、白浊、月经不调、痛经、崩漏、产后恶露不止、胞衣不下、阴挺等症（肾气虚型）；配阴谷、气海、肾俞治遗溺不止；配大敦、关元、三阴交治疝气偏坠；配水分、三焦俞、三阴交、气海、委阳治水肿；中极透曲骨、配三阴交、地机治产后、术后尿潴留；中极透曲骨、配气海、膻中、足三里治尿潴留（老年人气虚）。

中极穴乃膀胱经之募穴；任脉、足三阴之交会穴。

4. 关元 guān yuán（RN 4）

关元穴在下腹部，前正中线上，当脐中下3寸。其深部为小肠；有腹壁浅动、静脉分支，腹壁下动、静脉分支；布有第十二肋间神经前皮支的内侧支。

关元穴的功用为补肾固本、调气回阳、导赤通淋。主治中风脱证，虚劳冷惫，羸瘦无力，少腹疼痛，霍乱吐泻，痢疾，脱肛，疝气，便血，溺血，尿频，尿闭，遗精，阳痿，早泄，月经不调，经闭，经痛，赤白带下，阴挺，崩漏，不孕，阴门瘙痒，恶露不止，胞衣不下，消渴，眩晕。常配伍气海、肾俞（重灸）、神阙（隔盐灸）急救中风脱证；配足三里、脾俞、公孙、大肠俞治虚劳、里急、腹痛；配三阴交、血海、中极、阴交治月经不调（冲任不固宜用补法）；配中极、大赫、肾俞、次髎、命门、三阴交治男子不育症、阳痿、遗精、早泄、尿频、尿闭、遗尿（肾阳虚衰，用补法或艾灸）；配太溪、肾俞治泄痢不止、五更泄。本穴有强壮作用，为保健要穴。

关元穴乃小肠募穴，任脉与足三阴经之交会穴。

5. 石门 shí mén （RN 5）

石门穴在下腹部，前正中线上，当脐中下 2 寸。其深部为小肠；有腹壁浅动、静脉分支，腹壁下动、静脉分支；布有第十一肋间神经前皮支的内侧支。

石门穴的功用为理气止痛、通利水道。主治腹胀，食谷不化，泄痢，绕脐疼痛，奔豚疝气，水肿，小便不利，遗精，阳痿，气淋，血淋，经闭，带下，崩漏，产后恶露不止。常配伍阴陵泉、关元、阴交治四肢水肿、小便不利（肾气不化）；配肾俞、三阴交治遗尿；配关元、天枢、气海、足三里治腹胀泄泻、绕脐痛；配大敦、归来治疝气；配三阴交、带脉穴治崩漏、带下。

石门穴乃手少阳三焦经之募穴。

6. 气海 qì hǎi （RN 6）

气海穴在下腹部，前正中线上，当脐中下 1.5 寸。其深部为小肠；有腹壁浅动脉、静脉分支，腹壁下动、静脉分支；布有第十一肋间神经前皮支的内侧支。

气海穴的功用为调气助阳、调经固经，补虚强身。主治绕脐腹痛，水肿鼓胀，脘腹胀满，水谷不化，大便不通，泄痢不禁，癃淋，遗尿，遗精，阳痿，疝气，月经不调，痛经，经闭，崩漏，带下，阴挺，产后恶露不止，胞衣不下，脏气虚惫，形体羸瘦，四肢乏力，中风脱证。常配伍三阴交治白浊、遗精；配关元治产后恶露不止；配灸关元、膏肓、足三里治喘息短气（元气虚惫）；配关元、命门（重灸）、神阙（隔盐灸）急救中风脱证。配足三里、脾俞、胃俞、天枢、上巨虚治胃腹胀痛、呃逆、呕吐、水谷不化、大便不通、泄痢不止（脾气虚弱）；配足三里、合谷、百会治胃下垂、子宫下垂、脱肛。本穴有强壮作用，为保健要穴。

气海穴乃肓之原穴。

7. 阴交 yīn jiāo （RN 7）

阴交穴在下腹部，前正中线上，当脐中下 1 寸。其深部为小肠；有腹壁浅动脉、静脉分支，腹壁下动、静脉分支；布有第十肋间神经前皮支的内侧支。

阴交穴的功用为调经固带、利水消肿。主治绕脐冷痛，下引阴中，腹满水肿，泄泻，疝气，阴痒，小便不利，奔豚，月经不调，血崩，带下，产后恶露不止，小儿陷囟，腰膝拘挛。常配伍阴陵泉、带脉穴治赤白带下；配子宫穴、三阴交治月经不调、崩漏；配大肠俞、曲池治脐周作痛；配天枢、气海治腹胀肠鸣、泄泻。

阴交穴乃任脉、冲脉、少阴之交会穴。

8. 神阙 shén què （RN 8）

神阙穴在腹中部，脐窝正中。其深部为小肠；有腹壁下动、静脉；布有第十肋间神经前皮支的内侧支。

神阙穴的功用为温阳救逆、利水固脱。主治中风虚脱，四肢厥冷，偏身出汗，尸厥，风痫，形惫体乏，绕脐腹痛，水肿鼓胀，脱肛，泄痢，便秘，小便不禁，五淋，妇女血冷不孕，产后尿潴留。常配伍三阴交治五淋；配公孙、水分、天枢、足三里治泄痢便秘、绕脐腹痛（脾肾不和）；配长强、气海、关元治脱肛、小便不禁、肾虚不孕症；神阙（隔盐灸）配关元、气海（重灸）治中风脱证。

用手掌摩或揉脐，有调节肠胃和周身功能的效果，能益消化、助精神和通大便。本穴常与推拿特定穴位中的龟尾穴和七节骨穴相配伍，能止泻痢，并治疗腹胀和腹痛等症。

9. 水分 shuǐ fēn（RN 9）

水分穴在上腹部，前正中线上，当脐中上1寸。其深部为小肠；腹壁下动、静脉分支；布有第八、九肋间神经前皮支的内侧支。

水分穴的功用为通调水道、理气止痛主治腹坚肿如鼓，绕脐痛冲心，肠鸣，泄泻，翻胃吐食，小便不通，水肿，小儿陷囟，腰脊强急。常配伍天枢、地机治腹水；配内关治反胃呕吐；配中封、曲泉治脐痛；配脾俞、三阴交治浮肿。

10. 下脘 xià wǎn（RN 10）

下脘穴在上腹部，前正中线上，当脐中上2寸。其深部为横结肠；有腹壁上、下动、静脉交界处的分支；布有第八肋间神经前皮支的内侧支。

下脘穴的功用为健脾和胃、降逆止呕。主治胃脘痛，腹坚硬胀，胃痉挛，呕吐，呃逆，食谷不化，肠鸣，泄泻，虚肿。常配伍天枢、气海、关元、足三里（与灸并用）治急性菌痢。

下脘穴乃足太阴、任脉之交会穴。

11. 建里 jiàn lǐ（RN 11）

建里穴在上腹部，前正中线上，当脐中上3寸。其深部为横结肠；有腹壁上、下动、静脉交界处的分支；布有第八肋间神经前皮支的内侧支。

建里穴的功用为和胃健脾、通降腑气。主治胃脘疼痛，腹胀，肠鸣，呕逆，食欲不振，肠中切痛，胃扩张，胃下垂，水肿。常配伍内关治胸中苦闷；配水分治肚腹浮肿。

12. 中脘 zhōng wǎn（RN 12）

中脘穴在上腹部，前正中线上，当脐中上4寸。其深部为胃幽门部；有腹壁上动、静脉；布有第七、八肋间神经前皮支的内侧支。

中脘穴的功用为和胃健脾、降逆利水。主治胃脘痛，呕吐，呃逆，翻胃，吞酸，腹胀，纳呆，食不化，疳积，黄疸，肠鸣，泄痢，便秘，便血，胁下坚痛，虚劳吐血，咳喘痰多，头痛，失眠，惊悸，怔忡，脏躁，癫狂，痫证，尸厥，惊风，子宫脱垂，产后血晕。常配伍百会、足三里、神门治失眠、脏躁；配膻中、天突、丰隆治哮喘；配梁丘、下巨虚治急性胃肠炎；配肝俞、太冲、三阴交、公孙治疗胃及十二指肠球部溃疡；配上脘、梁门（电针20分钟）治胆道蛔虫症；配阳池、胞门、子户（与灸并用），治腰痛、痛经、月经不调（子宫不正）；配气海、足三里、内关、百会治胃下垂。以手掌揉摩本穴，可以温中散寒和帮助消化，用以消除胸闷积滞。

中脘穴乃胃经募穴；八会穴之腑会；手太阳、少阳、足阳明、任脉之交会穴。

13. 上脘 shàng wǎn（RN 13）

上脘穴在上腹部，前正中线上，当脐中上5寸处。其深部为肝下缘及胃幽门部；有腹壁上动、静脉分支；布有第七肋间神经前皮支的内侧支。

上脘穴的功用为和胃降逆、化痰宁神。主治胃脘疼痛，腹胀，呕吐，呃逆，纳呆，食不化，积聚，黄疸，泄痢，虚劳吐血，咳嗽痰多，癫痫。常配伍丰隆治纳呆；配天枢、中脘治嗳气吞酸、腹胀、肠鸣、泄泻。

上脘穴乃任脉、足阳明与手太阳经之交会穴。

14. 巨阙 jù què（RN 14）

巨阙穴在上腹部，前正中线上，当脐中上 6 寸。其深部为肝脏；有腹壁上动、静脉分支；布有第七肋间神经前皮支的内侧支。

巨阙穴的功用为安神宁心、宽胸止痛。主治胸痛，心痛，心烦，惊悸，尸厥，癫狂，痫证，健忘，胸满气短，咳逆上气，胃痛，吞酸，呕吐，呃逆，腹胀，黄疸，泄痢。常配伍内关治心绞痛；配章门、合谷、中脘、内关、足三里治呃逆；配足三里、膻中、内关、三阴交、心平穴（心经线肘横纹下 3 寸处）、心俞治疗急性心肌梗死；配内关、人中治癫狂、痫证；配神门治失眠健忘。

巨阙穴乃心经之募穴。

15. 鸠尾 jiū wěi（RN 15）

鸠尾穴在上腹部，前正中线上，胸剑结合部下 1 寸，也即脐上 7 寸，当腹直肌起始部。其深部为肝脏；有腹壁上动、静脉分支；布有第六肋间神经前皮支的内侧支。

鸠尾穴的功用为安心宁神、宽胸定喘。主治心痛，心悸，心烦，胸中满痛，咳嗽气喘，呕吐，呃逆，腹胀，反胃，胃痛，癫狂，痫证，脏躁。常配伍梁门、足三里治胃痛；配三关、足三里治呕吐。

鸠尾穴乃任脉之络穴，膏之原穴。

16. 中庭 zhōng tíng（RN 16）

中庭穴在胸部，当前正中线上，平第五肋间，即胸剑结合部。其下有胸廓（乳房）内动、静脉的前穿支；布有第五肋间神经前皮支的内侧支。

中庭穴的功用为宽胸消胀、降逆止呕。主治胸腹胀满，噎膈，呕吐，心痛，梅核气，小儿吐乳。常配伍俞府、意舍治呕吐。

17. 膻中 dàn zhōng（RN 17）

膻中穴在胸部前正中线上，平第四肋间，两乳头连线的中点处，当胸骨体上。其下有胸廓（乳房）内动、静脉的前穿支；布有第四肋间神经前皮支的内侧支。

膻中穴的功用为理气止痛、生津增液。主治咳嗽，气喘，胸闷，咯唾脓血，胸痹，心痛，心悸，心烦，噎膈，产妇少乳。常配伍曲池、合谷（泻法）治急性乳腺炎；配内关、三阴交、巨阙、心平、足三里治冠心病急性心肌梗死；配中脘、气海治呕吐反胃；配天突治哮喘；配乳根、合谷、三阴交、少泽、灸膻中治产后缺乳；配肺俞、丰隆、内关治咳嗽痰喘；配厥阴俞、内关治心悸、心烦、心痛。在本穴用揉法，能宽胸理气。本穴与背部足太阳膀胱经的风门穴相配伍，能祛肺之风寒邪热，可以治疗咳嗽和气喘等症；操作时，医者以一手揉膻中穴，另一手揉风门穴，两手同时动作，各揉其穴。

膻中穴乃心包经之募穴，八会穴之气会。

18. 玉堂 yù táng（RN 18）

玉堂穴在胸部前正中线上，平第三肋间，当胸骨体中点。其下有胸廓（乳房）内动、静脉的前穿支；布有第三肋间神经前皮支的内侧支。

玉堂穴的功用为宽胸止痛、止咳平喘。主治胸膺疼痛，咳嗽，气喘，喉痹咽肿，呕吐寒痰，两乳肿痛。常配伍玉堂、膻中、内关、胸夹脊（T1～T5）治疗胸痹。

19. 紫宫 zǐ gōng （RN 19）

紫宫穴在胸部前正中线上，平第二肋间，当胸骨体上。其下有胸廓（乳房）内动、静脉的前穿支；布有第二肋间神经前皮支的内侧支。

紫宫穴的功用为宽胸理气、止咳平喘。主治咳嗽，气喘，胸胁支满，胸膺疼痛，喉痹，吐血，呕吐痰涎，饮食不下。常配伍玉堂、太溪治呃逆上气、心烦。

20. 华盖 huá gài （RN 20）

华盖穴在胸部前正中线上，平第一肋间，当胸骨角上。其下有胸廓（乳房）内动、静脉的前穿支；布有第一肋间神经前皮支的内侧支。

华盖穴的功用为宽胸利肺、止咳平喘。主治咳嗽，气喘，胸胁胀痛，喉痹，咽肿。常配伍气户治胸胁胀痛。

21. 璇玑 xuán jī （RN 21）

璇玑穴在胸部前正中线上，天突下 1 寸，当胸骨柄上。其下有胸廓（乳房）内动、静脉的前穿支；布有锁骨上神经前支。

璇玑穴的功用为宽胸利肺、止咳平喘。主治咳嗽，气喘，胸满痛，咽喉肿痛，胸胁支满，胃中有积，胃痉挛。常配伍鸠尾治咽喉肿痛。以两手自璇玑穴同时分别推至两侧，称为开璇玑，能治疗发热、气急、呕吐及泄泻等症。

22. 天突 tiān tū （RN 22）

天突穴在颈部前正中线上，胸骨上窝中央，当左右胸锁乳突肌之间。其深层左右为胸骨舌骨肌和胸骨甲状肌；皮下有颈静脉弓、甲状腺下动脉分支；深部为气管，再向下，在胸骨柄后方为无名静脉及主动脉弓；布有锁骨上神经前支。

天突穴的功用为宣通肺气、消痰止咳。主治咳嗽，哮喘，胸中气逆，心与背相控而痛，咯唾脓血，噎膈，梅核气，咽喉肿痛，舌下急，暴喑，瘿气。常配伍定喘穴、鱼际治哮喘、咳嗽；配膻中、列缺治外感咳嗽；配内关、中脘治呃逆；配廉泉、涌泉治暴喑；配丰隆治梅核气；配少商、天容治咽喉肿痛；配气舍、合谷治地方性甲状腺肿大。

天突穴乃任脉、阴维脉交会穴。

23. 廉泉 lián quán （RN 23）

廉泉穴在颈部前正中线上，结喉上方，舌骨上缘凹陷处，当甲状软骨和舌骨之间。其深部为会厌，下方为喉门，有甲状舌骨肌、舌肌；有颈前浅静脉，甲状腺上动、静脉；布有颈皮神经，深层有舌下神经分支。

廉泉穴的功用为利喉舒舌、消肿止痛。主治舌下肿痛，舌缓流涎，舌强不语，中风失语，舌干口燥，口舌生疮，暴喑，喉痹，咳嗽，哮喘，聋哑，消渴，食不下。常配伍金津、玉液、天突、少商治舌强不语、舌下肿痛、舌缓流涎、暴喑。

廉泉穴乃任脉、阴维脉之交会穴。

24. 承浆 chéng jiāng （RN 24）

承浆穴在面部颏唇沟的正中凹陷处，当口轮匝肌和颏肌之间。其下有下唇动、静脉分支；布有面神经及颏神经分支。

承浆穴的功用为生津敛液、舒筋活络。主治口眼㖞斜，唇紧，面肿，牙龈肿痛，齿衄，流涎，口舌生疮，暴喑不言，消渴嗜饮，遗溺，癫痫。常配伍委中治衄血不止；配风府治头项强痛、牙痛。在本穴用掐法，可以治疗惊风及口眼㖞斜。

承浆穴乃任脉、足阳明经之交会穴。

（十四）督脉经穴

督脉1名1穴，计28穴。分布于人体后正中线，起于长强，止于龈交。穴位名称的顺序为长强、腰俞、腰阳关、命门、悬枢、脊中、中枢、筋缩、至阳、灵台、神道、身柱、陶道、大椎、哑门、风府、脑户、强间、后顶、百会、前顶、囟会、上星、神庭、素髎、水沟、兑端、龈交。

本经腧穴主治神经系统、呼吸系统、消化系统、泌尿生殖系统、运动系统病症，以及热性病症和本经所过部位之病症。

1. 长强 cháng qiáng（DU 1）

长强穴在尾骨端下，当尾骨端与肛门连线的中点处。其下有肛门动、静脉分支，棘间静脉丛之延续部；布有尾神经及肛门神经。

长强穴的功用为解痉止痛，调畅通淋。主治泄泻，痔疾，便秘，便血，脱肛，癫狂，痫证，瘛病，脊强反折，癃淋，阴部湿痒，腰脊、尾骶部疼痛。常配伍二白、阴陵泉、上巨虚、三阴交治痔疮（湿热下注型）；配精官、二白、百会（灸）治脱肛、痔疮。

长强穴乃督脉、足少阳、足太阴经之交会穴。

2. 腰俞 yāo shù（DU 2）

腰俞穴在骶部后正中线上，适对骶管裂孔，当骶后韧带、腰背筋膜中。其下有骶中动、静脉后支，棘间静脉丛；布有尾神经分支。

腰俞穴的功用为调经清热、散寒除湿。主治腰脊强痛，腹泻，便秘，痔疾，脱肛，便血，癫痫，淋浊，月经不调，温疟汗不出，下肢痿痹。常配伍膀胱俞、长强、气冲、上髎、下髎、居髎治腰脊冷痛；配太冲治脊强反折、抽搐。

3. 腰阳关 yāo yáng guān（DU 3）

腰阳关穴在腰部后正中线上，当第四腰椎棘突下凹陷中，约与髂脊相平。其下有腰背筋膜、棘上韧带及棘间韧带；有腰动脉后支，棘间皮下静脉丛；布有腰神经后支的内侧支。

腰阳关穴的功用为祛寒除湿、舒筋活络。主治腰骶疼痛，坐骨神经痛，下肢痿痹，月经不调，赤白带下，遗精，阳痿，便血，类风湿病，小儿麻痹，盆腔炎。常配伍肾俞、次髎、委中治腰脊痛、四肢厥冷、小便频数；配腰夹脊、秩边、承山、飞扬治坐骨神经痛、腰腿痛；配膀胱俞、三阴交治遗尿、尿频。

4. 命门 mìng mén（DU 4）

命门穴在腰部后正中线上，当第二腰椎棘突下凹陷中。其下有腰背筋膜、棘上韧带及棘间韧带；有腰动脉后支及棘间皮下静脉丛；布有腰神经后支内侧支。

命门穴的功用为补肾壮阳。主治虚损腰痛，脊强反折，遗尿，尿频，泄泻，遗精，阳痿，早泄，月经不调，赤白带下，胎屡坠，五劳七伤，胃下垂，头晕耳鸣，癫痫，惊恐，手足逆冷。常配伍肾俞、太溪治遗精、早泄、头昏耳鸣等肾阳亏虚之证；配百会、筋缩、腰阳关治破伤风抽搐；配关元、肾俞、神阙治五更泄；配命门、肾俞、三阴交治肾虚腰痛；配命门、阿是穴、委中、腰夹脊穴治腰扭伤和肥大性脊柱炎；配十七椎、三阴交治痛经；配大肠俞、膀胱俞、阿是穴治寒湿痹腰痛；灸命门、隔盐灸神阙治中风脱证。

5. 悬枢 xuán shū（DU 5）

悬枢穴在腰部后正中线上，当第一腰椎棘突下凹陷中。其下有腰背筋膜、棘上韧带及棘间韧带；有腰动脉后支及棘间皮下静脉丛；布有腰神经后支内侧支。

悬枢穴的功用为助阳健脾、通调肠气。主治腰脊强痛，腹胀，腹痛，肠鸣，完谷不化，泄泻，痢疾，胃下垂。常配伍委中、肾俞治腰脊强痛；配足三里、太白治完谷不化、泄泻。

6. 脊中 jǐ zhōng（DU 6）

脊中穴在背部后正中线上，当第十一胸椎棘突下凹陷中。其下有腰背筋膜、棘上韧带及棘间韧带；有第十一肋间动脉后支，棘间皮下静脉丛；布有第十一胸神经后支内侧支。

脊中穴的功用为健脾利湿、宁神镇静。主治腰脊强痛，腹满，不嗜食，黄疸，腹泻，痢疾，小儿疳积，痔疾，脱肛，便血，癫痫。常配伍足三里、中脘治腹胀胃痛；配上巨虚、下巨虚治腹泻痢疾；配鸠尾、大椎、丰隆治癫痫；配肾俞、太溪治腰膝痛；配至阳、阳陵泉、胆俞治黄疸。

7. 中枢 zhōng shū（DU 7）

中枢穴在背部后正中线上，当第十胸椎棘突下凹陷中。其下有腰背筋膜、棘上韧带及棘间韧带；有第十肋间动脉后支，棘间皮下静脉丛；布有第十胸神经后支之内侧支。

中枢穴的功用为健脾利湿、清热止痛。主治感冒，寒热，黄疸，呕吐，腹满，胃痛，食欲不振，腰脊强痛。常配伍命门、腰眼、阳陵泉、后溪治腰脊痛。

8. 筋缩 jīn suō（DU 8）

筋缩穴在背部后正中线上，当第九胸椎棘突下凹陷中。其下有腰背筋膜、棘上韧带及棘间韧带；有第九肋间动脉后支，棘间皮下静脉丛；布有第九胸神经后支内侧支。

筋缩穴的功用为平肝息风、宁神镇痉。主治癫狂，痫病，惊痫，抽搐，脊背强急，胃痛，黄疸，四肢不收，筋挛拘急。常配伍角孙、瘈脉治小儿惊痫、瘈疭、角弓反张；配通里治癫痫；配水道治脊强。

9. 至阳 zhì yáng（DU 9）

至阳穴在背部后正中线上，当第七胸椎棘突下凹陷中。其下有腰背筋膜、棘上韧带及棘间韧带；有第七肋间动脉后支，棘间皮下静脉丛；布有第七胸神经后支内侧支。

至阳穴的功用为利胆退黄、宽胸利膈。主治胸胁胀痛，腹痛，胆道蛔虫症，黄疸，咳嗽，气喘，腰背疼痛，脊强，身热。常配伍曲池、阳陵泉、脾俞治黄疸；配天枢、大肠俞治腹胀、肠鸣、泄泻；配内关、神门治心悸、心痛。

10. 灵台 líng tái（DU 10）

灵台穴在背部后正中线上，当第六胸椎棘突下凹陷中。其下有腰背筋膜、棘上韧带及棘间韧带；有第六肋间动脉后支，棘间皮下静脉丛；布有第六胸神经后支内侧支。

灵台穴的功用为清热化湿、止咳定喘。主治咳嗽，气喘，胃痛，项强，脊背强痛，身热，疔疮。常配伍陶道、内关治间日疟；配合谷、委中治疔疮；配阳陵泉、支沟治胸胁痛；配身柱、至阳治背痛；配胆俞、阳陵泉、太冲治黄疸。在本穴用指压法，可以治疗上腹部疼痛。

11. 神道 shén dào（DU 11）

神道穴在背部后正中线上，当第五胸椎棘突下凹陷中。其下有腰背筋膜、棘上韧带及棘间韧带；有第五肋间动脉后支，棘间皮下静脉丛；布有第五胸神经后支内侧支。

神道穴的功用为宁神安心、清热平喘。主治心痛，惊悸，怔忡，失眠，健忘，中风不语，癫痫，脊背强痛，肩痛，咳嗽，气喘，噎膈，心脏神经官能症，神经衰弱，小儿风痫。常配伍关元治身热头痛；配神门治健忘惊悸；配百会、三阴交治失眠健忘、小儿惊风、痫证；配心俞、厥阴俞、内关、通里、曲泽治胸痹。

12. 身柱 shēn zhù（DU 12）

身柱穴在背部后正中线上，当第三胸椎棘突下凹陷中。其下有腰背筋膜、棘上韧带及棘间韧带；有第三肋间动脉后支，棘间皮下静脉丛；布有第三胸神经后支内侧支。

身柱穴的功用为宣肺清热、宁神镇咳。主治身热头痛，咳嗽，气喘，惊厥，癫狂痫证，神经衰弱，癔病，小儿风痫，腰脊强痛，疔疮发背。常配伍水沟、内关、丰隆、心俞治癫狂、痫证；配风池、合谷、大椎治肺热、咳嗽；配灵台、合谷、委中治疔毒。

13. 陶道 táo dào（DU 13）

陶道穴在背部后正中线上，当第一胸椎棘突下凹陷中。其下有腰背筋膜、棘上韧带及棘间韧带；有第一肋间动脉后支，棘间皮下静脉丛；布有第一胸神经后支内侧支。

陶道穴的功用为解表清热、截疟宁神。主治头痛项强，恶寒发热，咳嗽，气喘，骨蒸潮热，胸痛，脊背酸痛，疟疾，癫狂，癔病，角弓反张。常配伍丰隆、水沟、神门、心俞治癫狂、痫证；配大椎、间使、后溪治疟疾；配合谷、曲池、风池治外感病；配肾俞、腰阳关、委中治胸背痛。

陶道穴乃督脉与足太阳经之交会穴。

14. 大椎 dà zhuī（DU 14）

大椎穴在后正中线上，第七颈椎棘突下凹陷中。其下有腰背筋膜、棘上韧带及棘间韧带；有颈横动脉分支，棘间皮下静脉丛；布有第八颈神经后支内侧支。

大椎穴的功用为解表通阳、宁神止痛。主治感冒，热病，疟疾，肺胀胁满，咳嗽，喘逆，骨蒸潮热，盗汗，颈项强痛，肩背痛，腰脊强，角弓反张，小儿惊风，癫狂，痫证，五劳虚损，周身畏寒，七伤乏力，中暑，霍乱，呕吐，黄疸，风疹，小儿麻痹后遗症。常配伍肺俞治虚损、盗汗、劳热；配间使、乳根治脾虚发疟；配四花穴治百日咳（双膈俞、双胆俞）；配曲池预防流脑；配合谷治白细胞减少；配足三里、命门提高机体免疫力；配大椎、定喘、孔最治哮喘；配曲池、合谷泻热；配腰奇、间使治癫痫。

大椎穴乃督脉与手、足三阳经之交会穴。

15. 哑门 yǎ mén（DU 15）

哑门穴在项部后发际正中直上 0.5 寸，当第二颈椎棘突下缘处。其下有项韧带和项肌，深部为弓间韧带和脊髓；有枕动、静脉分支及棘间静脉丛；布有第三颈神经和枕大神经支。

哑门穴的功用为散风息风、开窍醒神。主治舌缓不语，聋哑，头重，头痛，颈项强急，脊强反折，乏力，中风尸厥，癫狂，痫证，癔病，衄血，重舌，呕吐。常配伍听会、外关（或中渚）、丘墟治高热或疟疾所致耳聋；配人中、廉泉治舌强不语、暴喑、咽喉炎；配百会、人中、丰隆、后溪治癫狂、癫痫；配风池、风府治中风失语、不省人事；配劳宫、三阴交、涌泉可以开窍醒神，治昏厥；配脑户、百会、风池、太溪、昆仑、肾俞治大脑发育不全；配哑门、肾俞、太溪治疗贫血。

哑门穴乃督脉与阳维脉之交会穴。

16. 风府 fēng fǔ（DU 16）

风府穴在项部，当后发际正中直上 1 寸，枕外隆凸直下，两侧斜方肌之间凹陷中。其深部为环枕后膜和小脑延髓池；有枕动、静脉分支及棘间静脉丛；布有第三颈神经和枕大神经支。

风府穴的功用为散风息风、通关开窍。主治感冒，癫狂，痫证，癔病，中风不语，悲恐惊悸，半身不遂，眩晕，颈项强痛，咽喉肿痛，目痛，鼻衄。常配伍腰俞治足不仁；配昆仑治癫狂、多言；配二间、迎香治鼽衄；配金津、玉液、廉泉治舌强难言。

风府穴乃督脉与阳维脉之交会穴。

17. 脑户 nǎo hù（DU 17）

脑户穴在头部后发际正中直上 2.5 寸，风府上 1.5 寸，枕外隆凸的上缘凹陷处，当左右枕骨肌之间。其下有左右枕动、静脉分支，深层常有导血管；布有枕大神经分支。

脑户穴的功用为醒神开窍、平肝息风。主治头痛，头重，面赤，目黄，眩晕，面痛、音哑，项强，癫狂痫证，舌本出血，瘿瘤。常配伍通天、脑空治头重痛；配人中、太冲、丰隆治癫狂、痫证。

脑户穴乃督脉与足太阳经之交会穴。

18. 强间 qiáng jiān（DU 18）

强间穴在头部后发际正中直上 4 寸（脑户上 1.5 寸），当浅筋膜、帽状腱膜中。其下有左右枕动、静脉吻合网；布有枕大神经分支。

强间穴的功用为醒神宁心、平肝息风。主治头痛，目眩，颈项强痛，癫狂，痫证，癔病，烦心，失眠，中风偏瘫。常配伍后溪、至阴治后头痛、目眩；配丰隆治头痛难忍。

19. 后顶 hòu dǐng（DU 19）

后顶穴在头部后发际正中直上 5.5 寸（脑户上 3 寸），当浅筋膜、帽状腱膜中。其下有左右枕动、静脉网；布有枕大神经分支。

后顶穴的功用为醒神安神、息风止痉。主治头痛，眩晕，项强，癫狂痫证，癔病，烦心，失眠，中风偏瘫。常配伍百会、合谷治头顶剧痛；配外丘治颈项痛、恶风寒；配玉枕、颔厌治风眩；配率谷、太阳治偏头痛；配风池治脱发。

20. 百会 bǎi huì（DU 20）

百会穴别名三阳五会、天满、巅上。在头部当前发际正中直上 5 寸，或两耳尖连线的中点处。其下有帽状腱膜；有左右颞浅动、静脉及左右枕动、静脉吻合网；布有枕大神经及额神经分支。

百会穴的功用为开窍宁神、息风醒脑、升阳固脱。主治头痛，眩晕，惊悸，健忘，尸厥，中风不语，角弓反张，癫狂，痫证，癔病，耳鸣，鼻塞，脱肛，痔疾，阴挺，泄泻，内脏下垂，高血压，脑供血不足，神经性头痛，美尼尔氏综合征，老年性痴呆。常配伍天窗治中风失音不能言语；配百会、长强、大肠俞治小儿脱肛；配百会、人中、合谷、间使、气海、关元治尸厥、卒中、气脱；配脑空、天枢治头风；配百会，并在耳穴的神门埋揿针戒烟；配养老、百会、风池、足临泣治美尼尔氏综合征；配曲鬓、天柱治脑血管痉挛、偏头痛；配百会、水沟、足三里治低血压；配百会、水沟、京骨治癫痫大发作；配百会、肾俞主治炎症。在本穴用推法，能清脑明目。膏摩百会等穴，能引散热毒，治疗头风肿痒、脑热生疮和目暗赤痛等证。

百会穴乃督脉、足太阳经之交会穴。

21. 前顶 qián dǐng（DU 21）

前顶穴在头部，当前发际正中直上 3.5 寸（百会前 1.5 寸）。其下有帽状腱膜；有左右颞浅动、静脉吻合网；布有额神经分支和枕大神经分支会合处。

前顶穴的功用为息风醒脑、宁神镇静。主治癫痫，头晕，目眩，头顶痛，鼻渊，目赤肿痛，高血压，中风偏瘫，小儿惊风。常配伍前顶、后顶、颔厌治风眩、偏头痛；配人中治面肿虚浮；配百会治目暴赤肿；配五处治头风目眩。

22. 囟会 xìn huì（DU 22）

囟会穴在头部，当前发际正中直上 2 寸（百会前 3 寸）。其下有帽状腱膜；有左右颞浅动、静脉吻合网；布有额神经分支。

囟会穴的功用为安神醒脑、清热消肿。主治头痛，目眩，面赤肿痛，鼻渊，鼻衄，鼻痔，鼻痈，癫疾，高血压，神经官能症，记忆力减退，嗜睡，小儿惊风。常配伍玉枕治头风；配百会治多睡；配头维、太阳、合谷治头痛目眩；配上星、合谷、列缺、迎香治鼻渊、鼻衄；配前顶、天柱、本神治小儿惊痫；配人中、十宣治中风昏迷、癫痫；配血海、支沟治血虚头晕。

23. 上星 shàng xīng（DU 23）

上星穴在头部前发际正中直上 1 寸，当左右额肌交界处。其下有帽状腱膜；有额动、静脉分支，颞浅动、静脉分支；有额神经分支。

上星穴的功用为息风清热、宁神通鼻。主治头痛，眩晕，目赤肿痛，迎风流泪，面赤肿，鼻渊，鼻衄，鼻痔，鼻痈，癫狂，痫证，神经衰弱，小儿惊风，疟疾，热病汗不出，中风偏瘫。常配伍合谷、太冲治头目痛；配丘墟、陷谷治疟疾；配大椎治鼻中息肉、面赤肿、口鼻出血不止；配水沟治癫狂；配印堂、素髎、百会、迎香、合谷、曲池、列缺、支沟治酒渣鼻。

24. 神庭 shén tíng（DU 24）

神庭穴在头部前发际正中直上 0.5 寸，当左右额肌之交界处。其下有额动、静脉分支；布有额神经分支。

神庭穴的功用为宁神醒脑、降逆平喘。主治头痛，眩晕，目赤肿痛，泪出，目翳，雀目，鼻渊，鼻衄，失眠，惊悸，癫狂，痫证，角弓反张，神经官能症，记忆力减退，精神分裂症。常配伍行间治目泪出；配囟会治中风不语；配兑端、承浆治癫痫呕沫；配水沟治寒热头痛、喘渴、目不可视；配太冲、太溪、阴郄、风池治肝阳上亢型头痛、眩晕、失眠等证。

神庭穴乃督脉、足太阳、阳明经之交会穴。

25. 素髎 sù liáo（DU 25）

素髎穴在面部，当鼻尖的正中央。其下有鼻尖软骨；有面动、静脉鼻背支；布有筛前神经鼻外支（眼神经分支）。

素髎穴的功用为清热消肿、通利鼻窍。主治鼻塞，鼻衄，鼻流清涕，鼻渊，酒糟鼻，目胀痛，视物不清，惊厥，昏迷，新生儿窒息。常配伍百会、足三里治低血压休克；配迎香、合谷治鼻渊。

26. 水沟 shuǐ gōu（DU 26）

水沟穴又名人中穴，在面部、当鼻唇沟的上 1/3 与中 1/3 交点处。其下有口轮匝肌；有上唇动、静脉；布有眶下神经支及面神经颊支。

水沟穴的功用为醒神开窍、清热息风。主治昏迷，晕厥，抽搐，中暑，癫狂，痫证，急慢惊风，鼻塞，鼻衄，口㖞面肿，齿痛，牙关紧闭，黄疸，消渴，霍乱，瘟疫，脊膂强痛，闪挫腰痛，癔病，精神分裂症，晕车，晕船。常配伍百会、十宣、涌泉治昏迷急救；中暑加委中、尺泽，溺水窒息加会阴，癫狂加内关，癔病发作加合谷、劳宫；配上星、风府治鼻流清涕；配委中治急性腰扭伤；配三阴交、血海治月经不调、崩漏。水沟穴为急救要穴，可用指甲掐按之。

按：平掐或针刺水沟穴（人中穴），可用于救治中风、中暑、中毒、过敏以及手术麻醉过程中出现的昏迷、呼吸停止、血压下降、休克等。

水沟穴乃督脉与手、足阳明之会。

27. 兑端 duì duān（DU 27）

兑端穴在面部，上唇的尖端，人中沟下端的皮肤与唇的移行部，当口轮匝肌中。其下有上唇动、静脉；布有面神经颊支及眶下神经分支。

兑端穴的功用为宁神醒脑、生津止渴。主治昏迷，晕厥，癫狂，癔病，消渴嗜饮，口疮臭秽，牙龈肿痛，口㖞，口噤，鼻塞。常配伍本神治癫痫呕沫；配目窗、正营、耳门治唇吻强，止龋齿痛。

28. 龈交 yín jiāo（DU 28）

龈交穴在上唇内，唇系带与上齿龈的相接处。其下有上唇动、静脉；布有上颌内槽神经分支。

龈交穴的功用为宁神镇痉、清热消肿。主治牙龈肿痛，口臭，齿衄，鼻渊，面赤颊肿，唇吻强，面神经麻痹，癫狂，癔病，项强，急性腰痛。常配伍风府治颈项强急不得顾；配承浆治口臭难近；配上关、大迎、翳风治口噤不开。

二、特定穴

十四经穴中具有特殊的治疗作用，并有特定名称和含义的腧穴叫"特定穴"。特定穴共有十类，包括在四肢肘、膝以下的五腧穴（即井穴、荥穴、输穴、经穴、合穴），原穴，络穴，郄穴，八脉交会穴，下合穴和在胸、腹、腰、背部的募穴、背俞穴，在四肢躯干的八会穴和全身经脉的交会穴。这些经穴在临床治疗中有重要意义，在推拿疗法中也有重要价值。

（一）五腧穴

五腧穴属于特定穴，即十二经脉分布在肘、膝关节以下的井、荥、输、经、合穴，简称"五腧"。古人把经气运行过程以自然界中水流由小到大、由浅入深的变化来形容。《灵枢·九针十二原》曰："所出为井，所溜为荥，所注为输，所行为经，所入为合。"该专著虽未指出具体穴名和部位，但指出经气所出的部位，像水的源头，即"所出为井"。因此井穴多在手足末端，故合叫"十二井"；"荥"穴多位于掌指或跖趾关节之前，像浅水流，荥迂未深，是经气流行的部位，即"所溜为荥"；"输"穴多位于掌指或跖趾关节之后，喻作水流由小而大，由浅注深，是经气渐盛，由此注彼的部位，即"所注为输"；"经"穴多位于腕踝关节以上，喻作水流变大，像水在通畅的河中流过，是经气正盛运行经过的部位，即"所行为经"；"合"穴位于肘膝关节附近，喻百川汇合入海，是经气由此深入，进而会合于脏腑的部位，即"所入为合"。《灵枢·本输》详细地阐明了各经井、荥、输、经、合各穴的名称和具体位置，唯独没有手少阴心经，其后《甲乙经》才补充完备。

五腧穴是临床常用要穴，为古今医家所重视。《难经·六十八难》曰："井主心下满，荥主身热，俞主体重节痛，经主喘咳寒热，合主逆气而泄。"概括了五腧穴的主治范围。《灵枢·顺气一日分为四时》提出："病在藏者取之井；病变于色者取之荥；病时间时甚者取之输；病变于音者取之经；经满而血者，病在胃，及以饮食不节得病者，取之于合。"十二经各有一个井穴，因多位于赤白肉际处，故井穴具有交通阴阳气血的作用，多用于急救，治疗神志昏迷，有开窍醒神、消炎镇痛之效；各经荥穴均可退热，可治疗热病；输穴多用于止痛，兼治身体沉重由水湿所致者，可治疗关节痛；经穴主治外感病，咳嗽、哮喘；合穴治六腑病，如呕吐、泄泻、头晕、头涨，可将上逆之气向下引。另外，还有根据季节因时而刺的记载，如《难经·七十四难》曰："春刺井，夏刺荥，季夏刺俞，秋刺经，冬刺合。"在诊断方面，由于井穴是各经的"根"穴，有医家用燃着的线香熏烤井穴，分析井穴对热的敏感程度，以确定各经的虚实，称为知热感度测定法。

五腧穴又配属五行，《灵枢·本枢》指出阴经的井穴属木，阳经的井穴属金。《难经·六十四难》补全了阴阳各经脉五腧穴的五行属性，即"阴井木，阳井金；阴荥火，阳荥水；阴输土，阳输木；阴经金，阳经火；阴合水，阳合土"，均依五行相生规律而来（表20）。据此，又根据五行的相生规律及疾病的不同表现，按阴阳相合，刚柔相济的关系制订出"虚则补其母，实则泻其子"的治疗方法。具体应用又将阴井乙木与阳井庚金配合起来，成为子午流注针法按时取穴及合日互用开穴规律的理论基础，如临床常用的本经补母泻子法、子午流注纳子法和异经补母泻子法等（表21）。

表20　六阴经五腧穴五行配属表

六阴经	井(木)	荥(火)	输(土)	经(金)	合(水)
肺(金)	少商	鱼际	太渊	经渠	尺泽
肾(水)	涌泉	然谷	太溪	复溜	阴谷
肝(木)	大敦	行间	太冲	中封	曲泉
心(火)	少冲	少府	神门	灵道	少海
脾(土)	隐白	大都	太白	商丘	阴陵泉
心包(相火)	中冲	劳宫	大陵	间使	曲泽

表21　六阳经五腧穴五行配属表

六阳经	井(金)	荥(水)	输(木)	经(火)	合(土)
大肠(金)	商阳	二间	三间	阳溪	曲池
膀胱(水)	至阴	通谷	束骨	昆仑	委中
胆(木)	窍阴	侠溪	足临泣	阳辅	阳陵泉
小肠(火)	少泽	前谷	后溪	阳谷	小海
胃(土)	厉兑	内庭	陷谷	解溪	足三里
三焦(相火)	关冲	液门	中渚	支沟	天井

附：井荥输原经合歌

少商鱼际与太渊，经渠尺泽肺相连，商阳二三间合谷，阳溪曲池大肠牵。

隐白大都太白脾，商丘阴陵泉要知，厉兑内庭陷谷胃，冲阳解溪三里随。

少冲少府属于心，神门灵道少海寻，少泽前谷后溪腕，阳谷小海小肠经。

涌泉然谷与太溪，复溜阴谷肾所宜，至阴通谷束京骨，昆仑委中膀胱知。

中冲劳宫心包络，大陵间使传曲泽，关冲液门中渚焦，阳池支沟天井索。

大敦行间太冲看，中封曲泉属于肝，窍阴侠溪临泣胆，丘墟阳辅阳陵泉。

（二）原穴

原穴属于特定穴。"原"即本源，原气之意。原穴是脏腑原气经过和留止的部位，在腕踝关节附近。由于十二经脉在四肢各有一个原穴，故又名"十二原"。在六阳经，原穴单独存在，排列在腧穴之后，六阴经则以输为原。

《灵枢·九针十二原》中提出了五脏原穴：肺原出于太渊，心原出于大陵，肝原出于太冲，脾原出于太白，肾原出于太溪。《灵枢·本输》补充了六腑原穴："大肠原过于合谷，胃原过于冲阳，小肠原过于腕骨，膀胱原过于京骨，三焦原过于阳池，胆原过于丘墟。"并指出了各原穴的位置，但其中尚缺心经原穴神门，后由《甲乙经》补齐。阴经五脏之原穴，即是五腧穴中的输穴，所谓"阴经之输并于原"（《类经图翼》），指出就是"以输为原"。这与阳经六腑输穴之外另有原穴有别。《难经·六十二难》指出："三焦行诸阳，故置一输名曰原。"系指三焦原气行于外，阳经脉气盛长，故于输穴之外另有原穴。

原气导源于肾间动气，是人体生命活动的原动力，通过三焦运行于脏腑，是十二经的根本。原穴是脏腑原气所留止之处，因此脏腑发生病变时，就会相应地反映到原穴上来。《灵枢·九针十二原》曰："五脏有疾也，应出十二原，十二原各有所出，明知其源，睹其应，而知五脏之害矣。"目前，应用经络测定仪，测量各经原穴的导电情况，分析各经的虚实，以协助诊断脏腑疾病。其读数与井穴知热感度的读数相反，数字大表示脏腑实证。

在治疗方面，《灵枢·九针十二原》曰："五脏有疾也，当取之十二原。"原穴可调整脏腑经络的功能，既可补虚，又可泻实，对脏腑疾病有很好的疗效，可单用，亦可与相表里的络穴配用，叫原络配穴法。因此法是以病经的原穴为主，表里经的络穴为客，所以又叫主客原络配穴。针灸、推拿原穴能使三焦原气通达，从而发挥其维护正气，抗御病邪的作用，说明原穴有调整其脏腑经络虚实各证的功能（表22）。

表22　十二经原穴表

	肺经	太渊
手三阴经	心经	神门
	心包经	大陵
手三阳经	大肠经	合谷

续表

手三阳经	小肠经	腕骨
	三焦经	阳池
足三阴经	脾经	太白
	肾经	太溪
	肝经	太冲
足三阳经	胃经	冲阳
	膀胱经	京骨
	胆经	丘墟

附：十二原穴歌

肺渊包陵心神门，大肠合谷焦阳池，小肠之原腕骨穴，

足之三阴三原太，胃原冲阳胆丘墟，膀胱之原京骨取。

（三）络穴

络穴属于特定穴。络脉从经脉上别出的部位各有一个腧穴，称为络穴，其名称首载于《灵枢·经脉》篇。十二经的络穴皆位于肘膝关节以下，加上任脉之络穴鸠尾散于腹，督脉之络穴长强散于头上，脾之大络大包穴布于胸胁，共有十五穴，故称为"十五络穴"。

十五络穴包括肺经的列缺、心经的通里、心包经的内关、大肠经的偏历、小肠经的支正、三焦经的外关、胃经的丰隆、膀胱经的飞扬、胆经的光明、脾经的公孙、肾经的大钟、肝经的蠡沟、任脉的鸠尾、督脉的长强、脾之大络的大包（表23）。《灵枢·经脉》曰："凡此十五络者，实则必见，虚则必下，视之不见，求之上下，人经不同，络脉异所别也。"因此当经脉有病时，有时会在络穴所在的络脉上出现酸痛、麻木、硬结及颜色改变，可帮助诊断疾病。同时，在络穴进行点穴（以指代针），也可收到奇效。

表23 十五络穴表

经脉	肺经	大肠经	胃经	脾经	心经	小肠经	膀胱经	肾经	心包经	三焦经	胆经	肝经	任经	督经	脾经
络穴	列缺	偏历	丰隆	公孙	通里	支正	飞扬	大钟	内关	外关	光明	蠡沟	鸠尾	长强	大包

络穴具有联络表里两经的作用，能沟通表里两经，既可以治本经病，本络脉病，又可以治和本经相表里的经脉之病。如手少阴心经别络，实则胸中支满，虚则不能言语，皆可取其络穴通里来治疗。余皆仿此。络穴又能沟通表里二经，故有"一络通二经"之说。因此，络穴不仅能够治本经病，也能治其相表里之经的病证，如手太阴经的络穴列缺，既能治肺经的咳嗽、喘息，又能治手阳明大肠经的齿痛、头项强痛等疾患。络穴治疗慢性病，特别是脏腑的慢性疾病有效，古人有"初病在经，久病在络"之说，即指久病不愈时，其病理产物气血痰湿等常由经入络，故凡一切内伤疾病或脏腑

久病均可取络穴治疗。对于络脉之实证，则可用浅刺放血的方法治疗。

络穴在临床上可单独使用，也可与其相表里经的原穴配合使用，即谓之"原络配穴"。

此外，《素问·平人气象论》曰："胃之大络，名曰虚里，贯膈络肺，出于左乳下，其动应衣，脉宗气也。"故又有"十六络"之说。

> **附：十五络穴歌**
>
> 人身络穴一十五，我今逐一从头举，手太阴络为列缺，手少阴络即通里，
> 手厥阴络为内关，手太阳络支正是，手阳明络偏历当，手少阳络外关位，
> 足太阳络号飞扬，足阳明络丰隆记，足少阳络为光明，足太阴络公孙寄，
> 足少阴络名大钟，足厥阴络蠡沟配，阳督之络号长强，阴任之络号尾翳，
> 脾之大络为大包，十五络脉君须知。

（四）郄穴

郄穴属于特定穴，"郄"有空隙之意，其名称和位置首载于《甲乙经》。郄穴是经脉的气血深聚在四肢肘膝关节以下的空隙部位。十二经脉各有一个郄穴，阴跷脉、阳跷脉、阴维脉、阳维脉也各有一个郄穴，合而为十六郄穴。肺经部郄穴为孔最；大肠经为温溜；心包经为郄门；三焦经为会宗；心经为阴郄；小肠经为养老；脾经为地机；胃经为梁丘；肝经为中都；胆经为外丘；肾经为水泉；膀胱经为金门；阴维脉为筑宾；阳维脉为阳交；阴跷脉为交信；阳跷脉为跗阳（表24）。

表 24　十六郄穴表

阴经	郄穴	阳经	郄穴
手太阴肺经	孔最	手阳明大肠经	温溜
手厥阴心包经	郄门	手少阳三焦经	会宗
手少阴心经	阴郄	手太阳小肠经	养老
足太阴脾经	地机	足阳明胃经	梁丘
足厥阴肝经	中都	足少阳胆经	外丘
足少阴肾经	水泉	足太阳膀胱经	金门
阴维脉	筑宾	阳维脉	阳交
阴跷脉	交信	阳跷脉	跗阳

临床上，脏腑有病可按压郄穴进行检查，以协助诊断。因郄穴为气血深藏之处，一般情况下，邪不可干，如果郄穴出现异常，说明病邪已深，表现必然急、重，故郄穴可用于治疗本经循行和所属脏腑的急症、痛症、炎症以及久治不愈的疾病。阴经郄穴有止血作用，多治血证，如孔最止咯血、中都止崩漏、阴郄止吐血衄血等。阳经郄穴偏于止痛，如颈项痛取外丘，急性腰痛取养老、胃脘疼痛取梁丘等。郄穴可以单用，亦可与会穴合用，叫郄会取穴法，如梁丘配中脘治疗急性胃病；孔最配膻中治气逆吐血等。

附：十六郄穴歌

郄义即孔隙，本属气血集。肺向孔最取，大肠温溜别；

胃经是梁丘，脾属地机穴；心则取阴郄，小肠养老列；

膀胱金门守，肾向水泉施；心包郄门刺，三焦会宗持；

胆郄在外丘，肝经中都是；阳跷跗阳走，阴跷交信期；

阳维阳交穴，阴维筑宾知。

（五）背俞穴

背俞穴属于特定穴，是五脏六腑之气输注于背腰部的部位。背俞穴首见于《灵枢·背腧》篇，其中载有五脏背俞穴名称和位置。《素问·气府论篇》提出"六腑之俞各穴"，但未列出穴名。《脉经》中，明确了肺俞、肾俞、肝俞、心俞、脾俞、大肠俞、膀胱俞、胆俞、小肠俞、胃俞等十个背俞穴的名称和位置。此后《甲乙经》又补充了三焦俞，《千金方》又补充了厥阴俞而完备（表25）。

表25　十二背俞穴表

六脏	背俞	六腑	背俞
肺	肺俞	大肠	大肠俞
肾	肾俞	膀胱	膀胱俞
肝	肝俞	胆	胆俞
心	心俞	小肠	小肠俞
脾	脾俞	胃	胃俞
心包	厥阴俞	三焦	三焦俞

《灵枢·背腧》曰："则欲得而验之，按其处，应在中而痛解，乃其俞也。"《难经·六十七难》曰："阴病行阳，俞在阳。"指出五脏有病常在背俞穴上出现反应，按压背俞穴可以协助诊断。

背俞穴位于背腰部足太阳膀胱经第一侧线上，大体依脏腑位置而上下排列，分别冠以脏腑之名，共十二穴。《素问·长刺节论篇》曰："迫脏刺背，背俞也"说明背俞穴对于五脏病针刺具有直接作用。《难经·六十七难》曰："阴病行阳……俞在阳"《素问·阴阳应象大论篇》指出"阴病治阳"等，均说明背俞穴既可以治疗与其相应的脏腑病证，也可以治疗与脏腑相关的五官九窍、皮肉筋骨等病证。如肝俞既能治疗肝病，又能治疗与肝有关的目疾、筋脉挛急等病；肾俞既能治疗肾病，也可治疗与肾有关的耳鸣、耳聋、阳痿及骨病等。背俞穴可单用，亦可配募穴，叫俞募配穴法。

附：十二背俞穴歌

三椎肺俞厥阴四，心五肝九十胆俞，十一脾俞十二胃，十三三焦椎旁居，

肾俞却与命门平，十四椎外穴是真，大肠十六小十八，膀胱俞与十九平。

（六）募穴

募穴属于特定穴，始见于《素问·奇病论篇》："胆虚气上溢而口为之苦，治之以胆募俞。"《难经·六十七难》有"五藏募在阴而俞在阳"的记载，但无具体穴名。至《脉经》才明确了期门、日月、巨阙、关元、章门、太仓（中脘）、中府、天枢、京门、中极等十个募穴的名称和位置。《甲乙经》又补充了三焦募石门，后人又补充了心包募膻中，始臻完备（表26）。

募穴是脏腑经络之气结聚于胸腹部的腧穴。五（六）脏六腑共十二募穴。肺之募穴为中府、肝为期门、胆为日月、脾为章门、肾为京门、大肠为天枢、心包为膻中、心为巨阙、胃为中脘、三焦为石门、小肠为关元、膀胱为中极。

表26　十二募穴表

两侧		正中	
脏腑	募穴	脏腑	募穴
肺	中府	心包	膻中
肝	期门	心	巨阙
胆	日月	胃	中脘
脾	章门	三焦	石门
肾	京门	小肠	关元
大肠	天枢	膀胱	中极

《难经·六十七难》曰："阳病行阴，故令募在阴。"提出六腑有病（阳病）常在胸腹部的募穴上出现异常，指压募穴，可协助诊断，亦可与背俞穴互参诊病，即所谓"审募而察俞，察俞而诊募"。

《素问·阴阳应象大论篇》曰："阳病治阴。"即指六腑病及阳经经络病可取募穴治疗，如胃脘痛取中脘；腹痛、腹泻取天枢；膀胱经之坐骨神经痛取中极等。《难经本义》曰，"阴阳经络，气相交贯，脏腑腹背，气相通应"，说明脏腑之气与俞募穴是相互贯通的。由于募穴主治性能与背俞穴有共同之处，因此临床上常是俞、募穴配合使用，即谓之"俞募配穴"。如治心脏病时，既按揉心俞，也按揉心包之募穴膻中和心之募穴巨阙。俞募二穴也可相互诊察病证，作为协助诊断的一种方法，即所谓"审募而察俞，察俞而诊募"。

附：十二募穴歌

天枢大肠肺中府，关元小肠巨阙心，中极膀胱京门肾，胆日月肝期门寻，
脾募章门为中脘，气化三焦石门针，心包募穴何处取？胸前膻中觅浅深。

（七）八会穴

八会穴属于特定穴，"会"即聚会之意，乃指脏、腑、气、血、筋、脉、骨、髓等精气会聚处的腧穴。八会穴首载于《难经·四十五难》："腑会太仓（中脘），脏会季胁（章门），筋会阳陵泉，髓会绝骨，血会鬲（膈）俞，骨会大杼，脉会太渊，气会三焦外一筋直两乳内（膻中）也。"

八会穴之 8 个腧穴分别是，脏会章门（脾之幕穴）、腑会中脘（胃募穴）、气会膻中（心包募穴）、血会膈俞（膀胱经穴）、筋会阳陵泉（胆经合穴）、脉会太渊（肺经输穴）、骨会大杼（膀胱经穴）、髓会绝骨（胆经穴）（表 27）。

表 27　八会穴表

八会	穴名	经属
脏会	章门	脾经募穴
腑会	中脘	胃经募穴
气会	膻中	心包经募穴
血会	膈俞	膀胱经穴
筋会	阳陵泉	胆经合穴
脉会	太渊	肺经输穴
骨会	大杼	膀胱经穴
髓会	绝骨	胆经穴

八会穴与其所属的八种脏器组织的生理功能有着密切关系，因此凡属脏、腑、气、血、筋、脉、骨、髓的病变，都可以用相关的八会穴来治疗，如脏会章门主治五脏疾患，尤以肝脾多用；腑会中脘主治六腑病，尤以胃及大肠效优；筋会阳陵泉主治筋病，半身不遂、肩臂疼痛、拘挛瘫痪、痿痹多用；髓会悬钟主治下肢瘫痪、痿软无力、贫血、疼痛等；骨会大杼主治骨病，以周身骨节疼痛，尤其是颈肩背及四肢骨痛效佳；血会膈俞主治血病，如吐血、衄血、咳血、便血、痔血、尿血、崩漏、贫血以及外伤出血、瘀血等；气会膻中主治气机不利的各种疾患，如胸闷、气短、噎膈、哮喘、郁证、呕逆、嗳气等；脉会太渊主治脉管病，如脉管炎、无脉症、动脉硬化等。《难经·四十五难》曰："热病在内者，取其会之气穴也。"说明八会穴还能治某些热病。

附：八会穴歌

腑会中脘脏章门，髓会绝骨筋阳陵，血会膈俞骨大杼，脉太渊气膻中存。

（八）八脉交会穴

八脉交会穴属于特定穴，是指奇经八脉和十二正经脉气相通的在肘膝以下的 8 个腧穴，即公孙、内关、足临泣、外关、后溪、申脉、列缺、照海（表 28）。

表 28　八脉交会穴表

经属	八穴	通八脉	会合部位
足太阴	公孙	冲脉	胃、心、胸
足厥阴	内关	阴维	

续表

经属	八穴	通八脉	会合部位
手少阳	外关	阳维	目外眦、颊、颈、耳后、肩
足少阳	足临泣	带脉	
手太阳	后溪	督脉	目内眦、项、耳、肩胛
足太阳	申脉	阳跷	
手太阴	列缺	任脉	胸、肺、膈、喉咙
足少阴	照海	阴跷	

八脉交会穴是金元时代窦汉卿得于山人宋子华之手，乃"少室隐者"之所传。因窦氏善用此法而声誉倍增，故又称"窦氏八会"。

奇经八脉与十二正经得八穴相互交会的关系是：公孙通过足太阴脾经入腹会于关元，与冲脉相通；内关通过手厥阴心包经起于胸中，与阴维脉相通；外关通过手少阳三焦经上肩循天髎，与阳维脉相通；临泣通过足少阳胆经过季胁，与带脉相通；申脉通过足太阳膀胱经，与阳跷脉相通；后溪通过手太阳小肠经交肩会于大椎，与督脉相通；照海通过足少阴肾经循阴股入腹达胸，与阴跷脉相通；列缺通过手太阴肺经循喉咙，与任脉相通。

八脉交会穴应用甚广，李梴在《医学入门》中指出："八法者，奇经八穴为要，乃十二经之大会也。言子午八法者，子午流注兼奇经八法也。神针大要有四：曰穴法，周身三百六十穴，统于手足六十六穴，六十六穴又统于八穴。"由于奇经与正经的经气以此八穴相通，所以此八穴既能治奇经病，又能治正经病，如公孙通冲脉，因公孙为脾经穴，故公孙既能治脾经病，又能治冲脉病；内关通阴维脉，又为手厥阴心包经穴，故内关既可治心包经病，又可治阴维为病。余穴类推。

八脉交会穴临床上常采用上下相应配穴法，且时常交叉针穴。公孙配内关治胃心胸疾病及疟疾；后溪配申脉治内眼角、耳、项、肩胛部及恶寒发热症；外关配足临泣治外眼角、耳、颊、肩及寒热往来病症；列缺配照海治咽喉、胸膈、肺及阴虚内热等病症。

附一：八脉交会八穴歌

公孙冲脉胃心胸，内关阴维下总同，临泣胆经连带脉，阳维目锐外关逢，
后溪督脉内眦颈，申脉阳跷络亦通，列缺任脉行肺系，阴跷照海膈喉咙。

附二：八脉八穴治症歌

公孙

九种心疼涎闷，结胸翻胃难停，酒食积聚胃肠鸣，水食气疾膈病。
脐痛腹痛胁胀，肠风疟疾心疼，胎衣不下血迷心，泄泻公孙立应。

内关

中满心胸痞胀，肠鸣泄泻脱肛，食难下膈酒来伤，积块坚横胁抢。

妇女胁疼心痛，结胸里急难当，伤寒不解结胸膛，疟疾内关独当。

后溪

手足拘挛战掉，中风不语痫癫，头疼眼肿泪涟涟，腿膝背腰痛遍。

项强伤寒不解，牙齿腮肿喉咽，手麻足麻破伤牵，盗汗后溪先砭。

申脉

腰背屈强腿肿，恶风自汗头疼，雷头赤目痛眉棱，手足麻挛臂冷。

吹乳耳聋鼻衄，痫癫肢节烦憎，遍身肿满汗头淋，申脉先针有应。

临泣

手足中风不举，痛麻发热拘挛，头风痛肿项腮连，眼肿赤疼头旋。

齿痛耳聋咽肿，浮风瘙痒筋牵，腿疼胁胀肋肢偏，临泣针时有验。

外关

肢节肿疼膝冷，四肢不遂头风，背胯内外骨筋攻，头项眉棱皆痛。

手足热麻盗汗，破伤眼肿睛红，伤寒自汗表烘烘，独会外关为重。

列缺

痔疟变肿泄痢，唾红溺血咳痰，牙疼喉肿小便难，心胸腹疼噎咽。

产后发强不语，腰痛血疾脐寒，死胎不下膈中寒，列缺乳痈多散。

照海

喉塞小便淋涩，膀胱气痛肠鸣，食黄酒积腹脐并，呕泻胃番便紧。

难产昏迷积块，肠风下血常频，膈中快气气核侵，照海有功必定。

（九）下合穴

下合穴属于特定穴，又称六腑下合穴，是六腑下合于足三阳经的腧穴。下合穴是根据《灵枢·邪气脏腑病形》"合治内府"的理论而提出来的，即指"胃合于三里，大肠合于巨虚上廉，小肠合入于巨虚下廉，三焦合入于委阳，膀胱合入于委中央，胆合入于阳陵泉"。

由于大肠、小肠、三焦三经在上肢原有合穴，而以上六穴都在下肢，为了区别，故以下合穴命名。其理论根据首见于《灵枢·本输》"六腑皆出足之三阳，上合于手者也"。因"大肠、小肠皆属于胃"，所以，大肠、小肠的下合穴在胃经上；《甲乙经》指出："委阳，三焦下辅俞也……此足太阳之别络也。"膀胱主藏津液，三焦主水液代谢，故三焦与膀胱关系密切，因此，三焦的下合穴在膀胱经上；胃、胆、膀胱三经的合穴，本在下肢，因此，以上六穴称为六腑下合穴（表29）。

表29　下合穴表

手足三阳		六腑	下合穴
手三阳	太阳	小肠	下巨虚
	阳明	大肠	上巨虚
	少阳	三焦	委阳

续表

手足三阳		六腑	下合穴
足三阳	太阳	膀胱	委中
	阳明	胃	足三里
	少阳	胆	阳陵泉

下合穴是治疗六腑病证的主要穴位，《素问·咳论篇》曰："治府者治其合。"《灵枢·邪气脏腑病形》曰："合治内府。"如足三里治疗胃脘痛；下巨虚治疗泄泻；上巨虚治疗肠痈、痢疾；阳陵泉治疗蛔厥；委阳、委中治疗三焦气化失常而引起的癃闭、遗尿等。

附：下合穴歌

胃经下合三里乡，上下巨虚大小肠，膀胱当合委中穴，

三焦下合属委阳，胆经之合阳陵泉，腑病用之效必彰。

（十）交会穴

交会穴属于特定穴，是指两经或数经相交会合的腧穴，其记载始见于《甲乙经》。其中主要的一经即腧穴所归属的一经称为本经，相交会的经称为他经。

交会穴的分布多在头面、躯干部位。交会穴不但能治本经的疾病，还能兼治所交会经脉的疾病。如关元、中极是任脉的经穴，又与足三阴经相交会，这样既可以治任脉的疾患，又可治足三阴经的疾患；大椎是督脉的经穴，又与手足三阳相交会，它既可治督脉的疾患，又可治诸阳经的全身性疾患；三阴交是足太阴脾经的经穴，又与足少阴肾和足厥阴肝经的经脉相交会，它不但能治脾经病，也能治疗肝、肾两经的疾病。这就是交会穴的特点。

各经主要交会穴如下：

肺经交会穴：中府（手、足太阴之会）。

大肠经交会穴：肩髃（手阳明、阳跷之会），迎香（手、足阳明之会）。

胃经交会穴：承泣（足阳明、阳跷、任脉之会），地仓（阳跷、手足阳明之会），下关（足少阳、阳明之会），头维（足少阳、阳明、阳维之会）。

脾经交会穴：三阴交（足太阴、少阴、厥阴之会），大横（足太阴、阴维之会），腹哀（足太阴、阴维之会）。

小肠经交会穴：颧髎（手太阳、少阳之会），听宫（手足少阳、手太阳之会）。

膀胱经交会穴：睛明（手足太阳、阴阳跷、足阳明之会），大杼（手、足太阳之会），风门（督脉、足太阳之会）。

肾经交会穴：大赫，气穴，四满，中注，肓俞，商曲，石关，阴都，腹通谷，幽门（足少阴、冲脉之会）。

心包经交会穴：天池（手厥阴、足少阳之会）。

三焦经交会穴：翳风（手、足少阳之会），角孙（手、足少阳、手阳明之会）。

胆经交会穴：瞳子髎（手太阳、手足少阳之会），阳白（足少阳、阳维之会），头临泣（足太阳、少阳、阳维之会），风池（足少阳、阳维之会），肩井（手足少阳、阳维之会），日月（足太阴、少阳之会），带脉（足少阳、带脉之会），环跳（足少阳、太阳之会）。

肝经交会穴：章门（足厥阴、少阳之会），期门（足厥阴、太阴、阴维之会）。

任脉交会穴：承浆（足阳明、任脉之会），廉泉（阴维、任脉之会），天突（阴维、任脉之会），上脘（任脉、足阳明、手太阳之会），中脘（手太阳、少阳、足阳明、任脉之会），下脘（足太阴、任脉之会），阴交（任脉、冲脉之会），关元（足三阴、任脉之会），中极（足三阴、任脉之会），会阴（任、督、冲三脉之会）。

督脉交会穴：神庭（督脉、足太阳、阳明之会），水沟（督脉、手足阳明之会），百会（督脉、足太阳之会），脑户（督脉、足太阳之会），风府（督脉、阳维之会），哑门（督脉、阳维之会），大椎（督脉、手足三阳之会），陶道（督脉、足太阳之会）。

三、经外奇穴

奇穴，是指未能归属于十四经的腧穴，因其有奇效，故称"奇穴"。又因其在十四经以外，故又称为"经外奇穴"。《灵枢·刺节真邪》称"奇输"。它是在阿是穴的基础上发展起来的，其中有明确位置，且有名称的称为"有名奇穴"；一些仅有明确位置，但尚未定名的则称为"无名奇穴"。前者占绝大多数，后者为数较少。这类腧穴的主治范围比较单纯，多数对某些病证有特殊疗效，如百劳穴治瘰疬，四缝穴治小儿疳积等。

历代文献有关奇穴的记载很多，如《千金方》载有奇穴 187 个之多，均散见于各类病证的治疗篇中。《奇效良方》专列奇穴，收集了 26 穴。《针灸大成》便专列"经外奇穴"一门，载有 35 穴。《类经图翼》也专列"奇俞类集"一篇，载有 84 穴。《针灸集成》汇集了 144 穴。这说明，历代医家对奇穴是颇为重视的。

奇穴的分布虽然较为分散，有的在十四经循行路线上；有的虽不在十四经循行路线上，但却与经络系统有着密切联系；有的奇穴并不指某一个部位，是由多穴位组合而成，如十宣、八邪、八风、华佗夹脊等；有些虽名为奇穴，其实就是经穴，如胞门、子户，实际就是水道穴；四花据《针灸聚英》指出就是胆俞、膈俞四穴；灸痨穴据《针灸聚英》指出就是心俞二穴等。

四神聪 sì shén cōng （EX-HN 1）

四神聪穴在头顶部，当百会前后左右各旁开 1 寸处，共 4 个穴位。其下有帽状腱膜；有枕动、静脉，颞浅动、静脉顶支和眶上动、静脉的吻合网；布有枕大神经、耳颞神经及眶上神经分支。

四神聪穴的功用为镇静安神，清头明目，醒脑开窍。主治中风、半身不遂、偏正头痛、眩晕、失眠、健忘、癫狂、痫证、精神病、脑积水、大脑发育不全。

当阳 dāng yáng （EX-HN 2）

当阳穴在头前部，当瞳孔直上，前发际上 1 寸处。其下有枕额肌；有眶上神经和眶上动、静脉的分支或属支。

当阳穴的功用为疏风通络，清头明目。主治偏、正头痛，神经性头痛，眩晕，目赤肿痛，鼻炎。

印堂 yìn táng（EX-HN 3）

印堂穴在前额部，当两眉头间连线与前正中线之交点处。其下有掣眉肌；两侧有额内动、静脉分支；布有来自三叉神经的滑车上神经。

印堂穴的功用为清头明目，通鼻开窍。主治头痛，头晕，鼻渊，鼻衄，目赤肿痛，重舌，口眼㖞斜、颜面疔疮，三叉神经痛，呕吐，产妇血晕，子痫，急、慢惊风，高血压、神经衰弱，不寐。

鱼腰 yú yāo（EX-HN 4）

鱼腰穴在额部，瞳孔直上，眉毛中。其下有眼轮匝肌和枕额肌额腹；有额动、静脉外侧支；布有眶上神经、面神经的分支。

鱼腰穴的功用为镇惊安神，疏风通络。主治目赤肿痛，目翳，近视，眼睑瞤动，眼睑下垂，眶上神经痛，三叉神经痛，面神经麻痹。

太阳 tài yáng（EX-HN 5）

太阳穴在颞部，当眉梢与外眼角之间，向后约 1 寸凹陷处。其下有眼轮匝肌、颞筋膜及颞肌；有颞浅动、静脉；布有三叉神经第二、三支分支，面神经颞支。

太阳穴的功用为疏风清热、清肝明目，通络止痛。主治偏、正头痛，目赤肿痛，目眩，目涩，视神经萎缩，牙痛，面神经麻痹，三叉神经痛，神经衰弱。

耳尖 ěr jiān（EX-HN 6）

耳尖穴在耳廓的上方，当折耳向前，耳廓上方的尖端处。其下有颞浅动、静脉的耳前支，耳后动、静脉的耳后支；有耳颞神经耳前支、枕小神经耳后支和面神经耳支等。

耳尖穴的功用为清热祛风，解痉止痛。主治目赤肿痛，上目翳，急性结膜炎，偏正头痛，喉痹。

球后 qiú hòu（EX-HN 7）

球后穴在面部，当眶下缘外 1/4 与内 3/4 交界处。其下有眼轮匝肌，深部为眼肌；浅层有面动、静脉；布有面神经颧支和眶下神经、结状神经结和视神经，深层有眼神经。

球后穴的功用为清热明目。主治目疾，如视神经炎，视神经萎缩，视网膜色素变性，青光眼，早期白内障，近视。

上迎香 shàng yíng xiāng（EX-HN 8）

上迎香穴在面部，当鼻翼软骨与鼻甲的交界处，近处鼻唇沟上端处。其下有上唇方肌；有面动、静脉之支；布有筛前神经、眶下神经分支及滑车下神经。

上迎香穴的功用为清利鼻窍，通络止痛。主治头痛，鼻塞，鼻中息肉，鼻窦炎，过敏性鼻炎，暴发火眼，迎风流泪。

内迎香 nèi yíng xiāng（EX-HN 9）

内迎香穴在鼻孔内，当鼻翼软骨与鼻甲交界和黏膜处。其下有面动、静脉的鼻背支；布有筛前神经的鼻外支。

内迎香穴的功用为清热通窍。主治目赤肿痛，鼻疾，喉痹，热病，中暑，眩晕。

聚泉 jù quán（EX-HN 10）

聚泉穴在口腔内，当舌背正中缝的中点处。其下有舌肌；有面神经鼓索、舌动脉；布有三叉神经第三支分支、舌神经。

聚泉穴的功用为清散风热，祛邪开窍。主治舌强，舌缓，舌肌麻痹，味觉减退，消渴，咳嗽，哮喘。

海泉 hǎi quán （EX-HN 11）

海泉穴在口腔内，舌转卷向后方时，当舌下系带中点处。其下有舌肌；有下颌神经的舌神经，舌下神经和面神经鼓索的神经纤维；有舌动脉的分支舌深动脉和舌静脉的属支舌深静脉。

海泉穴的功用为祛邪开窍，生津止渴。主治舌缓不收，重舌肿胀，口腔炎、喉痹，呕吐，呃逆，腹泻，消渴。临床常用细三棱针点刺出血。

金津 jīn jīn （EX-HN 12）

金津穴在口腔内，当舌下系带左侧的静脉上。其下有舌肌；有下颌神经的颌神经，面神经鼓索的神经纤维；有舌动脉的分支舌深动脉，舌静脉的属支舌深静脉。

金津穴的功用为清泻热邪，生津止渴。主治急性扁桃体炎，口腔溃疡，舌强，舌肿，舌炎，咽炎，喉痹，消渴。

玉液 yù yè （EX-HN 13）

玉液穴在口腔内，当舌下系带右侧的静脉上。其下有舌下静脉；布有舌下神经、舌神经。

玉液穴的功用为清泻热邪，生津止渴。主治舌强，舌炎，咽炎，口疮，喉痹，失语，消渴。

翳明 yì míng （EX-HN 14）

翳明穴在项部，当翳风后 1 寸。其下有胸锁乳突肌、头夹肌和头最长肌；有耳后动、静脉；布有耳大神经和枕小神经。

翳明穴的功用为明目聪耳，宁心安神。主治近视，远视，雀目，青盲，早期白内障，头痛，眩晕，耳鸣，失眠，精神病。

颈百劳 jǐng bǎi láo （EX-HN 15）

颈百劳穴在项部，当大椎直上 2 寸，后正中线旁开 1 寸。

颈百劳穴主治骨蒸潮热，盗汗自汗，瘰疬，咳嗽，气喘，颈项强痛。

子宫 zǐ gōng （EX-CA 1）

子宫穴在下腹部，脐中下 4 寸，中极旁开 3 寸，当腹内、外斜肌处。其下有腹壁浅动、静脉；布有髂腹下神经。

子宫穴的功用为调经理气，升提下陷。主治子宫脱垂，月经不调，痛经，功能性子宫出血，崩漏，不孕，疝气，腰痛。

定喘 dìng chuǎn （EX-B 1）

定喘穴在背部，第七颈椎棘突下，旁开 0.5 寸处。其下有斜方肌、菱形肌、上后锯肌、头夹肌和横突棘肌；有第七、八颈神经后支；深层有颈深动、静脉和颈横动、静脉的分支。

定喘穴的功用为止咳平喘，通宣理肺。主治哮喘，咳嗽，胸痛、心悸，百日咳，落枕，肩背痛，肩关节软组织损伤，上肢麻痹疼痛，荨麻疹。

夹脊 já jǐ （EX-B 2）

夹脊穴也称"华佗夹脊"，在背腰部，当第一胸椎至第五腰椎棘突下两侧，后正中线旁开 0.5 寸处，一侧有 17 个穴位。其下有浅肌层有斜方肌、背阔肌、菱形肌、上后锯肌、下后锯肌，深层肌有竖脊肌、横突棘肌；分布有第一胸神经至第五腰神经的内侧皮支和伴行的动、静脉。深层布有第一胸神经至第五腰神经后支的肌支，肋间后动、静脉背侧支的分支或属支。

夹脊穴的功用为调节脏腑机能。主治范围较广，除治疗背腰部局部病证外，还治疗相应部位的内脏疾患，其中上背部的夹脊穴治疗心肺疾病及上肢病证；下背部夹脊穴治疗胃肠疾病；腰部夹脊穴治疗腰腹部脏器如肾、大小肠、膀胱、子宫等疾病及下肢病症（表30）。

胃脘下俞 wèi wǎn xià shù（EX-B 3）

胃脘下俞穴在背部第八胸椎棘突下，旁开1.5寸，当斜方肌下缘。其下有背阔肌、最长肌；有第八肋间动、静脉背侧支的内侧支；布有第八胸神经后支内侧皮支，深层为第八胸神经后支外侧支。

胃脘下俞穴的功用为健脾和胃，理气止痛。主治胃痛，胰腺炎，胸胁痛，消渴，咳嗽，咽干。

痞根 pǐ gēn（EX-B 4）

痞根穴在腰部第一腰椎棘突下，旁开3.5寸，当背阔肌、骶棘肌处。其下有第一腰动、静脉背侧支；布有第十二胸神经后支外侧支，深层为第一腰神经后支。

痞根穴的功用为健脾和胃，理气止痛。主治胃痉挛，胃炎，胃扩张，肝炎，肝脾肿大，腰肌劳损，肾下垂。

下极俞 xià jí shù（EX-B 5）

下极俞穴在腰部第3椎腰棘突下，当后正中线上。其下有腰背筋膜、棘上韧带及棘间韧带；有腰动脉后支，棘间皮下静脉丛；布有腰神经后支内侧支。

下极俞穴的功用为强腰健肾。主治腰痛，腹痛，腹泻，小便不利，遗尿，下肢酸痛。

腰宜 yāo yí（EX-B 6）

腰宜穴在腰部，当第4腰椎棘突下，旁开3寸。

腰宜穴主治腰挫伤，腰腿痛，泌尿生殖疾患。

腰眼 yāo yǎn（EX-B 7）

腰眼穴在腰部，位于第四腰椎棘突下，旁开约3.5寸凹陷中。其下有背阔肌、骶棘肌；有第二腰动、静脉背侧支；布有第十二胸神经后支外侧支，第一腰神经外侧支。

腰眼穴的功用为强腰健肾。主治腰痛，腹痛，尿频，遗尿，消渴，虚劳，羸瘦，妇科疾患。

十七椎 shí qī zhuī（EX-B 8）

十七椎穴在腰部，当后正中线上，第5腰椎棘突下。

十七椎穴主治腰骶痛，腿痛，转胞，痛经，崩漏，遗尿。

腰奇 yāo qí（EX-B 9）

腰奇穴在骶部，当尾骨端直上2寸，骶角之间凹陷中。其下有棘上韧带；有第二、三骶动、静脉；布有第二、三骶神经后支。

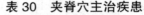

表30　夹脊穴主治疾患

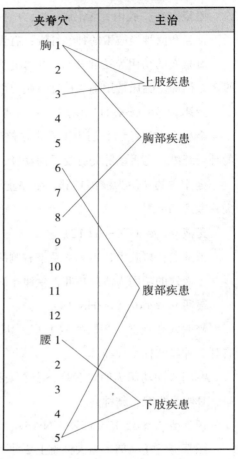

腰奇穴主治癫痫，头痛，失眠，便秘。

肘尖 zhǒu jiān（EX-UE 1）

肘尖穴在肘后部，屈肘，当尺骨鹰嘴的尖端。其下有浅筋膜；肘关节动脉网；布有前臂背侧皮神经。

肘尖穴主治瘰疬，痈疽，疔疮，肠痈，霍乱。

二白 èr bái（EX-UE 2）

二白穴在前臂掌侧，腕横纹上 4 寸，当曲泽与大陵穴连线中 1/3 与下 1/3 交界处，桡侧腕屈肌腱的两侧，左右两侧各 1 穴。其下有掌长肌腱与桡侧腕屈肌腱、指浅屈肌、拇长屈肌和前臂骨间膜；有桡动、静脉和骨间掌侧动、静脉；布有前臂内侧皮神经、前臂外侧皮神经、正中神经和桡神经。

二白穴的功用为调和气血，提肛消痔。主治脱肛，痔疮，前臂痛，胸胁痛。

中泉 zhōng quán（EX-UE 3）

中泉穴在腕背侧横纹中，指总伸肌腱桡侧的凹陷处，当拇长伸肌腱与食指固有伸肌腱之间。其下有腕背侧韧带；有桡神经腕背支，腕背静脉网；布有桡神经浅支。

中泉穴主治胸胁胀满，咳嗽气喘，胃脘疼痛，心痛，唾血，目翳，掌中热，腹胀腹痛。

中魁 zhōng kuí（EX-UE 4）

中魁穴在中指背侧近侧指间关节的中点处。其下有指背神经和动脉。

中魁穴主治噎膈，翻胃，呕吐，呃逆，牙痛，鼻出血，白癜风。

大骨空 dà gǔ kōng（EX-UE 5）

大骨空穴在拇指背侧，指间关节横纹的中点处。其下有拇长伸肌腱；有桡神经浅支的指背神经。

大骨空穴的功用为退翳明目。主治目痛，目翳，白内障等各种眼病，吐泻，衄血。

小骨空 xiǎo gǔ kōng（EX-UE 6）

小骨空穴在小指背侧近侧指间关节的中点处。其下有指背腱膜和小指伸肌腱；有指背神经和动脉。

小骨空穴的功用为明目止痛。主治目赤肿痛，目翳，喉痛，掌指关节痛。

腰痛点 yāo tòng diǎn（EX-UE 7）

腰痛点穴在手背侧，当第 2、3 掌骨及第 4、5 掌骨之间，当腕横纹与掌指关节校点处，一侧二穴。其下有第 2、4 掌骨背侧骨间肌；有掌背动脉；布有掌背神经，指掌侧总神经。

腰痛点穴的功用为舒筋通络，化瘀止痛。主治急性腰扭伤，头痛，卒死，痰壅气促，小儿急、慢惊风，手背红肿疼痛。

外劳宫 wài láo gōng（EX-UE 8）

外劳宫穴在手背侧，第 2、3 掌骨之间，掌指关节后 0.5 寸处。其下有第 2 掌骨间背侧肌和第 2 骨间掌侧肌骨；有掌背动脉，手背静脉网；布有桡神经浅支。

外劳宫穴的功用为通经活络，祛风止痛。主治偏头痛，落枕，颈椎病，手背红肿，手指麻木，五指不能屈伸，腹痛，腹泻，小儿消化不良，脐风。

八邪 bā xié（EX-UE 9）

八邪穴又名八关，在手指背侧，微握拳时当第一至五指间，指蹼缘后方赤白肉际处，左右共 8 穴。《奇效良方》从桡侧向尺侧方向依次称大都、上都、中都、下都。其下有骨间肌；有桡神经浅支和尺神经指背支。

八邪穴的功用为祛风通络，清热解毒。主治头项强痛，咽痛，齿痛，目痛，烦热，手臂红肿，手指关节疾病，手指麻木。

四缝 sì fèng（EX-UE 10）

四缝穴在第二至五指掌面侧，近端指关节的中点，一侧四穴。其下有指纤维鞘、指滑液鞘、屈指深肌腱、深部为指关节腔；有指掌侧固有动、静脉分支；布有指掌侧固有神经。

四缝穴的功用为消食导滞，祛痰化积。主治小儿疳积，小儿腹泻，百日咳，肠虫症，咳嗽，气喘。

十宣 shí xuān（EX-UE 11）

十宣穴在手十指尖端，距指甲游离缘 0.1 寸，左右共十个穴位。其下有指掌侧固有动、静脉形成的动、静脉网；布有指掌侧固有神经和丰富的痛觉感受器。

十宣穴的功用为清热开窍，用于急救和各种热证。主治昏迷，晕厥，中暑，癔病，热病，高血压，小儿惊厥，咽喉肿痛，指端麻木。

髋骨 kuān gǔ（EX-LE 1）

髋骨穴在大腿前面下部，当梁丘两旁各 1.5 寸，一侧二穴。

髋骨穴主治膝关节炎、下肢痿痹。

鹤顶 hè dǐng（EX-LE 2）

鹤顶穴在膝上部，髌底的中点上方凹陷处。其下有股四头肌腱；有股前皮神经和膝关节的动、静脉网。

鹤顶穴的功用为通利关节。主治膝关节酸痛，腿足无力，鹤膝风，脚气，脑血管意外后遗症。

百虫窝 bǎi chóng wō（EX-LE 3）

百虫窝穴别名血郄。于屈膝时在大腿内侧，当髌底内侧端上 3 寸（血海穴直上 1 寸）。其下有股内侧肌和大收肌；有股前皮神经。

百虫窝穴的功用为祛风活血，驱虫止痒。主治荨麻疹，风疹，皮肤瘙痒症，湿疹，蛔虫病。

内膝眼 nèi xī yǎn（EX-LE 4）

内膝眼穴于屈膝时在髌韧带内侧凹陷处。

内膝眼穴主治膝关节周围炎，下肢运动障碍。

膝眼 xī yǎn（EX-LE 5）

膝眼穴于屈膝时位于髌韧带两侧凹陷处，在内侧的称内膝眼，在外侧的称外膝眼。其下有膝关节动、静脉网；布有隐神经分支、股外侧皮神经分支，深层有胫腓总神经分支。

膝眼穴的功用为活血通络，疏利关节。主治膝关节酸痛，鹤膝风，髌骨软化症，腿痛，脚气。

胆囊 dǎn náng（EX-LE 6）

胆囊穴在小腿外侧，当腓骨小头前下方凹陷处（阳陵泉）直下 2 寸。其下有腓骨长肌与趾长伸肌处；有胫前动、静脉分支；布有腓肠外侧皮神经、腓浅神经。

胆囊穴的功用为利胆通腑。主治急、慢性胆囊炎，胆石症，胆道蛔虫症，胆绞痛，胸胁痛，下肢麻痹，耳聋。

阑尾 lán wěi（EX-LE 7）

阑尾穴在小腿前侧上部，当犊鼻下 5 寸，胫骨前缘旁开一横指。其下有胫骨前肌、小腿骨间膜和胫骨后肌；分布有腓肠外侧皮神经、腓深神经。

阑尾穴的功用为清热解毒，化瘀通腑。主治急、慢性阑尾炎，胃脘疼痛，消化不良，下肢痿痹。

内踝尖 nèi huái jiān（EX-LE 8）

内踝尖穴在足内侧面，内踝的凸起处。其下有股神经的隐神经；有胫前动脉、内踝前动脉以及胫后动脉。

内踝尖穴的功用为舒筋活络。主治牙痛，扁桃体炎，腓肠肌痉挛。

外踝尖 wài huái jiān（EX-LE 9）

外踝尖穴在足外侧面，外踝的凸起处。其下有腓浅神经和腓肠外侧皮神经，其血液由胫前动脉的外踝网和腓动脉的外踝支供应。

外踝尖穴的功用为舒筋活络。主治牙痛，腓肠肌痉挛，脚气，偏瘫。

八风 bā fēng（EX-LE 10）

八风穴在足背侧，第一至五趾间缝纹头尽处，趾蹼缘后方赤白肉际处，一侧四穴，左右共八穴。其下有第三、四趾的趾长、短伸肌腱；有趾背动、静脉；布有腓浅、深神经。

八风穴的功用为祛风通络，清热解毒。主治头痛，牙痛，胃痛，月经不调，疟疾，脚气，足跗肿痛，足趾麻木。

独阴 dú yīn（EX-LE 11）

独阴穴在足第二趾的跖侧远侧趾间关节的中点处。其下有趾短、长屈肌腱；有足底内侧神经、足趾底固有神经。

独阴穴的功用为调理冲任。主治月经不调，死胎，胞衣不下，心绞痛，胸胁痛，胃痛，呕吐，疝气。

气端 qì duān（EX-LE 12）

气端穴在足十趾尖端，距趾甲游离缘 0.1 寸，左右共十穴。其下有足底内侧神经、足趾底固有神经和足底外侧神经的同名神经，并有该神经有同名的动、静脉伴行。

气端穴的功用为通络开窍。主治中风急救，足趾麻木，脚背红肿、疼痛。

夹承浆 jiá chéng jiāng

夹承浆穴在下颌部，当颏唇沟中点两旁开 1 寸处。其下有降下唇肌和下颌骨的颏孔；有下颌神经的下牙槽神经终支、颏神经分支和面神经；有面动脉的分支。

夹承浆穴的功用为清热疏风。主治面神经麻痹，三叉神经痛，面肌痉挛，急性牙髓炎，牙龈炎，根尖周炎等。

安眠 ān mián

安眠穴在项部，当翳风穴和风池穴连线的中点处。其下有颈阔肌和头夹肌；有枕小神经和耳大神经双重分布。

安眠穴的功用为镇惊安神。主治失眠，头痛，眩晕，高血压、精神病，癔病。

牵正 qiān zhèng

牵正穴在面颊部，耳垂前方 0.5 寸，与耳垂中点相平处。其下有腮腺和咬肌；有下颌神经的颊神经；有咬肌动静脉支。

牵正穴的功用为祛风清热，通经活络。主治面神经麻痹，口疮，下牙痛，腮腺炎等。

三角灸 sān jiǎo jiǔ

三角灸穴位于腹部，以患者两口角的长度为一边，作一等边三角形，将顶角置于患者脐心，底边呈水平线，两底角处即是本穴。其下有腹直肌；有腹壁下动、静脉和第十肋间神经。

三角灸穴的功用为调理气机。主治腹痛，疝气。

百劳 bǎi láo

百劳穴在项部，当大椎穴直上 2 寸，后正中线旁开 1 寸处。其下有斜方肌、上后锯肌、头颈夹肌和头半棘肌；有第四、五颈神经后支；有枕动、静脉和椎动、静脉。

百劳穴的功用为滋补肺阴，舒筋活络。主治咳嗽，咳血、哮喘，肺结核，瘰疬，颈项强痛，角弓反张，妇女产后周身疼痛。

巨阙俞 jù què shù

巨阙俞穴在背部，位于第四、五胸椎棘突之间凹陷中。其下有棘上韧带、棘间韧带、弓间韧带和椎管；分布有第三、四、五胸神经后支的内侧支。

巨阙俞穴的功用为宁心安神，止咳平喘。主治支气管炎，支气管哮喘，肋间神经痛，失眠，心绞痛。

里内庭 lǐ nèi tíng

里内庭穴在足掌面，第二、三跖趾关节前方凹陷中。其下有足底内侧神经的趾足底总神经。

里内庭穴的功用为镇惊安神，消食导滞。主治胃痉挛，食积，癫痫，足趾麻木。

血压点 xuè yā diǎn

血压点穴在第六、七颈椎棘突之间左右旁开 2 寸。主治高血压，低血压。

胰俞 yí shù

胰俞穴在第八胸椎棘突下旁开 1.5 寸。主治糖尿病，咽喉干燥，胰腺炎，呕吐，腹痛。

瘰疬 luǒ lì

瘰疬穴在第六胸椎棘突左右旁开各 5 分处。主治瘰疬。

痔疮 zhì chuāng

痔疮穴在第三、四腰椎棘突附近寻找充血点即是本穴。主治痔疮。

胃上 wèi shàng

胃上穴在脐上 2 寸，旁开 4 寸。主治胃下垂，腹胀。

提托 tí tuō

提托穴在脐下 3 寸，旁开 4 寸。主治子宫下垂，下腹疼痛，疝痛，痛经，腹胀，肾下垂。

落枕 lào zhěn

落枕穴在手背第二、三掌骨间，掌指关节后约 0.5 寸处。主治落枕，偏头痛，胃痛，咽喉肿痛，肩臂痛。

肩前 jiān qián

肩前穴在肩锁关节内侧凹陷处和腋窝前面的皱襞连线之中点。主治肩周炎、肩臂痛、上肢麻痹、偏瘫。

治痒 zhì yǎng

治痒穴在上臂外侧，肩峰直下，肱骨后缘与腋窝前皱襞相平齐处，也即三角肌下部。主治湿疹、荨麻疹、过敏性皮炎。

肝炎 gān yán

肝炎穴在内踝尖上 2 寸。主治肝炎。

辟关 pì guān

辟关穴在髂前上棘与髌底外侧端连线上，平臀横纹。主治腰痛，膝冷，腹痛。

八华 bā huá

八华穴在背部，以两乳间距离的 1/4（即 2 寸）为边，作等边三角形。将一角顶置于大椎穴上，底边呈水平，下两角是穴；再将此三角角顶放在上一三角底边中点，其下两角也是穴，如此再向下重复二次，共得 8 穴，称为八华。上 6 穴称六华。

八华穴主治虚弱羸瘦，骨节疼痛，咳嗽，盗汗。

八椎下 bā zhuī xià

八椎下穴在背正中线，当第八、九胸椎棘突之间。主治疟疾。

四、耳穴

耳穴在针灸和推拿的治疗中，常常作为辅助的方法配合使用。对一些适应证，也可以收到良好的疗效（图 20 耳穴 1，图 21 耳穴 2，图 22 耳穴 3）。

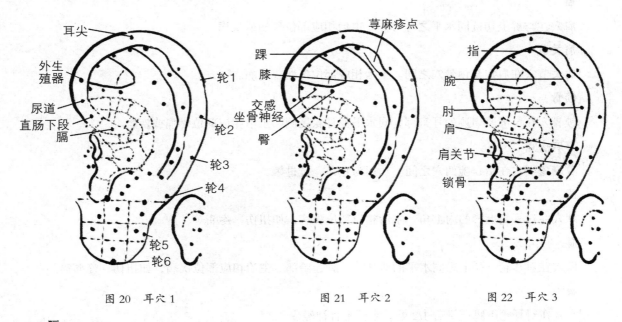

图 20　耳穴 1　　　　　图 21　耳穴 2　　　　　图 22　耳穴 3

膈

膈穴在耳轮脚上。主治呃逆，黄疸。

直肠下段

直肠下段穴在耳轮起始端，近屏上切迹处（与大肠穴同水平的耳轮处）。主治便秘，脱肛，里急后重，痔疮。

尿道

尿道穴在与对耳轮下脚下缘同水平的耳轮部（在与膀胱穴同水平的耳轮处）。主治遗尿，尿急，尿痛，尿血，尿潴留。

外生殖器

外生殖器穴在与对耳轮下脚上缘同水平的耳轮部（在与交感同水平的耳轮处）。主治阳痿，睾丸炎，阴道炎。

耳尖

耳尖穴即将耳轮向耳屏对折时，当耳廓上面的顶端处。主治目赤肿痛，目翳，视物模糊，自汗，心悸，发热，高血压。

轮1~6

轮1~6穴自耳轮结节下缘至耳垂中部的下缘等分成6点，分别为轮1、轮2、轮3、轮4、轮5、轮6。主治炎症，发热，上呼吸道感染。

指

指穴在耳轮结节上方的耳舟部。主治相应部位疼痛或疾病。

腕

腕穴在平耳轮结节突起处的耳舟部。主治相应部位疼痛或疾病。

肘

肘穴在腕与肩穴之间。主治相应部位疼痛或疾病。

肩

肩穴在与屏上切迹同水平之耳舟部。主治相应部位疼痛或疾病。

肩关节

肩关节穴在肩穴与锁骨穴之间。主治相应部位疼痛或疾病。

锁骨

锁骨穴在与屏轮切迹的耳舟部，同水平偏耳轮尾侧。主治相应部位疼痛或疾病。

荨麻疹点

荨麻疹点穴在指、腕两穴之间。功用为止痒，抗过敏。

踝

踝穴在对耳轮上脚的内上角。主治相应部位疾病，如扭伤、疼痛等。

膝

膝穴在对耳轮下脚上缘同水平的对耳轮上脚起始部。主治相应部位疾病，如扭伤、疼痛等。

臀

臀穴在对耳轮下脚上缘后1/2处。主治坐骨神经痛。

坐骨神经

坐骨神经穴在对耳轮下脚上缘前1/2处。主治坐骨神经痛。

交感

交感穴在对耳轮下脚与耳轮内侧交界处。对内脏有解痉镇痛作用。

第十二章 推拿（按摩）前的诊断

中医诊断，包括推拿（按摩）保健与治疗前的诊断，是对人体健康状态和病证所提出的概括性判断。它是由基础医学引伸到临床医学的桥梁，具有基础理论密切结合临床实践的特点，是中医学领域包括推拿医学的重要组成部分。正确的治疗取决于正确的诊断，而正确的诊断来源于对患者全身各部的周密诊察和精确的辨证分析，没有正确的诊断就不会有正确的治疗。所以诊断在推拿（按摩）保健与治疗疾病中是极为重要的一环。

中医的四诊，是指望、闻、问、切四种诊察疾病的基本方法，古称"诊法"。《素问·脉要精微论篇》曰："诊法何如？……切脉动静而视精明，察五色，观五脏有余不足，六腑强弱，形之盛衰，以此参伍，决死生之分。"可见诊法就是对人体进行全面诊察的方法，借以判断人的健康与疾病状态。望诊，是对患者全身或局部进行有目的的观察以了解病情，测知脏腑病变；闻诊，是通过听声音、嗅气味以辨别患者内在的病情；问诊，是通过对患者或陪诊者的询问以了解病情及有关情况；切诊，是诊察患者的脉候和身体其他部位，以测知体内、体外一切变化的情况。根据以上四诊合参的原则，收集患者的病史、症状和体征等，以便审察准确，辨证求因。

推拿诊断的方法，除一般的望、闻、问、切外，还有腹诊等特殊诊法。实际上，腹诊也包括在四诊法内，如视腹之外形，丰隆或凹陷；或切腹之硬度，动气与否；或问其喜按或拒按，以判断其病为虚为实等。国内腹诊推拿流派的第二代传人骆俊昌在推拿时，主要治疗的部位是腹部，同时他除继承古人的一些腹诊经验外，通过实践，又对腹诊的方法有了进一步体会和提高。当然，每一种单独的诊断方法，都不免有它一定的局限性。只有几种方法结合起来，再加以其他如八纲辨证，脏腑辨证等，必定较仅用某一种诊断方法正确全面，所以在临床上往往需要结合各种诊法加以综合和分析，才能作出最后的正确诊断结论。

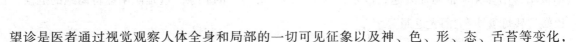

第一节 望诊

望诊是医者通过视觉观察人体全身和局部的一切可见征象以及神、色、形、态、舌苔等变化，借以推知病情转变过程的一种诊断方法。

由于人体的内外是紧密联系的。体内发生病变，必然会反映到体表，使精神、色泽、形态和舌苔等产生异常变化。观察人的神、色、形、态、舌象、络脉、皮肤、五官九窍等情况以及排泄物、分泌物，分泌物的形、色、量等，即一般观察和局部观察，从而得出诊断病症的依据。

一、望神

神是生命活动的总称，其概念有广义和狭义之分：广义的神，是指整个人体生命活动的外在表现，可以说神就是生命；狭义的神，乃指人的精神活动，可以说神就是精神、神志。望神应包括这两方面的内容。

神是以精气为物质基础的一种机能，是五脏所生之外荣。望神是观察人体生命活动的外在表现，可以了解五脏精气的盛衰和病情轻重与预后。望神应重点观察患者的精神、意识、面目表情、形体动作、反应能力等，尤应重视眼神的变化。望神的内容包括得神、失神、假神，此外，神气不足、神志异常等也属于望神的内容。《黄帝内经》曰："得神者昌，失神者亡。"表明神的盛衰是判断机体健康与否的重要标志之一。如患者临床的症状虽较重，但其面色泽润，目有光泽，神志清楚，肌肉不削，气息均匀，这说明预后良好；反之如临床症状虽轻，但面容晦暗，精神靡颓，则是不好的现象，所以说"望而知之谓之神"。

1. 得神

得神又称有神，即精充气足神旺，表现为目光明亮、面色润泽、表情自然、神志清楚、精神爽朗、呼吸平稳、语言清晰、反应灵敏、动作灵活、体态自如、肌肉不削，在病中，则虽病而正气未伤，是病轻的表现，预后良好。

2. 失神

失神又称无神，是精损气亏神衰的表现。病至此，已属重笃，预后不良。失神的表现为目无光彩、眼神呆滞、视物不清、面色晦暗、表情淡漠或呆板、精神萎靡、神志恍惚、言语不清、反应迟钝、动作失灵、强迫体位，或神昏谵语、循衣摸床、撮空理线，或猝倒而目闭口开、呼吸气微或喘、周身大肉已脱。一般来讲，精神疲惫，是阴血、精气不足的见证；神昏谵语（高烧）是邪热内闭的见证；情绪沉郁，若有所思，是情志不遂的见证；循衣摸床，双手撮空，两目呆视是神气将亡的先兆。

3. 假神

假神是垂危患者出现的精神暂时好转的假象，是临死的预兆，并非佳兆。假神的表现是久病重病之人，本已失神，但突然精神转佳，目光转亮，言语不休，想见亲人；或病至语声低微断续，忽而响亮起来；或原来面色晦暗，突然颧赤如妆；或本来毫无食欲，忽然食欲增强。假神与病情好转的区别在于假神的出现比较突然，其"好转"与整个病情不相符合，只是暂时的现象，而由无神转为有神，是整个病情的好转，是一个逐渐变化的过程。假神之所以出现，是由于精气衰竭已极，阴不敛阳，阳虚无所依附而外越，以致暴露出一时"好转"的假象。这是阴阳即将离绝的危候，古人比做"残灯复明""回光返照"。

4. 神气不足

神气不足是轻度失神的表现，与失神状态只是程度上的区别。它介于有神和无神之间，常见于虚证患者，所以更为多见。神气不足的临床表现为精神不振、健忘困倦、声低懒言、怠惰乏力、动作迟缓等。多属心脾两亏，或肾阳不足。

5. 神志异常

神志异常也是失神的一种表现，但与精气衰竭的失神有本质上的不同。一般包括烦躁不安以及癫狂、痫证等。这些都是由特殊的病机和发病规律所决定的，其失神表现并不一定意味着病情的严重性。烦躁不安，即指心中烦热不安，手足躁扰不宁的症状。烦与躁不同，烦为自觉症状，如烦恼；躁为他觉症状，如躁狂、躁动等。烦与躁多与心经有火有关，可见于邪热内郁、痰火扰心、阴虚火旺等证。

癫证表现为淡漠寡言、闷闷不乐、精神痴呆、喃喃自语或哭笑无常，多由痰气郁结，阻蔽神明所致，亦有神不守舍、心脾两虚者；狂证多表现为疯狂怒骂，打人毁物，妄行不休，少卧不饥，甚则登高而歌，弃衣而走，多因肝郁化火，痰火上扰神明所致；痫证表现为突然昏倒、口吐涎沫、四肢抽搐、醒后如常，多由肝风挟痰、上窜蒙蔽清窍，或属痰火扰心、引动肝风。

二、望色

"色"是五脏气血的外荣，常表现在面部，望色就是医者观察患者面部和全身颜色与光泽的一种望诊方法，借其色来辨别五脏气血盛衰，探知病症的变化以及判断预后等情况。所谓"色"，指青、黄、赤、白、黑五色，古人称之为五色诊（包括面部五色诊和全身五色诊）；泽，是指五色的润泽与晦暗而言。临床上，色泽是脏腑、气血盛衰和病理变化的一种表现。从生理上看，人的肤色虽不同，但都以润泽为宜，最忌枯涩晦暗。如果患者面色没有显著变化，是病在表或为新病的一种表现。反之，色泽晦暗枯涩，则是病在里或久病气血已伤的见证。但久病危重的人，面色突然呈现鲜艳浮红，则是精气将竭之先兆，称为"回光返照"。

在望诊中，望色往往运用五行结合五脏所属，推求其病因，如面部色黄，其病在脾，病因为湿；面部色赤，其病在心，病因为热为火；面部色白，其病在肺，病因为虚寒；面部色青，其病在肝，症状多痛，病因多郁；面部色黑，其病在肾，病因多寒；在小儿则可察指纹，即以食指的三节横纹，分为风、气、命三关。正常者，纹色是红黄相兼，隐隐不见；在病时，如至风关为轻，至气关较重，至命关则危。其颜色如为紫色属内热，红色为伤寒，黄色为消化不良，黑色为中恶，白色为极度营养不良之征。此外，望面色还要注意识别常色与病色。

（一）常色

常色是人在正常生理状态时的面部色泽。常色又有主色、客色之分。

1. 主色

所谓主色，是指人终生不改变的基本肤色、面色。由于民族、禀赋、体质不同，每个人的肤色不完全一致。我国人民绝大多数属于黄色人种，一般肤色都呈微黄，所以古人以微黄为正色。在此基础上，有些人可有略白、较黑、稍红等差异。

2. 客色

人与自然环境相应，由于生活条件的变动，人的面色、肤色也相应变化叫做客色。例如，随四时、昼夜、阴晴等天时的变化，面色亦相应改变。再如，由于年龄、饮食、起居、寒暖、情绪等变化，也可引起面色变化，也属于客色。

总之，常色有主色、客色之分，其共同特征是：明亮润泽、隐然含蓄。

（二）病色

病色是指人体在疾病状态时的面部颜色与光泽，可以认为除上述常色之外，其他一切反常的颜色都属病色。病色有青、黄、赤、白、黑五种。

1. 青色

青色主寒证、痛证、瘀血证、惊风证、肝病，为经脉阻滞，气血不通之象。寒主收引、主凝滞，寒盛而留于血脉，则气滞血瘀，故面色发青。经脉气血不通，不通则痛，故痛也可见青色。肝病气机失于疏泄，气滞血瘀，也常见青色。肝病血不养筋，则肝风内动，故惊风（或欲作惊风），其色亦青。如面色青黑或苍白淡青，多属阴寒内盛；面色青灰、口唇青紫，多属心血瘀阻，血行不畅；面色青而暗，多为寒阻急痛，如心绞痛发作等；小儿高热，面色青紫，以鼻柱、两眉间及口唇四周明显，是惊风先兆。

2. 黄色

黄色主湿证、虚证，是脾虚湿蕴的表现。因脾主运化，若脾失健运、水湿不化，或脾虚失运，水谷精微不得化生气血，致使肌肤失于充养，则见黄色。如面色淡黄憔悴称为萎黄，多属脾胃气虚，营血不能上荣于面部所致；面色发黄而且虚浮，称为黄胖，多属脾虚失运，湿邪内停所致；黄而鲜明如橘皮色者，属阳黄，为湿热熏蒸所致；黄而晦暗如烟熏者，属阴黄，为寒湿郁阻所致。

3. 赤色

赤色主热证，为热象。气血得热则行，热盛而血脉充盈，血色上荣，故面色赤红。热证有虚实之别。实热证，满面通红；虚热证之阴虚火旺，仅午后两颧嫩红。此外，若在病情危重之时，面红如妆者，多为戴阳证，是精气衰竭，阴不敛阳，虚阳上越所致。

4. 白色

白色主虚寒证、血虚证，为气血虚弱不能荣养机体的表现。阳气不足，气血运行无力，或耗气失血，致使气血不充，血脉空虚，均可呈现白色。如面色晄白而虚浮，多为阳气不足；面色淡白而消瘦，多属营血亏损；面色苍白，多属阳气虚脱或亡津液，如肺气虚、贫血、大出血休克等。面有白点，多为虫疾。

5. 黑色

黑为阴寒水盛之色，主肾虚证、水饮证、寒证、痛证及瘀血证。由于肾阳虚衰，水饮不化，气化不行，阴寒内盛，血失温养，经脉拘急，气血不畅，故面色黛黑。面黑而焦干，多为肾精久耗，虚火灼阴；目眶周围色黑，多见于肾虚水泛的水饮证；面色青黑，且剧痛者，多为寒凝瘀阻。

三、望形态

"形"是人的外形，即形体；"态"是指其动态。内以五脏分五行，外以形体合五脏。

人的形体组织内合五脏，有壮、弱、肥、瘦之分。通过观察形体的强弱，可知内脏邪正的虚实。凡形体强壮者，多表现为骨骼粗大、胸廓宽厚、肌肉强健、皮肤润泽，反映脏腑精气充实，虽然有病，但正气尚充，预后多佳。故望形体（包括身体的强弱胖瘦、体型特征、躯干四肢、皮肉筋骨等）可以测知内脏精气的盛衰，即内盛则外强、内衰则外弱。凡形体衰弱者，多表现为骨骼细小、胸廓狭窄、肌肉消瘦、皮肤干涩，反映脏腑精气不足，体弱易病，若病则预后较差。

1. 望形体肥瘦

如形体肥胖而食少，为形盛气虚，多肤白肌软、少气乏力、精神不振，为阳气不足之证。这类患者还常因阳虚水湿不化而聚湿生痰，故有"肥人多湿"之说，这是因为胖人形厚，气血周流缓慢，容易湿蓄生痰、痰壅气塞，一旦有诱因引动，多发生中风偏瘫等证；如瘦而食少，为脾胃虚弱。骤然消瘦，多为气血虚衰的表现，常伴有两颧发红、潮热盗汗、五心烦热等阴血不足、内有虚火之证，是谓"阴虚火动"，故又有"瘦人多火，易患痨嗽"之说。其严重者，消瘦若达到"大肉脱失"的程度，卧床不起，则是脏腑精气衰竭的危象。

2. 望动态变化

通过观察患者的身体强弱、发育、营养状况正常与否等动态变化，可以了解其抵抗病邪能力之大小，推测病理发展与转归。如肌肤甲错（皮肤枯燥如鱼鳞交错），多是因为患慢性疾病，津血久耗或内有干血瘀滞经脉，以致肌肤营养不良；皮肤憔悴、毛发枯折，是为肺气欲绝的表现；天柱骨倒、颈项不立、头倾，多见于重病晚期；角弓反张、颈项和背脊反张似弯弓，多为邪热过重、生风作痉，如小儿急热惊风，可见此证；口眼㖞斜，多属中风，但此证有由外风引发和与内风引发之中风昏仆、后遗半身不遂两种类型，前者只见口眼㖞斜，后者伴发偏瘫；痿废（瘫痪）也称痿证，表现为四肢软弱无力，甚至不能握物或活动，其发病原因有湿热壅盛、筋脉受阻、津液亏虚、筋脉失养和外伤等几个类型；肢体浮肿，则显示有阴血不足、水湿内停。

3. 望姿态

正常的姿态是舒适自然，运动自如，反应灵敏，行住坐卧各随所愿，皆得其中。在疾病中，由于阴阳气血的盛衰，姿态也随之出现异常变化，不同的疾病产生不同的病态。

望姿态，主要是观察患者的动静姿态、异常动作及与疾病有关的体位变化。通过其行、卧、言语等来查知病势的盛衰顺逆。如患者睑、面、唇、指（趾）不时颤动，在外感病中，多是发痉的预兆；在内伤杂病中，多是血虚阴亏，经脉失养。如患者畏缩多衣，必恶寒喜暖，非表寒即里寒；患者常欲揭衣被，则知其恶热喜冷，非表热即里热。伏首畏光，多为目疾；仰首喜光，多为热病，阳证多欲寒，欲得见人；阴证则欲得温，欲闭户独处，恶闻人声。

四肢抽搐或拘挛、项背强直、角弓反张，属于痉病，常见于肝风内动之热极生风、小儿高热惊厥、温病热入营血，也常见于气血不足、筋脉失养。此外，痫证、破伤风、狂犬病等，亦致动风发痉。战栗常见于疟疾发作，或外感邪正相争欲作战汗之兆。手足软弱无力，行动不灵而无痛，是为痿证。关节肿大或痛，以致肢体行动困难，是为痹证。四肢不用，麻木不仁，或拘挛，或痿软，皆为瘫痪。若猝然昏倒，而呼吸自续，多为厥证。对卒中的患者，如见有油汗出，小便不禁，则较难救治。

痛证也有特殊姿态。以手护腹、行则前倾、弯腰屈背，多为腹痛；以手护腰、腰背板直、转动艰难、不得俯仰，多为腰腿痛；行走之际突然停步、以手护心、不敢行动，多为真心痛；蹙额捧头，多为头痛。

从坐形来看，坐而喜伏，多为肺虚少气；坐而喜仰，多属肺实气逆；但坐不得卧，卧则气逆，多为咳喘肺胀，或为水饮停于胸腹；但卧不耐坐，坐则神疲或昏眩，多为气血双亏或脱血夺气；坐而不欲起者，多为阳气虚；坐卧不安是烦躁之征，或腹满胀痛之故。

从卧式来看，卧时常向外，身轻能自转侧，手足暖和，开目欲见人，为阳证、热证、实证；反之，卧时喜向里，身体沉重，转侧困难，足冷身蜷，闭目不欲见人，多为阴证、寒证、虚证；若病重至不能自己翻身转侧时，多是气血衰败已极，预后不良；蜷卧成团者，多为阳虚畏寒，或有剧痛；反之，仰面伸足而卧，则为阳证热盛而恶热。

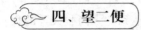

四、望二便

1. 望大便

望大便，主要是观察大便的颜色及便质、便量。大便色黄、呈条状、干湿适中、便后舒适者，是正常大便。

大便稀溏、色淡黄、完谷不化或如鸭溏者，多属虚寒湿泻；

大便色黄稀清如糜有恶臭者，属热泻；

大便色淡有泡沫，呈酸臭味，多属消化不良；

大便色白，多属脾虚或黄疸；

大便燥结，色深黄者，多属实热证；

大便干结如羊屎，排出困难，或多日不便而不甚痛苦者为阴血亏虚；

大便有红白黏液而夹有脓血且兼腹痛、里急后重者，多为痢疾；

大便黑如柏油，是胃络出血；

小儿便绿，多为消化不良之征象；

大便下血，如先血后便，血色鲜红的，是近血多见于痔疮出血；若先便后血，血色褐黯的，是远血，多见于胃肠病。

2. 望小便

主要观察小便的颜色、尿质和尿量的变化。正常小便颜色淡黄，清净不浊，尿后有舒适感。

如小便清长量多，伴有形寒肢冷，多属寒证；

小便短赤量少，尿量灼热疼痛，多属内有湿热；

尿浑如膏脂或有滑腻之物，多是膏淋；

尿有砂石，小便困难而痛，为石淋；

尿血，伴有排尿困难而灼热刺痛者，是血淋；

小便红色，为尿血，多属下焦热盛，热伤血络；

尿混浊如米泔水，形体日瘦，多为脾肾虚损；

小便色白量多或遗尿，为肾气虚；

小便黄而红，排尿不畅而刺痛，为膀胱有热、湿火下注之证。

五、望舌

望舌的内容可分为望舌质和望舌苔两部分。正常舌象，简称"淡红舌、薄白苔"。临床观察脏腑气血的寒热、虚实，重点是看舌质的变化；如观察病邪的深浅和寒热燥湿的变化，以及消化功能的病变，则重点是看舌苔的变化。

由于疾病的发展过程是一个复杂的整体性变化过程，因此在分别掌握舌质、舌苔的基本变化及其主病时，还应同时分析舌质和舌苔的相互关系，将舌质、舌苔各基本因素的正常表现综合起来看待。

一般认为观察舌质重在辨正气的虚实，当然也包括邪气的性质；观察舌苔重在辨邪气的浅深与性质，当然也包括胃气之存亡。从二者的联系而言，必须合参才能认识全面，无论二者单独变化还是同时变化，都应综合诊察。

在一般情况下，舌质与舌苔的变化是一致的，其主病往往是各自主病的综合。如里实热证，多见舌红苔黄而干；里虚寒证，多舌淡苔白而润。但临床也有二者变化不一致之时，故更需四诊合参，综合评判。如苔白虽主寒主湿，但若红绛舌兼白干苔，则属燥热伤津；由于燥气化火迅速，苔色尚未转黄，便已入营；再如白厚积粉苔，亦主邪热炽盛，并不主寒；灰黑苔可属热证，亦可属寒证，须结合舌质润燥来辨。有时二者主病是矛盾的，更需合参。如红绛色白滑腻苔，在外感属营分有热，气分有湿；在内伤为阴虚火旺，又有痰浊食积。可见舌诊运用之妙在于综合诊察。

正常舌苔，薄白而清净，干湿适中，不滑不燥，不腻不厚，或现薄淡黄苔。有病象者，一般白苔属表，黄苔属里，灰苔属三阴寒证或热证，黑苔主病多危重。至于舌质上的芒刺兼见舌质绛色，不仅邪热炽盛而且阴分已伤。当然在望诊之前要辨别苔的真假，不要与患者食用有色的食物而污染的苔色相混淆。

（一）望舌质

舌质又称舌体，是舌的肌肉和脉络等组织。正常舌质一般是略红而润，不胖不瘦，活动自如。望舌质，包括察看舌的神、色、形、态。

1. 舌神

舌神主要表现在舌质的荣润和灵动方面。观察舌神之法，关键在于辨其荣、枯、老、嫩来查知疾病的虚实安危。荣者，为有生气、有色彩，为善候，表现为舌的运动灵活、舌色红润、鲜明光泽、富有生气，是谓有神，虽病亦属善候。枯者，为无上气、无光泽，为恶候，表现为舌的运动不灵、舌质干枯、晦暗无光，是谓无神，属凶险恶候。老者，为舌质坚敛苍老，属实证；嫩者，为舌质浮胖娇嫩，属虚证。可见舌神之有无，反映了脏腑、气血、津液之盛衰，关系到疾病预后的吉凶。

2. 舌色

舌色即舌质的颜色。一般可分为淡白、淡红、红、绛、紫、青几种。除淡红色为正常舌色外，其余都是主病之色。

如舌色白里透红、不深不浅、淡红适中，此乃淡红舌，为气血上荣之表现，说明心气充足、阳气布化，为正常舌色。

如舌色较淡红舌浅淡，甚至全无血色，称为淡白舌，乃由于阳虚生化阴血的功能减退，推动血液运行之力亦减弱，以致血液不能营运于舌中，故舌色浅淡而白。临床上，此舌主虚寒或气血双亏。

如舌色鲜红，较淡红舌为深，称为红舌，乃因热盛致气血沸涌、舌体脉络充盈，故舌色鲜红，主热证、实证或虚热证。

如舌为深红色，称为绛舌，此较红舌颜色更深浓，主病有外感与内伤之分。在外感病为热入营血，在内伤杂病，为阴虚火旺。

如舌为紫舌，乃由血液运行不畅，瘀滞所致。紫舌主病，不外寒热之分。热盛伤津，气血壅滞，多表现为绛紫而干枯少津。寒凝血瘀或阳虚生寒，舌淡紫或青紫湿润。

如舌色如皮肤暴露之"青筋"，全无红色，称为青舌，古书形容如水牛之舌。由于阴寒邪盛，阳气郁而不宣，血液凝而瘀滞，故舌色发青，主寒凝阳郁，或阳虚寒凝，或内有瘀血。

3. 舌形

舌形指舌体的形状，包括老嫩、胖瘦、胀瘪、裂纹、芒刺、齿痕等异常变化。如：

舌质纹理粗糙，形色坚敛，谓苍老舌，不论舌色苔色如何，舌质苍老者都属实证。

舌质纹理细腻，其色娇嫩，其形多浮胖，称为娇嫩舌，多主虚证。

舌体肿大，胀塞满口，不能缩回闭口，称胖大舌，多因水饮痰湿阻滞所致。

因热毒、酒毒致气血上壅，致舌体肿胀，称肿胀舌，多主热证或中毒病证。

舌体瘦小枯薄，称为瘦薄舌，乃由气血阴液不足，不能充盈舌体所致，主气血两虚或阴虚火旺。

舌面上有软刺（即舌乳头），属正常状态。如舌面软刺增大，高起如刺，摸之刺手，称为芒刺舌，多因邪热亢盛所致。芒刺越多，说明邪热愈甚。根据芒刺出现的部位，可分辨热在内脏何处，如舌尖有芒刺，多为心火亢盛；舌边有芒刺，多属肝胆火盛；舌中有芒刺，主胃肠热盛。如舌面上有裂沟，而裂沟中无舌苔覆盖者，称裂纹舌，多因精血亏损、津液耗伤、舌体失养所致。

此外，健康人中大约有 0.5% 的人在舌面上有纵横向深沟，称先天性舌裂，其裂纹中多有舌苔覆盖，身体无其他不适，与裂纹舌不同。

如舌体边缘有牙齿压印的痕迹，称齿痕舌，其成因多由脾虚不能运化水湿，以致湿阻于舌而舌体胖大，受齿列挤压而形成齿痕，所以齿痕常与胖嫩舌同见，主脾虚或湿盛。

4. 舌态

舌态指舌体运动时的状态。正常舌态是舌体活动灵敏，伸缩自如，病理舌态有强硬、痿软、舌纵、短缩、麻痹、颤动、歪斜、吐弄等。如：

舌体板硬强直，运动不灵，以致语言謇涩不清，称为强硬舌，多因热扰心神、舌无所主，或高热伤阴、筋脉失养，或痰阻舌络所致，临床见于热入心包、高热伤津、痰浊内阻、中风或中风先兆等证。

舌体软弱、无力屈伸、痿废不灵，称为痿软舌，多因气血虚极、阴液失养筋脉所致，可见于气血俱虚、热灼津伤、阴亏已极等证。

舌伸出口外、内收困难，或不能回缩，称为舌纵，乃由舌之肌肉经筋舒纵所致。可见于实热内盛、痰火扰心及气虚证。

舌体紧缩而不能伸长，称为短缩舌，可因寒凝筋脉，舌收引挛缩；或内阻痰湿，引动肝风，风邪挟痰，梗阻舌根；或热盛伤津，筋脉拘挛；或气血俱虚，舌体失于濡养温煦所致。短缩舌无论因虚因实，皆属危重征候。

舌有麻木感而运动不灵的，系舌麻痹，多因营血不能上营于舌而致。若无故舌麻，时作时止，是心血虚；若舌麻而时发颤动，或有中风症状，是肝风内动之候。

舌体振颤抖动，不能自主，称颤动舌，多因气血两虚，筋脉失养或热极伤津而生风所致，见于血虚生风及热极生风等证。

伸舌偏斜一侧，舌体不正，称为歪斜舌，多因风邪中络，或风痰阻络，或风中脏腑所致，因一侧经络、经筋受阻，病侧舌肌弛缓，故向健侧偏斜，多见于中风证或中风先兆。

舌常伸出口外者，为"吐舌"；舌不停舔上下左右口唇，或舌微出口外，立即收回，称为"弄舌"。二者合称为吐弄舌，皆因心、脾二经有热，灼伤津液，以致筋脉紧缩频频动摇。临床上，小儿智能发育不全者常见弄舌。

（二）望舌苔

舌苔是舌体上附着的一层苔状物，正常的舌苔是由胃气上蒸所生，故胃气的盛衰，可从舌苔的变化上反映出来。病理舌苔的形成，一是胃气夹饮食积滞之浊气上升而生；一是邪气上升而形成。望舌苔，包括苔质和苔色两方面的变化。

1. 苔质

苔质指舌苔的形质，包括舌苔的厚薄、润燥、腐腻、剥落、有根、无根等变化。如观察舌苔的厚薄，可知病的深浅；观察舌苔的润燥，可知津液的盈亏；观察舌苔的腐腻，可知湿浊等情况；观察舌苔的剥落和有根、无根，可知气阴的盛衰及病情的发展趋势等。

（1）苔质的厚薄，以"见底"和"不见底"为标准。凡透过舌苔隐约可见舌质的为见底，即为薄苔，乃由胃气所生，属正常舌苔，有病见之，多为疾病初起或病邪在表，病情较轻。如不能透过舌苔见到舌质的为不见底，乃厚苔，多为病邪入里，或胃肠积滞，病情较重。舌苔由薄而增厚，多为正不胜邪，病邪由表传里，病情由轻转重，为病势发展的表现；舌苔由厚变薄，多为正气来复，内郁之邪得以消散外达，病情由重转轻，为病势退却的表现。

（2）苔质的润燥，如舌面润泽，干湿适中，是润苔，表示津液未伤。

若水液过多，扪之湿而滑利，甚至伸舌涎流欲滴，为滑苔，是有湿、有寒的反映，多见于阳虚而痰饮水湿内停之证。若望之干枯，扪之无津，为燥苔，由津液不能上承所致。多见于热盛伤津、阴液不足，阳虚水不化津，燥气伤肺等证。舌苔由润变燥，多为燥邪伤津，或热甚耗津，表示病情加重；舌苔由燥变润，多为燥热渐退，津液渐复，说明病情好转。

（3）苔质的腐腻，如苔厚而颗粒粗大疏松，形如豆腐渣堆积舌面，揩之可去，称为"腐苔"，系因体内阳热有余，蒸腾胃中腐浊之气上泛而成，常见于痰浊、食积，且有胃肠郁热之证。

若苔质颗粒细腻致密，揩之不去，刮之不脱，上面罩一层不同腻状黏液，称为"腻苔"，多困脾失健运，湿浊内盛，阳气被阴邪所抑制而造成，多见于痰饮、湿浊内停等证。

（4）苔质的剥落，如患者舌本有苔，忽然全部或部分剥脱，剥处见底，称剥落苔。

若全部剥脱，不生新苔，光洁如镜，称镜面舌、光滑舌，乃由于胃阴枯竭、胃气大伤、毫无生发之气所致，无论何色，皆属胃气将绝之危候。

若舌苔剥脱不全，剥处光滑，余处斑斑驳驳地残存舌苔，称花剥苔，是胃之气阴两伤所致。

舌苔从有到无，是胃的气阴不足，正气渐衰的表现；但舌苔剥落之后，复生薄白之苔，乃邪去正胜，胃气渐复之佳兆。临床上，无论舌苔的增长或消退，都以逐渐转变为佳，倘使舌苔骤长骤退，则为病情暴变征象。

（5）有根苔与无根苔，即无论苔之厚薄，若紧贴舌面，似从舌里生出者为有根苔，又叫真苔；若苔不着实，似浮涂舌上，刮之即去，非如舌上生生者，称为无根苔，又叫假苔。有根苔表示病邪虽盛，但胃气未衰；无根苔表示胃气已衰。

2. 苔色

苔色即舌苔之颜色。一般分为白苔、黄苔和灰苔、黑苔四类及兼色变化，由于苔色与病邪性质有关，所以观察苔色可以了解疾病的性质。

（1）白苔，常见于表证、寒证。由于外感邪气尚未传里，舌苔往往无明显变化，仍为正常之薄白苔。若舌淡苔白而湿润，常是里寒证或寒湿证。但在特殊情况下，白苔也主热证。

如舌上满布白苔，如白粉堆积，扪之不燥，为"积粉苔"，是由外感秽浊不正之气，毒热内盛所致，常见于瘟疫或内痈。

如苔白燥裂如砂石，扪之粗糙，称"糙裂苔"，皆因湿病化热迅速，内热暴起，津液暴伤，苔尚未转黄而里热已炽，常见于瘟病或误服温补之药。

（2）黄苔，一般主里证、热证。由于热邪熏灼，所以苔现黄色。淡黄热轻，深黄热重，焦黄热结。外感病，苔由白转黄，为表邪入里化热的征象。若苔薄淡黄，为外感风热表证或风寒化热；若舌淡胖嫩，苔黄滑润者，多是阳虚水湿不化。

（3）灰苔，即浅黑色之舌苔，常由白苔晦暗转化而来，也可与黄苔同时并见。主里证，常见于里热证、寒温证。苔灰而干，多属热炽伤津，常见于外感热病或阴虚火旺之内伤杂病；苔灰而润，见于痰饮内停或寒湿内阻。

（4）黑苔，多由焦黄苔或灰苔发展而来，一般来讲，所主病证无论寒热，多属危重。苔色越黑，病情越重。

如苔黑而燥裂，甚则生芒刺，为热极津枯。

苔黑而燥，如见于舌中者，是肠燥屎结，或胃将败坏之兆；见于舌根部，是下焦热甚；见于舌尖者，是心火自焚。

苔黑而滑润，舌质淡白，为阴寒内盛，水湿不化；苔黑而黏腻，为痰湿内阻。

六、望四肢

四肢，是两下肢和两上肢的总称。望四肢主要是诊察手足、掌腕、指趾等部位的形态色泽变化。

1. 望手足

手足拘急，屈伸不利者，多因寒凝经脉。其中，屈而不伸者，是筋脉挛急；双手紧握者，为实邪内闭；伸而不屈者，是关节强直。

手脚壅肿，多属实证；手脚枯细，多属虚证。

手热足冷，汗多妄言者，是暑湿之病。

手足抽搐常见于邪热亢盛，肝风内动之痉病；扬手掷足，是内热亢盛，热扰心神。

双手撒开者，多属阳气外脱，为危候。

手足振摇不定，是气血俱虚，肝筋失养，虚风内动的表现。

四肢肌肉萎缩，多因脾气亏虚，营血不足，四肢失荣之故。

半身不遂，是瘫痪病。

足痿不行，称为下痿证。

胫肿或跗肿指压留痕，都是水肿之征。

足膝肿大而股胫瘦削，是"鹤膝风"。

国内推拿医家骆俊昌曰："下肢皮肤粗糙无华，触之无汗，为衰老之征；反之如皮肤滑润，稍事劳动，则是足汗累累，虽症状较重，亦为良候。"

2. 望掌腕

掌腕肌肤滑泽，是津液充足。掌厚，是脏气强。掌心皮肤燥裂、疼痛、迭起脱屑，称为"鹅掌风"。

3. 望指趾

手指挛急，不能伸直者，是"鸡爪风"。

指趾关节肿大变形，屈伸不便，多系风湿久凝，肝肾亏虚所致。

足趾皮肤紫黑，溃流败水，肉色不鲜，味臭痛剧，为脱疽。

望指甲，重点看颜色，如指甲色鲜红为气分有热；色淡白是脏器虚寒；苍白是血虚；紫暗为血循环障碍，提示缺氧。

对肝病患者，其指甲的硬与脆、厚与薄以及色泽的枯萎和滋润等均可出现变化。如肝血不足的患者，往往指甲变软或变薄，颜色呈淡白，有时指甲当中凹陷。年老体衰，也会出现指甲枯萎发脆的现象。

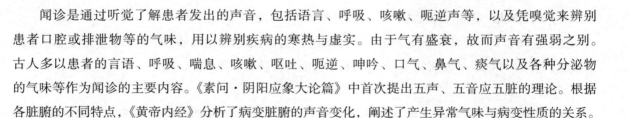

第二节　闻诊

闻诊是通过听觉了解患者发出的声音，包括语言、呼吸、咳嗽、呃逆声等，以及凭嗅觉来辨别患者口腔或排泄物等的气味，用以辨别疾病的寒热与虚实。由于气有盛衰，故而声音有强弱之别。古人多以患者的言语、呼吸、喘息、咳嗽、呕吐、呃逆、呻吟、口气、鼻气、痰气以及各种分泌物的气味等作为闻诊的主要内容。《素问·阴阳应象大论篇》中首次提出五声、五音应五脏的理论。根据各脏腑的不同特点，《黄帝内经》分析了病变脏腑的声音变化，阐述了产生异常气味与病变性质的关系。

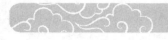

一、听声音

听声音，主要是听患者言语气息的高低、强弱、清浊、缓急等变化，以及咳嗽、呕吐、呃逆、嗳气等声响的异常，以分辨病情的寒热虚实。

（一）正常声音

正常声音虽有个体差异，但发声自然、音调和畅、刚柔相济，此为健康者声音的共同特点。由于人们性别、年龄、身体等形质禀赋不同，正常人的声音亦各不相同，如男性多声低而浊，女性多声高而清，儿童则声音尖利清脆，老人则声音浑厚低沉。声音与情志的变化也有关系，如怒时发声忿厉而急，悲哀则发声悲惨而断续等。这些因一时感情触动而发的声音属于正常范围，与疾病无关。

（二）病变声音

病变声音指疾病反映于声音上的变化。患病时，发声可出现异常，如寒证懒言，热证多言。内伤之证，肺气受损，则声音低怯，前重后轻；外感之证，肺气失调，则声高有力，前轻后重。若语言声高而重浊有力或烦躁多言的，多属实证、热证；若感受风、寒、湿诸邪，声音常兼重浊；若语声低微断续无力，少言而沉静，多属虚证、寒证或邪去正伤之证。

1. 音哑与失音

语声低而清楚称音哑，发音不出称失音。临床发病往往先见音哑，病情继续发展则见失音，故二者病因病机基本相同，当先辨虚实。

新病多属实证，因外感风寒或风热袭肺，肺气不宣，或因痰浊壅肺，肺失清肃所致。

久病失音多属虚证或肺脏亏，因精气内伤，肺肾阴虚，虚火灼金所致。

如声音突然嘶哑，多因外感风寒夹有内热，是肺气不宣所致，称为"暴喑"，属实证；声音渐渐嘶哑，多由精气内伤、肺燥津枯所致，称为"久喑"，属虚证。

2. 鼻鼾

鼻鼾指气道不利时发出的异常呼吸声。正常人在熟睡时亦可见鼾声。若鼾声不绝，昏睡不醒，手撒遗尿，为高热神昏或中风入脏之危证。

3. 呻吟

呻吟或兼惊呼是因痛苦而发出的声音。呻吟不止是身痛不适。由于出乎意料的刺激而突然发出喊叫声，称惊呼。骤发剧痛或惊恐常令人发出惊呼。小儿阵发惊呼，声尖惊恐，多系肝风内动，扰乱心神之惊风证。

4. 语言异常

"言为心声"，故语言异常多属心的病变。

（1）狂言癫语，是患者神志错乱、意识思维障碍所出现的语无伦次。

狂言表现为笑骂无常、登高而歌、弃衣而走、胡言乱语、喧扰妄动、烦躁不安等，主要见于阳证狂病，俗称"武痴""发疯"。患者情绪处于极度兴奋状态，属阳证、热证。多因痰火扰心、肝胆郁火所致。

癫语表现为语无伦次，自言自语或默默不语、哭笑无常、精神恍惚、不欲见人。如声高有力，属实证；患者精神抑郁不振、语声重浊、反复呢喃、言语无力而断续，属虚证、阴证，多因痰浊郁闭或心脾两虚所致。癫语主要见于癫证，俗称"文痴"。

（2）独语与错语，是患者在神志清醒、意识思维迟钝时出现的语言异常，以老年人或久病之人多见，为心之气血亏虚、心神失养、思维迟钝所致，多见于虚证患者。

独语表现为独自说话、喃喃不休、首尾不续、见人便止，多因心之气血不足、心神失养，或因痰浊内盛、上蒙心窍、神明被扰所致。

错语表现为语言颠倒错乱，或言后自知说错、不能自主，又称为"语言颠倒""语言错乱"，多因肝郁气滞、痰浊内阻、心脾两虚所致。

（3）谵语与郑声，是患者在神志昏迷或蒙眬时出现的语言异常，为病情垂危、失神状态的表现。如患者神志不清、语无伦次、声高有力，伴有身热烦躁等，称为"谵语"，为实热证，多因邪气太盛，扰动心神所致，尤以急性外感热病多见。若神志不清、喃喃呓语、时断时续、声音短细，称为"郑声"，为虚证，多是心气大伤、心神失养、神无所依所致。

5. **呼吸异常**

呼吸异常是肺病常见的症状。肺主呼吸，肺功能正常则呼吸均匀，无咳嗽、咯痰等症状。当外邪侵袭或其他脏腑病变影响于肺，就会使肺气不利而出现喘、哮、上气、短气、气微、气粗和咳嗽等现象。通过呼吸强弱及呼吸病态，可以判断某些疾病，如呼吸气粗为实，乃外感气有余；呼吸气微为虚，乃内伤正气不足；但久病者，气粗而断续为肺肾之气将绝。气微而昏沉，为热在心包，故临床上不可不辨。

（1）喘，又称"气喘"，是指呼吸急促困难，甚至张口抬肩、鼻翼煽动、端坐呼吸、不能平卧的现象，可见于多种急慢性肺脏疾病。

喘在临床辨证时，要首先区分虚实。实喘的特点是发病急骤，呼吸困难，声高息涌气粗，唯以呼出为快，甚则仰首目突，脉数有力，多因外邪袭肺或痰浊阻肺所致。虚喘的特点是发病缓慢、呼吸短促似不相接续，但得引一长息为快，活动后喘促更甚，气怯声低，形体虚弱，倦怠乏力，脉微弱，多因肺之气阴两虚或肾不纳气所致。

（2）哮，是以呼吸急促、喉中痰鸣如哨为特征。多反复发作，不易痊愈，往往在季节转换、气候变动突然时复发。哮证要注意区别寒热。其中寒哮又称"冷哮"，多在冬春季节，遇冷而作。因阳虚痰饮内停，或寒饮阻肺所致；热哮，常在夏秋季节，气候燥热时发作，乃因阴虚火旺或热痰阻肺所致。

（3）上气，是以呼吸气急，呼多吸少为特点，可兼有气息短促，面目浮肿，为肺气不利、气逆于喉间所致。上气有虚证和实证之分，实证以痰饮阻肺或外邪袭肺多见；虚证以阴虚火旺多见。呼多吸少，喘息急促，喉中痰多，为哮喘实证；喘息气短，呼吸不续，声低属虚证，多因肺肾气虚所致。若患者气息不利，唯有长出一口气为快，这叫"善太息"，多属气郁不舒之证。

（4）短气，是以呼吸短促，不相接续为特点，其症似虚喘而不抬肩，似呻吟而不无痛楚。多因肺气不足所致。此外，若胸中停饮也可见短气，为水饮阻滞胸中气机，肺气不利而致。

（5）少气，是以呼吸微弱，语声低微无力为特点。患者多伴有倦怠懒言，面色不华，于谈话时自觉气不足以言，常深吸一口气后再继续说话，为全身阳气不足之象。

（6）气粗、气微，是指患者呼吸时鼻中气息粗糙或微弱。其中气息粗糙多属实证，为外感六淫之邪或痰浊内盛，气机不利所致；呼吸气粗，呼气后感到舒服，亦为实证。气息微弱，多属虚证，为肺肾气虚所致；而呼吸短促而弱，吸气后感到舒服，亦属虚证。

6. **咳嗽**

咳嗽是肺病中最常见的症状，是肺失肃降，肺气上逆的表现。"咳"是指有声无痰；"嗽"是指有痰无声，"咳嗽"为有声有痰。目前临床上并不细分，统称为"咳嗽"。临床对咳嗽一症，首当鉴别外感内伤，这是因咳嗽与肺关系密切，同时与五脏六腑也有关系。一般说来，外感咳嗽，起病较急，病程较短，必兼表证，多属实证；内伤咳嗽，起病缓慢，病程较长或反复发作，以虚证居多。

如咳嗽有痰，多为寒咳或痰饮；

咳而声浊、痰清白、鼻塞，多为外感；

咳声不扬、痰稠色黄、咽干、鼻出热气，多为肺热；

咳嗽失音，多为肺痿；

咳带痰声，或无力作咳，咳即气促者，为肺气虚候。

咳嗽之辨证，还要注意咳声的特点，如咳声紧闷多属寒湿，咳声清脆多属燥热。如咳嗽昼甚夜轻者，常为热为燥；夜甚昼轻者，多为肺肾阴亏。若无力作咳，咳声低微者，多属肺气虚。干咳但咳声无力，多属肺燥津伤或是虚痨证；干咳无痰，为燥咳或火热咳嗽。咳声重浊，咳即痰出，多属风寒犯肺、痰湿内蓄。咳声壮亮，痰难咳出，多为肺有实热。

此外，对咳嗽的诊断，还须参考痰的色、量等不同表现和兼见症状以鉴别寒热虚实。

临床上还常见顿咳和犬吠样咳嗽。

顿咳又称为"百日咳"，其特点是咳嗽阵作、咳声连续，为痉挛性发作，咳剧气逆则涕泪俱出，甚至呕吐，呛咳后伴有怪叫，其声如"鹭鸶鸣"。顿咳常见于5岁以下的小儿，多发于冬春季节，其病程较长，不易速愈。多因风邪与伏痰搏结、郁而化热、阻遏气道所致。一般地说，初病多属实，久病多属虚，痰多为实，痰少为虚，咳剧有力为实，咳缓声怯为虚。实证顿咳多因风寒犯肺或痰热阻肺所致。虚证顿咳多见肺脾气虚。白喉病则咳声如犬吠，干咳阵作，为疫毒内传，里热炽盛而成。

7. 呕吐

呕吐系胃气上逆所致，可分为呕吐、干呕。有声有物称为呕；有物无声称为吐，如吐酸水、吐苦水等；干呕是指欲吐而无物有声，或仅呕出少量涎沫。临床统称为呕吐。

由于导致胃气上逆的原因不同，故呕吐的声响形态亦有区别，从而可辨病证的寒、热、虚、实。如吐势徐缓、声音微弱者，多属虚寒呕吐；而吐势较急、声音响亮者，多为实热呕吐。虚证呕吐多因脾胃阳虚和胃阴不足所致。实证呕吐多是邪气犯胃、浊气上逆所致，多见于食滞胃脘、外邪犯胃、痰饮内阻、肝气犯胃等证。

8. 嗳气

嗳气俗称"打饱嗝"，是气从胃中上逆出咽喉时发出的声音。饱食之后，偶有嗳气不属病态。嗳气亦当分虚实。虚证嗳气，其声多低弱无力，多因脾胃虚弱所致；实证嗳气，其声多高亢有力，嗳后腹满得减，多为食滞胃脘、肝气犯胃、寒邪客胃而致。又如寒气客于胃，或吐后胃气不和，或食后嗳出腐臭气，多为宿食不化。又如嗳气而无酸臭气味者，属胃虚气逆，常见于老年人。

9. 呃逆

呃逆俗称"打呃"。是胃气上逆，从咽部冲出发出的一种不由自主的冲击声，为胃气上逆，横膈拘挛所致。呃逆临床需由其声音的高低长短和间歇长短时间并结合兼有症状来鉴别虚、实、寒、热。

正常人在刚进食后，或遇风寒，或进食过快均可见呃逆，往往是暂时的，大多能自愈。

如呃声高亢而短、暴作频频、音响有力、燥渴、脉数的多属实、属热。

呃声低沉、短而气弱、脉虚无力且兼随证者多属虚、属寒。

呃声强，气盛，脉象滑实，多为实呃；呃逆而舌白脉迟，手足冷，口中和，或遇冷气则呃逆的为寒呃。也有暴感于寒、胃气不降、寒气上冲而作呕逆的。实证往往发病较急，多因寒邪直中脾胃或肝火犯胃所致；虚证多因脾肾阳衰或胃阴不足所致。

呃声低怯，半时方呃一声，断续不接，多属胃弱不和。

若病重日久，忽见呃声，多属胃气败绝之恶候。

10. 叹息

叹息又称"太息"，是指患者自觉胸中憋闷而长嘘气，嘘后胸中略舒的一种表现。叹息是因气机不畅所致，以肝郁和气虚多见。

二、嗅气味

嗅气味，主要是嗅患者病体、排出物、病室等的异常气味。通过与患者接触时对话的口气，以及痰、涕、便、溺的腥、臊、臭、秽等异常气味来了解病情，判断疾病的寒热虚实。

（一）病体气味

病体气味包括口臭、鼻臭、汗气、身臭等。

1. 口臭

口臭是指患者张口时，口中发出臭秽之气，多见于口腔本身的病变或胃热或宿食之人。口腔疾病致口臭的，可见于牙疳、龋齿或口腔不洁等；胃肠有热致口臭的，多见胃火上炎、宿食内停或脾胃湿热之证。

2. 鼻臭

鼻臭是指鼻腔呼气时有臭秽气味。若鼻涕为黄浊黏稠腥臭之涕、缠绵难愈、反复发作，是鼻渊；梅毒、疠风或癌肿，可致鼻部溃烂而产生臭秽之气。内脏病变，如鼻呼出之气带有"烂苹果味"，是消渴病之重症；若呼气带有"尿臊气"，则多见于阴水患者，病情垂危的险症。

3. 汗气

因引起出汗的原因不同，汗液的气味也不同。外感六淫邪气，如风邪袭表，或卫阳不足，肌表不固，汗出多无气味；气分实热壅盛，或久病阴虚火旺之人，汗出量多而有酸腐之气；汗有腥臭气，是风湿久蕴于皮肤；痹证若风湿之邪久羁肌表化热，也可汗出色黄而带有特殊的臭气；阴水患者若出汗伴有"尿臊气"，则是病情转危的险候。

4. 身臭

如当患者初进病室，即嗅到有腐臭或尸臭气时，病多严重；有血腥臭味，多属血证。此外，身体有疮疡溃烂流脓水或有狐臭、漏液等，也可致身臭。

（二）排出物气味

排出物的气味，患者也能自觉。因此，对于排出物如痰涎、大小便、妇人经带等的异常气味，通过问诊即可得知。一般湿热或热邪致病，其排出物多混浊而有臭秽难闻的气味；寒邪或寒湿邪气致病，其排出物多清稀而无特殊气味。

（1）呕吐物气味臭秽，多因胃热炽盛。若呕吐物气味酸腐，呈完谷不化之状，则为宿食内停。

呕吐物腥臭，挟有脓血，可见于胃痈。若呕吐物为清稀痰涎，无臭气或腥气为脾胃有寒。

（2）嗳气酸腐，多因胃脘热盛或宿食停滞于胃而化热。嗳气无臭多因肝气犯胃或寒邪客胃所致。

（3）小便臊臭，其色黄混浊，属实热证。若小便清长，微有腥臊或无特殊气味，属虚证、寒证。

（4）大便恶臭，黄色稀便或赤白脓血，为大肠湿热内盛。小儿大便酸臭，伴有不消化食物，为食积内停。大便溏泻，其气腥者为脾胃虚寒。

（5）矢气败卵味，多因暴饮暴食，食滞中焦或肠中有宿屎内停所致。矢气连连，声响不臭，多属肝郁气滞，腑气不畅。月经或产后恶露臭秽，因热邪侵袭胞宫。带下气臭秽，色黄，为湿热下注。带下气腥，色白，为寒湿下注。

（三）病室气味

病室的气味由病体本身及其排出物等发出。

（1）瘟疫病开始即有臭气袭人，轻则盈于床帐，重可充满一室。

（2）室内有血腥味，多是失血证。

（3）室内有腐臭气味，多有溃腐疮疡。

（4）室内有尸臭气味，是脏腑败坏。

（5）室内有尿臊气，多见于水肿病晚期。

（6）室内有烂苹果气味，多见于消渴病。

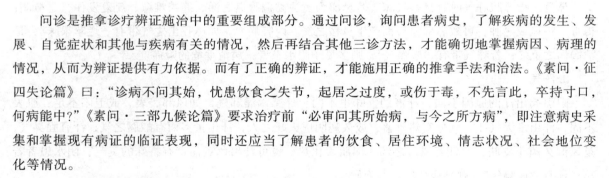

第三节　问诊

问诊是推拿诊疗辨证施治中的重要组成部分。通过问诊，询问患者病史，了解疾病的发生、发展、自觉症状和其他与疾病有关的情况，然后再结合其他三诊方法，才能确切地掌握病因、病理的情况，从而为辨证提供有力依据。而有了正确的辨证，才能施用正确的推拿手法和治法。《素问·征四失论篇》曰："诊病不问其始，忧患饮食之失节，起居之过度，或伤于毒，不先言此，卒持寸口，何病能中？"《素问·三部九候论篇》要求治疗前"必审问其所始病，与今之所方病"，即注意病史采集和掌握现有病证的临证表现，同时还应当了解患者的饮食、居住环境、情志状况、社会地位变化等情况。

在疾病的早期或某些情志致病，患者只有自觉症状，如头痛、失眠等，而无明显客观体征，此时问诊就显得尤为重要。正确的问诊，往往能把医者的思维判断引入正确的轨道，从而有利于对疾病作出迅速准确的诊断。

临床问诊时，医生的态度要和蔼可亲，语言要通俗易懂，以取得患者的信任和合作，必要时启发患者回答，但要避免暗示，以求病情真实。对危重患者，要以抢救为先，急则治标，对症治疗，不要先求确诊再行治疗，以免贻误时机。对患者的心理活动，要注意帮助其解除精神负担，树立起战胜疾病的信心。

问诊的内容，包括一般性询问，如年龄、职业、籍贯、婚姻、家庭病史，以及工作生活环境和性格、生活习惯、嗜好等。对发病的时间及经过、主要症状和治疗过程、效果如何等，也是辨证论治需要了解的部分。问诊时，首先确定主诉，即围绕主诉进行询问和分析归纳，初步得出所有可能出现的疾病诊断，再进一步围绕可能的疾病诊断询问，以便最终得出确定的临床诊断或印象诊断。其次，注意问辨结合，边问边辨，使问诊的目的明确，做到详而不繁，简而不漏，搜集的资料全面准确。问诊结束时，医生的头脑中就可形成一个清晰的印象诊断或结论。

一、一般项目问诊

一般项目的问诊，包括姓名、性别、年龄、民族、职业、婚否、籍贯、现单位、现住址、主诉、现病史、既往史、生活史、家族史等。询问和记录一般项目，可以加强医患联系，追访患者，对患者诊治负责；同时也可作为诊断疾病的参考。性别不同，则疾病不一。男子可有遗精、早泄、阳痿等病；妇女可有经、带、胎、产等病。年龄不同，发病亦多有不同，如麻疹、水痘、百日咳等病多见于小儿。同一疾病，因年龄不同而有虚实差异。一般来说，青壮年气血充足，患病多实证；老年人气血衰，患病多虚证。询问职业，可帮助了解某些病的病因，如水中作业易中湿邪，还可了解某些职业病，如铅中毒、硅毒等。问其婚否？女子已婚可了解有无妊娠、妊娠病及生产史，男子已婚可有男性机能衰退与过亢等病。问籍贯、住址可以了解地方病等。

1. 问主诉

主诉是患者就诊时陈述其感受最明显或最痛苦的主要症状及其持续的时间。主诉通常是患者就诊的主要原因，也是疾病的主要矛盾。准确的主诉可以帮助医生判断疾病的大致类别和病情的轻重缓急，并为调查、认识、分析、处理疾病提供重要线索。

主诉包括不同时间出现的几个症状时，则应按其症状发生的先后顺序陈述、排列。

2. 现病史

现病史是整个疾病史的主要组成部分，了解现病史，可以帮助医生分析病情，摸索疾病的规律，为确定诊断提供依据。现病史包括疾病（主诉所述的疾病）从起病之初到就诊时病情演变与诊察治疗的全部过程，以及就诊时的全部自觉症状。

对起病情况，要询问起病的环境与时间，自觉有否明显的起病原因或诱因，是否有传染病接触史，起病的轻重缓急，疾病初起的症状及其部位、性质、持续时间及程度等。

对病情的演变过程，要按时间顺序询问从起病到就诊时病情发展变化的主要情况，症状的性质、部位、程度有无明显变化，其变化有无规律性，影响变化的原因或诱因是否存在，病情演变有无规律性，其总的趋势如何等。

了解以往治疗过程，要询问起病之初到就诊前的整个过程中所作过的诊断与治疗情况，如疾病初起曾到何处就医？做过何种检查？检查结果如何？诊为何病？做何治疗？服用何药物，以及剂量、用法、时间、效果如何？有否出现其他不良反应等。

对现在症状，要询问这次就诊的全部自觉症状。通过询问发病时间，往往可以判断目前疾病的性质是属表还是属里，是属实还是属虚。

问发病原因或诱因，常可推测致病的病因与疾病的性质，如寒热湿燥等。

询问传染病接触史，常可为某些传染病的诊断提供依据，如白喉、麻疹、痢疾等。

问清疾病的演变过程，可以了解邪正斗争的情况，便于对机体正气的盛衰、预后的良恶等情况作出初步的判断。

问清疾病的诊察治疗过程，可以为目前疾病诊断提供依据，为进一步明确诊断提供线索，也是决定治疗方法的重要参考。

3. 既往史

既往史包括既往健康状况，因为既往的健康和患病情况常常与现患疾病有一定的联系，可作为诊断现有疾病的参考。要注意询问曾患过何种主要疾病（不包括主诉中所陈述的疾病），其诊治的主要情况，现在是否痊愈，或留有何种后遗症，是否患过传染病，以及有无药物或其他过敏史。对小儿还应注意询问既往预防接种情况。

4. 生活史

生活史包括患者的生活习惯、经历、饮食嗜好、劳逸起居、工作情况等。

生活经历，应询问出生地、居住地及时间较长的生活地区，尤其是注意有地方病或传染病流行的地区。还应询问精神状况如何，是否受到过较大精神刺激，并问其生活习惯、饮食嗜好、有无烟酒等其他嗜好。工作劳逸，应询问劳动性质、强度、作息时间是否正常等。

妇女应询问月经及生育史。

生活史中的生活经历、习惯、工作情况等社会因素，对患者的疾病都可能有一定的影响，分析这些情况可为辨证论治提供一定的依据。如饮食的嗜欲，常可导致脏气的偏盛偏衰。精神状态的变化，常常是引起某些情志病的原因。过劳易伤肾，久逸易伤脾，起居失常，多扰动于心而出现各自的疾病反应。

5. 家族病史

家族病史，是指患者直系亲属或者血缘关系较近的旁系亲属的患病情况，有否患有传染性疾病或遗传性疾病。许多传染病的发生与生活密切接触有关，如肺痨病等。有些遗传性疾病则与血缘关系密切，如梅毒、性病等，或近血缘结婚，而出现的体质衰弱、精神痴呆症等。

二、现在症状问诊

问现在症状，是指询问患者就诊时的全部症状，因为症状是疾病的反映，是临床辨证的主要根据。通过问诊掌握患者的现在症状，可以了解疾病目前的主要矛盾，并围绕主要矛盾进行辨证，从而揭示疾病的本质，对疾病作出确切的判断。为求问得全面准确，无遗漏，临床一般以张景岳的"十问歌"为顺序，即："一问寒热二问汗，三问头身四问便，五问饮食六问胸腹，七聋八渴俱当辨，九问旧病十问因，再兼服药参机变；妇女尤必问经期，迟速闭崩皆可见；再添片语告儿科，天花麻疹全占验。"

（一）问寒热

问寒热是询问患者有无冷与热的感觉，二者是单独存在还是同时并见，还要注意询问寒热症状的轻重程度、出现的时间、持续时间的长短、临床表现特点及其兼症等。寒，即怕冷的感觉；热，即发热。患者体温高于正常，或者体温正常，但全身或局部有热的感觉，均称为发热。寒热的产生，为外感与内伤，主要取决于病邪的性质和机体的阴阳盛衰两个方面。因此，通过问患者的寒热感觉，可以辨别病变的寒热性质和阴阳盛衰等情况。如恶寒发热，多为表证；寒热往来，多为半表半里；但热不寒，多为里证。但寒无热，一为外感初起，卫气受逼的表证；一为内部阳气不足的阳虚外寒证，等等。

1. 但寒不热

但寒不热，是患者只有怕冷的感觉而无发热者，可见于外感病初起尚未发热之时，或者寒邪直中脏腑经络，以及内伤虚证等。

根据患者怕冷感觉的不同特点，临床又分别称为恶风、恶寒、寒战、畏寒等。

（1）恶风，是患者遇风则有怕风颤抖的感觉，避风则缓。多为外感风邪所致。风邪在表，卫分受损，则失其温分肉司开阖的作用，故遇风有冷感而避之可缓。此外，恶风还可见于素体肺卫气虚肌表不固者。

（2）恶寒，是患者时时觉冷，虽加衣覆被近火取暖仍不能解其寒。多为外感病初起，卫气不能外达，肌表失其温煦而恶寒。此时虽加衣近火，仍不能使肌体的阳气宣达于表，故虽得温而寒冷感无明显缓解。可见于多种外感病的初期阶段，病性多属于实。

（3）寒战，指患者恶寒的同时伴有战栗者，属恶寒之甚。其病机、病性与恶寒同。临床上，外感病中恶风、恶寒、寒战症状独立存在的时间很短，很快就会出现发热症状，成为恶寒发热或寒热往来。亦有少数病例存在时间较长，一般亦必然会出现发热。这些对于掌握疾病的进程有一定帮助。

（4）畏寒，是患者自觉怕冷，但加衣被近火取暖可以缓解，多为里寒证。机体内伤久病，阳气虚于内，或寒邪过盛，直中于里损伤阳气，温煦肌表无力而出现怕冷的感觉。此时若加衣近火，防止阳气的耗散，或以热助阳，使阳气暂时恢复，肌表得温，畏寒即可缓解。

2. 但热不寒

但热不寒是患者但觉发热而无怕冷的感觉，可见于里热证。由于热势轻重、时间长短及其变化规律的不同，临床上有壮热、潮热、微热之分。

（1）壮热，是患者身发高热（体温超过39℃），持续不退，属里实热证，为风寒之邪入里化热或温热之邪内传于里、邪盛正实、交争剧烈、里热炽盛、蒸达于外所致。

（2）潮热，即患者定时发热或定时热甚，有一定规律，如潮汐之有定时。外感与内伤疾病中皆可见有潮热。临床上，潮热的热势高低、持续时间可有不同，如《伤寒论》中所述的阳明腑实证，称阳明潮热，其特点是热势较高，热退不净，多在日晡时热势加剧，因此又称日晡潮热，乃由邪热蕴结胃肠，燥屎内结而致，病在阳明胃与大肠；"温病"中所谓的湿温病，称为湿温潮热，其特点是患者虽自觉热甚，但初按肌肤多不甚热，扪之稍久才觉灼手，因此又称为"身热不扬"，多在午后热势加剧，退后热不净，系湿热病特有的一种热型，亦属潮热的范畴；阴虚证候之中的阴虚潮热，其特点是午后或夜间发热加重，热势较低，往往仅能自我感觉，体温并不高，多见胸中烦热，手足心发热，故又称"五心烦热"。严重者有热自骨髓向外透发的感觉，称为"骨蒸潮热"，是由各种原因致阴液亏少，虚阳偏亢而生内热。

（3）微热，即患者发热时间较长，热势较轻微，体温一般不超过38℃，又称长期低热，可见于温病后期、内伤气虚、阴虚、小儿夏季热等病证中。温病后期，余邪未清，余热留恋，患者亦可出现微热持续不退。由气虚而引起的长期微热，称为气虚发热，其特点是长期发热不止，热势较低，劳累后发热明显增重。其主要病机是因脾气虚，中气不足，无力升发敷布阳气，阳气不能宣泄而郁于肌表，故而发热。劳则气耗，中气益虚，阳气更不得敷布，故郁热加重。小儿在气候炎热时发热不已，至秋凉时不治自愈，亦属微热，乃小儿夏季热，是小儿气阴不足（体温调节机能尚不完善），不能适应夏令炎热气候所致。

3. 恶寒发热

恶寒发热是指恶寒与发热感觉并存，它是外感表证的主要症状之一。出现恶寒发热症状的病理变化，是外感表证初起，外邪与卫阳之气相争的反映。外邪束表，郁遏卫阳，肌表失煦故恶寒；卫阳失宣，郁而发热。如果感受寒邪，可导致束表遏阳之势加重，恶寒症状显著；感受热邪，助阳而致阳盛，发热症状显著。

临床上，通过询问寒热的轻重不同表现，常可推断感受外邪的性质。如：

恶寒重，发热轻，多属外感风寒的表寒证；

发热重，恶寒轻，多属外感风热的表热证；

恶寒、发热，并有恶风、自汗、脉浮缓，多属外感表虚证；

恶寒发热，兼有头痛、身痛、无汗、脉浮紧是外感表实证。

有时根据寒热的轻重程度，亦可推测邪正盛衰。一般地说，邪轻正盛，恶寒发热皆轻；邪盛正实，恶寒发热皆重；邪盛正虚，恶寒重，发热轻。

4. 寒热往来

寒热往来是患者恶寒与发热交替发作，其寒时自觉寒而不热，其热时自觉热而不寒。界限分明，一日一发或一日数发，可见于少阳病、温病及疟疾。其机理系外邪侵入机体，在由表入里的过程中，邪气停留于半表半里之间，既不能完全入里，正气又不能抗邪外出，此时邪气不太盛，正气亦未衰，正邪相争处于相持阶段，正胜邪弱则热，邪胜正衰则寒，一胜一负，一进一退，故见寒热往来。

（二）问汗

汗是津液所化生的，在体内为津液，经阳气蒸发从腠理外泄于肌表则为汗液。正常人在过劳、运动剧烈、环境或饮食过热、情绪紧张等情况下皆可出汗，属于正常现象。发生疾病时，各种因素影响了汗的生成与调节，则可引起异常出汗。

发病时出汗有着两重性，一方面出汗可以排出致病的邪气，促进机体恢复健康，是机体抗邪的正常反应；另一方面汗为津液所生，过度的出汗可以耗伤津液，导致阴阳失衡的严重后果。

问汗时，要询问患者有无出汗、出汗的时间、部位、汗量、出汗的特点、主要兼症以及出汗后症状的变化。

1. 全身有汗

全身有汗一般指病理上的发汗。凡营卫不密，内热壅盛，阴阳失调，皆可引起出汗异常而有汗。询问出汗的时间与汗量的多少，病程的长短，常能判断疾病在表在里，阴阳或盛或衰以及预后的良恶。

如患者有汗，病程短，伴有发热恶风等症状，属太阳中风表虚证，是外感风邪所致。表邪盛者，得汗即解为佳兆。发热有汗，而热不从汗解；或有恶热，均属实证。

患者若大汗不已，伴有蒸蒸发热、面赤、口渴饮冷，属实热证，系里热炽盛，蒸津外泄，故汗出量多。此时邪气尚实，正气未虚，正邪相搏，汗出不止，汗出愈多，正气愈伤。

若冷汗淋漓，或汗出如油，伴有呼吸喘促、面色苍白、四肢厥冷、脉微欲绝，此时的汗出常称为"脱汗""绝汗"，是久病重病正气大伤、阳气外脱、津液大泄，为正气已衰、阳亡阴竭的危候，提示预后不良。

此外，自汗指白天经常汗出不止，活动后尤甚。自汗常伴有神疲乏力、气短懒言或畏寒肢冷等症状，多因阳虚或气虚不能固护肌表、腠理疏松、玄府不密、津液外泄所致。如无热漏汗或汗后畏冷，属于阳虚自汗。因活动后阳气敷张外散，使气更虚，故出汗加重。此外，全身有汗还应分别自汗、盗汗、战汗等情况。

（1）自汗，多见于气虚或阳虚证。

（2）盗汗，指患者经常睡则汗出，醒则汗止。多伴有潮热、颧红、五心烦热、舌红脉细数等症，属阴虚。阴虚则虚热内生，睡时卫阳入里，肌表不密，虚热蒸津外泄，故盗汗出。醒后卫阳出表，玄府密闭，故汗止。

（3）战汗，指患者先恶寒战栗、表情痛苦、辗转挣扎，继而汗出者，多见外感热病的过程中，邪正相争剧烈之时，是疾病发展的转折点。战汗是邪正交争的表现，多属邪盛正虚，一旦阳气来复，邪正剧争，就可出现战汗。战汗的转归，一为汗出病退，脉静身凉，烦渴顿除，此为正气胜于邪气，病渐转愈，属佳象；一为战汗之后热势不退，症见烦躁，脉来急疾，此为正气虚弱，不能胜邪，而热复内陷，疾病恶化，属危象。

2. 全身无汗

全身无汗见于外感内伤、新病或久病。外感病中，邪郁肌表，气不得宣，汗不能达，故无汗，属于卫气的调节功能失常。当邪气入里，耗伤营阴，亦无汗，属于津枯而致汗液生成障碍。内伤久病无汗，病机较复杂，可为肺气失于宣达，使汗的调节功能障碍；亦可为血少津亏，汗失生化之源，故而无汗。

3. 局部有汗

局部有汗常出现于不同的证候。

（1）头汗，指患者仅头部或头颈部出汗较多，多因上焦邪热或中焦湿热上蒸，逼津外泄；或病危虚阳浮越于上所致。

（2）半身汗，指半侧身体有汗，或半侧身体经常无汗，或上或下，或左或右。可见于中风先兆、中风证、痿证、截瘫等病，多因患侧经络闭阻，气血运行不调所致。

（3）手足汗，指手心、足心出汗较多。多因热邪郁于内或阴虚阳亢，逼津外出而达于四肢所致。

（三）问周身疼痛

疼痛，是临床常见的一种自觉症状，各科均可见到。问诊时，应问清疼痛产生的原因、性质、部位、时间、喜恶等。引起疼痛的原因很多，有外感有内伤，其病机有虚有实。其中因不通则痛者，属实证，不荣则痛者属虚证。

1. 疼痛的性质

由于引起疼痛的病因病机不同，其疼痛的性质亦不同。

（1）胀痛，痛且有胀感在身体各部位都可出现，但以胸胁、胃脘、腹部较多见，乃因气机郁滞所致。

（2）刺痛，疼痛如针刺，其特点是疼痛的范围较小，部位固定不移，多因瘀血所致，临床以胸胁、胃脘、小腹、少腹部最为多见。

（3）绞痛，痛势剧烈如绞割者，其特点是疼痛有剜、割、绞结之感，疼痛难以忍受，多为有形实邪突然阻塞经络闭阻气机，或寒邪内侵，气机郁闭，导致血流不畅而成，可见于心血瘀阻的心痛、蛔虫上窜或寒邪内侵胃肠引起的脘腹痛等。

（4）串痛，疼痛部位游走不定或走窜攻痛，其特点是痛处不固定，或者感觉不到确切的疼痛部位，多为风邪留着机体的经络关节，阻滞气机而产生疼痛。气无形而喜通畅，气滞为痛多为串痛，见于风湿痹证或气滞证。

（5）掣痛，痛处有抽掣感或同时牵引他处而痛，其特点是疼痛多呈条状或放射状，或有起止点和牵扯感，多由筋脉失养或经阻滞不通所致，常见于胸痹、肝阴虚、肝经实热等证。

（6）灼痛，痛处有烧灼感，其特点是感觉痛处发热，如病在浅表，有时痛处亦可触之觉热，多喜冷凉。多由火热之邪窜入经络，或阴虚阳亢，虚热灼于经络所致。可见于肝火犯络致两胁灼痛，胃阴不足致脘部灼痛以及外科疮疡等证。

（7）冷痛，痛处有冷感，其特点是感觉痛处发凉，如病在浅表，有时触之亦觉发凉，多喜温热，常因寒凝筋脉或阳气不足而致。

（8）重痛，疼痛伴有沉重感，多见于头部、四肢及腰部，常因湿邪困阻气机而致，多见于湿证。

（9）空痛，痛而有空虚之感，其特点是疼痛有空旷轻虚之感，喜温喜按，多为精血不足而致，可见于阳虚、阴虚、血虚或阴阳两虚等证。

（10）隐痛，痛而隐隐，绵绵不休，其特点是痛势较轻，可以耐受，隐隐而痛，持续时间较长，多因气血不足或阳气虚弱、经脉气血运行滞涩所致。

2.疼痛的部位

疼痛的部位，可以判断疾病的位置及相应经络脏腑的变化情况。

（1）头痛，是指整个头部或头的前后、两侧部位的疼痛。头部不同部位的疼痛，一般与经络的分布有关，如头项痛属太阳经病，前额痛属阳明经病，头侧部痛属少阳经病，头顶痛属厥阴经病，头痛连齿属少阴经病。

临床上，头痛可由外感或内伤引起。外感多由邪犯脑府、经络郁滞不畅所致，属实，如寒热表证的头痛等。内伤多由脏腑虚弱、清阳不升、脑府失养或肾精不足、髓海不充所致，属虚。脏腑功能失调产生的病理产物如痰饮、瘀血阻滞经络所致的疼痛，则或虚或实，或虚实夹杂。

凡头痛较剧，痛无休止，并伴有外感表现者，为外感头痛。如：

头重如裹，肢重者属风湿头痛；

头痛较轻，病程较长，时痛时止者，多为内伤头痛；

头痛隐隐，过劳则甚，属气虚头痛；

头痛隐隐，眩晕面白，甚则疼痛连眼角，属血虚头痛；

头脑空痛，腰膝酸软，属肾虚头痛；

头痛晕沉，自汗便溏，属脾虚头痛；

头痛如刺，痛有定处，属血瘀头痛；

头痛如裹，泛呕眩晕，属痰浊头痛；

头涨痛，口苦咽干，属肝火上炎头痛；

头痛，恶心呕吐，心下痞闷，食不下，属食积头痛。

（2）胸痛，是指胸部正中或偏侧疼痛的自觉症状。胸居上焦，内藏心肺，所以胸病以心肺病变居多。胸病总由胸部气机不畅所致。

胸痛、潮热盗汗、咳痰带血者，属肺阴虚证，因虚火灼伤肺络所致。

胸痛憋闷、痛引肩臂者，为胸痹，多因心脉气血运行不畅所致，可见于闷阳不足、痰浊内阻或气虚血瘀等证。

胸背彻痛剧烈、面色青灰、手足青至节者，为真心痛，系因心脉急骤闭塞不通所致。

胸痛、壮热面赤、喘促鼻煽者，为热邪壅肺，肺失宣降所致。

胸痛、潮热盗汗、咳痰带血者，属肺阴虚证，因虚火灼伤肺络所致。

胸闷咳喘、痰白量多者，属痰湿犯肺，乃因脾虚聚湿生痰，痰浊上犯所致。

胸胀痛走窜、太息易怒者，属肝气郁滞，多因情志郁结不舒，胸中气机不利所致。

胸部刺痛、固定不移者，属血瘀。

（3）胁痛，是指胁一侧或两侧疼痛。因胁为肝胆所居，又是肝胆经脉循行分布之处，故胁痛多属肝胆及其经脉的病变。如：

胁胀痛、太息易怒者，多为肝气郁结所致；

胁肋灼痛，多为肝火郁滞；

胁肋胀痛、身目发黄，多为肝胆湿热蕴结，可见于黄疸病；

胁部刺痛、固定不移，为瘀血阻滞、经络不畅所致；

胁痛，患侧肋间饱满、咳唾引痛，是饮邪停留于胸胁所致，可见于悬饮病。

（4）胃脘痛，其所指的胃脘，包括整个胃体。胃上口贲门称上脘，胃下口幽门称下脘，界于上下口之间的胃体称中脘。胃脘痛即指胃痛。凡寒、热、食积、气滞等病因及机体脏腑功能失调累及于胃，皆可影响胃的气机通畅，而出现疼痛症状。根据胃脘痛的性质不同，其致病原因也不同。如：

胃脘冷痛、痛势较剧、得热痛减，属寒邪犯胃；

胃脘灼痛、多食善饥、口臭便秘者，属胃火炽盛；

胃脘胀痛、嗳气不舒，属胃腑气滞，多是肝气犯胃所致；

胃脘刺痛、固定不移，属瘀血胃痛；

胃脘胀痛、嗳腐吞酸、厌食，为食滞胃脘；

胃脘隐痛、呕吐清水，属胃阳虚；

胃脘灼痛嘈杂、饥不欲食，属胃阴虚。

（5）腹痛，其部位有脐腹、大腹、小腹、少腹之分。脐周围称为脐腹，属脾与小肠；脐以上统称大腹，包括脘部、左上腹、右上腹，属脾胃及肝胆；脐以下为小腹，属膀胱、胞宫、大小肠；小腹两侧为少腹，是肝经经脉所过之处。

临床上，根据疼痛的不同部位，可以测知疾病所在脏腑；而根据疼痛的不同性质，可以确定病因病性的不同。如：

大腹隐痛、便溏、喜温喜按，属脾胃虚寒；

小腹胀痛、小便不利，多为癃闭，病在膀胱；

小腹刺痛、小便不利，为膀胱蓄血；

少腹冷痛、牵引阴部，为寒凝肝脉；

绕脐痛、起包块、按之可移者，为虫积腹痛。

腹痛暴急剧烈、胀痛、拒按，得食痛甚者，多属实证；

腹痛徐缓、隐痛、喜按、得食痛减者，多属虚证；

腹痛得热痛减者，多属寒证；

腹痛，痛而喜冷者，多属热证。

（6）腰痛，可根据疼痛的性质判断其致病的原因。如：

腰部冷痛，以脊骨痛为主，活动受限，多为寒湿痹证；

腰部冷痛，小便清长，属肾虚；

腰部刺痛，固定不移，属闪挫跌扑瘀血。

根据疼痛的部位，可判断邪留之处。如：

腰脊骨痛，多病在骨；

腰痛以两侧为主，多病在肾；

腰脊痛连及下肢者，多病在下肢经脉；

腰痛连腹，绕如带状，多病在带脉。

（7）背痛，根据疼痛的部位及性质，可以判断疼痛的病位和病因。如：

背痛连及头项，伴有外感表证，是风寒之邪客于太阳经；

背冷痛伴畏寒肢冷，属阳虚；

脊骨空痛，不可俯仰，多为精气亏虚，督脉受损。

（8）四肢痛，多由风寒湿邪侵犯经络、肌肉、关节，阻碍其气血运行所致，亦有因脾虚、肾虚而致者。

根据疼痛的部位及性质，可以判断病变的原因和部位。如：

四肢关节串痛，多为风痹；

四肢关节痛伴周身困重，多为温痹；

四肢关节疼痛剧烈，得热痛减，为寒痹；

四肢关节灼痛，喜冷，或有红肿，多为热痹；

足跟或胫膝隐隐而痛，多为肾气不足。

（9）周身痛，是指四肢、腰背等处皆有疼痛感觉。根据疼痛的性质及久暂，可判断病属外感或内伤。如：

新病周身酸重疼痛，多伴有外感表证，属外邪束表；

身痛遍体，或痛无定位，是风重；

痛甚者，为寒重；

病有重坠感，为湿重；

久病卧床周身疼痛，属气血亏虚，经脉不畅。

（四）问周身不适

问周身其他不适，是指询问周身各部，如头胸胁腹等处，除疼痛以外的其他症状。常见的周身不适症状有头晕、目眩、目涩、视力减退、耳鸣、耳聋、重听、胸闷、心悸、腹胀、麻木等。临床问诊时，要询问有无其他不适症状及症状产生有无明显诱因、持续时间长短、表现特点、主要兼症等。

1. 头晕

头晕是指患者自觉视物昏花旋转，轻者闭目可缓解，重者感觉天旋地转，不能站立，闭目亦不能缓解，乃因外邪侵入或脏腑功能失调引起经络阻滞，清阳之气不升或风火上扰，造成邪干脑府或脑府失养所致。临床常见的成因有风火上扰、阴虚阳亢、心脾血虚、中气不足、肾精不足、痰浊中阻等。

2. 目痛

如目痛而赤，属肝火上炎；目赤肿痛，羞明多眵，属风热；目痛较剧，伴头痛，恶心呕吐，瞳孔散大，多是青光眼；目隐隐作痛，时作时止，多为阴虚火旺。

3. 目眩

目眩是指视物昏花迷乱，或眼前有黑花闪烁、流萤幻视的感觉，多因肝肾阴虚、肝阳上亢、肝血不足，或气血不足、目失所养而致。

4. 目涩

目涩指眼目干燥涩滞，或似有异物入目等不适感觉，伴有目赤、流泪，多属肝火上炎所致。若伴久视加重，闭目静养减轻，多属血虚阴亏。

5. 雀目

雀目又称夜盲，指一到黄昏即视物不清，至天明视觉恢复正常，多因肝血不足或肾阴损耗、目失所养而成。

6. 耳鸣

耳鸣指患者自觉耳内鸣响，如闻蝉鸣或潮水声，或左或右，或两侧同时鸣响，或时发时止，或持续不停。

临床上，耳鸣有虚实之分，若暴起耳鸣声大，用手按而鸣声不减，属实证，多因肝胆火盛所致；渐觉耳鸣，声音细小，以手按之，鸣声减轻，属虚证，多由肾虚精亏，髓海不充，耳失所养而成。

7. 耳聋

耳聋指患者听觉丧失的症状，常由耳鸣发展而成。新病突发耳聋多属实证，因邪气蒙蔽清窍，清窍失养所致；渐聋多属虚证，多因脏腑虚损而成。一般而言，虚证多而实证少，实证易治，虚证难治。

8. 重听

重听是听声音不清楚，往往引起错觉，为听力减退的表现，多因肾虚或风邪外入所致。

9. 胸闷

胸闷指胸部有堵塞不畅，满闷不舒的感觉，亦称"胸痞""胸满"，多因胸部气机不畅所致。由于造成胸部气机不畅的原因很多，因此，胸闷一症可出现于多种病证之中。如气郁的胸闷，经叹息或嗳气后舒散；阳气虚的胸闷，则见短气、呼吸不畅。

10. 心悸怔忡

心悸怔忡指在正常的条件下，患者即自觉心跳异常，心慌不安，不能自主。若因惊而悸，称为惊悸。心悸多为自发，惊悸多因惊而悸。怔忡是心悸与惊悸的进一步发展，心中悸动较剧、持续时间较长、病情较重。

引起心悸的原因很多，主要是造成心神浮动所致。如心阳亏虚、鼓动乏力，气血不足、心失所养，阴虚火旺、心神被扰，水饮内停、上犯凌心，痰浊阻滞、心气不调，气滞血瘀、扰动心神等，皆可使心神不宁而出现心悸、惊悸或怔忡的症状。

11. 腹胀

腹胀是指腹部饱胀、满闷，如有物支撑的感觉，或有腹部增大的表现。引起腹胀的病因很多，但其病机却以气机不畅为主，虚则气不运，实则气郁滞。临床上，实证可见于寒湿犯胃，阳明腑实、食积胃肠、肝气郁滞、痰饮内停等证；虚证多见脾虚。腹部的范围较广，不同部位之腹胀常常揭示不同的病变。如上腹部胀，多属脾胃病变；小腹部胀，多属膀胱病变；胁下部胀，多属肝胆病变。

12. 麻木

麻木是指知觉减弱或消失的一种病证，多见于头面四肢部，可因气血不足或风痰湿邪阻络、气滞血瘀等引起，其主要病机为经脉失去气血营养。

（五）问饮食

问饮食一般包括询问口渴、饮水、进食等几个方面。通过了解患者的饮食情况，来判断脾胃盛衰或其他脏腑虚实，如外感减食是脾胃气滞；内伤减食为脾胃气虚；口渴引饮的属热；口中渴，索水不欲饮的属寒；大渴谵语，便秘的属实；常欲饮水，饮水不多的属虚。

临床上，口渴与饮水的辨证应根据口渴的特点、饮水的多少和有关兼证来加以综合分析，以了解患者津液的盛衰和输布情况以及病证的寒热虚实。如：

口不渴，为津液未伤，见于寒证或无明显热邪之证；

口渴，多由津液不足或输布障碍所致；

口渴多饮，即患者口渴明显，饮水量多，是津液大伤的表现，多见于实热证、消渴病及汗吐下后；

渴不多饮，即患者虽有口干或口渴感觉，但又不想喝水或饮水不多，则是津液轻度损伤或津液输布障碍的表现，可见于阴虚、湿热、痰饮、瘀血等证。

（六）问口味

口味，是指患者口中的异常味觉。通过询问患者自觉的口中气味和味觉等情况，可推知病在何脏何腑。如：

口淡乏味，多因脾胃气虚而致；

肠胃有湿，水气不化，病后胃虚也可致口淡；

口黏腻，多属湿困脾胃；

火邪为病、肝胆郁热或胆气上溢，则口苦；

肝胆蕴热，则口中泛酸；

肾病或寒证则口咸；

肺热则口腥；

脾胃湿热证或脾浊上泛则口甜；

若口中酸腐，多见于伤食证。

（七）问食欲与食量

询问患者的食欲与食量，可以判断患者脾胃功能的强弱、疾病的轻重及预后。

1. 食欲减退

食欲减退又称"纳呆""纳少"，即患者不思进食；厌食，又称恶食，即厌恶食物。不思饮食与厌恶食物，一是不知饥饿不欲食，二是虽饥亦不欲食或厌恶食物。两者病机均属脾胃不和消化吸收功能减弱所致。如：

患者不欲食，食量减少，多见于脾胃气虚、湿邪困脾等证；

患者厌食，多因伤食而致；

妇女妊娠初期，厌食呕吐者，为妊娠恶阻；

饥不欲食，即患者感觉饥饿而又不想进食，或进食很少，亦属食欲减退范畴，可见于胃阴不足证；

多食易饥，指患者食欲亢进，食量较多，食后不久即感饥饿，又称为"消谷善饥"，临床多伴有身体逐渐消瘦等症状，可见于胃火亢盛、胃强脾弱等证，亦可见于消渴病，其病机乃由胃的腐熟太过而致。

2. 偏嗜

偏嗜是指嗜食某种食物或某种异物。其中偏嗜异物者，又称异嗜，若小儿异嗜，喜吃泥土、生米等异物，多属虫积。若妇女已婚停经而嗜食酸味，多为妊娠。

询问食欲与食量时，还应注意进食情况如何。如患者喜进热食，多属寒证；喜进冷食多属热证。进食后稍安，多属虚证；进食后加重，多属实证或虚中夹实证。

疾病过程中，食欲渐复，表示胃气渐复，预后良好；反之，食欲渐退，食量渐减，表示胃气渐衰，预后多不良。若病重不能食，突然暴食，食量较多，是脾胃之气将绝的危象，称"除中"，实际上是中气衰败，死亡前兆，属"回光返照"的一种表现。

（八）问二便

问二便，是询问患者大小便的有关情况，如大小便的性状、颜色、气味、便量多少、排便的时间、两次排便的间隔时间、排便时的感觉及排便时伴随症状等。询问二便的情况可以判断机体消化功能的强弱，津液代谢的状况，同时也是辨别疾病的寒热虚实性质的重要依据。二便的性状、颜色、气味，望诊、闻诊可以查明。二便的次数、量的多少、排便时的异常感觉及排便时间等，则可依靠问诊。

1. 大便

健康人一般一日或两日大便一次，为黄色成形软便，排便顺利通畅，如受疾病的影响使其消化功能失职，则有黏液及未消化食物等粪便。气血津液失调，脏腑功能失常，可使排便次数和排便感觉等出现异常。

（1）便秘，即大便秘结，指粪便在肠内滞留过久，排便间隔时间延长，便次减少，通常在 4～7 天以上排便一次。其病机多为大肠传导功能失常。如便秘兼潮热、腹满，为热与实证；老人便秘或妇人产后便秘，多为虚证；大便先硬后溏，是中气不足。此外，胃肠积热、气机郁滞、气血津亏、阴寒凝结等证，也均可引起便秘。

（2）溏泻，又称便溏或泄泻，即大便稀软不成形，甚则呈水样，排便间隔时间缩短，便次增多，一日 3～4 次以上。乃由脾胃功能失调、水停肠道、大肠传导亢进所致，常见于脾虚、肾阳虚、肝郁乘脾、伤食、湿热蕴结大肠、感受外邪等证，如肾阳虚出现五更泄泻等。

大便感觉异常，是指排大便时有明显不适感觉。由于病因病机不同，所产生的感觉亦不同：

肛门灼热，是指排便时肛门有烧灼感，其病机由大肠湿热蕴结而致，可见于湿热泄泻、暑湿泄泻等证。

排便不爽，即腹痛且排便不通畅爽快而有滞涩难尽之感，多由肠道气机不畅所致，可见于肝郁犯脾、伤食泄泻、湿热蕴结等证。

里急后重，即腹痛窘迫，时时欲泻，肛门重坠，便出不爽。里急，指紧急而不可耐；后重，指排便时便量极少，肛门重坠，便出不爽，或欲便又无，二者合而称之里急后重。此为痢疾病证中的一个主症，多因湿热之邪内阻，肠道气滞所致。

滑泻失禁，即久泻不愈，大便不能控制，呈滑出之状，又称"滑泻"。多因久病体虚，脾肾阳虚衰，肛门失约而致。可见于脾阳虚衰、肾阳虚衰，或脾肾阳衰等证。

肛门气坠，即肛门有重坠向下之感，甚则肛欲脱出。多因脾气虚衰，中气下陷而致。可见于中气下陷证。

2. 小便

健康人在一般情况下，一昼夜排尿量约为 1000～1800 毫升，尿次白天 3～5 次，夜间 0～1 次。排尿次数与尿量，可受饮水、气温、出汗、年龄等因素的影响而略有不同。受疾病的影响如机体的津液营血不足，气化功能失常，水饮停留等，即可使排尿次数、尿量及排尿时的感觉出现异常情况。

（1）尿量异常，是指昼夜尿量过多或过少，超出正常范围。如尿量增多，多因寒凝气机、水气不化，或肾阳虚衰、阳不化气、水液外泄而量多，可见于虚寒证、阳气不足、肾阳虚及消渴病证；如尿量减少，则因机体津液亏乏、尿液化源不足，或尿道阻滞，或阳气虚衰、气化无权、水湿不能下入膀胱而泛溢于肌肤而致，临床常见于实热证、汗吐下证、水肿病及癃闭、淋证等病证，如热伤津液则小便短少。

（2）排尿次数异常，若出现排尿次数增多，又叫小便频数，多由膀胱气化功能失职而致，常见于下焦湿热、下焦虚寒、肾气不固等证；若下焦湿热，多现小便频数短赤；若排尿次数减少，则可见于癃闭。

排尿异常，是指排尿感觉和排尿过程发生变化，出现异常情况，包括尿痛、癃闭、尿失禁、遗尿、尿闭等。

如小便涩痛，即排尿不畅，且伴有急迫灼热疼痛感，多为湿热流入膀胱、灼伤经脉、气机不畅而致，可见于淋证。

小便不畅、点滴而出为癃，小便不通、点滴不出为闭，一般多统称为癃闭。其病机有虚有实。实者多为湿热蕴结、肝气郁结或瘀血、结石阻塞尿道而致，虚者多为年老气虚、肾阳虚衰、膀胱气化不利而致。

余沥不尽，即小便后点滴不禁，多为肾气不固所致。

小便失禁，即小便不能随意识控制而自行遗出，多为肾气不足、下元不固，或下焦虚寒、膀胱失煦、不能制约水液而致。

若患者神志昏迷而小便自遗，则表示病情危重。

如出现遗尿，即指睡眠中小便自行排出，除多见于儿童外，其基本病机为膀胱失于约束，可见于肾阴、肾阳不足，脾虚气陷等证。

（九）问睡眠

睡眠与人体卫气循行和阴阳盛衰有关。正常情况下，卫气昼行于阳经，阳气盛，则人醒；夜行于阴经，阴气盛，则入睡。问睡眠，应了解患者有无失眠或嗜睡，睡眠时间的长短、入睡难易、有梦无梦等。临床常见的睡眠失常有失眠、嗜睡。

1. 失眠

失眠又称"不寐""不得眠"，是指经常不易入睡，或睡而易醒、不易再睡，或睡而不酣、易于惊醒，甚至彻夜不眠的表现。其病机多为阳不入阴、神不守舍，气血不足、神失所养，或阴虚阳亢、虚热内生，或肾水不足、心火亢盛等，致扰动心神而引起失眠。如痰火、食积、瘀血等邪火上扰致心神不宁而出现失眠，多属实证，可见于心脾两虚、心肾不交、肝阳上亢、痰火扰心、食滞胃脘等证。

2. 嗜睡

嗜睡又称多眠，是指神疲困倦，睡意很浓，经常不自主地入睡，多为神气不足所致。其轻者神识清楚，呼之可醒而应。如：

精神极度疲惫，困倦易睡，或似睡而非睡的状态，称为"但欲寐"；

日夜沉睡，呼应可醒，神识蒙眬，偶可对答，称为"昏睡"；

湿邪困阻、清阳不升，或脾气虚弱、中气不足、不能上荣，皆可使精明之府失于清阳之荣而出现嗜睡，临床常见于湿邪困脾、脾气虚弱等证；

心肾阳衰、阴寒内盛致神气不振，可出现似睡非睡的但欲寐，临床见于心肾阳衰证；

邪扰清窍，热蔽心神，可出现神智蒙眬、昏睡不醒，见于温热病热入营血、邪陷心包之证，也可见于中风病。

大病之后，精神疲惫而嗜睡，是正气未复的表现。

（十）问经带

妇女有月经、带下、妊娠、产育等生理特点，发生疾病时，常能引起相应的病理改变。因此，对青春期开始之后的女性患者除了一般的问诊内容外，还应注意询问其经、带等情况，作为妇科或一般疾病的诊断与辨证依据。

1. 问月经

问月经应注意询问月经的周期，行经的天数，月经的量、色、质，有无闭经或行经腹痛等表现。

（1）经期，即月经的周期，是指每次月经相隔的时间，正常约为 28～32 天。经期异常主要表现为月经先期、月经后期和月经先后不定期。

如月经周期提前八九天以上，称为月经先期，多因血热妄行，或气虚不摄而致；

月经周期错后八九天以上，称为月经后期，多因血寒、血虚、血瘀而致；

如月经超前与错后不定，相差时间多在八九天以上者，称为月经先后不定期，又称月经紊乱，多因情志不舒、肝气郁结失于条达、气机逆乱，或者脾肾虚衰、气血不足、冲任失调，或瘀血内阻、气血不畅致经期错乱，故月经先后不定期。

（2）经量，指月经的出血量，正常平均为 50 毫升。经量的异常，主要表现为月经过多和月经过少。

如每次月经量超过 100 毫升，称为月经过多，多因血热妄行、瘀血内阻、气虚不摄而致。

如每次月经量少于 30 毫升，称为月经过少，多因寒凝致经血不至，或血虚致经血化源不足，或血瘀致经行不畅。

（3）崩漏，指妇女不规则的阴道出血。临床以血热、气虚最为多见。血受热则妄行，损伤冲任，经血不止，其势多急骤。脾虚，中气下陷，或气虚冲任不固，血失摄纳，经血不止，其势多缓和。此外，瘀血也可致崩漏。

（4）经闭（闭经），指成熟女性月经未潮，或来而中止，停经 3 个月以上但未妊娠者。经闭是由多种原因造成的，其病机为经络不通、经血闭塞，或血虚血枯，经血失其源泉，闭而不行，常见于肝气郁结、瘀血、湿盛痰阻、阴虚、脾虚等证。

临床上，闭经应注意与妊娠期、哺乳期、绝经期等生理性闭经，或者青春期、更年期因情绪、环境改变而致的一时性闭经及暗经加以区别。

（5）经行腹痛（痛经），是在月经期或行经前后，出现小腹部疼痛的症状，多因胞脉不利、气血运行不畅或胞脉失养所致，可见于寒凝、气滞血瘀、气血亏虚等证。

若行经腹痛，痛在经前者属实，痛在经后者属虚。按之痛甚为实，按之痛减为虚。得热痛减为寒，得热痛不减或益甚为热。绞痛为寒，刺痛、钝痛、闷痛为血瘀。隐隐作痛为血虚，持续作痛为血滞。时痛时止为气滞，胀痛为气滞血瘀。气滞为主则胀甚于痛，瘀血为主则痛甚于胀。

2. 问带下

问带下应注意量的多少，色、质和气味等。凡带下色白而清稀、无臭，多属虚证、寒证。带下色黄或赤，黏稠臭秽，多属实证、热证。若带下色白量多，淋漓不绝，清稀如涕，多属寒湿下注；带下色黄，黏稠臭秽，多属湿热下注；若白带中混有血液，为赤白带，多属肝经郁热。

（十一）问小儿

小儿科古称"哑科"，不仅问诊困难，而且不一定准确。问诊时，若小儿不能述说，可以询问其亲属。问小儿，除了一般的问诊内容外，还要注意询问出生前后情况、喂养情况、生长发育情况及预防接种情况、传染病史及传染病接触史等。

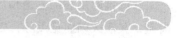

第四节　切诊

切诊是医生用手直接检查患者脉象和体表各部的一种诊断方法，包括脉诊和按诊两个部分。

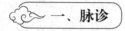

一、脉诊

脉诊是通过诊脉的变化，来了解病情，观察心气充足或虚弱。《黄帝内经》曰："脉之盛衰者，所以候气血之虚实，有余不足。"脉诊在诊断中是很重要的。中医对切脉的实践，是从最初的遍诊法（即切头、手、足各部的动脉）逐步发展到循"寸口脉"（即手腕部桡动脉）来了解疾病的表现、寒热、虚实等病情变化。由于血脉运行在内营养脏腑，在外濡润筋骨、肌肉及各个组织器官，当机体发生病变时，脉象往往受到影响，甚至在疾病的证候还未明显出现以前，脉象已经有了变化。因此，脉诊是中医学的一种独特的诊断疾病的方法。

一些推拿医家还根据"有胃气则生，无胃气则死"的道理重视切人迎脉。因人迎为胃脉，如人迎脉硬，说明患者的胃气已将绝，即便形色尚好，生命亦不能持久；反之如人迎脉软，形色虽难看，病情虽重，亦还有转机。

（一）脉象形成的原理

脉象即脉动应指的形象。心主血脉，包括血和脉两个方面，脉为血之府，心与脉相连，心脏有规律地搏动，推动血液在脉管内运行，脉管也随之产生有节律的搏动，因而形成脉搏。心动（心脏有规律的搏动）应指、脉动应指以及血液在血管内运行，均由宗气所推动。血液循行脉管之中，流布全身，环周不息，除心脏的主导作用外，还必须有各脏器的协调配合。肺朝百脉，即是循行全身的血脉，均汇聚于肺，且肺主气，通过肺气的敷布，血液才能布散全身；脾胃为气血生化之源，脾主统血；肝藏血，主疏泄，调节循环血量；肾藏精，精化气，是人体阳气的根本和各脏腑组织功能活动的原动力，且精可以化生血，是生成血液的物质基础之一。因此脉象的形成，与脏腑气血密切相关。

临床上，医者循"寸口脉"（为肺经经脉所过之处）就能够诊断出各个脏腑的病变，乃是因为脉虽由心所主，但必须依赖肺气的振动，所以有"肺朝百脉"之说。肺既然能"朝百脉"，那么各组织器官有病，也就会通过"百脉"而反映到肺经的动脉上来，这就是古代医家对切脉的认识。

（二）脉诊的临床意义

脉象的形成和脏腑气血关系十分密切，一旦气血脏腑发生病变，血脉运行受到影响，脉象就会有变化，故通过诊察脉象的变化，可以判断疾病的病位、性质、邪正盛衰并推断疾病的进退预后。

脉诊判断疾病的病位、性质和邪正盛衰，系因为疾病的表现尽管极其复杂，但从病位的浅深来说，不在表便在里，而脉象浮沉，常足以反映病位的浅深。脉浮，病位多在表；脉沉，病位多在里。疾病的性质，可分寒证与热证，脉象的迟数，可反映疾病的性质，如迟脉多主寒证，数脉多主热证。

邪正斗争的消长，产生虚实的病理变化，而脉象的有力无力，能够反映疾病的虚实证候。如脉虚弱无力，是正气不足的虚证；脉实有力，是邪气亢盛的实证。

脉诊推断疾病的进退预后，如久病脉见缓和，是胃气渐复，病退向愈之兆；久病气虚，虚劳、失血，久泄久痢而见洪脉，则多属邪盛正衰危候；外感热病，热势渐退，脉象出现缓和，是将愈之候；若脉急疾，汗出脉静，热退身凉，为病退向愈；若脉急疾，烦躁，为病进危候。

（三）诊脉的部位

诊脉的部位，有遍诊法、三部诊法和寸口诊法。遍诊法见于《素问·三部九候论篇》，三部诊法见于汉代张仲景所著的《伤寒杂病论》。所谓三部，即人迎（颈侧动脉）、寸口、趺阳（足背动脉）。人迎与趺阳两种诊脉的部位，后世已少采用，自晋以来，普遍选用的切脉部位是寸口。寸口诊法始见于《黄帝内经》，主张独取寸口是《难经》，但当时这一主张未能普遍推行，直至晋代王叔和所著的《脉经》，才推广了独取寸口的诊脉方法。

寸口又称脉口、气口，其位置在腕后桡动脉搏动处，诊脉独取寸口的理论依据是：寸口为手太阴肺经之动脉，为气血汇聚之处，而五脏六腑十二经脉气血的运行皆起于肺而止于肺，故脏腑气血之病变可反映于寸口。另外，手太阴肺经起于中焦，与脾经同属太阴，与脾胃之气相通，脾胃为后天之本，气血生化之源，故脏腑气血之盛衰都可反映于寸口，所以独取寸口便可以诊察全身的病变。

寸口分寸、关、尺三部，以高骨（桡骨茎突）为标志，其稍内方的部位为关，关前（腕端）为寸，关后（肘端）为尺。两手各分寸、关、尺三部，共六部脉。切脉时，手指轻放，触及脉位皮肤，这叫浮取；稍重按脉，称中取；重指诊脉，称沉取。把寸、关、尺三部脉在浮、中、沉的表现中有哪些异同辨别清楚，称为三部九候论。

寸关尺分候脏腑，历代医家说法不一，目前多以下列为准：即左寸可候心与膻中；右寸可候肺与胸中；左关可候肝胆与膈；右关可候脾与胃；左尺可候肾与小腹；右尺可候肾与小腹。此外，左手心、肝、肾，右手肺、脾、命，这是根据三焦部位而划分的，其中六腑也是按脏腑表里关系归属的。

（四）诊脉的方法和注意事项

为求诊脉准确，必须掌握一定的方法和注意事项。

在时间与环境方面，一般认为诊脉最好是清晨，因为清晨患者不受饮食、活动等各种因素的影响，体内外环境都比较安静，气血经脉处于少受干扰的状态，故容易鉴别病脉。当然，其他时间也能够诊脉。诊脉时，要求有一个安静的内外环境。诊脉之前，先让患者休息片刻，使气血平静，医生也要平心静气，然后开始诊脉。诊室要保持安静。特殊情况下，则不必拘泥于这些条件。

在体位问题上，要让患者取坐位或正卧位，手臂平放和心脏近于同一水平，直腕仰掌，并在腕关节背垫上小枕，这样可使气血运行无阻，以反映机体的真正脉象。

在指法的运用上，医者和患者最好侧向相坐，用左手按诊患者的右手，用右手按诊患者的左手。诊脉下指时，首先用中指按在掌后高骨内侧关脉位置，接着用食指按在关前的寸脉位置，无名指按在关后尺脉位置。位置放准之后，三指应呈弓形，指头平齐，以指腹接触脉体。布指的疏密要和患者的身长相适应，身高臂长者，布指宜疏；身矮臂短者，布指宜密。三指平布同时用力按脉，称为总按；为了重点地体会某一部脉象，也可用一指单按其中一部脉象；如要重点体会寸脉时，可微微提起中指和无名指；诊关脉则微提食指和无名指；诊尺脉则微提食指和中指。临床上总按、单按常配合使用，这样对比的诊脉方法颇为实用。单按分候寸口三部，以察病在何经何脏，总按则审察五脏六腑的病变。诊小儿脉，可用"一指（拇指）定关法"，而不细分三部，因小儿寸口部短，不容三指定寸关尺。

诊脉所谓的"举、按、寻"，是指诊脉时运用指力的轻重和挪移，以探索脉象的一种手法。用轻指力按在皮肤上叫举，又叫浮取或轻取；用重指力按在筋骨间，叫按，又称沉取或重取；指力不轻不重，还可亦轻亦重，以委曲求之叫寻。因此诊脉必须注意举、按、寻之间的脉象变化。此外，当三部脉有独异时，还必须逐渐挪移指位，内外推寻。寻者寻找之意，不是中取。

诊脉时，医者的呼吸要自然均匀，即所谓的"平息"。平是平调的意思，即要求医者在诊脉时，思想集中，虚心而静，全神贯注，用一息（注：一呼一吸称一息）的时间去计算患者脉搏的至数，如正常脉象及病理性脉象之迟、数、缓、疾等脉，均以息计，现今有秒表对诊脉有一定的帮助，但平息的意义却不止如此。

古人认为每次诊脉时，必须满五十动。即每次按脉的时长要做到每侧脉搏跳动不应少于50次。其意义一是为了解五十动中无促、结、代脉，防止漏诊；二是为说明诊脉不能草率从事，必须以辨清脉象为目的。如果第一个五十动仍辨不清楚，可延至第二个或第三个五十动。总之，每次诊脉时间以2～3分钟为宜。

（五）脉象

1. 正常脉象

正常脉象古称平脉，是健康无病之人的脉象。正常脉象的形态是三部有脉，一息4～5至（相当于脉搏70～80次/分），不浮不沉，不大不小，从容和缓，柔和有力，节律一致，尺脉沉取有一定力量，并随生理活动和气候环境的不同而有相应的正常变化。

正常脉象有胃、神、根三个特点。有胃气的脉象，古人说法很多，总的来说，正常脉象不浮不沉，不快不慢，从容和缓，节律一致便是有胃气。即使是病脉，无论浮沉迟数，但有徐和之象者，便是有胃气。如脉少胃气，则为病变；脉无胃气，则属真脏脉，或为难治或不治之征象，故脉有无胃气对判断疾病凶吉预后有重要的意义。

有神的脉象形态，即脉来柔和。如见弦实之脉，弦实之中仍带有柔和之象；微弱之脉，微弱之中不至于完全无力者都叫有脉神。神之盛衰，对判断疾病的预后有一定的意义。但必须结合声、色、形三者，才能作出正确的结论。脉之有胃、有神，都是具有冲和之象，有胃即神，所以在临床上胃与神的诊法一样。

三部脉沉取有力，或尺脉沉取有力，是有根的脉象形态。若病中肾气犹存，先天之本未绝，尺脉沉取尚可见，便是有生机。若脉浮大散乱，按之则无，则为无根之脉，为元气离散，标志病情危笃。

正常脉象，可随人体内外因素的影响而有相应的生理性变化。

（1）四时气候的影响使平脉有春弦、夏洪、秋浮、冬沉的变化。此乃人与天地相应，人体受自然界四时气候变化的影响，生理功能也相应地变化，故正常人四时平脉也有所不同。

（2）地理环境的影响，如南方地处低下，气候偏温，空气湿润，人体肌腠缓疏，故脉多细软或略数；北方地势高，空气干燥，气候偏寒，人体肌腠紧缩，故脉多表现沉实。

（3）性别的影响表现为妇女脉象较男子濡弱而略快，妇女婚后妊娠，脉常见滑数而冲和。

（4）年龄的影响，即年龄越小，脉搏越快，婴儿 120~140 次/分；五六岁的幼儿为 90~110 次/分；年龄渐长则脉象渐和缓。青年体壮脉搏有力；老人气血虚弱，精力渐衰，脉搏较弱。

（5）体格的影响表现为身躯高大的人，脉的显现部位较长；矮小的人，脉的显现部位较短。瘦人肌肉薄，脉常浮；肥胖的人，皮下脂肪厚，脉常沉。凡常见六脉沉细等同，而无病象的叫做六阴脉；六脉常见洪大等同，而无病象的，叫做六阳脉。

（6）情志的影响表现为一时性的精神刺激，也可使脉象发生变化，如喜则伤心而脉缓，怒则伤肝而脉急，惊则气乱而脉动等。但当情志恢复平静之后，脉象也就恢复正常。

（7）劳逸的影响，如剧烈运动或远行，脉多急疾；人入睡之后，脉多迟缓；脑力劳动之人，脉多弱于体力劳动者。

（8）饮食的影响表现为饭后、酒后脉多数而有力；饥饿时稍缓而无力。此外，有些人脉不见于寸口，而从尺部斜向手背，称斜飞脉；若脉出现于寸口的背侧，则称反关脉，还有出现于腕部其他位置者，都是生理特异脉位，是桡动脉解剖位置的变异，不属病脉。

2. 病理性脉象

疾病反映于脉象的变化，称为病脉，即除了正常生理变化范围以及个体生理特异之外的脉象，均属病脉。不同的病理脉象，反映了不同的病症，我国最早的脉学专书《脉经》提出 24 种脉象，《景岳全书》提出 16 种，《濒湖脉学》提出 27 种，李士材的《诊家正眼》又增加疾脉，故近代多从 28 种脉论述。

脉象是通过位、数、形、势等四方面来体察。位即脉之部位，是指在皮肤下的深度而言。脉位分浮沉，浅显于皮下者为浮脉，深沉于筋骨者为沉脉；数即至数，是指脉动的速率，脉数分迟数。一息不足四至为迟，一息五六至为数；形即形态，包括脉管的粗细及其特殊形象，指下予以辨形，如芤脉似葱管，动脉似豆等；势即脉动的气势或力量，以辨虚实。如脉来势大，有力为实；脉动势小，无力为虚等。

在 28 种病脉中，有单一脉与复合脉之别。有的脉在位、数、形、势方面仅有单一的变化，如浮脉、沉脉表现为脉位的变化，迟脉、数脉表现为至数的变化。这种单方面变化而形成的脉象，称单一脉。许多脉象要从位数形势多方面综合体察，才能进行区别。如弱脉由虚、沉、小三脉合成，牢脉由沉、实、大、弦、长五脉合成，浮大有力势猛为洪脉等，这种由两个或两个以上方面的变化而形成的脉象，称复合脉。单一脉往往不能全面反映疾病的本质，而复合脉则可以从多方面反映疾病的情况，除了上述 28 种脉之外，还常出现数种脉象并见的相兼脉，如浮紧、浮缓、沉细、滑数等。

（六）脉象分类与主病

脉象有浮脉、沉脉、迟脉、数脉、虚脉、实脉等类别。

1. 浮脉类

浮脉类的脉象因其脉位浅，故浮取即得，包括浮、洪、濡、散、芤、革六脉。

（1）浮脉，脉象为轻取即得，重按稍减而不空，举之泛泛而有余，如水上漂木。主病多为表证，有力者为表实，无力者为表虚。其脉理乃浮脉主表，反映病邪在经络肌表部位，邪袭肌腠，卫阳奋起抵抗，脉气鼓动于外，脉应指而浮，故浮而有力。内伤久病体虚，阳气不能潜藏而浮越于外，亦有见浮脉者，必浮大而无力。

（2）洪脉，脉象为洪脉极大，状若波涛汹涌，来盛去衰。主病多为里热证。其脉理乃因阳气有余、气壅火亢，内热充斥，致使脉道扩张，气盛血涌，故脉见洪象。若久病气虚或虚劳，失血，久泄等病证而出现洪脉，是正虚邪盛的危险证候或为阴液枯竭，孤阳独亢或虚阳亡脱。此时，浮取洪盛，沉取无力无神。

（3）濡脉，脉象为浮而细软，如帛在水中。主病为虚证、湿证。其脉理乃濡脉主诸虚，如为精血两伤，阴虚不能维阳，故脉浮软；精血不充，则脉细；若为气虚阳衰，虚阳不敛，脉也浮软；浮而细软，则为濡脉。若湿邪阻压脉道，亦见濡脉。

（4）散脉，脉象为浮散无根，至数不齐，如杨花散漫之象。主病为元气离散，脏腑之气将绝的危重证候。其脉理乃因心力衰竭，阴阳不敛，阳气离散，故脉来浮散而不紧，稍用重力则按不着，漫无根蒂；阴衰阳消，心气不能维系血液运行，故脉来时快时慢，至数不齐。

（5）芤脉，脉象为浮大中空，如按葱管。主病为失血、伤阴。其脉理乃芤脉多见于失血伤阴之证，故芤脉的出现与阴血亡失，脉管失充有关，因突然失血过多，血量骤然减少，营血不足，无以充脉，或津液大伤，血不得充，血失阴伤则阳气无所附而浮越于外，因而形成浮大中空之芤脉。

（6）革脉，脉象浮而搏指，中空外坚，如按鼓皮。主病为亡血、失精、半产、漏下。其脉理乃革脉为弦芤相合之脉，由于精血内虚，气无所附而浮越于外，如之阴寒之气收束，因而成外强中空之象。

2.沉脉类

沉脉类的脉象，因其脉位较深，重按乃得，故有沉、伏、弱、牢四脉。

（1）沉脉，脉象为轻取、中取不应，重按乃得，如石沉水底。主病为里证，有力为里实，无力为里虚，亦可见于无病之正常人。其脉理乃病邪在里，正气相搏于内，气血内困，故脉沉而有力，为里实证；若脏腑虚弱，阳气衰微，气血不足，无力统运营气于表，则脉沉而无力，为里虚证。

（2）伏脉，脉象为重手推筋按骨始得，甚则伏而不见。主病为邪闭，厥证，痛极。其脉理乃因邪气内伏，脉气不能宣通，脉道潜伏不显而出现伏脉；若阳气衰微欲绝，不能鼓动血脉亦见伏脉。前者多见于实邪暴病，后者多见于久病正衰。

（3）弱脉，其脉象极软而沉细。主病为气血阴阳俱虚证。其脉理为阴血不足，不能充盈脉道，阳衰气少，无力鼓动，推动血行，故脉来沉而细软，成为弱脉。

（4）牢脉，脉象为沉按实大弦长，坚牢不移。主病为阴寒凝结，内实坚积。其脉理乃是由于病气牢固，阴寒内积，阳气沉潜于下，故脉来沉而实大弦长，坚牢不移。临床上，牢脉主实，有气血之分，如癥瘕有形肿块，是实在血分；无形痞结，是实在气分。若牢脉见于失血、阴虚等病证，是阴血暴亡之危候。

3.迟脉类

迟脉类的脉象，为脉动较慢，一息不足四到五至，包括迟、缓、涩、结四脉。

（1）迟脉，脉象为脉来迟慢，一息不足四至（相当于每分钟脉搏60次以下）。主病为寒证。迟而有力为寒痛冷积，迟而无力为虚寒。久经锻炼的运动员，脉迟而有力，则不属病脉。其脉理系因阳气不足，鼓动血行无力，故脉来一息不足四至。若阴寒冷积阻滞，阳失健运，血行不畅，脉迟而有力。因阳虚而寒者，脉多迟而无力。邪热结聚，阻滞气血运行，也见迟脉，但必迟而有力，按之必实。临床上，迟脉不可概认为寒证，当脉症合参。

（2）缓脉，脉象为一息四至，来去怠缓。主病为湿证，脾胃虚弱。正常情况下为脉有胃气的表现。其脉理乃湿邪黏滞，气机为湿邪所困；脾胃虚弱，气血乏源，气血不足以充盈鼓动，故缓脉见怠缓；平缓之脉，是为气血充足，百脉通畅。若病中脉转缓和，是正气恢复之征。

（3）涩脉，脉象为迟细而短，往来艰涩，极不流利，如轻刀刮竹。主病为精血亏少，气滞血瘀，挟痰，挟食。其脉理乃精伤血少津亏，不能濡养经脉，血行不畅，脉气往来艰涩，故脉涩而无力；气滞血瘀，痰、食胶固，气机不畅，血行受阻，则脉涩而有力。

（4）结脉，脉象为脉来缓造，时而一止，止无定数。主病为阴盛气结，气壅痰阻，气滞血瘀，癥瘕积聚。其脉理乃阴盛气机郁结，阳气受阻，血行瘀滞，故脉来缓怠，脉气不相顺接，时而一止，止后复来，止无定数，常见于寒痰血瘀所致的心脉瘀阻证。结脉见于虚证，多为久病虚劳，气血衰，脉气不继，故断而时一止，气血续则脉复来，止无定数。

4. 数脉类

数脉类的脉象，为脉动较快，一息超过五至，包括数、疾、促、动四脉。

（1）数脉，脉象为一息脉来五至以上。主病为热证。有力为实热，无力为虚热。其脉理乃邪热内盛，气血运行加速，故见数脉。因邪热盛，正气不虚，正邪交争剧烈，故脉数而有力，主实热证。若久病耗伤阴精，阴虚内热，则脉虽数而无力。若脉显浮数，重按无根，是虚阳外越之危候。

（2）疾脉，脉象为脉来急疾，一息七八至。主病为阳极阴竭，元阳将脱。其脉理为实热证阳亢无制，真阴垂危，故脉来急疾而按之益坚。若阴液枯竭，阳气外越欲脱，则脉疾而无力。

（3）促脉，脉象为脉来数，时而一止，止无定数，为不整脉的一种。主病为阳热亢盛，气血痰食郁滞。其脉理乃阳热盛极，或气血痰饮，宿食郁滞化热，正邪相搏，血行急速，故脉来急数。邪气阻滞，阴不和阳，脉气不续，故时一止，止后复来，指下有力，止无定数。促脉亦可见于虚证，若元阴亏损，则数中一止，止无定数，必促而无力，为虚脱之象。

（4）动脉，脉象表现为脉形如豆，厥厥动摇，滑数有力。主病为痛证、惊证。妇女妊娠反应期可出现动脉，这对临床诊断早孕有一定价值。其脉理乃因阴阳相搏，升降失和，使其气血冲动，故脉道随气血冲动而呈动脉。痛则阴阳不和，气血不通，惊则气血紊乱，心为之突跳，故脉亦应之而突跳，故痛与惊可见动脉。

5. 虚脉类

虚脉类的脉象，为脉动应指无力，包括虚、细、微、代、短五脉。

（1）虚脉，脉象为三部脉会之无力，按之空虚。主病为虚证。其脉理乃气虚不足以运其血，故脉来无力，血虚不足充盈脉道，故按之空虚。由于气虚不敛而外张，血虚气无所附而外浮，脉道松弛，故脉形大而势软。

（2）细脉，脉象为脉细如线，但应指明显。主病为气血两虚，诸虚劳损，湿证。其脉理乃因气血两虚所致，营血亏虚不能充盈脉道，气不足则无力鼓动血液运行，故脉体细小而无力。湿邪阻压脉道，伤人阳气也见细脉。

（3）微脉，脉象为极细极软，按之欲绝，似有若无。主病为阴阳气血诸虚，阳气衰微。其脉理乃因阳气衰微，无力鼓动，血微则无以充脉道，故见微脉。浮以候阳，轻取之似无为阳气衰；沉以候阴，重取之似无是阴气竭。久病正气损失，气血被耗，正气殆尽，故久病脉微，为气将绝之兆；新病脉微，是阳气暴脱，亦可见于阳虚邪微者。

（4）代脉，脉象为缓而时一止，止有定数（或一至一止，或十至一止）。主病为脏气衰微，风证，痛证。其脉理乃脏气衰微，气血亏损，以致脉气不能衔接而歇止，不能自还，良久复动。风证、痛证见代脉，系因邪气所犯，阻于经脉，致脉气阻滞，不相衔接而为实证。临床上，代脉亦可见于妊娠初期的孕妇，因五脏精气聚于胞宫，以养胎元，脉气一时不相接续，故见代脉，然非妊娠必见之脉，仅见于母体素弱，脏气不充，更加恶阻，气血尽以养胎，脉气暂不接续所致。

（5）短脉，脉象为首尾俱短，不能满部。主病为气病。有力为气滞，无力为气虚。其脉理乃气虚不足以帅血，则脉动不及尺寸本部，脉来短而无力。亦有因气郁血瘀或痰滞食积，阻碍脉道，以致脉气不伸而见短脉，但必短而有力，故短脉不可概作不足之脉，应注意其有力无力。

6. 实脉类

实脉类的脉象，为脉动应指有力，包括实、滑、弦、紧、长等五脉。

（1）实脉，脉象为三部脉举按均有力。主病为实证。其脉理乃因邪气亢盛而正气不虚，邪正相搏，气血壅盛，脉道紧满，故脉来应指坚实有力。平人亦可见实脉，这是正气充足，脏腑功能良好的表现。平人实脉应是静而和缓，与主病之实脉躁而坚硬不同。

（2）滑脉，脉象为往来流利，如珠走盘，应指圆滑。主病为痰饮、食积、实热、蓄血、妊娠等。其脉理乃邪气壅盛于内，正气不衰，气实血涌，故脉往来甚为流利，应指圆滑。若滑脉见于平人，必滑而和缓，总由气血充盛，气充则脉流畅，血盛则脉道充盈，故脉来滑而和缓。妇女妊娠见滑脉，是气血充盛而调和的表现。

（3）弦脉，脉象为端直以长，如按琴弦，是脉气紧张的表现。主病为肝胆病，痰饮，气滞疼痛，疟疾等。其脉理乃肝主疏泄，调物气机，以柔和为贵。若邪气滞肝、疏泄失常、气郁不利则见弦脉。诸痛、痰饮，气机阻滞，阴阳不和，脉气因而紧张，故脉弦。疟邪为病，伏于半表半里，少阳枢机不利而见弦脉。虚劳内伤，中气不足等亦常见弦脉。若弦而细劲，如循刀刃，便是胃气全无，病多难治。

（4）紧脉，脉象为脉来绷急，状若牵绳转索。主病为寒证、痛证。其脉理乃寒邪侵袭人体，与正气相搏，以致脉道紧张而拘急，故见紧脉。诸痛而见紧脉，也是寒邪积滞与正气激搏之缘故。

（5）长脉，脉象为首尾端长，超过本位。主病为肝阳有余，火热邪毒等有余之症。其脉理乃健康人正气充足，百脉畅通无损，气机升降调畅，故脉来长而和缓；若肝阳有余，阳盛内热，邪气方盛，充斥脉道，加上邪正相搏，脉来长而硬直，或有兼脉，是为病脉。

（七）相兼脉与主病

相兼脉是指数种脉象并见的脉象。徐灵胎称之为合脉，有二合脉、三合脉、四合脉之分。相兼脉象的主病往往等于各个脉所主病的总和，如浮为表，数为热，浮数主表热，以此类推。如：

相兼脉为浮紧，主病为表寒，风痹；

相兼脉为浮缓，主病为伤寒表虚证；

相兼脉为浮数，主病为表热；

相兼脉为浮滑，主病风痰，表证挟痰；

相兼脉为沉迟，主病里寒；

相兼脉为弦数，主病肝热，肝火；

相兼脉为滑数，主病为痰热，内热食积；

相兼脉为洪数，主病为气分热盛；

相兼脉为沉弦，主病为肝郁气滞，水饮内停；

相兼脉为沉涩，主病为血瘀；

相兼脉为弦细，主病为肝肾阴虚，肝郁脾虚；

相兼脉为沉缓，主病为脾虚，水湿停留；

相兼脉为沉细，主病为阴虚，血虚；

相兼脉为弦滑数，主病为肝火挟痰，痰火内蕴；

相兼脉为沉细数，主病为阴虚，血虚有热；

相兼脉为弦紧，主病为寒痛，寒滞肝脉等。

（八）脉症顺逆与从舍

1. 脉症顺逆

脉症顺逆是指从脉与症的相应不相应来判断疾病的顺逆。在一般情况下，脉与症是一致的，即脉症相应，但亦有脉与症不一致者，也就是脉症不相应，甚至还会出现相反的情况。从判断疾病的顺逆来说，脉症相应者主病顺，不相应者主病逆，逆则示病凶。

一般来说，凡有余病证，脉见洪、数、滑、实则谓脉证相应，为顺，表示邪实正盛，正气足以抗邪；若反见细、微、弱的脉象，则为脉证相反，是逆症，说明邪盛正虚，易致邪陷。再如暴病脉来浮、洪、数、实者为顺，反映正气充盛能抗邪；久病脉来沉、微、细、弱为顺，说明有邪衰正复之机；若新病脉见沉、细、微、弱，说明正气已衰；久病脉见浮、洪、数、实，则表示正衰而邪不退，均属逆证。

2. 脉症从舍

脉症从舍指在脉症不相应时，其中必有一真一假，或为症真脉假，或为症假脉真，所以临证时必须辨明脉症的真假以决定从舍，或舍脉从症，或舍症从脉。在症真脉假的情况下，必须舍脉从症，如症见腹胀满、疼痛拒按、大便燥结、舌红苔黄厚焦燥而脉迟细者，则症所反映的是实热内结肠胃，是真；脉所反映的是因热结于里，阻滞血液运行，故出迟细脉，是假象，此时当舍脉从症；在症假脉真的情况下，必须舍症从脉，如伤寒致热闭于内，症见四肢厥冷而脉滑数，则脉所反映的是真热，症所反映的是由于热邪内伏，格阴于外，出现四肢厥冷是假寒，此时当舍症从脉。

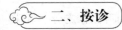

二、按诊

按诊是切诊的一部分，即医者用手直接触摸、按压患者体表某些部位，以了解局部的异常变化，从而推断疾病的部位、性质和病情的轻重等情况的一种诊病方法。它在望、闻、问的基础上，更进一步地深入探明疾病的部位和性质等情况。对于胸腹部的疼痛、肿胀、痰饮、症块等病变，通过触按，可以充实诊断与辨证所必需的资料。

（一）按诊的方法

按诊时，患者取坐位或仰卧位。按胸腹时，患者一般采取仰卧位，全身放松，两腿伸直，两手放在身旁。医生站在患者右侧，右手或双手对患者进行切按。在切按腹内肿块或腹肌紧张度时，可再令患者屈起双膝，使腹肌松弛以便于切按。

按诊的手法，大致可分触、摸、推、按四类。所谓触，是以手指或手掌轻轻接触患者局部，如额部及四肢皮肤等，以了解凉热、润燥等情况；摸，是以手抚摸局部，如肿胀部位等，以探明局部的感觉情况及肿物的形态、大小等；推，是以手稍用力在患者局部作前后或左右移动，以探测肿物的移动度及局部同周围组织的关系等情况；按，是以手按压局部，如胸腹或肿物部位，以了解深部有无压痛，肿块的形态、质地，肿胀的程度、性质等。

临床上，各种手法常是综合运用的，一般是先触摸，后推按，由轻到重，由浅入深，逐层了解病变的情况。按诊时，医者手法要轻巧，避免突然使用暴力，天冷要事先把手暖和后再行检查。同时，要嘱咐患者主动配合，随时反映自己的感觉，并边检查边观察患者的表情变化，以了解其痛苦所在。

（二）按诊的内容

按诊的应用范围较广。临床上以按肌肤筋骨、按手足、按胸腹、按脑穴等为常用。

1. 按肌肤

按肌肤是为了探明全身肌表的寒热、润燥以及肿胀等情况。凡阳气盛的身多热，阳气衰的身多寒。按肌肤不仅能从冷暖以知寒热，更可从热的甚微而分表里虚实。凡身热初按甚热，久按热反转轻的，是热在表；若久按其热反甚，热自内向外蒸发者，为热在里。肌肤濡软而喜按者，为虚证；患处硬痛拒按者，为实证。轻按即痛者，病在表浅；重按方痛者，病在深部。皮肤干燥者，尚未出汗或津液不足；干瘪者，津液不足；湿润者，身已汗出或津液未伤。皮肤甲错，伤阴或内有干血。

按压肿胀，可以辨别水肿和气肿。按之凹陷，放手即留手印，不能即起的，为水肿；按之凹陷，举手即起的，为气肿。对肿胀或肿块，应辨别病证属阴属阳和是否成脓。肿硬而麻木不热者，属寒证；肿处烙手、压痛者，为热证。根盘平塌漫肿的属虚，根盘收束而高起的属实。患处坚硬，多属无脓；边硬顶软，内必成脓。至于肌肉深部的脓肿，则以"应手"或"不应手"来决定有脓无脓。方法是两手分放在肿物的两侧，一手时轻时重地加以压力，一手静候深处有无波动感，若有波动感应手，即为有脓，根据波动范围的大小，即可测知脓液的多少。

2. 按筋骨

按筋骨即用手仔细地触摸肢体筋骨或穴位，是伤科推拿的按诊方法之一，其目的是检查肢体受伤部位及其周围情况，了解是否有骨折、脱位，以及辨别骨折的类型，或是否有筋结、筋歪、筋粗、筋硬等变化，以便作为进行治疗的依据，进而采取相应的治疗手段。《医宗金鉴·正骨心法要旨》曰："摸者，用手细细摸其所伤之处。"

触摸棘突时，患者坐位，塌腰低头，使脊柱后突。医者用拇指面沿棘突左右侧自上而下逐节触摸，细心体查棘突是否在一条直线上，如有偏歪则不在一条直线上。对棘突偏歪，需结合压痛及其他体征、症状加以辨别。当确定属于病理现象时，可用扳法或脊柱旋转复位法等推拿方法加以整复。触摸痛点时，根据患者主诉，在相应的部位寻找痛点。一般可用拇指或中指指端触摸，稍用压力作上下左右滑动，痛觉特别敏感的地方即是压痛点。临床上，压痛点有时即是治疗点，在压痛点上运用推拿手法使其疼痛减轻或消失，则其余有关症状往往也可减轻或消失。此外，还应用指面触摸痛点处是否有肌张力增高或挛缩，是否有硬结或条索状变性等，以便采用相宜的推拿手法。

3. 按手足

按手足主要在于探明寒热，以判断病证性质属虚属实、在内在外以及预后等。凡疾病初起、手足俱冷的，是阳虚寒盛，属寒证；手足俱热的，多为阳盛热炽，属热证。诊手足寒热，还可以辨别外感病或内伤病。手足的背部较热的，为外感发热；手足心较热的，为内伤发热。此外，还有以手心热与额上热的互诊来作为分辨表热或里热的方法。额上热甚于手心热的，为表热；手心热甚于额上热的，为里热。同时，诊手足的寒温也可测知阳气的存亡，这对于决定某些阳衰证的预后良恶相当重要。阳虚之证，四肢犹温，是阳气尚存，尚可治疗；若四肢厥冷，其病多凶，预后不良。

4. 按胸腹

按胸腹是指切按患者的胸腹部，以了解病痛的部位、范围大小、冷热、硬度及喜按、拒按等，辨别痞满、积液和癥瘕积聚等病变的一种切诊方法。胸腹的各部位，膈上为胸、膈下为腹。侧胸部从腋下至十一、十二肋骨的区域为胁。胸部剑突下方位置称为心下。胃脘相当于上腹部。大腹为脐上部位，小腹在脐下，少腹即小腹之两侧。临证时按胸腹，就是根据病情的需要，有目的地对胸前区、胁肋部和腹部进行触摸、按压，必要时进行叩击，以了解其局部的病变情况。

胸腹按诊的内容，可分为按虚里、按胸胁和按腹部三部分。

（1）按虚里，指探索位于左乳下心尖搏动处（虚里）的搏动情况，以了解宗气的强弱，病之虚实，预后之吉凶。由于虚里为诸脉所宗，因此古人对此至为重视。如虚里按之应手，动而不紧，缓而不急，为健康之征；其动微弱无力，为不及，是宗气内虚；若动而应衣，为太过，是宗气外泄之象；若按之弹手，洪大而博，属于危重的证候；若见于孕妇胎前产后或痨瘵病者尤忌，应当提高警惕。至于惊恐，大怒或剧烈运动后，虚里脉动虽高，但静息片刻即平复如常者，是生理现象。如果其动已绝，他处脉搏也停止的，便是死候。虚里按诊对于指下无脉，欲决死生的证候，诊断意义颇大。

（2）按胸胁，如见前胸高起，按之气喘者，为肺胀证；胸胁按之胀痛者，可能是痰热气结或水饮内停。肝脏位于右胁内，上界在锁骨中线处平第五肋，下界与右肋弓下缘一致，故在肋下一般不能扪及。若扪及肿大之肝脏，或软或硬，多属气滞血瘀；若表面凹凸不平，则需警惕肝癌。右肋胀痛，摸之热感，手不可按者，为肝痈。疟疾日久，胁下出现肿块，称为疟母。对半身不遂患者，可以"拿"缺盆部位的方法来探测其预后，若经"拿"后患者的感觉范围大，半身发麻犹如触电，则治疗见效快，恢复的希望也就比较大；如感觉范围小，甚至感觉限于局部，则疗效慢，甚至无效。

（3）按腹部，主要了解凉热、软硬度、胀满、肿块、压痛等情况，以协助疾病的诊断与辨证。通过探测腹部的凉热，可以辨别疾病的寒热虚实。如腹壁冷，喜暖手按扶者，属虚寒证；腹壁灼热，喜冷物按放者，属实热证。临床上还常以拒按或喜按辨寒热虚实，如腹中膨空则为气胀，硬结如筋为虫积，腹胀且波动为积水等。

5. 按腧穴

按腧穴，是按压身体上某些特定穴位，通过这些穴位的变化与反应，来推断内脏的某些疾病。腧穴的变化，主要是出现结节或条索状物，或者出现压痛及敏感反应。临床上，有些肺病患者可在其肺俞穴摸到结节，有些在中府穴出现压痛；肝病患者可出现肝俞或期门穴压痛；胃病在胃俞和足三里有压痛；肠痈在阑尾穴有压痛。此外，还可以通过指压腧穴作试验性治疗，从而协助鉴别诊断。如胆道蛔虫腹痛，采用指压双侧胆俞则疼痛缓解，其他原因腹痛则无效，可资鉴别。

第五节　腹诊

腹诊也称"腹诊法"，首创于"内经"，继见于"伤寒论"。中医自古认为"胸腹者，五脏六腑之宫城，阴阳气血之发源，若知脏腑如何，则莫如诊胸腹。"其他如历代有关推拿书籍中的记载也较多，但缺乏专书论述，我国自宋、元以后，由于封建习俗的影响，患者解衣露体不便，因此被忽视而少用。近代，腹诊推拿流派的第二代传人骆俊昌（1881—1965 年）曰："诊腹方知气血之升降，明脏腑之盛衰。"通过其毕生的临床实践，又积累了不少这方面的经验，并常可根据患者腹部变异情况推知出一些症候群，并且这些症候与患者的自觉症状亦相符合，经过腹部推拿治疗后，这些异常的腹部形态一旦改变，而患者的症状也就随之改善。由于经过腹诊对尚未出现某些自觉症状的患者有其部分的预见性，因之在保健方面具有一定的临床意义。

在国外，一些医家对腹诊也有一定的认识，如日本医家吉益东洞氏谓："腹者，生之本也，故百病以此为根，是以诊病必候腹。"丹波元简氏更集我国医家外诊法，辑为《诊病奇侅》，其中多以腹诊为主。中医腹诊推拿流派之所以较其他治疗方法重视腹部检查，是由于其推拿的主要部位是腹部，医者首先接触的是腹部的关系。腹诊在中医推拿诊断学上占有重要地位的原因，是因为它不但在诊断上具有一定的参考价值，并且在临床治疗和手法的运用上也具有指导性意义。

一、腹部四诊

中医腹诊在操作上亦如近代一般腹部检查方法：使患者仰卧床上，自然呼吸，全身肌肉松弛，但两下肢须伸直，两手置于股部外侧（在必要时也可使患者屈膝或侧卧，使腹部紧张之肌肉松弛，这样可便于触知深部），医者坐于患者之床侧。

1. 望腹

望腹之外形，是丰隆或下陷（丰隆者为实，下陷者为虚），观察其肠管蠕动或腹肌跳动以及皮肤之润燥度如何。

2. 闻腹

用听觉来察知腹部的声音，如台州原文载："左、右'不容'，'承满'处痛，按之痛益甚，或引于胸腹中，咕咕有声，时吐水汁，吐则痛减，是为癖囊，宜温药，宜减饮食。"

3. 问腹

询问患者是否平时有自觉腹胀，气上冲，心下满闷，腹部动悸及有无胸胁或腹部疼痛症状；在活动时或在静卧时明显，并在进行腹诊时应时时询问患者有无压痛，压痛有无放射，喜按或拒按等。

4. 切腹

切腹属于切诊的内容之一，是检查时医者以一手或两手四指掌侧密接患者腹壁上或按压或摩动。对于肥胖或腹壁肌肉过于紧张的患者检查时，可用重叠手按压法，即以左手指置于右手背之上，用力按压或摩动，借以查知其腹部深处之变异情况。如遇精神过度紧张患者，可先以手轻轻在腹壁上抚摩数次，待紧张之腹部肌肉松弛后再行腹壁按压检查。具体步骤，乃首先扪按任脉之上、下部分，次按脐中部分，再扪脐旁之冲脉部分，然后再循序摩动做分段检查。

（1）两季肋下切诊，应以手指沿肋骨下缘徐徐向外或向下抚按，借以得知其抵抗力的强弱，腹壁肌肉有无病态之虚软或紧张，是局部或全部（紧张者为实，虚软者为虚），在按压该部位时应询问有无胸部苦闷的感觉等。

（2）上腹部切诊，在摩动时注意有无水响声，抚摩腹壁有无紧张，紧张肌肉所占的面积，局限抑或广泛，再进而观察其肌肉紧张部分，是否已超过脐部，甚而抵达小腹，其性质是薄而突出抑或深而下沉，有无积聚，其部位、大小及形态如何。

（3）下腹部切诊，应注意其外形丰隆或下陷；再触知其肌肉紧张或弛缓，其紧张是布满小腹或局限小腹中部，其紧张与脐上部分有无连续；其两侧又如何；上腹至小腹或脐下至耻骨上部之肌肉紧张度是否一致以探知是否系自上向下连续者。在深部按压时，更应注意其抵抗、硬块、压痛情况等，用以探求疾病之产生，究属于何经，是何样性质，以分辨其表、里、寒、热、虚、实等。

在切腹辨疼痛时，凡腹痛喜按者属虚，拒按者属实；按之局部灼热，痛不可忍者，为内痈。临床上，对于腹痛患者可先用手指尖轻按其脐之右侧，或按后即放，若患者呼痛或眉头紧，即追问其前后阴部是否发胀，以及是否有反跳痛，如有，当疑为肠痈。

切腹辨腹胀时，如见腹部胀满，按之有充实感觉及压痛，叩之声音重浊的，为实满；腹部胀满但按之不实，无压痛，叩之作空声的，为气胀，多属虚满。腹部高度胀大，如鼓之状者，称为膨胀，系一种严重的病证，可分水臌与气臌。如以手分置腹之两侧，一手轻拍，另一手可触到波动感。同时，如按之如囊裹水，且腹壁有凹痕者，为水臌；以手叩之如鼓，无波动感，按之亦无凹痕者，为气臌。另外，有些高度肥胖的人亦见腹大如臌，但按之柔软，且无脐突及其他重病症象，当与臌胀鉴别。

切腹辨痞满，指患者自觉心下或胃脘部痞塞不适和胀满，称其为痞满。如按之柔软，无压痛者，属虚证；按之较硬，有抵抗感及压痛者，为实证。脘部按之有形而胀痛，推之漉漉有声者，为胃中有水饮。

切腹辨肿块时，要注意其大小、形态、硬度、压痛等情况。积聚是指腹内的结块，或胀或痛的一种病症。但积和聚不同。痛有定处，按之有形而不移的为积，病属血分；痛无定处，按之无形聚散不定的为聚，病属气分。如左小腹作痛，按之累累有硬块者，为肠中有宿粪。右小腹作痛，按之疼痛，有包块应手者，为肠痈。腹中虫块，按诊可见其一为形如筋结，久按会转移；二是细心诊察，觉指下如蚯蚓蠢动；三是腹壁凹凸不平，按之起伏聚散，往来不定。

二、腹诊的主要部位

腹诊在推拿疗法诊断上的主要部位有三，即"神阙""任脉""冲脉"。

（一）神阙

"神阙"即腹的脐窝部分，为腹诊主要部位之一，其重要性如《阳山》认为："诊腹之要，以脐为先，人身之有脐，犹天之有北辰也，故名曰天枢，又曰神阙。"又曰："神阙是神气之穴，为保生之根，徐按之而有力，其气应手者，内有神气之守也。若按之气不应者，其守失常也。"《台州原文》认为："脐通五脏，真神往来之门也，故名神阙，与肾附于脊之十四椎相对，如南北极是也。"对脐部的形态和范围，《台州原文》认为："凡脐以深大而坚固，左右上下推之不动，轮廓约束者，为真神安全。"而关于脐在腹诊所占的范围，骆俊昌认为："神阙居腹之中央，腹诊之指其所上、下、左、右者，多以距脐各一寸为准。"

1. 诊断病证方面

神阙（脐部）之临床应用，如《诊病奇侅》曰："凡诊肾间动气……一息五、六至属热；手下虚冷，其动细数，上支中脘者，阴虚也；按之分散，一息一至者，为原气虚败之候。"吴坤安氏谓："动气者，筑筑然动于脐旁上下左右，甚则连及虚里心胁，而浑身振动，此病由于妄汗妄下，气血大亏，以致肾气不纳，鼓动于下而作也。"《伤寒论》曰："动气在脐之上、下、左、右不可汗，亦不可下。"

2. 推断预后方面

《阳山》认为："水肿腹满症，按之至脐，脐随手移左右，重手按之离乎脊，失脐根者必死。"《寿安》曰："按之无力，如指入香灰者为无治。"《南溟》曰："……然气弱者推之则移于一方，右移者右绝也；左移者左绝也，上下亦然，是之谓脐绝，病者见之为无治……"

3. 与正常变异之鉴别方面

《南溟》曰："……脐绝，病者见之为无治，惟高年无害。"神阙与五脏的关系，根据《难经》的记载，"……是其病，有内外证，假令得肝脉，其外证：善洁，面青，善怒；其内证：脐左有动气，按之牢若痛；其病：四肢满，闭淋（癃）溲便难，转筋……假令得心脉，其外证：面赤，口干，喜笑；其内证：脐上有动气，按之牢若痛。其病：烦心、心痛，掌中热而啘……似令得脾脉，其外证：面黄，善噫，善思，善味；其内证：当脐有动气，按之牢若痛；其病：腹胀满，食不消，体重节痛，怠惰嗜卧，四肢不收……假令得肺脉，其外证：面白，善嚏，悲愁不乐，欲哭；其内证，脐右有动气，按之牢若痛；其病：喘咳，洒淅寒热……假令得肾脉，其外证：面黑，善恐欠；其内证：脐下有动气，按之牢若痛。其病：逆气，小腹急痛，泄如下重，足胫寒而逆"。在这些记载中，可以看出腹部部位之一的"神阙"（脐）上、下、左、右、中五个部位有变异时在临床所表现的是怎样一些症候群，也可以了解到"脉象""五色""五脏"与腹部"神阙"部位之间的相互关系。

（二）任脉

任脉本为十四经之一，其部位是自人体前正中线，下起耻骨之"会阴"，上至嘴唇下之"承浆"。《黄帝内经》曰："任脉者，起于中极之下，以上毛际，循腹里，上关元，至咽喉，上颐循面之目。"

《灵枢》曰："任脉起于胞中，上循脊里，为经络之海，其浮而外者，循腹上行，会于咽喉，别而络唇口。"古人认为："任脉任于前，统任诸阴，为阴脉之海。"任脉的范围，在临床腹诊触知部分，乃指剑突之下"鸠尾"至耻骨上缘的"曲骨"为止的一段，临床应用多将腹部所触知之任脉分为三部分，即脐上、脐中（神阙）与脐下。

1. 脐上部分

任脉的临床应用，如脐上部分有变异多指胃部疾患，或辨别风寒邪热用之，如《素问·气血论篇》曰："背与心相控而痛，所治天突与十椎及上纪。""上纪"即"上脘"，背与心相控而痛，也指的是胃病。《诊病奇侅》曰："上中下三脘，以指抚之，平而无涩滞者，胃中平和而无宿滞也，按中脘虽痞硬而不如石者，饮癖也。"《南溟》曰："鸠尾动气不高者，为风寒邪热；鸠尾动气高者为痘疹，掌中动脉盛者，亦痘疹也，痘发则动止，发而仍动者，痘毒炽也，为最危。"

2. 脐下部分

多指妇科病及部分肠胃病，如古人认为："任脉起于胞中，女子非此脉盛，则冲脉之血不旺，难于有子。""少腹绕脐引腹中切痛"；"带下瘕聚"；"任脉为病，男子内结七疝，女子带下瘕聚"等，均说明小腹部与上述疾病有关。

3. 任脉全部分

关于腹部上下之任脉如触知粗大，亦为异常指征。如《白竹》认为："脐之上下任脉见者，粗大如箸，为脾肾虚，此脉见平人则发病，患者则难治，劳伤阴虚火动之证，多有此候，有郁气者，亦常有之，不为害。"骆俊昌谓："脐上下之任脉动者，为伤气，脐下尤甚。"日人龙野一雄氏认为，腹部正中之"腹白线"的幅度增宽则为虚证。

（三）冲脉

冲脉命名的来源，古人认为："冲脉为诸络之海，藏血最多，以其气能上冲，故名。"冲脉在临床上多以足阳明胃经之在腹部者为准则，即隔脐部正中线约二寸，如《难经》认为其"并足阳明之经，夹脐上行"。冲脉在腹诊中的重要性，如《逆顺肥瘦篇》曰："冲脉者，五脏六腑之海也，五脏六腑皆禀焉。"

冲脉的临床应用，如在腹诊中扪及冲脉部分有喘动的感觉，而同时患者也有气上冲的感觉者，则属有病的征象。如《太素》："黄帝曰：'愿闻人之五藏卒痛，何气使然？或动气应手者奈何？'岐伯对曰：'寒气客于冲脉，冲脉起于关元，随腹直上，则脉不通，则气因之，故喘动应手矣。'"王氏《脉经》曰："冲脉，腹有寒气也。"冲脉与妇女密切相关，如《黄帝内经》王冰注："任脉、冲脉，皆奇经脉也，肾气全盛，冲任流通，经血渐盈，应时而下，冲为血海，任主胞胎，二者相资，故能有子。"《上古天真论》曰："女子二七而天癸至，任脉通，太冲脉盛，月事以时下，故有子……七七任脉虚，太冲脉衰少，天癸竭，故形坏而无子。"以上记载，说明古人认为妇女之所以月经调顺和受孕都是因为"任、冲通盛"的关系，因为"冲脉主血海"，"任脉主胞胎"，所以说经期紊乱和不能受孕是"二者不相资"所致。骆俊昌谓："冲脉动，男子为伤气，主心神不安；女子为郁血，主月经不顺。

三、腹部正常变异

正常腹部，腹壁肌肉软硬适宜，如陈飞霞谓："腹者水谷之海，腹皮宽厚，水谷盈也。"《诊病奇侅》曰："凡诊肾间之动气，密排右三指，或左三指以按脐间，和缓有力，一息二至，绕脐充实者，肾气充也。"

腹部正常变异，是腹诊首先应详细了解的，即正常腹部何处应紧张，何处应松弛，始能不以正常者误认为病态之变异而造成诊断上的错误。对久病后与腹壁的变异，《台州原文》曰："久病腹皮贴背，当脐上下，有坚硬而结，排之不动者，是脊骨也。"对年龄与腹壁的变异，一般年龄较小者腹部应柔软，中年应微硬，老年应虚软；职业与腹壁的变异关系，一般重体力劳动者或运动员腹肌较硬，从事脑力劳动者则较软；性别与腹壁的变异，表现为女性腹壁较男性腹壁为软，经产妇腹壁较未生育之妇女为松软；体质与腹壁的变异，体胖者腹壁应丰满而微软，体瘦者应较下陷而微硬。

腹诊也可用来断定疾病的预后，如明朝周于蕃谓："凡小儿肚腹高起，为心突，为肺胀、肺绝也。"又谓："肚大青筋，其卧如缚者，为无治。"《良务》曰："疝积疝气等症，着左者易治，着右者较难。"

四、腹部变异类型

腹诊法系在腹部检查时，根据腹部不同外形、部位和触知不同的变异，从而推测出疾病的病因，部分临床症状，预后情况，治疗的难易与借以制定治疗方法及步骤等，因此腹诊在治疗上有其一定指导作用。

腹部触知的变异形态，一般分为"块状型""索状型""网状型"与"混合型"四种。块状型系触之有如橡皮块者，此型多系形成不久，病轻易去；索状型系触之如绳索状，此型则形成历时久、病较重、治疗亦较难；网状型系触之如致密之鱼网状，此型形成历时更久，病重而不易除；混合型则介于三者之间。其中索状型又有"纵形"与"横形"之分。纵形者一般多与人体影响不大，而横形者则影响较巨。上述诸类型中，由于其在腹部变异的大小，所在的部位与周围组织的关系等有所不同，因而对人体之影响和临床表现的症状及病情轻重也各异。如在以下部位触知有变异情况者，不论其变异属于何种类型，多为出现以下症状之指征：

（1）脐上部分：一般多与肠胃方面疾病有关。主证食入不化，腹胀饱满，暖气吐酸，甚可呃逆、呕吐、少食倦怠，偶或有咳喘、胸胁苦满之候。

（2）脐下部分：一般多与肝、肾方面疾病有关。主证月经不调、痛经、赤白带下、崩漏。男子则为阳痿、早泄等。偶亦出现气喘、头昏及心肾不交之候。

（3）腰际两侧：多与肾病有关。主证腰背酸痛、腹胀，亦可出现部分妇科疾病之症状。

（4）小腹侧近股处：多与下肢方面疾病有关。主证下肢酸软，甚可引致疼痛，左有则左病，右有则右病，两侧均有则两下肢关节均伸屈失利。

由于人体内在与外在环境因素有密切关系，因此虽出现以上腹部变异，但如保持心情愉快，作适当的体力劳动，抵抗力增强时，临床症状可表现较轻甚或可延迟症状出现。反之，则可引致早期出现症状或加重病情之发展。

关于腹部变异类型，腹诊推拿流派传人骆俊昌和其子骆竞洪特将 34 种类型予以定名。但腹诊变化者多，所述者仅为其梗概，至于互相变化，则错综复杂，运用之妙，举一反三而已（图 23 腹部异常的种类图例）。

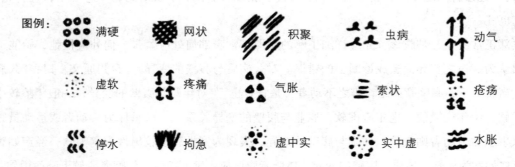

图例：

满硬	网状	积聚	虫病	动气
虚软	疼痛	气胀	索状	疮疡
停水	拘急	虚中实	实中虚	水胀

图 23　腹部异常的种类图例

（一）全腹部变异

1. 全腹满硬型

此型腹诊特征为全腹肌肉肥厚，紧张而胀硬，腹壁充实而有弹性，胀满或轻或重，腹有压痛，且多有便秘倾向者（图 24 全腹满硬）。临床上，此腹型主气喘、哮证、心跳累、头晕痛、失眠、下肢乏力、阳痿、脱肛、急性吐泻、腹胀、便秘、狂证、中风、目疾等证。

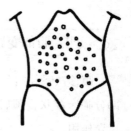

图 24　全腹满硬

对此腹型，《金匮要略》认为："病者腹满，按之不痛者为虚，痛者为实。"《医宗必读》："痛而胀闭者多实。"《汉方诊疗实际》："实满乃泻剂之适应证。"《经络治疗讲话》："上下共实者，与平常之腹有异，是坚实硬满之病态，有含水者，有含气者，有心痛，食伤等。"

2. 全腹虚软型

此型腹诊特征为全腹肌肉软弱，缺乏弹性，有虚满者；有腹壁凹陷，甚呈舟状腹者（图 25 全腹虚软）。患者可有腹部胀满不适，胃纳减退，甚有呃逆、呕吐，亦可见于腹部肌肉较薄者。临床上，此腹型可见于体虚患者、脾胃虚弱或慢性下痢，以及头痛、眩晕、痨瘵、喘证、遗尿、遗精、脱肛、吐泻、体虚便秘、腹痛、疝气、癫证等证。

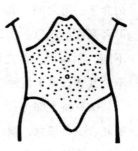

图 25　全腹虚软

对此腹型，《医宗必读》认为："不胀不闭者多虚。"《汤本求真》："大建中之证，腹壁软如棉，用拳压腹壁，可直达后腹壁。"《汉方入门》："……此时腹壁多软，即或是硬，强压之亦是无力，手比较易达于深部……此外，由于肿瘤之类和肝肥大、脾肿等而发生之腹满，似实证者少。"《汉方诊疗实际》："虚满则应和解或温补之……下痢后腹部紧张者乃虚满。"

3. 上满下软型

此型腹诊特征为上腹部以手触知之，腹壁肌肉较硬而满，但下腹部反软而无力者（图 26 上满下软）。由于贲门以上系中焦，为足太阴、阳明经所在；下腹属于下焦，为足厥阴及少阴经所在，故此腹型属脾胃实证与肝肾虚候，临床可见于头痛、眩晕、瘰疬、哮证、小儿疳积、小儿瘫痪等证。

对此腹型，如《医宗必读》："下虚而痛者，脾胃败也，非温补命门不可。"《经络治疗讲话》："……胃之上、中、下三脘胀满，脐下虚软无力，此乃绵软无力之腹，多系脾实肾虚也。"

4. 上软下硬型

此型腹诊特征为上腹部肌肉松弛而无力但下腹部反胀满而硬，甚或拒按（图27 上软下硬）。临床上，此腹型主气喘、下肢乏力、头晕、目眩、喘症、腰痛、便秘、小便不通、阳痿、痛经等证。

对此腹型，《伤寒论》认为："太阳病……其人发狂者，以热在下焦，小腹当硬满。"《医学指归》："下热则暴注下迫，水液浑浊，下部肿满。"《经络治疗讲话》："胃之三脘深陷无力，而小腹却反而胀满，泻肚，腰痛，小便不通，大便秘结等证，及有妇人病之人，多半是此种，乃肾膀胱之经有病者居多。"

5. 左满右软或右满左软型

此型腹诊特征为全腹之左或右半侧腹部虚软，而对侧半腹满硬，甚或其间有痞块者（图28 左满右软）。临床上，此腹型主半身不遂、偏头痛、胁痛、腰痛、肩痛等证。

对此腹型，如日本冈部素道（针灸治疗学会杂志）认为五十肩患者的腹诊，腹直肌上的天枢、大巨和其外侧附近以及从心窝到巨阙、中脘等处出现压痛和硬结。右侧五十肩的患者出现在右侧，左侧五十肩的出现在左侧，腹诊的45例中有32例，约占70%。

6. 网布全腹型

此型腹诊特征为用重或轻的压力摩按腹部时，全腹部均触感有网状满布之谓（图29 网布全腹）。全腹皮肤触之粗糙无华，并有网状物触之，不论其腹型属虚属实，概为脾病之候，治之亦较难，唯经产妇虽有此腹型不为害。临床上，本型可见于癫证、腹胀、脾胃不和、小儿疳积、痹证、痿证等。

对此腹型，《内经知要》认为："足太阴气绝，则脉不荣肌肉"，"液者，阴之精，谷入于胃，气满而化液……内而补脑髓，外而润泽皮肤"。

7. 腹肌拘急型

此型腹诊特征为腹部两侧上下之腹肌拘急，自季肋下直达耻骨上缘（图30 腹肌拘急）。临床上，此腹型属于虚证（如长期从事体力劳动者，则不为害），虚性耳鸣、耳聋者亦常见之。

对此腹型，如《汉方诊疗实际》认为："左右腹直肌拘挛，如两木棒浮于腹表者，常在体质虚弱人见之。"日本泽西道元《汉方临床》："顽固性耳鸣患者腹诊有左右腹直肌紧张，有压痛和搏动，左侧尤甚，下部柔软，张力

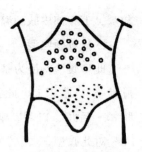

图26　上满下软

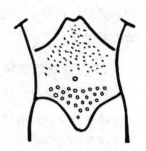

图27　上软下硬

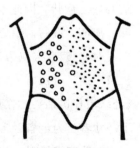

图28　左满右软

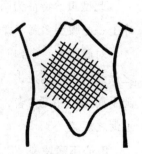

图29　网布全腹

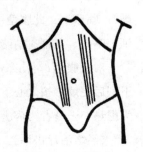

图30　腹肌拘急

较少，下腹部皮肤的温度较上腹部差。"

8. 任脉硬坚型

此型腹诊特征为脐上下之任脉部位，以手触之，感其粗硬如箸（图31 任脉硬坚）。临床上，此腹型主脾胃虚弱、消化不良、胃脘痛、腹泻、头痛、眩晕、目眩、口苦、咽干、瘰疬、腰酸胫软等证。

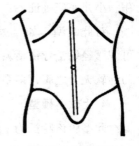

图31　任脉硬坚

对此腹型，《白竹》认为："脐之上下任脉见者，胀大如箸，见于平人则发病，病患则难治，劳伤火动之候，气者，亦常见有之，不为害。"《经络治疗讲话》："由脐而下之任脉坚胀者，肾虚……上下皆如横箸者，脾肾之虚，此亦难治之症。"

（二）上腹部变异

1. 肋下胀满型

此型腹诊特征系指侧胸部和沿肋弓下缘有痛苦、胀满之意，腹诊时从肋弓下缘向胸廓内推压，可感知被推压之部位肌肉紧张（图32 肋下胀满）。临床上，肋下肌肉胀满，并有下移至全腹部之倾向者，可有头痛、头昏、气喘或心悸之症状，因此本型可见于头痛、眩晕、瘰疬、吐血、咳嗽、胁痛、崩漏、痹证、瘰疬、痄腮、失音等证。

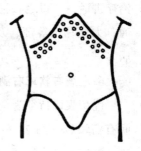

图32　肋下胀满

对此腹型，《汉方诊疗实际》认为："胸胁苦满在肋骨弓下多可证明有抵抗及压痛。"《汉方入门》："大柴胡汤证，由肋骨弓下缘向胸廓多不易压入。"《经络治疗讲话》："在章门一寸之上，按之痛者，为手痛、失眠、头痛等症，下一寸者，为足痛之病。"

2. 肋下绵软型

此型腹诊特征为两季肋下以手触之，感空虚无力（图33 肋下绵软）。临床上，此腹型多属于虚证，可见于肝虚、脾虚、喘证。

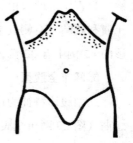

图33　肋下绵软

对此腹型，《台州原文》认为："两胁空虚无力者为肝虚及中风一切筋病之候。"《经络治疗讲话》："左右之肋下期门、腹哀穴附近柔软，以指按立即随手而陷，并无力者，乃胃之气虚也，亦乃肺气极虚之证候，大概并有呼吸迫促之症。"

3. 心下痞硬型

此型腹诊特征为上腹部肌肉紧张而硬，一般无明显压痛（图34 心下痞硬）。临床上，此腹型主食入不化、嗳气吐酸、咳喘、头晕、目眩、中暑、哮证、呕吐、狂证、情绪易激动等证。

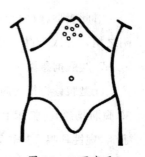

图34　心下痞硬

对此腹型，《伤寒论》认为："伤寒心下痞，按之濡，其脉关上浮者……下利后更烦，按之心下濡者，为虚烦也。"《伤寒指掌》："满而不痛者为痞满，为虚热……虚者为痞满。"

《经络治疗讲话》："三脘部张强而硬，按之不痛，乃脾胃之虚也。"《汉方入门》："心下痞只是实证。心下痞同时心下肌肉紧张者称心下痞硬，则有虚实。"《证治汇补》："痞由阴伏阳蓄，气血不运而成，处心下，居中央，填满痞塞，皆湿土之为病也……虚痞不食，大便利，实痞能食，大便闭……肥人心下痞，湿痰也……瘦人心下痞，乃郁热也。"

4. 胃中宿滞型

此型腹诊特征为心下部能触有横索状或硬块状物或涩而不平，按压时患者有不适感或有压痛（图35 胃中宿滞）。临床上，此腹型主消化不良、胃脘痛、饭后饱胀、嗳气、呕吐、腹胀、小儿疳积等证。如心下部触感为网状，且该处皮肤粗糙无华，则属胃气极衰之候。

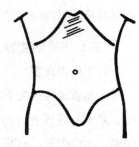

图35 胃中宿滞

对此腹型，《诊病奇侅》认为："上中下三脘，以指抚之，平而无涩滞者，胃中平和而无宿滞也，按中脘虽痞硬，漉漉有声而不如石者，饮癖也。"《金匮》："心胸中大寒痛，呕而不能进饮食，腹中寒上冲皮起，见有头足，上下痛而不能触近者……按之心下满痛者，为实也。"《时氏诊断学》："……涩滞满闷者，为宿积痞硬如石者，为饮癖。"

5. 胃内停水型

此型腹诊特征为医者以手摩按或摇揉上腹部，闻有水响声之谓（图36 胃内停水）。临床上，此腹型主心下饱满、食欲不振、头晕痛、失眠、多梦等证，亦常见于神经质患者。又腹壁肌肉松弛者亦有之。

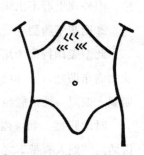

图36 胃内停水

对此腹型，《医宗必读》认为："有停饮，则恶心烦闷．时吐黄水，甚则摇身作水声。"《证治汇补》："水停心下，心畏水，不能自安，惕惕然引痛，或如针刺，恶心烦闷，时吐黄水，按之有声。"俞根初曰："水结胸者，按之疼痛，推之漉漉有声。"《台州原文》："左右'不容'、'承满'等处，按之痛益甚，或引于胸腹中，漉漉有声，时吐水汁，吐则痛减，是为癖囊，宜温药，宜减饮食。"

6. 邪结胸腹型

此型腹诊特征为胸及上腹有窒塞或满闷感觉，按上腹不痛不硬，或外形胀满，甚或拒按或不按亦痛者（图37 邪结胸腹）。临床上，此腹型主头痛、眩晕、感冒、咳嗽、哮证、痄腮、胸中气闷、少气懒言、面红、气喘、吐泻、乳痈等证。

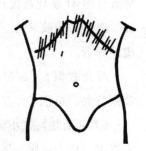

图37 邪结胸腹

对此腹型，《伤寒论》认为："伤寒六七日，结胸热实，脉沉而紧，心下痛。"《金匮要略》："胸痹心中痞，留气结在胸，胸满，胁下逆抢心。"《医学指归》："上热则喘满，诸呕吐酸，胸痞胁痛，食饮不消，头上出汗……上寒则吐饮食痰水，胸痹前后引痛，食已还出。"俞根初："水结胸者，按之疼痛，推之漉漉有声。食结胸者，按之满痛，摩之嗳腐。血结胸者，痛不可按，时或昏厥。"

7. 脐上虚满型

此型腹诊特征为脐上部分视之外形胀满，但按之则感腹壁肌肉绵软而无弹力，甚有随手而陷者（图38 脐上虚满）。临床上，此腹型主胃脘饱满、食不消化、嗳气、呃逆、呕吐、胃脘痛，或伴有胃内停水、精神差，甚或呼

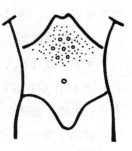

图38 脐上虚满

吸急迫者。

对此腹型，《经络治疗讲话》认为："脐上隆起，如盛水之袋，虚满而无弹力，此乃胃之气虚也。"《时氏诊断学》："脐上虚满，如按水囊者，为胃下垂。"《汉方入门》："心下部软弱者为虚证……软弱时易兼胃内停水。"

（三）下腹部变异

1. 下腹瘀血型

此型腹诊特征为下腹部两侧触之有大小不一之痞块，触按时亦有胀满感觉，甚或有疼痛者（图39 下腹瘀血）。临床上，此腹型主月经不调、痛经、闭经、赤白带下、崩漏、不孕或小腹坠胀、腰酸胫软等证。

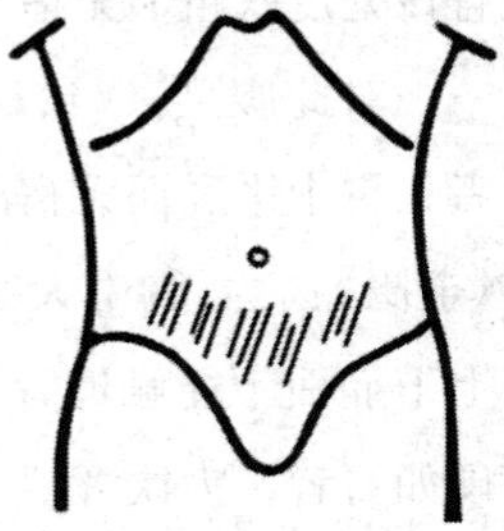

对此腹型，《台州原文》认为："小腹左右常结者，皆蓄血也，其痛者，非食积、虫积之候，是蓄血而或有为疝者。"《汉方诊疗实际》："瘀血之腹症，有时下腹部触知有肿瘤，大小亦不一。"《汉方入门》："小腹有胀满之感，但外观上看不出胀满的是瘀血，或未达瘀血程度的腹证时亦如此。"

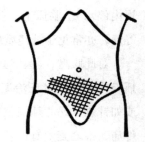

图 39 下腹瘀血

2. 网布下腹型

此型腹诊特征为用重或轻的压力，徐徐摩按小腹部或耻骨上方，触有网状物满布谓之（图40 网布下腹）临床上，此腹型主头昏、消渴、下肢酸软、尿频、遗尿、性机能减退、痿证等。

对此腹型，如《内经知要》认为："足厥阴气绝，则筋绝。"《经络治疗讲话》："妇人有带下之病，其小腹宛如口袋中装有蛇者，此乃不治之症也。"

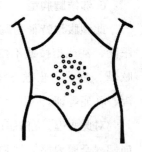

图 40 网布下腹

3. 脐硬及腹型

此型腹诊特征为脐部周围满硬而有压痛，甚或有逐渐延及全腹胀满之趋势者（图41 脐硬及腹）。临床上，此腹型主腰痛、食后腹痛、呕逆、脾胃不和、经闭、四肢乏力、小儿疳积，偶或见于下肢关节疼痛、月经不调，甚或浮肿者。

对此腹型，《黄帝内经》认为："其着于阳明之经，则挟脐而居，饱食则益大，饥则益小。"

《类证治裁》："小肠在脐之左，大肠在脐之右。"《经络治疗讲话》："脐之周围，称为脐腹，属于少阴。"《医学指归》："中热则善饥而瘦，解㑊中满、诸腹胀大、诸病有声，鼓之如鼓，上下关格不通……中寒则饮食不化，寒胀反胃吐水，湿泻不渴。"

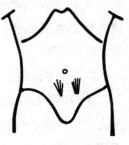

图 41 脐硬及腹

4. 小腹拘急型

此型腹诊特征为小腹左右两侧肌肉拘急，触之紧张而有力，甚或有压痛者（图42 小腹拘急）。临床常见于慢性病而体质较衰弱者，并可见于头晕、头痛、失眠、痨瘵、遗尿、尿闭、阳痿、呕逆、腹泻、便秘、腰胀、疝气、经闭、痹证、失音等证。

对此腹型，《汉方诊疗实际》认为："结核患者腹直肌拘挛者，如急骤软

图 42 小腹拘急

弱无力，乃极恶征候……渐次缓解，乃预后良好之征。"《证治汇补》："痃在腹内，贴进脐旁，左右一条，筋脉急痛，有时而见。"《类证治裁》："疝瘕者，小腹气聚成块，或上逆，或下坠也。"

5. 肾气虚候型

此型腹诊特征为由脐至小腹，轻按之即陷，重按之则觉坚硬，有如触及硬壳之感，并有压痛影响达及腰部者（图 43 肾气虚候）临床上，此腹型主头昏、失眠、心跳累、气喘、腰痛、少腹坠胀、月经不调、下肢酸软等证。

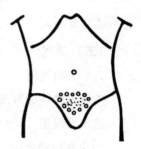

图 43　肾气虚候

对此腹型，《经络治疗讲话》认为："以手按之，略觉虚冷，其动气又沉微，乃肾极虚之候……""由脐到小腹，轻按之即陷，重按之则觉坚硬，有如触及龟甲之感者，肾气虚候也。"《诊病奇侅》："……手下虚冷，其动沉微者，命门不足也。"

（四）侧腹部变异

1. 腰肌硬满型

此型腹诊特征为两侧或一侧腰部肌肉触之较硬，或肌肉较肥厚者（图44 腰肌硬满）。临床上，此腹型主腰部胀痛，或僵硬而欠灵活之征，还可见于腰痛、痛经、经闭、尿频、赤白带下等证。若硬满涉及小腹者，则可引致小便频数或月经不调。

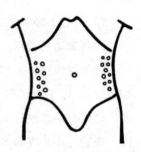

图 44　腰肌硬满

对此腹型，《太素腰痛篇》认为："肉里之脉，令人腰痛，不可咳，咳则筋缩急。"《素问》："衡络之脉，令人腰痛。不可咳，不可仰……衡络绝，恶血归之。"《医学心悟》："腰痛拘急，牵引腿足。"《证治汇补》："无形作痛，胀满连腹者，气也。"

2. 小腹侧硬型

此型腹诊特征为小腹侧近股处硬满或有索状、块状、网状物触之者（图45 小腹侧硬）。临床上，此腹型主月经不顺，腰胀痛，甚可引致关节作痛，左有则左病，右有则右病，两侧均有则两下肢均伸屈失利。还可见于痹证、瘰疬、痛经、小儿瘫痪等证。

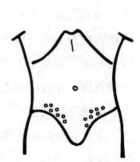

图 45　小腹侧硬

对此腹型，《汉方诊疗实际》认为："瘀血之一征候，顺沿肠骨窝可触之，有纵的索状物接近腹表，如指轻且急速擦过状按压时，患者突然屈足感觉疼痛。"《时氏诊断学》："左髂骨窝触得索状物，为赤痢；少腹右侧触得硬结物，为阑尾炎。"

3. 小腹燥屎型

此型腹诊特征为小腹左侧有长条状或块状物触之，在按压时可有不适感，但无压痛者（图 46 小腹燥屎）。临床上，此腹型常伴有小腹胀满，腰部酸胀，甚或引致胃部不适，腹部作痛等症状。可见于感冒、疮疡、胃病、腹胀、腹痛、便秘、脱肛等证。

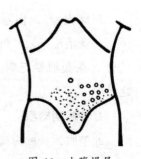

图 46　小腹燥屎

对此腹型，《台州原文》认为："小腹有燥屎者，必近迫横骨；左边累累成块，其状稍长，按之不痛，左边充满则及右边。"《证治汇补》曰："便结不通，大肠火也。"张令韶曰："脐之中央，内居大肠，绕脐而痛，乃燥屎结于肠中，欲出不出之状。"吴坤安曰："阳明实热里证，地道不通，燥矢为患者，其脉沉实滑数，心下痛满坚硬及脐腹者……急下之；如大便不甚坚燥，腹满硬痛不甚者……微和之；如大便燥硬而证未剧，心下不甚胀满者……和之。"

（五）动气

1. 心下动气型

此型腹诊特征为在心下轻按有动气，重按感动气在根底者，或以手按心下，感筑筑惕惕，怔忡不宁者（图 47 心下动气）。临床上，若心下动气至脐下，则为心与肾皆虚，或心肾不交之候。可见于乳痈、咳嗽、吐血、目疾、小儿夜啼等证。

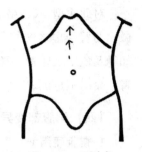

图 47　心下动气

对此腹型，《南溟》认为："鸠尾动气不高者，为风寒邪热，鸠尾动气高者为痘疹……痘发则动止，发而仍动者，痘毒炽也，属最危。"《经络治疗讲话》曰："心下轻按之，有动气；重按之则动气在根底者，心虚之候。"

2. 脐部动气型

此型腹诊特征为以手置脐部，手下觉热感而不润，其动气细数，上至中脘者（图 48 脐部动气）。临床上，此型属于阴虚火动之征，如动气过盛而数，则属有热之候；又垂危患者，如脐部动气，尚可救治。此型还可见于腹泻、失音、小儿夜啼等证。

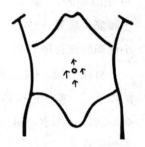

图 48　脐部动气

对此腹型，《诊病奇侅》认为："……左三指以安脐间，和缓有力，一息二至，绕脐充实者，肾气充也。一息五六至，属热……按之分散，一息一至者，为原气虚败之候。"吴坤安曰："动气者，筑筑然动于脐旁上下左右，甚则连及虚里、心、胁而浑身振动也，此病由于妄汗、妄下，气血大亏，以致肾气不纳，鼓动于下而作也。"《汉方诊疗实际》："如慢性患者，在脐上突然出现跳动，并较剧烈者，已接近死期。"

3. 脐下动气型

此型腹诊特征为密排右手三指置于脐下旁开二寸处，触知搏动较强烈者（图 49 脐下动气）。临床上，此腹型主头痛、头昏、失眠、心悸、喘证、腰痛、下肢酸软，或为喜疑好怒之征。又脐下右侧动气则较左侧症状出现为重。

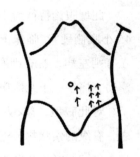

图 49　脐下动气

对此腹型，《伤寒论》认为："动气在脐之上下左右，不可汗，亦不可下。"《证治汇补》："气从脐下起者，阴火也。"《汉方诊疗实际》："一般腹部动悸，在腹肌缺乏时见之，对于轻微刺激，易兴奋及疲劳，乃元气虚弱之症。"

4. 冲脉喘动型

此型腹诊特征为脐旁上下冲脉部分，以手触之有喘动感觉，或自感有气上冲者，均属之（图 50 冲脉喘动）。临床上，此腹型主有寒之证，以及头

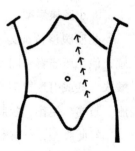

图 50　冲脉喘动

昏、失眠、胸痛、胁痛、乳痛、中风、癫证等。

对此腹型，《素问·举痛论篇》认为："……寒气客于冲脉，冲脉起于关元，随腹直上。寒气客则脉不通，脉不通则气因之，故喘动应手矣。"《脉经》则有："冲脉，腹有寒气。"

5. 肝病三动型

此型腹诊特征为肝病三动，系指季肋下、气冲上、三阴交处，扪之动气过甚者（图51 肝病三动）。临床上，此腹型主肝经之病，偶有出现肺经病候者。可见于黄疸、胁痛、目疾、吐血等证。

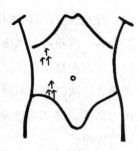

图51 肝病三动

对此腹型，《台州原文》认为："肝病者，两胁下痛引小腹，故肝病须诊两胁，两胁皮肉满实而有力者，肝平也。"《经络治疗讲话》："左胁有动气者，乃肝之相火旺也。"《证治汇补》："气从左边起者，肝火也……气从涌泉起者，虚之甚也。要知上升之气，自肝而出，中挟相火，自觉冷者，非真冷也，乃火极似水耳。"

（六）腹部其他变异

1. 腹中作痛型

此型腹诊特征为患者自觉腹部疼痛，以手按压时有压痛，或亦有按之反感舒适者（图52 腹中作痛）。临床上，如出现上腹痛多属肠胃病，下腹痛多属妇科疾患，脐部周围痛多与腰痛病有关。有压痛者多为实证，按之反感舒适者为虚证。

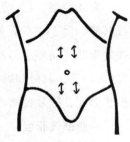

图52 腹中作痛

对此腹型，《证治准绳》认为："颠仆损伤，小便自利，口不甚渴，按胸胁脐腹间有痛处，或手足不可近者，蓄血也。"张石顽曰："凡痛，按之痛剧者，血实也；按之始痛者，气虚血燥也；按之痛减，而中有一点不快者，虚中夹实也。内痛外快，为内实外虚；外痛内快，为外实内虚也。"李士材曰："绵绵痛而无增减，欲热手按者，寒也；时痛时止，热手按而不散者，热也。"东郭曰："食痛，积痛在心下，瘀血痛在脐旁小腹，按痛处则有块应手……痰饮痛者，其痛动移无定处也。"

2. 腹内积聚型

此型腹诊特征为在腹部触之有抵抗之硬结或肿块（图53 腹内积聚）。临床上，有形者为"积"，不易去；或聚或散无形者为"聚"，易去。因此本型根据其部位，分别见于心积、肝积、脾积、肺积、肾积等证。

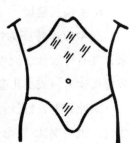

图53 腹内积聚

对此腹型，《难经悬解》认为："肝之积，名曰肥气，在左胁下，如覆杯……肺之积，在右胁下，如覆杯……心之积，名曰伏梁，起脐上，大如臂，上至心下……脾之积，名曰痞气，在胃脘，覆大如盘……肾之积，名曰贲豚，发于少腹，上至心下，若豚状，或上或下无时。"《古本难经阐注》："……故积者，五脏所生；聚者，六腑所成。积者，阴气也，其始发有常处，其痛不离其部……谓之积；聚者，阳气也，其始发无根本，上下无所留止，其痛无常处，谓之聚。"《台州原文》："男子积在左胁者属疝气，女子块在右胁者属瘀血。"《医宗必读》："积之始生，得寒乃生，厥乃成积也。"《时氏诊断学》："心下有积聚，不动者，属痰饮；连其右胁，无形者，属气；有形者，属食。"

3. 肠内痈证型

此型腹诊特征为腹痛，脉数，发热，恶寒或触之有肿痞者（图54 肠内痈证）。临床上，小腹右侧肌肉硬满而热痛者，常见于肠痈、胃脘及其他腹内疮疡证。

对此腹型，《伤寒指掌》认为："脉浮数发热，洒淅恶寒，若有痛处，饮食如常者，内痈也。"《金匮要略》："肠痈者，少腹肿痞，按之即痛如淋，小便自调，时时发热，自汗出，复恶寒，其脉迟紧者，脓未成，可下之，当有血；脉洪数者，脓已成，不可下也。"《时氏诊断学》："诊胃以指触之如有疼痛，稍加压力即觉，多于胃溃疡见之；如加以压力，则痛甚，为胃黏膜炎……按之觉凸凹不平而有抵抗力，则属胃癌。"

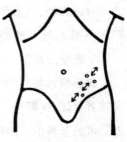

图 54 肠内痈证

4. 腹部水胀型

此型腹诊特征为以指按压腹部，腹壁肌肉凹陷不能即起者（图55 腹部水胀）。临床上，此腹型患者体质多虚，或面部、四肢伴有浮肿者。可见于腹水、尿闭等证。

对此腹型，《黄帝内经》认为："水始起也……足胫肿，腹乃大……以手按其腹，随手而起，如裹水之状，此其候也。"《阳山原文》："水肿腹满症，按之至脐，脐随手移左右，重手按之离乎脊，失脐根者必死。"《针灸集成》："肚大青筋，其卧如缚者，为无治。"明代周于蕃曰："腹胀而鸣，腹冷而泻，发热形瘦，脉大者死。"

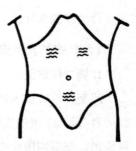

图 55 腹部水胀

5. 腹部气胀型

此型腹诊特征为以指按压腹壁肌肉凹陷，能随手即起者，或自感腹部气胀而客观检查外形不胀者（图56 腹部气胀）。临床上，此腹型主头昏、气郁、胸闷、气喘、脾胃不和、嗳气、呕吐、胃纳不佳等证。

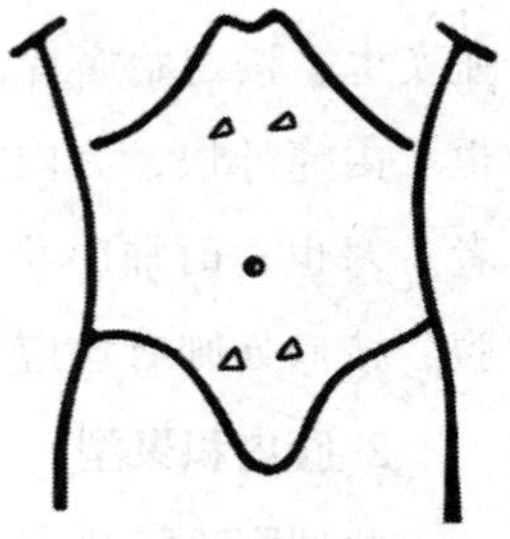

对此腹型，《证治汇补》认为："气胀者，七情郁结，胸腹满闷，四肢多瘦。"又曰："腹胀有声，口臭唇肿，脾火动也。"

6. 虫病三候型

此型腹诊特征为以指久按腹部，有硬结移动，感其沉浮出没，上下往来，并有阵发性脐周疼痛者（图57 虫病三候）。临床上，此腹型在腹壁肌肉较薄而软者，或小儿患者始易诊查，见于小儿虫积。

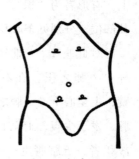

图 56 腹部气胀

对此腹型，《证治汇补》认为："湿热生虫，上攻于心，痛发难当，痛定能食，饥则呕沫。"李士材曰："虫积，心腹懊侬，往来上下，痛有休止，或有块梗起。"俞根初曰："虫病，有三候。腹有凝结，如筋而硬者，以指久按移他处，又就所移者，按之其硬又移他处，或大腹，或脐旁，或少腹，无定处，是一候也；右手轻轻按腹为时稍久，潜心候之，有物如蚯蚓蠢动，隐然应手，是二候也；高低凸凹亩亩状，然按起伏聚散，上下往来，沉浮出没，三候也。"

图 57 虫病三候

五、腹诊的八纲辨证

祖国医学中的腹诊和现代医学所施用的腹诊在方法上和目的上是有所不同的，它不是为了直接触知腹部内脏或组织的病理解剖的变化，而是借医者熟练而具有腹诊临床经验的手，按照一定的方法和压力去触知其腹壁肌肉的紧张度，以查知气、血、食、水在人体分布的状况，从而提供出必要的资料。按照八纲辨证的方法，里、虚、寒证属于阴证；表、实、热证属于阳证。所以，腹诊不但可观察腹部外形，并且可以其腹部变异形态，根据临床经验来推断出其虚、实、寒、热、表、里及其与全身的关系，从而确定治疗法则。

（一）虚实辨证

清代惕历子谓："腹为阴中之至阴，食积痰滞瘀血，按之拒，按之不拒，其中虚实从此而辨（拒按为实，喜按为虚）。"《拔萃》曰："从上脘处按压，徐徐窥其左右……按而病人心空者虚也，按而痛者实也。"《诊病奇侅》曰："察胸腹宜按抚数次，或沉或浮，以视胸腹之坚软拒按与否，可以知虚实也。"

（二）寒热辨证

关于辨别寒热，《对时论》曰："诊腹，轻手循抚，自鸠尾至脐下，知皮肤之润燥，可以辨寒热（润者为寒，燥者为热）。"《南阳》曰："脉候有热，而腹诊无热者，是表热而其热易去也，按腹而热如烧手掌者，是伏热而其热不易去也。小儿暴热，其轻重难以脉辨，而诊腹可以决定矣。若心下动而热烙手者，尤不可忽。"

对于假热真寒，宗柳认为："治痘察寒热，以诊腹为先，诊腹以任脉为要，真寒者，以腹两旁虽热，于任脉久按之，则无热而为冷，虽有口渴脉数，痘色红紫等症，是为假热。"对于假寒真热，宗柳认为："若按任脉而有热者，虽寒战切牙，痘色淡白下利等症，是为假寒。"

（三）表里辨证

《拔萃》曰，腹部"轻按而痛者病于表，重按而痛者病于里"。

六、腹诊的脏腑辨证与施治

腹诊的脏腑辨证是按照脏腑辨证的方法，诊察心、肝、脾、肺、肾各自不同的证候和症状，然后据此施以不同的推拿手法和治法。

（一）心的辨证施治

心主血脉，是指心脏推动血液循环的功能；又主神明，是指统管神志思维活动。由于心在生理上具有主血脉和主宰神明的功能，所以当外感病邪或七情内伤而呈现血脉病变或神志病变时，都属于心病的范围。在血脉病方面的症状，主要表现有吐血、衄血、斑疹以及血液运行的失调等。在神志病方面的症状，主要表现有心悸、健忘、失眠、昏迷、谵语、癫狂等。

根据腹诊的结果，如因心阳不足而致心气久虚、损及心阳，证见心悸不宁、怔忡恐惧、咯血吐血、气短喘息、舌质淡或夹瘀点瘀斑，脉微弱或兼歇止，甚至口唇指甲青紫，出现心阳不振，血运不畅之象，则治宜取本脏背俞和手少阴、任脉的经穴为主，施以益气助阳、温经复脉的推拿手法和治法。

如属心阴虚致内热之象，出现心悸而频、虚烦不安、少寐多梦、掌心发热、健忘盗汗、舌尖淡红或干红少苔、脉细数等证，则治宜取背俞与手少阴、厥阴经穴为主，配以足少阴经穴，以调补心肾使水火既济，则诸证可平。

如心火上炎或迫血妄行，出现口舌生疮、木舌重舌、口苦咽干、小便赤少，甚至吐血、衄血、舌赤苔黄、脉数，则治宜取手少阴、厥阴、太阳经穴为主，兼取手阳明经穴为辅，多用泻的手法，以泄诸经之热。

如外感邪热内蕴或五志之火过极导致痰火蒙蔽神明，出现神昏谵语、惊狂、不寐、壮热面赤、舌干色绛、苔黄厚腻、脉滑洪数等证，则治宜取手少阴、厥阴经穴，甚者并用手足阳明、督脉及十二井穴，使用较重的泻法以泻诸经之热，宣通经气，豁痰宁神。

（二）小肠的辨证施治

小肠为"受盛之官"，职司分别清浊。其病理变化主要是分别清浊的功能失常，肠中水液不能充分泌渗吸收，以致水谷不分，清浊混淆。其病证表现主要是大小便失调，如泄泻、小便不利等。又因小肠与心的经脉互为表里，在生理上有着密切的联系，在病理上亦可相互影响，如心热可下移于小肠而为尿血，小肠有热亦可上逆于心而为口舌生疮。

根据腹诊的结果，如为饮食不节、生冷伤及中阳所致之小肠寒证，出现肠鸣泄泻、小便短少、腹痛喜按、苔白、脉迟等中焦虚寒、水谷不化、泌别失职之象，则治宜取俞、募、下合穴为主，兼取足阳明经穴为辅，施以摩、按、揉、拿等补泻并用手法以温运肠胃。

如为心火下移之小肠热证，出现小便热赤涩痛、心烦口渴，甚至小便带血，脉象沉数等证，或小肠邪热上侵，出现口舌生疮等证，则治宜取手少阴、太阳经穴为主，施用按、掐、捏、拿等泻的手法，以泻诸经之火。

（三）肝的辨证施治

肝为风木之脏，内寄相火，而性喜条达，且有储藏血液的功能，其病机也较为复杂，主要有肝气郁结、肝火亢盛、肝阳上扰以及肝风内动等。肝气郁结，多由七情内伤所致，因肝喜条达而恶抑郁，恼怒太过，则木失条达，疏泄无权，以致气机郁结；肝郁太过，气郁化火，则形成肝火亢盛；肝体阴而用阳，如肝阴不足，则肝阳势必上扰而为本虚标实之候；肝阳亢盛，势必引动肝风，煽动相火，以致内风扰动。所以，肝病的证状主要有胸满胁痛、呕逆、头痛目赤、目眩、发痉、口眼㖞斜、筋肉瞤动等。又由于肝开窍于目，且主一身之筋，所以目疾与筋病每与肝脏有关。肝为茂血之脏，妇女经漏等病症亦与肝有一定的关联。

根据腹诊的结果，如为因情志抑郁而引起的肝气郁结，出现胁肋疼痛或走窜不定、胸闷不舒、气逆干呕或吐酸水，或腹痛泄泻、苔薄脉弦等肝气横逆走窜经络、侮土犯胃的现象，则治疗以取本经腧穴为主，兼取足少阳、太阴、阳明经穴，采用平补平泻的手法和治法，通经气而疏肝木，兼以调和脾胃。

如因气郁化火而致肝火亢盛，出现眩晕目涨、巅顶头痛、目赤肿痛、心烦不寐、舌红苔黄、脉弦有力等症，则治宜取肝经腧穴为主，施以捏、拿、摩、摇、引的手法以泻肝经之火。

如气血并走于上或经络受阻所致之肝风内动，出现猝然昏倒、不省人事、四肢抽搐、角弓反张、半身不遂、语言謇涩、苔腻、脉弦等症，则治宜取足厥阴、督脉经穴及十二井穴为主，施以掐、捏、推、拿等手法泻之。

如肝阴不足、虚阳上扰致肝阴亏虚甚至肾阴亏乏、水不涵木，出现头目昏眩、两目干涩或雀目、耳鸣、肢体麻木或振摇瞤动，或出现烘热、咽干、少寐多梦、舌红少津、脉弦细或数等本虚标实之象，则治宜取足厥阴、少阴经穴，施以按、摩、捏、揉、搓等手法以补肝之阴而潜虚阳。

（四）胆的辨证施治

胆附于肝而为表里，在生理上关联至为密切，在病理上亦多相互影响。如肝郁可引起胆汁疏泄不畅，而胆汁瘀结亦可导致肝失条达，故胆病亦多由肝火旺盛所致，其证多见口苦、胁痛、头痛、目眩等。由于胆主决断，其性刚强，故胆气虚弱之体，必见胆怯之象。

根据腹诊的结果，如为肝胆火旺、走窜经络、上冲头目所致的胆火壅盛，出现头痛目赤、口苦、耳聋、耳鸣、胁痛、呕吐苦水、舌红起刺、脉弦数等证，则治疗当取足少阳、厥阴经穴为主，施用推、拿、按、搓、引等手法以疏通经气、泄热泻火。

（五）脾的辨证施治

脾主中州，司运化，以升为健，主四肢肌肉。故脾病证候，偏于运化失常、肢体消瘦及肿胀病变。又脾能统血，如脾虚统摄无权，则可见便血、女子崩漏等症。

根据腹诊的结果，如为脾虚致运化失常，水谷精微无以输布全身，出现面色萎黄、中气不足、少气懒言、倦怠无力、肌肉消瘦；或因脾虚而致阳气不振，出现腹满便溏、四肢欠温、足跗浮肿、舌淡苔白、脉象濡弱等证，则治宜取本脏俞、募与足太阴、足太阳、足阳明经穴为主，重点在腹部、背部施用摩、揉、推、拿、捏等轻缓持久的手法以补虚健脾。

如为饮食停滞之脾实证（相对脾虚而言），出现脘腹胀满，或有疼痛；或为湿热蕴蒸所致之肤黄溺赤；或由湿阻而脾阳不运出现的脘闷腹满、大小便不利，甚至形成肿胀，则治宜取足太阴、阳明经穴为主，施以消食导滞、清利湿热的手法和治法。

如因脾阳衰微、水湿不化而致阴寒偏胜之脾寒证，或由于过食生冷，脾阳因而不振者，出现腹痛隐隐、腹胀、泄泻、四肢清冷、舌淡苔白、脉象沉迟，则治宜取本脏俞募与足太阴、阳明经穴，施以温通之推、拿、按、摩等手法和治法。

脾为湿土，如受热邪而致脾热证，则多为湿热互蒸，证见脘痞不舒、身重困倦、口腻而黏、不思饮食，以及口泛酸甜、口糜流涎、头重如裹、身热不扬、便溏黏滞、小溲短黄、渴不多饮、舌苔厚腻而黄、脉象濡数，则治宜取足太阴、阳明经穴为主，施以清利湿热的手法和治法。

（六）胃的辨证施治

胃主纳谷，为"水谷之海"，以降为和。凡饥饱失宜，寒热不当，辛辣不节，都能影响胃的和降功能，以致发生脘腹疼痛、呃逆、呕吐、吐血、便血、嗳腐吞酸等证。

根据腹诊的结果，如为胃病日久，胃气虚惫的胃虚证，出现胃脘隐隐作痛、痛而喜按、得食痛减、噫气呕逆、气短少力、面色少华、唇舌淡红、脉缓软弱等症，则治宜取本腑俞募及足阳明经穴为主，施以健脾和胃的补益手法和治法。

如为胃火炽盛所致的消谷善饥、口渴欲饮，以及食滞留阻所致的脘腹胀闷，甚至疼痛拒按、舌红苔黄、脉象滑实之胃实证，则治宜取足阳明经穴和本腑募穴为主，施以消食导滞的手法和治法。

如为胃阳不足，寒邪偏盛所致之胃寒证，出现胃脘绞痛、时时泛吐清涎、喜热饮、四肢厥冷，或伴呕吐、呃逆、舌苔白滑、脉象沉迟，则治宜取俞募与足阳明、手厥阴经穴，酌情施以温阳止痛、祛寒和中的手法和治法。

如为胃阴不足，热邪偏盛所致的胃热证，出现善饥嘈杂、口干喜饮、食入即吐，或气火上犯而致呃逆不已；或胃火下移，消烁津液而致大便燥结、舌质红、少苔或苔黄、脉象弦数或洪数等症，则治宜取手、足阳明经穴为主，施以调中理气、助脾运化等手法和治法。

（七）肺的辨证施治

肺居胸中，司呼吸，主一身之气，外与皮毛相合，上与喉鼻相通。故外邪由皮毛口鼻而入，多先犯肺。肺主治节，朝百脉，与五脏六腑的关系密切，故肺病日久可以影响其他脏腑，其他脏腑的病变亦可影响于肺。肺病的病理变化，主要是肺气宣降失常，证候表现为咳嗽、哮喘、咯血、胸闷、胸痛、鼻塞、流涕、鼻衄、咽喉肿痛、失音等。

根据腹诊的结果，如为邪热犯肺，蕴遏不解而致的肺失清肃，出现咳嗽、痰黏色黄、气息喘促、胸痛胸闷、身热口渴，或鼻流黄涕、鼻衄、咽喉肿痛、舌干而红、脉数，则治疗应取手太阴与阳明经穴为主，施以宣通肺气、宽胸泄热的手法和治法。

如因痰浊阻肺而影响肺气的清肃，出现咳嗽气喘、喉中痰鸣、痰稠量多、胸胁支满疼痛、喘息不得安卧，则治疗可取手太阴与足阳明经穴为主，施以祛痰止咳、宣肺平喘的手法和治法。

如为外感风寒袭于肺卫，肺气失宣，出现恶寒发热、头痛、骨节酸痛、无汗、鼻塞流涕、咳嗽而痰涎稀薄、口不渴、舌苔薄白、脉象浮紧等，则治疗宜取手太阴、阳明经穴为主，施以发散风寒、通调肺气的推拿手法和治法。

（八）大肠的辨证施治

大肠为传导之官，职司传导糟粕。因其经脉络于肺，又因脾胃为受纳、运化水谷的脏腑，故它在生理病理上与肺、脾、胃的关系密切。大肠的病变，主要是传导功能失常，其证候表现为便秘、泄泻、里急后重、便血、肠痈、脱肛等。

根据腹诊的结果，如为外受寒邪或内伤生冷而致传导失常之大肠寒证，出现腹痛肠鸣、大便泄泻、舌苔白滑、脉象沉迟等，则治疗可取本腑募穴及下合穴为主，施以散寒止泻的手法和治法。

如为邪热侵于大肠，血气壅滞所致之大肠热证，可出现便泻黄糜、臭秽异常、腹痛胀急，甚则里急后重、痢下赤白、身热口渴，如热结而为肠痈，则腹痛拒按、脚屈不能伸展、苔黄、脉多滑数，治疗可取本腑募穴、下合穴及手足阳明经穴为主，施以按、掐、揉、拿等手法使邪热外泄。

如为久泻不止，或下痢久延所致的大肠虚证，出现大便不禁、肛门滑脱、脉象细弱、舌淡苔薄等气虚下陷之症，则治疗应取足太阴、阳明及任脉经穴为主，施以健运脾阳、涩肠止泻的手法以补益大肠之气。

如为积滞内积，邪壅大肠所致之大肠实证，出现大便秘结，或下痢不爽、腹痛拒按、苔厚、脉沉实有力等症，则治疗可取手足阳明经穴为主，施以行气通腑、排除积滞的推拿手法和治法。

（九）肾的辨证施治

肾主水，藏精，主骨，又为命火所寄，故称水火之脏，为先天之本。当外感病邪或房室内伤引起肾脏病变时，则可出现水肿、消渴、遗精、阳痿、气喘、晨泄、腰痛等证候。肾与膀胱在生理病理上有着密切的联系，因此，如肾气不化，则水液不能输入膀胱，出现小便短少，甚至无尿。膀胱不利，则尿液潴留，水无出路，每致水毒上凌心肾。

根据腹诊的结果，如为阳虚不能温摄下元而致肾阳不足，出现阳痿早泄、腰脊酸痛、足膝无力、头昏耳鸣、面白畏寒、舌淡、脉弱等证，则治宜取背俞及任督经穴，施以温运肾阳、固摄精气的手法和治法。

如为肾气浮动，摄纳无权而致肾不纳气，出现气短喘逆，呼吸不续、动则尤甚，以及自汗、懒言、头晕、畏寒、两足逆冷、舌淡、脉弱或浮而无力等证，则治宜取背俞及任督经穴为主，施以温肾益气、引气归元的手法和治法。

如为肾阳衰惫、气不化水而致阳虚水泛，出现周身温肿，下肢尤甚，按之陷而不起，大便溏泄，舌苔润滑，脉沉迟无力等证，则治宜取背俞及任脉、足少阴、太阴经穴，施以补阳益气的手法以温经气，使阳回气化，水道通利，则肿胀自消。

如为肾精不足、阴虚火旺所致之肾阴虚，出现形体瘦弱、头昏耳鸣、少寐健忘、多梦遗精、口干咽燥，或时有潮热、腰脚酸软，或见咳嗽、痰中带血、舌红少苔、脉多细数等证，则治宜取背俞、足少阴经穴为主，兼取足厥阴、手太阴经穴，施用补阴的手法使阴复而火降。

（十）膀胱的辨证施治

膀胱为津液之腑，职司小便。因此其病理变化主要为膀胱的启闭失常。如膀胱不约，则溲数、遗尿；膀胱不利，则癃闭、淋沥。

根据腹诊的结果，如为下焦虚寒，脬气不固而致膀胱虚寒，出现小便频数，或遗尿，舌淡苔白，脉沉迟等证，则治宜选用本腑俞、募及有关背俞、任脉穴为主，施以温肾壮阳、调补下焦气机的手法和治法，振奋膀胱约束机能。

如为湿热内蕴、气机阻滞而致膀胱实热，出现小便短涩不利、黄赤混浊，甚或闭而不通，或淋沥不畅，兼夹脓血砂石，茎中热痛，少腹急胀，舌赤苔黄，脉多数实等证，则治宜取本腑俞、募及任脉、足三阴经穴，施以清利湿热、疏诸经之气的推拿手法和治法，使气化畅利，湿热下泄，则诸证自除。

（十一）心包的辨证施治

心包为心之宫城，有护卫心脏的作用。凡病邪内传入心，如温邪逆传，痰火内闭等，多由心包代受其邪。由于心包代行心令，为神明出入之窍，在主宰思维活动的生理功能方面与心是一致的。因此，邪入心包，其病理变化亦主要表现在神志方面，故临床以神昏谵语或癫狂躁扰等神志失常为其主证。心包病变的具体证治，与心病基本相同。

（十二）三焦的辨证施治

三焦是六腑之一，职司一身之气化。大凡人体内脏的功能活动，诸如气血津液的运行布化，水谷的消化吸收，心包水分的代谢等，都赖其气化作用而维持下沉活动。故当其发生病变，影响的范围也就必然广泛。但就其病理机制而言，则主要是在于气化功能失司，水道通调不利，以致水湿潴留体内，泛滥为患，故临床以肌肤肿胀、腹满、小便不利等为其主证。

由于三焦联系脏腑，所以其病变又每与肺、脾、肾、膀胱等脏器有着密切的联系。例如三焦气化失司，可影响到肺气的宣降；三焦不利，可导致脾胃的升降失常；三焦化气行水功能失职，亦使肾和膀胱温化水液的功能受到影响。

根据腹诊的结果，如为肾气不足、三焦气化不行而水湿内停所致之三焦虚证，出现肌肤肿胀、腹中胀满、气逆肤冷，或遗尿、小便失禁，苔白滑，脉沉细或沉弱等症，则治宜取俞、募及下合穴为主，兼取任脉等经穴，施以温通经气、扶助肾阳的手法和治法，使肾阳得复，气化乃行，则水湿得以排除，而诸证自愈。

如为实热蕴结于里，而致三焦化气行水的职能失常，水液潴留体内所引起的三焦实证，出现身热气逆、肌肤肿胀、小便不通、舌红苔黄、脉多滑数等证，则治宜取俞、募及下合穴为主，施以疏通经气、清泄湿热的手法和治法而使化气行水的功能得以恢复正常。

第十三章　推拿（按摩）流派

推拿依岐黄之理，尤重于手法穴道，因病而异，因人而施，成为中医宝库之奇珍。推拿历史悠久，在其漫长的发展过程中，由于学术渊源、师承关系、主治对象以及地域人情等复杂原因，各家发挥颇多，逐渐形成了各具特色的学术流派与分支。所谓推拿流派，其特点是有较长的发展史，并在一个地区内流传且有一定的声誉。同时，作为推拿学术流派必须有一定的学术理论为指导，其流派创始者及其继承者具有丰富的实践经验，并有擅长的主治范围和独特的练功及专业训练方法。

在操作上，每一推拿流派都有其独特的手法和治法形成套路。如"正骨推拿"是以骨伤疾病为治疗范围；"运动按摩"是以体育运动员为对象，帮助调整竞技状态，消除疲劳；"指压推拿"是以按、压、点、掐为主要手法治疗疾病；"一指禅推拿"是以一指禅推法为临床操作的主要手法，循经络、推穴位治疗疾病；"滚法推拿"是以滚法为临床操作的主要手法，并结合现代解剖生理学诊治疾病；"腹诊推拿"以腹部的独特诊断结果为依据施行推拿手法和治法；"内功推拿"以擦法为临床操作的主要手法，有成套的操作常规，并结合少林内功锻炼防治疾病；"保健推拿"是以强身、保健为目的。此外，尚有进行阴阳辨证施术的"古代按摩八法"；治疗骨伤后遗症的"运动八法"；治疗脱位的"治脱臼八法"；治疗肌筋伤痛的"治筋八法"等。

第一节　一指禅推拿流派

一指禅推拿是将意气集定于手指（主要是拇指），在经络穴位上施用一指禅推法等手法来治疗疾病的独特疗法。它以阴阳五行，脏腑经络和营卫气血等中医基本理论为指导，以四诊为诊察手段，强调审证求因，因人而治，因病而治，因部位而治。在辨证取穴、局部取穴的基础上，临床操作遵守"循经络，推穴位"的原则，以通调脏腑气血，扶正祛邪。《一指禅推拿说明书》指出："推拿之术，自以一指禅为完备。一指禅之手术，即搓、抄、滚、捻、缠、揉、按、摩、推、拿十种。其效能与攻、补、汗、下之医理同。施术前应切脉以查病情，按筋以明征兆。患在何部，即施十门中之何法。例如病宜攻即用滚，病宜补即用缠。能使患处受益，而他部无损。非若用药益此损彼，不能兼顾也。"

"一指禅"，为佛教禅宗派的用语，意为万物归一。据传一指禅推拿为梁武帝时，达摩氏以为旧法过简，不敷应症，因而光大之，增搓、抄、滚、捻、缠、揉六法，合岐伯所创之按、摩、推、拿四法，成为十种，分十大门。复依人身之穴道及脏腑筋络，用一指之力，循穴道以去病，名为"一指禅"。一指禅推拿的师承关系，虽然有一指禅推拿创始于达摩的传说，但其确切的师承脉络，目前只能上溯到清朝同治年间（1862—1874）由河南擅长于一指禅推拿的"太医"李鉴臣客居扬州时所传。李鉴臣为清咸丰武举人，以一指禅推拿术行医于扬州、江都一带，传一指禅推拿于江苏扬州西门人丁凤山（道名，原名丁永春，1842—1915）。丁氏善骑马射箭，并考取武秀才，颇得李氏真传，在江浙两省颇负盛名，并广收门徒，知名者有王松山、丁树山、钱福卿、朱春霆、王纪松等十余人，主要行医于扬州、上海、苏州、杭州等地。北京广安门医院的卢英华，是北方一指禅推法的代表人物。

丁氏一指禅推拿尤擅长治疗脾胃疾患，先行医于江都，继于上海开设一指禅推拿诊所，就诊者踵趾相接。为使一指禅推拿不断发扬光大，丁凤山之徒王松山（道名，原玉涟，1893—1975，江苏扬州人）在1920年聚丁氏传人十余名在上海成立了推拿研究会。参加研究会的同道每月讨论一次，重在交流临床心得和手法应用的体会，并聘有书记员担任记录。当时的一指禅推拿流派主要以一指禅推法为主，手法有推、拿、按、摩、滚、捻、搓、抄、缠、揉、摇、抖、抹、勾等法，擅长内妇儿杂病的治疗。王松山的一指禅推拿经验由其徒王子宗整理成《一指定禅》，为一指禅推拿的发展作出了可贵的贡献。《黄氏医话》《一指禅推拿说明书》的作者黄汉如亦与这一流派有关。其他有关一指禅推拿的著作尚有《一指阳春》等。丁凤山之侄孙丁季峰，更在继承祖传一指禅推拿的基础上，于20世纪40年代独创了滚法推拿，为一指禅推拿流派又添新技。到1949年，一指禅推拿医师已有40余人，是江浙乃至全国比较有影响的一支推拿队伍。1956年，上海首先创办了"推拿训练班"（1958年改办为上海中医学院附属推拿学校），朱春霆、王松山、王纪松、王百川、钱福卿、沈希圣、丁宝山等一指禅推拿骨干为教师，以一指禅推拿学派的医法作为主要教学内容。

一指禅的特点，一是强调手法以柔和为贵，柔中寓刚，刚柔相济，操作时动作连贯细腻，雅而不俗，法之所施，使患者不知其苦；二是要求按穴准确。为此，一指禅推拿十分注意功法锻炼，不仅要求学者习练内功"易筋经十二势"，还要求刻苦习练各种手法，达到"持久、柔和、有力、均匀、深透"的纯熟境界。

操作时，全身保持"含胸、拔背、呵腰、收臀、蓄少腹"，使气沉丹田，并要求沉肩、垂肘、悬腕、指实掌虚、腕指协调，用拇指掌端螺纹面或偏峰（外侧端）着力，并以腕关节左右摆动，带动拇指关节伸屈活动，速度为每分钟120~160次。操作时根据需要，随腕关节的摆动使拇指端缓慢地沿经络移动、紧推慢移，压力、频率及摆动幅度要均匀，使力量持续作用于经络穴位。推治时，还要注意身随手走，眼随手转，循经络而推腧穴。动作要轻重有节，疾徐有序，慢而不懈，快而不乱，轻而不浮，重而不滞。外表看似轻松飘逸，实际上却是"蓄力于掌，处力于指，着力于螺纹"，劲含而不露（即所谓螺心劲），臻柔中有刚、刚中有柔之境。

施治的手法，有正推、侧推和屈掌旁推三法，以一指正推者多见。一般要求拇指着力，其余四指不接触被推的穴位。由于一指禅推拿操作接触面积小，压强大，加上对经络穴位持续不断的柔和而有力的刺激，更加强了它的深透作用，因此具有疏通经络、调和营卫、行气活血、健脾开胃以及调节脏腑等功能，临床常用于内、外、妇、儿、伤各科的多种疾患，尤以治疗头痛、面瘫、失眠、高血压、小儿斜颈、痛经、消化道疾病以及关节酸痛等症见长。

一指禅推拿在临床操作时，还根据不同病情和不同治疗部位的需要，灵活变化应用。如缠法常用于颈项及胸胁部，治疗咽喉痛、胸胁痛等；如用拇指桡侧偏峰着力，手腕自然平伸，称为"一指禅偏峰推法"，多用于颜面部，治疗头痛、面瘫等症；拇指屈曲，以拇指指间关节着力，称为"屈指推法"，常用于颈项部、腹部及四肢小关节，治疗腹胀、颈项强痛及四肢关节酸痛等症；如操作时结合揉动就成为推揉复合手法，常用于颈项、脘腹及四肢软组织处，治疗颈项强痛、脘腹疼痛、便秘及四肢软组织酸痛等症。如应用一指禅推法时，将其余四指伸直并拢，以指面作摩法，称为"推摩法"，常用于胸腹及背部，治疗胸胁痛、肩背痛、泄泻等症。

第二节 滚法推拿流派

滚法推拿是丁季峰（1914—1998）在继承一指禅推拿的基础上、以滚法作为主要手法防治疾病的一种推拿疗法。滚法推拿疗法强调治疗手法刚柔相济，倡导治疗手法与被动运动相结合，其代表性手法——滚法为具有独特风格的推拿手法之一。

丁季峰出身于一指禅推拿世家，伯祖父丁凤山、父丁树山均为一指禅大家。丁季峰于 20 世纪 40 年代变法图新，把手背桡侧作为接触面，并增加了腕关节的屈伸运动，既增加了刺激量，又富有柔和感，为与一指禅原来的滚法相区别，故取名滚法。后来又将该法与关节被动运动相结合，辅以揉、按、拿、捻、搓几种手法，并强调在施行手法的同时配合相关的被动运动，同时重视指导患者作针对性的自主性功能锻炼。

由于滚法接触面积大、压力大而柔和舒适，有利于疏通经络、行气活血。"揉法"分大鱼际揉法和拇指外侧揉法，适应于头面部及胸胁部，是治疗头痛、口眼㖞斜及胸胁痛的主要手法，并能缓和软组织浅表部分尖锐敏感的疼痛和减轻局部的肿胀。按法、拿法、捻法、搓法是根据病理变化和患病部位的不同，进行配合的辅助手法。被动运动，是在手法操作的过程中，根据病情，对患部关节进行配合的各种被动动作。如被动运动前先在病变部位充分施以滚法手法，以减轻疼痛、缓解肌肉痉挛，为被动运动创造条件；在被动运动过程中，继续配合滚法操作以减轻疼痛；被动运动结束后，再在病变部位予以手法治疗，以消除被动运动可能产生的组织损伤。自主性运动，则是根据病情，指导患者进行旨在增强患部肌肉力量、滑利关节、协调功能的自主性锻炼活动。通过一整套的理论、操作与实践，如以中医经络学说为基础理论，结合生理、解剖、病理、生物力学等现代医学理论，作为在人体体表适当的部位上施以滚、揉、按、拿、捻、搓等手法的实践依据，并配合被动运动或指导患者进行自主性功能锻炼来治疗疾病，从而形成了风格独特的滚法推拿流派。

滚法推拿各种手法在被动运动等正确适当的配合下，具有舒筋通络、活血化瘀、濡调筋骨、滑利关节、消除运动障碍、促进功能恢复正常等作用，如滚法推拿在临床操作中易于使刺激的影响深透到肌肉深层而直接作用于患病部位，可以加强对腧穴的"得气"感提高经络对血气运行专注的动力，促进血液循环，平衡阴阳，濡调筋骨、解除肌肉痉挛、强直和粘连等。所以，临床适用于颈、肩、腰、臀及四肢等部位，擅长治疗临床多见的运动系统、神经系统等疾病。主要适应证有中风偏瘫、脊髓灰质炎后遗症、外伤性截瘫、周围神经麻痹、面瘫、头痛、颈、肩、腰、背及四肢软组织损伤、各种慢性关节疾病、腰椎间盘突出症、肩周炎、腱鞘炎、落枕、颈椎病、肌性斜颈、马蹄形足等。但骨关节结核、未愈合的骨折、体质高度虚弱或伴有严重内科疾病难以忍受手法压力刺激的患者、局部急性炎症、骨髓炎、化脓性关节炎、良性或恶性肿瘤，以及月经及妊娠期间的腰部疾病等，则属于㨰法推拿的禁忌证。

第三节　骆氏腹诊推拿流派

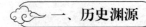

一、历史渊源

骆氏腹诊推拿的发源地在河北省武邑县。创立者是河北武邑人骆化南（字奉举，1846—1929）。骆化南早年习武，懂治疗跌打损伤之术，中年渐通疑难杂证之腹诊推拿技艺，并博采众家手法之长，继承几近失传的古代腹诊法以诊断疾病，并结合多种自创手法，通过长期实践，创立了独特的腹诊推拿法，自成一派。

骆化南将腹诊推拿技术传于其子骆俊昌（字明武，1881—1965）；骆俊昌又传于其子骆竞洪（1923—2019）；骆竞洪再将腹诊推拿技术传于其子骆仲遥、骆仲达、骆仲逵。现骆氏腹诊推拿已成为中国主要推拿学术流派之一，其中医世家历经四代人 100 多年的传承，如今的第四代传人均从事腹诊推拿的临床、教学、科研等工作，在国内外推拿按摩学术界具有广泛的影响。

1. 骆氏腹诊推拿的创立时期（1866—1929）

骆化南早年习武，曾考取清朝的武举人，懂治疗跌打损伤之术，并博采众家手法之长，继承几近失传的古代腹诊法以诊断疾病，并结合多种自创手法，通过长期实践，创立了独特的腹诊推拿法，自成一派。

2. 骆氏腹诊推拿术的成熟时期（1929—1960）

骆氏腹诊推拿的第二代传人骆俊昌 17 岁即随父骆化南习摄生之道及腹诊推拿治病之法，后又与其夫人吴淑云同时受教于当地名医李常，并遍访东北、京津推拿名流，使腹诊推拿技艺日益成熟。

20 世纪 40 年代抗日战争时期，骆俊昌携全家到重庆行医，开设了"骆氏推拿诊所"，接诊治愈了大量的内科、骨伤科、妇科、儿科患者，享誉重庆乃至西南地区。

3. 骆氏腹诊推拿的发展时期（1960—1969）

20 世纪 60 年代，骆俊昌偕夫人吴淑云受聘于中国人民解放军第七军医大学任教和担任临床医疗工作，其 3 个儿子（骆竞波、骆竞洪、骆竞湖）均被中国人民解放军第七军医大学西南医院聘为医务工作人员，并专门在重庆市中区王爷石堡的一个大院设立了西南医院推拿门诊部，由骆俊昌担任推拿门诊部主任。同时，骆俊昌、骆竞洪还担任中华医学会重庆分会中西医学术交流会委员。

由于骆氏腹诊推拿在新中国成立后得到了党和国家、军队的极大重视，骆氏第二、三代传人均被特聘到中国人民解放军第七军医大学工作，待遇十分优厚，因此骆俊昌与其 3 个儿子商定，打破骆氏腹诊推拿不外传的家训，将祖传的腹诊推拿技术在部队医院进行传授，以便为保家卫国的三军将士的健康保驾护航。1961 年，应中国人民解放军总后勤部的要求，第七军医大学面向全军首次开

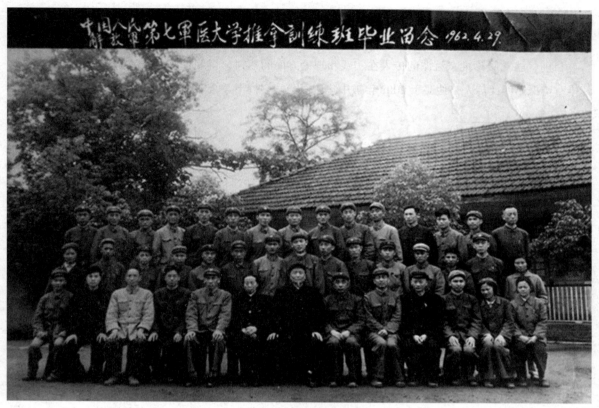

图 58　1961 年全军开办骆氏腹诊推拿培训班
（前排左七为第二代传人骆俊昌老先生、前排左四为第三代传人骆竞洪教授）

办两年制推拿培训班，由骆俊昌和夫人吴淑云亲自授课，其子骆竞波、骆竞洪、骆竞湖医师等带教，并由骆竞洪编写了《中医推拿学讲义》作为教材，向各军区医院挑选的部分医师传授骆氏腹诊推拿技术，从而为全军培养了一批推拿专业人才。这些学员以后均成为了各部队医院的推拿业务骨干（图 58 1961 年全军开办骆氏腹诊推拿培训班）。至此，骆氏腹诊推拿技术由家族内部成员的口传心授转变成了公学，成为可造福更多大众的祖国医学技术。

由于骆氏腹诊推拿疗效甚好，甚至一些被西医认为是不可医治的疑难杂证通过腹诊推拿也得到治愈，因此在中国人民解放军各军医大学和西南地区颇有影响。20 世纪 80 年代，骆竞洪被国内外多家机构聘为顾问（如中华中医药学会推拿学会、奥地利推拿研究所、重庆市针灸推拿研究所等均聘其为顾问），教授（如成都中医学院聘其为兼职教授），高级职称评委（如四川省卫生厅中医高级职称评委），主编（如《推拿医学》杂志）等。

4. 骆氏腹诊推拿的创新时期（1970—2017）

1982 年，由骆竞洪编著，骆仲遥、骆仲达、骆仲莲、骆仲逵协助整理的《实用中医推拿学》由重庆出版社出版，并先后获得四川省卫生厅科技进步二等奖和重庆市科技进步三等奖。由于此书在辨病论治、辨证论治及推拿治法等方面取得了新突破，因此其数十种基于腹诊的推拿治法被编入中医学院教材和国家劳动部的按摩师培训教材。

骆氏传人陆续出版了《中华推拿医学志——手法源流》《骆竞洪推拿治病百法》《实用推拿疗法挂图》《推拿入门》《内儿妇病实用推拿疗法》《骨伤实用推拿疗法》《三宝合璧——中药、针灸、推拿治疗常见病、疑难病》《实用脊柱推拿学》等多部推拿专著，并有数十篇腹诊推拿医学论文在国内外发表。

目前，骆氏腹诊推拿流派的传人在实践和理论方面的建树，得到了海内外的极高赞誉。如骆氏腹诊推拿流派第四代传人骆仲遥于2008年被中华中医药学会授予"全国优秀中医健康信使"荣誉称号。

二、基本内容

自骆化南于1868年创立骆氏腹诊推拿术以来，历经第二、三、四代传人的不懈努力，其独特的诊疗方法已经成为中国推拿医学的一个主要流派，并在理论和实践方面建立起了一个完整的体系。

腹诊推拿法以阴阳五行、脏象经络理论为指导，强调整体治疗，扶正祛邪，灵活应用。在治疗原则上是先治本，后治标，以治本为主，兼顾治标。即运用中医腹诊理论判断病之阴阳、表里、寒热、虚实，根据不同的证型以辨证论治来指导推拿手法的一种程序推拿方法。它不是单纯的推拿手法，而是把独特的腹部诊断与推拿治疗方法密切地结合起来，根据腹诊辨证，选用不同的手法、治法用以防治疾病。

腹诊方法主要是望诊和触诊，通过观察其腹部形态的变异与触知其腹壁的紧张度及是否有块状、索状、网状等不同情况，以提供必要的诊断依据，再按八纲辨证方法判断其表、里、寒、热、虚、实及其与全身的关系，从而确定推拿的治则。如拒按者为实，喜按者为虚；皮肤燥者为热，润者为寒；轻按而痛者病在表，重按而痛者病在里。如按部位来分，脐上部分一般多与肠胃方面疾患有关，主证常为食入不化、腹胀饱满、嗳气吐酸，甚则呃逆呕吐、少食倦怠，或为咳喘、胸胁苦满之候；脐下部分一般多与肝肾方面疾病有关，主证常为月经不调、痛经、赤白带下、崩漏，男子则为阳痿、早泄等，偶亦可出现气喘、头昏及心肾不交之候；腹际两侧多与肾病有关，主证常为腰背酸痛、腹胀，亦可出现部分妇科疾病之症状；小腹侧近股处多与下肢方面疾病有关，主证常为下肢痿软或疼痛。此外尚需注意腹部的正常变异，如年龄、职业、性别、体质等不同而各有差别。腹诊法虽有其一定的局限性，但如能与其他诊断方法相结合，则对诊断正确性的提高无疑是有帮助的。经过腹部推拿治疗后，使这些变异的腹部形态改变，则患者的症状也随之改善。

腹诊推拿的治法有补、温、和、通、消、汗、吐、下"治疗八法"。其主要手法有推、拿、按、摩、捏、揉、搓、摇、引（牵引）、重（包括肘压、膝压、踩法）等10类62法。操作部位以腹部和躯干部为主，兼及全身各部。治疗领域包括内、外、妇、儿、五官等多科病症。主治范围以运动系统、神经系统和消化系统疾病为主。主要适应证有软组织损伤、颈椎病、前斜角肌综合征、急性腰扭伤、腰椎间盘突出症、肥大性脊柱炎、骨折手术后遗症、胃脘痛、腹胀、脑供血不足、冠心病、脑性眩晕、神经衰弱、乳腺炎、溃疡病、胃肠功能紊乱、便秘、慢性泄泻、头痛、遗精、阳痿、失眠、月经不调、痛经等，并在预防、康复、保健、美容美体领域也有广泛的使用。

第四节　脏腑推按流派

推拿古来有南称"推拿"，北谓"按摩"之说。而中原之地，各取其首，合而称为"推按"。清同治年间，河北省雄县人王文（约 1840—1930），早年以种烟叶为生，身长鹤立，性情耿介，不苟取与，落落寡合。中年因患咯血病，多方医治罔效，养病于亲戚家，幸遇一游方道人，用推按手法为其治好了咯血顽疾，并授于《推按精义》一书（注：该书作者姓名与出书年代，无从考证；又惜此书后来遗失，未能流传）。王文得书，如获至宝，朝夕钻研，数年不辍。尽明其精奥，即以推按为人治病，内、外、正骨、顽疾沉疴，应手辄愈，遨游于河北津沽各县，名闻遐迩。

王雅儒医师约于 1910 年间，患气结胸症，呕吐不食，气喘胸闷，关格不通，针药无效，历时七日。遂请王文老医师来诊，曰："病虽笃，尚可救。"经用脏腑点穴法推按腹背督、任各穴，连续施治三次，乃胸开食进，诸症悉退，调养月余，恢复健康。因思斯病已濒临垂危，针药所不能救，而推按数小时，即获痊愈，其术之神妙，令人敬服，遂起拜师求学之志，踵门拜谢，时往请教。经岁余，陈述拜师之意，先师首肯，收王雅儒为单传弟子，并将得书研习之经过相告，无奈原出遗失有年，只可就其所知口授耳。王雅儒随师十数年，得窥其堂奥，并以脏腑推按疗法济世救人，行医四十余年，治愈病例无数。王雅儒天生聪慧，只凭老师口传心授，后便运用于临床实践且自行口述，由其子王振国笔录，濮卿和系统整理、编辑出一部推拿专著——《脏腑图点穴法》，于 1962 年正式出版流传于世。其后来学者，按书研习，领会其要旨，施用其妙法，反复推敲，不断实践，而使本疗法不断地增添新的内容，使其更加完善，进而整理出《脏腑经络按摩》《脏腑点穴按摩》等专著，从而使"脏腑推按"这一流派成长发展壮大起来。

脏腑推按流派的"脏腑推按疗法"，其基本思想是以祖国医学的脏腑经络学说为基础，结合阴阳、五行、脏腑、气血、辨证施治的理论，以推按点穴等手法为治疗疾病的主要手段，以腹部操作为主，重视脾胃，注重调理阑门穴，贯通上下气机来调理人体的脏腑气血，尤以调理气分为主。

脏腑推按疗法基于调理"阑门穴"可使人体上下气机贯通的观点，提出了独特的治疗脏腑疾病的关键穴位和理气方法。在历代针灸专著中，均无阑门穴之说。《脏腑图点穴法》最早记载阑门穴，其后的《脏腑经络按摩》及《脏腑点穴按摩》也都对该穴位作了介绍和评价。由于脏腑推拿偏重于胸腹部的推按，用以治疗各种内脏疾病，所以它与"腹部推拿疗法"以及《摩腹运气图》、"揉腹术""揉腹功"等，也有密切联系。

王雅儒认为，按摩与汤液、针灸诸疗法，在祖国医学经典著作《黄帝内经》中皆有记载。虽历代太医院均设立按摩科，有博士、按摩师等职，但其发展因受种种条件所限，远不及汤液流传之广，只是一些习武功、明医学之辈，以取其法简、收效捷，可施于僻壤之乡，济针药不及之处，遂参悟阴阳之旨，阐发灵素之秘，按人体脏腑之功能，气血之周流，经络、骨骸、穴道之所在，广辟按摩法门，俾修习之学者，既可御自己之疾病，又可治大众之疾苦。然口授心传，视为秘籍，遂致门派产生，著作罕见。而太医院习按摩医者，又鲜有著作流传于世，故历代医者，每每以按摩为医家小道，因而成为绝学。王雅儒先师王文所授之推按之术，就人体脏腑气血之本能，衰退则恢复之，错乱则拨正之，使其复归正常。所谓脏腑图点穴法，实际是一种独特的推按疗法，它是用不同的手法，依脏腑部位、经络、经筋、穴位，直接作用于人体而治疗疾病。

一、《推按精义》理论

王文口授之《推按精义》，其理论认为天地之气人之气。天为一大周天，人为一小周天。人身纯阳不够，阳常不足，阴常有余。颠倒，颠倒，颠颠倒，倒倒颠。万物土中生，万物土中消。气有气之海，血有血之源。清气属阳，浊气属阴，孤阴不生，孤阳不长。人不见气，鱼不见水。人见气则病，鱼见水则浮。人有气则生，无气则死。气能养人，气能害人。筋养气，气养血，血养筋。左转行轮右转补，补泻莫妄施。补泻不明，气血错乱。气分错乱则病，气分调顺则愈。痰为血之本，血为肉之本，痰积生血，血积生肉。无痰不生，无痰不死。肾为先天之根本，脾胃为后天之基础。点阑门，泻建里，泻下肚腹诸般疾。是结不是结，先放带脉穴。腹胀水分多得力，面黄唇白脾经湿。脾经荼，四肢无力。幽门进，金门泻。口吐清水久，久重心痛。寒出口中腥。逆气上逆，吐腻。恶味不入口。寒极生火，热极生风。作痛气不通，气通则不痛，通则不痛，痛则不通。血聚成痞，痞老开花。受惊即泻，胆经病。久病不愈即是劳。

对人体的脏腑，《推按精义》之理论认为人身脏腑的运化机能虽然各有不同，但都以气分为原动力。内部的气分顺调，就能增强脏腑的运化机能，加强对疾病的抵抗力。或气被七情所伤，脏腑运化机能失常。七情损于内，四时不正之气侵于外，必然生病。人体疾病，表现出寒、热、风、湿、燥、火不同的特征。用按摩术引导调理气分，以恢复脏腑机能，气分调顺，寒则暖，火则息，风则散，热则平，燥则润，湿则化而百病除。

五脏、五行、五色等与人之机能关系密切。人的性情各有不同。或刚或柔，或沉默多虑，或暴躁多言，皆有五脏之气所发。脏腑互有强弱，性情表现亦异。心在志为"喜"，过喜伤心气，故有大笑而气闷，或气绝而死；肝在志为"怒"，暴怒伤肝，故有猝逆大怒，不能抑制而致痰，甚至呕血而亡；肺在志为"忧"，悲忧过甚伤肺，故忧伤过久，抑郁气阻，伤肺脏而致痰；脾在志为"思"，过思伤脾，故思虑过多，脾胃机能受伤，消化力减弱，易致胸闷腹胀消化不良之疾；肾在志为"恐"，大恐伤肾，故遇有猝逆恐怖之事，小便随之而下，此为肾气不能固摄，膀胱失去控制力所致。

人体新陈代谢的机能，与吃、喝、拉、撒、睡有密切关系。脾胃强，肺健全，肝、胆气调，食物入胃，即易消化。"水谷之精化"上蒸于肺，运行而生血。肾气足，水化运行正常，大小肠和膀胱之气调，二便无滞泻癃闭之患。心气足，血液循行正常，睡眠足而神旺。故吃、喝、拉、撒、睡正常，人体即健康，否则疾生。吃喝先入胃，胃的初步作用依赖脾脏，脾脏功能正常，摩擦力强，胃即健全。水谷经食道入于胃中，以脾脏之动力，使胃蠕动加快。水谷化乳糜输入小肠，再和胆汁而后清化吸收，也就是"脾与胃行其津液"上输于肺的意思。肺将谷的津液，吸收入于肺经，即以气分蒸发成痰；再将痰蒸发由背后的无数络管，传入四肢；再由四肢上回，痰即成血；成血后，其血液的循环，即以心脏为中枢。"痰积生血，血积生肉。痰为血之本，血为肉之本。"胃将水谷蒸发提炼，吸其精华。水谷的渣滓渐渐排送至胃下口，入于小肠。经过小肠的循环曲折（共十六曲），传送至近小肠的下口，缓缓转运至大小肠交会稍上处，此处为"阑门"。经阑门一拦，水食的运行就慢了。阑门以下为"水分"，水分将水谷分开，水被气分蒸发，如露如雾，入于肾脏。所剩谷物渣滓，即转入荷包肠。荷包肠即大肠上口，将谷物的渣滓转入大肠，经过大肠回环曲反（计十六曲），节节传送至直肠，谷物的渣滓（粪便）由此排出体外。

肾脏将水蒸发过滤后，其精华经由上通双目的经络上升以养眼。瞳孔与胃经相通，视力的强弱与肾水有关，故肾水足，视力强。水的精华被肾脏蒸发上升后，所剩之水，即由肾脏渗入膀胱。膀胱水（尿）满，由尿道排出体外。

人体的各部机能，与人劳动相像，需要有劳有逸。劳动过久，需要适当休息，以恢复体力和脑力。血液循环过久，也昏沉欲睡。血液大部分顺血管回膈俞（即心根，为血之源），伏于膈俞，循环缓慢，即入睡眠。待休息过来，即由膈俞潮散，达于四肢，血液循环复加速正常，人即醒转，精神舒畅。心与小肠相表里，如心与小肠的气分不调，即有失眠现象。因小肠气分错乱，浊气上逆，冲动膈俞，血归膈俞，聚而复散，血不得养，心脏即不得安。这时虽然疲劳，也不能入眠，即患失眠症。必须将小肠气分调顺，清升浊降，小肠浊气不再上逆，血归膈俞，即能伏住，心脏得宁，即能入眠，血得保养。

人的肢体强弱与灵活迟钝，皆在"筋"的长短。血足则筋得养，筋长则气顺，七气顺则血液循环正常，体力亦强。反之，血亏则筋不得养，而萎缩弛缓。气以筋为轨，筋弛萎则气受阻，或气或串而作痛。血随气行，气不通畅，则血液循环受阻，筋必致疾。故筋养气，气养血，血养筋，循环相生，互相联系，不可或缺。肺居各脏之上，为五脏之华盖。脾胃居于诸脏腑的中央，为后天之基础，各脏腑养命之源。脾脏形如草鞋底，有胰相护，形如脂膜与胃相靠接。脾脏摩擦动作的机能很强，胰性极滑，脾借胰滑以利其动作。胃形如囊，上口与食道相接，下口与小肠相接。胃纳谷物而消化蒸发之，其功能的动力则在脾。脾与胃相表里，具有消化、蒸发、提炼、排泄谷物的机能。脾以气推动摩擦，带运胃的动作。气分调和，脾脏的摩擦力强，胃即生热，热度适合，胃的蒸发机能则正常。将谷物津液蒸发提炼出来，上升于肺以成痰。所剩谷物渣滓转入小肠，运送于大肠而排出；故各脏腑皆赖脾胃蒸发水谷之津液以培养之。气分调和，脾胃机能正常，各脏腑即强，纵有亏损，皆能补益。气分错乱，脾胃机能减退，各脏腑皆受其影响而渐衰退。脾胃为后天之基础，养命之源。

心脏为全身之主宰，内分七孔，外衣心包，位居肝肺之间，与脊柱第五胸椎相对。有两大动脉，分布各脏腑及周身四肢，为血液循环的总机关。血液循环自心脏起，循行于全身肢体脏腑经络，有其固定的循环规律。心气调和，循环的规律不紊，各脏腑经络均得其养。循环终点，亦归心脏，周而复始。血液休养，回归心脏，伏于膈俞（心根），循环较缓，人即入眠。

肝为纳气之脏，主筋。筋为气行的轨道，肝脏机能正常，筋脉舒畅，气分调和。肝脏机能失常，则筋脉不畅，气分错乱，聚于何处即作胀，串于何处即作痛，故肝不纳气则气乱，肝脏平和则气舒。肝不纳气均由郁闷而成。郁则气逆而阻。肝受逆气冲动，纳气机能受制，即不能纳气。纳气使气归于正轨，治肝必先调气，气调则肝自平。

胆含于肝叶之内。食物入胃，胆汁输于胃中，滴滴如沾卤，以助胃的消化。人受惊恐，胆被惊气冲动，胆囊突然收缩，胆汁即大量入于胃中。胆汁性极滑，水谷不能留于胃中，急转入小肠。小肠亦急急运功，不待水分分离，一同急转于大肠，即突然作泻。初生数月的小儿，受大声惊恐，必腹泻作绿色，即胆汁大量冲入胃而作泻。

肾为水脏，乃先天之基，天一真水孕结之所。人体内部的机能，必须水火既济，即肾脏水与命门相火。命门为太阳之火，脏腑皆赖以温暖之。肾脏经命门火以温暖，蒸发水力的机能即正常。将水蒸发提炼的精华，即为"天河水"，上升于目，以保养眼睛。所剩之水，即渗入膀胱。膀胱形如葫芦，下口通尿道，其作用与肾脏有关。水经肾脏蒸发过滤后，水顺肾脏向下的两条细络管下降，渗入膀胱，膀胱水满，即入尿道排出。

二、《推按精义》之推按穴位

王文口授之推按穴位，头面部有百会、印堂、攒竹、承泣、四白、太阳、颊车、人中、承浆、天庭、率谷、风府、风池、哑门、内迎香、大迎；胸腹部有天突、璇玑、华盖、彧中、巨阙、建里、上脘、中脘、下脘、阑门、水分、气海、关元、章门、左梁门、右石关、幽门、天枢、带脉。其中阑门穴一般针灸著作均无此记载，仅见于《推按精义》中，位于脐上 1.5 寸，为大小肠交会之处，水谷运化经过暂停之所，对于顺通上下之气有显著疗效，为推按诸症之首选要穴；腰背部推按穴位有肩井、百劳、风门、肺俞、心俞、肝俞、胆俞、脾俞、胃俞、肾俞、大肠俞、小肠俞、命门、长强；上肢部穴位有少商、商阳、二间、三间、列缺、大陵、曲池、合谷、劳宫；下肢部推按穴位有昆仑、阳陵泉、悬钟、三阴交、阴陵泉、虎眼、环跳、涌泉、大敦、公孙、解溪、承山、委中、金门、足三里、太溪。其中阴陵泉的部位与一般针灸学的取穴部位不同。此之阴陵泉位于大腿内侧膝上 2 寸处，如此阴陵泉与彧中穴并用，可使气分疏通，为虚实各症经治任脉穴之后的必用穴位。

三、《推按精义》之推按手法

推按手法是辨证施治的重要环节。推按手法得当，就能获得预期的治疗效果，否则疗效差，甚至起到相反的作用。推按基本手法有九种（又称"九字手法"），即补、泻、调、压、推、拨、分、扣、按。

（1）补法：以右手食指或中指按住任脉和腹部的第一穴位，向右施转；或以大指、中指并按两穴；或以食指、中指、无名指并按三穴，向右施转（即顺时针旋转）为补。

（2）泻法：以右手食指或中指按住任脉和腹部的某一穴位，向左旋转；或以大指、中指并按两穴；或以食指、中指、无名指并按三穴，向左旋转为泻。

（3）调法：以右手食指或中指按住任脉和腹部的某一穴位，往返旋转；或以大指、中指并按两穴；或以食指、中指、无名指并按三穴，往返旋转为调，即常说的平补平泄为调。

（4）压法：以右手中指按住任脉某穴不动，用食指压于中指背上，微用力下捺为压；或用手掌或手背进行侧压；或少腹正压。

（5）推法：包括指推法、掌推法，以及按推的方向分为的斜推法（用右手的食指和中指，由腹部某一适当穴位向右斜推至某部位），直推法（在腹部用食指和中指，在背部用手掌，由腹部或背部某一适当穴位向下直推至某部位）、分推法（将两手拇指展开，用手掌及拇指着力，由背部某一适当穴位向两侧分推至某部位）。

（6）拨法：包括拧拨法、顶拨法、提拨法、俯拨法、仰拨法等不同部位的拨法。

（7）分法：用拇指或食指的指端，按住某一穴位的筋挑送，如用于足三里、三阴交等穴。

（8）扣法：用拇指、食指或拇指、中指作半月形，扣住两穴位或两部位运行之，适用于胸背腹及四肢部。

（9）按法：用两手的拇指、食指、中指和无名指，用一指或两指或三指按穴而微捺之。

四、《推按精义》之点穴法

包括胸腹部及任脉点穴法、腰背部及督脉点穴法。

1. 胸腹部及任脉点穴法

第一式为患者仰卧，医者坐在患者的右侧，用右手中指按住阑门穴，旋转推按，左手拇指迎住巨阙部位，右手中指旋转推按，直到指下感到气通为止。

第二式为医者右手中指按住患者的水分穴，旋转推按，左手拇指迎住巨阙部位，以水分穴气通为止。本式治疗腹胀、泄泻、五更泻、水肿等症，采用阑门穴时可并用之。其他各症，治阑门穴后即点按建里，不点此穴。

第三式为用右手中按住建里穴，旋转推按，左手拇指迎住巨阙部位，以建里穴气通为止。

第四式为用左手拇指迎住右石关部位，食指和中指迎住左梁门部位，右手中指按住气海穴，旋转推按不可过久，以指下觉气通即止。如加按关元穴时，在按气海后，即用右手中指按住关元穴，旋转推按，气通即止。

第五式为医者两手放患者两带脉处，用左手食指、中指和右手拇指同时按住阑门、水分间，同时左手拇指、右手食指和中指扣住腹部两侧带脉，往里拢拨，以阑门感觉跳动为止。拢拨时，右手食指和中指微微有向里抖托之意，但扣住的部位不能动。

第六式为医者用右手拇指按住患者阑门穴，中指按住左章门部位，旋转推按，气通即止，同时左手拇指迎住巨阙部位。推按毕，用右手食指和中指，由章门穴往下偏右斜推至少腹，最多不能超过3次。

第七式为医者左手拇指按住患者巨阙部位，右手中指按住左梁门穴，拇指按住右石关穴，进行旋转推按，气通即止。推按毕，拇指和中指仍按以上两穴，进行拧拨1~3次，多至5次。

第八式为医者左手无名指扣患者天突穴，中指按璇玑穴，食指按华盖穴，右手中指按住巨阙部位，旋转推按，气通即止。

第九式为医者右手中指按住患者幽门部位，旋转推按，同时左手中指反扣左腋靠近胸部的筋，使气不能上冲咽喉。右手指下感到幽门的气稍平，随即用左手拇指按住巨阙，食指和中指扣扳倒数第三、四肋间，使气不能上冲胸胁部，气通即止。

第十式为用医者用右手食指按患者上脘穴，中指按中脘穴，无名指按建里穴，同时旋转推按，并用左手中指和食指迎住巨阙穴，感到中脘、建里穴处气通即止。此式作毕，再作按阑门穴一次（同第一式）。对于腹胀、泄泻、五更泻、水肿等症，必须并按阑门、水分两穴。即食指按阑门，中指按水分，同时旋转推按，气通为止。

第十一式为医者左手拇指迎住患者右石关，食指迎住左梁门，用右手拇指按住右天枢穴，中指按住左天枢穴，旋转推按，气通为止。推按毕，拇指、中指仍按住以上两穴，同时拧拨 1 ~ 3 次。

第十二式，即按照第四式推按气海穴一次后，再压三把。

2. 腰背部及督脉点穴法

此法是在腹部及任脉治疗毕，扶患者坐起。医者立其背后，用双手施治背部及督脉各穴。

第一式为医者用两手食指、中指扣住患者的两肩井穴，右手拇指缓缓推按风府穴、哑门穴十余次。

第二式为两手食指、中指扣住患者两肩井穴，右拇指按住百劳穴，左拇指加按于右拇指上，两手食指、中指往里扣，拇指往下按，至患者有感觉时为止。

第三式，为两手食指、中指仍扣两肩井，两拇指捺住两风门穴，缓缓顶按。

第四式为左手拇指、食指扣住两膏肓穴的大筋，右手拇指、食指扣住两风门穴的大筋，顺其筋脉向下缓缓往里拨弄，至两膏肓穴；然后左手拇指、食指下移扣住两脾俞穴，右手拇指、食指再从膏肓穴处继续向下缓缓推至两脾俞穴为止。

第五式为用右手中指按患者百劳穴，左手拇指、食指及中指扣住两肾俞穴大筋，往里合按而不动（如升肾水，则须扣住两肾俞穴捏按之）。

第六式为两手拇指扣住两风门穴，两手食指和中指再扣住两肩井穴，向上提拨数次。

第七式为两手拇指扣住两肩头，两手食指和中指扣住两腋前面的筋，分拨数次。

第八式为两手食指和中指按住两肩头，两手拇指从背后插向腋下，用拇指提拨腋下后面的筋 3 ~ 5 次，随即顺其筋脉缓缓向下拨送至两肘，如是三遍。

第九式为用两手食指中指插向两肋，两拇指扣住两膏肓穴，用指端扣拨膏肓处的大筋，往里合按，到胸部感觉轻松即止。

第十式为用两手食指和中指扣两肋，两拇指扣住两膏肓穴处的大筋，顺其筋脉缓缓左右往下分推至两大肠俞穴为止。

第十一式为医者两手握拳，按挤患者背脊两大筋，自风门穴起，顺其筋脉徐徐向下按至两肾俞穴或大肠俞穴处。如为泄泻之症，则至肾俞穴为止。

第十二式为右手食指和中指扣住右肩井，用左手掌按住大椎向下推送至尾闾部位 3 ~ 5 次为止，随即用左掌从左肩起，向下推至左肾俞穴处三次。再从右肩起，推至右肾俞穴 3 ~ 5 次为止。

第十三式为"散风"，即用右手拇指及食、中指同时按住两风池穴，捏按数十次。

第十四式为治肺俞之法，即用两手食和中指扣住两肩井部位，两拇指扣住两肺俞穴的筋，扣拨 3 ~ 5 次。

第十五式为治心俞之法，即用右手中指按住百劳穴，左手拇指和中指扣住心俞穴，往里扣拨两心俞穴的筋。也可用此式施治膈俞、肝俞、胆俞、胃俞等。

第十六式为治命门之法，即用右手中指按百劳穴，左手拇指及食指和中指反扣两肾俞穴。扣拨后，即用左手拇指在命门穴按 2 ~ 3 次。

第十七式为治大、小肠俞之法，即两手拇指按住两大肠俞穴，两手食指和中指扣住少腹后面胯上，用拇指端往里向下扣按，以患者少腹感觉舒适即止。治小肠俞手法，与治大肠俞同。

此外，《推按精义》之四肢分筋法，与一般推拿方法大同小异。

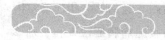

第五节　指压、指针推拿流派

指压推拿又称指针疗法、点穴疗法、点穴推拿，是一种以手指代针的中医外治法。指压、指针推拿，即是以手指按、压、点、掐（切）人体经络穴位或适当部位以防治疾病的推拿方法，具有调和气血、疏通经络、调节脏腑功能和开窍醒神、散寒止痛等功效。常用于突发性病症，如虚脱、中暑、癔病及多种痛症，亦可用于一些内伤外感杂病的治疗。

指压、指针疗法历史悠久，早在《黄帝内经》中已有用按压体表部位出现反应点、按压后病痛缓解的记载。如《素问·举痛论篇》中，就指出了按法的治疗作用："按之则血气散，故按之痛止……按之则热气至，热气至则痛止矣。"以后历代医家在实践中不断积累经验，形成了以手指按压为主的推拿法。指针一说，出自宋代苏轼《东坡志林》卷二："道人徐问真，自言潍州人。嗜酒狂肆，能啖生葱鲜鱼，以指为针，以土为药，治病良有验。欧阳文忠公……常有足疾，状少异，医莫能喻。问真教公汲引气血自踵至顶。公用其言，病辄已……轼后贬黄州，而黄冈县令周孝孙暴得重腿疾，轼试以问真口诀授之，七日而愈。"

推拿作为一种治疗方法，虽然在我国几千年的发展过程中形成了百余种丰富多彩的手法，但由于指压、指针的方法尤其适合于在经络穴位上操作，且方法简便，又与针刺穴位异曲同工，互相补代，因此形成了一个学术流派。由于其在武术界中流传颇广并常与武功结合，因此名其为"点穴"，或以攻击对手，或以强身治伤。晋代葛洪的《肘后方》在卷一治卒中方项目有"上爪其鼻人中……又爪其心下一寸"来治疗猝死，又有用手指掐虎口（虎口指合谷）来治疗嗓子痛等记载。隋代《诸病源候论》中有压法和比压法轻的"押法"。《玉房指要》记载了民间称为"点穴还精法"式的指压避孕法。宋代《圣济总录》有治鼻病的自我指压法。清代《厘正按摩要术》总结出"安而不动"的持续指压法和"滑动指压法"。针灸医生在治疗小儿患者遇到患儿惧针，或要刺激禁针穴位的时候，也常以指代针，使用指压穴位治疗疾病，如明代针灸家杨继洲的《针灸大成·卷十·儿科部》介绍指针更为清楚："……以上数法，乃以手代针之神术也。"在《小儿按摩经》中也称掐穴之法为"以手代针之神术也"。正因为指压、指针具有疼痛小、不需任何操作器械及穴位消毒、可以随时随地应用等特点，因此广泛适用于年老体弱、儿童、惧怕针刺者及孕妇者，也可作为自我治疗及预防疾病的一种方法。

指压、指针推拿以中医的经络学说、气血理论作为理论指导，在全身十四经穴或经外奇穴上都可以施用，方便易学、操作简单、经济有效，并具有感应强、作用快、刺激面积小、大人小孩皆易接受等特点，可应用于多科病症如神经衰弱、头痛、眩晕、肠胃功能紊乱、胃下垂、腹胀、泄泻、便秘、疳积、月经不调、痛经、颈椎病、腰腿痛、坐骨神经痛、四肢关节软组织损伤等病证的治疗，如指压第七颈椎棘突至第六胸椎棘突间的督脉穴位，可治疗心肺病患；指压第七胸椎棘突至第十二胸椎棘突间穴位，可治疗肝、胆、脾、胃病患；指压第一腰椎棘突至第四椎棘突间穴位，可治疗胃肠、膀胱、盆腔脏器及下肢的病患等。

指压推拿镇痛效果明显迅速，临床除配合麻醉药物用于拔牙、扁桃体摘除、甲状腺等外科手术麻醉外，还用于多种痛症、急症的处理，如指压阳陵泉穴治胆绞痛、指压至阳穴缓解心绞痛、指压三阴交穴治肾绞痛、指压劳宫穴治高血压、指压合谷穴治晕厥、指压足后跟止鼻衄等。指压推拿因在某些部位会产生疼痛及神经反射区域感觉的变化，因此临床也作为颈肩腰腿痛病证检查和鉴别诊断的重要方法。如用拇指按压腰椎棘旁，从患者的痛觉程度和性质以及神经反射、放射区域的不同，可区别腰腿痛的性质和病变位置。

近几十年来，指压、指针推拿发展较快，并在全国各地产生了不少指压、指针推拿的新方法，如脏腑点穴法、脑穴指压法、峨眉天罡指穴法、按脊法、胸穴指压法、点穴法等，其中指压麻醉还被作为手术麻醉方法，其作用原理也得到了现代实验的阐述，如证明指压具有明显的镇痛作用；健康人指压穴位后，对大脑皮质有一定的抑制作用等。

临床上，指压、指针推拿的常用手法有按、揉、掐、点等几种。

1. 指按法

指按法主要用拇指或中指指端按压穴位或身体一定部位，可按而静止不动，也可以按而左右拨动，按而轻轻揉动，按而微微颤动，按而滑行移动，按而起伏松动等。根据患者体质强弱，施以轻重不同的指力，以感到酸麻胀痛为度。按压胸腹和四肢部的穴位，如气海、中脘、曲池、足三里等，常用单指施术；按压头面、颈项、腹部、背腹部的穴位，如风池、阳白、天枢等，则可用拇指或食指同时施术。

2. 揉法

揉法是用手指的尖端轻按穴位，带动皮肤及皮下组织作环形转动。揉动时，手指的尖端不离开所接触的皮肤，每次揉一小圆周为 1 次，指揉次数的多少和指力大小视患者体质强弱和病情轻重而定，一般每穴位可揉 100～180 次或 2～3 分钟。

3. 掐法（切法）

掐法是用拇指指甲切掐腧穴。所谓爪掐，即用指甲掐切，如晋代葛洪《肘后方》中有爪掐人中以治疗昏厥的介绍。爪掐操作时，用力需轻缓，必要时可用脱脂棉少许覆于指甲，以防止掐伤皮肤。临床上，指掐法多用于人中、迎香、少商、十宣等穴位。

4. 点法

点法即用一指点在痛点或穴位上，先轻后重，逐渐深透；也可将食、中指并齐微屈，拇指抵住中、食指的远端指关节，利用腕背之力，使指端快速地反复叩点穴位。此法常用于肩部、背部、臀部和大腿等部位的穴位。此外，指压、指针推拿流派中还有鍉针等法。所谓鍉针，亦是一种指压工具，《灵枢·九针十二原》中就有记载，其末端钝圆无锋，轻压穴位至皮肤呈现红晕为度，或重压至针感扩散为度。由于人体感觉最敏感的地方是手、足的十指（趾）尖端和指（趾）甲根的内外两侧，以及口唇上下、手心脚心、腕关节周围等区域，因此这些区域正是指压、指针的重要之处。

指针手法的补泻，遵循"虚证当补，实证当泻；久病当补，新病当泻；寒盛则补，热盛则泻；不盛不虚，平补平泻"的基本法则。指针的补法，即随患者一呼真阳下潜之时，用拇指指尖随之连点五下，间歇 1 秒钟，再依法连点五下曰补；指针的泻法，即随患者一吸真阳上升之际，用拇指尖随之点穴位不动，停留约 10 秒钟，依法抬手再点留约 10 秒钟，连续做 5～6 次曰泻，或患者一吸，连续揉动十二下亦曰泻；指针的平补平泻法，即重点一下不动，稍待五次呼吸时间，一抬手，再点动五下，依法连续用之，曰平补平泻。

临床上，手法补泻除着重呼吸外，手力轻重也大有关系。一般轻刺激为补，重刺激为泻。如因感冒而引起的偏头痛，证属实应泻，即在局部痛处或在太阳穴处用重刺激法，用拇指指尖点住不动，待十余秒钟。稍停再点十余秒钟，即可止痛；如为阴虚头痛，则先在局部用进退揉动上下，再远距离取穴，或用补法点刺十余下也可止痛。如虚实认证一时不明，也可采用身体表面何处有疼痛，就在何处用强刺激进行点刺泻之；如身体某处出现酸麻，则用轻刺激法轻点几下补之。指压穴位选穴补泻，还应根据病情遵循主穴、配穴的原则，每日施术 2 ~ 3 次，对痛症患者可在治疗后半小时左右加强指压一次，以巩固疗效。

指压推拿如专门在脊柱或其两旁施行，称为点脊疗法（也叫按脊疗法或压脊法）。一般常取督脉穴或挟脊穴。如取第 7 颈椎棘突至第 6 胸椎棘突间的穴位，常用于治疗上焦、心肺病症；第 7 胸椎棘突至第 12 胸椎棘突间的穴位，常用以治疗中焦、肝、胆、脾、胃病症；第 2 腰椎棘突至第四骶椎棘突间的穴位，常用以治疗下焦、胃肠、膀胱、盆腔脏器及下肢部的病症；骶尾部穴位，常用以治疗肛门病症。清代沈金鳌《杂病源流犀烛·痧胀源流》（1773）认为痧疾也可在第 1 ~ 8 胸椎段的棘突上寻找压痛点进行按压："若犯痧，先循其七节骨缝中，将大指甲重掐入，候内骨节响方止。"

指压推拿如专门在胸部穴位上施行，又称胸穴指压法，所用胸穴，大多为分布于肋骨下缘或骨面上的压痛点。临床上，指压疗法常用于治疗头痛、胸痛、腹痛，以及颈、肩、臂、腰、骶部的软组织扭伤等症。第 1 ~ 3 肋以及锁骨、肩胛骨部穴位，常用以治疗头、颈、上肢疾患；胸骨旁和锁骨中线附近及腋前线、腋中线上的穴位，常用以治疗胸腹部疾患，其中第 5 肋以上的穴位以治疗胸部疾患为主，第 5 ~ 10 肋的穴位以治疗腹部疾患为主，腋后线及腰部各穴常用以治疗肩、背、腰及下肢疾患。

指压推拿用于镇痛以及进行手术麻醉，又称指压麻醉（点穴麻醉）。我国古代很早就把指压麻醉法用于骨折和关节脱位的整复手术中，以镇痛和缓解肌肉痉挛。宋代江休复《江邻几杂志》中记有："京师神巫张氏，灯焰烧指针疗诸疾，多效于用针者。"明代龚云林《寿世保元》中也记有"预先以手指紧罩其穴处"来抑制艾灸时所产生的烧灼痛。指压麻醉的手法操作要点，是使穴位部的酸胀感在手术进行时达到最高峰。穴位多选用四肢、颜面、耳廓等部，如合谷、颧髎、太阳等。如拔上颌牙，两指共同按压颧髎和下关；拔下颌牙、前牙则取承浆和颊车；后牙则取颊车（或颧髎）。扁桃体摘除或上颌窦手术，可指压下关、颊车。甲状腺手术或胃次全切除术，可指压太阳、颊车、合谷。指压麻醉术前，可适当配合应用镇静药物。

指压、指针推拿流派的代表人物之一姚旭堂，擅长"指针术"治疗内、外、妇、儿科多种疾病，尤以对"神经官能症"疗效显著。其指针的基本手法可分为"点"（即以指代针在人体的穴位上按照各种病情进行点按）和"开"两种。

（1）单指点弹法：将一手的食指或中指伸直，手心向下，运"丹田"之气至指尖（以下各种手法均如此），在穴位上作有力而有弹性的点弹。所谓"点弹"，就是点后手指极迅速地收回，使之有力、敏捷而富有弹性的刺激感，临床上此法最为常用，适于鸠尾、上五、下五、水分、阴交、气海、关元、犊鼻、足三里等穴。

（2）单指点按法：即以拇指或食指稍作弯曲点按在穴位上，其余四指用以固定位置，适用于瞳子髎、睛明、阳白、颊车、合谷、足三里等穴。

（3）单指点旋法：即将食指或中指点于穴上，用力向上或向下和向左或向右旋转，旋转后急收手指，适于太阳、听宫、神封、灵墟、神藏等穴。

（4）单指点划法：即用双手拇指先点在一个穴位上，然后再划到另几个穴位上，如"点划"面部双侧攒竹、鱼腰、丝竹空三穴，或点食管两侧穴位时以食、中两指将食管稍推一侧，由上而下划之。

（5）双手点弹法：即将双手食指或中指同时伸直，用以点弹对称的穴位，加双肩井、神藏、灵墟、神封、期门、京门、阴廉、缺盆等穴。

（6）双手点压法：即双手拇指点压对称穴位，其余四指作固定，适于睛明、瞳子髎、扶突、人迎等穴。

（7）双指分叉点弹法：即以一手固定肢体，另一手食、中二指叉开，用以点弹对称或邻近之穴位，如双膝眼以及胸部对称的穴位等。

（8）轮指点压法：即一手固定肢体，另一手除拇指外，其余四指如"齿轮转动"点压，常用于腹部痞块。

（9）鹰爪点弹法：即手五指做鹰爪状同时点弹，如点弹双膝盖、百会、乳中等周围之穴位。

（10）千斤坠点压法：即以中指伸直，用力并长久地点于百会穴。

（11）单指掐弹法：即以拇指及无名指作固定，食、中二指按其经路，先掐而后弹、如弹琴状，似有"当当"之声，适用于"肩筋""腋窝筋""股总筋""腘筋""足跟筋"等处。

（12）单双钩式开筋法：即以拇指与食指，或以拇指与食、中二指屈成钩状，提住所开之筋经，然后猛抓一把，适于肩、腋、臑、臂、股、腘等部。

指针术的"点""开"手法在临床应用时，必须注意点、弹等手法都是对人体穴位的表面的一种手法刺激，要求点弹用力适当而有弹性，下得准、快，这样一可避免患者感觉过分的疼痛，二则能使人体的气血冲动起来，即所谓"点其表而动其内"。点弹的轻重要根据病情和患者的体质而定，先轻后重，不可用猛力蛮点，如操之过急会引起不良后果。

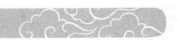

第六节　经穴、点穴按摩流派

经穴、点穴按摩流派所沿用的经穴按摩，是以点按经穴加用多种手法作为临床治疗疾病（以伤科为主）的按摩方法。经穴、点穴推拿是我国传统疗法之一，早在明代曹士珩的《保生秘要》中就有记载，以后一直作为治疗某些外伤的手段而流传。由于其特点是在患者体表穴位和特定的刺激线上，运用点、按、拍、掐、叩、捶等不同手法，促使机体的功能恢复正常以防治疾病，并因其主要是在人体穴位上用手指点、按，故名。古代武功点穴，主要以食指点，称为"一指金刚法"。同时，技击家武功之一的点穴法（术）中包括点穴、打穴、拿穴及闭穴等动作，但总称还是点穴。其法是运力于指端，按照人身经穴、子午流注、血行时辰、气行度数，用指尖点压在某一个穴位，当时即可产生各种反应。

经穴、点穴按摩的机理，主要是通过调节神经系统的功能，反射性地改善病变部位的血液循环和新陈代谢，从而促进病变部位组织细胞的恢复或再生能力，达到治愈疾病的目的。点穴所用的穴位，其中一部分与针灸常用穴位相同，另一部分则是国内不同学术流派根据经验积累所总结的专用穴位和特定刺激线。

一、曹氏按摩学派体系

经穴、点穴按摩流派中"曹氏按摩学派体系"的代表人物曹锡珍（1898—1978），字聘忱，祖籍河北省昌黎县。1916—1924 年在昌黎拜前清御医孙仲选为师，学习中医理论及推拿按摩手法。1925—1927 年在天津师从吴卫尔学习西医，后悬壶于京津两地为民疗疾。1934—1938 年，应施今墨之邀出任华北国医学院董事、按摩教授。后在京开业行医。1954 年，参加北京医院按摩科筹建工作。次年调入北京平安医院从事中医按摩工作。1958 年在北京宣武医院按摩科工作，并应国家体委邀请举办按摩学习班，为全国各省市体委及北京各医院、工厂、部队以及其他省市医院培养了大批按摩专业医生。

曹锡珍一生致力于教学，亲验于临床，积极开展科研（如用脑电图观察经穴按摩对大脑皮层生物电的影响等），又勤于著述，在继承前人经验的基础上，经过长期临证与教学，逐渐形成了以"经穴按摩"为代表的"曹氏按摩学派体系"，自 1960 年起，先后编著出版了《外伤中医按摩疗法》《防治按摩》《中医按摩疗法》等书，将按摩手法概括总结为内科按摩基础手法、外科按摩基础手法、古代按摩八法（贯通法、补气法、揉捏法、和络法、推荡法、疏散法、舒畅法、叩支法）、整形八法、运动八法、治脱臼八法、治筋八法等，根据临床不同情况灵活选用，独树一帜，在推拿医学领域具有较大的影响。

曹氏按摩以中医的脏腑经络学说、营卫气血等基本理论为指导，以望、闻、问、切、摸（点压经穴）五诊和八纲为诊察手段，然后辨证论治。临床操作以推经络、点穴位为主，根据病症再选用适应的按摩手法。这种治疗方法，采用补、泻、和三大法则。按其经络起始，终止走行的顺逆予以规范循经。强调"治病以治经为主，宁失穴勿失经"。调理病证运用经穴按摩手法，要求按照顺经为补、逆经为泻、平补平泻为和；阴经多补少泻、阳经多泻少补；虚证多补、实证多泻的治疗原则。点穴和手法的轻重，要求以先轻、后重、再轻的刺激规律，轻力为补，重力为泻。还要求以病症的虚实而定柔刚，如阴型（虚症）施柔术（轻手法）、阳型（实证）施刚术（重手法）。在治疗软组织损伤时，常用"整形八法"；在治疗骨伤后遗的关节强直、麻痹和疼痛等症时，采用"运动八法"；伤后有脱臼症时，采用"治脱臼八法"；对肌筋伤痛症，采用"治筋八法"。这些手法虽各有其主治的伤症，但在临床实践中可加以灵活运用。

（一）内科按摩基础手法

人体的脊柱内包藏有中枢神经，可调节内脏的活动。督脉是诸阳之海，足太阳膀胱经所属背部的俞穴，乃是五脏六腑在体表的反应点，沟通内外表里，与各脏器的植物神经元于同一脊髓阶段。根据病在腹（内）先治其背（外）、阴病（内）治阳（外）的中医理论，选定背部的督脉和足太阳膀胱经共五条线为治疗部位，正中线由大椎至长强穴，第二、三条线由附分至白环俞穴，第四、五条线由大杼至秩边穴。在这五条线上施摩、拨、捏、啄、拍五个手法，各做3~5遍，刺激经脉穴位和中枢神经，可调动五脏六腑的功能，稳定平衡，从而起到调整中枢神经兴奋和抑制的作用来治疗病症。凡是人体各脏腑器官、神经、泌尿、消化、呼吸、生殖系统的虚实寒热疼痛疾患，如神经衰弱、脑外伤后综合征、感冒、咳嗽、支气管哮喘、各类型的头痛、胃肠功能紊乱、胃下垂、腹胀、泄泻、便秘、疳积、遗尿症、月经不调、痛经等急慢性疾病，在确诊后均应先做内科按摩基础手法调理脏腑阴阳的相对平衡，再辨证选择主治经穴和按摩手法。

（二）外科按摩基础手法

根据中医理论的整体观念辨证法，以及人体经络循行路线的上下贯通、网罗全身以及神经系统左右交叉的特点，结合外科范畴病种的共同需要，遵循"病在上者下治、病在下者上求、病在左先治其右、病在右先治其左"的原则，选择一些有特殊作用的经穴进行按摩，如金门、申脉、昆仑、跗阳、复溜、三阴交、公孙、承山、承筋等穴位。如伤痛遵循病在上者下治的原理，先从金门穴起，次取中脉，再取昆仑、跗阳，共四个阳经的穴，向上点按为泻法；继取公孙、复溜、三阴交穴，共三个阴经的穴，向上点按是为补法；最后点按承山、承筋穴。

金门穴为经筋之门也，可以安神经、止痉挛，故宜先点按；申脉穴为伸展脉络之门也，治拘挛不伸，极劳不舒；跗阳穴是镇静止痛穴；昆仑可兴奋调整肢体，复溜穴乃可恢复体液之循环流动者也；三阴交可滋补由于伤痛造成的气血虚损；公孙穴调治气病；承山可止内外伤痛；承筋治肌筋软组织损伤。

凡是人体躯干及四肢肌肤、筋骨表外的伤痛疾患，均列为外科范畴，如头、颈、肩、背、手、足、膝、腰、腿等部位的软组织损伤、腰椎间盘突出症、四肢骨折后遗关节功能障碍、颈椎病及增生性脊柱炎，各关节肌肉风湿痛等疾患，均可在治疗前选用全部或部分的外科基础手法中的穴位以助疗效。

二、伤科经穴按摩

伤科经穴按摩学术流派的创始者郑怀贤（1897—1981），生于河北新安县，13岁开始在家乡习武学医（伤科），后因家乡受灾，父母双亡，浪迹江湖，事师百家，凡遇有一技之长者，便自甘带艺投师。于30岁始传授武术与治病救人，并在其长期诊治跌打损伤的体验中，取人之长，补己之短，将武功中的"点穴"用于伤科诊疗，即在治疗骨伤科以及运动创伤中，先根据望、问、摸、认取得诊断，随后施以经穴按摩，逐步形成了独特的伤科经穴按摩学术流派。郑怀贤曾任中国武术协会主席、中国运动医学会委员，著有《伤科按摩术》《运动创伤学》《伤科诊疗》等书。

在伤科经穴按摩的实践中，郑怀贤除沿用一部分传统古典经穴外，还于1978年总结和整理了55个经验穴。这些经验穴来源于伤科，又主要用于伤科临床，故称之为"伤科经验穴"。关于各个伤科经验穴的名称，是根据穴位的主治功能、所在部位的解剖特点以及相邻针灸穴位的关系等来命名的。它们同人体各部的解剖特点有一定规律，如多在肌束之间、肌肉与肌腱交接处、肌肉的起止点以及神经干出没分叉的部位。它们在临床治疗中反复显示穴位的特征，部位恒定，有一定的主治功能，还表现出经络现象——循经感传现象。实验研究也证实，伤科经验穴具有同传统古典经穴一样的循经感传现象，进一步表明它是穴位。再从其分布来看，有的在体表一触即得，有的则要求用指端避开血管，甚至要达肌肉间隙的深部才能找到。穴位一旦找到，在医者的指下常有一种棱形、条索形、棉垫样或圆珠滚动等特殊感觉，同时患者除有酸、麻、胀、热等自我感觉外，还可见到患者微细的神态变化和肌肉的轻微收缩等现象。此时，就可以选用适当手法来进行治疗。

55 个伤科经验穴，头颈部有 10 个，分别是鬓角、耳上、耳垂前、颞乳、耳垂下、池旁、双灵、府外、隐池、别天；上肢有 17 个，分别是肩三对、冈下 1、冈下 2、肩背、肩喜、肱双、上泽、泽间、桡颈、肱鹰、前正、筋舒、谷下、上渚、上府、伸指、列缺上；躯干有 9 个，分别是胸锁、胸肋、胸剑、背胂、十椎旁、髎间、髂脊、髂腰、骶角；下肢有 19 个，分别是臀池、臀边、股角、健骑、内风市、腘池、膝髎、膝海、膝灵、腘舒、腓隆、康跖、跟外、跖内、跖外、足背、胫中、跟内、踝中。

⚘ 三、点穴推拿

点穴是我国武功之一，有着悠久的历史。点穴有点穴、打穴、拿穴、踢穴等之分，而统以点穴名之。用点穴对人突然点击后可以使人发生巨大的生理、病理变化，轻者致伤，重者致残。有时依法另点他穴，可以立即复原，也可以特效药品救治。

点穴推拿其方法是以指代针，循经取穴地对经穴施以点、压、掐、揉等手法，有调节阴阳平衡、补虚、泻实、消积、除满等作用，用于防治某些疾病，如内科病症等。此法特点是感应强、作用快、损伤小。其基本手法是用拇指指端或螺纹面着力按压穴位，可不动或拨动或颤动或滑行。此外，另有爪掐、肘压、叩点等法。临床上，点穴推拿不论用补法或泻法，或是平补平泻法，必须配合手法的轻重快慢，结合病势的轻重缓急、患者体质的强弱胖瘦以及男女老少等不同关系，随机掌握，临症应变。

近代点穴推拿的代表人物之一贾立惠，幼年曾学武功点穴知识。解放初期，贾立惠在崂山区从事教育工作，根据当地缺医少药的状况，他采用武功点穴的一些穴位，并用改进的武功点穴手法，如用手指点穴结合按压、掐、叩打、拍打等手法给当地群众治病，收到了良好的效果。1964 年，当地科技部门组织有关人员对之进行科学鉴定，证明确有疗效，而后在医院设科建床。贾立惠在近 30 年的临床实践中，形成了一套独特的点穴手法。他的手法种类较多，但运用灵活、操作敏捷、刚柔相济、轻巧有力、深透性强、感应性大、治疗时间短、奏效较快。在实践中，还摸索了一些经验穴位和 16 条特定刺激线。在治疗常见病如腰肌损伤、软组织小关节综合征、腰椎间盘脱出症、坐骨神经痛、臀部软组织损伤、落枕、肩关节周围炎、腕部扭、挫伤、肱骨外上髁炎、膝关节扭伤、膝关节痛、面神经麻痹等有良好疗效，对小儿麻痹后遗症、脑炎后遗症、儿童脑性瘫痪、外伤性截瘫、脑积水、先天性马蹄内翻足、痉挛性斜颈、流涎、舌肌麻痹等，也均收到显著的效果。

（一）点穴推拿的主要手法

点穴推拿的主要手法包括点法、按压法、掐法、拍打法、点打法等。另外，点穴推拿在临床中还辅助以其他手法，如扣压法（属按压、按拨法的一种辅助手法）、掐挣法、抓拿法、捶打法、整形法（包括整膝法、整足法、按压足背法、按臀法、分髋法）、扭转拉压腰腿法等。

1. 点法

点法是从手指"点"的手法演化而来。治疗中采用的"点"的手法，是将掌指关节微屈、食指按于中指背侧，拇指抵于中指末节，小指、无名指握紧，以中指指端快速点于选定的经络和穴位上，利用手腕和前臂的弹力迅速抬起，如此反复叩点。一般每秒2~3次。叩点时可采取一虚二实节律，即在每一节律中，虚点时力轻，速度快；实点时力重，速度慢。叩点时，须结合强劲的臂力和坚实的指力，使指端既能刺激到组织的深部，达到一定的刺激强度，又能将手指很快抬起，只有弹力而无指力，其力不能深透；只有指力而无弹力，易致局部损伤。因此，须指力与弹力结合，方能刚柔并济，恰到好处。

点法根据刺激的轻重又可分为轻点、中点、重点。轻点主要是以腕关节为活动中心，是一种较弱的刺激手法，作用偏于补，多用于小儿、妇女或年老体弱患者，或用于虚性疾患；中点主要以肘关节为活动中心，运用肘部的弹力，是一种平补平泻的中等刺激手法，具有调和营卫，疏通经络的作用，既可用于虚证，也可用于实证。施术时感应大，反射强，能作用于肌肉深层；重点主要以肩关节为活动中心，运用肩部的弹力，是一种强刺激手法，多用于青壮年及体格健壮的患者，或临床表现为实证者。

2. 按压法

按压法是根据单指擒拿法演化而来的一种手法。它是用拇指伸直，其余四指伸张式地扶持于所按部位之侧旁，也可以将四指握起，拇指的第二关节紧贴于食指之桡侧，以拇指指端向下按压。在按压时，指端可上、下、左、右拨动或转动，以"迎"和"随"来达到"补"和"泻"的作用，如按压深，在体内为营分；按压浅，在体内为卫分。因此按压的轻重深浅有调节营、卫、气、血的功能，在操作上也须结合患者体质的强弱、胖瘦选用适当的轻、重手法。按压法是一种强刺激手法，具有镇痛、止痛、解痉、收敛、止逆、止吐、止汗、止血等作用。

3. 掐法

掐法是根据武功中"蛇蜕皮"法发展而来的。方法是医者用拇指爪甲或食指爪甲在穴位上进行爪切。适用于手指、足趾甲根和指、趾关节部。操作时，一手握紧患者应掐部位的腕、踝关节，以防止肢体移动，另一手捏起肢端，对准穴位进行爪切。爪切时，应视患者的病情而定适当的轻重和节律，爪切力量不宜过重，避免掐伤皮肤。临床上，此手法可以作缓解手法用，也可鉴别了解患者反应。作治疗手法用时，主要用于治疗各种瘫痪症、头晕、头痛、昏厥、急救。

4. 拍打法

拍打法是采用武功"扎腰功"中的一种手法。手势是食、中、无名、小指并拢、微屈，拇指与食指第二关节靠近，掌心呈空虚状，以肘关节为活动中心，肩关节配合，带动手掌上、下起落拍打。拍打法具有行气、活血、疏通经络的作用，虚证实证皆可应用。操作时，注意腕关节活动范围勿过大，以免手掌接触时用力不均。

5. 点打法

点打法是在点法的基础上发展起来的一种手法。它是用五指微屈并齐，指尖靠拢，然后用五指指尖或指腹接触皮肤面进行点打，或仅以中指指端进行操作，即先把中指提起，离开皮肤约一两寸远，再将中指指端对准穴位中心，向下点打。操作时，以手腕带动肩、肘部点打选定的经络、穴位。

要求指力与弹力相结合，达到既不损伤组织，又有满意效果，可用于全身各部位。指腹点打是指腹向下方用力，多作轻手法；指尖叩点则多作为重手法用。

由于点打法是在患者的体表穴位上进行点打，可以引起局部皮肤毛细血管的扩张，使穴位周围发生微红微热。这种微红微热现象显然促进了穴位外层组织的经络和血液循环，对生理机能可起到强壮性作用。点打过的穴位皮肤微红微热，与艾灸后的微红微热相似。艾灸热为外部供给热，点打热则是本身引起的发热。而艾灸热多燥，禁忌证较多；点打热少燥，禁忌证也较少。

此外，点打法有促进机能吸收水分的作用。例如，治疗小儿腹泻中的点打法，一经治疗，即可使一天腹泻 20 多次减为 10 次以下。又如，点打法对于大便干燥的患者，反而引起大便秘结。这证明点打法能够促进肠机能对水分的吸收。

皮肤点打法，具有止泻、祛风、止痒、强壮等作用。其点打的重点，主要在皮肤的表层，因而对风寒感冒等病症效验颇佳。对一般皮肤病和荨麻疹、皮肤瘙痒等可以单独使用，对湿疹则需要配合平揉手法。另小儿麻痹症，每个穴位都不可缺少点打法。失血症用隐白穴，也必须用点打法才能发挥止血的作用。对于虚弱症，皮肤点打法效果显著。但热性病少用，便秘者则禁用。

（二）点穴推拿的常用穴位及刺激线

点穴治疗临床常用 16 条刺激线，148 个穴位。在常用穴位中，一部分是借用针灸穴位，一部分为武功点穴穴位，另外还有一些未定名的经验穴位。这些经验穴位，一部分是身体神经分布浅显的敏感部位，另一部分是根据机体某部受伤患或内脏疾病在人身一定部位出现的特定反应而得来的。这些反应点从分布来看，有的在体表一触即得，有的则要深达肌层和肌肉间隙深部才能找到。反应点一旦找到，在医者的指下常有一种棱状、条束状、圆块状反应物。同时患者除酸、麻、胀、痛等自我感觉外，可看到患者神情的微细变化和肌肉的轻度收缩等表现。

（三）点穴推拿的适应证

临床上，点穴推拿治疗适用于各种瘫痪症，如脊髓灰质炎、脑炎后遗症、儿童脑性瘫痪、多发性神经炎、偏瘫、外伤性截瘫、面部神经麻痹等，颈肩腰痛症，如腰肌损伤、软组织小关节综合征、腰椎间盘突出症、坐骨神经痛、臀部软组织损伤、膝关节痛、落枕、肩关节周围组织炎、腕部扭挫伤、肱骨外上髁炎、踝关节扭伤、腓肠肌痉挛，以及头痛、牙痛、腹痛、神经衰弱、神经性呕吐、呃逆、脑积水、先天性马蹄内翻足、急性扁桃体炎、急性喉炎、舞蹈症、痉挛性斜颈、癔病、小儿消化不良、小儿外感发烧、小儿遗尿等。

第七节　四应六法推拿流派

四应六法推拿流派的创始者朱金山，在运用推拿治疗疾病的过程中总结出来四应六法的全套治疗方法。朱金山从小酷爱武术，在学习武术的过程中兼学推拿技艺，在几十年的临床实践中，治愈了骨伤、内、外、妇、儿等多科患者，并为发展推拿事业奔波于各省市之间进行学术交流和讲学活动。在其弟子的协助下，于 1982 年整理编写出《朱金山推拿集锦》，同时还总结出"四应六法"等防病治病、祛病延年的独特方法。

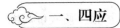 **一、四应**

所谓"四应"，即是"应症状""应部位""应经络""应穴位"，系指临床治疗时，医者恰当地运用"四应"为手段指导临床，在疾病千变万化的过程中，随着患者所表现的不同症状、不同的发病部位，属于何脏何腑哪条经络，进行辨证施治，灵活地运用推拿手法，使其作用在相应的部位、经络、穴位之上。四应者，环环相扣，连贯为用。如对胃脘痛的患者，在应症时，首先确定是脾胃不和，还是脾胃虚寒，或属其他证型；在应部位时，应以脘部为重点；在应经络时，根据祖国医学"脾胃之经行于腹"的理论，可采用推摩脘腹部的经络，使之深透于胃腑，以恢复脾胃功能；在应穴位时，可用天枢、上脘、中脘、下脘、大横、神阙等穴。一般情况下，若胃脘痛属肝胃不和者，在应部位、应经络、应穴位上，宜采用走肝经疏肋法，因"肋为肝之分野"，并点按章门、期门，点揉太冲、阴陵泉等穴，用以疏肝和胃；若属脾胃虚寒者，则选用足三里、三阴交、脾俞、胃俞、肾俞，以补中益气，健脾助运，和胃止痛。

二、六法

所谓六法，是指在推拿临床治疗中的六种治疗方法。

1. 直接法

直接法即医者根据病情需要，用手在患处直接进行先轻后重的推拿（局部取穴）。此法具有行气活血、温通经络、消肿止痛的作用。盖气行则血行，气滞则血滞。此法可使气血运行流畅，经络得到疏通，故收效较快，一般多用于腰腿痛、落枕、漏肩风、头痛、网球肘、关节扭伤、岔气等症。

2. 间接法

间接法即医者推拿时，不直接推拿患处，而是按该病所属的脏腑经络，在肌肉的起止点，在离患病部位较远的地方取穴，施行各种推拿手法进行治病，用以达到疏通经络、镇痛祛邪的作用。一般多用于急性腰痛、落枕、肌肉痉挛、急性胃脘痛以及不能接受直接法推拿者。它与针灸的远端取穴，如"腰背委中求，肚腹三里留，头项寻列缺，面口合谷收"的治法相类似。

3. 相对法

相对法又称"平衡法"。即医生以轻柔的手法，对称性地走经络、点穴位施行推拿，以达到调整阴阳、疏通经络、和畅气血的作用。如对脾胃虚弱者，采用脾胃二经，同时选用两侧的足三里、三阴交等穴。此法多适用于久病重病后的体虚患者。

4. 强弱法

强弱法即医者在推拿操作中，根据病情用力，有轻有重，有强有弱。以面神经麻痹为例，痉挛的一侧可用较强的推拿手法，松弛的一侧可用较弱的推拿手法，这相当于针灸学的健泻患补之意。通过如此强弱手法的调解，可使两侧面部肌肉达到平衡。一般强手法多用于体质强壮的年轻患者，以及肌肉丰满处；弱手法多用于体质虚弱的老年人或儿童患者，以及肌肉薄弱处。用此法有松肌活血、助长肌肉、调理阴阳的作用，故适用于面神经麻痹和半身不遂等症。

5. 诱导法

诱导法即医者以柔和轻慢的手法操作，把患者的思维诱导到医者所操作的部位和穴位上，使患者产生一种似睡非睡的精神状态，以达到引意治病的目的。经手法推拿后，患者往往会感到一身轻松，镇静安神，解除疲劳，故多用于失眠、头昏、眩晕、高血压等病症。

6. 补泻法

"虚则补之、实则泻之"，推拿时一是采用向心手法为补，离心手法为泻，二是由四周推向局部为补，由局部推向四周为泻。如局部肿胀者，由肿胀处向四周推散为泻，局部按无血色，发凉麻木，为血不养经时，由四周推向此处为补。补法的作用是补气血通经络，泻法的作用是引血四散，活血化瘀，消肿止痛。故补法适用于气血不足而致的腰背腿痛，麻木无力以及肌肉萎缩等症，泻法适用于冒受风寒或湿热引起的四肢疼痛、关节肿胀、高血压等症。

以上六法，在临床上切不可机械地运用，而要依据不同的病情灵活掌握。六法之间又是相互密切联系的，在治疗中往往是直接法中有间接法，补泻法中有强弱法，相对法中有诱导法，因此，应按病情需要有选择地加以应用。

第八节　内功推拿流派

内功推拿也称内功按摩、气功推拿、气功按摩、运气按摩等，是在气功锻炼的基础上，通过医生发功将体内之气通过手指或手掌等部位作用于患者的经络穴位而治病的推拿方法。也有在内功推拿后再以擦法为主治手法施加于患者身体上，并指导患者进行"少林内功"锻炼以防治疾病。

内功推拿历史悠久，如在《素问·长刺节论篇》中就有通过运气消除本身疾患的论述。晋代许逊在《灵剑子》中也有发放外气治疗他人疾患的记载。气功和推拿结合治病的记载，则始见于隋代《诸病源候论》，其中较明确地介绍了运气按摩的过程及治疗范围。至唐宋时期，已有大量布气治病的记述。清代在武术后整复活动和治疗内外损伤的基础上，总结出一套结合内功的推拿方法，成为气功推拿的重要类型，并用它治疗伤科、内科和妇科等顽症。20世纪60年代以来，中国医学工作者开始从生物物理学的角度进行气功推拿作用机制的研究，通过现代物理实验对外气进行检测。

内功推拿操作时，由施医者发放外气给患者。施医者先做气功，调匀呼吸，精神内敛，使"气沉丹田"，然后由丹田提气上行，运至肩、臂、指掌，再运功经指掌发放外气进行推拿。当离皮肤一定距离施术时，患者可产生某种特异感应（如轻微热感、刺麻感及震动感等）。内功推拿施医者直接在患者皮肤上进行推拿，通过使用气功功力和各种推拿手法使患者产生类似针灸疗法中的"得气"感，达到整体调理和扶正祛邪的作用。

常用的手法，有平推法和点穴法两种。平推法又称掌推法，施医者得气后运至手掌，于发功的同时用手掌着力，贴于患者胸背部位，来回推擦。一个手法周期中，向前推时用实力为阳把，向后推时用虚劲为阴把。一去一回，一阴一阳，有节奏地进行；点穴法，系先将气运至中、食指，然后在穴位上轻缓点揉，或将指尖垂直对准穴位，离开皮肤一定距离，缓慢发功。内功推拿的手法轻重，往往因人而异，如体弱者手法宜轻柔，壮实者手法可略重，但均以热力深透、"得气"感应强为佳。

操作时，须柔和细致、持久有力、柔中有刚、刚柔相济，酌情用掌或指进行补泻。一般轻摩、慢摩为补；重摩、快摩为泻；时间短为补，时间长为泻；沿经脉顺推为补，逆推为泻；若运气和推拿之力适中，则为平补平泻。

临床应用时，根据不同疾病，手法可随症加减，适当改变。如神经衰弱、头昏、失眠者，头部手法要轻柔，推两胁肋、上腹要增加次数和力度，按"胃不和则寐不安"之意施治，以求健脾和胃；高血压患者头部手法要重，尤其是扫散法和推桥弓不仅要重，时间也要稍长；对脑震荡后遗症患者，用扫散法的时间要长，手法要轻，忌用震囟门，并于手法之后加用顶部热敷，则效果显著；老年性慢性支气管炎、肺气肿患者，在平推上胸部之外加用三指推两肺尖和两乳间，再点中府、云门、膻中各穴；妇科经带诸症，除平推腰骶使热透体内外，并需平推少腹、点腰眼、提拿肚角以通调冲、任、带脉，一般不用下肢手法。

临床上，内功推拿应用较广，主要适应证有虚劳内伤、肺结核、哮喘、肺气肿、高血压、胃和十二指肠溃疡、慢性胃炎、胃下垂、胃脘痛、泄泻、便秘、失眠、痛经、闭经、尿潴留、胸胁屏伤，以及各种类型的关节炎、软组织损伤等。如患者自己进行运气推拿时，可先"气沉丹田"调动内气运至双手，待手掌或手指麻胀、发热后，按经络穴位进行自我推拿。气功推拿用于自我保健养生，除可预防疾病外，还能治疗一些疾病。

气功推拿迄今未有专门著作，多靠口授心传得以流传。近代内功推拿的师承脉络，可追溯到清末山东的李树嘉。李氏擅长武艺，且精于手法疗伤。后李氏传于同乡马万起（1884—1941）。马氏于20世纪20年代从山东到上海，以拳术和内功推拿饮誉沪上，其子马德隆、胞弟马万龙（1903—1969）、门弟李锡九得其衣钵。

内功推拿强调整体观点，重视扶正祛邪，不仅体现于手法治疗，还用于指导患者练功，以增强患者自身的抗病能力，促使康复。如肺气肿患者，以站裆、马裆、弓裆为基本裆式，再选择前推八匹马、倒拉九头牛、风摆荷叶、霸王举鼎等功势进行锻炼，时间从2分钟开始逐渐增加到30分钟。一般先练功，稍事休息后，再作推拿治疗。根据不同疾病的辨证结果，在选穴和手法上可适当加以调整。

内功推拿的代表手法，是温通经络和温补脏腑作用较强的平推法（又称掌推法、擦法），其他尚有拿（五指拿、捏拿）、点、分、合、点揉、扫散、击（掌击、拳击、棒击）、理、劈、抖、搓、运、拔伸等法。应用擦法时，施医者自己的呼吸要自然，不可因屏气而导致损伤。应用擦法之后，最好不要紧接着在同一部位上使用其他手法，否则容易使皮肤破损。临床应用内功推拿时，有一套全身操作常规手法，如拿五经、扫散颞部、擦胸背部、抹掌背、理五指、震囟门、震大椎等。临证时，再根据辨证，予以变通应用。

内功推拿的手法操作常规程序为：

1. 头面部

拇指平推两侧桥弓（即由耳后乳突部经胸锁乳突肌前缘推至缺盆），五指拿头顶（五指所经之处为头部的胆经、膀胱经和督脉循行分布处），捏拿颈项，分前额，分眉弓，点睛明，分迎香，分人中，分承浆，扫散两颞，合推至项部。有平肝息风、开窍醒脑的功用。

2. 躯干部

依次掌擦、平推胸背、两胁肋、上腹、小腹和腰骶部。然后掌击百会（安神定魄），拳击大椎（通调一身阳气）、八髎（壮肾阳、补元气、引火归元）。

3. 上肢部

推拿肩和上肢，掌擦上肢（自腕部至肩部），拿极泉、小海、曲池、合谷，理五指，劈指缝，掌击拳面（握拳时各指第一节处），运上肢（大幅度活动肩关节），搓臂，抖上肢，提拿合谷。

4. 下肢部

捏拿下肢，点揉髀关、梁丘、血海、足三里、阴陵泉、阳陵泉、委中、承山、三阴交、解溪，从上至下将下肢拍击、屈伸、搓、抖。常规手法操作从头面至腰骶，还可震穴位（震囟门、大椎、八髎），涉及十二经和奇经八脉，有疏通经络、调和气血、荣灌脏腑等作用。

内功推拿流派的传人李锡九，继承其师马万起的传统，不断积累总结经验，形成了自己一套独特的推拿手法。

（1）平推法：也是"内功推拿"的基本手法，其特点在于取得温热深透的效果。平推法又分为掌推、大鱼际推、小鱼际推、指推等类。掌推法多用于躯干部，推时产生温热的感觉；大鱼际推法多用于四肢，产生较热的感觉；小鱼际推多用于腰背部，可以产生烫热的感觉。在四肢小关节及胸骨、锁骨下窝等凹陷不平之处，则多用拇指或三指推法。平推法在施用时，一般均加用冬青膏或麻油等，以起润滑、导热作用。平推法除因温热深透起到舒通经络、行气活血的作用外，视施术部位的不同，还有各自的作用。如平推上胸、上背部可以开胸利气、止咳平喘；平推上肢及两胁肋可以健脾和胃、疏肝理气；小鱼际推肾俞、命门、八髎，可以温补肾阳，并能温宫调经，治疗妇女经带诸症。

（2）五指拿法：为"内功推拿"特色手法，一般仅施用于头部。五指所经之处为两侧胆经、膀胱经和督脉。

（3）推桥弓法：即以拇指推法施用于两侧胸锁乳突肌前缘，上起翳风穴，下抵缺盆止。

（4）扫散法：即以拇指和四指分开，拇指置于角孙穴，其余四指约于脑空至风池穴处，由前向后靠腕关节摆动，作扫散动作。此手法可以平肝息风，潜阳健脑，用于治疗头昏、头晕、头痛及高血压、神经衰弱、脑震荡后遗症等。

（5）提拿法：此手法的关键在于拇指及其四指对称用力的同时，腕关节做小幅度桡侧背伸动作，结合起来就形成了"提拿"。提拿法可以理筋、舒筋，治疗痿痹，刺激性强，在内科疾患中也有使用，如提拿两侧"肚角"可以祛腹中寒气，治疗腹痛、泄泻。

（6）肘压法和按压法：多在腰背部使用。此法压力大、刺激强，还可以沿脊柱两侧作直线移动，对风湿痹痛、椎体肥大、腰背不利者效果较好。背部脊柱的双手按压法不仅适用于胸背疼痛，且能治疗咳喘、神经衰弱及其他慢性疾患。

（7）叩击法：此法在"内功推拿"中被应用于全身各部，施用的方式有掌击、拳击和棒击三种，除在风、痿、痹等证用叩击手法以疏通经气外，内科疾病也广泛使用。如震囟门穴可以安神定魄，对眩晕、头涨、头痛等可以缓解症状；震大椎可通调一身阳气，祛散风寒，用于虚寒各症；震八髎可震动命门，引火归元，壮肾阳，补元气。

第九节 伤科推拿流派

一、伤科推拿手法的特点

伤科推拿手法的特点，主要表现在以下几个方面：

1. 手法与练功相结合

手法与练功相结合主要指按跷与导引相结合，如《素问·异法方宜论篇》曰："痿厥寒热，其治宜导引按跷"，即说明手法结合练功可事半功倍，手法能为练功奠定基础和创造条件，练功又可巩固手法疗效，两者相得益彰，如长期坚持，还能预防复发。

2. 推拿与正骨相结合

在我国古代传统的正骨八法（摸、接、端、提、按、摩、推、拿）的基础上，伤科手法可分为正骨与理筋手法（即治疗软组织的手法）。正骨和理筋手法，其手法的反应、舒适感的大小及其对减轻病痛一般有三个阶段，即前期准备阶段，多用轻度按摩、深度按摩、揉擦、击打等手法；第二阶段则用矫正手法；第三阶段要用手法整理收功，因古人从理论上认为正骨手法后还存在着筋骨间微有错落不合缝、气血之流行未完全畅通的问题。

3. 手法中注意点、面、线相结合

在取穴方面，重视"以痛为腧"、邻近取穴及循经取穴相结合，除了找准痛点用点穴按摩，还结合理筋，根据软组织的解剖知识运动肢体的需要，照顾到面，根据经络理论重点注意经络线路，在远端取穴。所谓"点"系指压痛点，"面"则是邻近上下左右，包括肌肉群；"线"有双重含义，一是指经络路线，二是指含有肌肉的起止点。

4. 强调理顺经络、舒筋活血

在软组织手法中，强调"理顺经络、舒筋活血"，以能协助恢复肢体功能的伸屈旋转手法为主。

当软组织受伤后，就会出现功能障碍与疼痛，疼痛与功能受限互为因果，所以在治疗过程中强调屈伸关节，旋转摆晃，例如在颈椎病中的旋转正骨手法，在腰部手法中的背法和斜扳以及扳腿过伸手法等。

5. 注意手法力度

在手法过程中，不准使用暴力。除骨折脱位及"骨错位、筋出槽"等急性损伤外，强调循序渐进，由浅入深，推拿次数由少到多，推拿力量由小到大，严格注意患者耐受程度。由于慢性病治愈过程有一个从量变到质变的过程，因之医患要结合，患者要有信心、恒心，医者也要有足够的耐心。

6. 心明手巧与寸功

手法操作时要求心明手巧，达到所谓"机触于外，巧生于内，手随心转，法从手出"的境界，正如《医宗金鉴·正骨心法要旨》中所曰："盖正骨者，须心明手巧，既知其病情，复善用乎手法，然后治自多效。"手法中对松解粘连、纠正错位等应当用"寸劲""巧劲"，而不能用蛮力。

7. 强调刚柔相济，以柔克刚

手法操作时强调刚柔相济，以柔克刚，即力的应用要"如棉裹铁"，根据辨证而决定手法的轻重，力量要渗透入深层，而接触部患者却能耐受。

8. 强调练功

练功即一方面是指导患者练功，另一方面是医生练功（如练武术及其相应的基本功），增强体质、手劲与指力。如清代《伤科汇纂》中的上髎歌诀曰："上髎不与接骨同，全凭手法及身功，宜轻宜重为高手，分散转移是上功，法使骤然人不觉，患如知也骨已拢，兹将手法为歌诀，一法能通万法通。"

9. 重视解剖生理等基础知识

《正骨心法要旨》曰："盖一身之骨体，既非一致，而十二经筋之罗列序属又各不相同，故必素知其体相，识其部位"，因此，要根据人体的特异情况及患者的特点来进行手法。

10. 重视以手法为主的综合治疗

古人曰："手法者，诚正骨之首务"，但"人之所病病疾多，医之所病病道少"，因此应遵循《正体类要》序中提出的"肢体损于外，则气血伤于内，营卫有所不贯，脏腑由之不和，岂可纯任手法而不求之脉理，审其虚实，以施补泻哉"的主张。

伤科的颈部推拿常用传统的矫正性旋转摇晃手法。操作前，先进行放松颈部周围的软组织的点穴推拿准备手法，并使患者采用"微微屈颈"的体位，以"前伸探海""回头望月"等作为颈部活动的主要姿势。手法中，无论对拔伸牵引或旋转摇晃都忌粗暴，要含有一个"暗"的反复几次的"准备"。除部分轻型病例外，手法的治疗需要进行多次，使治疗效果逐步巩固。手法后还要常练颈部练功动作。目前在临床上以手法、练功加牵引作为综合治疗的主要措施。

伤科的肩部推拿手法，具有手法与练功密切结合的特点。练功强调"松肩"，手法的目的则是舒筋活血。对局部软组织的要求，也是一个"松"字。中医病机认为"不通则痛，痛则不通"，从表里关系对软组织损伤则可解释成"不松则痛，痛则不通"。练武的基本功中有"拉韧带、摆膀子"之谓，手法的主要特点则是通过一个"摇"字达到一个"松"字。

伤科的腰部推拿手法，强调传统的"拔伸"与"捺正"，立式以背法与托法为主，卧式以"斜扳""扳腿"及"按压踩跷"为主。在我国古代，曾有不少牵引结合手法的范例，如对于脊椎骨折，元代《危亦林》中有悬节复位法，《医宗金鉴》及《伤科补要》中则介绍了"攀索迭"法，均理解到拔伸牵引的重要性，而且对应用器械作了改进。在腰部手法中，必须注意背法与摇晃、背法与"顶"的关系，即背法中包含局部按压力和"顶"力。在背起病员后，要摇晃一下和"顶"一下，其中摇晃一下可以调整椎间和小关节之间的关系紊乱，使松弛和有错缝的关节重新调整它的作用，而"顶"一下的作用也很重要，如"摔跤"的"下把温"着力点将人背起后还不能摔出去，加上这"顶"一下，则能使一百多斤的运动员摔跌出去，"拳谚"中所谓"四两拨千斤"，从解剖学角度来看，过伸体位时施用背、晃、顶的方法能发挥更大的作用。

二、武术伤科推拿

武术伤科推拿流派的代表人物之一——王子平（1889—1973），河北沧州人，曾任全国武术协会副主席、全国摔跤学会委员、上海中医学会理事、伤科学会副主任以及上海同济医院、静安区中心医院、体育学院等单位的伤科顾问。

武术伤科推拿起源很早，它与一般推拿相比，手法多强硬有力。其理论是以经络学说为基础，如用之得当，效果显著。

武术伤科推拿流派的手法有其特点，常用的手法为：

（1）抓法：用于抓住患者肌肉或大筋。

（2）打法：用掌或拳在患处进行拍打。

（3）按法：用指或掌按压于治疗部位或穴位上。

（4）拿法：用拇指与其余四指相对，拿住某治疗部位并将其提起。

（5）点法：以手指点住某穴位。

（6）踢法：用足背、足尖或足跟踢某穴位。

（7）背法：医者和患者两背相对，医者双臂反挟患者背部背起，使患者腰背反曲。

（8）抖法：用手按于治疗部位上进行抖动。

（9）伸法：将患肢向外拔伸。

（10）屈法：将患肢做屈曲动作。

（11）提法：将患部肌肉或经筋抓起上提。

（12）拉法：抓住患肢拉直。

此十二法一般用力较重，行动多武，故在临床中只适用于身体强壮者，体质虚弱及年迈之人则不用，以免发生不良后果。

在施行各种武术推拿方法时，应注意刚中有柔，不宜过于猛悍。

三、一指禅伤科推拿

一指禅伤科推拿的代表人物刘绍南（1903—1978），字勋厚，山东芝罘奇山所人。光绪二十九年（1903）生于贫寒人家，幼失父，少聪慧，善交喜武。1923年随人经商，客居辽阳，结识少林还俗僧人宫氏春吉。宫氏善武术伤科推拿，将一指禅授于刘，历二载。刘深得妙旨，归里辄用其术为人扶伤疗疾。凡碰磕闪挫，错脱折移，手法所著，无不立效，遂使"一指禅"伤科推拿振兴于胶东医林，名闻遐迩。1953年，刘绍南开业行医。1958年，刘绍南受邀参加烟台市联合医院工作，并开设推拿专科门诊，创用了伤科十七法，即旋臂抬举法、对肩法、旋后屈肘法、缩颈牵臂法、足抵上臂法、屈肘牵拔法、缠肘法、双手扣腕法、拔指法、屈髋牵伸法、叠膝法、扳踝法、扳颈法、拔颈法、屈膝双提踩伸腰法、抬腿屈腰法、三人牵腰理脊法。

四、石氏伤科推拿

江南石氏伤科流派的奠基人石荣宗（1859—1928），字晓山，自幼得石蓝田（江苏无锡人）所传，兼习针灸、外科，约于1870年由无锡迁至上海，擅长于伤科内治，每起沉疴，形成了石氏伤科一大特色。

石晓山之子石筱山（1902—1964）秉承家学，1924 年正式悬壶，总结其治骨伤手法为"十二字诀"，即拔伸捺正、拽捏端提、按摩摇转。他主张"理伤仅用外治，气血难复，恢复不易；仅用内治，则筋骨不正。理应调气血，壮筋骨，内服外敷，针刺手法，夹缚活动，相互参用，使疗效显著，而少后遗、复发之虞"，并强调理伤宜气血兼顾，却以气为主的观点。其擅长治疗脑震荡，就是贯彻了这一观点而取效。石筱山认为脑震荡乃头部内伤为多，多以内治，早期以柴胡细辛汤升清降浊，化瘀宁神；中期用天麻钩藤汤合川芎茶调散，平肝息风，活血养神；末期视体质强弱，与补中益气汤冀其恢复。

第十节　正骨推拿流派

正骨推拿又称"正骨按摩""伤科推拿"等，是治疗和矫正骨缝开错、脱位、伤筋、筋结筋歪等骨伤疾病的一种推拿疗法，并通过临床实践衍化出了麻醉推拿等方法。正骨手法则是采用不同手法整复骨折移位的中医骨伤科常用外治法。巢元方《诸病源候论·腕伤诸病候》指出，"卒然致损"引起"血气隔绝，不能周荣"，通过按摩导引等法可以使气血恢复正常。

正骨推拿的历史悠久。在 3000 多年前的周代就有专治骨折的医生，如《周礼·天官》有疡医专处折疡的记载。晋代《肘后方》中首次介绍了用牵引等手法正复关节脱位。唐宋时期正骨推拿手法有很大发展，据《新唐书·百官志》所载，当时太医署中按摩博士和按摩师的职则之一，就是"损伤折跌者，正之"。唐代《千金方》中记载的下颌复位手法，至今还用于临床；《理伤续断方》中记载的揣、摸、拔、伸等正骨手法和肩、髋关节脱位的复位手法，首次运用杠杆力学原理，对后世影响深远。宋代《圣济总录》进一步总结了正骨推拿和用药封裹、膏摩等骨伤的综合治疗方法。元代蒙族因金创与跌打损伤救助的需要，促进了外伤科的发展，出现了正骨兼金镞科。元代危亦林在《世医得效方》中论述颈椎、肩、肘、髋、膝、髁等关节及髌骨脱位之整复与固定方法已相当先进。明清时期，正骨推拿进一步完善和发展。如明代薛己的《正体类要》中记述了简明实用的正骨手法19 条；王肯堂的《证治准绳》也记载了许多正复骨折的方法。清代吴谦《医宗金鉴·正骨心法要旨》总结前人正骨手法的经验，概括出摸、接、端、提、按、摩、推、拿八法，即"正骨八法"，可说是正骨推拿的基本手法。1949 年后，中医与中西医结合工作者对正骨八法进行了科学研究，又有不少改进和创新，充实和提高了正骨推拿的内容和水平。

临床上，正骨推拿适应证较广。如肌肉、肌腱、韧带完全破裂者须手术缝合才能重建，但部分断裂者可使用适当的理筋手法将断裂的组织抚顺理直，然后加以固定，可减轻疼痛并有利于断端生长吻合；肌腱滑脱时，在疼痛部位可触摸到条索样隆起，关节活动出现严重障碍，若治疗不当，可转化为肌腱炎，产生粘连，对此应及早施用手法使其回纳；关节内软骨板损伤，多表现为软骨板的破裂或移位，以致关节交锁不能活动，通过适当的手法使移位嵌顿的软骨板回纳，可解除关节的交锁，使疼痛明显减轻；各种关节的脱位、半脱位，可引起疼痛和肢体的功能活动障碍，采用各种正骨推拿手法，可使其复位，然后根据不同情况配合固定、敷药、服药等治疗使之痊愈；凡新伤骨折，只要全身情况允许，正骨复位时间越早越好。

正骨推拿手法根据其作用及适应证的不同，一般可分为正骨手法与推拿（理筋）手法两类。正骨手法是治疗骨折的主要手段之一，临床上在治疗骨折、脱位时，主要通过正骨手法恢复骨与关节的正常解剖位置，使断者复续、陷者复起、碎者复原、突者复平。正骨手法操作的好坏，是骨折复位成功与否的关键。《医宗金鉴》曰："手法者，诚正骨之首哉。"正骨手法的操作，要求稳、准、敏捷，用力均匀，动作连贯，外柔内刚，切忌猛力、暴力，要施法于外，受力在里，做到"法之所施，使患者不知其苦"。《正骨心法要旨》曰："手法各有所宜，其愈可之迟速及遗留残疾与否，皆关乎手法之所施得宜。"因此操作时注意力要集中，要仔细体会手下的感觉，观察伤处外形的变化，注意患者的反应，以判断手法的效果，并防止发生意外事故。正骨复位最好是一次达到满意效果，多次反复地整复，往往会加重局部软组织的损伤，使肿胀更加严重，复位更为困难，而且有造成骨折愈合延迟或关节强硬的可能。对体弱或有其他严重疾病，或多处复杂骨折的患者，正骨复位时应特别慎重，不可勉强行事。

推拿手法，也称理筋手法，是治疗软组织损伤的重要方法。所谓理筋，是顺肌束、肌腱方向用手指或手掌作推、摩、揉、按等动作，使歪曲、扭转或出槽的肌束、筋脉复正，并有行气活血、祛瘀消肿、止痛、舒筋等作用；分筋，即用指尖在痛点或筋结处点按，并向四周揉、搓、推、擦，或向肌束、肌腱间隙处深按，以分离粘连和消除筋结，并可调和气血、舒筋活络；弹筋，是用拇指与其余四指相对，将局部肌肉、肌腱拿起，又让其迅速在指间滑落弹回，快提快放，有助于缓解肌肉痉挛、剥离粘连、活血祛瘀、消肿止痛；拨络，是以拇指或其余四指的指尖、指腹紧按于局部皮肤上，作与肌束、肌腱、韧带等走向相垂直的单向或往复推拨，或两拇指交叉推拨，从指上可感到肌束、肌腰、韧带等被牵拉又滑弹的感觉。此法可缓解痉挛，并能使其因伤损而致的翻转、移位得以复原，还可剥离粘连，促进局部气血运行。拨络后，常再以理筋手法理顺肌筋。

推拿（理筋）手法的作用，主要为调和阴阳、补虚泻实，舒筋活络、解除痉挛，活血化瘀、行气止痛，理顺筋络、整复错缝，松解粘连、消肿散结，疏通经络、温经散寒等。临床使用时分为三个阶段，即准备阶段、治疗阶段和收功阶段。理筋手法名目繁多，各个流派有不同的称谓。一般可分为镇痛手法，如点、按、推、震、散等；舒筋手法，如弹拨、捻、捋、拿、揉、摩等；活节手法，如摇、推搬、旋转、伸屈、牵抖等；归合手法，如顺法、归合法等。

临床上，正骨手法与推拿（理筋）手法两者常配合使用而未截然分开。在实践应用中，由于各人的经验不同，对手法运用也不尽相同。但无论何种手法，在临床应用中，都要以正确的诊断为基础，掌握时机，重视轻重结合，以轻为主；动作简洁，以巧代力，刚柔相济，以柔克刚；整体观念，全面端详，做到因人而异，辨证施治；轻巧灵活，动作正确；重点突出，远近兼施；由轻到重，由近及远；由表及里，深透沉实；发收迅妥，力度适当。

一、古代正骨八法

清代吴谦《医宗金鉴·正骨心法要旨》所述的摸、接、端、提、按、摩、推、拿正骨八法，为正骨的基本方法。

1. 摸法

摸法即用手指指腹在患处周围进行触摸的触诊法。凡跌打损伤、骨折、脱位、伤筋等，都要先用手触摸伤处，由轻手法逐渐加重，避免挤压血管神经，检查有否骨擦音，骨折是分离还是骨碎；如有脱位是前脱还是后脱，有否伤筋等。通过望诊虽可以看到畸形，但也应用手摸触。若为脱位，则还要看有无合并骨折症状。虽然通过 X 射线已可清楚地看到骨骼的形态，但对许多软组织损伤仍难以观察，而且 X 光只能给人以平面的指示，手摸则可更直接地了解全貌。因此，摸法触诊在临床上有重要意义，是运用其他手法对症施治的先导手法。

2. 接法

接法，即将分离错落的断骨接合对位。外伤骨折一般有搭迭、分离、骨碎、横断、斜断等类型，临床应根据各种情况慢慢地顺肌肉的自然长势尽量松解其痉挛，使用适宜的手法将凸者复平，凹者复起，错者复接，碎者复正，然后再用器具固定，并以药物辅助。

3. 端法

端法，主要用于完全脱位和半脱位等。临床上，医者用两手或一手握住要端的部位，根据伤势轻重而用力。如髋关节脱位用力较大，下颌骨脱位或小儿桡骨头半脱位，则只要稍用力即可端好。脱位方向不同，用力方向也应有所不同，或由下向上端，或由里向外端，或直端，或斜端。医者须用手摸准脱位方向而施用手法复位，然后再缓缓活动其关节，使其恢复活动能力。复位要求及时、正确、不偏不倚，以避免出现长短不齐的后遗症。

4. 提法

提法，即牵引法、拔伸法，主要作用是矫正患肢的短缩移位，恢复肢体长度。手法开始时，先按肢体原来的体位顺势用力牵引，然后再沿肢体的纵轴对抗拔伸，借牵引力矫正患肢的缩短畸形。牵引法是筋骨取直的方法，现在临床牵引的方法很多，要根据伤势的轻重恰当运用，伤轻者不能重提，伤重者不能轻提。如果牵引力不当，可造成断端分离，若分离时间较长，肌肉会失去回缩强力，骨折将难以愈合。

5. 按法与摩法

按法与摩法，"按"是用手指往下按压，"摩"是用手徐徐揉摩。按与摩法适用于跌打损伤之后，骨未断折，而肿胀不消，韧带肌肉紧张收缩，瘀结肿结在局部不散，软组织变硬，局部麻木。或者因为跌扑闪失，导致骨缝错开，气血郁滞，引起肿痛等。通过按法，能使局部肌肉筋腱松缓，皮下血管神经得到通顺，使凝结变硬之瘀肿缓散；通过摩法，能活血止痛，消散肿胀，防止肌肉萎缩和韧带粘连。

6. 推法与拿法

推法与拿法，"推"是手推动离位的筋骨使其回纳复位。缓缓推动局部肌肉，还可促进血液循环，松弛肌肉；"拿"是用两手或一手捏定患处，根据病情适当用力，慢慢地使离位的筋骨回纳复位，也用于捏动患者肌肉，由浅入深，一捏一松，以通经活络，增强血液循环，起到消肿镇痛的作用。推与拿法尤其适用于肿痛已基本消除，伤筋已基本愈合，但仍有肌肉、韧带痉挛收缩，或肌肉韧带松弛而不能运动自如，或骨节之间稍有错落不合缝的情况。

按、摩、推、拿手法，对于跌打损伤引起的肿胀瘀结、肌肉痉挛、瘀血不散、闪腰、岔气、落枕、局部经络不通以致麻木等症，其效果显著。对骨折或脱位，经手法复位后，在后期治疗中出现关节强直或肌肉痉挛收缩、韧带粘连有碍血液循环而致肌肉逐渐萎缩者，亦须用按、摩、推、拿手法治疗。

二、骨伤正骨八法

骨伤正骨八法即用于关节脱位和骨折移位的正骨方法，系牵、接、卡、挤、分、旋、端、靠八法。

1. 牵法

"牵法"又称"牵引法""拔伸法"，是整复骨折和脱位的最基本手法之一，即顺骨干纵轴进行牵拉，为整复骨折和脱位的基本手法之一，四肢部骨折或关节脱位常先用牵法。

2. 接法

"接法"是接骨中的一种具体方法，按照骨折畸形情况，分为抵接法和折接法两种。"抵接法"是用双手分别握持骨折处的两端，两手拇指抵于骨折成角畸形的顶端，利用三点加压的原理，拇指与其余四指同时用力而方向相反，使成角畸形得以纠正。此法适用于轻度成角畸形如青枝骨折、前臂单纯骨折等。

"折接法"，也称"反折法"，是用双手握持骨折处两端，用力加大断端成角，使同一侧面的骨皮质紧密相靠，以夹角顶点作为抵顶支点，徐徐而稳妥地折回，使断端对合得到整复。此法可用于四肢长骨骨折侧方移位微有重叠，或成角畸形而分离者，一般情况下较为少用。

3. 卡法

"卡法"，又称"卡压"或"卡按法"，即用手指对合用力钳夹，适用于骨折后骨片游离或骨骺分离以及关节脱位之整复。

4. 挤法

"挤法"，是通过挤压而使移位对合。有侧向挤压与纵向挤压两种，适用于掌、指（或跖趾）骨折与脱位，以及四肢长骨骨折的侧方移位而无重叠者，亦可用于髌骨骨折移位的整复。

5. 分法

"分法"，实际是从卡法和挤法衍化而来，乃利用两并列骨之间隙，借助于指力与物体加压，以保持骨间隙组织持续张力。对于并列骨的骨折以及多段骨折是必不可少的手法之一。

6. 旋法

"旋法"，是回旋转动肢体之方法，用以矫正骨折两端旋转畸形，即采用与旋转力"反其道而行之"的手法达到整复之目的，适用于四肢长骨骨折而有旋转畸形者。

7. 端法

"端法"，是端托肢体或端提下陷之骨，以纠正前后错位下陷之骨端，回复到原有位置。

8. 靠法

"靠法"，属于"夹缚"范畴，既是正骨手法的补充，又有固定的作用。在具体应用中靠法不是一个单一的手法，而是卡、接、挤、旋等各种手法的综合应用，适用于骨折的残余移位畸形。

三、推拿正骨法

推拿正骨法系侧重于治疗骨关节错缝及软组织扭挫伤的推拿手法和正骨手法。推拿手法有拇指推揉法、掌根推揉法、虎口推揉法、指按法、肘压法、提捏法、弹拨法、屈伸牵引法、扳法、抬腿法、足背屈法等。这类手法主要适用于全身各部位的软组织急、慢性损伤所引起的肌肉痉挛疼痛；正骨手法有颈椎摇转法、颈椎侧屈法、绞腰法、前俯牵拉掌（指）压法、腰部膝顶法、腰部仰扳过伸法、提腿压腰法、撤压法、踩踏法等。这类手法主要适用于颈腰部损伤，如腰椎间盘突出症、小关节突紊乱、滑膜嵌顿、继发性脊柱侧弯、颈椎半脱位、耻骨联合分离等病症。

四、正骨八法和推拿十法

正骨推拿流派的代表人物之一黄乐山，从事中医正骨40余年，他继承和发展传统的中医正骨方法，擅长治疗陈旧性关节脱位、四肢骨折、软组织扭伤、腰腿痛、腰椎间盘突出症、颈椎病等。其特点是局部与整体相结合，以局部为主；手法与药物相结合，以手法为主；中医与西医相结合，以中医为主。正骨手法刚柔相济，重点突出，简便有效，别具一格。

（一）正骨八法

所谓正骨八法，即手摸心会、离拽分骨、旋转捺正、交错捏合、推拉提按、屈伸折顶、抖颤扣挤、理肢顺筋八法。适用于整复骨折和关节脱位。

1. 手摸心会

手摸心会是骨伤科临床检查和诊断的基本方法，通过手摸心会，以了解伤痛情况，确定治疗方法。手摸能直接、全面地了解病状。利用手的触感，判断骨折的部位、成角、移位和软组织损伤的情况，再辅以X线片，即可以考虑骨折复位的方法和机转。当骨折已经确定，不能急于整复，应和助手一起对手摸心会所得到的材料，结合X线片所见，进行仔细分析，订出整复的计划，使每个助手都明白操作的过程，以便步调一致、动作协调、准确无误地完成每一个整复动作。只有做好充分的准备，再行整复才能取得成功。

2. 离拽分骨

离拽分骨是使骨折或脱位的关节在异位状态下，经过牵拉而复归原位，然后对双骨或多骨并列处骨折在牵引下同时用手指捏离骨间，进行分骨后再作整复。因此，离拽分骨为整复骨折和脱位的首要步骤。所谓"拽之离而复合"。

"拽"者拉也，即牵拉、拔伸的意思，现在惯称牵引。"离"，则是分离的意思。"拽而得离"，就是经过牵拉而使骨折和脱位脱离异位，复归原位。"欲合先离，欲擒故纵"，这一观点是整复骨折和脱位的基本指导思想。整复任何骨折和脱位都需先用离拽的方法，就是由助手在骨折两端，沿骨干轴线行抗牵引，以克服肌肉之张力，矫正骨折的重叠移位或成角畸形，以及骨折断端的相互嵌插，为骨折对位创造条件。

牵拉的力度，视患者体质及肌力情况而定，对于青壮年、体质强的患者以及肌肉发达的部位，牵拉的力度要大；反之，对老年人、儿童、妇女及体质较弱的患者，则应较轻。若牵拉的力度不够，嵌插、移位、重叠得不到矫正；力度过大，会使骨折断端过度分离，影响骨折的稳定性和骨折的愈合。因此，牵引的力量要徐徐加重，持续用力，保持轴线。

3. 旋转捺正

旋转捺正即在牵引下徐徐转动骨折远段，以矫正骨折的旋转畸形。

4. 交错捏合

交错捏合即用拇指及其余各指捏定骨折两断端，按其远端移位的方向，相对交错用力捏合，以矫正骨折的前后及侧方移位。

5. 推拉提按

推拉提按是矫正骨折成角畸形及大骨干的骨折或大关节脱位的手法。如对小腿及股骨干的骨折、手指不能捏合的部位，双手握住骨折断端，按远端移位的方向，用推拉提按的方法矫正前后及左右侧方移位和成角畸形。

6. 屈伸折顶

屈伸主要是用于近关节部位的骨折，即在牵引下利用关节的屈伸活动矫正骨折的移位及成角畸形。如伸展桡骨远端骨折，利用掌屈腕关节的方法，矫正骨折的背侧移位；伸展髁上骨折，利用屈曲肘关节的方法矫正骨折远端的向后移位。

折顶是用于整复肌肉发达部位或牵引不能矫正重叠移位的骨折，在遇到上述情况时，可利用折顶的方法，即用双手拇指抵住向前移位之断端，顺其原有成角方向，加大成角，待两端同侧皮肤接触后再行反折，骨折即可复位。

7. 抖颤扣挤

抖颤扣挤是在骨折已基本复位后，用双手紧紧捏定骨折部位，做轻微的快速颤抖，以进一步矫正残存的移位及成角畸形。在将夹板捆绑完毕后，还可用掌根在肢端沿骨干纵轴方向轻轻扣击，或用双手在骨折两端做轻轻的对向挤压数次，使骨折断端吻合更为紧密，以增加骨折复位的稳定性。如系粉碎或斜形的不稳定骨折，禁用此法。

8. 理肢顺筋

理肢顺筋即在骨折整复完毕，可用拇指沿股骨干上下轻轻推理数次，习惯用语称为"蹚"，即整复完毕再用手"蹚一蹚"，也就是用手指的触感，再检查和纠正一下整复的不足，以使筋肉舒展，气血通畅。

（二）推拿十法

推拿十法是用于治疗各种软组织损伤和关节疾患的方法，包括普通手法、特殊手法、强化手法三类。"普通手法"包括按、摩、推、拿及点穴法，这类手法是其他各类手法的基础手法，具体应用于各类手法的临床操作中；"特殊手法"包括分筋（深压痛点或筋结之上，横向按揉，移上时不用力，移下时用力）、理筋（顺筋缓缓按压移动）、弹筋（提弹筋脉）、拨络（左右拨动）等法，常用于筋络的绞结痉挛及粘连硬缩；"强化手法"包括滚摇（旋转运动）、升降（屈伸运动）、镇定（在行使其他手法后，将伤部固定于某种有利于其功能恢复的姿态，停待片刻）诸法，常用于因软组织痉挛僵化或粘连所造成的关节功能障碍，有升降气血、舒展筋脉、镇定止痛之功效。

推拿十法治疗骨伤科的闭合性损伤及其与之相关的疾病，形成了一套比较完整的治疗手段，较古代的整骨八法更为繁杂和细腻。如国内医家黄乐山为说明这些动作的要领，将其大致归纳为"捏、弹、按、压、点、推、疏、摇、牵、搬"十种手法。临床应用时，由于患者的骨伤部位不同以及个体差异，所以对具体操作也会有不同的描述。

1. 捏

捏是用拇指及其余四指捏住患部，做一收一张、反复捏拿肌肉的动作。此法多用于肩胛部及手法推拿开始时。其作用一是通过捏拿检查肌肉紧张程度、阳性反应物及压痛情况，确定手法刺激的重点部位；二是使患者有所准备，对手法推拿有一个短暂的适应过程，以便放松肌肉；三是通过反复的推拿，以达到舒筋活血、松弛肌肉的目的。

2. 弹

弹是用拇指的指腹或指尖，沿肌肉的走向做反复横向垂直弹拨肌束的动作。其作用是松弛肌肉，缓解拘挛。

3. 按

按即用双手拇指由大椎两侧沿骶棘肌依次向下按压，其走向是足太阳膀胱经之循行部位。对于痛点、阳性反应物及肌紧张部位，要反复按压，以松弛背阔肌、骶棘肌、腰方肌等腰背部的肌肉。此法为腰背部的主要手法，用于治疗腰椎间盘突出症、急性腰扭伤、功能性腰痛等腰背部疾患。

4. 压

压即用右手掌根部压脊柱，左手在下做辅助，由上往下依次按压脊柱的两侧。此手法适应证与按法相同，主要用于治疗腰背部疾患，也可用于治疗肋骨弓半脱及岔气等。

5. 点

点即用指腹或指端对准痛点或穴位，做短暂的、静止的按压，力度应由轻到重。点的方法可以与揉法交替进行，时点时揉，时而运动，时而静止，可以通过按其经络、点其穴位，达到通经活络的目的。

6. 推

推是用手掌或拇指推理肌肉，达到舒筋、活血、理气的目的，多用于腰背部、胸肋部及大面积的平坦部位。推法用于腰部时，乃以两手掌由脊柱向两侧分推；用在胸肋部（主要用于治疗岔气）时，患者取坐位，将患肢上举，医者用手掌沿患者胸肋部向下推理。

7. 疏

疏即舒通经络、消散瘀血。疏的方法，在上肢是以快速的捏合动作（即手握住肢干做一收一张的快速捏合动作），由上往下疏向远端；在下肢则是用手掌由上向下作轻快按压动作。

8. 摇

摇即摇晃、活动的意思，它是医者对患肢关节的被动活动，如腰椎间盘突出症的被动抬腿手法，肩关节周围炎推拿时以肘带肩的被动活动，以及各关节的被动运动均称为"摇"。

9. 牵

牵指各关节的牵引手法，可以使关节放松，为矫枉复正、解锁还原创造条件。

10. 搬

搬是用于颈椎和腰椎的关键手法，也是缓解痉挛、解除交锁（即所谓"动中求解"）的关键性手法。在颈部有侧搬、斜搬、旋转搬；在腰部有侧搬和俯搬。此手法为治疗颈椎病、急性腰扭伤、小关节交锁、腰椎间盘突出症的主要手法。

正骨八法和推拿十法的手法技巧，其要领为轻重结合，以轻为主；动作简洁，以巧代力；刚柔相济，以柔克刚；整体观念，全面端详。

所谓轻和重乃相对而言，例如搬、弹为重法，揉、捏为轻法。就手法的力量而言，重手法奏效较快，但往往不易被患者接受，且要一定的条件，如颈椎和腰椎的"搬"法，需要在肌肉充分放松的基础上瞬间完成；轻手法则力度轻、动作轻，使患者感到舒适，易于接受，但奏效慢。临床上，腰椎或颈椎小关节错缝如不用快速牵拉的手法而只用轻手法按揉往往难于奏效，所以手法要轻重结合。所谓以轻为主，就是使患者肌肉充分放松、充分适应之后再行重手法，这样不但患者易于接受，而且操作省力，效果良好。

所谓动作简洁，就是手法要精炼、实用、干净利索，一招一式都要有针对性和目的性，切忌华而不实的繁琐动作；以巧代力，是不以力取胜。如矫正骨折的成角畸形时，用快速抖动的方法比慢速的方法省力；又如治腰椎间盘突出症的搬法，其方法是一手抵肩向后搬，一手推髋向前，使患者腰部尽量向后旋转，达到不能再旋转时，突然双手相对交错在一瞬间用力，听到弹响声即可，此手法巧就巧在角度合适，因为角度合适，双手配合得当，轻轻一抖即可完成。

所谓"刚"与"柔"是形容手法的轻重，也可形容局部损伤的病理性反应。就手法而言，刚者为重，柔者为轻，刺激强的手法为刚，刺激性弱的手法为柔；对于局部反应来说，刚者紧张，柔者弛缓。刚柔相济，是指刚劲与柔和的手法互补使用，有时手法需要刚劲有力，有时则需柔和绵软。例如肌肉紧张、痉挛，需使用弹筋的手法以解除肌肉的痉挛。但是一开始就用强力弹筋的手法，以刚克刚，不但患者不易接受，还会造成局部充血，使患部更加肿胀，甚至会由于疼痛引起局部保护性反应，使肌肉更加痉挛，所以要先用柔和、广泛的推拿手法使周围的筋肉松弛，使患者有一个适应的过程，而后再行弹法，方能收效。

临床上，有刚有柔、互补使用的方法称为刚柔相济；以柔和、持续的方法克服紧张、拘挛的局部反应，则称为以柔克刚。对于骨折和脱位的治疗，如果不顾患者由于疼痛和紧张引起的对抗反应，一味地强行牵拉复位，不但费劲，也不易获得成功，所以应当徐徐加力，持续牵拉。实践证明，以柔克刚刚能软，以刚克刚刚更强。

采用手法治疗骨伤，对于患者的整体情况也应当做全面了解。察伤之轻重，审证之虚实，根据伤的具体情况和全身状况选用适当的手法，特别是要注意选择适应证，排除禁忌证。对于手法后的效应，以及可能出现的反应，事先要有所估计。要根据辨证施以相应的手法，做到"知其体相，识其部位，机触于外，巧生于内，手随心转，法从手出"。在操作过程中，还要随时注意患者的面部表情和自己的手感变化，随时调整手法的轻重程度和手法的方式。重视整体情况，全面端详，才能做到恰到好处。

五、骨折整复十一法

中医正骨推拿流派的代表人物之一——葛长海，将正骨的基本手法归纳为摸、理、牵、折、旋、摇、扳、拿、挤、合、分十一种。葛长海在继承祖传正骨手法的基础上，走访了国内众多正骨名家，取各家之长，融会贯通，创造总结出一套行之有效的骨折脱位整复手法。其治疗原则强调筋骨并治、早期整复、解剖复位、夹板固定、动静结合、早期进行功能锻炼等。

在骨折的治疗过程中，不但要注意骨折处的局部情况，而且要注意伤员的全身状况。采用不同的手法进行整复时，手法要求轻巧有力，迅速准确。在整复时间上，力求尽早整复，最好在伤后 1 ~ 4 小时内进行，此时局部肿胀尚不严重，便于手法操作和达到满意复位，有利于促进骨折迅速愈合，尤其是儿童，因骨折愈合快，更要求早期整复。一般不应等肿胀消退后再进行整复，否则不易取得满意效果。

由于骨折的同时必然要伤及筋脉肌肉等软组织，因此在治疗骨折时必须要筋骨并治。如在整复骨折前，先要进行分筋理筋，调理筋腱肌肉，促使气血畅通，便于瘀血的消散吸收，有利于骨折的整复。所谓正骨先正筋也。

在骨折整复复位后，每次调整固定夹板时，也要调理筋腱、疏通经脉，即使在固定过程中，其两端之未固定的关节筋腱也要进行活动和手法推拿。对骨折进行整复，矫正了各种移位，即对位（两骨折端的接触面）和对线（指两骨折端在纵轴上的关系）完全良好时，称为解剖复位，这对于骨折愈合和功能的恢复十分有利。对某些骨折不能达到解剖复位时，可根据伤员的年龄、职业、骨折的时间和部位的不同，达到骨折愈合后能恢复功能，即功能性复位（虽有一些错位，但对线尚好，对功能的恢复影响不大）。

骨折整复复位后需要固定，而肌肉筋腱等软组织又需要活动。强调固定则影响活动，强调活动则影响固定，所以必须将二者有机地结合统一起来，即所谓的"动静结合"。在整个骨折愈合过程中，始终贯穿着固定与活动这对矛盾统一的运动过程。固定是手段，活动是目的。暂时的固定是为了以后更好的长期的正常活动。在固定手段上以限制有害活动，促进有利活动为基础，因此固定与活动是相对的，而不是绝对的。固定中的骨折局部，要相对稳定，而其他部位要有必要的活动。在活动的关节，要有相对的活动，但也要有一定的限制（限制有害于骨折愈合的活动）。

一般固定初期（前两周）以静为主；在固定后期（后两周）以动为主，同时应废止那些不必要的超关节固定。促使骨折既能早期迅速愈合，又能促使肌肉筋腱尽早恢复活动功能。实践证明，这个原则是促进骨折愈合、缩短疗程、早期恢复活动功能的关键。由于人的肢体是在不断活动中发达起来的，用则兴，不用则废。以往在骨折固定的数周中，强调了静，忽略了动。骨折愈合虽好，但伤肢的功能却因长时间固定不动，出现肌肉消瘦，甚至萎缩无力、关节强直而失去活动功能。因此除了强调动静结合之外，还要在医生的指导下早期开始进行一些必要的主动与被动的功能锻炼。如在骨折整复固定后，就可锻炼肌肉的主动收缩能力，在不影响骨折固定的情况下，活动的关节均应进行必要的活动功能锻炼。同时，要废除不合理的超关节固定，以便于关节活动功能的锻炼。

进行功能锻炼，应当遵循循序渐进的原则，即从肌肉主动收缩开始，到进行关节活动功能的锻炼。随着骨折的愈合，逐步加大关节活动范围，增加活动次数。在拆除固定夹板后，则可进行正常功能活动的锻炼。此时，可以增加捏筋拍打手法，更有利于疏通经络，运行气血，加强血液循环，有利于骨痂改造塑形，促进正常功能的恢复。捏筋拍打手法开始要轻，以后逐渐加重，有利于机体的适应过程。

对于闭合性骨折，临床大多采用手法整复，有不少半开放的骨折在清创和消毒后，也可采用手法复位。手法选用是否得当，对骨折的复位有着直接的影响。手法选用得当，既可省力，又可减少伤者的痛苦，并能使骨折达到良好的复位，给骨折的愈合创造良好条件。简单粗暴和失当的手法，不但给伤员造成不必要的痛苦，而且不能达到良好的复位，甚至损伤血管或神经，使骨折愈合差，甚至造成伤肢功能障碍或残废。

骨折整复的基本手法，可归纳为摸、理、牵、折、旋、摇、扳、拿、挤、合、分十一种。

1. 摸法

摸法即触诊法。摸清骨折断端的移位情况或骨擦音等，以便选用适当的手法进行整复。触诊手法要轻，避免挤压血管神经，更不可过多地检查骨擦音，以免加重组织损伤。

2. 理法

理法即理筋法。用双手或单手捏揉扶正，调理筋腱，使之放松平复，促使气血畅通，恢复正常的生理功能。

3. 牵法

牵法即牵引法。对骨折的重叠移位或成角移位，要用牵拉的方法，把重叠移位拉开，或把成角移位拉直。牵引用力要均匀持久，不可突然用力猛牵猛放。

4. 折法

折法即折顶法。对骨折的重叠移位，在牵引后仍不能复位时，可在牵引下做折顶复位，其方法是双手分别握住骨折的两段骨折片，拇指顶于骨折处，用力折屈，使原来的重叠移位折为成角移位，在其两断端触顶后再向回折，直到对线良好为止。在使用折顶法时，应注意避开神经血管，避免刺破皮肤。

5. 旋法

旋法即旋转法。对于螺旋形骨折或斜形骨折的旋转移位，采取与其相对应的旋转手法使其复位。另外对于嵌入两骨折端或关节腔内的软组织或碎骨片，也可采用旋转手法使其退出。

6. 摇法

摇法对于腕、踝关节的骨折及其附近的骨折脱位，均可采用摇法使之复位。腕、踝关节部的骨块多且小，一旦发生骨折移位或脱臼，则其旋转功能活动丧失。按其腕、踝关节的正常活动范围进行屈伸和向内及向外旋转的摇腕或摇踝活动，可促使其移位的骨片回到原来的位置上去，恢复其正常的排列顺序。对于尺、桡骨茎突或内、外踝的骨折移位，也可采用此种手法整复。

7. 扳法

扳法即扳推法。医者一手扳住骨折近端，向怀内用力扳，另一手推顶住骨折的另一端，向外用力推顶。此法适于整复股骨髁上骨折、股骨下端干骺分离和肱骨髁上骨折等。

8. 拿法

拿法即拿正法。医者一手牵着骨折远端，另一手在骨折处进行拿正。多用于矫正侧方移位，或扶正碎骨片，如趾、指骨折和粉碎性骨折等。

9. 挤法

挤法即挤压法。如合掌挤压法，多用于矫正骨折的侧方移位。医者将两手掌分别放于骨折处的两侧，同时用力向中心挤压，并让助手同时用力牵引。再如并指挤压法，多用于髌骨的分离移位。

10. 合法

合法即触顶吻合嵌插法。医者两手分别抵着骨折的两端，沿纵轴方向用力挤压，使分离的骨折端触顶吻合嵌插牢固，多用于骨折的分离移位，或横断骨折在矫正移位之后，使之更加牢固稳定。

11. 分法

分法即分骨法。常用于尺桡骨、胫腓骨、掌骨及跖骨骨折整复，即医者以一手或双手捏于两骨之间，使之分开。在包扎固定时，在两骨之间要加以适当的分骨垫使之分开。

以上十一种手法，在临床实际应用中可根据骨折的具体情况，分别选择和灵活地配合使用，才能达到预期的效果。

第十一节　脊柱推拿流派

脊柱推拿流派，是指在脊柱和其周围施用各种推拿手法和治法的学术流派，其分支有整脊疗法、按脊疗法、捏脊疗法、尾椎推拿疗法等。广义的脊柱推拿，包括作用于脊柱的一切治疗性手法和治法，如放松类的推拿手法、被动运动脊椎关节类手法以及治疗骨折脱位的整复手法等。由于脊柱骨折脱位的患者在急诊分诊时多被西医的脊柱外科收治，因此临床最常用的脊柱推拿方法是治疗内、妇、儿与伤科的脊柱推拿手法和治法，以及被动运动脊椎关节的各种推拿方法。

中国传统医学有史以来，就有按摩踩跷治病的若干记载，如《史记·扁鹊仓公列传》记录上古之时，治病用"跷引案（按）扤"；汉墓帛画《导引图》，则绘有多个脊柱导引法。

对源自脊柱骨关节错位、增生，并发脊髓、脊神经、交感神经等损伤引起的内脏、器官疾病的脊源性疾病，中医有着深刻的认识和长足的经验。早在两千多年前的《黄帝内经》，对脊柱、脊椎、脊髓形态已有认识，并对脊神经及行走于脊柱旁的交感神经用"经脉"一词进行了论述。《灵枢·经脉》曰："经脉为始，营其所行，制其度量，内次五脏，外别六腑。"指出经脉有长短，且营养支配五脏六腑。对行走于脊柱中线的督脉的论述，《素问·骨空论篇》曰："督脉者，起于少腹以下骨中央……绕篡后，别绕臀，至少阴与巨阳中络者合少阴上股内后廉，贯脊属肾，与太阳起于目内眦，上额交巅，上入络脑，还出别下项，循肩髆内，挟脊抵腰中，入循膂，络肾。"《灵枢·经脉》曰："督脉之别，名曰长强，挟膂上项，散头上，下当肩胛左右，别走太阳入贯膂。"《难经·二十八难》曰："督脉者，起于下极之俞，并于脊里，上至风府，入于脑。"指出督脉行走的方位以及与足太阳经、少阴经的相互联络。督脉总督手足之阳经，而手足阳经行走方位与现代脊神经支配区基本一致。

《素问·气府论篇》在论述"脊椎法"时指出："督脉气所发者二十八穴，项中央二，发际后中八，面中三，大椎以下至尻尾及旁十五穴。"明确指出脊柱旁开的十五穴是"督脉气所发"。因此，《黄帝内经》以后，历代文献皆认为督脉穴位及足太阳膀胱经与脊柱旁的穴位主病，为督脉所发的疾病，同时还指出，脑、头面、五官、咽喉、胸、肺、心、肝、脾、肾、胃肠及生殖器官的病变，都与督脉、脊椎有关。如《灵枢·四时气》曰："小腹控睾，引腰脊，上冲心，邪在小肠者，连睾系，属于脊，贯肝肺，络心系。"又如《素问·刺热篇》论述热病曰："热病三椎下间主胸中热，四椎下间主膈中热，五椎下间主肝热，六椎下间主脾热，七椎下间主肾热。"《灵枢·杂病》曰："厥挟脊而痛者，至顶，头沉沉然，目眣眣然，腰脊强，取足太阳腘中血络……心痛引腰脊，欲呕，取足少阴。"等等。

在《黄帝内经》的基础上，公元 4 世纪《甲乙经》对脊柱、督脉源性病变有更详细的记载，认识到某些疾病是源自督脉及脊柱旁足太阳膀胱经穴位的病变，主张对这些穴位施行针灸治疗。如该卷十一曰："头痛项急，不得倾倒，目眩，鼻不得喘息，舌急难言，刺风府主之。""伤寒热感烦呕，大椎主之；心胀者，心俞主之，亦取列缺；肺胀者，肺俞主之，亦取太渊；肝胀者，肝俞主之，亦取太冲；脾胀者，脾俞主之，亦取太白；肾胀者，肾俞主之，亦取太溪；……小肠胀者，中髎主之……"明确指出内脏的病变与脊柱督脉及督脉旁之穴位的关系。总之，《甲乙经》对督脉及督脉旁之太阳经所有俞穴与脏腑、器官病变的关系有了明确论述，后世在此基础上不断丰富发展，形成了中国传统医学运用经络穴位学说论述脊源性疾病的独特理论。

对脊源性疾病的治疗，《素问·气府论篇》记载有"脊椎法"，《素问·骨空论篇》认为"督脉生病治督脉，治在骨上"。明确指出通过调整脊椎骨关节可治疗督脉病变。《素问·缪刺论篇》还提出"邪客于足太阳之络，令人拘挛背急，引胁而痛，刺之从项始，数脊椎侠脊，疾按之应手如痛，刺之傍三痏，立已"。即针刺加以手法按压脊旁穴位的治法。《灵枢·背腧》曰："皆挟脊相去三寸所，则欲得而验之，按其处，应在中而痛解，乃其腧也"，指出有病变在背腧穴可施行按脊法。

隋唐时期，《诸病源候论》和《千金方》将《黄帝内经》的"脊椎法"发展为脊柱导引法和"老子按摩法"等系列整脊疗法。明清时期，儿科运用"捏脊疗法"治疗疾病，如《理瀹骈文》（1846）载："无论风寒、外感及痘疹，皆可用……背后两饭匙骨及背脊骨节间，各捏一下，任其啼叫，汗出肌松自愈。"清代《医宗金鉴·正骨心法要旨》曰："脊梁骨……先受风寒，后被跌打损伤者，瘀聚凝结。若脊筋陇起，骨缝必错，则成伛偻之形。当先揉筋，令其和软；再按其骨，徐徐合缝，背膂始直"，对损伤性脊椎病变的病因、临床表现及整复手法等有较明确的载述。

现代医学，从脊神经及交感神经与内脏器官的关系来认识脊源性疾病。如督脉的循行类似脊神经的走向；足太阳经行走于脊柱 1.5 寸旁线，类似交感神经在脊柱旁的位置；其 3 寸的旁线，几乎与脊神经后支的皮神经通路相一致。可见，中国传统医学有关督脉、足太阳经（背部）穴位与相关脏腑器官病变的关系，以及督脉、足太阳经穴位的主治病变，与现代脊源性病变是相对应的。因此，用脊柱推拿（整脊、按脊、捏脊）、针灸、膏贴药熨治疗脊源性疾病，是中国传统医学的宝贵经验。2005 年，天津北辰北门医院成为"全国脊诊整脊技术继续教育基地"和"全国脊诊整脊技术学术委员会培训基地"，提出了"大整脊"观念，即整脊手法加针灸、中药、刮痧拔罐、药物熏蒸疗法、激光理疗、心理治疗等，从而使脊柱推拿有了新的发展。

第十二节　小儿推拿三字经流派

小儿推拿是根据小儿生理病理特点，选取一定的穴位和部位，进行各种不同的轻揉细腻的手法，来治疗小儿疾病的一种特有方法。小儿推拿历史悠久，内容丰富，疗效显著，盛行于民间，有着广泛的群众基础。西汉帛书《五十二病方》中记载有用勺匙的周边刮擦患儿病变部位以治疾。晋代《肘后方》介绍用捏脊方法以治疗腹痛。唐代《千金方》中介绍用膏摩小儿囟上及手足心以祛除风寒。唐代《外台秘要》记载按摩头及脊背以防治小儿夜卧不安。宋代《苏沈良方》中有掐法治疗脐风口撮等症。明清时期，小儿推拿在理论、辨证施治、特定穴位、手法操作等方面已形成独立体系，并有小儿推拿专科。在30余种小儿推拿著作中，《针灸大成》中的《按摩经》（1601）为现存最早的小儿推拿著作，而《小儿推拿方脉活婴秘旨全书》为现存最早的小儿推拿专著（单行本）。

齐鲁之邦，历代名医辈出，小儿推拿也十分盛行。在长期的实践中，历代推拿医家逐步形成了不同的学派。清代光绪丁丑年（1877），登州宁海人徐宗礼（字谦光、号秩堂）著《推拿三字经》，创建推拿三字经学派，通治成人小儿之疾，以成人为主。李德修（1893—1972）自幼家境贫寒，17岁染疾，暴致耳聋。幸得《推拿三字经》，遂发奋苦读，精心钻研，深得其要。1920年，在青岛设诊所，以推拿疗疾，颇具声望。1955年在青岛中医院任负责人，专致小儿推拿，以推拿救治病婴无数，他为人淳朴，医德高尚，经验丰富，有求必应，勤勤恳恳，为患儿服务，誉满岛城。

李德修继承了徐宗礼《推拿三字经》的精华，成为小儿推拿三字经派的奠基人之一。其临证施术，主要以左上肢以下穴位为主，取穴主张少而精，一般不超过3~5穴，尤擅长独穴治病，疗效显著。他勇于开拓，热心传授，培育新人，使小儿推拿的理论和技法不断完善，发展成为山东小儿推拿主要流派之一。1972年李德修谢世后，儿科医生们继承了他的经验，坚持开展了小儿推拿的应用和研究，扩大了治病范围，临床治疗70多种小儿病症，如惊风、脑炎后遗症、婴儿痉挛症、脑外伤后遗症、神经损伤性肢瘫、脑发育不全、脑梗阻、多发性神经炎、新生儿黄疸、百日咳、先天性巨结肠、脱肛、遗尿等，并取得了良好的疗效。由于三字经小儿推拿流派的手法简便有效，因此深受群众欢迎并享誉海内外。

附：《推拿三字经》

小婴儿	看印堂	五色纹	细心详	色红者	心肺恙	俱热症	清则良	清何处	心肺当
退六腑	即去恙	色青者	肝风张	清则补	自无恙	平肝木	补肾脏	色黑者	风肾寒
揉二马	清补良	列缺穴	亦相当	色白者	肺有痰	揉二马	合阴阳	天河水	立愈恙
色黄者	脾胃伤	若泻肚	推大肠	一穴愈	来往忙	言五色	兼脾良	曲大指	补脾方
内推补	外泻详	大便闭	外泻良	泻大肠	立去恙	兼补肾	愈无恙	若腹疼	窝风良
数在万	立无恙	流清涕	风感伤	蜂入洞	鼻孔强	若洗皂	鼻两旁	向下推	和五脏
女不用	八卦良	若泻痢	推大肠	食指侧	上节上	来回推	数万良	牙疼者	骨髓伤
揉二马	补肾水	推二穴	数万良	治伤寒	拿列缺	出大汗	立无恙	受惊吓	拿此良
不醒事	亦此方	或感冒	急慢恙	非此穴	不能良	凡出汗	忌风扬	霍乱病	暑秋伤
若上吐	清胃良	大指根	震良连	黄百皮	真穴详	凡吐者	俱此方	向外推	立愈恙
倘肚泻	仍大肠	吐并泻	板门良	揉数万	立愈恙	进饮食	亦称良	瘟疫者	肿脖项
上午重	六腑当	下午重	二马良	兼六腑	立消亡	分男女	左右手	男六腑	女三关
此二穴	俱属凉	男女逆	左右详	脱肛者	肺虚恙	补脾土	二马良	补肾水	推大肠
来回推	久去恙	或疹痘	肿脖项	仍照上	午别恙	诸疮肿	明此详	虚喘嗽	二马良
兼清肺	兼脾良	小便闭	清膀胱	补肾水	清小肠	食指侧	推大肠	尤来回	轻重当
倘生疮	辨阴阳	阴者补	阳清当	紫陷阴	红高阳	虚歉者	先补强	诸疮症	兼清良

疮初起	揉患上	左右旋	立消亡	胸膈闷	八卦详	男女逆	左右手	运八卦	离宫轻
痰壅喘	横纹上	左右揉	久去恙	治嗽症	并痨伤	软弱者	气血伤	辨此症	在衣裳
人着袼	伊着棉	亦咳嗽	名七伤	补要多	清少良	人穿袼	他穿单	名五劳	肾水伤
分何藏	清补良	在学者	细心详	眼翻者	上下僵	揉二马	搧天心	翻上者	搧下良
翻下者	搧上强	左搧右	右搧左	阳池穴	头痛良	风头痛	蜂入洞	左旋右	立无恙
天河水	口生疮	遍身热	多推良	中气风	男左逆	右六腑	男用良	左三关	女用强
独穴疗	数三万	多穴推	约三万	遵此法	无不良	遍身潮	分阴阳	拿列缺	汗出良
五经穴	肚胀良	水入土	不化谷	土入水	肝木旺	小腹寒	外牢宫	左右旋	久揉良
嘴唇裂	脾火伤	眼胞肿	脾胃恙	清补脾	俱去恙	向内补	向外清	来回推	清补双
天门口	顺气血	五指节	惊吓伤	不计次	揉必良	腹痞积	时摄良	一百日	即无恙
上有火	下有寒	外劳宫	下寒良	六腑穴	去火良	左三关	去寒恙	有六腑	亦去恙
虚补母	实泻子	曰五行	生克当	生我母	我生子	穴不误	治无恙	古推书	身首足
执治婴	无老方	皆气血	何两样	数多寡	轻重当	吾载穴	不相商	少老女	无不当
遵古推	男女分	俱左手	男女同	余尝试	并去恙	凡学者	意会方	加减推	身软壮
病新久	细思详	推应症	无苦恙						

第十三节　捏筋拍打流派

捏筋拍打疗法，是我国古代借助器械进行推拿的一种方法，在治病时，除捏揉、弹拨经脉筋腱（肌肉、神经、肌腱等）使其产生强烈反应外，还按筋脉走行方向做有节奏的拍打动作，以起到治疗内科、伤科等疾病的目的。

捏筋拍打流派所沿用的"捏筋拍打疗法"本源于"易筋经"，原为我国练武医者所掌握，近百年来流传在我国山东、河北、河南、东北等地，世代相传，但缺乏文字记载，均凭口传心授，弟子相衍，及至后来残缺不全，几至淹没。

"易筋经"历史悠久，最初起源于北魏时代，距今已有一千四百多年的历史，是我国古代的一种健身拳术，但其究竟由谁创始于何年何月，现今无法考证确认。

捏筋拍打疗法的起源，一说由华佗创始，另一说乃指起源于达摩。目前，有关华佗的历史资料中并没有发现其运用"捏筋拍打疗法"或"易筋经"治疗疾病的记载。过去本疗法中有所谓华佗十二象（又名金钟十二术，即象形，虎形、蛇形、燕形、熊形、鸡形、龙形、鹿形、蜈蚣形、龟形、胎形）的说法，只是指拍打时的姿势和顺序，与华佗的"五禽戏"并没有多少直接关系，但华佗的五禽戏及其"流水不腐，户枢不蠹"的学术思想是与"易筋经""捏筋拍打疗法"的指导思想一脉相通的。过去，我国武术家都推崇达摩，相传达摩著《易筋经》，并创建了"少林派"的拳术法。达摩指的是印度僧侣菩提达摩，在北魏孝明帝正光年间（520—525）来我国传讲佛教，为佛教禅宗的创始人。但据历史考证，达摩本人并不会武术，而《易筋经》也是后人假托达摩所著。所以这两种传说均找不出令人信服的根据。

在《易筋经》一书的"易筋总论篇"中，记载有："易者，变也；筋者，劲也。原夫人身骨髓以外，皮肉以内，四肢百骸，无处非筋，无用非筋，无劲非筋，联络周身，通行气血，助翼精神，提挈动用。试观：筋弛则痪，筋缩则挛，筋靡则痿，筋弱则懈，筋绝则之。再观：筋壮者强，筋舒者长，筋劲者刚，筋和者康……今以人功，变弱为强，变挛为长，变柔为刚，变衰为康。易之功也，身之利也，圣之基也。"

《易筋经》中还记载："人于形成之初，先天之元气即根于下丹田气穴之中，既生而分半于上丹田之心，既长而分流于耳目口鼻，四肢百骸。既壮以后，渐为阴阳所耗，而更重以思虑嗜欲之伤，则乾体愈亏矣……故行功必先将散于五官百骸之元气，复返于上丹田。"又曰："入内之法，须用石袋，从心口至两肋梢，骨肉之间，脏会之处，密密捣之，兼用揉法，并用打法。如揉继捣复打，如是久久，则腑气与脏气会合，其新入之气与所积充满之气，循循入骨矣。""督任交通，气充周身"，"一年通督任，外易筋膜；二年实骨髓，外易皮肉；三年内外合一，而成金刚之体矣。"所以，历代武术家们把《易筋经》的作用概括为："壮丹田和脏腑，脏腑和而血自生，血生气自足，气足则百病无。"捏筋拍打疗法，就是通过强健筋骨，疏通经络，调和气血，补益脏腑，而达到防病治病，祛病延年的目的。

近几十年来，捏筋拍打流派的代表人物葛长海、李鸿江等，对捏筋拍打疗法作了系统的研究，认为捏筋拍打疗法对人体经络系统、脏腑气血以及神经系统、血管系统、体液代谢、大脑皮层反射功能、运动系统等方面均有独特的作用。

捏筋拍打疗法的注意事项为，在施术之前患者应保持精神安宁，肌肉放松，排尽大小便，脱去外衣，如远路赶来者，应坐或躺着休息10~20分钟。施行捏筋拍打手法时，应先用轻柔手法，逐渐加重，不可一次用力过猛，尤其对年老体弱及儿童患者更应注意。对身体较强壮，或病程较长，或肌肉肥厚、运动和知觉功能迟钝处，手法可逐渐加重。妇女妊娠期、月经期及有出血疾患，如吐血、咯血、衄血、尿血、便血、外伤出血、脑溢血者，禁用捏筋拍打手法。急性传染病、重度心脏病、心力衰竭、急性炎症、疖肿、疮疡、梅毒、骨结核、内脏肿瘤者，也禁用捏筋拍打手法，以免病势扩散。对于各种骨折，在其整复固定之后，可在其远离骨折处进行轻度捏筋以活气血，在其达到临床愈合之后，为加强功能锻炼，可加用捏筋拍打手法，以促进活动功能的早日恢复。

第十四章　推拿（按摩）著述

第一节　古代记载有按摩内容的著作

一、《黄帝内经》有关按摩的记载

《黄帝内经》不是一个时期或某一个人的著作，而是从春秋、战国开始，一直到秦、汉几百年间，由许多医书汇集，不断增补而成，其大部分内容形成于战国。至于托名"黄帝"所作，《淮南子·修务训》认为是由于"世俗之人，多尊古而贱今，故为道者必托之于神农、黄帝而后能入说"的缘故。当时托名"黄帝"的书有 20 多种，《黄帝内经》是其中之一。

《黄帝内经》集中反映了秦汉以前的医学成就，确立了我国医学独特的理论，为中医学的发展起了奠基和导向作用。在历史上，《黄帝内经》一直是中医教学的必读教材，现代高等中医院校也仍将其作为一门必修的主课。当代医学科学的某些研究课题，如生命科学、气功原理、经络实质、医学心理学、气象学等，也或多或少地可从其博大精深的论述中获得新的发现或有益的启迪。

《黄帝内经》包括《素问》9 卷和《灵枢》9 卷（图 59），两部分各列专题 81 篇，内容非常广泛，逐步形成了中医独特的理论体系，并以此渗透、贯穿到中医领域的各个方面，用来解释人体生理、病理现象和指导疾病的预防、诊断、治疗等。此外，《黄帝内经》还总结了许多治疗方法，如针灸、按摩、导引、熏熨、外敷、蒸浴、放血等。

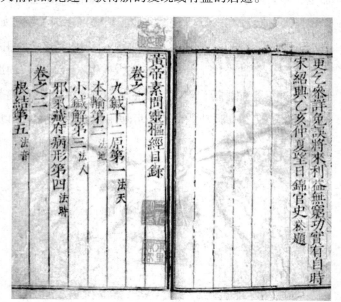

图 59　《灵枢》书影

1.《素问》有关按摩的记载

《素问·异法方宜论篇》：岐伯曰："中央者，其地平以湿，天地所生万物也众，其民食杂而不劳，故其病多痿厥寒热，其治宜导引按跷，故导引、按跷者，亦从中央出也。"

《素问·血气形志篇》：岐伯曰："形数惊恐，经络不通，病生于不仁，治之以按摩醪药。"

《太素·补泻篇》：帝曰："不足者补之，奈何？"岐伯曰："必先扪而循之，切而散之，推而按之，弹而怒之，……令神气存，大气留止，故命曰补。"又曰："按摩勿释，移气于不足，神气乃得复。"帝曰："善。"

《太素·补泻篇》：帝曰："缓节柔筋而心和调者，可使导引行气。"

《太素·虚实所生篇》：帝曰："寒湿之气伤人奈何？"岐伯曰："寒湿之中人也，皮肤收，肌肉坚，营血泣，卫气去，故曰虚也。按之者气足以温之，故快然而不痛。"帝曰："善。"

《太素·邪论篇》：岐伯曰："寒气客于肠胃之间，募原之下，血不得散，小络急引故痛，按之者血气散，故按之痛止。"又曰："寒气客于背俞之脉则脉泣，泣者血虚，虚则痛，其腧注于心，故相引而痛，按之则热气至，热气至则痛止矣。"

《素问·奇病论篇》，帝曰："病胁下满气逆，二三岁不已，是为何病？"岐伯曰："病名曰息积，此不妨于食，不可灸刺，积为导引服药，药不能独治也。"

《太素·刺节真邪篇》，帝曰："大热遍身，以两手四指挟按颈动脉，久持之，卷而切推，下至缺盆中，复止如前，热去乃止，此所谓推而散之者也。"

《太素·遗文并杨上善原注》曰："导引，谓熊颈鸟伸五禽戏等，近愈痿躄万病，远取长生久视也。"

2.《灵枢》有关按摩的记载

《灵枢·九针十二原》（图59《灵枢》书影）："泻曰，必持内之，放而出之，排阳得针，邪气得泄；按而行针，是谓内温，血不得散，气不得出也。补曰随之，随之意若妄之，若行若按。"

《灵枢·四时气》："疠风者，素刺其肿上，已刺，以锐针针其处，按出其恶气，肿尽乃止。"

《灵枢·杂病》："心痛，当九节刺之，按，已刺按之，立已；不已，上下求之，得之立已；颔痛，刺足阳明曲周动脉，见血，立已；不已，按人迎于经，立已；气逆上，刺膺中陷者与下胸动脉。腹痛，刺脐左右动脉，已刺按之，立已；不已，刺气街，已刺按之，立已。"

《灵枢·邪气脏腑病形》："按其脉，知其病，命曰神……按而得之。"

《灵枢·经别》：岐伯曰："审、切、循、扪、按，视其寒温盛衰而调之，是谓达适而为之真也。"

《灵枢·癫狂》："厥逆腹胀满，肠鸣，胸满不得息，取之下胸二胁咳而动手者，与背腧以手按之，立快者是也。"

《灵枢·厥病》："心肠痛，怵作痛，肿聚，往来上下行，痛有休止，腹热喜渴涎出者，是蛟蛔也，以手聚按而坚持之，无令得移，以大针刺之，久持之，虫不动，乃出针也。"

《灵枢·卷八·背俞》："愿闻五脏之俞，出于背者。"岐伯曰："胸中大俞，在杼骨之端，肺俞三焦之间，心俞在五焦之间，膈俞在七焦之间，肝俞在九焦之间，脾俞在十一焦之间，肾俞在十四焦之间，皆挟脊相去三寸所，则欲得而验之，按其处，应在中而痛解，乃其俞也。灸之则可，刺之则不可。"

二、其他记载有按摩内容的著作

1.《金匮要略》

《金匮要略》（图60《金匮要略》书影）对按摩的记载，如《金匮·脏腑经络病脉证第一》："若人能养慎，不令邪风干忤经络；适中经络，未流传脏腑即医治之，四肢才觉重滞即导引、吐纳、针灸、膏摩，勿令九窍闭塞。"

"头痛摩散方：大附子一枚、（炮）盐等分。""上二味，为散，沐了，以方寸匕，以摩疾上，令药力行。"

2.《圣济总录》

《圣济总录》对按摩的记载，如：史曰："可按可摩，时兼而用，通谓之按摩，按之弗摩，摩之弗按。按止以手，摩或兼以药，曰按曰摩，适所用也。"

《阴阳应象大论》曰："其慓悍者，按而收之。"

《通评虚实论》曰："伤寒始得，一日在皮肤，当膏摩火灸即愈。"世之论按摩，不知析而治之，乃合导引以解之。大抵按摩法，每以开达抑遏为义。开达则壅蔽者以之发之，抑遏者慓悍者有所归宿，是故按一法也。有施于病相传者，有施于痛而痛止者，有施于痛而无益者，有按之

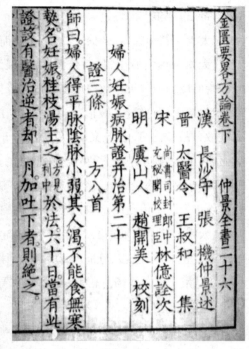

图60　《金匮要略》书影

而痛甚者，有按之而快然者，概得陈知，风寒客于人，毫毛笔直，皮肤而为热，或痹不仁而肿痛，即传于肝，胁痛出食，斯可按也。寒气客于肠胃之间，膜原之下，血不得散，小络急引是痛也。按之者血气散而痛之，寒湿中人，皮肤不收，肌肉坚紧，荣血泣，卫气除，此为虚也；虚则聂辟气乏，惟按之者气足以温之，快然而不痛。前所谓按之者痛止，按之无益，按之痛甚，按之快然有如此者。夫可按不可按若是。则摩之所施，亦可以推理矣。

养生法："凡小有不安，必按摩挼捺，令百节通利，邪气得泄，然者按摩有资于外，岂小补哉。摩之别法，必于药俱，盖欲浃于肌肤，而其势利。若疗伤寒以白膏摩体，手当千遍，药力乃行。则摩之用药，又不可不知也。"

3.《医宗金鉴》

《医宗金鉴》是清乾隆帝敕命编纂的大型综合性医学丛书。清朝前期，社会经济发展，国力鼎盛，宫廷医学也达到顶峰阶段。乾隆皇帝务求标榜文治，于乾隆四年（1739）下谕太医院编纂医书："尔等衙门该修医书，以正医学。"由大学士鄂尔泰和亲王弘昼督办，任命御医吴谦、刘裕铎担任总修官（相当于主编），陈止敬担任该书的经理提调官。此外，还有70余名精通医学、兼通文理的学者参加了编写工作。编撰中，不仅选用了宫内所藏医书，还广泛征集天下新旧医籍、家藏秘籍和世传良方，并对18世纪以前的历代医学著作加以校订、删补和节录，从医学文献校订整理的角度体现了宫廷医学的学术水准和成就，是清代医学的集大成者。

《医宗金鉴》理法严谨，图、说、方、论俱备，尤其切合临床实用。全书共计有《订正仲景全书

伤寒论注》《订正金匮要略注》《删补名医方论》《四诊心法要诀》等 15 种。名医方论及各科要诀，都取历代医书的最精粹部分编成，并各有歌诀，便于记诵。1742 年全书纂修完成，乾隆帝赐名为《医宗金鉴》。自 1749 年起，清太医院将《医宗金鉴》定为医学生教科书，对后世学医者影响很大，流传甚为广泛。

《医宗金鉴·外治法》篇对正骨手法很重视，首先指出："必素知其体相，识其部位。"也就是要求医者必须熟练地掌握人体解剖知识，才能临证时做到"手随心转，法从手出"而运用自如，同时强调施行手法时必须根据患者体质强弱，病情之轻重，而选用不同的治疗手法，才能减轻患者痛苦，达到治疗目的。书中还指出，正骨手法比之一般机械正骨要优越得多，总结出"摸、接、端、提、按、摩、推、拿"八大法，至今仍指导着骨伤科的临床实践。

《医宗金鉴·外治法》："夫手法者，谓以两手安置所伤之筋骨，使仍复于旧也。但伤有轻重，而手法各有所宜，其痊可之迟速，又遗留残疾与否，皆关乎手法所施之得宜，或失其宜，或未尽其法也。

"盖一身之骨体，既非一致，而十二筋经之罗列序属，又各不同，故必素知其体相，识其部位，一旦临症，机触于外，巧生于内，手随心转，法从手出，或拽之离而复合，或推之就而复位，或正其斜，或完其阙，则骨之截断、碎断、斜断，筋之弛纵、卷挛、翻转、离合，虽在肉里，以手扪之，自悉其情，法之所施，使患者不知其苦，方称为手法耳。况所伤之处，多有关乎性命者，如七窍上通脑骨髓，膈近心君，四末受伤，痛苦入心者。既或其人元气素壮，败血易于流散，可以克期而愈，手法亦不可乱施；若一旦被伤，势以难支，设手法再误，则万难挽回矣，此所以尤当审慎者也。盖正骨者，须心明手巧，既和其病情，复善用夫手法，然后治自多效，诚以手本血肉之体，其婉转应用之妙，可以一己之卷舒，高下疾除，轻重开合，能达病者之血气所滞，皮肉肿痛，筋骨挛折，于情志之若欲也，较之于器具从事于拘制者，相去甚远。是则手法者，诚正骨之首务哉。"

4.《难经》

《难经》全称《黄帝八十一难经》，共 3 卷。原题秦越人（扁鹊）撰，但据考证，该书是一部托名之作。约成书于东汉以前（一说在秦汉之际），是经过较长时间不断地修改、补充而成。该书以设难答疑的形式和体例予以编纂，解释经络脏腑、疾病诊法等 81 个难题，故名为《难经》。

《难经》内容的第 1～22 难，论脉；第 23～29 难，论经络；第 30～47 难，论脏腑；第 48～61 难，论疾病；第 62～68 难，论穴道；第 69～81 难，论针法。该书以基础理论为主，推演《黄帝内经》的微言奥旨，发挥至理，剖析疑义，结合部分临床医学，在基础理论中更以脉诊、脏腑、经脉、腧穴为重点，且有不少独到的见解。如首创独取寸口和分寸关尺的三部候脉法，一直沿用至今，为中医诊断的一大特色；系统地论述了奇经八脉的循行和功能，弥补了《黄帝内经》经络学说的不足；提出了与《黄帝内经》不同的三焦、命门学说等等，其中经脉、腧穴等内容对推拿临床具有指导意义。

5.《针灸大成》

《针灸大成》又称《针灸大全》，共 10 卷，系中医针灸学著作。为明代杨继洲撰，靳贤校正。刊于万历二十九年（1601）。作者在早年撰写的《卫生针灸玄机秘要》（已佚）一书基础上，进一步汇集了多种针灸文献编撰而成。该书在卷九选录了陈氏（佚名）《小儿按摩经》一书。

6.《四部医典》

《四部医典》是公元 8 世纪西藏的宇妥·元丹贡布所著。元丹贡布自幼随父习医，后来从师于入藏的汉医东松嘎瓦（藏王赐名，意为"四方三界最好的人"），成为一代名医。他又游历各地，学习各种医学知识，回藏后，花费了 10 年时间，完成了《四部医典》，这部藏医药最优秀的医典的问世，标志着藏医药学体系的形成。

《四部医典》是以药王与五个化身相互问答的形式成文的，这与《黄帝内经》的写作形式十分相像。行文是以七字句或九字句的诗歌为体裁，详尽地论述了系统的医学知识。第一部分是论述藏医在生理、病理、诊断、治法等方面的基础理论，名为《总则本集》；第二部分是取类比象的方法进一步阐述理论，叫《论述本集》；第三部分是讨论临床各科疾病的内容，叫做《秘诀本集》；第四部分是介绍药物知识和炮炙法及内外治法的，叫《后读本集》。这部医书是历代藏医学习时的必读书，有"不读《四部医典》，不可为人医"之说。为了配合该书，18 世纪时还绘制了一套彩色的系列挂图，展示了人体的解剖形态和胚胎发育过程等，包含的内容十分丰富。且图画形象逼真，色彩艳丽，在古代医学史上十分罕见。

三、古代部分推拿著作

1.《黄帝岐伯按摩》

此书为佚名撰，但书已佚。其书名见《汉书·艺文志》。《抱朴子·遐览》中也曾提到有《按摩经导引经十卷》。

2.《按摩要法》

《按摩要法》1 卷为佚名撰，但该书已佚。其书名见《崇文总目辑释》《宋史·艺文志》。

3.《按摩法》

《按摩法》1 卷为佚名撰，但该书已佚。其书名见《宋史·艺文志》。

第二节　明代推拿著作

1.《袖珍小儿方论》

此儿科专著是最早记载小儿推拿疗法的文献，约系明代徐用宣（浙江兰州人）纂辑。于永乐乙酉年（1405）刻版，记述了一些小儿推拿穴位和家传秘诀。后在庚戌年（1490）又印行一次，嘉靖壬辰年（1532）又由钱宏重刻一次。这几个版本均早已失传。

万历甲戌年（1574），太医院吏目庄应祺根据钱氏重刻本校订补要再版，更名为《补要袖珍小儿方论》，全书共 10 卷。卷十附有"针灸图形"，最后并附《秘传看惊掐筋口授手法论》一则，即小儿推拿疗法。其内容所述甚为简略，有手足穴位图及推掐各法，并附诸惊推拿法，与后世推拿专书所述大略相似。

2.《秘传看惊掐筋口授手法论》

《秘传看惊掐筋口授手法论》中不称小儿推拿，而称"看惊掐筋"，可能为小儿推拿疗法较早的称谓。因为小儿推拿疗法的适应证，最初是以治疗"惊风"为主，而手法以"掐法"为基础（晋代江苏名医葛洪编著的《肘后方》一书，就有掐人中以救猝死的记载，至今仍是小儿推拿疗法掐惊的主要手法），所以称为"看惊掐筋"（至今苏北一带民间对小儿推拿仍称看惊）。

3.《保婴神术·按摩经》

明代的《保婴神术·按摩经》，为目前所知最早的小儿推拿疗法专著。该书原刊在坊间未见有单行本流传，仅附载于《针灸大成》卷十内，并经删节，题名为"保婴神术"，所以又称为《保婴神术·按摩经》。

查考《保婴神术·按摩经》的作者，于《针灸大成》卷一的《针道源流论篇》中曰：《小儿按摩经》系《四明陈氏著集》（注：《按摩经》最后，还有陈氏经脉辨色歌一首）。

《针灸大成》卷一还转引元代滑伯仁《难经本义》四十难和六十一难的注释中有"四明陈氏曰……"等字样，《难经本义·本义引用诸家姓名》说："陈氏瑞孙，字庭芝。本朝庆元人，温州路医学正，与其子宅之同著《难经辨疑》。"本朝系指元代，庆元就是现在的浙江鄞县，又称四明。由此推测《小儿按摩经》的作者四明陈氏可能是指元代陈瑞孙或陈宅之父子。

《针灸大成》一书，是以明代徐凤（浙江兰州人，也有说是江西人）编著的《针灸大全》为蓝本扩充而成的。《针灸大全》原附有《小儿按摩经》1卷（见曹炳章著《中国医学大成总目提要》），但日本宽文十一年（1671）雕刻的《针灸大全》和人民卫生出版社出版的《针灸大全》都没有此卷。《针灸大成·卷十》所辑的《保婴神术·按摩经》，可能是由原本《针灸大全》转引的。原著当是明代中叶的作品，因为《针灸大成》冠有明代万历辛丑年（1601）由赵文炳的序言一则，可见本书是1601年以前的作品。在附入《针灸大成》以前，本书是否已经出版过单行本，现尚无法考证。

《保婴神术·按摩经》强调小儿病证非脾即肝；小儿不宜针刺，故首创小儿按摩八法，并提出了"黄蜂出洞""水底捞月"等儿科常用的30余种按摩复式手法以及对32种惊证的不同按摩手法。有些手法至今仍在临床中应用。

4.《小儿推拿方脉活婴秘旨全书》

《小儿推拿方脉活婴秘旨全书》又称《新刻小儿推拿方脉活婴秘旨全书》《小儿推拿活婴全书》《小儿推拿方脉全书》《推拿全书》《小儿推拿秘旨》。该书刊行于明代万历甲辰年（1604），卷一为总论、诊断、穴位及手法；卷二为疾病歌诀。《中国医籍考·方论五十三》曰："万历甲辰胡连璧校刊《活婴秘旨推拿方脉》1卷。题曰：金溪龚云林述撰，太医姚国祯补辑。"龚云林原名廷贤，字子才，早年曾隐居在（江西金溪县）的云林山中，所以取别号为"云林"。

《小儿推拿方脉活婴秘旨全书》以歌诀的笔法，详细论述了各常用穴的应用手法、主病意义及十二种复式手法的施用顺序，并各附图式。书中不仅讲述小儿推拿疗法，并载有小儿方脉（内、外科疗法及灯火燋法），曹炳章的《中国医学大成》誉其为"推拿最善之本"。该书在叙中曰："育养小儿，难事也。盖因体骨未全，血气未定，脏腑薄弱，汤药难施。一有吐泄、惊风、痰喘、咳嗽诸症，误投药饵，为害不浅。唯推拿一法，相传上帝命九天玄女按小儿五脏六腑经络，贯串血道，因其寒热温凉，用夫推拿补泄。一有疾病，即可医治，手到病除，效验立见，洵保赤之良法也。但此专用医者之精神力量，不若煎剂丸散，三指拈撮，使易从事，故习者少而真传觌矣。予得此良法秘书已久，历试都验；不忍私藏，意欲公世，因而手著，最为详晰，分为上、下2卷。养育之家，开卷了然，随用之效。育婴妙法，尽载斯编矣。"1958年，江苏人民出版社据经国堂本并参考藻文堂、五云堂、保仁堂本校订出版。

5.《小儿推拿秘诀》

《小儿推拿秘诀》是专门讲述小儿推拿疗法的专著，为明代周狱甫（于蕃）纂辑。据《中国医学大成总目提要》记载，"是书初刻于万历乙巳年（1605），重刻于万历丙午年（1606），三刻于万历四十年壬子年（1612）。三改其稿，为之翻刻……清，鹅湖张开文四刻于康熙二十四年（1685）。"原拟收入《中国医学大成》中，惜未刊行。《厘正按摩要术》中引此书处颇多。《明史·艺文志》（中华书局本）将周于蕃误作"周子蕃"。

《小儿推拿秘诀》一书，系从《小儿按摩经》发展而来的，内容为有关小儿疾患的辨证、治疗上的歌诀，包括手法及处方。书中将推拿多种多样的手法归纳为按、摩、掐、揉、推、运、搓、摇八法，颇得后世推崇。原书自序说："小儿推拿之说，其来已旧，而书不概见焉。自余年廿七，乃始举长子，且多疾。有黄冠善此术，请试之觉验。然得自口授，习而不察，语也不详也。顾不佞每留心此书。忽一旦偶得之，若有所授之焉者。然又不无错谬，因细心历访诸方士暨凡业此术者，陆续参订，有得即录之，渐次明尽，几欲梓之以传世……惟此推拿，一着取效于面步掌股皮骨之间，盖面步掌股与藏府相连……倘能察其病证，循其穴道，施以手法，而汗吐下三者尤能得诀。大者又稍兼以药饵，未有不随试而随效者也。"

目前，《小儿推拿秘诀》尚有几种抄本，其内容大同小异，一种有《小儿推拿秘诀引》一首，与《医学籍》所引周氏自序相同，与曹炳章氏介绍的书目次序亦同；一本是《秘传推拿妙诀》，题为蒲圻周于蕃（岳夫）氏辑注。嘉善钱汝明（用晦）参订。乾隆四十一年（1776）印行。内容和本书大致相仿，唯其章节次序之排列略有颠倒，并由钱氏补入一些材料。还有一本《推拿仙术》，也系明代周于蕃著，为南汇杨季藩抄本，其所据底本为明万历四十年（1612）《小儿推拿秘诀》的三刻本。

6.《秘传推拿妙诀》

《秘传推拿妙诀》是以明代周于蕃纂辑的《小儿推拿秘诀》为蓝本，由清代钱汝明参订增补而成，另撰有《补遗》1卷。均为清抄本。书前有乾隆四十一年（1776）钱汝明序，说："推拿一道，古曰按摩，上世活赤婴以指代针之法也。盖以气血未充，药饵有碍肠胃，针砭不利肌肤。惟当按穴拿之，以舒其气。对症推之，以和其血。阴阳调则诸病自去，补泻寓而本原不伤，诚保婴之神术，岂同等闲也哉。余幼多疾病，家大人官京师，因得宜兴张崖云孝廉《按摩仙诀》一篇，试之屡验。及长而诵读其文，但嫌其简而不备。近得……周于蕃一书，观其参合指归，汇考同异，抉奥阐微，条贯井井，探而益深，索之而益远焉。第相传已久，颇多残块错讹，乃复取其本，手自编摩，细加参订。更采先贤绪论，以集中之所未及。倘有志斯业者，精习而妙施焉，未必无补于世云尔。"后附有钱汝明著《补遗》1卷。现存清抄本。

7.《急救小儿推拿法》

《急救小儿推拿法》2卷为明代姚国祯述辑，原书已佚。《中国医籍考·方论五十三》曰："万历（1573—1619）中刘氏乔山梓行《急救小儿推拿法》2卷，署曰：太医院姚国祯述辑。"

8.《按摩导引诀》

为明代高濂撰，收录于《居家必备·奉养》中。

9.《古仙导引按摩法》

《古仙导引按摩法》1卷为佚名撰，见于《道藏精华录》第三集。

10.《慈幼秘传》

《慈幼秘传》1卷为明代佚名撰，原书未见。据《中国医籍考·方论五十三》载，其有关推拿内容与《小儿推拿秘诀》及《幼科百效全书》相同。

11.《医学研悦》

《医学研悦》为明代李盛春撰，汇辑于明天启丙寅（1626）孟冬，全书共有10卷。卷十附《小儿推拿》。李盛春，字太和，湖北江陵人，为明代医家。

12.《幼科急救推拿奇法》

《幼科急救推拿奇法》2卷为明代龚居中编著，现存本为闻国清据建邑书林刘大易刊本的抄录本。《中国医籍考·方论五十三》曰："龚居中《幼科百效全书·序》：'余家庭授受疗男妇之法，奇正不一。独小儿推拿，尤得其传，转关呼吸，瞬息回春，一指可贤于十万师矣。'而其法与亡名氏《慈幼秘传》、李盛春《医书十种》及是书（指《小儿推拿秘诀》）所载不异。则推拿之术，未审出乎何人。"在龚居中的另一著作《红炉点雪》卷四中，记有"祛病延年一十六句之术"，介绍了一些自我按摩的方法。

13.《福寿丹书》

《福寿丹书》为龚居中所著，共7卷，为明代养生专著，成书于明天启四年（1624）。

初刊时名《福寿丹书》（一名《五福万寿丹书》）为6卷本。篇目有"安养篇、延龄篇、服食篇、采补篇、玄修篇、清乐篇"。后于崇祯三年修订时，删去了"玄修篇"和"清乐篇"，增补了"脏腑篇"，取名《万寿丹书》5卷本。

《福寿丹书》内容包括安养篇，主要阐述衣、食、住、行、宜忌与长寿之关系；延龄篇，载诸仙修炼图势及秘诀；服食篇，录有关抗老防衰、益寿延龄之食疗、食养方；采补篇，介绍吕祖采补延年秘箓与房中养生至要；玄修篇，授气功、炼丹之术，乾坤交媾之法；清乐篇，宣传清乐之乐；脏腑篇，论述脏腑对人体之重要性与保护之方。

第三节　清代推拿著作

清代小儿推拿疗法的专门著述如雨后春笋，十分丰富。这些专著，大多是继承明代的几部小儿推拿疗法专著而发展起来的。如以明代周于蕃氏的《小儿推拿秘诀》为蓝本而扩充的；以明代龚云林的《小儿推拿方脉活婴秘旨全书》为蓝本而扩充的；此外还有一部分内容独特的小儿推拿疗法专著。

1.《小儿推拿广义》

《小儿推拿广义》又名《推拿广意》《幼科推拿广意》。为清代四川熊应雄（运英）编辑，王元璐（尔调）参阅，湖南陈世铠（紫山）重刻。此书内容，略与明代龚云林所撰《小儿推拿方脉活婴秘旨全书》相近，可能是根据该书重新编辑的。其中有熊应雄之序说："偶得一编，乃推拿之法，诚治小儿金丹。苦无高明讨论。藏之有年，丙辰岁……陈公神于用兵，已声播寰区，而又善于此术，精此术，余得旦夕请正……而名曰'推拿广意'。"书中没有注明题序的年月，清代的丙辰共有4个，最早的一个是康熙十五年（1676）。康熙辛未年（1691）骆如龙所编的《幼科推拿秘书》，是以此书为蓝本而写成的，因此此书大约是在 1676 年以后刻版，可能是清代现存最早的一部小儿推拿疗法专著。

《小儿推拿广义》全书分 3 卷。上卷首列总论，说明推拿在治疗上的作用，论述小儿病证诊断方法，并特别强调望、闻二诊的重要性，密切注意囟门、面部、虎口、指纹，以及神情、声息等变化，然后结合主治病症分别介绍推拿部位，并用 20 多幅推拿手法图解说明常用的推拿操作方法；中卷列述胎毒、脐风等 21 类儿科病证的推拿手法；下卷则列述了 16 类疾病的 185 方及应用方法，其中包括内服、外治等处方。全书将推拿按摩之理论与小儿生理特点相结合、图文并茂，论述较详。有人提出此书内容与《小儿推拿方脉活婴秘旨全书》的内容相近，可能是根据该书重新编辑的。但此书的内容则比前者丰富、详细，虽亦以歌诀论述为主，但附有诸多图式与论述说明，内容更加生动。

由于《小儿推拿广义》按摩手法轻灵而具体，十分切于实用，在民间流传颇广，有光绪（1888）的重刊本，还有石印袖珍本，1954 年上海锦章书局有石印本发行，1956 年人民卫生出版社出版了排印本。

2.《幼科推拿秘书》

《幼科推拿秘书》为清代历阳（今安徽）骆如龙（字潜庵）著，骆民新（际清）抄订。在该书清代乾隆乙巳年（1785）金陵四教堂的刊本，题作"骆潜庵手著，重订幼科推拿秘书"。书前，有其子骆民新在雍正三年乙巳年（1725）的一首序言，记叙他父亲的话曰："余得此良法秘书已久，历试都验。不忍私藏，意欲公世，因而手著，最为详晰。分为 5 卷，附似祝由，俾养育之家，开卷了然……斯编编订于康熙辛未（1691）……因序于历阳秩城丹台之书屋，以待梓。"骆民新在序言里又说："迄今雍正三年乙巳中秋，不肖男民新自颍州学退老，过白下，敬检付梓。"另外，1924 年商务印书馆发行了一种铅印本，里面没有骆民新的序言，全书只有 4 卷。曹炳章氏在《中国医学大成总目提要》里指出，此书为"坊间之印本，书仅四卷，其卷五及效药方 15 页。是书则以五卷足本。校正圈点重印"，惜未出版。

《幼科推拿秘书》全书共 5 卷，叙述条理清楚，插图清晰。卷一为赋歌论诀秘旨，用歌诀重点论述了对婴幼儿的保养和病证诊断，介绍了观形、察色、审音、切脉之法，其中的"五指定证法""五视法""视周岁法"等论述简洁，卓有见地；卷二附图解与歌赋介绍穴位及常用取穴总则，以及头、面、手指等部位常用的小儿推拿穴位与推拿方法；卷三介绍推拿手法，论述常用的 32 种手法的操作、作用及十三大手法推拿注释；卷四为推拿病证分类，介绍儿科 24 种常见病证的病机与推拿方法，以及 24 种惊证的辨证准则与推拿方法；卷五附录幼科药方以辅推拿之不及，介绍了常用儿科方药的组成与制剂。该书曰："推拿一书，其法最灵。或有不灵，认穴之不真耳。即如头为诸阳之首，面为五脏之精华，十指联系于周身之血脉，穴不真则窍不通，窍不通则法不灵。故予于斯书，首著诀法总纲，次详全身经穴，而图象昭焉，手法明焉，百病除焉。""推拿小儿，由初生月内，以及周年三五岁时，手法少，去病速，良甚便也。及八、九、十岁，童年渐长，难施手法之万遍，必以药饵济之。"由于该书体例和《小儿推拿广义》颇为近似，故可能是以该书为蓝本而写成。1957 年，上海卫生出版社出版的《幼科推拿秘书》是一种 5 卷足本，但其中没有骆民新的序文，书末所附祝由科的 8 个方子也予以删除。

3.《推拿辑要》

《推拿辑要》为清代周松龄（仙渠）编著，道光甲辰年（1844）印刷发行。书前有周松龄及赵有悟的序言二则，曰：栖霞人李芹，擅长小儿推拿，著有《福婴指掌》。嘉庆壬戌年（1802）李芹至周松龄家乡，传授小儿推拿术于周的父亲，周父又传授给周松龄。后来，赵有悟把莱府某医《推拿授秘》二本及吕阳诸生征典张先生所藏曾本《推拿真诀》一书赠于周，周乃根据这几本书而编成本书。

该书前载有曾本《推拿真诀》原序一则，但没有记载题序的年月和题序者的名字。

本书内容，大多和《推拿秘书》相似。书里有时也提到《推拿秘书》，可能是由《推拿秘书》补充而成的。

本书外间已少有传本。后由朱乐天根据《推拿辑要》翻印，改题为《小儿推拿辑要》，1934年由安东诚文信书局出版铅印本。

4.《推拿易知》

根据许敬舆在《增图考释推拿法》（1953年上海中医书局出版）序文里的说法，《推拿易知》是清代作品。许氏曰："著者名佚，实即广意，原文略加炉造者，无所发明。"1919年上海新华书局及1931年文明书局出版的两种铅印本，字和图都很清晰。

5.《秘传推拿妙诀》

《秘传推拿妙诀》题为"蒲圻周于蕃（岳夫）氏辑注，嘉善钱汝明（用晦）参订"。书前有乾隆四十一年（1776）年钱汝明之序一首，略云："推拿一道，古曰按摩。世上活赤婴，以指代针之法也……余幼多之疾病，家大人官京师，因得宜兴张麐云孝廉'按摩仙诀'一篇，试之屡验。及长，读其文，颇多残缺错讹……手自编摩，细加参订。更采先贤绪论以补集中之所未及。"

由此可见，此书主要是根据周于蕃氏《小儿推拿秘诀》而扩充的。不过它的次序已经有了变更。并且还由钱汝明补入了一些内容，如"原病因治法"，"四证八候说""一拿说""节饮食说""字法解""补推指法"等，都是《小儿推拿秘诀》所没有的。

另外，书后还附有《补遗》1卷，乃钱汝明所述撰。其中除去"张麐云先生口授按摩仙诀"一则以外，大多是讲述一般儿科症治的理论和方法。

6.《厘正按摩要术》

《厘正按摩要术》又称《厘正按摩要诀》，为清代江苏宝应人张振鋆（号惕厉子，原名醴泉、字筱衫、广文）编纂，张质（幼樵）和韩广宏（毅庵）校刊，刊在张氏自刻的《述古斋医书》内，光绪己丑年（1889）刻印。光绪壬辰年（1892）上洋翼化堂出版的述古斋《幼科新书》，内容与之完全相同。1922年上海千顷堂书局石印本。题作《小儿按摩术》。1934年，上海中医书局从《述古斋医书》内将此书单独提出印行。1955年，人民卫生出版社又重新影印发行。

该书4卷的主要内容，据张氏自序，是根据明代周于蕃的《小儿推拿秘诀》一书厘正增补，才改为今名。书中前列诊断法，除详载一般常用的（望、闻、问、切）四诊法外，更增有胸腹按诊法，这是其他医书少见的；次为治疗法，辑录按、摩、掐、揉、推、运、搓、摇、汗、吐、下、针、灸……等法有28种之多，每种方法又分为若干细目。另外还列有取穴法，并有数十幅附图和文字的解说。最后又论列24种儿科常见疾病的按摩疗法，并配合内服、外敷等药物疗法。由于作者广泛征引有关文献，不仅在内容上有较大的增补，编次也更为条理系统。

7.《推拿心法摘要》

曹炳章氏在《中国医学大成总目提要》里，曾经介绍《推拿心法摘要》一书说："原书首缺二页，著者阙名无考，现由炳章增辑。读其大义，多采自周氏《推拿秘诀》及《小儿拿惊法》……其未备之法，由炳章增入夏禹铸数则，拿惊法数则，似已美备，是为推拿书中之心传要诀矣。"惜未出版。

8.《保赤推拿法》

《保赤推拿法》为清代河南新息人夏云集（字英白，号祥宇）编著，现存最早版本为光绪十一年（1885）刊本。后经许敬舆（公岩）增入手法图和穴位考释，题作《增图考释推拿法》。

此书对后世小儿推拿疗法的影响很大，如《推拿抉微》（1930年出版）及《增图考释推拿法》两书，都是以此书为蓝本而写成的。1933年，《保赤推拿法》由上海中医书局出版。

9.《小儿推拿简诀》

《小儿推拿简诀》为清代王祖源辑。光绪己卯年（1879）刻版。光绪乙未年（1895）再版。此书附在《引种牛痘法》（贵池刘信天堂重刻本）一书之后。根据王祖源自序，云：王氏在道光庚戌年（1850），获得邱熺（浩川）《引痘略》一书。后在咸丰辛亥年（1851）和擅长小儿推拿疗法及种痘法的"莱阳医士孙翁"共同试验种牛痘法。同治甲戌年（1874），王氏出守四川龙安郡，因设立保赤局，施种牛痘，于是又把《引痘略》重行整理，补充了一些技术操作，并为之酌定章程，附录于后，编成《引种牛痘法》一书，此卷即附于书后。

此书内容十分简短，手法除"开天门"一法以外，和其他小儿推拿专书所载都不相同（主要是着重推掐小儿中指、无名指及食指）。

10.《推拿述要》

《推拿述要》一书据《中国医学大辞典》所说，是清余懋撰，当时推拿之法最通行者为曾氏《幼科铁镜》，然其中谬误处颇多。此书就曾氏书删其繁冗而难信，存其简要而易行者，虽卷帙寥寥，亦可资参考云云。许敬舆在《增图考释推拿法》里也说："余懋苦《铁镜》之繁杂而删节之，著《推拿要略》。"因未见其书，不详其出版年月。

11.《幼科铁镜》

《幼科铁镜》为清代贵池卓溪夏鼎（禹铸）著，书前有康熙三十四年（1695）辽阳梁国标（正夫）序，略云："夏子禹铸，为秋浦儒家世族，早登贤书。予于薄书之暇，每咨而访焉……问出其所著《幼科铁镜》。"此书大约是在1695年左右刻版的。书内有一段话："大指面属脾，画家画手掌，不把大指画正面，乃画家之正法，前人只得以脾土字写在侧边。后人误认，以讹传讹，遂以大指之侧边为脾，余故将前掌图大指移作正面。"《小儿推拿广义》正是把脾土画在大指侧边。因此，疑此书是在《小儿推拿广义》之后刻版的。

《幼科铁镜》全书共分6卷，原是一般儿科专书，书中内容为如何望形色及辨别初生儿各症候的方法；惊痫、麻疹、伤寒及诸杂症的辨证和治疗；药性以及方剂的应用。书中附有推拿疗法，论述了如何正确施行推拿手术。书中《凡例》曰："凡症所载推拿者，俱属必效。不准者，如老汉扳罾、猿猴摘果之类，尽行删汰。凡症推三关，必须少推腑上以应之；推六腑，必须少推三关以应之；防补泻太过。"书中《推拿代药赋》常为后人所引用。《凡例》中又曰："凡推拿，古人以之代药。后人竟以推拿为儿戏，并不知推应何经，拿应何脏，所代何药，以致轻症加重，重予速死。予特载出某推当某药，某拿抵某味，使人晓得用推拿，便是用药味。药味既不可误投，推拿又何可乱用。"

该书虽非小儿推拿疗法专著，但后世小儿推拿科却颇多引用此书。因此，此书在民间亦流传甚广，有七八种版本。1958 年，上海卫生出版社据清光绪乙未年（1895）贵池信天堂刊木排印出版。

12.《推拿述略》

《推拿述略》1 卷为清代夏鼎著，清代余懋（啸松）删订。该书系据《幼科铁镜》删订而成，收录于《白岳（上为山，下为狱）盘盒缀医书五种》中，为清光绪年间（1875—1908）刊本。

13.《幼科百效全书》

《幼科百效全书》据《医籍考》中曰："龚居中幼科百效全书序：余家庭授受疗男妇之法，奇正不一，独小儿推拿，尤得其传……而其法与亡名氏《慈幼秘传》、李盛春'医书十种'及是书（指《小儿推拿秘诀》）所载不异。"（按：龚居中是清初人，为江西金溪龚云林先生的后裔，因此，他的小儿推拿疗法是得自家传的。可惜本书现在很少流传，一时无法查对。）

14.《济婴撮要》

《济婴撮要》为清代吴灿（云亭）编辑，嘉庆元年（1796）刊本题作《增订济婴撮要》。此书本是儿科专书，但其卷三中引有夏禹铸《幼科铁镜》的小儿推拿疗法及灯火燋法。

吴氏有按语曰："推拿一术，神功莫测……譬如痉厥惊风，牙关紧闭，虽有丹药，无可如何。惟以徐徐推醒，然后用药，不致束手无策……《幼科铁镜》一书所载推拿、灯火燋俱属良法，人皆忽而不悟，其各穴部位，与铜人图无异。余宗其法，数一仁年来，治效颇多"，并提出"无拘女男，俱（推）在左手左脚"。

15.《幼科集要》

《幼科集要》为清代武宁方略（南熏）纂辑，南昌胡邦怀（晓云）校刊，道光十八年（1838）刊印。

此书是儿科专书，内容是以夏禹铸的《幼科铁镜》及陈飞霞的《幼科集成》两书为蓝本，再参考其他儿科书，其间附方是自己的意见而写成的。其中也附有小儿推拿方面的内容，如汗法、吐法、下法、开璇玑法、伤寒推法、伤热推法、伤食推法、卓溪家传推拿秘诀（根据夏禹铸《幼科铁镜》，略有增改）等。

16.《妇婴至宝》

《妇婴至宝》原是清代徐尚慧集"达生篇""遂生篇""福幼篇"诸书而成。内容是叙述有关幼婴保健方面的材料。后来又由王兆敖在同治十二年（1873）增入《小儿推拿广义》中的一些辨证推拿方法。

17.《针灸指南》

《针灸指南》题为古寿昌余纯一清道人编，海盐孙勉之校。前有乙亥年（约 1875）自序一则，说："将针灸大成中应须选读者，详加审订……其有不合者，汰而去之；有须活参者，则两存之……并将小儿推拿法所应读者，亦附于后，名曰'针灸指南'，盖以便初学者也。"因此，本书内容多是摘自《针灸大成》，所附小儿推拿疗法，也是由"保婴神术按摩经"摘出的，其中主要有"手歌法""要诀"两则。

18.《验方新篇》

《验方新篇》为清代鲍相璈（善化）编纂，道光二十六年（1846）刊行。该书卷上"小儿科"痘症门中，附有"推拿法"一则，与《厘正按摩要术》所介绍的发汗推拿法略相近似。

19.《一得集》

《一得集》为清代浙江释心禅著，光绪庚寅年（1890）刊刻。该书类似医话体裁（附验案），讲述医论文字，颇多可取处，其中有"推摩法论"一则，讲述小儿推拿疗法，十分中肯。曰："推摩法乃先师之真传秘法。按病推之，有立竿见影之效。因后世不得传授手法，以致弃置不用，几乎失传！盖小儿脏腑柔脆，一受风寒暑湿之邪，即便发热，或受惊吓……医者不能见病知源，发表、清里，用药杂投，则以小儿柔脆之脏腑，运化乳食，尚且不逮，何能再加猛烈之药性，岂有不反增药病耶？何如推摩法，既稳而又速效哉。近来是术盛行，而精者不一、二觏。其法：以手五指分主五脏。指尖属脏，本节属腑。热清，寒温，实泻，虚补，分顺逆推、左旋、右旋，以定温清补泻之法。俱有下数：或三百，或五百，不可乱推。又有揉以运气，掐之定惊。面上亦各有所主之部位，肚腹手足，俱可推摩。有十大手诀做法，乃先师之秘法也。"

20.《小儿推拿直录》

《小儿推拿直录》为清代钱怀村辑，约成书于1793年。现存稿本一册。

21.《按摩经》

《按摩经》是现存最早的一本成人推拿专著。根据书内的记载，本书是清康熙三年（1664）以前的作品，在嘉庆丁丑年（1817）又有人进行了整理补充，可惜作者都没有留下姓名。

该书中的"手法二十四则"，介绍了二十四个推拿手法以及穴位、操作方法、作用和适应证等。这二十四法是该书的主要治法，应用相当广泛。临症推拿若能灵活选用，对某些病可以取得很好的效果。

22.《陶朱公致富全书》

《陶朱公致富全书》为清代人作品，但无撰述人姓氏，亦无刻版年月。卷四中，有"卫生至要"一章，介绍了一些推拿术语。因为本书不是医学书籍，所以很少有人知道。它所介绍的推拿术语，包括小儿推拿和成人推拿疗法。小儿推拿方面的有：凤凰单展翅，运八卦，一窝蜂，按上三关，下六腑，分阴阳，合二气（小儿推拿疗法专书称"合阴阳"），内劳宫，外劳宫，温柔软款。按曲池、尺泽、少海，兼摩按少商、鱼际并合谷，轻揉，重捺按……发汗须按三扇门，退热为凉要下六腑。又指按摩五经节都要遍，等等。

23.《动功按摩秘诀》

《动功按摩秘诀》2卷为清代江启贤（肇开）、汪启圣（希贤）同选注，收录于丛书《济世全书》中，但仅在清代殷氏梓行本中存有此书。该书上半部分记载了瘫痪、劳伤、臌胀、伤寒、头痛、哮喘、肺痈、瘰疬、痔疮、癫痫、月经不调等内、外、妇、五官科病症的推拿治疗。

24.《延年九转法》

《延年九转法》为清代方开原著，颜伟记述。据雍正乙卯年（1735）颜伟在书前所述："方老人，名开，新安人。莫知纪年……方君曰：'吾道之妙，医不假药。体乎易简之理，合乎运行之数。天以是而健行，人以是而延生，岂第却病已乎！'乃语以延年九转法，其道妙合阴阳，中按节度。余循习行之，疾果渐减……余不敢自秘，绘图列说，付之剞劂，以广其传。"

《延年九转法》记述了摩腹的操作方法和功效，认为"摩腹之法，以动化静，以静运动。合乎阴阳，顺乎五行。发其生机，神其变化。故能通和上下，分理阴阳。去旧生新，充实五脏。驱外感之诸邪，消内生之百症。补不足，泻有余"。书中介绍有九个基本动作图，依次进行，每日 3 次，长期锻炼以达到保健的目的。《颐身集》《内功图说》中，均收录有本书。《中国医学大成总目提要》中也提到清代方开《摩腹运气图考》一书。

25.《一指阳春》

《一指阳春》1 卷为道光二十九年（1849）抄本，佚名撰，内有展指十则一篇，对推拿手法有所阐述。

26.《理瀹骈文》

《理瀹骈文》又名《外治医说》，为清代吴师机（尚先）著。该书对于应用各种药物制剂来进行推拿这方面阐述尤详。1955 年人民卫生出版社出版影印本，1984 年出版注释本。

27.《推拿秘诀》

《推拿秘诀》为清代姚典撰。据同治十二年（1873）《广信府志·方技》记载："贵溪庠生姚典，字训亭……善推拿法……著有《推拿秘诀》……兵燹后其稿皆失。"

28.《推拿摘要》

《推拿摘要》为清代王兆鳌（学汾）辑，该书摘录于《小儿推拿广意》和《幼科铁镜》的一部分内容。清同治十二年（1873）增入《妇婴至宝》中，此外，光绪二十三年（1897）刊行的《醒济撮要》也收入有该书。

29.《一指定禅》

《一指定禅》为佚名撰，原书系光绪甲午年（1894）抄本。

30.《推拿总诀仿歌》

《推拿总诀仿歌》为佚名撰，原书系清光绪三年（1877）抄本。

31.《推拿三字经》

《推拿三字经》为清代登州宁海（今山东牟平）人徐宗礼（字谦光、号秩堂）著。该书前有光绪丁丑年（1877）自序。它集前人经验，以三字经的形式介绍了小儿推拿疗法，并附图说明了 40 个穴位及手法。治疗时均取左侧肘臂以下的穴位。还附录了"十二经循行部位歌"和"四言脉诀"。原书为抄本。

《推拿三字经》所记载的推拿技法，多为治疗当时民间流行的某些成人及小儿疾病时所用，尤其对痢疾、腹泻、脱肛、霍乱、瘟疫、痨瘵、痰喘、疮肿、惊风，癫狂、牙痛、腹痛等病的症状、诊断、取穴、预后、疗效等方面，叙述较详。

32.《内功图说》

《内功图说》又名《内功图编》，为清代潘霨（伟如）编。该书记述了一些自我推拿和练功方法（《易筋经》《八段锦》等），还附有方开《延年九转法》等内容。1956 年人民卫生出版社据清光绪七年（1881）王祖源校刻本影印。

33.《巢氏病源补养宣导法》

《巢氏病源补养宣导法》2 卷为隋巢元方原著，廖平辑录，曹炳章续辑。该书辑录了巢元方《诸病源候论》中的导引及自我推拿诸法。曹炳章曰:"隋,巢元方《诸病源候论》搜集能治病之各法,录于各病源之后,以代药治,并研廖平汇辑成编,名曰《巢氏病源补养宣导法》。惜乎只辑其半,尚非全璧。炳章复辑其佚,并再考修莨各之各病疗法,汇集续编,附刊于后,以轴药治之不足。"廖辑原书,有《六译馆丛书》本(1913年成都存古书局版),廖辑及曹氏续辑,有《中国医学大成》本。1980年人民卫生出版社出版的《诸病源候论校释》也将《诸病源候论》原文中所附的《养生方》及《养生方导引法》等内容,另行校释,集中于全书之后,可作参考。

34.《幼科推拿全诀》

《幼科推拿全诀》1卷为佚名撰,有旧抄本二册。

35.《古法推拿图》

《古法推拿图》系佚名撰,为戴文莲抄本。

36.《秘本小儿推拿》

《秘本小儿推拿》系佚名撰,为旧抄本。

37.《推拿易知》

《推拿易知》1卷为清代佚名撰,1919年由上海中华书局排印出版。

38.《推拿保幼录》

《推拿保幼录》3卷为清代张世纬辑,原书系稿本。

39.《推拿神书》

《推拿神书》为清代吴澄(鉴泉、师朗)著(据《不居集·吴师朗传》),原书未见。

40.《推拿心法摘要》

《推拿心法摘要》1卷为佚名撰,原书未见,《中国医学大成总目提要》曰:"原书首缺二页,著者阙名无考,现由(曹)炳章增辑,读其大义,多采自周氏《推拿秘诀》及《小儿拿惊法》……其未备之法,由炳章增入夏禹铸数则、拿惊法数则,似已美备,足为推拿书中之心传要诀矣。"后未出版。

41.《小儿拿惊法》

《小儿拿惊法》为佚名撰,原书未见,见《中国医学大成总目提要》。另有《廿四惊推拿手法诸症绘图》抄本一册(约在民国初年),内容是否有关联不详。

42.《推拿要诀》

《推拿要诀》为清代袁大标撰(见《奉贤县志》),该书已佚。

43.《推拿全书》

《推拿全书》为清代佚名撰(见《增图考释推拿法·序》),该书已佚。

44.《推拿指掌》

《推拿指掌》为清代佚名撰(见《增图考释推拿法·序》),该书已佚。

45.《推拿秘要》

《推拿秘要》1卷为清代张云川(坤岩)撰(见《川沙县志》),该书已佚。

46.《卫生按摩法》

《卫生按摩法》系戈绍龙编,1918年由上海有正书局印行。

47.《推拿指南》

《推拿指南》系唐元瑞编，刊于 1905 年。该书共 7 卷，前 6 卷乃辑前人各家所说，介绍了翻胃、噎膈、呃逆、诸疮等成人病症的推拿法，唯第 7 卷最具特色，详论了 61 种眼疾的推拿手法。如："凡眼不能远视者，水盛而火衰也。宜补心经，补脾土，掐离宫，清肾经，掐肾节。"这是我国推拿史上以推拿手法治疗眼科疾病比较早的记载，并由此开辟了用推拿手法治疗眼科疾病。

48.《黄氏医话》

《黄氏医话》系黄汉如编，刊于 1915 年。这是目前所能见到的第一部推拿医话，记载了作者本人数十年运用一指禅推拿治病的验案和心得，介绍了一指掸推拿的来源和特点等。

49.《西洋按摩术讲义》

《西洋按摩术讲义》由丁福保译述，医学书局 1914 年出版。

50.《因是子静坐法》

《因是子静坐法》为江苏武进人蒋维乔（1873—1958，字竹庄，号因是子）编，商务印书馆出版。蒋氏自幼练习气功（静功），对气功有精深造诣。1914 年，蒋维乔得知日本流行"冈田式静坐法"，很有感触，认为这是我国固有的养生法，于是根据自身的练功体验，写成《因是子静坐法》一书。该书分为"原理篇""方法篇"和"经验篇"。"原理篇"中，运用西医生理学、心理学知识，对静坐进行了初步的探讨，论述了人体的重心及静字的真谛；"方法篇"中介绍了练功的要求、姿势、时间和呼吸等，提出自然呼吸（腹式呼吸）和正呼吸（逆呼吸）两种呼吸形式，并专门论述了练功的反应（静坐时腹内之震动）；在"经验篇"中介绍了作者自己从幼年、青年至中年长达 20 余年的练功经验和研究心得。记有"二十余年之研究""静坐宜知忘字诀""静坐不可求速效""震动与成效无关系""静坐方睡眠之关系""静坐与食物之关系"等 10 节。

书中介绍的静坐方法，主要是内丹系统中的意守丹田法（着重下丹田）与调息法，但他未用铅汞、坎离等内丹田术语，而用通俗易懂的文字介绍，所以颇受读者欢迎。1917 年再次出版，在国内流传很广，使传习静坐法的人与日俱增，遍及全国及南洋各地。由蒋维乔倡导并组织的静坐法研究团体以及上海崇道联谊社等群众社团组织，更是为静坐法的普及、推广起到了推波助澜的作用。

1915 年，蒋维乔在北京开始研究佛学，曾习密宗，又根据《童蒙止观》《释禅波罗密次弟法门》的内容撰写《因是子静坐法续编》一书，该书在内容上吸收了佛教气功的很多理论和方法，有了新的阐发，成为因是子静坐派气功的中坚。其核心是：系统发挥了数息观法，这对诱导入静和调息锻炼有很大的指导意义。总的看来，蒋氏所言静坐之内容，包括了内丹术、止观法门以及各种藏密的静静功种。所以其实质与静功一般无二，正如他自己在《因是子静坐卫生实验谈》一书的绪言中所曰："静坐这两个字很响亮，通俗易解，我也就取用了这个名词。"

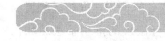

第四节　近代推拿著作

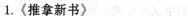

1.《推拿新书》

《推拿新书》题为觉世老人稿本。其书中并无序跋文字及出版年月，可能是上海叶劲秋先生在辛亥革命以后整理付印的。

全书内容有绪言、推拿使用法、对于小儿之推拿手法、对于小儿各症之推拿法、一般疾病之推拿法、诊断法、辨死生、分证论治等八节。内容较为简洁。民国二十年（1931）由古医学社印行，上海中国医药局出版。

2.《小儿推拿补正》

《小儿推拿补正》为江苏省东台县人钱祖荫（宅三）编著，手稿本于1961年6月见世，1959年4月由县人民委员会卫生科发现，油印作为内部参考资料。

该书着重用针灸疗法的穴位来纠正推拿疗法引误的穴位，并补充了一些作者个人的意见，因名"补正"。书中《推拿十三字释义》一节，对13种小儿推拿的基本手法作了简明阐述，如"推：用指甲循经络穴道之上、下推之，使血气达到病所也。拿：用手指紧握其病之所在如捉物然，然后或用运、揉、搓、摩以散之。掐：用指甲在部位上掐之，以聚乏血于其所。掐后，气血即散。运：或用大指，或屈中指，随左、右、阴、阳、气、血而旋转之。揉：或用指，或用掌，以揉散其血气也。拈：用两指拈病儿手指而左右之，以调和其血气也。搓：与拈不同。拈是有左右，搓则以指向前，较推法短而急，较摩法重而着，使血气随指下往来也。摩：以手或指在皮毛上用之，以去气分、血分之表病。按：用指在部位上扪按之，使气血流通而不骤散也。摇：以手握病儿之手或足，摇动之使气血活动而消痞塞也。摄：摄与拿不同，拿是握其病之所在；摄是在经络穴道要害上提摄其气血，使掣动也。分：于儿手背中指节末用两手大指分阴阳而理气血也。合：于儿手背第二、第四节，用大指向儿中指合之，亦和阴阳，调气血也。一说分、合在手正面腋下阴、阳。"

3.《推拿抉微》

《推拿抉微》为河南信阳涂学修（蔚生）编著，1930年上海千顷堂书局出版。原书"凡例"说："本书之内，均系摘录息县夏英白先生者。"因此，该书内容系摘录《保赤推拿法》内容并加以注释而编成。其自序曰："夏禹铸之《铁镜录》（即《幼科铁镜》），证治粗具，而其推拿各法，未免过于简陋。陈紫山之《推拿广意》，略备推拿，而其各种惊证，未免过于荒谬，夏英白之《保赤推拿》，法简明矣，术精确矣，而其认证用药诸法，俱属阙如。于是补充了认证、用药这方面的内容。"全书分四集，第一集认证法，第二集推拿法，第三集药制法，第四集治疗法。1930年由上海千顷堂书局印行。

4.《推拿捷径》

《推拿捷径》为江苏无锡女中医马玉书（君淑）著，1930年印行。根据马氏在书前《弁言》中曰："推拿一道，苟非循经照穴悉心而洽，不克奏功。既欲奏功，非一二小时不足以收共全效。忽之于毫厘，差之于千里。"于是，根据明初名医周于蕃《按摩全书》（10卷）为蓝本，更加以马氏补充的"人之全体名位、脏腑功用、经络穴道及推拿代药骈言、推拿解义、色诊、推法、惊风、杂症等各种法门。或用歌括，或附图考。分为十节，印成专本"。

马氏生于光绪五年（1879），她从小就失去了父母，由她的族祖马颐之抚养成人。马颐之懂得医学，她自幼也读了一些医书。后来她患了4年病症，百医无效，最后由一个推拿医生张静莲给治愈，于是她又向张静莲学习推拿医术。马颐之死后，她为生活所迫，曾经在苏州、上海行医。她的这部作品，就是在上海诊所里写成的。该书介绍了人之全体名位（有关解剖学的知识）、脏腑功用、十二经穴以及小儿推拿的特定穴位、手法和治疗方法。书中还有《推拿代药骈言》《推拿指掌肢体各穴歌》等歌诀，使人易懂、易记。如《面部推拿次序歌》："第一先推是坎宫。次推攒竹法相同。太阳穴与耳背骨。三四全凭运动工。还有非推非运法。掐来以爪代针锋。承浆为五颊车六。听会太阳七八逢。九至眉心均一掐。循循第十到人中。再将两耳提三下。此是推拿不易功。"《手臂各部推拿次序歌》："虎口三关为第一。次推五指至其巅。掌心手背如何运。八卦须分内外旋。分到阴阳轻与重。三关六腑判寒暄。十施手法因称大。斗肘旋摇各法全。"叙述了面部和手臂部的小儿推拿常规操作手法。

在过去的中医书里，还很少看到女中医的著作，据目前所知，只有三部中医书是女中医著作的，其中要以这一部算是比较优秀的作品。

5.《增图考释推拿法》

《增图考释推拿法》为清代夏祥宇（云集）原著，许敬舆（公岩）从《保赤推拿法》一书增入考证、解释及附图而成，其中许氏补入的"经穴部位考释"一章，用针灸经穴的部位来考证和指出推拿专书错误的穴位。

许氏写自序的时间是"壬申夏补"，因此本书约成书于1932年（壬申），1935年由上海中医书局出版，1955年又再版一次。

6.《保赤推拿秘术》

《保赤推拿秘术》为昆山彭慎（蕴公）纂辑，约辑成于1931年。该书共分四章：第一章介绍望、闻、问、切诊断之法和穴位；第二章介绍了11种推拿手法（另附针、灸、焠三法）；后两章将以前各家推拿手法搜罗殆尽，更附以己意扩充，介绍小儿推拿"实用手术"154种、"大手术"34种，为小儿推拿疗法载列手法最多的一部专书。不过，其中一些手法是想当然的假设，并没有什么临床价值。该书于1934年上海百新书店印行。1935年上海中国医学书局印行时改名为《窍穴图说推拿指南》。

7.《小儿推拿辑要》

《小儿推拿辑要》为宋乐天编辑，1934年安东诚文信书局印行。书前有1933年（癸酉）河南郭涥然、安东医学研究会副会长刘祝三以及宋乐天的序言三首，详明本书是由宋乐天根据家藏周松龄（仙渠）所著的《推拿辑要》一书编辑而成。

8.《推拿全书》

《推拿全书》为大连汉医药研究会出版，前有丙子年（1936）鹿蓉芳序言一则，说明本书是由曲子明、曾雨辰等人翻刻孙玉堂所著《儿科要诀》而成的。

该书前面主要是一些理论文字，其中还有一部分是有关儿科的诊断方法，后面才是小儿推拿疗法，是以周于蕃的《小儿推拿秘诀》为蓝本扩充而成的，对推拿手法有不少的补充。

9.《小儿百病推拿法》

《小儿百病推拿法》为陈景岐编辑，1936年上海中西医药书局出版。该书主要根据《小儿推拿广意》《幼科铁镜》《厘正按摩要术》及《推拿抉微》各书略加整理而成。

10.《小儿推拿法》

《小儿推拿法》为天津国医函授学院"按摩科"讲义的一部分。这份讲义约在1940年印行，内容简单，在小儿推拿法这一部分，只介绍了揉涌泉、揉委中、风门、掐五指节、拿仆参穴，掐解溪、拿委中、拿承山、黄蜂入洞、猿猴摘果、揉脐及龟尾并擦七节骨。各个推拿手法是从《幼科推拿秘书》抄引而来，未多加补充和发挥。

11.《小儿百病自疗法》

《小儿百病自疗法》为奚缵黄（正阳）编撰，此书仅讲述一般小儿病的疗法，在第三章惊风门内附有推拿手法（附图11幅），主要摘自骆潜庵的《幼科推拿秘书》，未加以发挥。1933—1952年上海中央书店刊行。

12.《推拿术实用指南》

《推拿术实用指南》2卷为曹泽普著，严淑华校，1933年铅印本刊行。

13.《华氏按摩术》

《华氏按摩术》为山东牟平人杨华亭撰，在1934年的书中"绪言"曰："现代东西洋的医学均置按摩术为专门科目之一种，我国由宋元以来此术日见衰微，习者渐少，存者仅于民间疗法。施医者多不谙医理，以讹传讹，以致偾事者比比皆是。而先圣先民数千年来遗下临床实验之，理学疗法将有失传之憾。故余于教授医药针灸之时，采用古法及参考一二秘本，澄清现代西洋之生理病理、解剖组织、电磁气等学，以古法为经，新法为纬。并附翼针灸汤方急救等法，应有尽有。读者若能认证适当，则疗效可以立见。若病证审察不明，或不知病灶所在，妄施手术，为祸亦烈。"

14.《推拿全书》

《推拿全书》为孙玉堂著，据1936年鹿蓉芳所写的序言中曰，该书是由曲子明、曾雨辰等人翻刻孙玉堂所著《儿科要诀》而成。书的前半部分是有关儿科的诊断方法；后半部小儿推拿疗法的内容，大致以周于蕃《小儿推拿秘诀》为蓝本，补充了一些推拿手法。

15.《推拿全书》

《推拿全书》为李光僖著，1939年烟台东华裕印刷局印行。

第二编

推拿（按摩）手法与治法

第一章　推拿(按摩)练功

推拿医生的练功，是一种通过特定的形体姿势动作并配合呼吸运动来强健身体，增强身体素质和手法功力的锻炼方法。推拿医生除应具有一定的医学理论知识，以及勤勤恳恳关心患者的服务态度外，在进行按、摩或推、拿等各种手法操作时，还必须具备强健的身体和持久的耐力。医生如果在掌握病情后缺乏气力去进行操作，是不能达到良好的治疗效果的。推拿专业工作者只有经过不断的练功，使自己具有充沛的精力，强健的身体，深厚的功夫，持久的体力和耐力（包括腕力、指劲），灵活的关节，敏锐的指感，才能熟练拿握和运用推拿手法，增强治疗效果，胜任推拿医疗工作。由于推拿练功是一种整体性的锻炼，所以其中某些方法也适合于指导患者进行锻炼，以扶正祛邪，调整阴阳，疏通经络，有利于防治疾病和康复。

推拿练功的主要特点是动静结合，意气相依，内外兼修。静则收心纳念，轻松自然，全神贯注，以培育正气，即在全身放松和情绪安宁的条件下进行锻炼；动则行气活血，通调经络，强壮筋骨，滑利关节。动静结合，一方面是在练功方式上强调动功与静功的密切结合，另一方面是指在练动功时要"动中有静"，要保持精神宁静的状态，全神贯注，呼吸自然。练静功时要"静中有动"，即在形体外表安静的姿势状态下，保持气息运动的和谐。只有动静结合，意、气、体三者互相配合，才能练精化气生神，内养脏腑气血，外壮筋骨皮肉。推拿练功在注重全身锻炼之外，还比较着重于手指、腕、臂的锻炼，使其筋脉柔韧，关节灵活，力量充沛，达到《灵枢·官能》中所说的"缓节柔筋而心和调。"

推拿练功的具体方法有许多种，各家各派也有所不同。欲在临床上需要"力"时达到"随心所欲"的程度，那么手力和手指的灵巧性的锻炼，应列为初学推拿人员的课程之一。推拿练功必须勤学苦练，循序渐进，持之以恒。练功场所要环境安静，空气清新。各节规定的次数、时间，可根据具体情况增减。练习结束后，应原地或在散步中深呼吸数次，调整呼吸；或抖动四肢肌肉或做自我按摩的整理放松活动。风雨酷日之下、饥饿或饱餐之后不宜练功。女子经期，应酌情进行练习。

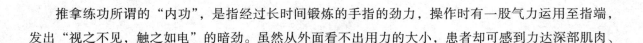

第一节　推拿内功练习

推拿练功所谓的"内功"，是指经过长时间锻炼的手指的劲力，操作时有一股气力运用至指端，发出"视之不见，触之如电"的暗劲。虽然从外面看不出用力的大小，患者却可感到力达深部肌肉、骨骼或内脏，即所谓"内动而外不动"也。"内功"的锻炼应从少年时期开始最为适宜。

一、徒手静式内功功法

此套练习共计八节，每节的准备姿势要求做到眼平视，心平静，口微开或合而不紧，舌舔上腭，不用力，不挺胸，不耸肩，不弯腰，呼吸均匀，全身松紧适度，精神专注，意守丹田。

1. 静立集神

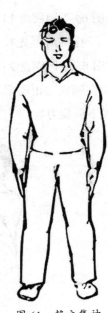

预备姿势为立正，左足向左侧出一大步与肩同宽，双脚平行踏实如栽根。手臂、肩背各关节放松自然沉垂于体两侧，躯体正直，不偏斜与俯仰，头端正（见图61 静立集神）。操练时，自然均匀呼吸，两眼平视远方一点，精神贯注，静默维持1~2分钟；收回左脚成立正还原。此节重点要求为全身端庄自然，精神高度集中。作用为平心，集中精神。

2. 按掌翘指

预备姿势为立正，双足开立平行同肩宽，缓缓屈腿下蹲至大腿与地面平行，两手五指并拢伸直，掌心向下，腕指尽力翘起，指尖向外（图62 按掌翘指）。操练时，采用柔和自然的腹式呼吸（即吸气时使小腹胀满，胸部扩张；呼气时腹部内收，使气吐尽）。呼气时两手掌暗劲下按，全身随之紧动；吸气时保持紧张状态。再呼气时，两掌更加用力下按，手指尽力翘起，全身随之更加紧动。如此反复进行4~8次后，腕、指放松，徐徐起立，收回左足成立正还原。此节重点要求为随呼吸暗劲下按掌，呼吸均匀和紧动全身要协调。呼气中全身紧动，时感双下肢发热，有热流贯注于下之感。作用为增强臂、腕、指的按力。

图61 静立集神

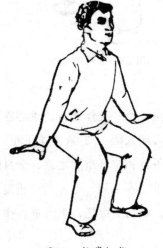

图62 按掌翘指

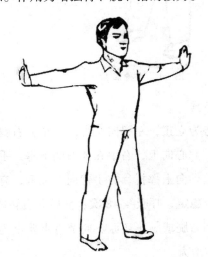

图63 撑掌扩胸

3. 撑掌扩胸

预备姿势为立正，双足开立平行同肩宽，两臂侧平举，五指并拢翘腕，掌心向外，指尖向上部并尽力指向头部（图63 撑掌扩胸）。操练时，呼吸法同按掌翘指，当呼气时，双掌用暗力向外撑开，掌根如推抵重物，全身随之紧动，吸气时仍不放松全身紧态。每次呼吸撑掌用力一次比一次强，感觉愈撑愈开。

照如此做法反复进行 4~8 次后，放松腕、指，置双臂于体侧，收回左足成立正还原。此节重点要求为外撑时，力点贯注于掌根，暗力一次比一次强，感应为双臂（尤以前臂）发热、发胀，有气贯至指的感觉。作用为开扩胸肋，增臂力、腕力。

4. 下蹲固盘

预备姿势为立正，分腿站立，双脚平行同肩宽，两手由下向前使臂平举，双臂平行，掌心向内（图 64 下蹲固盘 1）。

操练时，先吸气，身体保持正直，掌心翻向下，重心下沉，缓缓屈腿下蹲至大腿与地面平行（图 65 下蹲固盘 2）；呼气，翻掌向上，徐徐起立成预备姿势。如此反复进行 4~8 次后，手放下，收回左脚成立正还原。此节重点要求为重心下沉，升起稳健，身体随呼吸上下起伏。作用为增强腰盘及下肢稳力。

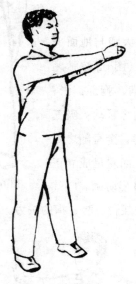
图 64　下蹲固盘 1

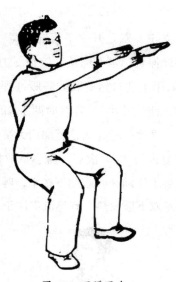
图 65　下蹲固盘 2

5. 上撑下垂

预备姿势为立正，左腿向左跨出一步，右腿蹬直，成左弓步，上体正直，重心在两腿间，左手上举、翘腕、掌心向上，右手在体右侧下垂，手伸直，掌心向大腿（图 66 上撑下垂）。操练时，随呼吸左手用暗劲向上撑托，右手臂向下沉垂，有紧紧拉长手臂和拉开肩肋之意，全身随着紧动，重心下沉，下肢稳定，呼吸 4~8 次；然后向右转体换成右弓步，举右臂，垂左臂，重复上述做法。放松手臂，收回右腿成立正还原。此节重点要求为重心下沉，暗劲上撑托，下沉垂。作用为手臂、肩胛、胸肋阔伸增力。

6. 虚步勾手

预备姿势为立正，左足顺脚尖方向挪出半步，脚尖点地，屈右腿成左虚步，微挺胸塌腰，屈左肘使手臂成弧形，左手成勾手置于左额上方，指尖向外微扭。自然屈右肘，右手成勾手微向内扭置于侧后方腰部（图 67 虚步勾手）。操练时，随呼吸用暗劲扭紧手臂、肩胛和腰部，下肢固定不松动，眼看前臂腕部，如此呼吸 4~8 次；然后移动重心于左腿；转体向右成右虚步，上下换手重复上述做

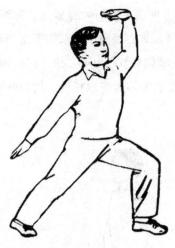

图 66 上撑下垂

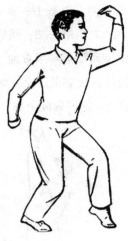

图 67 虚步勾手

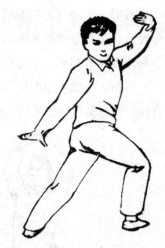

图 68 拗身回望

法。手臂放松，收回右脚成立正还原。此节重点要求为躯体上松下实，臂、肩胛、腰成扭旋。作用为提高腰、肩、臂、腕灵活性，增强下肢耐力。

7. 拗身回望

预备姿势为立正，左足向左跨出一大步成左弓步，身体向左后扭，屈左臂使左掌置于背后腰部，掌心向外，右臂呈圆弧形，使右掌置于额前略距一拳，掌心向外，眼看右脚跟，右脚跟不能离地（图 68 拗身回望）。操练时，于吸气之际腰部呈扭转紧张状态，呼气时意想重心下沉，腰的扭转程度随呼吸逐渐增加，如此呼吸 4～8 次；然后向右转体，换成右弓步，左右交换重复上述做法。放下手臂，收回右脚成立正还原。此节重点要求为眼看脚跟，扭紧腰部，重心下沉。作用为增进腰部柔力。

8. 弓步潜力

预备姿势为立正，左足向前跨出一大步成左弓步，上体正直，重心下沉，左手空握拳屈肘前举，拳心向内，拳面齐眼平，右手握拳斜垂于身后腰部，拳眼向前（图 69 弓步潜力）。操练时，于吸气之际两拳蓄劲用力紧握内收，臀部微收。前臂向胸前微靠近并微外旋，后臂微内旋，使臂、肩扭紧，双目注视前拳峰；呼气时，双拳缓缓松成空握拳。如此呼吸 4～8 次，然后向右转体成右弓步，前后拳互换，重复上述做法。松双拳，收回右脚成立正还原。

此节重点要求为重心稳沉，拳的松紧随呼吸张弛，肩部要有扭紧感。作用为增强腿、体、臂潜伏力量，增加握力。

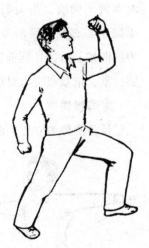

图 69 弓步潜力

二、徒手动式内功功法

此套练习共八节，均采用自然呼吸，切勿憋气。每做完一节应稍稍平息后再做下一节。拍节默数，不宜喊出声音和太快。

1. 呼吸伸展

预备姿势为立正，两臂经体侧平举至头顶上，双手十指交叉互握，掌心向上（图 70 呼吸伸展

1）。操练时，于吸气之际翻掌向上，头后仰，眼看手，双臂尽力向上伸顶，同时两腿紧并，起踵挺膝伸髋，身体充分伸展（图71 呼吸伸展2）为第一拍；然后低头呼气，掌心翻向下，双手下落经额、脸、胸停置于腹部前，掌心向上，同时脚跟下落轻柔着地（图72 呼吸伸展3）为第二拍。三、四拍同一、二拍。完成4个四拍后，十指松开，成立正还原。此节重点要求为伸展有顶托劲，均匀呼吸，配合体、臂起落，动作协调。作用为顺气，伸展奔放全身。

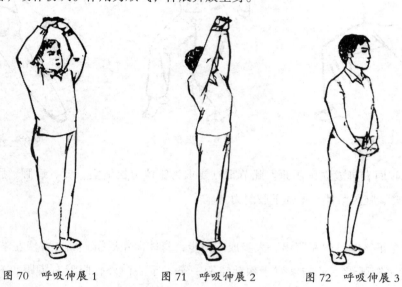

图70 呼吸伸展1 图71 呼吸伸展2 图72 呼吸伸展3

2. 对掌柔韧

预备姿势为立正，左足向左侧出一步，双足平行与肩同宽，两臂侧平举，掌心向下（图73 对掌柔韧1）；直臂，体前对掌合拢与肩平，指尖朝前（图74 对掌柔韧2）；然后屈双肘，前臂、腕内收，对掌置于胸前，指尖朝上（图75 对掌柔韧3）；两臂对抵紧，掌内侧指尖朝向天突穴（图76 对掌柔韧4）；最后两臂向外分开，合拢的掌依掌根、掌心、指根、指腹、指尖的顺序分离成侧平举；此为前四拍。后四拍同前四拍。完成4个八拍后，收回左脚放下手臂成立正还原。此节重点要求为臂、腕、掌、指双双暗力对抵。作用为增强臂、腕、指的柔韧性及力量。

3. 攀援屈体

预备姿势为立正，两手上举过头，掌心向上，头后仰（图77 攀援屈体1）；两手用力往下拉至胸

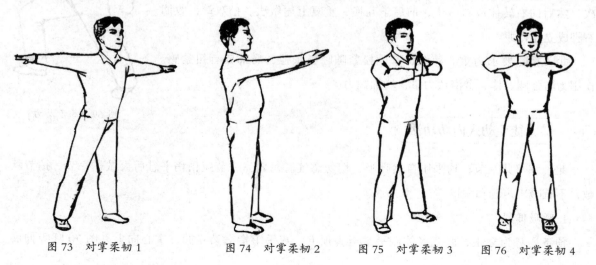

图73 对掌柔韧1 图74 对掌柔韧2 图75 对掌柔韧3 图76 对掌柔韧4

前，同时双脚跟提起离地，如同引体向上动作（图 78 攀援屈体 2）；脚跟落地站实，上体前屈，伸直手攀足尖（图 79 攀援屈体 3）；双手扶抱小腿腹部，膝直，上体尽力前屈，低头欲靠腿（图 80 攀援屈体 4）；此为前四拍。后四拍同前四拍。完成 4 个八拍后，上体起成立正还原。此节重点要求为双手下拉和脚跟提起应协调，屈体时膝挺直不弯。作用为增强臂力，提高腿、腰柔韧性。

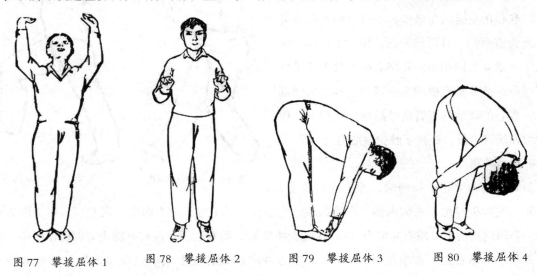

图 77　攀援屈体 1　　　图 78　攀援屈体 2　　　图 79　攀援屈体 3　　　图 80　攀援屈体 4

4. 马步旋臂

预备姿势为立正，左脚向左侧出一步，双足平行同肩宽，屈双膝，大腿与地面平行成马步，上体正直。双手五指自然分开，虎口圆，屈双肘于胸前如手抱球形物（图 81 马步旋臂 1）。操练时，左手翻上（掌心向上）右手翻下（掌心向下），同时顺腰，顺肩推动左手向前上外伸出，左肘微屈；右肩后撤，缓缓屈右肘前臂贴近上臂，使右手停置于胸前（图 82 马步旋臂 2）；左手翻上（掌心向上）右手翻下（掌心向下），其余同一拍，唯动作方向相反（图 83 马步旋臂 3），此为前两拍。后两拍同前两拍。完成 4 个四拍后，手臂放下，收回左脚成立正还原。此节重点要求为下肢稳固，顺腰顺肩来回翻转，臂手柔和。作用为提高腰、肩、臂、腕的柔和性，增强腿部耐力。

5. 坐步推挤

预备姿势为立正，左脚向左侧出一大步，脚跟着地，向左转体 90°，重心落在右腿上成右坐步，

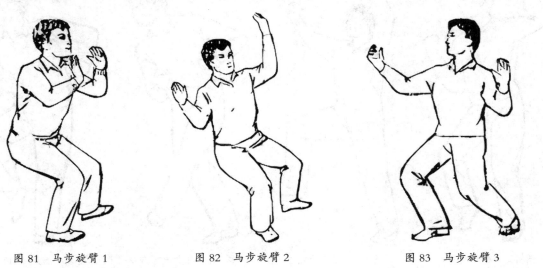

图 81　马步旋臂 1　　　　图 82　马步旋臂 2　　　　图 83　马步旋臂 3

屈两肘双手置于胸前，掌心相对（图84坐步推挤1）。操练时，两手臂用力向前推，掌心朝前，同时上体随推势前移，重心移到左腿上成左弓步（图85坐步推挤2）；然后以左腿为轴，向右转体180°，重心在左腿成左坐步，手臂收回成预备姿势，此为前两拍。后两拍同前两拍，唯动作方向相反。完成4个四拍后，收回右脚，放下双手成立正还原。此节重点要求为手臂向前推挤由腰部发力，重心的移动与手臂前推后收密切配合。作用为增强腰臂力量，提高下肢稳健能力。

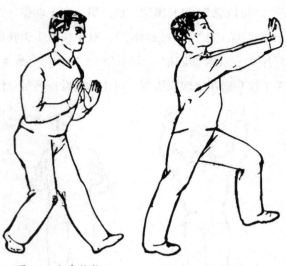

图84　坐步推挤1　　　　图85　坐步推挤2

6. 跳步冲顶

预备姿势为立正。操练时，重心在右腿上，膝微屈，左脚尖点地于右脚内侧，两手握拳，右拳位于耳上方，拳眼向头，屈左肘，肘尖内靠腰腹左部，拳眼向左前方，眼看左前方（图86跳步冲顶1）；蹬直右腿，左脚顺脚尖方向跨出一步，头向左前方顶，右拳在上，左拳在下，同时向左前方冲出，拳眼相对（图87跳步冲顶2）；收双拳于腰间，拳心向上，同时右脚向左前方蹬跳一步，左脚迅速提起随即向左前跨出一大步，成左弓步，在跳步的同时，双拳向斜上方冲出，双臂平行，拳眼相对（图88跳步冲顶3）；重心移至左腿，以左脚为轴向右转体90°，收提右脚成脚尖点地于左脚内侧，双拳收回成一拍姿势，但左右拳相反（图89跳步冲顶4）；此为前四拍。后四拍同前四拍。完成4个八拍后，放下双臂成立正还原。此节重点要求为冲顶拳由腿、腰发力，带有暗劲，蹬跳转身轻松协调。作用为增强臂力，提高腰腿灵活性。

7. 俯卧屈撑

预备姿势为立正，全掌着地成俯卧，双臂伸直不弯，躯体挺直，不拱腰，不挺腹，双脚尖抵紧地面，直膝，头不低不仰，双目注视地面（图90俯卧屈撑1）。操练时，两肘屈曲，整个躯体下落，

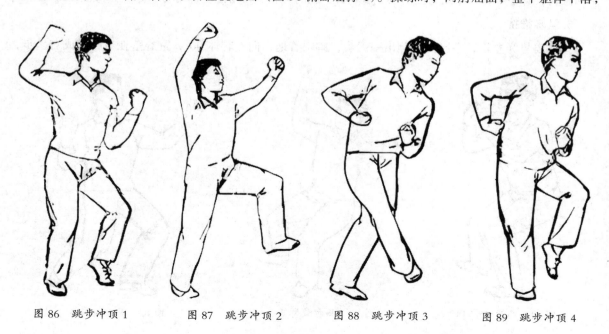

图86　跳步冲顶1　　　　图87　跳步冲顶2　　　　图88　跳步冲顶3　　　　图89　跳步冲顶4

肘贴腰间，腰背低于肘，胸不着地（图 91 俯卧屈撑 2）；蓄力推臂（切勿进气，用力猛推），躯体上升两臂撑直成预备姿势（图 92 俯卧屈撑 3）；此为前两拍。后两拍同前两拍。共做 4 个四拍。站起成立正还原。

此节重点要求为体、腿挺直，夹肘蓄力推起躯体。作用为增强臂力、指力。操练视臂力强弱，不呼拍节，可计推的次数，臂力强者，还可选做五指，三指（大、中、食指）或弧形俯卧撑（图 93 俯卧屈撑 4）。

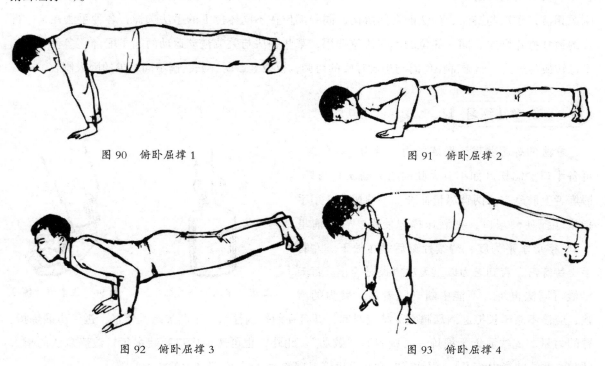

图 90　俯卧屈撑 1　　　　　　　　　　　　　　图 91　俯卧屈撑 2

图 92　俯卧屈撑 3　　　　　　　　　　　　　　图 93　俯卧屈撑 4

8. 起踵挠臂

预备姿势为立正。操练时，两前臂由下向上，于腹前交叉在体前，直臂挠环，经头上交叉成斜上拳，掌心向下；提起左腿屈膝大腿抬平，脚尖自然下垂，同时，提起右脚跟（脚尖不离地），蹬直右腿和右侧髋部；两手臂经体侧缓缓向下按落至腹前交叉，同时左腿放下脚着地，右脚跟也下落着地（图 94 起踵挠臂）；此为前两拍。后两拍同前一、二拍，唯左右脚相反。完成 4 个四拍后，两臂停止于体侧，脚站稳成立正还原。此节重点要求为动作灵活，双臂舞圆，弧度大，提起膝，配合手臂挠环协调，气魄高昂。作用为提高下肢协调性。

徒手静式内功功法和徒手动式内功功法这两套练习，可根据各人具体情况选练，练习的时间、次数及动作的强度，要因人、因时、因地制宜，并按循序渐进的原则，量力而行。各节规定的次数、时间，可根据具体情况增减。

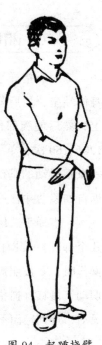

图 94　起踵挠臂

第二节 推拿手法练习

各种手法在人体上练习，是手法训练的高级阶段，也是进入推拿临床的桥梁。推拿要随时根据肌肉、关节的高低起伏而灵活变化，不可拘泥于所谓的标准动作，尤其应注意手法与受医者体表的刚柔相济，手法与身法、步法的自然协调，同一部位在不同体位下的手法选择，各种手法在某一部位的最佳操作顺序，同一部位的不同体位选用，某些手法与关节被动运动的同步配合，多种手法的平稳转换与过渡，躯干部操作时与患者呼吸的协调，以及老、弱、妇、孺不同对象的因人制宜。

一、拿法练习

拿法的练习着重于锻炼指力、臂力。操练时，可备小口空酒坛（如小口大肚的绍兴酒坛）两只，锻炼者上肢悬空，两臂尽量伸开，手腕屈曲，用手指指端抓住酒坛口，把酒坛提起使手、臂、肩呈"一"字形水平为度，待续片刻后缓缓放下。左右手交替练习，直到乏力以至无法再提时为止。每天早晨可同法再练，不能中断。随着指、臂力的增

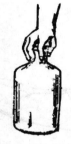
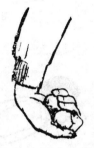

图 95 拿法的指力练习　　图 96 握拿力的练习

强，应该不断延长抓起酒坛腾空的持续时间，并且在酒坛内注水，不断加重其重量，进一步锻炼指、臂的力量。此法要天天锻炼，否则容易"散功"。此外，也可选择广口瓶装水每日锻炼拿法的指力（图 95 拿法的指力练习），用铁球时常在手里练习握拿力（图 96 握拿力的练习）等。

二、一指禅手法练习

练习一指禅手法，可先在沙袋上练习，然后再在人体上练习。沙袋练习时，将沙袋置于胸前，身体端坐，屈肘悬腕，手握空拳，拇指自然伸直与食指中节相对，拇指端或螺纹面着实吸定于沙袋上，然后使腕部作有节奏的往返摆动，并带动拇指关节作屈伸运动。摆动频率一般控制在每分钟120～160次，单手或双手同时练习均可。在基本掌握要领后，操作时腕部摆动灵活，拇指能吸定于一点不滑动的基础上，再进一步练习一指禅推法移动的操作。当练到拇指端能在沙袋的上下左右往返自如移动并有一定指力后，即可在人体上根据解剖部位将各种基本手法进行综合操作练习。

一指禅手法练习一般分为头面及颈项部、上肢部、下肢部、肩背部、腰臀部、胸胁部、腹部等几个部位。被操作者可分别取坐位、俯卧位、仰卧位、侧卧位，给练习者在各个部位上练习操作。操作时，要按照规定的经络穴位，循经络紧推（摆动的速度要快，即按照每分钟120～160次的速度摆动）慢移（拇指端移动要慢）。在人体各个部位上练习时，应先易后难，循序渐进，务使手法熟练灵活，达到轻而不浮，重而不滞，柔和有力，刚柔相济。

1. 肩背部练习

受医者取坐位（前俯势），医者站于其左侧，两足成丁八步，上身略微前倾，用右手推肩井、秉风等穴及背部膀胱经两条侧线，作上下往返移动，要求使被推的部位的部位有酸胀温热的感觉而皮肤不产生疼痛。

2. 胸腹部练习

受医者仰卧于床，松衣宽带，务使被推的部位保持平坦。医者坐其右侧，用右手推膻中、上脘、中脘、下脘、天枢、大横等穴位，并作从上至下，从左至右的缓慢移动，也可采用推摩复合手法。一般推摩 10 ~ 15 分钟后，腹部应有热气透达舒适之感，有时会肠鸣漉漉，浊气下降。如感到胃气上逆，有泛恶不舒等感觉时，此乃手法使劲不当，应予调正。

3. 颜面颈项部练习

被推者取坐位（或仰卧位），医者站（或坐）于其右侧（或前外侧），用右手（或双手）拇指偏峰着力，手腕自然平伸，自印堂向上沿发际推至太阳穴，往返数次后，再推眼眶周围穴位如睛明、鱼腰、瞳子髎、承泣等穴，往返数次。在推眼眶周围时，手法的动作幅度要小，注意不要碰触眼球。推后可感头脑清醒，眼目明亮。

一指禅推法练习如推后局部皮肤发红或疼痛，可视为手法重滞之故，尚需加强练习。

三、点穴推拿练功法

点穴推拿要求医生练功，有时还需指导患者练功。基本功的练习，常采用蹲起功、运气打下腹功、五指俯掌功、捶纸功等。

1. 蹲起功

蹲起功要求发力在足，由足而腿而腰，双手双臂也同时用力。

2. 运气打下腹功

运气打下腹功一般采用立式，两足并齐，双腿直立，双手五指交叉，两臂上举，手心向上，采用腹式呼吸法，当气贯丹田后，暂时停止呼吸，由他人以拍打法或捶打法（练功至一定程度则以棒打）打其脐部或脐部以下，目的在于练丹田之气。有时也可采用蹬山势或骑马式进行全身拍打。

3. 五指俯掌功

五指俯掌功是立于墙壁前，将两脚分开与肩同宽，双手五指稍微带弧度成爪形，指端着墙，躯体挺直作俯卧撑动作，目的在于练习指力、臂力和体力。

4. 捶纸功

捶纸功是将 200 ~ 300 张纸挂于墙上，用双拳交替向纸面捶击，一般常用小鱼际或二、三、四、五指的第一指骨背侧接触纸面，目的在于练习臂力和使拳变得坚实。

四、指针推拿练功法

指针操作看似较针灸简单，但其操作手法却讲究功力、细致。临床常见同样的病情同样施用指针，但对每个人的效果却不一样，这说明掌握指针的应用规律和功法的练习十分重要。指针推拿练功法分为腕力练习、指力练习、人体练习、单手点刺法练习、轻重刺激法练习等几个部分。

1.腕力练习

施用指针主要力量是在腕部，腕力足才指力足，力量才能达到。腕部灵活，指力也才能够活跃。如将两手腕部练得又软、又活、又稳、又有劲，始称得法。练腕力的第一步为练习抓空，其姿势是先伸左手一探掌向空间一抓，随即收回，握拳紧贴左侧腰部；左手抓完，紧接将右手一伸一探掌向空间一抓，随即收回握拳，紧贴于左侧腰部。抓时要像抓东西那样，随抓再用力向怀中一带，抓完左手，再抓右手，两手轮流共抓六十下。

2.指力练习

练指力时，平心静气，不宜说话，将两臂半伸屈，两手掌十指伸开如抱圆球式，把神气集中到双手上，两大拇指要一点一点地下去，不快不慢，以每秒钟点1下为度，共30次。

练腕力与指力，为练动静的手上功夫。练腕力属动，一抓即将手掣回；练指力属静，屈肘原位不动。前者练习时，要一左一右地抓下去，后者则两手同时并点。一个是抓空，一个是点空，一动一静，动静和谐，所谓动以练气，静以练神。此腕力与指力练习至少20天，每天早、中、晚各练1次。

3.点刺练习

先将两手的大拇指甲修整圆滑，然后平坐凳子上或床上，两腿放直，在医者腿上练习双手点刺法。为便于练习，可将腿上画三条线，从两膝盖起，膝盖内缘为内线，膝盖正中为中线，膝盖外缘为外线。依此路线，每线从膝盖往上，双手各点20下，每点一下往上稍挪半寸之距离。三线点完，左右共120下。

单手点刺法即用左手拇指点掐右手的虎口和手腕横纹中。点掐几十下后，再用右手拇指点掐左手同样部位。左、右手交替点刺按照1秒钟点3下之速度进行，每日练3～5分钟即可。

4.轻重刺激法练习

轻刺激就是用拇指尖稍微用力于皮肤作轻微的刺激。人体拇指与食指、食指与中指、中指与无名指、无名指与小指各本节后约一寸左右的歧骨之间，以及两足趾的八个歧骨之间神经表浅，稍为点掐即易有感觉，作轻刺激练习比较方便；如拇指尖重用力沉取于筋骨肌肉深处，称为重刺激。凡是肌肉厚处，以及两膝下内外两侧、腰骨前后缘处，因神经分布较深，可作为重刺激部位，操练时以酸麻应手而指甲不伤及皮肤为度。但须注意，不论轻重刺激，每次练习不宜超过100次点掐。刺激太多、太重，容易使肌肉产生麻痹。

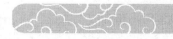 ## 第三节　功能锻炼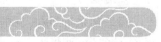

功能锻炼又称练功疗法，古称导引。它是通过肢体运动来预防和治疗某些损伤性疾病，促进肢体功能恢复的一种有效方法。实践证明，功能锻炼对治疗损伤能起到加速气血流通，祛瘀生新，改善血液与淋巴循环，促进瘀肿消散、吸收的作用；还能促进骨折的愈合，使关节、筋络得到濡养，防止筋肉萎缩、关节僵硬、骨质疏松等，有利于损伤肢体功能的恢复。目前，功能锻炼在伤科临床

中已被普遍运用，并被列为治疗筋骨损伤的基本方法之一。

一、功能锻炼的分类

功能锻炼的分类主要有：

1. 全身锻炼

指导患者采取一定的方法进行全身锻炼，可促使气血运行，尽快地恢复整体脏腑功能。全身锻炼不但可以预防、治疗疾病，还能弥补药物与按摩手法之所不及。

2. 局部锻炼

指导患者主动进行伤肢的活动，使功能尽快地恢复，防止关节僵硬、筋肉萎缩。如肩关节受伤，练习耸肩、上肢前后与内外摆动等；下肢损伤，练习踝关节背伸、跖屈、股四头肌舒缩活动，髋关节与膝关节的屈伸等动作。

3. 器械锻炼

指导患者利用一定的器械进行锻炼，以加强伤肢筋肉的力量。《医说》中除介绍了用竹管练习膝关节的功能外，还介绍了脚踏转轴锻炼下肢关节的方法。一般常用足蹬功力车、手拉滑车、搓转钢球等，如肩关节的功能锻炼可拉滑车等，手指关节锻炼可搓转合适的钢球等。

锻炼的体位可分为卧位、坐位与立位。损伤早期或患者不能站立时，多采用卧位或坐位锻炼；损伤后期多采用立位锻炼，或练习步行等。伤科各个部位的锻炼方法，既有加强脊柱与四肢关节的活动功能，又有促进全身气血运行、增强体力的功效。

二、功能锻炼的作用

功能锻炼对损伤的预防和治疗作用可归纳以下几个方面：

1. 活血化瘀、消肿止痛

伤后瘀血凝滞，经络阻塞不通引起疼痛和肿胀。局部与全身锻炼能起到推动气血流通，促进血液循环的作用，达到活血化瘀、消肿止痛的目的。

2. 濡养患肢关节筋络

损伤后期与筋肉劳损，局部气血不充，筋失所养，肢体酸痛麻木。锻炼后气血运行通畅，化瘀生新，舒筋活络，筋络得到濡养，关节灵活，屈伸自如。

3. 促进骨折愈合

功能锻炼既能活血化瘀，又能生新、改善气血循行，有利于接骨。在夹板固定下锻炼活动，不仅能保持良好的对位，而且对骨折的轻度残余移位还可以逐步矫正，使骨折愈合与功能恢复同时并进。

4. 防治筋肉萎缩

骨折、关节脱位或严重的伤筋而致肢体废用，久之必然导致不同程度的筋肉萎缩。积极的锻炼可以减轻或防止筋肉萎缩。

5. 避免关节粘连和骨质疏松

关节粘连和骨质疏松的原因很多，但主要原因还是伤肢被长期固定和缺乏活动。通过功能锻炼，可使气血通畅，增进局部营养，避免关节粘连和骨质疏松的发生。

6. 扶正祛邪利于康复

损伤可致全身气血虚损、脏腑不和，并能由此而致风寒湿外邪乘虚侵袭。通过锻炼能调节整个机体，促使气血充盈，肝血肾精旺盛，筋骨劲强，扶正祛邪，有利于损伤的康复。

三、功能锻炼的注意事项

（1）首先应辨明伤情，估计预后。在医护人员指导下贯彻各个不同时期的锻炼计划，尤其对严重损伤的患者，应分期、分部位进行练习，不能生搬硬套。如锻炼上肢的主要目的是恢复手的功能，那么对上肢各个部位的损伤应注意手部各指间关节、掌指关节的早期功能锻炼，特别要保持各关节的灵活性；锻炼下肢的目的，则是恢复负重和行走功能，要注意保持各关节的稳定性，在各组肌肉中，尤其需要有强而有力的臀大肌、股四头肌和小腿三头肌，才能保持正常的行走。

（2）将锻炼的目的、意义与必要性向患者解释清楚，以充分发挥其主观能动性，增加其锻炼的信心和耐心。

（3）正确选择锻炼方法，以主动练习为主，严格掌握循序渐进的原则。

每次锻炼的次数由少到多，幅度由小到大，时间由短到长，以锻炼时不加重疼痛，或稍有轻微反应而尚能忍受为标准。一般每日 2 ~ 3 次，后期可适当增加。具体的锻炼时间应持续多久，运动量应增加多少以及运动方式的变换，都应根据筋骨病损后的修复、治疗效果的变化及患者的自我感觉而不断调整，不能作硬性规定。在锻炼的过程中，肢体会有轻度疼痛反应，一般会逐渐减轻且活动功能逐渐好转，但若骨折局部疼痛增加时则应检查锻炼方法是否正确。

对下肢骨折，从开始的扶拐步行锻炼到负重步行锻炼，需有一个过渡时期。若出现伤肢疼痛减轻，可继续练习负重行走，如此循环反复数十次即能适应。

（4）防止因锻炼而加重损伤。

锻炼时应思想集中，全神贯注，局部与整体锻炼相结合，必要时应用器械锻炼配合。骨折、脱位或伤筋早期，应避免重复其损伤动作的锻炼，防止再度损伤和影响损伤的愈合。如前臂骨折，应禁止过早的前臂旋转活动；肩关节前脱位，禁止过早的上臂外展外旋活动；踝关节外侧急性扭伤，禁止过早的足内翻活动等。

（5）锻炼过程中要适应四时气候，注意保暖，特别应注意避风寒，以防止引起外感。陈伤或损伤后遗症，可在锻炼前配合中药洗敷，锻炼后作自我按摩等。

第二章　推拿（按摩）手法

推拿（按摩）手法是各种推拿（按摩）动作技法的总称，是施医者用手或肢体其他部分（亦可借助于各种替代物）按照特定的技巧动作作用于一定的穴位或部位，以达到防治疾病或保健目的的动作技法。推拿手法有一定的规范和技术要求，通过对机体不同部位的刺激，起到疏通经络、行气活血、滑利关节、调解脏腑功能、扶正祛邪等功用。

推拿手法的基本动作来源于人们的日常活动，如推、拿、按、揉、捏、压、摩、擦等，这些都是人们在日常活动中经常使用的动作。当然，这些简单的手法动作并不能与中医学中的推拿手法相提并论。所谓推拿（按摩）手法，就是用特定的手法技巧使产生的力达到防病、治病、保健的目的。《医宗金鉴·正骨心法要旨》曰："法之所施，使患者不知其苦，方称为法也。"《厘正按摩要术》对推拿手法提出："立法宜详也。首按、摩，继以掐、揉、推、运、搓、摇，合为八法。"

所谓"推拿"和"按摩"，是以个别代表性手法对推拿疗法所作的概括，具有约定俗成的意义。因此，作为手法，不是一般的、简单的随意动作，而是有一定规范和技术要求的专门技巧动作，是推拿治疗疾病的手段。《医宗金鉴》指出："夫手法者，谓以两手安置所伤之筋骨，使仍复于旧也。但伤有轻重，而手法各有所宜。其痊可之迟速，及遗留残疾与否，皆关乎手法之所施得宜，或失其宜，或未尽其法也。盖一身之骨体，既非一致，而十二经筋之罗列序属，又各不同，故必素知体相，识其部位，一旦临症，机触于外，巧生于内，手随心转，法从手出。或曳之离而复合，或推之就而复位，或正其斜，或完其阙，则骨之截断、碎断、斜断，筋之弛纵、卷挛、翻转、离合，虽在肉里，以手扪之，自悉其情。法之所施，使患者不知其苦，方称之为手法也。况所伤之处，多有关于性命者，如七窍上通脑髓，膈近心君，四末受伤，痛苦入心者。即或其人元气素壮，败血易于流散，可以克期而愈，手法亦不可乱施；若元气素弱，一旦被伤，势已难支，设手法再误，则万难挽回矣。此所以尤当审慎者也。盖正骨者，须心明手巧，既知其病情，复善用夫手法，然后治自多效。诚以手本血肉之体，其宛转运用之妙，可以一己之卷舒，高下疾徐，轻重开合，能达患者之血气凝滞，皮肉肿痛，筋骨挛折，与情志之苦欲也。较之以器具从事于拘制者，相去甚远矣。是则手法者，诚正骨之首务哉。"

推拿基础手法，包括推拿单式手法和复式手法，是推拿最基本的操作方法。由于历史沿革、师徒传授以及地理分割等诸方面的原因，推拿手法的名称、术式等各家说法不一，操作应用繁杂各异。

历代关于推拿手法的叙述与分类，由于临床上推拿手法的学派不一、动作不同、种类繁多，有"若尽其所传，不下千余式"之称，但一般常用的不过二三十种，并且在实际应用中有一定的规律。

如《保赤推拿秘术》对推拿手法的描述为："上下挤动是为推，揉惟旋转不须离，搓为来往摩无异，摇是将头与手医，刮则挨皮稍用力，运须由此往彼移，掐人贵轻朝后出，拿宜抑下穴上皮，惟分两手分开划，和字为分反面题。"在长期的治疗实践中，随着治疗范围的扩大，推拿由最初的导引按跷等几种简单手法，发展至明朝时经周于蕃归纳整理出八种基本手法，即："按法：抑按皮肉，以手按穴而安于其上；摩法：摩以去之；掐法：扑按曰掐；揉法：以手腕回环，宜轻宜缓，绕于其上也；推法：推动向前，必须线之直，毋得斜曲；运法：运则行之；搓法：搓以输之；摇法：摇则动之。"这八种手法，至今仍为临床上所常用。

由于历史原因，中国各推拿流派和医家在长期的医疗实践中创建了众多不同手法，这使推拿治疗的适应证更加广泛，疗效也得以不断提高。但是，长期以来各家各派流传的手法几经衍革，各流派之间又少于交流，加之大多数手法散在民间，只限于口传心授，很少有文字和图片记载。所以，各家各派因施术部位和作用的方向、强度、时间等有所不同，形成了种类繁多、名称各异的各类手法。

据统计，推拿手法见之于文字的，约有百余种之多，并且还在不断地变化和发展。有的手法，操作相同而名称不一；有的手法，名称相同但操作各异。这种状况，给推拿的学习和应用造成了一定的困难，影响了推拿学术的交流和发展。有鉴于此，国内一些单位和个人对手法的分类进行了许多尝试，如有人按推拿手法的运动形式予以分类，将按、压、点、掐、揉等法归为按压类；将拿、捏等法归为捏拿类；将推、擦、摩、搓、抹等法称为摩擦类；将㨰法、一指禅推法等归为摆动类；将抖、振等法归为振动类；将拍、击、震等法归为叩打类；将摇、扳、屈伸、拔伸等法归为关节运动类等。另外还有用手、前臂、肘部、足部操作等多种分类法。

推拿手法的分类，常用的有：

①根据手法的目的与任务，分为保健性推拿手法和医疗性推拿手法。

②根据手法应用对象，分为成人推拿手法、小儿推拿手法等。

③根据操作部位，分为"全身推拿""头部推拿""腹部推拿""足底推拿"等。

④根据推拿手法流派，分为"一指禅推拿""㨰法推拿""腹诊推拿""内功推拿""指压推拿"等。

⑤根据手法作用，分为镇静手法、刺激手法、温通手法、复位手法等。

⑥根据手法应用，分为矫正性手法、松动性手法、助动类手法、整复类手法等。

⑦根据临床应用，分为正骨推拿八法、小儿推拿八法等。

⑧根据推拿手法的操作术式，分为单式手法、复式手法、特定手法等。

⑨根据治疗过程，分为准备手法、治疗手法、结束手法等。

⑩根据手法动作形态，分为摆动类、摩擦类、振动类、扣击类、挤压类、运动关节类等。

⑪根据手法轻重分类，如阴柔型手法、阳刚型手法等。

⑫根据穴位部位和应用，可分为"经穴推拿""手穴推拿""子午流注推拿"等等。

临床上，采用推拿手法治疗任何一种疾病，绝少单纯使用某一种手法，而是常以两种或多种手法互相配合使用，才能达到治疗目的。在实际应用中，一般常用的推拿手法不过数十种，即使把各种手法分为摆动类、摩擦类、挤压类、振动类、叩击类和运动关节类等许多类别，在每类手法中又包括数种手法等，虽然在概念上有一定意义，却仍会在众多推拿手法的字义、名称、动作等方面造成混淆。

为了使手法名称和动作逐步得到统一，本书尝试在保持原有手法名称、施术动作等的基础上，以手法的动作形态和操作术式作为对手法分类命名的原则，将同一手法及其与其他手法的结合，以及在不断演化基础上的变化手法进行归纳整理，如根据施术对象的不同，分为成人推拿手法与小儿推拿手法；根据手法的名称和施术特点，分为单式手法（一种手法在不同部位的使用）和复式手法（两种以上手法结合在不同部位的使用），以便于对众多手法进行学习和研究。

根据刺激方式、强度、时间与活动肢体方式的不同，许多动作和操作方法不同的手法有单式和复式两种。单式手法如推、拿、按、摩等；以两个以上的单式手法结合起来的手法，称为复式手法，如按揉、推摩、拿提等；以一连串动作组合起来操作，并冠以特定名称的复式操作法，在小儿推拿中十分常用，如"打马过天河""黄蜂入洞"等。

推拿手法在应用中，有其一定的施力特点，如垂直用力（包括按法、压法、点法、掐法、踩跷法等），水平（平面）用力（包括摩法、擦法、平推法、直推法、旋推法、抹法等），对称用力（包括拿法、捏法、拧法、挤法、搓法、捻法、握法、抓法等），对抗用力（包括拔伸法、牵法、斜扳法等），旋转，屈伸用力（包括摇法、扳法、背法、脊柱旋转法等）。事实上，即使是在体表作上下、左右、前后或盘旋往返施力如摩、擦、平推、直推、旋推等水平用力，在平面施力的过程中也有往下的压力，只是在施术时有所侧重而已；双手（或两指）同时相对使用对称合力，如拿、捏、拧、扯等法也有上提的力，说明临床在完成一种手法的过程中，施力方向常是多方面的，并且是随着动作的变化而变化。

由于推拿手法是防病、治病和保健的关键，手法的熟练程度与如何运用对治疗效果有直接影响，因此要达到良好的效果，首先必须熟练掌握每个手法的操作、动作要领、作用及作用层次、手法的特点及手法的注意事项，其次应该细心揣摩练习，达到由生到熟，由熟到巧，并能得心应手地运用。所有手法的操作，都要求持久、有力、均匀、柔和，从而达到深透和渗透的目的。

①持久：是指手法能按要求持续运用一定时间，保持动作和力量的连贯性。

②有力：是指手法必须具备一定的力度，达到一定的层次。在用力时应根据患者体质、病症虚实、施治部位和手法性质选择适当的力量，用力大时力量可达肌肉、骨骼，用力小时仅达皮肤和皮下，并非用力越大越好。

③均匀：是指手法的力量、速度及操作节奏、幅度要均匀平稳。在操作时用力不可时轻时重，速度不可时快时慢，幅度不可时大时小。在改变力量、速度、幅度时要逐渐地、均匀地改变。

④柔和：是指手法要轻柔缓和，不可生硬粗暴或用蛮力，做到"轻而不浮，重而不滞，松而不懈，紧而不僵"，变换动作自然。

⑤深透：是指每个手法应用完成之后，均能使该部位浅层组织和深层组织得到充分放松。

⑥渗透：是指一些手法产生的效果是从浅层组织渗透到深层组织，如应使按摩法产生的热逐渐渗透到深层组织，称为"透热"。

临床上，手法操作的持久、有力、均匀、柔和是密切相关、相辅相成、互相渗透的。持久能使手法逐渐深透有力，均匀协调的动作使手法更趋柔和，而力量与技巧相结合则使手法既有力，又柔和，这就是通常所说的"刚柔相兼"。

由于推拿操作时力量是基础，手法技巧是关键，因此两者必须兼有，缺一不可。体力充沛，能使手法技术得到充分发挥，运用起来得心应手；反之，如果体力不足，即使手法技术掌握得很好，但运用起来难免有力不从心之苦。要使手法持久有力，均匀柔和，达到刚中有柔、柔中有刚、刚柔相济的程度，必然要经过一定时期的手法训练和临床实践，才能由生而熟，熟而生巧，乃至得心应手，运用自如，做到《医宗金鉴·正骨心法要旨》所说的"推拿者，一旦临症，知其体相，识其部位，机触于外，巧生于内，手随心转，法从手出。手法也，求其重而不滞，轻而不浮，刚中有柔，柔中有刚，刚柔相济，稳准熟练"。

在推拿手法操作中，还有所谓的"八要"，即轻重、浅深、快慢、缓急，操作时要由轻而重、由浅而深、由慢而快、先急后缓、灵活机动、临症变通。

推拿手法的治疗作用主要为：①缓解肌肉痉挛，②放松止痛，③活血祛瘀，④消除肿胀，⑤温通经络，⑥疏通狭窄，⑦分解粘连，⑧滑利关节，⑨整复错位。

在临床运用中，应根据辨证论治的原则，对手法及其操作部位与穴位的选择、手法的力量和手法操作时间等，因人、因时、因地、因病、因治疗部位而宜。同时，在整个操作过程中，还必须集中精力，全神贯注，做到"意到、气到、力到"。成人推拿手法一般主张柔中有刚或以刚统柔，刚柔和济，相辅相成。手法操作时，或一种手法单独使用，或几种手法复合使用，并且对手法的应用有一定的规定。

小儿推拿手法，是根据小儿的生理、病理特点，确立小儿推拿八法，即按、摩、掐、揉、推、运、搓、摇，手法要求轻快柔和、平稳着实，同时，又十分重视手法的补泻作用。

在推拿（按摩）操作时，手法不但常与穴位结合在一起，注重手法操作的时间或次数，以及操作方向，而且还常借助于介质，以增强手法的治疗作用。

第一节　单式手法

一、推法

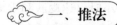

"推"，顾名思义是以手向外或向前用力使物体移动之意。所谓推法，是医者用指螺纹面（如拇指掌侧或手的四指）、掌或肘后鹰嘴突起部着力于患者软组织的表面、经络或穴位上，缓缓进行上、下、左、右单方向的直线或弧形推动。推法施术手要紧贴于体表，带动皮下组织，采用轻快柔和地单向推动，操作时虽连续不断，但手返回在推出的起点时，不能在体表上摩擦，其意是推动气血行进，不要求局部发热。操作时所用的力量须由轻而重，根据不同部位而决定用力大小。用力大时，作用达肌肉、内脏；用力小时，作用达皮下组织。小儿使用推法强调手法轻快，每分钟 100～200 次。

推法是临床上最常用的手法之一，适用于全身各个部位，小儿推拿也常用之，也是自我保健推拿常用手法之一。明清以来，推法更是被广泛地应用于临床治疗。由于历史原因，推法至今已演化为许多不同的动作和名称。如推法在临床应用时，根据不同的部位和病情有直推、平推、分推、挤推、旋推、合推、刨推以及拇指推、手掌推、肘尖推、拳推等名称。直线推动的叫"直推法""平推法"；以拇指面在经穴上回旋推动的，叫"旋推法"。有些小儿推拿书籍中所描述的"运法"如运太阳、运八卦，即是旋推法。而用两手拇指由外向内挤推，则适宜于肌肉较丰满处如臀部、大腿内侧和外侧、腹部、上臂等部位。所有这些演化手法，都是以推法为基础，故只要熟练地掌握好推法的要义，就能在临症时根据不同病情和不同治疗部位的需要灵活变化应用。这也即所谓法虽有定，变通在人，熟能生巧，才能得心应手，变化无穷。

关于推法的操作要求，早在《灵枢·刺节真邪》中就有叙述。《医宗金鉴·正骨心法要旨》曰："推者，谓以手推之，使还旧处也。"《幼科推拿秘书》曰："推者，一指推去而不返，返则向外为泄，或用大指，或用三指，穴道不同。"《推拿广意》谓："凡推动向前者，必期如线之直，毋得斜曲，恐伤动别经而招患也。古人有推三回一之法，谓推去三次，带回一次。若惊风用推，不可拘成数，但推中略带几回便是。"《推拿仙术》曰："推者，医人以右手大指面蘸汤水于其穴处向前推也。"旧谓："推三回一"，即向前推动三次，带回一次。在临床操作时，医者需沉肩，垂肘，肘关节微屈或屈曲，腕部伸平或背伸，前臂发力或上臂发力，用力平稳，着力部紧贴皮肤，作缓慢的直线推动。着力要均匀、平稳、着实。推进速度宜缓慢。直推法必须直线推动，不可偏斜和跳跃。有时推法操作时间较久，故医者要注意气沉丹田，呼吸自然、深沉，不可屏气。推动时不能耸肩，推动经络不可左右滑动、忽快忽慢。用力应保持均匀并有悬劲，不可硬压、死按，以防推破皮肤。

推法有疏风散寒、消食导滞、祛郁泻热、行气通经、活血化瘀、消肿止痛、松解粘连、理筋通络、促进肌肉生长、消除疲劳和使肌肉放松等作用。近代医家骆俊昌谓："一般疾病气血凝滞者居多，推腹之两侧（足阳明经）即可泻其余，又可以其余以补不足。"因之在临床方面，该种手法较多应用。明朝周于蕃和清朝夏禹铸对推法又有"补""泻"之分，如"推上为补，推下为泻"。其用法如古法："推胃脘，由喉头向下推，止吐；由中脘往上推，则吐。"又如"推肺金，即无名指端蘸汤推之，性主温通，能止咳，化痰"。推法顺着肌肉的皮外纹理和骨骼的方向，由近端向远端推，称远心推，有行血通气、补益身体的作用；由远端向近端推，称近心推，可化结、散瘀、清理病邪。

使用推法时，以不增加疼痛为度。临床常用于腰背部、胸腹部、额部、四肢等部位。主治损伤引起的气滞血瘀、经络阻塞，以及肌肉酸痛、紧张、扭伤瘀血、运动疲劳、下肢肿胀、肩背酸痛、筋骨移位，乃至头痛、感冒发热、失眠等病症。如自眉中间印堂至前额、两眉外端太阳穴处用推法，可清热安神、镇静止晕，主治前额胀痛、头晕目眩、双目红肿、失眠等症。

推法在施术时如干推则恐伤皮肤，所以常用一些葱姜水、酒精、香油、药膏、滑石粉或清水等作为介质，使皮肤保持湿润，并保护皮肤及加强手法的治疗效果。《秘传推拿妙诀》曰："凡推，俱用指蘸汤水推之。但湿恐推不着实，太干恐推伤皮肤，要干湿得宜。"近代骆俊昌谓："春夏用热水，秋冬用葱姜水，以手蘸水推之。"临床上为了便于推动，也有用油类或滑石粉的。骆俊昌谓："葱姜水需蒸熬始可应用，但又不能久置，水欠滑润，油类或滑石粉虽可辅助滑动，但易阻塞汗孔或油腻不堪；而酒则较水推动滑润，且可协助活气血，而无污染衣物之弊。"目前临床常使用干酒或浓度为50%的酒精，如气候较冷时，可将酒瓶浸入热水中取温。

（一）直推法

直推法是用拇指桡侧缘或食、中两指螺纹面，或手掌、拳、肘部按压在体表一定的部位或穴位上作单方向的直线推移，称为直推法。动作要求指、掌或肘紧贴体表，用力平稳，速度缓慢而均匀。用力大小则因人、因部位而异。直推法能增高肌肉的兴奋性，促进血液循环，并有舒筋活络、疏泄积滞、宣化壅塞的作用。临床上，指直推法适用于各科疾病，掌直推法适用于四肢、腰背、运动障碍，肘直推法适用于腰臀、大腿部。

1. 指直推法

指直推法可在人体不同的部位进行，系一指或数指着力于皮肤呈直线向前推动，适用于头面、肩背、胸腹、腰臀及四肢部。在胸部推时，手指指腹应贴在肋间隙用力。指直推法有疏通经络、理筋活血、消瘀散结、缓解软组织痉挛等作用，常用以治疗风湿痹痛，筋脉挛急、外伤肿痛等疾患。如用拇指桡侧面或食、中二指面从第四腰椎至尾椎骨端（龟尾），作自下而上或自上而下的直推，可治泄泻、便秘、脱肛等证。如小儿水泻，可从龟尾向上推数次，即止；若痢疾，必先从七节骨往下推至龟尾，以去肠中热毒，此又称"推七节骨"。

指直推法在运用中又分为单指直推法、双指直推法等。

（1）单指直推法　又称拇指推法，即医者上肢放松，肘关节微屈下垂，腕关节微屈，以一手或两手拇指指腹着力于受术部位，其余四指分开助力，拇指着力均匀，轻重适宜地沿经络循行方向或肌肉纤维平行方向，保持一定压力从一处到另一处缓慢地单方向推动（图97单指直推法）；或以拇指螺纹面着力呈螺旋或向前推动，向后回旋，压力均匀，动作灵活地一推一回。在移动过程中，可在重点治疗部位或穴位上作缓和的按揉动作，一般可连续操作5～10遍。

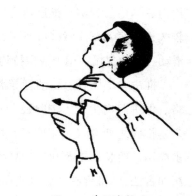

图97　单指直推法

单指直推法常用于头面、胸腹、腰背与四肢等部。如用于腹部，可健脾和胃，消胀泻积。操作时，患者取仰卧姿势，下肢平伸，腹肌松弛而自由呼吸，医者站其头部前方，以两拇指末节掌侧置于两季肋下用力，逐渐向下推动。在脐上部位，力应从重；在脐下部位，则从轻，推动宜缓慢。如在背部直推时，则患者俯卧，医者以两拇指末节掌侧自颈部沿脊柱两侧约一寸处用力，向下推至骶椎处止。一般病变部位推动时用力应轻。头部及上、下肢内、外侧均可施用指推法。推法可采用"推三回一"手法，推动时患者肌肉不宜紧张。由于直推法是直接在体表上操作的手法，所以在推动时皆需蘸酒，或涂抹少许冬青膏、凡士林或麻油之类，以助推动滑润而不伤皮肤。

在小儿推拿中，以拇指推选定部位又分为补法（指尖向指根推）、泻法（由指根向指尖推）、平补平泻（即来回推，又称清法），以及旋推为补，直推为清为泻等。

（2）双指直推法　又称食、中指推法，即食、中两指并拢，以指面为着力部，多用于特定穴位。在推进过程中，可在重点治疗部位或穴位上作缓和的按揉动作。

2. 掌直推法

掌直推法即以全掌、掌根或手掌的大鱼际、小鱼际为着力部密接患者皮肤，向下或向前推动的手法。掌直推法也称"掌平推法"，根据用力的部位又有"全掌推法""掌根推法""大鱼际推法"

"小鱼际推法"等名称。如需要增加力量时，还可用另一手重叠加压做缓慢推进。操作时，医者手指、掌或鱼际部位要紧贴施术部位皮肤，用力着实，重而不滞，轻而不浮。推进速度和力度要均匀、持续，动作要协调，保持一定的与皮肤垂直的力度，做单方向直线推法，不可偏斜。作用于胸、背、腹部时，要配合呼吸，间歇有序。

掌直推法接触面大，刺激缓和，有活血解痉、消积导滞、调经镇痛、消瘀散结、疏通经络、清理头目、开胸利膈等作用，常用于面积较大的部位如腰背、胸腹及大腿部等，治疗外伤肿胀、内外积聚、病块壅塞、肌肉酸痛麻木、胸腹胀满等症。掌推腰、背部时，嘱患者俯卧，上肢肘部屈曲置于锁骨处，头颈部微抬高，医者站其头部前面，以一手或两手掌部置于脊柱一侧或两侧，着力向下推动，用力部分主要为医者之掌根部。也可根据病情，分先后两手交叉直推，以减少操作之疲劳。在掌推肩胛部时，患者取侧卧姿势，医者站或坐其侧，沿肩胛内缘向下推动之。又如上、下肢掌推时，医者掌部应根据关节外形而改变着力点。下肢直推时，医者以拇、食指分开，紧贴下肢两侧，掌心密接皮肤向下推动，至膝关节上端，掌根部着力宜重，而掌前部着力宜轻；至胫骨上端则反之。掌推腹部，在治疗小儿时较多用，成人则少用。

（1）全掌推法　即医者以全手掌着力于施术部位、五指微分开，腕部挺直，以单掌、双掌或双掌重叠加力做单方向的慢慢移动推进。

（2）掌根推法　即医者手腕微上翘，适度背屈，五指伸直，用单手或双手掌根着力于施术部位直推的方法（图98 掌根推法）。

（3）大鱼际推法　医者五指并拢，手腕伸直，肘部灵活屈伸，以大鱼际为着力部向前推动。如需增加力度，可以另一手压于施术手上。大鱼际推法多用于头面与胸腹部。

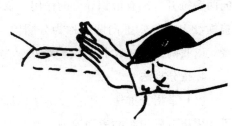

图98　掌根推法

（4）小鱼际推法　系以小鱼际为着力部，多用于头颈、肩背、腰骶部和四肢部。

3. 拳直推法

拳直推法也称拳推法、拳平推法，属直推法中刺激较强的一种手法。操作时以手握拳，用拳面食、中、无名、小四指的指间关节突起处着力，沿肌肉纤维方向缓慢推动。拳直推法适用于背、腰、骶部及大腿后部，以及四肢部的劳损、宿伤及风湿痹痛而又感觉较为迟钝者。

4. 肘直推法

肘直推法又称肘推法、肘平推法，属直推法中刺激最强的一种手法。操作时，医者屈曲肘关节，用尺骨鹰嘴突部着力于施术部位，沿经络做与肌肉纤维方向平行的直线单方向缓慢推移。肘直推法仅在体形较胖、肌肉厚实或感觉迟钝的患者中使用，并多用于腰背脊柱两侧膀胱经、臀部及大腿后部，治疗迁移日久的腰腿痛和腰背风湿酸痛、感觉迟钝等症。

5. 足直推法

患者俯卧或仰卧，医者双手握踩床横木，提气轻身，控制自重，以单足或双足踩压在施术部位进行直线推动。

（1）足跟直推法　以足跟着力，自背部、腰部向臀及下肢循经或沿肌肉纤维方向进行直线推动，反复操作数次。足跟直推用力要均匀和缓，推动而不跳动，用力不可过猛。施术时足踝动作要灵活，嘱患者在被踩时呼气，抬足时吸气，不可憋气。

（2）足掌直推法　患者俯卧位时髋前及肋下可加垫；仰卧位时腘窝下可加垫。操作时，医者用单足掌或双足掌掌面着力于背、腰骶、四肢等施术部位，做直线或弧线推动。动作应和缓稳实，速度不宜过快，以患者感到舒适、肢体热感强烈为宜。为调节自身重心，医者可握悬空横木或手杖竹竿以控制身体平衡及适宜的施术力度。患者配合操作可张口—呼—吸，不可屏气。足直推法有疏通气血、祛风散寒、解痉止痛、解除深部组织疼痛、消除疲劳等作用。年老者、体弱者、儿童、孕妇禁用。

（二）分推法

医者双手拇指伸直与四指分开，用两拇指的螺纹面按压在施术部位，向两侧相反方向分开推动的方法（图99分推法），称为分推法，也称分法，多用于头面、胸腹、腰背部等。分推法操作时要求两手用力均匀，动作柔和、协调一致，有调和阴阳，分理气血之作用。如医者用拇指或大鱼际自胸骨下端，沿着肋弓边缘分推到腋中线，称分腹阴阳，有健脾和胃，理气消食的功效；如用双手自中脘或神阙穴分别向两旁推开，则有消积导滞的作用。临床上分法也多用于小儿，如从腕横纹上总筋穴推向两旁称为分阴阳。《推拿三字经》曰："分阴阳者，以我两拇指，从小天心下横纹处，分两处推之。"

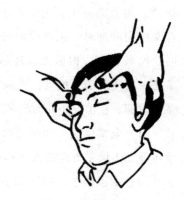

图99　分推法

1. 指分推法

（1）平指分推法　平指分推法也称"八字推法""挟脊推法"，即医者两手拇指末端掌侧对置于所选用患者软组织的表面着力，其余两手四指分附于其软组织两侧微用力以行固定，自中点向左右两侧推动，亦可沿体表作弧形推动。操作时两手用力要均匀，动作要柔和并协调一致，一般起手时着力稍重，而在分推时力量逐渐减轻，犹如毛笔画竹叶。根据虎口并拢或张开的程度，还可分为小、中、大八字推法。

平指分推法的作用为调理肠胃、消积导滞、疏通经络、行气活血、散瘀消肿，并能促进表皮血液循环，使肌肉松弛，皮下浅神经得到兴奋。

临床上，自小儿眉头起沿眉向眉梢成一横线，两拇指自眉心向眉梢作分推30～50次，称推眉弓，有疏风解表、醒脑明目、止头痛等作用，主治外感发热，惊风，头痛，目赤痛等症。《厘正按摩要术》曰："推坎宫法：治外感内伤均宜。医用两大指，春夏蘸水，冬春蘸葱姜和真麻油，由小儿眉心上，分推两旁。"《推拿抉微》曰："分推太阴、太阳穴法，于开天门后从眉心分推至两眉外梢、太阴、太阳二穴九数，太阴穴在右眉外梢，太阳穴在左眉外梢。"骆竞洪曰："分肋法，以两手拇指分置胸骨旁两侧俞府穴处，余四指抱定胸部两侧，沿肋间隙自内向外分推至腋中线。患者应自由呼吸，医者两手指分推用力均匀，宜轻宜缓慢。"

中医骨伤科治疗软组织损伤常用的分筋法，即用单手或双手拇指甲部深压筋结之上或按压于压痛明显处，由筋结或压痛点之边缘部用相应之力，进行平稳的推按，以助于解除筋结。

平指分推法常用于头面、背、腰、骶部及胸腹等部位。如腰、背部分推时，患者俯卧，医者站其头前方，自背正中线开始，两手拇指沿肋间隙向两侧分推（图100平指分推法）；在腰部则向腰际两侧分推，并逐渐向下移动；在胸部则患者取仰卧姿势，自胸骨正中线向两侧沿肋间隙向两侧分推；在头部则取仰卧或直坐姿势，自额前正中向额部两侧分推等。分推时应注意拇指密接皮肤，两指压力应相等，但如在左或右侧需着重分推者例外。

（2）屈指分推法　屈指分推法即医者两手四指屈曲，以第二指关节骨凸部对置于选用之软组织表面，由内向两侧分推（图101 屈指分推法）。常用于胸、背部，如屈指分推胸部时，使患者仰卧，自由呼吸，医者以两手屈指置于胸骨上方，沿肋间隙自内向外下方分推；用于背部时，则取俯卧姿势，自脊柱正中线开始，亦沿肋间隙向外下方推动，推动时宜缓不宜急。屈指分推着力一般较指分推用力稍重，常用于项部、胸部、腹部及四肢小关节，治疗胸闷、腹胀、颈项强痛及四肢关节酸痛等症。

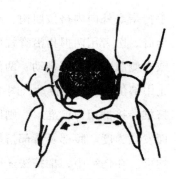

图100　平指分推法

2. 掌分推法

掌分推法即医者以两手掌根部对置于选用之软组织表面，自内向外沿相反方向着力向两侧分推（图102 掌分推法）。由于掌根部所占的面积较指为大，因此掌分推法用力较指分推为重。在实际操作中，患者虽感压力较重，但反觉较指分推为舒适。掌分推法适用于全身各部位，常用于肌肉肥厚的部位，如背、腰部。操作时，患者取俯卧姿势，医者站其头部前方，两手掌根部对置于脊柱正中，自内向背、腰、骶部两侧，以两手掌根部着力分推之。

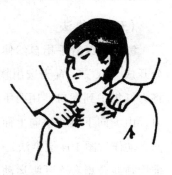

图101　屈指分推法

3. 足分推法

患者俯卧，医者双手抓住床两侧杆，面向足运气于足趾端，趾端向前，两足自大椎穴处以中度力量缓慢地向两侧分推，分推到胃俞穴处时力度加大，在长强穴分推时间与力量需减少（小）。双足着力时，要均匀一致，分推要平稳，不可跳跃。此法有通经活络、宁心安神、分理筋结、化瘀消肿止痛、温散风寒，强壮腰膝的作用。

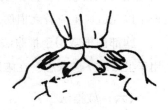

图102　掌分推法

（三）合推法

合推法是与分推法相对而言，常与分推法配合使用。一分一合，起到相辅相成的作用。所谓合推法，即医者用双手拇指螺纹面或掌面紧贴体表，从两个不同方向，位置相对地向中间点合拢推进的手法，也称"合法"或"和法"。其手法操作和要求与分推法相同，只是方向相反，多用于头部、胸腹部。《按摩经》曰："和阴阳，从两下合之，理气血行之。"《保赤推拿法》曰："和者，医以两手之指，由儿两处经穴，合于中间一处也。"操作时，两手推动合拢动作用力要均匀、对称而持续。合推法的作用为调和脾胃，理气活血，平衡阴阳，扶助正气。

（四）挤推法

挤推法常用于患者的腹部和颈背部，下肢则多用于大腿外侧及后侧，上肢多用于肩部肌肉丰满之部位，其作用为对挤推部分的肌肉以更大的压力，如挤推腹部时，患者应采取仰卧位，医者用两手拇指自外向内挤按肌肉，再缓缓向下推动。如推腰、背部时，患者俯卧，医者用两拇指沿脊柱两侧做挤压推动，或以两拇指挤压脊柱左或右侧肌肉并向下推动，两侧可先后交替挤推。肩部挤推则从三角肌正中部位自上向下推动（图103 挤推法）。颈部则自后颈部向肩部方向挤推。挤推用力标准，一则以患者能耐受，再则以被挤推部分皮肤表面发红为度。腹部及背部挤推时常须蘸酒，其余部分挤推时用酒与否均可。在伤科中，推挤法还可用于消散囊肿，施术时，医者双手拇指重叠，揿定囊肿近端边缘，然后用力向远端挤推。

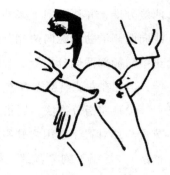

图103 挤推法

（五）刨推法

刨推是医者手指自然伸直，四指并拢，以拇指及其余四指分开成"八"字置于选用软组织表面，以手掌紧贴治疗部位，将力气集中到虎口，用两手环抱所选用软组织表面一齐固定着力，由上向下或一手向上而另一手向下，做一紧一松与刨木相似之动作（图104 刨推法）。如用于胸部或背部治疗时，每次刨

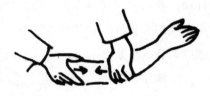

图104 刨推法

推均须迎合患者之呼吸运动。操作中，在患者吸气时，刨推的两手应放松；在呼气时，医者的两手则应用力抱紧刨推。用于上、下肢时，常用一手刨推或上、下刨推。刨推法用力较重，切忌暴力刨推，以免造成不应有之损伤。

胸部刨推常用于推腹法操作之前应用，背部刨推常用于气虚体弱之患者，上肢或下肢刨推则常用于上肢或下肢疾患。在施用其他手法如捏、按法之后，刨推法亦常施用。

（六）旋推法

旋推法也称为运法，是用拇指螺纹面在穴位上作螺旋形推动的手法，小儿推拿常用之。运是运转的意思，如运太阳、运八卦等实际上都是用旋推法，只是名称不同而已。《秘传推拿妙诀》曰："运者，亦医人以右手大指推也，但如八卦自乾上推起至兑上止，周环旋转故谓之运。"《小儿推拿广意》曰："运儿太阳，往耳转为泻，往眼转为补。"可作临床参考应用。

操作时，手指可蘸姜水，旋推频率每分钟160次左右。《厘正按摩要术》曰："旋推为补。"《按摩经》曰："脾土，曲指左转为补，直推为泻。"《幼科铁镜》曰："曲者乃旋转而推也，于其指之正面旋推为补，直推至指甲为泻。"临床上一般把旋推法作为补法应用，如旋推脾土穴也称补脾土。故凡小儿虚证、寒证多用旋推法。

（七）一指禅推法

一指禅推法为一指禅推拿流派的代表性手法。医者的动作要领为沉肩、垂肘、悬腕，指实、掌虚，同时整个动作都贯着穿一个"松"字，即肩、肘、腕、掌各部都放松，才能使功力集中于拇指，做到蓄力于掌，发力于指，动作灵活，力量沉着，刚柔相兼，柔和有力。

操作时，医者手握空拳，拇指伸直盖住拳眼（使拇指位于食指第二节处），用拇指的指端、螺纹面或桡侧偏峰接触在体表上，肘关节作主动屈伸，带动腕部来回摆动，进而带动拇指指间关节的屈伸，使产生的压力轻重交替、持续不断作用于治疗部位。施术时，要注意肩部和手臂须放松，不可耸肩抬肘，拇指自然着力，除大拇指以外的其余四指及手掌都要放松，不能挺劲。推动时着力点要吸定，摆动幅度要一致，动作要灵活。移动时做缓慢的直线或循经往返移动，即所侧"紧推慢移"。摆动手法频率一般为每分钟 120 ~ 160 次。

一指禅推法接触面积小，手法轻快柔和，加上对经络穴位持续不断的柔和而有力的刺激，更加强了它的深透作用，可广泛用于全身各部穴位或部位，具有行气活血、消滞祛瘀、疏筋活络、调和营卫、理气消积、健脾和胃以及调节脏腑等作用，临床上常用于内、外、妇、儿、伤各科的多种疾患，尤以治疗头痛、失眠、面瘫、高血压、胃痛、腹痛以及关节筋骨酸痛等症见长。

一指禅推法在临床操作时，可根据不同病情和不同部位的需要，灵活变化应用。

1. 指端一指禅推法

指端一指禅推法又称"指峰推"，即以拇指指端着力于一定部位或穴位，通过指间关节的屈伸和腕关节的摆动，使产生的力持续地作用在治疗部位上。在操作时应注意沉肩、垂肘、悬腕、掌虚、指实、紧推、慢移。多用于四肢关节部、腰臀部。

2. 螺纹面一指禅推法

螺纹面一指禅推法又称"指面推"，即以拇指的螺纹面着力于一定部位或穴位，通过指间关节的屈伸和腕关节的摆动，使产生的力持续地作用在治疗部位上。在操作时应注意沉肩、垂肘、悬腕、掌虚、指实、紧推、慢移。本法亦可以用拇指的螺纹面着力于一定部位，其余四指附着于肢体的另一侧，通过指间关节的屈伸和腕关节的摆动，使产生的力持续地作用在治疗部位上。多用于胸腹部、颈项部。

3. 偏峰一指禅推法

推时手腕自然平伸并放松，掌指部伸直，拇指内收，用拇指桡侧缘着力进行一指禅推法，称为"偏峰一指禅""少商劲"。操作时动作要轻快，着力点要吸定，频率约为每分钟 160 次。常用于头面、胸胁、腹部，治疗头晕、头痛、失眠、面瘫、胸胁痛、胃脘痛以及泄泻、便秘等证。

（八）跪推法

此法又称"屈指推""背屈推"。推时将拇指屈曲，以拇指指间关节的背侧着力，通过腕关节的摆动使产生的力持续地作用在治疗部位上。此种推法着力较稳，刚劲有力，常用于项部、腹部及四肢小关节，多用于治疗项强酸痛、掌指或足背酸麻、腹胀等证。

（九）蝶推法

以两手同时在患者前额部做偏峰一指禅推法，称为蝶推法。

（十）滑推法

如足滑推法，即受医者俯卧，医者双足站于受医者项下部，半蹲位，面向足，体略前倾，抓稳扶手。然后双足沿背部及下肢膀胱经路线下滑推到足跟部。滑推时，医者要掌握好自身重心位置及足在滑推不同部位时力量的变化，动作要均匀，缓和自如。此法有疏通经络、调和气血，解除疲劳等作用。

二、拿法

拿法是医者以一手拇指和食、中两指的螺纹面，或两手之拇指及其余四指分开，对称相合用力，以拿定和用力提起患者肌肉、关节、肌腱，或拿起身体的某一部位和穴位，一拿一放作轻重交替而连续的节律性拿捏动作。明代周于蕃《秘传推拿妙诀·字法解》曰："拿者，医人以两手指或大指或各指，于患者应拿穴处或掐或捏或揉，皆谓之拿也。"《医宗金鉴·正骨心法要旨》曰："拿者，或两手或一手捏定患处，酌其宜轻宜重，缓缓焉以复其位也。"使用拿法时，应拿放有节律，以不使筋肉从手中滑脱为宜。

在实际运用中，根据患者病情需要和体质情况，而决定所拿部位用力的大小、节律和拿提的方向，如拿肩井、拿风池、拿项部、拿承山、拿股四头肌等。拿法的刺激较强，在施用拿法时，患者多有酸、胀、麻、重等感觉，但"拿"后，有轻松及舒适的反应，此为运用手法及取穴正确之效果。如用"拿"法后，反感疼痛加重，则为取穴不当或用力过猛所造成。用力时，腕部要放松，指腹和手指的整个掌面着力。拿捏动作要连贯，使用先轻后重、再由重到轻的"拿"力，切忌突然用力和使用蛮力，动作要缓和并有连贯性，不可忽轻忽重。临床上，拿法常配合其他手法使用于颈项、肩背和四肢等部位。如在拿提某一肌腹时，作用力要与肌腹相垂直，即纵行肌腹横向提拿，横行肌腹纵向提拿。拿法刺激较强，拿后常继以揉摩，以缓和刺激。

拿法具有解表发汗，祛风散寒，开窍提神，镇静止痛，活血祛瘀，舒筋通络，开导闭塞，分离粘连，缓解痉挛等作用。主治肌肉紧张痉挛、关节酸痛、脉络阻塞、四肢疲劳、酸痛麻木、外感头痛、项强、牙痛、腹痛、颈椎病、落枕、小儿肌性斜颈等症。拿法也是保健按摩的常用手法之一，有兴奋神经、消除疲劳、促进新陈代谢等效果。同时，拿不同的部位具有不同的功效，如拿风池穴及颈项两侧能开通腠理、发汗解表、开窍醒神、祛风明目，外感头痛和视物昏花常用此法；拿肩井能祛风散寒、通调周身气血，拿后可使人精神为之一振，常作为治疗结束时的总收法；拿颈项部能祛风散寒、开窍明目；拿上、下肢能疏通经络、松解痉挛，如拿合谷能止牙痛，拿承山缓解小腿转筋，拿肚角则可治疗腹痛等。

拿法根据手势分为二指拿法、三指拿法、四指拿法、五指拿法、掌拿法、单手拿法、双手拿法等。

（一）二指拿法

二指拿法是以拇指、食指两指适当拿住选定部位，两指反复地增减用力。常用于面积较小的治疗部位、小儿患者等。

（二）三指拿法

三指拿法是用拇指与食、中指相对用力拿住面积较小的治疗部位，如颈项、肩部及肩、肘、腕、膝、踝等关节部。也用于小关节，如指、趾关节的复位。

拿时需手指腹用力，由轻而重，由表及里，逐渐增加力量。拿法属于泻法，有活血通络祛邪的作用。如拿肩井可以通上下元气，重拿则可使患者出汗，能祛邪解表。同时，三指拿法也是小儿推拿的常用手法之一。

（三）四指拿法

四指拿法是用拇指及食、中、无名指相对用力拿住治疗部位，多用于上臂、大腿部及小腿后侧部。

（四）五指拿法

五指拿法是用拇指与其他四指指面为着力部，置于患者的肩井或筋肌部位，用对称劲拿取治疗部位之肌肉或筋膜，使患者有酸胀舒适之感。五指拿法手势与"握法"或"抓法"相近似，可泻热开窍、祛风散寒、疏通经络、消除痉挛、缓解疼痛，适用于面积较大的腰、腹、胁肋部及头部。

（五）掌拿法

掌拿法是以掌心紧贴施术部位，以全掌五指进行缓慢拿揉动作的手法。因此手法与肌肤接触面积大故较为舒适，常用于肌肉肥厚的部位。如掌拿颈项时，患者取坐势，医者站于患者背后，一手扶住其前额，另一手用拿法自发际至枕后往返 3 ~ 5 次，随后拿风池、脑空 5 ~ 10 次，可治疗思虑劳倦、内伤心脾的失眠。

（六）单手拿法

单手拿法常在腿部或肌肉丰厚处使用。手法不宜过重，以酸胀为度。如患者因情绪紧张、恼怒，突然发生气闷、胸中堵塞，出现类似昏厥的情况，可在锁骨上方肩背相连的地方施用单手拿法，即把肌肉抓起来放下，放下再抓起，以每秒钟拿两下的速度，连拿 20 次，稍为休息，再连拿 20 次，可使胸中通畅，气息调和。

（七）双手拿法

双手拿法即以两手同时拿住所选部位，一般用于面积较大、肌肉较肥厚的背、腰、腹、胁肋、肩、大腿等部位，也用于骨折或较大关节的复位。拿时可作一松一紧有节律的上下移动动作，也可以双手对过固定拿定患肢，根据需要再行逐渐进行牵拉、反复拿提等（图 105 双手拿法）。

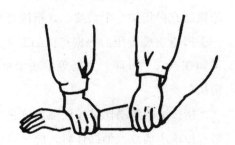

图 105　双手拿法

三、按法

按法是最早应用于推拿治疗和自我保健推拿的手法之一，在《黄帝内经》等古代著述中，曾多处提到按法的使用。按法有压抑的意思，又名"抑法"（《肘后方》）、"戳法"。《医宗金鉴·正骨心法要旨·手法释义》曰："按者，谓以手往下抑之也。"又指出："按其经络，以通郁闭之气。"《异法方宜论》："王注：'按'，谓抑按皮肉也。"明代周于蕃谓："按而留之。"《厘正按摩要术》曰："按字，从手从安，以手探其穴而安于其上也。"《诸病源候论》中，将医者用手指螺纹面轻按在体表上不动的手法，称之为"押法"。

临床上，按法的操作即医者用手指、手掌或肘部放置在选用的部位上，根据客观上的需要，用一定的压力垂直去按压；或在穴位上停留一定时间，逐渐用力深压。按压的力度，可浅到皮肉，深达骨骼、关节和部分内脏处。操作时，按压的力量要由轻而重，使患部有一定压迫感后，持续一段时间，再慢慢放松，即依先轻、后重、再轻三个步骤进行按压。按法的按压方向要垂直，着力宜均匀，通过由轻到重、稳定而持续的按压，或有节律地一按一松，使刺激充分透达机体组织的深部。

按法在操作时，医者要沉肩、垂肘，肘关节微屈或屈曲，前臂静止发力，垂直按压，按而不动，逐渐用力，由轻到重，稳而持续，使力深透，忌用迅猛的爆发力，以有"得气感"为度。同时，注意按压的强度与频率，不可过重、过急，应富有弹性。由于按压部位多为刺激反应较强的穴位，因此按压的部位或穴位要准确。

在按压时，局部有热、胀、酸、麻的感觉，古谓之"通气"，即所谓"通则不痛，痛则不通，有热气至则痛止"。临床常用的按动脉法，即以拇指或掌按于人体大动脉干上并持续一段时间，至肢体远端有凉感，或麻木感，或蚁走感，或有邪气下行感时，将拇指或掌轻轻抬起，使热气传至肢体远端。在局部疼痛时，如在患处远端刺激部位上用力按压，患者有热气冲流样的感觉，或有酸、麻、胀反应后，局部疼痛也就随之而止了。古法按"牙关"。牙关在两牙腮近耳处，用大、中两指对过着力合按之治牙关紧闭者开。按法在施术时，根据不同部位、不同疾病及不同治疗目的有许多具体动作，如《厘正按摩要术》认为"用大指指面直按之，或用大指背屈而按之，或两手对过合按之，其于胸腹者，则又以掌心按之"。目前，按法一般可分为指按、掌按、拳按、肘按等。此外，尚有利用按摩工具施行按压的方法。

按法具有诱导止痛、解痉散结、通经活络、调和气血、温中散寒、祛瘀止痛、理肌松筋、矫正畸形等作用，因此适用范围很广。

（一）指按法

指按法系用拇指指腹或食、中、无名指末节螺纹面按压体表特定部位的手法，也称"指压法"。指按法有拇指按、中指按、并指按等术式，其中拇指按法较为常用。如单手指力不足时，还可用另一手拇指重叠按压。根据指按的着力点，有指腹按压、指端按压、指背按压（屈指按压）等称谓。又如在点穴、分筋、理筋等手法结束时施以指按法，不立即放松指劲，而静止片刻，称"指按镇定法"。

指按法的刺激比掌按法强，故有开窍醒脑、温通闭塞、散寒止痛等作用，适用于全身各部的经络穴位或压痛点。但操作时，应根据病变部位的深浅及患者的耐受程度灵活掌握，以不使局部剧痛而又有得气感为宜。《素问·举痛论篇》曰："寒气客于背俞之脉，则脉泣，脉泣则血虚，血虚则痛，其俞注于心，故相引而痛。按之则热气至，热气至则痛止矣。"《肘后方·治卒心痛方》曰："闭气忍之数十度，并以手大指按心下宛宛中取愈。"临床上，如按揉心俞、膈俞能缓解心绞痛；按揉脾俞、胃俞、足三里能止胃脘痛；按三阴交，能通经活络，开通闭寒，祛寒止痛；按合谷能止牙痛。指按法因接触面较小，刺激的强弱容易控制调节，如轻按多有舒适感，因此是最常用的保健推拿手法之一，如常按面部及眼部的穴位，既可美容，又可保护视力。

指按法在实际应用中，又有一指点按法、双指点按法、四指点按法及双手四指并按法之分，主要是根据病情需要及选用软组织部位之大小而定。如拇指点按多用于四肢；数指合并按压多用于腹部推拿开始及将近终了时。并指点按胸部时，使患者仰卧，医者以一手之拇指及食指分别置放于患者胸骨两侧肋间，向下依次点按之；并指点按脊椎时，患者为俯卧姿势，以拇指自颈椎起至骶椎各椎间用力点按之。必须注意，在胸部或脊柱点按时，患者应自由呼吸而不能谈话。

1. 拇指按法

拇指按法是指按法中最常用的一种手法，适用于全身各部，即将拇指伸直，用螺纹面按在经络穴位上，微用力向下深压，按而留之，其余四指张开起支持作用，协同助力（图106 拇指按法）。在穴位上按压时，拇指不要移动，只是向下按压的力量有所增减；但在经络行走处按压时，则可循经络路线进行缓慢的螺旋形移动。

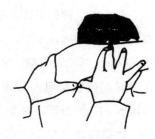

图106 拇指按法

拇指按法的特点是接触面较小，刺激的强弱容易控制调节，对全身各部的经络穴位都可应用，有较明显的开通闭塞、散寒止痛、维持阴阳平衡等作用，亦可为诱导之手法。《素问·举痛论篇》曰："寒气客于肠胃之间，膜原之下，血不得散，小络急引，故痛，按之则血气散，故按之痛止。"临床应用如按揉心俞、膈俞等穴，可治疗心绞痛；按揉脾俞、足三里等穴，可治疗胃脘痛和腹痛；按合谷穴，则可止牙痛。按百会穴，使患者头顶与医者之拇指保持垂直方向，可健脑宁神，回阳固脱，主治血虚眩晕，头巅顶痛等。

临床操作中，根据病情需要如用拇指（或数指的末节掌侧）按压于选用的刺激部位，着力宜重并持久，称为"长按法"（图107 一指长按法、图108 并指长按法）。其特点是较长时间的按压，而不使压迫的肌肉放松，按压时间常在一分钟以上，甚至达数分钟之久。长按法多用于腹部推拿，进行急救时亦常应用。使用该种手法时，医者需要有较长时间锻炼的手力，方能如此持久进行按压，而不发生手指僵硬、颤抖或无力感。

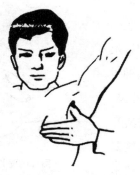

图107 一指长按法

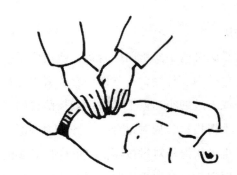

图108 并指长按法

2. 二指按法

二指按法是医者用两手拇指在所选用的部位或穴位处同时进行按压（图109 二指按法）。如肩井穴位于肩上陷中，约当大椎与肩峰连线的中央，有宣肺降气、发汗解表的功效，主治头颈痛、肩背痛、手臂不举、感冒呕吐、惊厥等症，此时用两手拇指同时进行按压，即可收到预期的疗效。治疗时如选定在肌肉肥厚处施术，则需加大力量，可将两手拇指重叠进行按压。

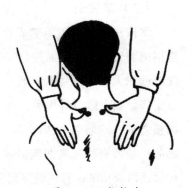

图109 二指按法

二指按法力量较强，有活血通络、理气和中、解郁破结、祛寒止痛的作用，适用于头痛、胃肠疾患及软组织损伤、肌肉酸痛等症。根据寒热虚实，在按压时要注意轻重适宜，快慢得当，使按力浅至皮肤、肌肉，深则达筋骨、内脏。

3. 并指按法

并指按法即医者用一手或两手食指、中指、无名指、小指并拢在施术部位的穴位上，一齐着力于所选用部位进行按压（图110 并指按法），以患者有酸、麻、胀感为度。按压时一般时间较短，多在短时间内放松肌肉后再行第二次按压，如此反复按压，一分钟约按 5～10 次不等。并指点按胸部时，则以呼吸次数而定。

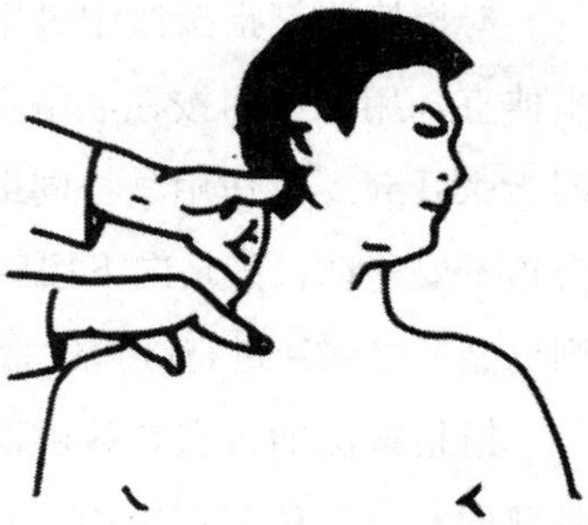

并指按法有镇静、抑制功能，手法操作不能过急，应先轻后重，然后再轻轻抬起，厚层肌肉和股部常用此法。在腹部治疗时，如按腹中法（以点三脘为主），可健运脾胃、温肾壮阳、主治胸闷、胸痛、咳逆上气、胃痛、急慢性胃炎、溃疡病等。

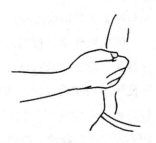

图 110　并指按法

4. 屈指按法

屈指按法是医者用一手拇指、食指或中指屈曲，用其近端指间关节突出部分，着力在选用穴位上进行按压（图111 屈指按法），又称为"跪按""指背屈按"。此术式按压力量较指腹按法为重，局部常有酸胀等反应，作用亦较易达到深部组织，常用于骨缝处的穴位，治疗手足酸麻等症。如屈指按八髎穴，能通经活络、开通闭塞、祛寒止痛。又由于医者将指关节屈曲，操作较易持久，故多用于四肢或腰、背部肌肉较丰满的部位。

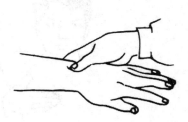

图 111　屈指按法

5. 指合按法

指合按法是医者两手拇指向中合拢，或用两手指末节掌侧接触到患者某一部位的内、外侧，一齐向中合拢着力进行按压，这种手法多用于上肢或下肢的小腿以下部位，如按前臂的"内关""外关"穴位，可用一手拇指、食指对合按一齐用力（图112 指合按法）。较大的部位，也可用拇指对过按压。一般合按后多配合揉法，这要根据病情需要而定。合按法操作时，用力两侧应均匀。由于合按多用于对称之穴位部分，所以在按压时患者多有明显的酸、胀及沉重感觉。

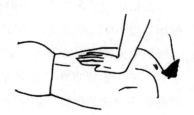

图 112　指合按法

（二）掌按法

掌按法是医者用单掌或双掌之掌心、掌根、全掌或鱼际部在所选用患者软组织的表面进行按压（图113 掌按法）。掌按法的特点是接触面积大，刺激缓和，具有放松肌肉、开通闭塞、通经活络、活血止痛、温中散寒等作用，适用于治疗面积大而又较为平坦的部位，如腰背部、胸胁部、腹部等。常用于治疗胃脘痛，肢体酸痛麻木等病症。如按脊柱及其两侧骶棘肌部，可治疗急慢性腰痛、腰背筋脉拘紧，以及功能性脊柱侧突或后突畸形等症。

图 113　掌按法

掌按法用于胸、背部时，常需迎随患者呼吸，按压用力时机应选在呼气时，使按压既平稳又有节奏，这样可以避免患者不适的感觉。在腰背部使用时，按压的力量要贯足，按压到一定深度时可作缓缓揉动，也可边按揉、边循着肌纤维平行的方向慢慢移动。在腹部应用时，按压的力不能太大，同时手掌要随着患者的呼吸而起伏。在治疗脘腹疼痛时，医者将两手掌搓热或加温后趁热按压患处，有温中止痛的作用，对寒证患者收效尤大。单手按常用于小儿腹部治疗。治疗腰及骶部疾患，为了加大压力，也可采用双掌重叠按压，并使身体前倾，借助体重增加力度。

骨伤推拿所用的"掌压镇定法"，即医者以手握住患肢远端，在行上述多种手法之后，将患者伤部固定于一种利于恢复的姿态，停留片刻，再重复按压，称为"按而留之"。

1. 大鱼际按法

大鱼际按法是以大鱼际为着力部，微用力深按于患者身体之某部位或穴位上，可按而留之，但不可呆板。大鱼际按法可消肿止痛，祛风散热，帮助消化，维持阴阳平衡，多用于头面及胸腹部。

2. 小鱼际按法

小鱼际按法是以小鱼际为着力部，用力重中含轻，多用于颈肩部及四肢部。小鱼际按法可安抚神经、舒展肌筋，适应证为失眠、肿痛、拘挛等症。

3. 掌根按法

掌根按法即用掌根紧紧贴在肌肤上，用较大的力量向下按压，用单手或双手重叠操作。此时医者躯干稍向下倾，沉肩、伸肘、塌腕，掌根可紧紧按贴在皮肤上，用力由轻到重，逐渐增加，需要时可借助按摩者的体重施压于患部（图114 掌根按法）。按压频率有两种：一种是慢速间断法，频率慢，力要足，有间歇；另一种是快

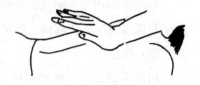

图 114　掌根按法

速连续法，发力连贯，频率快，力达深部。此法还可用双手重叠紧贴按腰部，较大幅度地来回晃动，以帮助轻微移位的骨节还位。

4. 全掌按法

全掌按法是以整个手掌覆按在患者身体某部及穴位上，以一定的压力进行操作，要求手心贴紧肌肤。此法有止痛消肿、疏散气血之功，可治疗肌肤麻木酸痛、脾胃不健、血络失调等。如用于前胸或侧胸，可扶植中气、镇静安神；用于脐或胃部，能增进胃肠蠕动、驱逐寒湿、消除烦闷，可治吞酸、嘈杂、鸡鸣泻等症。

5. 叠掌按法

叠掌按法即用双手重叠操作（图115 叠掌按法）。其要领为躯干稍向下倾，沉肩、伸肘、塌腕，手紧紧贴在皮肤上，用力由轻到重，逐渐增加，必要时可借助于医者的体重施压于患部。按压的频率为慢速间断法，即频率慢、力要足、有间歇。双掌叠按法常用于背腰部，能通经活络、开通闭塞、祛寒止痛、矫正畸形。

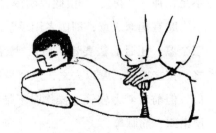

图 115　叠掌按法

用于腰部时，可在脊椎正中之命门穴处作有节律按压。按压时应迎随患者呼吸，按压在呼气动作时进行。此法可补肾气、强腰脊、祛郁解痛，并能矫正脊椎后凸畸形，可运用于脊椎骨僵硬及后凸部位，主治腰椎间盘突出症、腰肌劳损、腰骶部疼痛等。在施术时，用力需视其脊椎骨僵硬、后凸程度而定，脊椎结核禁用。腰部叠掌按法临床也常在其他手法结束后进行，即双手重叠横置于脊

椎骨上，沿着脊椎部从上到下按压 1～3 遍。

6. 掌合按法

掌合按法不论上下合按、左右合按，均可用于头部或肌肉肥厚的部位。如用于头部，可将双手掌心对过合按于头部太阳穴处，着力进行按压，能温通经脉，醒神开窍，可治疗头晕、头痛、中气不足等症；如用于上肢部时，患者取坐位，医者站在患侧面，一手掌贴在三角肌前缘，另一手掌贴在三角肌的后缘，两手掌同时向中间按压、揉按 3～5 遍。此法能解痉止痛、行气活血，主治肩背疼痛、肩关节周围炎等；用于胸腹部，能扶助中气，增长丹田劲，保元固下，补益肾气，促进消化吸收。

（三）拳按法

拳按法即用单拳或双拳按压肢体所选部位的手法。此法为作用力较深透的按压方法，常用于肌肉丰厚的部位或穴位处。

（四）肘按法

肘按法即用屈肘时突出的鹰嘴部分按压体表，也称"屈肘按法"。此法压力大，刺激强，故仅适用于肌肉发达厚实的部位，如腰臀部等。临床在按压环跳穴时，就常用此肘按法。

附：抵法

用两手指或两手掌相对用力进行按压，称为抵法。其术式亦即指合按法或掌合按法。适用于对称性的穴位如太阳、风池，以及四肢部等。按压太阳、风池等穴，有祛风解表作用，主治外感头痛等症。按压下肢部时，患者仰卧或俯卧，由下肢远端向近端进行反复按压，有疏通脉络，促进静脉回流等作用，主治下肢部酸胀麻木、感觉迟钝等症。

四、摩法

摩法是最早应用于推拿治疗的手法之一。《素问·病能论篇》曰："……其中手如针也，摩之切之。"《素问·至真要大论》曰："坚者削之……摩之浴之。"《素问·血气形志篇》曰："形数惊恐，经络不通，病生于不仁，治之以按摩醪药。"《素问·调经论篇》曰："按摩勿释，着针勿斥，移气于不足，神气乃得复。"由此说明按法和摩法在古时是具有代表性的两种手法。

摩有抚摩之意，即医者用手掌面或手指指面置于体表上，作轻缓而有节律的盘旋抚摩动作。《医宗金鉴·正骨心法要旨》曰："摩者，谓徐徐揉摩之也。"《厘正按摩要术》曰：摩之切之，摩之浴之，按之留之，摩以去之，急摩为泻，缓摩为补，较推为轻，较运则重。"摩法与揉法虽操作形态相似，但前者着力较轻，操作时不带动局部皮下深层组织；后者着力较重，操作时可带动局部皮下深层组织、筋脉等。

摩法是推拿中最轻柔的一种手法，动作要领为沉肩、垂肘、肘关节微屈、腕部放松，指掌自然伸直附着于体表的一定部位上，然后以腕关节连动前臂作缓和协调的环旋抚摩。用力要轻重得宜，做到轻而不飘、重而不滞、缓和协调、轻快柔和，一般宜先轻后重。摩动时按顺时针方向或逆时针方向均可，每分钟频率为 30～120 次。《石室秘录》曰："摩法不宜急、不宜缓、不宜轻、不宜重，以中和之义施之。"古人按照摩法操作时速度的快、慢以及摩动时顺、逆时针的方向，有缓摩为补，急摩为泻；顺摩为补，逆摩为泻之说，但因其手法轻柔缓和，故临床一般都把摩法作为补法应用。同时，摩法也是自我保健推拿的常用手法之一，如《诸病源候论》曰："以两手中指……相摩，拭目，令人目明。"

摩法常用于躯干及上、下肢的治疗，在临床操作中往往以摩法而结束。明代周于蕃谓："摩而去之"；又谓："急摩为泻，缓摩为补。"骆俊昌谓"摩可通血"，即医者用右手或左右手掌心或手指密接所选的部位进行向上或向下摩动，用力轻重，应随症而异。摩法和其他手法有类似的地方，如推、搓等手法，都是由摩法演化出来的。摩法如按照推拿中的着力部位，分为指摩法和掌摩法；如按照施术手的数量，分为单手摩或双手摩法；如按照手法式式，则又分为直摩法、团摩法、梳摩法、横摩法、斜摩法、合摩法、束带摩法、抚摩法等。《保生秘要》中描述的"抚法"以及《厘正按摩要术》等小儿推拿书籍中描述的"运法"，均与摩法相同。

摩法的刺激缓和舒适，具有活血散瘀、消肿止痛、调和气血、和中理气、消积导滞、调节肠胃功能、增强皮肤弹性等功效，适用于胸腹、背腰及胁肋部，主治脘腹疼痛、食积胀满、泄泻、便秘、消化不良、气滞及胸胁迸伤等症。《医宗金鉴》曰："摩其壅聚，以散瘀结之肿。"因此摩法适用于身体各部位的跌打肿痛较剧者，临床常用于损伤早期瘀肿显著、疼痛剧烈的病例。《内功见图说·分行外功》曰："两手摩腹，移行百步，除食滞。"

临床操作时，患者平卧，宽衣松带，医者坐其侧，自上而下地循序进行摩动。一般在操作 15 分钟左右后，患者常会感到局部有一股热气透达体内，腹部感觉舒畅，甚至肠鸣漉漉，这均为手法所起到的作用。由于摩法着力较轻，如古法"摩神阙"，即以掌心按脐并小腹，或往上，或往下，或宜左、右数十次或数百次，治腹痛和便秘有效。若经常用摩法抚摩腹部及胁肋，可使人气机通畅，起到宽胸理气、健脾和胃、增加食欲的作用。

（一）指摩法

指摩法要领为手指并拢，手掌自然伸直，腕关节微屈，将食、中、无名、小指的中节和末节的指面部分接触在体表上，随着腕关节连同前臂作环旋摩动，常用于胸腹、背腰部及头面部，可治疗胸胁痛及腹泻等症。如以拇指掌侧面置于两眉间印堂处，自印堂直上摩至神庭，自上摩动用力均匀，缓而有力，有祛风热、宁神志的作用，可治感冒风寒表证。

（二）掌摩法

掌摩法要领为手指并拢，手掌自然伸直，腕关节微伸，将手掌平放在体表上，以腕关节为中心，随着腕关节连同前臂作持续、连贯、有节奏地环旋摩动（图 116 掌摩法），多用于腹部、背腰部及四肢部，如脐周团摩法等。

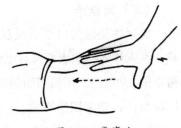

图 116 掌摩法

根据手掌的不同着力点，如以大、小鱼际为主贴附于施术部位，摩动时各指略微翘起，各指间和指掌关节稍稍屈曲，以腕力作左右摆动，以患处局部皮肤微红为度，称为鱼际摩法，多用于面部、颈项及四肢关节部，可松肌活血、消除痉挛、缓解疼痛；如以掌根着力摩动，则称为掌根摩法。

（三）直摩法

直摩法是医者以一指或数指合拢，在患者皮肤表面轻轻摩擦，亦可用掌心密接皮肤摩擦（图117 直摩法），主要以摩擦部位的面积大小决定。直摩多用于人体四肢及颈、背部；腹部直摩则较多用于小儿疾患。操作时如在背部，嘱患者俯卧，以掌部接触皮肤，并沿肋骨分布方向向两侧摩动；腰部则向两侧作平行摩动；直摩颈部时，使患者直立，医者站其侧，自后颈部向下垂直摩动，或向两侧肩部摩动；直摩

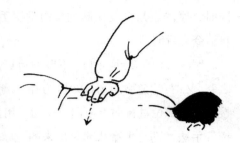

图 117　直摩法

上肢时，患者仰卧或直立均可，患肢平放床上，医者自腋窝部位向下摩动，经肘、腕部至手指；直摩下肢时，患者仰卧，自鼠蹊部向下经膝关节及踝部向下摩动。直摩手指或足趾时，医者以左手指握定指或趾关节固定位置，然后以拇指及食指沿其两侧向下摩动。腹部直摩时，自剑突下以掌心向下摩动。直摩一般用力轻柔，摩动时患者多有轻快及舒适的感觉，较大面积的直摩，甚至可促使患者入睡。

临床上，直摩法常用于治疗腰背酸痛、肢体麻木及软组织损伤等症。如以一手或两手四指并置于上腹部之巨阙、幽门穴，自上向下呈直线摩动经中脘、阴都至脐上之水分，有健脾除湿、调气消滞的作用，主治呕吐、吞酸、呃逆、纳呆、腹胀、腹痛等症。

（四）团摩法

团摩法是医者用中指、拇指或掌心在选用部位上反复做用力均匀、轻重适宜、由上而下、由左至右的旋转研摩（图118 团摩法），属于轻缓手法，多用于腹部及胸、背部。团摩腹部时，患者仰卧，医者将掌心及除拇指外其余四指均置于脐部周围密接皮肤，由内向外、上、下、左、右摩动，用力宜均匀徐缓；团摩背部时，患者俯卧，医者站或坐其侧，以掌心在脊柱左或右侧团转摩动。一般团摩背部时，用力应较腹部为重。团摩时间，一般在腹部以被摩动处局部有潮润为度；在背部则以局部微红为度。

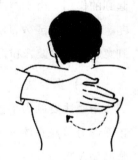

图 118　团摩法

团摩法可调和气血、疏散凝滞、祛风散寒、理气活络、消肿止痛、健脾和胃，尤其对治疗十二指肠溃疡、消化不良等消化系统疾病颇有疗效。

（五）梳摩法

梳摩法是医者以单手或双手平行之数个指节骨凸出部呈梳状，在人体软组织表面进行来回梳动（图119 梳摩法）；也可将拇指呈45°屈曲，用拇指的偏峰沿患者的指（趾）缝梳动；如采用梳肋法，则将四指平放，以指尖劲或指中劲在患者的左右肋上沿肋骨与肋间隙做梳理动作。临床上，此法主要用于胸、背部治疗时。如五指并拢，用五爪搔爬，乃舒畅法之一，适用于肿痛拘挛、失眠等症。

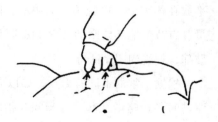

图 119　梳摩法

梳摩法有疏理肝气、除烦解郁、疏通气血、安抚神经、舒展肌腱等作用。操作时，患者俯卧，

两手交叉置于额前，两侧肩胛尽量放平，便于拳部密切接触皮肤；胸部梳摩时则采取仰卧姿势，梳摩时应沿肋间分布方向徐徐摩动；医者每一手指屈曲部分，应适当置于每一肋间隙，自脊柱或胸正中线，向外下方摩动。胸部梳摩应较背部梳摩用力为轻，并使患者有舒适感。操作时，患者应自由而安静地呼吸，应避免谈笑及咳嗽。

（六）横摩法

横摩法是用一手或双手掌心密切接触所选用之软组织部位作横形摩动，常用于腰、骶部及腹部。用于腰骶部时，对全身有镇静安神的作用，对局部则有止痛作用。横摩腹部，可收到调整肠胃功能的效果。

（七）斜摩法

斜摩法是医者以手四指或两手并置于患者需施术之软组织表面，由一侧向对侧做斜方向摩动（图120 斜摩法）。如用两手并置斜摩时，两手用力应均匀而柔软。由一侧上方向对侧斜摩，有疏肝理气、活血祛瘀、调和气血之功，常用于腰背部及腹部。如在胸肋部斜摩时，应沿肋间隙摩动之。

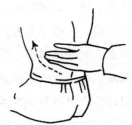

图 120　斜摩法

（八）束带摩法

束带摩的"束"有"约束"和"收敛"之意，常在胸部或腹部用"泻"的手法后使用，有约束使之免于过泻而有收敛的作用。用于胸部时，患者仰卧，医者两手四指对置于脊柱两旁，由内向外，由下向上，沿两侧肋间隙做束带形的摩动（图121 束带摩法）。应用于腹部时，亦取以上姿势，由腰部向腹部两侧摩动。摩动时两手用力应均匀有力，缓慢而有节律，但注意勿伤及皮肤。

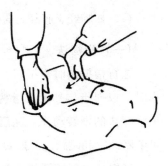

图 121　束带摩法

（九）抚摩法

抚摩的"抚"有安抚之意，是一种有镇静作用的手法，常用于人体胸、背及腹、腰等面积较大的部位，有化滞散瘀、通经活血、镇静安神、催眠等作用，可开导闭塞、消散肿胀、减轻疼痛。操作时，医者五指自然稍平分开，以掌心自上向下徐徐作来回直线或螺旋形抚摩动作（图122 抚摩法），用力轻柔而均匀，使患者有轻松与舒适的感觉。较大面积的抚摩，甚至可促使患者入睡。

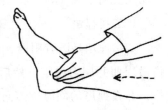

图 122　抚摩法

临床上，抚摩分为向心性抚摩和离心性抚摩。向心性抚摩有舒筋活络、引导中枢神经产生兴奋和镇痛作用；离心性抚摩，有舒筋活络、诱导睡眠的作用；如果施术于脊椎两侧之膀胱经，可以产生兴奋作用。较长时间的抚摩，可缓解肌肉疼痛和紧张状态，有助于局部消肿、止痛和消除麻木。在美容保健方面，可使皮肤表层的衰老细胞脱落，改善皮脂腺和汗腺机能，恢复皮肤敏感性。在伤科推拿时，可用指端紧紧附着于穴位上做缓和回转的按抚动作；除用手指端外还用鱼际或掌根，先揉其筋，令其和软，再按其骨，使其徐徐合缝。

五、捏法

捏法是用指、掌分置被治疗的部位，捏定皮肤及皮下组织后再做相合对称性挤压的收缩与前进动作，其中收缩挤压动作多用于人体经穴的部位，前进动作（如双手前进捏法）多用于肢体肌肉及韧带。捏法动作与拿法相似，只是用力较轻、稳定柔和、由轻到重、逐渐用力，一般不向上提起，属较为柔和的一种手法，常在每次治疗的后期使用。捏法的适用面积广泛，如头部、颈项部、四肢、背脊及全身各处的浅表肌肤组织等，具有行气活血、舒筋通络、缓解痉挛、增强肌肉活力、恢复肢体疲劳、健脾和胃等作用。捏法主治小儿疳积、脾虚泄泻、消化不良、斜颈；成人慢性泄泻、月经不调、痛经、颈椎病、落枕等。明代陈继儒《珍珠船》卷一曰："梦觉以左手蹑（此处蹑同捏）人中二七遍，啄齿二七遍，反凶成吉。"由于捏法挤压肌肉的结果，能使皮肤、肌腱活动能力加强，可改善血液和淋巴循环，因此临床也用作治疗伤筋方法之一。手法轻的捏法，使人感到温和舒展，可去风寒，化瘀血；手法重的捏法，能使人感到局部酸胀，可治疗肌腱和关节囊内部及周围因风寒湿而引起的肌肉和关节的疼痛。

捏法根据施术手势分为指捏法、手捏法等；根据捏压的部位又分为捏穴法（捏住某个穴位，如三里、合谷、曲池、内关、外关等）、捏经络法（即捏住肢体有关经络部位，沿其经络循行方向，边捏边行，如肺经、脾经、胃经、大肠经）等，有镇痛、急救等作用。

（一）指捏法

施行指捏法时需沉肩，垂肘，肘关节微屈，腕部放松伸平，手指自然伸直，掌指关节过伸。操作时，以拇指与其余手指掌面为着力部，前臂静止发力，以腕关节活动为主，带动掌指关节做连续灵活轻快的辗转动作。注意用力需均匀、柔和，不可生硬死板。施术要连续不断，移动要缓慢，不可断断续续和跳跃。一般每分钟捏 30~100 次。

指捏法可舒筋活络，消除挛缩，促进疲劳肌肉的恢复，用于上肢时还可减轻腹部胀气，调整胃肠功能。用于手（脚）指（趾）等小关节时，有消炎止痛、增加活动范围的作用。

1. 二指捏法

二指捏法是医者用拇、食指末节的指腹夹住治疗部位内、外侧，手指微屈曲并用力捏定，然后再逐渐沿治疗部位做对合而均匀的捏压动作，并在捏压的同时逐渐向前移动（图 123 二指捏法）。此法常用于四肢关节处或在肢体沿经穴处，宜着力捏压，每次捏压均应使肢体有热、胀、酸、麻的感觉。根据病情，在选用部位可反复捏压而不移动，也可逐渐向前移动。捏压时用力大小，须根据病情及患者体质强弱而定。此手法常用于肢体较小面积之部位，如耳部、指、趾及其小关节处；也可以用于四肢较小之部位，如前臂以下部位及肩部等。

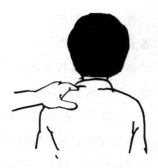

图 123 二指捏法

在小儿推拿中，医者用两手拇、食两指在选定的部位固定捏住，然后以两拇、食指一齐用力向里捏挤，以局部皮肤色红或紫黑色为度。临床常用的捏脊法，即用双手拇指和食指捏住脊柱两侧的皮肤和皮下组织，由下而上地进行捏压，向上捏动时放松。

2. 三指捏法

三指捏法是用大拇指与食、中两指夹住肢体或肌筋上提，相对用力作一紧一松之捏压，边捏边向前移动。如捏肩井穴及上下肢各部肌筋，有祛风散寒、开窍止痛、缓解肌腱和肌肉痉挛等作用，主治气滞不通、四肢麻木、关节酸痛等症。

3. 五指捏法

五指捏法是用大拇指与其余四指指端为着力部捏住患者的特定部位，如皮肤、肌群、筋腱，通过对称用力将皮肉捏起，做连续辗转挤捏的一种手法，在作相对用力挤压的动作时要循序而下，均匀而有节律性，对一般高热、风湿和肌腱挛缩等有消肿和缓解疼痛的作用，常用于面积较大的部位。

4. 屈指钳捏法

屈指钳捏法是医者使相邻两手指稍稍分开，并使指关节呈屈曲状之钳形，操作时钳紧选用治疗部位之肌肉、韧带处，使用对称的相向用力不断地做均匀的对合动作，同时左、右挤捏而向前移动，并随着肌肉的外形轮廓而改换着力点。此法可顺气活血、调整胃肠、软坚消瘀、分离粘连、通经活络、消除酸痛，在腰部可补气提气，背部可缓和酸痛。如捏颈项，在项部发际下约一寸许，先用食指按在项后正中线上，然后将拇指、中指各置于食指的两侧，令各指距中线旁开五分，当拇、中二指成左右对称时，屈指钳捏，有清脑、开窍、逐瘀的作用。

（二）手捏法

手捏法即医者两手合作，半握拳状，掌心向下，分为拇指一组和食指、中指、无名指、小指一组，用对应力量捏住所选部位肌肤，并可沿着经络的路线游移。

1. 单手捏法

单手捏法即用单手操作，多用于上肢部、一侧腰胁部及颈部。操作时拇指及四指分开，作对合捏压动作，并可向前移动（图124 单手捏法）。

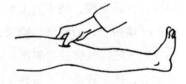

图 124　单手捏法

2. 双手捏法

医者两手拇指及四指分开，如爪形置于对称位置，以大拇指和手掌着力从两端向中点做对合捏压动作，将患者一定部位的肌肉捏住，可紧捏不移动或边捏边向前移动。根据病情需要，双手捏法还有以下几种操作法：

①边捏边上下交替颤抖，使患者感觉更舒适。

②用双手拇指及其余四指分开，紧捏选用部位之肌肉，不断地着力做对合动作，并逐渐缓慢地向前移动。

③两手同时捏压，也可交替用力捏压。

④双手扭捏法，即医者将患者患处软组织肌肉提起，一手向外推，一手向里拉，使其被捏的肌肉软组织在两手中呈S形，再以拇指作回导，旋转做环形推进，由肌止点到肌起点反复操作。

⑤由浅入深法，即用两手或一手捏住患者肌肉，先由浅处肌肉缓缓捏动，再由浅入深轻轻捏起，然后松开，如此一捏一松，使其血管一空一满，可通经活络，增加血液循环，兴奋皮下腺体，促进新陈代谢和渗出物吸收，起消肿散瘀、镇痛等作用。

双手捏法常用于四肢、胸、背及腰骶部肌肉较丰满处。在胸胁部双手捏时，应迎随患者呼吸运动。

六、揉法

揉法是推拿常用手法之一，医者用指（拇指、多指），掌（大、小鱼际与掌根），拳或肘附着于穴位及体表部位上作缓和、轻柔、沉稳的圆形或螺旋形揉动，用力比摩法稍重，要求带动该处的皮下组织。揉动时，手指、掌或拳均不移开接触的皮肤，仅使皮下组织随指或掌、拳的揉动而滑动。

揉有回旋研磨抚摩之意，系由摩法演变而来，主要作用是宽胸理气、温经散寒、活血散瘀、理气松肌、消肿止痛等，常用于损伤引起的瘀结之肿和疼痛等症。

揉法根据所使用的手势，用指面着力的称为指揉法；用掌心、掌根或大、小鱼际部着力的称为掌揉法；以手握拳进行旋转回环揉动的称为拳揉法；用肘在患者肌肤呈圆形样地进行揉动称为肘揉法；此外还有单手揉法和双手揉法，顺时针与逆时针方向揉法等。指揉较拳揉用力较轻，而掌揉又较指揉为轻，肘揉法则为最重。重揉时作用可到达肌肉及其深部。在操作中，动作之轻、重、缓、急与幅度之大、小，均应根据病情需要在不同部位适当运用。揉动频率每分钟 60～120 次，一般是由轻到重再至轻，幅度可逐渐扩大。

临床上，揉法因可放松肌肉、解除局部痉挛，常在疼痛部位或强手法刺激（如掐法）后使用，借以消除不适的反应。揉法也是自我保健推拿的常用手法之一。

揉法的治疗作用因所取穴位及揉动方向而异。《厘正按摩要术》曰："揉以和之。揉法以手旋转回环，宜轻宜缓，绕于其上也。是从摩法生出者，可以和气血，可以活筋络，而脏腑无闭塞之虞矣。如：一揉精宁，治噫气、喘气，以二三百遍，气平为止；一揉板门，板门在大鱼际上，揉之除气促、气攻、气吼、气痛并治呕胀；一揉内劳宫，揉之动心中之火，惟发汗用之，切不可轻动；一揉涌泉，在足心，揉左转止吐，右转止泻，若女用反之；一揉外劳宫，和五脏治潮热，左转清凉，右转温热；一揉足三里，在膝下三寸，治麻木；一揉威灵治卒中。"《小儿推拿概要》曰："左揉为补，右揉为泻，左右揉为平补平泻。"《幼科推拿秘书》曰："揉涌泉，……左揉止吐，右揉止泻。"《保赤推拿法》曰："揉太阳法：治男，揉太阳穴发汗，若发汗太过，揉太阴穴数下以止之。治女，揉太阳穴反止汗。"

（一）指揉法

以单手或双手拇指的螺纹面，或中指，或食、中、无名指螺纹面置于身体一定部位或穴位上，作小幅度的轻柔环旋或螺旋形揉动，称指揉法。清代夏云集《保赤推拿法》曰："揉者，医以指按儿经穴，不离其处而旋转之也。"揉动时，手指或手掌不离开接触的皮肤或与皮肤呈摩擦状态，力量应轻缓而均匀，也可由轻而重，灵活运用，一般每分钟频率 60～120 次，使该处的皮下组织随手指旋揉而滑动，操作后使患者感到舒适、温热。指揉法有散寒行气止痛等作用，可消除外伤引起的肿胀和气血凝滞，促进血液循环、淋巴通畅，也有缓和强手法的刺激和减轻疼痛的作用。指揉常用于治疗面积较小之部位，如某一穴位及压痛点等，有和胃、理气、化瘀、消肿、醒神等功效。如以拇指端或中指端揉龟尾（龟尾穴即督脉之长强穴），能通调督脉经气，调理大肠功能，能止泻，也能通便，主治小儿泄泻、便秘、脱肛、遗尿等症。

1. 单指揉法

单指揉法又称一指揉法，即以拇指或中指指面为着力部，多用于头面、胸腹、颈项及关节凹陷部和全身的穴位。此法着力均匀、连贯，由轻而重，逐渐扩大范围，旋而不滞，转而不乱，揉而浮悬，动作深沉，作用面积小但集中（图125 单指揉法）。

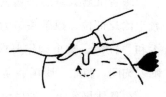

图 125　单指揉法

2. 双指揉法

双指揉法又称二指揉法，即以拇指、食指，或食、中指，或拇、中指指面为着力部，多用于头面、颈项两侧、脊柱两侧、胸腹及四肢关节部。

3. 三指揉法

以食、中、环三指指面为着力部作圆形或螺旋形的揉动，多用于胸腹部，有散寒行气、通滞活络的作用。

4. 屈指揉法

以拇指指间关节或中指指间关节突起部为着力部，多用于太阳穴及臀部、大腿部、腰部的穴位或压痛点（图126 屈指揉法）。

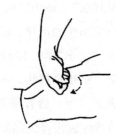

图 126　屈指揉法

（二）掌揉法

医者以全掌、大鱼际或掌根部在人体皮肤表面作旋转揉动，谓之掌揉法（图127 掌揉法）。掌揉压力要轻柔，揉动频率每分钟60～120次，常用于背腰部、臀部、腹部及四肢等肌肉较丰满、面积较大的部位，腹部掌揉则多用于小儿。掌揉法着力面积大、刺激缓和，操作时患者多感舒适及轻松。也可根据需要，用力逐渐加重，揉动的面积也可逐渐加大，其速度依据病情而定。如用轻揉法，唐代王建《照镜》诗曰：

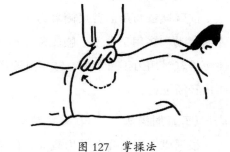

图 127　掌揉法

"暖手揉双目，看图引四肢。"如揉肌肉肥厚处，则可用较重的揉法，即左手按在患处，右手则加压在左手背上，进行双手加压揉法。

掌揉法具有宽胸理气、祛风散寒、健脾和胃、活血散瘀、消肿止痛等作用，常用于治疗脘腹胀痛、胸闷胁痛、便秘、泄泻等胃肠道疾患以及因外伤引起的软组织红肿疼痛等症。

1. 全掌揉法

以全掌为着力部，着力面积较大，可吸定一处揉动，也可边揉边缓慢移动，多用于腹部、骶部及大腿部。

2. 掌根揉法

以掌根为着力部置于一定部位上，腕部放松，以腕关节连同前臂做轻柔缓和的环旋活动，多用于脊柱部、腰臀部及四肢部。掌根揉虽较全掌揉稍重，但亦不应使患者有疼痛的感觉。力量要轻揉，每分钟60～120次，刺激舒适缓和。特殊情况需用力较大时，亦可双掌重叠，以掌根着力于一定部位，左右方向地用力揉按。

3. 鱼际揉法

医者沉肩，垂肘，腕关节放松，呈微屈或水平状，拇指内收，四指伸直，用大鱼际或小鱼际附着于治疗部位，以腕关节为主连同前臂作轻柔和缓的回旋揉动，并带动该处的皮下组织。鱼际揉法柔和、轻快，整个动作要求协调而有节律性，频率为每分钟 120～160 次，可治疗头痛、头晕、失眠、胸闷、腹胀、腹泻、高血压、局部红肿等病症。

在具体操作上，如以大鱼际为着力部，称为大鱼际揉法，多用于头面、胸腹及急性扭挫伤，可消除胀满，分解宿食，兴奋神经；以小鱼际为着力部，称为小鱼际揉法，多用于颈项、肩背及腰骶部。

（三）拳揉法

拳揉法是医者握拳置于选用的软组织表面做旋转揉动（图 128 拳揉法）。该法常用于肩、背、腰、臀部等肌肉较肥厚之部位和面积较大部位的治疗。临床操作时，医者用力握拳，四指端密接掌心部，称"实拳揉"；揉动时用力较大而重。另一种是四指端不接触掌心部，手指呈梳状，称为"空拳揉"，揉动时用力较小而轻。前者实证患者多用；后者虚证患者多用。操作时应速、缓适宜。在消瘦患者或骨骼突出部位应慎用，以免擦伤皮肤。

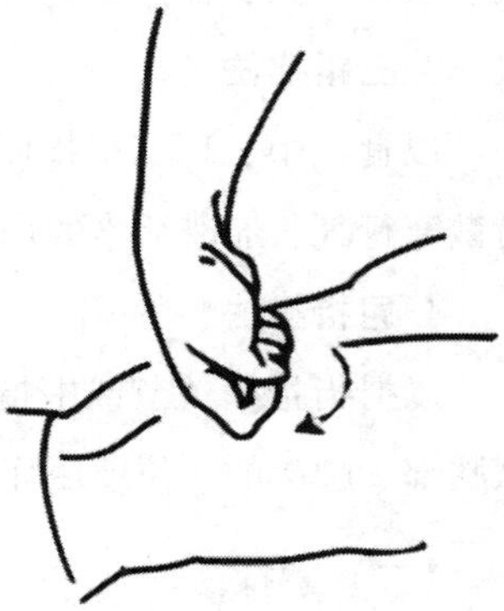

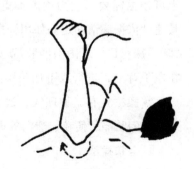

图 128　拳揉法

（四）前臂揉法

前臂揉法乃用前臂尺侧着力于一定的部位，用力做环旋揉动或左右揉动，多用于背部、腰骶部。操作时，体位要得当，全身放松，气沉丹田，呼吸均匀、自然，不可屏气。用力不可下压，亦不可漂浮，揉动的幅度可大可小，亦可由小渐大，力量可轻可重，亦可由轻渐重。

（五）肘揉法

根据患者病情需要着力较大，但指揉和拳揉之力又较小，以致不能达到治疗要求时，医者故用肘后尺骨鹰嘴突起部着力于一定的部位，用力做环旋揉动或左右揉动，属刺激性较大的重揉手法（图 129 肘揉法）。此法揉动部位要吸定，不可滑动或摩擦，移动时要缓慢，多用于健壮之人的背部、腰骶部、臀部及大腿部和肌肉较厚之处，如肘揉环跳穴等。重揉法有疏通经络、活血止痛之功，对治疗神经传导机能障碍所引起的酸胀麻痛效果良好。

图 129　肘揉法

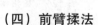 七、搓法

搓法是用两手指或左、右手掌心等，对称托抱挟持患者肢体的某一部位，相对用力作方向相反的来回快速搓动，并可沿肢体纵轴移动，即"两手相合谓之搓"。《厘正按摩要术·卷二·揉法》："周于蕃曰：'搓以转之。'谓两手相合而交转以相搓也。或两指合搓，或两手合搓，各极运动之妙，是从摩法中生出者。"搓法常用于四肢、胸胁、腰背部，以上肢部最为常用，可作为推拿治疗的结束

手法。搓动时用力宜柔和而均匀，先慢后快，待结束手法时又逐渐减慢。搓动力量以不擦伤皮肤、筋肉温热及皮色变红润为度，作用力根据需要可达肌肉、肌腱、筋膜、骨骼、关节囊、韧带等处，搓动强度轻时患者感觉肌肉轻松，强度大时则有明显的酸胀感。

操作时，医者取马步，沉肩，垂肘，腕部微背伸，手指自然伸直，挟住患者肢体时松紧适宜，以前臂发力，使腕部做轻快、柔和、均匀、不间断地快速盘旋搓揉，并顺其势自然而下。搓法可用一指或数指，也可用手掌反复搓动，其作用为疏通经络、行气活血、疏肝解郁、放松肌肉、整复理筋、滑利关节、消肿止痛、解除疲劳，对于筋肉紧张、痉挛有良好的缓解效果，常用于治疗肩周炎、肱骨外侧髁炎、膝关节扭伤、四肢酸痛、四肢瘫痪、肌肉痉挛、关节不利、风寒湿痹、麻木不仁、胸胁胀痛、腹胀、腰痛等病症。搓法作为松散之法，也常作为推拿结束前的放松手法。

搓法根据患者被治疗肢体范围的大小和病情的需要，可分为指搓法、掌搓法、拳搓法、足搓法等。

（一）指搓法

指搓法是用两手拇指或一手拇指、食指相结合在人体软组织表面做对合搓动（图130指搓法）。用力应两侧对称而均匀，由上而下或由下而上。搓动时多有微热及轻松、舒适的感觉，可疏肝解郁、调和气血。古人有顺经络为补、逆经络为泻的说法。指搓法多用于较小部位，如指、趾等。

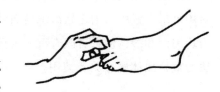

图130　指搓法

（二）掌搓法

掌搓法即医者两手伸开，掌心空虚，以两手掌心或两手掌的大、小鱼际，对置肢体内、外侧，做前、后方向的相对合搓（图131掌搓法）。前后移动时，状如搓绳状，用力须柔软均匀，如狮子滚绣球之势，由上至下及由下至上，不得间歇，常用于治疗面积较大之部位。搓动时，患者可有局部发热、轻松及舒适的感觉。如掌搓上肢部，患者取坐势，手臂放松，自然下垂。医者站于一侧，上身略前俯，用双手分别合抱其肩前后部，相对用力作一前一后的交替搓揉，边搓边下移到腕部，再自腕部搓移到腋下，如此往返数次。而在腰骶部施行掌搓法时，以双手平放腰骶部两侧腰肌上，做用力方向相反的上、下斜行的往返搓动。

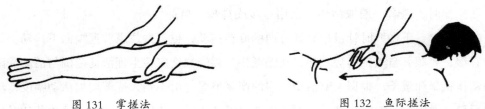

图131　掌搓法　　　　　　　　　　图132　鱼际搓法

掌搓法有疏肝解郁、宽胸理气、调和气血、舒通脉络、恢复疲劳、提神顺气的作用，可解除胸部闷胀、胸胁苦满、胸部胀痛等。

掌搓法根据手势的不同，其鱼际搓法（也称侧掌搓法），常用于上、下肢体的内、外侧或胸背、胸胁部的肌肉搓动（图132鱼际搓法）；虎口搓法，则以两手虎口置于颈肩部快速搓动，常用于颈肩部。

（三）拳搓法

拳搓法是搓法中较重的一种手法。操作时，医者两手握拳，对称地置于肢体内、外或前、后侧，用背屈凸出的指关节，着力做前、后或内、外搓动，常用于肩、背、四肢肌肉的搓动（图133 拳搓法）。

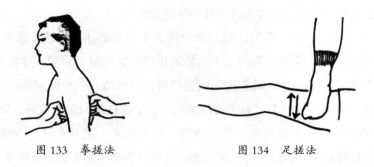

图 133 拳搓法　　　　　　　　　图 134 足搓法

（四）足搓法

足搓法是搓法中用力最重，而治疗部位之面积较大的一种。常用于腰背部及下肢。搓动时，医者用足掌心置所选用之软组织表面做自上向下的搓动（图134 足搓法）。该法着力虽较重，但力求用力均匀而和缓，使患者既有沉重的压迫感，又有轻松、舒适的感觉始为得法。由于足搓法较一般搓法为重，故体质虚弱者慎用。

八、摇法

摇法系推拿常用手法之一，即医者一手抓住患者肢体的远端，另一手握住（或扶住）被摇的关节（如肩关节、腕关节、髋关节），以该关节为轴心和支点，顺势轻巧地作肢体最大范围的顺时针或逆时针环形往复摇动。其性质属于被动性的缓和回旋转动，常用来防治各部关节酸痛或运动功能障碍等症。在隋、唐时期，摇法被广泛应用于导引及自我按摩，如《诸病源候论》里所载的许多导引及自我按摩方法中有多处提到摇法的应用。明、清以来，摇法更被广泛地用于防治小儿疾病的治法中，如乌龙摆尾、赤凤摇头、摇斗肘等都有摇的动作。由于摇法可通经活络，松解粘连，滑利关节，近代较多地应用于颈、腰及四肢关节部来防治运动系统的疾患，特别是脊柱以及四肢关节的酸胀疼痛、关节功能障碍、屈伸不利等症，以及半身不遂、肢体麻木、肩周炎等。

摇法在操作时，医者一般取站势，采用弓步或马步，肩部放松，肩、肘、腕三关节协同活动，将患肢左、右、上、下做顺时针或逆时针方向的旋转摇动，也可握住患肢远端向下抖动。施用摇法时，速度宜缓，要顺其自然，因势利导，从慢渐快。摇转幅度应视生理活动范围与活动受限情况而定，切忌动作粗暴和蛮干。根据关节活动障碍的恢复情况，由小到大逐渐增加活动幅度，动作需和缓，用力要稳，适可而止。在摇动关节时，应使患者处于舒适的体位。被动活动关节的时候，应用两手托住或握住关节牢牢固定，以免发生脱臼。临床使用此法时，要诊断明确，对年老体弱者慎用，对关节畸形或关节本身有病变者如关节结核、化脓性关节炎，以及先天性骨发育不良如颈椎齿状突发育不全等应禁用。

"摇则动之，运则行之。"摇法可以协助患者肢体恢复关节正常的功能活动，有通经活络、松解粘连、滑利关节、增强关节活动功能、兴奋神经等作用，适用于颈、肩、髋、腰及踝、腕、指（趾）的关节活动障碍。但个别患者施用摇法时，对气虚血少，体力虚弱等内脏疾病也有一定作用。《厘正按摩要术》曰："摇则动之，寒证往里摇，热证往外摇，摇动宜轻不宜重。可以活经络，和气血，亦摩法中演变出者。"摇法因施术的部位不同，因而操作方法与名称各异。

（一）摇颈法

临床上，摇颈法根据不同术式，其操作方式主要有以下几种：①患者取坐位，颈项放松。医者站于侧后方，用一手扶住其头顶或后枕部，另一手托住下颌，双手以相反方向缓缓地使头向右或向左环旋摇转各数次，并使摇动的范围逐渐加大；亦可以两手抱定头部，做左右旋转摇动（图135摇颈法）；②用肘夹住患者的下颌，另一手托住患者的后枕部，做缓慢的环旋摇动；③医者站在患者的后方，两手托住患者的头部（拇指在后，其余四指在前），医者用两前臂的尺侧压住患者的肩部，两肘与两手相对用

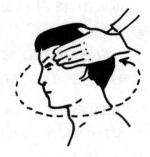

图 135　摇颈法

力，边向上拔伸，边缓慢地做环旋摇动，并使其摇动的范围逐渐加大；④患者取坐位，医者站立其侧，一手托其下颌，另一手扶定头顶部，先将下颌微微向上抬起，双手以相反的方向慢慢摇动颈部数次，摇动时速度由缓慢开始，逐渐加快，在患者颈项肌肉处于完全松弛的状态下，再突然向左或向右摇动一下，当即"嗒"然有声，患者顿时觉颈部灵活舒畅，为摇动奏效之征。向左旋转摇动后，可以同样方法进行向右旋转摇动。此法操作时，忌用暴力，力求用力适当，且只做一次，不宜重复。

摇颈法有顺气理筋，活络止痛的作用，常用于落枕、颈部扭伤、颈椎病、颈项部软组织劳损、项强酸痛、活动不利等症。但年老体弱或有颈椎病变者忌用。

（二）摇肩法

摇肩法是摇动肩关节，促其关节功能恢复的一种治疗手法。摇动幅度以患者能耐受为度，并逐渐增加其活动量，以疏通腠理、滑利关节，适用于肩关节酸痛、活动功能障碍等症。

临床上，摇肩法根据不同术式，其操作方式主要有以下几种：

①操作时患者取坐位，先使患肢伸直并自然下垂，上肢肌肉放松，医者以弓箭步站于患者侧面，以一手固定患肩，另一手握其手或腕部缓缓做顺时针或逆时针方向的旋转摇动（图136摇肩法）；亦可一手握患者手掌，另手捏住腕部，使肩臂伸直后转动上臂，双手交替捏住患腕摇动。

②托肘摇肩法，患者取坐位，肩部放松，屈肘。医者站于侧方，弓步势，上身略为前屈，用一手扶住其肩关节上部，使其稳定，另一手托起患肢肘部（使患手搭在医者的肘上部），缓缓作顺时针或逆时针方向环转摇动，并使其摇动的范围逐渐加大。

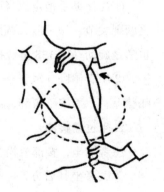

图 136　摇肩法

③摇右侧患肩时，医者站在患者的右后方，左手扶住患者的右肩，右手虎口经患者的腋下握住患者的右前臂下段的桡侧，做前下⇒前上⇒后上⇒后下的摇动，亦可做水平方向的摇动，如摇左侧患肩则整个术式相反。

④医者站在患者的右后方，左手置于患者的右肩后，右手从患者的腋下绕过置于患者的右肩前，医者左右手与右臂协同用力摇动患者的肩关节，并使其摇动的范围逐渐加大。

⑤患者上肢自然下垂。医者站于侧方，丁字步，用一手握住患者腕部，另一手以掌背抵住患者

的前臂部，将其上肢上举至160°幅度时，医者将掌背反过来用手握住其腕部，而原握住患者腕部的手向下滑移，扶按肩部，此时要停顿一下，两手协调用力，使患肢向后作大幅度运转。在由后向前作环转时，则动作相反，此法适用于肩关节活动已恢复到接近正常的患者。

⑥医者以两手协助患肩之前臂内收，使患侧之手搭在健侧肩上，再由健肩绕过头顶到患肩，反复环绕5~10次。

⑦肩关节摇转法，属于自我保健推拿的一种操作方法。如《寿世青编·卷上·十二段动功》曰："运膏肓：此穴在背上第四椎下、脊两旁各三寸，药力所不到。将两肩扭转二十七次。治一身诸疾。"

（三）摇肘法

摇肘法即医者一手托住患者的肘关节，另一手握住患者的腕部，做肘关节旋前或旋后的环转摇动。

（四）摇腕法

摇腕法操作时以一手固定前臂下段，另一手握其手指或以手五指与患者的五指交叉握住，做左、右、上、下的旋转摇动（图137 摇腕法）；亦可一手握住腕上，一手握住手掌，做腕关节的环转摇动。摇腕时用力应轻柔而均匀，摇动的幅度应根据病情而逐渐增加，适用于治疗腕关节功能障碍或尺、桡骨下端骨折后遗症等。

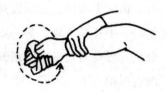

图 137　摇腕法

（五）摇腰法

摇腰法是治疗腰部疾病的一种手法，摇动时患者应自由呼吸，肌肉放松。摇动宜由缓慢开始，逐渐增加频率，最后再以减慢结束。适用于腰脊酸痛、活动不利等症。

1. 卧位摇腰法

患者仰卧位，腰部放松。医者操作有几种术式：

①先使助手抱定患者胸部，医者双手握定其下肢之两踝关节，做下肢大幅度的左、右摇动，同时腰部也随之旋动（图138 卧位摇腰法）。

②患者俯卧，医者立于一侧，一手托住患者两大腿膝上，一手按于腰部，做腰部环转摇动。

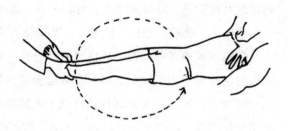

图 138　卧位摇腰法

2. 坐位摇腰法

患者端坐，腰部放松。医者操作有几种术式：

①医者坐其后方，一手扶住其一侧腰部，另一手扶住对侧肩部，两手协调将患者的上身由左向右或由右向左作连续的前后左右俯仰侧弯，使腰部作环转摇动。

②患者坐于床边。一助手双手按压患者的大腿以固定。医者站于患者背后，双手从腋下穿过抱住患者，然后环旋摇动患者的腰部，并使其摇动的范围逐渐加大。

③医者站于患者前侧，两膝挟住患者两大腿部，两手挟住患者两肩，做腰部环转摇动。

④医者站于患者一侧后部，一手扶住肩部，一手按于腰部，做腰部环转摇动。

3. 站位摇腰法

患者站立位，弯腰扶住床边。医者站在患者的侧后方，一手扶住患者的腹部，另一手扶住患者的腰部，两手相对用力，环旋摇动患者的腰部，并使其摇动的范围逐渐加大。

（六）摇髋法

摇髋法在操作时，患者仰卧，髋膝微屈，自由呼吸，全身肌肉放松，医者站于侧方，以一手握定患者踝关节，另一手扶定膝关节，使髋关节屈曲到 60°～90°后，再做顺时针或逆时针方向的旋转摇动（图139 摇髋法）。摇髋关节时应使肌肉完全松弛，自由呼吸，用力应轻柔均匀，摇动幅度由小到大，但不应超过其生理范围，操作时应注意动作和缓而有节律。此法适用于髋部伤筋酸痛、内收肌劳损、活动不利及腰腿痛等症。

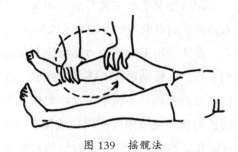

图 139　摇髋法

（七）摇膝法

1. 仰卧位摇膝法

患者取仰卧位。医者站在患侧，一手扶膝，一手托踝，使患者屈膝 90°，做膝关节的环转摇动。

2. 俯卧位摇膝法

患者取俯卧位，医者站在患者的侧方，一手扶患者大腿下段的后侧，另一手扶患者的足跟部，环旋摇动患者的膝关节，并使其摇动的范围逐渐加大。

（八）摇踝法

患者仰卧，下肢自然伸直。医者一手握患者小腿部，一手握足做环转摇动；也可一手托住患者足跟，另手握住足趾部，稍用力作拔伸牵引，并在拔伸的同时以关节功能活动最大范围做屈伸旋转等摇晃动作，活动幅度由小渐大，由轻而重，自慢而快，动作要和缓有力，一般不应超过其生理活动范围。此法有松解关节滑膜、韧带、关节囊的粘连和皱缩，增强关节活动的作用，尤其在踝关节功能障碍、关节强硬等情况下用此法，极有益于关节功能的恢复，因此常用于踝部伤筋、踝关节活动受限、屈伸不利等症。

（九）摇指（趾）法

以拇、食指拿定患指或趾做左、右、上、下之摇动（图140 摇指法），使其指、趾关节功能恢复。在摇动时，宜将指或趾轻轻往下方牵拉，迅即予以摇动。摇动指或趾关节（图141 摇趾法），除对其关节功能有作用外，在对肠胃病及头部疾患治疗时也常配合使用。

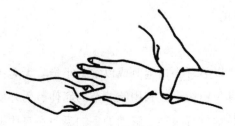

图 140　摇指法

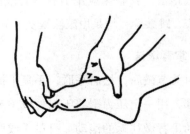

图 141　摇趾法

九、滚法

滚法推拿手法主要有滚法和滚法两种技法，前者是"一指禅推拿"流派中的一种辅助手法，后者则是在前者的基础上进行了改革和发展，而逐步形成"滚法推拿"流派中的主要手法。

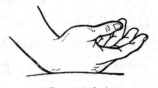

图142　滚法

滚法是用手背部着力在身体上滚动的一种手法。为了使滚动力集中到手指，在滚动前医者将手腕稍屈，各指略微伸开，手背平贴推拿部位以助发力；然后手握空拳，将掌指关节略为屈曲，食、中、无名、小指的近侧指间关节附着于穴位或体表一定部位，腕关节作小幅度的屈伸，连续摆动腕掌部，进行前臂旋转和腕关节屈伸的连续协调运动，使接触治疗部位的指间关节来回滚动，产生持续的力作用于治疗部位上（图142滚法）。

滚法适用于除头面、胸腹部外的各个部位。在临床应用上，因人体不同的部位和不同的病症，除了施以柔和舒适的侧滚法（用手背近小指侧着力于一定部位，以小指掌指关节背侧为支点，肘关节微屈并放松，靠前臂的旋转及腕关节的屈伸，使产生的力持续地作用在治疗部位上），还可利用指间关节的正滚法（也称立滚法，其力刚劲，即用小指、无名指、中指背侧及其掌指关节着力于一定部位，以小指掌指关节背侧为支点，肘关节伸直，靠前臂的旋转及腕关节的屈伸，使产生的力持续地作用在治疗部位上）。

滚法操作时，医者取站势，上身微前倾，两脚呈丁字步，沉肩，垂肘，肘关节微屈，腕部放松，将手部各掌指关节略为屈曲，手掌背部近小指侧部分或小指、环指和中指的掌指关节紧贴于治疗部位上，通过前臂的旋转摆动，带动腕部作伸、屈、外旋的连续不断的动作（摆动如圆球形），使产生的力轻重交替、持续不断地作用于所选部位或穴位上。滚法可单手操作，亦可双手交替进行操作。腕关节的屈与伸应保持相等均匀的压力，动作要协调而有节律，有明显的滚动感，以不产生跳动和不摩擦皮肤为度。整个操作要连续不断，不可忽快忽慢或时轻时重，并应避免掌指关节的骨突部与脊椎棘突或其他各部关节的骨突处猛烈撞击。用力的大小，要根据病情和施术部位及患者耐受程度而定，一般筋肉薄弱处、新伤、体虚和年老者宜轻；筋肉丰厚处、陈伤、体质强壮者宜重。每分钟摆动速度一般为120～160次。

由于滚法（滚法）腕关节屈伸幅度较大，所以接触面较广，压力较大，且掌背尺侧面着力柔和而舒适，故常用于肩、背、腰、臀及四肢等肌肉较丰厚的部位，有疏通经络、活血化瘀、松解粘连、滑利关节、理顺筋脉、解痉止痛、强筋壮骨、促进血液循环及消除肌肉疲劳等作用，适应于治疗颈项、肩、背腰、臀部及四肢关节等部的扭挫伤和筋脉拘挛、关节强直、肢体瘫痪、疼痛麻木等症。

滚法（滚法）在临床应用上有掌背滚法、鱼际滚法、指滚法以及撵滚法、滑滚法、吸定滚法、抱滚、拉滚、跳滚等，均是由滚法演变、派生而来的。

（一）掌背滚法

医者肘关节微屈，松肩垂肘，手呈半握拳状，以掌背小指本节或以掌背小指、无名指、中指本节为着力部，用一定压力附着于患处或关节治疗部位组织上，利用腕关节的屈伸、内外旋转的连续动作，带动手背做往返的滚动。可单手或两手交替地进行滚动，滚动的手如吸附在身体上一样，一滚一回，用力均匀而有节奏地逐渐前移。由于掌背滚法动作大，活动面积广，渗透力强，多用于腰背、臀、四肢等肌肉丰厚的部位，能祛风散寒、疏通经络、缓解痉挛、活血止痛、滑利关节，适用于风湿酸痛、肢体麻木、瘫痪、软组织损伤引起的功能障碍。

（二）鱼际滚法

医者沉肩，垂肘，腕关节放松，呈微屈或水平状，拇指内收，四指伸直，用手尺侧小鱼际肌肉及小指尺侧面，或桡侧大鱼际和拇指桡侧面置于所选用的部位，着力做轻柔和缓的转动，并带动该处的皮下组织同时进行左、右滚揉（图143 鱼际滚法），频率为每分钟120～160次。如用小鱼际置于体表，以五寸至八寸的距离来回进行快速滚动，称为"滑滚法"。

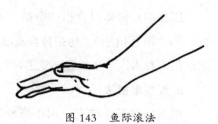

图 143　鱼际滚法

鱼际滚法操作时用力要均匀、协调而有节律，轻重缓急适宜，滚动要灵活，但不可跳动或叩击，可在局部滚揉，也可逐渐向下移动。此法常用于颈、肩、背、腰、臀及大腿肌肉较肥厚之部位，临床用于治疗头痛、头晕、失眠、胸闷、咳嗽、腹胀、腹泻等症。

（三）指滚法

指滚法也称指间关节滚法，即以第5、4、3掌指关节为着力部，吸定着于患处或穴位上微用力做左右不停的移动，用腕关节轻轻回旋来带动手指作用于患处或穴位，轻重缓急大小均需适当。此法适用于全身各部，多用于头面、胸腹、腰臀、大腿及关节凹陷部，为一种柔软手法。有活血通络、理气和中等作用，适用于头痛、胃肠道疾患及软组织损伤、肿痛等。

（四）撵滚法

撵滚法操作时微握拳，以手指关节着力于体表，以五分至一寸的距离来回滚动，要求手法强而有力，重而不板。

（五）吸定滚法

吸定滚法即医者以小指和掌关节尖端较固定地置于患者的某个部位或压痛点，有节奏地进行滚动。

十、拍法

用手平打称为拍。拍法系以一手或两手五指自然并拢，掌指关节处微屈，形成空心虚掌，用腕关节摆动作起落带动虚掌在患者体表所选部位，施以平稳而有节奏地拍打动作；或用手掌或食指、中指、无名指、小指在所选部位上拍击。

拍法的操作特点为指先落，腕后落；腕先抬，指后抬。由于是用虚掌拍打体表，故着力较轻，手法轻快而有节律，拍打声音清脆但无疼痛感。如单手操作，要轻巧而有弹性，双手交替则动作要协调。在具体运用中，一定要分清证之虚实，一般虚证宜轻，实证宜重。拍法常用于颈肩、腰背、臀部、四肢。拍打背部时，应嘱患者张口呼吸。

拍法具有健肌皮、松腠理、透毛孔、散邪气、引血达表、营养脉络、行气通窍、祛风散寒、疏理气机、舒筋通络、消除疲劳等功能，能使局部充血，增加局部循环，对神经有较强的兴奋和抑制作用。如拍胸背治哮喘，拍肩膀治风痹，拍腹部治肚胀。拍法还可治疗咳喘发作、呼吸不畅以及风湿酸痛，局部感觉迟钝、麻木，肌肉痉挛等症。拍法又为自我保健推拿的常用方法之一。

（一）指拍法

1.四指拍打法

四指拍打法即以食指、中指、无名指、小指并拢，平放拍打患处；也可以四指指背拍打施术部位，称"指背拍法"，均拍打至皮肤微红为度。此法有疏散风寒、消除郁滞等作用，主治肌肤冷痛、四肢肌肉麻木、表皮神经知觉迟钝等症。

2.五指撒拍法

以五指撒开、伸直，用小指外侧前端顺肢体或肌筋的方向，由轻到重拍打患者的肢体或肌筋，往返数次，多用于头部印堂、百会及肩部等处。

（二）掌拍法

医者五指并拢，以虚掌拍之，常用于肩背部、腰骶部及臀部，具有松肌活血、散气止痛之功。

（三）屈膝拍打法

医者手抓患者踝部，先活动肢体及膝关节，要求患者肌肉放松，然后屈膝，以其足跟叩打自身的臀部。

附：拍子拍打法

以特制的拍子按筋脉走行方向做有节奏的拍打，可用于全身各部。

十一、叩法

叩法即用一手或两手的指、掌或拳叩击体表肌肤的一种推拿手法。叩法较击法力量为轻，所谓"轻击为叩"。操作时应手腕灵巧，动作轻快而富有弹性，用力均匀而柔缓，持续有序地叩击时可发出有节奏的"啪、啪"声响，能使肌肉受到较大振动，常用于肩背及四肢部，有通经活络、行气通窍、祛风散寒、舒松筋脉、营养肌肤、安神定智、消除疲劳等作用。临床上，叩法也是推拿治疗之结束手法之一，对神经有较强的兴奋和抑制作用，对麻木不仁、瘀血凝滞、气郁、血闭、风寒湿痹、瘫痪、痉挛、腰腿酸痛等症有较好效果。操作时，用力应注意体虚宜轻，体实宜重；如风湿性肌炎、关节炎手法宜重，当解除疲劳或失眠时所用的催眠手法宜轻。

（一）指叩法

指叩法是用食指、中指或五指指端叩打腧穴的一种手法，常以单手进行操作。食指叩法，是拇、食两指指腹相对，中指指腹放在食指指甲上，三指合并捏紧，食指端略突出，用腕力上下动作行点叩法；中指叩法，是中指微微半屈曲或伸直，其他各指微虚握空拳状，腕关节放松做屈曲动作，使中指端平稳而有节奏地叩击穴位。

用指叩打时，将一手之各指略分开，并微屈手指指关节，先把叩指提高，离皮肤 3~4 寸，将叩劲提到手上，用叩指的指端对准选定的穴位中心叩打，发力在腕，腕关节用力动作要轻巧有劲，富有弹性和节奏，这样才能叩打平衡并叩打有力。要做到灵活而不僵硬，力量均匀，由轻到重但不用猛力，叩打的振动力要深达骨部。一般每个穴位叩打 50～100 次，叩打的轻重与速度的快慢视病情而定。

（二）掌叩法

掌叩法有兴奋肌纤维和神经的作用，可使肌肉舒展，解郁行滞，促使血液循环畅通，解乏苏困，消除肌肉酸胀和神经麻木，以及因损伤而引起的瘀血、凝滞。因病情不同，此手法轻重也有所不同，如风湿性肌炎、关节炎，手法可重；当解除疲劳或用于失眠的催眠时，手法宜轻。

1. 单掌侧叩法

此法因手掌侧向叩打的手势如刀劈物，故也称"劈法"。即以一手或两手之腕及各指伸直，并自然地微微散开，以一手或两手的小指及小鱼际的尺侧单独或交替地叩击施术部位，叩打时五指互相碰触，起到共振的作用，使力量能深透至患处深层。

2. 双掌侧叩法

以双手掌相合，掌心相对，五指略分开，用小鱼际和小指侧同时叩击施术部位。此手法动作应轻松、协调，并有节奏，手腕应灵活而不僵硬，所施力量要均匀，由轻到重。由于掌侧叩法发力在肘，振动组织较深，故用力不可过猛。

十二、捶法

用一手或两手之空心拳快速交替捶击身体某部位的方法，称为捶法。双手操作时，以双掌轻握，腕关节挺直，上肢肌肉绷紧，肘关节屈曲约 70°，肘关节伸屈约 10°，以腕发力，手腕应灵活而不僵硬，动作应轻松协调，并有弹性和节奏。捶法力量要均匀，捶打由轻到重，不可用猛力。动作由慢而快，或一阵快、一阵慢交替进行。捶法作用力较重，可达肌肉、关节与骨骼。捶法轻而慢，可使筋骨舒展；重而快，则可使肌肉兴奋。

捶法的主要作用是宣通周身之气血，祛风散寒，兴奋神经，振奋筋脉，放松肌肉，恢复肌肉疲劳，缓解局部酸胀等，适用于气郁血闭、挫闪扭腰、瘫痪麻痹、肌肤麻木不仁等症。

（一）盖拳捶法

盖拳捶法即医者两手手指自然并拢，掌指关节微屈，半握拳呈空拳状，以腕部屈伸带动手部，发力在腕，用掌根及指端着力，双手空拳交替上下进行轻快而有节律的捶击患部。常用于肩背、腰臀及下肢部，有调和气血、促进局部血液循环的作用，对风湿酸痛、局部知觉迟钝或肌肉痉挛等症有效。

（二）侧拳捶法

侧拳捶法又称"竖拳捶法"。医者两手握成空拳状，与盖拳捶法相似，但在捶击肌肤时，以手之尺侧方捶击，与肌肉接触面较盖拳捶法小。由于侧拳捶法发力在肘，振动组织较深而重。

（三）隔掌拳捶法

以一手平放于患者体表部位，另一手握空拳有节奏地捶击平放手指的背面，在捶击下面平放的手指或手掌应根据所选的部位不断移动，捶击点也随之移动。隔掌拳捶时，捶打的力量以被捶打的部位内部有振动感为度，捶打的频率随捶打的力量而改变，轻者快，重者慢，但力量不宜过重，以达到肌肉层为宜。此法能间接振动深层组织和内脏器官，可使经络气血流通、筋肌舒展，并可消除闷气、凝滞，多用于肩背、腰骶部和四肢部。

十三、击法

击法即用拳、掌、指尖或特制的工具（如桑枝棒）击打体表一定部位或穴位，以达到治疗和保健目的的一种用力较重的手法。击有击打、叩击之意，故击法也称"打法"。击法用力快速而短暂，属"刚劲"手法，但刚中有柔，速度要求均匀而有节奏，击打时不能有拖、抽动作。用力大小，应视施术部位肌肉是否丰满及体质强弱而定，注意用劲要快速而短暂，垂直击打体表，软中有硬，刚柔相济，先轻后重，再由重而轻；也可轻击三次再重击一次。叩打时间一般为 1～3 分钟。年老体弱者及儿童禁用击法；有精神病及心脏患者，以及在肺区或肾区均慎用击法。

击法有通调一身阳气、疏通经络、调和气血、祛风散寒、活血化瘀、开胸顺气、解痉止痛、健身益智、安神醒脑、消除疲劳的作用，适用于头项、肩、背、腰、大腿、小腿、足跟和肌肉较丰厚处，主治头痛、颈椎病、腰腿痛、风湿痹痛、肌肤不仁，以及陈伤引起的气血瘀滞、经络阻塞、筋肉痉挛与肢体疲劳等症，也常用于保健推拿。

根据手部接触部位和击打工具的不同，击法可分为拳击法、掌击法、指击法和棒击法等。

（一）拳击法

拳击法又称叩击法、敲法、擂法、捶法，即医者以单手或双手握空拳，腕稍屈，在臂力带动下，以空拳平稳地着力于施术部位，一起一落，有节奏地击打，一般拳击 3～10 次即可。拳击法不可击打骨骼突出部位。

1. 拳心击法

拳心击法又称"横拳击法"，即医者一手或两手握空拳，拇指放于食、中指中节之间，然后用拳心平稳而有节奏地叩击体表治疗部位。握拳时要轻松活泼，指与掌间略留空隙。可两拳交替叩击。拳心击法柔和而舒适，具有疏筋通络的功效，适用于肩背部以及腰臀部和上、下肢肌肉丰满处，常用于治疗肩背部肌肉酸痛以及腰腿痛和小腿抽筋、肌肉痉挛等症。

2. 拳眼击法

拳眼击法又称"竖拳击法""捶法"，即医者单手或双手五指屈曲成握空拳状，用下拳眼（尺侧小鱼际肌及掌指部）连续捶击治疗部位。握拳要轻松活泼，指与掌间要留出空隙。拳眼击法具有祛风散寒、健肌皮、松膝理、透毛孔、引邪达表的功效，常用于治疗四肢麻木、项背疼痛、腰骶酸软、风湿痹痛等症。

3. 拳背击法

拳背击法即医者手握空拳，腕关节伸直，然后屈伸肘关节，以拳背（反拳）着力于施术部位，用惯力缓慢而轻松地平击，双手交替进行，常用于肌肉丰满的臀部及大腿外侧，可治疗颈、腰椎疾病所致的肢体肿胀、麻木等症。

（二）掌击法

1. 掌根击法

掌根击法即医者手指自然分开，手掌微屈，腕略背伸，以前臂力量带动掌根着力，有弹性、有节律地在施术部位进行击打，常用于腰、背部及四肢肌肉丰满处。

2. 小鱼际击法

小鱼际击法又称"侧掌击法""侧击法"，即用侧掌击打治疗部位的手法。施术时，医者五指自然伸直，腕关节伸直，两手掌侧立，用单手或双手的尺侧掌指部或小鱼际有节奏地纵向击打施术部位。如双手施术可交替有节律、有弹性、轻快地击打。击打时，指与指间可分开一厘米许，手掌落下时，手指合拢，抬手时又略有分开，一起一落，两手交替进行。

小鱼际击法着力深透，具有舒筋通络、调和气血的功效，主要用于颈肩、背腰、臀部及下肢后侧等部位。此外，用双手小鱼际交替轻击患处，还有消除疲劳、放松肌肉等作用。对因劳累或运动过度而致的肌肉酸痛，亦常用于本法治疗，故是运动按摩、休闲按摩的主要手法之一。

小鱼际击法如用于指缝处，称为"劈指缝"。即让患者叉开五指，医者用小鱼际击法逐个劈击指缝。此法属于内功推拿中的一种手法，常用于治疗手指麻木、挛缩不舒等症。

3. 掌心击法

掌心击法又称"平掌拍击法"，即医者手指自然松开，微屈，腕关节伸直，两手掌平放在所选部位上，运用前臂力量，以掌心为着力点，一先一后有节奏地击打治疗部位。此法具有开窍醒脑、安神定魄、调和气血、平肝潜阳和放松肌肉等功效，适用于头顶、前额、腰背部和四肢肌肉，常用于治疗眩晕、头痛、头涨等症。

4. 合掌击法

两手掌相合，用侧掌或尺侧小鱼际同时击打施治部位的手法，称为合掌击法。操作时，医者手指自然伸直并分开，两手掌相合紧贴，腕关节背屈，以前臂的运动带动腕关节作双掌小指尺侧轻击治疗部位。

（三）指尖击法

指尖击法即医者两手指自然屈曲，腕关节放松，可用中指指端或三指、或五指指端为着力部，一般采用四指分开成爪形，运用腕关节做大（或小）幅度的屈伸运动，使四指指端如雨点下落状，有弹性、有节律地交替击打施术部位。施术时，动作要轻巧、灵活、自如，着力宜均匀而有节奏。指尖击法具有安神醒脑、疏通经络的功效，多用于头面部及大椎、命门、腰阳关等穴位处，常用于治疗头痛、头晕、头涨、失眠等症。

（四）棒击法

棒击法乃为用特制的软棒敲击。医者手握桑枝棒、按摩棒或磁疗棒等工具的一端，用棒体有弹性、有节奏地平击施术部位。棒击法属力量大的强刺激手法，特别要控制击打的力量及方向，要由轻到重，适可而止。一般一个部位连续击打 3 ~ 5 次即可。棒的方向应与击打部位的肌肉纤维方向平行，腰骶部应与脊柱垂直。棒与身体接触面要大，应以棒体的大部分平稳击打施术部位，不能打"出头棒"或用棒尖击打。棒击法有较强的开通闭塞、行气活血的功效，多用于肩、胸、背、腰臀以及下肢部，对肢体麻木、浅表感觉迟钝等症有较好疗效。

十四、压法

压法之名见于《诸病源候论·目暗不明候》。按法和压法两者动作相似，故也可统称为"按压法"。如"指按法"有人称为"指压法"，"掌按法"有人称为"掌压法"。但总的来说，压的力量应较按为重。

（一）指压法

指压法系用拇指或其他各指按压所选的部位或穴位，分别采用不同强度的压力，以适用于治疗各种疾病和保健、美容美体等目的。如前头痛，可以拇指按压头部两侧的攒竹穴，两食指按压头维穴，两中指按压太阳穴或丝竹空穴；偏头痛，可以拇指按压太阳穴或丝竹空穴，食指按压头维穴，中指按压率谷穴；后头痛，可以两拇指同时按压风府穴，两食指按压风池穴，两中指按压完骨穴。

指压法的操作方法，常用的有持续指压法和滑动指压法。此两种方法一动一静，一阳一阴，互为补充，相辅相成，应用时可灵活配合。

1. 持续指压法

持续指压法即医者用大拇指指腹（或屈曲的食、中指指腹）以中等力量压在选定的穴位上垂直按压，用劲在穴位里层，以使患者有酸麻胀痛的得气感觉为度，持续 3～7 秒钟后放松。放松时手指不离开皮肤，一放一压为一次，一般做 50～80 次，或随病情增减。操作时，要压穴准确、快慢均匀、动作协调。

2. 滑动指压法

滑动指压法即医者的拇指或中指指端用较强的压力抵紧穴位，以穴位为中心，手指来回按揉滑动，也可根据穴位处的结节或条索状物的形态、骨缝和肌肉的走向呈十字形交叉滑动。按揉一个圆圈或做一次来回滑动为一次，一般以连续做 50～100 次为宜。手指的按揉动作要连续，按揉、滑动速度与强度应视患者体质和病情轻重而定。对新病体壮者，速度宜快，压力须重；对久病体弱者，速度宜慢，压力须轻。滑动指压法具有调节阴阳、舒经活血的作用。

（二）掌压法

掌压法接触面较大，故压力大而柔和，多用于肩背、腰部，有缓解筋脉拘急的作用。如临床所用的"交叉分压法"治疗棘突右偏，患者取俯卧位，医者站于患者的右侧，右手掌根置于脊柱的右侧（靠近脊柱），左手掌根置于脊柱的左侧（略远离脊柱），两手交叉，待患者呼气末，分别向外下方瞬间用力（左手之力大于右手），听到弹响即表明复位。

（三）肘压法

肘压法即用肘后尺骨鹰嘴突起部着力于一定的部位或穴位用力深压的一种手法。操作时，医者取马步或站势，身体微前倾，沉肩，肘关节屈曲，腕伸平，手握拳，并用另一手按压拳背。然后上臂平稳发力，用肘后尺骨鹰嘴突起部着力在所选部位处用力深压，由轻到重，稍停片刻即可，也可在体表上逐渐滑动。此法压力大，刺激力强，临床常用于肌肉发达厚实的部位（如腰臀、大腿部等）

或体质壮实之人，具有解痉止痛、通经活络的作用，常用于治疗腰肌强硬、顽固性腰腿痛等疾患。肘压法在应用后，常配合揉法，以缓解重手法带来的刺激与不适。

十五、踩跷法

踩跷法又称"踩法""脚踩法""脚法"，即医者用单足或双足掌或足前部着力踩踏肢体的一定部位，并作各种动作（如弹跳、踩踏、颤压、推滑、按揉、叩击）以防治疾病的一种推拿技法。《素问·异法方宜论篇》曰："中央者，其地平以湿……其病多痿厥寒热，其治宜导引按跷。"此处按字从手，跷字从足。汉代的《引书》，已经运用踩腰法治疗肠癖（痢疾）。《汉书·苏武传》将踩背法用于急救。魏、晋、南北朝时期的《太清道林摄生论》和唐代的《千金方》提倡用经常性的"蹋脊背及四肢头项"来预防疾病。清代《按摩经》有"踏破双关""脚蹬火轮""足下生风"等技法的运用，可见古时的推拿方法中不但用手，也常以足代手进行操作来防治疾病。

踩跷法操作时，患者一般取俯卧位，医者双手扶住特制的竹竿或攀住预先设置好的扶手（如悬吊的横木、铁环等），以稳定身躯、调节自身的体重和控制踩踏的力量。一般以脚趾、脚掌、足跟等部位施术，以垂直加压、上下颤动的节律性踩踏动作为主，配合弹压、按揉、滑推、足跟叩击等技法，在受医者背腰部和臀股等部操作，须先轻轻按压数次后逐渐加重。踩法作用可达肌肉的深层，常用于背、腰、骶、臀或肩、下肢肌肉丰满处，具有省力、压力大、渗透性好的特点，并有帮助复位、矫正脊柱畸形、舒筋活络、消胀除满、清醒头目等作用，一般用来治疗腰椎间盘突出症、胸腰椎后关节紊乱和腰、背、臀、股部软组织损伤疼痛等，也常用于保健按摩。但在临床应用时需辨证清楚，诊断明确，审慎选用，对踩踏的力度与弹跳的高度要严格掌握，切忌太过。对年老体衰、小儿、类风湿性脊柱炎及脊柱骨折或其他脊柱疾患（如脊椎结核、脊椎肿瘤等）的患者均不宜用。

（一）弹跳踩跷法

弹跳踩跷法常用于腰部，可用于治疗某些顽固性腰腿痛，如腰椎间盘突出症，对功能性脊柱侧突或后突畸形也有一定的矫正作用。由于此法的压力很大，临床应用时必须慎重，对诊断不明特别是疑有脊柱结核、强直性脊柱炎或骨质疏松时应禁用，对年老体弱者也不宜使用。

操作时，患者俯卧，在胸部与骨盆部或大腿部各垫 2 ~ 3 个枕头，使腰骶部悬空，一般腹部离床面 10 厘米左右为宜。踩踏动作以踝关节活动为主，足跟提起，以足的前掌与足尖着力于治疗部位，运用膝关节的一屈一伸使身体一起一落（注意足掌切不可离开患者腰部），做连续的弹跳，对腰部进行一弹一压的连续刺激，速度要均匀而有节律。施术中，须根据患者体质、病情与耐受力，由轻到重，逐渐增加踩踏力量和弹跳幅度，同时嘱患者随着弹跳的起落配合张口呼吸，即跳起时吸气，压下时呼气，切忌迸气，并密切注意患者的反应，以防发生意外。根据患者的体质和病情，踩踏的力量和次数要适可而止，不能勉强，如患者难以忍受或不愿配合，应立即停止使用。

（二）交替踩踏法

即以双足掌前部交替踩踏腰骶、大腿等部位的一种方法。

（三）颤压踩跷法

医者手持特制竹竿，或手拉住床上之扶手，重心掌握在手执之竹竿或扶手上，将两脚分别踩踏在选定的治疗部位，用一足或双足足底部紧贴其上，先轻轻按压数次，再逐渐增加力量，使刺激作用加强，然后做有节奏的起伏颤压（图144 颤压踩跷法），以患者能耐受为度，谓之颤压踩跷法。操作时，切勿用力过猛或过急，以免造成肌肉组织或骨骼损伤。

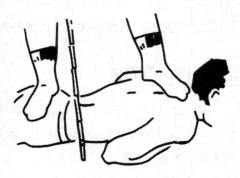

图144　颤压踩跷法

颤压踩跷法可活血化瘀、理气镇痛，用于下肢内侧有消除腹胀、开胃健脾等作用；用于腰背部则有消除膈肌痉挛、促进突出之椎间盘归位，缓解胃肠溃疡疼痛等作用。

（四）磋踩踩跷法

将一只脚横置于选定部位的皮肤表面，做前后快速磋踩，谓之磋踩踩跷法。此法可舒筋活络、缓解痉挛、活利关节，用于背部有祛风散寒、治疗外感的作用；用于下肢有活利关节、解除肌肉痉挛的作用。

（五）古代踩跷技法

1. 踏破双关

踏破双关为清代《按摩经》所述的踩跷技法之一。其原文为："踏破双关：必当令患者平伏，两大腿根有横纹，名曰承扶穴，斯为背部总络，腿处大经，此穴若闭，气血不得流通。治从承扶穴以脚踏定，右脚蹬左腿，左脚蹬右脚，踏稳不宜摇撼，觉腿足麻，将腿轻轻抬起，有热气到足。此开关破壁之法也。"

2. 脚蹬火轮

脚蹬火轮为清代《按摩经》所述的踩跷技法之一。其原文为："脚蹬火轮：人病两肩沉紧，手指疼痛不能拿物，此皆痰气、风寒所致，用脚法蹬散。令患人仰卧，将臂伸开，从臂根天府穴用脚蹬住，稳定不可摇撼，觉手臂麻木，手似出冷气，轻轻将脚抬起，臂似火热，血气散矣。"

3. 足下生风

足下生风为清代《按摩经》所述的踩跷技法之一。其原文为："足下生风：病人有上盛下虚，头目昏沉，胸膈痛楚，腹气胀满，疼痛不休，四肢沉重，腿膝酸麻，此气血不能散也。宜手法从上按穴拿小腹气冲、归来两穴。前阴旁有动脉，此上下通行之要路也。闭结不通，余热不能下降。令患者仰卧，用脚踏右气冲穴，稍斜，觉腿足沉重，将脚轻轻抬起，邪热下行如风。再用脚踏左边如前。所谓'扬汤止沸，不如釜底去薪'，此之谓也。"

十六、背法

背法可使腰椎及其两侧伸肌过伸，促使扭错小关节复位，具有缓解腰肌痉挛，整复小关节错缝、以及帮助腰椎间盘突出物还纳等作用，是牵伸关节的一种特殊被动运动手法，也是伤科治疗"闪腰盆气"的常用方法之一。伤科手法在临床应用上，常把肢体活动限制的方向作为选择手法的依据。如腰部前屈活动限制者，可多选用前屈的手法；后伸活动限制者，可多采用后伸的手法。

背法是一种后伸幅度较大的手法，腰痛患者如后伸活动受到限制，则大多要采用此法。《灵枢·经枢篇》曰："故阳病者，腰反折不能俯，阴病者不能仰。"腰部过伸可舒足少阴经筋，经络气血得以通畅，舒筋通络后，症状即缓解或消失。背法通过对脊柱的牵引、过伸、上下震动旋转和左右摇动等各种动作，如在应用上"以左引右，以右引左，以上引下，以下引上"，可起到正骨理筋、牵伸挛缩和帮助复位的作用，取得"骨正筋柔、气血以流"的效果。

临床上，背法适用于腰部扭闪疼痛及腰肌劳损、腰椎间盘突出症、脊柱小关节机能紊乱等腰骶部疾患，以及肌肉痉挛、腰椎屈曲后伸活动限制、行动困难等。在应用时要审慎、稳妥，动作须灵巧，防止跌仆和意外事故的发生。对年老体弱、骨质疏松、高血压、冠心病、炎症、肿瘤、脊柱滑脱、强直畸形等症患者则不宜使用。

背法在实际操作中可分为四个步骤：

（1）使患者站立，如果患者疼痛不能支持时，可以由助手扶持。助手面对面地站在患者面前，双手叉托住患者的两侧腋部，先使患者站稳，而后助手两手用力尽量向上提拔，使患者的腰部得到最大限度的挺直。

（2）医者背对背地站在患者身后，两肘弯曲，挽住患者的两肘，医者的背臀部紧贴患者的背臀部，而后身向前俯，膝关节微屈，缓缓地将患者背起。背起后应叮嘱患者不要进气，并放松全身肌肉。

（3）进行正骨理筋的复位。医者再向前俯腰。两肘和背脊用力将患者背起后（必须使患者两足离开地面），医者两膝仍然保持屈曲，先将患者身体从自己背上逐渐下滑，下滑到患者腰部对住医者尾骶部，这时开始作关键性的操作。①医者左右晃动患者的腰部和肢体并轻轻地左右摆动，此时患者有疼痛感；②医者必须掌握时机，迅速而有力地使自己原来弯曲的两膝突然向后挺直，在挺直的同时注意自己尾骶部向上对准患者的腰部作颠簸震坠动作，有些患者腰部可能有组织移动感觉，其骨节与软组织即可达到复位。此方法在伤科传统上称为"挺颠坠震"法。如一次未能挺震好，可再重复一次。

（4）"挺颠坠震"后，使患者双足落地，慢慢站起，助手向上托扶患者腋部，患者两足分开（与肩宽相等），医者用双手拇指摸触患者伤处，观察腰部是否平衡；而后根据不同病情再用拇指按摩其伤处；最后用拇指推拿腰部两侧肾俞穴，手掌和其余手指捧住患者腰部周围，助手向上提拔，医者将患者腰部向左向右来去各轮转三次，使全身上下气血贯通，以利于局部损伤的修复。

以上四步法在应用时需先向患者说明，以解除其顾虑，并取得合作，特别是第三步手法，应在患者全身肌肉放松的情况下连贯动作才能取得效果，一般施用一次手法即可达到治疗目的。症状仍明显者，可在第二天或第三天再重复一次手法。手法治疗成功的患者，可立即作腰部活动，疼痛也立见缓解或消失。严重的病例，在手法后可配合中药煎水外洗，或外擦伤筋药水和外贴膏药等，直至症状全部消失。此外，背法在临床上还有其他一些操作方法。

（一）后伸背法

后伸背法施术时，医者与患者背靠背站立，嘱患者全身放松，不要打挺。医者用双肘屈曲用力挽住患者的肘弯部，使患者的两手同时放在胸前，然后取马步，用臀部抵住患者腰部第4、5腰椎或髓核突出的部位，弯腰、屈膝、挺臀，将患者反向背起，使其双脚离地，先做左右方向的摆动和上下方向的抖动，使患者腰部放松后，再快速做有节律的伸膝挺臀动作，同时以臀部着力冲顶振动以牵伸患者的脊柱腰段，加大腰部前屈的角度，使关节的间隙拉开，随即将患者放下。操作时，医者呼吸要自然均匀，不能屏气，注意肘部勾紧患者两上臂不要滑脱，臀部颤动要和两膝关节的屈伸动作协调统一；颤抖要有节律，幅度不可过大，频率不宜过快。

（二）侧背法

侧背法的操作以腰部右侧屈受限为例。患者站立，右侧上肢置于医者头后。医者站于患者右侧，以左髋顶住患者右髋，左手扶住患者腰部，右手握住患者右手，医者右脚向右跨出一步并带动患者做右侧屈，至最大限度时，医者以左髋向左顶患者的右髋，用以加大患者腰部右侧屈的角度。

十七、扳法

扳法又称"搬法"，是推拿常用手法之一，即用双手向同一方向或相反方向用力扳动肢体，使关节产生突然的伸展、屈曲或旋转活动。扳法是一种被控制的、短暂的、有限度的、分阶段的被动运动，力的传递比较直接，因此在使用时必须谨慎，要严格掌握扳法的适应证和手法技巧，预先确定活动范围和部位，不能在不确定位置的情况下使用，其要领是果断、快速、稳妥、准确、轻巧，必须把要扳的关节极度伸展或旋转，在保持这一位置的基础上，再作一个稍为加大的动作幅度，一达到目的，随即停手。由于人体每个关节都有其一定的活动范围和运动方向，因此施以扳法时两手动作配合要协调，要因势利导，要根据病情及患者的耐受程度来决定扳动的幅度，不能超出各关节正常的生理活动范围，更忌强拉硬扳、急躁从事，尤其在颈部使用扳法时更应严格掌握适应证。对年老体弱、久病体虚者慎用；对关节或脊柱僵硬、强直或畸形严重，或骨组织本身有病变者，则应禁用。

扳法主要有舒展筋脉、松解粘连、整复错缝或脱位、矫正畸形、滑利关节、缓解痉挛、消除疼痛的作用，临床上常用于治疗脊柱及四肢关节功能障碍、脊椎小关节紊乱等症，因此扳法也是一种正骨手法，常和摇法相配合。在临床如能运用得当，对因颈、腰椎小关节错缝所致的颈肩腰腿痛，以及关节粘连和腰椎间盘突出症等有良好的治疗效果，对脊柱侧弯、生理弧度改变以及关节错位等也具有整复作用。汉代的《引书》中，还用腰部后伸扳法治疗肠澼（痢疾）。

临床上，扳法根据用力方向不同而有侧扳、后扳、斜扳等多种术式；根据扳动的部位，有扳颈法、扳腰法、扳肩法、扳肘法、扳腕法及扳踝法等术式；根据不同部位的不同操作方法，则有颈椎旋转扳法、腰椎后伸扳法、肩上举扳法、肘关节扳法、腕关节扳法、踝关节扳法等术式。此外，临床常用的还有寰枢关节扳法、颈椎旋转定位扳法、颈椎斜扳法、扩胸扳法、胸椎对抗复位扳法、腰椎旋转定位扳法、腰椎斜扳法等。

（一）颈项部扳法

颈项部扳法又称"颈椎旋转复位法"，有多种颈项扳法的术式，在临床上可根据病情参合应用。由于颈椎的解剖特点，在应用时必须非常谨慎。医者必须具备一定的临床经验和熟练的手法技巧，做到姿势恰当，操作稳妥，定位正确，手法轻巧。对颈椎有骨质病变可疑者，禁用扳法。关于手法操作过程中听到的"喀嗒"响声，一般临床医者都非常重视，认为是手法成功的标志；但在实际工作中不能获得这种响声时，也不要勉强从事，以免使用粗暴蛮力损伤颈椎关节，造成不良后果。

1. 颈项部斜扳法

患者坐位，颈略前屈15°左右，颈项放松。医者站于侧方，用一手扶住其头侧后部，另一手托住对侧下颌部，两手协同动作使头作向左或向右慢慢旋转，在旋转到最大限度（即有阻力）时，稍为停顿一下，随即两手同时用劲作相反方向有控制的、小幅度的（5°~10°）、快速而轻巧的扳动，此时常可听到"喀嗒"一声，随即松手。适用于落枕、项强酸痛等症。

2. 拔伸扳颈法

患者坐于低凳上，颈微屈。医者站于侧方，用一手拇指顶按于第二颈椎棘突旁，另一手以肘部托起患者下颌，手掌绕过对侧耳后扶住枕骨部，然后逐渐将颈椎向上用力拔伸。在拔伸的基础上使颈椎旋转到有阻力的位置，随即作一有控制的稍为增大幅度的扳动，顶按颈椎棘突的拇指同时协调用力，此时常可听到"喀"的一声或有拇指下棘突的跳动感。此法适用于环枢椎错缝（半脱位）。应该注意的是，在扳颈时一般可听到"喀嗒"响声，但若无响声也不要勉强使响，并切忌使用暴力，以免颈椎受损。

3. 旋转定位扳法

患者坐位，颈前屈15°~30°，再侧屈到最大幅度。医者站于其后侧方，用一手拇指顶按偏歪的患椎棘突，余四指按于肩部，另一手托住其下颌向医者站立之一侧慢慢旋转扳动（要注意旋转时头不能仰起），当旋转到有阻力时，随即用劲作一个有控制的增大幅度的快速扳动。与此同时，顶按棘突的拇指要协同使劲向对侧推动，此时常可听到"喀嗒"响声，同时拇指下有棘突跳动感，随即松手。此法适用于颈椎病、颈椎错缝、颈椎生理前凸消失甚或颈曲反张等。

（二）胸背部扳法

1. 扩胸牵引扳法

患者坐位，令其两手十指交叉扣住，置于枕部。医者两手托住患者两肘部，并用一侧膝部（或拇指）顶住患者背部胸椎棘突旁，嘱患者自行俯仰，并配合深呼吸，两手同时用力向后作扩胸牵引扳动。

2. 胸椎对抗扳法

患者坐位，令其两手交叉扣住置于项部。医者站其后面，用两手从患者腋部伸入其上臂之前，前臂之后，并握住其前臂下段，同时医者用一侧膝部顶住患部脊柱。嘱患者身体略向前倾，医者两手同时向后上方用力扳动。

（三）腰部扳法

1. 腰部斜扳法

患者侧卧位，健侧下肢在下自然伸直，患肢在上屈曲。医者面对患者站立，用一手抵住患者肩前部，另一手抵住臀部，或一手抵住患者肩后部，另一手抵住髂前上棘部，使患者腰部慢慢扭转，当腰部扭转到有阻力时，再增大扳动的力量和幅度，即两手同时用力作相反方向的突然扳动，使推肩、压臀、扳动腰部一气呵成。此时，常可听到"喀嗒"响声。在使用斜扳法时，要根据病变位置的高低，来调节上下旋转的幅度。一般病变节段在上腰椎，则下半身旋转幅度应大于上半身；病变节段在下腰椎，则上半身旋转幅度应大于下半身。

2. 腰部旋转扳法

（1）直腰旋转扳法　患者坐位，腰部放松。助手站于患者侧方，一手固定住患侧下肢，另一手扶住患侧肩部。医者坐于患者另一侧的侧后方，用对侧手的拇指按住偏歪的腰椎棘突，另一手从患者一侧的腋下穿过按住其颈肩部，嘱患者慢慢作脊柱前屈的弯腰动作，当前屈至拇指下感到棘突间隙分开时，即稳住在此幅度，再嘱患者向此侧作最大幅度的脊柱侧屈，最后医者将按住颈肩部的手下压，肘部用力上抬，即压肩抬肘一气呵成，助手同时协力将扶住的肩部向前推压，使腰椎作最大旋转，同时医者按于棘突旁的拇指同时推按棘突。此时常能听到"喀嗒"响声，按住棘突的拇指下也有棘突跳动感。此法系利用腰椎在运动中所造成的不稳定状态下加以扳动，使相邻的椎体恢复正常解剖位置，常用于治疗腰椎间盘突出、后关节紊乱以及腰部扭伤等症。

施行此法如无助手，则嘱患者坐位，医者用腿挟住患者下肢，一手抵住患者近医者侧的肩后部，另一手以患者另一侧腋下伸入抵住肩前部，两手同时用力作相反方向扳动。

（2）弯腰旋转扳法　患者坐位。使其腰前屈到某一需要角度后，一助手帮助固定患者下肢及骨盆。医者用一手拇指按住需扳动的脊椎棘突（向左旋转时用右手），另一手钩扶住患者项背部（向左旋转时用左手），使其腰部在前屈位时再向患侧旋转。旋转至最大限度时，再使其腰部向健侧侧弯方向扳动。

3. 腰部后伸扳法

患者俯卧位，屈肘，两手放于颔下。医者站于侧方，一手托住患者一侧或两侧膝部，缓缓向上提起，另一手紧压在腰部患处，两手协调动作，使腰椎向后过伸。当腰后伸到最大限度时，两手同时用力作相反方向扳动。临床上，此法适用于腰部强硬、腰椎弧度消失或侧突畸形等，是治疗腰椎间盘突出的常用手法之一。

（四）肩部扳法

肩部扳法有多种术式，临床常用于治疗肩关节粘连、活动障碍等症，可配合其他手法如摇法等应用。

1. 肩关节上举扳法

患者坐位，医者以半蹲位站于其患肩的前侧方，患者上肢伸直，前臂搁在医者肩上，医者用手按住其患肩，另一手也一起协助，以患肩为支点慢慢地用肩将患肢抬起，使患侧上肢在肩关节前屈位上举。

2. 肩关节内收扳法

患者坐位，将患侧的手放于胸前。医者站在患者后面紧靠其背，稳定身体，用自己与患肩同侧的手扶住患肩，另一手握住其患侧的肘部作内收，此即扳动肩关节内收。

3. 肩关节后伸扳法

患者坐位，患侧上肢自然下垂。医者站在其侧方，用自己与患肩同侧的手扶住患肩，另一手握住其腕部将上肢后伸，并使其屈肘，手背贴于背部，再往上拉，此即扳动肩关节后伸。

4. 肩关节外展扳法

患者坐位，医者站于患肩的侧方，一手按住其肩部作支点，用自己与患肩同侧的手握住其肘部作肩关节外展，同时也可作肩关节的旋内、旋外活动，此即扳动肩关节外展。

（五）肘部扳法

患者仰卧，医者一手握住肘关节后上方，另一手握住其腕部，反复扳动肘关节作伸屈与内收、外展的扳动。常用于肘关节强硬、屈伸障碍等症，如肘部骨折后遗症。

（六）腕部扳法

患者坐位。医者一手握住患者前臂下端固定，一手握住手掌拔伸腕关节，在此基础上，再扳动腕关节作屈伸或左右侧屈活动；然后医者再将两手固定患侧腕掌部，以拇指按住其腕背侧，做腕关节的屈伸、侧屈的扳动。常用于腕部伤筋、腕骨错缝及腕关节活动不利等症。

（七）髋部扳法

患者仰卧，双下肢伸直。医者一手按住其股骨粗隆部，一手握住小腿，做髋关节的内收、外展扳动。

（八）膝部扳法

患者仰卧，双下肢伸直。医者一手固定其膝部，一手握住小腿，做膝关节内收、外展及过伸扳动。

（九）踝部扳法

患者仰卧，医者用一手握住踝关节，另一手握住跖趾部，两手协调用力将踝关节作屈伸及内、外翻的扳动。适用于踝关节伤筋、活动不利以及关节畸形等症。

十八、拔伸法

拔伸法又称拔法、拉法、牵法、拽法、牵引法、引伸法等，是在肌肉放松时被动地牵伸关节，导引肢体做被动活动，使其恢复运动功能的一种被动手法；也是固定肢体或关节的一端，并朝相反方向用力持续地牵拉另一端而使关节间隙拉开的牵引手法；或利用肢体自身的重量做反牵拉力，两手握住肢体远端向上或向前牵拉。

拔伸法最早见于汉代的《引书》，该书记载了一种仰卧位颈椎拔伸法治疗"项痛不可以雁（顾）"（急性颈项强痛）。《金匮要略》将"踏肩拔颈法"用于抢救自缢死。唐代蔺道人《理伤续断秘方》将"拔伸"作为治疗闭合性骨折的四大手法之一，用于骨关节损伤整复之牵引手法，并指出"凡拔伸，且要相度左右骨如何出，有正拔伸直，有斜拔伸直""凡拔伸，或用一人，或用二人、三人，看难易如何""有正拔伸者，有斜拔伸者"。《永类钤方》《普济方》《证治准绳》等书以助手拔伸下肢，医者按压腰部治疗腰椎外伤。《救伤秘旨续刻》等书记述仰卧位踏肩拔伸法治疗颈椎外伤性骨折。

一般骨折或关节脱臼，多合并有移位，整复必当进行牵引，中医正骨名曰拔伸，名虽不同而实则完全一致，现代中西医结合则将其总结为整骨八法之一，即医者紧握伤肢之远端，沿其纵轴进行平稳而有力之拔拉，借拔拉之外力对抗伤折处肌肉之收缩力，使肌肉收缩所造成之骨关节移位恢复到正常位置，从而帮助复位和使受伤肢体的挛缩消失，矫正骨折重叠移位，因此是骨折移位及关节脱位等必不可少的治疗手法。

拔伸法应视不同的部位、病位，以及伤势、移位之具体情况，确定用力之大小、方向。操作时，使患者处于适当的体位，医者紧拿患肢的一端，根据受伤关节的功能能动程度，被动的缓缓牵拉，做屈、伸或俯、仰、侧弯等动作，并逐渐加大其活动范围。要求动作缓和，力度适当，平稳持久，顺势而行，适当控制牵引拔伸的力量和方向，不可用突发性猛力，以利骨折移位、关节脱臼之整复。拔伸肢体的幅度大小，以患者能耐受为度，但如骨折复位需要较大的牵引力时，则需配用镇痛药或在麻醉下进行。如用器械在患部进行拔伸牵引，称为器械牵引，一般多用于颈椎、腰椎和髋关节的拔伸牵引。

拔伸法首先作用于软组织，通过肌肉的拉长反应，可迅速有效地松解痉挛的肌肉，有牵伸关节挛缩、纠正关节错位、整复肌腱扭错、增强肢体活动能力等作用，常用于颈腰椎疾病、四肢关节功能障碍、关节错位、伤筋、软组织粘连、挛缩等。临床应用分颈、肩、肘、腕、指（趾）、背、腰、髋、膝、踝等拔伸法。如使颈部极度屈曲可牵拉颈肩部肌肉；使膝、髋关节极度屈曲可对腰背肌进行牵拉；肩关节上举、肘关节伸直、腕关节背伸可牵拉臂丛，分解颈部神经根与周围组织的粘连；使踝关节极度背伸、膝关节伸直、髋关节屈曲，可牵拉坐骨神经，分解腰部神经根与椎间盘的粘连；患者俯卧，将患者膝关节极度屈曲，可牵拉股神经及股四头肌。拔伸法还可作用于脊柱、关节，临床用于颈、腰神经根受压、腰椎间盘突出症、颈椎病、脊柱后关节紊乱等的治疗。

（一）颈部拔伸法

1. 颈部坐位拔伸法

患者正坐，颈项肌肉放松。医者以两手抱定患者头部，做垂直向上的拔伸（图145 颈部坐位拔伸法），再扶定头部，根据病情需要做颈侧弯及前俯后仰的颈椎活动。

2. 压肩拔伸颈部法

医者站在患者后方，用双手拇指顶在枕骨下方（风池穴上方），掌根托住两侧下颌角的下方，并用两前臂压住患者两肩，两手用力向上，两前臂下压，同时作相反方向用力逐渐向上拔伸。

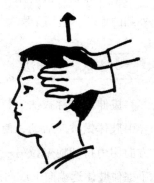

图 145　颈部坐位拔伸法

3. 颈部推拉拔伸法

患者取坐位，两手指交叉扣紧向外反上举，手掌向上，医者一手拉住患者的两手，另手按在大椎穴处，上面手向后拉，下面手向前推，两手同时操作。此法用于颈椎病、肩周炎等，可使颈肩及胸上部肌肉得到扩展放松，用于每次推拿治疗结束之前。

4. 抱肩拔伸颈部法

患者取坐位，双手紧紧抱住两肩，医者立于其后紧紧抱住患者两肘部，两手同时用力向后牵拉，力量由小到大，连续拔伸。此法用于肩关节粘连、肩背部牵掣疼痛、内收活动受限等。

5. 坐位牵引旋颈法

患者正坐位，医者站在患者一侧，一手托下颌，一手托枕后，患者头稍后倾，医者用双手沿颈椎纵轴向上牵引，边牵边左右旋转，将患者头部由患侧向健侧旋转（有时能听到小关节弹响声），手法使用要做到有力、灵活、协调（图146 坐位牵引旋颈法）。

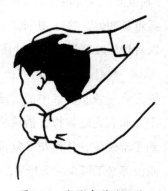

图 146　坐位牵引旋颈法

6. 颈部仰卧位拔伸法

患者取仰卧位。医者一手托患者后枕部，另一手置于患者下颌处，两手用力拔伸患者颈部。

7. 卧位牵引旋颈法

患者仰卧位，头部探出床（头）边，助手用双手扳住患者的双肩，医者在患者头前方，一手托枕骨下方，一手托住下颌体，与助手沿颈椎纵轴稍向后方（轻度仰头）作对抗牵引，力量由小到大，然后在持续牵引的情况下，使头做左或右旋转动作，左右旋转度数一般不超 45°。

8. 颈部悬吊牵引法

此法系采用专用的颈部牵引架进行颈牵引，属于颈拔伸法的一种。

（二）肩关节拔伸法

1. 肩关节向上拔伸法

患者坐于低凳上，患肢放松。医者站于其后外侧，用双手握住其腕或肘部，逐渐用力向上拔伸牵拉患肢，嘱患者身体向另一侧倾斜（或有一助手帮助固定患者身体），与牵拉之力对抗。拔伸过程中，也可瞬间加大拔伸的力量。

2. 肩关节向下拔伸法

患者坐位，医者用膝抵住腋下；或令助手固定患者身体，医者两手握其前臂与肘部，向下用力拔伸。

3. 引肩旋转法

操作时医者以一手握肩峰加以固定，另一手握患肢的手向下牵引，并做轻轻抖动。开始先稍用力将肩关节向下牵拉后，再根据患肩的功能情况做外展、上举、后伸等内、外、上、下旋转活动（图 147 引肩旋转法）。每次引肩重在巧力而不在于重力，以不使患者感到疼痛为度，引肩幅度需逐渐增大。每次引伸后均使患肢休息片刻，待患肩由于引伸之不适感消除后，再行第二次牵引。此法可以松解关节周围的粘连，使肩关节范围逐渐增大。

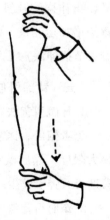

图 147　引肩旋转法

4. 足蹬拔伸法

患者仰卧，医者立于或坐于患侧，以一足抵住腋下，两手握住腕部向下用力拔伸。

5. 引肩提顿法

先把患侧上肢抬起摇动几下，再向上提顿 2~3 次，用力猛而快，然后放下。每提顿 1 次其关节常可发出响声。此法具有补气舒筋、兴奋神经、恢复关节活动功能的作用，适用于四肢外伤、气虚血少、体力虚弱等。

6. 屈肘引肩法

医者站在患者的患侧稍后方，一手搭肩，一手握腕部，拿握之手做环转引伸动作，由小到大；然后医者拿腕之手的前臂托起患者前臂内收，患者之手搭在健侧肩上，再由健肩绕过头顶到患肩，反复环绕牵引 5~7 次。

7. 足蹬拔伸法

患者仰卧，医者立于或坐于患侧，以一足抵住腋下，两手握住腕部向下用力拔伸。

（三）肘部拔伸法

1. 牵肘屈伸法

牵肘屈伸法是进行肘关节被动屈伸的一种拔伸牵引手法，常用于肘关节脱位或由于肱骨下端骨折所造成的关节僵硬。操作时先用手紧握患肢轻轻向下拔伸牵引（图148 牵肘屈伸法），再缓慢用力做屈伸动作。

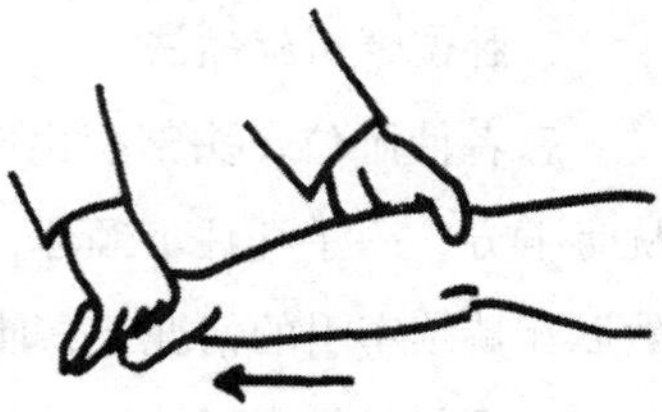

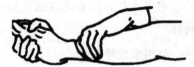

图 148　牵肘屈伸法

2. 旋转屈伸法

医者一手拿住患者肘部，大指按压在痛点，一手握其腕部，使患者肘关节呈半伸屈位，医者拿腕之手做旋转运动，同时在肘部之手的大指在患处做捏拿手法，重复6~7次；然后屈肘，再将肘关节伸直。

（四）腕关节拔伸法

腕关节拔伸法是治疗腕关节功能障碍的一种推拿手法，常用于腕部伤筋、腕骨骨折错位或尺、桡骨下端骨折后遗关节僵硬等症的治疗。

操作时，患者坐位，医者对面而坐或站立，医者一手握住患者前臂下端，另一手握住其指掌部，两手同时作相反方向用力，逐渐牵拉拔伸。与此同时，患者上身略向后仰，形成对抗牵引；或紧握患肢手指，先做腕的屈伸运动，再作桡侧倾斜及尺侧倾斜等上、下、左、右被动旋转活动，逐渐增加运动量，以期达到恢复腕关节正常活动的作用（图149 腕关节拔伸法）。

图 149　腕关节拔伸法

（五）背部引伸法

1. 伸髋引背法

患者俯卧，医者一手按压（或足蹬）病变棘突，另手握住踝关节，缓缓将下肢呈抛物线状拉至最大限度，然后揿定胸椎棘突的手（或足）用力一按，握踝关节的手顺势用力一拉做牵引状，有时背部可有弹响发生。

2. 牵肘引背法

患者直坐，上肢屈肘上举，两手交叉扣于枕后，医者站立其后方，以双手拿定患者两肘部，以左或右膝顶住患者背部，在患者呼气的同时将肘紧拉向后，同时膝部顶推背部向前，使患者背部引伸扩展。此法有调理气机、宽胸通络的作用，主治胸闷、气急、呼吸不畅、胸胁中痛、中气不和等症。

（六）腰部拔伸法

腰部拔伸法是治疗腰部疾病的一种手法，施术时应使用巧力，拔伸应缓慢着力，并争取与患者合作，以免造成新的损伤。此外，布缚踝部牵引腰部、机械牵引腰部等，亦属于腰部拔伸法之类。此法有活血祛瘀、滑利关节的作用，主治腰椎间盘突出症、髋关节疼痛、骶髂关节炎、坐骨神经痛、下肢麻木瘫痪等症。

1. 腰部对抗拔伸法

患者取俯卧位。助手固定患者肩部，或令患者两手扶住床头。医者双手握住患者两踝关节，两臂伸直，身体后仰，与助手相对用力，拔伸患者的腰部。

2. 脚蹬腰部拔伸法

患者侧卧，患侧在上，医者抬起一脚，用脚掌紧抵住患者腰骶部，然后双手抓住患腿踝关节把患腿向后拉，与此同时做手拉脚蹬的动作，先轻轻蹬几次，待患者腰部肌肉放松时，突然重力蹬拉一下，使患者腰部突然向后一伸。

3. 按腰后扳腿拔伸法

患者俯卧，医者以一手掌置腰部正中阳关穴处，另手抱住大腿向后上或向外扳拉，同时手掌在腰部施压，借以拔伸腰部。

4. 斜扳引腰法

患者侧卧，朝上的患肢屈曲，朝下的下肢伸直（并由助手予以固定），医者站在患者背后，一手扳拉肩部，另一手向前推骶髂关节部位，两手同时做相反方向的斜扳，有时可出现"咯嗒"声（图150 斜扳引腰法）。

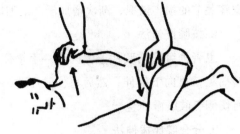

图 150　斜扳引腰法

5. 对抗牵引震腰法

患者俯卧，在上腹部及双髂前上棘下方各垫一薄枕头，助手二人，一助手站在患者头上方（头顶端），双手分别插在患者背后腋部向上牵拉，另一助手站在患者脚侧做对抗牵引，医者站在患侧，双手重叠在腰部压痛点附近，用力向下震颤按压。

（七）髋部拔伸法

髋部拔伸法是拔伸牵引髋关节使之恢复正常功能的一种治疗手法，可治疗髋关节损伤、髋关节活动功能障碍等症。

1. 屈膝髋部拔伸法

（1）双屈膝髋部拔伸法　患者仰卧，尽力屈膝向腹部方向收紧，医者立于患者侧面，以双手着力向下按压其膝关节，使两侧膝和髋屈曲到一定限度，然后弹动性地推送，逐渐加大屈髋程度，使大腿尽力接近腹壁（图151 双屈膝髋部拔伸法）。

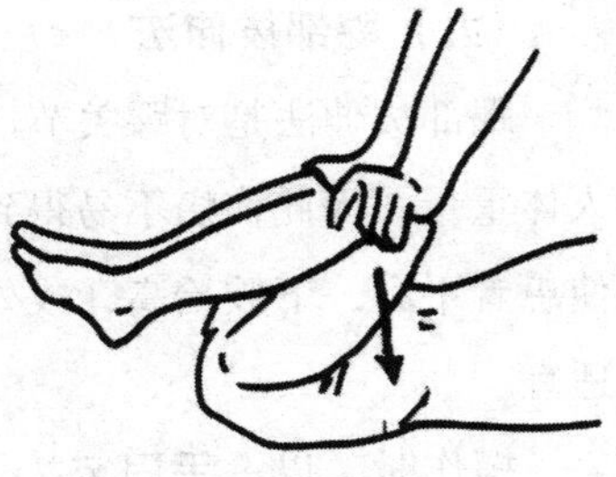

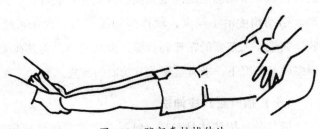

图 151　双屈膝髋部拔伸法

（2）单屈膝髋部拔伸法　患者仰卧，医者站于患肢的侧面，一手按膝，一手捏住脚底使膝、髋关节同时屈曲、伸展，先慢后快，屈伸的幅度，须依据髋关节的可能活动范围而定。

2. 髋部牵拉拔伸法

患者仰卧，助手按住患者胸部或骨盆部以固定躯体，医者以两手紧握患者两侧踝关节，用力向下方拔伸牵引髋关节（图152 髋部牵拉拔伸法）。此法除治疗髋关节病外，对腰部疾病亦有一定的治疗作用。

图 152　髋部牵拉拔伸法

3. 单髋牵拉法

患者仰卧，医者一臂托患小腿，另一手按其膝盖，先使髋膝关节屈曲，并稍用力下压，待其靠近腹部时，突然以巧劲牵拉患肢使其伸开。此法操作时需用巧劲，不能勉强使用猛力。

（八）膝关节拔伸法

膝关节拔伸法是导引膝关节做屈伸被动活动的一种手法。

1. 屈伸拔膝法

患者仰卧，医者一手扶定患者膝关节上方，另一手紧拿其踝关节，先做膝关节的屈伸活动（图153 屈伸拔膝法），然后迅速拔伸，使患膝伸直。如此反复进行数次。在作屈伸的同时，应根据膝关节的损害情况，渐次增加活动范围。

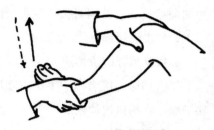

图153　屈伸拔膝法

2. 按膝拔伸法

患者侧卧，伤肢在上。医者一手拿住患者伤肢的踝关节，一手拿住膝关节，先将其拿起进行环转摇晃，再向下拔伸；然后将伤肢屈曲，使膝关节接近胸部，足跟接近臀部，相对用力戳按。最后将伤侧患肢缓慢伸直。

3. 分合膝部拔伸法

患者仰卧，医者将患者双膝扶起，先使两膝向内侧靠拢，再顺势将双腿分开，使两足弓相对，其原理是"欲合先分"，即为了达到合的目的，先要分开，然后才能归合。分合数次后，医者一手拿住患者伤肢的踝关节，一手拿住膝关节，反复进行屈伸牵引。

4. 晃膝拔伸法

患者俯卧，医者立于一侧，一手按住患者腰部，一手托其伤肢膝部，边晃（顺时针或逆时针方向）边拔。用力由轻至重，以患者能忍受为度。

（九）踝部拔伸法

踝部拔伸法是对踝关节活动功能障碍而进行的一种治疗手法。踝关节位于下肢远端，又须担负人体重量，因此伤痛不易得到充分的休息，加之血液循环的影响，常伴有水肿。故在治疗前最好先使患者平卧，下肢抬高，或外用中药熏洗，以改善其血液循环，待减轻其水肿后，再行踝引法较为适宜。

操作时，以一手固定托住患者足跟部，另一手握住其足背部，同时向下用力拔伸。病情较重者，可仅做踝关节垂直的屈伸活动（图154 踝部拔伸法）。陈旧性损伤除做踝关节的屈伸外，还可在踝关节功能活动的最大范围内做左右旋转、摇晃等被动活动。活动幅度由小渐大，动作要和缓有力。此法可松解关节滑膜、韧带、关节囊的粘连和萎缩，滑利关节，尤其在关节功能障碍强硬等情况下，极有益于关节功能的恢复。

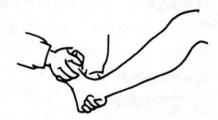

图154　踝部拔伸法

（十）指（趾）拔伸法

指（趾）拔伸法是对指（趾）关节脱位或骨损伤造成其关节活动功能障碍的一种治疗手法，适用于指（趾）间关节脱位及屈伸不利等症。操作时，医者以一手拿定其关节上端，另一手拿定其远端，先缓慢而着力的施行指（趾）关节的被动屈伸活动至一定程度后，再迅速向下牵拉，此时常可听到指（趾）关节有"嗒"的一声脆响（图155 指拔伸法）。拔伸指间关节，也可一手拿住患者的腕部，另一手握空拳，拇指盖于拳眼，食中两指夹住患者的指端，然后迅速地拔伸，也能听到指间关节"嗒"的脆响。屈伸的活动范围与牵拉的力度，应根据病情而定。

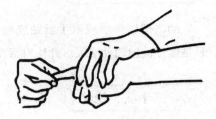

图155 指拔伸法

十九、端法

端法是伤科正骨八法之一，有端正或端复原位的含义。其法即用两手或一手拿定治疗部位，从下向上或从外向内用力托起。临床主要用于骨伤和关节移位、脱臼等症。《医宗金鉴·正骨心法要旨》曰："端者，两手或一手擒定应端之处，酌其重轻，或从下往上端，或从外向内托，或直端、斜端也。"在临床应用中，此法一般是在拔伸的情况下进行，如骨折或脱位时，先要拔伸到一定程度，再根据骨折或脱位的方向作由下向上或从外向内的端送，使其复位。对于腕、踝关节的扭错、伤筋，也可在拔伸之后加以端正揉捏。

二十、接法

接法为伤科正骨的主要手法之一，即将骨折的断端或碎片通过手法重新予以整复原位并接合在一起。接法有时也作为正骨手法的总称。

二十一、理法

理法又称握法、缕法，即用一手或两手握住肢体，然后一松一紧地作自上而下的循序移动，或以双手拇指或一手拇指、中指、食指沿受医者肢体经络循行部位、指（趾）肌腱等处施以挟持捋理的手法。操作时，动作要敏捷灵活，均匀对称用力，速度宜快，可反复进行多次。理法常用于四肢部。

理法有整理或疏导、疏风散寒、行气活血、通络止痛、理顺筋脉的作用。对于纠正因扭、挫伤而致的筋络扭曲及挛缩，如四肢软组织扭错筋结等常用此法配合治疗。

（一）理肢法

医者一手握住受医者手部，另一手循上臂三阴经或行走方向快速向远端捋理滑动，随即换手，再循手三阳经行走方向快速向远端捋理滑动。可双手相对同时操作。下肢六经施术方法相同。

（二）理指（趾）法

医者一手固定肢体，另一手食指、中指屈曲，两手指对合挟住患指（趾）其根部，向指尖方向进行捋理，施术时一松一紧循序移动，对称用力，松紧适当。

二十二、掴法

掴法即以单手或双手紧贴或握住肢体，然后迅速滑开的推拿手法。掴法动作与勒法基本相同，只是操作范围较勒法大。此法有活血消肿等作用。四肢部伤筋肿痛常用此法作配合治疗。

二十三、捻法

捻法即用拇指和食指的指腹相对捏住一定部位，稍用力作上下（或左右）对称如捻线状的快速捻搓手法。《诸病源候论·鼻病诸候》曰："手捻两鼻孔，治鼻中患。"《保赤推拿法》曰："捻者，医以两指摄儿皮，微用力而略动也。"本法多用于四肢小关节、耳部及浅表肌肤部，在捻动的同时，常配合上下移动。操作时，医者沉肩，屈肘，前臂发力，以掌指关节与第一指间关节活动为主做轻快的捻动，移动时要缓慢，动作要灵活、快速，用劲不可呆滞。

捻法有行气活血、理筋通络、滑利关节、缓解痉挛、消肿止痛的作用，可疏通关节，使气血畅行。主要适用于半身不遂，颈椎病以及指（趾）关节酸痛麻木、肿胀、屈伸不利，指间关节扭挫伤等症，还有消除手指疲劳的效用。如以一手或两手捻着患者的皮肤做上下移动，可开泄毛孔、滑利关节、疏松腠理，故有捻皮透毛孔之说。

二十四、挪法

把手掌平放在治疗部位上，随即如握拳状满把将该部肌肉拿住，将该部位的肌肤提起片刻，再放开手掌稍向前移，如此不断地向前移动，称为挪法。适用于背部和腹部，有活血散瘀、消除积聚等作用。

二十五、捋法

捋（lǚ）系用手指顺着抹过去之意，如捋胡子。推拿手法中的捋法即用手掌紧贴患者上肢或下肢的近端，由近端逐渐推压至远端，使血聚于指端末梢，随即迅速松开，如此反复进行。捋法常用于四肢部位，有活血行气、舒筋通络、改善末梢循环等作用。捋法在《金匮要略·杂疗方》等著作中即有叙述，古人还将此法用于指头放血，如《寿世保元·发痧》曰："先将儿两手自臂捋下，血聚指头方刺。"

（一）拇指捋法

以单手或双手拇指螺纹面着力于一定的部位，沿着腱鞘、条索、骨缝、脊柱两侧往返推动。此法常用于腱鞘、骨缝、脊柱两侧。

（二）掌指捋法

以一手拇指指腹置于施治部位，另一手手掌按于该拇指之上，以掌发力，以拇指着力，沿着脊柱两侧、肌腹、骨缝走行方向往返捋动。此法常用于肌腹、骨缝、脊柱两侧。

二十六、勒法

勒法即医者用拇指与食指第二节或食指、中指略屈曲分开成钳状，相对用力挟住患指（趾）的根部，从指根部到指端做急速的滑拉动作，迅速地滑出指（趾）端，可反复数次。

勒法仅适用于手指及足趾部，有疏通经络、滑利关节的功效，常作为治疗指、趾酸麻或屈伸不利等症之辅助手法。

二十七、挤法

挤法又称"挟按法"，即用单手或双手在治疗部位上作对称用力向当中挤压。挤法也为整形八法之一，临床应用有一手挤、双手挤、大挤、小挤以及用手或肩胛、肘、臂夹挤等术式。

挤法有消散筋结、挤拢整形归复等作用，多用于治疗胸胁肋骨伤、臂伤及腱鞘囊肿等症。

二十八、拨法

拨法也称弹拨法、拨络法、指拨法等，所谓"按而动之为拨"，即用手指指端、指腹或肘尖按于穴位上或筋腱部位上，或将手指端嵌入软组织缝隙中，适当用力下压至有酸胀感时，再作与筋腱或肌纤维、韧带、经络成垂直方向的来回拨动，使其从指下或肘下滑脱。临床应用时，也可根据指下有"筋结"感或手指端摸到软组织有肥厚处时，即在该部使用拨法。拨动的方向，可根据病变部位的走向而定。如用弹拨法，则将食指插入肌筋间隙或起止点，进行轻巧、灵活的弹拨，如弹拨琴弦状。拨法一般不与皮肤产生摩擦，手法要实而不浮，透达深处，用力由轻到重，均匀和缓。

拨法的刺激性很强，所用的力应以患者有酸麻胀痛感并能忍受为度。一般新伤、病变部位浅者，宜用轻拨法；陈伤、病变部位深者，宜用沉稳的重拨法。

拨法为分筋之法，能缓解肌肉痉挛、松解组织粘连、通经活络、疏理肌筋、滑利关节、行气活血、解痉止痛，常用于筋脉挛急及损伤引起的肌肉紧张、痉挛、粘连、结索等。

拨法按操作的术式可分为指拨法、掌指拨法、肘拨法等；按不同部位的拨法分为拧拨法、顶拨法、提拨法、俯拨法、仰拨法、扣拨法等。

（一）指拨法

1. 拇指轻拨法

医者拇指伸直，其余四指分开扶持体表固定，屈伸拇指掌指关节，以拇指螺纹面按于施治部位，以上肢带动拇指，垂直于肌腱、肌腹、条索往返用力拨动。此法用于肌腱、肌腹、腱鞘、神经干、经络等部位。根据拨动部位的面积和所施的力量，也可以两手拇指平行或重叠进行操作。

2. 拇指重拨法

医者以拇指伸直，其余四指握拳，食指桡侧抵于拇指掌面，用腕或肘部的摆动屈伸带动拇指拨动肌肉、肌腱部位。

3. 多指拨法

多指拨法系以食指、中指、无名指三指置于体表同时拨动施术部位，多用于腹部。

（二）掌指拨法

掌指拨法系以一手拇指指腹置于施治部位，另一手手掌置于该拇指之上，以掌发力，以拇指着力，垂直于肌腱、肌腹、条索往返拨动。此法常用于肌腱、肌腹、腱鞘等部位。

（三）肘拨法

肘拨法常用于腰、臀及大腿等肌肉丰厚处，医者指拨力度不够时，可以肘尖置于施术部位，垂直于肌腹往返用力拨动，如拨动臀部环跳穴。

（四）拧拨法

拧拨法即用右手的食指和大指并按两穴，食指和中指向右旋拧，大指同时乘势挑送。适用于腹部任脉两旁的穴位。

（五）顶拨法

顶拨法即用两手的大指端顶按住两个穴位的筋，顺其筋势，慢慢地向下拨弄至适当部位。适用于背部。

（六）提拨法

提拨法即用两手拇指插于某一部位，抠住这个部位的筋向上拨弄。适用于背部。

（七）俯拨法

俯拨法即用拇指按住某一部位的筋，顺筋势向外侧慢慢地扳动到某适当部位。适用于四肢部作分筋法。

（八）仰拨法

仰拨法即用食指和中指托按住某一部位的筋，顺筋势由外侧或内侧慢慢地扳动到某适当部位（食指和中指有向上托的力）。适用于四肢部作分筋法。

（九）扣拨法

扣拨法即以拇指或食指置于一定部位上，用轻柔、均匀的指力，按一定方向做如扣手枪扳机状的动作，如以食指在颈部"颈臂穴"作向外、向下方向之扣拨，以治疗"手麻"；以拇指用稍重指力在腰臀部作"十"字状滑动扣拨，以治疗位置较深的腰腿痛等。

二十九、提法

提有提起、提伸及牵引之意。提法是指医者用双手对捏肌肤然后用力往上牵拉提起或垂手拿起的手法。提法也为伤科正骨八法之一（见《医宗金鉴·正骨心法要旨》），即用一手或双手或拇、食指将折断下垂的骨端用手或辅以绳索，使受伤后下陷之骨或关节向上、向外提到原位，以达到直接或间接复位的一种牵引手法，多用于治疗锁骨、肋骨等骨折及髋关节脱臼等。

（一）顿提法

患者坐于低凳上。医者立于患侧，嘱患肢抬举过头并伸直（手心向内），医者的左手握患肢的食指、拇指，右手握其无名指、中指、小指，使掌心朝向患者面部。先缓慢向外上方、外下方、内下方导引放松局部，待转动滑利时，再突然发力使劲向上提拔，每次施术 1～3 次，提拔关节常可发出响声。此法操作时应避免使用暴力；有骨折者、孕妇均忌用；有心脏病、风湿性关节炎、年老体弱或陈旧伤患者，要慢慢向上引提，术后也应慢慢放下，否则可引起剧痛。顿提法有解除粘连、顺理肌筋的作用。

（二）端提法

1. 颈部端提法

患者坐位，嘱其颈部肌肉放松。医者立于患者背后，双手拇指伸直，虎口置于患者同侧耳垂下，拇指置于耳后高骨处，食指置于两侧下颌角缘，贴实后，先使头部做前屈、后仰，左右旋转及划圈样动作转动头部数次，然后双手同时用力向内合按并向上提拔头部。此法的摇转及提拔动作宜和缓而有节律，两手用力要协调、均匀一致，动作不可过猛，力度不宜过重。施行此法时，必须注意双手虎口应对准患者同侧耳垂下后侧，并将患者头部卡于两手之中，同时应严密观察患者，切勿压及颈总动脉，以免造成危险。颈部端提法有滑利关节、醒脑安神等作用，适用于落枕、颈椎病、小儿肌性斜颈等症。

2. 四指归提法

患者坐位。医者立于患者背后，以两手虎口对准其两侧耳垂，拇指置风池穴处，中指端置太阳穴处，四指同时施力，向内并向上提拔约 1 分钟。此术手法操作宜动作轻巧，取穴准确，由表及里，持续施力。四指归提法有疏风清热、聪耳明目、平肝息风、健脑安神、通络止痛等作用，适用于感冒、头痛、眩晕、目赤肿痛、目眩、目涩、目泪出、耳鸣、耳聋、气闭、口眼㖞斜、失眠等症。

3. 肘夹颈部端提法

患者坐于低凳上，两腿向前伸直，两手置于大腿上。医者站在患者侧后方，腹部顶住患者的背部，用一手托住患者后枕部，用另一肘夹住患者下颌，先缓慢向上拔伸，并维持一定牵引力，待患者颈部相对放松时，瞬间向上用力，拔伸患者颈部。拔伸前，头部应牢牢固定，动作宜缓慢，用力应逐渐增加，切忌使用暴力，以免造成新的损伤或意外。临床上，此法多用于颈椎病、颈椎弧度消失以及颈椎错缝等。

4. 叠掌按腰空提法

患者俯卧位。医者立于患者一侧，以一手置于腰部，以另一手掌置于其上重叠，先在局部揉按使腰肌放松，然后再以双手逐渐深沉下压，并随呼吸节律掌握在吸气时突然施以寸劲两手向上提放，反复操作数次。此空提法操作要巧要快，用力大小以患者能耐受为度，避免暴力。按压时，局部有酸胀、紧压及牵拉感，术后有腰部舒适感。

叠掌按腰空提法有补肾气、强腰脊、调和气血、顺理肌筋等作用，主治腰椎间盘突出症、腰肌劳损、腰骶部疼痛、腹痛、腹泻、小儿消化不良等症。

三十、抓法

医者将五指分开，满掌拿捏治疗部位，着力点在五指之端，称为抓法，也称为五指拿法或五指抓法。《肘后方·治卒腹痛方》曰："……令卧枕高一尺许，拄膝使腹皮跟气入胸，令人抓其脐上三寸便愈……"本法临床上较少单独应用，常作为一种辅助手法，适用于头部和肌肉丰厚处，作用同拿法。

三十一、扯法

扯法又称"揪法"，即用屈曲的食指和中指（或用拇指和屈曲的食指）张开如钳形，挟住治疗部位的皮肤，作一提一放的手法。《保赤推拿法》曰："扯者，于儿皮轻轻频撮之而频弃之也。"

操作时，医者用拇指指面与食指第二节指骨桡侧面，或食、中二指第二节指骨尺、桡侧面为着力部，对称挟住一定部位后，将皮肤和皮下组织扯起，以腕关节屈伸活动为主，带动掌指关节屈伸活动，迅速进行有节律的、反复的一扯一放。施行扯法时，扯挟皮肤要松紧适宜，用力要稳实而轻快，每次扯动的部位要准确、一致，不可偏移，或以局部皮肤形成红斑为度。施术时，手指可蘸清水或稀酒精作介质，使治疗部位的皮肤保持湿润，随蘸随扯，以免扯破皮肤。一般每个部位可重复扯3~5遍，至被扯的皮肤出现充血性红紫色斑痕为度。

扯法属于刺激力较强的手法，民间常作为对轻度中暑、痧证或外感头痛以及腹痛等症的一种治疗方法，单独使用，称为"揪痧""扯痧疗法"等，可按不同病情在眉心（印堂）、太阳、颈项、华佗夹脊以及胸腹等部位使用。扯法有发散解表、祛风散寒、清心醒神、行气止痛等作用，适用于治疗感冒、中暑引起的头痛、头涨、胸闷以及晕车、晕船等症。

三十二、拧法

拧法又称扭法，即用手指捏住皮肤，反复挤拧扭转，使局部皮肤呈现紫红色。拧法（扭法）与扯法动作相近，但扯法没有扭转动作。

拧法可用于肩颈部和腰背部，有祛除风邪的作用，常用于治疗痧证，故又称"拧痧""扭痧"等。

三十三、抄法

抄法是医者用双手相对将身体由下往上托扶抄抱起来，随即放下，如此反复进行，称为抄法。《肘后方》中有抄举腹部以治疗腹痛的记载。

（一）抄腰法

患者仰卧，医者用两手掌面分别从患者的两侧肋下缘，逐渐插入腰部，两手的食、中、无名、小指自然微屈，四指指峰为着力点，按揉背腰部两侧软组织或膀胱经穴位，如自胃俞过三焦俞、肾俞、气海俞至大肠俞，手法自上而下，由轻而重，由慢而快，往返揉动。然后，以两手用力将腰腹部托起使其稍离床面，自上而下反复数次，并轻轻地左右晃动。此法可消食理气、舒筋通络，临床用于胃肠功能紊乱、小儿消化不良等症，也可作为治疗腰痛的辅助手法。

（二）抄腹法

晋代葛洪《肘后方·卷一·治卒腹痛方第八》中记载："使患者伏卧，一人跨上，两手抄举其腹，令患者自纵，重轻举抄之。令去床三尺许，便放之。如此二七度止。"此法类似现代治疗小儿肠套叠的颠簸疗法。

临床施行抄腹法时，患者俯卧，医者站位横跨其上，弯腰，两手托住患者腹部，上下或左右颠簸若干次。抄腹法有通腑导滞的功效，主治胃肠功能紊乱、痉挛性腹痛、便秘、小儿肠扭转、肠梗阻、消化不良、盆腔炎等病症。

三十四、拢法

拢法即用两手掌或仅尺侧面相对夹住治疗部位的肌肉，一夹一放，反复操作；也可将肌肉夹起后摇动几下再放。多用于腹部，有消积导滞的作用。

三十五、缠法

缠法为一指禅推拿流派的特色手法，是在一指禅推法的基础上发展而来的。"缠"有缠绵不休之意。将一指禅推法的频率加快到每分钟 200 次以上，称为缠法。由于在运用缠法时大指与拳眼相距小，因此就加快了缠法的频率，故缠法比推法快速、柔和。缠法的应用也称为"心动劲"，又名"小步子"，含意是指推拿者集中全身的精、气、神达于施术之指，由轻而重，由浅入深，在特定的部位和穴位上作缠绵不绝的操作，导引正气深入。

缠法用大拇指指端或偏峰着力于一定的部位或穴位，沉肩、垂肘、虚掌，靠腕关节和拇指指间关节的频率快速摆动，使频率达到每分钟规定的次数，并使产生的力持续地作用于治疗部位。

缠法有较强的消散作用，临床上常用于颈项部、面部、胸胁部，有清热消散、清脑安神、宽胸理气等作用，可治疗急性咽喉炎、扁桃体炎、感冒、头痛、眩晕、失眠、咳嗽、哮喘、胸胁痞满、胸胁痛、眼疾、面神经麻痹、小儿肌性斜颈和瘰疬、疮疖痈肿等外科病证、实热证等。缠法用于急救多施于气闭、气逆、气脱、阳虚等阴证，故缠法有回阳之功，施术多选用膻中、鸠尾等穴。《一指定禅》曰："病在肌肤，推法治之。病如在血肉之间，以揉法治之。恐入经络，定当以缠法治之。"

（一）颜面部缠法

患者取坐式，医者以大拇指偏峰为着力点，四指呈散状来操作，运用于印堂、神庭、太阳、阳白、睛明、攒竹、瞳子髎、承泣等穴位。患者闭目时，在眼眶上也可作缠法，有清脑、醒目、安神、镇静的作用，适用于眩晕、头痛、失眠等症。

缠法在面颊部运用于四白、地仓、颊车、颧髎、耳门等穴，能起到镇痛解痉、通经活络的作用，适用于颜面神经痛，口眼㖞斜、耳鸣等症。

（二）颈部缠法

患者取坐式，医者用大拇指偏峰为着力点，四指呈散掌状，运用缠法于扶突、人迎、气舍、天容、天窗等穴，可起到催吐、止吐、平喘止咳、润喉、消肿散结、解痉的作用，对喘咳、痰壅，乳蛾、瘰疬、小儿斜颈等有效。

（三）胸胁部缠法

患者取坐式，医者以大拇指指峰为着力点，掌握空拳操作。如运用于锁骨下缘、胸廓上端（第一肋骨至第七肋骨）时，可沿肋骨间隙自胸骨切迹向左右两侧方向进行（先左后右）；或用于（肾经上）俞府、或中、神藏等穴，过（脾经上）周荣、胸乡、天溪诸穴；运用于天突穴时，医者以大拇指指峰为着力点、四指呈散掌状，在该穴上下、左右由浅入深地操作，有宽胸理气、豁痰、平端止咳、止呃的作用，适合于喘咳、心胸痞满、怔忡等症。

三十六、擦法

擦法是推拿常用手法之一。即用手掌掌面或大、小鱼际紧贴皮肤，稍用力下压并作上下或左右直线往返摩擦的一种手法，使施治局部产生一定的热量。《韩氏医通》曰："凡小疾有痛处，即令壮夫揩擦至热，或按之拿之，令气血转移，其疾可却。"擦法与摩法有关联，但比摩法速度快。擦法的操作是直线往返，一般着力较重；摩法的操作是环旋移动，一般着力较轻。

擦法的动作要领是直、长、匀。操作时，医者沉肩，屈肘，腕关节伸直，前臂和手掌面相平，用大、小鱼际或全掌紧贴治疗部位的皮肤，上臂发力，以肩关节活动为主，带动肘关节做屈伸活动，使前臂与腕、手部保持一致，做上、下或左、右往返摩擦移动，使治疗部位产生一定的热量。摩擦时，用力要稳实、均匀、连续，速度先慢后快，直线往返而不可歪斜、滑动，摩擦时以不使皮肤起褶叠为宜。摩擦往返的距离要长而连续，如拉锯状，不能有间歇停顿，来回操作要有节奏。擦法是一种柔和温热的浅显手法，仅作用于皮肤及皮下组织，所施功力以皮肤发热发红为度。摩擦频率，一般每分钟在 100 次左右。如患者皮肤干燥需保护皮肤或欲使擦法的热量更行深透，可用适当介质，如冬青膏、红花油、麻油之类，并在擦后配合湿热敷。擦法使用后，皮肤已经红热，因此不宜再在该部施用其他手法，否则容易破皮。临床上，擦法一般都在其他手法之后应用。擦法也是自我保健推拿的常用手法之一。

在小儿推拿中所用为轻擦法，即在体表上轻轻摩擦而行，不带动深层组织，用力宜轻宜缓。

擦法适用于胸腹、腰背和四肢部，有通经活络、益气养血、舒筋消肿、活血祛瘀、祛风除湿、温经散寒、理气止痛、温肾壮阳等作用，故谓"擦而温之"，并具有良好的保健效果，常用于治疗内脏虚损及气血功能失常等病症。在胸背部应用擦法，有宽胸理气、止咳平喘的功效，可治疗咳嗽、胸闷、气喘等呼吸系统的疾病，尤其对慢性支气管和肺气肿有较好的治疗效果；在上腹部以及背部应用擦法，有健脾和胃的功效；擦两侧胁肋，有疏肝理气、消食导滞的功效，可治疗肝气郁结引起的腹胀、胸闷、头晕等；擦肾俞、命门、腰阳关、八髎等穴位，则具有温补肾阳的功效。

（一）指擦法

1. 平指擦法

平指擦法即用食、中、无名指等手指指腹为着力点，平行在肢体患处来回摩擦的手法，要求局部有热感，起到温经散寒、调和气血的作用。

2. 屈指擦法

屈指擦法即屈曲食、中、无名指等手指，用其背侧在在肢体上摩擦的手法。另有"大拇指二节擦法"，即医者大拇指两节屈曲，侧面着力于患处，其余四指伸直，以拇指的第二节不断地来回擦动。

附：扫散法

所谓"扫散法"，即医者手指屈曲置于患者头部两侧，用拇指桡侧面及其余四指指端同时贴于头颞部，稍用力向耳后作前后方向的快速来回滑动。此法实际上也相当于头部的"指擦法"。

操作时，患者端坐，医者对面站立，以一手扶住其头部一侧，另一手用拇指桡侧面自患者头维起，沿发际向耳后方向作快速来回推擦，其余四指要微屈助力，随着拇指移动同时作推擦动作，左右两侧可交替操作或用两手拇指桡侧面同时操作。扫散法有平肝潜阳、祛风散寒、镇静醒脑等功用，常用于治疗感冒、头痛、头涨、高血压等病症。

（二）掌擦法

掌擦法有温通经络、宽胸理气、调理脾胃及扶正祛邪等功能，临床上常用以治疗呼吸道疾患、消化道疾患以及体虚乏力等，对胸胁疼痛以及因脾胃虚寒所致的腹胀痛、消化不良等症有效。

1. 平掌擦法

平掌擦法即手掌伸直，用全掌贴于皮肤着力直线往返摩擦，接触面较大，产生热量较低且慢，适用于肩背、胸腹、腰骶及下肢部等面积较大而平坦的部位。

2. 大鱼际擦法

五指并拢微屈成虚掌，用大鱼际及掌根部紧贴皮肤着力往返摩擦，称大鱼际擦法。此法接触面较掌擦法为小，产生热量中等，适用于胸腹部、腰背和四肢部，尤以上肢部多用，有温经活血、消瘀止痛等功能，常用以治疗四肢伤筋、软组织肿痛及关节活动不利等症。

3. 小鱼际擦法

小鱼际擦法即手掌伸直，用小鱼际部紧贴皮肤，作直线快速往返摩擦，也称为"侧擦法"。此法接触面较小，产生热量高且快，可使局部出现灼热感，如在腰骶部（如命门、腰俞、腰阳关、八髎等穴处）摩擦，常可使温热透达少腹或至下肢。此法适用于肩背、腰骶及下肢部，有温经散寒、祛风活血、温肾壮阳等功能，常用以治疗腰背风湿痹痛、筋脉拘急、肢体麻木以及脾肾阳虚等症。

（三）拳擦法

拳擦法即是用两手拳背在脊柱两侧施用擦法。此法用力重，刺激强。《千金方·老子按摩法》所说的"掘法"，实际上即是拳擦法。

（四）内功擦法

擦法既是推拿常用手法之一，是内功推拿流派的主要手法，因此内功推拿流派称此法为"平推法"。由于内功推拿也称气功推拿，是通过医者发功后再以擦法为主治手法施加于患者身体上，因此内功擦法在一定程度上亦即"气功擦法"。

三十七、运法

用拇指指端桡侧或中指指端在一定穴位上做轻柔和缓的弧形或环形移动的推拿手法，称为运法。

清代张振鋆的《厘正按摩要术·卷二·运法》曰："周于蕃曰：'运则行之。'谓四面旋绕而运动之也。宜轻不宜重，宜缓不宜急。俾血脉流动，筋络宣通，则气机有冲和之致，而病自告痊矣。如：一运太阳，用两大指运儿两太阳，往耳运为泻，往眼运为补；一运五经，即五指端运之，治肚胀，肠鸣，上下气血不和，寒热往来，四肢抽掣。"

运法轻柔缓和，为小儿推拿的主要手法之一，多用于特定穴位，如运内劳宫、运土入水、运水入土、运八卦等，具有调气血、通经络等作用。

操作时，医者沉肩，垂肘，肘关节屈曲，腕部自然伸平，拇指伸直，余四指屈曲，虎口张开，以拇指掌指关节或腕关节为主带动拇指或中指指端着力做弧形或环形移动。运时宜轻不宜重，宜缓不宜急，不带动皮下组织，速度以每分钟 80~120 次为宜。

三十八、抹法

抹法即用手指（如拇指螺纹面）或手掌紧贴皮肤，以均衡的压力作上下左右或弧形曲线往返抹动。抹法强度不大，作用柔和，其作用力可浅在皮肤，深在肌肉。根据治疗部位不同，单手或双手同时操作均可，用力要轻而不浮，重而不滞。

抹法、擦法与推法在操作形态上较为相似，但三者之间的区别在于：抹法是做轻快的分抹，或根据不同治疗部位而做任意往返移动，如直抹、旋抹、分抹等；擦法为做直线往返的摩擦，同时多借助于介质；推法则是做直线、单方向的推动。

抹法常用于头面、颈项、胸腹、背腰及掌指部等，有开窍镇静、清醒头目、疏肝理气、消食导滞、活血通络、解除痉挛、扩张血管和增加皮肤弹性等作用，对头晕、头痛、颈项强痛、指掌酸麻等症，常用此法作配合治疗。抹法又是自我保健推拿的常用手法之一，其所施部位和穴位不同，其作用亦不同，如抹印堂、前额、项部有疏风解表、活血通络之功，抹印堂和前额有平肝降火、开窍醒脑之功，抹眼眶则能明目醒脑、宁心安神，抹人迎能平肝降压，抹胸部能宽胸理气等。

（一）指抹法

1. 拇指抹法

拇指抹法即用两手大拇指指面着力，在所选部位上呈一字形抹动或月字形抹动，也可从中间向上下或左右同时分抹，余四指在拇指对侧配合运行，多用于面部、脊柱部及胸腹部。如用双手大拇指于患者印堂处分经坎宫抹向太阳，可减除头涨、头痛；在头颈部施行拇指抹法，能开窍镇静、平肝降火、醒脑明目；用拇指在腹部取月字形自内向外抹动，对绕脐痛有明显缓解作用；从中脘向肋腰抹，可治小儿食积等症；而双指抹掌法，即用双手握住患者手掌，两拇指作反方向的上下或左右交叉的反复推抹（操作时可稍许涂些润滑剂），施术后患者即感指掌舒张，动作灵活。

2. 三指抹法

三指抹法是以食、中、环三指指面着力作上下左右或弧形曲线往返抹动，多用于胸腹部等。

（二）掌抹法

掌抹法即以一手或两手之手掌紧贴皮肤，以均衡的压力作上下左右或弧形曲线往返抹动。

三十九、拂法

拂法是一种很轻的手法，所谓伸指轻力掠越皮表为拂。操作时，医者手指自然伸直，用手指螺纹面轻快地掠擦治疗部位的肌肤，如拂掸灰尘状。拂法有导引、疏通、镇静等作用，在头部、背部和腹部反复操作，对肝阳上亢、失眠等症有治疗作用。

四十、搔法

五指并拢，微屈成爪形，用指端搔爬一定部位或穴位，称为搔法。搔法常用于肢体麻木、伤筋等症，有舒筋活络、行气止痛等作用。

四十一、刮法

刮法是以拇指桡侧面或食、中两指指面蘸水后直接在体表上着力作单方向的快速推动，但用力较推法为重；亦可用刮板（如用光滑的竹片边缘、穿山甲片、牛角制成的刮板，古时也用钱币等）在患者体表做刮法，要求被刮的皮肤呈现紫红色为度。《保赤推拿法》曰："刮者，医指挨儿皮肤，略加力而下也。"常用于肩部、背部脊柱两侧、胸部肋间处和四肢部，可治疗胸闷、头晕、暑热等症。

民间常用汤匙边缘蘸清水或麻油刮，称为"刮痧"；如用食、中指蘸清水挤拧印堂、颈项等处，称为"扭痧"或"拧痧"（参见本书第二编第五章其中之"痧证疗法"）。

四十二、捣法

以屈曲的食指或中指的第二指间关节突起部或指尖为着力部，有节律地轻捣所选部位或穴位的手法，称为捣法。

操作时，医者沉肩、屈肘、腕部发力，一般使用单指捣法，即将单指的指端或屈曲的近端指关节背侧突起部（一般为中指或食指）屈曲，使指间关节突起部为着力点有节律的轻捣所选部位。用力要轻快、平稳、着实，捣的部位要始终如一，不可偏歪。此法在小儿推拿常用于小天心穴，称捣小天心，有镇惊安神的作用。

四十三、点法

以任何一指的指端、指间关节突或肘尖按压在患者体表的某一部位或穴位上，逐渐用力下压，称为点法。点法是从按法演化而来，但其着力点比按法要小，故刺激性强，操作省力，着力深透，多用于骨缝处的穴位（如手背和足背）及压痛点，有"点穴疗法"和以指代针的"指针"之称。南宋时期洪迈《夷坚志·卷十九》曰："世人但知灼艾，而不知点穴，又不审虚实，徒受楚痛，耗损气力。"明代杨继洲《针灸大成·卷四》曰："凡点穴，以手揣摸其处，在阳部筋骨之侧，陷者为真。在阴部郄腘之间，动脉相应。"如仅在经络穴位上施行点法，称为"点穴法""点穴功"，即先用指端找准穴位，由轻而重逐渐点下去，指按不动；再用手指轻微震颤，目的是加强刺激效果。最后手指渐渐提起，但手指不离开原地，以同样动作反复3～5次；在点穴时，也可瞬间用力点按人体的穴位。

施行点法之操作，为沉肩，垂肘，肘关节伸直或屈曲，腕部伸平或掌屈，一般以指峰或指间关节突起部施术，前臂静止发力，逐渐用力点压。点取的穴位或部位要准确无误。用力须由轻到重，垂直用力，固定不移，稳而持续，以"得气"或患者能够耐受为度，不宜多用，更不能长时间使用。使用时要根据患者的体质、病情和耐受性，酌情选用。在使用中需随时现察患者的反应，以防刺激太过，发生意外。

点法常用于脘腹部、背腰部和四肢。具有调整阴阳、扶正祛邪、宣通气血、开通闭塞、温通经络、补泻经气，调理脏腑、活血止痛、消积破结、解除痉挛等功效，适用于全身各经络部位及穴位，主治各种痛症、软组织损伤、四肢疼痛、手足酸麻以及脘腹疼痛等症。如配合穴位的特异性，可主治各种脏腑经络病证，如点压阳陵泉穴治胆绞痛，点压至阳穴缓解心绞痛，点压三阴交穴治肾绞痛，点压劳宫穴治高血压，点压合谷穴治晕厥，点压足后跟止鼻衄等。

（一）指峰点法

指峰点法即手握空拳，拇指伸直，用指端点按某一部位或穴位，称为拇指点法；以中指指峰为着力部点按某一部位或穴位，称为中指点法。

（二）屈指点法

屈指点法即以拇指指间关节或食指、中指的第一指间关节突起部为着力部，点按某一部位或穴位，称为屈指点法，多用于腰骶部、臀部及大腿部，亦可用于两太阳穴。

（三）肘尖点法

肘尖点法即医者屈曲肘关节，以肘尖着力于施术部位进行点按。此法多用于肌肉丰厚部位和肥胖者。肘尖点法压力强大，渗透力强，体质虚弱者慎用。

（四）拘点法

手指微屈，用中指端点取某一穴位。常用于天突穴或患者仰卧时的风池、风府、腰眼穴等部位。因为仰卧位时背侧的肌肉可以充分放松，使此手法的刺激容易深透，对卧床翻身困难的患者可应用此法。

此外，点法在临床上还有许多用法，如以拇指深点受伤局部之穴位，或根据经络循行，做远距离的点穴，以通关开窍，以通定痛；在腰椎两侧点压，可大补中气，活跃肠胃；腹部病变点背部经络穴位，可理气宽胸，调整胃肠，促进消化。

四十四、啄法

啄法又称"支法"、梅花指叩法、五指叩法、撮指叩法，即五指端聚拢成梅花状啄击治疗部位的手法，如鸡啄米状，故称为啄法。

操作时，医者两手五指微屈分开成爪形，或五指并拢，其他四指端排齐聚拢成梅花形，腕关节放松做屈伸动作，利用腕部弹力使指端交替如鸡啄米状上下轻击肌肤，击打速度要轻快有节律，用于体虚者宜轻，体实者宜重。

啄法具有活血止痛、通经活络、安神醒脑、开胸顺气、弛缓经脉、兴奋神经、消除肢体酸胀麻木等功效，适用于头部（如头顶、前额部位）及胸背部。主治气郁血闭、挫闪扭腰、麻木瘫痪等症。对头痛、失眠等症也可用此法作辅助治疗。

四十五、掐法

掐法是用单手或双手拇指、食指或中指的指甲置于患者体表一定的部位或穴位，深深掐压的一种强刺激手法，又称"爪法""切法""甲切法"，《玉篇》曰："爪按曰掐。"《幼科推拿秘书》曰："掐者，以我大指掐之。"

掐法施于穴位上，有以指代针之意，所以也称"指针法"。《厘正按摩要术》曰："爪刺也，爪按曰掐。掐，由甲入也，以掐代针也……凡掐筋之法，何证何穴，先将主病穴起手掐三遍，后将诸穴掐三遍，揉之，每日掐三四次，其病自退，不可忽视。"《针灸传真》曰："指针无疏于金针，金针补泻，不外上下迎随。指针补泻，亦不外上下迎随。金针之进退补泻法，则为指针之进退补泻法。不过金针刺入也深，指针之按下也浅……针芒有向上向下之分，指头亦有向上向下之别。针头有左右搓转之殊，指头亦有左右推掐之异。行针有提插捣曰之法，用指亦有起落紧缓之势。知用针之诀者，即知用指之诀焉。"

在穴位上施行掐法时，患者立即有强烈的酸、麻、胀、重感出现，谓之"得气"。如掐人中、十宣等穴有开窍醒神、回阳救逆、祛风散寒、疏通经脉、镇惊止痛、解除痉挛、兴奋神经的功效，常用于急救，主治晕厥、惊风、肢体痉挛、抽搐等症。《景岳全书·杂证谟》曰："……卒仆暴死，宜先掐人中。"《肘后方》曰："令爪其患者人中取醒。"《厘正按摩要术·卷二·掐法》曰："掐法以大指甲按主治之穴，或轻或重，相机行之。" 若用于急救需突然用力，快速掐取，以患者清醒为度。

临床应用时，掐后常以揉法继之，以缓和刺激，减轻局部的疼痛反应。《厘正按摩要术》曰："掐由甲入，用以代针，掐之则生痛，而气血一止，随以揉继之，气血行而经络舒也。"用指甲掐压时，以前臂静止发力，但用力不可过大，以避免掐破皮肤，应根据病情和部位的需要而定，一般以出现酸胀的感觉为度。

掐法的应用术式有单指掐法（拇指或中指的指端掐压在选定的经穴上）（图156 单指掐法），双指掐法（拇指和食指的指端掐压在选定的经穴上）（图157 双指掐法），三指掐法（拇指、食指、中指同时掐穴位或掐抠关节），四指掐法（拇指、食指、中指、无名指同时掐穴位或掐抠关节，如用手指掐脚趾四缝即双侧八风处数遍，能行气活血、通经活络，主治脚痛脚凉、麻木不仁等）；五指掐法（用于面积较大的肩关节、肘关节、膝关节、髋关节等，可祛风湿、散瘀血、利关节、缓解痉挛疼痛）。

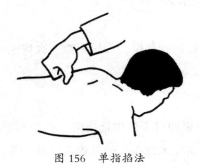

图 156　单指掐法　　　　　　　　　　图 157　双指掐法

临床上，掐法还有一种衍化手法系指掐压法。此法即用一手或两手拇指指端以轻巧而密集的手法掐压皮肤，边掐边向前推进。一般用于组织肿胀时，将其向前方推散，而使肿胀散开。

四十六、拘法

拘法即医者食、中两指并拢微屈成钩状，以食指第二和第三节的桡侧缘着力紧贴皮肤作连续的刮抹。适用于头部两侧。

操作时，患者坐位，医者站其后，双手张开，拇指按于枕骨两侧，食、中两指并拢微屈，以食指的第二、三节桡侧缘着力，分别从两侧太阳穴起，向后沿耳上方作弧形刮抹至枕骨两侧，可重复数次，并顺势在太阳穴处作运转推揉。此法有清脑明目、平肝潜阳的作用，常用于治疗头晕涨痛等症。

四十七、弹法

弹法也称"指弹法"，系用手指快速连续弹击受术部位或穴位的方法。《素问·离合真邪论篇》曰："弹而怒之。"《素问·三部九候论篇》记载有弹踝诊法，《肘后方·卷三》有指弹法的叙述。

弹法多用单手操作，适用于全身各部，尤以头面、颈项部最为常用。弹击强度需由轻而重，着力也要均匀而有弹性，以不引起疼痛为度，每分钟弹击 120～160 次。如用于关节部位，弹时可沿关节周围进行。

弹法有行气通窍、舒筋通络，通利关节、放松肌肉、祛风散寒、消除疲劳之功，主治头痛、项强、关节酸痛、肌肉麻木等症。

（一）指甲弹法

指甲弹法是用手指背面弹打身体某一部位的方法。其法是拇指与食指（或中指）对合如环状，用拇指将食指（或中指）的指甲按住，然后用力使食指（或中指）从拇指后方滑出，进行弹击。

1. 食指弹法

食指弹法是以拇指压住食指指甲对合如环状，其余三指自然伸直，用食指突然背伸的力量，以其指甲部快速从拇指后方滑出进行弹击，可连续弹击受术部位；或用中指端压住食指甲，然后食指用力伸开击穴。

2. 中指弹法

中指弹法是以拇指扣住中指指甲对合如环状，其余三指自然伸直，用中指突然背伸的力量，以其指甲部快速从拇指后方滑出进行弹击，可连续弹击受术部位。

3. 多指弹法

多指弹法是以拇指扣住食指、中指、无名指、小指四指指甲，然后四指依次快速地弹出，有弹性地击打患部。

（二）指腹弹法

指腹弹法是以医者的指腹为着力点，先以食指指腹伸直压住中指指甲，食指和中指相对用力，在中指伸直向上的同时食指突然滑落，并以其指腹弹击受术部位，通过连续使劲，使弹力深透到机体，如用于头顶、枕项部及印堂、风池等穴。此法可作头痛、失眠、耳鸣、项强、颈椎病等病症的辅助治疗，亦为保健按摩手法之一。

（三）弹筋法

医者用一手或两手拇指与食指指腹相对紧捏肌肉或肌腱，向肌肉垂直方向用力提拉，然后迅速放开，使肌肉或肌腱在二指间滑脱弹回，如拉放弓弦之状，称为弹筋法。此法适用于胸锁乳突肌、斜方肌、背阔肌、胸大肌等肌肉和浅表的肌腱部，以及脊背等肌肉丰厚处。弹筋引起局部酸胀反应，有舒筋活络、畅通气血的作用，常用于治疗风湿痹痛、筋脉拘急等症。

（四）颈部弹法

患者坐位，在人迎、气舍、扶突、天鼎诸穴施行弹法，有解痉止痛、润喉利咽、散结消肿、宣通肺气的作用，主治颈部痉挛、吞咽梗阻、音嘶、瘰疬等症。

（五）胸部弹法

患者仰卧，在云门、中府、天突诸穴施行弹法，有宽胸理气、导痰催吐的作用，主治心胸痞满、喘咳多痰等症。

（六）腹部弹法

患者仰卧，在胃经的天枢、外陵、大巨、水道穴和带脉至五枢穴等处施行弹法，有培元固气、止泻、理气通便、调经止带的作用，主治腹胀、腹泻、便秘、月经不调、小儿腹泻等症。

四十八、梳法

梳法又称"疏法"，为梳理、疏通之意。操作时，医者以一手或两手五指微屈，自然展开，以指面接触体表治疗部位，作轻轻的单方向滑动梳理动作。梳法有疏通积滞的作用，临床用于肝气郁结、乳痈等症的治疗。

四十九、分法

分法又称"开法""分推法"，有疏散气血之意。操作时，医者用两手拇指、食指螺纹面或手掌面，在体表上的一处向左右方向做直线或八字形的分开推动。此手法主要应用于小儿推拿的临床治疗。明《保生秘要》曰："用一指认真点尻尾穴，而行泄（泻）法，后二指用（从）胸分之。"《幼科推拿秘书·卷三》曰："分阴阳：阴阳者，手掌下，右阴池穴，左阳池穴也。其穴屈小儿四指拳过处，即坎宫小天心处。以我两手大拇指，从小天心处两分推之。盖小儿之病，多因气血不和，故一切推法，必先从阴阳分起。"分法有上下分和左右分：上下分法，下逆者使之上升，上逆者使之下降，和宣剂相当；左右分法，中诸者使之旁达，调气以和血，调血以和气。

分法的操作，是以双手拇指或手掌由穴位中点或躯干、四肢的中线向两侧推动，一般为直线运动，分推肩胛骨脊柱缘等部位时可变通用弧线推法。此法适用于背、腰、前额、胸腹、前臂、手掌等部，有活血舒筋、行气镇痛、宁心安神、宽胸理气、消积导滞的功效，主治气滞血瘀、急性腰扭伤、网球肘、腕管综合征、咳嗽、哮喘、失眠、胸闷、腹胀、便秘、食积等，亦可用于面部美容按摩。

五十、合法

合法又称"和法"，有聚合气血之义。即医者用两手拇指螺纹面或手掌，在体表一条经络线某段的两头或两个对称穴位上，分别从两边向中间合拢，有上下相合及左右相合两种术式。此法有调和阴阳、解热散寒、补气活血、宽胸理气、调节胃肠、帮助消化，对肝气郁结的症候群也有缓解作用。掌合法，即两掌相对，如侧放于患者腹部两侧，然后再施以合拢动作，主治心脾虚弱等症。

五十一、抖法

抖法即医者用双手或单手握住患侧上肢或下肢的远端，用微力作连续的、小幅度的、频率较高的上下抖动，使患者肢体的软组织产生颤动，并使关节有松动感。

操作时，取马步势，上身微前倾，沉肩、垂肘，肘关节屈曲约在130°，腕部自然伸直，意念集中于两手，握住患者肢体的远端（腕上或踝上），然后前臂静止性发力，做快速小幅度的抖动。抖动的幅度由小渐大，一般掌握在2～3厘米之间。频率由慢至快。根据不同部位、不同疾病，抖动的次数也不相同。

抖法是一种轻快、和缓、放松、疏导的被动运动手法，多用于四肢与腰部，其力量作用于肌肉、关节、韧带，具有调和气血、舒展筋骨、整复异常、疏松脉络、滑利关节、松解粘连、放松肌肉、消除疲劳等作用，适用于运动障碍、疼痛、肿胀等，常作为治疗肩、肘关节的功能障碍和腰腿痛、腰椎间盘突出症等的结束手法。

（一）上肢抖法

患者坐位，上肢放松，手臂平放，医者站于其前外侧，微屈膝呈弯腰状，两手或单手握住患者手腕部或手掌部（医者手不能握得太紧），慢慢将其向前外侧方向抬起，至60°～80°即停住在这一角度。然后稍用力作连续、小幅度、均匀、快速的波浪式上下抖动，并使抖动的幅度由腕关节逐渐传递到肩部，使肩关节和上肢产生舒适的感觉。

上肢抖法抖动的幅度要小，频率要快（每分钟200次左右），抖的作用由近而远，一浪推一浪地向前，将力量抖送到肩关节。在抖动过程中，可以瞬间加大抖动幅度3～5次，但只加大抖动的幅度，不加大牵引力。

上肢抖法可作为上肢或者肩部治疗的结束手法，治疗肩关节周围炎、肩部伤筋以及肩、肘关节酸痛、活动不利等症。

附：腕部抖法

患者坐位，腕关节放松。医者用两手拇指按放于患侧腕背部，两手食指相对横置于患者腕关节掌侧横纹，然后两手拇指和食指相对用力捏住患者腕关节上下横纹并作相反方向的快速搓动，带动腕关节作频率较快的、连续的、小幅度的上下抖动；或医者用食指桡侧抵住患者腕关节掌侧，大拇指按住前臂近腕关节处，将其前臂上下快速运动，使腕关节产生小幅度的、连续的、频率较快的上下抖动。

（二）背部抖法

背部抖法系医者用上肢挽住患者上肢肘弯处，然后用脊背靠住患者脊背，使患者处于悬空状态，最后医者以自身的抖动带动患者而抖动。此法有松弛脊椎体的作用，用于改善胸、腰椎病变，对胸、腰椎轻度脱位可助其复位。

（三）腰部抖法

患者俯卧位，一助手固定患者腋下。医者两手握其双踝，两臂伸直，身体后仰，与助手相对用力，先进行拔伸牵引患者的腰部1分钟左右，再摆动两下肢，待患者腰部放松后，医者身体先向前，然后身体后仰，瞬间用力，做突然的上下抖颤3～5次以牵抖腰部。

（四）下肢抖法

下肢抖动的幅度应比上肢大，而频率则较慢（每分钟100次左右）。临床上，下肢抖法常用于治疗腰部扭伤、腰椎间盘突出症和腰椎退行性病变等。

1. 仰卧位抖法

（1）上下抖法　患者仰卧位，下肢放松伸直。医者站于其足侧，用单手或双手分别握住患者的两踝部，将其抬起至离床面约30厘米，使下肢呈内旋状，然后作连续的、小幅度的、频率较高的上下抖动，使大腿及髋部有舒适放松的感觉。

（2）左右抖法　患者仰卧位，两腿伸直平放于床上，医者双手握两足的前脚掌及足趾，做左右方向的旋转抖动，以带动股四头肌向两侧抖动。

（3）膝部抖法　患者仰卧位，一侧膝关节屈曲90°，足放于床上，医者以双手扶定其膝关节两侧，以左右方向推拉膝部来抖动大腿、小腿后群肌肉。两侧下肢分别进行。

2. 俯卧位抖法

（1）大腿后侧抖法　患者俯卧位，医者以一手握其踝，屈膝关节约90°，另一手掌贴附于大腿后面肌肉部位，做左右方向的摇抖。两腿分别进行。

（2）小腿后侧抖法　患者俯卧位，一侧膝关节屈曲约90°。医者一手掌置踝关节及小腿远端的前侧固定不动，另一手虎口对准足跟，以拇指及四指推动足跟向左右方向抖动，带动小腿三头肌向左右方向抖动。两腿分别进行。

五十二、振颤法

振颤法也称"振法""颤法""振荡法"等，为振法与颤法结合的复合手法，即医者用单手或双手指端或手掌自然伸直平放于一定部位或穴位上，然后用腕部作快速而细微的连续性的振颤动作，使被推拿部位产生振颤感。此法因与"动"分不开，故又称"颤动法"。

操作时，医者沉肩，垂肘，肘关节微屈，腕部放松，手稍施压力与施术部位贴实，上肢特别是前臂和手部肌肉须强力地静止性用力，将力贯注于施力的手及臂部，使手臂发出的振颤力量集中于指端、手掌，以将振颤传递渗透到机体深部。此法要求动作快速而短促、均匀，应似按非按，似推非推，吸而不动，以内动劲施力或运气施术。一般振颤频率每分钟600次左右，每次操作的时间持续3～5分钟或更长，使被推拿的内部有温暖、舒适、松弛的感觉。

振颤法为高频率的振颤动作，作用温和，可用于全身各部位、穴位和内、妇、儿科疾病与杂病的治疗，有理气活血、消除郁闷、除积导滞、解除粘连、松弛肌筋、开导放松等作用，临床常用于穴位振颤及腹部振颤，肩、膝关节等部振颤。

穴位振颤即用中指点在穴位上，重压穴位的深处，略停，再作摇振动作，此法对风湿性关节痛、神经痛等有止痛作用。如在头目部应用，有疏经通络、镇静安神的功效，常用于治疗失眠和脑震荡后遗症、头痛等症。在腹部应用，有温中理气、消食导滞、调节胃肠功能的功效，常用于治疗腹部胀痛、消化不良等症，操作为用手掌按在患者腹部，如中脘、神阙、关元等处，按住稍停，然后微作振颤，一般振颤几分钟即可。肩、膝关节振颤，为用两掌心合按在肩关节或膝关节的两侧，按压几分钟后，再用两手同时作摇动振颤。此法虽然是局部手法，但有活血止痛、疏经通络之效，常用于治疗肩背部肌肉酸痛、肿胀等症；在伤筋处应用，有消除患部的紧张与痉挛性收缩、剥离粘连、减轻瘀肿疼痛等治疗作用。

（一）指振颤法

指振颤法又称"指端振颤法"，即以拇指或食、中指指端置于穴位，做连续、快速、上下颤动。如用于腹部，须随呼吸起伏，在呼气时振颤，吸气时放松。指振颤法常用于头面及胸腹，如百会、膻中、中脘、关元等穴。

1. 单指振颤法

单指振颤法即将大拇指垂直地点在患者痛点，全腕用力颤动，带动拇指产生振颤。

2. 双指振颤法

双指振颤法即用拇指与食指，或食指与中指，放在患者疼痛处或眉头等处，利用腕力进行振颤。

（二）掌振颤法

1. 平掌振颤法

平掌振颤法又称"全掌振颤法"，即以一手或两手之全掌平面贴实于所选部位，做连续、快速的上下颤动，因有轻松舒适感，故可使肌肉放松，疼痛缓解，属补气法之一。平掌振颤法主要用于头部、胸腹部，作用于腰部时也称为"颤腰"。

2. 虚掌振颤法

虚掌振颤法即将一手或两手之掌心略离开施术部位成虚掌式，然后于施术部位进行振颤法。

3. 叠掌振颤法

叠掌振颤法即将一手贴实于施术部位，另一手重叠其上，然后于施术部位进行振颤法。此法振颤力较深而强。

4. 侧掌振颤法

侧掌振颤法即双手半握相合，拇指微屈，以双手掌之尺侧靠近患者上肢或下肢，进行快速而有节律地上下振颤，有兴奋神经、恢复机能的作用，适用于四肢外伤、气虚血少、体力衰弱等症。

5. 鱼际振颤法

鱼际振颤法即用手掌的大鱼际为着力部施行振法，多用于面部。

（三）扣振法

扣振法又称"振动法"。操作方式是医者以一手掌面平放于治疗部位上，另一手握空拳轻快而有节奏地叩击按在治疗部位上的手背，使手按局部的深层有振动感觉。一般若叩击轻，频率就快；叩击重，则频率稍慢。此法具有行气活血、宽胸理气等功效，适用于胸背部，主治胸闷、气短、胸胁屏伤、胸壁扭挫伤、局部肿痛等症。

（四）电振法

由于以指、掌作持续的、有节律性的振法不易持久，且手振操作较累，故可以使用电动按摩器等器械作振颤法治疗。

五十三、扪法

扪法见于《保生秘要》，与《千金方》所述的掩法手法相同。操作时，医者将两掌相互摩擦，待手掌发热时迅速将一手掌直接轻放在体表治疗部位上，使热气透入皮下组织。本法常用于脘腹部、脐部，有温中作用，寒性腹痛、腹泻、痛经等可用此法。临床应用时要反复进行多次，直至脘腹部感到温热为止。

保健按摩所用的"摩掌熨目"也属扪法，操作时先使两掌相互摩擦生热，再将两手掌心放置在两眼上，使眼部有温热舒适感。

五十四、碟转法

碟转法是从掌按法演化出来的一种手法。操作时，医者用手掌平覆于治疗部位而不移动，作缓慢柔和、顺时针方向的旋压。着力点依照小鱼际、掌根、大鱼际、四指端的次序反复周旋，势如一只碟子在台面上盘转之状，故称碟转法。此法适用于脘腹部，有温通气血、缓解脘腹疼痛等作用。

第二节　复式手法

复式手法是指两种以上基本手法组合应用的推拿手法。如按法常与揉法相组合，形成按揉法；推法与摩法组合成推摩法等。

在历代小儿推拿著作中，"复式操作法"是一种手法或几种手法在一个或几个穴位或部位上操作的有机结合，又称"大手法""大手术""复合手法""十三大手法"等，有些是"异名同法"，有些是"异法同名"，是小儿推拿中特有的一种操作方法。它既有专用名称，又有规定的操作部位或穴位、顺序及操作方法，还有特定的主治作用，因其并非几个手法的简单复合，故称之为复式操作法。

一、按揉法

按揉法是按法和揉法的结合动作。在临床操作时，用拇指顶掌侧接触软组织表面进行较短时间的按揉，即在按压力量达到一定深度时再作小幅度的缓缓揉动，使手法刚中兼柔，既有力而又柔和（图158 按揉法）。其标准常为按压的肌肉有一凹陷，而揉动使受按压的这一凹陷消失，如此反复操作。揉动时用力要轻，以舒适感来消除按压后的不适。此种手法可用于全身各部，有活血散瘀、行气止痛等作用，适用于各种外伤肿痛和内妇杂病。如按揉百会法，即在百会按30～50次，揉100～200次，有安神镇惊、升阳举陷的作用，可主治头痛、惊风、目眩、惊痛、脱肛、遗尿等证。

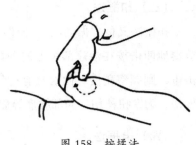

图158　按揉法

二、摇运法

摇运法是摇法和运法相结合的复合手法。用于上肢，可以一手托患者之肘，一手持其手腕，使患者作伸肘和屈肘动作，往返数次；或以一手按住患者的肩关节，拇指在肩关节后的臑俞穴处，中指压在肩关节前的云门穴处，一手持腕，使患者手臂上举，继而放下，转向后背，或缓慢地作环绕状运动，连续作5～10次即可。用于下肢，则以一手按于膝盖部，拇指在外侧，食、中等指在内侧；另一手持患者的足掌，使下肢作屈回和伸直的动作，并可作外转伸屈和内转伸屈等动作。摇运次数以连续做5～10次为宜。如四肢摇运法，对关节运动机能障碍等症有效。

三、滚床法

滚床法为伤科手法之一。操作时，患者仰卧，屈双侧髋膝，双臂交叉抱紧小腿上1/3处，医者站立于患者右侧，一手扶枕后，一手扶小腿中1/3处，使患者被动坐起，躺下，再坐起，再躺下，如此起落交替8～10次。必须注意，医者扶小腿之手要掌握好方向，以防患者滚于床下。滚床法的作用主要为活动腰部关节，舒展腰背部肌肉。

四、合揉法

合揉法是医者用拇、食指或双手掌心置于四肢所选用穴位上或于躯干前、后揉动（图159 合揉法）。合揉躯体两侧时用力宜和缓、对称、均匀，速度不宜过快，用力不宜过大，在穴位上合揉时，患者有酸、麻、胀或沉重的感觉；在腰腹部合揉时，则腹部较腰部用力为轻；在四肢合揉时，内侧着力应较外侧为轻。

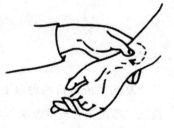

图159　合揉法

五、摩按法

摩按法是摩法与按法动作结合的一种手法。操作时，医者以一手或两手的四指（拇指除外）的二、三节掌侧密接选用肌肉部位，先行按压，再迅速向下呈直线摩动（图160 摩按法），

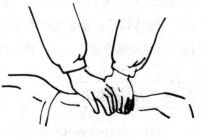

图160　摩按法

如此反复操作。按压时间每次应根据客观需要而定。摩按用力一般较重。在腹部摩按时，上腹部按压或摩动着力应较下腹部为重，上背部摩按用力应较下背部为重。摩按法操作时用力虽重，但应注意均匀，使患者有重压迫感而没有肌肉疼痛的感觉。该手法多用于腹部、背部。

六、拿扯法

拿扯法是以一手拇、食指或双手拇指及其余四指，呈钳夹式张开分置所选用部位之肌肉两侧，紧紧拿定后，指关节屈曲用力，提起皮肤或肌腱，借其肌肉之弹性，用力向外或内上方拿扯（图 161 拿扯法），然后慢慢松手。操作时，用力应由轻而重，力量逐渐增加，达到重而不滞，活而有力。

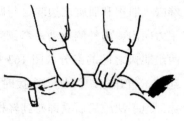

图 161　拿扯法

拿扯法有活血通络、祛风散寒、泄热开窍、缓解痉挛、增益精神等作用，常用于肌肉较肥厚的部位，如颈肩、腰背部。又由于拿扯法刺激性较大，是推拿强刺激手法之一，所以用力大小应根据患者体质情况及病情的虚实而定，即实证用力宜从重，虚证用力宜从轻。

临床使用的耳部拿扯法，即患者取坐位，医者双手的食指、拇指捏于患者耳部，然后轻捏下扯，如此反复操作，待双耳发热为止。此法有解热开郁、除烦止痛、清头明目等作用，主治偏头痛、牙痛、双眼痛、头昏等症。拿扯法应用于小儿推拿，可用拇指、食指端摄住皮肤或食指、中指夹住皮肤作用力一拉一放的动作，可拿扯至局部红紫为度。

七、拿提法

拿提法是医者用拇、食指分置两侧穴位处向上拿提，或用拇、食、中三指，或拇指与其余四指，或用双手分置选用部位的式样，前后拿定肌肉或肌腱后，再用力垂直向上拿提（图 162 拿提法）；也可进行拿紧松开，抓起放下之动作。如医者以拇指、食指的指端部分对称地拿住一定部位，用平稳的力量将肌肉、肌腱或神经提起，提起越高越好，然后迅速自拇、食两指之间脱落（如箭脱弦一样），则谓之提筋（弹筋）法；如根据部位的不同需要，用拇指、

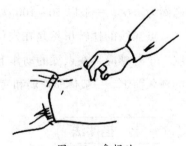

图 162　拿提法

食指、中指或拇指与余四指，将肌肉或肌腱提起，然后当放开时用手指一弹（似提弹弓弦），则称之为提弹法，提弹时要滑利而迅速，快提快放。

拿提法常用于腰背部及四肢。操作时根据其肌肉或肌腱之厚薄和病情的需要，量伤病之轻重，结合患者的耐受情况，决定用力的大小。由于拿提法是较强的一种刺激方法，所以拿提后可继续在所选穴位、肌肉等处用手法较轻的揉法或抚摩法，以消除拿提法应用后的不适感。

拿提法能使血脉流畅、筋络宣通，有消肿和缓解疼痛等作用。临床上，如以拇指及其他四指置于患者的筋肌部位，将筋肌夹紧捏提，使患者有酸胀舒适感，拿而疏其经，可疏通经络、祛风散寒、消除痉挛、缓解疼痛，亦可用于急救；如拿提肩井，可以通上下气血，重拿则可使患者出汗，而能

祛邪解表。在小儿推拿中，如拇、食指夹住皮肤并用力拿提，双手交替移动向前，俗称为"翻皮法"，因常用于脊背，又称捏脊法。

八、拿拨法

拿拨法是用拇指或四指拿定选用部位（如肌肉压痛点）后，再将指端嵌入肌肉和肌腱之边缘，与肌肉、肌腱走行的方向垂直，用手指适当用力向内或向外侧拨动，牵拉其肌腱及肌肉纤维，常用于骨骼之边缘或两组肌肉之间的部分（图163 拿拨法）。手指移动幅度要小，用力由轻到重，直达组织深处。拿拨时，常"嘎"然有声，使患者有酸胀的感觉，但手法施用后立即感到轻松和舒适。临床上，拨络（拨筋）法的操作与此法近似。

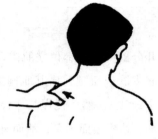

图 163 拿拨法

拿拨法可解除肌肉紧张和痉挛、振奋筋络、消肿止痛、剥离粘连、扩大狭窄、解除弹响，使肌腱在腱鞘内运转自如，恢复正常滑动机能。

九、点揉法

点揉法是点、揉两个手法互相结合的动作。点是用手按住肌肉不动，揉是揉动皮肤不停；不动为静属阴，不停为动属阳，因此点揉法具有调节阴阳的作用。

点揉法的具体操作，是医者用中指端点在患者的穴位上，继从拇指端抵中指内侧第一指关节，再以食指与无名指紧压中指第一指关节的外侧，以作辅助中指之势，便于中指的操作。然后，用中指端在穴位上作圆弧形的揉动，但施行揉法的指端面应陷入穴位皮肤之下而不离开皮肤。点揉1个圆圈为1次，一般以50～100次为宜。次数的增减，应随着病情来定。

点揉法的揉转虽然是在穴位上操作，但由于连续平揉的刺激，在穴位组织中也会引起酸、麻、胀、重等感应。在点揉的动作上，不论速度的快慢、手法的轻重，都要根据患者体质的胖瘦、病情的新久而定。一般体质瘦弱和病情长者，用轻手法；体质肥壮和新患者，用重手法。

十、掐揉法

掐揉法系用以拇指掐后，继以揉法（图164 掐揉法之一）。常用于急救时，或局部取穴之掐揉。旧谓："掐以代针"，而"揉以和之"。操作时先掐后揉，或掐揉同时并用。在治疗较小部位或穴位时，多先掐后揉；临床用于较大治疗部位，则常用手四指并置，拇指置对侧于选用部位作前后掐揉，如掐揉四肢、肩部等肌肉较丰满之部位（图165 掐揉法之二）。对施用于浮肿或肌肉萎缩较剧之部位，则应慎用，以防掐伤皮肤。

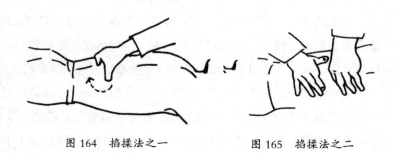

图 164　掐揉法之一　　　　图 165　掐揉法之二

十一、牵抖法

牵抖法是牵引和抖动相结合的手法，常用于急性腰扭伤以及腰椎间盘突出等症。操作时，患者俯卧，双手用力抓住床头。医者两手分别握住其两踝上部，并渐渐用力向后牵拉，这时医者上身亦应向后倾仰，以加强牵拉的重量，如此持续 1~2 分钟；然后放松作左右摆动，待到患者腰部放松时，突然作上下抖颤数次；最后再用力牵拉，重复操作数次。

十二、抖振法

抖振法即抖法与振法结合的复合手法。通过抖振，活动了机体组织，可达到舒经络、活血脉的目的，常用于关节和肌肉运动机能障碍等病症。

作上肢抖振法时，医者用两手紧握患者的手腕关节部，即两手拇指相靠在患者手背侧的腕关节，其余手指相合在掌侧的腕关节，然后用力抖振，使整个臂部和肩关节受到抖振，一般连续抖振 5~10 次。

作下肢抖振时，医者一手托着患者的足跟，拇指按在内踝下照海穴处，其余四指在外踝下，使食指按在申脉穴处；另一手握着足掌，拇指在足掌下涌泉穴处，其余四指在足背上，使食指在太冲穴处；然后用握足掌的手用力抖振，托足跟的手用力固定，这样就能使整个下肢发生抖振活动，一般连续抖振 5~10 次。

作手指和足趾抖振时，医者用一手的拇指和食指捏住患者的手指前端或足趾端，进行上下的摇动抖振，使被抖振的关节发生振动活动，连续抖振 5~10 次即可。

十三、屈伸法

屈伸法又称曲折法、展法或伸展法，即以反复的关节屈伸活动，使关节周围的软组织得到伸展，并使关节活动度恢复正常的手法。《孟子·梁惠王·上》有为老年人作四肢关节被动运动的"折枝（肢）"法。《金匮要略》将屈伸臂胫的方法用于自缢死的急救。陶弘景总结编撰的《真诰》记述有治疗"风痹不授"（脑血管意外偏瘫）的"北帝曲折"法。金代刘完素《素问玄机原病式》以屈伸法治疗破伤风。

此法操作必须顺势而为，用缓慢、均衡、持续的力量慢慢加大其可能屈伸的幅度，并在此幅度范围内连续活动，使其逐渐增加屈伸活动的角度。伸展力要作用在引起关节挛缩的软组织上以克服其牵拉力，利用反向作用力而使关节活动范围加大。运动的方向要按各关节正常的运动方向和角度进行。在活动时须注意屈伸到最大角度后要固定 1~2 分钟，然后再慢慢放松还原。如此反复数次。此法在操作时要注意的体位，应置于能使被运动的关节达到充分活动，并保证患者不会因疼痛闪躲而发生意外。

屈伸法有舒筋解痉、松解粘连、滑利关节、增加肢体活动能力等作用，主治中风偏瘫、骨折后遗症、肌肉挛缩、关节粘连、僵硬、关节活动度障碍等病症。

（一）单纯屈伸法

将患者关节沿冠状轴进行运动，使关节加大屈伸运动幅度，可用于全身各处关节。

（二）屈转伸法

先使关节极度屈曲，再突然使该关节极度伸直。此法用于治疗关节伸直（背伸、后伸）功能受限。如在治疗急性腰部软组织损伤致腰部后伸功能受限时，可先使患者腰部前屈，患者手扶床边。医者一手扶患者腹部，另一手扶患者腰部。先使患者腰部极度前屈，在患者放松的情况下，医者一手改放在患者胸部，另一手向前推按患者腰部，两手协调用力，使患者腰部迅速后伸以恢复腰部后伸功能。

（三）伸转屈法

先使关节极度伸直，再突然使该关节极度屈曲。此法用于治疗关节屈曲功能受限。如治疗患者腰部前屈功能受限时，嘱患者站立，医者站于患者身后，用身体的右侧顶住患者身后，右手置于患者腹部，左手置于患者肩部。当患者放松后，医者用右手虚掌叩打患者小腹部，右肩撞击患者背部，同时左手推按患者背部正中。以上3个动作可同时进行，使患者腰部迅速前屈，用以治疗腰部前屈功能受限。

十四、揉捏法

揉捏法为揉与捏的综合动作。操作时，手掌自然伸开，以拇指或掌根为着力点；拇指外展，其余四指并拢，紧贴于皮肤上，作环形旋转的揉捏动作（边揉捏边向前螺旋形地推进），其作用可达深层组织。

揉捏法有疏通经络和气血，促进营养吸收，止痛等作用，常用于气血不足、风湿寒痹、肢体麻木、瘫痪、肌肉萎缩、四肢及腰背软组织损伤等症。

十五、推扳法

推扳法是用手指紧按住肌肉，在体表压痛点上作与肌纤维成垂直方向的向前推压或向后扳拉，以治疗软组织损伤等病症的一种推拿方法。推扳法结合肌肉的解剖生理等特点，主要应用推、扳等推拿手法，可使痉挛的软组织和肌肉纤维受到牵伸放松，疼痛得以缓解，粘连得以松解，从而使其活动恢复正常。

操作时，推扳手法要柔和有力，使肌肉得到有效的牵拉，但注意不要损伤皮肤。推扳手法的用力点和方向，应与肌肉纤维成直角。其中推法是用拇指按住肌肉边缘向前推移；扳法是用食指、中指、无名指按住肌肉边缘向后扳动。推法和扳法也可同时应用，即拇指与食指、中指、无名指相对，握住肌肉或筋腱后，拇指向前推，食指、中指、无名指向后扳。推扳时，应保持一定的按压深度，以平稳、持续的劲力缓缓移动，不可中途松劲。

临床上，推扳法适用于因劳累而引起的肌肉酸痛、痉挛、软组织劳损或粘连、关节酸痛或强直等症。如颈部推扳法可治疗落枕、前斜角肌综合征、肌性斜颈等；肩部推扳法适用于肩关节酸痛、肩周炎等；肘部推扳法适用于肘关节肌肉酸痛、网球肘等；腰部推扳法适用于腰背酸痛、腰肌劳损等。此外，如手指麻木疼痛，可推扳尺侧腕伸肌和伸指总肌；肩胛骨和脊棘间局部肌肉酸痛或劳损，可推扳斜方肌和菱形肌；行走过度而致缝匠肌酸痛，可推扳缝匠肌等。对关节腔内粘连、强直或其他骨关节炎症等器质性病变严重者，则不宜强行应用推扳法。

十六、推揉法

在施行推法时，如同时结合揉动就成为复合手法"推揉法"，常用于颈项、脘腹及四肢软组织处，治疗颈项强痛、脘腹疼痛、便秘及四肢软组织酸痛等症。

十七、按摩八法

按摩八法分阴阳两大类，阴型手法较轻，又名柔术；阳型手法较重，又名刚术。按摩八法共有48个小手法，这些小手法治外伤时可依病情、身体部位的不同灵活运用：可配合运用，亦可单独应用。

（一）阴型柔术四法

阴型柔术四法包括贯通法、补气法、揉捏法、和络法，是刺激较轻、弱力柔和、轻快短时的按摩法（补法），有兴奋、激发、补益的作用。常用于神经麻痹、神经衰弱、肌肉萎缩、外伤后遗机能异常以及因机能减退所引起的各种疾病，亦常作为运动员比赛前的一种准备活动。

1. 贯通法

贯通法有拂、擦、抿、抹、押、摘6个小手法，适用于外伤后气滞血瘀等症，有通气活血的作用。

2. 补气法

补气法有振、颤、抖、提、拉、扶6个小手法，适用于四肢关节外伤，气虚血少，体力衰弱等证，有补益气血、兴奋神经、恢复功能的作用。

3. 揉捏法

揉捏法有揉、捏、把、捧、扭、搓6个小手法。适用于麻木不仁、贫血瘀血、风寒湿痹、瘫痪等症，有疏通气血、促进营养吸收和止痛的作用。

4. 和络法

和络法有抢、扯、拉、拽、颠、握6个小手法，适用于外伤后关节功能障碍等症，有活动脉络、排除障碍的作用。

（二）阳型柔术四法

阳型柔术四法包括推荡法、疏散法、舒畅法、叩支法，是刺激较重、强力持久、缓慢长时的按摩法（泻法），有抑制、镇静、疏散、通畅的作用。常用于软组织外伤、劳损、肌筋肿痛以及因机能亢进而引致的各种疾病，赛后对运动员施述，有消除比赛后疲劳、恢复体力的作用。

1. 推荡法

推荡法有推、摇、挪、拢、托、捋6个小手法，适用于外伤肿痛、内外积聚、壅塞等症，有散聚软坚的作用。

2. 疏散法

疏散法有按、扼、拿、摸、抵、抑6个小手法。适用于外伤后瘀血阻滞、经脉不通等症，有开导闭塞、化滞散瘀、通经活血的作用。

3. 舒畅法

舒畅法有抚、摩、拭、运、搔、压6个小手法，适用于外伤后肿痛拘挛以及因紧张过度而引致的失眠症等，有舒展肌腱、消除痉挛、安抚神经的作用。

4. 叩支法

叩支法有叩、支、击、捶、拍、打6个小手法，适用于外伤后的气郁血滞、挫闪腰背、麻木瘫痪等症，有行气活血、消除酸胀麻木、兴奋神经等作用。

十八、按摩十法

民国赵熙（字缉庵，自号遁仙）在《按摩十法》中提出按摩十法，包括摸、推、剁、敲、伸、活、抖、拿、广、意十种推拿手法。主张"血病宜多摸，气滞宜多剁，筋缩不舒宜多伸，行动不利宜多活，骨节屈伸不利宜多抖，癥瘕积聚诸病宜多推，油膜障碍宜多拿，气道不顺宜多广，神志误用宜多意。"

十九、整形八法

整形八法为升、降、滚、摇、牵、卡、挤、靠8个手法。有使缩陷症升提，突出高凸者下降，掀错关节复原的作用。适用于四肢关节和颈、胸、腰椎损伤、扭错、伸屈不利、缩陷、高凸、歪颈、斜臀等症。

二十、运动八法

运动八法为高、下、疾、徐、轻、重、开、合8个手法。有灵活关节、舒气活血，解痉止痛的作用。适用于四肢关节及颈、胸、腰椎伤后强直僵硬或弯曲痉挛、活动障碍等症。

二十一、正骨八法

正骨八法为《医宗金鉴》所载。其文曰：

1. 摸法

摸者，用手细细摸其所伤之处，或骨断、骨碎、骨歪、骨整、骨软、骨硬、筋强、筋柔、筋歪、筋正、筋断、筋走、筋粗、筋翻、筋寒、筋热；以及表里虚实，并所患之新旧也。先摸其或为跌仆，或为错闪，或为打撞，然后依法治之。

2. 接法

接者，谓使已断之骨，合拢一处，复归于旧也。凡骨之跌伤错落，或断而两分，或折而陷下，或碎而散乱，或歧而旁突，相其形势，徐徐接之，使断者复续，陷者复起，碎者复完，突者复平。或用手法，或用器具，或手法、器具分先后而兼用之，是在医者之通达也。

3. 端法

端者，两手或一手擒定应端之处，酌其重轻，或从下往上端，或从外向内托，或直端、斜端也。盖骨离其位，必以手法端之，则不待旷日持久，而骨缝即合，仍须不偏不倚，庶愈后无长短不齐之患。

4. 提法

提者，谓陷下之骨，提出如旧也。其法非一，有两手提者，有用绳帛系高处提者，有提后用器具辅之不致仍陷者，必量所伤之轻重浅深，然后施治。倘重者轻提，则病莫能愈；轻者重提，则旧患虽去，而又增新患矣。

5. 按摩法

按者，谓以手往下抑之也。摩者，谓徐徐揉摩之也。此法盖为皮肤筋肉受伤，但肿硬麻木，而骨未断折者设也。或因跌仆闪失，以致骨缝开错，气血郁滞，为肿为痛，宜用按摩法，按其经络，以通郁闭之气，摩其壅聚，以散瘀结之肿，其患可愈。

6. 推拿法

推者，谓以下推之，使还旧处也。拿者，或两手、一手捏定患处，酌其宜轻宜重，缓缓焉以复其位也。若肿痛已除，伤痕已愈，其中或有筋急而转摇不甚便利，或有筋纵而运动不甚自如，又或有骨节间微有错落不合缝者，是伤虽平，而气血之流行未畅，不宜接、整、端、提等法，唯宜推拿，以通经络气血也。盖人身之经穴，有大经细络之分，一推一拿，视其虚实酌而用之，则有宣通补泻之法，所以患者无不愈也。

以上诸条，乃八法之大略如此。至于临症之权衡，一时之巧妙，神而明之，存乎其人矣。

二十二、治脱臼八法

治脱臼八法为提、端、挪、正、屈、挺、扣、捏 8 个手法。有使扭闪脱臼关节复位，关节伸屈正常，舒筋止痛的作用。适用于四肢关节和颈、胸、腰椎伤后脱位等症。

二十三、治筋八法

治筋八法为掉、拔、捻、缕、归、合、顺、散 8 个手法。有引伸、舒展筋肌、理筋分筋、散聚解痉的作用。适用于四肢及躯干伤后筋腱扭错、散离或挛聚等症。

二十四、《按摩经》手法二十四则

《按摩经》一书中所记载的"手法二十四则"，其名称是：丹凤展翅一　黄蜂出洞二　双龙投海三　催兵布阵四　遍处寻贼五　烧山火六　透心凉七　平土放水八　风卷浮云九　彻底澄清十　顺水行舟十一　摇动山河十二　踏破双关十三　金鸡独立十四　足下生风十五　移山倒海十六　二龙戏珠十七　开笼放鸟十八　双蛇吐信十九　左右开弓二十　飞结积气二十一　推倒泰山二十二　拔树寻根二十三　脚踏火轮二十四

按：这里所说的《按摩经》系手抄本，据书中所载乃为康熙三年所作，与前面所引用的《按摩经》不同，前面文中所引用的《按摩经》见载于《针灸大成》后，系明代四明陈氏著。

第三章 推拿(按摩)治法

第一节 推拿(按摩)治法概论

推拿治法主要为对症治疗及处方配伍应用的一种方法。以往推拿治疗在病历上仅能记载治疗反应情况或仅简单记载所用之手法,如"推""按""摩""揉"等,而其操作步骤则难于记述,故其法因历时久远,无从记忆,而后者亦无所遵循其法。为补正此缺点,原中国人民解放军第七军医大学西南医院(现重庆西南医院)推拿门诊部主任骆俊昌主任医师及其子骆竞洪主任医师,特根据临床常用手法及操作步骤之作用分类编定,并予以命名,如"推正顶法""按肩井法""宽胸法"等,使推拿治法犹如处方中之单味药物,如"麻黄""桂枝"等。在临床使用时,可先开推拿处方,按客观需要,其步骤及其治法又可随病情改变加减而变化,并记述于病历,医师亦可根据辨证予以处方论治,而医者则可遵照医嘱而行操作。每一步骤之操作时间与压力之大小亦可在处方上予以注明,使其亦如药物之用量。

一、推拿(按摩)治法的命名

临床上,推拿治法中每一法之名称,系按特定的法则命名:
(1)以治疗部位命名——如面部摩掐法、额前分推法等。
(2)以治疗作用命名——如点肋补气法、大消气法等。
(3)以治疗姿势命名——如下肢牵拽法、膝引伸法等。
(4)以治疗穴位命名——如环跳按法、解溪按法等。
(5)以压力大小命名——如下肢重压法、肩臀重压法等。
(6)以治疗手法命名——如摩上腹法、揉涌泉法等。

二、推拿(按摩)治法的配伍

在推拿治法中,根据病情的需要常以两种以上的推拿治法组合起来一并作用于人体,以达到较好的治疗效果,称为治疗配伍。古代劳动人民在与疾病作斗争的过程中,不但对不同疾病创造了不同的推拿治疗方法,同时也有了治法的配伍。根据治法作用的不同,推拿治法相互之间有因协同作用而增强疗效，也有相互作用而减弱其作用或消除某种治法的副作用，也有相互发生相反的作用。根据长期临床实践所证，推拿治法的配伍，亦如药物的"七情。"

1. 单行

单行即单用一种治法来达到治疗目的，例如揉长强法治疗小儿腹泻，掌推肩胛法可以治疗虚脱，额前分推法治疗头痛等。

2. 相须

相须即两种作用类似的治法，在配合使用后可以起到协同作用而增强疗效，如摩上腹法搭配揉足三里法可以治疗肠胃疾患；摩腰法和揉委中法合用治疗腰背疼痛等。

3. 相使

相使即以一种推拿治法为主而辅以其他推拿治法来加强其治疗作用，如摩上腹法可以祛除胃中宿滞，加用推腹法，可增强其健胃除滞的作用；又如大消气法可以消除腹部胀满，加用按气冲法，可使下肢发热而引使气血下行，以达到消除腹胀的目的。

4. 相畏

相畏即用一种作用较强的推拿治法，但能被另一种治法来抑制或消除其对人的影响。如推腹法中加用刨推胸部，可防止推腹时所致腹部气体上冲胸胁的副作用。

5. 相恶

相恶系用一种推拿治法能减弱另一种治法的作用。如侧腹挤推法破气作用强，配合束腹法，可消除患者因过度破气而产生的不适；又如点肋补气法之补气作用较强，如又配用推腹法，可以消除补气过度而引起的腹部胀满之弊。

6. 相杀

相杀即一种治法能消除另一种治法的不良反应，如大消气法使用过久后可产生气虚现象，加用掌推肩胛下法后，可消除其气虚症状。

7. 相反

相反是指两种不同的推拿治法可产生相反的效果，如有催吐作用的逆推上腹法和可降胃气的推上腹法作用相反。

在临床应用上，除"单行"的治法外，"相须"和"相使"治法的配合使用可以加强治疗效果；"相畏""相杀""相恶"的治法虽然作用不同甚或有拮抗作用，但如果根据患者病情变化，在用力大小和配伍的相互比例关系上加以适当的配合，也可取得良效。

三、推拿（按摩）治法的应用

1. 推拿治病的作用和用力大小的关系

推拿治病的作用和用力大小的关系，表现在推拿治疗时，用力过大并不一定治疗效果好，甚至可能起相反的作用，用力过小则不能直达病所。因此推拿的力度主要根据病情加以恰当的运用。如在使用作用较大的推拿治法时用力应从轻，如点肋补气法的大补气作用，过补后可使腹部胀满，故用力不可过大；又如侧腹挤推法，如用力过小则达不到破满祛滞的作用。因此体质虚弱或久病患者推拿用力宜从轻，体壮而病属于实证者用力可从重。又如手法的不同，用力的大小也有不同，如按、推、拿、捏法，用力一般较重；揉、摩、引、搓、摇法用力一般较轻。操作时用力的大小亦如中药之用量，宜根据病情需要而定。

2. 推拿治法的配伍和治疗时间的比例关系

推拿治法的配伍和治疗时间的比例关系，即根据病情的需要，推拿治法的配伍和每次推拿治疗的时间可以随证加减运用。固定的治法并不符合中医推拿辨证施治的原则，其治疗效果不会满意。每次治疗的时间长，并不一定效果好，反之，如运用恰当的治疗，时间虽短，反可获得预期的疗效。推拿治法的配伍，一般应随证的变化而改变治法。如以头昏、头痛为主证，兼有食欲减退等证候，可用额前分推法、掐太冲法配伍治疗；经治疗头部症状减轻后，再改用摩上腹法、揉足三里法为主（操作时间稍长），辅以额前分推法以除头部余邪（操作时间稍短）。这样，推拿治疗时间和配伍所用的治法，相互之间的时间比例关系即可根据病情的变化而灵活改变。

3. 年龄、体质、病情与推拿用量的关系

年龄、体质、病情与推拿用量的关系，如成人或体质较好的患者，推拿操作时用力可稍重，必要时可用重按法，如下肢重压法、背部重压法等，治疗时间也可稍长。儿童及体质较弱者，推拿时用力应稍轻，治疗时间也应稍短。又病情重者，用力应轻，但治疗时间可稍长；病情好转后，治疗时间应减短。

4. 推拿治法的用量

推拿治法的用量，就是推拿时用力的大小和操作的时间，有如药物的用量谓之。由于每一种推拿治法和多种治法的正确配合应用，以及用力的大小和治疗时间的比例与治疗的效果有密切关系，所以推拿医师在推拿处方中，应详细记载每一治法用力的大小和治疗的时间，即在治法之后分别记述用力之大小，以大、中、小区别之，时间也可分述于后。临床上，推拿处方的书写格式为：

处方举例一：^中推腹法 5′、（"中"，为中等量的力，"5′"为 5 分钟），^轻额前分推法 2′（"轻"为用较轻的力，"2′"为 2 分钟），^重侧腹挤推法 6′30″（"重"为用较重的力，"6′30″"为 6 分 30秒）（下同）。

处方举例二：^中股内侧揉捏法 4′　^轻摩上腹法 5′　^重推腹法 3′　^轻束腹法 2′30″〔注〕处方中之"轻""重"系相对而言。

5. 推拿治法的施治原则

推拿治法，不仅仅是对症的局部治疗，还是以阴阳五行、脏象经络理论为指导的整体治疗方法。疾病的发生发展过程，是邪正之间矛盾运动的表现，是人体内部或体内外之间阴阳平衡失调的转变过程。任何疾病，不外乎正虚和邪实，因此推拿治法也就体现在扶正和驱邪两个方面。在运用于临床时，可以通过驱邪以扶正，也可以扶正为主，通过扶正以驱邪；又有扶正和驱邪并用，以调整体内和体外阴阳的关系。根据推拿的泻实补虚、扶正祛邪和调整营卫的作用，保持阴阳平衡，使矛盾统一而恢复健康。

由于疾病有寒、热、虚、实之分，所以在治疗上《黄帝内经》曰："寒者热之，热者寒之，坚者削之，客者除之，劳者温之，结者散之，散者收之，损者温之。"推拿治疗要掌握疾病的本质才能作出正确的处理，所以《黄帝内经》又曰"治病必求其本"。在治疗原则上，一般是先治本、后治标，以治本为主，兼顾治标，如因感受寒邪而发热头痛，受寒是本，发热头痛是标。推拿时如用脊背拿提法是以散寒为主，寒散则热退。又如慢性腹泻患者，其脾虚是本，腹泻为标，可以通过摩腹法以补脾止泻；而在腹泻严重时，应先涩肠止泻，用揉长强法等以止泻，以后再补脾。如果标本俱急，则用标本同治的方法。

临床所谓的"正治法"，是针对病情，采用与病气相反的推拿方法去治疗。如气逆用推上腹法，气虚用大补气法，食滞用腹部挤推法等，这些治法能直接消除病因，从而达到治愈疾病的目的；所谓"反治法"，是顺从证象采用与病气相同的推拿手法，此法用于疾病出现假象时。如《黄帝内经》曰："热因热用，寒因寒用，塞因塞用，通因通用。"热因热用是寒病因寒极反而产生热象，属真寒假热，可采用温热的手法；寒因寒用的方法则用于热极而反见寒象的真热假寒患者，可用寒性的手法；食滞腹泻患者，用泻的手法为通因通用；由于脾胃虚弱引起腹胀，用补的治法为塞因塞用。

第二节　头颈部治法

一、头面部治法

（一）面部摩掐法

患者直坐或仰卧，医者坐其侧。医者以两手拇指掌侧分置患者鼻部两旁之迎香穴处，沿上颌下缘经颧髎、下关至耳门穴止。先施行指掐法后，再进行指摩法，反复操作1～3分钟（图166　面部摩掐法）。此法要领为指掐法可稍重，以患者能耐受为度，但摩法须从轻从缓；指掐时有放射性的酸胀感，治疗后，耳、面、头部有温热及清爽的感觉。

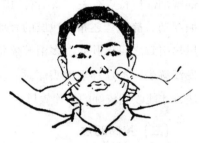

图166　面部摩掐法

面部摩掐法的作用为疏风开窍、活络止痛。主治外感风寒表证之头痛、鼻塞以及面肌痉挛、面神经麻痹等病症。如用于外感风寒表证，症有头痛、鼻塞，需配额前分推法、捏合谷法等；用于面神经瘫痪，常配伍揉太阳法、掐地仓法等。必须注意，此法面部有炎性疾患者慎用。

按：面部摩掐法的治疗机理为外感风寒表证引起的头痛、鼻塞、流清涕等症状，因此在面部摩掐法中，着重摩掐鼻旁的迎香穴，对消除鼻塞、头痛等症状有很好的效果。临床上，面部摩掐法又可用于治疗面神经麻痹。该病主要是急性非化脓性面神经发炎而引起的周围面神经麻痹，临床表现是面部表情肌瘫痪。其发病机理是面神经缺血和水肿，中医认为是外感风邪侵犯经络引起。面部摩掐法中的沿经穴位，如迎香穴在鼻翼旁（在鼻翼外缘沟中央的上唇方肌中），该处有面动、静脉分支，分布有面神经与眶下神经的吻合丛；颧髎穴在咬肌、颊肌上，它有三叉神经第二、三分支，面神经颧支、颊支及面横动脉通过；下关穴在颧弓下缘，正当面神经颧眶支及耳颞神经分支的部位，最深层为下颌神经；耳门穴在耳屏上切迹前，颧弓下有颞浅动、静脉，有耳颞神经及面神经分支分布等。从这些沿经穴位的局部解剖来看，以上穴位大多分布有面神经和它的分支，以及面动、静脉，因而推拿这些穴位可以兴奋这些神经和促进面部的血液循环。所以面部摩掐法和额前分推法合用可以治疗面神经麻痹症。在摩掐手法操作中，早期要注意患侧即瘫痪的一侧手法着力要轻，健侧手法则相对较重。待病情进入慢性阶段，则患侧手法着力应较健侧为重。此外，用于外感风寒证，症有头痛、鼻塞时，此法常需配额前分推法、捏合谷法等。

（二）揉太阳法

患者直坐或仰卧，医者站或坐其侧。操作时，用两手拇指掌侧分置头部两侧太阳穴处揉动 1～3 分钟（图 167 揉太阳法）；再以一手扶定头部，另一手拇指从左或右侧自头维穴起，向外下方经太阳至耳门穴止，反复摩动 2～5 分钟。指揉时，用力宜轻柔，摩动时可稍着力。此法操作时有酸胀及放射至额前的感觉，治疗后有头脑清爽感。

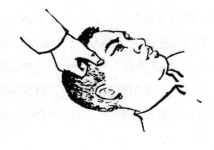

图 167　揉太阳法

揉太阳法的作用为疏风散热、清头明目。主治风寒感冒性头痛、神经性头痛、额窦炎、偏头痛，以及外感风热引致之目赤肿痛、多泪等症。

临床用于风寒感冒性头痛或神经性头痛、额窦炎、偏头痛，常配伍推正顶法、推偏顶法；用于外感风热引致之目赤肿痛、多泪，常配伍掐睛明法、掐四白法。

按：揉太阳法有治疗头痛、偏头痛以及目赤肿痛、多泪等眼部疾病的治疗作用，与太阳穴的局部解剖部位特点有关。太阳穴的解剖部位是在颞筋膜及颞肌中。有颞筋膜间静脉丛、颧眶动、静脉，颞深动、静脉，还布有浅层的耳颞神经、面神经及深层的颧颞神经。所以揉太阳法对偏头痛及外感风热引致之目赤肿痛、多泪等症状有效。临床应用在治疗风寒感冒性头痛时，应配合脊背拿提法以发汗解表；治疗神经性头痛时，应配合推正顶法；对慢性额窦炎引起的头部涨痛，要配合额前分推法，才能收到较好的治疗效果。

（三）掐睛明法

患者直坐或仰卧，医者站或坐其头部前方。操作时，以两手拇指甲轻掐两眼内眦之睛明穴 1～2 分钟后，再以两拇指掌侧自睛明穴向外下方沿上颌缘经四白、颧髎至下关穴止，反复摩动 1～3 分钟（图 168 掐睛明法）。掐睛明穴后可配合指揉法，以减除掐法后之局部不适感。摩动时宜缓而有力，沿经穴位时，可配合点按法。此法治疗时有局部酸、麻、胀的感觉并放射至眼窝内部，治疗后有视力增益感。

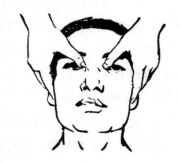

图 168　掐睛明法

掐睛明法的功用为疏风清热，通络明目。主治两目红肿，怕热羞明，流泪作痛、视力减退、两眼干涩、视物变形，夜盲症等症。用于外感风热上攻于目而致两目红肿、怕热羞明、流泪作痛等症，常配伍掐鱼腰法、推攒竹法；用于肝肾阴虚所致之视力减退、两眼干涩或视物变形、夜盲症，常配伍揉太阳法、按百会法。

（四）掐鱼腰法

患者仰卧，医者坐其侧。操作时，以两手拇指甲掐两眉弓中点之鱼腰穴 1～2 分钟后，再以两拇指掌侧自攒竹穴起沿上眼眶缘经鱼腰、丝竹空至上关穴止，反复摩动 2～3 分钟（图 169 掐鱼腰法）。摩动时，两拇指用力宜均匀一致，摩动应缓慢而有力。指掐法后，可配合用力较轻之指揉法，以减除掐后之不适。此法治疗时有酸、麻、胀及放射至眼窝内的感觉，治疗后有视力增益感。

掐鱼腰法的功用为疏风活络，明目镇痛。主治视力减退，头晕目昏，两目红赤，羞明流泪等症。用于肝肾阴虚，病久肝血不足，目失所养而致之视力减退、头晕目昏等症，常配伍掐四白法、推正顶法；用于急性两目红赤、羞明流泪，常配伍揉风池法、推攒竹法。

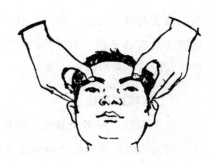

图 169　掐鱼腰法

（五）掐四白法

患者仰卧，医者坐其侧。操作时，以两手食指甲置两侧眼下方四白穴处进行掐法（图 170 掐四白法），再以两拇指掌侧分置两眼内眦睛明穴处，自内经四白向外上方瞳子髎穴分推 1～3 分钟。施行掐法后，可配合指揉法，以清除掐时之不适。分推时，两拇指用力以均匀为宜。此法掐四白穴时有酸、胀并放射至眼球内的感觉，治疗后有视力增加及眼周温热舒适感。

掐四白法的功用为祛风明目，活络止痛。主治夜盲症，内外翳障，鼻塞，流浊涕等。治疗夜盲症、内外翳障等目疾，常配伍掐鱼腰法、推攒竹法；对急性鼻炎之鼻塞或流浊涕等症，常配伍按巨髎法、面部摩掐法。

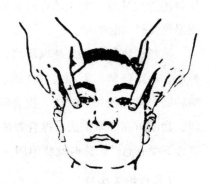

图 170　掐四白法

（六）按巨髎法

患者仰卧，医者坐其侧。操作时，以一手拇、食指或两手食指掌侧分置于鼻部两侧巨髎穴处施行长按法（图 171 按巨髎法）；再以一手拇、食指或两手拇指掌侧分置两侧鼻旁迎香穴处，自内向外经巨髎至颧髎穴止，反复摩动 1～3 分钟。按压用力时应逐渐增加，以患者能耐度为度。此法治疗时有酸胀感，治疗后有局部温热及呼吸道通畅的感觉。

按巨髎法的功用为通鼻窍，散风热。主治外感风寒而致之鼻塞或时流清涕，头涨、头痛、虚性牙痛、牙龈炎性肿痛等症。

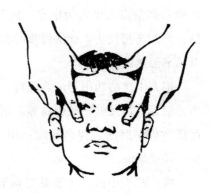

图 171　按巨髎法

对外感风寒而致之鼻塞，或时流清涕，头涨、头痛，常配伍额前分推法、揉风池法；虚性牙痛、牙龈肿痛，常配伍推颊车法、捏合谷法。必须注意，对面部有炎性疾患者，此法慎用。

按：临床上，牙齿肿痛的发生，大多由于口腔卫生不良，或假牙镶补不当、龋齿，以及邻近部分如扁桃体、上颌窦发炎等引起。牙龈炎的临床症状，开始是牙龈有触痛，逐渐化脓而有跳痛，牙龈发红水肿，颈淋巴结也可因之肿大。推拿治法中的按巨髎法是自迎香穴向颧髎穴反复摩动，它有消肿止痛作用，这是因为巨髎穴在上唇方肌处，有三叉神经第二支、面神经的颊支及面神经通过。摩动、按压刺激局部的神经和血管，可以促进局部的血液循环，从而达到活血止痛的目的。如在操作中再配合捏合谷法，则可以加强它的疗效。因手阳明大肠经的循行路线是从手走向头面部，而合谷穴又是手阳明经的原穴。正如经络学理论中的"面口合谷收"，即面部和口腔部位的疾病，配伍合谷穴有较好效果之意。所以，在治疗牙龈疾病以及虚性牙痛时，两法合用可以取得协同的功效。按巨髎法具有通鼻窍、散风热的作用，故对外感之鼻塞，或时流清涕、头涨、头痛有效。在临床应用中，常配伍额前分推法、揉风池法等。

（七）推颊车法

患者仰卧，医者坐其侧。操作时，以两手拇指掌侧置于两耳前下方听会穴处，推动沿下颌外缘经颊车至大迎穴 3 ~ 5 次后，在颊车穴处按揉 1 ~ 2 分钟（图 172 推颊车法）。推动时，手法应从轻，按揉时用力应从重。此法治疗时有酸、胀、麻感，治疗后有面部与下颌温热及轻爽的感觉。

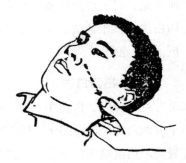

图 172　推颊车法

推颊车法的功用为疏风活络，止痛益聪。主治虚性牙痛，牙龈肿痛，口眼㖞斜，下颌关节功能紊乱症等。临床用于虚性牙痛、牙龈肿痛，常配伍按巨髎法、捏合谷法；用于面神经炎所致之口眼㖞斜，常配伍面部摩揎法、捏合谷法。对下颌关节功能紊乱症，常配伍按上、下关法，内、外关按法。患者下颌有急性炎症时此法慎用。

（八）掐人中法

患者仰卧或直坐，医者坐其侧。操作时，以一手扶定头前额部，另以一手拇指甲掐鼻下之人中穴 1 ~ 2 分钟后（图 173 掐人中法），再以两手拇指以人中穴为中点，向两侧之禾髎穴分摩 1 ~ 2 分钟。掐法后，可配合指揉法。此法操作时有酸胀及微痛感，治疗后有头脑清醒及局部温热的感觉。

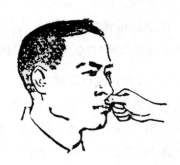

图 173　掐人中法

掐人中法的功用为清热开窍、回阳救逆。主治突然昏倒、不省人事之急救，以及外伤性腰痛等。用于突然昏倒，不省人事之急救，常配伍掌推肩胛法、捏合谷法；用于治疗外伤性腰痛，常配伍拿腰肌法、揉腰眼法。

按：掐人中法，主要是对昏倒患者的一种急救方法。昏倒的原因很多。主要表现为突然昏倒、不省人事、大汗淋漓、面色苍白、脉搏和呼吸微弱。在这种情况下，应该先使患者苏醒，再根据病因加以治疗。人中穴属于督脉，经络治疗理论认为，督脉和人的阳气有密切关系，所以刺激督脉中的人中穴有回阳救逆的作用。又如对中暑昏倒患者，由于人中穴有清热开窍的作用，所以掐人中穴可以使之复苏。临床上也常遇到痛经患者昏倒的，掐人中穴可以使之立即苏醒。此外，掐人中法对外伤性腰痛也有较好疗效，其主要理论根据是人中穴属于督脉，督脉循行于脊柱之里，所以刺激比较敏感的督脉穴位之一的人中穴，可以取得理想的治疗效果。临床上还可根据病情配合掌分腰法、拿腰肌法等，对外伤性腰痛的治疗作用将更可加强。对于重症昏迷患者，还可配合掌推肩胛下法、捏合谷法等。

（九）掐地仓法

患者仰卧，医者坐其侧。操作时，以两手拇指甲置两侧口角旁之地仓穴，施行指切掐法后，再以两拇指掌侧分置鼻外侧巨髎穴处，向下推动至地仓穴处止，反复操作 1～3 分钟（图 174 掐地仓法）。由巨髎穴至地仓穴处，直推至下 1/2 处时，用力应从轻。此法治疗时有酸、胀感，治疗后有局部温热及口周轻松的感觉。

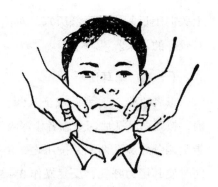

图 174　掐地仓法

掐地仓法的功用为疏风活络、解痉镇痛，主治面肌痉挛、面神经瘫痪、口角流涎、三叉神经痛、狂乱骂詈等。临床用于面神经瘫痪，常配伍面部摩掐法、推颊车法；用于口角流涎，常配伍捏合谷法、掐人中法。

（十）按下关法

患者侧卧，医者坐其侧。操作时，医者以拇指置枕骨下方完骨穴处，向耳后翳风穴处徐徐摩动 1～2 分钟，再以拇指置下关穴处按揉 1～2 分钟；然后，以拇指置耳前下关穴处，食指置耳后翳风穴处，一齐着力按压，反复操作 2～3 分钟（图 175 按下关法）。按压下关及翳风穴时，用力应稍重，以患者能耐受为度。按后则可配合揉法，以消除按后之不适。此法治疗时有酸胀感，治疗后有局部温热的感觉。

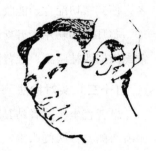

图 175　按下关法

按下关法的功用为活络止痛、开窍益聪。主治下颌关节功能紊乱、口噤不开、口眼㖞斜、三叉神经痛等。治疗下颌关节疾病如下颌关节功能紊乱或口噤不开，常配伍捏合谷法、推偏顶法；对面神经炎所致之口眼㖞斜，常配伍揉太阳法、掐地仓法。对年老体弱者施此法用力应从轻。

（十一）按上、下关法

患者仰卧，医者坐其侧。操作时，以两手拇、食指掌侧分置两侧上、下关穴位处施以指按法（图 176 按上、下关法），再以拇指掌侧分置上关处，自上关向上推动至头维穴后，再向下推动至颊车穴止，反复操作 1～3 分钟。在向上或向下推动时，两侧用力应均匀而缓慢。此法治疗时有酸胀感，治疗后有局部温热及头面部舒适的感觉。

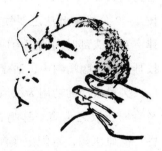

图 176　按上、下关法

按上、下关法的功用为疏风清头明目，止痛开窍益聪。主治耳鸣、耳聋、虚性牙痛、牙龈肿痛、偏头痛等。对耳鸣、耳聋，常配伍按翳风法，内、外关按法；虚性牙痛、牙龈肿痛、偏头痛，常配伍捏合谷法、推颊车法。对面部有炎症疾患者，此法慎用。

按：临床用按上、下关法治疗偏头痛，主要是因为上关穴属于足少阳胆经，又是手足阳明经和足少阳经的会穴。足少阳胆经的循行，是从头走到足趾部，行于侧头部，它从眼外眦角的瞳子髎穴，向上行至额角，环绕头部的一侧，再向下循行于耳后。因为头部一侧的偏头痛属于足少阳胆经循行的部位，所以按压上关穴时，酸胀的感觉可以上达到头部的一侧。如果在操作时再配合额前分推法，则疗效更佳。至于按上、下关法对牙龈肿痛有效的道理，乃是下关穴属于足阳明胃经，胃经有热时在牙龈部位上可以反映出来。此法按压上关后，又自上关推动到头维穴，再向下推到足阳明胃经的颊车穴处。所以按上、下关法对偏头痛和牙龈部的疾患都有较好的功效。临床手法应用中，重点自上关向上反复推动至额厌穴，对偏头痛疗效较好；重点自下关向下反复推动至颊车穴，对牙龈肿痛有较好的效果。

（十二）聪耳法

患者直坐，医者站或坐其侧。操作时，以两手拇指分置其两耳前，按盖两耳孔后，令患者作深吸气，闭口暂停呼气，并迅用两手中指掌侧分置鼻孔两侧并按压之，稍停，随即两手中、拇指突然放开，同时使其用力呼气，反复操作3～5次；然后，再以两手掌心分置两耳孔，并密切按紧，其余两手四指交叉置于枕骨粗隆处，以一手食指轻扣另一手中指末节指关节，此时在耳中有"嗒"声，反复轻扣1～2分钟（图177 聪耳法）。按压耳孔及鼻孔时应着力，放松时应同时猛然放开，放开的同时用力呼气。此法操作前，应将治疗意图告知患者，使其密切配合始能收效。治疗后有头、耳清爽的感觉。

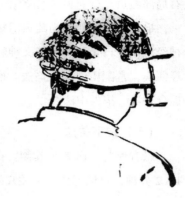

图 177　聪耳法

聪耳法的功用为开窍益聪。主治耳鸣、耳聋、慢性鼻窦炎、神经衰弱等。临床治疗耳鸣、耳聋，常配伍掐四神聪法、推背法；治疗慢性鼻窦炎，常配伍按巨髎法、额前分推法。

（十三）头对按法

患者直坐，医者站其头部后方。操作时，医者以两手四指分置额前两侧，自两侧头维穴平高处向头枕后摩动至后顶穴止，反复操作1～2分钟（图178 头对按法）；再以两手掌心分置两侧头颞部，着力对按1～3分钟；最后，以两手掌心对按两耳孔处，进行掌点按1～2分钟。此法之要领为两手向枕后摩动时应用力均匀而有节律，对按头部时两侧用力应相等。操作时，患者头部有紧压感，对按耳孔时有嗡嗡响声，治疗后有头、耳轻松与舒适的感觉。

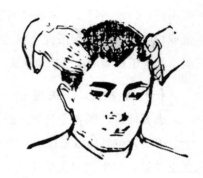

图 178　头对按法

头对按法的功用为祛风止痛、健脑宁神。主治贫血性头痛、神经衰弱所致之头痛、耳鸣、失眠等症。临床上，贫血性头痛、头昏、低血压病，常配伍额前分推法、按缺盆法；神经衰弱所致之头昏、失眠、心悸，常配伍按神门法、分掌法。在掌对按耳孔时，须注意放松动作勿过快。

按：临床上，贫血所引起的头痛、头昏，主要是由于血液中红细胞的数目或血色素减少所引起。造成贫血的原因很多，如各种原因造成的急、慢性出血，或缺乏制造红细胞的原料铁和蛋白质、叶酸等，或者是由于骨髓的造血功能障碍等。实验研究证明，推拿虽然可以及时地使红细胞数目有所增加，但增加的数量很少，故而头对按法不单纯地治疗患者的贫血。根据贫血致供给脑部组织的氧气不足，引起头晕、头痛症状这一机理，通过头对按法的治疗，可促进脑部血液的供应以暂时地减轻症状。当然，贫血还要根据原因用药和增强营养或其他病因治疗才可根治。在治疗贫血性头痛、头晕或低血压病时，还可配伍额前分推法、按缺盆法等以增强疗效。

（十四）额前分推法

患者仰卧或直坐，医者坐或站其前。操作时，以两手拇指掌侧对置额前正中处，自内向头部外侧分推 2～5 分钟后，再以两手拇指分置头部两侧头维穴处，向枕后横摩至后顶穴止，反复操作 1～2 分钟（图 179 额前分推法）。两拇指分推或摩动时，用力应均匀一致。在后顶穴处，两拇指掌侧可增加交叉摩动数次。分推时，额前有微胀及舒适感，治疗后有局部温热及头脑和鼻部清爽的感觉。

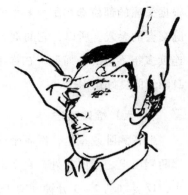

图 179　额前分推法

额前分推法的功用为清头明目、健脑宁神。主治外感风寒的恶寒发热、头痛鼻塞等。用于外感风寒，症见恶寒发热、头痛鼻塞时，常配伍脊背拿提法、揉风池法；用于神经衰弱，症见头痛、头昏、心悸、失眠等，常配伍按神门法、分掌法；用于急、慢性副鼻窦炎，症见额前胀痛、头痛鼻塞或流浊涕，常配伍面部摩掐法、摩印堂法。头、面部有炎性疾患者，此法应慎用。

按：由于肺合皮毛，肺开窍于鼻，故风寒外袭，首先犯肺，出现鼻塞流涕。临床上，用额前分推法治疗风寒感冒有较好的功效，同时它又可预防因鼻炎而引致额窦炎的发生。如配合推正顶法治疗前额胀痛，往往可取得满意效果。因额前分推法直接刺激的部位是额窦的缘故，通过摩擦生热，促进和改善了局部的血液循环，使炎性渗出物得以较好的吸收和消散。所以对头痛，特别是前额痛、鼻塞不通、流清鼻涕等症状有较好的效果。外感风寒患者如具有怕冷、轻度发烧、周身不适和关节酸痛等症状时，可加用治法中的脊背拿提法，促使患者发汗解热，驱寒邪外出。另外，额前分推法对神经衰弱引起的头痛、头昏、心悸、失眠也有很好的治疗作用。但需注意，神经衰弱的病因很复杂，在临床治疗时，应按心、肺、脾、肝、肾的不足，分别采取不同的治疗原则与治法，以调整机体内部的相对平衡，才能使神经衰弱的症状减轻或消失。

（十五）推正顶法

患者直坐或俯卧，头微向上抬起，医者站或坐其侧。操作时，以手拇指掌侧自鼻尖之素髎穴起，自鼻向上沿头部正中线经印堂、神庭、百会、强间推至哑门穴止，反复操作 2～3 分钟（图 180 推正顶法）。在沿经穴位处，应配合点按。此法按压穴位时有酸胀感，治疗后则有头脑清爽的感觉。

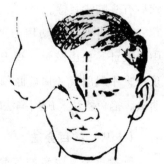

图 180　推正顶法

推正顶法的功用为安神宁志，平肝息风。主治慢性额窦炎之前额胀痛，以及血管性或神经性之头昏、头痛等。如慢性额窦炎所致之前额胀痛、神经性头痛，常配伍额前分推法、摩印堂法；风寒鼻塞、目赤肿痛，常配伍面部摩掐法、掐睛明法；血虚眩晕、脑供血不足所致之头痛、头昏，常配伍按百会法、按脊中法。

按：推正顶法，是医者以拇指顶掌侧按在素髎穴位上，自下而上经印堂至神庭穴反复推动。从血管和神经的分布来看，这几个穴位下有鼻背动脉、额动脉，有鼻睫神经、滑车上神经和额神经支。这一治法对刺激局部神经和促进血液循环都有直接的治疗作用。中医认为，在督脉经穴中的素髎穴有泻热开窍的作用，"窍"是孔窍，如窦口阻塞，可用推法使之开窍，也就是使其畅通之意。所以在素髎、印堂和神庭三穴上呈直线推动，可以促使血行旺盛，达到制止额部胀痛的目的。

对于气血虚弱引致的头痛，施用推正顶法时，是循头部正中线推动，着重按压百会穴，然后再根据头痛的部位选用配合其他穴位和治法。百会穴属督脉，是与太阳、足少阳、手少阳和足厥阴五脉交会的会穴。所以，它的别名也称为"三阳五会"。特别是对平素体质虚弱，气血不足，病势缓慢连续多年不愈的头痛证，在推正顶法的同时，着重长按百会穴，除治疗头痛证外，还有提举人体一身阳气的良好作用。

（十六）推偏顶法

患者侧卧或直坐，医者坐或站其侧。操作时，以两手拇指置头部两侧眉上之阳白穴处，自下向上经本神穴沿头部外侧线至完骨穴止，反复推动2~3分钟（图181 推偏顶法）。在阳白、本神、完骨穴处，应配合点按法。此法治疗时局部有酸胀感，治疗后有头脑清爽及增益听力的感觉。

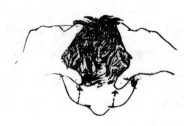

图181 推偏顶法

推偏顶法的功用为泄热明目、宁神镇惊。主治偏头痛、耳鸣、耳聋、鼻塞多涕、嗅觉减退、鼻病等。对偏头痛、耳鸣、耳聋，常配伍头对按法、捏合谷法；鼻塞多涕、嗅觉减退、鼻病，常配伍按巨髎法、摩印堂法。

（十七）掐四神聪法

患者直坐，医者站其前。操作时，以一手拇、食指甲前后分置头顶部通天、前顶、百会、后顶穴处，先施以掐法，再施以指揉法2~3分钟（图182 掐四神聪法）。掐及指揉穴位时，头部应垂直，不宜偏斜。掐法之用力一般较重，指揉则宜轻柔，以消除掐法后之不适。此法治疗时，有酸胀并放射至全头部的感觉，治疗后有头脑清爽感。

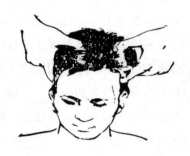

图182 掐四神聪法

掐四神聪法的功用为平肝息风、开窍益聪。主治巅顶头痛、中风脱证、血虚眩晕、视力减退、视神经萎缩、神经衰弱等。对巅顶头痛，常配伍揉太阳法、推正顶法；中风脱证、血虚眩晕，常配伍按百会法，内、外关法；视力减退、视神经萎缩，常配伍掐睛明法、掐鱼腰法。施用掐法时注意勿掐伤头皮。

（十八）按百会法

患者直坐，医者站其前方。体弱患者治疗时，可侧卧或俯卧。操作时，以一手拇指掌侧置头顶百会穴处长按后，再以拇指自前顶穴经百会直摩至后顶穴止。然后，以拇指自左或右侧络却穴经百会横摩至对侧络却穴止，反复操作2~3分钟（图183 按百会法）。按压时，患者头顶部应与医者之拇指保持垂直方向，用力大小应以患者能耐受为度。治疗时，有头部温热及子宫收缩感，治疗后有头脑清爽及增益精神的感觉。

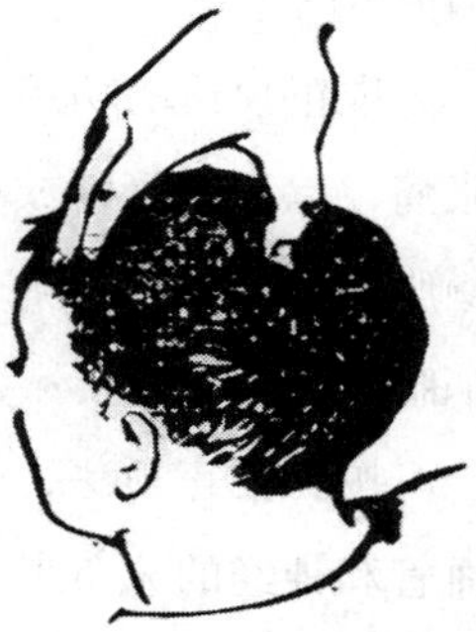

图183 按百会法

按百会法的功用为健脑宁神、回阳固脱。主治血虚眩晕、巅顶头痛、中风昏迷、虚脱、脱肛、月经过多或淋漓不断等症。临床上，血虚眩晕、巅顶头痛，常配伍掐四神聪法、枕后斜推法；中风昏迷、虚脱，常配伍捏合谷法、揉足三里法；脱肛、月经过多或淋漓不断，常配伍按脊中法、揉三阴交法。

二、颈部治法

（一）头颈扭转法

患者直坐、医者站其侧，以手托患者下颌部，另一手扶定头部。操作时将其下颌微微向上抬起，先将头部轻轻向左右旋转数次后，再突然向左或右侧扭转，此时可听到"嗒"的响声。左旋转后，再以同样方法进行向右旋转（图184 头颈扭转法）。旋转前，应嘱患者不宜精神紧张，旋转时需待颈部肌肉松弛后始能进行。治疗时颈部出现"嗒"的响声后，即感颈项舒适及活动范围增大。

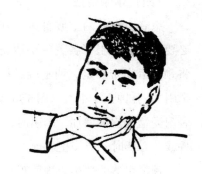

图 184　头颈扭转法

头颈扭转法的功用为顺气理筋、活络止痛。主治落枕、颈部扭伤以及外感风寒所致之头痛、项强等症。对落枕、颈部扭伤，常配伍揉风池法、揉悬钟法；外感风寒所致之头痛项强，常配伍捏劲肌法、拿肩井法。年老及有颈椎病患者，此法忌用。

按：头颈扭转法，俗称"端颈子""扳颈子"，常用于治疗"落枕"。中医认为落枕多由人体虚弱、卧姿不当、复受风寒造成经络阻塞、气血阻滞不通。因"不通则痛"，所以落枕后常出现有颈项部疼痛、局部肌肉紧张、颈项僵硬、旋转时局部疼痛加重，严重时还可牵连至肩、背疼痛等。一般来说，本病的诊断较容易，但必须排除骨折和脱位，以免造成误诊。以头颈扭转法治疗落枕时，配合揉风池法、捏颈肌法等疗效更佳。操作时，患者头部扭转的同时会出现"嗒"的响声。这种"嗒"的响声一般来自颈椎间关节，并且是骨性的。扭转时出现"嗒"的响声，常表示为被牵拉的组织恢复了原来的位置。响声出现后，症状常立即好转或消失，所以有人常常以响声有无来作为扭转成功与否的标志。必须指出：本法对落枕确有立即见效之功，但要辨证明确，手法熟练，才能进行操作，以免造成意外事故。

（二）按肩旋颈法

患者直坐，医者站其侧。操作时，医者以一手掌扶患者侧头部，再以前臂环绕头部抱定，然后将头颈向一侧旋转，同时将头颈部微微向外上方拔伸，反复操作2~3分钟（图185 按肩旋颈法）。此法之要领为按肩及旋颈与拔伸头部须同时进行。旋颈动作应缓慢而有力，逐渐增加旋转幅度。治疗时，有颈微胀微酸感，治疗后有颈部舒适的感觉。

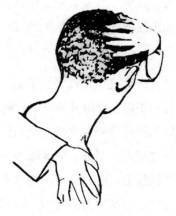

图 185　按肩旋颈法

按肩旋颈法的功用为通经活络、理气解痉。主治颈部扭伤、落枕、头痛项强、肩颈综合征、颈椎病、肌性斜颈等。临床上，颈部扭伤、落枕，常配伍揉风池法、揉悬钟法；外感风寒所致头痛项强，常配伍捏颈肌法、拿肩井法；肩颈综合征，常配伍按缺盆法、推按阳明三穴法。施用此法时，注意勿扭伤颈部肌肉。

（三）颈部推扳法

患者正坐，双手扶住额部，头部略前倾。医者站在患者背后，用大拇指将颈夹肌、头夹肌和颈部半棘肌自颈椎棘突边缘向外侧推扳，然后施以指揉法。此法适用于落枕、前斜角肌综合征、肌性斜颈等。

（四）颈牵引法

患者直坐，两上肢自然下垂。牵引时，患者两肩应尽量下垂，必要时两侧肩上可各置一小沙袋。操作时，将颈牵引带戴于颈部，将颈前后布带固定，两上端悬挂于牵引架上，逐渐增加牵引重量，牵引20分钟至1小时（图186颈牵引法）。牵引之重量，可根据患者耐受情况逐渐增加。牵引时，患者颈及上肢有轻松感觉，如有头昏或恶心感时，应停止进行。

颈牵引法的功用为理筋正骨，温通气血。主治颈椎病、颈项强痛等。临床对颈椎骨质增生而致椎间孔狭窄压迫脊神经引起颈项强痛及上肢感觉障碍者，常配伍揉风池法、按曲垣法；颈椎半脱位手法复位后遗颈项强痛者，常配伍拿肩井法、按曲垣法。必须注意，心脏病及年老体弱者应慎用此法。必要时可进行卧床颈牵引。

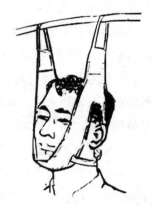

图186　颈牵引法

（五）按完骨法

患者俯卧或直坐，头微前倾，医者坐其后方。操作时，以两手拇指掌侧分置枕后侧完骨穴处进行点按后，再以拇指掌侧自完骨穴分推向耳后之翳风穴处，反复操作2～3分钟（图187按完骨法）。在穴位点按时，可配合用力较轻之指揉法，用力大小以患者能耐受为度。此法治疗时枕部有酸胀感，治疗后颈项活动灵活，有耳部舒适及增益听力的感觉。

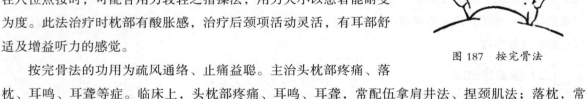

图187　按完骨法

按完骨法的功用为疏风通络、止痛益聪。主治头枕部疼痛、落枕、耳鸣、耳聋等症。临床上，头枕部疼痛、耳鸣、耳聋，常配伍拿肩井法、捏颈肌法；落枕，常配伍捏颈肌法、拿肩井法。

（六）揉风池法

患者直坐，医者坐其后方。操作时，以一手扶定其前额部，另一手拇、食指分置颈项两侧之风池穴处，指揉1～3分钟后，再以手四指掌侧自枕部左或右侧之脑空穴起，自上向下经风池至肩部之肩井穴处止，两侧反复摩动1～3分钟（图188揉风池法）。指揉风池穴时，患者头宜垂直而不宜倾斜，体弱患者可采用俯卧姿势。指揉用力的方向，应向前并微向上方揉动。此法治疗时有酸胀及头颈部温热感，治疗后有颈肩舒适及头脑清爽的感觉。

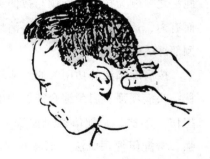

图188　揉风池法

揉风池法的功用为疏风清热、清头开窍。主治风寒感冒或风热感冒、头痛、头昏、颈肌拘急不能俯仰、失枕、颈部扭伤、颈椎病等症。临床上，风寒感冒或风热感冒、头痛、头昏，常配伍捏颈肌法、揉劳宫法；骨质增生、颈部扭伤、落枕、颈肌拘急不能俯仰，常配伍颈引伸法、按曲垣法。

按：揉风池法有疏风清热的作用，所以它可以治疗外感引起的头昏痛和颈肌拘急。外感可以分为外感风寒和外感风热两个类型。在这两个不同分型治疗当中，揉风池法都有治疗作用，但在治法配伍上有一些不同，如外感风寒需要配合脊背拿提法；而外感风热，则可以配合脊背抚摩法进行治疗。在治疗目的上，对外感风寒是解表、疏风；而对外感风热则是清热解表。对于落枕和颈部扭伤，可以配合头颈扭转法治疗，但对颈椎病的颈肌拘急，为了避免不良反应，可配合捏颈肌法进行治疗，而勿配合使用头颈扭转法。

（七）枕后分推法

患者直坐或俯卧，两肘屈曲，两手握拳置其锁骨下方，头微前倾，颈微向上伸直。医者坐其头部前方。操作时，以两手拇指掌侧对置枕后风府穴处，向两侧分推经风池、完骨、翳风穴处，再转向耳后，由下向上沿耳后瘛脉、颅息、角孙至耳和髎穴止，反复推动2~5分钟（图189 枕后分推法）。沿经穴位推动时，可配合按法。此法治疗时有酸胀感，治疗后有颈项和耳后温热、舒适及头脑清爽的感觉。

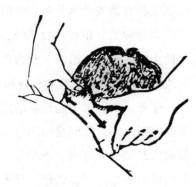

图 189 枕后分推法

枕后分推法的功用为疏风解热开窍、调和气血安神。主治头昏、头痛、落枕，以及开窍急救等。临床上，头昏、头痛由风寒引起者，常配伍用捏颈肌法，贫血性引起者常配伍额前分推法；开窍急救，常配伍掐人中法、捏合谷法。分推时，患者应停止谈笑。

（八）枕后斜推法

患者俯卧或直坐，医者坐或站其侧。操作时，以一手扶定头前额部，另一手四指自左或右侧枕后率谷穴处开始，斜向外上方经风池、哑门至对侧肩井穴处止，斜摩3~5分钟（图190 枕后斜推法）。在斜摩沿经穴位处，可配合点按手法。此法治疗时有微胀、酸及温热感，治疗后有颈肩舒适及增益精神的感觉。

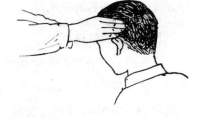

图 190 枕后斜推法

枕后斜推法的功用为温通气血、清眩宁神。主治血虚眩晕、脑供血不足、头昏、头痛、面红、心烦等症。临床上，血虚眩晕、脑供血不足，常配伍推正顶法、按脊中法；对高血压引起之头痛、头昏、面红、心烦，常配伍按内、外关法，横摩骶法。

（九）头顶推法

患者侧卧，医者坐其侧。操作时，以一手拇指掌侧置左或右侧头维穴，其食指掌侧置耳后一侧之翳风穴进行揉法后，再以拇指掌侧自头维穴横向头顶部之通天穴推动，最后转向下经脑空穴至风池穴推动，反复操作2~5分钟（图191 头顶推法）。头维至通天穴之推动次数与自通天至风池穴推动次数之比为2：1。进行推法时，可配合按法。此法在沿经穴位治疗时局部有酸胀感，治疗后有头脑清

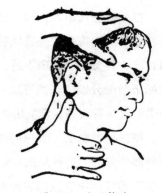

图 191 头顶推法

爽的感觉。

头顶推法功用为清眩通络、镇肝息风。主治高血压病引起之头昏、头痛及颈椎病之颈肩疼痛、眩晕、耳鸣等。

对高血压病引起之头昏头痛，常配伍横摩骶法、掐太冲法；颈椎病引致之颈肩疼痛，常配伍按风池法、揉曲垣法。

按：临床上，头顶推法用以镇肝息风，治疗因高血压引起的头昏和头痛。在治疗时，医者的拇指按在头部一侧的头维穴上进行按揉后，再自头维穴横转向头顶部的通天穴。头维穴在头部前发际额曲的上外方，它是足阳明胃经和足少阳胆经的会穴。其解剖部位是三叉神经第一、二分支和面神经颞支，有颞浅动脉分布，所以有清头明目的作用。翳风穴在耳廓的后下方，当耳垂根后方的凹陷处，局部解剖分布有耳大神经、面神经耳后支通过，还有耳后动脉，它是手少阳三焦经和足少阳胆经的会穴，有疏风通络、开窍益聪以及镇痛的作用。着重按揉这两个穴位，可以降低血压，起到减轻或消除高血压病引起的头昏和头痛的症状。

此外，头顶推法还可以治疗颈椎病引致的颈肩疼痛、眩晕、耳鸣等症。颈椎病为颈部长期劳损等原因引起的颈椎间盘组织以及骨与关节逐渐发生骨质增生的改变，由于突出物的刺激和压迫神经根而引起颈肩部疼痛，还常伴有患侧上肢麻木、酸胀等感觉。如压迫到椎动脉，可引起椎动脉对脑部的供血不足，产生眩晕、耳鸣等症状。治疗本病，着重自通天穴转向下经脑空至风池穴推动，可以起到治疗颈椎病引起的颈肩疼痛症状。因为推动的这几个沿经穴位，是在头的枕骨部和颈椎部位，又加上通天穴位下有颞浅动脉、静脉与枕动脉和枕静脉的吻合网的分布，脑空的穴位下，有枕大神经、枕动脉、耳后动脉等，风池穴也有枕动脉、静脉的分支，分布有小神经，所以推拿这些穴位，即直接作用在颈椎相近的部位，有通经止痛和活血祛瘀的功效。

（十）捏颈肌法

患者俯卧或直坐，头微前倾，医者坐或站其侧方。操作时，以两手并置一侧之枕后风池穴处，拇指在颈肌外侧，其余四指并置颈项肌内侧，将肌肉微向上提起后，再自上向下拿捏至肩中俞穴止反复3～5分钟。左侧颈肌拿捏后再施用于右侧（图192 捏颈肌法）。拿捏向下移动时宜缓慢，用力宜均匀有力，以局部微红为度。此法操作时有拉扯及肌肉酸胀感，治疗后有头脑清爽，颈项活动灵活的感觉。

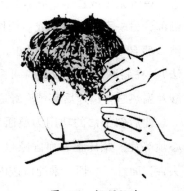

图192 捏颈肌法

捏颈肌法功用为调和气血、解痉止痛。主治外感风寒引致之恶寒发热、头昏头痛或外感风热所致之咽喉红肿疼痛，以及高血压病引致之头昏头痛、颈项不适，或落枕、颈椎病等症。临床上，外感风寒引致之恶寒发热、头昏头痛，常配伍额前分推法、推背法；外感风热引致之咽喉红肿疼痛，常配伍揉风池法、捏合谷法；高血压病引致之头昏头痛，常配伍横摩骶法、掐太冲法。

按：捏颈肌法，拿捏的部位是由一侧枕后部的风池穴向外下方拿捏到肩峰处的肩髃穴。这也是颈肩部的部位。这种局部的拿提和拿捏刺激，可以促进局部的血液循环，改善局部神经的营养作用，来解除颈椎病所引致的肩颈部疼痛。同时拿捏颈项部的肌肉，对高血压引起的头昏、头痛，也有一定的治疗作用，在操作中，再配合头顶推法，将有较好的治疗效果。再如配合揉风池法，则可以治疗外感风热引起的咽喉红肿和目赤疼痛。对于落枕和颈椎病引起的颈项拘急的患者，本法与揉风池法配伍使用，同样可起到良好的效果。

第三节　胸腹部治法

一、胸部治法

（一）按缺盆法

患者仰卧，头微向对侧倾斜，医者坐其侧。操作时，医者以手四指自耳下翳风穴处起，沿胸锁乳突肌方向，向下摩动 1~2 分钟；再以手拇指掌侧置锁骨上缺盆穴处长按（图 193 按缺盆法），反复操作 2~4 分钟。摩动时，动作宜轻柔而有力，以局部皮肤微红为度；按压穴位时，应逐渐增加压力，每次按压均使患者上肢有麻胀放射感。此法治疗后，有上肢温热及轻松的感觉。

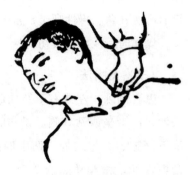

图 193　按缺盆法

按缺盆法的功用为泄热宽胸，通经活络。主治用于肩臂疼痛、风湿麻木、颈椎病引致之颈项疼痛及上肢麻木、疼痛，贫血性头昏头痛，脑血栓之后遗偏瘫等症。临床上，肩臂疼痛、风湿麻木、颈椎病引致之颈项疼痛及上肢麻木疼痛，常配伍推按阳明三穴法、摇肩法；贫血性头痛、头昏，常配伍额前分推法、推偏顶法；脑血栓之后遗偏瘫，常配伍揉足三里法，内、外关按法。此法操作时注意勿挫伤臂丛神经，高血压病患者须慎用。

按：分析按缺盆法的治疗机理，其第一个步骤是用手四指自耳下翳风穴处起，沿胸锁乳突肌方向向下摩动。这一个步骤摩动的部位是颈动脉窦的部位。颈动脉窦的外膜中有丰富的感觉神经末梢构成的压力感受器，当血压增高时，颈动脉窦的压力也随之升高，血管壁内的压力感受器因感受由于管壁扩张产生的牵张刺激，引起神经冲动的释放，传递到延髓内的孤束核，自此核又经直接或间接的联系至迷走神经背核，经迷走神经及其心支至心脏，形成反射弧，使心率减慢。同时，自孤束核至延脑网状结构内的血管运动中枢，可抑制血管中枢的活动，并引起血管的扩张。所以，这一反射的作用是使心率减慢，血管扩张，以至血压下降。按缺盆法第一个步骤的摩动牵张刺激，可治疗高血压症。但须注意，推拿操作时只能单侧交替进行，不可同时在颈部两侧进行摩动。

按缺盆法操作的第二个步骤，可以治疗肩臂疼痛，风湿麻木。主要是因缺盆穴是在颈阔肌的部位，穴下有锁骨上神经、臂丛和肩胛上动脉。在操作时，对缺盆穴进行长按，可使血流暂时隔绝。根据血液动力学的原理，在按压处的近侧端，由于心脏的压力和血管壁的弹性，局部压力急骤增高，再急速地放松，使血流向远端突然流去。利用这种短暂的血流冲击力，可以起到活血化瘀、改善肢体循环的作用。所以对肩臂及上肢疼痛等症状可以使之减轻或消失。又由于这种治法改善了肢体肌肉组织的营养供给，所以对肌肉麻木或肌肉萎缩，也都有很好的效果。至于按缺盆法治疗贫血性头昏头痛，也是在按压时利用血液动力学的原理，使脑部供血不足的情况得以改善。本法如与头对按法配合治疗，可以取得较好效果。

（二）按天突法

患者直坐，医者站其侧。操作时，医者以手拇、食指掌侧分置颈部两侧，自气管旁人迎穴处经水突至气舍穴止，自上向下摩动1～2分钟；再以食指顶端置于胸骨柄上方天突穴处，向外下方点按3～5分钟（图194 按天突法）。颈部摩动时，用力宜从轻从缓。按压穴位时，局部有酸胀并沿气管向下放射的感觉。

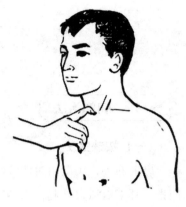

图194　按天突法

按天突法的功用为通调气道、清热平喘。主治支气管哮喘，咳嗽，急、慢性咽炎等。对支气管哮喘、咳嗽，常配伍揉命门法、掌推肩胛法；急、慢性咽炎，常配伍按风池法、捏合谷法。

操作时，注意勿按伤胸骨。

（三）宽胸法

患者侧卧，左或右下肢屈起，左或右上肢上举置头侧，医者坐或站其侧。操作时，以两手掌心并置于腋下渊腋、大包穴处，两手四指指掌侧置胸前天池、食窦穴处，做颤动点按2～5分钟（图195 宽胸法）。治疗时，两手掌心宜密接腋下皮肤。点按时患者宜作深呼吸，每次点按均需迎随患者呼吸，点按时机选在呼气时为宜。按压则两手宜均匀而着力向下施压。此法操作时患者有压迫和舒适感，治疗后有心胸舒畅、头脑清爽的感觉。

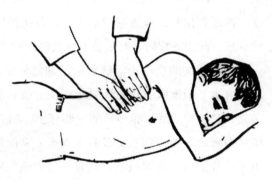

图195　宽胸法

宽胸法的功用为理气宽胸、清热解郁。主治胸胁苦满、肋间神经痛、肝胃不和、脘腹闷胀、头晕目眩等症。临床用于胸胁苦满、肋间神经痛，常配伍内、外关按法，摇大趾法；用于头晕目眩、肝胃不和、脘腹闷胀、恶心呕吐，常配伍摩上腹法、揉足三里法。此法操作时忌用蛮力，防止损伤肋骨。体质瘦弱者慎用。

按：宽胸法的按压穴位，从解剖部位来看，渊腋穴下有前锯肌、肋间神经、肋间动脉等；大包穴下有背阔肌、前锯肌和肋间神经外侧皮支以及胸背动脉等；天池穴下有胸大肌、前锯肌，有肋间神经与乳房内动脉之肋间支等；食窦穴下有前锯肌、肋间外肌和肋间神经、肋间动脉。由于这些穴位在神经和血管上都分布有肋间神经和肋间动脉等，所以对肋间神经痛有很好的治疗作用。在经络上，渊腋穴属胆经，在胸部循行的一支是由缺盆穴发出，下至腋窝，经过胸部到季肋的。在病变部位上"肝胆走两胁"，足厥阴肝经和足少阳胆经是表里关系，所以胸胁部是肝胆的病变部位。五行学说中，肝属木，脾属土。肝主怒，脾主消化吸收。在日常生活中，如在进餐时情绪不佳，可影响食欲和食量，临床上称为"肝胃不和"。肝胃不和的临床症状有胸胁部胀痛，痛的部位以胁部为主，常常因情绪的变化而使症状加重，同时伴有胸部和上腹部闷胀不适、嗳气和饮食减少等。如果肝气犯胃，使胃气上逆，又会出现恶心、呕吐症状，宽胸法可以疏肝理气以治疗肝胃不和的症状，在操作中还可配合按上腹法。如有恶心呕吐等肝气犯胃症状时，再配合推上腹法，使胃气恢复宣降的正常功能，可制止恶心呕吐等症状的发生。

（四）分肋法

患者仰卧，医者站其头部前方或坐其侧。操作时，以两手拇指分置胸骨旁两侧俞府穴处，其余两手四指抱定胸部两侧，沿肋间隙自内向外分推至腋中线止，由上向下至乳根穴平高处肋间隙止 3 ～ 5 分钟（图 196 分肋法）。治疗时患者应自由呼吸，两手指分推用力应均匀，手法宜轻柔缓慢。妇女患者，可分推至灵墟穴平高处止。此法治疗时有心胸舒适及轻爽感，治疗后有呼吸舒畅、头脑轻松及增益精神的感觉。

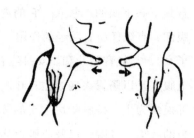

图 196　分肋法

分肋法的功用为宣通气血，宽胸止痛。主治胸满短气、坐卧不安、肋下满痛、乳房肿痛、胸部挫伤、肋间神经痛等症。临床上，胸满短气、坐卧不安、肋下满痛、乳房肿痛，常配伍捏腋前法、束胸法；胸部挫伤、肋间神经痛，常配伍内、外关按法，按中府云门法。必须注意，严重之肺部疾患或肺结核者此法慎用。

按：分肋法在临床操作中，是两手拇指沿着两侧的肋间隙由内向外分推的，所以对肋间神经痛有较好的效果。中医学把本病归类于胁痛的范围，认为发病的原因常与肝经有关。如情志抑郁或者是恼怒伤肝，可因影响经脉的通畅而引起。临床出现的症状是在肋间神经分布区出现针刺样或刀割样的疼痛，时时发作，在咳嗽、打喷嚏或者深呼吸时均会使疼痛加重。剧痛时，有的可以放射到背部和肩部。也有的患者出现呈束带样的疼痛。在相应肋骨边缘用手去按压时，有明显的压痛现象。对于这种病例，在治疗时要轻轻地沿着肋间隙进行分推。特别是疼痛的部位，用力要轻而缓慢。同时可配合按中府、云门法治疗，可收到较好的疗效。

由于分肋法有宣通气血、宽胸止痛的作用，所以对胸满短气、乳房肿痛、胸部挫伤等都有一定的功效。但临床上要辨别病因，配合其他治法治疗。如乳房肿痛可配合点按侧胸腹法；胸满短气配合顺气法；胸部挫伤配合按中府、云门法等，都可取得满意效果。又由于分肋法手法较轻柔，对于虚性患者施用，较为适宜。当然，对有些疾病，如带状疱疹、髓外肿瘤等引起的肋间神经痛，则需配合药物或手术治疗。

（五）按胸骨法

患者仰卧，嘱其不宜谈笑。医者坐其侧。操作时，以手四指或两手四指并置胸骨上璇玑穴处，逐步向下点按至中庭穴止，反复操作 2 ～ 3 分钟（图 197 按胸骨法）。点按时，应迎随患者呼吸，呼气时着力。施用手法时应用力均匀、缓慢而着力。此法治疗时胸部有一紧一弛的压迫感，治疗后有心胸开阔、呼吸畅快、增益精神的感觉。

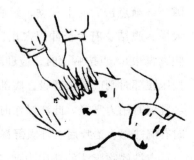

图 197　按胸骨法

按胸骨法的功用为宽胸利膈，和胃止呕。主治咳逆上气、喘急、胸背疼痛、胸闷、胸痛、怔忡、心悸、呃逆、佝偻病之鸡胸等症。对咳逆上气、喘急、胸背疼痛，常配伍按天突法、掌推肩胛法；胸闷、胸痛、怔忡、心悸、呃逆，常配伍内、外关按法，按中府云门法；佝偻病之鸡胸，常配伍摩上腹法、大消气法。

按：按胸骨法的沿经穴位是自胸骨上的璇玑穴到中庭穴为止的一段，这些沿经穴位都属于任脉。任脉的循行是起于中极穴下方的会阴部分，经前阴在腹部正中上行，沿着关元穴上行到达咽喉部位，直到下唇下面的承浆穴。它的内在联系是由面颊的下缘绕过口唇，止于眼眶的下缘。任脉的循行在腹部，有统任所有阴经的作用，所以称它为"阴脉之海"。任又有"妊养"之意。它起于胞中（胞指子宫），与妊育胎儿和妇女月经有关系。这条经脉在下腹的腧穴，是以关联生殖、泌尿疾病为主；在上腹部是以肠胃疾病为主；在胸部的腧穴则是以心肺、食道疾病为主；在咽部的腧穴则以咽部、肺部疾病为主。按胸骨法主要的按压部位是胸部正中线一段的任脉穴位，所以它对胸背疼痛，肺部疾患的咳嗽、气喘，以及心脏疾病引起的胸闷、怔忡、心悸等有一定的功效。此外，因胸骨下段的中庭穴和上腹部的上脘穴相邻近，又是同一条经脉上，所以对胃气上逆引起的呃逆等症状也有一定的治疗效果。

（六）束胸法

患者仰卧，两下肢平伸，胸部微向上挺起。医者坐其侧。操作时，以两手四指分置脊柱正中之至阳穴两侧，拇、食指分开，抱定胸部，自背后向胸前斜摩至期门穴止 3～5 分钟（图 198 束胸法）。施术时，两手四指应密接胸背部皮肤，四指应分置两侧相应之肋间隙，斜摩至腋后线时，用力应较胸前为大。背部斜摩与胸前斜摩的次数之比为 2：1。此法治疗时胸背部有轻爽感，治疗后有心胸舒畅，增益精神的感觉。

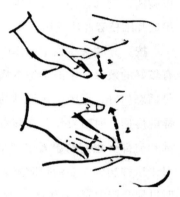

图 198 束胸法

束胸法的功用为顺气宽胸、温经止痛。主治胸胁苦满，胸中刺痛，咳嗽气喘，恶心呕吐，胸部挫伤，肋间神经痛等症。临床上，胸胁苦满、胸中刺痛、咳嗽气喘、恶心呕吐，常配伍按肩胛内缘法，内、外关按法；胸部挫伤、肋间神经痛，常配伍分肋法，内、外关按法。

（七）点按侧胸腹法

患者仰卧，两下肢伸直，医者坐其侧。操作时，以一手四指并置于左或右侧锁骨下气户穴处，自上向下沿胸旁侧线之肋间隙，逐渐点按后向下移动，经膺窗、乳根、期门、日月、腹哀、大横、腹结、府舍至冲门穴止，反复按压 2～4 次（图 199 点按侧胸腹法）。点按胸部时，应迎随患者呼吸，点按时机在呼气时。按压腹部时则应自由呼吸，腹部肌肉应放松。妇女患者点按胸部经乳房时用力宜轻。此法操作时有局部沉重及微胀感，点按腹部时有温热感，治疗后有呼吸舒畅及温热放射至下肢的感觉。

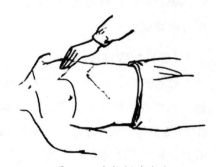

图 199 点按侧胸腹法

点按侧胸腹法的功用为理气宽胸、清热解郁、止痛消肿、活血祛瘀。主治胸胁憋闷、咳逆上气、呃逆、饮食不下、肋间神经痛、胸痛引背不得卧、腹胀、肠痉挛性疼痛等症。对胸胁憋闷、胸膜炎、肋间神经痛或胸痛引背不得卧，常配伍拿肩井法、按胸骨法；咳逆上气、呃逆、饮食不下，常配伍摩上腹法，内、外关按法；腹股沟淋巴结炎，急、慢性阑尾炎，肠痉挛性疼痛，常配伍按气冲法、按股前法、揉足三里法。

按：由于点按侧胸腹法沿经的经络和穴位是足阳明胃经、足太阴脾经和肝经、胆经，所以对脾胃部的疾病，如呃逆、饮食不下、腹胀、肠痉挛性疼痛症有较好的治疗作用。肝胆经脉循行走于胸胁部，因此可以减轻胸胁憋闷的症状。又由于点按侧胸腹部是直接按压胸部，所以对胸痛、肋间神经痛等可收到直接的治疗效果。

至于分肋法、梳摩胸肋法以及点按侧胸腹法这三个治法，都是沿着胸部肋间神经的走行方向进行分摩和按压的，所以都对肋间神经痛有效。肋间神经痛的特点是疼痛剧烈，并且是沿着肋骨下缘呈带状样的疼痛。在治疗时，要根据病因不同而配合不同的治法。如乳房肿痛，配合点按侧胸腹法；胸满短气配合顺气法，胸部挫伤配合按中府、云门法等。分肋法和梳摩胸肋法有手法轻重的不同，分肋法多用于虚证，而梳摩胸肋法则多用于实证，同时梳摩胸肋法对心悸有减轻症状的作用。点按侧胸腹法操作时，在腹部沿经的穴位属于脾、胃经及肝经，按照中医理论，脾脏和胃腑相表里，而肝脏和胆腑相表里。按五行生克的规律，木旺可以克土，在肝气太过引起肝气横逆、克脾土时可产生呃逆、嗳酸、食欲减退等肝胃不和的病理表现，施用点按侧胸腹法可以调理气机、疏肝解郁，对上述症状以及胸胁憋闷、腹胀、腹痛等症状有使之缓解和消失的作用。

（八）扩胸法

扩胸法又称前胸推拉法、扩胸扳法。患者直坐，上肢屈肘，两手十字交叉抱于枕后，医者站其后方。操作时，医者以两手拿定患者两肘部，再以膝关节置其胸椎陶道穴上，嘱患者向前挺胸进行深呼吸，然后将两肘紧拉向后的同时，在背部用膝推按向前，同时将双肘后拉，反复推按 3～5 次（图 200 扩胸法）。膝按时，应随患者呼吸，膝按时机在呼气动作时进行。推拉扳动动作，要干脆利落，用力短暂迅速，发力快，时机准，力度适当，收力及时。此法治疗时及治疗后均有心胸开阔、呼吸畅快的感觉。

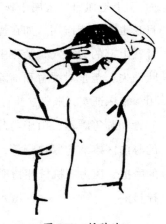

图 200　扩胸法

扩胸法的功用为调理气机、宽胸通络。主治胸闷、气急、呼吸不畅、胸胁胀痛、心悸、中气不足、头痛、眩晕、项背拘急等症。临床上，胸闷、气急、呼气不畅、胸胁中痛、中气不和，常配伍顺气法、束胸法；头痛、眩晕、项背拘急，常配伍揉风池法、按百会法。施术时须注意勿用蛮力，以防拉伤肋骨。

按：扩胸法在操作中是开扩患者的胸部，有增加肺活量的作用。另一方面陶道穴属于督脉，督脉有总督阳经之意，所以按压背部的督脉穴有升提人体阳气的作用，对由于心肺疾患引起的胸闷、气急、呼吸不畅，配合宽胸法等有很好的效果。此外，对中气不足、头痛、头晕、项背拘急等症都可获得满意的疗效。据实验报道，心血管患者如在第七颈椎处推按和颤动刺激，可使心脏收缩；推按刺激第五胸椎处，可使贲门括约肌扩张；而刺激第七颈椎处作用则相反。经验证明，扩胸法用于治疗呼吸系统的病症，如慢性支气管炎、支气管哮喘和循环系统的病症，如心肌供血不足、心悸、心律失常等确有一定的效果。在临床上，扩胸法亦可作为一种强身保健方法，用来调节和增强心肺的生理机能。

（九）顺气法

患者直坐，医者站其侧。操作时，医者以一手掌心置于患者胸骨璇玑穴处，另一手掌心横置于背部上方大椎穴处，自上向下沿胸、背正中线各摩动至胸前中庭穴处及背部下方至阳穴处止，反复操作3~5分钟（图201 顺气法）。此法之要领为两手在胸、背前后应同时摩动，用力应均匀而有节律。治疗后，患者胸背部有舒适感。

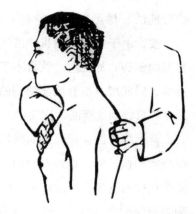

图 201　顺气法

顺气法的功用为顺气和胃、宽胸利膈。主治胸中憋闷、肝胃不和、饮食不下、头痛、目眩、项背隐隐作痛、咳逆上气、哮喘、心悸、心前区疼痛等。临床上，胸中憋闷、肝胃不和、饮食不下，常配伍扩胸法、拿肩井法；头昏、目眩、项背隐隐作痛，常配伍枕后斜推法、额前分推法。操作中注意勿擦伤皮肤。

按：顺气法的手法有前后挤压的力量和由上向下的摩动，可以使肺气肃降。本法的沿经穴位在胸前的任脉和背部的督脉循行之处。任脉和督脉都属于奇经八脉。所谓奇经，是指不同于十二经脉而言。在生理上，奇经八脉主要起着调节十二经脉阴阳气血的作用。任脉行走于胸前，所以医者用一手的掌心部自胸骨上部的璇玑穴向下沿着正中线摩动至胸骨下的中庭穴，对胸中憋闷、咳逆上气、哮喘等症状有一定的治疗效果。而督脉的经脉循行是"并于脊里"，并于脊里是行走在脊柱正中的里面。"上至风府，入属于脑"，就是督脉向上走行至头部枕后的风府穴而进入脑部，所以此法对头痛、目眩也有治疗作用。如在操作中再配合推正顶法等，则效果更为明显。操作时，医者一手掌部置于脊背上部的大椎穴，沿正中线向下摩动到至阳穴。由于直接摩动背部，所以可使项背隐隐作痛的症状消失。至于对缓解和消除肝胃不和以及饮食不下等症状，则是通过摩动背部的沿经腧穴而起到作用。临床证实，顺气法推摩刺激之胸背任、督脉处，正当胸2~胸5感觉神经分布区域。而心脏、支气管和肺等脏器，由于与此皮节区域在节段上相关联，不但病变可在此区域反映出来，即是冠心病的心前区疼痛与紧迫感等，也可以通过这种联系使皮肤、肌肉等内、外感受器所感受到。适宜手法的摩擦、压力等机械性物理刺激，通过节段的联系传导到相关的内脏去，可以达到临床所需要的治疗目的。

（十）按中府、云门法

患者仰卧，上肢伸直平放床上，医者坐其侧。操作时，医者以两手四指并置于左或右侧胸大肌外缘处，再将手指微微分开，自内向外沿肋间隙向中府、云门穴呈梳状摩动，反复操作1~2分钟；再以两手四指并置于中府、云门穴处，着力长按，反复操作3~5分钟（图202 按中府、云门法）。梳摩时，用力应均匀、缓和而有力，以局部皮肤微红为度；按压穴位时用力应先轻后重，以上肢有麻胀感为度，忌用蛮力。治疗后，有上肢温热及上肢有力与轻松的感觉。

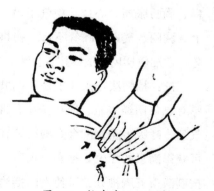

图 202　按中府、云门法

按中府、云门法的功用为理气降逆，通络宣肺。主治颈椎病、上肢麻木疼痛、肩痛不得上举、咳逆上气、喘急、胸胁支满、胸背疼痛等症。临床上，颈椎病、上肢麻木疼痛、肩痛不得上举，常配伍推按阳明三穴法、按巨骨法；咳逆上气、喘急、胸胁支满、胸背疼痛，常配伍宽胸法、按肩胛内缘法。梳摩时，注意勿擦伤皮肤，按压时勿压伤肋骨。

　　按：从经络理论看，手太阴肺经的循行是从胸走到手的食指末端，行走在上肢屈侧的前缘。它共分两条途径，一条是起于上腹部的中焦部，向下联络和它相表里的手阳明大肠经后，回转到达胃的上口贲门，向上穿过横膈，连属于肺的本脏，并沿着气管，向两侧下行到鱼际部，过鱼际部到拇指桡侧端指甲角旁一分的少商穴为止；另一条经脉是从腕关节后一寸半的列缺穴分出，沿着食指内侧行到食指的末端，与手太阴肺经有表里关系的手阳明大肠经相连接。中医理论认为，肺和人体的皮毛有密切关系，并有司呼吸的作用。如外邪侵犯皮毛，再传到肺部，可使肺气不能下降而上逆，造成咳逆上气、气喘和胸胁部胀痛等症状。按压肺经的中府、云门穴，可以调整肺气，起到理气降逆和通络宣肺的作用。本法如和按胸骨法配合使用，则可以收到良好的治疗效果。又由于中府、云门穴解剖部位的关系与经脉循行在上肢的桡侧，所以对颈椎病引起的颈肩部疼痛以及上肢麻木、疼痛也有直接的效果。如在操作中再配合推按阳明三穴法，则效果将更为满意。

（十一）拿腋下法

　　患者直坐或直立，两手叉腰，医者站其前方。操作时，以两手分置两侧腋下，拇指掌侧置腋下之渊腋穴处，其余四指分置背部膈俞穴处，拿提腋下肌肉，自上向下反复操作2~5分钟（图203拿腋下法）。拿提腋下肌肉时，宜缓慢而轻柔。患者胸部肌肉应放松，自由呼吸。此法治疗时有局部酸胀感，治疗后有心胸舒畅，增益精神的感觉。

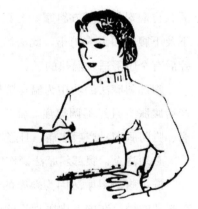

图203　拿腋下法

　　拿腋下法的功用为宽胸利膈、宁神止痛。主治胸闷、胸痛、心悸、怔忡、胸胁苦满、肋间神经痛、头昏、头痛、精神不振、食欲减退等症。临床上，胸闷、胸痛、心悸、怔忡、胸胁苦满、肋间神经痛，常配伍束胸法，内、外关按法；头昏、头痛、精神不振、食欲减退，常配伍拿肩井法、掐太冲法。治疗时，嘱患者不宜谈笑。

（十二）梳摩胸肋法

　　患者仰卧。医者坐其侧。操作时，医者以两手四指背屈，置于胸骨两侧，自胸骨柄平高处沿胸部肋间隙自内向外下方梳摩至腋前线止；再从上向下依次摩动至乳根穴止3~5分钟（图204梳摩胸肋法）。梳摩时，两侧用力应均匀缓和而有力，不可用蛮力，以局部皮肤微红为度。与此同时，应禁止患者谈话，在咳嗽时应停止梳摩，咳嗽后再继续操作。此法治疗后，身体局部有温热及胸部舒适的感觉。

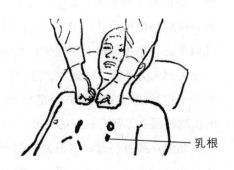

乳根

图204　梳摩胸肋法

　　梳摩胸肋法的功用为宣调肺气，舒筋活血。主治胸闷气急、胸痛、心悸、胁肋疼痛等症。如在操作中配伍扩胸法、顺气法等，将收到协同治疗之功。由于梳摩胸肋法对胸部刺激较强，因此，在治疗终了时再加用拿肩井法以增益精神，可以避免患者出现不适的反应。

按：梳摩胸肋法和分肋法，在具体操作上都是沿着肋骨间隙由内向外下方分推或梳摩。但是分肋法用力较梳摩胸肋法为轻。梳摩是手指弯曲后，用手指的骨凸部直接沿着肋间隙梳摩，对胸中的疾患如胸闷、气急和胸痛、心悸等，均有治疗作用。

心悸是指患者自觉心中跳动、心慌不安。梳摩手法直接刺激胸肋部，可以起到减轻症状之效。由于引起心悸的原因很多，梳摩胸肋法对神经官能症引起的心悸症状消除比较快，至于器质性心脏病引起的心悸，则需配合药物进行治疗。

二、腹部治法

（一）腹部斜摩法

患者仰卧，医者坐其侧。操作时，以一手四指或两手四指掌侧并置于左或右季肋下腹哀穴处，自上向对侧下方斜摩经太乙、水分、神阙、四满、水道、归来穴止，反复斜摩 5～10 分钟（图 205 腹部斜摩法）。手置腹哀穴处时，应先摩动 3～5 次后，再向对侧内下方斜摩。上腹部摩动时，用力可稍大，但脐下及下腹部用力应稍小。此法治疗时有腹部肌肉牵扯样感，治疗后有全腹舒适及温热的感觉。

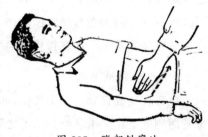

图 205　腹部斜摩法

腹部斜摩法的功用为温运脾阳，和胃理肠。主治腹痛、腹胀、小儿消化不良、腰痛、胸肋胀痛、产后腹胀、月经不调等症。临床上，腹痛、腹胀、小儿消化不良，常配伍推膈俞法、推侧腹法；腰痛、胸肋胀痛、产后腹痛、月经不调，常配伍耻骨上横摩法、摩侧腹法。

必须注意，腹部斜摩法操作应在空腹时进行。

按：腹部斜摩法因为斜摩的部位在腹部，人体阴经循行的路线都要经过腹部，包括足阳明胃经在腹部的循行在内。中医理论的阴阳学说，认为背属阳、腹属阴，上为阳、下为阴。下腹部在腹面，又是在腹面的下面，所以称它为阴中之阴。因为是属阴，所以容易受寒邪的侵犯。头、背部属于阳，所以头部、背部和腹部相比，腹部较为怕冷。因此当人体腹部受到寒冷侵袭时，就会引起腹痛、腹胀、消化不良等症状。摩法，在手法中属于补，加上机械性的摩擦（摩擦生热），所以有温运脾阳、和胃理肠的作用。肝、胆走两胁，肝经循行在腹部。斜摩腹部的肝经时，可以消除胸肋胀满的症状。又由于在斜摩腹部时，沿经穴位的四满穴在横骨上三寸，是少阴肾经和冲脉的会穴；水道穴在脐下三寸关元穴旁开两寸的地方，这个穴位虽属于足阳明胃经，但它又是奇穴的胞门和子户（左为胞门、右为子户），摩动这两个穴位都有治疗妇科疾病的作用，所以对产后的腹胀、月经不调以及月经来潮时出现的腰痛等都有较好的效果。

在治疗肠胃病时，可根据病因和症状分别配合其他治疗。如实证的腹胀、腹痛，可配合推侧腹法；虚证的腹痛、腹胀，可配合摩侧腹法等。对妇科疾病引起的月经不调，又可根据证候虚实及患病时间长短分别配合掌分腰法和腹部挤推法等。

（二）束腹法

患者仰卧，医者坐其侧。操作时，以两手四指对置脊柱正中线之悬枢及命门穴处，经三焦俞、肾俞、肓门、志室，再向腹部京门、章门至腹正中线止，反复作束腹式摩动3~5分钟（图206束腹法）。束腹时，应使两手将两侧腰部肌肉用力抱拢。束腹至正中线时，两手应将腹部肌肉交叉捏紧，并微向上拿提。此法操作时有腰肌向前牵拉感，治疗后有腰部轻松及增益精神的感觉。

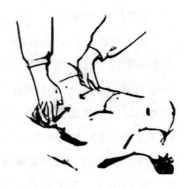

图206 束腹法

束腹法的功用为滋补肾阴，健脾和胃。主治腹胀，肠鸣、食欲不振、食入不化、胃液潴留、头昏、心悸、怔忡、失眠、多梦、少气懒言、倦怠无力等症。临床上，腹胀、肠鸣、食欲不振、食入不化、胃液潴留，常配伍推侧腹法、摩脐旁法；头昏、心悸、怔忡、失眠、多梦、少气懒言、倦怠无力，常配伍按神门法、按百会法。

（三）腹肌拿提法

患者仰卧，医者坐其侧。操作时，以两手四指分置腹部两侧章门穴处，自外向内将腹部肌肉挤起，然后两手交叉扣拢，两手四指掌侧置腹部一侧，拇指掌侧置腹肌另一侧，自两侧之关门、太乙、滑肉门穴平高处，自上向下逐渐移动至天枢、水道、归来穴处止，反复拿提3~5次（图207腹肌拿提法）。施术时，应嘱患者腹肌放松。每次拿提腹肌前，应先将放松之腹部肌肉挤拢，再向上拿提。此法治疗时有腹肌拉扯及微胀感，治疗后有腹部温热及舒适轻爽的感觉。

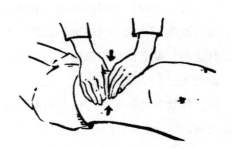

图207 腹肌拿提法

腹肌拿提法的功用为调中和胃，补肾纳气。主治腹胀、食欲不振、便秘、头昏、胸闷、气喘、耳鸣等症。对腹部气胀、恶心呕吐、胃液潴留、食欲不振、便秘，常配伍推上腹法、大消气法；头昏、头痛、胸闷、气喘、视物模糊、耳鸣、耳聋，常配伍推攒竹法、摩上腹法。

按：由于腹肌拿提法是用双手四指并置于患者腹肌的一侧，双手的拇指又另置腹肌的另一侧，前后拿定其肌肉，用力垂直向上提拉的操作手法，属于较强的一种刺激方法，所以拿提后，可配合使用手法较轻的抚摩法，以消除拿提法对腹部之不适反应。由于拿法有泻热开窍之功，所以，临床使用腹肌拿提法，可以治疗食欲不振、腹胀、大便秘结等症。

腹肌拿提法是刺激较强的一种手法，但它泻中有补，所以又可增益精神，对治疗头昏、耳鸣等有效。在腹肌拿提法的沿经穴位有经属足厥阴肝经的章门。章门穴在第十一肋的尖端，在腹内斜肌、腹外斜肌和腹横肌中，血管有第十肋间动脉和静脉通过，稍下方为第十肋间神经。在经属关系上，章门是足厥阴肝经和足少阳胆经的会穴，也是脾的募穴，脏的会穴。凡是脏的疾病，刺激这个穴位都有较好的治疗作用。按照经脉的循行，肝、胆经走两胁；胆经在侧头部循行是从耳后行入耳内，走出耳前，所以对胸闷、气喘、耳鸣等有效。加之拿提腹肌的两侧是足太阴脾经、足阳明胃经和足少阴肾经在腹部循行的部位，按照脾和肾的相互关系，故有健脾和胃以及温补肾阳的作用。但是，在临床操作中，还应根据不同证候配合其他治法，如胸闷、气喘配合分肋法，耳鸣配合按上、下关法；腹胀、食欲不振可配合腹部斜摩法；便秘配合脐部挤推法。对中气不足引起的头昏、四肢困倦无力又可配合拿肩井法等。

（四）按上腹法

患者仰卧，医者坐其侧。操作时，以手四指或两手四指掌侧并置于季肋下缘，自上向下逐步点按经幽门、阴都至肓俞穴止，反复操作2～3分钟（图208 按上腹法）。点按沿经穴位时，均须着力按压，用力大小以患者能耐受为度。按压时有沉重、胀及微酸感，治疗后有上腹舒适及全腹温热的感觉。

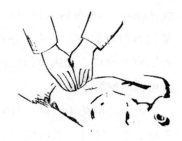

图208　按上腹法

按上腹法的功用为健脾和胃，顺气降逆。主治胸腹闷胀、恶心呕吐、呃逆不止、饥不思食、胃脘疼痛、胸闷、胸痛、咳喘气急、头昏头痛等症。对上腹闷胀、恶心呕吐、呃逆不止、饥不思食、食后腹胀、胃脘疼痛，常配伍推侧腹法、揉足三里法；胸闷、胸痛、咳喘气急、头昏头痛，常配伍按天突法、分肋法。此法操作宜在饭后半小时施行，以免胃气上逆。

按：上腹部为胃的部位。胃主容纳食物，胃气应下降。饮食入胃经初步消化后，下移到小肠。如胃功能差，就会出现饥不思食。即使勉强进食，也会引起食后腹胀。胃脘痛即上腹部疼痛。如胃气上逆，就会出现腹部闷胀、恶心呕吐、呃逆不止的症状。如饮食长时间在胃内停留，还会引起胸部的不适，如胸闷、胸痛、气急，甚至可出现头昏、头痛的表现。在按上腹部的同时，逐步向下点按，饮食就会随着点按的方向向下移动，胃气也随之而降。食物经过正常的胃蠕动，上述症状可随之而解。

（五）上腹摩按法

患者仰卧，两下肢伸直，医者坐其侧。操作时，以一手或两手四指并置于上腹部之巨阙、幽门穴处，自上向下呈直线摩动经中脘、阴都至脐上之水分穴平高处止，反复摩按5～10分钟（图209 上腹摩按法）。直线摩动时可配合按法，摩动时手指端掌侧着力。摩按时，应将腹部肌肉向下拉扯，不宜将肌肉向上带动，以免引起腹部不适。此法操作时有向下牵拉及压迫感，治疗后有局部温热及上腹舒适的感觉。

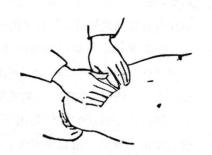

图209　上腹摩按法

上腹摩按法的功用为健脾除湿、调气消滞。主治呕吐、吞酸、呃逆、纳呆、腹胀、腹痛、头昏、惊悸、胸满短气等症。临床上，呕吐、吞酸、呃逆、纳呆、腹胀、腹痛，常配伍推膈俞法，内、外关按法；头昏、头痛、惊悸、胸满短气，常配伍额前分推法、束胸法。必须注意，胃及十二指肠溃疡此法慎用，胃出血患者忌用。

按：上腹摩按法的摩按手法，是摩法和按法结合的一种复合手法。操作时，医者以两手四指并置放在选用的软组织表面，先进行按压，再迅速地向下呈直线摩动。摩动用力一般较重，但也要根据病情和患者耐受力而定，不能妄用蛮力。在上腹部摩按时，要争取与患者合作，患者的腹肌要放松，自由呼吸。

摩按上腹有健脾除湿的作用。在中医理论中，脾可以运化水湿，但脾恶湿、喜燥，脾功能减弱，水湿就不易排出而潴留于体内。脾和胃在五行中均属于土，都有消化饮食物的生理功能。但不同的是脾气主升，饮、食物经消化后，食物的精微部分由脾气上升，运输到心肺生血生气，循行到人体五脏六腑，四肢百骸，保证了营养的供给。而胃喜润而恶燥，胃主降，如上逆就会出现吞酸、呃逆、恶心呕吐等胃气上逆症状。所以，要健脾除湿和胃，才能消除胃中滞留的食物。"摩而去之"，就是消滞的作用。"摩可通血"，就是可以使脾气上升而产生血和气。操作时，先行按压皮肉，借按压穴位的刺激，促进脾气的上升和胃气的下降，起到调气消滞的作用，从而可以治疗吞酸、呃逆、恶心呕吐、食欲减退、腹胀、腹痛等肠胃症状。对由于脾胃功能紊乱造成的伴随症状，如胸满短气、头痛、头昏、周身无力等症状，操作中，可根据症状的不同，加用其他治法。如胸满短气配合梳摩胸肋法；头痛、头昏配合头顶推法等。

（六）上腹横摩法

患者仰卧，医者坐其侧。操作时，以手四指或两手四指掌侧并置于腹部左或右侧之腹哀、章门穴处，经关门、太乙、商曲至对侧腹哀、章门穴处止，反复横摩6~10分钟（图210 上腹横摩法）。横摩在腹哀、章门穴处用力应稍大，可轻轻将侧腹部之肌肉拉起，至腹中部时用力应缓而小。此法治疗时有腹部肌肉牵扯及微胀感，治疗后上腹有轻松感。

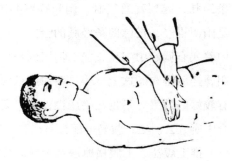

图210 上腹横摩法

上腹横摩法的功用为补脾阳、助运化、宽胸肋。主治胃脘痛、腹中痛、腹胀、食不下、胸闷、胸痛、气逆上喘、胸肋作痛等症。临床上，胃脘痛、腹中痛、腹胀、食不下、胃液潴留，常配伍摩上腹法、束腹法；胸痛、胸闷、气逆上喘、胸肋疼痛，常配伍按肩胛内缘法、按胸骨法。必须注意，此法对胃出血患者忌用。

按：横摩，属于补的手法之一。摩法，在操作时有急、慢的不同。急摩是补法中含有泻的作用在内，缓摩是属于补的作用。横摩是用一手或双手手指或掌心密切接触所选用的软组织部位，作横向的摩动，称作横摩手法。明代医家周于蕃说："摩以去之。"近代推拿医家骆俊昌认为："摩可通血。"实际上是通过摩的动力和摩擦生热，根据热则膨胀、冷则收缩的物理原理，使由于脾胃虚寒而引起的幽门痉挛和胃脘疼痛、腹痛、腹胀、食不下等症状在温热的影响下得以解除。但是在急性或慢性胃炎、胃溃疡以及十二指肠球部溃疡所引起胃痛时，上腹横摩法则不宜应用。

（七）推上腹法

患者仰卧，医者坐或站其头部前方。操作时，以两手拇指掌侧对置，其余四指分置腹部两侧，推动时自剑突下鸠尾穴处下经上、中、下脘至水分穴止，反复直推3~5分钟（图211 推上腹法）。直推时，拇指末节指关节掌侧应着力下推。两手拇指并置推动时用力应均匀一致，用力大小以患者能耐受为度。推动时，主要为两拇指着力，其余两手四指仅起扶定腹部的作用。此法操作时有紧压及微闷胀感，治疗后有局部温热与上腹舒适的感觉。

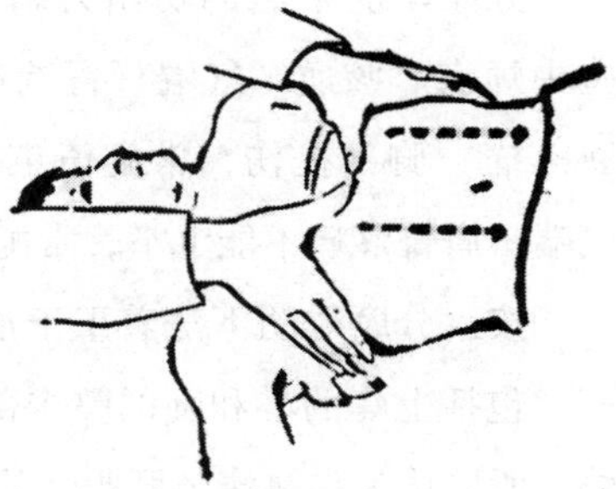

图211 推上腹法

推上腹法的功用为调理脾胃，顺气降逆。主治呃逆上气、胸满短气、胃痛、嗳酸、恶心、呕吐、头昏、头涨、心悸、怔忡、胸肋胀痛等症。临床上，呃逆上气、胸满短气、胃痛、嗳酸、恶心呕吐，常配伍按上腹法，内、外关按法；头昏、头涨、胸肋胀痛、心惊、心悸，常配伍掐太冲法、点按侧胸腹法。必须注意，此法推时可蘸酒，以免擦伤皮肤。溃疡病及饱腹时慎用。

按：推上腹法有顺气降逆的作用，这是因为推动的部位是胃之所在。推的手法有泻的作用。泻是泻胃中停留过久的饮食物。通过向下推动刺激，加强了胃的蠕动，也就促进胃肠的消化吸收功能，促使胃气下降，治疗呃逆上气、嗳酸、恶心、呕吐等胃气上逆的症状。更由于推上腹的沿经穴位，是上脘穴、中脘穴和下脘穴，这三个穴位都属于任脉，位居上腹部的正中线上。如上脘穴在腹部中央的上方一寸处，推动这个穴位，一方面能够直接的刺激胃部，制止胃痛，另一方面上脘是任脉，又是和手太阳小肠经以及足阳明胃经的会穴，根据经络原理，刺激上脘穴，可以影响到胃和小肠两条经脉，起到宣通气血，调和脾胃的作用。中脘穴在脐上四寸，是手太阳小肠经、手少阳三焦经、足阳明胃经，任脉四条经脉的会穴，也是胃的募穴，它是脏腑经气汇集于胸腹部的穴位，所以推动中脘穴有调和中气、止痛、消胀的作用。下脘穴在脐上两寸，是在十二指肠的部位，是任脉和足太阴脾经的合穴。这上、中、下三脘的穴位连起来推动，对任何原因引起的腹部、胸部、胁部疼痛都有较好的效果。不过在临床操作中，要根据不同的病变部位，配合不同的治法。如胸满短气，可配合中府、云门法；腹痛可配合斜摩腹部法，胸痛可配合宽胸法等，才能取得协同作用的效果。

推上腹法、上腹横摩法和上腹摩按法等，都是在上腹部治疗的方法，由于治疗的手法不同，虽然它们都有治疗肠胃病的作用，但都有所偏重，如按上腹法，主要是降胃气，它有制止呃逆、恶心呕吐的作用；推上腹法着重在消除胃中宿滞（注：宿滞即饮、食物较久时间停留在胃内之意），它有泻的作用；上腹横摩法着重在于补脾胃，对脾胃虚寒引起的胃痛、腹胀等有较好的效果；而上腹摩按法则有补脾胃和降胃气的作用。总之，按上腹法是降，推上腹法是泻，上腹横摩法是补，上腹摩按法则是补泻结合。

（八）分摩季肋下法

患者仰卧，医者坐其侧。操作时，以两手四指分置两侧季肋下不容、承满穴处，沿季肋缘自内向外下方摩动，经腹哀至京门穴止，反复分摩 5～10 分钟（图 212 分摩季肋下法）。分摩时，两手用力应均匀而轻柔。此法治疗时及治疗后上腹部均有温热及舒适的感觉。

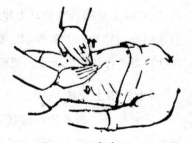

图 212　分摩季肋下法

分摩季肋下法的功用为调中和胃、理气止痛。主治胸胁疼痛、胸中烦满、咳逆、气喘、胃脘疼痛、腹胀、肠鸣等症。临床上，胸胁疼痛、胸部挫伤，常配伍束胸法、摩侧腹法；胸中烦满、咳逆、气喘、肩臂疼痛不能上举，常配伍推侧腹法、分肋法。肝脾肿大患者此法慎用。

按：分摩季肋下法着重于治疗胸胁疼痛。痛是一个自觉症状，胸痛是指胸部发生疼痛的症状而言，包括上焦的心和肺的整个部位；胁痛是指一侧或两侧胁肋疼痛而言。经络理论认为肝胆经走两胁，所以认为胸胁痛与肝胆经的经脉循行受阻有关。

胸痛和胁痛的病因和病理以及治疗原则从祖国医学理论体系上来看，有相似的地方，所以，胸痛和胁痛常合在一起辨证。现代医学中，有很多疾病，例如冠状动脉硬化性心脏病、慢性气管炎、肺气肿、慢性胃炎或者某些神经症，都可能出现胸闷、胁痛的症状。此外，肝痛、胆道感染、干性胸膜炎、肋间神经痛、胸部挫伤等，也可以出现胸胁疼痛的症状。胸胁痛的病因虽然很广泛，但中医认为气滞和血瘀较为多见。而推拿治疗胸胁痛，也多是治疗以气滞和血瘀所引起的症状为主。至于由于肝胆湿热或热毒壅肺，以及其他肺部疾患引起的胸胁疼痛，推拿则不过作为一种辅助治疗方法而已。

气滞与气机的失调有密切的关系，常常由于精神因素的改变，而引起发作或加重。其他如饮食不节，感受外界不正常气候的影响等，都可以影响气机的流通和疏泄而产生气滞。至于血瘀的产生，往往是由于气郁日久的结果。气滞和血瘀，可以同时存在，或者先后出现。当气机流通发生障碍的时候，也可以使血流不畅而产生血瘀。所以，摩季肋下法可以疏通气机、解除肝郁，以消除胸胁病的症状。对肝胃不和引起的胃脘疼痛、腹胀、肠鸣、胸中烦满、呃逆以及气机不畅造成的咳逆、气喘等，也有很好的治疗效果。在临床操作上，胸胁痛可配合宽胸法；胃脘痛和腹胀、肠鸣可配合上腹横摩法；咳逆、气喘配合扩胸法等。

（九）摩按季肋下法

患者仰卧或侧卧，两下肢微屈曲，医者坐其侧。操作时，以一手四指掌侧置季肋下不容、承满穴处，另一手四指掌侧置其相对之背部阳纲、意舍穴处，两手同时向腋中线处合摩，反复操作 5～10 分钟（图 213 摩按季肋下法）。在背部阳纲穴处摩动可配合按法，背部摩动用力应较季肋下为大。此法治疗时背部有酸胀及温热感，治疗后有上腹部舒适感。

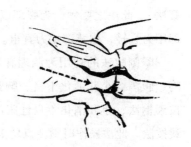

图 213　摩按季肋下法

摩按季肋下法的功用为疏泄湿热、健运脾阳。主治恶心呕吐、呃逆上气、食不知味、胸胁胀满、胸部作痛等症。

临床上，恶心呕吐、呃逆上气、食不知味、胸胁胀满，常配伍摩上腹法、揉足三里法；肩臂疼痛不能上举、胸部作痛，常配伍推按阳明三穴法、按胸骨法。肝脾肿大患者慎用此法。

（十）推侧腹法

患者仰卧或微侧卧，医者站其前方。操作时，以两手拇指掌侧对置于腹部左或右侧之腹哀、关门穴处，其余两手四指分置其两侧，自上向下推动，经大横、天枢、腹结、外陵至归来穴止，反复推动 3～5 分钟（图 214 推侧腹法）。此法之要领，为腹部推动时应缓慢；上腹推动着力应较下腹推动为重；便秘者应着力推左下腹部，用力大小以能耐受为度。推动时，有紧压及微胀感，治疗后有腹部温热及舒适的感觉。

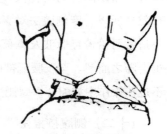

图 214　推侧腹法

推侧腹法的功用为调中理气，助脾运化。主治胸中烦满、呃逆上气、腹痛、便秘、腹胀、胸胁彻背疼痛等症。临床上，腹痛、便秘、腹胀、胸胁彻背疼痛，常配伍下腹横摩法、斜摩下腹法；偏头痛、胸中烦满、呃逆上气，常配伍推偏顶法、宽胸法。在治疗前，应嘱患者先排小便，体弱及腹泻者慎用。推腹时，宜蘸酒以防止擦伤皮肤。

按：推侧腹法在操作中的沿经穴位，都是属于足阳明胃经的经穴。足阳明胃经从头走向足部，行于面的前部、胸腹的前面和下肢的外侧前缘。中医认为脾的功能主运化，它可以将消化后的食物精微上输到心和肺，以生化气和血。胃主要是容纳食物，脾脏胃腑是表里关系。当脾胃功能差，胃中食物停留不下或消化不良时，就会产生胸中烦满、呃逆上气、腹痛、腹胀、便秘等胃肠道的症状。推法的作用，可以疏泄积滞、宣化壅塞，所以有泻胃中积滞和促进胃肠蠕动，加强消化吸收的作用。推法属于推拿手法中的泻法，可以使胃气恢复下降，对胃气上逆而造成的呃逆、恶心、呕吐等有较好的效果。对胸胁彻背疼痛，可配合推背法进行治疗。对便秘患者，着重推动下腹部。经过推动的机械性刺激，加强了大肠的蠕动，所以对大便秘结有很好的治疗效果。

（十一）摩侧腹法

患者侧卧，两下肢微屈曲，医者坐其侧。操作时，以一手四指掌侧置侧腹上部不容、承满穴下，另一手四指掌侧置背部魂门穴处，前后对置，再自上向下合摩侧腹部，操作经大横、腹结至府舍穴止，腰背部操作经意舍至志室穴止，反复摩动 5~10 分钟（图 215 摩侧腹法）。此法之要领，为腹部以摩法为主，腰背部以摩按法为主；腹部用力宜轻，腰背部用力宜重。

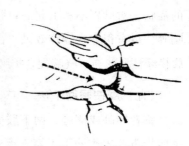

图 215　摩侧腹法

摩侧腹法的功用为调理脾胃、涩肠止泻。主治腹痛、腹胀、肠鸣、腹泻、小儿消化不良、胸胁疼痛、腰骶疼痛等症。临床上，腹痛、腹胀、肠鸣、腹泻，常配伍按天枢法；小儿消化不良性腹泻，常配伍揉长强法；胸胁疼痛、腰骶疼痛，常配伍摩季肋下法、环跳按法。此法操作时须注意勿擦伤皮肤。

按：摩侧腹法和推侧腹法，两法虽有"推"和"摩"一字之差，但是在作用上却有"补""泻"之分。推属于泻，所以推侧腹法除有疏肝理气的作用外，还可以泻胃中宿滞，治疗食物在胃部停留造成的吐酸、打呃等胃气上逆的症状。推泻大肠加强肠的蠕动，可以通畅大便，解除便秘。

摩侧腹法，由于摩有补脾胃的作用，可以调理脾胃，以制止肠鸣和腹泻。在摩侧腹的同时，又摩动腰部的志室等穴位，因之有温肾补脾之效。中医认为，腰为肾之府，肾有命门之火，可以蒸熟水谷，帮助脾胃的消化吸收，如肾阳虚弱，即可产生肾虚腹泻。操作中摩动腰部，可有振奋肾阳的功效。所以，摩侧腹法对腹痛、腹胀、肠鸣、腹泻、消化不良等有很好的治疗效果。又由于胃部的不适常可沿着经脉波及胸部，因此，当改善了脾胃功能的同时，对于胃气上逆造成的胸部不适自然也会随之而解。至于腰骶部的疼痛，通过腰部的直接摩动，对腰骶部的局部不适可起到治疗的作用。不过在操作中如配合横摩骶法，腰骶部的疼痛就可立即减轻或消除了。

（十二）侧腹挤推法

患者仰卧，医者站其头部前方。操作时，以两手拇指分别置于侧腹上部石关及腹哀穴处，自上向下，同时由两侧自外向内挤推腹部肌肉，经大横、神阙至水道、关元穴处止，反复挤推 3~5 分钟（图 216 侧腹挤推法）。施术之要领为两拇指用力应对称，推动宜缓慢，挤推上腹应较挤推下腹用力重。此法操作时有挤压及微胀感，治疗后腹部有温热与轻快的感觉。

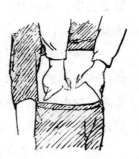

图 216　侧腹挤推法

侧腹挤推法的功用为和胃理肠、破积除满。主治小腹胀满、便秘、胃脘闷胀、腰痛不能俯仰、月经不调、痛经、经闭等症。临床上，小腹胀满、便秘、腹有逆气上攻胃脘部，常配伍束腹法、斜摩下腹法；腰痛不能俯仰、月经不调、痛经、经闭，常配伍揉血海法、揉委中法。挤推时，可蘸酒。对身体瘦削及体弱者、腹泻者，此法均慎用，月经过多者禁用。

（十三）小消气法

患者仰卧，两下肢伸直，医者坐其侧。操作时，以两手拇、食指或两手食、中指掌侧分置两侧髂骨内上缘维道穴处，自上向下摩动经髂骨内缘府舍至气冲穴处，反复操作 5～10 分钟（图 217 小消气法）。施术时，手指应紧靠髂骨内缘摩动，手法宜轻柔，在沿经穴位时可配合点按法。此法治疗时有局部温热感，点按时有酸胀及下肢放射性温热感，治疗后有腹部轻松的感觉。

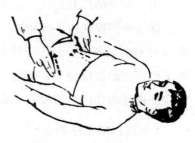

图 217　小消气法

小消气法的功用为活血通经、理气安胎。主治腹胀、腹痛、腹泻、小便难、月经不调、痛经、胎动不安、遗精、早泄、阳痿等症。临床上，腹胀、腹痛、腹泻、小便难，常配伍横摩骶法、摩侧腹法；月经不调、痛经、胎动不安、遗精、早泄、阳痿，常配伍耻骨上横摩法、揉三阴交法。治疗前，应嘱患者先排小便。

（十四）大消气法

患者仰卧，医者坐其侧。操作时，以两手四指掌侧或以一手四指掌侧并置于左或右小腹部近髂骨内缘归来、气冲穴处，用指端长按 1～3 分钟（图 218 大消气法）。长按时，用力应依先轻、后重、再轻的三个步骤进行腹部按压。此法操作时有局部压迫及较大的温热感，并向同侧下肢放射如温热水下流之冲动感觉，治疗后有腹部轻松及下肢温热、有力感。

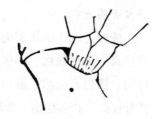

图 218　大消气法

大消气法的功用为消气导滞、通经活血。主治头昏目眩、全腹胀满、胸胁胀痛、小腹疼痛、阴囊上缩引阴茎中痛、下肢瘫痪、经闭、痛经等症。临床上，全腹胀满、胸胁胀痛、头部闷胀、头昏目眩，常配伍推侧腹法、额前分推法；小腹疼痛、阴囊上缩引阴茎中痛、下肢瘫痪、经闭、痛经，常配伍股内侧揉捏法、揉三阴交法。长按前，应嘱患者先排小便。

按：大消气法的作用，主要是消散腹中的积气。在正常情况下，腹内气体的来源和排除是保持相对平衡的。但在病理情况下，食物残渣在结肠内发酵腐败，产生大量气体，而使肠管高度膨胀。肠膨胀时，肠壁的吸收功能和运动功能也都受到影响，所以产生大量的气体，不容易由肠黏膜弥散到血液，也不易通过嗳气或矢气等将肠内的气体排出体外，以致气体大量积聚在肠管里面。肠管进一步膨胀的结果，一方面可以机械地使腹式呼吸受到限制，静脉血回流心脏受到阻碍，而且还可以反射性地引起循环和呼吸机能的改变；另一方面，可以使消化液减少及中枢神经系统机能抑制，所以临床上可以产生全腹胀满、胸胁胀痛和头昏目眩等全身症状。

大消气法的操作，是在下腹部的一侧归来穴和气冲穴部位处进行长按。归来穴在腹下部当任脉的中极穴外二寸处，解剖部位有腹直肌鞘前叶，分布有髂腹下神经，腹壁下动脉，旋髂浅动脉的分支。气冲穴也在下腹部当任脉的曲骨穴外两寸的地方，解剖部位有腹外斜肌肌腱、髂腹下神经、髂腹沟神经，有腹壁下动脉和旋髂浅动脉通过。在经络上，这两个穴位都属于胃经，穴位下面是结肠的位置。通过手法的摩动，兴奋了下腹部局部的神经和血管。机械性的手法刺激，促进了大肠的蠕动，使肠内的气体一方面由肠黏膜弥散到血液中逐渐吸收；另一方面肠蠕动加快，可使腹内的气体由肛门排出，所以大消气法有消气导滞，通经活血的作用。

由于冲脉的经脉是在胃经的气冲穴与足阳明胃经并行，而足厥阴肝经则是沿着大腿内侧到阴毛中，绕过外阴部到达小腹部的。大消气法按压的部位，主要在小腹部的两侧和耻骨联合的上方部位，所以对寒邪凝滞于肝经、任脉造成的小腹胀痛、牵引睾丸坠痛，以及妇科病的经闭、痛经等有效。对下肢瘫痪的治疗作用，则是因为长按气冲穴时，利用短暂的血流冲击力，起到通经活血，改善肢体血液循环的作用，使瘫痪下肢的神经、肌肉等组织获得较好的营养供给，从而收到治疗的效果。

（十五）按腹外侧法

患者侧卧，两下肢屈曲，医者坐或站其侧。操作时，以一手四指掌侧置于腰肌京门处，自后斜向腹外下方摩动 1~3 分钟（图 219 按腹外侧法）；再以两手四指并置于下腹部外侧大横、腹结穴处按压，反复操作 3~5 分钟。施术之要领为由腰斜向腹内下方摩动时用力应从轻从缓；按压时应逐渐增加压力，用力大小以患者能耐受为度。此法治疗时下腹及同侧下肢有温热及酸胀感，治疗后有局部温热及舒适感觉。

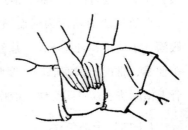

图 219　按腹外侧法

按腹外侧法的功用为温经散寒、理气活血。主治腰痛、腰椎滑脱症、腰椎间盘突出症、增生性脊柱炎、腰部损伤、小腹气逆上冲两胁疼痛、腹痛、肠鸣、泄泻等症。临床上，小腹气逆上冲两胁疼痛、腹痛、肠鸣、泄泻，常配伍按气冲法、束腹法；腰痛、腰椎滑脱症、腰椎间盘突出症、增生性脊柱炎、腰部扭伤，常配伍腰部直摩法、推股后法。对腹胀患者，慎用由腰向腹的推动手法。

按：按腹外侧法，在操作时可分两个步骤。第一个步骤是以手四指掌侧置于京门穴，它是足少阳胆经的经穴，又是肾经的募穴。募穴是指位于胸腹部体表和脏腑生理、病理反应有密切关系的一些反应点。京门是肾经的募穴，也就是肾经经气聚集之处，按压此穴既可疏肝理气，同时又可起到温经散寒的作用；第二个步骤是按压腹部外侧的大横穴和腹结穴，这两个穴位属于足太阴脾经。"按而止之"，就是按压在某一穴位上，手指不要移动之意。因按压时，患者往往感到有一股热气的放散直到局部疼痛的部位，疼痛也就立即停止了。正如《素问·举痛论篇》所讲的："按之则热气至，热气至则痛止。"实际上，这是经过按压刺激穴位，使之得气后，随经气的传导而产生作用的结果。所以对脾胃虚寒引起的腹痛、肠鸣、腹泻等有较好的疗效。

至于小腹气逆上冲，两胁疼痛，是由于肝气偏亢，过于疏泄，影响脾胃所致。中医理论认为是"肝气犯胃"或"肝气犯脾"。它的临床表现，一方面为出现肝气的症状，如头眩、胁痛、易怒、胸闷、小腹胀、脉弦等；另一方面可出现脾胃的不适症状，如上腹疼痛、吐酸水、腹胀、食欲减退、腹泻等。如果病情迁延，较长时间的失却协调，称作"肝脾不和"。按压以上部位可兴奋脾经的功能，抵制肝气的侵犯，从而制止肝气上冲出现的两胁疼痛，消除由于肝盛脾虚而引起的肠鸣、腹泻等脾胃症状。

在按腹外侧法中，由于第一个操作步骤和第二个操作步骤的治疗重点不同，所以，遇到腰部疾病，如腰痛、腰椎滑脱症、腰椎间盘突出症、腰部损伤、增生性脊柱炎等疾病，在操作时偏重于按腹外侧法的第一个操作步骤。遇到由于脾胃虚寒引起的腹痛、腹泻、肠鸣等脾胃症状时，则偏重使用按腹外侧法的第二个步骤。当然，在较复杂的病症中，尚需要其他治法的配合治疗，如腰椎间盘突出症可配合推按棘突旋腰法；腰部扭伤、挫伤配合揉委中法；增生性脊柱炎配合掌分腰法等。

（十六）按髂骨内侧法

患者侧卧，两下肢微屈曲，医者坐其侧。操作时，以左或右手四指掌侧自髂骨上五枢穴起，沿髂骨缘自外向内下方推动至气冲穴止1~2分钟；再以两手四指掌侧置髂骨内侧府舍、归来、气冲穴处，着力向下方按压，反复操作3~5分钟（图220 按髂骨内侧法）。

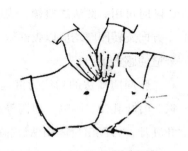

图 220　按髂骨内侧法

施术之要领，为沿髂骨向内下方摩动时，用力应从缓从轻；按压时应逐渐增加压力，用力大小以患者能耐受为度。此法治疗时下腹及下肢有酸胀及温热感，治疗后有腰及小腹轻松与温热的感觉。

按髂骨内侧法的功用为行气活血、温经镇痛。主治下肢瘫痪、坐骨神经痛、髋关节损伤、腰骶部疼痛、风湿性脊柱炎、增生性脊柱炎等病症。对下肢瘫痪、坐骨神经痛、髋关节损伤，常配伍环跳按法、股外侧推法；腰骶部疼痛、风湿性脊柱炎、增生性脊柱炎，常配伍腰横摩法、拿承扶法。

按：临床上，按髂骨内侧法主要是对坐骨神经痛的症状有效。坐骨神经是人体中最长、最粗的周围神经，并且含有大量植物性神经纤维。坐骨神经在臀大肌的深面处，位于环跳穴附近，坐骨神经的疼痛是沿着坐骨神经分布的部位产生疼痛症状。坐骨神经痛多发生在一侧的下肢，可以是急性的，也可以是亚急性的。疼痛开始时在腰部、臀部或髋部，然后向大腿的后侧、腘窝、小腿外侧和足背外侧放散。疼痛的性质多是持续性的钝痛，并在钝痛的基础上，有发作性的刺痛或烧灼痛感觉。在运动、用力、咳嗽、打喷嚏，甚至大便时都可使疼痛加重。为了减轻疼痛，患者站立时，身躯略向健侧倾斜。病侧的下肢，在髋关节、膝关节处微微弯曲，不敢伸直；走路时，病侧的脚跟不敢着地；睡觉时，不敢压着有病的下肢。在坐的姿势转为站立时，要病侧的膝关节先弯曲，然后才能慢慢地站起来。在临床治疗时，除用按髂骨内侧法以外，还要配合按环跳法。由于按髂骨内侧法有行气活血、通经镇痛的作用，所以对髋骨周围的髋关节损伤、腰骶部疼痛都有一定的效果。对脊柱的疾患，如风湿性脊柱炎、增生性脊柱炎，则要根据不同证候，配合使用背部分推法和掌分腰法。

（十七）按天枢法

患者仰卧，医者坐其侧。操作时，以一手拇、食指掌侧分置脐部两旁之天枢穴处，着力长按2~5分钟（图221 按天枢法）。两指分置两侧用力，应力求均匀一致。长按时，应逐步增加压力，以患者能耐受为度。此法操作时有局部紧压及下腹部和两下肢温热或放射性温热感觉，治疗后有腹部温暖及舒适感。

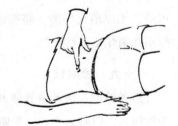

图 221　按天枢法

天枢法的功用为理气健脾、涩肠止痛。主治腹痛、肠鸣、腹泻、食不下、绕脐切痛时上冲心、胸闷、胸痛、下肢萎弱无力等症。临床上，腹痛、肠鸣、腹泻、食不下、绕脐切痛时上冲心，常配伍摩上腹法、脐周团摩法；胸闷、胸痛、下肢痿弱无力，常配伍宽胸法、按气冲法。对便秘患者，此法忌用。

（十八）脐周团摩法

患者仰卧，医者坐其侧。操作时，以掌心置神阙穴上，以脐为中心，先作顺时针方向旋转 5～10 分钟，再作逆时钟方向旋转团摩 5～10 分钟（图 222 脐周团摩法）。用于小儿，多在小儿睡后施用，如能合作的小儿，则随时可用。此法之要领，为团摩手法宜轻柔，旋转团摩频率宜慢，向每一方向旋转团摩均应以腹部微汗为度。治疗时及治疗后，腹部均有温热及舒适的感觉。

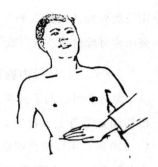

图 222　脐周团摩法

脐周团摩法的功用为健运脾阳、和胃理肠。主治消化不良、食欲不振、时吐乳汁、肠鸣、泄泻等症。临床上，小儿消化不良、食欲不振、时吐乳汁，常配伍推膈俞法、推侧腹法；腹痛、腹胀、肠鸣、泄泻，常配伍按天枢法、摩侧腹法。此法注意事项为在吃饭一小时后方可施行。

按：脐周团摩法，是医者用掌心置于脐部，作顺时针和逆时针的旋转团摩。临床主要用于肠胃消化和吸收不良的患者。尤其是对于小儿消化不良，效果尤为显著。

这里的消化不良是指对非肠道感染或病因不明的消化不良而言。临床上常以腹泻为主，有时可伴有食欲不振，时吐乳汁，腹痛、腹胀、肠鸣等症状。对于消化不良的产生原因，现代医学认为是乳幼儿消化系统不成熟、功能不完善、神经调节作用差、胃酸与消化酶分泌较少、酶的活力低等。如果再加上饮食失调、气候变化等不利因素，造成胃肠道功能的紊乱，食物不能被完全分解，产生有毒的中间产物，刺激肠壁使蠕动增快，肠内的水分吸收不全，在临床上表现为单纯性的消化不良性腹泻。

脐周团摩法，可以加强对肠胃神经的调节，促进肠道的消化作用，以及对营养和水分的吸收，所以对消化不良性腹泻有较好的治疗作用。这种治疗方法在操作时，医者可用两手掌心相互摩擦，使掌心发热后，再放置在患儿脐上，做旋转团摩。操作时，最好在婴儿熟睡时进行。较大的小儿则可采用引逗的方法，争取合作。在对症治疗上，如伴有食欲减退、经常吐乳的患儿，可配合推上腹法；伴有腹胀、肠鸣的患儿，可配合大消气法等。此外，脐周团摩法，对成年人胃肠神经功能紊乱患者亦可应用。

脐旁横摩法、脐部挤推法和脐周团摩法，这三个治法的部位，都是以脐部为中心进行手法治疗。但三个治法的不同点是：脐旁横摩法重点是针对虚证引起的腹胀；脐部挤推法重点是针对胃肠道有积滞，用以消气导滞；脐周团摩法的重点则是针对小儿的生理特点进行健运脾阳、和胃理肠，以治疗小儿消化不良性腹泻。

（十九）揉脐法

患者仰卧，医者坐其侧方。操作时，以一手手指（拇、食指或食、中、无名指面），掌根或掌心置神阙穴，以脐为中心，先做顺时针旋转，再做逆时针旋转，仅在表皮施术，不带动深层组织。

揉脐法的功用为温阳散寒、补益气血、健运脾阳、和胃理肠、消食导滞，主治小儿消化不良、食欲不振、食积、腹胀、腹痛、腹泻、便秘、肠鸣、吐泻等症。

（二十）狮子滚绣球法

患者仰卧位，医者站其侧，身体略前倾。操作时，双手拇指自然伸直，余四指并拢略屈曲，呈半圆形，以尺侧小鱼际及掌根部着力于患者腹部正中，进行顺时针或逆时针旋转滚揉，并逐渐扩大范围，形似狮子双掌滚球之状，连续操作 3～5 分钟。双手用力要轻柔、均匀一致而有节奏，不可挤压、按扣或暴力施术。一般左旋为补，右旋为泻，保健按摩则可用平补平泻手法。

（二十一）脐部挤推法

患者仰卧，医者站其头部前方。操作时，以两手拇指掌侧分置脐上两侧滑肉门穴处，其余四指分置腹部两侧，自上向下，同时自外向内将腹部肌肉挤推 2～5 分钟（图 223 脐部挤推法）。施术之要领为两手挤推时，两侧用力应对称；挤推时，主要为两拇指掌侧用力，其余两手四指仅起稳定拇指的作用，用力大小以皮肤微红为度。此法操作时有挤压及微胀感，治疗后有局部温热与腹部轻松的感觉。

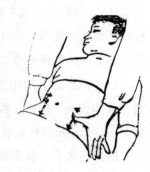

图 223 脐部挤推法

脐部挤推法的功用为调理肠胃、消气导滞。主治腹胀、便秘、心中烦满、月经不调、痛经等症。对腹痛、腹胀、绕脐疼痛、腹泻、食不下、腹部手术后肠粘连、麻痹性肠梗阻，常配伍脐周团摩法、斜摩下腹法；月经不调、痛经、产后腹痛、心中烦满、高血压病，常配伍下腹横摩法、揉三阴交法。必须注意，在挤推时应蘸酒，防止擦伤皮肤。体弱或腹泻者此法慎用。

按：脐部挤推法，施用的手法是挤推。挤推是医者用两手拇指分别置于腹部的两侧，自外向内挤按肌肉，再缓缓向下推动。挤推在推法中是较重的刺激手法，主要用于实证，有泻的作用。挤推时，两手拇指是放置在腹部两侧的足太阴脾经。脾经在腹部的循行部位，是距离脐旁约 3.5 寸的位置。自外向内的挤推，可以影响距脐旁两寸的足阳明胃经和奇经八脉中的冲脉。冲脉的循行是起于小腹内（胞中），沿着脊椎骨内部上行，同时由阴部的两侧气冲穴开始，夹脐两旁向上，到胸部而止。挤推手法刺激足阳明胃经和足太阴脾经，所以有调理脾胃、消气导滞的作用。

中医认为脾胃为后天之本，人出生后，主要依赖脾胃功能的健全，以保证生长、发育的需要，而其中更为重要的是脾。因为饮食的精微是依靠脾的消化吸收，并输送到脏腑和人体各部，使之获得营养的。所以说，脾主"后天"。后天可以单指脾，也可指脾胃并重。营养不良或发育不良，多称为"后天失调"。脾和胃是脏腑之间的表里关系，它们通过脾和胃经络之间的联系和生理功能的相互配合而体现的。在治疗脾或胃病时，有时可以通过这种脾胃相合或脾胃相表里的关系而互相影响。脾主升、胃主降，胃喜燥、脾恶湿，这种同一消化作用的相互协调，饮食才能消化和吸收。当脾胃功能有障碍，使饮食物停留在肠胃之中，临床上就会出现腹胀、食欲减退、心中烦满、便秘等症状。用腹部挤推的强刺激，一方面可以兴奋脾胃的功能，使滞留在肠胃的食物得以消化；另一方面，挤推在腹部的刺激，促进了肠胃的蠕动，对食物营养的吸收加强，对食物的残渣也容易通过肠道排出，因而可解除便秘的症状。

挤推又可影响冲脉，冲称又称太冲脉，因为它能调养女子的月经和胞胎而得名。《内经·素问·上古天真论》曰："女子二七而天癸至，任脉通，太冲脉盛，月事以时下，故有子。"所以，冲脉和月经来潮的正常与否有一定关系。通过挤推腹部刺激冲脉，自然就可以对月经不调和痛经起到调整的作用。但要注意的是，挤推毕竟属于较强的刺激，虽然可以取得消气导滞的效果，但破气作用较强。所以这个治法在操作后，常配伍合腹部斜摩法，达到泻而不伤的目的。

(二十二) 脐旁横摩法

患者仰卧，医者坐其侧。操作时，以手四指或两手指掌侧并置于腹部左或右侧大横、腹结穴处，经天枢、外陵至对侧大横、腹结穴处止，反复横摩2~5分钟（图224 脐旁横摩法）。横摩在大横、腹结穴处时，用力应较重，近脐旁周围摩动时用力应轻柔。此法治疗时有牵扯及微胀感，治疗后有局部温热及肠鸣增加的感觉。

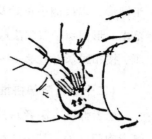

图224 脐旁横摩法

脐旁横摩法的功用为温补脾肾、调中和胃。主治头晕目眩、胃脘疼痛、腹部胀满、肠鸣、腹部积气、食欲减退、虚寒便秘等症。对腹部胀满、肠鸣、腹部积气、食欲减退，常配伍推侧腹法、大消气法；头晕目眩、胃神经痛，常配伍摩上腹法、分腰法。

按：临床上，脐旁横摩法对腹部积气、腹部胀满的症状有较好的治疗作用。腹胀是指胃肠道里有过多的气体积存，而使胃肠充气，腹部胀大而言。正常人胃肠道也有气体存在，但是气体的来源和去路都维持在相对平衡的状态之中，所以正常人没有腹胀的表现。但若气体来源增多，而气体的吸收和排出功能发生障碍，如胃肠运动的功能减弱时，就破坏了胃肠道气体的平衡，使过多的气体积存在胃肠道，从而造成腹胀。但应指出的是，临床上，引起腹胀的因素往往不是孤立的，而是互相影响，或者是几个因素同时存在的。

脐旁横摩法主要是对虚证引起的腹胀有效，在操作中应根据证候配合大消气法，才能获得满意的效果。由于脐部横摩法是属于温补脾肾的一种治法，所以除可消除腹部胀满外，对脾胃虚寒引起的胃脘疼痛、食欲减退、便秘也有较好的作用。但在操作中，还要分别不同的证候配合其他治法，如胃脘痛、食欲减退等，可配合按上腹法；虚寒便秘，可配合摩侧腹法；对有腹胀、肠鸣的证候，可配合点按侧胸腹法等。

(二十三) 摩脐旁法

患者仰卧，医者坐其侧。操作时，以两手四指掌侧分置脐旁天枢穴处，自上向下经外陵、大巨至水道穴止，反复摩动5~10分钟（图225 摩脐旁法）。两手四指在操作时，应轻缓而均匀的摩动。此法治疗时局部有舒适感，治疗后腹部有温热的感觉。

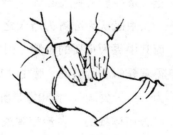

图225 摩脐旁法

摩脐旁法的功用为理气健脾、通络缓痛。主治腹满、胃脘部疼痛、恶心呕吐、不思饮食、胸背相引而痛、喘咳、腹泻等症。临床上，腹满、胃脘部疼痛、恶心呕吐、不思饮食，常配伍上腹横摩法、推膈俞法；胸背相引而痛、喘咳、腹泻，常配伍背部斜摩法、摩侧腹法。

(二十四) 按腹中法

患者仰卧，医者坐其侧。操作时，以拇指或手指掌侧并置于上腹部上脘穴处，沿腹正中线向下点按，经中脘、下脘、水分、气海、关元、曲骨穴止，反复操作5~10分钟（图226 按腹中法）。施术之要领，为上腹疾患以点按"三脘"为主；下腹及下肢疾患以点按水分、气海、关元穴为主；生殖系统疾患以点按曲骨

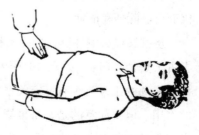

图226 按腹中法

穴为主。在点按上腹部穴位时有酸胀感，点按水分穴及下腹部位时有酸胀及温热放射至下肢的感觉。

按腹中法的功用为健运脾胃、温肾壮阳。主治胸闷，胸痛，咳逆上气，胃痛，急、慢性胃炎，溃疡病，月经不调，闭经，产后腹痛，痛经，阳痿不举，遗精，早泄等症。临床上，胸闷，胸痛，咳逆上气，胃痛，急、慢性胃炎，溃疡病，常配伍摩上腹法、推侧腹法；月经不调、闭经、产后腹痛、痛经、阳痿不举、遗精、早泄、常配伍下腹横摩法、推下腹法。

（二十五）腹直肌横摩法

患者仰卧，医者坐其侧。操作时，以一手或两手四指并置左或右侧腹直肌上缘，自其内缘向外缘横摩；再自幽门穴平高处顺腹直肌向下腹部之横骨至归来穴止，反复横摩 5~10 分钟（图 227 腹直肌横摩法）。施术之要领为横摩腹直肌时，脐上部分应较脐下部分用力为大；在腹直肌内外缘摩动用力宜轻，肌腹处摩动用力应稍大。此法操作时患者有拨拉肌肉及微酸胀感，治疗后有腹部舒适、增益精神的感觉。

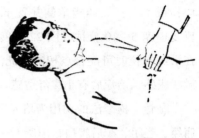

图 227　腹直肌横摩法

腹直肌横摩法功用为调理脾胃、解郁顺气。主证治腹肌拘急、胁下积气、不思饮食、腹部闷胀、头昏、头痛、胸中烦闷、气逆上喘等症。临床上，腹肌拘急、胁下积气、不思饮食、腹部闷胀，常配摩上腹法、推膈俞法；头昏、头痛、胸中烦闷、气逆上喘，常配摩季肋下法、分肋法。必须注意，此法治疗前应嘱患者先排小便，以免损伤膀胱。

按：腹直肌横摩法，是以横摩的手法摩动腹部肾、胃、脾经经脉在腹部循行的一段。其中肾的经脉行于下肢内侧后缘，上行进入脊内，连属肾脏，并和相表里的膀胱联络，在腹部体表的经脉是在腹正中线旁开五分处。胃经的经脉穿过横膈后连属于胃腑，又与相表里的脾脏联络，在腹部体表的经脉在腹正中线旁开二寸。脾经的经脉行于股内侧进入腹内，连属脾脏，与相表里的胃腑联络，在腹部体表的经脉位于腹正中线旁开四寸处。这两脏一腑的功能和病理变化是肾主水，肾阴虚则虚火上炎，肾主纳气，肾虚摄纳无权，上逆为喘；脾主运化，是后天气血生化之源，如脾虚不运，可使湿邪留滞，产生四肢困重的症状；胃主纳、主四肢肌肉。

在腹直肌内、外缘横摩，直接刺激肾、脾两脏的经脉，在腹直肌肌腹处横摩，则直按刺激胃腑的经脉。轻摩属于补法中之补法，轻摩脾、肾的经脉有调理脾胃，温肾助阳的治疗作用，故对肾不纳气引起的喘逆上气以及脾虚引起的腹部闷胀等有治疗效果；在胃经经脉循行部位着力横摩，为补法中之泻法。胃为多气多血之府，着力横摩可消其余以补不足，故除对胃中宿滞引致之脘腹胀满有一定治疗作用外，对下肢萎软无力也有疗效，如与推侧腹法、下肢揉捏法合用，作用将更增强。

（二十六）按气冲法

患者仰卧，两下肢伸直，医者坐其侧。操作时，以两手拇指掌侧分置下腹部两侧气冲穴处，或两手四指掌侧分置气冲、急脉穴处，或两手拇指掌侧分置气冲、急脉穴处，长按 2~5 分钟（图 228 按气冲法）。长按时，应依先轻、后重、再轻的步骤进行。每次按压，均待腹及下肢有发热感时止。此法治疗时有两下肢放射性温热感，治疗后下肢及小腹部有温热轻松的感觉。

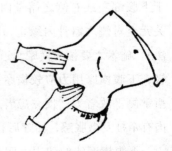

图 228　按气冲法

按气冲法的功用为行气活血、温通筋脉。主治头昏、头痛、视物模糊、胸闷、胸痛、腹胀、气喘、下肢疼痛、行走无力、下肢麻木瘫痪等症。临床上，头昏、头痛、视物模糊、胸闷、胸痛、腹胀、气喘，常配伍推侧腹法、下肢揉捏法；下肢疼痛、行走无力、下肢麻木瘫痪，常配伍拿股内肌法、膝引伸法。

（二十七）耻骨上横摩法

患者仰卧，两下肢伸直，医者坐其侧。操作时，以一手之食、中指或二、三、四指掌侧并置于小腹部左或右侧归来、气冲穴处，反复横摩5～10分钟（图229 耻骨上横摩法）。施术之手法宜轻柔，在沿经穴位时可配合点按法。此法治疗时有局部温热感，点按时有微酸胀感，治疗后有小腹舒适感。

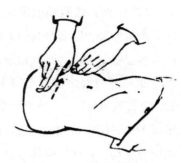

图229 耻骨上横摩法

耻骨上横摩法的功用为培元助气化、通经止痛。主治月经不调、痛经、经闭、产后腹痛、阳痿不举、小便难、腰骶部疼痛、髋关节损伤、下肢麻木瘫痪等症。临床上，月经不调、痛经、经闭、产后腹痛、阳痿不举、小便难，常配伍小消气法、斜摩下腹法；腰骶部疼痛、髋关节损伤、下肢麻木瘫痪，常配伍揉骶髂法、推股后法。在治疗前，应嘱患者先排小便。月经过多时此法慎用。

（二十八）推下腹法

患者仰卧，两下肢伸直，医者站其前。操作时，以两手拇指掌侧对置于脐下阴交穴处，其余四指分置腹部两侧，自上向下逐步推动经石门、关元、中极至曲骨穴止，反复操作2～3分钟（图230 推下腹法）。推下腹时，用力应较推上腹为轻，耻骨上方用力宜轻柔。此法治疗时下腹有紧压及温热感，治疗后有腹部温热及轻松的感觉。

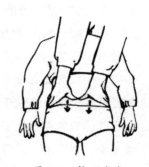

图230 推下腹法

推下腹法的功用为培元助气化、清利湿热。主治腹痛、腹胀、小腹痞满、腹肌拘急、挟脐急痛、月经不调、痛经、产后腹痛等症。临床上，腹痛、腹胀、小腹痞满、腹肌拘急、挟脐急痛，常配伍按气冲法、大消气法；月经不调、痛经、产后腹痛，常配伍耻骨上横摩法、小消气法。治疗前，应嘱患者先排小便。月经过多者此法慎用。

（二十九）下腹横摩法

患者仰卧，医者坐其侧。操作时，以手指或两手四指掌侧并置于下腹部左或右侧之髂骨内缘的五枢、府舍穴处，经水道、气穴、关元至对侧之髂骨内缘止，反复横摩5～10分钟（图231 下腹横摩法）。施术之要领为横摩水道、气穴处，用力宜稍重，其余部位应稍轻；下腹横摩用力应较横摩上腹轻；横摩时手掌部微向上抬起，手指掌侧平放着力；便秘患者左侧横摩用力应重。此法治疗时下腹肌肉有牵扯及微胀感，治疗后有小腹轻松及温热的感觉。

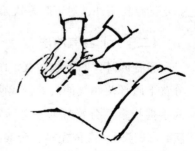

图231 下腹横摩法

下腹横摩法的功用为调补下焦气机、益元振阳。主治小腹胀满、肠疝痛、小便困难、遗精、阳痿、早泄、月经不调、痛经、慢性盆腔炎、慢性附件炎等症。临床上，小腹胀满、肠疝痛、小便困难，常配伍股内抚摩法、小消气法；遗精、阳痿、早泄、月经不调、痛经、慢性盆腔炎、慢性附件炎，常配伍耻骨上横摩法、揉血海法。

（三十）下腹摩按法

患者仰卧，两下肢伸直，医者坐其侧。操作时，医者以一手或两手四指并置于下腹部之阴交、中注穴处，自上向下经关元、气穴至曲骨、横骨穴止，反复摩按3~5分钟（见图232下腹摩按法）。下腹部摩按时，用力应轻柔。此法操作时有牵扯及沉重感，治疗后有下腹温热及舒适感。

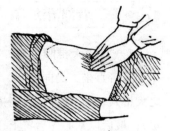

图232 下腹摩按法

下腹摩按法的功用为培肾固本、清利湿热。主治腹肌拘急、小腹疼痛、腹胀、肠鸣、恶心呕吐、食欲减退、头昏、头痛、耳鸣、耳聋、视物不明、下肢酸软等症。

临床上，腹肌拘急、小腹疼痛、腹胀、肠鸣、恶心呕吐、食欲减退，常配伍推上腹法、斜摩下腹法；头昏、头痛、耳鸣、耳聋、视物不明、下肢酸软，常配伍推正顶法、大消气法。治疗前，先嘱患者先排小便。月经期间此法应慎用。

（三十一）斜摩下腹法

患者侧卧，两下肢微屈曲，医者坐其侧。操作时，以一手四指掌侧置髂前上嵴处，另一手置髂骨内上缘维道穴处，自上向内下方经府舍、归来、气冲穴止，反复交替斜摩5~10分钟（图233斜摩下腹法）。施术之要领为斜摩时可配合按法，斜摩侧腹部用力较摩少腹部时用力稍大。此法治疗时有酸胀及牵扯样感，治疗后下肢、腰骶部与下腹部有温热及轻松的感觉。

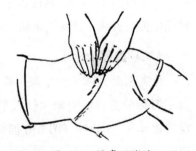

图233 斜摩下腹法

斜摩下腹法的功用为调补下焦气机、温通经脉。主治头昏目眩、全腹胀满、胸胁胀痛、小腹疼痛、阴囊上缩引阴茎中痛、下肢瘫痪、经闭、痛经等症。临床上，腹胀、小腹气逆上冲胸胁疼痛，常配伍脐部挤推法、束腹法；下肢麻木瘫痪、尿潴留、慢性盆腔炎、附件炎、月经不调，常配伍下腹横摩法、推下腹法。

（三十二）按下腹法

患者仰卧，医者坐其侧。操作时，以手四指或两手四指掌侧并置脐旁之肓俞穴，自上向下逐步点按经四满、大赫至横骨穴止，反复按压2~3分钟（图234按下腹法）。施术之要领为下腹点按应较上腹点按用力小；点按时宜着力，但应缓慢下移。此法操作时患者有酸胀及沉重感，治疗后有局部温热及下腹舒适感觉。

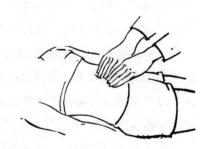

图234 按下腹法

按下腹法的功用为补肾祛湿、固本培元。主治月经不调、痛经、经闭、慢性盆腔炎、小便不利、遗精、早泄、阳痿、腰骶疼痛、下肢麻木瘫痪、坐骨神经痛等症。临床上，月经不调、痛经、经闭、慢性盆腔炎、小便不利、遗精、早泄、阳痿，常配伍耻骨上横摩法、揉三阴交法；腰骶疼痛、下肢麻木瘫痪、坐骨神经痛，常配伍揉命门法、揉骶髂法。治疗前，应嘱患者先排小便。

第四节 背腰部治法

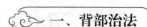

（一）揉大椎阳关法

患者直坐，头向前倾，医者坐其侧。操作时，以拇指掌侧揉背部上方之大椎穴 1～3 分钟，再指揉腰部之阳关穴 1～3 分钟（图 235 揉大椎阳关法）；最后以掌心先后置上述两穴上，作旋转团摩 3～5 分钟。施术之要领为指揉大椎穴应较指揉阳关穴用力稍大，团摩时动作应缓慢而有力，以皮肤微汗为度。此法指揉时有局部酸胀感，团摩时有温热感，治疗后有腰背肌肉及腹部舒适感觉。

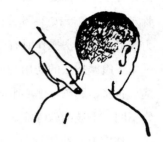

图 235 揉大椎阳关法

揉大椎阳关法的功用为疏风散寒、温补脾肾。主治颈椎病、头痛、颈肌拘急、肩背疼痛、上肢麻木疼痛、胸痛、心悸、咳逆上气、肠痉挛性疼痛等症。临床上，颈椎病、头痛、颈肌拘急、肩背疼痛、上肢麻木疼痛，常配伍推按阳明三穴法、捏颈肌法；胸痛、心悸、咳逆上气、肠痉挛性疼痛，常配伍捏合谷法，揉足三里法，内、外关按法。团摩时，注意勿擦伤皮肤。

（二）推膈俞法

患者俯卧，两手握拳置于锁骨下，医者站其头部前方。操作时，以两手拇指分置脊柱两侧大杼穴平高处，向下经肺俞、心俞、膈俞穴止，反复推动 3～5 分钟（图 236 推膈俞法）。推动时，两拇指用力须均匀而缓慢，以皮肤微红为度；推动后，在沿经穴位处可配合指揉法；推动背部皮肤，应不使有皱折。此法操作时局部有温热感，指揉穴位时有酸胀感，治疗后有背部温热及心胸舒畅与上腹部轻松的感觉。

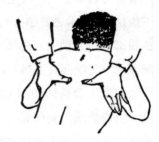

图 236 推膈俞法

推膈俞法的功用为宣热疏风、调理脾胃。主治腹痛、腹胀、嗳气、吐酸、呃逆、呕吐、食欲不振、头昏、目眩、心悸、怔忡、烦躁不安等症。临床上，腹痛、腹胀、嗳气、吐酸、呃逆、呕吐、食欲不振，常配伍摩上腹法、束腹法；头昏、目眩、心悸、怔忡、烦躁不安，常配伍推正顶法、掐太冲法。注意事项为皮肤干燥及瘦削者宜蘸酒以防止擦伤皮肤。

按：推膈俞法，是医者用两拇指分置在脊柱的两侧大杼穴平高处，向下沿着足太阳膀胱经脉，在背部的循行线上推动以及在有关穴位上进行指揉。在推动时，重点着力在肺俞、心俞和膈俞穴部位。经络学理论认为背部的俞穴可直接与其相应的脏腑相联系，内外相应，为其脏腑精气转输出入、聚结于体表之所在。

本法的作用有四：一是推动肺俞穴的部位有宣热疏风的作用，以增强肺脏的清肃之气，而达到化痰止咳的目的；二是由于脾阳不运，生湿生痰，肺气上逆不顺的内伤咳嗽等，推肺俞穴后加以揉的手法，再配合按胸骨法即有较好的治疗作用；三是心俞和心脏相联系，是转输心脏精气、内外相应之所在，所以推拿心俞穴的部位，可以统治一切心病，对心悸、怔忡、烦躁不安、头昏目眩等有一定作用，在操作中配合内、外关按法，可以起到协同增强的效果；四是对由于脾气虚弱引起的腹痛、腹胀、食欲不振以及胃气上逆的吐酸、呃逆、嗳气、呕吐等症状，着重用推法刺激膈俞穴的部位，有较好的作用；如治疗中再配合推上腹法，则可起到背腹相应的治疗效果。

（三）指揉曲垣法

患者直坐或俯卧，医者坐或站其侧。操作时，以拇指置左或右侧肩胛冈上方之曲垣穴处，其余四指置肩上固定后，再以拇指揉3～5分钟（图237 指揉曲垣法）。施术之要领，为指揉皮肤以局部微红为度；指揉后，可配合拇指长按法。

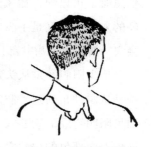

图237　指揉曲垣法

此法治疗时有酸胀及温热感，可放射至颈项、肩臂及手指；治疗后有颈背及上肢舒适的感觉。

指揉曲垣法的功用为通经活络、行气止痛。主治颈项强痛、肩背冷痛麻木、肩不能举、头痛、头昏、眩晕、恶心、呕吐等症。临床上，颈项强痛、肩背冷痛麻木、肩不能举，常配伍揉风池法、揉天井法；头痛、头昏、眩晕，恶心、呕吐，常配伍内、外关按法，按脊中法。为防止擦伤皮肤，操作时可蘸酒。

（四）按肩井法

患者仰卧，两下肢伸直，两上肢平放于床上，医者坐其侧。操作时，以一手扶定患者左或右侧上臂，另一手四指末节掌侧置于左或右侧肩井穴处，着力长按3～5分钟（图238 按肩井法）。施术之要领，为按压时主要是指端在穴位上将肩部肌肉用力向上托起；按压后可配合指揉法，以消除按压后之不适。此法操作时，患者有局部沉重、酸胀的感觉，并放射至同侧下肢有微胀感。

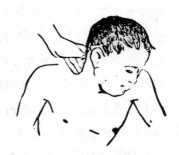

图238　按肩井法

按肩井法的功用为豁痰开窍、通络止痛。主治头颈痛、颈项强痛、肩背部疼痛、肩臂痛、精神不振、中风气塞、痰涎上涌不语等症。临床上，头颈痛、颈项强痛、肩背部疼痛、肩臂痛，常配枕后斜推法、按肩髎法；精神不振、中风气塞、痰涎上涌不语，常配掌推肩胛法、按百会法。

（五）拿肩井法

患者坐位，医者坐或站其后方。操作时，以手四指置肩后或两手四指掌侧置肩后，拇指掌侧置肩井穴处，着力向上拿提2～3分钟（图239 拿肩井法）。施术之要领，为手法用力大小，以患者能耐受为度。拿提后，可继用较轻柔的指揉手法，以消除拿提法后之不适。此法治疗时有局部沉重、酸胀感，治疗后同侧肩、背、颈项及上肢有轻松舒适感，如拿两侧肩井穴，则有头脑清爽、增益精神的感觉。

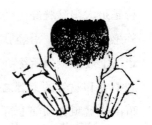

图239　拿肩井法

拿肩井法的功用为通经活络、豁痰开窍。主治颈部扭伤、颈椎病、肩臂疼痛、头昏头痛、四肢困倦、偏瘫等病症。另外，拿肩井法亦称之为"总收法"，即推拿治疗常以此法结束，因之此法除有局部治疗作用外，还有全身治疗作用，能使精神振奋。临床上，颈部扭伤、颈椎病、肩臂疼痛，常配伍推按阳明三穴法、按巨骨法；头痛头昏、四肢困倦、偏瘫，常配伍揉足三里法、掐太冲法。

按：肩井穴在斜方肌的部位，其中有锁骨上神经和副神经分布，血脉有肩胛上动脉和颈横动脉；在功能上副神经有抬肩、耸肩的作用。肩臂的营养供给又和肩井部位分布的神经血管有密切关系，所以对颈肩部的疾病，如颈部扭伤、颈椎病、肩臂部疼痛、上肢瘫痪等有很好的作用。在治疗颈部疾患时，可以配合揉风池法。对肩臂部疾病，可配合推按阳明三穴法。此外，肩井穴属于足少阳胆经的穴位，它又是手少阳三焦经、足少阳胆经、足阳明胃经以及奇经八脉中的阳维脉等四条经脉的会穴。所以拿提肩井部位，对人体全身都有影响。

足少阳胆经是从头走到足部，在头部是行在头部的一侧。在头颈部的循行可分为三条支脉：一条是从眼外角的瞳子髎穴到缺盆的经脉；一条是耳后到眼外角的经脉；还有一条是从眼的外角下行到足阳明胃经的大迎穴。它和手少阳三焦经会合以后，再到眼眶下缘，下行到颊车穴，再经颈部到锁骨上面部位的缺盆穴。由于胆经在头部一侧分布的穴位比较多，所以拿提肩井时，通过足少阳胆经这条经脉在头部循行的关系，对头痛、头昏，特别是偏头痛以及偏瘫有较好的疗效。如在操作中与额前分推法联合应用治疗头部疾病，更可收到相得益彰的治疗作用。

（六）背部分推法

患者俯卧，医者坐或站其头部前方。操作时，以两手拇指分置脊柱两旁大杼穴平高处，其余四指置其两侧，自内向外下方沿背部肋间隙分推至腋中线止，自上向下至胃俞穴平高处止，反复操作 3~5 分钟（图 240 背部分推法）。施术之要领为分推法时患者应自由呼吸，分推时手法宜轻柔、均匀而有力；在脊柱两侧分推时，着力宜稍重，稍近腋中线处，用力应逐渐减轻。此法治疗时有背部温热及微胀感，治疗后有精神振奋及呼吸轻松的感觉。

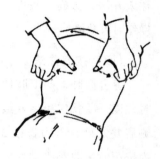

图 240 背部分推法

背部分推法的功用为解表退热、祛风清眩。主治外感风寒、头昏、枕部疼痛、颈项强痛、腰背疼痛、肩臂不能上举等症。临床上，外感风寒、头昏、枕部疼痛，常配伍脊背拿提法、揉风池法；颈项强痛、腰背疼痛、肩臂不能上举，常配伍按巨骨法、推背法。背部分推时注意勿用蛮力，防止损伤肋骨。

按：背部分推法，是从脊柱的两侧沿着肋间隙进行分推，它有解表清热的作用。背部的经脉循行是足太阳膀胱经。经络学理论认为太阳经主表，太阳经循行于头部、颈项部、背部和腰部，所以外感风寒之后，沿经脉循行所经过的部位发生疼痛。手太阳小肠经的经脉循行是从手走到头部，行走于上肢伸侧的后缘、颊部和耳前。它从手小指尺侧指甲旁的少泽穴开始，经腕部到肘关节的尺骨鹰嘴突和肱骨的上髁之间，向上沿着上臂外侧后缘到肩关节，环绕肩胛到肩上，向前行进入缺盆；再由缺盆顺着颈部上行，经过面颊，止于耳前的听宫穴。由于足太阳与手太阳经脉相通的关系，所以在风寒病邪侵犯太阳经脉时，太阳经脉所经过的部位就会出现病变，临床上有头昏、枕部疼痛、颈项强痛、腰背疼痛，以及肩臂不能上举等症状。

在治疗操作中，除用背部分推法以解表退热、祛风清眩之外，对不同的症状，要配伍其他治法，才能取得良好的治疗效果。如头昏较重，可配合揉太阳法；如以枕部疼痛和颈项强痛为主，可配合揉风池法；如以腰背疼痛为主，配合脊背拿提法；肩臂疼痛引致肩臂不能上举时，可配合推上臂三阳法等，方可获得满意效果。

（七）按肩胛内缘法

患者侧卧，头向后仰，收腹挺胸，左或右上肢后伸，医者坐其侧。操作时，以手拇指置于左或右侧肩胛内侧脊柱缘上方肩中俞穴处，着力点按，并逐步沿肩胛内缘下移经魄户、膏肓至肩胛下角内缘止，反复操作3~5分钟（图241 按肩胛内缘法）。施术之要领为点按时宜迎随患者呼吸，点按时机在呼气时；点按时，也可使患者用力咳嗽，随咳声向前按压；点按后，可配合局部抚摩或空拳轻揉，以消除点按后之不适。此法操作时局部有酸胀感，治疗后有心胸舒畅及增益精神的感觉。

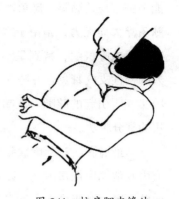

图 241 按肩胛内缘法

按肩胛内缘法的功用为通宣肺气、回阳救逆。主治心悸、怔忡、胸痛、眩晕、恶心、呕吐、呃逆，以及呼吸困难、脉微欲绝之急救等症。临床上，心悸、怔忡、胸闷、胸痛、眩晕、恶心、呕吐、呃逆，常配伍按中府云门法、揉劳宫法；用于呼吸困难、脉微欲绝之急救，常配伍捏合谷法、拿肩井法。

按：按肩胛内缘法，主要是治疗心脏疾患所引起的心悸、怔忡、胸闷胸痛、呼吸困难、脉微欲绝的症状。心悸是自觉心脏悸动不安的病证，一般多呈阵发性，常因情绪波动或劳累过度而发作。中医认为心血不足、心阳虚弱、肾阴亏损，或因水饮内停、瘀血、痰火等引起。但是，症状虽然是心悸，但由于病因的不同，伴随的症状也就不同。临床上要辨证地配合其他治法，才能取得较好效果，如因惊恐、恼怒而引起发作，称为"惊悸"，但它多先有心气内虚的内在因素，在操作中，应配合按内、外关法。如是心血不足引起心悸的，伴随症状有面色萎黄，头晕目眩等，在操作中，应配合脐周团摩法。如由心阳衰弱引起，伴随症状有面色㿠白、头晕、精神差、倦怠无力、四肢不温、怕冷等，在操作中，应配合点按背肋法。总之，要根据临床表现，辨证地配合运用各种不同治法，才能取得满意的疗效。

（八）掌推肩胛法

患者直坐或侧卧，医者站或坐其侧。操作时，以一手拿定患者左或右肩，并向后方掀扳，另一手用掌根推自肩中俞穴沿肩胛脊柱缘经膏肓穴，向外下方斜推至腋中线止，反复掌推2~3分钟（图242 掌推肩胛法）。施术之要领为操作时患者头向后仰，向前挺胸；在掌推至膏肓穴处时应着力推动，并同时使患者咳嗽；在肩胛上部掌推时，用力应较肩胛下部为重。此法治疗时有重压感，治疗后有呼吸舒畅及增益精神的感觉。

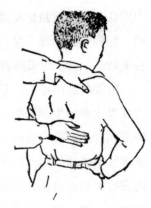

图 242 掌推肩胛法

掌推肩胛法的功用为平喘止咳、益气补虚。主治咳逆上气、胸闷气急、恶心呕吐、头昏目眩、四肢无力、阳虚欲脱等症。临床上，咳逆上气、胸闷气急、恶心呕吐，常配伍推膈俞法、顺气法；头昏目眩、四肢无力、阳虚欲脱者，常配伍捏合谷法、揉足三里法。

按：掌推肩胛法的治疗作用，主要是治疗咳逆上气、胸闷气急，以及胃气上逆的恶心呕吐。其次，对阳虚欲脱的患者也有急救作用。胸闷是患者感到胸中出现烦闷不舒，它是由于湿热或痰湿病邪阻滞在中焦，病邪之气扰乱在胸部所致。

咳逆上气临床上有实证和虚证之别。实证主要的症状是气喘、咳嗽、胸部满闷、呼吸急迫、不能平卧、痰黄黏腻、脉象浮滑，是由于肺实气闭所引起的。虚证主要症状是咳嗽、气喘、面部浮肿、脉象浮大而无力，是由于"肾不纳气"所引起。肺虽主管呼吸，但肾有摄纳肺气的作用。临床上一般久病咳嗽气喘，特别是年老肾虚患者，多有纳气困难。气喘的特点是呼气多、吸气少，例如老年人的慢性支气管炎合并肺气肿，主要表现就是吸气困难，临床上称其为"肾不纳气"。在操作中遇到肺实气闭引起的咳嗽、气喘的患者应配合按胸骨法。对虚证引起的咳嗽、气喘，应配合具有补肾作用的掌分腰法。

掌推肩胛法对阳虚欲脱的患者，也有急救作用。这种症状的产生多由于大汗不止，或吐泻太甚，或由其他原因耗伤阳气，以致阳气突然之间出现衰竭。临床表现有大汗淋漓、汗出如珠而微微黏腻，四肢厥冷，呼吸微弱，面色苍白等；严重的有口唇青紫，脉搏微弱等类似休克的现象。掌推肩胛法可以益气补虚，起到回阳救逆的急救作用，临床操作中，常配伍掐合谷法、揉足三里法。对咳逆上气、胸闷气急、恶心呕吐，常配伍推膈俞法、顺气法等。

（九）肩胛下重推法

患者侧卧，头向后伸，挺胸，两下肢微屈曲，医者坐其侧。操作时，医者以一足足底部斜置于左或右侧肩胛内缘着力向前推动，同时以一手拿定肩部向后引伸，反复操作 3~5 次（图 243 肩胛下重推法）。在向后引伸肩部和足底向前推动肩胛下缘时，应掌握好同时用力。此法治疗时局部有紧压感，治疗后有呼吸舒畅的感觉。

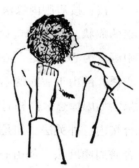

图 243　肩胛下重推法

肩胛下重推法的功用为通宣肺气、回阳救逆。主治中气不足、精神不振、呃逆、呕吐等症以及休克之急救。临床上，如用于暴死之抢救，常配伍掐太冲法、捏合谷法；中气不足、精神不振、呃逆、呕吐，常配伍摩上腹法、拿肩井法。操作时，注意勿损伤肋骨。

按："中气"，是指中焦脾胃之气。中气不足是指脾胃虚弱而引起的功能衰退与运化无力而言。中医认为气和血是维持人体生命的重要物质，而气血的来源是靠脾胃输送的食物精微作为物质基础的。如脾胃的功能不足，则称为"中气不足"，临床上就会出现精神不振、气虚乏力、眩晕、倦怠、食欲减退、食后腹胀的表现。

重推肩胛内缘法，是通过推的刺激，重推背部脾俞和胃俞等穴位，达到振奋脾胃的阳气，使脾胃恢复正常的生理功能。胃气以通降为顺，如因饮食不节，过饥过饱，或胃火冲逆、痰湿阻滞等原因造成胃失和降而致向上冲逆，就会引起呃逆、呕吐等症状。通过重推肩胛内缘的腧穴，可以起到使胃气下降的作用。至于休克患者的急救，则是因为操作中一手拿定肩部向后引伸，同时用足底部向前推动肩胛内缘，一方面刺激背部的肺俞和心俞穴位，有振奋心肺的作用；另一方面是向前重力推按，一推一松的结果，起到机械性的重复收缩和放松作用，使处于极度衰弱的肺脏和心脏恢复其功能，以达到急救的目的。

（十）点按背肋法

患者俯卧，医者坐其侧。操作时，以两手四指分置脊柱两侧肋间隙，自肺俞穴平高处，沿肋间隙逐步下移，经膏肓、噫嘻至胃仓穴止，反复点按 3~10 分钟（图 244 点按背肋法）。点按时，两手四指用力应一致，必要时可用两食指背屈点按，同时，应迎随患者呼吸，点按时机在呼气时。此法操作时有微胀及轻微沉重感，治疗后有背部轻快及呼吸清爽，精神振奋的感觉。

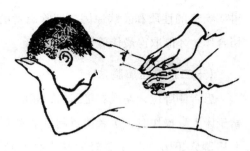

图 244　点按背肋法

点按背肋法的功用为益气补虚、理气和胃。主治中气不足、精神不振、倦怠无力、食欲减退、心悸、怔忡、项背拘急、腰背疼痛、胸脘闷胀、胸肋疼痛等症。临床上，项背拘急、腰背疼痛、肋间神经痛、胸肋疼痛，常配伍束胸法、分肋法；中气不足、精神不振、倦怠无力、食欲减退、心悸、怔忡、胸闷、胸痛，常配伍分摩季肋下法、束腹法。

点按背肋法在操作时，点按的部位是背。背部循行的经脉都是阳经。督脉循行在脊柱的正中，两侧是足太阳膀胱经。足太阳膀胱经，有头顶至腰直行的经脉，它由头顶进入脑内，转出到颈项部，沿着肩胛内侧，挟着脊骨旁一寸半处下行到腰部，顺着脊旁进入体内联络相连属的肾脏后，前行连属水经的膀胱。

督脉有统督全身阳经的作用。足太阳膀胱经在背部的俞穴，可以主治各相关脏腑和所相连属的组织器官的病变。根据经脉的循行，所以点按背部的心俞穴的部位，对心律不齐、心悸、怔忡等有治疗作用。在操作中，本法常配伍内、外关按法。

（十一）　按脊中法

患者俯卧，两手握拳置于锁骨下，头部微向后仰，医者站其侧或站其头部前方。操作时，以拇指顶置于枕骨下方之风府穴处进行点按，自上向下，每一棘突间隙点按 3~5 次，逐步按压至阳关穴止（图 245 按脊中法）。施术之要领为点按背部时用力应较腰部为大；点按棘突间隙时，指端应与背部肌肉垂直；在颈椎棘突间隙点按时，可迎随患者呼吸。此法治疗时局部有沉重及微胀感，治疗后有头脑清爽及腰部舒适的感觉。

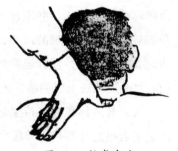

图 245　按脊中法

按脊中法的功用为疏解风邪、调补肾气。主治头晕、头痛、目眩、心悸、健忘、失眠、胸闷、腹胀、脐中作痛等症。临床上，头痛、头晕、目眩、心悸、健忘、失眠，常配伍揉风池法、按百会法；胸闷、腹胀、脐中作痛，常配伍掐太冲法、大消气法。点按时，应禁止患者谈话。

按：施术中，按脊中法是顺着脊柱的正中线，由上而下的逐步点按。在经络上，点按的是奇经八脉之一的督脉。督脉的循行是自会阴部长强穴开始，沿着脊柱向上循行，经风府穴进入脑部，上达巅顶，并沿前额正中至鼻柱，止于上唇内的龈交穴。督脉有统督全身阳经的作用。点按自颈项部正中的风府穴开始，向下点按到上背部，再配合揉风池法，对头晕、头痛、目眩等症状，可以取得较好的效果。在背部点按时，对胃肠道也有一定的影响，如配合点按背肋法，对胸闷、腹胀、脐中作痛等症状就有较良好的治疗效果。至于对神经衰弱引起的一系列症状，如心悸、健忘、失眠等，可以通过这个治法再配合内、外关按法起到治疗作用。

点按督脉循行的部位，可焕发人体的阳气、调整阴阳之间的动态平衡，增强人的神经系统的功能状态，从而起到一定的治疗作用。但对神经衰弱患者，单纯的手法治疗是不够的，还需要向患者讲明疾病的性质和发病原因，解除患者的精神顾虑，使其树立战胜疾病的信心。要求患者与医者密切合作，才能取得最佳效果。

（十二）重压肩胸法

患者侧卧位，左或右足屈曲，屈肘，一手握拳置于锁骨下，医者站于床上。操作时，医者执特制竹竿或手拉扶手，用一足足底部置肩上肩髃穴下方，另一足轻置腋中线渊腋穴处，轻轻点按1~3分钟（图246 重压肩胸法）。施术之要领为胸部重按时应重中有轻，轻中有重，但不应使患者有疼痛及不适的感觉；用力的重心，应操纵在竹竿或扶手上，用力大小，以患者能耐受为度；重压点按时，应迎随患者呼吸，点按时机在呼气时。此法治疗时肩胸部有重压感，治疗后有胸背舒适、呼吸通畅及增益精神的感觉。

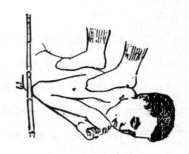

图 246　重压肩胸法

重压肩胸法的功用为疏风活络、理气宽胸。主治胸闷、气喘、咳逆上气、腰背疼痛、胸肋疼痛、头昏、头痛等症。临床上，胸闷、气喘、咳逆上气、肋间神经痛，常配伍分肋法、束胸法；腰背疼痛、头昏、头痛、胸肋疼痛，常配伍推背法、拿股内肌法。此法的注意事项为，操作时禁止患者谈笑，防止踩伤肋骨；年老体弱者禁用。

按：重压法如用足进行操作，又称"踩法"，是属于手法中较重的治疗方法。这种重法的应用，多在患者肌肉肥厚处按压，如臀部、背部等部位，借以补手力之不足。而肩、胸部的肌肉与人体肌肉肥厚的部位相比，并不过于肥厚，但临床常在肩胸部位进行重压治疗。这是因为胸部所纳的脏器是心脏和肺脏。呼吸的运动，经肋间内肌和肋间外肌的相合关系，可使胸部收缩和扩张。当肺部有病，如肺气肿等，使肺经常处于一种扩张状态，肺部的气体不能很好地进行气体交换，从而产生胸闷、气喘、咳逆上气的临床表现。

气，是人体赖以维持生命活动的重要物质。中医认为肺主气。肺主气，是指人身的气，包括人体上下表里之气都是为肺所主。《素问·五脏生成篇》曰："诸气者，皆属于肺"，就是说明肺和气的关系。中医认为肺的功能是主肃降，意为肺气应该清肃下降。由于肺居胸部，以及肺在体内所起的作用，如主呼吸，主治节。治节主要是指肺和心脏的机能，必须相互协调，才能共同保持正常的生理功能活动。中医学还认为肺朝百脉。朝，是朝合、会合之意；百脉，是指人体的所有血脉之意。肺朝百脉是指百脉会合于肺。在呼吸过程中，全身血液都要流经肺脏，所以肺和百脉有密切关系。在肺部有病时，肺的正常呼吸功能受到影响，肺气就不能下降，反而上逆，造成气喘、咳逆上气等症状。重压肩胸法，在操作时就是用一足底部轻置于侧胸部腋中线渊腋穴位处轻轻迎随呼吸点按，以协助肺部气体的交换，也就是协助肺脏恢复其肃降的能力。所以重压肩胸法可以缓解和治疗气喘、咳逆上气等肺的症状。肺气上逆的消除，因气逆引起的胸闷、头痛、头昏等症状也可随之而解。至于重压肩胸法治疗腰背疼痛和胸肋疼痛，则是通过点按后的局部刺激而起到治疗作用。

（十三）点肋补气法

患者俯卧，两手握拳交叉置于锁骨下，医者站其侧。操作时，用两手食指背屈，置于脊柱两侧，自大杼穴平高处之肋间隙，自上向下沿肋间隙向下点按至膈俞穴止2~5分钟（247 点肋补气法）。施术之要领为操作时患者头部应尽量向后仰，微向前挺胸；每次点按应迎随患者呼吸，点按时机应选在呼气时。此法治疗时有胸背舒适、呼吸通畅和治疗后有自然挺胸、心胸开阔、精神振奋的感觉。

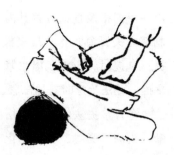

图 247　点肋补气法

点肋补气法的功用为温补脾肾、补益中气。主治腰背疼痛、口吐清水、呃逆、呕吐、少气懒言、语声低微、倦怠无力等症。临床上，腰背疼痛、口吐清水、呃逆、呕吐，常配伍推膈俞法、揉足三里法；少气懒言、语声低微、倦怠无力，常配伍拿肩井法、按脊中法。操作时，应禁止患者谈笑。

（十四）推背法

患者俯卧，两手握拳置于锁骨下，医者站其头部前方。操作时，以两手拇指掌侧对置脊柱两侧大杼穴平高处，自上向下沿脊柱两侧推动至大肠俞穴止，反复操作 3～5 分钟（图 248 推背法）。施术之要领，为推动时宜向前呈直线推动；推动时两侧均匀用力，以局部皮肤微红为度；向前推动时，背部皮肤不应使有皱褶，必要时可蘸酒推动；同时，应掌握背部用力宜稍重，腰部用力宜稍轻。此法治疗时背部有发胀及沉重感，治疗后背部有发热和轻松的感觉

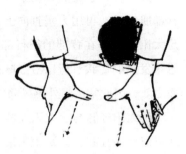

图 248　推背法

推背法的功用为宣热疏风，行气通络。主治头昏，头痛，颈椎病，腰背部扭、挫伤，腰肌劳损等症。临床上，腰背拘急、腰背部扭伤、小儿疳积，常配伍分腰法、脊背拿提法；头昏、头痛、颈椎病、头枕部疼痛，常配伍揉风池法、推按阳明三穴法。皮肤干燥或肌肉瘦削者，此法应慎用，并须防止擦伤皮肤。

按：由于推背法有宣热疏风的作用，因此对风热感冒引起的头昏、头痛有较好的治疗效果。风热感冒主要由于感受风热病邪而发病，主要症状除头痛、头昏外，常伴有轻度发热、微恶风寒、自汗、鼻塞不通、咽喉肿痛、咳嗽、痰黏稠色黄、口渴、舌红、苔薄白微黄、脉浮数等。推背法是用推法刺激背部脊柱两侧的足太阳膀胱经循行部位。经络学理论认为，病邪侵犯太阳经脉，可以出现以上症状。所以推背部足太阳循行的经脉，可以起到宣热疏风、驱邪外出的效果。又由于颈部、背部、腰部都是足太阳经沿经脉所过的部位，当在其经脉部位有病变出现时，用推法刺激它的沿经穴位，当然可以取得一定疗效。但在临床治疗中，还要辨证地配伍其他治法，如外感风热头昏头痛较明显时，在操作中除用推背法外，还要配合使用揉太阳法；在鼻塞不通时，配合按巨髎法；有咳嗽、痰黄而黏稠时，配合点按背肋法等。

推背法除有以上功效外，还有行气通络作用，对颈椎病症状的消除也有一定疗效。颈椎病的神经根型是颈椎病各型中发病率最高的一种，主要由于侧方突出物刺激或压迫神经根而引起。临床表现有颈部、肩部、背部疼痛和沿颈脊神经节段走行方向的上肢有烧灼样或刀割样疼痛，推背法操作时，重点在上背部推动，再配合推按阳明三穴法，可取得立即止痛的效果。腰部扭伤和腰肌劳损是腰背部的局部疾患，在操作时时配合揉腰眼法，可取得满意疗效。

（十五）脊背拿提法

患者俯卧，医者坐其侧。操作时，以两手拇指置脊柱一侧之内缘，其余四指掌侧置其外侧。或

用一手拇指及食指分置其内、外侧，自背部上方大杼穴平高处，自上向下拿提背部及腰部肌肉至腰骶部之关元俞穴止，反复操作 3～5 次。施术之要领为拿提背部肌肉时应先纵形拿提，继以横形拿提；拿提时，应将肌肉拿紧，向上提时应将肌肉提起；根据需要，可拿提一侧腰背肌肉或左右交替拿提。此法治疗时有局部紧、胀及微痛感，治疗后有背、腰部轻快及温热感觉。

脊背拿提法的功用为祛风寒、通经络、利腰脊、健脾胃。主治风湿性腰背痛、腰背肌劳损、头晕、头痛、肠鸣、食入不化、小儿疳积等症。临床上，风湿性腰背痛、慢性腰背肌劳损，常配伍推背法、拿肩井法；头晕、头痛、腹胀、肠鸣、食入不化、小儿疳积，常配伍按脊中法、摩腹法。操作时，应注意防止皮肤挤伤或抓伤。

按：脊背拿提法，属于背部刺激肌肉较强的一种治法。拿提的手法，是医者用手前后拿定患者背部肌肉后，再用力垂直向上提拉，拿提的用力是以局部皮肤微红为度。本法拿提的地方，是沿着足太阳膀胱经在背部的循行部位。膀胱经主表，经脉循行于头项部。邪犯太阳，则出现头项强痛、恶寒发热的症状，所以沿经脉循行部位拿提刺激后，可以祛风寒、通经络，起到发汗解表、祛寒止痛之效，因此常用于外感风寒的发热恶寒等证。

足太阳经脉与手太阳经脉相通，手太阳经脉抵鼻至目内眦，风寒外侵则可出现鼻塞、流清涕或迎风流泪等症状。又足太阳沿经所过部位有头、项、背、腰、骶、腘、小腿后侧及足小趾等处，对上述诸证，脊背拿提法有一定的治疗作用。此外，在拿提中主要刺激了背部的俞穴。背部俞穴与各相关脏腑和所连属的组织器官有密切关系，所以本法对治疗腹胀、肠鸣、食入不化等脾胃虚弱的症状也有良好的效果。

（十六）背部直摩法

患者俯卧，双肘屈曲，手置于额前，医者坐其侧。操作时，医者以两手四指掌侧并置于背部上大椎穴平高处，向下沿脊柱两侧经膏肓至膈关穴止，反复直摩 5～10 分钟（图 249 背部直摩法）。施术之要领为背部摩动时可配合按法；直摩时，上背部着力应较下背部为重，用力大小以皮肤微汗、微红为度；慢性虚损患者背部之膏肓穴宜多摩，上腹疾患者膈关穴宜多摩。此法治疗时及治疗后局部均有温热及上腹舒适感觉。

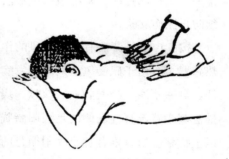

图 249　背部直摩法

背部直摩法的功用为疏泄湿热、健运脾阳。主治腰背疼痛不得俯仰、腰背肌肉劳损、胸痛彻背、倦怠无力、少气懒言、肝胃气痛、胃寒不能食等症。临床上，腰背疼痛不得俯仰、腰背肌肉劳损、胸痛彻背，常配伍分肋法、掌分腰法；倦怠无力、少气懒言、肝胃气痛、胃寒不能食，常配伍摩季肋下法、拿肩井法。患者皮肤干燥者，摩动时可蘸酒。

按：背部直摩法的主要治疗作用为祛湿健脾。中医理论中的"湿"是指一种致病因素，属六淫之一。湿属于阴邪，性质重浊而黏腻、污浊，它能阻滞人体气的流动，影响脾的运化功能，临床上称为"湿困脾土"。湿又分外湿和内湿两种。外湿是指感受外界湿邪而言，临床表现为头重如裹、颈项部肌肉酸痛、胸部满闷、腰部酸胀、四肢困倦、沉重无力、关节疼痛等症状；内湿则是指水湿停滞在体内而言，它是由于脾阳和肾阳虚弱，不能运化体内水湿而产生的病症，临床表现为食欲不振、腹泻、腹胀、小便少、面色黄、下肢浮肿等。在治疗操作中，应辨明病因，如外湿引起的倦怠无力、关节疼痛等应配合腹部斜摩法；如系脾肾阳虚引起，则应配合腹肌拿提法；对于腰背肌肉疼痛不能俯仰和腰背肌肉劳损等，则应配合拿腰肌法；对肝胃气痛，则应配合分摩季肋下法；对胃寒不能食，则需配合按上腹法进行治疗。

（十七）梳摩背肋法

患者俯卧，两上肢交叉置于对侧肩上，医者站其头部前方。操作时，以两手四指背屈置于脊柱两侧，自风门穴平高处沿背部肋间隙自内向外下方梳摩至腋后线止，自上向下依次摩动至膈俞穴止3~5分钟（图250梳摩背肋法）。施术之要领为梳摩背部肋间隙时，两侧应同时着力，用力均匀，距脊柱正中线愈远，用力应愈减轻；上背部着力应较下背部为重，但以患者不感疼痛为宜。此法治疗时有局部温热及轻度紧压感，治疗后有胸背部舒畅及增益精神的感觉。

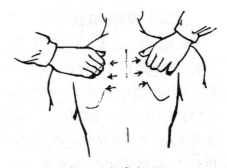

图250　梳摩背肋法

梳摩背肋法的功用为宣调肺气、舒筋活血。主治少气懒言、语声低微、倦怠无力、腰背拘急、胸椎骨质增生、风湿性肌炎等症。临床上，胸闷气急、胸痛心悸、胸胁疼痛、肋间神经痛，常配伍顺气法、束胸法；腰背拘急、胸椎骨质增生、风湿性肌炎，常配伍推背法、背部斜摩法。梳摩时，应嘱患者不宜谈笑。

（十八）背部挤推法

患者俯卧，两下肢伸直，医者站其前。操作时，以两手拇指分置脊柱两侧大杼穴平高处，其余两手四指分别固定于两腋下，由上向下呈直线挤推脊柱两侧之骶棘肌，至膈俞穴平高处止，反复操作3~5分钟（图251背部挤推法）。此法之要领，挤推时应将两侧肌肉由外向内挤起，缓慢向前推动；两侧用力须均匀，避免皮肤和肌肉重叠；挤推后，可继以背部抚摩法，以消除挤推之不适。此法治疗时有局部皮肤发热及紧胀感，治疗后有背部轻松及胸部舒适的感觉。

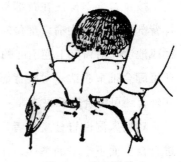

图251　背部挤推法

背部挤推法的功用为健脾益肾、调气补虚。主治胃寒、腹胀、恶心、呕吐、呃逆、腰痛、泄泻、羸瘦不生肌肤、疳积、脊痛筋缩、风湿性关节炎、腰背部劳损等症。临床上，胃寒、腹胀、恶心、呕吐、呃逆、腰痛、泄泻、羸瘦不生肌肤、疳积，常配伍摩上腹法、束腹法；脊痛筋缩、风湿性关节炎、腰背部劳损，常配伍背部拳揉法、背部抚摩法。

（十九）背部斜摩法

患者俯卧，两上肢屈肘，两手置于额前，医者坐其侧。操作时，以一手四指掌侧并置或两手四指掌侧并置于肩胛冈上方之一侧肩中俞、肩外俞及曲垣穴处，自上向内下方斜摩至对侧肝俞及魂门穴处，反复操作2~5分钟（图252背部斜摩法）。施术时，两手用力宜均匀，手法宜轻柔，背部肌肉较肥厚者可配合用力稍大之摩按法。此法操作时有背部沉重及

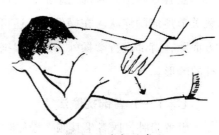

图252　背部斜摩法

微酸胀感，治疗后有背部轻松的感觉。

背部斜摩法的功用为疏泄肝胆湿热、通络止痛。主治胸胁苦满、肋间神经痛、腰背疼痛、增生性脊柱炎等症。临床上，胸胁苦满、肋间神经痛，常配伍束胸法、顺气法；腰背疼痛、增生性脊柱炎，常配伍揉委中法、拿昆仑法。

（二十）背部拳揉法

患者俯卧，医者坐其侧。操作时以手握拳，自背部左或右侧之肩中俞穴处拳揉1～2分钟后，再自大杼穴平高处起，经脾俞、胃俞至肾俞、大肠俞穴止。然后予对侧背部施以同样操作方法，两侧反复拳揉3～5分钟（图253 背部拳揉法）。施术之要领为体质壮实者宜用实拳揉，体质虚弱或久患者宜用空拳揉；拳揉时宜着力，但向前移动时宜缓慢，揉动以皮肤微红为度；肩背痛及颈项强痛者着重拳揉肩中俞穴，肠胃病宜重揉脾俞、胃俞穴，腰痛宜重揉肾俞、大肠俞穴。此法治疗时患者有沉重而舒畅感，治疗后有局部皮肤发热及胸、腹、腰部舒适的感觉。

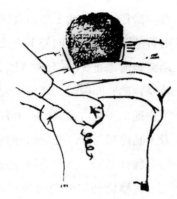

图253　背部拳揉法

背部拳揉法的功用为振奋脾阳、化湿消滞。主治头昏，头痛，颈项强痛，腰背部扭、挫伤，类风湿性脊柱炎，翻胃呕吐，腰肌劳损等症。临床上，腰背部扭、挫伤，风湿性关节炎，类风湿性脊柱炎，常配伍推背法、分肋法；头昏、头痛、颈项强痛、翻胃呕吐、食欲不振，常配伍揉风池法、额前分推法。对年老体弱者，此法慎用；所有受术者均须防止皮肤擦伤。

按：背部拳揉法在背部拳揉时，可根据拳揉偏重的不同部位而取得不同的治疗作用。如着重拳揉背部上方的肩中俞穴部位时，对治疗背部及颈项强痛的作用较好，操作时为了加强疗效，可配合揉风池法。对胃气上逆引起的恶心呕吐、食欲不振等症，除着重拳揉背部的脾俞穴和胃俞穴部位外，还可配合推上腹法。对腰背部扭挫伤、腰肌劳损等症，除着重用实拳进行拳揉腰部的肾俞和大肠俞穴外，还可配合揉腰眼法等。

对类风湿性脊柱炎患者，则可自大杼穴平高处起，沿脊柱两侧的足太阳膀胱经脉循行的部位，进行自上而下空拳的拳揉，揉动时用力应较小而轻柔，揉的频率应快慢适宜。在消瘦患者或骨骼突出的部位，应注意不要擦伤皮肤。

类风湿性脊柱炎是一种病因尚不明确的关节炎。人体的关节，包括骨、软骨和关节囊。软骨光滑而有弹性，腔内的滑液，除供给软骨营养外，还可使软骨减少摩擦以便于活动。类风湿关节炎首先侵犯滑膜，滑膜发炎，破坏关节的软骨，所以早期主要表现是关节疼痛，有强直的感觉。到了晚期，关节损坏、强直，腰部的活动将受到很大的限制。在发病过程中，患者由于不注意自己的姿势，可产生各种畸形。背部的拳揉，可以改善局部的血液循环，促进关节软骨的营养供给，进而可以缓解关节疼痛的症状。在操作时，还可根据患者病变的具体情况，一方面给予正确的医疗指导，另一方面除在背部进行拳揉外，还可根据畸形的部位，配合手法中的引法，以制止病情的发展和纠正脊柱的畸形。

（二十一）背部抚摩法

患者俯卧，医者坐其侧。操作时，以右手掌心置背部大椎穴处，自上向下经至阳穴至悬枢穴止；

再以手掌心置脊柱一侧肩外俞处，向下经膈关至肓门穴平高处止，进行抚摩法，反复操作 2～3 分钟（图 254 背部抚摩法）。抚摩时，手法宜轻柔，掌心应密接背部皮肤，以皮肤表面有微汗为度。此法治疗时及治疗后均有皮肤肌肉舒适与轻松的感觉。

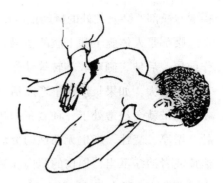

图 254　背部抚摩法

背部抚摩法的功用为散寒通阳、镇静安神。主治外感风热、腰背酸困、风湿性腰背肌肉痛、精神倦怠、烦躁、失眠等症。临床上，腰背酸困、风湿性腰背肌肉痛、胸胁胀痛不能转侧，常配伍推背法、揉委中法；头晕、头痛、心悸失眠、精神倦怠无力，常配伍按脊中法、揉臀法。

按：背部抚摩法，在临床应用中治疗作用有三：一是对外感风热引起的一些症状，如头部涨痛、口干咽痛、咳吐黄痰，以及发热、微恶寒、苔薄黄、脉浮数等症状，配合相应的治法，有较好治疗效果。如头部涨痛，配合额前分推法，发热配合揉风池法等；二是治疗腰背部的疾患，如风湿性腰背肌肉疼痛等，可配合推背法；腰背肌肉酸困明显者，可配合脊背拿提法等；三是有镇静安神作用，对精神倦怠、烦躁、失眠等症有一定的治疗作用。

失眠的种类可分为：①入睡困难，甚至到后半夜才能入睡，其病因多由于精神紧张、焦虑、恐惧等引起；②在睡眠中，间歇中断和不宁静的睡眠，常有噩梦和梦魇，多为中年人，有消化不良者容易发生；③入睡容易，但持续时间不长，后半夜醒后不能再行入睡，这种情况常见于老年人或高血压、动脉硬化的患者。在治疗操作中，要根据不同的情况予以辨证论治，对精神负担较重引起者，一方面安慰患者，解除外来的不良因素，减轻思想负担，保持情绪安静，另一方面在治疗中配伍按神门法，可取得治疗效果。如因消化不良引起的失眠，可配合脐周团摩法；高血压和动脉硬化患者，可配合股内侧揉捏法等。

（二十二）背部重压法

患者俯卧，两手握拳置于锁骨下，头部微向上抬起，医者站床上。操作时，医者手执特制竹竿或拉紧扶手，以右或左足底部横置背部大杼穴平高处，或纵置大椎、陶道、身柱穴处，另一足底部横置于骶部八髎穴处，作颤动重压，点按 2～5 分钟（图 255 背部重压法）。施术之要领为重压时重心应放在骶部，点按时应迎随呼吸，重压时机在患者呼气时。足部用力大小，以患者能耐受为度，重压法后继用背部重揉法。此法治疗时有背部沉重感，治疗后有呼吸畅快、背部轻松、增益精神的感觉。

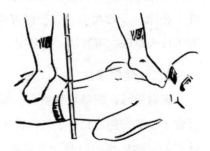

图 255　背部重压法

背部重压法的功用为理气通络、调治腰脊。主治头昏头痛、胸闷气急、精神倦怠无力、腰背痛、腰椎间盘突出症等。

临床上，头昏头痛、胸闷气急、精神倦怠无力，常配伍掐四神聪法、捏合谷法；腰背肌痛、腰椎间盘突出症，常配伍肩臀重压法、环跳按法。年老体弱者，此法慎用。

按：背部重压法，主要是治疗腰背部疾病的一种治法。医者左足纵置在大椎、陶道、身柱穴等部位，进行颤动重压的作用是理气通络，对胸闷气急、精神倦怠、头昏头痛有治疗作用。右足底部横置在骶部八髎穴位处的颤动重压作用，是调治腰脊、对腰背肌肉疼痛和椎间盘突出症有效的穴位。

腰部是人体躯干和下肢的桥梁，位置低、负重大、活动多。腰部也是人体躯干活动的枢纽，可作前屈、后伸、侧弯、旋转等动作；同时，腰椎也是人体上半身的支点，所以腰部组织所承受的张力也比较大。如果长期从事弯腰活动，或者是固定于某一种不良姿势下负重劳动，腰部的肌肉、筋膜和韧带就会经常处于一种紧张的状态，时间一久，就会造成这些肌肉的附着区积累性的充血、水肿、增厚、变性，产生无菌性的炎症而经常引起疼痛。另外，腰部急性损伤后，如没有得到及时的治疗或者治疗不当，损伤的肌肉和韧带没有得到迅速而完善的修复，血肿吸收差，则可使肌肉发生出血性粘连和肌肉萎缩，遗留下慢性腰部疼痛等。骶部重压法，在骶部的颤动按压，则可促进腰部无菌性炎症的吸收和剥离粘连，使充血和水肿消失。局部颤动重压的结果，改善了腰背部的血液循环，使受损的肌肉和韧带得到修复，慢性的腰背肌肉疼痛也可逐渐消失。在操作中，如果重点治疗胸闷气急、精神倦怠、头昏头痛时，可配合点按背肋法；在重点治疗腰背疼痛时，可配合掌分腰法等。

二、腰部治法

（一）揉命门法

患者俯卧，医者坐其侧。操作时，医者以食指背屈或拇指掌侧揉腰部之命门穴 2 ~ 5 分钟（图 256 揉命门法），再以命门穴为中心，以左或右手掌心置其上，作旋转团摩 1 ~ 2 分钟。指揉时，应轻柔而着力，揉动时应嘱患者腰背肌肉放松。此法操作时有局部微胀及微痛感，治疗后有局部温热及小腹部舒适的感觉。

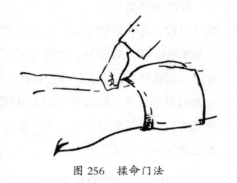

图 256　揉命门法

揉命门法的功用为培元补肾、强健腰脊、调理脾胃、通气缓痛。主治腰腹引痛、腰骶部疼痛、腰胀、肠鸣、脐周作痛等症。临床上，腰腹引痛、腰骶部疼痛，常配伍脊背拿提法、指分腰法；腹胀、肠鸣、脐周作痛，常配伍按天枢法、束腹法。指揉时，须注意防止擦伤皮肤。

（二）腰横摩法

患者俯卧，腹部可稍垫高，医者坐其侧。操作时，以手掌部置于腰部一侧之肾俞、气海及大肠俞穴处，先向内摩动至带脉穴处，然后再向前摩动至对侧带脉穴止，反复横摩 3 ~ 5 分钟（图 257 腰横摩法）。施术之要领，为摩腰时手掌应密接腰部皮肤，用力宜均匀；摩动时，应随腰部形态而改变着力点，即向内摩动时手指宜用力，向前摩动时手掌宜用力。此法操作时局部有温热、沉重及舒适感，治疗后有腰部轻松的感觉。

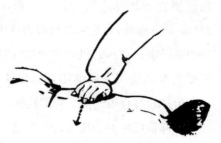

图 257　腰横摩法

腰横摩法的功用为调补肾阴、活血利腰。主治腰腿酸痛、腰部扭伤、骶部疼痛、头昏、头涨、腹胀、腹痛、泄泻等症。临床上，腰腿酸痛、腰部扭伤、骶部疼痛，常配伍指分腰法、环跳按法；头昏、头涨、腹胀、腹痛、泄泻，常配伍额前分推法、揉大椎阳关法。为防止擦伤皮肤，皮肤干燥者可蘸酒。

（三）叠掌按腰法

患者俯卧，屈肘，两手置于额前，医者站其侧。操作时，医者以左或右手掌置于腰部，再将另一手掌部置其手上重叠，以脊柱正中之命门穴为中点，做有节律的按压 3～5 分钟（图 258 叠掌按腰法）。施术之要领为按压时应迎随患者呼吸，按压在呼气动作时进行；按压用力的大小，以患者能耐受为度。此法按压时局部有紧压及牵扯样感觉，治疗后有腰部舒适感。

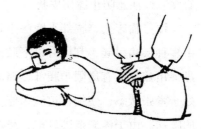

图 258 叠掌按腰法

叠掌按腰法的功用为补肾气、强腰脊。主治腰椎间盘突出症、腰肌劳损、腰骶部疼痛、腹痛、腹泻、小儿消化不良等症。临床上，腰椎间盘突出症、腰肌劳损、腰骶部疼痛，常配伍推背法、环跳按法；腹泻、小儿消化不良，常配伍脊背拿提法、按天枢法。叠掌按腰时，注意勿用蛮力。

按：叠掌按压法，是为了加强按压的力量，医者用一手掌心重叠放在另一手的手背部进行着力向下按压的一种手法。叠掌按腰法的按压部位，是以第二腰椎棘突下的部位为中心，进行有节律的颤动按压。本法主要是治疗腰部疾患，如腰肌劳损、腰骶部疼痛等，尤其是对腰椎间盘突出的患者，有加大椎体间隙，迫使突出的髓核回纳的效果。

在日常生活和劳动的过程当中，负重劳动和脊柱的运动，椎间盘经常遭受到来自各个方面的挤压、牵拉和扭转作用，特别是第四腰椎和第五腰椎之间，以及第五腰椎和第一骶椎之间的两个椎间盘所承受的压力最大。由于腰椎结构上的生理特点，当腰部受到一次较重的外伤和多次反复不明显的损伤之后，便可引起椎间盘的纤维环破坏，使其中的髓核从破裂口突出，一般是向后突出，压迫邻近的神经根，产生一系列的腰腿痛症状。叠掌按腰法，可以借向下颤动点按的力量，一方面使病变部位的椎间隙加宽，另一方面迫使部分突出的髓核回纳，从而减轻对邻近神经根的压迫。为了减轻和消除腰椎间盘突出症引起的一系列的腰腿痛症状，在治疗操作时，常配伍旋腰法。

临床上，叠掌按腰法的另一个作用是治疗腹痛、腹泻和小儿消化不良等证候，这是因为这个治法除有强腰脊的作用外，还有补肾气的效果。中医理论认为脾主运化，肾的命门之火可以帮助脾胃蒸熟水谷。根据这个道理，叠掌按压的部位是腰部，腰为肾之府，而按压的穴位是命门穴，顾名思义就可以理解它的作用了。在操作中，对腹痛、腹泻、小儿消化不良等症，要配合脐周团摩法，才能取得较好的效果。

（四）腰部直摩法

患者俯卧，医者坐其侧。操作时，以一手或两手四指并置于胃俞、胃仓穴平高处，向下直摩经肾俞、志室穴至小肠俞穴止，反复操作 3～10 分钟（图 259 腰部直摩法）。直摩时，主要为两手指端掌侧着力，以局部皮肤微红、微汗为度，治疗后则有温热及腰部轻松的感觉。

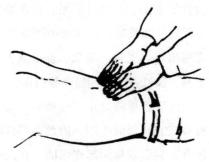

图 259 腰部直摩法

腰部直摩法的功用为温通气血、强健腰膝。主治腰部强痛、风湿性腰痛、腰肌劳损、腰椎间盘突出症、坐骨神经痛、腰腿麻木等症。对腰部强痛、风湿性腰痛、腰肌劳损，常配伍掌分腰法、拿昆仑法；腰椎间盘突出症、坐骨神经痛、腰腿麻木，常配伍按腰后扳腿法、叠掌按腰法。

直摩时，注意防止擦伤皮肤。

按：临床上，腰部直摩法主要对腰腿痛有较好治疗效果。腰腿痛是临床上常见的症状之一，可由多种疾病引起，其中有以下肢疼痛麻木为主的，如坐骨神经痛等；有腰腿合并疼痛的，如腰椎间盘突出症等；有局限于腰部疼痛的，如风湿性腰痛和腰肌劳损等。劳损是由于腰部肌肉韧带过久地处于紧张状态，使损伤组织未能及时修复而影响正常的功能，临床上表现为一侧或两侧出现弥漫性的腰痛。由于疼痛范围较广，患者常不能指出疼痛的确切位置。这个病的病程一般较长，故患者思想负担也较重。因此，应该积极地消除产生慢性损伤的条件，改正在劳动中的不良姿势，预防急性损伤的反复发作等。

在推拿治疗中，要根据不同病证，配合不同治法，如腰椎间盘突出症可配合旋腰法，对风湿性疼痛配合脊背拿提法，对腰肌劳损配合揉委中法，对坐骨神经痛、腰腿麻木等症配合按环跳法等，才能收到协同治疗的效果。

（五）指分腰法

患者俯卧，医者站其侧或站其头部前方。操作时，以两手拇指分置脊柱两侧肾俞穴处，其余四指分别置于腰际，自内向外下方分推至带脉穴止，反复操作 3 ~ 5 分钟（图 260 指分腰法）。施术之要领，为指分推或掌根分推时，拇指或掌根部须着力，其余四指或掌心及手指仅起固定支撑作用；推动时，宜缓不宜急。此法操作时有沉重、微胀及皮肤摩擦之温热感，治疗后有腰部轻快及自然挺腹的感觉。

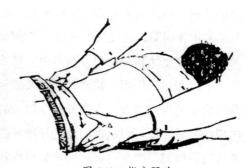

图 260　指分腰法

指分腰法的功用为益肾补脾、行气缓痛。主治腰背部疼痛、类风湿性脊柱炎、倦怠无力、少气懒言、中气不足、气虚下陷等症。临床上，腰背部疼痛、类风湿性脊柱炎，常配伍推背法、分肋法；倦怠无力、少气懒言、中气不足、气虚下陷，常配伍拿肩井法、推膈俞法。对腹胀患者，此法须慎用。

按：指分腰法在治疗操作中，主要用于治疗中气不足或气虚下陷的患者。中气是指中焦脾胃之气。中医理论认为脾胃有消化和转输的功能。中焦脾胃主消化饮食、吸收精微、蒸化津液。通过脾主升清的生理作用，它可把营养物质通过肺脉的输布，以化生营气来供给人体的营养需要。中气不足，就是指的脾胃虚弱。因脾胃虚弱而引起运化无力，不能把水谷精微之气上输于心肺，临床表现为食欲不振、食后易腹胀、面色淡白、眩晕、倦怠、少气懒言、胃病喜按、大便稀薄等症状。中气不足进一步发展，可出现中气下陷，又称"气虚下陷"或"脾气下陷"等，主要有面色淡白、眩晕、容易出汗、气短、倦怠、食量减少、腹部有重坠感、大便频数、小便淋漓等严重症状，多见于内脏下垂、脱肛，或慢性肠炎等病症。

由于脾胃的运化需要肾阳、命门之火的温蒸，才能很好地发挥消化和运输的作用，而指分腰法有补气兼益肾的作用，因此在操作时还可配合按上腹法。至于指分腰法治疗腰背部的疼痛，则是手法直接刺激局部而起作用的。在治疗中，对腰背部疼痛、类风湿性脊柱炎，常配伍合推背法、分肋法；对倦怠无力、少气懒言、中气不足、气虚下陷，常配伍合拿肩井法、推膈俞法等。

（六）掌分腰法

患者俯卧，两手握拳置于胸前，仰头挺胸，医者站其侧。操作时，医者以两手掌根部对置于脊柱正中，然后向两侧肾俞穴处分推，其余四指附于腰际，掌根自内向外推动3～5分钟（图261掌分腰法）。分推时，两手掌根部用力宜均匀，缓慢而着力。分推时及治疗后，患者有局部温热及腰部舒适感。

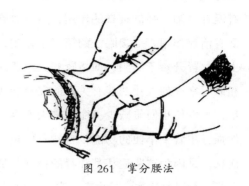

图 261 掌分腰法

掌分腰法的功用为温补脾肾、壮腰祛湿。主治风湿性腰背痛、腰部扭伤、腰肌劳损、精神萎靡、倦怠无力、胃下垂、肾下垂等。临床上，风湿性腰背痛、腰部扭伤、腰肌劳损，常配伍拿腰肌法、揉委中法；精神萎靡、倦怠无力、胃下垂、肾下垂，常配伍推膈俞法、掌推肩胛法。腹部胀满者，此法慎用。

按：由于掌分腰法能温补脾肾、壮腰祛湿，临床上主要用于治疗腰部疾患，如腰部扭伤、腰肌劳损、肾虚腰痛以及风湿性腰背疼痛等。祖国医学理论认为腰部与肾有关，"腰为肾之府"。掌分腰法主要是分推腰部两侧肾俞穴的部位。肾俞穴在腰2～腰3横突间，脊柱的外方约1.5寸处。肾是真阴的根源，腰是肾脏的外廓。腰痛的原因虽然很多，内因有色欲、内伤，外因有六淫、外感等。外感的风、寒、暑、湿、燥、火在正常气候变化中，如按照季节时令出现，人体一般是不会受侵害的，如气候变化超过人体耐受量，就会引起产生疾病。古人认为背部各俞穴是经络之气由此流注到内脏去的穴位，每一穴位分别联系着所通的脏腑。肾俞穴因与肾脏联系而得名，所以它可主治腰部的一切疾患。在治疗中，属于外感引起的腰痛可配合脊背拿提法，对内伤引起的腰痛，则配合腰部斜摩法。

（七）揉腰眼法

患者直坐，背部向前倾，两手握拳交叉置于胸前。操作时以手握拳，置左或右侧背腰部京门穴下方，拳揉5～10分钟（图262揉腰眼法）。施术之要领，为拳揉用力宜均匀，体质壮实者用实拳揉，体质虚弱者用空拳揉；拳揉用力大小以局部微红为度。此法治疗时有腰部沉重及微酸、微胀感，治疗后有局部温热及轻松的感觉。

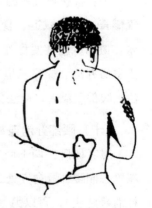

图 262 揉腰眼法

揉腰眼法的功用为温补肾阳、强健腰脊。主治腰部寒冷、腰肌劳损、腰背部扭伤、挫伤、腰骶部疼痛、尿频、尿闭、遗精、阳痿、早泄、耳鸣、眩晕等症。临床上，腰部寒冷、腰肌劳损、腰背扭伤、骶部疼痛，常配伍推背法、拿昆仑法；尿频、尿闭、遗尿、阳痿、早泄、耳鸣、眩晕，常配伍下腹横摩法、揉三阴交法。

按：揉腰眼法的治疗作用有两个方面，一个是对腰部疾病，另一个是对泌尿和生殖系统的疾病。临床上腰部疾病属于虚证的，大多是由于肾虚引起。《素问·灵兰秘典论篇》曰："肾者，作强之官，伎巧出焉。""作"指的动作或工作，"强"应作负荷能力来理解，"作强"就是有耐重劳、动作轻劲有力的含义。"伎巧"，就是精巧灵敏之意。肾之所以有此作用，是和肾藏精、肾主骨、肾生髓的作用分不开的。凡是肾气充旺，精和髓充足的，不但精神旺盛，精巧敏捷，而且筋骨强劲，动作有力。

如肾气不足，可出现腰酸骨弱、精神不振、动作迟缓和头昏、健忘、耳鸣、眩晕等症状。揉腰眼法有温补肾阳、强健腰脊的作用，所以对腰部的疾病，如腰部寒冷、腰肌劳损、腰背部和腰骶部疼痛都有治疗作用。揉腰眼法的第二个作用，是对泌尿系统疾病如尿频、尿闭等症状有效。这是因为肾主水，肾开窍于二阴，即指肾和大小便的关系。因为肾主水，管理水液代谢，这一功能的产生，又和命门之火的气化功能有关，故在肾功能正常情况下，水液的分布、排泄均能各走其道。如肾水不足，可以使小便量减少。命门之火不足，又可以引起腹泻或小便增多，甚至失禁。揉腰眼法，可以加强肾主管大小便的功能，自然对尿频、尿闭等症状就有治疗作用。至于治疗阳痿、遗精、早泄等症状，是因为这些症状都和肾的精气受到某种损害有关。揉腰眼法可以温补肾阳，增强了肾藏精的功能，所以对这些症状也有一定的疗效。

（八）腰部推扳法

患者俯卧，双臂屈曲枕在头下，下肢伸直，腰部放松。医者站在健侧，先找到压痛点，然后在压痛点以上两个脊椎的平面处开始，用双手拇指自椎体棘突边缘将腰部肌肉（竖脊肌和背长肌）向外侧推压，并逐渐向下移动至压痛点以下两个脊椎的平面处。如腰部两侧酸痛，则交替使用上述手法，必要时可重复 2~3 遍。施术后，让患者自行活动腰部片刻。此法适用于腰背酸痛、腰肌劳损等。

（九）垂直推腰补气法

患者俯卧，医者站或坐其侧。操作时，以两手四指指端分置脊柱两侧肾俞及气海俞、大肠俞穴处，着力点按 1~3 分钟（图 263 垂直推腰补气法）。此法之要领为点按时两手四指应与腰部肌肉呈垂直方向；点按时，应迎随患者呼吸，点按时机在呼气时。此法操作时患者感到有轻微胸腹胀满，治疗后有心胸舒畅及腹部微温与舒适感觉。

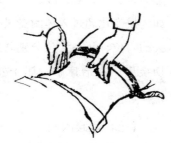

图 263　垂直推腰补气法

垂直推腰补气法的功用为温肾壮腰、大补元气。主治中气不足、少气懒言、食欲减退、食入不化、内脏下垂、腰背酸痛、骶部疼痛、遗尿、遗精、虚性便秘等症。临床上，中气不足、少气懒言、食欲减退、食入不化、内脏下垂，常配伍拿肩井法、揉足三里法；腰背酸痛、骶部疼痛、遗尿、遗精、虚性便秘，常配伍揉委中法、揉臀法。腹部胀满者，此法禁用。

（十）腰部补消兼施法

患者侧卧，两下肢屈曲，医者坐其侧。操作时，以一手四指指端置一侧腰部肾俞穴处，自腰后向腹部推动 1~2 分钟（图 264 腰部补消兼施法），再以另一手四指掌侧置一侧腹外侧大横、府舍穴处，自上向下摩动沿髋骨内缘至水道、归来穴处止，反复操作 3~5 分钟。施术之要领，为自腰向前推动应用力均匀而有节律，宜缓不宜急；推腰摩腹之比例为 2：3，如腰肌丰满者可少推多摩。此法治疗时及治疗后，腰及下腹均有轻松感觉。

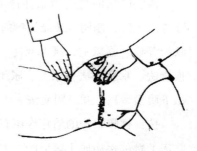

图 264　腰部补消兼施法

腰部补消兼施法的功用为活血祛瘀、攻补兼施。主治腰肌劳损、腰骶疼痛、下肢痿弱无力、坐骨神经痛、骶髂关节炎、下肢麻木瘫痪、腹痛、腹泻、小儿消化不良等症。临床上，腰肌劳损、腰骶疼痛、下肢痿弱无力、坐骨神经痛、骶髂关节炎、下肢麻木瘫痪，常配伍摩侧腹法、环跳按法；腹痛、腹泻、小儿消化不良，常配伍按天枢法、揉大椎阳关法。下腹胀满者，此法慎用。

（十一）布缚腰部牵拽法

患者俯卧，两上肢高举，医者站其侧。操作时，患者两手紧握床缘，以便身躯固定，再以布带缚两踝关节上方，用力向下牵拽，然后固定于特制铁环上约 20~30 分钟（图 265 布缚腰部牵拽法）。施术之要领为踝关节上先衬以棉垫，以免牵拽时局

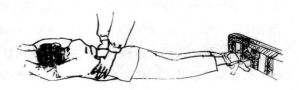

图 265　布缚腰部牵拽法

部疼痛及避免影响足部血液循环；踝关节周围空凹处，可衬以沙袋；牵拽法可配合摩腰法，以消除牵拽后之不适。此法治疗时有腰部牵拉及酸胀与沉重感，治疗后腰部感到沉重，但下肢有轻松及疼痛减轻或消失的感觉。

布缚腰部牵拽法的功用为通经活络、理筋正骨。主治腰椎间盘突出症、腰椎滑脱等症。治疗时常配伍叠掌按腰法、环跳按法。操作时，应注意逐渐增加拉力，忌用蛮力。

（十二）腰部机械牵拽法

患者俯卧，屈肘，两手握拳置于胸前，医者站其后方。操作时，让患者穿特制布背心，俯卧于牵引床上，再用布带分别固定其胸部及腰部。同时，用两根皮带，一端分别套于腰部两侧之皮带上，另一端固定于牵引架上。在调

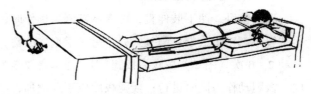

图 266　腰部机械牵拽法

整好松紧度后，摇动螺旋轴，逐渐增加拉力以牵引腰部（图 266 腰部机械牵拽法）。牵引后，应嘱患者卧床休息 1~2 天。每次牵引用力及时间，以患者耐受度及病情需要而定。

牵引时，患者有腰椎间隙拉宽的感觉，牵引后 6~24 小时内有腰腿痛反而加重感，但 1~2 天后腰腿痛症状即有明显减轻。

腰部机械牵拽法的功用为通经活络、理筋正骨。主治腰椎间盘突出症、腰椎滑脱症等。治疗时常配伍叠掌按腰法、按腰后扳腿法。年老体弱患者，此法慎用。

（十三）旋腰法

患者侧卧，左或右下肢伸直，另一下肢屈曲，左或右上肢屈肘，另一上肢肩关节后伸，自由呼吸，医者站其侧。操作时，以一手拿定患者一侧之肩关节，另一手按压髂前上棘处，前后摇动 1~2 分钟；再取上姿势，医者一手将肩及肩胛骨尽力向后按推，另一手将髂骨尽力向前按推，旋腰 1 次（图 267 旋腰法）。施术之要领，为将患者身躯作前后摇动

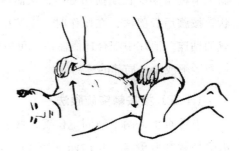

图 267　旋腰法

时，用力应轻而有节律；在向相反方向旋腰时，应在患者腰肌放松的情况下进行；旋腰时听到"喀"的响声，为手法完成之标志。此法治疗后立即有腰腿轻松感，但初次治疗在 4~24 小时内有腰腿痛加重的感觉，24 小时后症状即明显减轻。随着旋腰法次数

的增加，症状可逐渐好转，且治疗后不适反应渐不明显。旋腰法每周可做 1～2 次，治疗后应卧床休息 1 天。

旋腰法的功用为调理筋脉、祛瘀除塞。主治腰部扭伤、腰肌劳损、腰椎间盘突出症等。对腰部扭伤、腰肌劳损、腰椎间盘突出，常配伍布缚腰部牵拽法、叠掌按腰法。此法之注意事项为每次旋腰限操作 1 次，如未操作成功可休息 1 天后再进行，避免腰肌损伤。腰椎滑脱症患者，此法慎用。

按：旋腰法俗称"扳腰"，是治疗腰椎间盘突出的主要治法之一。旋腰法和推按棘突旋腰法一样，都有调理筋脉、祛瘀除塞的治疗作用，所以对腰椎间盘突出症有较好疗效。如辨证明确、运用手法得当，往往一次即可奏效。

腰椎间盘突出症根据检查，结合病史和临床症状，常常可以作出初步的诊断。当然，在确诊以前，还要排除其他脊椎的病变，如肿瘤、结核等。

旋腰法也是腰引法的一种，在向相反的方向旋转时，可以听到"喀"的响声，这是病变部位相邻的关节和韧带扭转摩擦的声音。通过这种扭转摩擦，可迫使突出的髓核部分回纳，起到减轻或消除由于椎间盘突出而产生的神经根压迫症状。临床应用中，对腰部扭伤、腰肌劳损、腰椎间盘突出症，常配伍合下肢牵拽法、叠掌按腰法。

（十四）按腰后扳腿法

患者俯卧，两下肢伸直，医者站其侧。操作时，医者以一手手掌置腰部正中线上之阳关穴处，另一手抱住大腿，呈相反方向扳动 2～3 次（图 268 按腰后扳腿法）。施术之要领为向下按腰及向上扳腿动作需同时进行；扳腿幅度应逐渐增加，以患者能耐受为度。此法治疗时腰腿有微酸胀感，治疗后有腰腿轻松的感觉。

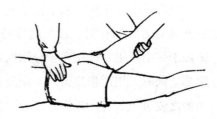

图 268　按腰后扳腿法

按腰后扳腿法的功用为活血祛瘀、滑利关节。主治腰椎间盘突出症、髋关节疼痛、骶髂关节炎、坐骨神经痛、下肢麻木瘫痪等症，并常配伍下肢牵拽法、横摩骶法。操作时，须注意用力勿过猛。

按：临床上，按腰后扳腿法主要用于治疗骶髂关节的疾病。骶髂关节是骶骨和髂骨相合的关节。这个关节有凸凹不平、互相嵌插的耳状关节面，有极轻微的活动。同时，这个部位的韧带坚强牢固，所以韧带单纯的损伤很少见。在劳动和体育活动过程中，由于骶部和臀部遭受到向前或向后的较大旋转暴力时，可以产生骶髂关节部位韧带的急性损伤。对于多产的妇女，因每个胎儿的增大，使骶髂关节韧带多次长期损伤变性，从而造成慢性骶髂关节劳损，出现腰部在后仰或旋转时产生疼痛症状。按腰后扳腿法，在操作时一手按压下腰部，另一手向后扳腿，可以剥离骶髂关节因韧带损伤造成的粘连。治疗中配合揉骶髂法，可以促进局部血液循环和炎症的吸收，从而缓解或消除局部的疼痛症状。

（十五）推按棘突旋腰法

患者直坐，两下肢固定位置，医者站其后方。操作时，以拇、食指沿脊柱棘突两侧自三焦俞向下经肾俞至关元俞止，反复指摩 1～2 分钟；再以一手置患者上臂上方，以前臂及手掌将其肩部抱定，另一手拇指掌侧置患者棘突旁一侧，然后向一侧旋肩旋腰，同时将棘突向相反的方向用力按推（图 269 推按棘突旋腰法）。施术之要领，为旋肩旋腰及向相反

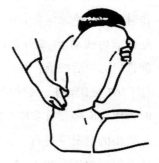

图 269　推按棘突旋腰法

方向按推，应同时进行；旋腰时如听到"喀"的响声，为手法完成之标志。此法操作后立即有腰腿轻松的感觉；6～24小时后，可有轻微的腰部不适反应；24小时后，症状逐渐好转。治疗后，应卧床休息1天。

推按棘突旋腰法的功用为调理筋脉，祛瘀除塞。主治腰椎间盘突出症，腰部扭伤，腰肌劳损等。对腰椎间盘突出症，常配伍下肢外伸法、环跳按法；腰部扭伤、腰肌劳损，常配伍腰部直摩法、掌分腰法。每次施用推按棘突旋腰法，如手法完成不满意，可休息1天后再进行，以免棘间韧带受伤。

按：临床上，推按棘突旋腰法是腰椎间盘突出症的主要治法之一。腰椎间盘突出症的患者，大多有闪腰的外伤史，但也有部分患者无明显的外伤史，而仅在睡觉时腰部受凉后才出现症状。该症行走困难，不能久坐或久站。病久之后，受压迫的神经根由最初的充血、水肿变为粘连、变性，从而使腰腿疼痛的症状加剧。本病青壮年较多见，50岁以上老年人，由于椎间盘中央部分的髓核大部分已经纤维化而缺乏弹性，所以发病较少。推按棘突旋腰法属于腰引法的一种，在旋肩的同时按推患椎的棘突，使相邻的关节和韧带发生短暂的扭转，可迫使突出的髓核部分或全部回纳，而缓解神经根受压。对于本法治疗腰部软组织损伤的道理，目前认为腰部扭伤和腰肌劳损常与椎体的小关节排列紊乱有一定关系。通过推按棘突旋腰法，可以使椎体的小关节排列恢复正常，从而达到治疗某些腰痛的目的。

（十六）揉骶髂法

患者取低头弯腰姿势，两上肢下垂。操作时，以手握拳自骶部胞肓穴起，微斜向内下方至白环俞穴止，拳揉2～5分钟（图270揉骶髂法）。拳揉的动作应自上而下，用力大小以局部微红为度。此法操作时有局部微胀及微痛感，治疗后有局部温热及腰腿舒适的感觉。

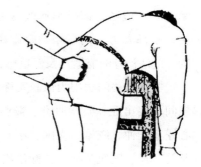

图270 揉骶髂法

揉骶髂法的功用为补肾壮腰，清眩醒神。主治腰扭伤，骶髂关节炎，腰椎间盘突出症，坐骨神经痛，类风湿性脊柱炎，头昏，枕部疼痛，颈项强痛等症。临床上，腰部肌肉扭伤、骶髂关节炎、腰椎间盘突出症、坐骨神经痛，常配伍揉委中法、拿昆仑法；头昏、枕部疼痛、颈项强痛、类风湿性脊柱炎，常配伍枕后斜推法、按脊中法。贫血及体质虚弱者此法慎用。

按：揉骶髂法，主要对下腰部的扭伤有较好的治疗效果。下腰部指的是腰骶关节的部位，它是急性损伤的好发部位。损伤后，腰部僵直于某一种体位上，腰部旋转或屈伸动作都将受到限制，如肌肉或韧带撕裂严重，可有小血管破裂出血，局部还可出现肿胀。揉骶髂法，可以通过局部的揉法，解除局部肌肉的痉挛，促进局部的血液循环，改善受伤肌肉的营养状况，因此有一定的治疗效果。在操作时配合揉委中法，可起到舒筋活络、补肾壮腰的作用。揉骶髂法的局部治疗，对骶髂关节炎、坐骨神经痛、腰椎间盘突出症、类风湿性脊柱炎等疾病也有一定的协同治疗作用。但在操作时，要根据不同疾病，配合不同的治法。如骶髂关节炎配合推臀法；坐骨神经痛配合按环跳法；腰椎间盘突出症配合叠掌按腰法；类风湿脊柱炎配合背部拳揉法等，才能取得满意的效果。由于揉骶髂法的沿经穴位都属于足太阳膀胱经，而足太阳膀胱经的经脉是循行于头顶部、后颈部，所以揉骶髂法又有清眩醒神的作用，对头昏、枕部疼痛、颈项强痛等症状也有一定的治疗作用。

（十七）髋上围按法

患者侧卧，左或右下肢屈曲，医者坐其侧。操作时，以右手拇指端或两手拇指掌侧对置于髂骨上方，自维道、五枢穴处沿髂骨上方髂嵴向下至胞肓穴止，反复点按 2~5 分钟（图 271 髋上围按法）。施术之要领为点按的拇指应贴近髂骨外缘之肌肉处，肌肉瘦削患者用力应较轻；点按向下移动时动作宜缓慢。此法按压维道、五枢穴时有下肢内侧微胀及温热感，至髂嵴时有腰部沉重感及下肢前侧温热感，按至胞肓穴处则臀部有沉重感及下肢后侧有温热感；治疗后有腰骶部及同侧下肢温热和舒适感觉。

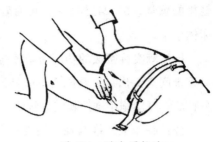

图 271　髋上围按法

髋上围按法的功用为活血祛瘀、补肾壮腰。主治腰痛、髋关节损伤、梨状肌炎、腹胀、肠鸣、腹痛、腹泻等症。临床上，腰痛、髋关节损伤、梨状肌炎，常配伍环跳按法、推股外侧法；腹胀、肠鸣、腹痛、腹泻，常配伍大消气法、推腹法。

（十八）横摩骶法

患者俯卧，医者坐其侧。操作时，以手四指及掌置左或右侧臀部胞肓穴处，自一侧经八髎穴至对侧胞肓穴处止，反复摩动 5~10 分钟（图 272 横摩骶法）。施术之要领，为横摩时宜着力密接皮肤；掌摩时，应随臀部外形而改变力量，如向前推动时，指端应稍放松，掌部着力，向后摩动时则相反；摩动用力以局部皮肤微红为度。此法治疗时有紧压及舒适感，治疗后局部有轻快及温热感。

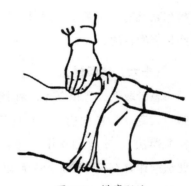

图 272　横摩骶法

横摩骶法的功用为镇静安神、强腰壮肾。主治坐骨神经痛、腰椎间盘突出症、梨状肌炎、骶髂关节炎、腰肌劳损、头昏、头痛、心悸、怔忡、眩晕、失眠、小儿遗尿等症。临床上，坐骨神经痛、腰椎间盘突出症、梨状肌炎、骶髂关节炎、腰肌劳损，常配伍指分腰法、环跳按法；头昏、头痛、心悸、怔忡、眩晕、失眠、小儿遗尿，常配伍按神门法、枕部斜推法。横摩时，须注意防止擦伤皮肤。

按：横摩骶法对骶部的肌肉疼痛有一定的作用，尤其是对梨状肌损伤有较好的治疗效果。由于梨状肌弥漫性的肿胀，可以直接地影响上、下孔通过的神经、血管，使相互的神经、血管受到压迫而产生症状。发病时，临床表现为腰臀部的部位有困重疼痛的感觉，或一侧臀部深在性地酸胀，伴随着一侧的下肢沿着大腿后面直到小腿外侧出现放射性疼痛。横摩骶法的治疗部位主要是骶部和臀部的地方。施术时由于机械性摩动可以促进局部血液循环，改善受伤部位的营养供给，同时还可以促使炎症消退，所以当梨状肌下孔受压迫影响臀下神经或者是坐骨神经，使其发炎、变性，或因机械性压迫引起臀下神经或坐骨神经局部缺血、缺氧和功能障碍，以及造成支配神经的臀部肌肉萎缩等，都可以通过横摩骶法的治疗而得到解决。操作时，可以配合推股外侧法，以加强通络止痛的作用。横摩骶法的摩法，有温补和镇静的作用，所以除对下腰部和臀部周围的疾病，如坐骨神经痛、腰椎间盘突出症、骶髂关节炎、腰肌劳损等有治疗作用外，对神经官能症引起的心悸、怔忡、眩晕、失眠等也有镇静安神的作用。在治疗小儿遗尿使用横摩骶法时，可配合小腿内侧按法，以取得满意的效果。

（十九）过伸旋转法

患者坐位，屈膝 90°，腰部放松微屈，助手固定其两下肢。医者站于患者身后，左手自患者左腋下握住患者右手，牵拉患者左手使其腰部向后左侧旋转，同时医者右手将患者右肩向左侧推压，使旋转角度加大，至最大限度时停留片刻，再以同样方法于对侧施术。然后，医者一手托住患者项背部，令患者腰部后伸，同时用左或右膝顶于患者腰骶部，当后伸达到极限时，医者膝部行颤抖动作 3~5 遍。过伸旋转法的功用主要为活动腰部小关节，解除小关节的嵌顿。

（二十）揉搓腰骶法

患者俯卧或侧卧，医者站在患者右侧或适当体位，双手大指和手掌按压在骶部，用力缓缓向上推搓至肾俞穴为止；或一手扶托，另一手的尺侧缘或手掌在骶尾部至肾俞穴部迅速揉搓，揉搓至皮肤发热为度，但注意不要损伤皮肤。此法的功用为壮腰补肾、温经散寒、调理肠腑，主治腰痛、腰肌劳损及生殖泌尿系疾病。

（二十一）胸腰部扳法

此法在临床上有多种术式。

1. 扩胸牵引扳法

患者取坐位，两手交叉扣置于颈项部。医者站在患者身后，以两手托住患者两肘，用一侧膝关节顶住偏歪的棘突，在向前顶时两手向后上托至最大限度，此时嘱患者头部后伸，待患者放松后，瞬间用力，听到弹响即表明复位。

2. 胸椎对抗复位法

患者站立，两手交叉叩置于颈后，两肘置于胸前。医者站于患者身后，胸部顶住患者背部，两手置于患者两肘前下方并将患者抱紧，待患者放松后医者两手向后上方用力，听到弹响即表明复位。

3. 胸椎后伸扳肩法

患者取俯卧位，如其有棘突向左偏时，医者站在患者的左侧，以右手掌根顶住偏歪棘突的左侧，左手置于右肩前，两手相对用力以使背部后伸并且旋转至最大限度时，两手瞬间用力，听到弹响即表明复位。

4. 腰部侧扳法

患者取健侧卧位，健侧下肢伸直在下，健侧上肢置于胸前，患侧下肢屈曲在上，患侧上肢置于身后。医者站在患者腹侧，一手置于患侧肩前，另一上肢的前臂尺侧置于患者臀后。医者两手相对用力并逐渐加大患者腰部旋转角度，至最大限度时瞬间用力，加大旋转的角度，听到弹响即表明复位。

5. 直腰旋转扳法

患者取坐位。如其腰部向右旋转受限，则医者站在患者的右前方，以右腿的外侧顶住患者右大腿外侧，左手置于患者右肩前，右手置于左肩后，两手相对用力，使患者腰部向右旋转至最大限度后，瞬间用力，听到弹响即表明复位。

（二十二）腰椎后伸扳法

患者俯卧，屈肘，两手放于颌下或头前。医者站于侧，用一手按压其腰部，另一手将其下肢托起并用力向后扳伸，如此两手协同动作，使腰椎向后过伸；另一种术式为医者用膝部顶压患者腰椎，两手分别握住患者两踝慢慢向上提拉，使腰椎过伸。如此一拉一放，可重复 5～10 次。本法适用于腰部僵硬、腰椎生理前凸消失或腰椎侧突畸形等症，是治疗腰椎间盘突出及腰椎肥大性脊柱炎的常用治法之一，临床上常与腰椎斜扳法或腰椎旋转复位法配合应用，以起到相辅相成的功用。

（二十三）腰椎旋转复位法

患者直坐，腰部放松。助手站在患者侧方，用一手扶住其肩部，另一手按压膝上方以稳住下肢。医者坐于患者后侧方，用一手拇指顶推偏歪的棘突，另一手从患者腋下穿过按住其颈项，然后分三步完成整个动作，即前屈、侧屈、旋转。

操作时，先嘱患者主动慢慢弯腰，当前屈至拇指下感到棘突活动时即稳住在此幅度。然后再向同侧侧屈至一定幅度，使病变节段被限制在这个脊柱曲线的顶点上成为最小的阻力点，此时再做旋转运动；医者按住颈项的手下压，肘部同时上抬，拇指用力顶推棘突，助手则协力推压对侧肩部，各方协调动作，使患者腰椎作最大幅度的旋转，此时常可听到"喀嗒"响声和拇指下有棘突跳动感。

临床上，此法和腰椎斜扳法都是利用腰椎在运动中所造成的不稳定状态下加以旋转扳动，使相邻推体恢复到正常解剖位置，常用来治疗腰椎间盘突出、后关节紊乱以及腰部扭伤等症。

（二十四）揉长强法

患者侧卧，两下肢屈曲，使双膝尽量抵至腹部，医者坐其侧。操作时，以食指背屈指揉或拇指顶掌侧指揉尾椎末节之长强穴，反复指揉 1～5 分钟（图 273 揉长强法）。指揉时，用力应均匀而有力。此法治疗时局部及肛门内有温热感觉，治疗后直肠及下腹部有舒适与温热感。

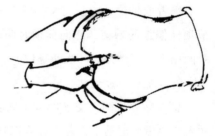

图 273　揉长强法

揉长强法的功用为温补脾肾、涩肠止泻。主治肠鸣、腹泻、腰骶部疼痛、尾椎挫伤、尾椎骨折后遗症、骶神经损伤等症。临床上，肠鸣、腹泻，常配伍按天枢法、摩侧腹法；腰骶部疼痛、尾椎挫伤、尾椎骨折后遗症、骶神经损伤，常配伍揉臀法。

第五节　四肢部治法

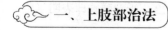 一、上肢部治法

（一）肩周围按法

患者侧卧，左或右上肢平置于侧胸部，肘部微屈曲，医者坐其侧。操作时，医者以两手拇指对置于肩下三角肌下缘之臂臑穴处按压，再逐步移动至臑会穴，次移至肩部后方之肩贞穴，腋窝下之极泉穴及肩内侧下方之中府、云门穴处长按，反复操作 3～5 分钟（图 274 肩周围按法）。施术之要领为按压时两手拇指用力应均匀；按压穴位时，均待上肢有麻胀感时，再向左或右侧移动。此法治疗后有上肢温热及轻松感。

肩周围按法的功用为温通经脉、活血止痛。主治肩关节周围炎、外伤性肩关节炎、肩部扭伤、颈椎病引致之肩背部疼痛等症。对肩关节周围炎、外伤性关节炎、肩部扭伤，常配伍肩周拿提法、按缺盆法；颈椎病引致的肩背疼痛，常配伍按肩胛内缘法、按肩旋颈法。按压时，注意勿压伤肱骨。

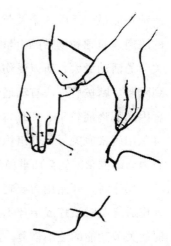

图 274　肩周围按法

按：临床上，肩周围按法是治疗肩关节周围炎的主要治法之一。肩关节周围炎简称肩周炎，是临床常见的一种病症，常发生在 50 岁左右。由于本病发生后造成肩关节失去活动能力，所以又称为冻结肩。中医认为本病是由于年老体虚、正气下降，或者因为肩部外伤、慢性劳损等引起肩部气血瘀滞，又感受风寒湿邪，以致肩部气血凝滞，筋脉失去濡养，经脉拘急而引起。肩周围按法，在局部施用按的手法，可以促进肩关节局部的血液循环，防止肩臂部的肌肉萎缩，按压经穴又起到止痛的作用，即所谓"按之则热气至，热气至则痛止"的效果。同时，该法也对帮助肩关节的功能恢复提供了有利条件。在操作时，可配合肩部牵引法，以加强疗效。

（二）肩周拿提法

患者直坐或侧卧，医者坐其侧。操作时，以一手拿定腕部，另一手四指置肩关节内侧，拇指置其外侧，自肩内下方沿肩关节向上经肩髃、肩髎再向下至臑会穴止，逐步移动并向上拿提 2～5 分钟；再自腋窝内下方沿三角肌下缘经臂臑至臑会穴止，逐步移动并向上拿提 2～5 分钟。施术之要领为拿提时应固定肩关节，并嘱患者全身肌肉放松；拿提应缓慢而有力，用力大小以皮肤微红及患者能耐受为度。此法操作时有沉重及牵扯的感觉，治疗后局部有发热及轻松感。

肩周拿提法的功用为通经活络、活血止痛。主治肩关节僵硬、肩周炎、肩臂肌肉萎缩、上肢神经痛、颈椎病等。临床上，肩关节僵硬、肩周炎、肩臂肌肉萎缩，常配伍摇肩法、按巨骨法；上肢神经痛、颈椎病引致上肢串麻疼痛者，常配伍推按阳明三穴法、揉天井法。拿提时，注意勿拉伤皮肤。

（三）摩按肩周法

患者直坐，医者坐其侧。操作时，医者以一手或双手自患侧颈项部沿肩峰与肩胛区反复摩按 5～10 分钟；然后自患侧肩峰、三角肌处，向肘部、腕部顺序向下，反复摩按 5～10 分钟（图 275 摩按肩周法）。施术之要领为摩按肩部时应摩动肌肉，不应限于摩擦皮肤；摩按用力应均匀而有节律，用力大小以皮肤微红为度。此法治疗时局部有微酸、胀及沉重牵拉的感觉，治疗后有肩臂温热与轻松有力感。

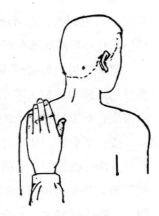

图 275　摩按肩周法

摩按肩周法的功用为温通经脉、行气止痛。主治肩周炎，外伤性肩关节炎，肩臂部扭、挫伤，颈肩综合征等症。对肩关节周围炎、外伤性肩关节炎、肩部扭伤，常配伍肩周围按法、肩部牵引法。皮肤干燥者，摩按时宜蘸酒，免伤皮肤。

按：临床上，摩按肩周法对肩臂部的扭伤、挫伤有较好的功效。肩关节的活动是全身各关节中活动功能最广泛的一个关节。它的关节囊比较松弛，维持肩关节的稳定性大部分是依靠肩关节周围的肌肉、肌腱和韧带的力量。跨越肩关节的肌肉和韧带是比较多的，而且大多是较细长的肌腱。肩关节的活动量大，所以受伤的机会也较多。扭伤后，局部可出现肿胀和疼痛，肩关节的活动功能受到限制。摩按肩周法有温通经脉和行气止痛的作用，所以对肩关节扭伤或挫伤有一定疗效。初期患者因局部疼痛较重，肌肉深部的一些小血管可能有破裂出血，此时，一般不采用局部推拿的治法，可采用刺激肩关节邻近组织的治法，如推上臂三阳法、捏前臂法等以减轻疼痛。如果在初受伤后即着力局部推拿，就会加重局部小血管的出血和疼痛。6~12 小时后，再施用局部治疗，如摩按肩周法等。操作时，开始用力要轻柔，以疏通经络、活血止痛，逐渐恢复肩关节的活动功能。如果肩关节外伤后未及时治疗或治疗不当，形成了外伤性肩关节炎，就可使用较重手法，配合肩部牵引法，以促使关节功能的逐渐恢复。此外，对颈肩综合征在操作时配合捏颈肌法、肩周围按法，常可取得满意效果。

（四）肩部推扳法

患者坐位，上肢前屈，肌肉放松，上臂与躯干成 45°，前臂与上臂成 90°。助手站在患者对面，一手握住患肢肘弯，另一手使患臂的肱二头肌呈外旋位。医者站在患者背后，双手抓紧肩部肌肉，以指尖用力将肱二头肌长头肌腱、三角肌向后向外紧扳，同时用两大指紧压肩胛下肌、大圆肌、小圆肌，并向前紧推；然后再将腋窝前壁的胸大肌向上提。手法治疗后，让患者自行活动肩部片刻。此法适用于肩关节酸痛、肩周炎等。

（五）肩部牵引法

患者直坐，医者站其后。操作时，医者以一前臂插于患者腋下，向上向外提拉，另一手握住患者手腕向下牵引 6~10 次；然后，医者一手掌置于右肩峰上，另一手握持患者前臂，协助其肩部作前屈、后伸、内收、外展及旋转活动（图 276 肩部牵引法）。施术之要领为医者以手掌置其患肩上，主要为使患者在治疗时不致因牵引动作而高耸肩部；治疗左侧肩关节时，医者以右手掌置患肩上，左手握持患肢前臂；牵引应逐渐扩大活动范围，以患者能耐受为度。此法治疗时有牵拉和微酸胀及微痛感，治疗后肩部活动有增大范围的感觉。

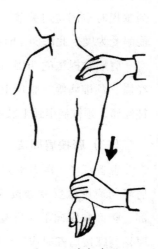

图 276　肩部牵引法

肩部牵引法的功用为活血舒筋、滑利关节。主治肩周炎、肩关节外伤性功能障碍、肩关节手术后关节僵硬等症。临床上，此法常配伍摩按肩周法、摩按肘前法。牵引时，注意勿用蛮力。

按：牵引法，又称"拉法"或"拔伸法"，是牵拉和拔伸肢体的一种手法。本法很早应用于伤科正骨方面。临床上，常用于肩关节周围炎、外伤或手术后引起的肩关节挛缩和关节强直等病症。"挛缩"是关节主动和被动的运动受限制谓之。关节完全不能运动，则称为关节强直。肩关节运动受限制，一般表示肩关节本身或肩关节周围的组织有问题。关节、肌肉，肌腱、神经、血管、筋膜和皮肤等组织的疾病和损伤，都可以引起关节挛缩。当关节发炎或受伤以后，患者常屈起关节以减轻疼痛，久之，则痉挛的屈肌缩短，而限制了关节的伸展活动。从病理改变来看，在关节纤维强直之时，邻近的肌肉、筋膜、腱膜都发生变化，其中关节囊和韧带的变化尤为明显。但这时候，关节多少还保留一点微小的运动。肩部牵引法，就是利用这一点微小的自主运动来逐渐被动地牵引，使缩短的肌肉延伸和逐渐加大肩关节的活动幅度，并训练肌肉以解除挛缩。肩部牵引法有舒筋活血、滑利关节的作用，所以，对肩关节疾病引起的关节僵硬，有改进肢体功能和协助恢复肩关节正常活动的效果。操作时，牵引肢体的动作要稳定而持续，不可用一次突发性暴力，要根据病情适当控制牵引拔伸的力量和方向。如果运用不当，不但影响治疗效果，甚至会造成不良后果。

（六）双手揉球法

受医者上肢自然放松下垂。医者以双手指略屈曲，双掌心对合置于肩关节前后，一前一后，一上一下相对旋转揉动肩部，如球在手中揉动，持续 3 ~ 5 分钟，然后揉捏三角肌，最后以两手大鱼际对置肩窝前后，施力挤合肩关节。揉动时，双手动作要协调，着力均匀，不可仅摩揉皮肤，以局部温热、皮肤微红为宜。

（七）摇肩法

患者直立或侧卧，医者坐其侧。操作时，以一手稳定患者肩部，另一手紧握患肢腕部，作顺时钟或逆时钟方向旋转摇动 2 ~ 3 分钟（图 277 摇肩法）。施术之要领，为摇动的幅度应根据患肩恢复情况逐渐增加；摇动时，应嘱患者肌肉放松。此法治疗时有轻微疼痛及牵拉感，治疗后有肩关节活动范围增加及局部轻松的感觉。

摇肩法的功用为理气宽胸、滑利关节。主治肩关节僵硬、肩关节周围炎、外伤性肩关节炎、胸闷、胸痛等症。临床上，肩关节僵硬、肩关节周围炎、外伤性肩关节炎，常配伍肩周围按法、按巨骨法；胸闷、胸痛，常配伍扩胸法、捏腋前法。摇动时，注意忌用暴力，以防止关节脱位及肌肉撕伤。

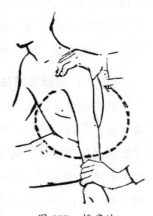

图 277　摇肩法

（八）肩关节拔伸法

肩关节拔伸法的基本动作为上举、内收、后伸、外展，此四种基本动作常配合应用，结合摸法、推法、摇法等其他手法，具有松解粘连、滑利关节等功能，可治疗肩关节粘连、活动功能障碍等症。

1. 上举

患者坐位，医者半蹲站于其前侧，嘱患手搭在医者肩后，使其肘部搁在医者上臂部，医者两手抱住患者肩部，然后慢慢站起并同时伸展手臂将患肢抬起。

2. 内收

患者坐位，将手置于胸前，医者紧靠其背后稳住其身体，用一手扶住患肩，另一手握住其肘部作内收扳动。

3. 后伸

患者坐位，手自然下垂。医者站于患侧，用一手扶住其肩部，另一手握住其腕部向后扳动并作屈肘动作。屈肘时要使掌背沿脊柱上移。

4. 外展

患者仰卧。医者一手按住患肩部，另一手握住其肘部作向外牵拉扳动，同时作旋内及旋外动作。

（九）旋臂抬举法

患者取坐位，医者位于患者侧后方，从其患肢腋下插入医者的同侧臂，利用医者的肱肘和前臂来带动患者患肢，并做被动的由其前方旋上抬举活动，而且逐渐增加其举臂的高度。与此同时，医者另一手于患者肩部伤处推拿施术，并借推拿施术的力量固定关节和体躯，制约旋上抬举时的力量，使之适度，以免造成暴力损伤。此法适用于肩关节粘连、肩关节及肩周软组织损伤等疾患。

（十）对肩法

患者取坐位，医者位于患肢的侧前或侧后方，并用同侧手紧握患肢肘部关节（肱髁部），自对侧肩（健侧）进行间歇性推送，使患肢手指尽力探触健侧肩峰及肩背至最大限度活动范围。医者另一手为患臂疼痛部位进行手法推拿操作。此法适用于肩关节粘连或肩关节、肩周软组织损伤等疾患。

（十一）旋后屈肘法

患者取坐位，医者位于患肢的前侧方，将相对的前臂插入患肢腋下，续而握其患肢腕上部，使其被动旋内向后展伸并屈肘。同时嘱患者尽力旋前背后伸、屈肘，医者将患者肩关节部作固定制约，并于其疼痛点施以推、捏等手法。因为手法较剧烈，患者往往忍耐不住，因此施术切忌粗暴，以免损伤关节或肱骨。临床上，此法适用于肩关节粘连或肩关节周围软组织损伤等疾患。

（十二）缩颈牵臂法

患者取坐位，医者位于患肢之侧前方，将患者手腕置于医者相对肩颈部，医者利用缩颈耸肩的动作夹住其腕；并使患臂做被动的向外牵拔摇动。然后，医者一手放于患臂肱部，稳固肘关节，一手放于其肩部以固定肩关节及躯体，并施以相反的牵拔之力，同时间歇做推、拿、捏等手法。或者将患者患臂平伸，掌心向上，放于医者相对的肘弯部，医者利用肘之旋曲使前臂或掌根扣紧患肢肘或上臂，做向外牵拔摇动作及外展内收等活动，医者另一手在其患肩疼痛部位施以按、推等手法。临床上，此法适用于肩关节粘连或肩关节、肩周软组织损伤等疾患。

（十三）足抵上臂法

足抵上臂法又称"足蹬复位法"。操作时，患者仰卧，医者在其患侧取平坐位，以其足抵其患肩腋下，用力上抵，两手分别握其患肢腕部和肘部，做由外展位逐渐内收的牵拔，然后借其肩部肌群的收缩力量，使其脱位或错移的肩关节复位。复位时，医者抵其腋下之足跟，可抵制腋下肩周肌群的收缩力，并感觉复位时肱骨头之滑动，作为其复位的参考。临床上，此法适用于肩关节脱位或错移。

（十四）按极泉法

患者直坐或仰卧，左或右上肢上举，屈肘，医者坐其侧。操作时，以手四指自腋下渊腋穴处向上摩动至腋部极泉穴处止，再自上臂青灵穴处向上摩动至极泉穴止，反复操作 1~2 分钟。然后，以拇指置极泉穴处长按，其余四指置肩关节后方扶定，按压 2~3 分钟（图 278 按极泉法）。施术时应掌握摩动宜从轻，按法应逐渐加重压力，以患者能耐受为度。此法按压时有放射性酸、胀、麻的感觉，治疗后有上肢轻松及有力感。

按极泉法的功用为行气通经、宽胸正痛。主治肩臂不举，肘、腕冷

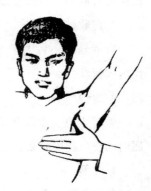

图 278　按极泉法

痛，颈椎病，胁下满痛，胃痛干呕等症。对肩、臂不举，肘、腕寒痛，颈椎病，常配伍按肩髃法、揉天井法；胁下满痛、胃痛干呕，常配伍内、外关按法，束胸法。

按：按极泉法能治疗肩臂不能上举，肘、腕部冷痛和颈椎病引起的上肢麻木疼痛等症状，是与极泉穴的解剖部位有关。极泉穴在胸大肌的外下缘，深层为喙肱肌，外侧为腋动脉，分布有尺神经、正中神经、前臂内侧皮神经。按压腋窝中间的极泉穴，可以通过它对上肢神经、血管的影响，促进上肢的血液循环，增强上肢的营养供给，所以对肩、臂、肘、腕等上肢的冷痛和麻木有效。由于同时刺激了腋下的部位，对肩关节的上举功能也有一定作用。

对胁下满痛和胃痛干呕等症状，按极泉法也有治疗作用。中医认为，胸胁部是肝胆经脉循行的部位，肝有疏泄功能，喜升发舒畅，如因情志不舒、恼怒伤肝，或因其他原因影响气机的升发和疏泄，就会引起肝郁病症。肝郁主要表现有两胁胀满或窜痛、胸闷不舒适等。并且胁痛常随情绪的变化而有所增减。又由于肝气偏亢，过于疏泄，影响脾胃的功能，以致消化机能紊乱，称为"肝气犯胃"。临床上，患者一方面可出现胁痛并伴有头眩、易怒、胸闷等症状，另一方面可出现胃脘痛、吐酸水、厌食、腹胀等脾胃功能紊乱的表现。按极泉法可行气通经、宽胸止痛。临床上配合束胸法及内、外关按法协同治疗，对上述症状有较好疗效。

（十五）捏腋前法

患者侧卧，两上肢上举置于头侧，医者坐其侧。操作时，以一手四指置于患者左或右侧胸大肌外缘，沿肋间隙自内向腋前呈梳状摩动1~2分钟；再以拇指掌侧置腋下处，其余四指置腋前，反复揉捏3~5分钟（图279 捏腋前法）。梳摩胸部时，手法宜轻柔而有节律，使其胸部有舒适的感觉。此法揉捏时有局部及向周围或上肢放射的微酸胀感觉，治疗后有胸部轻松及上肢有力感。

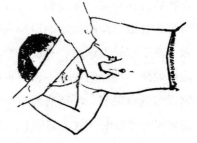

图279　捏腋前法

捏腋前法的功用为理气宽胸、舒筋活络。主治胸闷、胸痛、心悸、怔忡、心绞痛、肩臂疼痛、肩关节功能障碍、上肢神经性疼痛等症。对胸闷、胸痛、心悸、怔忡、心绞痛，常配伍内、外关按法，揉劳宫法；肩臂疼痛、肩关节功能障碍、上肢神经性疼痛，常配伍按肩髃法、按肘前法。

按：捏腋前法在临床应用中，摩动左胸大肌和捏压左上臂腋前时，对心悸、怔忡有一定的治疗作用。祖国医学认为"心胸躁动，谓之怔忡"。这种剧烈的跳动，往往上至心胸部，下达脐腹部，是由于心血或心阴虚损、心阳不足所致。怔忡较心悸为重，且多为持续性发展。心悸有虚证和实证之别，而怔忡则偏于虚证。心悸功能性者居多，而怔忡则多属于器质性。

胸闷、胸痛和心绞痛，是心脏疾患在临床上的一种表现。心绞痛常由冠状动脉硬化性心脏病所引起，它是由于冠状动脉粥样硬化导致不同程度的心肌缺氧、缺血而引起的。捏腋前法有理气宽胸和舒筋活络的作用，是因为用推拿手法刺激左侧胸大肌的外缘部位，可以间接地兴奋心脏的功能，改善心肌的缺氧和缺血状态，从而对症状的缓解有一定作用。在操作时，如胸痛、胸闷可配合宽胸法，心悸、怔忡配合内、外关按法；心绞痛配合掌推肩胛法。至于捏腋前法治疗肩臂部的疾病如肩臂疼痛、肩关节功能障碍、上肢神经性疼痛等，则是因为刺激了腋前部位胸大肌的结果。胸大肌是直接参加肩部活动功能的肌肉。揉捏腋前胸大肌的外缘，对肩臂活动功能障碍的疾病有直接治疗作用，临床上常配伍按肩髃法、揉天井法等。

（十六）捏腋后法

患者侧卧，左或右上肢上举，肘屈曲，医者坐其侧。操作时，以手小鱼际自腋下大包穴向上至渊腋穴止，反复摩动1～2分钟；再以左手拿定患者前臂，另一手拇指置腋后方肩贞穴处，其余四指置腋内下方极泉穴处，拿捏腋下肌肉，反复操作3～5分钟（图280 捏腋后法）。施术之要领，为摩动用力应从轻从缓，拿捏腋下肌肉用力应从重，用力大小以能耐受为度。此法治疗时有酸胀感，治疗后有局部温热及上肢轻松的感觉。

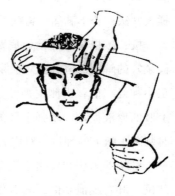

图280 捏腋后法

捏腋后法的功用为调和气血、通利关节。主治肩臂疼痛不能后伸、胸胁疼痛、头枕部痛、眩晕等症。对肩臂疼痛不能后伸、胸胁疼痛，常配伍按中府云门法、摩季肋下法；头枕部痛、眩晕，常配伍按百会法、掐太冲法。

按：捏腋后法在操作时，自腋下大包穴向上至渊腋穴摩动，有调和气血的功效，对肝气郁结引起的胸胁疼痛，有疏肝解郁、调气止痛的作用。又由于捏腋后法的揉捏部位邻近背部，背为足太阳膀胱经循行的部位。足太阳膀胱经的循行由头顶进入脑内，转出至项部，沿着肩胛内侧挟脊下行。捏腋后法在背部揉捏刺激，可以调和与疏通足太阳膀胱经脉的上下循行通路，所以对头枕部痛、眩晕等症有效。捏腋后法的沿经穴位是肩贞穴。肩贞穴的解剖部位是在肩关节的后下方、肩胛骨外侧缘，其下层是大圆肌，有旋肩胛动脉和静脉通过，所以揉捏肩贞穴，对肩臂疼痛不能上举和后伸有治疗效果。在经络关系上，肩贞属于手太阳小肠经，它是自小指端沿着前臂伸侧后缘，向上沿臂外侧后缘到肩关节，环绕肩胛至肩上，再向前行进入缺盆的。所以按压刺激肩贞穴，对肩臂的活动功能障碍有较好的疗效。临床上，对肩臂疼痛不能后伸、胸胁疼痛，常配伍按中府云门法、摩季肋下法；对头枕部痛、头眩晕，常配伍按百会法、掐太冲法等。

（十七）按肩髃法

患者侧卧或直坐，医者坐其侧。操作时，以手拇指掌侧置肩关节上方肩髃穴处，其余四指固定肩关节，长按1～2分钟；再以手掌心置肩髃穴处，自上向下掌推至三角肌下缘臂臑穴止1～2分钟（图281 按肩髃法）。按压时，着力应缓而有力，掌推时应密切接触皮肤，以皮肤微红为度。此法按压局部有麻胀感并放射至手指，操作后有局部发热及上肢轻松感。

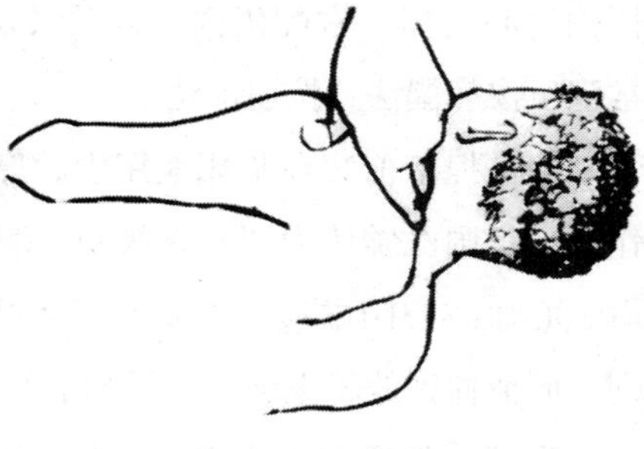

图281 按肩髃法

按肩髃法的功用为疏风活络、调气活血。主治肩背肿痛、臂痛不能举、肩臂肌肉萎缩、中风半身不遂、颈部扭伤、颈椎病等症。对肩、背、臂肿痛，臂不能上举，肩臂肌肉萎缩，常配伍按缺盆法、肩周围按法；中风半身不遂，常配伍内、外关按法，揉足三里法；颈部扭伤、颈椎病，常配伍按肩胛内缘法、指揉曲垣法。年老体弱者，掌推可改用抚摩法。

按：临床上，按肩髃法是治疗中风后遗症、半身不遂的上肢主要治法之一。中风多由脑血管意外所引起。脑血管意外，可分为出血性的和缺血性的两大类。出血性的有脑出血和蛛网膜下腔出血；

缺血性的有脑血栓形成和脑栓死等。中医认为，中风出现的半身不遂是由于火盛、气虚、湿痰内盛等，以致肝阳上亢、肝风内动所引起。肝主筋，属木，肝风内动可出现口眼㖞斜、肢体瘫痪等症状，由于肢体功能的丧失，患者健康受到严重的威胁。按肩髃法，对上肢瘫痪的功能恢复有较好作用，这和它的解剖关系和经脉循行有密切联系。肩髃穴在三角肌上部的中点、肩峰和肱骨大结节之间。这个部位有旋肱后动脉和静脉，分布有锁骨上神经及腋神经，所以按肩髃法可以促进局部的血液循环，保证上肢的营养供给，又可以通过刺激神经，促进肢体的功能恢复。又由于按肩髃法的肩髃穴属于手阳明大肠经。这条经脉是从手走向头面部，刺激这条经脉的主要穴位肩髃穴，自然对上肢瘫痪的功能恢复和口眼㖞斜就有缓解和消除症状的治疗作用。由于这条经脉是行于上肢伸侧前缘和面前部分，所以掌推三角肌部的肌肉，对上肢和颈部的疾病，如肩背肿痛、臂痛不能上举、肩臂肌肉萎缩、颈部扭伤、颈椎病等，也都有一定的治疗作用。

（十八）按巨骨法

患者侧卧，左或右上肢屈肘置于胸前，医者坐其侧。操作时，以手四指置于侧头部，然后沿耳后摩动经完骨至肩上部巨骨穴止，反复操作 1 ~ 2 分钟；再以拇指掌侧置巨骨穴处，长按 1 ~ 2 分钟（图 282 按巨骨法）。施术之要领为摩动至枕后完骨穴处，应配合按法；拇指按巨骨穴时，方向应向下侧处着力。此法按压穴位时，上肢及小指有放射性麻胀感；治疗后有温热及轻松的感觉。

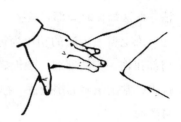

图 282　按巨骨法

按巨骨法的功用为舒筋活络、活血止痛。主治风湿性肩关节炎、肱骨外上髁炎、颈椎病、颈部扭伤等症。临床上，风湿性肩关节炎、肱骨外上髁炎，常配伍内、外关按法，捏上臂法；颈椎病、颈部扭伤，常配伍按肩旋颈法、捏颈肌法。

（十九）推按阳明三穴法

患者直坐或侧卧，医者坐或站其侧。操作时，用拇指掌侧或两拇指对置，自肩髃穴起，依手阳明大肠经各穴顺序推至合谷穴止 3 ~ 4 分钟（图 283 推按阳明三穴法）。在缓推的过程中，重点用拇指按压肩髃、曲池、合谷三穴。按压穴位时，可有酸胀或麻的感觉，治疗后有颈、肩轻松感。

推按阳明三穴法的功用为调和气血、通络止痛。主治上肢麻木疼痛、颈肩疼痛、肩周炎、中风后偏瘫等症。临床上，上肢麻木疼痛、颈肩疼痛，常配伍按巨骨法、拿肩井法；中风后偏瘫，常配伍揉足三里法、揉悬钟法；风湿麻木、颈椎病引致脊髓受压者，常配伍按气冲法、枕后斜推法。皮肤干燥者，可蘸酒，免伤皮肤。

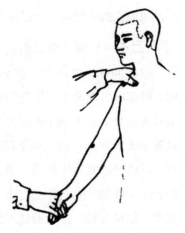

图 283　推按阳明三穴法

按：推按阳明三穴法，是治疗上肢疾病的主要治法之一。推按手阳明大肠经经脉的三个穴位，其中曲池是手阳明经脉的合穴，合谷是手阳明经脉的原穴，它们都是这条经脉气血汇集之所在。肩髃穴又是手阳明经和阳跷脉的会穴，对沿着经脉发生的疾病都有较好的疗效。手阳明大肠经是循行于上肢伸侧前缘和面前部分，用推和按的手法去刺激手阳明经的三个主要穴位，通过经脉的传导，必然对上肢、颈、肩等部位的疾病以及中风瘫痪等病有一定治疗作用。

（二十）推上臂三阳法

患者侧卧，左或右上肢平放于侧胸部，手掌向下置于大腿外侧。操作时，以两手拇指对置于肩关节上方肩髃穴处，其余两手四指扶定上肢，自上向下沿上肢伸侧经臑会至肘尖上方天井穴止，反复操作 2～3 分钟；再使患者肩部微向内收，前臂微向内侧旋转，以两手拇指对置，自腋后由上向下沿上臂侧推至肘尖后方小海穴止 2～3 分钟。然后，使患者肩部微向外展，前臂微向外侧旋动，以两手拇指对置，自肩关节上方肩髃穴起，自上向下经臂臑、五里至曲池穴止，反复推动 2～3 分钟（图 284 推上臂三阳法）。施术之要领为推上臂

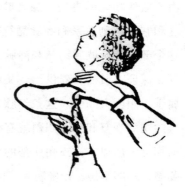

图 284　推上臂三阳法

背侧三阳经时用力较推三阴经为重；推动沿经起止点穴位应配合按法。此法操作时局部有微胀及压迫感，推压穴位时有麻胀感，治疗后有局部温热及上肢轻松的感觉。

推上臂三阳法的功用为行气通阳、活络镇痛。主治肩周炎、外伤性肩关节炎、风湿性关节炎、肩部扭伤、头枕部痛、颈椎病等症。对肩周炎、外伤性肩关节炎、风湿性关节炎、肩部扭伤等肩部疾患，常配伍肩周围按法、捏上臂法；颈椎病、头枕部痛，常配伍按完骨法、枕后分推法。推动时，可蘸酒。

按：临床上，推上臂三阳法也是治疗肩部和臂部疾病的主要治法之一。推上臂三阳法的三阳，是指手三阳经脉。手三阳经是十二经脉中的三条经脉，它们的循行方向都是由手部经过上肢的伸侧抵止于头部。由于这三条经脉都经过上臂伸侧和肩部，所以对肩部、上臂、颈部的疾病，如肩周炎、外伤性关节炎、肩部扭伤、风湿性关节炎引起的肩部疼痛等都有较好的治疗效果。又由于手阳明大肠经的经脉在肩峰前端，绕到脊柱骨与诸阳经交会于大椎穴。大椎穴属于督脉，督脉沿脊柱上行，经过风府穴进入脑部，所以推上臂三阳法，对颈椎病和头枕部疼痛也有一定的治疗作用。

（二十一）推上臂三阴法

患者仰卧，左或右上肢平放于床上，手掌向上，医者坐其侧。操作时，以两手拇指掌侧对置于腋前天泉穴处，两手其余四指扶定上肢，自上向下推动至曲泽穴止 2～3 分钟；再以两拇指对置于天府穴处，自上向下经侠白至尺泽穴处止 2～3 分钟；然后，以两拇指对置于极泉穴下，自上向下经青灵至少海穴止 2～

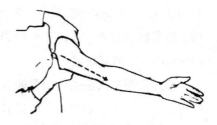

图 285　推上臂三阴法

3 分钟（图 285 推上臂三阴法）。推上臂掌侧三阴经时，用力应较推三阳经为轻，推动沿经穴位时应配合按法。此法操作时有局部微胀及压迫感，按压穴位时有麻胀感，治疗后有局部温热及上肢轻松而有力的感觉。

推上臂三阴法的功用为通经活血、化郁止痛。主治胸闷、胸痛、气急、恶心、呕吐、肱二头肌腱炎、肘关节痛、腕关节僵硬等症。临床上，胸闷、胸痛、气急、恶心、呕吐，常配伍内、外关按法，分掌法；肘关节痛、腕关节僵硬、手指屈伸困难，常配伍捏上臂法、腕屈伸法。皮肤干燥者，推动时可蘸酒。

（二十二）捏上臂法

患者仰卧，左或右上肢稍外展，医者坐其侧。操作时，以手拇指掌侧置其上臂外侧，其余四指置上臂内侧青灵穴处着力捏压，反复操作 1~2 分钟（图 286 捏上臂法）；再以拇指置上臂外侧，其余四指掌侧置极泉下方，自上向下沿肱骨内缘逐步下移经青灵至少海穴止 2~3 分钟。捏压下移时，应缓慢而着力。捏压沿经穴位时，上肢有麻胀及温热感，治疗后有上肢轻松而有力的感觉。

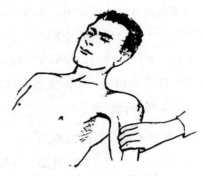

图 286 捏上臂法

捏上臂法的功用为疏调经脉、理气宽胸。主治肩关节痛、肱骨外上髁炎、颈椎病、头晕、目眩、胸闷、胸痛等症。对肩关节痛、肱骨外上髁炎，常配伍按缺盆法、按肩髃法；头晕、目眩、胸闷、胸痛，常配伍内、外关按法，掐太冲法。

按：临床上，捏上臂法也是治疗肩臂疾患的主要治法之一，常用于治疗肩部、上臂和肘关节等部位的疾患，这和局部推拿手法的刺激有密切关系。同时，捏上臂法还有疏调经脉和理气宽胸的作用，这和捏上臂法的沿经穴位有联系。沿经穴位如极泉穴在腋窝正中、腋动脉内侧，少海穴在肘横纹尺侧端与肱骨内上髁之间，青灵穴在少海穴上三寸。这三个穴位都属于手少阴心经的沿经穴位，这条经脉是从胸走手，行于上肢屈侧的后缘。主要的治疗病症，是以心、胸、神志病为主。捏上臂法刺激这条经脉的主要穴位，对头晕、目眩、胸闷、胸痛等症有一定的作用。

（二十三）双手搓臂法

受医者坐位，医者站其侧。操作时，医者一脚踏一方凳上，膝半屈位，把受医者一侧上肢放在医者大腿上。医者一手置于三角肌上，另一手置于腋下，双手一上一下同时着力，由肩至腕往返搓捋，反复数次；然后，医者一手置于臂内侧，另一手置于臂外侧，再往返操作数次。搓捋用力要适度，做到搓而不涩，捋而不滞，刚柔相济。术后，整个上臂以出现灼热感为度。

（二十四）揉天井法

患者侧卧，屈肘，医者坐其侧。操作时，以拇指尖置肩后下方肩贞穴处按压 1~2 分钟；再自臑会穴以拇指侧推动经消泺至肘尖上方天井穴止 1~2 分钟。最后，以拇指顶置天井穴处按揉 3~5 分钟（图 287 揉天井法）。施术之要领为按压肩贞穴后，可使患者作肩关节后伸活动；自上向下推动时用力应从轻从缓；按揉天井穴处用力可稍重，但以患者能耐受为度。此法治疗时有酸、胀、麻感，治疗后有上肢温热与轻松感觉。

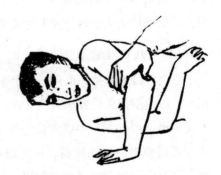

图 287 揉天井法

揉天井法的功用为活血散瘀、通络止痛。主治落枕、颈椎病、肩臂疼痛、胸背疼痛、偏头痛、耳鸣、耳聋等症。对落枕、颈椎病、肩臂疼痛、胸背疼痛，常配伍推按阳明三穴法、按中府云门法；偏头痛、耳鸣、耳聋，常配伍聪耳法、掐太冲法。揉时注意勿用蛮力，防止损伤神经。

按：临床上，揉天井法是治疗颈部、肩部、头部和胸背部疾病的主要治法之一。天井穴在上臂背侧面下部，当尺骨、鹰嘴上一寸的凹陷处。这个穴位有肱三头肌肌腱，神经有臂外侧皮神经、臂内侧皮神经和桡神经肌支分布，血管有肘关节动脉网，所以对肘关节以及上下相连属的肩关节和腕关节有较好的治疗作用。又由于天井穴属于手少阳三焦经，是三焦经的合穴。手少阳三焦经的循行，除行走于上肢伸侧正中间外，它的支脉从胸中上行到缺盆穴后，再经过颈项部环绕耳后，上行到耳上角，再向下行到面颊部和眼眶的下缘。由于手少阳三焦经经过颈项部又环绕耳后和上行到耳上角，所以揉手少阳三焦经的重要穴位之一的天井穴，对颈椎病、落枕等颈部疾患，以及偏头痛、耳鸣、耳聋等都有较好的功效。

（二十五）肘部推扳法

患者取坐位，前臂外旋，并屈曲成90°后放于桌上，下垫软物。医者站在患者侧面，用双手将肱桡肌向外紧扳，然后用大指向外侧紧推桡侧伸腕长肌，自肘关节开始逐渐下移到腕关节为止。术后嘱患者自行活动肘部片刻。临床上，此法适用于肘关节肌肉酸痛、网球肘等。

（二十六）屈肘牵拔法

患者坐位，助手一人位于患者健侧，将两手经其胸前及后背伸入其患肢腋部，并握紧肱骨中部做固定。医者一手与患者相对之手紧握其患肘尺桡部，向医者怀中牵拔，并制约牵拔的力量；另一手紧握其患肢腋上部，用力做与前同向之牵拔，并逐渐拉直患肘；当患肘逐渐被拉直时，紧握患肘的医者之手，予错移之骨或屈拘之肘前窝施以推复之力，完成脱位肘关节之复位或撕破关节的粘连。

屈肘牵拔法如医者一人施行时，患者取仰卧位，医者以足抵其患肢腋下，余下施手法及步骤皆同前。临床上，此法适用于肘关节脱位及肘关节粘连。

（二十七）缠肘法

缠肘法为小儿伤科推拿治法之一。操作时，患儿取坐位或立位，患肢垂放。医者一手有力而灵活地握住患肢腕上部，另一手拇指轻轻按放于桡骨头部，其余四指稳托患肢肘部，同时医者用握腕之手托患儿前臂做缓慢的前臂旋外之屈肘缠绕动作，当压放于错位之桡骨头部的拇指指下感觉头之滚动，有时可听到程度不同的一声微响，脱位之桡骨头即复位。临床上，此法适用于小儿桡骨头半脱位。如果该法用于治疗成人肘关节疾患时，手法则较急，力量可适当加大。

（二十八）推前臂三阳法

患者仰卧或直坐，前臂平放于床上或桌上，医者坐其侧。操作时，以两手拇指对置于肘尖下方，其余两手四指扶定前臂，自上向下沿前臂伸侧正中线推动经外关至阳池穴止1~2分钟；再使患者前臂微向桡侧倾斜，医者以两拇指对置肘部桡侧曲池穴处，自上向下推动经温溜至阳溪穴止1~2分钟；最后，使患者前臂微向尺侧倾斜，医者以两拇指对置肘尖尺侧小海穴处，自上向下推动经支正至阳谷穴止1~2分钟（图288 推前臂三阳法）。

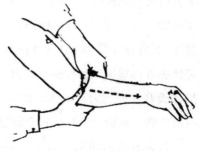

图288 推前臂三阳法

推动时，两手拇指用力应均匀。此法操作时局部有微胀及压迫感，操作后感局部温热及有力，沿经穴位时有酸胀的感觉。

推前臂三阳法的功用为理筋通络、疏风解表。主治颈椎病、肱骨外上髁炎、腕关节僵硬、手指不能屈伸、头痛、头晕、偏头痛等症。对颈椎病引致脊神经根受压迫者，常配伍颈牵引法、拿肩井法；引致脊髓受压者，常配伍股后揉捏法，揉足三里法。对肱骨外上髁炎、腕关节僵硬、手指不能屈伸，常配伍按缺盆法、腕屈伸法；头痛、头晕、偏头痛，常配伍推偏顶法、按百会法。皮肤干燥者，推动时可蘸酒。

按：临床上，推前臂三阳法是治疗肘、腕部疾病的主要治法，对肱骨外上髁炎、腕关节僵硬、手指不能屈伸等，有较好的治疗作用。分布在前臂的三阳经脉，是十二经脉中的三条经脉。推拿在操作中先后沿着这前臂三阳经脉，经过推法的刺激而起行气通阳、活络镇痛的功效，所以对肘、腕部疾病有治疗作用。又由于这三条经脉的循行都要经过上肢伸侧到达头部，所以对颈椎病以及头痛、头晕、偏头痛等证候也有良好的治疗效果。

（二十九）推前臂三阴法

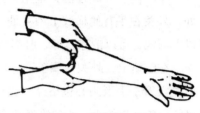

图 289　推前臂三阴法

患者仰卧或直坐，前臂平放于床上或桌上，手掌向上，医者坐其侧。操作时，以两手拇指掌侧对置于肘内曲泽穴处，其余四指扶定前臂，自上向一下沿经前臂伸侧正中线经内关至大陵穴推动 2~3 分钟（图 289 推前臂三阴法）；再使患者前臂微向桡侧倾斜，以两拇指掌侧对置肘内尺泽穴处，由上向下推动沿桡侧外缘经孔最至太渊穴止 2~3 分钟。最后，使患者前臂微向尺侧倾斜，以两拇指掌侧对置自肘尺侧少海穴处，由上向下推动沿尺侧缘至神门穴止 2~3 分钟。施术之要领为操作时患者上臂与前臂均应平放成一直线，推动时两拇指应用力均匀，用力大小以皮肤微红为度。此法操作时局部有微胀及紧压感，治疗后感局部温热与轻松，沿经穴位有微酸胀感。

推前臂三阴法的功用为理气和胃、镇静安神。主治胸闷气急，胸中懊恢，心悸失眠，肘、腕关节及掌指关节疼痛与活动障碍等症。对肘、腕、指关节疼痛及活动障碍，常配伍推前臂三阳法、按极泉法；胸闷气急、胸中懊恢、心悸失眠，常配伍按内关法、按神门法。皮肤干燥者，推动时可蘸酒，以免擦伤皮肤。

按：推前臂三阴法，是在前臂沿着手三阴在前臂的经脉进行推动。由于推动的位置要经过肘关节、腕关节、掌指关节等部位，所以对这些部位的疾患所产生的症状，如肘部、腕部、掌指关节疼痛和活动功能障碍等，有疏通经络和宣通气血的功效。此外，推前臂三阴法又对胸闷气急、胸中懊恢、心悸、失眠等证候有理气和胃、镇静安神的功效。这些，都与三阴经经脉的循行部位有关。这三条经脉都是从胸部开始，分别连络心、心包络和肺。根据中医理论的解释，心与神志有关，心包络是心的外围，它可以代心受邪，即心经受到内在或外来病邪侵犯时，心包络首先受到影响之意。所以心包络出现的症状，基本上和心脏出现的症状相类似。心脏和肺脏的位置都是在胸部。推手三阴法通过推法的刺激，对手三阴经的心，心包络和肺脏都有一定的影响。所以推手三阴法，除对经脉所过的肘、腕关节及掌指关节疼痛与活动障碍有治疗作用外，对胸闷气急、胸中懊恢、心悸、失眠等心、肺疾患引起的症状，通过经脉刺激也可以取得较好的治疗效果。

（三十）内、外关按法

患者直坐或仰卧床上，前臂伸直，医者坐其侧。操作时，以手拇指掌侧置腕掌侧大陵穴处，其余四指置腕背侧阳池穴处，自上向下逐渐揉动，经内、外劳宫穴至中指端止，反复操作 1~2 分钟；

再以拇、食指分别置于前臂屈侧内关穴处及伸侧外关穴处，对过合按3~5分钟（图290 内、外关按法）。摩动自腕至指端时，动作应轻柔，合按后可配合指揉法，以消除按后之不适。此法摩动时有局部温热及轻松感，合按穴位时有酸胀感，治疗后有胸及上腹舒适的感觉。

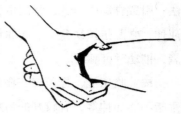

图290 内、外关按法

内、外关按法的功用为和胃理气，安神镇痛。主治肩、肘、腕关节疾患，胃痛、恶心、呕吐，胸闷、气急、心悸、怔忡、心绞痛、失眠、多梦等症。对肩、肘、腕关节疾患，常配伍推上臂三阴法、按缺盆法；胃痛、恶心、呕吐，常配伍脊背拿提法、揉劳宫法；胸闷、气急、心悸、怔忡、心绞痛、失眠、多梦，常配伍捏腋前法、顺气法。

按：内、外关按法，是用合按的手法，同时按压内关和外关穴。内关穴在腕横纹正中直上两寸处，外关在手背侧横纹上两寸处，它们都在尺、桡骨之间的部位。由于解剖部位的关系，同时按压以上两穴，可以治疗腕部、肘部和肩部的疾患。

在经络上，外关穴属于手少阳三焦经，三焦经起于无名指的末端，经腕背部、肘尖部再到肩部；内关穴属于手厥阴心包络经。在内，心包络经起于胸中，连属心包络后，下行穿过横膈，联络相表里的三焦；在体表，心包络经从天池穴开始，沿胸部上行到指端。心包络经和神志有关。

所以，按内关和外关穴位，除对上肢的肩、肘、腕、指等疾患有作用外，对胃痛、恶心、呕吐，以及胸部疾患引起的胸闷气急、心悸怔忡、心绞痛、失眠多梦等症状，也有和胃理气、安神镇痛的功效。

（三十一）按神门法

患者直坐或仰卧，前臂平伸，手掌向上，医者坐其侧。操作时，以手拇指置肘窝正中曲泽穴处起，自上向下推动经内关至掌心劳宫穴止，反复操作1~2分钟；再以一手拇指掌侧置前臂下端内关穴处，另一手拇指按神门穴，反复按揉3~5分钟。施术之要领，为前臂推动时手法应从轻从缓；按揉穴位用力大小以能耐受为度，神门穴可适当配合指掐法。此法操作时有酸麻胀的感觉，治疗后有心胸舒畅及安静感。

按神门法的功用为镇静安神、宁心通络。主治怔忡、健忘、失眠、多梦、心绞痛、心律不齐、上腹疼痛等症。临床上，怔忡、健忘、失眠、多梦，常配伍按百会法、分掌法；心绞痛、心律不齐、上腹疼痛，常配伍内、外关按法，捏腋前法。

（三十二）分掌法

患者直坐，手掌向上，医者坐其侧。操作时，以手拇指置腕掌关节掌侧大陵穴处轻轻指揉后，再以拇指掌侧自上向下经劳宫推动至中指端止1~2分钟。然后，以两手拇指对置大陵穴处，其余四指置患者手背之两侧扶定，用两手拇指掌侧沿大、小鱼际分摩至拇指少商穴及小指少泽穴处止，反复分摩3~5分钟（图291 分掌法）。推动或分摩时，着力应轻缓而有节律。此法操作中及治疗后有头脑安静的感觉。

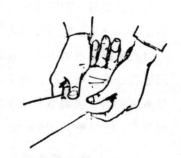

图291 分掌法

分掌法的功用为宁心安神、宽胸理气。主治心悸、健忘、失眠、多梦、胸胁疼痛、饮食不下、腕关节损伤、手指麻木冷痛等症。对心悸、健忘、失眠、多梦，常配伍按神门法、揉三阴交法；胸胁疼痛、胃脘痛、饮食不下，常配伍摩上腹法、揉血海法。

按：分掌法在操作中，是自大陵穴开始到中指的一段。大陵穴的解剖部位，是在桡侧屈腕肌和掌长肌腱之间，有屈拇长肌腱和屈指深肌腱和腕掌侧动脉和静脉网，正当正中神经本干、前臂内侧皮神经及正中神经皮支。在经属关系上，大陵穴属手厥阴心包经的原穴。操作一开始，先指揉大陵穴，就是对手厥阴心包经以补虚的治疗作用，再继而向下推动，经劳宫穴到中指端。劳宫穴也属于手厥阴心包经。劳宫穴在手掌的中央，第二、第三掌骨间。在经络治疗上，大陵和劳宫穴都是清泻一切心热郁火的重要穴位。所以揉大陵、推劳宫治疗心悸、健忘、失眠、多梦、胸胁疼痛等症状，是一种治本的治疗方法，特别是对开郁、宁神有显著的效果。

分掌法的最后一个步骤，是用两手拇指沿着手掌的大、小鱼际部位，分摩到拇指的少商和小指的少泽穴止。拇指的一侧大鱼际部位属于手太阴肺经，小指的一侧小鱼际部位属于手少阴心经。按照脏腑相表里的关系，肺与大肠相表里，心与小肠相表里，心包经与三焦经相表里。借着这个表里关系，一方面可以宁心安神、宽胸理气；另一方面，通过对大肠、小肠、三焦的调整，对胃脘痛、饮食不下的脾胃病症也可起到较好的治疗作用。至于分掌法治疗腕关节损伤、手指麻木冷痛等，则是局部治疗的效果。

（三十三）梳手背法

患者直坐或仰卧，前臂放于桌上或床上，手掌向下，手指直伸，医者坐其侧。操作时，以手四指掌侧置腕关节阳池穴处，摩动时再将四指分置于1~2指、2~3指、3~4指、4~5指之间掌关节间隙，自上向下呈梳状摩动至液门穴平高处止，反复操作2~5分钟（图292 梳手背法）。施术之要领为梳摩时患者掌心应尽量放平，梳摩动作应缓慢而着力。此法治疗时有牵拉及舒适感，治疗后有局部温热的感觉。

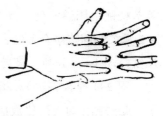

图292　梳手背法

梳手背法的功用为疏调经络、通阳止痛。主治腕与指关节功能障碍、颈项僵硬、颈椎病所致之手指麻木等。对腕、指关节功能障碍，屈曲困难者，常配伍推前臂三阴法；背伸困难者，常配伍推前臂三阳法。对颈项僵硬、落枕，常配伍揉风池法、按巨骨法。皮肤干燥者，可蘸酒以免擦伤皮肤。

按：梳手背法，是医者用手四指分置于患者手背部手指之间进行梳样摩动。梳摩的沿经穴位，是自阳池穴摩动到液门穴平高处为止。阳池穴的解剖部位，在手腕的背侧尺骨与腕骨的关节部，下有腕背静脉网和腕背动脉，分布有来自尺神经手背支及前臂背支皮神经的末支。由于阳池穴是在伸指总肌腱和伸小指固有肌腱之间，所以摩动从这个穴位开始，顺次梳向手背部手指间的间隙部分，对腕和指关节的功能障碍，尤其是腕部关节僵硬不能伸直的疾患有很好的治疗作用。手背部间隙的穴位，有第四、第五掌指关节与指缝缘间的液门穴，也有第一、第二掌指关节与指缝缘间的合谷穴等。液门穴是在手无名指根部的尺侧，穴位处分布有指背神经和掌背动脉。通过摩动的刺激，促进局部血液循环，保证局部组织的营养，从而对掌指关节疾患以及防治手背部骨间肌肉萎缩有较好的治疗作用。由于阳池穴和液门穴在经络中都属于手少阳三焦的经脉，三焦输布全身、调合内外，宣导上下，影响着人体的气化功能。阳池既是三焦经脉的原穴又是经气停留之处，内脏有病变时，可以反应到原穴上来。梳手背法，梳摩的地方都是手三阳经脉开始循行的部位，通过从手到头的手三阳循行所过的部位，起着疏通经络、通阳止痛的作用。所以梳手背法对颈项的疾病，如颈项僵硬、颈椎病所致的手指麻木等有较好的疗效。

（三十四）揉劳宫法

患者直坐或仰卧，左或右前臂放于桌上或床上，手掌向上，手指微屈，医者坐其侧。操作时，以拇指掌侧置患者腕部掌侧大陵穴处，自上向下经劳宫至指关节第一节止，指推 1~2 分钟；再以拇指掌侧置掌掌心劳宫穴处，食指置于与手心相对之外劳宫穴处，作顺时钟及逆时钟方向合揉 2~3 分钟（图 293 揉劳宫法）。施术之要领为掌心揉动用力应较揉外劳宫为重；对恶寒发热有外

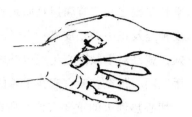

图 293　揉劳宫法

感症状者，揉动时宜蘸酒。此法操作时有微酸胀感，治疗后有局部温热的感觉。

揉劳宫法的功用为镇静安神、疏通心络。主治头昏、头痛、心悸、失眠、胸中懊侬、恶心、呕吐、胃痛、小儿高热、抽搐、四肢厥冷、外感风寒等症。临床上，头昏、头痛、心悸、失眠，常配伍推正顶法、面部摩掐法；胸中懊侬、恶心、呕吐、胃痛，常配伍摩上腹法，内、外关按法；小儿高热、抽搐、四肢厥冷、外感风寒，常配伍脊背拿提法、揉风池法。

（三十五）捏合谷法

患者直坐，手指微屈曲，医者坐其侧。操作时，以手拇指置腕部桡侧之阳溪穴处，其余四指置其外侧，自阳溪穴起向下沿 1~2 掌关节间隙经合谷穴，再沿食指桡侧缘向下指摩至商阳穴止，反复摩动 1~2 分钟。最后，以手拇指端置合谷穴处捏掐 2~3 分钟（图 294 捏合谷法）。指揉时，以局部微发热为度，用力宜轻

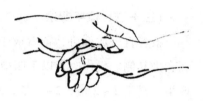

图 294　捏合谷法

柔。此法操作时有酸胀放射感，治疗后有局部短暂的微胀与温热的感觉。

捏合谷法的功用为疏风解表、开窍复苏。主治头痛、头晕、口眼㖞斜、外感风寒、鼻塞流涕以及用于昏迷急救等。对头痛、头晕、口眼㖞斜，常配伍推偏顶法、掐地仓法；外感风寒、鼻塞流涕，常配伍脊背拿提法、面部摩掐法；昏迷急救，常配伍掌推肩胛法、拿肩井法。治疗时，注意勿掐伤皮肤。

按：捏合谷法，在操作中第一个步骤是从阳溪穴摩动的。阳溪，在手腕上侧两筋之间，解剖部位是在腕背部侧面的桡侧，当拇长展肌腱、拇短伸肌腱与拇长伸肌腱和桡侧下端所构成的凹陷处，它是手阳明大肠经的经穴。大肠经与肺经为表里关系。肺主一身之皮毛，凡有关肌表皮肤的疾病，一般都适宜在大肠经取穴，特别是从食指尖端到腕部的一段中，共有商阳、二间、三间、合谷、阳溪五个穴位，都是解表与泻热的重要穴位，所以有疏风解表的作用。摩动腕部桡侧到食指尖的一段中，对外感风寒、头昏头痛、鼻塞流涕等症状有较好的疗效。本法的第二个步骤，是捏掐合谷穴。合谷穴在手背部，当第一掌骨间隙的中点处，在第二掌指关节和阳溪穴之间的中点处，稍靠近食指的一侧。掐合谷穴之所以对面神经麻痹有效，其原因为合谷穴是手阳明大肠经的原穴。大肠经的循行是自手至头，它的支脉由缺盆上行，经过颌和面颊，进入下齿龈内，接着又从内转出，环绕口唇，在人中处交叉，止于鼻翼两旁的迎香穴，并和足阳明胃经相衔接。由此可见，大肠经及其经脉的分布，都要经过面、口各部，所以这个治法，根据经脉的循行传导，可以治疗口眼㖞斜的症状。

对昏迷患者的急救，捏掐合谷法也是常用的治法之一，这和手阳明大肠经的经脉循行有关。大肠与肺有表里关系。肺主气，为人身气化的总机。合谷是大肠经的原穴，掐合谷可以调节肺气。肺

为相傅之官，和心脏有密切关系。肺主气，心主血，主神明。用掐法刺激合谷穴，通过其表里关系和心肺两脏的相互辅助作用来兴奋心和肺的机能，从而起到对昏迷患者有急救的治疗效果。

（三十六）腕屈伸法

患者仰卧，上肢伸直，医者坐其侧。操作时，患者手掌向上，医者以两手拇指掌侧对置于肘窝之曲泽穴处，自上向下推动经大陵至劳宫穴止 1~2 分钟；再使患者屈肘，医者以一手拇指置肘部小海穴处，其余四指置曲池穴处按压，再以手握住患者手指后按压手掌，使腕部背屈数次后，继以背伸，反复操作 3~5 分钟（图 295 腕屈伸法）。施术之要领为推前臂屈侧时，以皮肤微红为度；腕部作屈伸动作时，应逐渐增加屈伸之幅度。此法在按压穴位时有酸胀感，治疗后有温热及腕关节灵活的感觉。

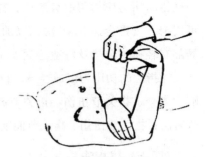

图 295　腕屈伸法

腕屈伸法的功用为舒筋活络、滑利关节。主治肩周炎、颈椎病、腕关节功能障碍、柯氏骨折后遗肿痛、指关节损伤等症。临床上，肩周炎、颈椎病有急性发作症状者，常配伍推按阳明三穴法、摇肩法、颈部拔伸法；腕关节功能障碍、柯氏骨折后遗肿痛、指关节损伤，常配伍摩指法、按缺盆法。皮肤干燥者，推动时宜蘸酒。

（三十七）双手扣腕法

此为伤科推拿治法之一。操作时，医者双手食、中指环托患腕掌部，指由上扣于患腕掌背面，并位于掌骨末端固定其指，医者双手拇指经手背上而压于患腕错移之骨上，随着牵拔其腕部做掌屈或掌背伸活动之际，正复错移之骨。临床上，此法适用于腕部骨位错移及腕部软组织损伤。

（三十八）摩指法

患者直坐，左或右手平伸，医者坐其侧。操作时，使患者左或右手掌心向下，医者以拇指掌侧置外关穴处，自上向下指推至阳池穴止 1~2 分钟；再使左或右手掌向上，医者以拇指掌侧置内关穴处，自上向下经大陵指推至劳宫穴止 1~2 分钟。最后，再以两手拇、食指掐定患者手指两侧，逐步自上向下摩动，自指掌关节起摩动至指端止，反复摩动 2~3 分钟（图 296 摩指法）。施术之要领为摩动手指两侧时可边摩边屈曲指关节；自前臂下端向手掌或手背部

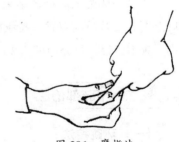

图 296　摩指法

推动，沿经穴位时可配合按法；屈指时，应逐渐增加屈伸幅度。此法在按压穴位时，局部有酸胀麻的感觉，治疗后则有指关节轻松及温热感。

摩指法的功用为舒筋活血、疏通心络。主治指关节扭伤、指关节僵硬、手指不能屈伸、小儿高热、烦躁不安、手足厥冷等症。临床上，指关节僵硬、手指不能屈伸，常配伍推前臂三阴法、推前臂三阳法；小儿高热、烦躁不安、手足厥冷，常配伍揉劳宫法、揉风池法。

39. 揉指法

患者直坐或直立，两手平伸，医者站其前。操作时，以两手四指分置于患者两手腕伸侧扶定，拇指置于腕屈侧大陵穴处，自上向下逐指摩动至各指掌侧末节，反复操作 2~3 分钟；再以两手拇、

食指掐定患者手指，逐指掐揉，自指掌关节下端起，掐揉至指端少商穴止。最后，再揉指至食指末端、中指末端、无名指末端、小指末端止，反复操作 3~5 分钟（图 297 揉指法）。施术之要领为揉指时用力应均匀而有节律，揉动宜缓慢；在揉指至指端时，可用拇、食指合搓 3~5 次，以加强作用。此法操作时及操作后局部有轻松、温热及舒适感觉。

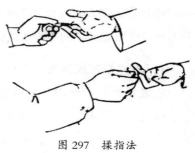

图 297 揉指法

揉指法的功用为温通经脉、行气止痛。主治胸闷、心悸、失眠、多梦、指关节扭伤、指关节僵硬等症。临床上，胸闷、心悸、失眠、多梦，常配伍分掌法、揉劳宫法；指关节扭伤、指关节僵硬，常配伍内、外关按法，摩指法。

（四十）拔指法

此为伤科推拿治法之一。操作时，医者以食、中、无名指紧握患者伤指，小指等叉开扣紧患者伤指背部末端，拇指顶于伤脱部，趁牵拔之力，使错移之掌指关节顶复。临床上，此法适用于掌指关节及指关节错移。

（四十一）揪抖十指法

受医者坐位，医者站位。操作时，医者以拇指腹与食指腹夹合，着力推捏受医者的指骨关节，自上向下捋而抖之到指端。捋抖手法要连贯自如，依拇指至小指的顺序逐指抖之，手法要灵活，不宜干扯捋抻。捋要疾速，抖以寸劲而有响声。其中直捋法即从受医者的指根捋到末节，医者双指捏住受医者的手指，旋以寸劲而响，作用和缓；旋捋法即用旋转急拉滑脱，医者二指相撞而响。术后指节温热，皮肤潮红。

（四十二）抖动双臂法

此法一般为上肢推拿结束手法。受医者坐位。医者双手分别握住受医者两手的四指，先左右，后上下，交替抖动双臂，持续操作数次。抖动时，嘱受医者上肢自然伸直，肌肉放松。抖动幅度要小，频率要快，每分钟可达 300 次左右。

二、下肢部治法

（一）环跳按法

患者侧卧，左或右下肢屈曲，医者坐其侧。操作时，以两手拇指掌侧对置于臀部环跳穴处，其余四指分置臀部的两侧处，两拇指长按 3~5 分钟（图 298 环跳按法）。按压时，应先嘱患者臀部肌肉放松，两拇指长按用力应均匀一致，勿用蛮力，应逐渐增加按压力量，用力大小以能耐受为度。按压时，有酸、胀、麻及电流样热感自臀部放射至小腿及足趾，治疗后下肢有温热及有力的感觉。

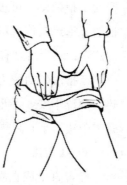

298 环跳按法

环跳按法的功用为祛风散寒、强健腰腿。主治坐骨神经痛、梨状肌炎、髋关节扭伤、股外侧神经痛、腰椎间盘突出症等。对坐骨神经痛、梨状肌炎、髋关节扭伤、股外侧神经痛，常配伍推股外侧法、拿承扶法；腰椎间盘突出症，常配伍腰部机械牵拽法、揉悬钟法。

按：环跳按法，重点按压的部位是环跳穴。环跳穴在股骨大转子最高点和骶骨裂孔（骶骨）连线的外1/3和内2/3的交界处。在解剖上，它是在臀大肌、梨状肌下缘，其内侧有臀下动脉和臀下静脉；在神经上，分布有臀下神经，深部正当在坐骨神经的位置上；在经络上，环跳穴属于足少阳胆经。足少阳胆经的循行，是从头走足。它从髋关节环跳穴处，再向下循行走在下肢外侧的中间，经过膝关节外侧腓骨前缘，下行到外踝上三寸的绝骨穴部位，再经外踝前方到脚背，沿着足小趾与足四趾之间到足趾端，止于第四足趾外侧端的足窍阴穴。在这条经脉循行于下肢的主要穴位之一的环跳穴处进行反复按压，可以起到祛风散寒和强健腰腿的作用，特别是对梨状肌炎有较好的治疗效果。梨状肌损伤后，产生弥漫性的肿胀，可使其相应的神经、血管受到压迫，导致产生局部深在性的酸胀和伴随下肢放射性疼痛。按压环跳穴位，通过足少阳胆经经脉在环跳穴向下到下肢外侧直至足背等部位的循行，按压手法刺激经过传导也可向下放散，从而使下肢产生酸、麻、胀的得气感，所以对梨状肌炎有效。对类似症状的坐骨神经痛、股外侧神经痛、髋关节扭伤以及腰椎间盘突出症引起的腰腿痛等症状，也有较好治疗效果。

（二）臀部直摩法

患者侧卧，左或右下肢屈曲，医者坐其侧。操作时，以两手四指并置于臀部上方关元俞穴平高处，向下直摩经白环俞穴，再自关元俞穴平高处向外下方摩动至环跳穴止，反复摩动3~10分钟（图299臀部直摩法）。摩动时，主要以指端用力，必要时可配合摩按手法。此法操作时有沉重及温热感。治疗后有腰骶部轻快的感觉。反复直摩时，须注意防止擦伤皮肤。

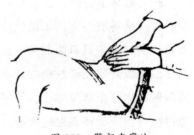

图299　臀部直摩法

臀部直摩法的功用为疏经活络、宁心安神。主治坐骨神经痛、腰椎间盘突出症、腰椎滑脱、隐性骶裂、梨状肌炎等病症。

按：临床上，臀部直摩法是治疗坐骨神经痛的主要治法之一。在推拿治疗之前，应尽可能找出坐骨神经痛的发病原因，然后再采取相应的治疗。臀部直摩法对原发性的坐骨神经痛有一定的作用，因为坐骨神经的出口处即臀部的深处，由于炎症的关系，局部水肿甚至变性。臀部直摩法中轻而慢的按抚和摩擦手法可以起到镇静止痛的效果。摩法的摩擦作用，促进了局部血液的循环，一方面使坐骨神经本身可因摩法而让局部得到充分的营养供给，另一方面也可促进炎症的吸收，消除局部的组织水肿，从而缓解和消除坐骨神经痛的症状。至于由腰椎间盘突出等引起的继发性坐骨神经痛，以及由于背部的某些组织遭受外伤或炎症的刺激，反射性地引起坐骨神经痛，就要根据该病的不同原因，配合进行不同的治法。

臀部直摩法除治疗坐骨神经痛外，对隐性骶裂也有一定作用。隐性骶裂在症状不明显时勿需治疗。但如有腰骶部疼痛症状时，可以施用本法治疗。在操作时，可配合横摩骶法，对解除症状有很好的效果。如出现尿急或遗尿时，可配合按髂骨内侧法进行配合治疗。臀部直摩法的摩动部位在臀部，是梨状肌的部位和坐骨神经出口的地方，所以局部直摩时，对坐骨神经痛和梨状肌炎就有一定的作用。

此外，臀部直摩法对腰椎间盘脱出症和腰椎滑脱，也有辅助治疗和减轻症状的作用，但需要配合相应的推拿治法，如腰椎间盘突出症配合推按棘突旋腰法，腰椎滑脱配合脊背拿提法、拿承扶法等。治疗中如果辨证明确、手法得当，都可获得较好的疗效。

（三）推臀法

患者侧卧，左或右下肢屈起，医者坐或站其侧。操作时，以手指掌侧自左或右侧臀部上方脊柱旁之小肠俞穴开始，向下经胞肓穴斜推至环跳穴，并按压停留在环跳穴处，用一手拇指掌侧再置小肠俞，经胞肓斜推至臀下外侧，待推至环跳穴并进行按压时，原按该穴之拇指即行离开，如此反复交互推动2~5分钟（图300推臀法）。每次指推均须着力，交叉推动经过臀部时，以可见皮肤微红为度。此法操作时有酸胀及沉重感，治后有局部温热及轻快的感觉。皮肤干燥及肌肉瘦削者，推动时宜蘸酒，防止擦伤皮肤。

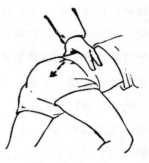

图300 推臀法

推臀法的功用为理筋通络、活血止痛。主治腰椎间盘突出症、腰椎滑脱症、坐骨神经痛、梨状肌炎、骶髂关节炎、骶部疼痛、胸胁疼痛等症。

按：临床上，推臀法主要是治疗腰骶部疼痛，其次是对臀部附近的组织的疾病，例如梨状肌炎、坐骨神经痛等有一定的辅助治疗作用。临床上引起腰骶部疼痛的原因很多，其中以髂腰韧带劳损为多见。髂腰韧带具有限制第五腰椎前屈的功能，在腰部运动时，腰骶受力较大，尤其是在腰部完全前屈位，骶棘肌完全放松的情况下，整个脊柱的稳定性就要由韧带来承当。髂腰韧带劳损后，一侧或两侧的髂腰角部位疼痛，腰部在前屈或向侧方屈曲运动时，可以加重疼痛。在急性期，推臀法可通过改善血液循环来促进渗透液和出血的吸收，减轻局部水肿。在慢性期，虽然部分渗透液已经纤维化，但也可以通过推法造成局部充血，促进残余的渗出液的吸收，来减轻或消除症状。治疗时，对腰椎间盘突出症、腰椎滑脱症、坐骨神经痛、梨状肌炎、骶髂关节炎，常配伍推股外侧法、揉悬钟法。对胸胁疼痛、骶部疼痛，常配伍揉臀法、拿承扶法等。

（四）揉臀法

患者侧卧，左或右下肢屈起，医者坐或站其侧；或直立，腰向前弯，两手支撑于木椅上，医者站其后。操作时，以手握拳，以左或右侧臀部秩边穴为中点，拳揉1~2分钟后，再沿骶髂关节上缘向下经臀部至承扶穴拳揉2~5分钟（图301揉臀法）。体弱者用空拳揉，体壮或实证者用实拳揉。此法操作时局部有酸胀及沉重感，治疗后有腰背轻松及温热感觉。

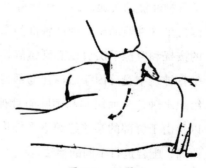

图301 揉臀法

揉臀法的功用为强健腰膝、宁心安神。主治头昏目眩、心悸怔忡、失眠多梦、颈椎病、骶髂关节炎、坐骨神经痛等症。临床上，头昏目眩、心悸怔忡、失眠多梦，常配伍内、外关按法，按脊中法；颈椎病、骶髂关节炎，常配伍推股后法、揉风池法。操作时须注意勿揉伤皮肤。

（五）臀部重压法

患者俯卧，医者站其侧。操作时，医者手执特制竹竿或紧拉扶手，左或右足底部压于患者臀部八髎穴处，另一足置左或右臀下承扶穴处，作颤动点按 1～5 分钟（图 302 臀部重压法）。施术之要领，为重心应掌握在竹竿或扶手上，用力之大小应酌情而定；重压时间稍久时，应配合重揉法。此法治疗时有重、胀感，治疗后有下肢轻松及温热的感觉。年老体弱及肌肉瘦削者，此法慎用。

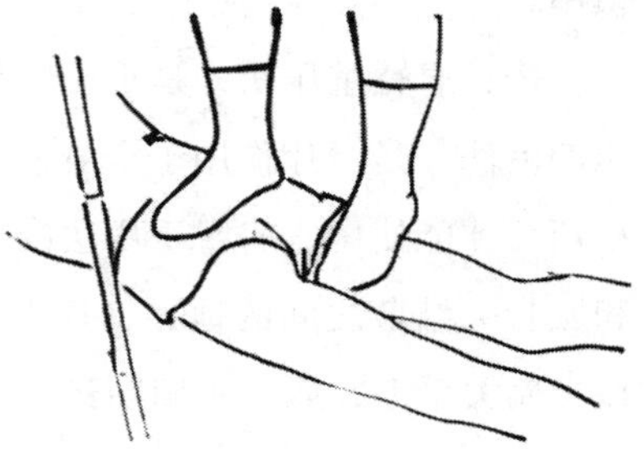

臀部重压法的功用为祛风胜湿、宣通壅塞。主治腰背疼痛、坐骨神经痛、腓肠肌痉挛、头昏、头痛、颈项强痛等症。

图 302　臀部重压法

按：临床上，臀部重压法是治疗腰背疼痛的主要治法之一。急性的腰背部肌肉损伤或损伤后未得到及时合理的治疗，常使损伤组织未及时修复而失去正常功能。长期残留病灶，也是腰背疼痛的主要病因之一。事实上，多数患者往往有一定的内在因素。如腰椎的骨质增生、骨质疏松，特别是腰骶部的发育畸形，或者是缺乏积极的劳动和体育锻炼，腰部的肌肉和韧带比较薄弱、一时不适应工作的需要，加上腰部又是脊柱运动范围最大的部位，肌肉和韧带解剖结构复杂，所以，这些都是容易发生腰背疼痛的病理基础。

中医认为腰背部属于足太阳膀胱经，并和肾脏相表里。经脉贯通肾脏，联络在腰脊，有行气血、濡筋骨的作用。例如肾虚可引起腰痛，腰部外伤也可以使气血受到损害，时间过久可引起经脉不和。另外，如果腰部经常受到风、寒、湿的侵犯，影响经络，也可使气血失调，使腰背部的筋脉发生痉挛性疼痛。

臀部重压法在臀部重压的地方，是沿着足太阳膀胱经在腰背部的循行部位。承扶穴在大腿后面上部，邻近臀部的位置。它是足太阳膀胱经由腰部挟脊下行，经臀部到腘窝中央循行中的一个重要沿经穴位。颤动的重力按压，对足太阳膀胱经沿经所过的腰背部，有祛风胜湿、宣通壅塞的治疗作用，因而对腰背疼痛有较好治疗效果。臀部和腓肠肌也都是足太阳膀胱经循行的部位，所以，本法对坐骨神经痛和腓肠肌痉挛等病症也有止痛和解除痉挛的功效。此外，足太阳膀胱经的经脉循行是从头走足，它在头顶到腰部直行的脉，是由头顶进入脑内，转出到项部，再挟脊下行到腰部的，所以，臀部重压法又可对头昏、头痛、颈项强痛等症状有效。

（六）肩臀重压法

患者侧卧，两肘屈曲，两手握拳置于胸前，医者站于床上。操作时，医者手执特制竹竿或手拉床上之扶手固定身躯后，再以一足底部置患者左或右侧肩髃穴处，另一足底部置臀部环跳穴处，作颤动按压 2～5 分钟（图 303 肩臀重压法）。施术之要领，为重按用力主要在臀部，用力大小以患者能耐受为度，重心掌握应放在扶手上。此法治疗时肩、臀及上、下肢有放射性温热感，治疗后觉上、下肢轻松有力并感胸部舒畅。

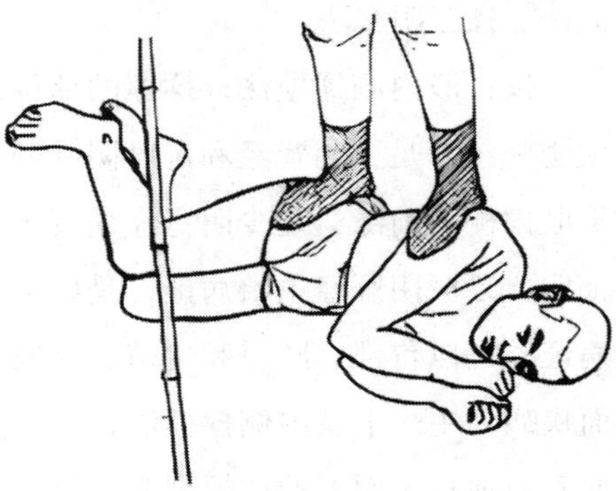

图 303　肩臀重压法

肩臀重压法的功用为宽胸理气、强健腰腿。主治胸闷、气急、头晕、胸胁疼痛、风湿性关节炎、半身麻木等症。对胸闷、气急、头晕、胸胁疼痛，常配背部重压法、宽胸法；风湿性关节炎、半身麻木，常配按肩髃法、股内侧揉捏法。年老体弱者，此法慎用。

　　按：肩臀重压法，是重压臀部环跳穴位的同时又颤动重压肩部肩髃穴的部位。这种上下同时重压的治法，是治疗作用于全身的一种特殊治法。在操作时，强调治疗人员必须要熟练掌握重压法的技巧后才能使用。肩臀重压法的部位，在上肢是肩髃穴。肩髃穴的部位在三角肌上部的中点，肩峰和肱骨大结节之间的地方，这个穴位下的血管，有肱后动脉和静脉，分布有锁骨上神经和腋神经。在经属关系上，属于手阳明经，又是手阳明经和阳跷脉的会穴。手阳明大肠经是从手部开始，沿着上臂外侧的前缘，上行到肩部，在肩峰前端，绕到诸阳经交会的大椎穴处，所以重压肩部的肩髃穴的地方，对上肢麻木、风湿性关节炎引起的肩臂疼痛等有效。环跳穴属于足少阳胆经，胆和肝有表里关系。肝和胆的经脉是循行于人体的两胁部，上至于头部的一侧。在肩部的肩髃穴和臀部的环跳穴处同时进行颤动重压，可以上下协调，通过重压刺激手阳明大肠经和足少阳胆经等两条经脉的主要穴位，对其所经过的部位产生治疗作用。因为胆经上行于头部的一侧，所以重压肩臀法对头部疾患的症状，如头晕、头痛等有效。由于肝胆经脉循行走两胁部，所以对胸闷、气急等症状有宽胸理气的治疗效果。至于对风湿性关节炎和半身麻木等病症有强健腰腿的疗效，则是由于颤动重压上肢肩部的肩髃穴部位和颤动重压下肢臀部的环跳穴部位所起到的作用。

（七）股内侧揉捏法

　　患者仰卧，两下肢伸直，医者坐其侧。操作时，以两手四指置于股内侧上方阴廉、五里穴处，自上向下逐步下移，经阴包至膝下阴陵泉穴处止，反复揉捏3～5分钟（图304 股内侧揉捏法）。施术之要领，为自上向下揉捏时，移动应缓慢而着力；在沿经之阴廉、五里、阴包、血海等穴位处，应配合按法。此法操作时有下肢酸胀及放射性的温热感，治疗后有胸腹舒适及头脑清爽的感觉。

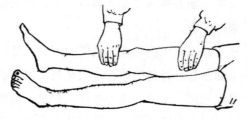

图304　股内侧揉捏法

　　股内侧揉捏法的功用为温通经脉、活血化瘀。主治腹痛、腹胀、股神经痛、腰腿痛、下肢麻木瘫痪、痛经、月经不调、小腹疼痛等症。对腹痛、腹胀，常配推上腹法、摩少腹法；股神经痛、腰腿痛、下肢麻木瘫痪，常配股内抚摩法、小腿内侧揉捏法；痛经、月经不调、小腹疼痛，常配揉血海法、揉三阴交法。

　　按：股内侧揉捏法，揉捏的部位是下肢的内侧。内侧是足三阴经循行的部位。足三阴经包括足太阴脾经、足少阴肾经和足厥阴肝经。足厥阴肝经循行于下肢内侧的正中部位，足太阴脾经循行于下肢内侧的前缘，足少阴肾经循行于下肢内侧后缘，这三条经都是从足走向腹部和胸部。临床实践证明：足厥阴肝经主治病证，是以生殖、泌尿系统和头部、腹部、胁部病证为主；足太阴脾经主治病证，是以胃部、肠道和生殖、泌尿的病证为主；足少阴肾经主治病证，是以生殖、泌尿、咽喉方面疾病为主。下肢内侧揉捏法，一方面在下肢内侧沿着足三阴经脉在下肢内侧循行的部位进行缓慢而着力地自上而下的揉捏刺激，对腹部的腹胀、腹痛、小腹疼痛以及妇科病的痛经、月经不调等症状有效；另一方面，由于下肢揉捏法通过揉捏的刺激，兴奋了股内侧的神经，也促进了下肢的血液循环，改善了下肢的营养，所以对股神经痛、腰腿痛、下肢麻木瘫痪和肌肉萎缩等也有良好的治疗效果。

（八）按股内法

患者侧卧，左或右下肢屈曲，另一下肢伸直，医者坐其侧。操作时，以拇指置股上方内侧阴廉穴处，其余四指置股外侧固定，再着力反复长按 2～3 分钟（图 305 按股内法）；然后嘱患者仰卧，再以拇指置股上方气冲穴处按压 1～2 分钟。按压开始时，用力应轻缓，逐渐加重压力，以患者能耐受为度。此法操作时有酸胀及沉重感，治疗后有下肢温热感觉。

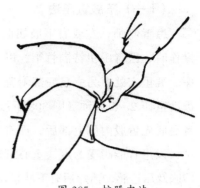

图 305　按股内法

按股内法的功用为行气通络、散瘀止痛。主治腰痛、下肢瘫痪、骶髂关节炎、髋关节韧带损伤等症。临床上，腰痛、下肢瘫痪，常配摩腰骶法、股内侧揉捏法；骶髂关节炎、髋关节韧带损伤，常配揉血海法、按气冲法。

（九）拿股内肌法

患者仰卧或直立，两下肢伸直，医者坐或站其侧。操作时，以左或右手拇指及四指分别置于股内侧上方之阴廉、五里穴之前后，另一手扶定患肢，再将股内肌肉捏紧，并向上反复拿提 2～4 分钟（图 306 拿股内肌法）。然后，以手扶定足踝部，另一手食指背屈按揉三阴交穴 1～2 分钟。施术之要领为拿提动作应有节律，用力由轻逐渐加重，以患者能耐受为度。此法治疗时局部有酸胀与牵拉感，治疗后有下肢内侧温热及轻松的感觉。

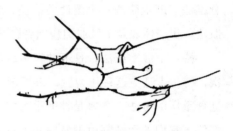

图 306　拿股内肌法

拿股内肌法的功用为活血散瘀、理气健脾。主治膝关节炎、股内侧神经痛、髋关节韧带损伤、坐骨神经痛、痛经、腹痛、胃肠功能紊乱等症。临床上，膝关节炎、股内侧神经痛、髋关节韧带损伤、坐骨神经痛，常配揉血海法、大消气法；痛经、腹痛、胃肠功能紊乱，常配揉三阴交法、揉足三里法。

（十）股内抚摩法

患者仰卧，两下肢伸直，医者坐其侧。操作时，以拇指置股上部外侧，其余四指置股内侧，自股内上方阴廉、五里穴处向上抚摩经阴包、血海至阴陵泉穴止 2～4 分钟（图 307 股内抚摩法）。施术之要领，为抚摩时以四指及掌心着力，置股外之拇指仅起固定作用；手指及掌心抚摩至膝关节处着力，应随骨骼及肌肉外形而改变。此法治疗时与治疗后下肢均有温热及轻松的感觉。

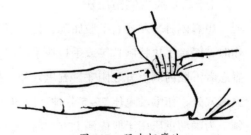

图 307　股内抚摩法

股内抚摩法的功用为调和气血、活络止痛。主治腹痛、腹胀、痛经、遗尿、中风偏瘫、颈椎病、腹股沟韧带损伤等症。临床上，腹痛、腹胀、痛经、遗尿，常配揉三阴交法、揉血海法；中风偏瘫、颈椎病压迫脊髓型，常配推按阳明三穴法、揉足三里法；腹股沟韧带损伤，常配拿股内肌法、揉血海法。皮肤干燥者，治疗时宜蘸酒。

（十一）下肢重压法

患者侧卧，左或右下肢屈曲，另一下肢伸直，医者站于床上。操作时，医者手执特制竹竿，以右足底部置患者大腿内侧上方之阴廉、五里穴处，另一足底部斜置于足踝内侧之大钟、水泉穴处，作颤动重压2～5分钟（图308 下肢重压法）。施术之要领为重压时医者足底先置股内侧上部后，再斜置足踝之内侧；颤动重压用力之大小，以患者能耐受为度，重心可通过竹竿调节。此法操作时有下肢酸胀及压迫感，治疗后有下肢轻松、头脑清爽及腹部舒适的感觉。

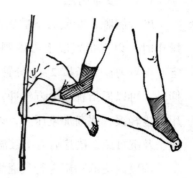

图308　下肢重压法

下肢重压法的功用为清利头目、理气宽胸。主治头昏目眩、视物不明、失眠多梦、胸胁疼痛、腹胀腹痛、咳喘气急、风湿性关节炎、腰背酸痛，下肢关节疼痛与肌肉损伤疼痛等。对头昏目眩、视物不明、失眠多梦、胸胁疼痛、腹胀腹痛、咳喘气急，常配额前分推法、摩上腹法；风湿性关节炎，腰背酸痛，下肢髋、膝、踝关节疼痛，常配背部拿提法、拿腰肌法。年老体弱及下肢肌肉瘦削者，此法应慎用。

按：下肢重压法，是下肢较重的治疗方法。重压前可用足底部在患者下肢内侧轻轻前后搓动数次，待患者适应这种压力后，再逐渐增加力量，使刺激作用加强，做有节律性起伏的重力颤动按压。这种重压的方法，主要是补助手力之不足，借以加强按压力量的作用。下肢内侧是足三阴经循行的部位，它们的经脉都由下肢内侧上行到腹部和胸部，所以对胸胁疼痛、咳喘气急和腹胀、腹痛等症状，有较好的疗效。下肢重压法的颤动按压，可以增加下肢肌肉的伸展性，促使被牵拉的肌肉放松，而肌肉的放松又可大大改善下肢的血液循环，从而对下肢关节疼痛与肌肉损伤有治疗效果。又由于下肢重压法在操作时的一压一松，在重压时，可使下肢近心端的血管内的血流暂时隔绝，然后再突然放松，利用短暂的血液冲击力，使大量的血流骤然流向肢体远端。其结果，一方面可以使下肢肌肉的伸展性增加，起到活血化瘀而治疗下肢疾患的作用；另一方面，下肢血管扩张，可减少小血管的血流阻力，从而减轻心脏的负担，降低血压，所以对高血压病引起的头昏目眩、视物不清、失眠多梦等症状也有一定的疗效。

（十二）股内侧重压法

患者侧卧，左或右下肢屈起，另一下肢伸直，医者站于床上。操作时，医者手执特制竹竿或手拉扶手固定身躯后，再以左或右足底部置患者下肢内侧上方之阴廉、五里穴处，另一足底部置膝内侧上方之血海穴处，作颤动重压2～5分钟（图309 股内侧重压法）。施术之要领，为颤动重压用于股内侧上方，前后搓动用于膝上部，重按与搓动时应有节律；重压用力应以患者能耐受为度。此法治疗时局部有酸胀及紧压感，治疗后有下肢温热及轻松的感觉。

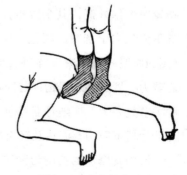

图309　股内侧重压法

股内侧重压法的功用为疏肝理气、活血止血。主治头昏、头痛、眩晕、视物模糊、咳嗽气喘、胸闷胸痛、咯血、下肢麻木等症。临床上，头昏、头痛、眩晕、视物模糊，常配内、外关按法，掐太冲法；咳嗽气喘、胸闷胸痛、咯血，常配小腿内侧重压法、拿肩井法。年老体弱者，此法慎用。

（十三）股内侧重搓法

患者侧卧，左或右下肢伸直，另一下肢屈起，医者站于床上。操作时，医者一足站于床上，一手紧拉扶手，固定身躯后，用一足之足底部置于股内侧上方之阴廉、五里穴处，自上向下经血海、阴陵泉至三阴交穴止，反复重搓 1～3 分钟（图 310 股内侧重搓法）。施术之要领，为股内上方阴廉、五里穴处搓动用力应稍重，其余部位应从轻。此法在重搓之部位有压迫及微胀感，治疗后有下肢温热、轻松及腹部舒适的感觉。

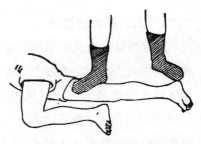

图 310　股内侧重搓法

股内侧重搓法的功用为活血通络、清化湿热。主治风湿性关节炎、髋关节扭伤、下肢肌肉萎缩、头昏、腹痛、痛经、月经不调、胸闷等症。对风湿性关节炎、髋关节扭伤，常配下肢揉捏法、按跟腱法；头昏、胸闷、腹痛、痛经、月经不调，常配揉血海法、揉三阴交法。年老体弱者，在搓动时宜轻柔。

按：重搓是搓法中用力较重而治疗部位面积较大的一种方法。它不同于两手相合的搓法，它是用足底部在患者股内侧自上而下地做前后搓动。操作时，着力虽较重，但应使患者既有沉重的压迫感，又有轻松舒适的感觉，始为得法。重搓法常用于下肢重压法之后使用，以消除重压后之不适。股内侧重搓法，有活血通络、清化湿热的作用，是借揉动足三阴经脉自股内侧向腹、胸部的循行关系，所以对胸闷、腹痛以及妇科的月经不调、痛经的症状有明显的功效。下肢内侧的搓动，可以使股内侧肌肉放松，而放松的肌肉又可以明显地改善下肢的血液循环，使局部组织的温度升高，肌肉黏滞性减小、引起血管扩张。因此，本法一方面改善了下肢的营养供给，起到活血通络的作用，对髋关节扭伤、下肢肌肉萎缩、风湿性关节炎有效；另一方面，又可使循环阻力降低，减轻心脏的负担，对心血管疾病引起的头昏、胸闷等症状，也有较好的治疗效果。

（十四）推股外侧法

患者侧卧，左或右下肢微屈曲，另一下肢伸直，医者坐其侧。操作时，以两拇指掌侧对置臀部环跳穴处，自上向下经风市、阳关、阳陵泉、外丘、光明、悬钟至丘墟穴止，反复推动 3～5 分钟（图 311 推股外侧法）。沿经穴位时，应配合点按法，其中风市、阳陵泉、悬钟穴应施用长按法。此法治疗时有酸麻胀及放射性温热感，治疗后有下肢温热及有力的感觉。

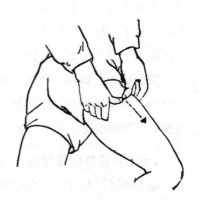

图 311　推股外侧法

推股外侧法的功用为疏散风邪、通络止痛。主治腰背疼痛、股外侧神经痛、椎间盘突出症、腰椎滑脱症等。对腰背疼痛、股外侧神经痛、坐骨神经痛，常配揉臀法、揉委中法；腰椎间盘突出症、腰椎滑脱，常配布缚腰部牵拽法、摩侧腹法。

按：临床上，推股外侧法对坐骨神经痛有较好的功效。坐骨神经痛的症状，除由于坐骨神经间质发炎引起的原发性坐骨神经痛外，引起继发性或症状性坐骨神经痛的原因也是很多的，如腰椎间盘突出、各种类型的关节炎、肿瘤或其他压迫，均可侵犯坐骨神经根及坐骨神经干而产生病变。此外，腰椎滑脱症的患者也可并发坐骨神经痛。对于坐骨神经痛，推股外侧法有较好的疗效。在急性期，可配合卧硬板床 4~6 周，下床活动时，可配戴宽皮围腰以保护腰部。

（十五）股外刨推法

患者侧卧，左或右下肢屈起，另一下肢伸直，医者坐其侧。操作时，以拇指置股上方前侧，余四指置股后方，自臀部环跳穴平高处起向下经风市、阳关、阳陵泉至悬钟穴止2~4分钟（图312 股外刨推法）。施术之要领，为刨推时指掌侧及掌根均需着力，体弱者可用掌心着力；同时，在大腿部用力应较小腿为重。此法治疗时下肢局部有温热感，治疗后有下肢轻松及有力感。

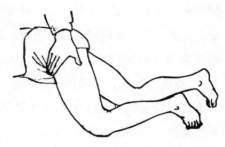

图 312　股外刨推法

股外刨推法的功用为舒筋活络、散瘀止痛。主治腰腿痛、坐骨神经痛、股外侧神经痛、偏瘫、胸胁疼痛、膝关节肿痛、下肢浮肿等症。临床上，腰腿痛、坐骨神经痛。股外侧神经痛、偏瘫，常配环跳按法、揉臀法；胸胁疼痛、膝关节肿痛、下肢浮肿，常配按阴陵泉法、踝背屈法。

（十六）股上、下刨推法

患者侧卧，左或右下肢屈起，另一下肢伸直，医者坐其侧。操作时，以一手拇指置股上方后侧，余四指置前侧，自髀关穴平高处向下刨推；另一手拇指置股骨下方前侧，余四指置其后方，自梁丘穴平高处向上刨推。待两手刨推接近时，再以两手并置，两手拇指置股后侧，两手四指置股前侧，将大腿部肌肉向上拿提，操作3~5分钟（图313 股上、下刨推法）。施术之要领为刨推时，主要为拇、食指关节合成之"虎口"处掌侧着力，拿提时以各指端之掌侧着力；上下刨推法，可适用于股前、后、内、外侧，以

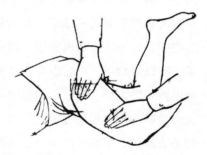

图 313　股上、下刨推法

病情需要而定；刨推用力大小，以能耐受或局部皮肤微红为度。此法治疗时有局部沉重及酸胀感觉，治疗后有下肢温热及轻松感。

股上、下刨推法的功用为逐瘀除痛、通气行血。主治瘫痪、痿证、痹证、筋脉拘挛、坐骨神经痛、腰腿疼痛、胸闷、胁痛、胃痛等症。临床上，瘫痪、痿证、痹证、筋脉拘挛、坐骨神经痛、腰腿疼痛，常配横摩骶法、推股后法；胸闷、胁痛、胃痛，常配揉膝上法、摩上腹法。皮肤干燥者，刨推时可蘸酒以防止擦伤皮肤。

（十七）股外侧重推法

患者侧卧，左或右下肢屈曲，另一下肢伸直，医者站于床上。操作时，医者手执特制竹竿，左或右足底部置股外侧臀上之环跳穴处，另一足底部自环跳穴下，自上向下经风市、中渎至膝上之阳关穴止，反复推动3~5分钟（图314 股外侧重推法）。施术之要领，为重推时以医者之足底部着力，股上部较股下部用力为重，接近膝关节外侧时着力宜从轻；用力大小，以患者能耐受为度。此法重推时有局部沉重及温热感，治疗后

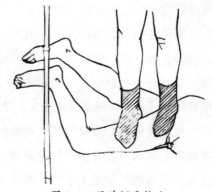

图 314　股外侧重推法

有下肢轻松和有力的感觉。

股外侧重推法的功用为驱风散寒、通经镇痛。主治坐骨神经痛、腰腿痛、偏头痛、胸胁疼痛、风湿麻木等症。临床上，坐骨神经痛、腰腿痛，常配揉悬钟法、揉臀法；偏头痛、胸胁疼痛、风湿麻木，常配揉足三里法、背部拳揉法。年老体弱及肌肉瘦削者，此法慎用。

（十八）按股前法

患者仰卧，两下肢伸直，医者坐其侧。操作时，以两手拇指掌侧对置于股前上方之髀关穴处，其余四指分置大腿两侧，经伏兔、梁丘、足三里、下巨虚，自上向下逐步长按至解溪穴止3~5分钟（图315按股前法）。施术之要领，为股前长按每一穴位时，均待下肢有酸胀感或放射性温热感时，再向下移动；患者的腘窝下可用棉布衬垫，以避免按压膝上时之不适感；按压穴位之间，应配合轻推法。此法治疗后，下肢有温热及有力感。

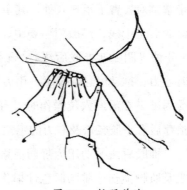

图315　按股前法

按股前法的功用为通经活络、健脾和胃。主治胸闷、腹痛、腹胀、腹股沟淋巴结炎、头昏目眩、面红耳赤、下肢软弱等症。临床上，胸闷、腹痛、腹胀、腹股沟淋巴结炎，常配伍点按侧胸腹法、掐太冲法；头昏目眩、面红耳赤、下肢软弱，常配伍下肢揉捏法、摇大趾法。

（十九）股前重揉法

患者平卧，两下肢伸直，医者站于床上。操作时，医者左或右足站于床上，另一足底部置股上方髀关穴处，自上向下揉动，经伏兔、阴市至膝上梁丘穴止2~3分钟（图316股前重揉法）。在髀关及梁丘穴处，揉动应稍重，其余部位揉动用力应从轻。揉动时，患者有轻松及舒适感，治疗后有下肢温热的感觉。临床上，本法常用于下肢重压法治疗之后，借以消除重压后之沉重感。

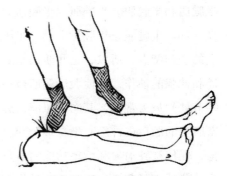

图316　股前重揉法

股前重揉法的功用为温经活络、疏风散寒。主治头昏、头痛、视物不明、胸腹胀满、风湿性关节炎、膝关节疼痛、下肢痿弱无力、髋关节扭伤等症。对头昏、头痛、视物不明、胸腹胀满，常配伍下肢重压法、掐太冲法；风湿性关节炎、膝关节疼痛、下肢痿弱无力、髋关节扭伤，常配伍髋上围按法、股后揉捏法。年老及体弱者，此法慎用。

（二十）股前抚摩法

患者仰卧，两下肢伸真，医者坐其侧，操作时，以手指置股前髀关穴平高处，以手指及掌心自上而下经伏兔、梁丘、上巨虚至解溪穴止，反复抚摸2~4分钟（图317股前抚摩法）。施术之要领为手指及掌心应密切接触皮肤，抚摩动作宜缓而轻柔；抚摩至膝关节处，应用掌根及小鱼际着力。此法治疗时及治疗后，下肢均有轻松的感觉。

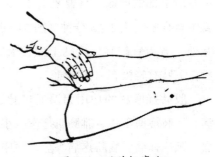

图317　股前抚摩法

股前抚摩法的功用为散寒通络、消肿止痛。主治腹胀、腹痛、下肢麻木、股内筋急不得屈伸等症。临床上，腹胀、腹痛，常配伍揉命门法、揉血海法；下肢麻木、股内筋急不得屈伸，常配伍股后揉捏法、环跳按法。肌肉瘦削或皮肤干燥者，治疗时可蘸酒。

（二十一）推股后法

患者俯卧，两下肢伸直，医者坐其侧。操作时，以两手拇指掌侧对置臀下承扶穴处，其余四指分置大腿两侧，自上向下沿股后正中线，经殷门、委中、承山至足跟止，反复推动3~5分钟（图318 推股后法）。施术之要领为推动时两拇指应同时着力；推动沿经穴位时，用力应稍重，用力大小以患者能耐受为度。在沿经穴位操作时，有酸、胀、麻及放射性温热感，治疗后有下肢轻松及有力的感觉。

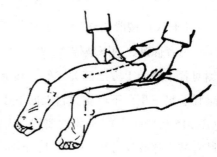

图318 推股后法

推股后法的功用为舒筋活络、强健腰腿。主治腰背疼痛，髋、膝关节疼痛，下肢瘫痪，股后侧肌及肌腱损伤，腓肠肌急性损伤与慢性劳损等症。对背痛，腰痛，髋、膝关节疼痛，下肢瘫痪，常配伍脊背拿提法、拿腰肌法；头痛、眩晕、颈项筋急不得回顾、落枕，常配伍按脊中法、枕后斜推法。推动时，可蘸酒以避免推伤皮肤。

按：临床上，推股后法有舒筋活络、强健腰腿的功效，所以对腰背部以及下肢的关节功能障碍和慢性劳损等症有治疗作用。其中，对股后侧肌及肌腱损伤有良好效果。股后侧肌，包括股二头肌、半腱肌和半膜肌。半腱肌、半膜肌和股二头肌长头，都起于坐骨结节。股二头肌短头，起于股骨粗隆下部。半腱肌止于胫骨上端，半膜肌止于胫骨内侧髁。股二头肌止于腓骨小头。由于它们在起止点的解剖特点，所以，这些肌肉都属于双关节肌，既有伸大腿的作用，也有屈小腿的功能。极度屈髋和伸膝的动作，可使股后侧肌被动过度牵拉，造成拉伤。损伤部位一般以近端肌腱附着点（坐骨结节处）最为常见，其次是肌腹，远端肌腱附着点较少受到损伤。推股后法，可以借推的手法，兴奋股后的股后皮神经、坐骨神经和胫神经；刺激股深动脉、胫后动脉和静脉。同时，通过推动的摩擦，促使红肿消失和活动功能的恢复。在操作时，还可根据受伤的部位配合其他治法，如受伤在坐骨结节处，可配合按环跳法；受伤部位在肌腹，可配合股内侧揉捏法；受伤部位在胫骨上端或腓骨小头处，则可配合推股外侧法等。

（二十二）股后抚摩法

患者俯卧，两下肢伸直，医者坐其侧。操作时，以手四指置股上部的后侧，自臀肌下之承扶穴处向下抚摩经殷门、委中至合阳穴止2~3分钟（图319 股后抚摩法）。抚摩到腘窝处，着力宜较轻，大腿上段较大腿下段用力稍重。抚摩后，下肢有轻松有力的感觉。

股后抚摩法的功用为温通经脉、行气止痛。主治腰腿痛、下肢痿痹不仁、腓肠肌痉挛、小腿酸痛不能久立、偏头痛、颈项强痛、胸胁疼痛等症。临床上，下肢肿痛、筋急不

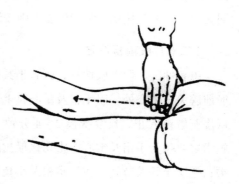

图319 股后抚摩法

能屈伸、下肢痿软无力，常配伍推股后法、按跟腱法；头痛、肩臂拘急、腰骶部疼痛、坐骨神经痛，常配伍臀部摩法、拿承扶法。皮肤干燥者，治疗时宜蘸酒。

（二十三）股后揉捏法

患者俯卧，两下肢伸直，医者坐其侧。操作时，以两手四指并置于股上方内侧，两手拇指置其股外侧，作钳形揉捏，自上向下，自承扶穴起，经委中、承山至足跟部昆仑穴止，反复操作 3~5 分钟（图 320 股后揉捏法）。施术之要领为揉捏时，医者手之大小鱼际部应密接股后之皮肤，四指及拇指掌侧应着力，作缓慢而有节律之移动；自上向下移动时，揉捏之手势，应随患者下肢解剖上的形态而改变着力点；在大腿后部肌肉揉捏时，用力应较小腿后部为重。此法

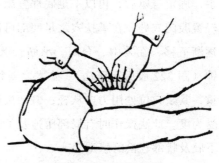

图 320 股后揉捏法

治疗时有局部舒适及微酸胀感，治疗后有下肢温热及轻松有力的感觉。

股后揉捏法的功用为强健腰膝、活血通经。主治腰腿痛、下肢痿痹不仁、腓肠肌痉挛、小腿酸痛不能久立、偏头痛、颈项强痛、胸胁疼痛等症。临床上，腰腿痛、下肢痿痹不仁、腓肠肌痉挛、小腿酸痛不能久立，常配伍环跳按法、股外刳推法；偏头痛、颈项强痛、胸胁疼痛，常配伍枕后斜推法、揉悬钟法。

（二十四）拿承扶法

患者直立，腰向前弯曲，医者站其侧。操作时，以一手拇指置患者臀肌下方承扶穴处，其余四指置其外侧，拿定肌肉后，向上拿提 2~5 分钟（图 321 拿承扶法）。施术之要领为操作时患者应尽力向前弯腰，两下肢应用力伸直；拿提时的用力大小，以患者能耐受为度。此法治疗时有局部酸胀及沉重感，治疗后有下肢温热及腰腿轻松的感觉。

拿承扶法的功用为调整经脉、化瘀定痛。主治腰背疼痛、骶髂关节炎、腰椎间盘突出症、坐骨神经痛、股后侧肌及肌腱损伤等症。对腰背部疼痛、骶髂关节炎，常配伍拿跟腱法、揉骶髂法；腰椎间盘突出，坐骨神经痛，常配伍环跳按法、按腰后扳腿法。年老体弱或下肢肌肉萎缩者，此法慎用。

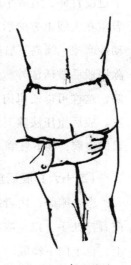

图 321 拿承扶法

按：拿承扶法的拿提部位是承扶穴。承扶穴在大腿后侧正中线上，当臀横纹的中点。它的解剖部位，在臀大肌下缘，分布有股后皮神经，深层为坐骨神经，血管有臀下动脉、股深动脉和静脉。在经属关系上，属于足太阳膀胱经。承扶穴又名"肉郄。""郄"是间隙、缝的意思。郄穴是经脉气血深聚部的穴位，临床上郄穴多用于急症。"肉郄"，顾名思义，就是对股后的肌肉的急性损伤有治疗作用之意。根据经脉的连属关系，足太阳膀胱经在背部，在腰部是挟着脊骨下行，经过髋关节的髀枢部，沿着股后外侧下行的，所以对足太阳膀胱经沿经所过的部位发生病证，如腰背疼痛、骶髂关节炎、腰椎病、坐骨神经痛，以及股后侧肌及肌腱损伤等症，拿承扶法就具有调整经脉、化瘀定痛的功效。

（二十五）股后重压法

患者俯卧，两肘弯曲，两手握拳置于锁骨下，头微同上抬起，医者站于床上。操作时，医者手执特制竹竿或紧握床上之扶手，固定身躯后，再以一足底部置患者臀下之承扶穴处，另一足轻置殷门穴处。在承扶穴之足底部可连续作颤动按压，另一足可逐渐下移，在委中、合阳、承筋、承山穴处作移动按压 3～5 分钟（图 322 股后重压法）。施术之要领为臀下承扶穴处用力可稍重，其余穴位处用力应从轻；颤动按压之用力大小，以患者能耐受为度。此法操作时有局部压迫及下肢放射性温热感，治疗后有下肢及腰部轻松的感觉。

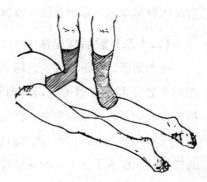

图 322 股后重压法

股后重压法的功用为活血化瘀、通阳逐痹。主治下肢麻木瘫痪、膝关节活动障碍、腰痛不可俯仰、腰腿痛、腓肠肌痉挛、足跟酸痛等症。对下肢麻木瘫痪，膝关节活动障碍腰痛不可俯仰，背、骶部疼痛，腓肠肌痉挛，足跟酸痛，常配伍揉委中法、拿昆仑法；头痛、头昏、鼻塞、眩晕、颈项僵硬，常配伍头顶推法、面部摩掐法。年老体弱者，此法慎用。

按：临床上，股后重压法是治疗腓肠肌痉挛和腓肠肌劳损的有效治法之一。腓肠肌是小腿后侧强有力的肌肉，它起始于胫骨内髁和外髁的后侧，抵止于跟骨的后部。腓肠肌痉挛俗称"转筋"，多是因为下肢过度劳累，或者是遭受到寒冷或冷水的强烈刺激而引起。由于腓肠肌强力的收缩，踝关节过度背伸，造成小腿后面的腓肠肌牵拉性损伤，严重者甚至可造成部分或全部断裂。股后重压法，着重在大腿上方的后面进行颤动按压，使下肢的血管扩张，增加血流量。另一足底部自上向下地移动性摩擦，增高下肢的温度，从而达到解除痉挛、消除肿胀的目的。在治疗中，对腓肠肌痉挛患者，除用股后重压法外，还可配合踝背屈法，使其痉挛的小腿伸直，促使其比目鱼肌和腓肠肌的挛急缓解，这样可以使肌肉松弛和痉挛消失。对腓肠肌劳损的患者，除用股后重压法外，还可配合推股后法。股后重压法除对腓肠肌痉挛和腓肠肌劳损有良好的治疗作用外，对腰腿疼痛以及下肢的关节和肌肉疾病，如下肢麻木、瘫痪、膝关节活动障碍、足跟酸痛等症，也有活血化瘀，通阳逐痹的功效。

（二十六）股后重揉法

患者俯卧，医者站于床上。操作时，医者手执特制竹竿或紧拉扶手，以左或右足置于患者承扶穴处，另一足站于床上，自上向下经殷门、委中、承山至足跟止，反复揉动 2～4 分钟（图 323 股后重揉法）。施术之要领为在股后的大腿上部重揉，应较小腿用力较大；大腿后侧与小腿后侧重揉次数的比例为 2∶1；在承扶、殷门穴位处宜重揉，在委中、承山穴位及腓肠肌处用力应从轻。

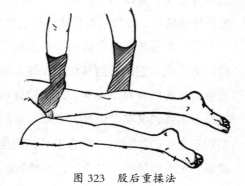

图 323 股后重揉法

股后重揉法的功用为活血通络、散寒祛湿。主治腰腿疼痛、腰背拘急、腰骶部疼痛、下肢麻木瘫痪、头痛、肩背拘急、颈项强痛等症。临床上，腰腿疼痛、腰背拘急、腰骶部疼痛、下肢麻木瘫痪，常配伍股后重压法、背部重压法；头痛、肩背拘急、颈项强痛，常配伍揉风池法、推背法。年老体弱者，此法慎用。

（二十七）下肢牵拽法

患者仰卧，两下肢伸直，两手紧握床架上，医者站其足部方向。操作时，以一手握住患者左或右足趾，另一手紧握其足跟部，使其尽力背屈。医者再将左或右下肢抬起，医者将足踝部压于患者膝关节部位，先摇动患者踝关节3～5次后，再向外下方牵拽2～5次（图324下肢牵拽法）。施术之要领为被牵拽的下肢应固定牢靠，牵拽时要一鼓作气。牵拽后，将下肢平放床上，休息2～3分钟后再起床行走。此法操作时有下肢牵拉及关节

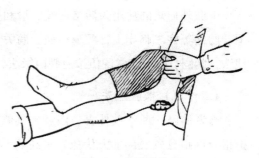

图324 下肢牵拽法

微响声，治疗停止后有下肢微胀感，但稍休息片刻，即有腰腿舒适及困重消失的感觉。

下肢牵拽法的功用为疏导经气、壮骨理筋。主治头昏、目眩、腹胀、肠鸣、腰椎间盘突出症、腰肌拘急、慢性腰痛、髋关节扭伤、膝关节半月板损伤等症。对腰椎间盘突出症、腰肌拘急、慢性腰痛、髋关节扭伤，常配伍下肢揉捏法、大消气法；头昏、目眩、腹胀、肠鸣，常配伍额前分推法、推腹法。操作时，须注意防止髋关节脱位及膝关节扭伤。

按：临床上，下肢牵拽法是一种下肢牵引的手法。它的治疗作用有三个方面。一是治疗头部疾患产生的症状，如头昏、目眩等；二是治疗腹部的疾患，如腹胀、肠鸣等；三是治疗下肢的疾患，如髋关节扭伤、膝关节半月板损伤等。下肢牵拽法之所以有此治疗作用，主要是牵拽的拉扯作用影响了人体经络在下肢循行的关系。足三阳经包括足少阳胆经、足阳明胃经和足太阳膀胱经。它们的经脉循行，是在下肢的外侧和后侧。足三阴经包括足太阴脾经、足厥阴肝经和足少阴肾经。它们的经脉循行是在下肢的内侧。足三阳经脉是从头部到足部，所以对头部疾患引起的症状，如头昏、目眩等有效。背部、腰部是足太阳膀胱经循行的部位，牵扯到这条经脉，当然对腰部疾患引起的症状，如腰肌拘急、慢性腰痛、腰椎间盘突出症等有效。三阴经脉和足阳明胃经的循行都要经过腹部，所以对腹部疾患，如腹胀、肠鸣等症状有效。至于治疗下肢疾患，如髋关节扭伤、膝关节半月板损伤等疾病，则是对局部关节的一种牵引治疗方法了。

必须指出，下肢牵拽法虽然有多种治疗作用，但它毕竟是单一的一个治法。临床上，还要根据不同的证候，配合不同的治法，才能取得满意的疗效。如头部疾患，配合额前分推法、推正顶法；腹部疾患配合腹部斜摩法、推上腹法；腰部疾患配合拿腰肌法、掌分腰法；下肢疾患配合股内侧揉捏法、环跳按法等。

（二十八）下肢外伸法

患者侧卧，两下肢伸直，医者坐其侧。操作时，以左或右手掌置患者左或右下肢髂嵴处按压固定髋关节，另一手置膝关节内侧曲泉穴处，手指扶定膝关节，自内向外上方引伸，反复操作3～5分钟（图325下肢外伸法）。施术之要领为髋关节应着力固定，向外上方牵伸时，应缓慢有力；牵伸时，应逐渐增加角度，以患者能耐受为度。此法操作时有髋、膝关节微酸胀感，治疗后

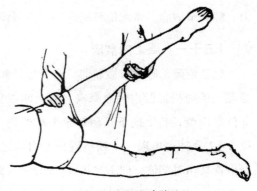

图325 下肢外伸法

有腰腿轻松的感觉。

下肢外伸法的功用为活络通经、滑利关节。主治腰腿疼痛、髋关节活动障碍、骶髂关节炎、胸闷、胁痛等症。临床上，腰腿疼痛、髋关节活动障碍、骶髂关节炎，常配伍单屈膝旋髋法、下肢牵拽法；胸闷、胁痛，常配伍按肩胛内缘法、指揉曲垣法。牵伸时，注意勿用蛮力。

（二十九）揉膝上法

患者仰卧，两下肢伸直，医者坐其侧。操作时，以一手拇指及四指分置股部上方伏兔穴平高处，自上向下至膝关节上方作钳形揉捏 1~2 分钟；再以手握拳置膝上阴市、梁丘穴平高处，反复拳揉 3~5 分钟（图 326 揉膝上法）。施术之要领为拳揉时，患者腘窝下可衬沙袋或棉垫；拳揉用力大小以能耐受为度，体弱虚证可用空拳揉，揉后可配用股前抚摩法，而体壮或实证，则可用实拳揉。此法治疗时有局部温热感，治疗后有下肢轻松有力的感觉。

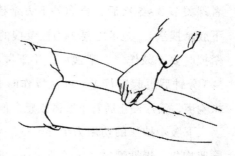

图 326　揉膝上法

揉膝上法的功用为和胃理气、消肿散瘀。主治胸闷、心烦、胃痛、恶心、呕吐、膝关节肿痛、下肢麻木瘫痪等症。临床上，胸闷、心烦、胃痛、恶心、呕吐，常配伍推膈俞法、掌推肩胛法；膝关节肿痛、下肢麻木瘫痪，常配伍股后揉捏法、膝引伸法。皮肤干燥者，钳形揉捏时可蘸酒，以避免擦伤皮肤。

（三十）揉血海法

患者侧卧或直坐，左或右下肢屈起，医者站其侧。操作时，握拳置于膝内侧血海穴，作旋转揉动 2~3 分钟（图 327 揉血海法）；再以手掌自股内侧箕门穴处，经膝关节向下至阴陵泉穴止，抚摩 1~2 分钟。施术之要领为拳揉的旋转动作应有节律，用力应由轻而逐渐加重，并以患者能耐受为度；抚摩的动作应缓慢而轻快，以消除拳揉后之不适。此法治疗时有紧胀及酸胀感，治疗后有下肢温热轻松及下腹部舒适感觉。

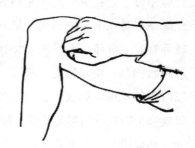

图 327　揉血海法

揉血海法的功用为调和气血、祛瘀止痛。主治腹痛、痛经、腹胀、肠鸣、下肢痿软无力、膝关节酸痛等症。临床上，腹痛、痛经、腹胀、肠鸣，常配伍耻骨上横摩法、揉三阴交法；下肢痿软无力、膝关节酸痛，常配伍膝周揉法、膝引伸法。

（三十一）腘上内拿法

患者俯卧，膝关节微屈曲，医者坐其侧。操作时，医者一手拇指置股内侧血海穴，其余四指分置其相应部位股内侧，自上向下至阴陵泉平高处止，作钳形揉捏 1~2 分钟；再以一手四指置腘上内侧之阴谷穴处，拇指置其相对部位，向上拿提 3~5 分钟（图 328 腘上内拿法）。拿提时，应将肌肉扣紧，用力大小以能耐受

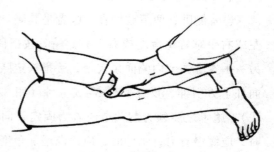

图 328　腘上内拿法

为度。此法治疗时，局部有酸胀及牵扯样感，治疗后有局部温热及膝关节轻松感觉。

腘上内拿法的功用为调和气血、通络健膝。主治腰椎间盘突出症、坐骨神经痛、下肢麻木不仁、膝关节肿痛、膝手术后关节活动障碍、大腿肌肉痉挛等症。临床上，腰椎间盘突出症、坐骨神经痛、下肢麻木不仁，常配伍下肢牵拽法、推股外侧法；膝关节肿痛、膝手术后关节活动障碍、大腿肌肉痉挛，常配伍腘上外拿法、膝引伸法。年老体弱及肌肉瘦削者，此法慎用。

（三十二）腘上外拿法

患者俯卧，膝关节微屈曲，医者坐其侧。操作时，以一手四指置股后殷门穴处，拇指置股外侧风市穴，自上向下至阳陵泉穴平高处止，作钳形揉捏1～2分钟；再以一手拇指置膝上外侧阳关穴处，其四指置膝上内侧处，向上拿提3～5分钟（图329腘上外拿法）。拿提时，应将肌肉扣紧，用力大小以能耐受为度。此法治疗时，局部有酸胀及牵扯样感，治疗后有局部温热及膝关节轻松感觉。

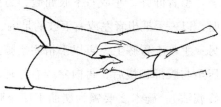

图329 腘上外拿法

腘上外拿法的功用为通络和血、强健腰膝。主治髋关节疼痛、股内肌撕裂伤、膝关节活动障碍、胸胁满胀、腰背部疼痛等症。临床上，髋关节疼痛、股内肌撕裂伤、膝关节活动障碍，常配伍拿股内肌法、股后揉捏法；胸胁满胀、腰背部疼痛，常配伍髋上围按法、推腹法。年老体弱者及肌肉瘦削者，此法慎用。

（三十三）膝周揉法

患者直坐，两下肢屈曲，医者坐其侧。操作时，以拇指掌侧指揉血海、阴陵泉、阳陵泉及内外膝眼穴处2～3分钟后，再以掌心置膝关节上，手指分置膝关节周围揉捏5～6分钟（图330膝周揉法）。揉动时，手指应一齐用力，频率应均匀一致。指揉穴位时，患者有酸胀及放射性温热感，治疗后有膝关节活动轻松的感觉。

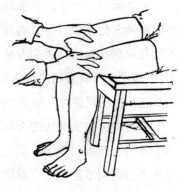

膝周揉法的功用为清化湿热、健脾和胃。主治风湿性关节炎，半月板损伤，膝关节扭、挫伤，髋关节手术后关节僵硬，胃痛，腹胀，肠鸣，食欲减退等症。临床上，风湿性关节炎，半月板损伤，膝关节扭、挫伤，常配小腿内侧揉捏法、腘上外拿法；髋关节手术后关节僵硬，常配伍膝引伸法、单屈膝旋髋法；胃痛、腹胀、肠鸣、食欲减退，常配伍揉膝上法、摩上腹法。

图330 膝周揉法

（三十四）膝引伸法

患者仰卧，两下肢伸直，医者坐其侧。操作时，以左手拇指置膝关节外侧上方，其余四指置膝上内侧血海穴处着力按压固定，右手拇指置足外踝上方悬钟穴处，其余四指置内踝关节上方三阴交穴按压固定后，作膝关节屈曲引伸活动1～5分钟（图331膝引伸法）。引伸膝关节的活动，应缓慢

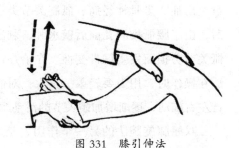

图331 膝引伸法

而有节律，并逐渐增加活动幅度。此法按压穴位时局部有酸胀感，膝关节被动活动后，下肢有轻松的感觉。

膝引伸法的功用为行气通络、伸筋利膝。主治腰腿疼痛、下肢肌肉萎缩、膝关节活动障碍、胸闷、腹胀、小腹疼痛等症。临床上，腰腿疼痛、下肢肌肉萎缩、膝关节活动障碍，常配伍股后揉捏法、按气冲法；胸闷、腹胀、小腹疼痛，常配伍推膈俞法、揉命门法。

（三十五）单屈膝旋髋法

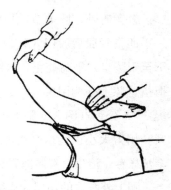

患者仰卧，左或右下肢屈起，另一下肢伸直，医者站其侧。操作时，以一手握患者左或右下肢的足内、外踝上方之三阴交、悬钟穴处；另一手掌心置膝上，再以手指固定膝关节，然后将其下肢尽量屈曲下压至与腹部相接后，再向左或右作环形旋转5～15次（图332 单屈膝旋髋法）。施术之要领为屈曲下压至腹时动作应缓慢，逐渐增加弯曲度；旋转时，应缓慢而有节律，旋转幅度应以患者能忍受为度。

单屈膝旋髋法的功用为行气通络、屈伸腰腿。主治髋、膝关节活动功能障碍，股内收肌群损伤，腰椎间盘突出症，下肢痿软无力等症。临床上，髋、膝关节活动功能障碍，股内收肌群损伤，常配伍下肢外

图332 单屈膝旋髋法

伸法、按气冲法；腰椎间盘突出症，常配伍旋腰法、布缚腰部牵拽法。必须注意，在屈曲下肢及旋转时均忌用蛮力，防止髋关节脱位及扭伤；髋关节畸形者忌用。

（三十六）双屈膝旋髋法

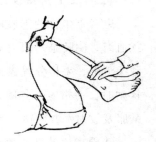

患者仰卧，双下肢并拢屈起，医者站其侧。操作时，两手紧握两足踝外侧悬钟穴处使患者尽量将膝关节屈曲，医者以肘部将患者双膝下压，尽可能与腹部相接后，再向左成右作环形旋转5～15次（图333 双屈膝旋髋法）。施术之要领为屈曲双膝下压至腹时动作应缓慢，逐渐增加弯曲度；旋转双髋及扭动腰部时，躯干上部应固定，旋转幅度以患者能忍受为度。

图333 双屈膝旋髋法

双屈膝旋髋法的功用为行气通络、强健腰腿。主治腰背疼痛、髋关节功能障碍、腰椎间盘突出症、坐骨神经痛、骶髂关节病变、腹部胀满、小腹疼痛、胸闷不舒等症。对腰背疼痛、髋关节功能障碍、腰椎间盘突出症、坐骨神经痛，常配伍叠掌按腰法、揉委中法；腹部胀满、小腹疼痛、胸闷不舒，常配伍揉命门法、按气冲法。必须注意，在屈曲下肢及旋转动作时忌用蛮力；髋关节及脊柱畸形者忌用。

按：临床上，双屈膝旋髋法属于髋引法之一。它的作用，主要为治疗髋关节功能障碍、腰椎间盘突出症、坐骨神经痛、骶髂关节炎等，尤其是对腰骶关节疾患有较好的治疗效果。骶髂关节受损后，由于腰骶椎间孔前后壁水肿，刺激第五腰椎的神经根引起症状，如不及时治疗，可导致慢性腰骶关节劳损而发生韧带变性。在治疗过程中，要根据病情配伍其他治法。如在急性期，双屈膝旋髋法在操作时，用力要轻柔。其次，对髋关节功能障碍，在旋髋时要根据患者的髋关节能动程度来进行左右旋动，逐渐增加髋关节的活动幅度，切不可使用蛮力，以免造成新的损伤。

双屈膝旋髋法的另一个作用，是对胸腹疾病所产生的腹部胀满、小腹疼痛和胸闷不舒等症状，

有一定治疗作用。这是因为在操作时，医者的两手紧握两足并按压踝关节外侧足少阳胆经的悬钟穴进行按压以及牵拉下肢的结果。足少阳胆经经脉的循行是在胸中及两胁，所以对胸闷不舒的症状有治疗作用；另一方面，胆经的经脉在小腹绕过阴毛的边缘，向外横行进入髋关节的环跳穴。还有和胆经相表里的足厥阴肝经，沿着大腿内侧到会阴中，绕过外阴部到达小腹，从两旁挟着胃、属肝脏并与胆腑相表里。借助于这种经络之间的循行和相互关系，再加上在操作时使患者尽量将膝关节屈曲后用以按压小腹部，这种机械性的刺激，对腹部胀满、小腹疼痛等症状，有一定的治疗效果。

（三十七）小腿内侧揉捏法

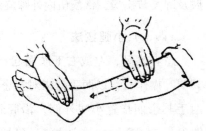

图 334 小腿内侧揉捏法

患者仰卧，两下肢伸直，医者坐其侧。操作时，以两手四指并置于小腿内侧阴陵泉穴处，拇指置于股外侧阳陵泉穴处，自上向下逐渐下移，经地机、漏谷、三阴交至踝下照海穴处，再以四指摩动经然谷至隐白穴止，并将足大趾向下按压，反复操作 3~10 分钟（图 334 小腿内侧揉捏法）。施术之要领为捏揉向下移动时应缓慢；在阴陵泉、地机、漏谷、三阴交穴位处应配合按法。此法操作时有下肢酸胀及放散性的温热感、治疗后有下肢轻快，胸腹舒适及头脑清爽的感觉。

小腿内侧揉捏法的功用为清化湿热、通利三焦。主治头昏，头痛、胸闷、腹胀、腹痛、痛经、下肢麻木瘫痪、踝关节损伤、足跟肿痛等症。临床上，头昏、头痛、胸闷、腹胀、腹痛、痛经，常配伍大消气法、摇大趾法；下肢麻木瘫痪、踝关节损伤、足跟肿痛，常配伍按水泉法、拿昆仑法。

（三十八）小腿内侧重按法

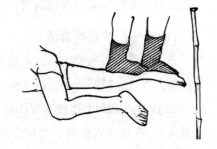

图 335 小腿内侧重按法

患者侧卧，左或右下肢伸直，另一下肢屈起，医者站于床上。操作时，医者手握特制竹竿或握紧床上之扶手，再以一足底部置足内踝之水泉穴处，另一足底部纵置小腿胫骨后方之腓肠肌处，反复作颤动重压 2~3 分钟（图 335 小腿内侧重按法）。施术之要领为重按时医者足跟部置患者之阴陵泉穴下方，足心置地机穴后方，医者足内缘应紧贴在胫骨后缘之肌肉处（勿压在胫骨上）；重按用力时，应以患着能耐受为度，用力应轻柔而有力。此法治疗时有压迫感，治疗后有下肢轻松、温热及腹部舒适感。

小腿内侧重按法的功用为通利三焦、清化湿热。主治头昏、头痛、胸闷、腹胀、腹痛、痛经、下肢麻木瘫痪、踝关节损伤、足跟肿痛等症。临床上，头昏、头痛、胸闷、腹胀、腹痛、痛经，常配伍大消气法、摇大趾法；下肢麻木瘫痪、踝关节损伤、足跟肿痛，常配伍按水泉法、拿昆仑法。

由于此法较小腿内侧揉捏法为重，作用亦较强，故切勿用力过猛，避免挫伤肌肉。对体壮病实者，常配伍下肢重压法、股前重揉法。年老体弱者，此法慎用。

（三十九）小腿内侧按法

患者仰卧，两下肢伸直，医者坐其侧。操作时，用一手四指置膝内侧阴陵泉处，沿胫骨内缘按压并逐步下移至足踝，另一手拇指置踝外侧丘墟穴处，余四指并置太溪、水泉穴处固定，反复操作

3～5分钟（图336 小腿内侧按法）。施术之要领为按压时宜着力，移动时宜缓慢；操作后，可配合抚摩法，以消除按压后之不适。此法治疗时有酸、胀、麻的感觉，治疗后有小腿温热及轻松感。

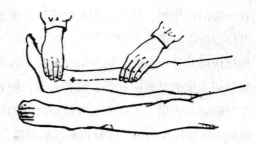

图336 小腿内侧按法

小腿内侧按法的功用为调和气血、清泻湿热。主治小腹痛、痛经、腹胀、下肢及踝关节疾病等。临床上，小腹痛、痛经、腹胀，常配伍揉命门法、摇大趾法；下肢及踝关节疾病，常配伍内外踝旋法、梳足背法。必须注意，在按压向下移动时勿按伤胫骨。

（四十）小腿按法

患者侧卧，左或右下肢屈起，另一下肢伸直，医者坐其侧。操作时，以两手拇指对置患者小腿内侧阴陵泉穴处，两手其余四指置小腿外侧，沿胫骨内缘自上向下经地机、漏谷、三阴交至交信穴止，反复按压3～5分钟（图337 小腿按法）。施术之要领为按压时两拇指应逐步向下移动；按压移动时应贴近胫骨内缘，用力大小以患者能耐度为度。

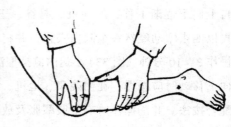

图337 小腿按法

此法按压时有小腿酸胀及沉重感，治疗后有小腿温热及有力的感觉。

小腿按法的功用为调和气血、通气缓痛。主治腿软无力、足及小腿肿痛、腓肠肌痉挛、头昏、头痛、心悸、失眠、腹胀、腹痛等症。临床上，腿软无力、足及小腿肿痛、腓肠肌痉挛，常配伍踝背屈法、揉承山法；头昏、头痛、心悸、失眠、腹胀、腹痛，常配伍内、外关按法，揉三阴交法。必须注意，在按压时勿按伤胫骨。

（四十一）按阴陵泉法

患者仰卧，下肢伸直，医者坐其侧。操作时，以拇指置患者小腿内上方阴陵泉穴处，沿胫骨内缘向下推动至内踝上方三阴交穴处止，反复操作1～2分钟；再以两手拇指并置阴陵泉穴处，按压3～5分钟（图338 按阴陵泉法）。在按压穴位时，可配合揉法。此法治疗时有酸胀感，治疗后有小腿温热及小腹舒适的感觉。

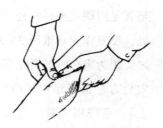

图338 按阴陵泉法

按阴陵泉法的功用为清化湿热、通利三焦。主治腹满、小腹疼痛、痛经、腿膝肿痛、风湿性关节炎、腰腿痛等症。临床上，腹满、小腹疼痛、痛经，常配伍揉三阴交法、拿股内肌法；腿膝肿痛、风湿性关节炎、腰腿痛，常配伍膝周揉法，腘上内、外拿法。必须注意，在推动及按压时勿按伤胫骨。

（四十二）揉三阴交法

患者侧卧或仰卧，左或右下肢屈曲，医者坐其侧。操作时，以左或右手四指置患者踝关节下方，自照海穴经然谷至足大趾端之隐白穴止揉动1～2分钟，再以一手拇指掌侧点按足大趾顶端3～5次；然后，以左或右手四指置足内踝上方之三阴交穴处长按，拇指置足外踝上方悬钟穴长按2～5分钟（图339 揉三阴交法）。施术之要领为按压三阴交穴着力应较按压悬钟穴为重；长按时，用力大小应以患者能耐受为度；长按后，可继以抚摩法，以消除按压后之不适。

　　揉三阴交法的功用为活血祛瘀、通经止痛。主治痛经、小腹痛、遗尿、心悸、怔忡、健忘、失眠等症。临床上，痛经、小腹痛、遗尿，常配伍小消气法、耻骨上横摩法；心悸、怔忡、健忘、失眠，常配伍内、外关按法，按神门法。对年老体弱者，长按手法可改为点按手法。

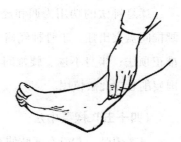

图 339　揉三阴交法

（四十三）揉足三里法

　　患者仰卧或直坐，卧位时下肢伸直，医者坐其侧。操作手，以食指背屈揉按足三里穴 2～3 分钟（图 340 揉足三里法）；再以手四指置小腿外侧自阳陵泉处向下至悬钟穴止，抚摩 1～2 分钟。施术之要领为按揉穴位用力不可过大，以能耐受为度；抚摩小腿外侧时，用力宜轻而缓，主要为消除揉按后之不适。此法治疗时有局部酸胀及向下放射感，治疗后有下肢微热、轻松及腹部舒适感觉。

　　揉足三里法的功用为调和气血、补脾和胃。主治胃痛、腹胀、肠鸣、食欲减退、偏瘫、下肢麻木疼痛等症。对胃痛、腹胀、肠鸣、食欲减退，常配伍掐太冲法、上腹摩按法；偏瘫、下肢麻痹，常配伍小腿按法、按跟腱法。必须注意，此法下肢肌肉萎缩者慎用。

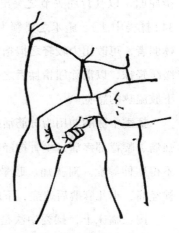

图 340　揉足三里法

　　按：临床上，揉足三里法是用食指背屈按揉足三里的治法。足三里穴是足阳明胃经的合穴，它位于胫骨上端和腓骨小头关节部的下方、胫骨前肌和伸趾长肌起始部之间。揉足三里法的治疗作用较广泛，它的治疗作用主要可分为三方面：第一个作用，对治疗胃的病症、食欲减退、呕吐有效。中医认为，胃痛常由胃中受寒而引起。胃中寒，是胃阳不足、寒气偏胜的现象。揉足三里法，可以收到温中、散寒、止痛和止吐的功效；第二个作用，是对肠道疾病如腹胀、肠鸣等症状，常常因为外受寒邪、内停湿滞，以致脾主运化的功能减弱而引起。揉足三里法，可以收到祛寒化湿、补中健脾的功效；第三个作用，是治疗下肢疾病，如下肢麻木疼痛、偏瘫等症。这是因为足阳明胃经的循行，其中有支脉直下到膝盖部，又沿着胫骨前外侧直至足面，进入足中趾内侧；又有一条支脉，从膝下三寸开始，向下别走入中趾外侧，所以，揉按足三里穴和反复抚摩小腿外侧，对下肢麻木、瘫痪等有一定作用。

（四十四）揉悬钟法

　　患者直坐或侧卧，侧卧时下肢伸直，医者坐其侧。操作手，以食指背屈，以指关节凸出部按揉悬钟穴 2～3 分钟（图 341 揉悬钟法）；再以拇指置小腿外侧条口穴处，食指置小腿后侧承山穴处，着力对按 3～5 分钟。施术之要领为穴位按揉用力应以患者能耐受为度；治疗颈部疾患时，在悬钟穴应着力，而治疗下肢疾患时，则在条口及承山穴按压应着力。此法治疗时局部有酸胀感，治疗后有下肢温热及轻松感。

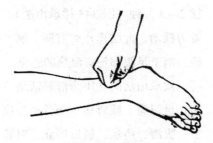

图 341　揉悬钟法

揉悬钟法的功用为调和经脉、疏肝理气。主治颈项疼痛、颈项强硬、头痛、失枕、半身不遂、腰椎间盘突出症、坐骨神经痛等症。临床上,颈项疼痛、颈项强硬、头痛、失枕,常配伍揉风池法、推正顶法;半身不遂、腰椎间盘突出症、坐骨神经痛,常配伍环跳按法、掌分腰法。皮肤干燥或肌肉瘦削者,此法慎用。

(四十五)揉委中法

患者俯卧,左或右下肢伸直,医者坐其侧。操作时,以食指或中指屈曲,以其背屈关节之突出部分置患者腘窝处揉动1~3分钟(图342 揉委中法)。施术之要领为屈指揉动用力大小以患者能耐受为度;体弱者,可改用力较轻之拇指掌侧揉动;揉动后,再以掌心置腘窝处缓缓轻抹,以消除屈指揉后之不适。此法治疗时有酸胀感,治疗后有下肢温热的感觉。

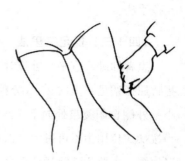

图342 揉委中法

揉委中法的功用为舒筋活络、强健腰腿。主治头痛、眩晕、颈项强痛、腰背部疼痛、坐骨神经痛、小儿麻痹后遗症、下肢瘫痪、膝痛不得屈伸等症。对头痛、眩晕、颈项强痛,常配伍按百会法、拿昆仑法;腰、背、骶部疼痛,坐骨神经痛,小儿麻痹后遗症,下肢瘫痪,膝痛不得屈伸,常配伍环跳按法、推背法。

按:临床上,揉委中法是用屈指揉的手法来揉动委中穴。古云:"腰背委中求。"即腰部和背部的疾病,刺激委中穴可以取得良好效果之意。委中,是足太阳膀胱经的合穴。合穴是经气在此处汇合深入的部位,有如江河流入深海一样。所以揉动足太阳膀胱经合穴的委中穴,自然对它相属的经脉所经过的部位有良好的治疗作用。

由于膀胱经的循行在背部、腰部和下肢的后侧,所以,自股后上方向下经腘窝到腓肠肌的部位上下进行抚摩,一方面可舒筋止痛,另一方面摩擦生热可促进下肢的血液循环。同时,揉委中法对由于寒邪外犯而引起的腰背疼痛,以及下肢的疾病如坐骨神经痛、小儿麻痹瘫痪、膝关节疼痛等也都有效。又由于足太阳膀胱经起于眼内眦角的睛明穴,经额部上行到头顶,再由头顶进入脑内,转出到头顶部,因此,揉动这条经脉的合穴,对经脉所过的头部和头顶部疾患如头痛、眩晕、颈项强痛等也有一定效果。

(四十六)揉承山法

患者俯卧,下肢伸直,医者坐其侧。操作时,以手拇指顶或食指背屈置患者小腿后正中线中部之承山穴处,指揉2~3分钟(图343 揉承山法)。指揉时,应以拇指顶端着力揉动。此法操作时有酸、麻、胀及酸痛感,治疗后小腿后侧至足跟部均有温热的感觉。

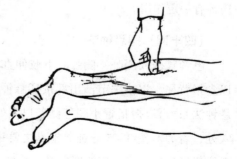

图343 揉承山法

揉承山法的功用为舒筋活络、调理肠胃。主治膝下肿痛、足跟痛、腰背痛、坐骨神经痛、下肢瘫痪、腓肠肌痉挛、腹泻、痔疾、脱肛等症。对膝下肿痛、足跟痛、腰背痛、坐骨神经痛、下肢瘫痪,常配伍揉委中法、拿昆仑法;腹泻、痔疾、脱肛,常配伍揉长强法、按百会法。年老体弱者，可仅用掌根揉。

按：临床上，揉承山法作用有五：①治疗腓肠肌痉挛有较好效果；②有制止吐泻、舒筋祛寒、缓解胃肠痉挛的功效；③可以治疗腰背疼痛，主要指外感寒湿，或者是挫、闪、外伤所引起的腰部剧烈疼痛。对上述疾病，一般偏重于循经远端刺激的原则。这和治疗肾虚腰痛，适宜于局部的治法不同。根据足太阳膀胱经分布于腰背的循行通路，指揉承山穴和拿捏跟腱两侧，可以使经络通而产生镇痛的疗效；④揉承山法可以治疗痔疾和脱肛。因足太阳膀胱经有一条别行的经，自小腿后侧上行，入于肛门之处。揉承山法可以通过这条别经，不但起到清热、凉血、通气的

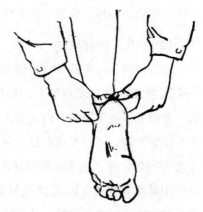

图344　按跟腱法

作用，还可以通过肛门部，降低直肠瘀血，促进静脉收缩，获得消炎镇痛的疗效；⑤对下肢疾患如坐骨神经痛、下肢瘫痪、膝下肿痛、足跟痛等有辅助治疗作用。由于这些疾病多是由于气弱血虚，又为湿邪乘虚侵入，使经络与气血壅滞不通所引起的。"揉以和之"，借助于揉的手法，可以疏泄经络的壅闭，宣导气血的阻滞，使下肢经脉得到气血的濡养，从而达到治疗的目的。

（四十七）按跟腱法

患者俯卧，两下肢伸直，医者坐其侧。操作时，以两手拇指分置患者小腿下后方跟腱两侧，左手拇指置小腿合阳穴处向下按压经昆仑至仆参穴止，右手拇指置小腿内侧按压经复溜穴、太溪穴至水泉穴止1～2分钟；然后，以两手拇指并置于承中穴外，自上向下经足跟转向足底部推动至涌泉穴止1～3分钟（图344按跟腱法）。施术之要领为两拇指置跟腱两侧推动时两侧用力应均匀；推动沿经穴位及跟腱处均应着力，但承山穴着力应稍轻。此法治疗时有温热及酸胀感，治疗后有下肢有力及腰部轻松的感觉。

按跟腱法的功用为行气通络、强健腰腿。主治腰背拘急、下肢瘫痪、足肿不能着地、头昏、头痛、眩晕等症。临床上，腰背拘急、下肢瘫痪、足肿不能着地，常配伍揉委中法、推股后法；头昏、头痛、眩晕，常配伍按百会法、按脊中法。皮肤干燥者，可蘸酒以免擦伤。

（四十八）拿昆仑法

患者俯卧，下肢伸直，医者坐其侧。操作时，以手四指置于患者小腿下部内侧，拇指置其相对之外侧，自三阴交穴处向下至水泉穴处止，作钳形揉捏1～2分钟；再以拇、食指对置跟腱两侧之内、外昆仑穴处拿提2～4分钟（图345拿昆仑法）。施术之要领为操作时患者足底部宜用力背屈，使足踝部与小腿成90°；拿提开始宜用力轻而后逐渐加重。此法治疗时局部有酸胀感，治疗后有局部温热及腰部轻松感。

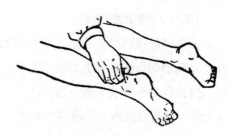

图345　拿昆仑法

拿昆仑法的功用为通经活络、消肿止痛。主治肩背拘急、腰骶部疼痛、坐骨神经痛、下肢瘫痪、足肿不能着地、腓肠肌痉挛、头昏、头痛、胸痛、心悸、虚脱等症。临床上，肩背拘急、腰骶部疼痛、坐骨神经痛、下肢瘫痪、足肿不能着地、腓肠肌痉挛，常配伍推股后法、背部拳揉法；头昏、

头痛、胸痛、心悸、虚脱，常配伍按百会法、按肩胛内缘法。

（四十九）踝背屈法

患者仰卧，两下肢伸直，医者坐其侧。操作时，以一手四指置患者左或右足上，拇指置足趾下，另一手拇、食指分别置于踝关节内下方水泉穴处及踝关节之外下方仆参穴处，待将左或右足拿定后，再行背屈及左右摇动3~10分钟（图346 踝背屈法）。操作前，患者双足宜用热水浸泡5~10分钟或外搽药酒后再行背屈活动。此法治疗时感局部酸胀及微痛，治疗后可有关节活动功能增加。

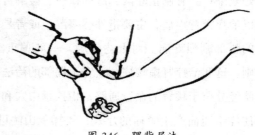

图346　踝背屈法

踝背屈法的功用为疏通经脉、活血祛瘀。主治腰背急痛不能俯仰、膝痛不可屈伸、踝关节活动障碍、踝关节扭伤、头痛、颈项强痛等症。对腰背急痛不能俯仰、膝痛不可屈伸、踝关节活动障碍，常配伍揉委中法、下肢牵拽法；头痛、颈项强，常配伍揉风池法、枕后斜推法。必须注意，对关节僵硬患者宜逐渐增加活动幅度，忌用蛮力。

按：临床上，踝背屈法属于引法的一种。踝背屈法的第一个作用，是对踝关节活动功能障碍和踝关节扭伤有一定的治疗功效。踝关节的内侧有内侧副韧带，外侧有外侧副韧带固定。当脚骤然内翻及背屈的时候，由于外侧副韧带较薄弱，所以常常引起外侧副韧带的中段或前段撕裂。踝关节在人体肢体的远端，需要担负人体的重量，所以不易得到充分的休息，损伤后的恢复较其他关节为慢。慢性的踝关节扭伤，常造成踝关节的功能障碍。在此情况下，踝背屈法往往可以通过被动的背屈活动来达到治疗的目的。踝背屈法的另一个作用，是对头痛、颈项强痛以及腰部、膝部疼痛的治疗有辅助作用，这是因为医者用一手的拇指和食指分别按压踝关节的内下方水泉穴和踝关节外下方仆参穴的结果。水泉穴是足少阴肾经的郄穴，是经脉气血深聚部的穴位。仆参穴是足太阳膀胱经和阳跷脉的会穴。阳跷脉可以治疗肢体内侧弛缓、外侧拘急的证候。踝背屈法合按刺激仆参穴和水泉穴，对踝部、膝部、腰部、背部的疼痛，可起到活血祛瘀、疏通经脉的作用。太阳主表，经脉循行于头项部，肾与膀胱相表里，所以，按压刺激上述两穴，对头痛和颈项强痛也有治疗效果。

（五十）推足外侧法

患者仰卧或侧卧，左或右下肢屈曲，医者坐其侧。操作时，以拇指置患者踝关节外下方之仆参穴处，其余四指置足背上以扶定左或右足，沿足外侧经金门、京骨、束骨、通谷推动至至阴穴处后，再用拇指将足小趾末节向下方按压，反复推动并按压2~5分钟。在足外侧推动时，沿经穴位可配合点按法。此法在按压穴位时有酸胀感，治疗后足背及足底外半部有温热微胀的感觉。

推足外侧法的功用为疏导经气、活络止痛。主治腰背部痛、股外侧神经痛、足痛、踝关节扭伤、落枕、项痛等症。对腰背部痛、股外侧神经痛、足痛、踝关节扭伤，常配伍推股后法、推股外侧法；落枕、项痛，常配伍揉悬钟法、枕后分推法。

按：推足外侧法，是用推法推动足太阳膀胱经在足外下方一段循行的经脉部位。沿经穴位中如金门穴是足太阳经的郄穴，也是阳维脉的起点。膀胱经的循行，自头至足，其中经过腓肠肌及足跟部，出外踝骨的后方到小趾端。凡是本经发生的急性疼痛，都适宜用郄穴去治疗。又如束骨穴，是足太阳经的俞穴。按照特定穴的性质，有主治身体沉重和关节疼痛的作用，凡属本经循行所过的地方也都有一定的效果。推足外侧法的推法，是属于泻法的一种，不但可以疏调膀胱经的经气，缓解疼痛，同时又有祛瘀解痉的作用，所以对治疗腰背部痛、足痛、踝关节扭伤等有祛瘀解痉、缓解疼痛的功效。同时，通过循经远端取穴的方法，对落枕、项痛也有一定的治疗作用。在推足外侧法中，推至小趾末端至阴穴处，再用拇指将足小趾末节向下方反复按压，有加强刺激小趾末端至阴穴的作用。至阴穴是足太阳的井穴，膀胱经属水，所以它有壮水补虚的作用，可以统治属于膀胱经的各种虚证。《素问·阴阳离合论篇》曰"太阳根起于至阴"，所以足小趾的末端，是经脉之气所发的根部，在趾端敏感部分进行推和按的刺激，以加强其作用，故对于膀胱经循行部位的虚性头昏、头痛以及下肢的疾病也有良好功效。

（五十一）内外旋踝法

患者俯卧，左或右下肢屈曲，医者站其侧。操作时，以一手置患者跟骨处，拇指按水泉穴，食指按仆参穴处，另一手握足趾，固定后分别向内或向外旋转踝关节，并牵动膝关节旋动，反复操作2～5分钟（图347内外旋踝法）。施术之要领为旋转时应将跟骨及足趾握紧固定；旋动时，动作应和缓，并逐渐增加旋转角度，忌用蛮力。此法治疗时有微酸胀感，治疗后有踝、膝关节轻松的感觉。

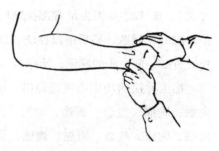

图347　内外旋踝法

内外旋踝法的功用为疏导经脉、化瘀活血。主治髋、膝、踝关节活动障碍，胫寒痛屈伸困难，背拘急不可俯仰，腰骶疼痛等症。临床上，髋、膝、踝关节活动障碍，胫寒痛屈伸困难，常配伍腘上外拿法、腘上内拿法；背拘急不可俯仰、腰骶疼痛，常配伍拿腰肌法、拿昆仑法。急性踝、膝关节损伤患者，此法慎用。

（五十二）解溪掐法

患者仰卧，下肢伸直，医者坐其侧。操作时，以拇指置小腿下端内侧，其余四指置其外侧，自上向下刨推经解溪至足背止，1～2分钟；再以拇指甲先后掐压解溪、冲阳、陷谷、内庭穴2～4分钟（图348解溪掐法）。掐压穴位时，应逐渐增加压力，掐法后可配合指揉法，以消除按后之不适。此法治疗时有局部酸胀感，治疗后有头脑及腹部舒适的感觉。

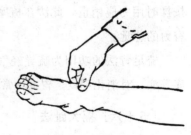

图348　解溪掐法

解溪掐法的功用为清利湿热、滑利关节。主治头痛、目眩、胃痛、踝关节扭伤、踝关节术后肿痛及活动障碍等症。临床上，头痛、目眩、胃痛，常配伍掐太冲法、揉膝上法；踝关节扭伤、踝关节术后肿痛及活动障碍，常配伍踝背屈法、揉悬钟法。必须注意，在治疗时勿掐伤皮肤。

（五十三）按水泉法

患者侧卧，左或右下肢屈曲，医者坐其侧。操作时，以手四指自患者三阴交穴起向下抚摩经水泉至然谷穴止,反复操作 1~2 分钟;再用拇指置足内踝下之水泉穴处点按 2~3 分钟(图 349 按水泉法)。施术之要领为患者足外踝处应衬以软垫;每次点接着力时,应逐渐加重压力,按压后可配合指揉法。此法治疗时局部及足心有热胀感,治疗后有足部轻松的感觉。

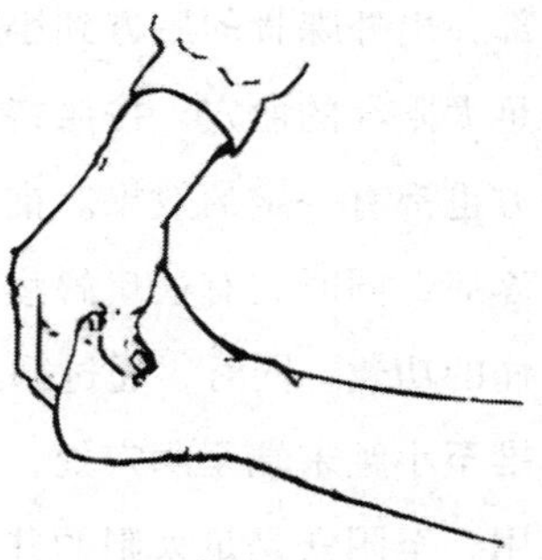

按水泉法的功用为调理下焦、补肾宁心。主治踝痛、足跟及足底部痛、心悸、失眠、小便淋沥、妇科疾病等。对心悸、失眠、妇科疾病,常配伍横摩骶法。按压时,忌用蛮力。

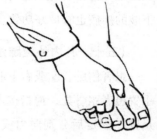

图 349　按水泉法

(五十四)掐太冲法

患者直坐或仰卧屈膝,足底部平放于床上。操作时,以手掌部置于患者小腿前侧上部下巨虚穴处,向下经解溪抚摩至内庭穴处止 1~2 分钟;再以指甲掐足背部太冲穴处 2~3 分钟,继以指揉法(图 350 掐太冲法)。施术之要领为足背部抚摩时应使足背部有温热及舒适感时止;掐时应时作间歇,掐后继以揉法,以消除掐后引起的皮肤不适。此法治疗时有酸、麻、胀的感觉,治疗后有足部温热及腹部舒适感。

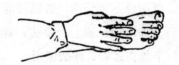

图 350　掐太冲法

掐太冲法的功用为疏通经络、清利头目。主治头痛、头昏、眩晕、失眠、胸痛、气急、胃痛、腹胀、踝前痛、脚软弱、五趾拘挛等症。临床上,头痛、头昏、眩晕、失眠、胸痛、气急、胃痛、腹胀,常配伍摩上腹法、额前分推法;踝前痛、脚软弱、五趾拘挛,常配伍揉悬钟法、按跟腱法。必须注意,此法操作勿用蛮力,以防掐伤皮肤。

(五十五)梳足背法

患者仰卧,左或右下肢屈曲,足底部平放于床上,医者坐其侧。操作时,以手四指掌侧并置于患者解溪穴处,由上向下四指逐渐分开,沿足背至趾关节呈梳状摩动 2~3 分钟(图 351 梳足背法);再以拇指置解溪穴处,其余四指置掌趾关节处按揉 1~2 分钟。梳摩时,用力应从轻,按揉时用力应稍重。此法在梳摩时有温热及舒适感,按揉时有局部酸、胀感,治疗后有足部轻松及有力的感觉。

图 351　梳足背法

梳足背法的功用为疏导经气、清利湿热。主治足扭伤、下肢水肿、痉挛性瘫痪、消化不良、胃痛等症。对消化不良、胃痛,常配伍揉足三里法。皮肤干燥者,操作时可蘸酒。

(五十六)摇大趾法

患者仰卧,下肢伸直,医者坐其侧。操作时,以一手拇指掌侧置患者小腿外侧,其余四指置小腿内侧,再以另手紧握其足大趾末节摇动,然后再向外下方牵拉、按压,反复操作 2~5 分钟。施术之要领为牵拉足大趾时应有节律,缓慢而有力;牵拉足大趾后,可继以揉捏法。此法治疗时,踝关节处有酸胀及足大趾牵扯感,治疗后有小腹舒适及足底轻松的感觉。

摇大趾法的功用为理气健脾、消肿止痛。主治头昏、目眩、胸闷、气急、腹胀、腹痛、下肢无力、足踝肿不能着地等症。临床上,头昏、目眩、胸闷、气急、腹胀、腹痛,常配伍按气冲法、揉命门法;下肢无力、足踝肿不能着地,常配伍按水泉法、梳足背法。必须注意,在摇动忌用蛮力,防止足大趾关节脱位及扭伤。

（五十七）揉涌泉法

患者仰卧，左或右下肢屈曲，医者坐其侧。操作时，握患者左或右足趾，使足背屈，再以右手拇指置足底涌泉穴处，进行旋转指揉2~5分钟（图352 揉涌泉法）。也可用大拇指从患者的足跟部向足心之涌泉穴揉、掐直到足趾尖端。指揉时，用力应均匀而着力，可配合点按法。此法治疗时有微酸、胀感，治疗后有足心发热、微汗及头脑清爽的感觉。

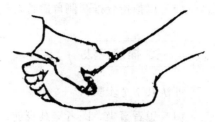

图352　揉涌泉法

揉涌泉法的功用为行气活血、通关开窍，镇静安神。主治休克、晕厥、抽搐、中暑、呕吐、腹泻、小儿发热、怔忡、心悸、健忘、失眠、多梦、五心烦热、偏头痛、高血压、下肢瘫痪，脚痛，脚凉，麻木不仁等症。临床用于休克、晕厥、抽搐、小儿发热，常配伍揉足三里法、揉劳宫法；用于指、腕腱鞘炎，中指不能直伸，常配伍梳手背法、摩指法；用于怔忡、心悸、健忘、失眠、多梦，常配伍内、外关按法，按神门法。

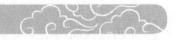

第六节　捏筋推拿法

一、捏筋一法

此法共7个步骤：

（1）患者直坐，医者站其身后，以拇指，或背屈食指以其第二节凸出部在腰背脊柱两侧之心俞、肺俞、脾俞、胃俞、肝俞、肾俞处各着力揉按3~5次。

（2）使患者两上肢平伸，医者以三指捏揉腰肌3~5次。

（3）使患者两手叉腰，医者以四指和拇指分置两胸侧前后，自上向下经胸乡、天溪、食窦穴捏揉5~10次。

（4）患者两手下垂，医者以拇、食、中指置两侧肩井穴前后各5分处，按揉5~10次，并每按揉1次使之轻咳1次。

（5）以拇指揉两侧风市穴3~5次。

（6）用拇指揉按两侧承山穴各3~5次。

（7）在两侧环跳穴处各拳揉8~10次。

二、捏筋二法

此法共5个步骤：

（1）患者直坐，医者站其身前，以拇、食指各轻揉患者每一指尖5~10次。

（2）以拇指甲掐十宣穴处，继以揉法。

（3）以拇指轻揉两太阳穴处 3～5 次。

（4）用两拇指自额部中心向两侧分推至头维穴各 5～10 次。

（5）以拇指分推两侧自攒竹穴经鱼腰至丝竹空，再至睛明经颧髎至下关穴各 5～10 次。

三、捏筋三法

此法共 7 个步骤：

（1）患者直坐，医者坐其身前，嘱患者两手平伸，医者以拇、食、中指捏揉其两侧肘窝后缘 3～5 次。

（2）患者交叉抱肘固定后，医者用中指尖按揉少海穴 3～5 次。

（3）以拇指在其手三里处向外方按推 3～5 次，至外关、合谷穴再按揉 3～5 次。

（4）以拇、食、中指分置大腿前面自髀关穴至膝下止，揉捏 3～5 次。

（5）用掌心置膝盖上，后用诸指揉其周围肌肉 5～10 次。

（6）用拇指按足三里、外丘、解溪、中封、昆仑、行间、内庭穴各 3～5 次，继以揉法。

（7）用拇、食、中指捏揉腘窝侧阳关、阴谷穴各 3～5 次。

四、捏筋四法

此法共 5 个步骤：

（1）患者直立，医者站其身前，以两手握患者左、右手，轻轻上下左右摇动 5～10 次。

（2）以食指第二节背屈按揉脑空、风池、风府、大椎穴各 3～5 次。

（3）用拇、食、中指按揉肩井穴前后各五分处 5～10 次，并每按揉一次，使患者轻咳一次。

（4）以拇指尖按揉两肩胛后缘肩外俞、天宗、肩贞穴各 5～10 次。

（5）用拇指或食指背屈按揉心俞、肺俞、脾俞、胃俞、肝俞、肾俞各 3～5 次。

五、捏筋加减法

（1）可在患者患病部位重复治疗 2～3 次，如头痛可重复头部穴位按揉或分推数次，并可在病痛附近穴位按揉数次。

（2）操作时配穴重复按揉。如胃部疾患，可重复按揉胃俞、脾俞、足三里穴等；又如口、面疾患，可重复按揉颊车、大迎、合谷穴等。

（3）体质强壮及实证者可着力按压，体质虚弱或年迈及幼儿按揉均须从轻。治疗过程中，患者宜全身肌肉松弛及自由呼吸。

临床上，捏筋推拿法适用于一般慢性疾病及部分急性病。操作时，常四法合用，其步骤亦按其次序。

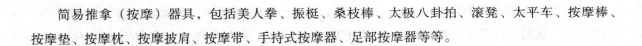

第四章　推拿(按摩)器具

　　推拿（按摩）器具是针对人们身体全身或者各个部位进行按摩的工具总称，包括简易推拿（按摩）器具和机电推拿（按摩）器具等种类。

　　推拿（按摩）器具，是根据物理学、仿生学、生物电学、中医学等学科领域的发展而不断研制开发出的保健器材。随着中国经济的不断发展、人民生活节奏的加快，健康问题也越来越受到重视，诸如"职业病""亚健康"这些词也开始成为人们口耳相传的热词。中医的推拿按摩具有舒筋活络、调节气血等功效，而各种按摩电器如按摩椅、按摩披肩等产品的出现，则突破了时间与空间的限制，以机器模拟人力，做到了让消费者在家也可以享受按摩。同时，按摩电器在舒缓压力、缓解疲劳等方面的效果显著，深受消费者欢迎。

第一节　简易推拿(按摩)器具

　　简易推拿（按摩）器具，包括美人拳、振梃、桑枝棒、太极八卦拍、滚凳、太平车、按摩棒、按摩垫、按摩枕、按摩披肩、按摩带、手持式按摩器、足部按摩器等等。

一、美人拳

　　美人拳为一种按摩器具，多用于保健按摩和自我养生按摩。清代曹庭栋《老老恒言·卷三》曰："捶背以手，轻重不能调。制小囊，絮实之，如莲房，凡二。缀以柄，微弯，似莲房带柄者。令人执而捶之，轻软称意。名美人拳。或自己手执，反肘可捶，亦便。"《红楼梦·卷五十三》也有侍女琥珀用"美人拳"为贾母捶腿解乏的记载。其制法为先做一小布袋，中间填充棉絮，再缝上柄，外形像带柄的莲房。使用时医者双手各执一美人拳，轻轻捶打受医者的肩部、背部和四肢等部位。由于这一工具轻软柔和，刺激量小，故适用于保健按摩，老弱妇孺均可使用。如用于自我养生按摩，则可反捶于背上。

二、振梃

　　振梃为一种按摩器具。清代吴谦《医宗金鉴·正骨心法要旨·器具总论》曰："振梃，即木棒也。长尺半，圆如钱大，或面杖亦可。盖受伤之处，气血凝结，疼痛肿硬，用此梃微微振击其上下四旁，使气血流通，得以四散，则疼痛渐减，肿硬渐消也。"这段文字指出振梃为一种圆形木棒，长约 50 cm，直径约 3 cm。以振梃拍击人体体表属棒击法的一种，有宣通气血、祛瘀散结等功用。如骨伤局部瘀血肿胀，可轻度拍打患部周围。适用于损伤肿痛处的四周，以及头顶、背部、腰臀部、大腿、足心等部位。临床用以主治伤科疾病如软组织急性损伤、急性腰扭伤、脊椎后关节紊乱、脑震荡、软组织痉挛硬结、疼痛麻木等症。

三、桑枝棒

桑枝棒是一种特制的拍打用工具。制法为取新鲜细桑枝 12 根，长约 40 厘米，直径约 0.5 厘米，去皮阴干后，每根用桑皮纸（或棉纸）卷紧，再用棉纱线密绕一层，再将 12 根桑枝扎成一束；然后用桑皮纸或棉纸层层卷紧，每卷一层均用线扎紧，并在外面用布套裹好至手握粗细合适为止。最后在外层裹以布套，封口予以缝合。外面要求软硬适中（即具有一定弹性）、粗细合用（即用手握之合适，一般直径约 4.5 ~ 5 cm）。

用桑枝棒击打称棒击法，有宣通气血、祛瘀散结之功。适用于头顶、背部、下肢部，可治疗急性腰扭伤、软组织痉挛硬结、疼痛麻木等症。

四、太极八卦拍

太极八卦拍是在拍打拍的基础上改进而成的国家专利产品。

太极八卦拍是一种巧妙地把中国传统医学、太极八卦学和现代医学、人体结构学、现代材料学有机地融合在一起的多功能、多用途的中医保健养生器具。

使用太极八卦拍来拍打人体表面的经络穴位，不但可以起到健肌皮、松腠理、透毛孔、散邪气、引血达表、通调一身阳气、疏通经络、开通闭塞、疏理气机、行气通窍、舒筋通络、活血化瘀、祛风散寒、开胸顺气、解痉止痛、健身益智、安神醒脑、消除疲劳等作用，还可以通过拍打动作产生磁疗功效。

目前，在使用太极八卦拍基础上发展起来的太极八卦拍打法、太极八卦拍打操、太极八卦拍打舞、医疗体育等为广大群众养生保健、防病治病起到了良好的宣传促进作用。

五、滚凳

滚凳又称滚脚凳，是一种自我按摩器具。明代高濂《遵生八笺·起居安乐笺下·滚凳》曰："涌泉二穴，人之精气所生之地，养生家时常欲令人摩擦。今置木凳，长二尺，阔六寸，高如常。四桯镶成，中分一档，内二空，中车圆木二根，两头留轴转动，凳中凿窍活装。以脚端轴滚动，往来脚底，令涌泉穴受擦，无烦童子。终日为之，便甚。"《遵生八笺·起居安乐笺上·高子书斋说》："左置榻床一，榻下滚脚凳一。"说明这种滚凳为木制，凳面长 67 cm，宽 20 cm，高低如常；中空，以一根横档将其一分为二；两个空间内各置圆木一根，两头有轴，转动自如。常置卧室或书房内随时操作。使用时以两脚赤足踩踏圆木之上，来回滚动，次数不限。

滚凳的功用为清心降火、滋肾固精、安神助眠、祛湿散寒、舒筋健步，可用于中风偏瘫、下肢痿软、下肢骨折的功能康复，以及头痛、眩晕、咽痛、遗精、阳痿、不孕、失眠、脚气等病症。在民间也有坐于室内椅上，赤脚踩在一段圆木或一段竹筒上反复搓动，其作用与滚凳相仿，也具有保健养生作用。

六、太平车

太平车为一种按摩器具。清代曹庭栋《老老恒言》曰："骨节作酸，有按摩之具曰'太平车'。或玉石、或檀木，琢为珠。大径寸而匾，如算盘珠式，可五可六。钻小孔，贯以铁条，折条两头合之。连以短柄，使手可执。酸痛处，令人执柄揉捺，珠动如车轮，故曰'太平车'。闻喇嘛治病，有推拿法，此亦其具也。"指出其制法是以玉石或檀木制成如算盘珠样的扁珠，中有小孔，穿以铁条，连以短柄。操作时手执其柄按压滚动，其珠滚动如车轮，故名太平车。现故宫博物院藏有清代乾隆和光绪年间的两件太平车按摩器，分别为椭圆形单珠和扁圆形三珠式。上海中医药大学医史博物馆亦有收藏。太平车适用于腰背等面积较大的肌肉部位，或沿经络滚动，有活血行气、舒筋止痛的作用，常用于保健按摩和自我养生按摩。

第二节　机电推拿（按摩）器具

一、按摩棒

按摩棒是一种具有振动、捶打、揉捏、加热等功能的小型便携式保健按摩器材，市面上品种式样繁多，此处主要介绍保健按摩棒。

保健按摩棒

保健按摩棒是根据人体工程学的特点进行设计，使其流型形手柄可轻松按摩身体任何部位。当人体的肌肉因疲劳而感到酸痛和紧绷时，用保健按摩棒按摩皮肤、肌肉，可以舒筋活络，改善血液循环、消除疲劳，恢复体力，从而放松运动后绷紧的各部位肌肉，缓解因过度劳累而出现的不适和酸、麻、痛等症状。使用按摩棒按摩全身，则可以舒展身心。

由于按摩棒一般都有速度调节、力度调节等功能，因此可自行调节按摩速度的快慢和强弱以起到不同的效果，如较快的按摩速度有效舒展紧绷的肌肉，缓慢的按摩速度则有助于缓解肌肉的酸痛；强力的按摩可兴奋，弱力的按摩可镇静等。

二、按摩枕

按摩枕是将中医的经络穴位和现代科技相结合的一种头枕部保健按摩器具，其内有多个按摩头，设置有推拿、敲击等仿生手法，使头枕部得到休息和放松，达到减轻人体紧张和压迫感、促进局部血液循环，加快新陈代谢，防病保健强身之效。

按摩枕的工作原理是根据磁极强度的大小和头部穴位形成共同作用，在磁场的作用下对头部的生物电进行引导，使头部经络和穴位达到一定的刺激，促进头部的血液循环，从而让头枕部保持放松的状态。同时，有的按摩枕内还设置有热源，可变成红外温热灸模式，也可促进头部新陈代谢，增强血液循环，缓和神经疼痛，消除肌肉疲劳。

目前，一些按摩枕通过不分挡数的无级调速，可调节推拿、敲击等仿生手法的频率；在机内设置的自动感应器，则在调速达到极限时，通过倚靠头枕部的压力而增加力度。

三、按摩垫

按摩垫主要用于按摩颈部、背部、臀部，多数放在沙发或者椅子上使用。

按摩垫的原理是利用机械的滚动力作用和机械力挤压来进行按摩，以达到疏通经络、促进气血循环、消除疲劳、保持机体阴阳平衡等作用，使人感到肌肉放松、关节灵活、精神振奋。对于长时间坐着工作和开车的人来说，按摩可使血液循环通畅，改善腰酸背痛及预防腰肌劳损等病症，还能提高睡眠质量，缓解全身疲劳，改善姿势及锻炼身体。

按摩垫一般设计有捶打、指压、拍击等仿生按摩手法，通过微电脑控制和定时功能，使之适合家庭、办公室、汽车内使用。按摩垫上的松紧带适合于在任何椅子上固定，将身体靠近按摩垫（或坐躺）后按摩垫开始工作，可选择颈肩、背部、腰部、臀部、腿部等部位定点按摩，也可以多个部位同时按摩。

有的按摩垫，其内设计有微电脑控制，具有定时功能；有的按摩垫，通过设置温控器具有加热功能并保证温度平衡，同时对人体的经络、穴位、肌肉、体表做匀称的揉捏按摩，能促进人体的血液循环，改善新陈代谢，消除肌肉酸痛，调节神经功能。

按摩垫除了可同时对人体多部位进行按摩的品种外，还有专门针对特定部位而设计的颈部、肩部、背部、腰部、臀部以及手臂、大腿、小腿、脚部按摩垫等等，这些按摩垫通过其内设置的多个按摩头的红外加热功能，促进局部血液循环，对缓解疲劳和肌肉酸痛有较好的作用。

四、按摩椅

按摩椅是按摩器具中市场份额最大、附加值最高的产品种类，其核心部件主要有机芯、导轨、电机、机械手、材质等，是按摩器具中的集大成产品，并集合了行业多个方面的技术理念。

按摩椅的机芯，是搭配机械手以及控制机械手电机马达的装置，它可以自由地行走在导轨上，根据导轨长度对人体的背部及臀部进行机械手按摩。目前按摩椅的主流配置是3D机芯，按摩头可以上下、左右、前后运动，前后运动是通过一个伸缩电机实现的，这样的机芯运动起来是三维立体的，这样就可以贴合人体的背部曲线，按摩更加深入，力度大小适中。

按摩椅的机械手，通过程序的设计，可以模拟"推、敲、揉、扣、捏"等多种按摩手法。

按摩椅这种大型按摩器材，可对头部、颈部、肩部、背部、手臂、腰部、臀部、腿部、脚部进行按压揉捏敲打等机械按摩手法，如对背部按摩，按摩机械手臂通过模拟揉捏、摇摆、指压等按摩手法，以及刺激人体经络穴位，对背部酸痛麻木的肌肉施以牵引、挤压，通过机械手臂的上下左右运动有效调整脊椎前后左右位置，活动脊椎和韧带，对肌肉产生柔和的刺激，使人在舒适的背部按摩中得到放松，从而恢复肌肉纤维弹性，缓解肌肉疲劳，加速局部血液循环。

按摩椅的摇摆按摩功能，系通过自然轻松的摇摆按摩，调整脊椎前后左右位置，活动每个脊椎和韧带、矫正脊椎、刺激交感神经、活化细胞、促进血液循环；按摩椅的振动按摩功能，通过振荡按摩器，可产生持续的按摩振荡波，促进毛细血管的血液循环，快速消除疲劳；按摩椅的坐垫内置气压按摩装置，可对大腿部及臀部进行挤压按摩，快速缓解酸痛疲劳，促进血液循环；按摩椅的小腿按摩机构内置气囊，分布在腿部的两侧面，可在按摩时对小腿进行柔和有力的挤压揉捏按摩，从而快速消除腿部的疲劳酸痛感觉。

此外，一些按摩椅还特设了双电动无级调节器，可根据使用者个人的喜好随意调整椅背与脚架的工作角度，能满足坐姿和卧位等按摩姿势；一些具有电子计时功能的按摩椅，内置的微电脑芯片有多种计时功能，设定的按摩时间终止后会自动停机，以免因过度按摩而造成身体不适；一些具有零重力太空舱技术的按摩椅，根据人体工程学原理对按摩椅各区间按摩气囊进行科学分配，气囊全方位包裹全身，通过气囊收放产生气压脉冲对肩颈、腰、背、臀、腿及脚部进行舒适按摩。同时模拟宇宙空间零重力状态，让双腿高度高于躯干高度，躯干与双腿之间成127°夹角，使按摩者全身的重力均匀分布，让身体处在一种自然舒适的状态，释放身心压力；一些配置有足底滚轮刮痧技术的按摩椅，通过足底滚轮前后交错，配合多个凸点指压，按摩范围遍及足底，配合气囊挤压按摩，实现足底360°全包裹滚轮刮痧按摩，可以促进足部的末梢循环……

随着科技的发展，按摩椅的种类和功能将不断得到改进和完善，从而可为大众的养生保健发挥积极的作用。

五、按摩床

按摩床又称指压床、美容床、理疗床、搓背床等，广泛用于按摩院、美容院、理疗医院、养生保健会所、SPA、足浴店、浴场等场所。常规尺寸为1900mm×700mm×650mm，其材质有实木按摩床、铁架按摩床、铝合金按摩床、不锈钢按摩床、亚克力按摩床等，其独特的结构设计有助于按摩过程中身体的各种角度、方位的要求，便于按摩师进行相应的操作。

按摩床按照款式可以分为中式按摩床、日式按摩床、泰式按摩床等。按照特性可以分为可折叠按摩床和不可折叠按摩床；按照用途则可以分为医用按摩床（中医推拿按摩床）、理疗按摩床（保健按摩床）、足疗按摩床（足浴按摩床）、SPA按摩床（桑拿按摩床）、洗头按摩床、美容美体按摩床等。此外，还有设置了机电设备可进行模拟"推、敲、揉、扣、捏"等多种按摩手法的按摩床和可进行中药熏蒸的按摩床等。

六、头部按摩器

头部按摩器是采用头盔式设计和应用数码技术，配有大屏幕LCD以显示强度、功能、模式、治疗时间、人体经络穴位图等指导使用。同时，使用红外线电极贴片和多种波形组合，加上定时选择和智能气压定时间、多方位揉压头部穴位，内置海浪、虫鸣、流水、鸟叫等多种音乐放松心情，以及其内设置的温热功能，起到促进头部血液循环，加速细胞再生，缓解疲劳疼痛等作用。

七、按摩盆

按摩盆也称足浴按摩盆，指用于足部热浴按摩的容器。

足浴按摩是中国传统医学中常用的养生保健方法。人体足部受到外部温度刺激时，可扩张足部血管，增高皮肤温度，加上足底反射区凸点按摩和磁力作用，促进足部和全身的血液循环，调节和平衡人体内分泌机能，改善失眠，强化消化系统功能，舒展紧张神经，活跃末梢神经，延缓人体衰老，预防人体多种疾病。每天坚持热水足浴，可以舒筋通络、和气活血，推动气血津液循经上行，缓解水肿、腿部静脉曲张以及腿部麻木疼痛。

根据足疗理论，人体各脏器官在足部均有其相对应的反射区，反射区是神经的聚焦点，每一点都和身体某器官有关联，运用机械物理方法刺激这些反射区，使得反射区和身体相关器官的血液循环得以改善。血液带来的营养、氧气、荷尔蒙、抗生素以及其他物质，通过循环带走废物及排出有毒物质。在身体某器官受到伤害或感到不适时，通过反射区的适当刺激，可以调节人体相关器官和部位的机能，引起人体的某种生理变化，亦即使某种失衡的不正常状态得以恢复到正常的协调状态，取到养生自我保健和预防疾病的效果。

按摩盆的功能，随着科技的发展也越发多样化，如振动按摩和双脚来回搓动盆底的搓脚按摩轮进行足底按摩可使双脚和小腿消除酸痛疲劳；冲浪按摩功能按摩足底经络穴位，可促进血液循环；臭氧功能可以除菌除臭。而定时定温、自动恒温、自动排水、遥控操作、过热保护、灵活移动脚轮以及采用石英管绝缘加热杜绝断电危险等辅助功能，则可使人更方便更安全地享受足浴按摩的效果和乐趣。

当然，使用按摩盆进行足浴的时间一般在 30～40 分钟为宜，饭前饭后 30 分钟内不宜进行足浴，以免由于足浴时足部血管扩张血容量增加，造成胃肠及内脏血液减少，产生头晕、疼痛和不适感。

必须指出，由于以上各类按摩器均是以高频机械振动或滚动等仿生手法来对人体进行刺激性按摩，所以并非人人都可以使用按摩器。如果身体的某个关节或者肌腱部位因外伤导致局部发炎而红肿热痛，此时使用按摩可能使炎症加剧，严重的还会引发骨膜炎。如果患有脊椎疾病，自行使用按摩器如按摩椅，则可能导致软组织发生炎症或脊椎小关节错位等，使本来不太严重的疾病变得复杂化。如果是由颈椎关节错位或颈椎间盘突出所引起的上臂肌肉酸痛，使用按摩器不仅无法消除疼痛不适，还会加重病痛。对心脑血管病或有出血倾向的血液病患者，由于按摩时的振动刺激，可使血流速度加快数倍，极有可能发生意外，所以不宜使用按摩器。骨关节结核、骨髓炎、老年性骨质疏松症等骨病患者，也都不适合用按摩器治疗。身体瘦弱的人，因皮下脂肪较薄，若是随便用按摩器直接按摩关节部位，容易刺激骨膜，引起损伤和无菌性炎症。在空腹、饱食、醉酒和剧烈运动后，也禁止使用按摩器。至于使用按摩器的其他注意事项，则可参考本书上卷第九章推拿（按摩）的注意事项相关内容。

第五章 推拿（按摩）特色疗法

第一节 常用推拿（按摩）特色疗法

一、九归架按摩法

九归架按摩法是一种治虚劳诸证的按摩方法。它以经络穴位为基础，以医者之气调患者之气，其特点是动作轻柔，患者毫无痛楚，旨在调气血、开脾胃、补扶正气、调理气机、增强抗病力，临床适用于虚劳久病、体弱、脾失健运、胃纳不佳、肾气亏损、腰酸膝软、精神萎靡、面色无华等症。

在中医学中，有"治痿者，首取阳明"之说。四肢痿痹之症，多影响脾胃，致食少纳呆，体质衰败。若从阳明胃经着手，"按"以泻实，"摩"以补虚，则能促进消化吸收，改善营养，增强体质；若再配合药物，可奏良效。按摩脾胃经，重开三脘，调理脾胃，有明显的促进消化的作用。施此法后，患者食欲增加，药物能得到很好地吸收，可收扶正祛邪之效。"脾为后天之本"，故腹部按摩为历代推拿医家所重视，腹诊法认为"腹为万病之机"，腹部被视为诊断治疗各种杂病的重点。九归架按摩法涉及任冲二脉及脾、胃、肾诸经，可调理气机、疏通经络、补益脏腑、强筋健骨、安神镇静，是调整机体功能的整体疗法，故对虚劳证有较好的疗效。

操作时，患者仰卧床上，敞露胸部和上腹部（可着衬衣），肌肉放松，胸腹铺按摩巾（以柔软细巾为佳，大小为 50 cm×70 cm）。术前，嘱患者进行腹式呼吸练习，要求呼吸细稳深长，不促不闭，均匀自然，便于按摩时与医者配合。医者位于患者左侧，右手平触于患者胸前，左手平触于胃脘，医者呼吸和患者呼吸相随，谓之调气自然，呼吸相随 3~5 次后，即可开始平气、跟中源、开胃脘、掏胸、点肚筋、掠肋、点华盖、引气入胸、归原 9 个术式的按摩。全套操作约 1 小时，期间注意随呼吸进行操作，患者不可屏气，医者手法要轻，按后以患者轻松舒适、呼吸调匀为宜。

（一）平气

平气即左手抓住按摩巾一端，向前牵拉，由天突至神阙（脐中），同时右手掌平压住另一端，随巾前进，上腕轻进（稍向下按），中脘代结（按住稍停，随呼吸起落），下脘上缓，不过神阙，意在右掌指。至神阙后左手向头侧，右手掌心翻向上，两膊交叉，托巾放回原处，再开始第二次操作，反复 8~10 次，均随呼吸进行。

（二）跟中源

跟中源即将按摩巾铺于上腹，左手指掌关节伸直，拇指伸直外展，拇指着力自鸠尾至神阙轻轻滑摩，右手四指略屈，使指端相齐，跟随左拇指，在呼气时不行。左拇指达神阙时，顺时针旋转半周（补），此时右手指压于下脘，左手复由鸠尾跟右指下行。右指到神阙时轻轻抬起，再跟左拇指（不补），共3次。

（三）开胃脘

开胃脘即将按摩巾铺于上腹，两拇指相并，四指伸直，左掌搭于右掌之上，自鸠尾至神阙滑摩2~3次，第四次右拇指停于上脘，下按、左扒、右推，即下按后向两侧腹直肌方向用力推压后渐抬起。左拇指复滑摩，右拇指用同法开中脘、下脘，反复3次。体弱者从轻从少。平气8~10次。

（四）掏胸

掏胸即将按摩巾横铺于胸腹部，医者两手指略屈，食指相并，左拇指搭于右手背上，由胸骨剑突处开始，于肋缘着力，上举下按，外掏向气海方向滑摩，不过脐部。然后手稍向外下腹运行，三次掏尽肋缘。平气8~10次。

（五）点肚筋

点肚筋即将按摩巾横铺于上腹部，医者两手左右分开，轻覆于两侧季肋部。两拇指外展，距中线1.5寸处。着力由不容至天枢线滑摩两次，第三次分别于不容、梁门、太乙、天枢穴轻压正转一次（气虚便秘者可倒转），共3次。点完后再滑摩两次。

（六）掠肋

掠肋即按摩巾铺于胸肋部，医者左手领巾，右指伸平，按住上胸，指端向右肩，由天突向左京门轻掠，中指尖点京门穴，正转为补肾，然后下行朝气海方向渐抬起，掌心向上，托巾复始20~40次（体弱者宜多）。右侧操作相同。

（七）点华盖

点华盖即将按摩巾铺于胸部，四指屈曲，右小指本节压于天突穴上，拇指尖压于锁骨中线第二肋骨上，保持此距离不变，小指沿正中线下行。拇指尖在每个肋骨上轻按，随呼吸起伏，起手时顺补逆泻，随症掌握。至鸠尾后小指沿肋弓前进，拇指按其余各肋，用力方向朝体中轴，操作1~4次，左右相同。

（八）引气入胸

引气入胸即左手领巾，右指稍屈，指间夹巾，指肚着力，自鸠尾沿肋沿向下滑摩，用力方向朝体中轴，至气海起手，右手反掌托巾复始，左右相同。

（九）归原

归原即将按摩巾铺于胸腹部，医者站于患者头端，两掌外展，拇指尖相对，四指微屈，自天突穴下推，上脘下按，中脘再进，下脘轻抬，全掌着实，意在拇指，腹部郁结者可推至神阙。腹实下寒者可重按神阙1~2分钟，可出现下肢麻木冷凉之感。持续3~5息，轻轻起手，下肢悠然生热或足底出汗。此术式全身血管病者应慎用。

二、喉科擎拿疗法

喉科擎拿疗法也称擒拿法、宽喉法，是以特殊的武术擒拿手法治疗喉科急症的一种急救推拿法。它模仿武术擒拿动作，拿捏患者的虎口、腋窝或锁骨上窝等处，并同时用力向后上方擎举患者的上肢或扩展胸廓。临床上，喉科擎拿法有顺气化痰、利咽开窍、调和气血、疏通经络、缓解咽喉肿塞、减轻咽喉疼痛等作用，主治急性乳蛾、缠喉风、锁喉风、急喉风、肺绝喉风、走马喉风、喉闭等急性咽喉病症之肿胀壅塞及疼痛剧烈、滴水难入者。咽喉疾病之外的其他疾病，则不宜采用本法。

擎拿，综合了擎（举而持之谓之"擎"）、拿穴、气功三者之功，即采用拿穴法，结合悬空擎举形式，再运用气功治疗危重证候的独特治病方法。《千金方》中曾提到用头发宽喉的方法。《诸病源候论》中记载了数种治疗喉痹的推拿手法。明代魏玉璜《续名医类案·卷十八》引《治法汇》曰："金陵黄泥庵杨马军，治咽喉拿法。以中指蘸药少许，于喉中用力一捺肿处，出血并痰涎，随即能下汤水，绝妙。即前用针刺之意，药恐伪也。"这是在古代文献中唯一直接提到擎拿术的，尽管方式方法不同于现在，但毕竟属于擎拿的一种。自清代中叶开始，在上海浦南一带，擎拿像刮痧、捏痧一样，在民间逐渐形成，但初期并非掌握在医生手里，而是掌握在拳击家、技击者的手里，以后又传到了理发师、成衣工或民间草医的手里。至清代末叶，一般喉科专业医生也大多掌握了擎拿法，甚至以掌握擎拿技术的高低来权衡一个专业医生的业务水平，这种风气在 1949 年前比较突出。其影响所及，由上海浦南一隅而扩大到长江三角洲，达钱塘江流域。由于擎拿法长期以来只在少数喉科医生中私相传授或秘而不传，因此后世中医著作中往往缺此行将失传的医术内容。具有神秘色彩的擎拿，其手法有好几个不同的派别。在这各式各样手法中，也掺杂了一些假动作，但在其动作过程中，"擎"和"拿"两个主要动作是必不可缺的。近几十年来，一些医学著作中陆续记载了擎拿术。如 1960 年凌云鹏的《中医外科概要》，1973 年上海中医学院主编的《五官科学》，1978 年广东中医学院主编的《五官科学》，1978 年上海中医学院五官科教研组编的《临床中医耳鼻喉科学讲义》（油印本），1979 年人民卫生出版社出版的《简明中医辞典》，1979 年《文汇报》6 月 2 日第二版的文章《擒拿术治咽喉病有显著疗效》，1979 年上海辞书出版社出版的《新辞海》，1979 年广州中医学院编写的《中医耳鼻喉科学》讲义等。

喉科擎拿法常用的操作方法有单侧擒拿法、双侧擒拿法、膝顶擒拿法等，可随症选择使用。施行擒拿术时，手法要柔和有力，拿捏和擎举两方面要协调配合，即把刺激穴位和运动肢体两方面有机地结合起来，同时要密切观察病情变化。

（一）单侧擒拿法

患者正坐，上肢侧平举，手掌之拇指向上，小指在下。医者立于患者侧面，用一手之食、中、无名指紧按患者的虎口（相当合谷穴），小指扣住腕部，拇指与患者拇指螺纹相对，并用力向前压紧，另一手拇指按住患者肩峰端处（相当于肩髃穴），食、中、无名指紧扣腋窝处（相当于极泉穴）。医者在用力的同时，将患者的上肢向上擎举，并用力向后拉开。此时，患者咽喉疼痛明显减轻，能够吞咽，可嘱第三者将汤药或半流质等缓缓灌下。此法可连续使用。

（二）双侧擒拿法

患者正坐，医者站于一侧，先用双手拇指或单手拇指和食指推、揉颈部两侧，自颊车穴向下推至天突穴，往返10分钟左右；再转至患者背后揉拿风府、风池、天柱等穴，由上而下至大椎、肩井等穴；然后两手分别自患者腋下插入，伸向胸前，以食、中、无名指按住锁骨窝（相当于缺盆穴），肘臂压住患者两侧胁肋，前胸紧贴于患者的背部，然后两手用力向左右两侧拉开，以两肘臂和胸部把患者胁肋及背部压紧，几处同时用力，使患者咽喉部放松，便于吞咽。助手即将药物或流质等喂给患者吞服。

（三）膝顶擒拿法

患者正坐，两上肢松弛地取下垂位，医者立在患者背后，以一膝盖（髌骨）紧抵患者脊背（相当于筋缩或中枢穴处），将两手拇指置于哑门穴下方，食指、中指置于两侧的天窗、扶突、天鼎穴上，拇指和食指、中指分别由上向下反复推摩约49次，以起顺气、化痰、开窍作用。颈项部推摩之后，再将两手移至两肩，拇指在后按于肩胛冈下方（相当于曲垣、秉风、天宗三穴之间），余四指置于锁骨下窝，食指按于气户穴，中指按于云门穴。拇指与食指、中指相对用力，慢慢地紧缩撮紧，直到手指扣住患者的锁骨和肩胛冈而不致滑脱之后，即用劲向上、向外、向后慢慢用力，同时进行擎（向上）、拉（向外）、攀（向后）三个动作。此时病员必然经不起医者向后攀，以至于身体向后侧倾，所以预置在患者背后的膝盖就起到支撑和固定作用。在擎、拉、攀的过程中，捺压在气户、云门的两指虽然未被重视，但在自然而然中起到了拿穴作用。操作时间的长短，根据医者的运气功夫、体力强弱来决定。凡体力充沛的可以维持5~10分钟，气力差的在感到疲乏无力支持时即可放手。通过"擎"，能通经络活气血，配合拿穴、气功，其作用更加显著。因为拿穴时食指取的是气户穴，属足阳明胃经，主治哮喘、呃逆、胸痛；中指取的是云门穴，属手太阴肺经，主治气喘、胸痛；大拇指则取的阿是穴。依"肺主喉，胃主咽"的传统理论，取用的穴位堪称匠心独运。

三、小儿蒂丁指压疗法

小儿蒂丁指压疗法是用指压"蒂丁"以治疗婴幼儿呕吐等病症的一种特殊外治方法。所谓"蒂丁"，是指患儿舌根部（相当于会厌软骨部位）发生的一种高突如丁状的病理性反应点。福建一带称之为"顶珠"，江浙地区也有称之为"火丁"者，皆以其形似而命名。一般认为，蒂丁是因为患儿胎火壅盛，或感邪而导致心火上熏，上聚于舌根而成。因此，凡由蒂丁高突而引起患儿频频吐乳或呕吐不止者，均可由医生指压蒂丁而得以缓解。

《灵枢》谓："（足太阴脾经）入腹，属脾络胃，上膈、挟咽，连舌本、散舌下"，"是动则病：舌本强，食则呕"。婴幼儿若胎火壅盛，或感邪之后，邪火上熏，势必导致脾胃功能失调，出现"食则呕"等症状。与此同时，在经络的循行部位也会出现某些疾病的特殊反应点，"蒂丁"即为其脏腑机能失调后产生的病理性反应点。指压蒂丁，则能促使脾胃经脉通畅，从而产生平逆降浊的治疗效应，这与针刺经外奇穴"聚泉"能降逆止呕是相同的道理。

临床上，在排除了先天性器质性病变、中枢神经系统病变及各种感染性疾病引起的呕吐之后，可应用此疗法治疗新生儿功能性吐乳症，以及由外感病或消化不良引起的婴幼儿顽固性呕吐等症。

由于小儿患病大多拒绝服药，而呕吐者胃气上逆，病气与药性又相格拒，药入十之八九即吐，因此有"宁治十人，不治少小"之说。此疗法毋须药饵，不经于胃而以指直达病所而收效，其方法简便易行，无创伤、无副作用，因而为患儿及其家属所乐于接受。近些年来，一些医疗单位观察到用此法治疗婴儿吐乳，其治愈率在75%以上，总有效率达95%。有些患儿虽经中西药物治疗无效，但改用此疗法指压止吐多能"指到吐止"。

施治前，应注意观察患儿口腔黏膜及咽喉壁有无溃疡，排除食道闭锁、幽门梗阻、肠梗阻、胃肠畸形等器质性疾病以及由感染引起的败血症、颅内压增高等疾病引起的呕吐。如有此等疾病，则不宜施用此法。

操作时，医者手指洗净后常规消毒，左手持压舌板压住患儿舌面，右手食指蘸少许冰硼散后迅速伸入患儿口腔，用力按压患儿舌根部的"蒂丁"，随后立即退出口腔，指压治疗过程即告完成。一般指压结束即可止吐，1小时后可进乳食。如果呕吐未止，可于第2天再指压治疗，3次为一疗程。大多数患儿指压治疗1~2次，吐乳或呕吐即可痊愈。个别顽固性呕吐患儿也有指压5次方愈。必须注意，患儿至少应在哺乳或进食1小时之后才能施以指压法；按压后1小时，方可哺乳或进食。如兼有外感或消化不良的患儿，需在辨证论治的基础上辅以方药调理，标本兼治，才能见效快捷。

四、弹筋推拿法

弹筋推拿法是在按、摩、捏、揉、推、运、搓、摇八法的基础上发展而来，国内杜自明（1877—1961）是代表人物之一。古代医家认为："使血脉流动，筋络宣通，则气机有冲和之致，而病自愈。"弹筋推拿法能促使人体的经络疏通，气血流畅，加强推陈致新的作用，故能使人精神振奋、疲劳消退、关节通利、邪气得泄，从而达到治疗疾病的目的。

弹筋推拿法的操作手法，是医者用右手指（拇、食、中指）握紧应弹部位的肌肉和肌腱，稍用力向上提起，然后突然放开，使该部肌肉和肌腱迅速弹回原位（似拉、放弓弦）。若肌肉或肌腱不易提取（如手背等处），则可单用右手食指来回拨动肌腱（有如拨动琴弦）。

弹筋推拿法应弹之部位及方法为：

（1）在颈部弹两侧胸锁乳突肌及其肌腱、斜方肌、头夹肌（即颈部大筋）。弹后以左手握紧患者颌部，右手按于患者头顶，将颈部作俯、仰、旋转活动。

（2）胸腹部，一般弹患侧胸大肌、腹外斜肌、腹直肌及其诸肌腱（即胸、腹部大筋）。

（3）背腰部，弹两侧斜方肌、背阔肌、骶棘肌及其诸肌腱（即背腰部大筋），然后扶住患者的躯干向后仰至最大限度2~3次，再左右弯腰2~3次。

（4）肩部，弹患侧的斜方肌、三角肌、胸大肌及其诸肌腱（即肩臂腋窝部大筋）。

（5）上臂或肘，弹患肢的三角肌、肱二头肌、肱三头肌、肱桡肌及其诸肌腱（即上臂与前臂大筋）。

（6）前臂与腕关节，弹患肢的桡侧伸腕肌、伸指总肌、尺侧伸腕肌、小指固有伸肌及其诸肌腱（即前臂大筋），然后将腕关节作前屈和背伸、外屈和内收等运动。

（7）手部，弹患手的伸指总肌、外展拇短肌、屈拇短肌、外展小指肌、对掌小指肌（即手部大筋）。

（8）臀部，弹患侧臀大肌（即臀部大筋）。

（9）大腿，弹患肢的股直肌、股外侧肌、缝匠肌、内收长肌及其诸肌腱（即大腿及腹股沟之大筋）。

（10）膝关节与小腿，弹患肢的股直肌、半腱肌、腓肠肌、腓骨长肌、比目鱼肌及其诸肌腱（即腘窝与小腿大筋）。

（11）踝关节与足，弹患肢的胫骨前肌腱、趾长伸肌腱、趾短伸肌腱、屈指短肌及其肌腱（即足部大筋），然后将踝关节作背屈、跖屈、旋前、旋后运动。

临床上，弹筋推拿法的适应证为扭挫伤、风湿性肌炎、慢性风湿关节炎及其他多发性关节炎伴有关节机能障碍、石膏或夹板绷带长期固定后形成的关节运动障碍、关节损伤后伴有的运动障碍、纤维性关节强直、四肢骨性强直、非结核性慢性脊柱关节炎、增生性脊柱炎、腰椎间盘突出症、坐骨神经痛、小儿麻痹、烧伤及蜂窝组织炎后的肌肤紧缩，以及神经衰弱、胃肠功能紊乱、月经不调等多科病症。骨折、脱臼、关节结核、急性骨髓炎等，则不宜使用弹筋推拿法。

五、整脊疗法

整脊疗法着重于人体生理解剖，是以分筋弹拨、按压疏理等整复手法作用于脊椎背脊，以促进督脉气血和畅，使病椎恢复正常，从而治疗脊椎伤损等疾病的外治方法。其原理是通过整脊调整阴阳平衡，纠正小关节紊乱，恢复肌肉韧带骨骼平衡，消除病灶反应点，恢复神经调节作用，调整经络系统，改善局部血液循环，松解粘连，因此对颈椎、腰椎棘突偏歪以及由脊椎病变引起的多种疾病有较好疗效。

整脊疗法治疗前，医者应先用两手拇指指腹桡侧（或只以一手拇指亦可）呈"八"字形，沿患者脊柱纵轴由上至下，左右分拨按摸，以了解各相关椎体棘突位置是否正常，患椎棘旁有无压痛，椎旁筋肉（棘上韧带）有无变厚、挛缩、钝厚及条索样剥离等病变情况。用拇指触按患者脊椎棘突时，应观察其是否偏歪。正常情况下，棘突侧缘连线应与脊柱中心线平行，各脊椎棘突上下角的连线和各棘突上下角尖的连线应与脊柱中心线重合。棘突偏歪时，患椎棘突上下角连线偏离脊柱中心线，患椎棘突上下角尖与其上下棘突的角尖连线同中心线呈相交斜线，棘突侧缘向外成角，表现为患椎棘旁有明显压痛。在触按过程中，可一手触按脊椎，另一手扶持其躯体，使患者身体前屈后仰，左右旋转，以反复比较。对椎间盘突出症的检查和诊断，国内冯天有指出：其特征为患椎棘突位置偏歪、患椎上下棘间隙一宽一窄、患椎棘突旁压痛或伴有向下肢放射痛、患处棘上韧带有条索样剥离，触及钝厚，压痛明显。凡临床具备其中一两个特征者，即可确诊。

整脊治疗时，以中医的整体观念和辨证论治原则选用手法，一般以旋转类、侧扳类为主，如施用脊柱（定点）旋转复位法，强调"三小特色"和"三兼治"原则，即小角度、小力度、小手法，以及治病的同时兼整肌肉、整筋和整骨。通过脊椎（定点）旋转复位手法的治疗，可促使患椎椎间隙及纤维环、椎间韧带发生旋转、牵拉，从而对突出的髓核产生周边压力，使突出物易于回纳；通过拨正偏歪棘突，使椎体关节得以恢复正常（或代偿性）的解剖位置，使之与周围肌肉群相适应（即古医籍所称"骨合缝""筋入槽"），解除关节囊、黄韧带对神经根的压迫，改善椎动脉血流。此外，对合并小关节僵硬者施以旋转手法，还能松解粘连，增加活动范围，缓解疼痛。

施用推按棘突旋转手法时，医者以一手拇指顶住患椎偏歪的棘突，用力向对侧推按，以拨正偏歪棘突；另一手扶持患者躯体，使脊柱逐渐屈曲，并在向棘突偏歪一侧侧弯的情况下作顺时针或逆时针方向旋转。操作时两手协同动作，推按一手先捺定并顶住患椎棘突，在旋转的最后阶段用力推按，偏歪棘突复位时指下可扪及弹跳感。此外，在施行复位手法前后，还应根据患椎筋肉伤损及病变情况，分别采用分筋疏理、拿捏摩揉等手法以舒筋活血。在治疗颈椎病变时，还可采用定点、定位调颈法，但施术时应注意手法不当可能会刺激椎动脉而产生头晕、虚脱，以及出现高位截瘫等严重后果；治疗胸腰椎病变时，可采用定点定位掌推法等。

临床上，整脊疗法对损伤性脊椎病变，如颈椎病、腰椎间盘突出症、某些损伤性截瘫等均有较好的疗效。此外，对因脊椎病变引起的高血压、心律失常、脑外伤后综合征、视力减弱或失明、耳聋等疾病，也可在整复过程中获得一定的疗效。如颈椎病、外伤后头晕、脑外伤后综合征、耳目失聪及肩臂疼痛麻木等表现为头、面、颈、臂部位症状为主者，应在颈椎段检查和确定病椎部位后，施以相应的整复推拿手法；对心律失常、胃脘痛、肋间神经痛，腹泻等表现为以胸、腹部症状为主者，应在胸椎段检查和确定病椎部位后，施以相应的推拿手法；对腰骶部痛、下肢疼痛麻木、大小便障碍等患者，检查及整复手法应侧重于腰椎段。

整脊疗法的操作，病椎定位准确是获效的前提，而熟练的整复手法则是提高疗效的关键。整复手法必须准确，用力柔和，切忌粗暴。如一次整复不能拨正偏歪棘突，不宜连续施治，可以配合分筋梳理、拿捏摩揉等推拿手法解除痉挛，然后再施以整复手法。某些颈椎综合征、腰椎间盘突出症等疾病患者需要间隔数日施治1次，连续四五次治疗才能拨正偏歪棘突，因此切忌急于求成。手法治疗后，嘱患者适当休息与功能锻炼，可以巩固疗效。对年老体弱者，妇女妊娠和月经期，伴有急性感染性疾病或严重心肺肝肾等器质性疾患、肿瘤及骨结核等患者，慎用此整复手法。

六、按脊疗法

按脊疗法也称按脊术，是以手指按压脊柱及其两旁的穴位以治疗疾病的一种疗法。一般常选用督脉穴或夹脊穴。

按脊疗法在我国古代文献中屡有记载。如清代沈金鳌《杂病源流犀烛·痧胀源流》曰："若犯痧，先循其七节骨缝中，将大指甲重掐入，候内骨节响方止。"所取督脉穴位，既可在上下椎棘突之间定位，也可在棘突高起处定位。明代张介宾《类经图翼》曰："凡取脊间督脉诸穴，当于骨节突处取之。"在西方，一种以脊柱整复为主的手法疗法（Chiropractic）也名按脊疗法。徐珂《大受堂札记》卷二："古雄星亦粤人，以按脊术为人疗疾。其术为美利坚人所授，异于吾国之按摩。珂患不禁（即遗尿）久矣，亦尝令雄星按之。"1935年，我国谢剑新著有《按脊术专刊》。1953年，范凤源编译出版了《慢性病按脊疗法》。1995年，骆仲达编著出版了《实用脊柱推拿学》。

目前，按脊疗法在临床应用广泛，如第7颈椎棘突至第7胸椎棘突间的穴位，常用于治疗上焦心肺病症，如心绞痛、心律失常、心动过速、咳嗽、哮喘、胸闷、胸痛等；第7胸椎棘突至第12胸椎棘突间的穴位，常用以治疗中焦肝胆脾胃病症，如胃痛、腹痛、呃逆、溃疡病、肝炎、胆囊炎、胆石症、腹泻、便秘、消化不良等；第1腰椎棘突至第4骶椎棘突间的穴位，常用于治疗下焦、肾、膀胱盆腔脏器及下肢部的病症，如小便不利、遗尿、遗精、阳痿、肾绞痛、腰痛、腿痛、月经不调、痛经、盆腔炎等；骶尾部穴位，常用于治疗肛门病症，如腹泻、脱肛、痔疾等。

按脊疗法的基本手法是指按法，也称指压法，即用手指指端或螺纹面按压穴位，可按而静止不动，也可以按而左右拨动，按而轻轻揉动，按而微微颤动，按而滑行移动，按而起伏松动。

临床上，按脊疗法的适应证较广，主要按压的经穴大都在督脉，也可以按其两侧的夹脊穴，或共同应用。根据观察，按脊疗法对胸腹部急性疼痛有明显的镇痛效果，最简便的方法是在与疼痛部位相平或稍高的脊柱部上取穴治疗，待疼痛缓解后停止按压。如治疗疟疾，可在第1~8胸椎棘突上寻找压痛点进行按压，以压痛难忍为度，连续按压15~20分钟，每日早晨按压1次，连续3~4天。有数个压痛点者，可轮流进行按压。如心绞痛可按压至阳穴，常进行预防性按压，可防止心绞痛发作；胸痛可按压身柱穴；痧证可按压至阳穴；胃痛可按压筋缩穴；月经不调、痛经可按压十七椎穴；癫痫可按压大椎、身柱、腰俞等穴。按脊时，用力要适当，避免损伤皮肤。

七、捏脊疗法

捏脊疗法是用双手沿长强穴自下而上捏至大椎穴一直线，连续不断地向上捏拿背部脊柱处肌肤以防治疾病的一种治疗方法，古代常用于治疗小儿"疳积"之类病症，所以又称"捏积疗法"。后来经广泛实践，捏脊已超出治疗小儿疳积的范围，凡是以医者的双手按照一定的手法规律，作用于脊背督脉和足太阳膀胱经，对于其他疾病也都有一定疗效，故通称为"捏脊疗法"。晋代葛洪《肘后方·治卒腹痛方》有"拈取其脊骨皮，深取痛引之，从龟尾至顶乃止，未愈更为之"的描述，是目前捏脊见诸文献的最早记录。

捏脊疗法主要是通过捏提等手法作用于背部的督脉、足太阳膀胱经。由于督脉总督诸阳，背部足太阳膀胱经第一侧线分布区又为脏腑背俞穴所在，"迫藏近背"，与脏腑密切相关，所以捏脊疗法有振奋阳气、疏通经络、调整阴阳、促进气血运行、改善脏腑功能、健脾和胃、消积导滞以及增强机体抗病能力等作用。通过调理胃肠蠕动，促进消化吸收，在健脾和胃、调节胃肠功能方面功效尤为突出。近些年来的实验观察证实，捏脊能提高患儿的血红蛋白、血浆蛋白、血清淀粉酶指数，加强小肠的吸收功能。临床上，捏脊疗法常用于治疗小儿疳积、食滞、厌食、腹泻、呕吐、便秘、咳喘、夜啼等症，对成人的失眠、神经衰弱、肠胃病症以及月经不调、痛经等症也有一定效果。此外，捏脊疗法也可作为保健按摩的方法使用。

捏脊前，患者的体位以俯卧位或半俯卧位为宜，背部平坦松弛为佳。小儿可横卧在其亲人（如母亲）双腿上或两膝间。捏脊方向为自下而上，即从尾骨部长强穴起，沿着督脉的循行路线直至大椎穴。一般捏3~5遍，以皮肤微微发红为度。如头面部症状明显（目红赤、痒涩羞明、鼻腔红赤、牙齿松动、牙龈溃烂、面黄肌瘦、唇红烦渴、面红烦急、惊悸咬牙等）者，可延长捏至风府穴，然后按揉肾俞穴2~3次。捏脊一般每天或隔天1次，6次为一个疗程。慢性疾病在一个疗程后可休息1周，再进行第二个疗程。

（一）三指捏法

三指捏法即医者保持呼吸自然，身体协调，两手腕关节略背伸，拇指横抵于皮肤，食中两指置于拇指前方的皮肤处，以三指指腹相对用力捏拿肌肤，两手边捏边交替推移前进，要求动作连贯，一气呵成，做有节律的、均匀一致的循环捏动。

（二）二指捏法

二指捏法即两手腕关节略向尺侧偏斜，食指中节桡侧横抵于皮肤，拇指置于食指前方的皮肤处，以拇指、食指捏拿皮肤，边捏边交替前进。

在捏脊过程中，两手沿脊柱两旁，用力拎起肌肤，称为"提法"。捏脊操作要领乃由下而上连续地挟提肌肤，边捏边向前推进，每捏 3 次提一下，称"捏三提一法"；每捏 5 次提一下，称"捏五提一法"；也可以单捏不提。其中，单捏不提法刺激较轻，"捏三提一法"刺激最强。为缓解皮肤不适感，可在每捏完一遍后，以食、中、环三指顺原路自上而下抹 3 ~ 5 遍。

施术时，可根据脏腑辨证，分清虚、实，在相应的背俞穴部位上用力挟提，以加强针对性治疗作用。捏脊的原则是虚则补之，实则泻之，虚实难辩则平补平泻，但补法最为常用。如厌食重点捏提大肠俞、胃俞、脾俞；呕吐捏提胃俞、肝俞、膈俞；腹泻捏提大肠俞、脾俞、三焦俞；便秘捏提大肠俞、胃俞、肝俞；多汗捏提肾俞、肺俞；尿频捏提膀胱俞、肾俞、肺俞；烦躁捏提肝俞、厥阴俞、心俞；夜啼捏提胃俞、肝俞、厥阴俞；失眠捏提肾俞、脾俞、肝俞；月经不调捏提关元俞、脾俞、膈俞；呼吸系统病症捏提肾俞、肺俞、风门等。

捏脊疗法一般在空腹时进行，饭后不宜立即捏拿，需休息 2 小时后再进行。每日捏脊次数和手法轻重，应根据病情、体质、年龄等而定。一般一日捏治一次，连续 7 天为一疗程，如要进行第二疗程，中间可休息 2 ~ 4 天。脊柱部皮肤破损，或患有疖肿、皮肤病者，不可使用此疗法。伴有高热、心脏病或有出血倾向者则慎用。

八、尾椎推拿疗法

尾椎推拿疗法是在尾椎部进行推拿以治疗腰痛的一种外治法。此疗法来源于尾椎复位手法，近些年来根据尾椎为督脉及足少阴肾经分野，能治腰痛，手法可矫正尾椎由于外伤及劳损引起的"错缝"，解除其所引起的疼痛等原理，故用以治疗尾椎半脱位所引起的腰痛等症。

操作时，患者取屈膝俯卧位，暴露肛门区。医者右手戴一橡皮手套，在食指或中指涂少许润滑油，然后缓慢插入患者肛门内，触摸尾椎前方，此时患者常于尾椎 1 ~ 2 处有明显触痛感。医者用手指于痛点轻轻按摩半分钟，注意手法不宜粗暴或用力过大。然后嘱患者身体向前、下肢伸直俯卧，医者手指向上慢慢退出肛门。

临床上，尾椎推拿疗法适用于急性腰扭伤、尾椎半脱位所致的腰痛，以及骶尾椎骨折及脱位、产后腰痛、慢性下腰痛及尾椎神经痛等症。患有肛肠疾病者，不宜采用此疗法。

九、运气推拿法

运气推拿法是医者将气运行到手臂、手掌、手指，进行接触或不接触患者身体的操作，使治疗部位产生震颤或某些得气感应的推拿方法。不接触患者身体仅靠外气发放者，一般称为气功推拿；接触患者身体者，有振法、抖法等运气推拿手法。

（一）调气

运气推拿强调调气，即采用气功中小周天运气的练功法，为运气推拿调动内气。调气的要领为意守丹田、气入会阴、气走三关、引气归元。

①意守丹田，医者取立势，双脚分开，双拇指在操作穴位或部位上呈八字形，用分法由内向外缓缓分抹，直至杂念排尽，神入气穴（意守丹田），以求意到气到。

②气入会阴，医者双拇指或叠掌置于所选穴位或部位上不动，调息（舌舔上腭，用鼻呼吸，吸气时小腹收缩并提肛，意念丹田之气注入会阴，会阴有热感）。

③气走三关，三关指气行督脉时有三处不易通过的地方，即尾闾关、夹脊关、玉枕关。要达到气通三关，意念气由会阴达长强，提肛令气上行到命门，用鼻深吸气，并气一瞬间后猛放，让气闯过夹脊关，行至玉枕关，闭目上视，用意上行，气贯百会。

④引气归元，医者目微下视、意念引百会之气下行到膻中，再吞津引气归丹田。

（二）运气

周天运气能使任、督脉通气，导引所调之气亦能循诸经运行。运气推拿就是将丹田之气运到手臂，循手太阴至拇指或手掌，用于手法后，再令气循手阳明经上行后归丹田。

（三）手法

运气推拿的手法，主要有分法、推法、按法、拿法、滚法、点穴输气法、掌振法等。

1. 分法

分法为运气推拿的准备手法。医者取立势，双脚分开与肩等宽，站于患者背后或侧面。操作方法为双拇指以所选部位或穴位为中心，对称地由内向外分抹，先轻后重。其作用为使医者排除杂念，收敛思想活动，并使患者肌肉放松。

2. 推法

医者取立势，双足呈迈步跨蹲式。操作方法为拇指或掌根（偏大鱼际）着力于选定的部位或经上，缓缓由下而上，由后向前推动。推时运气，松时收气。此法作用为温润肌表，行气和血。

3. 按法

医者取立势，双脚分开与肩等宽，含胸沉肩，足跟跷起。操作方法为用拇指或掌根着力在选定的穴位上按压。此法要领系将操作的部位或穴位分为天、人、地三层（浅层、中层、深层），运气按下时力的方向和顺序为天→地→人→地→人→天。用拇指按压时，按穴位的一指运气，另一指起辅助作用，不运气。按压毕收气时，跷起的脚跟缓缓着地。此法作用为疏通经络、消滞镇痛、滑利关节、整复脱位。

4. 拿法

医者取立势，双脚分开与肩等宽，位于患者背后或侧面。操作方法为拇、食、中三指抓住患者肌筋，用力提拿。施术要领为抓时不运气，拿时运气，放时收气，手法不宜过重。此法作用为通经活络、开窍止痛。

5. 滚法

为运气推拿后放松的手法，滚动频率较快，手法由轻到重，再重而复轻，不运气。此法作用为舒筋活血、解痉止痛、消除疲劳。

6. 点穴输气法

即以中指或拇指螺纹面为附着点按压于穴位上，然后医者缓慢屈伸肘部，并配合呼吸节奏将"内气"输送于指端，使治疗点产生连绵不断的起伏性高频率振颤。操作时医者不可憋气，不可用蛮劲，不可抖动手臂。点穴的压力可大可小，但输气不可中断，以有酸胀、麻、颤等得气感为度，一般每个穴位操作 3 ~ 5 分钟，主穴可达 10 ~ 15 分钟。此法适用于全身各部穴位，有补气、行气、通经活络和强化点穴作用等功能。

7. 掌振法

即以全掌为附着点按于特定部位，然后医者将"内气"输送于掌面，使治疗部位产生连绵不断的高频率振颤和微热感。操作时手掌对治疗部位不可施加压力，不可憋气、不可用蛮劲，也不可抖动手臂。一般每个部位操作 5 ~ 10 分钟，重点部位 20 ~ 30 分钟。常用于头、腹、腰骶和四肢大关节部位。如用于头部可治疗失眠、头昏、头痛等；用于腹部可治疗腹胀、便秘、消化不良、慢性胃肠炎、溃疡病等症；用于腰骶可治疗遗精、遗尿、月经不调、慢性盆腔炎、肾虚、腰痛等症；用于关节部位具有消炎、消肿、镇痛等作用。

（四）治法

运气推拿的治法，即在特定部位施用不同手法以治疗疾病的方法。

1. 指振前额法

患者仰卧，医者位于患者一侧。医者一手手掌微弓横放于患者额部，虎口下方对准印堂穴，然后以手腕作高频率振动，同时缓慢向前发际移动，反复操作 2 ~ 3 遍。主治前头痛、头晕、头涨、鼻塞等症。

2. 侧掌振膻中法

医者以右手掌侧的小鱼际部位为附着点，按压于胸骨体部位的膻中穴处，然后手腕作屈伸式高频率摆动 1 分钟左右。主治胸闷、气喘、咳痰不畅、呃逆等症。

3. 腹部振赶法

医者以右手掌的尺侧面为附着点，拱按于脐下，然后手腕作屈伸式高频率摆动，同时自上而下缓慢地转向左肋弓下缘移动，反复操作 3 ~ 5 遍。主治胃下垂、胃痛、消化不良等症。

4. 提抖腹壁法

医者先用两手将右侧腹壁提起，作一手向里拉，另一手向外推的动作，使腹壁呈"S"形扭转，并逐渐向左侧移动，至左侧腹壁时，左手放开，右手将提起的腹壁作高频率摆动 5 ~ 10 秒钟；然后两手再以同样的动作返回右腹壁操作，反复操作 3 ~ 5 遍。主治肠粘连、腹痛、胃肠扭转、蛔虫性肠梗阻、便秘等症。

十、拿闩疗法

拿闩疗法是用强刺激的拿法来治疗"闩"证的一种方法。《医宗金鉴·外科心法》所述的股部横痃疳、阴疳，形长如蛤，漫肿疼痛。浙江平阳民间俗称股部"横痃疳""阴疳"等证为"闩"。

拿法是推拿强刺激手法之一，有祛风散寒、疏通经络、调和营卫气血的作用。拿闩法治疗"闩"证时，患者取坐式，敞开衣服，暴露背部，放松背肌。医者使大拇指与其他各指成钳形，作对称劲拿患者背部第 4 胸椎与第 8 胸椎间、肩胛骨与脊椎中的大板筋。拿时各指先用劲斜捏几下，然后迅速拿取肉里筋膜，拉上弹下，左右各拿 1~3 下即可，但要松紧适宜，不可用死劲硬拉。"闩"证发病后，每日拿一次，或每隔几小时拿一次均可。拿法对劳倦伤筋者效果良好，但拿取背部筋膜而能治愈腹股沟内肿块的机理，尚待进一步的研究。

临床上，拿闩疗法施用于横痃初起，肿块如鸡蛋大小，无化脓现象者，效果甚好。如系中期（5 天以上），可配合其他疗法以促使肿块消散。如已有化脓趋向，应速用其他疗法。

十一、推擦疗法

推擦疗法是将选定的药物用推、擦、捏、提等手法，在患者一定部位或腧穴施术，以达到治病目的的一种外治法。由于此疗法具有推拿和药物的双重治疗作用，故能使经络通畅，气血调和，并可促进药物的吸收。推擦疗法流传的历史悠久，在农村、山区应用广泛，清代吴尚先《理瀹骈文》中载有以手指蘸淡盐水擦破齿龈上的小泡；或以南星、冰片研极细，姜汁调和，擦牙龈，治疗小儿口撮症；用煨姜捣汁，和麻油涂手足心，然后轻轻向臂端推擦，治疗小儿四肢厥冷等。

推擦疗法根据病情选取适当药物，一般以活血化瘀、理气通经的药物为主，如桃仁、红花、苏木、归尾、水蛭、血竭、儿茶、白芷、丝瓜络、川芎、丹参、降香、小茴香、檀香、广木香等。治疗前，应准备好治疗工具，如盛药液的器皿、药棉等，并要求施医者修剪指甲，清洁双手。推擦的部位和腧穴，应根据疾病性质确定。一般以经络腧穴为主，尤以任督二脉的腧穴应用为多。推擦药物的选择，应针对病情而定，并根据治疗需要，将药物予以适当加工。推擦过程中，一般先轻后重，以患者出现酸麻沉胀或触电样等得气感为宜，或根据病情及推擦部位的不同，达到一定的时间或次数即可。

由于推擦疗法具有推拿的机械刺激和药物治疗的双重作用，能改善血液循环和淋巴循环，增强机体免疫机能，同时还能调节神经和内分泌功能，增强机体的自修能力、局部组织的弹力和肌肉张力，可理气活血、舒筋活络、化瘀通经，故其临床疗效较单一推拿或药物涂抹明显，故应用范围颇广，临床常用于治疗小儿疾病，如发热、惊风、疳积、便秘、食欲不振等，也可用于某些急性病、多发病，如感冒、麻疹、咳嗽、气喘、中暑、中风口噤不开、牙痛、咽喉肿痛、呃逆、呕吐、腹泻、风湿痹痛、产后缺乳等病症的治疗。

必须注意，推擦时应用手法要轻缓，不能刺激太强，否则易损伤肌肤，甚或引起昏厥。配合使用之药物对皮肤有腐蚀或刺激性大者，以及对推擦药物过敏者，不宜在推擦时应用。对疮疡痈肿、皮肤湿疹、疔疮丹毒、骨折及孕妇等，不宜使用此疗法。

十二、振颤疗法

振颤疗法是医者以一手或双手及前臂肌肉，使内力集中于手掌或手指上，静止性地连续发出振颤动作的推拿方法。临床可单手或双手重叠操作，也可仅以手的全掌、掌根、大鱼际、小鱼际或手指操作；既可直接使用，也可以在按摩的某些手法（如推、揉、搓、捏、抹等）中加以使用；既可由里及外分颤，也可由外及里合颤；既可由上到下顺颤，也可由下到上逆颤。然而，无论采用哪种形式和方法的振颤，都必须做到平稳均匀，深透而又有节律；不仅振幅要大，振频要快，而且要持续不间断；不仅局部有振颤，而且相应的其他部位也应有振颤感，并以患者有放松和轻快之感觉为最佳振颤手法。

振颤手法的力量越大，振幅也就越大，产生振颤的能量也越大，其作用就更加深透有力。在操作上，要使振颤手法的方向往上，使患者有提拉的感受。在腹部或腰部施用振颤手法时，必须随着患者的呼吸而起伏，呼气时随腹（腰）壁下陷而振压，吸气时随腹（腰）壁膨起而颤起。

由于振颤手法的用力是按照谐振颤规律变化，病变部位受到的振颤也是谐振动。而谐振动对人体疾病的治疗是十分有利的。现代医学认为，匀速的振颤手法产生的谐振颤能够反映到大脑皮层，使大脑皮层形成一个谐振颤兴奋灶，可以调动机体内在因素，调整机体功能，消除病理因素。此时，如能配以声音（包括音乐），并进行诱导（包括心理暗示），那就愈加能相得益彰，收到事半功倍的效果。因此，以谐振颤手法治疗神经衰弱、神经官能症和胃神经官能症等疾患是十分适宜的。临床上，振颤手法也常用于治疗跌打损伤、急性扭挫伤、风湿劳损等软组织疾病。对于粘连性（中、后期）腰椎间盘突出症、腹腔内粘连、反复发作的慢性劳损等，使用振颤手法的作用机理为振动颤开、分离松解，若能加上助手牵引，则效果更为显著。此外，振颤手法还用于治疗一些内科及妇儿科疾病，如胃下垂、子宫脱垂、小儿遗尿等。

十三、捏指疗法

捏指疗法是根据中医的经络理论和现代医学的脊髓神经反射理论而发展起来的外治法。捏指疗法通过刺激指尖的经络，用于防治一些常见病症。如肝病，可揿捏右手拇指的 2 个关节；耳鸣，可揿捏双手无名指的 3 个关节；膝痛，可揿捏左手小指 3 个关节的外侧；糖尿病，可揿捏左手拇指的 2 个关节；高血压，可揿捏左手小指根部；心脏病，可揿捏左手小指 3 个关节的内侧；皮炎，可揿捏双手食指根部；眼睛疲劳，可揿捏右手中指的 3 个关节；增强体力，可揿捏左手中指的 3 个关节等。捏指疗法每次操作 3 ~ 5 分钟，每天 1 ~ 2 次。

十四、第二掌骨按揉疗法

第二掌骨按揉疗法是在人体掌背虎口部的第 2 掌骨桡侧面进行揉按以治疗疾病的一种方法。由于此疗法主要按揉区域在合谷穴及其附近，而合谷穴对人体各部的作用较为广泛，如在镇痛方面，它几乎对周身任何部位的痛症都有一定效果，其中效果最为突出的是头面部，所谓"面口合谷收"，其次为胸部、腹部、下肢部、上肢部。所以此疗法也可以看作是合谷穴区临床应用的进一步发展。

人体第二掌骨桡侧面与全身各部分存在着一定的联系，并且从掌骨头后凹陷处开始一直到掌骨基底部分布有一系列穴位，依次有头、颈、上肢、肺心、肝、胃、十二指肠、肾、腰、下腹、腿、足 12 个穴区。如在头穴与足穴之间的中点为胃穴；头与胃的中点为肺心；将头至肺心作三等分，其间分别为颈和上肢；肺心与胃的中点为肝；将胃至足作六等分，其间分别为十二指肠、肾、腰、下腹、腿穴。临床应用此疗法，选取穴位也可根据探索穴位部的压痛反应而定。

第二掌骨按揉疗法操作时，患者手部肌肉应放松，虎口朝上，手指似握物状，食指尖与拇指尖相距约 3 厘米。医者一手托住患者的手，另一手用拇指按压穴位，按时要略带揉的动作，压力宜垂直深透，使其产生酸、麻、胀、重等感应，每分钟 100～150 次，每次按揉约 3 分钟。

第二掌骨按揉疗法一般通过选取与病变部位同侧手上的穴区进行按揉，以治疗其相应部位或脏腑器官的病症。如头穴主治头、眼、耳、鼻、口、牙等部病症；颈穴主治颈、甲状腺、咽、气管上段、食管上段等部病症；上肢穴主治肩、上肢、肘、手、腕、气管中段、食管中段等部病症；肺心穴主治肺、心、胸、乳腺、气管下段、食管下段、背部病症；肝穴主治肝胆病症；胃穴主治胃、脾、胰等病症；十二指肠穴主治十二指肠、结肠病症；肾穴主治肾、大肠、小肠等病症；腰穴主治腰、脐周、大肠、小肠部病症；下腹穴主治下腹内的器官及骶部病症；腿穴主治腿、膝部病症；足穴主治足、踝部病症等。

十五、膏贴疗法

膏贴疗法是中医外治法之一，其应用有悠久的历史，历代方书也均有膏贴治病的记载。《灵枢·经筋》介绍用白酒和桂制成"马膏"贴治筋痹。《千金方·卷二十二》将膏药贴法名为"傅贴"，即"芥子末汤和傅纸上贴之"。《理瀹骈文》一书中介绍了诸多膏贴治病方法："膏药贴法：大杼、膺俞（即中府穴）、缺盆、背俞（即风门穴）八者，泻胸中之热；气冲、三里、巨虚、上下廉八者，泻胃中之热；云门、髃骨、委中、髓空八者，泻四肢之热；五脏俞旁五十者，泻五脏之热……贴心俞与心口对，命门与脐眼对……外症除贴患处外，用一膏贴心口以护其心，或用开胃膏使进饮食，以助其力，可以代内托。治外病亦不必服药者。"清代钱塘（今浙江杭州）人吴尚先（1806—1886），在膏药外治法方面更有独到的经验和见解。吴尚先认为中医治病，要掌握病因、病机，强调辨证，要根据脏腑的阴阳寒热虚实表里加以分析，然后才给予恰当的治疗。内治法是如此，外治法同样如此，两者仅是给药方法与途径不同而已，并非仅仅是头痛医头，脚痛医脚，将外治法仅仅看作是局部用药，而应当将其与内治法同等看待，并在用药遣方上要有中医理论和药性理论作指导。

吴尚先认为，膏与药实际上是有区别的。膏是一种剂型，药则可掺膏内，也可外治配合贴膏之用。膏的应用亦应以内治之理为基础，当分三焦、脏腑与八纲。他提出，凡汤丸之有效者，皆可熬膏。因此，香苏饮、黄连解毒汤、理中丸、平胃散、六味地黄丸、养心汤、归脾汤、补中益气汤等内服汤丸，均可作为膏方使用。

膏药的使用，应根据病变的不同，而选用不同的膏药。即一要辨阴阳，二要辨四时五行，三要审求病机，四要度病情，五要辨别病形，才能药证合拍，取得疗效。对于膏药的用法，吴氏强调其贴法不专主一穴，应根据病情不同而各异。如治太阳经外感，初起宜贴太阳、风池、风门、膻中穴，更用药敷天庭，熏头面腿弯，擦前胸后背及两手心足心，分杀其势。其他诸经，均可依此原则以推广施用。若病在脏腑，则根据病情之所在，上贴心口，中贴脐眼，下贴丹田，或兼贴心俞与心口对应，命门与脐眼对应，足心与丹田对应。如属重症，酌情掺用药末，以提高疗效。如属外科病，除用一膏药贴患处外，还应用一膏药贴心口以护其心，或用开胃膏以进饮食，以助药力。这样可以代替内托之法，不必另外服药。

一般而言，膏药之作用，热者易效，凉者次之，盖热性急而凉性缓的缘故。攻者易效，补者次之，盖攻药之力峻而补药之力缓。但临证凉药与补药并非不用，大热之证，则非凉药无以取胜。极虚之本，非补药则不能使气盛神安。除此之外，临证用膏药也可用从治之法。如热证而用热药者，是药力可因热得行的缘故，而热药又可引邪外出，故用之可以取效。虚证而可用攻药者，是有病当先去其病，不可以养痈为患，同时亦具有同气相感的效用，故虚人之体也能胜任。另有寒热并用、消补兼施诸法，于膏药中亦可以运用。温性膏药可与凉性膏药并用，补性之膏亦可与攻邪之膏同用等。

十六、膏摩疗法

用中药配方制成膏剂，涂于体表的治疗部位上，然后施行推拿手法，以发挥按摩推拿和药物综合作用的中医外治法，称为膏摩疗法。膏摩为古代常用的药摩（膏摩、粉摩、汤摩、酒摩等）方法之一。推拿手法有开通闭塞、调和营卫、疏通经脉、活血化瘀等作用，可促进药物有效成分的渗透吸收和药理作用的发挥，而中药外涂可辅助手法的作用，并能润滑肌肤、防止表皮破损、有利于手法的操作。因此，药物和手法相得益彰的膏摩疗法成为历代医疗实践中常用的一种治病方法。

（一）膏摩的起源

"膏摩"一词，首见于汉代张仲景的《金匮要略》，而《五十二病方》则最早记载了膏摩法。前人在用摩法时常配以药膏，称为"膏摩"；作摩法时用的药膏，称为"摩膏"，如东晋葛洪在《肘后方》中首次系统总结了膏摩的方、药、证、法和摩膏的制作方法，将"摩以风膏"的药膏称为"摩膏"，也即专供配合按摩的药膏；而组成这些药膏的方剂，称为"摩膏方"。《黄帝内经》中的"马膏方"，实际上就是膏摩方。武威出土的汉代医药简牍记录了完整的膏摩方——"治千金膏药方"，并详述其制作、用法和适应证。西晋王叔和《脉经》、东晋葛洪《肘后方》、隋代巢元方《诸病源候论》、唐代孙思邈《千金方》和《千金翼方》、唐代王焘《外台秘要》、北宋王怀隐《太平圣惠方》、明代董宿《奇效良方》、明代朱棣《普济方》、明代王肯堂《证治准绳》、清代赵学敏《串雅内外篇》、清代吴尚先《理瀹骈文》等历代医著以及推拿专著中均有记载，并收入了大量的膏摩方。著名的膏摩方有苍梧道士陈元膏（《肘后方》）、治千金膏药方（武威汉简）、五物甘草生摩膏（《千金方》）等。

（二）膏摩药熨疗法

膏摩药熨疗法源自战国时期的摩法和熨法。按摩药熨是《黄帝内经》的主要疗法，《素问·至真要大论篇》曰："摩之浴之。"《史记·扁鹊仓公列传》曰："疾之居腠理也，汤熨之所及也……为五分之熨，以八减之剂和煮之，以更熨两胁下。"《灵枢·寿夭刚柔》治寒痹"以药熨之"。《素问·调经论篇》曰："病在骨，焠针药熨……按摩勿释。"东汉张仲景在《伤寒杂病论》中，首倡"膏摩"疗法。西晋王叔和在《脉经·卷二》一书中论述痹痛治疗："以药熨之，摩以风膏，灸诸治风穴"，首先介绍按摩配以药膏的治疗方法。明代张介宾《景岳全书·痘疹诠》记载以热麻油按揉痛处，治腰痛。此疗法经唐、宋、元、明几个时期的发展，不仅应用于筋骨痹痛，而且注重"治脊"。如《理瀹骈文》记载有"寒邪在太阳膀胱经，用羌活擦背"等。隋唐时期，膏的种类很多，有莽草膏、丹参膏、乌头膏、野葛膏、陈元膏和木防己膏等，根据不同病情选择应用。至于膏中所选用药味，《理瀹骈文》指出："膏中用药味，必得通经走络，开窍透骨，拔病外出之品为引，如葱姜韭蒜白芥子花椒，以及槐柳桑桃蓖麻子凤仙草轻粉山甲之类，要不可少，不独冰麝也。"

（三）膏摩疗法的操作

膏摩疗法的操作系先按处方配制成软膏，然后将膏少许涂抹于体表穴位上，再进行推拿治疗。因为在推拿时用药，不仅可以起到润滑肌肤的作用，还可以保护肌肤，利于手法施行，并通过手法促进药物的渗透和效用的发挥。手法和药物两者结合，必然相得益彰，提高疗效。《圣济总录》曰："摩之别法，必与药俱，盖欲浃于肌肤，而其势驶利。若疗伤寒以白膏摩体，手当千遍，药力乃行，则摩之用药又不可不知也。……按之以手，摩或兼以药，曰按曰膏，适所用也。"书中指出将药事先按方剂配伍熬制成膏药，不仅保存方便，且使用时应手。

膏摩疗法的手法，一般多用摩法、擦法、推法和按揉法。

（四）膏摩疗法的适用范围

膏摩疗法的适用范围很广，可应用于内科、外科、妇科、儿科、伤科及五官等诸科。治疗的疾病有风湿痹痛、痛风、伤寒、中风偏瘫、口眼㖞斜、痈疽、脚气、产后中风、闭经、夜啼、惊风、伤筋、脱臼、骨损肿痛、目暗赤痛和喉中息肉等病症。膏摩还可用以防治小儿疾病，如《千金方》指出："小儿虽无病，早起常以膏摩囟上及手足心，甚辟风寒。"

从历代医著记载的膏摩配方及其应用来看，膏摩疗法主要是运用温热散寒、健脾化食、消肿止痛等治则，通过疏通经络、行气活血来治疗疾病。近世医家在运用推拿手法治病的过程中，亦很注意介质的选择和应用，特别在小儿推拿中更被重视，如寒冬季节进行小儿推拿时，常选用温通透热的姜汁、葱白汁等作为介质，而夏季则用易于发散的酒精、薄荷水等作为手法治疗的介质。在成人推拿中，在应用摩擦类手法治疗风湿痹症时，常以冬青膏、松节油等作为介质进行治疗，即可加强温通经络的手法治疗作用，又可防止因手法直接摩擦体表而伤及肌肤。这些做法，实际上也是从膏摩演化而来，只是配方简单和应用范围没有古代广泛。

（五）膏摩处方的组成

膏摩处方的组成一般以温经通络、祛风散寒、活血化瘀、行气止痛、健筋壮骨等药物为多，如附子、川芎、肉桂、细辛、川椒、干姜、白芷等，再加上辨证用药和芳香药品。摩膏的传统制备一般都是把药物研末，米醋浸泡，油煎过滤，炼为糊膏（或炼蜜为丸，用时以姜汁化开）。魏晋以后还广泛使用了蜂蜡等充填剂。因脂肪性糊剂比水溶性糊剂较易为皮肤吸收，所以摩膏以膏剂为多。又由于动物油比植物油的皮肤吸收更好，所以又以动物油制剂为多。现代多用凡士林或羊毛脂为基质。

为便于皮肤吸收，还可加入各种皮肤渗透促进剂。由于膏摩方中多含有毒性药物，因此需注意不可入口。施用膏摩时，还应注意防止损伤皮肤。

膏摩疗法常用的膏摩药方有摩膏方、甘草摩膏方、青膏方、丹参赤膏方、摩腰膏等。

1. 摩膏方

《圣济总录·卷一百四十五》："治打扑内损疼痛、摩膏方：蓖麻子（去皮，研）45 克，草乌头（生，为末）15 克，乳香（研）3 克，上三味，一处和匀，量多少，入炼成猪脂，研为膏。每取少许涂伤处，炙手摩之令热取效。如痛甚不可摩，即涂肿痛处。"此方治打扑内损疼痛，风毒攻注，筋骨疼痛。

《圣济总录·卷一百四十五》："治伤筋骨、肿痛不可忍、摩痛膏方：丁香（别捣为末）、麝香（别研）、羌活（去芦头）、芎藭、防风（去叉）、细辛（去苗叶）、牛膝（去苗）各半两，驼脂十两，腊月猪脂二十两，木鳖子（去壳）、附子（去皮脐生用）、栝蒌根各一两，上一十二味，除驼脂、猪脂、丁香、麝香外，细锉，以米醋二升拌匀，经三宿，入铛中炒令干。下驼脂及猪脂等，以慢火再煎，候诸药焦黄色，即住火，用绵滤去渣，后下丁香麝香搅匀，内瓷合中盛，旋取摩之。"

《圣济总录·卷一十九》："治诸风寒湿，骨肉痹痛，当归摩膏方：当归（切、焙）、细辛（去苗、叶）各一两半，肉桂（去粗皮）一两，生地黄一斤（切，研，绞取汁），天雄十枚（去皮脐，生用），白芷三分（留一块不锉，全用），芎藭半两，丹砂（研）一两，干姜（炮）三分，乌头（去皮脐生用）一两三分，松脂四两，猪肝五斤（别炼，去滓），上一十二味，先将前八味锉如大豆粒，以地黄汁浸一宿，与猪脂、松脂同慢火煎，候至留者一块白芷煎至黄色为度，以厚绵滤去滓，瓷合盛，入丹朱末，不住搅，至凝。每用药用火炙手，摩病处千遍。"

2. 甘草摩膏方

《圣济总录·卷一百七十四》：甘草（炙）、防风（去叉）各 30 克，白术、桔梗各 0.9 克，雷丸 75 克，上五味，捣为粗末，用不入水猪脂 500 克，锅内火上先炼过，去滓入诸药末，更煎令成膏。新绵滤去滓，入瓷合内贮之。每用特取少许，炙手以膏摩之，百度效。小儿无病，每日以手摩囟上，及手足心良，辟风寒也。此方治小儿新生，肌肤嫩弱，喜为风邪所中，身体热，或中大风，手足惊掣。

3. 青膏方

《千金方·卷九》：当归、芎藭、蜀椒、白芷、吴茱萸、附子、乌头、莽草各 90 克，上八味㕮咀，以醇苦酒渍之，再宿以猪脂 2 公斤煎，令药色黄，绞去滓，以温酒服枣核大 3 枚，日三服，取汗，不知稍增。可服可摩。如初得伤寒，一日苦头痛背强，宜摩之佳。此方治伤寒，头痛项强，四肢烦疼。

4. 丹参赤膏方

《千金方·卷五上·少小婴孺方上》）：治少小心腹热除热方：丹参、雷丸、芒硝、戎盐、大黄各二两，上五味㕮咀，以苦酒半升浸四钟一宿，以成炼猪肪一斤，煎三上三下，去滓。乃纳芒硝，膏成，以摩心下，冬夏可用。一方但用丹参、雷丸亦佳。

5. 摩腰膏

宋代《太平圣惠方·卷四十四》首次记载了"摩腰方""摩腰丸""摩腰圆方""摩腰圆散"。《圣济总录·卷八十九》也有摩腰的"大补益摩膏"。对后世影响最大的，当属元代朱丹溪的"摩腰膏"。其方用附子、乌头、南星、朱砂、干姜、雄黄、樟脑、丁香、吴茱萸和麝香，制成龙眼大的药丸，用时以姜汁化开，如厚粥状，置掌中，烘热后掌摩腰部，再用烘软帛缚定，感觉腰热如火，主治老人虚人腰痛。明代的《证治准绳》《明医指掌》《杂病治例》《玉机微义》《仁术便览》《万氏家传宝命歌括》都相继记载推行摩腰膏。清代徐大椿《兰台轨范》曰："有人专用丹溪摩腰方治形体之病，老人虚人极验，其术甚行。"

十七、擦药疗法

擦药疗法是用头发团蘸取新鲜中药汁或药酒，搓擦患部至有分泌物渗出，再以膏药外敷，以治疗陈旧性宿伤、风湿顽疾等伤科疾病的一种外治方法。在《华佗神方》中，载有以苎麻丝搓擦患部出水，再用药末搽患处治疗皮肤病的方法。东南沿海的某些地区流传有用新鲜中药稍捣或揉搓后搓擦损伤部位以止痛疗伤。在此基础上，为便于常年应用这一疗法，现代常以药物浸制成药酒备用，在施用摩擦等推拿手法后结合膏药外贴，治疗久治未愈的宿伤、风寒湿痹等病症。此疗法以药物搓擦活血通络，继用膏药"提而泄之"，对治疗宿伤、顽痹、强直性脊柱炎等症有一定疗效，但其机理尚待进一步探讨。

擦药疗法的药酒配制，可取干吊筋草、榕树根、穿山龙、天青地白草、制川乌、制草乌、当归尾、红花、木瓜等药物，浸于黄酒、米醋混合液中备用。擦药工具一般取少女柔软长发（勿用人造纤维、海绵等替代物），将其搓成 6 cm 直径的疏松发团，洗净、晒干或沸水消毒后干燥备用。

擦药的方法为在拟擦药的部位上先施用推拿手法约 10 分钟，或热敷 20 分钟。清洁局部皮肤后，将预制的发团蘸取温热的药酒，在患部作面积约为 8 cm×8 cm 范围的搓擦。搓擦的力量要温和轻缓，注意不能擦破皮肤。在擦药过程中，要不断蘸取药酒，如患者出现醉态，则应少蘸药酒。搓擦 1 小时左右，可见皮肤浮起，毛孔张开，皮肤颜色转白而渐转微红；再继续搓擦半小时左右，毛孔中渐有无色透明的分泌物渗出，其量渐多，皮肤颜色则渐呈淡褐色，此时擦药完毕。然后，在擦药部位上敷贴略大于擦药面积的宝珍膏。敷贴前，先将膏药烘软稍温，敷贴后加压包扎。在开始的 5 天内，搓擦局部分泌物较多，并由无色透明转为乳白色脓样稠性分泌物，须每天换药 2～4 次。换药时，轻轻揭开膏药，用消毒棉花球或柔软的纱布揩除分泌物，创面周围用酒精棉球擦拭。5 天后分泌物逐渐减少，换药次数亦可随之减为 1～2 次。10 天左右，分泌物消失，创面干燥而呈深褐色。如风湿痹痛，可在膏药内掺入适量丁香肉桂散。

临床上，擦药疗法适用于腰背部宿伤或劳损疼痛病反复发作者，四肢软组织损伤后瘀血凝滞日久不愈而疼痛者，胸胁部外伤后胸闷胸痛经久不愈者，以及四肢、脊柱风湿痹病久治无效者等。如擦药部位及其附近有化脓性感染病灶，或伴有严重心、肝、肾病患者，以及孕妇，均禁用此疗法。由于此疗法在擦药过程中患处可产生疼痛感，在开始的 3 天内患者可能出现发热、头痛、局部疼痛等全身反应，且治疗后皮肤上可留有深褐色色素沉着，应事先向患者说明，征求其同意方可施用。擦药后的全身反应，一般无须处理，反应较严重者可酌情对症处理。出现创面脓性分泌物时，如用抗菌类药物则会导致分泌物消失，影响疗效，因此可酌情处理。敷贴膏药特别是掺有丁香肉桂散者，如在其创面周围出现皮疹，应立即停用丁香肉桂散，必要时加服抗过敏中西药物。

十八、疏皮疗法

疏皮疗法是在推拿的基础上，根据中医的经络学说、十二皮部的理论发展起来的中医外治法，即医者通过在患者皮肤上进行捻转、提捏、推拉等手法刺激，从而达到防治疾病的目的。

十二皮部，是十二经脉机能活动反映于体表的部位，也是络脉元气所输注和布散之处。人体皮肤的分布是各有所属和所主的，人体皮肤部位的所属和经脉的循行密切相关。根据经络经过的部位和所起所止，就可以确定皮部的归属问题。《素问·皮部论篇》曰："皮有分布，脉有经纪……，欲知皮部以经脉为纪者，诸经皆然。"不论是手阳明经或者是足阳明经，其经脉循行的皮肤部位就属于阳明经皮部，凡是手、足少阳经脉行止的皮肤部位就属于少阳经皮部，凡手、足太阳经脉行止的皮肤部位就属于太阳经皮部。

手、足三阴经的皮部所属同阳经一样，凡是手、足少阴经脉行止于皮肤的部位就属于少阴经皮部，凡是手厥阴经脉行止于皮肤的部位就属于厥阴经皮部，凡是手、足太阴经脉行止于皮肤的部位就属于太阳经皮部。

皮部和经脉的关系是如此密切，和络脉的关系也是如此。络脉在人体分布极广，大的络脉有十五络，小的络脉有三百六十五络，再细小者则为更多的孙络，孙络是由经脉和络脉分出的细小分支。络脉和孙络的主要作用是联系经脉腧穴，敷布气血于全身，并输送经气达于经筋和皮部，从而保证全身各组织器官以及皮部的正常功能活动。十二经络脉所行止的皮肤部位，也就是十二经络脉在皮部的分属部位。《素问·皮部论篇》曰："凡十二经络脉者，皮之部也。"书中明确指出络脉和皮部的密切关系。皮部因属人体的最外层，所以它是保护机体防御外邪的第一道屏障。在病理上，外部邪气可通过皮部而侵入络脉、经脉以至脏腑，如《素问·缪刺论篇》所曰："夫邪之客于形也，必先舍于皮毛；留而不去，入舍于孙脉；留而不去，入舍于络脉；留而不去，入舍于经脉；内连五脏，散于肠胃；阴阳俱感，五脏乃伤；此邪之从皮毛而入，极于五脏之次也。"同理，内脏有病，亦可经过经脉、络脉而反映于皮部，由此可见皮部和经络、脏腑的密切关系。

根据中医的病因病机学说，皮部是人体的第一道防线。外因病邪侵袭人体，首先通过皮部，若皮部功能正常，表气壮，则抵抗力强，反之就会发生病变。《素问·皮部论篇》曰："是故百病之始生也，必先于皮至。"说明凡是外邪侵入人体，都是先从皮毛开始，在邪气侵入皮部时，如能及时治疗，就很快痊愈，如果治疗不及时，邪气就会侵入脏腑而生大病。疏皮疗法通过推拿调理肌肤腠理，可以增进皮肤的功能活动，保持皮肤健康，增强对病邪的抵抗能力。《医宗金鉴》曰："凡外因百病之袭人，必先于表。表气壮则卫固荣守，邪由何入……虽有大风苛毒，弗之能害是也。"故疏皮疗法可达到防病的目的。

《素问·阴阳应象大论篇》曾提出："故善治者治皮毛，其次治肌肤，其次治筋脉，其次治六腑，其次治五脏……"当病邪侵入皮部，病邪尚未深入到经脉脏腑时，抓住时机治疗皮部，就会收到事半功倍的效果。另外，皮部与内脏是息息相通的，疏皮疗法有疏通皮部、通经活络、行气理血的作用。因此，疏皮疗法不仅可以治疗外邪引起的一些病变，而且可以治疗内脏的某些病变。疏皮疗法通过手法使皮肤生热，促进气血循行旺盛，驱散寒邪，从而达到止痛治病的目的。

疏皮疗法常用的手法和力度，系以手指力的作用为基础，通过对皮肤的提力、摩擦力和拉力等机械力作用，引起人体一系列生理变化。疏皮手法与力的大小方向和作用点有着密切的关系。疏皮力的大小不同，使患者产生的反应也不同，用力过大会使肌皮受损，用力过小则起不到治疗疾病的作用。所以在施行疏皮疗法时，用力的大小要根据患者身体的强弱、疾病的轻重、时间的长短、年龄的大小，以及疾病的具体情况和需要而选定，力的方向和疏皮的部位，也要根据十二皮部的理论和所属范围辨证确定。

疏皮疗法常用的几种力为提力、捻转摩擦力、拉推与提分力等。提力，即用手指把肌体表面的皮肤向上提起，方向不限，适用于人体全身所有的皮肤；捻转摩擦力，是用手指将肌体表皮提起后，往返捻转摩擦，部位和方向不限；拉推与提分力，即用手指将肌体表皮提起后，用双手向前推，向两边分，向两边拉，一般多用于腹部和背部。

疏皮疗法常用的几种手法为提捻法、提推法、提拉法、提捏法等。提捻法，即用一手或两手食指、中指、大指把肌皮提起，往返捻转数次，放开、再提、再捻、再放，一手接一手地进行，适用于全身所有皮肤；提推法，用两手大指、食指、中指提起皮肤往前直推或分推，多用于胸腹部和背部；提拉法，即用两手大指、食指、中指提起皮肤向两边拉，拉时用力要均衡、迅速、灵活，不宜过猛，初时用力宜轻缓，逐渐增加力量，适用于腹部、背部、腰部和四肢；提捏法，即用两手大指、食指和中指提起皮肤，往前滚捏。做滚捏动作时要边提、边捏、边推进，反复操作，适用于腰背部，可由下而上，自尾闾骨端开始，一直提到风府穴处。

临床上，疏皮疗法因有疏风清热、行气活血、祛风散寒、通经活络、缓解痉挛、理气止痛、增强肌肉活力、恢复肢体疲劳等作用，可用于防治感冒、头痛、眩晕、咳嗽、胸闷、气喘、肌肉酸痛、肢体痿软无力等症。

十九、颠簸疗法

颠簸疗法是用双手托起患者腹部作上下振荡、左右晃动，或作提放运动的手法，也系通过颠簸腹部以治疗早期肠扭转的一种中医外治法。常用于治疗肠扭转、肠套叠及蛔虫团引起的肠梗阻，适用于小肠扭转早期（一般不超过 24 小时），无明显腹胀和压痛者。临床在小儿应用较多。

晋代葛洪《肘后方》中载有"使患者伏卧，一人跨上，两手抄举其腹，令患者自纵重，轻举抄之，令去床三尺许，便放之，如此二七度止"治疗"卒腹痛"的方法。这种"卒腹痛"实际上就是"肠扭转"。颠簸疗法具有行气散结的作用，其对肠扭转之所以有效，在于它是利用适度的震动力引起肠扭转系膜的弹性回转拉力，使扭结过紧的肠系膜松解，改善肠管的血运，使其恢复蠕动，从而促进自身调整复位。

操作时，患者取卧位，充分暴露下腹部，腹肌放松，一般取膝肘位或膝掌体位；如患者取俯卧位时，肘膝部之间的距离宜大，使肠系膜向下悬垂，系膜血管受压减轻。医者双手置于患者腹部两侧，先轻揉其腹部，使患者逐渐适应手法操作，然后双手合抱或平行置于患者腹下，托起其腹部，做上下振荡或左右摇晃，或做提举，再予突然放松停止操作，如此反复进行，并逐渐加大幅度。颠簸法操作时重点颠簸脐部或脐下部位，手法要轻快，用力大小以使患者感到舒适为度。一般操作 5 分钟左右，间歇 15 ~ 30 分钟，再重复上述操作步骤，至少连续进行 3 ~ 4 遍。颠簸数次后，可将腹部左右摇晃。颠簸开始时，患者可有轻度疼痛，但很快即能适应。通常在1~2次颠簸后患者就有轻快感而症状减轻。若扭转解除，患者1~2小时后始有排气、排便现象。

临床上，颠簸疗法适用于全身情况尚好，血压、脉搏基本正常，一般不超过24小时的早期肠扭转患者，也可应用于无腹膜刺激征和X线禁忌征象者，以及经初步手法治疗而症状明显好转的肠扭转患者。对绞窄性肠梗阻，或疑有肠坏死或肠畸形者，则不宜采用此疗法。症状较重（如腹部绞痛难忍、血压降低、脉搏微弱）、时间过久（1天以上）的肠扭转患者，也不宜用此法治疗。因粘连而引起的肠扭转，如单纯施以手法不能矫正，则应立即改用手术，以免肠壁病损达一定程度后甚至穿孔。

为使颠簸疗法达到满意效果，在治疗前应向患者说明手法操作情况，以便取得患者的密切合作。施术前，一般应先放置胃管，抽空胃液。如患者有水及电解质平衡紊乱、酸碱失衡应迅速予以纠正，必要时可配合药物、灌肠等治疗方法。施术过程中，要随时询问和观察患者的反应，密切注意全身情况及腹部体征，同时记录患者的体温、血压、脉搏、呼吸、腹围等情况。一般扭转解除后，患者常有疲乏、嗜睡等表现，但要注意与闭袢肠管内积液毒素吸收所引起的中毒反应相鉴别。对治疗后症状加重，或虽有好转但体征无变化，或很快又复发，或出现腹膜刺激征者，应及时改用其他治疗方法。

在肠扭转解除后，应暂时禁食，并注意每次大便的颜色，若呈暗紫色稀便，提示绞窄较重，有肠坏死或穿孔的可能。X线检查可以判断扭转的解除情况，如X线透视肠腔内液平面及气体消失，则表示治疗有效。

二十、双蝶按摩法

双蝶按摩法是海南文昌县符泽哉于1931年在上海龙华寺所学的一种按摩法。一般以全身对称性点穴按摩为主，整个手法柔和轻决、刚柔相济，接受双蝶治疗者没有任何痛苦。其作用是疏通经络，平衡阴阳，促使人体内的神经、体液功能失调恢复正常。

双蝶按摩法的手法主要有点、按、揉、摇、理筋等。由于病者体质强弱与邪正盛衰的不同，又分为阴阳刚柔法、动止随迎候气通血法等。治法中的干旋气分法具有双蝶按摩法的主要特点，常用于治疗疑难病、中风后遗症、慢性病，以及体质比较虚弱者；通经配穴法与针灸原理基本一致，不过在通经上有其特点，有十指通经、内证通脏腑、外证候经络等；外伤理筋整骨法和整骨按摩手法是一致的，既有部位整复法，又注意肢体被动运动的幅度和姿态等。

操作时的第一步，一般以男左女右开始，但如患病部位相反时，则先治患侧，后治健侧。如对左侧疾患医者用左手拇指按揉阳池穴，右手拇、食两指依次摇拉患者的中指、食指、无名指、大拇指、小指，然后右手拇指轻按于手三里穴，左手从胸锁乳突肌内缘理顺至锁骨上窝，停留候气（约1分钟）。然后，医者右手拇、食二指点按内外膝眼、梁丘、血海、阳陵泉与阴陵泉、足三里、解溪、昆仑、太溪等穴。右侧的手法及穴位与左侧同。

操作时的第二步，医者坐在患者身后，双手成管状拿患者两侧上臂三角肌处，停留1~2分钟，接着点按肩峰、肩髃、肩髎等穴，再理顺患者颈项部，双拇指轮流按压脊柱各个椎间隙及背部膀胱经俞穴等。

操作时的第三步，医者将丹田之气集中运行于拇指，点按患者额骨外缘凹陷处，常有一股气放射至下肢。注意嘱患者不要屏气，按后即呼气，以宽胸理肺。

操作时的第四步，医者五指轻轻点叩患者头顶周围约 7～9 下，作为结束手法。

二十一、液体按摩术

液体按摩术是对软组织损伤性局部实行手法按摩的一种综合性治疗措施，即在组织痉挛、水肿和粘连等无菌性炎症部位周围注入足够量的注射液（一般为 10% 的葡萄糖注射液 20～40 毫升），然后在注射区进行广泛深透的推拿按摩，采取纵推横揉、摇晃脊柱、按压、抖动等手法，目的在于恢复脊柱的生理弧度，松解痉挛肌肉，增强局部病理组织的新陈代谢，消除组织水肿和无菌性炎症，从而治愈颈肩腰腿痛等疾病。

颈肩腰腿痛，主要是由各种原因引起的软组织痉挛、水肿和粘连等无菌性炎症所致，脊柱管腔内外的占位性病变，如椎间盘突出症、椎管狭窄症、肿瘤等情况亦可引起。因此，凡能消除痉挛、水肿和粘连的治疗方法，都可收到预期的效果。液体按摩术，乃取药物水针封闭和按摩手法疗效之所长，避开外科软组织松解流血过多和手术后遗症等缺点之短，达到软组织松解和消炎止痛以最终治疗颈肩腰腿痛的目的。

液体按摩术的主要目的之一在于松解粘连的组织，在原理上与外科软组织松解术相类似。但软组织松解术有流血过多和手术后遗症之弊，因此由手术刀分离组织改为用葡萄糖注射液注入病灶区，并在外部加压，以求达到分离粘连组织的目的。葡萄糖注射液是供给组织新陈代谢的一种重要能源，特别对神经组织的代谢更为重要。用葡萄糖在病灶区注射，其作用不仅在于对粘连组织起着松解分离的效果，而且对神经组织恢复正常代谢和炎症的消除也有积极作用。手法按摩，除具有改善局部血液循环、增强局部组织新陈代谢和提高机体免疫功能外，还具有松解和分离粘连组织的作用。液体按摩术，给手法按摩增添一个组织内部作用的力量，对粘连组织形成内外夹击之势，迫使注射液渗透到粘连组织中去，以求打破原有的病理联系。所以，液体按摩术是综合了药物水针封闭、手法按摩和外科软组织松解术的治疗机理，着眼于物理性的分离松解和增强局部病理组织的新陈代谢，以起到消炎止痛、松解粘连组织的积极效果。

液体按摩术方法简便易行，只需 10% 的葡萄糖注射液和施行相应的按摩手法。同时，这一疗法不是每天进行，而是 5～7 天治疗一次，这是考虑到液体按摩会使粘连组织产生一个新的创面，因此需要有 5～7 天的恢复时间，才能判断效果。所以，这种间隔时间长的治疗办法患者易于接受。

临床上，液体按摩术适用于软组织损伤所遗留的痉挛、水肿和粘连等无菌性炎症反应，以及除肿瘤、结核引起的其他颈肩腰腿痛。操作过程中，选准压痛点是治疗成功的关键。根据压痛点的部位和深浅，确定进针的部位和深浅，并可在痛点周围注射。同时，需注意注射部位要进行严格消毒处理，以防注射局部的深层发生感染化脓。

二十二、芳香按摩疗法

芳香疗法是利用芳香剂结合按摩手法来达到保健治疗目的的一种自然疗法。一般采用从植物的花、叶、根、茎、种籽和果实等部分提取的香精油，通过皮肤和呼吸道（嗅觉）两大途径进入人体，起到促进皮肤细胞再生、调理精神等功效。由于不同植物的不同部位提取出来的香精油对人体功效不同，因此可因人而异酌情选用。

按摩疗法，可以改善皮肤的呼吸和营养，有利于汗腺和皮脂腺的分泌，促进毛细血管的扩张，加快血液和淋巴液的循环，使局部皮肤温度升高、代谢增强，改善皮肤的光泽和弹性。同时，按摩手法所施用的物理力可转化为热能，增强机体代谢能量和营养物质供应，使损害组织得以修复，同时增强肌肉组织的弹性和活力，促进炎症渗出物的吸收，消除肌肉组织肿胀、痉挛和疲劳。按摩还可以调节神经系统的兴奋和抑制过程，解除大脑的紧张和疲劳；可对植物神经产生影响，调节内脏血管腺体等组织活动功能，并可以改善血液有效成分，增强机体免疫能力。

芳香疗法与按摩疗法结合应用，可使人体全身肌肤变得更加结实、富有弹性，肤色也可变得红润而有光泽。另外，芳香疗法协同按摩手法一起施行，对于松弛精神紧张和镇静止痛有良好效果，且无药物成瘾性和刺激性的困扰。又因头涨、头痛等"现代综合征"与心理紧张、情绪压抑等有关，芳香按摩疗法能够促进神经细胞机能的恢复，帮助解除身心疲劳，从而促进身心健康。

二十三、音乐按摩疗法

音乐按摩是在音乐旋律的氛围中施行松弛性按摩的一项自然疗法，系借轻柔、缓和、自然的按摩动作，以缓解日常工作与生活中所积累的疲劳及压力，增进免疫系统抗病的能力，进而促进身心健康。

音乐按摩适用于面部美容及全身的保健治疗，对于身心压力的缓解效果显著。其方法是选择适当的音乐，一般以旋律轻快、音调柔和的音乐为宜。在播放音乐的同时，采用按摩常规手法，如按、摩、捏、揉、推、运、搓、摇八法，以头部→颈部→胸腹部→背腰部→上肢部→下肢部的顺序，给受医者施行轻缓的按摩。每次 30～60 分钟。

二十四、痧证疗法

痧证疗法也称刮治疗法，为一种简便易行的中医外治法，发展至今亦已成为一种适应病种广泛的自然疗法。其操作主要是用铜钱等物蘸水或油，对患者的胸、背等处施以刮、拧等手法，使局部皮肤充血，减轻内部炎症。

（一）痧证疗法概述

1. 痧证疗法的起源

痧证疗法是我国历代劳动人民在与疾病作斗争的实践中总结出来的民间疗法，约起源于旧石器时代。当时人们患病时，出于本能地用手或者石片抚摩、捶击身体表面的某一部位，有时竟使病痛得到缓解。通过长期的实践与积累，逐步形成了砭石治病的方法，成为"刮痧"疗法的雏形。痧证疗法确切的发明年代及发明人现难以考证，但因其经久流传而不衰故被医家所重视。较早记载这一疗法的，是元代医家危亦林在 1337 年撰成的《世医得效方》。《世医得效方·卷二·沙证》曰："古方不载……所感如伤寒，头痛呕恶，浑身壮热，手足指末微厥，或腹痛闷乱、须臾能杀人。"又曰：

"心腹绞痛，冷汗出，胀闷欲绝，俗谓搅肠沙，今考之，此证乃名干霍乱，此亦由山岚瘴气，或因饥饱失时、阴阳暴乱而致。"书中所谓的"搅肠沙"，是指心腹绞痛、高热头痛、欲吐不得吐、欲泻不得泻、烦闷难耐、冷汗自出、手足发凉，能在较短时间内就可以致人死亡的干霍乱证，类似于现代医学所称的细菌性食物中毒、沙门氏菌属感染，乃至烈性传染病霍乱、副霍乱等病。"沙"字在明代的医书中则都改作"痧"字。明代医学家张凤逵在《伤暑全书》中对于痧证的病因、病机、症状都有具体的描述。他认为，毒邪由皮毛而入，可以阻塞人体的脉络和气血，使气血流通不畅；毒邪由口鼻吸入，就会阻塞络脉，使络脉的气血不通。这些毒邪越深，郁积得越厉害，那么它就越剧烈，甚至急如燎原之势，对于这种情况，就必须采取急救的措施，也就是必须用刮痧放血的办法来治疗。

有的学者认为，刮痧、撮痧等方法是由推拿手法变化而来。如《保赤推拿法》曰："刮者，医指挨儿皮肤，略加力而下也。"元、明时期，有较多的刮痧疗法记载，并称为"夏法"。及至清代，有关痧证疗法的描述更为详细。其中具有代表性的痧证辨治专著，为清代康熙十四年（1675）郭志邃所撰的《痧胀玉衡》。该书对痧证的病因、病机、证候分类、症状表现及治法用方，对刮痧、放痧、淬痧等的具体方法和适应证，皆有详细记载，如"刮痧法，背脊颈骨上下，又胸前胁肋两背肩臂痧，用铜钱蘸香油刮之"。吴尚先的《理瀹骈文》中也载有如"阳痧腹痛，莫妙以瓷调羹蘸香油刮背，盖五脏之系，咸在于背，刮之则邪气随降，病自松解"，"痧以油刮背心，五藏咸解"，"铜钱刮颈喉症，刮背治痧证"。此外如《串雅外编》《七十二种痧证救治法》等医籍中也均有记载。

2. 痧证的病因、病机和症状

关于痧证的病因、病机和症状，《痧胀玉衡》认为："痧胀或因秽气所触，或因暑气所感，或动时行不正之气，或乘伏寒伏热过时而来，总不外于外伤风热，故肌表必实，实则热毒之气既胀于胸腹肠胃之中，若更用热饮，则热气适助其肿胀，无从而泄。故犯此者，有立时胀死之害"（因痧证有遍身肿胀、疼痛难忍的症状，故称其为痧胀），"痧证先吐泻而心腹绞痛者，从秽气痧发者多；先心腹绞痛而吐泻者，从暑气痧发者多；心胸昏闷，痰涎胶结，从伤暑伏热痧发者多；遍身肿胀，疼痛难忍，四肢不举，舌强不言，从寒气冰伏，过时郁为火毒而发痧者多"。这里所说的"痧"，是指人体感受风寒暑湿燥火、疫气、秽浊之气后，毒邪内郁外发所造成的多种证候，主要包括现代医学所称的病毒或细菌所引起的多种传染性疾病和感染性疾病，如细菌性食物中毒、沙门氏菌属感染、霍乱、副霍乱、病毒性感冒、细菌性痢疾、伤寒、副伤寒、斑疹伤寒、猩红热、败血症、白喉、流行性出血热、流脑、乙脑等，还有气候因素所导致的疾病如中暑，以及误吸毒气、秽气所造成的肺水肿、晕厥等，都可归属痧证的范畴。这些疾病在其病程中，由于病毒的侵害、细菌毒素或毒物毒性的作用，大多可见到黏膜、肌肤之下呈现出血点或充血点，状如沙粒，或散在，或密集，或聚积成片，或融合成斑块，或不适时在皮肤上刮出紫红色血斑（小出血点），因此中医就以"痧"字来命名这些病证，并统称"痧证"或"发痧"，并把这些毒素称为"痧毒"。由于痧证是包含有许多疾病的一个统称，所以根据不同疾病的不同症状表现，在《痧胀玉衡》及其后的一些医书中，就有了暑痧、瘟痧、斑痧、乌痧、丹痧、疫痧、烂喉痧、抽筋痧、吊脚痧等许多痧证名称。而民间所说的痧，也指夏、秋季的暑痧，即羊毛痧、标蛇痧、蚂蝗痧、绞肠痧等，其主要症状有头痛、全身疲倦、四肢酸软无力、纳差、时冷时热，相当于西医的重感冒、中暑之类的疾病。随着医学科学的发展，人们对疾病的认识和辨别更加精确，像"痧证"这样笼统的、包括范围很广的病证名称已经渐渐淘汰不用，但因刮治方法和习惯上的不同，治疗痧证的一些外治法，如淬痧法、放痧法、刮痧法、提痧法、刮脊法等，却被流传保留了下来。

3. 痧证疗法的作用原理

痧证疗法的作用原理，是以中医经络学说理论为指导，通过将刮痧器皿在表皮经络穴位上进行刮治，直到刮出皮下出血凝结成像米粒样的红点为止，使患者汗孔张开和发汗，痧毒随即排出体外，从而达到治愈的目的。刮痧用补泻手法（轻刮为补，重刮为泻），有效刺激经络穴位，使经络疏通而调和气血，同时使某些特定部位的毛孔扩张、肌肉松弛而起到散邪解肌的作用。通过舒经祛邪，使经络气血通畅，促进体内新陈代谢，使汗腺及时因充血而得到开泄、汗解，并使脏腑秽浊之气通达于外，促使周身气血流畅，通达五脏六腑，逐邪外出，保持阴阳平衡。《痧胀玉衡》曰"肌肤痧，用油盐刮之，则痧毒不内攻，血肉痧有青紫筋（主要指肘弯、膝弯部的青紫筋，也叫痧筋），刺之则痧毒有所泄"，也就是说，刮痧、放痧是为了排泄体内的痧毒或说是毒素，使痧毒能得以外排，从而收到宣通气血、发汗解表、疏筋活络、调理脾胃等功效。

据现代医学分析，痧证疗法主要是刺激皮肤，使皮下充血、毛细血管扩张，使全身血脉畅通，促进人体的新陈代谢，使汗腺充血而病邪从汗而解，周身气血迅速得以畅通，达到正本清源之目的，从而恢复人体自身的愈病能力。其次是作用于神经系统，借助产生的神经反射和神经末梢的传导以加强人体的防御机能；作用于循环系统，使血液回流加快，循环增强，甚至淋巴液的循环也加快。由于刮痧后造成局部毛细血管破裂，血液渗出脉外，由于皮肤的屏障作用，"痧"在皮肤和肌肉之间形成，含有大量代谢产物的血液渗出后，改变了局部经脉的痧滞状况，促使气血畅通，而含有丰富营养素和氧气的血液会使凝血机制正常发挥，毛细血管的通透性恢复正常，配合刮拭后血管的瞬间收缩反应，出"痧"会很快停止。研究证明，痧证疗法还有明显的退热镇痛作用。临床上，颈椎病、肩周炎、腰背痛等伤科病症和软组织（关节囊、韧带、筋膜）损伤，肌肉往往会处于紧张、痉挛状态，甚至出现疼痛的症状。各种原因的损伤也可形成不同程度的粘连、纤维化或瘢痕化，刮痧等方法能够舒筋通络、消除疼痛病灶、解除肌紧张，在明显减轻疼痛症状的同时，也有利于病灶的恢复。

人体的代谢产物，通常通过呼吸、汗液、大小便等形式排出体外。当代谢产物不能通过正常渠道排出体外，在体内存留时间过长时，就会形成对机体有害的毒素。这些毒素包括细菌、病毒以及它们的代谢产物和氧在体内代谢过程中生成的危害细胞的氧自由基和其他活性物质。它们使经络瘀滞，气机不畅，造成细胞缺氧老化，是形成疾病的主要原因之一。痧证疗法可以有效地排除体内毒素，补氧祛瘀，活化细胞，加强新陈代谢。临床观察中发现，完全健康的人，刮拭经络无痧出现；病情较轻，病程较短者，刮出之痧，部位表浅，痧色鲜红；病情重，病程长者，痧色暗红或青紫，出痧部位较深。可以说病情越重，病程越长，痧色越重，部位越深。这是因为健康的人体内代谢产物能及时排出体外，体内无代谢产物潴留，毛细血管通透性正常，故刮拭后无痧出现。当机体脏腑功能减退，发生疾病时，代谢产物不能及时排出体外，在体内出现不同程度的潴留，成为危害机体健康、使体内环境失衡的内毒素，这些内毒素使毛细血管通透性异常，刮拭时造成毛细血管破裂，故有痧的出现。"痧"即是渗出于脉外的含有大量代谢产物的离经之血。出痧的过程就是排出体内毒素的过程，刮拭过程刺激病变经络，激发经气，调整经气运行，亦能直接改善与之相连的脏腑器官的功能活动，促进毒素的排出。如刮拭膀胱经的肺俞及手太阴肺经，可以改善肺的呼吸功能和调整皮肤汗腺的分泌，促进毒素从呼吸道和皮肤排出；刮拭胃经的天枢、足三里穴和手阳明大肠经，可以调节大肠蠕动，促进宿便排出；刮拭膀胱经的肾俞、三焦俞和任脉的关元、中极穴可以利尿。经常保健刮痧，能及时调整脏腑功能，促进经气运行，加强机体新陈代谢，排毒解毒，从而防止体内毒素的形成和滞留。

4. 痧证疗法的选穴

痧证疗法之选穴，可采用局部、背部和远端取经穴相结合的方法，以刺激不同部位的经络腧穴，加强对脏腑阴阳气血的调理作用。如胃炎引起的胃脘痛，可采用局部的中脘穴、梁门穴，背部的脾俞穴、胃俞穴，胃经远端的足三里穴，脾经的公孙穴相结合之法；心脏病引起的心悸、呼吸困难，采用前胸部任脉的天突穴至膻中穴，背部膀胱经的心俞穴及督脉的大椎穴至至阳穴，远端取手厥阴心包经的曲泽穴，经内关至中指尖。这种方法综合了上病下取、下病上取、左右取穴、阴阳取穴等方法，调动了各方面的积极因素。具体应用时，可根据病情虚实证候，按五行生克制化的规律灵活选经取穴。

5. 痧证疗法的适应证

痧证疗法以往多用于治疗夏秋季时病，如中暑、外感、肠胃道疾病等，但现在已可治疗内科病症如感冒、发热、头痛、鼻出血、咳嗽、呕吐、腹痛、腹泻、中暑、急慢性支气管炎、哮喘、急慢性胃炎、肠炎、胃肠痉挛、便秘、腹泻、高血压、神经衰弱、失眠、多梦、肢体震颤、麻痹、晕车晕船、水土不服、各种痛证、一些初起的传染性疾病和感染性疾病等；外科病症如急性扭伤、骨关节疾病、坐骨神经痛、肩周炎、落枕、慢性腰痛、关节炎、骨质增生等；妇科病症如痛经、闭经、月经不调、乳腺增生、产后病等；儿科病症如食欲不振、生长发育迟缓、小儿感冒发热、腹泻等；皮肤科病症如皮肤瘙痒症、荨麻疹等。

临床上，痧证属于较重的病证，并不是单靠痧证疗法就都可以治愈的，在什么情况下使用这些外治法，《痧胀玉衡》曰："痧在肌肤者，刮之而愈；痧在血肉者，放之而愈"，"凡气分有痧，宜用刮；血分有痧，宜用放，此不易之法，至脏腑经络有痧，若昏迷不醒等症，非放刮所得治，兼用药疗之，无足怪也"。也就是说，刮痧疗法适用于痧证初起，痧毒表浅，在肌肤、气分的病证；而放痧疗法则适用于痧毒在血肉、血分的病证。若痧毒深入脏腑，就必须靠药物来治疗了。

（二）痧证疗法的操作

1. 淬痧法

《世医得效方》曰："近世只看头额上、胸前两边，有小红点在于皮肤者，用纸捻或大灯草，微蘸香油，灯上点烧，于红点上，焠爆者是。"乃指痧证患者可在头额和胸胁出现小出血点或小充血点时，用纸捻或大个的灯草蘸上少量香油点燃，然后用火头直接淬到痧点上，火头爆出一声响即熄灭，再点燃去淬烧其他痧点，这就是后世所说的"淬痧法"。

2. 放痧法

《世医得效方》曰："如腹痛不止，又用针于两下十指近甲，稍针出血即愈……两足坠痛、亦名水沙，可于两脚曲膝内两筋两骨，间刺出血愈，名委中穴。"痧证腹痛不止的，可以在十指尖放血；

两腿沉重疼痛的，可以在委中穴处放血，这就是后世所说的"放痧法"，也称刺血疗法、放血疗法。

放血疗法在人类医学史上算是最古老的一种疗法，古代也叫"启脉"法或"刺络"法。远在石器时代，华夏先人就学会了使用专门制作的石制放血器具——砭石来治病，随着金属的冶炼和应用，才使用金属的针具来放血。《痧胀玉衡》将放血疗法用治痧证，并改名叫"放痧"，其操作除了在十指指尖点刺挤血外，主要突出了在肘弯、腿弯（即肘窝、膝窝）静脉处放血。书中把痧证病程中，在肘窝、腿窝出现的怒张的静脉叫"痧筋"，痧筋或呈深青色，或呈紫色，或呈深红色。书中指出，明显痧筋者毒入血分者多；乍隐乍现者，毒入气分者多；微现者，毒阻于气分者多；伏而不现者，毒结于血分者多。用三棱针刺痧筋出血，可以达到排泄痧毒的效果。所以放痧疗法实际是流传久远的放血疗法在痧证治疗方面的应用。民间医生或是医院大夫在治疗痧证时，总是刮痧疗法和放痧疗法并用。

放血疗法在临床上并不仅仅局限在治疗痧证，在古代和现代都广泛用于治疗各种外感病和内科、妇科、儿科、外科、五官科等病证。放血的部位也不仅仅局限在十指尖和肘窝腿窝，而是引入了经络腧穴和经外奇穴主治知识、运用了辨证、辨病选穴方法，在所选穴位的部位寻找表浅的或比较隐伏的怒张的静脉或小静脉团。局部严格消毒后，用锋利的三棱针刺破静脉，放出适量的瘀紫的静脉血；当血流将止时，再用火罐拔吸在针孔处，使渗入皮下的瘀血尽皆排出体外。

3. 刮痧法

《世医得效方》曰："又法治沙证，但用苎麻蘸水，于颈项两肘臂两膝腕等处戛掠，见得血凝皮肤中，红点如粟粒状，然后盖覆衣被，吃少粥汤或葱豉汤，或清油葱茶，得汗即愈。此皆使皮肤腠理开发松利，诚不药之良法也。"治痧证可用苎麻纤维团蘸水在颈项、肘臂、膝腕等部位进行"戛掠"，直到刮出皮下出血凝结成像米粒样的红点为止，然后通过盖衣被保暖，喝粥、汤、茶等发汗，使汗孔开张、痧毒外泄。这就是后来所说的"刮痧法"。所谓"戛"，系刮之意，《文选·卷十二》收录了晋朝木玄虚的《海赋》，赋中有"戛严敫，偃高涛"这句话，唐朝李周翰注曰："戛，历刮也。"可见"戛掠"就是刮掠。

中医认为，人体的免疫功能乃属正气。正气代表机体的调节适应能力、防御疾病能力和病后的康复能力。一切阻碍机体正常生长和导致疾病的因素，中医称之为邪气。正气充足，抗病能力强，则邪气不能侵犯。经络系统是人体的保健系统，经络系统运行正常，是人体正气充足的基础。刮痧法刺激疏通经络，调整脏腑阴阳气血，可以激发和加强人体的保健系统，扶植正气，增强抗御病邪的能力。现代医学认为，清除机体有害异物的过程可以激发免疫系统的功能。人体清除有害异物的天然防御机能是由淋巴系统及血液中的吞噬细胞完成的。刮拭时经络各部位所出现的"痧"，在皮肤与肌肉之间成为异物，这些异物被淋巴细胞及血液中的吞噬细胞分解吸收，可以使淋巴细胞活力增强，提高机体的应激能力和组织创伤的修复能力，从而增强了机体的免疫功能。皮肤有丰富的血管网和神经丛，刮痧对表皮的刮拭刺激，可以改善和加强皮肤局部的代谢功能，使皮肤表层和真皮层微循环畅通，细胞活化，加速体内毒素从皮肤排出的过程，加强皮肤的新陈代谢。

常用的刮痧部位，有脊椎两侧、肩部、结喉两侧、胸部、腿和肘弯内侧、患部及异常反应点等处。由于五脏之俞穴皆分布于背部，所以背部刮治最为常用。施术时，患者取侧卧或俯卧位，或伏坐于椅背上，先从第七颈椎起，沿着督脉由上而下刮至第五腰椎，然后从第一胸椎旁沿肋间向外侧斜刮；因伤寒受凉首先从人体背部或头部而入肌体，此时通过在背部刮"介"字疏通全身筋脉，使风寒无安身之地，从肌表而解。头部一般取眉心、太阳穴；头面、五官疾病多选在颈项部两侧、双肩板筋部（胸锁乳突肌）或喉头两侧施术；心、肺疾病多选在胸部第二、三、四肋间，从胸骨向外侧刮（乳房禁刮）；四肢常在臂弯（在肘的屈侧面）、膝弯（腘窝）等处施术等。

刮治的手法，是用拇指和食指捏住刮痧板或铜钱、瓷汤匙（边沿完好无损）等蘸油（植物油）、温水或随症配制好的药液，采用腕力以适中力度在患者某部位的皮肤自上而下或从内向外反复刮动，逐渐加重，一般刮 10～20 次，直到皮肤出现密集的紫红色条状丘疹（出现瘀血斑痕更佳）为止。至于刮多少条为宜，应视病情而定。民间习惯一般颈部刮 5～6 行，胸、腰、骶部刮 2～4 行，结喉两侧刮 4～6 行，胸部刮 2～3 行（横刮），膝弯内侧刮 2～4 行，肘弯内侧刮 3 行。每条长度为 6～10 cm，每行间隔 1.5～3 cm。

为适应不同的部位和作用，刮拭方法可采用适用于身体比较平坦部位的经络和穴位的"面刮法"，即用手持刮板，以刮板的 1/3 边缘接触皮肤，刮板向刮拭的方向倾斜约 45°，利用腕力多次向同一方向刮拭一定长度；如用于肩部肩贞穴及胸部中府穴、云门穴等处，也可用刮板角部与皮肤呈 45°倾斜在穴位上自上而下刮拭的"角刮法"；如用于合谷、足三里、内关等穴以及后颈背腰部，可用刮板角部以 20°倾斜按压在穴位上作柔和缓慢的旋转运动，但刮板角平面始终不离开所接触的皮肤，是谓"揉刮法"；如用于治疗刮痧结束后或保健刮痧时对经络进行整体调理、松弛肌肉、消除疲劳，则可按经络走向，用刮板轻柔均匀、平稳和缓、连续不断地自下而上或自上而下循经刮拭，如从肘、膝关节部位刮至指（趾）尖，称为"疏理经气法"。在治疗过程中，根据病情和刮拭部位，多种刮拭方法可选择或结合起来灵活运用。

对不同体质与不同病证者，应采用刮拭力量和速度不同的刮拭手法进行补虚和泻实。如补法刮拭按压力小，速度慢，能激发人体正气，使低下的机能恢复旺盛，多用于年老、体弱、久病、重病或形体瘦弱之虚证患者；泻法刮拭按压力大，速度快，能疏泄病邪、使亢进的机能恢复正常，多用于年轻、体壮、新病、急病或形体壮实的实证患者；平补平泻法亦称平刮法，常用于虚实兼见证的治疗。操作时，还可采用按压力大、速度慢，或按压力小、速度快，或按压力中等、速度适中等方式进行平补平泻。临床对各种手法的具体运用，一般应以补刮法开始，然后根据体质和部位决定按压力的大小，再逐渐向平刮法、泻刮法过渡，使患者有适应的过程。虚证型患者，一般以补刮法为主，治疗过程中在补刮的基础上，对主要经络穴位，可以短时间运用平刮法，以增强治疗效果。实证型患者可以泻刮法治疗后，以补刮法收尾。或在治疗结束后，对所治经络采用疏经理气法调补气血。掌握脏腑辨证方法者，可据病情灵活运用，如虚实夹杂型，对经气实的经脉施以泻刮，经气虚的经脉施以补刮。

刮拭手法的补、泻效果，与机体状态、腧穴特性和刮拭手法均有关系。如机体正气充足时，经气易于激发，刮拭补泻调节作用显著；当机体正气不足，经气不易激发，刮拭补泻调节作用缓慢。腧穴的特性也是一种因素，有些腧穴有强壮作用，如足三里、关元，刮拭这些腧穴可以补虚；有些腧穴有泻实作用，如肩井、曲池，刮拭这些腧穴可以泻实。对于体质较弱的虚证，还可参考中医经络"顺经气而行则补，逆经气而行则泻"这一理论，按经气的运行方向刮拭进行补泻。

刮痧所用的工具、介质和刮拭的部位，《痧胀玉衡》载："背脊颈骨上下及胸前胁肋两背肩臂痧证，用铜钱蘸油刮之，或用刮舌刨子脚蘸香油刮之。头额腿上之痧，用棉纱线或麻线蘸香油刮之。大小腹软肉内之痧，用食盐以手指擦之。"可见所刮拭的部位涉及头额项背胸腹上、下肢全身，所用工具则根据皮肤粗厚、柔嫩的不同，肌肉脂肪丰厚、寡薄的差别，分别选用坚硬、柔软的刮具，并且还可以用手指作刮具。古代用汤勺、铜钱、嫩竹板等作刮痧工具，用麻油、水、酒作润滑剂，并根据病证而选用不同的介质，如寒证蘸热桐油或姜汁刮，热证用酒或盐刮等。现代刮痧的刮具一般选用有行气活血、凉血解毒作用的水牛角，制成平、弯、有棱角而光滑耐用的刮痧板，或选用具有安神养脏、清热避秽的玉质刮痧板，配以具有消毒杀菌、止痛行血作用的刮痧油（如在植物油内加入活血化瘀、清热解毒、消炎镇痛的中药，可增强刮痧的效果、加速病邪外排、减少皮肤的摩擦和减轻疼痛、较好地保护皮肤）。刮具还可采用瓷器类如瓷勺、瓷碗边、瓷盘边、瓷酒杯，金属类如铜板、铜币、银元、铜勺、铝合金硬币，动植物类如光滑的嫩竹板、木梳背、小蚌壳、毛发团、棉纱团、麻线团等；润滑剂则用香油和其他植物油以及水、白酒等。各种制品的刮痧板在刮拭完毕需用肥皂水洗净擦干或以酒精擦拭消毒，以避免交叉感染。

刮痧的部位是点、面、线相结合。"点"即穴位，穴位是人体脏腑经络之气输注于体表的部位；"面"即指刮痧治疗时刮板边缘接触皮肤约 1 寸宽的部分，在经络来说是其皮部和穴区；"线"即指经脉，是经络系统中的主干线，循行于体表并连及深部。点、面、线相结合的刮拭方法，是在疏通经脉的同时，加强重点穴位的刺激，并掌握一定的刮拭宽度。因为刮拭的范围在经脉皮部的范围之内，经脉线就在皮部范围之下，刮拭有一定的宽度，便于准确地包含经络。刮痧法一般以疏通调整经络为主，重点穴位加强为辅。经络、穴位两相比较，重点是找准经络，所谓"宁失其穴，不失其经"。

刮痧的治疗时间一般在 30 分钟以内。由于刮痧是以通为补，因此刮完后患者感觉轻松，可宣泄病气而又不伤正气。整体刮拭的顺序，一般是自上向下，先头部、背部、腰部或胸腹部，后四肢，也可根据病情决定刮拭的先后顺序。每个部位一般先刮阳经，再刮阴经，先刮拭身体左侧，再刮拭身体右侧。也有一些医者首先刮拭大椎穴及足太阳膀胱经的魄户、膏肓、神堂等穴，然后再刮其他经脉线及患处局部。

操作时，先在穴位周围的经线上或患痛部位及有关经络涂上活血止痛润滑油，取水牛角刮板以45°斜度，平面朝下，刮拭面尽量拉长，由内而外，由上而下，顺次刮拭，脸部、胸部由内而外，头部、背部、肩部、胸腹部由上而下，用力要适中、均匀，直接在人体皮肤经络上反复刮拭，只要数分钟，凡有病源之处，轻者出现红紫色瘀点，或密集的红紫色疙瘩，重则可见青黑包块，且会有痛感，如无反应，则无病灶。约 3~7 天后，皮肤上痧斑消退，患处平滑无包块、无痛感时才能实施第二次刮拭。其他部位如骨骼、关节部位，用刮板棱角刮拭，一般刮拭后 2~3 天内患处会有疼痛现象，这是正常反应；若刮拭部位不正确，或手法不当，均无上述反应。

根据临床观察，刮痧后皮肤表面会出现红、紫、黑斑或黑疱的现象，称为"出痧"。这是一种刮痧后出现的正常反应，数天后可自行消失，不需作特殊处理。出痧的过程是一种血管扩张至毛细血管破裂，血流外溢，皮肤局部形成瘀血斑的现象，这种血凝块不久即能溃散消失。由于病情不同，刮痧治疗后局部也可出现不同颜色、不同形态的痧。皮肤表面的痧有鲜红色、暗红色、紫色及青黑色。痧的形态有散在、密集或斑块状，湿邪重者皮肤表面可见水疱样痧。深层痧表面皮肤隐约可见青紫色。刮痧治疗时，出痧局部皮肤有明显发热的感觉。

刮痧后半小时左右，皮肤表面的痧迹逐渐融合成片，深部包块样痧慢慢消失，并逐渐由深部向体表扩散；12小时左右，包块样痧表面皮肤逐渐呈青紫色或青黑色；24~48小时内，出痧表面的皮肤在触摸时有疼痛感，出痧严重者局部皮肤表面微微发热。如刮拭手法过重或刮拭时间过长，体质虚弱者会出现短时间的疲劳反应，严重者24小时以内会出现低热，休息后即可恢复正常。局部刮出的痧，一般5~7天即可消退。

痧消退的时间，与出痧部位、痧的颜色和深浅等有密切的关系，如胸背部及上肢的痧、颜色浅的痧及皮肤表面的痧消退较快；下肢与腹部的痧、颜色深的痧，以及皮下深部的痧消退较慢；阴经所出的痧较阳经所出的痧消退得慢，深部结节状痧消退缓慢。痧消退慢者，甚至可延迟至2周左右方才逐渐消退。

［附］足部刮痧法

人体的足部每天需积累承受巨大的压力。足在人体中距心脏最远，如果足部末梢循环产生障碍，容易导致血液循环不畅，进而导致新陈代谢不畅、全身组织器官功能下降。进行足部刮痧法，可促使足部的血液循环顺畅，进而促进全身血液循环，加速机体新陈代谢，使机体健康、正常地运转。

经络具有联系脏腑和肢体的作用。人体的五脏六腑、四肢百骸、五官九窍、筋骨皮肉等组织器官都是依靠经络系统的联络沟通，使机体协调统一。经络运行气血、濡养周身、抗御外邪、保卫机体，内属于脏腑，外络于肢节，沟通于脏腑与体表之间，将人体脏腑组织器官联系成为一个有机的整体。人体十二经脉中，有六条经脉到达足部，即足三阴经（足太阴脾经、足厥阴肝经、足少阴肾经）、足三阳经（足阳明胃经、足少阳胆经、足太阳膀胱经）。通过足部刮痧法治疗，可以疏通经络气血，解除病痛，调节和恢复人体脏腑功能，使失调、病变的脏腑功能得以重新修复和调整，进而达到康复的目的。

现代医学认为，足部分布着丰富的神经末梢组织，通过有效刺激足底反射区，可使相应组织器官的功能得到调节。

足部刮痧法适用于多种疾病，也可单独用于日常保健。内科疾病中如急性上呼吸道感染、气管炎、慢性支气管炎、支气管哮喘等呼吸系统疾病，高血压、冠心病等循环系统疾病，慢性胃炎、胃与十二指肠溃疡、慢性结肠炎等消化系统疾病，慢性肾小球肾炎、泌尿系结石等泌尿系统疾病，肥胖病、甲状腺功能亢进症等代谢及内分泌系统疾病，脑动脉硬化症、脑血管意外后遗症、三叉神经痛、坐骨神经痛等神经系统疾病，神经衰弱等精神系统疾病等，均可施用足部刮痧法进行保健治疗。月经不调、痛经、闭经、功能性子宫出血、带下病、盆腔炎、更年期综合征等妇科疾病，痤疮、黄褐斑、脂溢性脱发、白发等皮肤科疾病，颈椎病、肩周炎、慢性腰肌劳损、退行性脊柱炎等伤科疾病，慢性鼻炎、鼻窦炎、慢性咽炎等五官科疾病，以及肿瘤放疗与化疗反应等，也可通过足部刮痧法刺激足底反射区而收到保健治疗之效。

4. 提痧法

提痧法又称"撮痧法""挟痧法""抓痧法""扯痧法""拧痧法""捏痧法""揪痧法""扭痧法""挤痧法"等，是以拇指和食指（或食指和中指）屈曲，张开如钳形，蘸油或水在患者一定部位或穴位夹持肌肤作反复拧提，使局部紫红色充血或出现出血点来治疗疾病的一种方法。清代费山寿《急救痧证全集》曰："苏、扬、杭、绍风俗，患痧者令仆人以指扶其咽喉两旁及项下、胸前作菊花样，谓之提痧。"临床上，提痧法多用于治疗感冒、中暑、头昏、头涨、头痛、咽痛、恶心、呕吐、胸闷、腹泻、食积、实证胃痛、晕车晕船晕机、水土不服等痧证。但须注意，提痧法属于一种急症治法，必须掌握病机及时施用，如果病毒已经深入，或内部组织已被破坏，则非此法所能治疗。

施术前，施医者将两手洗净，准备清水一盆（热天用冷水，冷天用温水）。提拧颈部前后时，必须解开衣领施术。提拧胸腹、背部时，须解脱内外上衣方可施术。如遇天冷，应用折叠被单或毛毯遮盖不施术部分的身体，以免患者受寒。

提痧的手法，是将五指弯曲，用食指、中指半屈张成钳形，蘸水浸润后以第二指节对准穴位或痛点周围的皮层上，将皮肤或筋膜挟起，然后松开，一拉一放；也可用拇指和食指捏提或揪拔特定部位，一起一落，反复进行。每点提拧 6~8 次，使捏提处充血变红，甚至被提揪处透现红紫色斑痕为度（古人称为"痧痕透露"）。在施术过程中，指端操作部分与被提拧部分的皮层均需保持湿润，若燥即蘸水，随蘸随提，不使干燥，否则会使皮层发生灼痛感。

如遇神经敏感的患者特别怕痛，提痧的手法可单用"挤"法施术以减轻皮肤的痛感。其法是以医者两手的拇指和食指蘸水（如"拧"法），在规定部位的皮肤上一挤一放，直到被挤的部分出现红紫色斑痕透露为度。在头面部位施术，也可采取单用右手的拇、食二指进行"挤"的手法。

提痧选用的穴位，多在前额、前后颈部、胸部、背部、腹部、肘部等处，取穴并不要求十分准确，提拧的穴位数目和提拧的次数可视患者的年龄、体质、疾病性质、疾病轻重等具体情况而定。一般儿童与年老体弱者，手法宜轻，提穴宜少；体质壮实者，手法宜重，提穴宜多。头部取穴一般为印堂、太阳（双侧）共 3 处；颈部在前后颈共取 10 处，其中前颈 5 处为廉泉、天突、廉泉与天突连线之中点及中点左右旁开 1 寸处，后颈 5 处为大椎、大椎直上后发际处、大椎与后发际连线之中点左右各旁开 1 寸处；胸部从璇玑起，分别向左右每隔 1 寸取一点，共取 7 处；腹部在下脘、石门、天枢（双侧），共 5 处；肩部为肩井（双侧）；背部为陶道分别向左右每隔 1 寸取 1 点，共取 7 点；腰部为命门。另如受凉后咳嗽、头痛、流清涕，可提前额部、鼻根等处，以止痛祛寒气；如小儿噎食、呃逆，可提颈前及剑突下；如腹痛则提背部两侧板筋、膈筋。

提痧施术的次序，一般是先后颈部（连肩部），次背部，再次头面部、前颈部、胸腰部，最后四肢部。根据民间经验，凡在颈部前后和肩部、背部施术时，一般均用提拧法；头面部、胸腹部因皮肤微薄，常用挤法。

后颈部正中线，即自后发际下到第七颈椎棘突上的皮肤（由上而下），为"提痧法"开手时第一个主要施术点，在这个部位施"提拧"，古称"开痧门"，因其具有强烈的疏通和兴奋神经的治疗作用。后颈部两侧线，在枕骨（两侧耳后粗隆处）下，发际起与后颈正中线下端相平，其治疗作用与正中线部位的作用相辅。此两个部位是"提痧法"必不可少的基本施术点。一般轻度的病症，只要提拧这两处便可以达到治疗效果。但须注意，凡在两侧线施提拧时，不论何部，两侧均须同时给予施术，不得只提拧一侧。大脑发出的神经都要经过颈部下行，提痧法着重刺激后颈部来疏导调节神经，以达到修整和恢复的目的，说明古人对痧证治疗部位有其科学的见解。

两肩梁部，指自肩内近颈处至肩峰处止，相当于肩井穴内约一横指半处起至肩髃穴止的部位，成一横线形，其治疗作用是可解除肩背重胀，古人称为"解千斤"。临床凡遇重症者在后颈部两侧线施术时，必与两肩梁部衔接，提拧成一拖带形，用以加强疗效。

背部两侧线，指背部施术点在第1~7胸椎两侧旁约四横指肩胛骨内侧凹陷处，包括附分、魄户、膏肓、神堂、噫嘻等穴位，特别是附分、膏肓、噫嘻三穴，古人视为泻毒要穴，可疏解中枢神经系统的中毒症状。其中膏肓一穴，对心肺疾患和神经衰弱等一切慢性病尤具有卓越疗效。推拿手法的拥法也是采用拥提，以达到发汗解表的要求，这也说明古人对提痧法所采取的施术点和手法是极其精密的。

面部施术点，主要在太阳穴、印堂穴，此为治疗充血性头涨、头痛的直接刺激点，颇有功效。其次，两眉中的鱼腰穴处，凡有两目昏沉、眩晕畏光的情况，在这个部位提拧可以解除症状，但一般都与印堂及两侧太阳穴同时施用，借以增强疗效。对于头部剧痛的患者，加挤头维穴、翳风穴，奏效更为迅速。太阳穴，对风火牙痛有独特功效。

前颈部正中线，相当于廉泉穴下至天突穴上一段部位；前颈部两侧线，相当于人迎穴到气舍穴止一段部位，均为提痧法的施术部位。

上腹部正中线，为自鸠尾（岐骨）下起至脐上二寸处（相当于针灸所用上腹部直寸的标准），即自岐骨下端到脐折分为八寸，包含巨阙、上脘、中脘、通里、下脘等穴位，是腹部神经的近距离刺激点，它可以泛治一切猝发的肠胃机能性疾患，对于疏解和导泄肠胃毒素，疗效显著。

上腹部两侧线，以正中线左右旁开各二寸（男人以两乳距离作八寸分，女人以两锁骨正中距离作八寸分为标准），是一切肠胃病的辅治部位，相当于针灸穴位不容穴起，经承满、梁门、关门、太乙等穴。如正中线相辅挤拧，效果更大。

脐部周围圈，以脐眼为中心，各开1寸取4个点，相当于水分穴（脐上）、阴交穴（脐下）、脐旁左右肓俞穴外各5分，为主治冷腹痛和腹痛绕脐的对症治疗部位，对痢下不止的疾患亦常使用。

两手腕、肘窝、膝腘部，这三个部位是远距离刺激点，用于全身挤拧时（即按照上下前后各部位同时施术）辅助之，以起诱导的作用。对于吐下不止或四肢厥逆时常辅用之。一般适应证不常用到它，医者自己可以灵活运用。两手腕部，在手腕折纹处，相当于太渊穴内、神门穴外，成一横线；两肘窝部，在两肘窝折纹处，相当于尺泽穴内、少海穴外，成一横线；两膝腘部，在两膝腘纹处，相当于委阳穴内、阴谷穴外，成一横线。

以上所列采用部位，系总结民间流传的经验，特别是后颈部正中线与两侧线为挤拧疗法一切适应证的主要施术部位，其余部位则可根据病情参酌采用辅治。由于人体全身神经周布，尚有更多可以采用的部位，有待继续加以研究补充。

5. 拍痧法

拍痧法用于夏天酷热暴晒所致的鼻出血。其方法是医者将手蘸井水、泉水或冷水后，拍打患者后颈窝、前额、足踝、肘部等，每处拍打数次，可当即止血。小儿吃饭或喝水不慎而呛，拍胸部可使异物咯出。

（三）痧证疗法的注意事项

痧证疗法的施术场地应选择避风处，以免患者感受风寒而加重病情。如患者体弱消瘦，背部脊骨凸起者，不宜刮背部，可改刮颈部或其他部位。冬天室温过低或患者体质虚弱，可先进行局部热敷，待皮肤毛孔舒张后再行治疗，以利于激发经气，提高疗效。凡在刮痧治疗后1小时内，不宜用冷水洗脸及手足。如有特殊情况，须待皮肤毛孔闭合恢复原状后（3小时左右）方可用热水洗浴，以避免风寒之邪侵袭。术中患者如出现冷汗不止、吐泻、脉搏微弱，应停止施术并转送医院处理。刮拭后，患者汗孔开泄，邪气外排，要消耗部分体内的津液，可饮用一大杯热开水补充消耗并帮助新陈代谢，加速代谢产物的排出。如患者治疗后发生晕刮，轻者出现精神疲倦、头晕目眩、面色苍白、恶心欲吐、出冷汗、心慌、四肢发凉，重者血压下降，神志昏迷，应立即停止刮痧治疗，抚慰患者勿紧张，帮助其平卧，饮温开水或糖水，点按人中、百会穴；患者病情好转后，按揉内关、足三里，晕刮可得到缓解。

痧证疗法的禁忌证，包括危重病症（如急性传染病、重症心脏病、中风、全身重度浮肿等）、出血倾向的疾病（如血小板减少等）、传染性皮肤病、化脓性炎症与渗液溃烂的局部、原因不明的肿块及恶性肿瘤部位，以及妇女月经期、妊娠期在下腹部均禁用。饱食后或饥饿时，以及对痧证疗法恐惧、皮肤高度过敏者忌用。糖尿病患者皮肤抵抗力减低，血管脆性增加，不宜用泻刮法。醉酒、过饥、过饱、过渴、过度疲劳、极度虚弱者禁刮。

二十五、脐疗

脐疗就是以药物的适当剂型（如糊、丸、散、膏等）或某些物理方法（艾灸、热熨、拔罐、磁场、推拿等）施用于脐（神阙穴），通过对局部产生药物和刺激作用以治疗全身性疾病的中医外治法。以体表用药来治疗内脏疾病的外治法，由于具有简、便、验且副作用小的特点，因此应用范围广泛。

外治法的治疗部位有全身治疗和局部治疗的区别，而局部治疗又有穴位与非穴位治疗之分，脐疗属于穴位外治法的一种，由于施治方法多样，治疗病种范围广，因此已自成一法。湖南马王堆三号汉墓出土的帛书《五十二病方》是目前公认为我国现已发现的最早的医学著作，该书共有283方，其中外治法竟达一半以上，包括有肚脐填药、敷药、涂药及角灸脐疗法等。汉代张仲景的《金匮要略》也有脐疗的叙述："凡中暍死，不可使得冷，得冷便死，疗之方：屈草带，绕暍人脐，使三两人溺其中，令温。亦可用热泥和屈草，亦可扣瓦碗底按，及车缸以着暍人，取令溺须得流去，此谓道路穷卒无汤，当令溺其中，欲使多人溺，取令温……"该方法中的热泥、瓦碗、车缸、人尿等均是温敷热熨脐部的方法。隔灸脐最早记载于晋代葛洪的《肘后方》，如"救卒中恶死，灸脐中百壮……治卒霍乱诸急，以盐纳脐上灸二七壮"等。宋朝以前脐疗的方法主要是灸法和热熨。将药物用于脐疗，至宋朝才见有记载。如杨倓《杨氏家藏方》的贴脐散，治疗肾气虚、虚火上炎、口舌生疮，所用药物是醋炒吴茱萸16克、炮姜16克、木鳖子5枚（去壳），共为细末，每次取药粉1.5克，冷水调贴脐。王怀隐《太平圣惠方》和宋朝太医院编写的《圣济总录》等书，也有药物敷脐的记载。宋朝药物敷脐的应用范围主要有泄泻、霍乱、腹满、腹痛、小便不通、大便不通、中暑、小儿夜啼、口舌生疮、昏迷等。

明朝脐疗有了明显的进展。李时珍《本草纲目》的"百病主治药"中记载有外治专项的治疗药物及方法，其中有不少是脐疗，所以可以说脐疗在明朝已初具规模。该书不仅收纳了宋朝以前的很多脐疗方法，而且还增加了自汗、盗汗、淋证、水肿、黄疸及早风等病的脐疗方药。

清朝的脐疗已经盛行，载有脐疗的书籍也较多，如陈复正《幼幼集成》、陶承熹《惠直堂经验方》、陈念祖《医学从众录》等。最突出的是吴尚先集外治之大成的《理瀹骈文》一书。该书是外治法的专门著作，也是外治法大全，不但有方药，而且有理论法则、应用方法和药物，详细而丰富，治疗的病种也更为广泛。

近几十年来，通过对脐疗治病机理的不断探讨，临床专家对多种疾病已有了较系统的临床观察，临床上也出现了许多脐疗新方法，如脐部敷药法、脐部推拿法、脐部灸法、脐部拔罐法、脐部袋法及脐部针刺法等。

祖国医学认为，位于人体腹部正中凹陷处的脐是先天之本源和后天之根蒂，为经络系统的重要穴位神阙穴（又称脐中、命蒂等）之处。"神"，指神气、元神和生命力；"阙"指门楼、牌楼、宫门。所谓神阙穴，一是指神之所舍在其中，即生命力所在处；二是指神气通行出入的门户，为胎儿从母体获取营养、维持生命的通道。《医学源始》曰："人之始生，生于脐与命门，故为十二经脉始生，五脏六腑之形成故也。"《难经》曰："脐下肾间动气者，人之生命也，十二经之根本也，故名曰原。"表明脐与人体十二经脉、五脏六腑、四肢百骸、皮毛骨肉有着密切的生理、病理联系。神阙穴位于任脉，而任脉属阴脉之海，与督脉相表里，共同司管人体诸经百脉，所以脐和诸经百脉相通，脐又为冲任循行之所，而且任脉、督脉、冲脉为"一源三岐"，三脉经气相通，故神阙穴为经络之总枢，经气之海，通过任、督、冲、带四脉而统属全身经络，内连五脏六腑、脑及胞宫。由于神阙为神气升降出入、变化消长的地方，能起到调节各脏腑生理活动的作用，因此从脐部给药有利于药物归经，药效得以循经直达病所，达到驱除病邪、扶助正气的目的。现代医学认为，脐部比其他透皮给药部位更易于穿透，药物吸收快，生物利用度高，药力可直达病所，可作为透皮给药以及缓释长效的理想给药部位。

脐疗的施治方法，主要是将药物制成各种剂型贴敷于脐，此外还有热熨、火罐、灸、扪等法，其作用系通过神阙穴健运脾阳、和胃理肠、温阳救逆、开窍复苏、强肾调经、行气利水、散结通滞。

（一）药物敷贴法

药物敷贴是将干粉、软膏、鲜药、膏药等在脐部施治。

1. 干粉敷贴

将药粉或浸膏粉、药物提取物等粉剂直接填入脐内。

2. 软膏敷贴

将药物碾成细粉，然后用白蜜或香油、水、鲜药汁、白酒、黄酒、醋、乳汁、葱汁、姜汁、唾液、米汤、甘油、凡士林、鸡蛋清、枣肉、藿香正气水、风油精等，取其中一种，调药粉成软膏状，贴敷脐部，或将药膏捏成饼状贴敷于脐。

3. 鲜药敷贴

鲜药包括植物药物和动物药等。植物药如取葱、姜、蒜、鲜石榴皮、鲜马蹄金、鲜艾叶、鲜青蒿等其中一味，打烂成泥状，外敷于脐；动物药如取活螺肉、活蚯蚓、活蟾蜍、活鸡等打碎敷贴脐部。

4. 膏药敷贴

贴脐的膏药种类很多，如十鼓取水膏、固精保元膏、暖脐膏等。其制作方法一般是先将药物放麻油中浸泡，然后倒入锅中，用火熬至药枯浮起为度，熄火片刻后用布袋等物滤净药渣。将炒过的黄丹徐徐投入，不停地搅动，等到锅内先发青烟，后起白烟，膏药即熬毕。将膏滴入水中少许，经检查如软硬适中，即将锅离火，再加入贵重药或不宜久煎的药粉，如没药、麝香、苏合香、血竭等，搅匀摊药膏于布或纸上即成。用时加温使药膏软化，趁温贴脐。

（二）热熨法

热熨法即将温热的物品或药物放在脐部，使熨物的热或熨药的药气透入腹内，起救急苏厥、温通血脉、祛邪扶正的功效。

（三）热扪法

热扪法即医者将两手相搓使之发热，或将一手之手掌在火上取热，然后乘热将掌心扪于脐部（神阙穴），略加压力扪 1～2 分钟，反复 3～5 遍，以起到温中通阳、调理脏腑的效用。

临床上，脐疗可用于各科病症的单独治疗或辅助治疗，并可用于保健养生。

二十六、摩乳疗法

摩乳疗法是指在妇女乳房部位进行按摩推拿以防治乳腺疾病的一种方法。此法在我国安徽、江苏、河南、山东、河北等地民间广为流传应用，有疏通经络、增强局部血液循环的作用，从而能够消炎止痛；同时还有调节神经和内分泌作用，促进孕妇子宫颈"成熟"和乳汁分泌，适用于产后缺乳、乳汁分泌不足、早期急性乳腺炎等疾病的防治。

摩乳疗法可由自己操作，也可由别人操作。施术前先将乳房用温水擦洗干净，并洗净双手，取坐位或侧卧位，充分暴露胸部。其具体方法为：

（一）孕期摩乳法

妇女从怀孕第五个月起，每晚入睡前用手掌从乳房基底部开始向乳头方向作顺时针揉摩，边揉摩边推进，每次 20 分钟。此法可以松解胸大肌筋膜和乳房基底膜的黏着状态，使乳房内部组织疏松，有利于乳腺小叶和乳腺管的生长发育。

（二）产后摩乳法

（1）双手轻握乳房，用手指沿乳房四周顺时针方向旋摩，然后用手指轻轻捏起乳房向乳头方向拨松，剥离胸小肌筋膜和乳房基底膜。

（2）双手握住乳房基底部向乳头方向提起，并作左右上下摇动。

（3）用左右手掌交叉均匀地揉按乳房。

（4）用食指和拇指捏住乳头作牵拉，使乳头与乳颈部、乳轮有所分离。再用热毛巾擦拭乳头，祛除乳腺管中的乳栓。

（5）用手掌顺时针方向旋转按摩双侧乳房后，用大拇指和食指在乳晕四周挤压，可见淡黄色或无色透明稍带黏性的初乳溢出。此法可在哺乳前进行摩乳，每日早晚各1次，每次15分钟。

（三）乳痈摩乳法

乳痈俗称"积奶"，现代医学称为乳腺炎。乳痈摩乳法一般有以下两类操作方法：

乳痈摩乳法之一，其操作为：

1. 吸吮法

乳腺炎多有乳腺管不通的情况，使乳腺管畅通是治疗乳腺炎的关键，可用吸奶器吸出乳房中淤积的乳汁。若无吸奶器或用吸奶器效果不佳时，可让6～8岁的儿童吸吮患者乳头，吸出淤积的乳汁并吐掉。这样反复吸吮，一可疏通乳腺管，刺激新的乳汁分泌；二可疏通血脉，促进血液循环，有利于痈肿消散。

2. 抓梳法

一只手托起乳房，另一只手以螺纹面自乳房基底部向乳头部方向反复抓梳，动作要轻柔轻捷，使患者感到舒适。

3. 顺抹法

一手托乳房，另一手以四指掌面先后从腋下、锁骨下、胸骨旁和肋缘上紧按乳房皮肤顺抹到乳晕部。顺抹法先轻后重，每一方向重复6～8次。顺抹时可见乳汁流溢。

4. 推拿法

一手托乳房，另一手以五指螺纹面轻轻地抓住乳晕部，反复推进、提拿8～10次，逐渐推深、拉长，此时随乳汁可排出凝结的小米粒样的堵塞物，继而乳汁喷射而出。

5. 弹筋法

弹两侧胸大肌腱和患侧乳房3～5次，每日1次。施术前患部及施术的双手要清洗消毒，手法轻快柔和，防止损伤皮肤。不宜在乳房硬结部位揉捏搓挤，以防止炎症扩散。乳房胀痛严重时，可先在肿块部外缘向离乳头方向按抹数次后顺抹，以利乳汁排出。摩乳每日可进行2～3次，每次15～20分钟。

乳痈摩乳法之二，其操作为：

1. 推抚法

先在患侧乳房上撒少许滑石粉或涂上少许石蜡油，然后双手全掌由乳房四周沿乳腺管轻轻向乳头方向推抚50～100次。

2. 揉压法

以手掌上的小鱼际或大鱼际着力于患部，在红肿胀痛处施以轻揉手法，有硬块的地方可反复揉压数次，直至肿块柔软为止。

3. 揉捏法

以右手五指着力，抓起患侧乳房部，施以揉捏手法，一抓一松，反复施术10～15次。左手轻轻将乳头揪动数次，以扩张乳头部的输乳管。

4. 振荡法

以右手小鱼际部着力，从乳房肿结处沿乳根向乳头方向作高速振荡推赶，反复3～5遍。

摩乳疗法的手法操作要轻缓柔和，用力均匀适度，在乳房硬结部位不宜揉捏搓挤。治疗期间，可同时配合药物内服、外敷、熏洗等，以增强疗效。乳腺癌及急性乳腺炎已成脓者，不宜用摩乳法治疗。

二十七、耳压疗法

耳压疗法即在耳廓上施用按压的治疗方法，具有适应证广、奏效快、副作用少等特点。根据经络学说的理论，人体的十二经络都与耳部有直接联系。因此，当人体发生疾病时，耳廓的相应区域便出现一定的反应点。耳压疗法通过在这些反应点上进行按压，就可以达到防治疾病的目的。为加强和保持疗效，临床多根据不同病症，选用王不留行子、白芥子、莱菔子、绿豆、油菜籽、破故纸、牛黄消炎丸等作为药丸，以胶布固定于耳穴处作为按压的介质。

临床上，耳压疗法除单独或与其他疗法配合治疗内、外、妇、儿科多种病症外，对近视眼、先天性色觉障碍、急性结膜炎、麦粒肿、牙痛、声带麻痹、咽痛、鼻出血、过敏性鼻炎、慢性鼻炎等五官科病症也有较好的疗效，甚至有人采用耳压疗法代替麻醉剂做胃镜检查等，因此其适应证还在不断拓展。

在耳针界，耳针的手法被高度重视，被视为提高疗效的要素之一。耳压疗法补的手法为点压法或轻揉法，泻的手法为直压法或对压法。一般虚证患者、老弱者、孕妇、儿童，常用点压法或轻揉按摩法；实证、年轻力壮者常施以直压或对压法。临证时，根据患者的不同病症，按虚、实、寒、热对各耳穴施术，可"得气"并"气至病所"。

（一）点压法

医者用指尖一压一松，间断地按压耳穴，每次间隔 0.5 秒。点压法用力不宜过重，以患者感到胀而略感沉重刺痛为度。视其体质、病症和医者要求，每穴每次可点压 20～30 次。点压法属补的弱刺激手法，适用于各种虚证、慢性病，如神经衰弱、失眠、心悸、头昏等。

（二）轻揉按摩法

用指腹轻轻将压贴的穴丸贴牢压实，然后顺时针方向带动穴丸皮肤旋转，以患者有胀、酸、痛或轻微刺痛为度。一般每穴轻揉按摩 20～30 次。此法属于补虚之法，适用于久病体弱、年老体衰及耳穴过敏者。

（三）对压法

医者用食、拇指置于患者耳廓的正面和背面，相对压迫贴牢于耳穴上的药丸，至患者出现沉、重、胀、痛感。此时，医者的食、拇指可边压边左右移动或作圆形移动，寻找痛、胀较明显的位置，一旦找到"敏感点"，则持续压迫 20～30 秒。也可在耳廓前面和背面相对贴压 2 个药丸进行对压，则其刺激量更大。将全部耳穴如法对压完毕后，嘱患者照此压法，每天自行按压 3～5 次。此法属于泻的强刺激手法，对实证、年轻力壮、内脏痉挛性疼痛、躯体疼痛及急性炎症者有较好的镇痛消炎作用。

（四）直压法

直压法在有些耳穴如下脚端（即交感）、艇角（前列腺）、大肠等难以用对压法时使用。耳甲腔、耳甲艇的穴位也常用直压法。此法的刺激强度弱于对压法，但仍属强刺激泻的手法，其适应证同对压法。操作时，医者以指尖垂直按压穴丸，至患者产生胀、痛感。持续按压 20~30 秒，间隔少许后，再重复按压每穴 4~6 次。施术完毕，嘱患者如法每天自行按压 3~5 次。

使用耳压疗法时，需注意按压用力不能过度，以免损伤皮肤。使用胶布固定药丸时，注意对胶布是否过敏，夏季宜勤更换，以免引起皮肤炎症。冬季耳廓有冻疮及炎症者，则不宜贴敷和按压。对过度饥饿、疲劳、精神高度紧张、年老体弱者，按压宜轻；一般患者宜中度刺激，急性疼痛、实证患者则宜强刺激的重手法。习惯性流产者慎用耳压手法。对扭伤和肢体活动障碍的患者，可在压耳时嘱患者适当活动患部以增强疗效。

二十八、足反射疗法

足反射疗法，简称"足疗"，是一种通过对双脚的经穴、反射区（病理敏感点或敏感带）施以按摩（包括运用某些器材进行按摩），刺激双脚穴位和反射区，从而调整脏腑虚实和身体各器官的功能，疏通经络气血，以预防或治疗某些疾病的物理方法。

使用足部按摩和针灸的方法来达到治病和保健目的，在中国已有悠久的历史。中医经典著作《黄帝内经》中介绍了许多足部的穴位，如肝经的大敦、行间、太冲、中封等穴，脾经的隐白、大部、太白、商丘等穴，肾经的涌泉、然谷、太溪、复溜等穴，膀胱经的至阴、通谷、束骨、京骨、昆仑等穴，胆经的窍阴、侠溪、临泣、丘墟等穴，胃经的厉兑、内庭、陷谷、冲阳、解溪等穴等，说明我们的祖先早已认识到足部的许多敏感反应点（穴位）与人体内脏器官的关系，刺激这些反应点可起治病的作用。在汉代司马迁所著的《史记》中记叙了"上古之时，医有俞跗，治病不以汤液醴酒，镵石挢引，案扤毒熨，一拨见病之应"。这里的挢引、案扤，都是按摩之法。俞跗不用汤药醴酒，仅用"镵石挢引、案扤毒熨"的方法，就能治愈疾病。但是，由于受到中国封建社会的封建意识和风俗习惯的影响，赤裸双足被认为粗鲁不雅，因而足部按摩疗法逐渐被排斥在正统医学之外，严重地阻碍了其发展。然而在国外，中国的足疗却被广泛运用和流传，日本称之为"足心道"疗法，欧美国家称之为"反射疗法"或"区域疗法"。1980 年，瑞士人吴若石（Josef Eugster）在我国台湾地区大力推广足部反射区健康法，又称"若石健康法"。1990 年 7 月，日本东京举行了足部反射区健康法的国际研讨会，会议有关人士认为应通过合作研究，将传统医学与现代医学更密切结合起来。

足部反射区健康法认为，人体各脏腑器官在足部均有其对应的反射区，此反射区分布在整个足部，包括脚底、脚内、外侧及脚背，甚至延伸到小腿，运用纯粹的物理方法（主要是用手指施加不同压力的按摩手法，包括使用按摩棒、按摩板等器材）刺激这些反射区，可以调节人体各部分的机能，引起人体的某些生理变化，缓解人体的紧张状态和纠正失衡的、不正常的状态，使之恢复为正常的协调状态，因而取得防病治病和养生保健的效果。

我国实行改革开放以来，足底按摩和足部反射区健康法在民间的防病治病过程中发挥了一定作用，成为一种新的保健方法和一门新兴的保健学科。1990 年 4 月，全国足部反射区健康法研讨会在北京举行。1990 年 12 月 24 日，卫生部批复同意成立中国足部反射区健康法研究会，指出："足部反射区健康法是一种简便易行、效果显著、无副作用的防病治病自我保健方法，尤其是对中、老年人的自我保健更有其现实作用。"

足部承担身体全部重量，与全身脏腑经络关系密切。人体的五脏六腑在足部都有相应的穴位，有其相对应的反射区。足底是各经络起止的汇聚处，足背、足底、足趾间也汇集了许多穴位。当体内器官发生病变时，双足相应的反射区可提示相关系统的疾病信息。足部有着丰富的血管和神经，无数的神经末梢与头、手、身体内部各组织器官有着特殊的联系，所以通过足部反射区按摩可促进血液循环，并通过刺激足部的血管壁和肌肉层中的感受器，使之发出神经冲动传入心血管神经中枢，引起各种心血管反射，对整个心血管系统起到调节作用。同时，在几十分钟的足部反射区按摩过程中，给患者提供了一个休息放松的时机，可帮助患者在生理上、心理上两方面进行调整，因此足部反射区健康法也有心理治疗的作用。当然，足部反射区健康法的机理尚未完全阐明，提出的一些学说或假说也需进一步研究探讨。

在我国，足部反射疗法已出现多个流派，呈现"百花齐放"的繁荣景象。足部反射区的定位并不是绝对的、唯一的。一般选取反射区的原则，主要是根据病变所在的部位，即受累的脏腑器官，而不是根据具体的病症。所以，同一器官、同一系统的各种病症，应选取病变器官相对应的反射区。同时，还可根据不同性质的病症和脏腑器官的相关性质，选取同一系统的相关反射区。在进行足部反射区按摩时，要因人而异，手法灵活运用，以反射区内压痛最敏感部位为重点，进行适度持续性的刺激。

常用的足部反射区分为足底、足内侧、足外侧、足背四大部分。①足底，包括肾上腺、肾、输尿管、膀胱、额窦、脑垂体（垂体）、小脑及脑干、三叉神经、鼻、头部（大脑）、颈椎、甲状旁腺、甲状腺、眼、耳、斜方肌、肺及支气管、心（左）、脾（左）、胃、胰腺、十二指肠、小肠、横结肠、降结肠（左）、乙状结肠及直肠（左）、肛门（左）、肝（右）、胆囊（右）、盲肠及阑尾（右）、回盲瓣（右）、升结肠（右）、腹腔神经丛、生殖腺（睾丸或卵巢）、失眠点；②足内侧，包括膀胱、鼻、颈椎、甲状旁腺、胸椎、腰椎、骶骨（骶椎）、尾骨内侧、前列腺或子宫、尿道及阴道、髋关节、直肠及肛门、腹股沟、肋骨、下身淋巴腺（腹部淋巴腺）、消渴点、便秘点；③足外侧，包括生殖腺（睾丸或卵巢）、髋关节、尾骨外侧、下腹部、膝、肘、肩、肩胛骨、内耳迷路、胸、膈（横膈膜）、肋骨、上身淋巴腺、上臂、头痛点；④足背，包括鼻、颈项、眼、耳、腹股沟、上颌、下颌、扁桃体、喉与气管及食管、胸部淋巴腺、内耳迷路、胸、膈（横膈膜）、肋骨、上身淋巴腺、下身淋巴腺（腹部淋巴腺）、痰喘点、心痛点、落枕点、腰腿点。

足部反射区按摩的施术手法，可选用推拿单式手法和复式手法。常用的手法主要有适用于足底部、足内侧面和足背的穴位点法，适用于足部各个穴位的叩法，适用于按摩区域较大的部位的揉法，适用于足部肌肉少的穴位的掐法，可使脚趾及踝关节作被动均匀环转活动的摇法，以及按法、推法、擦法、捏法等。一般每日按摩 1 次，宜在饭后 1 小时后进行，每次 30～40 分钟。另外，进行足部按摩时应保持室内清静、整洁、通风，按摩前用温水洗净足部，全身放松。按摩每个穴位和病理反射区前，应测定一下针刺样的反射痛点，以便有的放矢。按摩结束后，患者可饮一杯温开水，以利于气血的运行，达到良好的按摩效果。

足部反射区按摩用于自我养生保健时，如不清楚反射区的具体位置和按摩次序及手法，可采取"模糊概念"和"阿是穴按摩法"，即发现足部哪里按压酸痛就在哪里多施按摩，如配合按摩棒、按摩板等器械治疗也可。平时，还可利用自然条件进行按摩，如公园的鹅卵石路，家里的桌椅边沿、踏脚的横木、床沿、阶梯等，都可以作足部踩踏行走或按摩的工具。

二十九、足跟捶击疗法

足跟捶击疗法是治疗腰部扭伤的民间治法之一。其原理是用力捶击足跟，力通过下肢传递到腰部疼痛部位，当痛处接受力的刺激后，有助于活血止痛。对于小关节错缝或半脱位，则利用接受力以后一定的惯性来帮助关节复位。

捶击足跟的工具是用木材制作的重 2~3 kg 的木榔头，榔头捶击面要光滑，榔头上安装一个约一尺长的木把，以方便医者操作。施术时，嘱患者卧于床上，先诊断病情。如患者一侧腰部损伤，只需治疗患侧；如两侧腰部均损伤，则双侧均需治疗。确诊后，令患者侧卧于床上，患侧向上，下肢伸直，医者在患侧足底部垫上一约 10 mm 厚的软垫或鞋底，让助手固定好患者膝关节，医者左手握住患者小腿，右手持木槌，对准足底，由轻到重，由慢到快，捶击 10~15 次。如双侧腰部疼痛，则双侧均需捶击。捶击治疗时，要根据患者年龄、性别、体质强弱决定用力大小，不可用蛮力。

临床上，足跟捶击疗法可用于治疗急性腰部扭伤、骶髂关节损伤、腰椎后关节紊乱、臀上皮神经损伤、腰三横突综合征、足跟疼痛等。如有腰部骨折、嵌顿者，则应禁用此法。对饥饿、剧烈运动后、年老体弱、有严重内脏疾病者及孕妇、儿童，应慎用或禁用此法。

三十、干火推拿法

干火推拿法是用酒精在治疗部位燃烧随即用掌扑灭其火焰并施行推拿手法的外治方法。《黄帝内经·举痛论篇》："岐伯曰：寒气客于脉外则脉寒，脉寒则缩蜷，缩蜷则脉细急，脉细急则外引小络，故卒然而痛，得炅则痛立止，因重中于寒，则痛久矣。"干火法利用酒能消冷积、开郁结、辟瘴气、行气血的作用，结合推拿手法来治疗肩周炎、腰腿痛等风寒湿痹症等，具有简、便、验的特点。

施术前，所需的医疗器材为大号外科持针器一把、10 mm×10 mm 折叠成团的敷料一块、80% 的酒精 20~30 mL、普通火柴 1 盒或酒精灯 1 座。

操作时，患者取卧位或坐位，如在身体前面施术，患者取仰卧位；如在身体后面施术，则取俯卧位。充分暴露治疗部位后，医者站在患者的右侧，左手握持一把大号外科持针器，挟持准备好的敷料团，使之浸透 80% 的酒精，用火柴引燃后点扑治疗部位。此时酒精在治疗部位燃烧，医者立即用右掌扑灭治疗部位的火焰，同时快速用右手放在治疗部位做几个推拿手法。几秒钟后，医者又重复用燃烧着的酒精敷料去点扑治疗部位，如此反复进行 3~5 分钟，结束一次治疗。

此种治疗方法看似简单，操作时如不够注意，往往会造成治疗部位的烧伤，因此在治疗中应注意患者不能随便移动体位，否则影响医者快速、准确地扑灭治疗部位的火焰，从而造成烧伤，此点在治疗前应给患者交待清楚，并解除患者的思想顾虑。酒精火在治疗部位燃烧时，医者要做到快速准确地扑灭治疗部位的火焰，平时必须做好操作训练，才能避免施术时因忙乱而造成患者烧伤和烧毁患者衣裤等现象。如患者有几个治疗部位，或患者治疗部位面积很大，医者的操作应从患者的远心端向近心端按顺序进行。

三十一、熏蒸疗法

　　熏蒸疗法也称熏蒸药浴疗法、中药气疗等，是将某些有治疗作用的溶液加热，使之产生蒸气，利用所蒸发之气体熏蒸患者的全身或某一局部，或用某些具有挥发性液体所熏发出的分子，来熏治和预防某些疾病的一种外治法。临床此法常与推拿疗法结合应用以增强疗效。

　　由于人体内废物及毒素的排出主要靠排大小便、出汗等方式。如患者肾功能不全，则因肾脏部分丧失了从尿中排毒的功能，又因为患者阳虚而怕冷无汗，汗液排毒的功能也丧失，且尿素霜析出皮肤，使得患者皮肤瘙痒难耐，这时患者只能靠泻肚来达到排毒的目的，但长期腹泻会消耗其本已虚弱的身体，患者难以承受。因此，在采用一般的非替代疗法难以奏效时，可以考虑从皮肤排毒，根据患者的不同证型，选用扶正、祛邪、化瘀、泻浊、解毒的中药组方，放入锅内加热，通过热蒸气熏蒸患者全身皮肤，通过"皮肤透析"使其发汗，消除水肿，加速瘀血等病理产物及毒素的排出，从而降低血中的肌酐和尿素氮等毒素产物，改善肾功及临床症状，提高机体免疫能力。

　　熏蒸疗法用药物熏蒸于人体表面肌肤，可使毛孔开泄、汗液自出，促使风寒、湿气从汗而散，使筋脉瘀阻、气血阻滞得以畅通，多用以治疗某些顽固疾病，但对于一些热性疾患如高热、火眼、风火牙痛、痔疮出血、崩漏、大便干结、呕吐、咯血、流痰、疮疖等，则不宜用熏蒸疗法进行治疗。此外，气血亏虚、大病之后、头昏目眩、心慌、胸闷、气急等患者也不宜使用熏蒸疗法。熏蒸后，患者要注意增加营养，不宜食寒冷之物，并避风寒、忌房事。

　　熏蒸疗法的操作方法简单，即将中药加水 2000～3000 mL，用火炉或电炉加热煮沸，利用产生的蒸气熏蒸患处，每日或隔日 1 次，10～15 日为一个疗程。熏蒸时，应注意防止烫伤，各种用具需牢固稳妥，热源应当合理，药水不应接触皮肤。同时，要注意预防汗出过多者在站立后虚脱跌倒。对小儿及智能低下、年老体弱者，不宜使用此疗法。

　　在土家族等少数民族中也常使用独特的熏法，以治疗风气病、腹痛、小儿抽筋、骨节痛、风湿麻木、半身瘫痪、腰痛、坐骨神经痛、伤寒、受惊、湿疹、风疹、痔疮等多种疾病。其法是施术前，先取艾绒、麝香、菖蒲、冰片、雄黄、硫黄、三百棒、穿山甲、野烟叶等 100 余味药物各适量，切细焙干后研成粉末，然后用一张红纸蘸桐油，将药物放于纸上卷成一个长约 5 至 8 寸、直径约 2 cm 的圆筒作为药条（俗称"九龙条"）。操作时，医生将药条点燃（应无火焰），再用一块浸有桐油的青布包在燃烧的药条上（由于药条无火焰、燃烧缓慢，且有一层灰，故布不着火），此时医者可直接烤患者的痛处或骨节处；也有不包青布，点燃药条后用烟熏患者某痛处 5～15 分钟，每日 1 次。

　　少数民族所用的蒸法，其作用、主治与熏法相同。操作时，将制作药条的药物切成小段或小片，放入一大锅内煎煮，待药物煮沸 30 分钟左右，在锅上放一木制的甑子，甑子内以能站下一人为宜，再将锅上横搁几块木板，人站在木板上，将甑子罩在人身上，人头露出，甑子顶端用毛巾或布盖好，然用小火蒸，时间为半小时至 3 小时不等。在蒸时要特别注意温度的高低，如温度过高会灼伤皮肤，温度太低则达不到治疗作用，一般保持在 38℃～40℃为宜。蒸时医者要随时监控及询问患者，以防患者产生虚脱。如患者脸上发红、汗出为正常；面色苍白并出虚汗，则应马上停止。患者出甑子后，可服热糖水一杯。此外，也有不用甑子，而用厚布或塑料布盖住身体，将脸露出而施蒸法者。蒸法对比较顽固的风湿麻木、关节肿大、行走不便等症有较好的效果，一般 1 天蒸 1 次，10 次为一疗程。

目前，国内有许多熏蒸药浴的设备，可供作全身或局部的熏蒸之用。如全身躺入全封闭的中药熏蒸药浴器械中，接受 20~30 分钟的药浴熏蒸，即可对皮肤起到活血化瘀、疏通络脉、祛风除痹的功用，达到治疗疾病之目的。临床上，熏蒸疗法主要用于治疗手足扭挫伤、风湿性关节炎、急性上颌窦炎、感冒、荨麻疹、混合痔、肾功能不全等多种病症。

三十二、药棒疗法

药棒疗法是用特制的木棒蘸上配制好的药液，在人体适当的穴位上进行叩击，使拘急之经脉柔润，闭阻之经脉畅通，从而起到治疗作用的一种方法。临床适用于类风湿性关节炎、风湿性关节炎、外伤性疼痛等病症。

清代吴谦等编纂的《医宗金鉴》中有"振梃，即木棒也，长尺半，圆如钱大，或面杖亦可。盖受伤之处，气血凝结，疼痛肿硬，用此梃微微振击其上下四旁，使气血流通，得以四散，则疼痛渐减，肿硬渐消也"的记载，乃是药棒疗法的最早记述。此外，民间尚有"神棍""魔棍""打棒子""敲膀子"等称谓。药棒疗法依治疗部位不同，可使用不同形状之木棒，蘸不同功用的药液，并用不同手法叩击，因而其治疗范围也不断扩大。

药棒疗法使用之药棒，一般以梨木或枣木为原料，根据叩击部位不同，制成表面光滑、长 22~50 cm、不同形状及大小的木棒。所用的药液，根据病情的不同而灵活配制，如取川乌、草乌、没药、三七、细辛、乳香等适量，按常法入白酒内浸泡后滤液备用。

操作时，根据病情的不同，叩击取穴可以痛为腧，由点到面，还可局部取穴与远端取穴相结合，并在经筋结聚处重点叩击。常用的穴位，肩部为肩髃、肩髎、巨骨、秉风、臂臑、肩贞等；肘部为曲池、肘髎、天井、手三里、少海、支正等；腕部为腕骨、阳溪、阳池、神门、养老、太渊、外关等；髋部为环跳、居髎、承扶等；手指部为各指关节处；膝部为犊鼻、阳陵泉、膝眼、照海、阴谷、委阳等；踝部为丘墟、解溪、昆仑等。疼痛甚者，加肾俞、足三里、曲池、阿是等穴；发热者，加丰隆、大椎。

药棒叩击时，局部除有疼痛感外，还可出现青、紫、乌、褐等斑块。痛处在胸部靠近心脏处、头面部或为开放性损伤、骨折尚未愈合等，均禁用此法。年迈体衰、病重、空腹、疲劳、酒后、过度紧张者则慎用此法。叩击腹部，以轻叩为宜。

三十三、蛋滚疗法

蛋滚疗法也称滚蛋疗法，是用鸡蛋在患者身上来回滚动以治疗疾病的一种民间方法。这种方法舒适而无痛苦，所以至今仍在民间流传应用。

蛋滚疗法在应用中分为热滚法和冷滚法，其中热滚法应用较为普遍。

（一）热滚法

热滚法又称滚熟蛋法，即在瓦罐中加水 500～800 mL，放入鸡蛋 2 个，同时加入生姜（捣碎）30 克、葱白 15 克、艾叶 15 克，共同煎煮 1 小时，使鸡蛋外壳变成褐色，然后在此药液中保温备用。民间也有用治冷病的单药或具有重镇作用的金、银首饰与鸡蛋同煮，蛋熟后将蛋取出稍候即用。治疗时，取煮制好的温热鸡蛋 1 个，趁热在患者头部、额部、颈部、胸腹部、背部、四肢、手足心依次反复滚动热熨，使热力和药力透过皮肤入内，使肚肠之风寒或毒气或不化之物解除，达到治疗冷病的目的。此蛋凉后放入药液中继续加热，马上换另一只在上述部位滚动，轮番使用至患者微汗出方停止操作，然后令患者覆被静卧。若鸡蛋在煎煮和滚动过程中蛋壳破裂，也可将蛋白取出（去掉蛋黄），将蛋白与葱、姜及银首饰 1 只共包在纱布内，放在原砂锅内煮热，取出挤去多余的药液，在患者上述部位依次擦搓至令汗出，然后停止操作，令患者覆被静卧。由于此法具有温里散寒、消食、吸毒之功，多用于治疗小儿因风寒或停食而致的肚痛、肚胀或因误吃毒物所致呕吐、腹泻、腹痛等。

在用热滚法治疗时，民间流传经验认为从蛋滚后蛋黄所变的形状和颜色，可以判断病情。例如治疗高烧患者后，蛋黄外表隆起许多小点，称为"麻钉"，从麻钉的多少可以推断疾病的轻重。从蛋黄颜色变化，可以测知疾病性质。如果治疗后蛋黄变为青色，则病为受寒；如果治疗后蛋黄变为金黄色，则病为受热。如果蛋滚时患者感觉不到热烫，则是病情深重的表现，应每日进行蛋滚治疗。

（二）冷滚法

冷滚法也称滚生蛋法，即用取生蛋一只洗净晾干，然后用此蛋在前额、胸、背、腹部、手足心等处来回或顺时针滚动，至鸡蛋发热为止，每日 3～5 次，连续多日，有清热解毒的作用，可主治热病。在用此法治疗 3 日后，将滚动所用的鸡蛋煮熟，剥壳检查，可见蛋白蛋黄已缩成硬块。民间常根据蛋白蛋黄的收缩程度判断疾病轻重的程度，以判定是否仍需继续治疗。在经过多次治疗后，如果滚动的鸡蛋煮熟后蛋白蛋黄逐渐分明，则是疾病将愈的征兆。

临床上，伤风感冒、风寒咳嗽、高热无汗、全身麻木、风寒湿痹、肢体无力、头晕头痛以及痢疾等病症，宜用热滚法治疗；如热毒内盛，出现皮肤红肿热痛、疔疮肿毒、暴发火眼、头面暴肿等，则宜使用冷滚法。

小儿高热，可用鸡蛋 2 个，煮熟去壳，再与路路通 15 克，艾叶 15 克一起加水同煎煮，煮沸10～15 分钟，将鸡蛋取出 1 只，用蛋依次在患儿额部、两侧太阳穴、后颈、背部两侧、前胸、脐部、肘窝、腘窝等处各滚动 10 余次，蛋冷随换热蛋，两蛋交替使用。滚完之后，另用新鸡蛋 1 个，煮熟切为两半，去黄去壳，将两半个蛋白重叠，纳入银戒指 1 只，倒扣在患儿鸠尾穴上，1～2 小时后下之，如戒指呈绿色，则表示发热可退。

暑天劳累过度时，容易发生头昏目眩、恶心呕吐、发热胸闷、腰酸骨痛等症，民间称之为"羊毛痧"。此时可先用手蘸盐水揉搓头部太阳穴、眉中穴及腰部、背部、上肢肘窝、下肢腘窝等处，直至充血发红为度，再用干净的生鸡蛋 2 个轮换在上述揉搓过的部位来回滚揉，很快即有无数又硬又柔的黑毛或白毛（新病出黑毛，久病出白毛）从皮肤毛孔中出来，其因似"羊毛"，故俗称"羊毛痧"。这种"羊毛"一般长 1.5～2.5 mm。滚揉出的"羊毛"越多，病愈越快。一般经此法治疗后，患者 1～2 日即可痊愈。

使用蛋滚疗法时必须注意，烧伤、烫伤者不宜用热滚法治疗。皮肤溃疡及疮疡已溃烂化脓者也不宜用此法。在使用热滚法时，如在推擦等推拿手法之后应用，效果可更好。

三十四、阿是疗法

阿是疗法，是以选取"阿是穴"为治疗病症的一种简便易学、方便实用的点穴疗法。所谓"阿是穴"，即哪里疼痛哪里就是穴位，不用分析辨认。阿是疗法的适应病症范围广泛，凡人上下各部位所发生的多种因素所致的各种酸痛麻胀症状，都可以运用此法进行治疗。

阿是疗法的选穴与治疗原则是以痛为腧来进行局部治疗。如右膝疼痛，则以所痛范围之中心为腧穴取用；如偏头痛，则以患者所痛范围为中心为腧穴施行点穴治疗。

阿是疗法的治病原理，是通过手指对穴位进行快速而有节奏的轻轻点动，使局部皮毛产生一种微红微热变化，以达到消除局部不适症状、解除局部肌肉痉挛疼痛的目的。"痛则不通，不通则痛"是阿是疗法的理论依据，通过推拿手法的作用，消除局部的脉络壅塞和痉挛疼痛，达到通经活络、通则不痛的效果。

阿是疗法操作时患者坐立仰卧均可，不需脱衣，遇病则治，遇急则救，遇痛则止，安全稳妥且无任何副作用，常单独用于治疗各科病症或配合药物治疗等。如代替三棱针进行昏迷救治，即时可用，得心应手，效果显著；在腹部选取局部穴位点动，可使蛔虫致死并促其排出；局部点动关节囊肿，可达消肿速效。自我运用阿是疗法在阿是穴进行点治，也有缓急解痉等作用。

三十五、拍击疗法

拍击疗法是在人体体表进行轻重不同而有节奏的拍打或捶击以防治疾病的一种推拿方法，有行气活血、舒筋和络、消除疲劳和解痉镇痛等作用。在背部进行适度拍打，还有助于痰液的排出。

拍击疗法的最早记载，出自《易筋经》（又称《少林拳术精义》）一书中，在打功项下有"木槌""木杵"和"石袋"的记载。其中除"木杵"为点穴器具之外，"木槌"和"石袋"都是拍击用具。打功的目的在于强健筋骨，如书中所曰："捣打久久则骨缝之膜皆坚壮矣。"应用拍击法治疗疾病，在唐代孙思邈《千金方》、明代高濂《遵生八笺》、明代江瓘《名医类案》、清代陈士铎《石室秘录》等书中也均有记载。明代李梴《医学入门》中曾介绍杭州马汀擅长用竹杖击打法治病。清代吴谦《医宗金鉴·正骨心法·外治手法篇》中也记有用"振梃"（短木棒）治疗伤科疾病的方法。

在历代武术家的练功中，有"金钟罩""铁布衫"等练功方法，即用铁砂口袋拍打身体各部，希望练成"钢筋铁骨，善避刀枪"。经过这种拍打锻炼，使筋骨强健是有可能的，但练成所谓"刀枪不入"的"金钟罩""铁布衫"，则未免有些夸大其实。拍击疗法产生年代悠久，是我国古代人民在生产劳动、锻炼武功及与创伤、疾病作斗争中逐渐积累起来的治疗经验。经过与某些武功锻炼的姿势动作和方法相结合，使之增加了丰富的内容，成为防病健身、治疗多种损伤和疾病的一种独特疗法。

拍击疗法操作简便，易于掌握。通过轻重不同而有节奏的特定部位拍击，能使肌肉、筋腱等软组织得到充分的放松，促使毛细血管扩张，改善微循环，加速气血运行，活血化瘀，进而解除肌肉痉挛，消肿止痛，并以震动波的形式作用于经络脏腑，以激发其生理机能，达到防病治病、益寿延年的目的。拍击疗法适用于风湿痹痛、腰肌劳损、肢体瘫痪、咳嗽、哮喘、咯痰不畅、惊风等病症，在兴奋呼吸、心跳骤停复苏、消除疲乏等方面也有独到的功效。

由于拍击疗法是作用在人的体表，其刺激部位宽广，并且是按一定路线进行拍击，因此都是在体表的面和线上进行。头和胸腹内有重要脏器，所以一般不能拍打，只可拍打躯干的肩、背、腰、骶部。临床拍击腰背的正中线，是指从第七颈椎起至尾骶处的督脉路线。该中线总督全身之阳经，是人体的重要部位。椎管内是人体的次级中枢——脊髓，两侧发出脊神经，下段是马尾神经，是人体神经传递各种刺激信号的主要通道。拍击中上段（脊髓所在处）时只能进行轻拍或中拍，在下段（马尾神经部）方可用重拍。拍击腰背左、右侧线，是指从肩胛部起斜向骶部的路线，属于足太阳膀胱经，人体各脏腑的俞穴都集中在该部位上。拍击时只可轻拍，在骶部与正中线会合处才可重拍，而在肾区只能轻拍或禁拍。在四肢的前侧面、后侧面、内侧面、外侧面，可从上到下进行拍击。

为了便于顺利地进行拍打和充分暴露拍打部位，应嘱患者采取一定的姿势和体位。

（1）直立位，患者两腿叉开与肩同宽，两手交叉于背后或盘肘于胸前，此姿势拍击下肢时较为方便。

（2）扶立位，让患者扶着椅背或桌柜，两腿叉开与肩同宽，上身略向前倾，头颈挺直。此姿势在拍打背部及下肢后侧面时多用，适用于身体较弱者。

（3）弓箭位，嘱患者一侧下肢向前迈出一步，屈曲小腿与地面垂直，另一侧下肢挺直，两手扶于膝上，身体略向前倾。此姿势多用于拍打背部及下肢后侧，适用于身体强壮者。

（4）坐位，患者端坐于椅子或凳上，头项挺直端正，两臂自然下垂，两足着地。此体位多用于拍打上肢，拍打时医者将患肢提起端平。

（5）俯卧位，患者胸前方垫一枕头，两上肢放于头前方，两下肢伸直，全身肌肉放松。此体位多用于拍打后背及下肢后侧面。

（6）侧卧位，患者上肢放于胸前，在上的下肢伸直，在下的下肢屈曲。此体位多用于拍打下肢外侧面。

（7）仰卧位，患者两上肢放平于体侧，两下肢伸直。此体位多用于拍打下肢前侧面及下肢内侧面。

临床上，年老体弱及小儿患者多采用卧位，身体较强壮者和某些不能采用卧位治疗的病症患者，可采用其他体位。

拍击疗法的常用操作方法，主要有拍打法、捶法、击法、棒震法等几种。

（一）拍打法

拍打法分为徒手拍打法和器械拍打法两种。徒手拍打法，是用手掌或用相并的四指拍打的方法。操作时，医者手指自然并拢，掌指关节微屈成"虚掌"状，平稳而有节奏地在患者体表进行拍打；或食指、中指、无名指和小指四指相并，用掌侧面或背侧面进行拍打。

器械拍打法，拍打用具最初选用木槌、振梃、石袋、沙袋或五谷袋等，现临床多采用从古代拍打用具基础上演变而来的钢丝拍。拍打时，主要用腕力进行弹打，前臂只起支持手腕上下移动的作用。操作时可交替使用两只手进行拍打以免劳累，尤其是自我拍打时，有些部位只能用某只手才拍打到位。每次拍打时，开始手法宜轻，然后力量渐渐加重，到拍打快结束时，才可于某些重点经络穴位上进行重拍。拍打的用力轻重，因患者身体强弱、年龄大小、初诊复诊及具体部位等情况而异。

①轻拍法，即拍打时用力较轻，多用于年老体弱者、儿童及初诊患者以及体表内部有重要脏器或肌肉较薄之关节处等；②中拍法，即用中等力量拍打，拍打时以微有痛感为度，适用于一般人和机体大部分部位；③重拍法，即用力较重，不仅用腕力，而且要加用前臂的力量进行拍打，拍打时有痛感，但应以能忍受为度。此法多用于体质壮实之人，或体质较好而病情顽固的复诊患者，或拍打肌肉丰厚的肩、骶、臀部等部位时用之。

拍打的节奏，有"七星拍子"、"四一四"拍、"三六九"拍等。现常用的是"四一四"拍。即打一拍后，随之连续快速地弹打四拍，是为一节。一节连一节地连续弹打，再加上某些空拍，便形成了有旋律的节奏感。有节奏地进行拍打，既可省力，又可使患者有一种舒适感。

拍打的顺序，总的原则是先左后右，从上而下，由近及远。一般是先拍打背部正中线，然后拍打夹脊两旁的侧线，再拍打上肢，最后拍打下肢，从近端拍向远端。双侧患病时，先拍左侧，再拍打右侧。四肢则先前侧，再后侧，先内侧，后外侧，应一拍紧接一拍密密地拍打，每一侧面要反复拍打 3~5 遍，并在该侧面的脉位上重点顺打 3~5 下，不可逆打。

（二）捶法

捶法即用空拳进行敲击。医者两手握空拳，腕伸直，用空拳的小指侧有节奏地轮番敲击肢体。

（三）击法

击法即用掌根或拳背击打。操作时手指自然松开，手掌略为背屈，用掌根部进行叩击；或手握空拳，腕稍屈，用拳背进行敲击。

（四）棒震法

临床常用的六十三棒法，即用振梃（短木棒）拍击小腿部时，患者取弓步（前弓后箭式），医者用棒击患者承山穴处，左右腿各 3 棒，可治腰腿酸痛麻木、头目昏花等症；拍击大腿部时，患者仍取弓步，医者在患者左右腿殷门穴处各击 3 棒，可治疗腰腿酸痛麻木、下肢活动无力等症；拍击背部时，医者在患者左右肓俞穴处各击 3 棒，可治肩背酸痛、胸闷、胸痛、咳痰不爽等症；拍击前臂部时，医者在患者两前臂屈侧面和伸侧面各击 3 棒，可治前臂酸痛麻木等症；拍击上臂部时，医者在患者两上臂屈侧面各击 3 棒，可治前臂酸痛麻木、上肢活动无力等症；拍击拳部时，患者握拳，医者在患者左右手拳面各击 3 棒，可治手指酸痛麻木、活动不利等症；拍击肩部时，医者在患者左右臂臑穴处各击 3 棒，可治疗肩臂酸痛不举等症；拍击前胸部时，医者在患者两乳外上方中府穴各击 3 棒，可治胸痛、胸闷、肩臂活动不利等症；拍击颈项部时，医者在患者大椎穴处击 3 棒，可治背痛、上肢麻木、头痛、项强等症；拍击腰部时，医者在患者腰部命门穴处轻击 3 棒，可治腰膝酸痛、肾虚阳痿、小便不利等症；拍击头部时，医者在患者头顶部百会穴处轻击 3 棒，可治头晕目眩等症。

拍击疗法治疗前，患者要适当休息，使情绪安定，然后排净二便，脱去外衣，室内温度要适中，拍击治疗尤其是棒击法，要由轻渐重，用力适度，不可用力过猛。对初次接受拍击疗法者，应先使用拍法、捶法、击法等，以后根据情况再逐渐改用棒击法。对儿童和年老体弱者手法宜轻，对年青体壮者手法宜重。对痹证、痿证和感觉功能迟钝者手法可适当加重。肩部、背部和腰部宜轻拍，骶部要重拍。四肢肌肉丰满处手法宜重，关节及肌肉较薄处手法宜轻。肾区应禁用拍击疗法。

临床上，凡有皮肤溃烂、肌肤破损、烫伤、疮疖、痈疽、发热、急性传染病、癫痫、严重心脏病、肝脾肿大、内脏肿瘤、各种出血倾向的疾病患者，骨折未愈合、骨结核、类风湿患者以及月经期和妊娠期妇女等，均禁用拍击法。

[附] 太极八卦拍打疗法

太极八卦拍打疗法，是以太极八卦拍在人体体表或按经络、筋脉走行方向进行轻重不同而有节奏的拍打，从而达到养生保健及治未病等目的。

太极八卦拍打疗法作用在人的体表，其刺激部位宽广，并且是按一定路线（经络）进行拍打，因此都是在体表的面和线上进行。头和胸腹内有重要脏器，所以一般不能拍打，需要拍打也要在专业人士的指导下进行，所以一般只拍打躯干的肩、背、腰、骶部和四肢即可。

拍打上、下肢的经络和筋经，是给肌肤的一种主动的有氧运动，具有调节人体阴阳、脏腑和筋经脉络功能、提升免疫力等特殊效果。

太极八卦拍打疗法是一项轻松、活泼的治未病运动，在养生保健和强身健体的同时可带给人们动态的享受，使人心情愉快并陶醉于自我锻炼和太极八卦拍打的乐趣中，减轻了心理压力，促进身心健康发展，从而更增强了治未病的效果。

（一）太极八卦拍打法的作用

太极八卦拍打法具有健肌皮、松腠理、透毛孔、散邪气、引血达表、通调一身阳气、疏通经络、开通闭塞、行气活血、祛风散寒、开胸顺气、解痉止痛、健身益智、安神醒脑等作用。拍打背部治哮喘，拍打肩膀治风痹，拍打腹部可防治肚胀。太极八卦拍打法还可治疗咳喘发作、咯痰不畅以及风湿酸痛，局部感觉迟钝、麻木，肌肉痉挛等症。同时，太极八卦拍打法还能主治头痛、颈椎病、腰腿痛、腰肌劳损、风湿痹痛、肢体麻木瘫痪、浅表感觉迟钝，以及陈旧伤引起的气血瘀滞、经络阻塞、筋肉痉挛与肢体疲劳等症，并常用于消除疲劳等保健用途。中老年人经常进行太极八卦拍打法，对防治骨质疏松和多种骨关节病、肌肉酸痛乏力以及全身性的老年病等有明显效果。

（二）太极八卦拍打法的操作

太极八卦拍打法，一般分为被动拍打法与主动拍打法两种。所谓被动拍打，是指他人为自己拍打（图353 扁鹊击打治病古图）；主动拍打，则是指自己手握拍打给自己拍打了。

1.姿势和体位

（1）被动拍打的姿势和体位

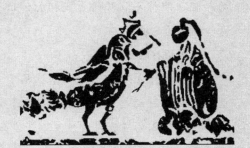

图353 扁鹊击打治病古图

他人在给自己拍打的操作过程中，他人需根据被拍打者拍打部位的不同而采用合适的体位。他人身与手的距离以及坐或站的位置，应以既便于手法操作，又能保存其体力为宜。

在实施医疗或保健操作时，为了便于顺利地进行拍打和充分暴露拍打部位，被拍打者应采取一定的姿势和体位。

①直立位：被拍打者两腿叉开与肩同宽，两手交叉于背后或盘肘于胸前，此姿势拍击下肢时较为方便。

②俯坐位：被拍打者坐于凳椅上，上身前俯，屈肘，前臂支撑于膝上或桌上，肩背肌肉放松，两腿叉开与肩同宽，上身略向前倾，头颈挺直，呼吸自然，在背部运用拿筋拍打法或用热敷时常采用此体位。此外，身体较弱者常采用此体位。

③弓箭位：被拍打者一侧下肢向前迈出一步，屈曲小腿与地面垂直，另一侧下肢挺直，两手扶于膝上，身体略向前倾，此姿势多用于拍打背部及下肢后侧，适用于身体强壮者。

④坐位：被拍打者端坐于椅子或凳上，头项挺直端正，两臂自然下垂，两足着地，其所坐凳子的高度最好与膝至足跟的距离相等。在上肢拿筋拍打时，他人将被拍打者的肢体提起端平进行操作。

⑤俯卧位：被拍打者胸前方垫一枕头，两上肢放于头前方，或屈肘置于头部两侧，两下肢伸直，全身肌肉放松，呼吸自然，此体位多用于拍打后背、腰臀及下肢后侧面。

⑥侧卧位：被拍打者上肢放于胸前，将两下肢均屈曲或一腿屈曲，另一腿伸直，此体位多用于拍打臀部和下肢外侧面。

⑦仰卧位：被拍打者头下垫枕，仰面而卧，下肢平伸，上肢自然放平于身体两旁，肌肉放松，呼吸自然。一般颜面、胸腹及四肢前侧方等部位拍打时，常采取此体位。

临床上，年老体弱及小儿多采用卧位，身体较强壮者和某些不能采用卧位治疗的病症，可采用其他体位。

（2）主动拍打（自我拍打）的姿势和体位

不依靠他人，自己进行拍打法的体位，则根据拍打部位的不同，可分别采取坐位、卧位（仰卧位、侧卧位和俯卧位）、立位等，以既能持久、舒适，又便于操作为宜。

自我拍打法常用于养生保健和治未病，且常与轻松的拍打节奏与韵律（如拍打操）等结合起来，因此易于大众化的推广应用。

自我拍打时的体位一般没有限制，但可采用骆氏祖传的起势、演练与收势的自我拍打体位，以达到天人合一、身心调和的意境。

自我拍打的体位为：

①自然静立势：此站立体位属于"内养功"的一种，也是自我拍打的起势。操练时站立，双脚平行与肩同宽，手臂、肩背各关节放松自然沉垂于身体两侧，自然均匀呼吸，精神贯注，意守丹田（即肚脐下1寸之气海穴处），静默维持1~2分钟（图354自然静立势）。

②演练势：根据不同的拍打方式（如拍打操等）采取适宜的体位和姿势，并配合音韵进行动作的美化。

③收势：举拍前撑，分手下落，收脚还原，回复到自

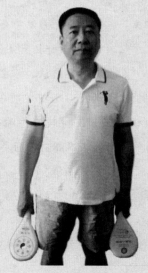

图354 自然静立势

然静立势。

2.拍打法注意事项

太极八卦拍打法之所以能使受伤的组织恢复生理状态，使脏腑的机能失调得到纠正，关键在于要根据不同的对象辨证拍打。由于伤有轻重，病有缓急，人有胖瘦，证有虚实，其治愈的迟速及遗留残疾与否，皆取决于拍打是否运用得宜。

（1）拍打前

拿筋拍打前，必须首先应查明自己有病没病，如果有病是什么病因病机，明确诊断，看自己究竟是什么体质什么病，然后才确定拍打手法的轻重缓急和补虚泻实。一般轻而缓的拍打手法为补虚，重而急的拍打手法为泻实。

中医讲究辨证施治，所以进行拍打要做到心中有数，考虑全面，有中心有重点。选择对治疗病症有效的拍打手法，还要做到部位与穴位有机配合，整体与局部互相配合，精力集中、体位适宜、手法得当、施力适度、治疗有序、时间灵活、操作卫生等。

拍打前，应先了解拍打治疗过程中的注意及禁忌事项，以及反应期中可能出现的现象，以免引起不必要的顾虑或恐惧。对自身病情较严重或有神经衰弱者，应树立恢复健康的信心，因为人体的自愈能力通过拍打是可以得到加强的。

拍打前，还应适当休息，使情绪安定，然后排净二便，脱去外衣，室内温度要适中，以免在拍打时引起不适感觉。

（2）拍打中

拍打中注意不要紧张，全身肌肉放松，自由呼吸。在过饥、过饱以及醉酒后，均不适宜拍打，一般在餐后1~2小时为宜。剧烈活动后，需要休息半小时再进行拍打。一般用于养生保健者，早晚各进行一次拍打最为适宜。

拍打的操作程序、强度、时间，需根据自己的全身与局部反应及拍打后的变化随时调整，并应掌握急则治标，缓则治本的原则，灵活机动、临症变通。如身体素质较好者，可进行上下肢多个方面的拍打，拍打的强度以身体能耐受为度，时间也可稍长一些；如身体素质较差者，则每次可选择上、下肢1~2个面的经络进行拍打，拍打的力度宜轻，时间也可稍短一些，做到循序渐进，逐步增加拍打的强度和时间。

拍打时，一定要由轻渐重，用力适度，不可用力过猛。对初次接受拍打者、儿童和年老体弱者，手法宜轻，年青体壮者手法宜重。对痹证、痿证和感觉功能迟钝者拍打手法可适当加重。背部和腰部一般宜轻拍，骶部可重拍。四肢肌肉丰满处拍打法手法宜重，关节及肌肉较薄处手法宜轻。肾区则一般禁用拍打法。

（3）拍打后

一般拍打后，人体的皮肤表面多有微汗，所以暴露部位应尽量减少，冬季房内应保持温暖，可用棉被蔽盖，即使在夏季亦应外覆薄被单，以免毛孔虚开风邪袭入。

在拍打结束后，受医者可感到全身轻松舒适，原有症状改善。如出现不同程度的疲劳感，属于常见反应。拍打后要注意适当休息，避免寒凉刺激。拍打后，还可作短时间的散步运动，以协助气血和畅。

（4）拍打地点的选择

太极八卦拍打法是一种自我激发的有氧运动，如用于养生保健和治未病，在公园和山林处是最好的地点，对健康也是很有益的。当然，城市人在自家的客厅、书房和办公室等空气流通的地方，也都适合进行拍打。

3. 拍打法的运用

太极八卦拍打法用于健身，拍打范围除头面及会阴部外，全身各部均分为四面，拍打时应面面俱到。拍打的顺序，总的原则是先左后右，从上而下，由近及远。双侧拍打时，可先拍左侧，再拍打右侧。四肢则先前侧，再后侧，先外侧，后内侧，应一拍紧接一拍密密地拍打，每一侧面要反复拍打3~6遍，不可逆打。

（1）拍打法的操作要领

拍打动作的要点，是用腕关节摆动作起落带动拍子在体表所选部位施以平稳而有节奏的拍打动作，一般为拍先落，腕后落，腕先抬，拍后抬。用太极八卦拍拍打体表，着力较轻，手法轻快而有节律，拍打声音清脆但无疼痛感。如单手操作，要轻巧而有弹性，双手交替则动作要协调。拍打的速度要求均匀而有节奏，先轻后重，再由重而轻。

操作时，自己双手各执一拍或仅用一手执拍，手掌握住太极八卦拍的手柄处，将拍子有弹性、有节奏地平打体表部位。注意手握拍柄不宜过紧，否则易于疲劳；也不可过松，过松则不便于进行有力的弹打。

拍打体表经络或穴位，其特点为手法轻快而有节律，拍打声音清脆但无疼痛感。拍打时，主要用腕力进行弹打，前臂只起支持手腕上下移动的作用，可交替使用两只手进行拍打以免劳累。

拍打的时候，拍子与身体接触面要大，应以拍体的大部分平稳击打体表部位，不能打"出头拍"或用拍尖击打，也不能有拖、抽动作。

（2）拍打的用力轻重

太极八卦拍打法属力量较大的强刺激手法，即"刚劲"手法，但应注意刚中有柔，柔中有刚，刚柔相济，刚可深达，柔不伤皮。每次拍打时，开始手法宜轻，然后力量渐渐加重，到拍打快结束时，才可于某些重点经络穴位上进行重拍。《医宗金鉴·正骨心法要旨》曰："法之所施，使患者不知其苦，方称为法也。"此话说明拍打法不必要强调用力过大才有效，而是适当深透即可。

太极八卦拍打法要求用力快速、短暂，用力均匀而有节奏，击打时不能有拖、抽动作。用力轻重应视被拍打部位的肌肉是否丰满及体质强弱而定，注意用劲要快速而短暂，垂直击打体表，软中有硬，刚柔相济，先轻后重，再由重而轻。

拍打一个部位，一般连续拍打3~5次即可，重点部位可为1~2分钟。拍子的方向应与拍打部位的肌肉纤维方向平行，腰骶部应与脊柱垂直。

拍打的用力轻重，因身体强弱、年龄大小及施术部位肌肉是否丰满及体质强弱而定。

在具体运用中，一定要分清证之虚实，一般虚证宜轻，实证宜重。拍打背部时，应嘱患者张口呼吸。

拍打的手法操作，开始宜轻，逐渐加重，按照身体强弱、年龄大小及具体部位等情况，可分为"轻""中""重"三种。

①轻拍法：即拍打时用力较轻，多用于年老体弱者、儿童及初诊患者以及体表内部有重要脏器或肌肉较薄之关节处等。

②中拍法：即用中等力量拍打，拍打时以微有痛感为度，适用于一般人和机体大部分部位。

③重拍法：即用力较重，不仅用腕力，而且要加用前臂的力量进行拍打，拍打时有痛感，但应以能忍受为度。此法多用于体质壮实之人，或体质较好而病情顽固的复诊患者，或拍打肌肉丰厚的肩、骶、臀部等部位时用之。

（3）拍打的节奏

有节奏地进行拍打，既可省力，听着又较顺耳，使人有一种舒适感。因此拍打的节奏，有"三一拍""一四拍""三六拍"等。拍打时，应一拍接一拍地密密地拍打，不可遗漏，如有遗漏，则不要补打。

"三一拍"，即连打三拍后，再重打一拍，是为一节。一节连一节地连续拍打，便形成了有旋律的节奏感。一般一个部位连续拍打3~5次即可。

"一四拍"，则为打一拍后，随之连续快速的拍打四拍，是为一节。一节连一节地连续拍打，再加上某些空拍，便形成了有旋律的节奏感。

（4）拍打法的路线和顺序

拍打法用于养生健身和治未病，拍打范围除头面及会阴部外，全身各部均分为四面，拍打时可以面面俱到。拍打的顺序，宜先左后右、自上而下、由近及远地进行，不可逆打。

对于初学者，拍打一般是进行上肢拍打法，即先在上肢的各部位进行拍打，然后在于上肢内侧（手三阴经）进行拍打，最后在上肢外侧（手三阳经）进行拍打。

上肢拍打完成后，再进行下肢拍打法。按照4个步骤，分为下肢前侧足阳明胃经拍打法、下肢外侧足少阳胆经拍打法、下肢内侧足太阴脾经拍打法、下肢后侧足太阳膀胱经拍打法。

（5）拍打法的穴位选取

中医初学者或是对经络穴位没有什么研究的拍打者，在拍打穴位时往往会认为自己找不准穴位。实际上，在太极八卦拍打疗法的实施中，我们用拍子拍打穴位并不是像针灸那样要求精确地扎准，而是要求在穴位所在的片区拍打即可。

（三）上肢拍打法

1.上肢按部位拍打法

（1）肩部拍打法

拍打肩部时，在左右肩部四周各击3~6下，可防治肩痛、肩酸、肩臂酸痛不举、肩部软组织扭挫伤、肩周炎、肩峰下滑囊炎、冈上肌肌腱炎、冈上肌肌腱钙化、肩胛骨附近肌肉急性损伤与慢性劳损以及老年性关节僵硬等症。

（2）上臂部拍打法

拍打上臂部时，在两上臂屈侧面各击3～6下，可治前臂酸痛麻木、上肢活动无力等症。

（3）肘关节拍打法

拍打肘关节屈面时，在两肘关节屈面各拍打3～6下（图355拍打肘关节），可防治网球肘、肘关节屈伸不利、肱骨外上髁炎、尺骨鹰嘴滑囊炎、肘部软组织扭挫伤、前臂酸痛麻木等症。

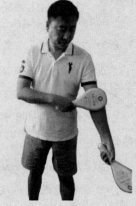

图355　拍打肘关节

（4）前臂部拍打法

拍打前臂部时，在两前臂屈侧面和伸侧面各击3～6下，可治前臂酸痛麻木、前臂屈肌总腱损伤等症。

（5）腕关节拍打法

拍打腕关节时，在两腕关节屈侧面和伸侧面各击3～6下，可治手腕酸痛麻木、腕关节综合征、腕部软组织扭挫伤、屈指肌腱狭窄性腱鞘炎、腕伸肌群轧轹性腱鞘炎、桡骨茎突狭窄性腱鞘炎、腕关节背侧腱鞘囊肿、腕关节劳损、"鼠标手"等症。

（6）掌部拍打法

拍打掌部时，在左右手掌前后面各击3～6下，可治手指酸痛麻木、活动不利等症。

2.上肢经络拍打法

（1）上肢内侧（手三阴）拍打法

手三阴经，包括手太阴肺经、手少阴心经和手厥阴心包经3条经络。《灵枢》曰："手之三阴、从胸走手。"即手三阴经的经络都是从胸走手，在上肢的内侧循行。

拍打时，先用右手握拍沿着腋前→上臂内侧→前臂内侧→鱼际→手掌心的劳宫穴进行拍打2～3遍，然后再用左手握拍拍打右侧上肢内侧各2～3遍。

拍打上肢内侧的手三阴经脉和腧穴，能防治胸部、肺、胃、喉部疾患及心病、血脉、神志病、上肢等方面的病症，如咳嗽、气上逆而不平、喘息气粗、心烦不安、心悸、胸部满闷、神经衰弱、更年期综合征、肩臂活动不利、上肢酸痛麻木或掌心发热等症。

（2）上肢外侧（手三阳）拍打法

手三阳经，包括手阳明大肠经、手太阳小肠经和手少阳三焦经3条经络。《灵枢》曰："手之三阳，从手走头。"即手三阳经的经络都是从手走向头部，在上肢的外侧循行。

拍打时，先用右手握拍沿着肩部→上臂外侧→前臂外侧→手腕背侧→手背进行拍打2～3遍，然后再用左手握拍拍打右侧上肢外侧各2～3遍。

拍打上肢外侧的手三阳经脉和腧穴，能防治头面、五官疾患、胁肋病、热病、神志病和经脉循行部位的病变，如头痛、眼睛昏黄、耳鸣、耳聋、口干、鼻塞、流清涕或出血、咽喉痛、胸胁部病证和肩前与上臂部痛、上肢麻木等。

（四）下肢拍打法

1. 下肢按部位拍打法

（1）臀部拍打法

拍打臀部时，在左右臀部四周各击 6～10 下，可防治臀部酸痛、髋关节软组织扭挫伤、臀部筋膜损伤、髋关节滑囊炎、梨状肌损伤综合征、慢性坐骨神经痛、股神经卡压征、股后侧肌及肌腱损伤等症。

此外，对股骨头坏死这个中老年人谈之色变的病症，因其主要病理系股骨头血运受阻，遭受破坏而引起股骨头部骨质缺血，所以从健康之时开始即坚持臀部拍打法，可以促进臀部的血液循环和保持经络畅通，从而防止髋部的股骨头血液循环变差而发生坏死等病变。

（2）膝关节部拍打法

拍打膝关节部位时，在膝关节的四周各击 6～10 下，可防治股二头肌慢性劳损、膝关节骨性关节炎、膝腘窝囊肿、膝关节慢性损伤性滑囊炎、髌上滑囊血肿、髌下脂肪垫损伤、膝关节内侧副韧带损伤等症。

（3）踝关节部拍打法

拍打踝关节部位时，在踝关节的四周各击 6～10 下，可防治腓肠肌急性损伤与慢性劳损、自体压迫性腓总神经麻痹、小腿三头肌及跟腱拉伤、踝部腱鞘炎、踝部腱鞘囊肿、踝关节扭伤、跗管综合征等症。

（4）足跟部拍打法

拍打足跟部时，在足跟部的周围各击 6～10 下，可防治足底痛、跟骨骨刺等症。

以上是按照下肢的各部位分别进行拍打。实际上，对各种原因（如脑中风偏瘫、小儿麻痹后遗症等）引起的下肢关节挛缩与关节强直，经常进行下肢各个部位的拍打，对恢复其功能都有明显的帮助。

2. 下肢经络拍打法

拍打下肢经络时宜采用坐位或站立位，在左、右腿分别进行拍打。下肢拍打系在下肢的前侧面（足阳明胃经）、外侧面（足少阳胆经）、内侧面（足厥阴肝经）、后侧面（足太阳膀胱经）施术。

（1）下肢前侧足阳明胃经拍打法

足阳明胃经，左右各 45 个穴位，起于承泣穴，止于厉兑穴；行走于头面部、胸腹部和下肢的前外侧面。拍打主要是在下肢前外侧面，重点拍打气冲、髀关、伏兔、阴市、梁丘、足三里、丰隆、解溪等穴。

足阳明胃经腧穴可治疗胃肠等消化系统，以及神经系统、呼吸系统、循环系统和头、眼、鼻、口、齿等器官病症和本经脉所经过部位的病症，如胃痛、腹胀、呕吐、泄泻、鼻衄、牙痛、口眼㖞斜、咽喉肿痛、热病、神志病等。

足阳明胃经在下肢前侧的气冲穴在腹股沟稍上方，脐中下 5 寸，距前正中线 2 寸，当耻骨结节外上方，功用为调经血、舒宗筋、理气止痛，主治肠鸣、腹痛、疝气、痛经、月经不调、不孕、阳痿、前列腺炎、阴肿。

髀关穴在大腿前面上段，髂前上棘与髌底外侧端的连线上，功用为强腰膝，通经络，主治腰痛、腹痛、腰膝冷痛、股内外肌痉挛、下肢痿痹、中风偏瘫、重症肌无力。

伏兔穴在大腿前面上段，功用为散寒化湿、疏通经络，主治腰痛膝冷、风湿性关节炎、股外侧皮神经炎、下肢麻痹、荨麻疹、疝气、脚气。

阴市穴在大腿前面下段，功用为温经散寒、理气止痛，主治风湿性关节炎、腿膝冷痛、痿痹，屈伸不利、疝气、腹胀、腹痛、糖尿病、水肿。

梁丘穴在大腿前面下段，功用为理气和胃、通经活络，主治风湿性关节炎、膝肿痛、下肢不遂、胃痛、胃痉挛、乳痛、血尿、痛经。（注：拍打大腿前面下段，即可同时拍打到阴市、梁丘穴。）

足三里穴在小腿前外侧，当犊鼻穴下3寸处。足三里穴的功用为健脾和胃、扶正培元、通经活络、升降气机，主治胃痛、胃痉挛、胃下垂、呕吐、噎膈、消化不良、纳差、乏力、腹胀、肠鸣、泄泻、便秘、腹痛、心悸、气短、头晕、失眠、耳鸣、耳聋、神经衰弱、高血压、冠心病、支气管炎、支气管哮喘、下肢痹痛、中风偏瘫、水肿、癫狂、遗尿、阳痿、遗精、月经不调、虚劳羸瘦。本穴应用广泛，为全身强壮保健要穴，亦为消化系统常用要穴，长期拍打可预防脑血管意外的发生。

丰隆穴在小腿前外侧，当外踝尖上8寸，功用为健脾化痰、和胃降逆、开窍，主治头痛、眩晕、失眠、咳嗽、痰多、哮喘、呕吐、便秘、水肿、癫狂痫、癔病、尿潴留、烟癖、肥胖病、下肢痿痹、腿膝酸痛、肩周炎。

解溪穴在足背与小腿交界处的横纹中央凹陷中，功用为舒筋活络、清胃化痰、镇惊安神，主治头痛、眩晕、高血压，癫狂、腹胀，胃炎，肠炎，便秘，下肢痿痹、踝关节疼痛，足下垂。

（2）下肢外侧足少阳胆经拍打法

足少阳胆经一侧分布在下肢外侧面有15个穴位，包括环跳、风市、中渎、膝阳关、阳陵泉、阳交、外丘、光明、阳辅、悬钟（绝骨）、丘墟、足临泣、地五会、侠溪、足窍阴。

在下肢外侧足少阳胆经的循行路线上进行拍打，可主治胸胁、肝胆病症、热病、神志病和头侧部、眼、耳、咽喉病症，以及本经脉所经过部位之病症，如口苦、目眩、头痛、颌痛、腋下肿、胸胁痛、缺盆部肿痛、下肢外侧疼痛等。

环跳穴在股外侧部，侧卧屈股时位于股骨大转子最凸点与骶骨裂孔连线的外1/3与中1/3交点处（图356拍打环跳穴），功用为祛风化湿、强健腰膝，主治腰胯疼

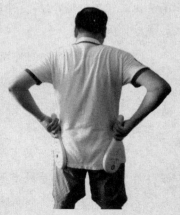

图356　拍打环跳穴

痛、坐骨神经痛、半身不遂、下肢痿痹、膝踝肿痛不能转侧、风疹、湿疹。

风市穴在大腿外侧部的中线上，当直立垂手时，中指尖处，功用为祛风化湿、通经活络，主治中风半身不遂，腰腿痛，下肢痿痹、麻木，膝关节炎，耳鸣，暴聋，遍身瘙痒，脚气。

膝阳关穴在膝外侧阳陵泉穴上3寸，股骨外上髁上方的凹陷处，功用为疏利关节、祛风化湿，主治膝膑冷痛、腘筋挛急、小腿麻木、坐骨神经痛、下肢瘫痪。

阳陵泉穴在小腿外侧腓骨小头前下方凹陷处，功用为舒肝利胆、强健腰膝，主治半身不遂，高血压病，落枕，肩痛，腰扭伤，下肢痿痹、麻木，膝膑肿痛，踝扭伤，脚气，胁肋痛，口苦，呕吐，黄疸，胆结石，胆绞痛，胆道蛔虫症，习惯性便秘，小儿惊风等。

光明穴在小腿外侧外踝尖上5寸处，功用为疏肝明目、活络消肿，主治偏头痛、目痛、夜盲、视物模糊、颊肿、乳房胀痛、腰扭伤、膝痛、下肢痿痹等。

悬钟穴在小腿外侧外踝尖上3寸处，功用为平肝息风、舒肝益肾，主治中风偏瘫、头痛、颈项强痛、胸腹胀满、胁肋疼痛、腰扭伤、下肢痿痹、膝腿痛、踝关节及周围软组织疾病、脚气等。

（3）下肢内侧足太阴脾经拍打法

足太阴脾经一侧共有21个穴位，其中11个穴位分布在下肢内侧面，10个穴位分布在侧胸腹部。首穴隐白，末穴大包。下肢内侧面的穴位名称按顺序为隐白、大都、太白、公孙、商丘、三阴交、漏谷、地机、阴陵泉、血海、箕门、冲门。拍打时按照从大腿根部内侧的冲门穴往下到小腿内侧直至足内踝商丘穴的顺序施术。

足太阴脾经的腧穴可治疗脾、胃等消化系统病症，如胃脘痛、恶心呕吐、嗳气、腹胀、便溏、黄疸、身重无力、舌根强痛及下肢内侧肿痛、厥冷等。

冲门穴在腹股沟外侧，距耻骨联合上缘中点3.5寸，髂外动脉搏动处的外侧处，功用为健脾化湿、理气解痉，主治腹痛、疝气、乳腺炎、乳汁少、崩漏、带下、子痫、尿潴留、睾丸炎、精索神经痛等。

箕门穴在大腿内侧，当血海与冲门连线上，血海上6寸处，功用为健脾渗湿、通利下焦，主治小便不利、遗尿、遗精、阳痿、腹股沟肿痛。

血海穴于正坐屈膝时在大腿内侧，髌底内侧端上2寸，当股骨内上髁上缘处。血海穴的功用为调经统血、健脾化湿，主治月经不调、崩漏、经闭、瘾疹、湿疹、皮肤瘙痒症、神经性皮炎、丹毒、睾丸炎、贫血、下肢溃疡、膝关节炎。

阴陵泉穴在小腿内侧，胫骨内侧髁后下方凹陷处，约胫骨粗隆下缘平齐处，功用为清利湿热、健脾理气、益肾调经、通经活络，主治消化不良、腹胀、泄泻、水肿、黄疸、小便不利或失禁、遗精、阳痿、月经不调、痛经、失眠、膝痛、下肢麻痹等。

地机穴在小腿内侧，当内踝尖与阴陵泉的连线上，阴陵泉下3寸处，功用为健脾渗湿、调经止带，主治腹痛、泄泻、小便不利、水肿、乳腺炎、月经不调、痛经、遗精、阳痿、腰痛、下肢痿痹。

漏谷穴在小腿内侧，当内踝尖与阴陵泉的连线上，距内踝尖6寸，胫骨内侧缘后方处。功用为健脾和胃、利尿除湿，主治胃肠炎、消化不良、腹胀、肠鸣、小便不利、遗精、肩胛部疼痛、下肢痿痹等。

三阴交穴在小腿内侧，当足内踝尖上3寸，胫骨内侧缘后方处。功用为健脾胃、益肝肾、调经带，主治月经不调、痛经、崩漏、带下、经闭、癥瘕、阴挺、胎位异常、滞产、产后血晕、恶露不尽、久不成孕、遗精、阳痿、早泄、疝气、睾丸缩腹、遗尿、尿闭、水肿、小便不利、脾胃虚弱、肠鸣、腹胀、泄泻、下肢痿痹、脚气、肌肉疼痛、皮肤病、湿疹、荨麻疹、失眠、头痛、头晕、两胁下痛、糖尿病等。在本穴用拿法和拍打法，能疏通血脉，可用于防治妇科疾患。

（4）下肢后侧足太阳膀胱经拍打

足太阳膀胱经左右各67个穴位，起于睛明穴，止于至阴穴。操作时，用左右手分别握拍，以反手沿着足太阳膀胱经脉在下肢后侧的循行路线从上到下交替拍打。一般是从臀部沿大腿外侧后下行于腘窝中，再向下通过小腿后的腓肠肌至外踝后方。在沿这条经脉拍打时，重点在臀下横纹的承扶穴，大腿后侧的殷门穴，腘窝处的委中穴、委阳穴，腓肠肌部的承山穴、飞扬穴，外踝后方的昆仑穴处进行拍打。

拍打足太阳膀胱经在下肢后侧部的经络循行路线及腧穴，可主治泌尿生殖系统、精神神经系统、呼吸系统、循环系统、消化系统的病症和热性病，以及膀胱经经脉所过部位的病症如癫痫、头痛、目疾、鼻病、遗尿、小便不利及下肢后侧部位的疼痛等症。

承扶穴在大腿后面，臀下横纹的中点。其功用为通便消痔、舒筋活络，主治腰、骶、臀、股部疼痛，痔疾。

殷门穴在大腿后面，即承扶穴下6寸处。殷门穴的功用为舒筋通络、强腰膝，主治腰痛，因此拍打此穴可治疗腰腿酸痛麻木、下肢活动无力等症。

委中穴在腘横纹中点。其功用为舒筋活络、泄热清暑、凉血解毒，主治腰脊疼痛、坐骨神经痛、腓肠肌痉挛、下肢痿痹、半身不遂、风湿性膝关节炎，腹痛、吐泻、小便不利、遗尿、皮疹、周身瘙痒、疔疮、发背、癫痫。

委阳穴在腘横纹外侧端，功用为舒筋活络、通利水湿，主治腹满、小便不利、腰脊强痛、腿足挛痛、痿厥、癫痫、热病等。

承山穴在小腿后面正中，当伸直小腿或足跟上提时腓肠肌肌腹下出现尖角（人字陷纹）凹陷处。其功用为理气止痛、舒筋活络、消痔，主治腿拘急疼痛、腰肌劳损、便秘、痔疾、痛经、脚气、下肢瘫痪、小儿惊风等。在本穴用拿法，能使小儿入睡，并能治疗腓肠肌痉挛、腰腿酸痛麻木、头目昏花等症。

飞扬穴在小腿后面，当外踝后，昆仑穴直上7寸，承山外下方1寸处，功用为清热安神、舒筋活络，主治头痛、目眩、衄血、腰腿疼痛、痔疾、癫痫，配伍委中穴可治腿痛。

昆仑穴在足部外踝后方，当外踝尖与跟腱之间的凹陷处，功用为安神清热、舒筋活络，主治头痛、项强、目眩、鼻衄、癫痫、小儿惊风、腰骶疼痛、坐骨神经痛、下肢瘫痪、膝关节炎、足跟肿痛等。

（五）太极八卦拍打法的适应证

太极八卦拍打法可用于养生保健、增强体质、美容美体、减肥健身等。对于亚健康的人，坚持使用太极八卦拍打法也常能收到良好的成效，如办公室综合征、颈肩腕综合征、信息焦虑综合征、工作场所抑郁症、慢性疲劳综合征、更年期综合征、竞技综合征等，以及颈肩痛、腰背痛、手肘与手腕痛、电视综合征、电脑眼病、电视腿、尾骨病等患者。通过拍打人体的微循环得到改善，经络疏通，活血化瘀，从而使五脏六腑功能旺盛、气血调和，最终能够达到强身健体、祛除病邪、防病治病的目的。

太极八卦拍打法的适应证主要有：

①闭合性的关节及软组织损伤，如腰椎间盘突出症、腰肌扭伤、梨状肌综合征、半月板撕裂、膝关节副韧带损伤、腕关节扭伤、指间关节挫伤等。

②肌肉、韧带的急性扭挫伤和慢性劳损，如颈肌劳损、背肌劳损、腰肌劳损、跟腱炎、网球肘等。

③各种损伤后遗症，如手术与创伤后遗症；骨质增生性疾病，如腰椎骨质增生、膝关节骨性关节炎、跟骨骨刺等；风寒湿邪侵袭引起的肢体疼痛、麻木、沉重乏力或功能障碍等。

④周围神经疾患，如坐骨神经痛、腓总神经麻痹等。

⑤内科疾患如神经官能症、气管炎、肺气肿、胃炎、胃下垂、十二指肠溃疡、半身不遂、高血压、糖尿病、腹胀等。

⑥妇科疾病如月经不调、痛经、闭经、子宫脱垂、更年期综合征等。

⑦儿科疾患如小儿夜尿症、小儿脑性瘫痪、臂丛神经损伤、小儿麻痹后遗症、小儿消化不良等。

（六）太极八卦拍打法的禁忌证

①开放性软组织损伤，如骨折未愈合、韧带和肌肉断裂的固定期、创伤、刀伤以及皮肤溃烂、皮肤破损者。

②严重感染性疾病，如脓毒血症、蜂窝组织炎、丹毒、脓肿、化脓性骨髓炎、溃疡性皮炎、烫伤等。

③由结核菌引起的运动器官的病症，如骨结核等。

④传染性疾病，如肺结核、病毒性肝炎等，以及疾病的急性期病情危重，有高热、神志不清者。

⑤各种出血倾向的疾病，如血友病、血小板减少症等。

⑥妇女妊娠、经期的腹部、腰骶部不可拍打，以免发生流产或大出血；必须施行拿筋手法者，宜采用轻手法并分多次进行操作。

⑦严重心脏病、肝脾肿大、癫痫，以及恶性肿瘤，如肝癌、肺癌等，心、肺、肾等重要脏器功能严重损害者。

⑧体弱、年老者及儿童，禁施强拍打手法，须用轻缓的拍打手法。

三十六、保健锤疗法

经常用木制或牛角制成的保健锤敲打人体的一定部位或经络穴位，有保健治疗的作用。敲打的力量需因人而异，以舒适、能耐受为度。如经常用保健锤敲打大椎穴和肩井穴及周围的肌肉，可防治颈肩综合征等，对长期伏案工作、操作电脑的人尤为适宜。其方法是用右手握锤，沿左肩井、大椎、右肩井及穴位周围的肌肉有节奏地轻缓敲打，然后再返回，往返敲打约 100 次；然后换左手再同样反复敲打约 100 次。在敲打穴位的同时又活动了左、右肩关节，因此适用于颈椎病、肩周炎等病症的日常保健治疗。如经常敲打和按摩分布着丰富神经末梢的手掌和足底，通过和缓地刺激其上的多个穴位，能调节脏腑、滋阴降火、安神明目、调补肝肾，有强身健体之效，还可防治头痛、心脑血管病、高血压、肾炎等。如经常用保健锤敲打人体的强身要穴足三里，可利脾胃、通经络、补虚弱，具有促进消化吸收和增强免疫的功用，可防治膝痛、胃痛、腹泻等症。

三十七、推拿麻醉

推拿麻醉也称指压麻醉，简称推麻，是一种不用药物和医疗器械，而利用推拿手法刺激穴位，以达到镇痛、催眠和调节人体生理功能的作用，从而使患者在清醒或半睡眠状态下接受手术的中医麻醉方法。

我国古代常在骨折脱位等整复手术、拔牙术或艾灸术中应用推拿麻醉法。如明代龚云林《寿世保元》一书中的"着艾火，痛不可忍，预先以手指紧罩其穴处，更以铁物压之，即止"，便是通过指压麻醉来抑制艾灸灼痛的临床应用实例。推拿与外科手术相结合，提高了手术操作的简便性和治疗效果。

推拿麻醉目前虽存在着镇痛不全、牵拉反应和肌肉松弛不够满意的情况，但经过不断的研究和努力，这项新的医疗技术将会更趋完善。

（一）推麻的特点和适应范围

推拿麻醉安全无副作用，手术时患者保持清醒状态，除了使患者的痛觉变迟纯外，其他各种感觉和运动功能仍可保持正常。因此，患者可与医生合作，有利于手术的进行。同时，推拿有调节人体多种功能的作用。手术时患者的血压、脉搏、呼吸一般都比较平稳，手术后不会有后遗症，伤口疼痛也较轻，因此术后康复较快。

由于推麻在手术中对机体各部分的生理扰乱少，还具有疏通经络，使气血流畅，并能调整经脉中的"气血"和"营卫"的作用，故术中患者血压稳定。对休克患者进行推麻下手术，通过改变手法和选择适当的穴位，还可促使血压上升，稳定血压，使其安全度过手术期。推麻无药物麻醉造成的用药过量或患者对麻醉药过敏而发生麻醉意外的问题，对心、肺、肝、肾等功能不良或年老体弱、休克、高血压及药物过敏等不宜采用药物麻醉的患者，应用推拿麻醉比较安全。临床上，推拿麻醉主要适用于小型、时间较短的外科手术，如拔牙、扁桃体摘除、上颌窦手术、下鼻甲肥大部分切除、甲状腺切除、乳房纤维瘤摘除、耳壳修补、胃大部切除、剖腹探查、剖腹产、卵巢囊肿切除、输卵管结扎、疝修补、肠切除、直肠悬吊、胆道探查等手术，对一些腹部、胸部、头颅处的大手术则较少采用推拿麻醉法。在骨伤科，推拿麻醉的适应范围十分广泛。

推拿麻醉不需要复杂的医疗器械，仅凭医师的手法操作，具有易掌握、安全、有效、生理扰乱少、术后恢复快、简便易行等优点。但下腹部手术的推麻麻醉效果较上腹部手术略差，因此可辅以适量的安定镇痛药物以及在手术的关键部位施以少量麻醉药，以进一步增强麻醉效果。

（二）推麻的作用

推拿手法之所以能产生麻醉的效果，是因为在特定的经络和穴位施以推拿手法（如以指代针的"指针法"），可以和针灸刺激穴位一样促使人体的经络疏通、气血流通，产生镇痛作用、抗内脏牵拉反应作用、抗创伤性休克作用，以及促进创伤的恢复。

推拿的指压手法具有明显的镇痛、镇静作用，是指压麻醉的基础。推拿按压穴位产生一定的痛感，使痛觉感受器发生兴奋，将冲动传入中枢，中枢直接支配腺垂体释放止痛物质，其中如多肽化合物内啡肽（endorphins）镇痛功能为吗啡的 $5 \sim 10$ 倍。实验表明，压挤跟腱能抑制丘脑束旁核和中央外侧核被痛觉冲动所触发而产生的痛反应，对豚鼠脑干网状结构中与疼痛有关的神经元的单位放电也有明显的抑制作用。如指压背俞穴，可明显抑制腹肌的反射性放电；指压健康人太阳、颊车穴 10 分钟之后，不少人有欲睡或逐渐入睡的现象；指压合谷穴，能引起脑电 α 波强化或中慢波增多的现象，提示它对大脑皮层有一定程度的抑制作用。在指压猫"太阳""颊车"穴的条件下，牵拉胃幽门或刺激内脏大神经时，肠神经自发放电紊乱现象与对照组相比极为轻微，说明指压穴位在一定程度上抑制了内脏牵拉反应和牵拉痛。在指压穴位的过程中，脑内可产生具有镇痛作用的化学物质，如果将正在接受指压的家兔脑脊液注入另一家兔的脑中，另一家兔的痛阈也会升高。但直接接受指压的动物痛阈升高快，持续时间长，而接受脑脊液的动物痛阈升高慢，持续时间短。

1958 年以来，我国创造并不断使用针灸麻醉的方法，如颅脑、五官、颌面、颈部、胸部、腹部、四肢和垂危休克等手术都先后采用过针麻，其成功率可达 $80\% \sim 90\%$。但在不同的手术中，针麻的效果则不尽相同。根据全国颅脑、青光眼、甲状腺、肺、胃、子宫等临床上万例的统计，可将针麻效果分为三类：第一类针麻效果稳定，并已通过省市和部级成果鉴定，有一定规律可循，可以推广的手术有甲状腺手术、前颅凹手术、颈椎前路手术、剖腹产手术、拔牙术、输卵管结扎术、肺切除术；第二类针麻可作为一种麻醉方法，但效果尚不稳定或已接近效果鉴定的手术，有上颌窦根治术、阑尾切除术、子宫切除术、斜视矫正术、胃大部切除术等；第三类为应用针麻效果较差的手术，如四肢骨科手术、会阴部手术等。针刺麻醉所产生的一切临床作用都具有一定的生理限度和个体差异性，针刺穴位只能在一定范围内提高痛阈和耐痛阈、降低痛反应，因此单纯依靠针刺所产生的镇痛作用，一般来说并不能完全解除由于手术创伤而引起的疼痛，即所谓镇痛不全，而且针麻的镇痛作用存在着显著的个体差异。作为一种临床麻醉方法，针麻还存在着肌松不够和内脏牵拉反应等不足之处，有时需要采取适当的药物予以辅助。与针麻相同，推麻的使用虽较少，但其作用机理与效果却是基本一致的。

（三）针麻与推麻穴位的特异性和相对性

从针麻和推麻的临床以及正常人体和动物体的实验研究中可以看到，在刺激穴位进行麻醉或镇痛的关系中，穴位的特异性主要表现为不同穴位或不同处方针麻的效果不同；同一穴位或同一处方对身体各部的镇痛效果不同；同一处方对镇痛和抗生理扰乱的作用可不相同；各穴位之间，在刺激作用上存在着相互加强或相互抑制的作用。因此，针麻和推麻效果与穴位的特异性有一定关系。

与穴位主治功能一样，针麻和推麻效应的穴位特异性也是相对的。表现在不同穴位或不同处方对同一针麻手术都有一定的作用，如甲状腺手术针麻穴位配方具有两方面的特征，一方面是各部位选穴如上肢、下肢、颈部、耳部等不同部位取穴皆可完成手术，甚至下肢非穴区（也不在经络循行线上但有得气感）针刺也可完成手术；另一方面是各种不同部位的选择，其针麻效果是不相同的。如以颈部取穴（双侧扶突穴）为优，其次是上肢（双侧合谷、内关）取穴，或耳穴（取手术侧或双侧的神门、肺、交感、颈），而下肢非穴组效果最差。又如针麻肺切除手术，全国共采用过 80 余组穴位处方，穴位遍及全身各个部位，只是效果有所差异。另有报告指出，比较针刺多经多穴组、上肢单穴（三阳络）组与下肢穴组的针麻效果，以三阳络穴效果最好。

针麻穴位的相对性还表现在同一穴位或同一处方对全身各部位都有一定的镇痛作用，如分别针刺合谷穴、足三里穴、合谷加足三里穴、非经非穴区（但有较强的针感），对头、胸、腹、背、四肢皆有镇痛作用；分别针刺耳穴的神门、肺、交感、胃、脾、腹、三焦、皮质下、耳尖等 9 个穴位，对胸部、上腹部、下腹部共 11 个测痛点的痛阈都有显著的提高作用。临床上，针刺合谷、内关分别进行头部、颈部、胸部、腹部和四肢手术也都能取得成功的效果。在同一穴位或同一处方在同条件下，对针麻的各种作用的影响不是绝对的，如机体的功能状态不同，同一穴位或同一处方针麻效果的优劣可有明显差异。不仅如此，机体的功能状况不同，针刺效应的方向也可能截然不同，如针刺同一组穴位，对针麻前血压下降到休克状态的患者有升压作用，而对高血压者则有降压作用。

（四）推麻的选穴方法

推麻的选穴，一般以容易得气（以酸胀重的感应为佳），不痛，不出血，患者体位舒适，医者操作无影响为原则。体穴的选用，一般以十四经穴为主，并有循经选穴、局部选穴、远端取穴、按神经学说选穴、耳穴的选用等方法。

循经选穴，是根据"经络所过，主治所在；经络所通，主治所及"的理论，以及手术的不同部位和具体要求，选取与切口部位、手术脏器联系密切的有关经脉，再在这些经脉上选取若干穴位配成推麻穴位处方。如拔牙及颈部手术可选用手阳明大肠经的穴位，因为这条经脉循行锁骨上窝时发出支脉上至颈部，经过面颊进入下齿龈，再绕唇至对侧鼻翼旁，因此选取合谷穴、三间穴等；胸腔及上腹部手术，可选手厥阴心包经的内关穴；又如阑尾切除术、输卵管结扎术，一般多选用足太阴脾经、足厥阴肝经、足少阴肾经的会穴三阴交及足阳明胃经的足三里等。

临床上，拔牙常选用的推麻穴位为上牙取下关和颧髎、下牙取颊车和承浆，配穴可选水沟、合谷、三间、劳宫；扁桃体摘除或上颌窦手术取下关、颊车；内翻倒睫矫正术为睛明、合谷；甲状腺切除主穴为扶突、合谷，配穴为内关；耳后淋巴结切除为合谷；剖腹产为主穴为三阴交、上巨虚，配穴为足三里、太阳、颊车；卵巢囊肿切除主穴为三阴交、上巨虚，配穴为足三里；输卵管结扎主穴为三阴交，配穴为足三里；胃大部切除主穴为足三里、三阴交、太阳、颊车，配穴为百会、手三里、合谷、上巨虚；阑尾切除主穴为右侧的三阴交和足三里、上巨虚、合谷；疝修补主穴为同侧的三阴交、阳陵泉、足三里；下肢清创主穴为同侧的足三里、三阴交；乳房手术主穴为同侧的合谷、内关，配穴为颊车（双）等。

局部取穴，也称近部选穴，即选用手术附近部位的腧穴，可循经取穴，亦可按支配手术区的神经干走向来取穴。如拔下牙选颊车、大迎、人中、下关、承浆、合谷等穴；鼻息肉摘除术可选合谷穴和迎香穴；上肢手术可选同侧的合谷、内关等穴；剖腹产选带脉穴等。

远端取穴，乃由于穴位对推麻效果没有显著的特异性，因此为了有利于手术部位的操作，可选用远隔部位取穴的方法。如上腹部手术主穴可选太阳（双）、颊车（双），配穴可选印堂、攒竹、阳白；下腹部手术可于头部选太阳（双）、颊车（双）为主穴，配穴选印堂、攒竹、阳白，还可选同侧下肢的太冲、三阴交。而休克患者，可加印堂、水中；内脏牵拉反应，可加膈关、内关。

按神经学说选穴，常用的选穴法一是同节段（或近节段）选穴，如甲状腺手术选扶突、合谷、内关等穴；二是按神经干分布选穴或直接刺激神经干，此法骨科手术应用较多，如选极泉穴或臂丛穴（腋窝腋动脉搏动处）进行某些上肢手术，刺激第三、四腰神经，股神经，坐骨神经等进行某些下肢手术，在颧髎穴刺激三叉神经第二支进行某些头部手术或颅脑手术等。

耳穴的选用有多种方法，可单独选用，也可配合运用。如按脏象学说选穴，切皮和缝皮时根据"肺主皮毛"的机理可取肺穴；眼科手术根据"肝开窍于目"的机理可取肝穴等。如按手术部位选穴，则如阑尾切除术可选阑尾穴，肺手术取肺穴，胆囊手术取胆囊穴等。如按照耳穴的神经支配和解剖生理学选穴，则腹腔内脏手术可选口穴、耳迷根穴；选脑、下脚端等穴用于提高镇痛效果和减轻内脏反射，也是根据其生理作用为指导的。

（五）推麻手术前的准备

手术前，推麻操作者、外科手术操作者和护理人员应就患者的病情、病史、思想情况一起进行分析讨论，统一认识，确定推麻手术方案，充分估计术中可能出现的各种情况，准备采取相应的措施。为了便于总结经验，还应将患者的情况和讨论意见进行归纳，填写术前记录单。

由于推麻手术时患者处于清醒状态，因此除要充分做好的思想上和物质上的各项准备外，在术前还须将推麻的意义、特点、方法、过程和效果向患者作介绍。同时把手术过程可能有的不适感觉等向患者讲清楚，使其有思想准备，并了解如何配合手法刺激做深呼吸等。

为了在手术中使患者更好地配合，手术前可在患者身上试推，以消除患者顾虑。同时，进一步宣传推麻的意义、特点、方法、过程和效果。通过试推，可以了解患者的"得气"（即推拿时患者的酸、胀、重、麻等感觉）情况和对手法刺激的耐受力。因为手法操作，不论采用何种手法和力度，均应以患者能忍受、较舒适的中强感应为宜。如果手法刺激过强患者感到难受，则会影响推麻效果。

由于推麻手术是在患者清醒和除痛觉以外的其他感觉都存在的情况下进行的，因此外科医生、推麻医生和患者都需充分发挥主观能动性，互相密切配合。在患者始终处于清醒的状态下，外科医生手术操作的一刀一剪，一针一结，都要做到稳、准、轻、快，避免重复操作。如手术时应避免用有齿镊子钳夹皮肤，切皮时应选择锋利的刀片快速切开，对肌肉层应尽量避免钝性分离，对内脏器官组织不可作过多的牵拉。此外，还应根据手术时的具体情况，机动灵活地改变操作步骤和改进操作方法，减少对敏感部位的刺激。

手术中，手术室要保持安静，不能高声说话，切免引起患者烦躁不安，影响手术进行。推麻手术可能会使某些病例发生镇痛不全、肌肉紧张、内脏牵引反应等，因此术中辅助用药须作准备，用药既要掌握好时机，并必须注意控制剂量，严防药物的副作用。对某些病灶复杂，粘连较多，或需广泛探查的病例，尤其是某些难度较高的腹腔手术，推麻效果尚不稳定，须注意慎用。

（六）推麻的手法

推麻的手法操作必须柔和、有力、深透和持久，使患者保持有酸、麻、重、胀的"得气"感觉，从而达到镇痛的作用。推麻的手法一般分为两类，即抑制性手法（推、揉、捏）和强制性手法（点、按、压）。

1. 推法

为推麻过程中的常用手法，特别在手术前的诱导期轻推法使用更多。操作时，医者用拇指的指峰或偏峰（拇指内侧少商穴部位）着实于所要推拿的穴位上，拇指关节不断地有节律性地作屈伸运动。此法有舒筋活络、调和营卫、镇痛、催眠的作用。

2. 揉法

主要用于手术前的诱导期，在手术中创伤性刺激较轻时也常采用。揉法是医者用手指、鱼际或掌根着实于选择的穴位上，用微力左右不停地移动，要求腕关节转动旋向、轻重缓急、幅度大小均须适当。一般在穴位上采用指揉较多，在经络循行区可采用鱼际揉和掌根揉，有时和按法组成按揉的复合手法。揉法具有镇静、催眠、镇痛的作用。

3. 捏法

主要在诱导期及术中创伤刺激较轻时采用。捏法是医者用拇指和食指上下对称地捏取选择的穴位，用力内收。轻捏有镇静催眠的作用，重捏有镇痛的作用。

4. 点法

推麻过程中的常用手法。点法是医者以任何一指的指端、指间关节突在选择的穴位上，逐渐用力下压。其着力点比按法小，故刺激性强，操作省力，着力深透，多用于骨缝处的穴位（如手背和足背）及压痛点，有"点穴疗法"和"以指代针的指针"之称。点法有开导闭塞、祛寒止痛的作用。

5. 按法

推麻过程中的常用手法。按法是医者用拇指或其他指于所选择的穴位着力施行指按，使局部有热、胀、酸、麻的感觉，谓之"通气"，所谓"通则不痛，痛则不通，有热气至则痛止"。此法应用时可根据手术创伤的情况和患者的耐受力，适当施加力度。

6. 压法

医者用双手拇指着实于所选择的穴位上用力下压，但要注意不能用力过猛。压法较按法的着力大，因此镇痛效果更强。

（七）推麻的步骤

临床上，如选用头部穴位进行推拿麻醉施行胃大部切除手术，在诱导期间，推拿医生可采用轻柔的推、揉、捏手法，分别在患者前额部的印堂、神庭、攒竹、鱼腰、太阳、丝竹空和阳白等穴位进行 10 ~ 15 分钟的诱导推拿。同时，静脉滴入或穴位、肌肉注射杜冷丁 50 ~ 100 mL。在此期间由于诱导药物加用轻揉的推拿手法，患者往往处于半睡眠或睡眠状态。当医者准备切开皮肤时，推拿者则由抑制性手法逐渐改为强制性手法，点、按、压太阳穴及颊车穴。在探查病状时，视手术创伤刺激的轻重，采用强制性手法点、按、压太阳穴及颊车穴。当进行胃肠吻合术时，因手术创伤刺激较轻，可采用推、揉、捏抑制性手法，使患者感到舒适，并具有镇痛、催眠的作用。当手术进行到关闭腹腔时，因创伤刺激较重，推拿者由抑制性手法逐渐改为强制性手法，点、按、压太阳穴及颊车穴，以镇痛穴位的感应达到最高峰为度。手术即将完毕，可改为抑制性手法，轻揉、轻推前额部穴位，使患者感到轻快、舒适，以达到镇静催眠的目的。

又如选用三阴交施行输卵管结扎术，在术前，推拿医生采用推、揉抑制性手法在患者双侧三阴交进行 15～20 分钟的诱导推拿。同时，肌肉注射杜冷丁 50 毫克、非那根 25 毫克。在此期间由于诱导药物加推拿轻揉手法，患者往往处于半睡眠或睡眠状态。当手术医生准备切开皮肤时，推麻手法则由抑制性逐渐改为强制性手法。当进行输卵管探查时，手术创伤性刺激较重，也须采用强制性手法。当进行输卵管吻合术时，因手术创伤刺激较轻，可改用抑制性手法推揉三阴交，使患者感到舒适，以达到镇静、催眠的作用。当手术进行到关闭腹腔时，因创伤刺激较重，手法逐渐由抑制性改为强制性按揉三阴交。手术即将完毕，可改为抑制性推、揉、捏手法，使患者感到轻快、舒适，以达到镇静的目的。

（八）推麻的辅助用药

为了保持患者呼吸、循环的正常功能，使患者的麻醉和手术处于最安全、有利条件下，并使手术得以顺利进行，推麻在术前和术中常需应用少量辅助药物，以提高推麻效果。推麻的辅助用药主要有镇静、镇痛和抗胆碱等药物。具体实施过程包括术前辅助用药和术中辅助用药。

手术前的辅助用药，通常在术前 1 小时肌肉注射苯巴比妥钠 0.1 g，术前 15～30 分钟肌肉或静脉注射杜冷丁 50～100 mg（有的患者可以不用）。小儿肌肉或静脉注射杜冷丁的一次剂量多为 0.5 mg/kg 体重（1 岁以下小孩一般不用）。使用非那根的成人剂量，一次为 25 mg，小儿一次剂量多为 0.5 mg/kg 体重，肌肉注射。作静脉滴注时，药物应稀释后缓慢滴入。此类药有口干、恶心、嗜睡等副作用，肝肾功能减退者慎用。

手术中的辅助用药，系根据手术中患者的反应和手术具体情况，分别加用镇静、镇痛药、局麻药等。如在切腹膜、结扎大血管或较强烈牵引内脏等之前，估计患者可能出现较强烈反应，可预先用 1% 普鲁卡因作局部浸润麻醉或封闭；在某些手术步骤前，如切、缝腹膜，强烈牵拉内脏等均可适量使用辅助药物。术中用药的时机要适当，最好用在患者有可能产生剧烈反应之前，才能取得较满意效果。药物剂量也必须适当，如用量过大，可能使患者处于蒙眬状态，不能清楚地反映情况，失去与医生配合手术的能力。

推麻虽然没有明显的麻醉后遗症，手术后并发症很少，患者恢复快，护理也较为简便，但绝不能放松手术后的医疗护理工作。要继续为患者解决术后的困难，并具体指导患者休养，争取早日恢复健康。同时，为及时进行手术后讨论，认真总结手术的经验教训，评定推麻效果，手术后应及时填写表格和整理记录，并进行核对。

三十八、经络指压疗法

经络指压疗法是我国中医外治法之一，在民间盛行日久，对瘫症、腰腿疼痛、妇科诸症、五官顽疾等疾病疗效独特，具有简、便、验的治疗特点。临床上，经络指压疗法乃运用五行原理进行施术，全身的部分穴位按五行（金、木、水、火、土）分穴定位，表示五脏（心、肝、脾、肺、肾）和六腑（大、小肠、膀胱、胃、胆、三焦），即所谓五运六气。施术时，医者要心平气和，全神贯注，手随心动，眼随手顾，身随手转，步随手移。常用之手法为以双拇指甲压住穴位，以小幅度左右旋转，其后大幅度左旋右转 90°，以及上顶下压等。但各种疾病的指压手法各有不同。

（一）过敏性鼻炎的经络指压法

用双拇指掐住双侧迎香穴约 30 秒，再向内侧同时旋转 90°，掐压 10～20 秒后即行突放。并照此方法对第二穴（鼻通）、第三穴（睛明）施术。然后用双拇指甲侧峰从睛明穴到迎香穴滑下，并以拇指腹从上至下作反复按摩，最后按压双侧合谷穴结束。

（二）妇科诸症的经络指压法

以拇指掐压金（约在膻中穴）20～40 秒，然后掐压木（约在气海穴）、水（约在曲骨穴）、火（约在天枢、水分穴）、土（约在神阙穴）等。在手法上，可酌其病情、部位、体质、年龄等情况灵活变化。此法临床适用于痛经、红白带、经血不正常、经脉不通、血滞、气滞等症。

（三）各种瘫痪的经络指压法

先采用舒筋活血、活动关节的一般推拿手法，再以右拇指紧顶鸠尾穴，左右旋转 90°；掐压中脘穴 7 次，左右旋转 90°，旋转时患者抬高患肢；深捺水穴（水分穴）为开七窍，下捺曲骨穴，上推、直捅；背部上至阳，下命门，中中枢，上推五，下捺一，力捺白环俞，左右小幅度旋转约 1～2 分钟，其后一手掐压上环跳（臀部中间上缘），另一手掐压昆仑穴，同时均匀向上下推 3 次结束。此法临床可用于包括小儿麻痹症在内的各种瘫痪。

三十九、胸穴指压疗法

胸穴指压疗法是运用经络、神经与内脏相关的理论，以手指按压胸部的敏感压痛点（即胸穴）而起治疗作用的一种疗法。祖国医学认为，经络内联脏腑，外通肢节，内脏与体表密切相关，如腰背部的俞穴，胸腹部的募穴，就是脏腑经气输注和聚集之处。内脏病变往往通过经络反映到胸、背体表，而胸、背体表的一些治疗性刺激也能通过经络传导到内脏及有关部位。根据这一原理，指压胸、背部的相应点（压痛点），即可通过经络而起到调整脏腑功能的作用，并能治疗与脏腑有关的其他疾病。

根据现代医学观点，内脏与胸部体表的这种关系可能与节段性神经支配有关。人体神经解剖学证实，某一内脏器官的感觉神经纤维与相应的皮肤、肌肉区的感觉神经纤维都进入同一脊髓节段，因此当内脏患病时，往往在相应的体表区域出现反射性疼痛或压痛点。这些压痛点，有些就是指压的穴位，即胸穴。临床实践证明，胸穴按主治功能分区，大都符合神经节段的划分。胸穴区域的神经所属节段与其主治内脏的神经所属节段有相当的一致性，因而指压胸穴就能调整相应的内脏功能，达到治疗疾病的目的。

胸穴指压疗法所取的穴位，与胸部传统的经穴部位不同，如胸部传统经穴大都在肋间隙，而指压用的胸穴大都在肋骨下缘的骨边沿或其他骨的表面。又如在胸穴所在的部位，将手指按入肋间隙，再转向肋骨下缘抵压，并顺着肋骨左右滑动手指，这时可触到米粒大的结节或粗线样的条索状物，并伴有明显的敏感性压痛，这就是胸穴。无论健康人或患者，其胸穴所在部位一般均为敏感点。临床上发现，患者身上与病变有关的胸穴往往更为敏感，而且在经过治疗病症缓解后，有关胸穴的敏感性可能减退。

（一）胸穴的分部及主治功能

目前已发现的胸穴有 48 个，其中除"剑尖""剑上"穴为单穴外，其余均左右侧各有 1 穴，共 94 穴，这些穴位大多分布于胸部前面和侧面，只有少数几个穴在肩胛骨和背腰部。在胸前的上部、第一、二、三肋及锁骨处，分布着治疗头、颈和上肢疾患的诸穴。在胸前的中、下部，穴位多集于胸骨线和锁骨中线附近。在胸侧面，各穴排列在腋前线、腋中线和腋后线。大体上，胸骨线和锁骨中线附近及腋前线线上的穴位，多数是治疗胸腹部疾患主穴，其中第 5 肋以上的胸穴以治胸部疾患为主，第 5~10 肋的穴位以治腹部疾患为主，腋后线及背部各穴多以治肩、背、腰部及上、下肢疾病为主。当人体患病时，因病种及病变部位的不同，出现在体表的压痛点的位置亦有不同。一般将胸穴以外出现在病变局部、附近或离病变部位较远的敏感压痛点，统称为"反应压痛点"。这些痛点有时流窜不定，即使在同一次病的过程中，也往往有变异，但"反应压痛点"出现的范围有其规律，大都是位于病变部位的侧面，多在病变处上、下方的条状区域内。

按压"反应压痛点"时，首先确定要寻找的区域，然后以同等的压力，从病变局部开始向附近及较远的有关部位，边按压边问患者痛否，患者感到的较痛处，便是"反应压痛点"。根据祖国医学"以痛为腧"的原理，常按压这些反应压痛点配合胸穴指压治疗，可提高疗效。有的患者可找到几个痛点，治疗时应将这些痛点逐个按压。

（二）胸穴指压疗法的治疗原则

首先应明确诊断、辨证施治，因胸穴指压疗法有一定的治疗范围，必须在诊断明确的基础上，根据疾病的性质和临床需要来决定主要治疗方法，或是进行辅助治疗。在选穴时，应抓住主要矛盾，本着"少而精"的原则进行选择，如遇脘腹痛的患者，首先应弄清是哪个脏腑的病变，选择其适应证，然后才能依据病情来确定主穴、配穴。如治疗慢性胃炎所致的脘腹胀痛、恶心呕吐等症，就应先选 1~2 个敏感的胃穴及剑突旁穴为主穴，以宽中理气、镇痛止呕；再选 1~2 个较敏感的腹或腰腹穴作配穴，以排气消胀。

胸穴指压疗法一般根据神经节段理论和经络学说在患侧选用相应的胸穴，即所谓同侧取穴，远近相配。如治疗胃及肝胆疾患，常用胸 5~9 节段神经支配区的胃、腹各穴，并可于病变部位就近取穴。如肝区痛取胸 5 穴，胃痛联剑尖或剑旁，这两种取穴法常配合应用。由于胸穴的分布与节段性的神经支配有关，故在治疗时，凡遇到胸穴不敏感的或治疗效果不显著的，可以在相应节段的神经支配区内，于肋骨的表面寻找敏感点作为治疗点，即所谓"失穴勿失区"。

（三）胸穴指压手法

1. 滑动指压法

即用较强的压力抵紧胸穴，以穴位处的结节状或条索状物为中心，顺着肋骨下缘或骨的表面来回滑动手指，使患者有较强的触痛感。临床上，此法适用于重症、急症及胸穴不太敏感者。治疗软组织疾患时，在局部反应压痛点上用大幅度的较强滑动，其滑动方向与患处的肌肉走向呈十字交叉，称为"深部滑动指压法"。

2. 持续指压法

以中等强度的压力持续抵压胸穴，不滑动手指。适用于轻症、小儿体弱者或胸穴过度敏感者。此外，为使胸穴保持较强的反应，用手指抵紧穴位时可做持续颤抖的动作。对于腰肢穴及位于肌内肥厚处的胸穴，必要时可利用短棒（一端圆钝，缠裹纱布）压迫代替指压。一般来讲，胸穴反应越强，治疗效果越好，所以在治疗上应多采用较重的滑动指压手法。但对小儿、老人、体弱及胸穴特别敏感者，手法则要适当轻缓。总之，要根据患者的耐受性来决定指压强度，既要使患者能够忍受，又要使穴位有较强的反应。

（四）胸穴指压的时间和疗程

根据临床观察，足够的指压强度还必须持续一定的时间，直至达到一定的刺激量时，才能克制病理性反应。一般每次指压 7～15 分钟，急性病可每日施术 2～3 次。休息 2～3 天，再进行第二个疗程。临床上，胸穴指压疗法除了配合中草药、针灸治疗外，还可在胸穴内进行药物注射，以提高疗效。如用维生素 B_1、B_{12} 注射背腹穴，治疗上肢麻木疼痛。对损伤性疾病，可加药物熏蒸治疗。对内脏疾患，在指压胸穴的同时，还可以指压相应的背部俞穴。

（五）胸穴指压的注意事项

操作时，准确的取穴、足够的指压强度和维持一定的指压时间是取得疗效的关键。指压胸穴，一般应按主穴、配穴依次进行。为了迅速解决患者痛苦，多以两手或两人对左右侧相应穴位或不同穴位同时按压。指压时，应先轻后重，切忌用力太猛，以免因刺激过重使患者难以忍受而影响治疗。有些痛症患者，指压后症状缓解或明显减轻，但过一段时间症状又复出现，这是反跳现象。对于出现反跳现象的患者，如能坚持指压 2～3 次，症状多可好转或消失。为了巩固疗效，还可以在治疗后半小时左右加强指压一次。

四十、压痛点推拿疗法

压痛点推拿疗法是在治疗软组织劳损性颈、肩、腰、腿痛中，在中西医结合思想指导下逐渐形成的一种推拿方法。由于压痛点是整个颈、肩、腰、腿痛中检查、诊断、治疗的主要依据，因此，对压痛点的出现、形成及消失的了解具有重要意义。

人体的肌肉起止点、韧带起止点（以止点为主要发病点）、筋膜附着点、关节囊、腱鞘、脂肪、皮神经等全身各部位，约有 60～70 个常见的特定压痛点。所谓压痛点推拿，即以这些特定压痛点为治疗点。

从压痛点形成的物理因素来看，特定压痛点一般出现在肌肉等软组织的起止点上，这些是"人体机械应力"比较集中的地方，当由于外伤或习惯性姿势、用力强度、时间长短等原因，使之与软组织"机械应力"产生逆差，造成肌肉筋膜等附着点撕裂、损伤、摩擦等，即可形成病灶，发生压痛点。这些疼痛点（压痛点）一旦产生，病灶刺激即可以引起肌紧张（肌痉挛）。持续性的肌紧张可引起肌肉供血不足，血管收缩，血流减少，产生代谢障碍，使循环阻塞或降低，引起广泛性肌肉痛。

所以，广阔范围的肌肉痛有时可来源于一个细小的病灶，两者间又可相互影响形成恶性循环。所以，通过推拿手法和治法对病灶（压痛点）进行机械性刺激，松解软组织粘连，活跃组织循环，恢复生理功能，舒经活血，可以解除肌紧张（痉挛），还可以缓解和消除疼痛，即"通则不痛"。

在压痛点施行推拿手法，要求医者了解各特定压痛点的局部解剖及病理，把肌肉系统所反映的功能和病症有机联系起来。根据人体肌肉深浅分布的差异、各肌纤维排列方向及经筋的分布、各发病处的不同情况，使手法在力量上和方向上随以上变化而变化，恰到好处地达到治疗目的。施术中，压痛点推拿的手法要领为找准压痛点，解除肌紧张，用力要恰当，辨证施手法，做到柔和、轻快、有力。根据病灶深浅，通过选用点拨法、提拿法、肘拨法，松解局部软组织压痛点的粘连，消除疼痛。然后施行滚法、双手掌压旋转法、按拨法于疼痛区，解除肌紧张，放松肌肉，增加血液循环。松解手法应根据病变深浅不同，从点到面，从面到点，有深有浅地进行，以消除压痛，活跃组织循环。最后，再根据肌肉、关节的物理特性，进行斜扳法、屈曲法、伸展法、屈髋法、抬腿法、弯腰法、压腰法等被动动作来解除肌紧张、恢复正常功能活动。操作中，须注意被动动作幅度应逐渐加大，勿用暴力，动作要在加力下维持一定时间，使软组织得到牵拉、放松，从而恢复正常状态。

四十一、平推呼气按摩法

平推呼气按摩法是古老按摩术的一种，如晋代葛洪的《肘后方》里曾记载了"令卧"：枕高一尺许，柱膝（屈膝），使腹皮（放松）踘（吸）气入胸，令人爪其脐上三寸，便愈。宋代学者洪迈的《夷坚志》记载有："赵三翁，名进，字从先，得孙思邈道要。为人嘘呼按摩，疾痛立愈。"目前，平推吸气法主要用于治疗外伤性肋间神经痛、胸椎后关节紊乱症、急性腰脊扭伤、内科哮喘等症。由于平推呼气按摩法简便易行，不受条件和环境限制，因此值得选用，但对初诊者需在治疗前简要说明方法，争取医患合作，以便顺利施术。

（一）外伤性肋间神经痛治疗法

医者先触摸压痛点，以拇指端压于痛点四周按揉 3~5 分钟，再令患者侧卧，医者立于患者肩前部，双手掌放于痛点两侧，令患者深吸气，至最大限度时屏气数秒，医者在瞬间双手协调振颤按摩向下平推，患者同时徐徐呼气，如此反复 3~5 遍而止。

（二）胸背脊柱挫伤治疗法

嘱患者俯卧，医者双手先捏拿肩井穴 1 分钟，继以单手在痛点两侧施以滚法 1 分钟，在施术过程中嘱患者作深呼吸运动，继以双手掌按压患者胸肋部，并随患者呼吸而有节律地振颤按摩 1 分钟；再令患者低坐位，嘱其双手扣绕于颈顶部，肘关节朝向前方。医者站其背后，双手由患者腋下伸入握住患者腕部，并将患者背部紧贴于医者的胸腹，医者即刻挺胸把患者提起，借上身之力量对胸椎进行牵引。操作时注意配合患者的呼吸，当患者呼气时，医者突然吸气挺胸，这样即产生胸椎小关节的伸展作用，并可以听到响声，继以掌根按摩 1 分钟而止。

（三）急性腰扭伤治疗法

可选用斜扳呼吸按摩法、侧弯旋转呼气按摩法或俯卧平推呼气法。

1. 斜扳呼吸按摩法

嘱患者侧卧，上腿弯曲，小腿直伸，医者一手按压于患者肩前部，另一手（或肘尖）按压于臀围部，此时令患者作深呼吸，当其呼气之际，医者两手作相反方向的斜扳，用力要轻巧敏捷。根据病情需要，此法尚可用于对侧。

2. 侧弯旋转呼气按摩法

嘱患者坐于床头的一端，双手交叉合拢于颈后，双肘关节朝上，上身前屈。医者站立于患者背后，左手抄过患者胸部，握住患者右上肩，使自身上身屈曲，并向左旋转；然后将右手放于患者左肋下，在左手用力旋转上身的同时，嘱患者深呼气，右手作一稳快的推动。根据需要，可在对侧作上述操作。

3. 俯卧平推呼气法

令患者俯卧，医者双手掌按压于患者两腰部，令患者有节律地哈气，在患者哈气之际，医者向上作一次推动，如此反复数次，最后以双手加压数次而止。

（四）实证哮喘治疗法

操作方法是令患者仰卧，全身放松，闭目调息。医者立患者右侧，双手掌分别固定于患者之左右锁骨中线上部，令患者徐徐吸气充满胸腔后闭气。此时医者以梳胸手法向左右两侧分梳 6～10 遍，速令患者长呼换气，在换气之际，医者双手拇指自膻中穴以人字形按压平推至脐下，反复 20 余次。施术后，患者支气管平滑肌可及时松弛而使痉挛消失，气道畅通，肺部通气量增加，因而气急喘息缓解。临床上，此方法对老年虚证哮喘发作期也有一定疗效。

四十二、摩腹疗法

摩腹疗法是以掌摩法和指摩法为主，按一定技巧要求在腹部进行有规律按摩的外治疗法。

腹部是气血生化之所，摩腹既可健脾助运而直接防治脾胃诸疾，又可培植元气，使气血生化机能旺盛，而起到防治全身疾患的作用。

隋代京墨所撰的《神仙食气金柜妙录》中已有"摩腹"的内容。唐代司马承祯《服气精义论》中也有"摩腹绕脐"等记载。至清代，吴尚先的《理瀹骈文》对摩腹疗法作了更详细的论述。近代的保健按摩疗法和其他气功疗法中，亦多采纳摩腹疗法的内容。

摩腹法施术时，患者仰卧，暴露腹部皮肤，在皮肤表面可涂以适量介质。医者坐或立其体侧，腕部放松，以一手掌部或四指指腹着力，也可双手叠掌着力，以脐部为中心，由小至大，沿患者中脘→天枢→关元→天枢作环形摩动，顺时针方向摩动为泻，逆时针方向摩动为补。男子可先按顺时针方向作螺旋式转摩 36 圈，最大一圈的边缘上至肋弓，下至耻骨联合。当最后一圈置掌于剑突下时，作"S"形转向，如太极图阴阳转换线般转至逆时针方向，然后由大至小，再摩转 36 圈，最小一圈时掌回至原处；女子则先按逆时针方向由小圈转摩至大圈 36 圈，经阴阳转换线换向后，再顺时针方向由大至小摩转 36 圈。摩腹时须匀速、缓慢、柔和，摩的速度可快于移动的速度，即"紧摩慢移"。注意摩按与移动动作协调、连贯、流畅、自然，一气呵成。穴位区摩按的时间可稍长，摩至腹壁微红或腹部透热为度。摩腹全过程需 6～10 分钟。摩腹毕，可嘱患者起身散步片刻。

摩腹疗法有健运脾胃、畅旺气血、条畅气机、通便泻浊等作用，临床主要用以防治脾运不健、消化不良、水谷积滞、腹胀中满等病症。对慢性胃炎、胃黏膜脱垂、胃下垂、胃肠神经官能症、肠功能紊乱、慢性结肠炎、习惯性便秘等也有疗效。人体脾胃健运，则元气充实，故此疗法亦可用作全身疾病的辅助治疗和自我按摩疗法。

摩腹一般宜在饭后 1 小时进行，过饥、过饱则不适宜。应用此疗法期间，仍须注意饮食适度，不可暴饮暴食，或过食生冷油腻等。若遇急性腹痛，须查明原因，不可贸然以此施治，以免造成不良后果或延误病情。

四十三、胃病推拿法

胃病推拿法的代表人物陈宇清于 1964 年出版了《胃病推拿》一书。他以推拿、按摩、拍打、叠揉、点掐、捻运、搓压、伸摇、分合等作为基本手法，强调推拿治病，补泻为功，即向心推为补，离心推为泻；又手法轻者为补，重者为泻。具体运用时，根据病情需要恰当选用，可灵活运用补中寓泻、泻中寓补、先泻后补，或先补后泻等补泻方法。对久病虚证，采用整体治疗，从头到脚，以轻为主，少泻多补。局部病症，除循经取穴治疗外，还需沿着肌肉走向找出反应最敏感的压痛点进行治疗。

胃病推拿的手法要点是轻稳、柔和、真确。轻稳，即考虑患者身体不健、气血不和、呼吸不匀、精神不快的情况，倘若手法鲁莽、用力过猛，则给患者增加痛苦，甚则发生意外之变，非但无益，反而有害，因此要求推拿之时务必轻稳为要；柔和，即患者或是肝郁，或是胃满，或是胸闷，或是腹痛，在治疗之时，应当施以柔和的手法，才能顺随妥帖，不至于流入漂浮、陷入别扭；真确，即诊查之时，辨证要认真、治疗之手法要确切。推拿时，由头到颈，由胸到腹，由背及腰，由上肢到下肢，认定部位，变换手法，或左施，或右揉；或前推，而后拿；或分而缓拿，或次而又达。标本先后，高下区别，疾徐轻重，多寡中度，手随心转，法从手出，神而明之，存乎其人。

四十四、捏筋疗法

捏筋疗法是以《易筋经》的"易筋总论"为指导思想，通过医生用双手在患者身体一定部位（脉位）上施行捏、揉、抠、拿等各种不同的手法，使患者产生酸、麻、胀、沉、电击感、发热感、放散感、舒适感等多种感应，从而达到治疗损伤与疾病目的的一种中医外治法。

关于"易筋经"的含义，"易筋总论"明确指出："易者变也，筋者劲也……人体骨髓以外，皮肉以内，四肢百骸，无处非筋，无筋非劲……筋弛则瘆，筋缩则挛，筋靡则痿，筋弱则懈，筋绝则亡。"经过捏揉按摩，也即该书指出的"今以人功，变弱为强，变挛为长，变柔为刚，变衰为康，易之功也，身之利也"。通过捏揉按摩之功，可以使筋腱由弱变强，从而起到"幕络周身，通行气血，翌卫精神，提挈运用"的作用。由此可见捏筋疗法是为了达到"筋壮者强、筋舒者长、筋劲者刚、筋和者康"，亦即达到强壮筋骨、康健身体、祛病延年目的的一种传统疗法。

此之谓"筋"者，是指广义的"筋"，包括十二经脉、十二经筋（即现代医学所讲的神经、血管、肌腱、韧带等），这些在《灵枢》的经脉、经别、经筋等篇中早有详细的记载。至于捏筋之手法如捏、揉、抠、拿、点、拨、滚、压等的起源则更早，它可能是与推拿按摩同出于我国古代的导引按蹻之术，即《素问·异法方宜论篇》所称的"导引按蹻"，以及《史记·扁鹊仓公列传》所称的"挢引案杌"，结合武术家的捏功、揉功、拿法、点穴等方法互相演变而成为一种独特的疗法。捏筋疗法的手法有其特点，捏揉的部位也不同于一般的穴位，它主要是以捏揉弹拨经脉筋腱，便之产生强烈的感应，从而达到强健筋骨、疏通经络、调和气血、防病治病的目的。

（一）捏筋手法

捏筋的手法很多，不同的手法作用在不同的部位（脉位），其感应各异，疗效也各不相同。国内李鸿江、葛长海将较常用的基本手法归纳为 24 种，其歌诀为"捏揉抠拿、点拨刮划、搓压滚掐、推扳抖抓、摇摆挤挟、引拨折打"。在实际运用中，这 24 种单式手法又可相互配合而演变出 100 多种复式手法。

1. 捏法

即拇指腹与食、中指指腹相对动作为捏，包括单手捏法、双手捏法、颈部捏法、背部捏法、上肢捏法、下肢捏法、捏揉法等。

2. 揉法

即以手指、手掌或肘尖在患部或脉位上进行向左或向右的旋转揉按，包括拇指揉法、中指揉法、四指揉法、跪指揉法、贴掌揉法、平掌揉法、合掌揉法、掌根揉法、肘尖揉法等。

3. 抠法

即以手指（拇指、食指或中指）抠取凹陷部位中的脉位，使之产生较强烈的感应，而其演变出的复式手法包括拇指抠法、食指抠法、中指抠法、抠揉法、抠拨法等。

4. 拿法

即以拇指腹与其余四指腹相对动作为拿，形如拿物，包括上肢拿法、下肢拿法、颈部拿法、肩部拿法、背部拿法、展转拿法、滑动拿法、压缩拿法、拿揉法等。

5. 点法

即以手指尖或肘尖点在脉位上，使之产生酸麻感应，包括拇指点法、中指点法、肘尖点法、点揉法、点拨法、点压法等。

6. 拨法

又叫"弹拨法"，即以手指横于筋脉走行方向上进行往返弹拨。

7. 刮法

即以拇指尖顺着筋脉走行方向进行刮动。

8. 划法

又称"指划法"，即以两拇指尖按于颅顶脉处做"S"状划动，其余四指散开在头部两侧划动。

9. 搓法

即用手指腹或手掌在患处进行往返摩擦搓动，包括拇指搓法、平掌搓法、立掌搓法、合掌搓法、虎口搓法、搓揉法等。

10. 压法

即以手掌或拳头按压于患部或脉位上，包括单掌压法、双掌压法、双拳压法、驼鞍式压法等。

11. 滚法

即用拳背着力在患处进行旋转滚动，包括单拳滚法、双掌滚法、滚压法、滚揉法、大鱼际滚揉法等。

12. 掐法

即以拇指尖与中指尖相对，掐于某些脉位上；推法，即以手掌拇指外展按于患处向前推动，包括腰背顺推法、八字分推法、下肢推法等。

13. 推法

即以手掌拇指外展按于患处向前推动，包括腰背顺推法、八字分推法、下肢推法等。

14. 扳法

即使脊柱沿纵轴方向扭转的一种手法，包括侧扳法、斜扳法、扳肩法、扳腿法等。

15. 抖法

一种是抖动肢体的牵抖法，另一种是抖动肌肉的颤抖法，包括上肢牵抖法、下肢牵抖法、颤抖法、抓抖法等。

16. 抓法

即以四指尖与掌根相对，抓取患部。

17. 摇法

即以旋转手法活动具有旋转活动功能的关节，包括颈部摇法、单手摇肩法、双手摇肩法、肩部抡摇法、摇腕法、摇指法、摇髋法、摇踝法、摇趾法、腰骶滚摇法等。

18. 摆法

即以手腕为轴，用手掌摆动，以小鱼际着力。

19. 挤法

又称"合掌挤法"，即用双手十指交叉抱于某关节处进行挤压。

20. 挟法

是以患者肢体进行挟持的一种方法，包括上肢挟法、下肢挟法等。

21. 引法

又称"引伸法"，即牵拉引导患肢进行伸展活动，包括前屈引伸法、后背引伸法、抬举引伸法等。

22. 拔法

又称"拔伸法"，即用牵拉的力量将挛缩的关节筋腱拉开，包括肩关节拔伸法、肘关节拔伸法、腕关节拔伸法、拔指法、上肢拔伸法、下肢拔伸法等。

23. 折法

又称"屈折法"，即用屈曲活动膝肘关节，包括折肘法、折膝法等。

24. 打法

即用十指尖、虚拳或实拳在患处进行拍打或捶击，包括十指叩打法、虚拳捶打法、实拳击打法等。

（二）捏筋部位（脉位）

捏筋疗法是以指、掌、肘等进行捏、揉、点、压等手法，所以它的治疗部位并不局限于一个很小的点，而大部分是选择有动脉搏动之处，是经筋的主要干线或交叉汇集之处，它有时是一点，有时是一条，有时是一片，以找到明显的感觉为准，其感觉也多有按经络传导的现象，所以将捏筋的部位称为脉位。每一脉位，均有不同的主治病症。历代以来，全身各部所用的脉位很多，而且变化很大，但以部位命名、便于寻找和记忆的常用脉位归纳起来有 72 个，名称 81 个（有的一个脉位分内、外或上、中、下），共 168 处（包括双侧）。

1. 头面颈项部脉位

计 18 个。其中颅顶脉在前后发际与两耳尖连线的中央交叉点上；天庭脉在两眉之间向上五分处；人中脉在鼻唇沟的中上段；地阁脉在下颌中央略下方；颈间脉在颈椎 4～5 棘突之间；颈后上脉在胸锁乳突肌的上端；颈后中脉在第 5 颈椎旁开 1.5 寸处；颈后下脉在第 7 颈椎旁开 2 寸；眉头脉在眉头眶上切迹处；眉上脉在眉弓中央略上方；太阳脉在眉梢外侧两横指处；鼻侧脉在鼻翼两旁；颧下脉在颧骨中央内下缘；下颌脉在下颌角前上方；耳前脉在耳屏略前方；耳后脉在耳后完骨前下方；耳下脉在耳垂下的下颌后缘中央；人迎脉在喉结两侧动脉应手处。

2. 躯干部脉位

计 18 个。其中前膀肾脉在缺盆中动脉应手处；后膀肾脉在第 3～4 胸椎棘突旁开 2 寸处；欢跳脉在前胸外上角的腋窝头内 1 寸；剑突脉在胸骨剑突略下方；乳侧脉在乳头水平线向外旁开四横指；肩胛暗脉在肩胛部腋纹头向内四横指；平心脉在肩胛内缘中央；肩胛角脉在肩胛下角外缘；脊柱暗脉在第 7～8 胸椎棘突之间；止胃痛四点脉在第 7 胸椎两旁找压痛点，并以此点取等距离构成正方形的四个角；前肾脉在胁下十一肋端；后肾脉在胁下十二肋端；腰眼脉在第 2～3 腰椎旁开 2 寸；骶侧上脉在第 5 腰椎横突外下方；骶侧下脉在骶骨第二对骶后孔上；尾肾脉在第 1～2 腰椎棘突之间；尾中脉在第 4～5 腰椎棘突之间；尾根脉在尾骨尖略前方。

3. 上肢部脉位

计 13 个。其中肩井脉在肩上挑担处；肩头脉在肩头正中略前方、肩峰略下方；肩贞脉在肩后腋纹头上方 1 寸处；抬举脉在锁骨外下方；血海根脉在腋窝正中动脉应手处；血海脉在上臂内侧中上 1/3 连接处；肘中脉在肘横纹中央动脉应手处；肘尺三脉在肱骨内上髁略上方及其上下各 1 寸处；肘桡三脉在肱骨外上髁略前方及其上下各 1 寸处；内四指脉在掌侧腕横纹上四横指，前臂内侧两骨间；外四指脉在背腕横纹上四横指，前臂外侧两骨间；腕侧双脉在尺、桡骨茎突下方各一脉；虎口脉在第二掌骨中央内侧。

4. 下肢部脉位

计 23 个。其中止尿脉在腹股沟上段，髂前上棘下方；髂侧上脉在髂骨嵴、股骨大转子连线与髂前、后上棘连线的交叉点上；髂侧下脉在髂侧上脉与股骨大转子连线中央；臀侧脉在股骨大转子与尾骶骨连线的中外 1/3 连接处；臀下脉在臀下横纹中央；股根脉在腹股沟中段动脉应手处；股内上脉在大腿内侧中上 1/3 连接处；股内中脉在大腿内侧中下 1/3 连接处；股内下脉在大腿内侧股骨下端内髁上；股前脉在大腿前侧中央；股后脉在臀横纹与腘横纹连线的中央；股外上脉在大腿外侧中央；股外下脉在大腿外侧股骨外髁上；髌周八点脉在髌骨内、外、上、下及内上、内下、外上、外下八个位置上；腘脉在腘窝中央动脉应手处；腘侧双脉在腘横纹两端；胫侧双脉在胫骨内髁下缘及腓骨小头前下方；腓内脉在胫骨内髁下 2 寸许；风门脉在腓肠肌肌腹交叉处；踝前脉在足背与小腿交界处两筋间；踝侧双脉在两踝骨前下缘；跟腱双脉在双踝骨后缘与跟腱之间；脚脉在第一、二跖骨基底结合部。

（三）捏筋疗法操作常规

捏筋疗法的操作是根据不同的患者、不同的疾病和不同的发病部位，采取不同的推拿手法如捏、揉等作用在不同的脉位上，其感应和主治各不相同。捏筋的轻重程度、时间长短，要根据不同的部位、不同的病种等具体情况灵活掌握。对一些兼证和顽疾，可适当加用相关部位的治法，以加强疗效。

1. 头面部治疗常规

患者仰卧，医者坐于其头前方，用双手食指抠揉颈后上脉，点揉两太阳脉；抠揉眉头脉，点揉天庭脉、眉上脉；用四指尖掐眶上缘；用双手拇指尖按点和划动巅顶脉，同时其余四指屈曲半握，用指尖在头两侧进行按点和环形划动，状如洗头梳发；用双拇指压两太阳脉 1~2 分钟；用一手拇指按于头部上星穴处，食、中二指按于两眉头脉处，按压 1~2 分钟。如患鼻炎，再用拇食二指点拨掐揉双侧鼻侧脉；牙痛可点揉弹拨下颌脉、颧下脉、耳下脉、虎口脉等。

2. 颈肩部治疗常规

患者坐位，医者立其身后，用捏揉法和拿揉法捏揉颈后三脉；用拇指点揉颈间脉；用双手食指抠拨双侧前膀肾脉，再拿揉前膀肾脉和后膀肾脉；抠拨肩胛暗脉，点压肩井脉、肩头脉；拿揉抬举脉和肩贞脉；用颈部摇法摇动颈椎；用大鱼际滚揉法滚揉颈肩部和肩胛部。如颈椎病引起头晕，可加用头面部治疗常规；有肩周炎者，可加用上肢部治疗常规。

3. 上肢部治疗常规

患者一般取坐位（个别可取卧位），医者先拿揉前后膀肾脉；再拿揉肩贞脉和抬举脉；弹拨肩头脉和肩胛暗脉；抠揉血海根脉和血海脉，弹拨肘尺三脉和肘桡三脉，掐内四指脉和外四指脉；用摇腕法旋摇活动腕关节；用拔指法顺序牵拔五指。如为肩周炎已有肌肉粘连，再加用抬举引伸法、后背引伸法和肩部摇法，充分活动肩关节，促使粘连缓解；网球肘患者，再加用指刮法刮肘桡三脉和肘中脉；矿工肘加用刮肘尺三脉；腕关节损伤加用刮法，刮腕侧双脉和虎口脉等。

4. 胸腹部治疗常规

患者仰卧，医者用中指点揉法点揉膻中、中脘、气海、关元、天枢等穴；用四指揉法揉环跳脉和乳侧脉及剑突脉；然后用平掌推法，由上向下推胸廓，再沿肋间隙由后向前推胸廓。若病在腹者，用掌揉法揉腹部，根据病情采用顺时针揉或逆时针揉，再用掌推法由中脘推向两侧章门，及由剑突推向关元。重点穴位处可进行点压，最后用辗转拿法和滑动拿法拿揉腹肌。

5. 腰背部治疗常规

患者取俯卧位，医者先用掌根揉法揉脊柱两侧，由上而下，再用双拇指点揉脊柱两侧，用双拳滚压法滚压脊柱两侧；然后用肘点法点压腰背部压痛点及脊柱暗脉。腰痛可点压腰眼脉、尾肾脉、尾中脉、骶侧上脉、骶侧下脉，再用侧扳法和斜扳法活动脊柱关节，最后用腰背顺推法和八字分推法由上而下推腰背部。治疗中，要根据具体病情采取相应的治疗手法，以便有针对性地解决特殊病情。

6. 下肢部治疗常规

患者取卧位，医者先用拿揉法拿揉下肢四面，脉位处可重点拿揉；再用肘点法点压臀侧脉、臀下脉、股后脉、腘脉、风门脉、髂侧上脉、髂侧下脉、股外上脉、股外下脉、胫外侧脉等，然后用拿揉法拿揉股内上脉、股内中脉、股内下脉、胫内侧脉。在以上手法完成后，用掌根压法压股根脉 3 分钟（放开后有热流传导直至足部），并用牵抖法抖动下肢；再用折膝法活动膝关节，用摇踝法活动踝关节，用掌推法由上向下推下肢肌肉。

四十五、药风熏透按摩疗法

药风熏透按摩疗法，是骆仲遥于 1989 年首创的一种综合疗法。该疗法采用骆仲遥发明的国家专利医疗器械"药风熏透按摩机"，并配套使用"补元益肾散""壮腰通络散""健脾温胃散""减肥健身散""调经镇痛散" 5 种中药配方，通过热疗、风疗、按摩、中药熏透同时作用于人体。该疗法通过调节药风温度和风量大小、调节按摩的力度与快慢等，可用于家庭保健康复、美容美体等。

"补元益肾散"有补元益肾、温煦脏腑的功效，适用于五劳七伤、脾肾虚衰、少气懒言、周身困倦、手足僵冷等证。

"壮腰通络散"有壮腰健肾、通经活络的功效，适用于腰背酸痛、风湿痹痛、腰肌劳损、骨质增生等证。

"健脾温胃散"有健脾温胃、行气散寒的功效，适用于脾胃虚寒、脘腹绵痛、食少便溏、消化不良等证。

"减肥健身散"有减肥健身、消积化滞的功效，适用于腰腹肥满、体态臃肿、胸闷痰多等证。

"调经镇痛散"有调经镇痛、温经活血的功效，适用于月经不调、宫寒不孕、痛经、闭经等证。

四十六、药熏拿筋健足按摩法

《黄帝内经》的《足心篇》中曾简述了脚底按摩原理，即人体器官脏腑各部位在脚底都有反射区，用按摩刺激反射区，通过血液循环、神经传导，能调节机能平衡，恢复器官功能，收到祛病健身之效。

足部按摩是我国传统医学的宝贵遗产。医学典籍记载："人之有脚，犹树之有根，树枯根先竭，人老脚先衰。"而民间也有"百病从寒起，寒从脚下生"的说法。所谓"足寒伤心"，获得健康的最佳途径就要从"护脚"做起，因为千里之行始于足下。

据中医理论记载，人有"四根"——耳根、鼻根、乳根和脚跟，其中以脚跟为四根之本。人老脚先衰，木枯根先竭，可见脚对人体的重要性。人体的双足合起来恰像人体的整体缩影，人体的各组织器官在人体双足都有其对应的解剖部位，即反射区。运用物理手法（如手指、按摩工具）在人体双足部相应的反射区上施以拿筋等手法，就能调节人体各脏腑器官的生理功能，从而达到养生保健、防病治病的目的。

经常保持足部的血液循环畅通对身体是有好处的，而足部的药熏拿筋健足按摩法，通过机械的反复拿捏配合中药配方药物熏透双足，达到畅通足部血液循环的目的，具有固养根气、疏通经络和调解神经的作用。通过对足部表面乃至深部有节奏地施加压力，可以启动机体的调节功能，激发各器官细胞潜能，增强人体的免疫力。因此，此简便易行、省时省力的理疗养护方法具有较好的应用前景。

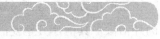

第二节　少数民族的特色疗法

一、回族的特色医疗

中国回族在一千多年的与疾病作斗争的过程中，不但形成了独特的回族医药理论体系，而且形成了至今尚存在的独特的回族医药民间疗法。而回族医药民间疗法又可分外治法、内治法。

外治法中的掐法，包括掐人中穴及掐脊。掐人中的方法是用拇指甲紧掐患者人中穴，主治休克、虚脱、昏迷或癔病气厥。掐脊也叫捏脊，其方法是在骶脊与肩胛之间分三等份，揪起皮肤由下部向上部捻捏，每至一份处，向上提三下。反复三次，用双手搓 5～10 分钟。此法用于小儿疳积、消瘦、食少、面色萎黄等证。

敷法，有热敷法及冷敷法两种。热敷法是用醋糟加入小茴香或用清盐在锅内炒热，装入布袋热敷腹部，也有用砖或布鞋底烤热作热敷使用的，治疗小腹寒痛、寒疝等。冷敷法，是在鼻出血、高热时用冷毛巾敷头额。

回族医学专著《回回药方》是中国回族医药学大型综合性典籍，其书全文基本上用汉文记述，并夹杂不少阿拉伯、波斯药物名称术语的原文和音译词汇。书中内容涉及临床多科，同时在治疗方法上也较丰富。其中"折伤门"介绍了软组织损伤、骨伤及关节脱臼，并从理论上阐述了这些损伤的原因、发生机制、诊断和治疗方法，对一些合并症也作了相应的介绍。

二、蒙古族的特色医疗

蒙古族医药是在长期的医疗实践中逐渐形成与发展起来的传统医学，其历史悠久，内容丰富，不仅有着丰富的医疗实践，而且具有独特的理论体系和诊疗经验。

据史料记载，从 13 世纪到 17 世纪初，广大蒙古地区出现了不少民间医疗方法及方药，如酸马奶疗法、瑟必素疗法（蒙古语，即用牛羊等动物胃内反刍物做热敷的一种热置疗法）、矿泉疗法、灸疗法、拔火罐疗法、正骨疗法、饮食疗法以及民间用药方法。

蒙医的外伤治疗与正骨法形成较早。由于古代蒙古族从事畜牧业和狩猎业，并经常发生战事，在骑马、射箭、摔跤中经常发生跌伤、骨折、脱臼、脑震荡等创伤，因此积累了丰富的正骨及治伤经验。在外治方面，一些疾病多用擦涂按摩疗法和温和导泻施治。

（一）酸马奶疗法

酸马奶疗法是蒙古民族的一种传统的饮食疗法。酸马奶含有丰富的维生素、微量元素和多种氨基酸等营养成分，具有强身、降血脂、降血压等作用，对高血压、胸闷、冠心病、瘫痪、肺结核、慢性胃炎、十二指肠溃疡、胃神经官能症、结肠炎、肠结核、糖尿病、伤后休克等症的预防和治疗作用明显。

（二）蒙医正骨术

蒙医正骨术是马背民族特有的医术，也是治疗各类骨折与关节脱位、软组织损伤等一系列病症的外治法。其治疗分整复固定、按摩、药浴治疗、护理和功能锻炼等6个步骤进行。有固定的矫形器械和支架，如凸面青铜镜或银杯、圆形银镘、蛇蛋花宝石、夹板、压垫、缚带、沙袋、绷带等。当用器械固定时，先用烈性白酒充分喷洒在伤肢骨折处和关节等部位，再进行揉捋按摩，有解毒、舒筋和活血的作用。蒙医正骨术实际上包括了骨折整复手法、骨折按摩法，以及蒙医震脑术等各种正骨疗法。蒙医对骨折整复的方法主要有神奇整骨法、结节固定整骨法、小夹板固定整骨法等，对各种骨折具有突出疗效。

（三）蒙医震疗术

蒙医震疗术是以震动或刺激的方法治疗由外界暴力和震动所致疾患的独特技术。对脑、肝、胃、肾、子宫等脏器的震荡症有较好的疗效。其中的"震脑术"是蒙古族民间广为流传、具有悠久历史的一种专治脑震荡的奇特疗法，具有取材容易、便于掌握、用之有效等特点。它是以具有朴素辩证观点的"以震治震，震静结合，先震后静"学说为临床指导思想，根据不同的震荡部位及病情轻重，选用不同程度、不同方式的各种震脑术进行震治。蒙医认为脑震荡属头部内伤范畴，分"脑气震荡"和"脑髓震荡"两类。

此外，蒙医的外治法还有罨敷法、涂擦疗法、脉泻疗法等。

三、维吾尔族的特色医疗

维吾尔族的祖先很早就已懂得利用一些自然因素来处理简单的疾病。如用温泉浴、披兽皮和灼热的细沙埋肢体来解除关节疼痛等。公元前5世纪左右，西域古代维族祖先开始有了较为先进的医药活动，如用水浸柳叶裹身，热敷炒麦皮，淋浴草药水，按摩及接骨等。

公元9世纪左右的《回鹘医学文献》是反映当时高昌（今吐鲁番）回鹘王朝医学的珍贵资料，其内容包括临床各科疾病、治疗及药方，治疗的方法包括食疗、药疗、理疗、冷热敷、骨折夹板固定、水疗、日疗及精神疗法等。近代，维医在服药的同时采用烙法、热罨、披兽皮、手术、针刺、按摩、手法复位等20多种疗法。

维医的治疗方法在形式上分为四大类，即护理疗法、饮食疗法、药物疗法、手治疗法。手治疗法，系指通过手法预防疾病、减轻症状和治愈疾病的方法。它分为放血疗法、拔罐疗法、拔毛疗法、按摩推拿疗法、正骨疗法、刮皮疗法、烙灸法、发汗法等。其中发汗法系指埋热沙、洗热水澡等来使患者出汗，排出致病体液的治法。

四、壮族的特色医疗

壮族是我国少数民族中人口最多的民族，有1500多万人口。壮医药的朴素理论和丰富多彩的诊疗方法和手段，都足说明壮族文化源远流长。

对壮族聚居的左、右江地区的古代大型岩壁画——花山岩壁画的考察表明，先秦时期壮族先民已经广泛应用气功导引、引舞疗疾、按跷治病的防治方法。

五、傣族的特色医疗

傣医传统疗法的应用历史长达两千余年，归纳起来有十大疗法，即烘雅（熏蒸疗法）、暖雅（睡药疗法）、能雅（蒸药疗法）、阿雅（洗药疗法）、难雅（坐疗法）、沙雅（刺药疗法）、达雅（搽药疗法）、果雅（包药疗法）、闭抱（包括推拿按摩、捶、踏、口功吹气疗法）、皮肤康复美容（用于治疗各种疔疮肿痛、黑癍痘疹以及皮肤抗皱防老）、药膳茶酒疗法。

（一）烘雅

烘雅（傣语，熏药之意），即按所需配方取鲜品药物切碎后置于锅或金属大盆内，加水煎煮，患者坐于锅或盆之上方，借药物蒸气熏蒸肌体以达治疗目的。此法主要用于因体内风（佤约塔）、水（阿波塔）失调而致之肌肉、关节风湿疼痛、肢体麻木、产后虚弱、不思饮食等症。

（二）果雅

果雅（傣语，敷药之意），即按配方将所需的鲜品药物切碎捣烂，视病情分别加入酒、芝麻油或淘米水等拌和均匀，用芭蕉叶包好，置于火中煨熟，趁热包敷于患处，以不烫伤皮肤为度。主要用于接骨、跌打扭伤、风湿麻木疼痛、头痛、腰腿疼痛等症。

（三）暖雅

暖雅（傣语，睡药之意），即按配方将所需鲜品药物切碎后加少量水煎煮或炒、蒸一定时间，取出药渣拌入酒或炒热之酒糟，拌匀平摊于木板上，上铺席芭（亦可用布单）。患者趁热睡于药床上，上盖被子，使药气熏蒸身体以达治疗目的。此法多用于风湿麻木、肢体疼痛等症。

（四）能雅

能雅（傣语，蒸药之意），此方法一是将配好方的药物切碎装入容器内，置于甑内蒸一定时间，取药物蒸馏液内服（芳香类药物多用此法）；二是将药物直接放入甑内蒸制一定时间，取出加酒趁热外敷患部，多用于腹痛、肢体痛等各种疼痛症。

六、苗族的特色医疗

苗族医药的起源很早。苗族民间有"千年苗医，万年苗药"之说。西汉刘向在《说苑·辨物》中曰："吾闻古之为医者曰苗父。苗父之为医也，以菅为席，以刍为狗，北面而祝，发十言耳。诸扶之而来者，举而来者，皆平复如故。"清同治年间，永绥厅苗医师石光全精通骨科技术，擅长治疗颅骨骨折、脑挫伤、脑震荡等，远近闻名，被苗族歌圣石板塘编入《苗族名人歌》中加以颂扬。

苗医伤科中的正骨经验独特，擅长治疗骨折，如以小夹板固定并外敷以伤药，20～30天即可痊愈。云南《马关县志·风俗篇》载："苗人……，有良药接骨生筋，其效如神。"

苗医在长期的临床实践中创造了简、便、廉、效的治疗方法20余种，其中外治法别具特色。如治骨折的"背椅法""悬梯移凳法""双胳膊悬吊法"，以及劳武结合的"体育疗法"等，颇具特色。

苗医在治疗方法中常用的刮治法，即用铜钱（或筷子、麻丝）蘸桐油（或菜油）、药液，在脊柱两侧、胸部肌肉丰厚处、头顶、前额、鼻梁、后项、腹股沟、四肢内侧等处进行刮治，一般是从内向外或从上向下刮，力量适度，刮至该处出现暗红色瘀点或瘀斑即可，有时亦用生姜块进行刮治。此法与中医的刮痧疗法相类似。

（一）生姜叭法

生姜叭法即医者将适量生姜嚼烂含于口中，以口对准患者穴位用力吸至发红，穴位有百会、印堂、风池、风府、肩井、神阙、涌泉等。此法属于急救方法，多用于各种突发性急证。

（二）气角疗法

气角疗法即用2~3寸长牛角尖，在其尖端锉一小孔，治疗时将角的圆口紧按于患处，医者用嘴从小孔处将角内空气吸出，造成角内负压，然后用蜂蜡迅速密封小孔，角即紧附于患处皮肤。主治麻木、疼痛、扭伤等症。

（三）佩戴疗法

佩戴疗法即将药物装在特制小布袋内佩戴于身，或直接将药物缝在小儿帽檐上，使药物气味通过口鼻吸入来防治疾病，此法多用于小儿。

（四）熏蒸疗法

熏蒸疗法可根据病情采用全身或局部熏蒸法。全身熏蒸法，即在土坎边挖个深洞，洞上架数根粗木棍使能承受一个成人的重量，木棍下置锅一口，放入药物加适量水烧开产生蒸气后，将火撤去，然后在木棍上铺垫一层松枝，四周用席或布围住，令患者裸坐其中，头露于外，让药液蒸气熏蒸患者至全身汗出为止，主治全身风湿麻木、疼痛、皮肤病等。局部熏蒸法，是用药罐将药煎好后从火上取下，将患处置于药罐口，或将药液连渣倒入盆中以药液热气熏蒸患处，主治局部疾患如痹症等。如用口鼻对着药罐口熏蒸，可治疗咳嗽、鼻塞不通等症。

（五）抹酒火疗法

抹酒火疗法即在粗瓷碗内倒适量白酒点燃，医者用手不断蘸燃烧的白酒敷于患处，并施以摸、拍、揉、捏等手法。主治风湿麻木，关节疼痛、软组织损伤等症。

（六）纸媒筒疗法

纸媒筒疗法即取5寸长竹筒1个，同草纸浸透熔解后的蜡，裹于竹筒的一端，另一端罩住肚脐，然后点燃蜡纸，至蜡纸烧尽。主治小儿腹胀、腹痛、腹泻、食欲不振等症。

（七）外敷疗法

外敷疗法常根据病情需要，采用不同的药物和制剂敷于选定部位以治疗疾病。如用鲜药捣烂外敷患处或肚脐，可治皮肤、筋骨、关节、脏腑疾病；用桐油煎鸡蛋制成蛋饼，趁热敷于脐腹上，或取活鸡1只，剖开胸腹趁热敷在患者胸腹上，此法主要用于治疗各种冷病；如将小鸡崽与鲜接骨药共同捶烂捣茸，敷于骨折部位，有接骨作用。

（八）热熨疗法

热熨疗法系将颗粒状食盐炒热装入布袋内，趁热熨肚脐、胸腹、背心及其他病灶，也有医者直接用手掌蘸桐油烤热后为患者熨以上各部位，此法主要用于各种病情轻微的冷病。

（九）刮脊抽腿疗法

刮脊抽腿疗法是用铜钱蘸桐油刮背脊两侧大筋，然后握住患者脚踝用力抽动其双腿。主治部分抽搐或痿痹类疾病。

（十）拍击疗法

拍击疗法即用手蘸白酒在患者小腹及大腿内侧用力拍击，至患者痛不可忍为止。主治"扯肠风""缩阴症"等。

（十一）外洗疗法

外洗疗法即用药煎水或鲜药捣烂兑水外洗全身或局部病灶。主治各种皮肤病、痹证、偏瘫等。

（十二）化水疗法

化水疗法即取清水 1 碗，医者定神运气后，用手指在水面上根据不同病情画符，并默念口诀或投入必要药物，然后将此水喷向患者患处，可止血、止痛、安胎、催产、清热、消肿等。此法之原理类似于心理暗示。

（十三）饮食疗法

饮食疗法即根据不同季节食用某种食物或饮料达到一定的保健或治疗作用。如清明节前后采摘清明菜洗净，加入糯米饭中做成"清明粑"蒸熟食用，可以清热解毒或治劳伤筋骨疼痛；夏日则常以酸菜、酸汤为菜肴或饮料，可生津解暑、开胃止泻；冬季腊月酿制糯米甜酒食用以活血行血、补体御寒。此外还有"热羊冷狗"之说，认为羊肉尤其是羊肝具有清热泻火之功，夏天适当食之可泻热清暑；冬季则食狗肉，能补虚御寒、强筋健骨。

（十四）体育疗法

体育疗法即在节日或农闲时间，以家具或农具作体育运动器材，举行拳、棍、刀、弩、叉术，及板凳舞、猴儿鼓等项目比赛或表演，既娱乐了情志又锻炼了身体，起到了增强体质、防病治病的作用。

七、彝族的特色医疗

彝族医药有着独特的治疗特色。如药物敷治法，即分治鼻出血的冷敷和治跌扑肿痛或风湿冷痛的热敷；药物擦治法，有用豺狗肉泡水冷擦医治风湿瘫痪，也有用药酒烧擦的热擦，用来治疗跌打肿痛或风湿冷痛；药物熏蒸法，即以药物置烧红的石板上，投水或酒后盖严熏蒸，此为防疫和治疗的常用方法；药物洗浴法，即用药物煎水洗，多用于皮肤、感冒、风湿、蛔虫等病症；刮治法，即以铜钱、手镯蘸清油或白酒、水刮患处或胸背部，致出现红籽为取毒，用于治疗喉证、腹痛、发痧等症；按摩、推拿、提筋法，常用于治疗跌打肿痛、风湿等症。

八、瑶族的特色医疗

瑶族医药在治疗方法上除了采用瑶山丰富的动植物药内服、外敷、外擦、药浴、药挂、药佩、药熨、药垫等外，还常使用针灸、火罐、按摩、刮痧、挟捏痧、熏洗、神火滚按等方法治疗疾病。

自古以来，瑶族人民酷爱清洁，不论严冬腊月或是夏日酷暑，每天劳动后都要用药水洗浴，民谣曰："若要长生不老，天天洗个药水澡。"所用药物因地制宜，功能多种多样，常根据不同对象、不同季节或不同疾病选择不同药物。通常新生儿及产后妇女多选用温补和消炎作用的药物，可预防产妇及新生儿的各种感染，滋补气血，促进产妇子宫复旧。产后药浴，称为"月里药浴"。许多瑶族妇女产后经过药浴等调养保健，产后十天左右就能上山参加体力劳动。如劳动后淋雨受寒，也要进行药浴，可起到温中散寒、舒筋活络及恢复体力、预防风湿的作用。老年人药浴，一般多用活血温补之药，以促进机体新陈代谢和保持旺盛的生命力。对患有风湿骨痛或外伤后遗症者，则多选用祛风散寒、活血化瘀、强筋健骨之药，以舒筋活络、恢复肢体功能。对于鹤膝风、肩周炎、坐骨神经痛及骨质增生等风湿痹痛，常选用祛风散寒、除湿、活血镇痛之品药浴。每逢端午节，瑶族家家户户都采用鲜药草洗澡，对于防治春季流行病起了很好的作用。

九、土家族的特色医疗

（一）推抹疗法

推抹疗法是最常用的治疗方法之一。推抹与中医的推拿有相同之处，但也有所不同。土家族各医家推抹的方法有所差别，但常用的推抹手法有推、拿、揉、搓、捏、摩、按等。推抹适用于风湿麻木、肌肉酸痛、中风瘫痪、肚气痛、妇女痛经、腹泻、小儿发烧、腰痛、食积、抽筋、夜尿、大便干结、昏迷、头痛、面黄肌瘦等多种疾病。

推抹疗法常用的施术方法有：

①开天门：即医者用双手拇指从眉中向上推至发际处，用酒或盐水推。每次推抹治疗时首先要开天门，否则乱推会闭窍，推24次。

②三水点窍：即用双手拇指从眉间向太阳穴分推，每推3次后在太阳穴处点按3下，共推21次。

③推黄经：即从风池发际处推至肩井穴，推15次，治小儿眉眼不开、发烧、不饮食。

④男仆女翻：即男子从腕关节背部向上推至肘关节，推10次，再从内侧向下推3次；女子从腕关节内侧向上推至肘关节，推10次，再从背部肘关节向下推至腕关节3次。此法有退火败毒之功。

⑤推岑岗：即从肘关节外侧横纹处向下推至虎口穴，推49次，治风寒受惊。

⑥黄风入洞：即从鸡公指（食指）掌指端外侧向指尖推，手指微屈，推21次，治肚腹饱胀、食积等。

⑦推手穴心：即从手掌内侧横线向下推至掌横纹下端，推11次，有止血作用；如从下至上推11次，有止泻作用。

（二）火功疗法

火功疗法即令患者显露患部，将浸泡好的药酒50～200 mL倒入碗中，药酒量根据病情而定，用火点燃碗中之药酒，这时医者用右手伸入药碗中取出酒火，速将手中之火焰在患部及周围烫、摸、揉、拍、打，并以左手助之。反复取火烫、摸、揉、拍、打15分钟左右，每日1次。患者治疗后，感患部舒适轻快，疼痛减轻。此法作用机理是给皮肤直接加热，汗窍舒张松开，使药物经皮肤毛孔透达病处，再加上揉、摸、拍、打能使局部风寒湿气走散，达到通行气血、舒筋止痛之功。临床上，此法以治疗风气病为主，适用于风湿麻木、骨风、骨节风、寒气内停、半边风等症。

（三）扑灰碗

扑灰碗是民间流传甚久的一种烫熨疗法。其作用机理一是借助热灰在体表烫熨，使体表或腹内的寒气在热度的影响下从表面而散；二是热灰本身有祛寒之功，加上毛巾的热气透入体内达到赶气、消气、散气、止痛之功。常用于治疗伤寒而致的肚子痛、肚子胀、解稀大便、妇女小肚子痛、肢体冷痛等病症。

操作时，令患者平卧或仰卧，医者用瓷碗1个，盛一平碗70℃左右的灶中或火坑中的柴灰末，再用一条比碗宽的湿毛巾，盖在灰碗上面，将碗口倒扑过来，包好碗口，把毛巾角打上结即为灰碗。将碗置于患者腹部，医生持碗将患者从上腹部至小腹部从左到右来回推动，几分钟到半小时不等，灰冷或毛巾干后可再换1次续用，1天1~2次。

此法之需注意温度勿太高，否则会烫伤皮肤；温度过低，达不到治疗效果。毛巾要捆紧，不能让柴灰末漏到腹部皮肤上。发烧、皮肤发炎、火气重、肿胀的患者，不宜用本疗法。小儿出疹也不能使用本法。

（四）鸡胸疗法

鸡胸疗法即将雄黄10克、冰片10克、石膏50克、金银花430克（焙干）、麝香3分，研细末备用。取1斤重的雄鸡一只，剖开肚腹，去掉内脏，将事先预备好的药粉撒在鸡肚内，趁热贴敷于患者胸部，半小时即可。如病未减轻，4~8小时后可再贴1次。

热鸡加上药物速贴于胸前，一是借助于鸡的热度与药物的作用，将体内毒气吸于鸡身上，二是药物有退火、通筋脉之功，贴敷后患者高热退下，心跳正常，身体可慢慢恢复健康。此疗法多用于心跳无力（心衰）、气闷患者，亦可治疗高热患者。因毒气或高热而致的心跳无力、气短、胸闷，用鸡胸疗法后效果不显著，应改用其他方法治疗。

（五）佩戴法

佩戴法是将药物研末装入小布袋或纸袋中，再佩戴于胸前内衣口袋里以治疗某些疾病的一种外治法。所用药物往往根据病情而定，如选用猴子头骨（焙干）、油菜籽（焙干）、青木香（焙干）、追魂草（焙干）、麝香、雄黄、冰片、梦话树（焙干）、银、铜等。选定药物后，将其适量研成细末，一般用药20克左右，用小布袋或皮纸包好，放入胸前内衣口袋里，或用细麻线套在颈项上，日夜悬挂于胸前，佩戴1周至1个月或更长时间；如小儿走胎，用猴子头骨、油菜籽、青木香等适量研末装入口袋佩戴于胸前，半月后取下；小儿受惊，睡觉时惊醒、喊叫，可用追魂草10克研末佩戴7天；妇女避孕，可于身上佩戴麝香1克。

佩戴法的作用机理，一是药物渗透作用，经肌肤筋脉到达病处；二是药物经鼻吸入体内达到安神定魂，调理血气之功；三是药物气味芳香，有醒脑、活血伸筋、阻滞胎孕之用。因此，伤风头痛、肝炎、咯痨、小儿受惊、妇女避孕，以及某些妇女病如白带多、月经不调、痛经等，均可使用佩戴法。

（六）提风法

提风法是一种治疗小儿风寒、风热所致的发烧、抽筋或腹胀、腹泻、消化不良等症的外治方法。其法系用一鲜鸡蛋煮熟，在蛋的中间开一小圆孔（约 1.5 cm），然后将蛋黄取出，尽量保持蛋壳不破损，在小孔中镶入一大小与蛋孔适宜的银盖，在盖内放入捣烂的大路边黄、蛇泡草适量。另取一白纸卷成漏斗形纸筒，筒内倒入适量桐油，点燃纸筒，这时纸筒中之油滴入蛋内，约 10 数滴即可，然后医者用拇指堵住蛋孔，待温度适中时，即将蛋孔紧贴敷于小儿肚脐上，贴 30 分钟左右，六个月以上的小儿时间可稍长，半小时后取出银盖，在银盖背面可见黑色斑点，此说明寒气或热气已提出。用此法 1 次病未好转，可继续再用 1~2 次。用热蛋、桐油与药物贴敷在肚子上，达到吸提风寒、风热的效果；而放入银片，乃起观察风气、毒气是否提出的作用。

（七）药浴疗法

药浴疗法是用药水浸泡擦洗身体而起到消除风湿关节痛、肢体麻木疼痛、中风偏瘫、骨节肿大、肢体浮肿、皮肤瘙痒等病症的一种外治方法。根据病情可选用不同的药物，每味 30~100 克（鲜品），用大瓦罐煎浓。然后将药水倒在桶、盆中浸泡擦洗患部，每次 30~60 分钟，每日 1 次。如全身关节酸痛，可将药水倒在盆中，浸泡擦洗全身；半身瘫痪麻木者，以药水擦洗患肢；如手足痛、坐骨神经痛，可将药物倒入脚盆中，人坐于内泡擦。此外，用酒或醋浸泡药物亦可，但孔窍、阴部不宜用酒浴法。

（八）翻背掐筋法

翻背掐筋法是一种来回翻转背部皮肤和掐筋来治疗某些疾病的方法，多用于小儿。操作时，让患儿脱掉上衣，面向靠椅正坐，医者用双手拇食二指从患儿脊椎骨两侧、尾骶骨处逐步向上用力翻转皮肤至颈部为止，连翻 5~10 遍；然后再于两肋下第 5~6 肋处摸到膈筋，双手用力猛掐 1 下，每日 1 次。此法有消隔食、散气血、止痛之效，多用于小儿黄肿包（疳积）、隔食、肚痛等症，另有强身健体之功。

（九）踩油火

踩油火民间又称"犁上水"，即施医者口念经语，将烧红之铧口用手摸或脚踩后，即在患处按揉的一种巫医相兼的治病方法。医者用一只铧口（又称犁尖）放于火中烧红后取出，然后将菜油或桐油喷在铧口上，油当即起火，速用燃烧之火烧烤患处，以达到治疗疾病的目的；亦有将菜油或桐油煎沸，医者用手蘸取冷水，然后到煎沸之油锅中摸油后在患者疼痛部位拍打揉按，每次 5~10 分钟，每日 1 次。用油火或煎沸之油在患者身上熏烤或摸擦时，须注意防止烧伤患者皮肤。此疗法适用于风气病、腹痛，以及寒湿而致的骨节痛、冷骨风、风湿麻木、肩膀骨节酸痛等症。对发热、关节红肿等以及小儿，一般不宜用此法治疗。

第三编

自我保健按摩

第一章　自我保健按摩概论

第一节　自我保健按摩的起源与发展

一、自我保健按摩渊源

中国传统医学发展至今已有数千年的历史，而按摩（推拿）是重要的组成部分，其方法是医生或患者根据病情或保健养生等需要，辨证地采用各种不同的推拿（按摩）手法作用于人体软组织的表面，用以治疗疾病损伤或保健养生、美容美体等。

中国是按摩医学的发源地，据《中国医学大成·总序》所述，"其时治病，多用针灸、按摩、导引诸法。迨至汉张仲景（名机，150—215），祖伊尹汤液之法（伊尹，据传说为殷代宗教主），而著伤寒杂病论，是为中国用药治病之祖"。可见，按摩治病的历史比中药治病还要悠久。

自我保健按摩亦称自我按摩，是一种主动性按摩，系指个体通过自己的双手，运用推、拿、摩、按、揉、捶等简单手法在自身体表经穴与特定部位进行按摩和活动肢体，以达到保健养生、防病治病的目的。

自我保健按摩是最早的一种按摩术，可追溯于本能的医疗行为。古代的人们，如某一部位被撞击致痛，会不自觉地用手在患处抚摩，以减轻或消除疼痛和不适。经过长期的实践后，认识了按摩的作用，乃成为自觉的医疗行为，这种医疗行为也是人类最早的医疗活动。随着生活经验的不断积累，人们的推拿（按摩）知识也日益丰富起来，形成了对不同疾病和不同的用途施用不同的手法，这就逐渐形成了按摩医学体系。

我国现存最早的医学著作《素问·异法方宜论篇》指出："痿厥寒热之症，治宜导引按跷。"长沙马王堆三号的西汉古墓的出土文物中有帛画"导引图"，描绘了导引姿势 44 种。至今相传的五禽戏也为汉代名医华佗根据虎、鹿、熊、猿、鹤五种禽兽的活动特点所创造的导引法。晋代的《抱朴子·内篇·遐览》中还提到我国有《按摩经导引经十书》（已佚）。隋代的《诸病源候论》每卷之末都附有介绍养身健体的导引按摩方法。唐代的《千金方》和《外台秘要》也有许多应用导引按摩防治疾病的记载。

宋代至明清时期，自我保健按摩渐趋完善，其种类和方法已相当丰富，应用范围亦很广泛。这一时期的一些医学著作中对自我按摩都有专门记述。如张杲的《医说》、张锐的《鸡峰普济方》、邹铉续增的《寿亲养老新书》、孟日寅的《养生要》、张映汉的《尊生导养编》等。宋代的《圣济总录》一书，还专章介绍导引按摩。陶弘景《养性延命录·导引按摩篇第五》曰："安坐，未食前自按摩，以两手相叉，伸臂股，导引诸脉，胜如汤药。"《登真秘诀》曰："但食毕，须免强行步，以手摩面胁上下良久；又转手摩肾堂，令热。……自然饮食消化，百脉流通，五脏安和"（见《圣济总录》）。《寿亲养老新书》云："旦夕之间，常以两足赤肉更次用一手握趾，一手摩擦，数目多时，觉足心热，即将脚趾略略动转，倦则少歇或令人擦之，亦得，终不若自擦为佳。脚力强健，无痿弱疼痛之疾矣。"清代郑文焯《医故·下篇·案摩》曰："夫古之按摩，皆躬自运动，振掞顿拔、授捺拗伸，通其百节之灵，尽其四肢之敏，劳者多健，辟犹户枢。"《四气摄生图》曰："起居法：发欲多梳，齿欲多叩，津欲常咽，气欲常清，脚欲强行，手欲在面，耳欲常按，眼欲数摩。所谓'子欲不死修昆仑'之法也。"这些古代文献，都从不同方面阐述了自我按摩的保健作用。

古代医家王冰认为："惊则脉气并，恐则神不收，故经络不通。而病有不仁，按摩者开通闭塞，导引阴阳。"此种论述，科学的认识到惊恐等情志方面的原因也可引起经络不通，并提出了解决方案。的确，现代人随着工作节奏的加快和经常面对激烈的竞争，加之来自社会和自然等多方面的外因，许多功能性的病症也随之而生。我们常见的心脏神经官能症、胃肠神经官能症、神经衰弱、癔病等，就与精神、情志等方面的因素密切相关。对于此类病症，通过按摩开通闭塞，导引阴阳，就可收到明显的效果。

应用导引方法修心、养身、治病，在我国的道家和武术界中也十分广泛。1949 年后，自我按摩的方法和实际运用得到较系统的总结，还有人运用现代科学技术对自我按摩的作用机理进行研究，出现了一批专著，如谷岱峰的《保健按摩》、李业甫和白效曼的《自我保健穴位推拿》等。同时，自我保健按摩在开展群众性的防病治病活动中也起到了积极的作用，如应用于预防近视眼的保健操早已在全国中小学中普遍推广。

历代形成的自我保健按摩方法很多，根据命名特点可归纳为：

（1）以按摩局部命名者，如摩目（又名熨目、拭目、摩眼、揉眼）、浴面（又称摩面）、摩腹、擦腰、摩耳轮（又称修其城廓）、掩耳、叩齿、击天鼓、存泥丸、捏中指中节法等。

（2）以保健作用命名者，如封金匮、铁裆功、运动水土、自我推拿眼保健、上肢保健、下肢保健、腰部保健、自我推拿宽胸法、健胃法、安神法、开关法、开郁法等。

（3）以动作形态命名者，如托踏、干浴、左右开弓等。

（4）以固定的按摩程序命名者，如全身自我按摩方法中的十二段锦、自我推拿十八法等。

健康长寿，是古往今来大众最热切的期望，也是历代帝王将相、才子佳人苦苦追求的目标。历代养生家，均大力推崇保健按摩。清代汪昂《勿药元诠》总结有"养生十六宜"："发宜多梳，面宜多擦，目宜常运，耳宜常弹，舌宜抵腭，齿宜数叩，津宜数咽，浊宜常呵，背宜常暖，胸宜常护，腹宜常摩，谷道宜常撮，肢节宜常摇，足心宜常擦，皮肤宜常干沐浴，大小便宜闭口勿言。"其中保健按摩之法要经常使用，才能发挥较好的效果，所谓"手当千遍，功力乃行"。又如宋代苏东坡《上张安道养生诀》中所说："其效初不甚觉，但积累百余日，功用不可量。比之服药，其力百倍……若信而行之，必有大益。"

现代社会，虽然医疗条件有了极大的改善，但自我按摩操作简便，效果良好，仍有很大的实用价值。例如劳动或体育活动、长途跋涉、登山旅游后的肌肉酸软、疲劳、关节疼痛、活动不利，或某些常见病、慢性病，都可采用简单易行的自我按摩手法进行保健和治疗。

现代研究表明，经常自我按摩可增强人体免疫力，改善人体呼吸、消化、循环、内分泌等系统的功能，还可以调节神经功能，改善大脑皮质兴奋—抑制过程，解除大脑的紧张和疲劳，能改善血液循环，加速代谢废物的排泄，促进消化吸收和营养代谢，能缓解肌肉痉挛，消除肌肉疲劳，提高肌肉工作能力，从而使人体增强抗病能力，促使亚健康状态向健康状态转变。大量的临床实践和观察证明，自我按摩对以疲劳为主要的亚健康状态有比较理想的疗效。总之，推拿按摩对消除疲劳、振奋精神、恢复体力、预防疾病、延续衰老都有较好的效果。因此，世界卫生组织（WHO）认为："推拿按摩将在 21 世纪的保健中，扮演一个非常重要的角色。"

二、养生与自我保健按摩

养生，又称摄生、道生、养性、卫生、保生、寿世等，是中国传统文化的一个分支，它与其他文化源流之间既有共同的渊源，又有密切的联系，都反映了中华民族文化的特色。"养生"一词最早见于《庄子》内篇。所谓生，就是生命、生存、生长之意；所谓养，即保养、调养、补养之意。因此，养生就是保养生命之意，是以培养生机、预防疾病、争取健康长寿为目的。中医养生包括食养、药养、针灸、按摩、气功、武术等丰富的养生技术。养生与保健，就个体保健角度而言，两词的含义基本上是一致的。

养生保健之道，在我国源远而流长。早在二千多年前的《黄帝内经》里有非常明确的论述："余闻上古之人，春秋皆度百岁，而动作不衰；今时之人，年半百而动作皆衰者，时世异耶？人将失之耶？岐伯对曰：上古之人，其知道者，法于阴阳，和于术数，食饮有节，起居有常，不妄作劳，故能形与神俱，而尽终其天年，度百岁乃去。今时之人不然也，以酒为浆，以妄为常，醉以入房，以欲竭其精，以耗散其真……故半百而衰也。"所以，人们能否身体健康、益寿延年，关键在于是否懂得和实行了养生保健之道。《黄帝内经·素问》书中首篇《上古天真论》中，主要阐发了养生防病措施；次篇《四季调神大论》进一步指出："圣人不治已病治未病，不治已乱治未乱，此之谓也。夫病已成而后药之，乱已成而后治之，譬犹渴而穿井，斗而铸锥，不亦晚乎！"汉代《淮南子·卷十六》曰："良医者，常治无病之病，故无病；圣人常治无患之患，故无患"；仲景也把"治未病"者称为"上工"，充分强调防病的重要性。"未雨绸缪"，防重于治的思想，不仅仅体现在人体未病之前就应采取各种措施积极预防（即未病先防），同时还体现在一旦患病之后仍应运用各种方法防止疾病发展、传变或复发（即既病防变）。

养生与保健按摩一脉相承，是中国传统以养生益寿、防病保健为主要目的的方法之一，包括各种分类的养生保健按摩方法，如自我养生保健按摩、被动养生保健按摩、全身保健按摩、足部保健按摩、减肥按摩、沐浴按摩等。应用按摩防病、治病、健身益寿，在中国有悠久的历史，几千年前就受到中国医学家及养生学家的高度重视，是中华民族的宝贵财富。如《黄帝内经》中指出："按摩勿释，着针勿斥，移气于不足，神气及得复。"说明在秦汉时期按摩已成为医疗和养生的重要手段。晋代葛洪所著《抱朴子·内篇·遐览》中曾提到有《按摩导引经十卷》，惜已佚。但在南北朝医家陶弘景所著的《养性延命录》中设有"导引按摩专卷"，并转引导引经部分内容曰："……平旦以两掌相摩令热，熨眼三过，次又以指搔目四眦，令人目明……又法摩手令热以摩面，从上至下，去邪气令人面上有光彩。又法摩手令热，雷摩身体，从上而下，名曰干浴，令人胜风寒时气、寒热头痛，百病皆除。"导引经的上述内容曾为许多书籍所推崇、引用。自我按摩，还见于《上清修身要事经》等南朝道家著作。宋代陈直的《养老奉亲书》中提出了老年人经常擦涌泉穴，可使晚年步履轻便，精神饱满。著名医学家孙思邈十分推崇按摩导引，他在《千金方·养性》中提及："按摩日三遍，一月后百病并除，行及奔马，此是养身之法。"孙氏此论，既是对唐代以前养生学的继承，又是他自己经验的总结，对后世的影响很大。

由此可见，养生与保健按摩是祖国医学中的一项宝贵遗产，它是以医学理论为指导，运用各种不同的手法或手的代替物刺激人体体表的一定部位或穴位，以提高或改善人体生理功能、消除疲劳和防治疾病的一种方法。这种方法简便易行，经济实用，适用性广，既无服药之苦，又无针刺之痛，因此深受人们的喜爱和重视。不论过去、现在还是将来，养生保健按摩对于人们在强身健体，延年益寿等方面，都将发挥越来越重要的作用。

三、古代保健按摩文献

历代的中国典籍中，大多有养生保健按摩方法的记载。据甲骨文和《史记》记载，当时的宫廷、王府已有专职的保健按摩师。《孟子·梁惠王》有"为长者折枝"句，这是用包括四肢关节运动类手法在内的按摩方法，为老年人作保健按摩的较早记载。隋代巢氏《诸病源候论》引《养生方诀引法》曰："清早初起，……摩手令热，令热从体上下，名曰干浴。令人胜风寒时气，寒热、头痛，百病皆愈"（《时气候》）。

唐宋以后，是中医保健养生的"兴旺"时期，各医家从各种不同角度阐发养生机理，创导健身方术。从唐代孙思邈至清代叶天士等人，他们的寿命大都超过古稀之年，这与他们善于养生是分不开的。据不完全统计，这一时期仅刊行的养生学专著或专篇有180余种之多。其中较为著名的如孙思邈的《孙真人养生法》《孙思邈卫生歌》，施肩吾的《养生辨疑诀》，宋代周守忠的《养生类纂》与陈直的《寿亲养老新书》，元代丘处机的《摄生消息论》等。

明代万全著有《养生四要》，龚云林著有《寿世保元》，明代王廷相的《摄生要义》、蒋学成的《尊生要旨》还记载了一套全身性保健按摩"大度关"法。《净发须知》亦有相当篇幅的保健按摩记载。理发美容业兼行保健按摩，大约流行于明代。

清代曹慈山的《老老恒言》与唐千顷的《大生要旨》等，介绍了养生保健按摩的方法。清代曹庭栋《老老恒言》则记载了"美人拳"和"太平车"等保健按摩工具。《养性延命录》记有按摩八法，包括坚齿、熨目、摩面和摩身（又名"干浴法"）等。《金匮要略》《千金方》的作者，也很重视保健按摩的作用，如《千金方》中收入的《老子按摩法》多达40余势。

论及养生按摩的主要医著，还有梁代陶弘景《养性延命录》，隋代巢元方《诸病源候论》，宋代《圣济总录》，明代无名氏《修真秘要》、铁峰居士《保生心鉴》、高濂《遵生八笺》，清代徐文弼《寿世传真》、天休子《修昆仑证验》，汪启贤、汪启圣《动功按摩秘诀》等。清代在保健推拿方面发展的特点，是小儿推拿的著作较多，内容丰富，图文并茂，手法简便易行，在民间流传甚广。

四、自我保健按摩与导引

自我保健按摩与导引关系密切。古称之导引，又称功能锻炼、练功疗法等，它是通过肢体运动来预防和治疗某些损伤性疾病，促进肢体功能恢复的一种有效方法。

唐代以前，养生保健按摩多与吐纳（呼吸）、意念活动和肢体动功一起归入"导引""道引"范畴。《黄帝内经》中，有导引的记载。隋代的《诸病源候论》每卷之末，也都附有导引按摩之法。当时，自我按摩作为按摩的一个内容十分盛行，它的广泛开展，说明按摩疗法重视预防，注意发挥人与疾病作斗争的主观能动性。

战国、秦汉之际，健身运动愈来愈受到人们重视，各种健身术相继产生。《庄子》把健身术称为"导引"，并介绍了一些基本练习方法；《素问·异法方宜论》曾以"导引按跷"防治疾病；长沙马王堆出土的汉墓文物中，即有《却谷食气篇》和《导引图》，乃是迄今所见到的最早导引文献和图解，其图像与现代保健操相比，有不少相似之处。张介宾在《类经》注解中说："导引，谓摇筋骨，动肢节，以行气血也"，"病在肢节，故用此法"。张隐庵的注解认为："气血之不能疏通者，宜按跷导引。"说明了功能锻炼早在秦汉以前就已成为治疗伤病的一种重要方法。此外，张仲景在《金匮要略》中曾谓："四肢才觉重滞，即导引、吐纳、针灸、膏摩，勿令九窍闭塞。"

东汉末年，名医华佗根据古代导引、吐纳、熊经、鸟伸之术，研究了虎、鹿、熊、猿、鸟五禽的活动特点，并结合人体脏腑、经络和气血的功能，编创了一套具有民族传统文化风格特色的导引术——五禽戏（图357 五禽戏）。五禽戏寓医理于动作之中，寓保健康复效益于生动形象的"戏"之中，这是五禽戏区别于其他导引术的显著特征。

五禽戏属于导引的范畴，后世依据刘宋时期范晔《后汉书·华佗传》所载而作。该传引华佗的话说："吾有一术，名五禽之戏。一曰虎，二曰鹿，三曰熊，四曰猿，五曰鸟。亦以除疾、兼利蹄足。"明代正德末年武状元罗洪先所撰《仙传四十九方》中，对五禽图有着最早的绘画。

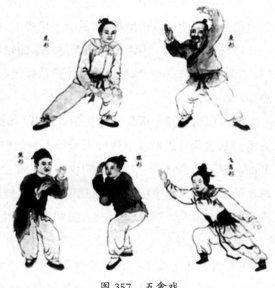

图357　五禽戏

"五禽戏"用以健身防病，取得了显著效果。华佗长年坚持，"年且百岁而犹有壮容"，他曾对弟子吴普曰："人体欲得劳动，但不当使极耳。动摇则谷气得消，血脉流通，病不得生。譬犹户枢不朽是也。是以古之仙者，为导引之事，熊经鸱顾，引挽腰体，动诸关节，以求难老。"吴普仿之，"年九十余，耳目聪明，齿牙完坚"。五禽戏的产生，使健身运动发展到了一个新的阶段，并逐步发展成为一种独特的功能锻炼方法。

晋隋时期，健身方法不仅形式多样，且养生健身专著相继产生，诸如嵇康的《养生论》，葛洪的《抱朴子》，陶弘景的《养性延命录》《导引养生图》等，至今仍有研究价值。

对肢体损伤固定后的功能锻炼，《仙授理伤续断秘方》将其作为重要的治疗原则，提出"凡曲转，如手腕脚凹手指之类，要转动，要药贴，将绢片包之，后时时运动……或屈或伸，时时为之方可"。在《医说·颠扑打伤》中有一医案，介绍了使用竹管的搓滚舒筋方法治疗膝关节损伤后遗症，不两月，活动功能恢复如常。该书还介绍了脚踏转轴帮助关节功能活动的锻炼方法。以后元代、明代和清代的不少医家对此疗法也都相当重视，如《杂病源流犀烛》及《古今图书集成·脏腑身形及诸疾门》等，在叙述每病方药治法后，往往还附以导引法。

中国的养生保健方法很多，其中仅道家的养生修炼方法，据元代李道纯统计当时流传的就有3000余种，而道书上记载的则大约有200种。其中导引按摩类功法主要是以健身强体为目的的动功，包括导引术、按摩术、点穴术、叩齿法、鼓漱咽津法、鸣天鼓、干梳头、干洗脸、揉耳运目、仙鹤点水、擦脚心、兜外肾、自发功、周身拍打等等，并且多以动摇肢体为门径，与服气、存思配合，组成系列功法。

实践证明，功能锻炼对损伤能起到加速气血流通，祛瘀生新，改善血液与淋巴循环，促进瘀肿消散、吸收的作用；还能促进骨折的愈合，使关节、筋络得到濡养，防止筋肉萎缩、关节僵硬、骨质疏松等，有利于损伤肢体功能的恢复。目前，功能锻炼在伤科临床中已被普遍运用，并被列为治疗筋骨损伤的基本方法之一。所以，在养生保健按摩与导引的关系中，两者常密不可分，相得益彰。

第二节　保健按摩的种类

根据操作方式的不同和在不同领域的应用，保健按摩的种类也有多种，如自我保健按摩、被动保健按摩、休闲按摩、体育保健按摩。

被动保健按摩系通过医者在身体体表某些部位或穴位上进行适当的揉搓、提拿、拍打等手法，以疏通经络，调和气血，强壮筋骨，柔体舒筋，滑利关节，促进血液循环和新陈代谢，改善消化功能，宁心安神，提高抗病能力。这种按摩的特点为不是针对某一具体疾病，而以养生保健防病为主要目的。同时，操作以穴位按摩为主（如擦涌泉、擦肾俞、擦丹田、擦风池、按迎香等），重视头部、腹部和腰部的自我按摩，手法上强调舒适、柔和、轻巧而有节律，并有系统的规范性全身操作程序；常用捶击和拍打性手法（如捶双臂、拍双腿、击腹、击腰）等预防感冒、防治腰腿痛等病症。

被动养生保健按摩，一般不局限于某一具体部位，往往是全身操作，如休闲按摩、沐浴按摩、体育保健按摩、美容按摩、性保健按摩、小儿保健按摩等，都是保健按摩在不同领域的具体应用。在医学模式从单纯的治疗向治疗、康复、预防、保健一体化转变的今天，国内一些医院的高级病房也开设了保健按摩辅助治疗服务。又如体育保健按摩在纠正运动员赛前、赛后出现的功能失调，消除疲劳，改善运动能力和防治运动伤病等方面，也都起着积极的作用。

一、休闲按摩

休闲按摩指非治疗性、以放松为主的普通保健按摩，如沐浴按摩、旅游按摩等，一般为全身操作。随着社会物质生活水平的提高，人们已越来越注重精神生活的质量，也越来越关注自身的健康质量。如紧张工作了一天的人需要精神的调节和肌体的放松，旅游者需要解除劳顿、恢复体能，更有人把它作为一种积极的休息，或追求按摩所带来的健美效果和心理享受，因此保健按摩对于增进身心健康的价值得到了越来越多人的认同。

传统沐浴按摩，已经成为沐浴业的配套服务项目之一。其操作体位也采用国际上通用的卧位。目前开展休闲按摩的场所除了中高档浴室外，还有高级宾馆、饭店等旅游场所的按摩室、康乐中心和一些休养院、健身场所等。当今精神文明和物质文明的日益发达，为保健按摩的普及与提高提供了宽广的背景与前景。随着人民生活水平的提高，休闲按摩将得到更大范围的普及。

二、体育保健按摩

体育保健按摩又称运动按摩，指用于体育运动的按摩，包括赛前和训练前按摩、恢复期按摩和运动伤病后按摩，有预防运动创伤、加速恢复体能、提高竞技成绩等作用。国内外不少运动队和运动员配备了按摩师。至于运动创伤的推拿治疗，则属于运动医学或骨伤科治疗的范畴。

运动前的保健按摩：用于部分代替比赛或训练前的热身，防止运动损伤，调整运动状态，提高运动效果。如可以用扳法、牵引法牵拉肌腱、韧带，用摇法将关节活动至最大范围，背部踩跷法可使脊柱各关节充分活动开，滚法、擦法等可使肌肉温度升高，叩击法可使神经系统进入兴奋状态。对于过度紧张的运动员，则可以用一些放松、镇静手法。

运动间隙期的保健按摩：用于球赛休息时、田径运动间歇期等。此时作适当的按摩，可最大限度地消除运动后的疲劳，促进主要运动肌群的血液循环，及时补充体能。此时主要作一些放松性的手法，如用拿法、抖法、搓法放松主要的运动肌群，防止肌肉痉挛。

运动后的保健按摩：目的是解除运动疲劳，提高睡眠质量、增进食欲，更有效地恢复体能。如背部指压法有助于脊柱和全身的放松；四肢向心性的挤压手法有助于静脉血和淋巴液的回流，防止瘀血，使淤积在四肢末梢的代谢产物能及时得到处理，减轻运动性酸痛；头面部的轻柔手法则有助于睡眠等。

近年来，各地都有按摩提高运动成绩的报道。但尚缺乏对体育保健按摩的系统研究。如哪些手法对运动员有兴奋性，哪些有抑制性；什么运动项目应该运用什么手法，如何根据爆发力、耐力、协调性、准确性的不同运动要求选择手法；按摩的最佳时间和时机是什么。这些都有待于进一步的研究。

三、性保健按摩

历代养生家和医家都十分重视性保健，而按摩是性保健的一个重要方法。汉简《合阴阳方》《天下至道谈》，以及《千金方》《玉房指要》等著作都有相关方法的记载。

性保健按摩的方法包括夫妇间的房中按摩、以"强肾"（提高性机能）为主要目的的自我按摩（如"兜肾囊"法）等。古人认为性保健按摩可以"男致不衰，女除百病，心意娱乐，气力强；然不知行者，渐以衰损"（《素女经》）。

目前认为按摩与导引在中医性医学中的作用主要为：

（1）提高性生活质量。主要为夫妇性事前的爱抚和性敏感区的按摩，不仅能使夫妇双方都得到性满足，还能促进夫妻恩爱。

（2）促进性事养生保健。

（3）治疗妇科和男科疾病。如古医书所讲的精大动欲出时以指按压会阴部并吐气调息的方法，与现代医学治疗早泄的挤捏法和动停法非常相似。

在相当长时间内，有关性保健按摩的应用和研究基本处于停滞状态。近年来随着对性医学的再认识，中医男科、性保健门诊的开设，性保健按摩的重要性逐步得到了认同。

第三节　自我保健按摩基本方法

自我按摩是利用自己的双手，无需他人帮助，自行按摩以达到保健养生的目的。

由于自我保健按摩是一种防治疾病的主动性手法操作，要求思想集中，心平气和，意念随手而行，达到"意"（意识）、"气"（呼吸）、"行"（动作）相结合。

自我按摩的特点，是通过对人体经络、穴位的刺激作用，达到防治疾病的效果，并辅以健身操或其他功法，以增强和改善体质，促进健康和常见病症的康复。同时，自我按摩还可以防病于未然，治病于初起。

自我按摩的作用，体现在可以促进血液循环，改善消化吸收和营养代谢，增强抵抗能力，提高体内防御疾病的能力。自我按摩还能调节神经系统的功能，改善大脑皮层的兴奋和抑制过程，降低大脑皮层对疼痛的感受性，因此可以起到安神和镇痛等作用。对软组织损伤等病症，采用一定的自我按摩方法，可以消炎消肿，舒筋活络，通过改善血液循环引起按摩部位毛细血管舒张，促进炎症渗出物的吸收，使局部浮肿和瘀血消散，达到治疗的作用。

合适的按摩部位选择，往往能起到省时省力、事半功倍之效，一般可选择按解剖部位按摩法和按经络穴位按摩法等。

一、按解剖部位按摩法

人体的解剖部位可分为头面部、颈项部、胸腹部、腰背部、上肢、下肢等；按组织可分为肌肉、韧带、神经、血管、骨骼、内脏等；根据病症所在部位即可选择该部作为按摩。如网球肘，其主要表现为肘关节屈伸不利、局部疼痛，对此可采用揉、摩、点穴等手法进行按摩。此时不但对众多的肌腱支点上按摩，而且还要在肌腹部作相应的按摩，以增加气血循环，疏通经脉，消退局部水肿，减轻炎症反应，缓解疼痛。又如胃部消化不良、食滞于胃，出现胃部闷胀、疼痛时，则可在胃脘部作圆形摩擦，以增加胃部血液供应，加强其消化作用，使食积消失。这种方法直观，简单。

二、按经络穴位按摩法

人体共有十二正经和奇经八脉，均各有其特定的走向和所属的脏腑。根据不同病症，选择相应的经络和穴位进行按摩。如头痛者可用点、揉法按摩，先选用足太阳膀胱经的睛明穴，足厥阴肝经的太冲穴，足少阳胆经的悬钟穴等。因为此三经均上行至头部，故可治头痛之症。又如高血压者，可分别用推、揉法，按摩印堂、太阳、百会、风池穴等，以平肝安神，化痰降浊。总之，根据不同的病症，按照经络的理论，选择相应的穴位保健养生，是自我保健按摩的常用方法。

第四节　自我保健按摩的特点与作用

一、自我保健按摩的特点

自我保健按摩的特点是手法动作轻柔，运用灵活，便于操作，适用范围甚广，不论男女老幼、体质强弱、有无病症，均可采用不同的手法进行自我保健按摩。

自我保健按摩重视"气"的锻炼。如从古代"健身法"和武术"内功拳"的某些基本功发展而来的以站式为主的静式站桩功，要求躯干、四肢保持特定的姿势，使全身或某些部位的松紧度呈持续的静力性运动状态，意念集中、思想宁静，以收到保健强身、防治疾病的效果。现代流行的站桩功（亦称养生桩）是近人王芗斋所总结，用以养生保健和治疗高血压、溃疡病、神经衰弱、月经病等多种慢性病。吐纳功，则是以锻炼某些特殊呼吸运动为主的气功功法。吐，指呼气；纳，指吸气。一呼一吸为"一息"，故也称"调息功"。气功界认为《老子·二十九章》中"或嘘或吹"的提法，是吐纳功的较早记载。并认为《老子》中"谷神不死，是谓玄牝。玄牝之门，是谓天地根。绵绵若存，用之不勤"，是通过口鼻进行吐纳呼吸锻炼的写照。六字诀，又称"六字气诀""六字延寿诀""祛病延年六字诀"和"六字呼吸法"等，是在呼气的同时，结合默念"嘘、呵、呼、呬、吹、嘻"六个字的读音进行锻炼的气功功法。古人认为六个字中，每个字对应一个内脏，亦即五行配五脏。其中嘘字配肝、呵字配心、呼字配脾、呬字配肺、吹字配肾、嘻字配三焦。

二、自我保健按摩的作用

自我保健按摩的作用，表现在多个方面：

（1）调节神经功能，改善大脑皮层的兴奋和抑制过程，解除大脑的紧张和疲劳，并可降低大脑皮层对疼痛的感受性，从而达到镇痛效果。

（2）增强机体抵抗力，促进血液循环，加速代谢废物的排泄，改善消化吸收和营养代谢，提高体内防御疾病的能力。

（3）改善血液循环，促使按摩部位毛细血管舒张，促进炎症渗出物的吸收，消炎消肿，使局部浮肿和瘀血消散等。如某些病变局部出现皮肤颜色苍白、枯燥、萎缩、弛缓的状况，进行按摩可使局部血液循环改善，增强患部气血的供给，使之逐渐变为红润、光泽、丰满，从而恢复人体应有的生理状态。

（4）缓解肌肉痉挛，消除肌肉疲劳，提高肌肉工作能力，从而使人体增强抗病能力，促使亚健康状态向健康状态转变。总之，养生保健按摩对消除疲劳、振奋精神、恢复体力、预防疾病、延缓衰老有较好的效果，对以疲劳为主要的亚健康状态也有比较理想的疗效。

自我保健按摩并没有特定的手法，一般的推拿手法都可用于保健按摩。但保健按摩的手法大都简单易行，在操作上更强调舒适性、节律性、协调性和连贯性，手法的力度也比治疗性手法轻。常用的主要有按、摩、擦、揉、拿、拍、叩、熨、搓、抖等。

自我保健按摩强调防患于未然，主张结合日常起居随时随地皆可操作，并应持之以恒。它尤为重视头面部操作，认为通过按摩眼、耳、口、鼻，可以补益五脏，调养精、气、神。

在自我保健按摩几千年的发展过程中，总结出不少优秀的套路性操作法，如古代流传下来的气功动功功法八段锦，功法由八节组成，体势动作古朴高雅，最早见于宋代《夷坚志》和《道枢》。其后，在历代流传中形成了许多练法和风格各具特色的流派。体势有坐势和站势两种。坐势练法恬静柔缓、运动量较小，站势练法舒展大方、运动量较大。此外，切实可行者还有"十二段锦""陈真人床上工法"（《内外功图说辑要》）、"导引法仙术"（《仙术秘库》）、"延年九转法"（《延年九转法》）等。隋唐时期，在人体体表施行按摩手法时，常涂上中药制成的膏，于是，一种既可防止人体表皮破损，又可使药物和手法作用相得益彰的膏摩方法得到了发展。

自我保健按摩操作时，除思想应集中外，尤其注重身心都要放松和动静结合，即按摩一定的穴位与身体的锻炼相结合，辅以健身操等以增强体质，改善健康。按摩时，取穴要准确，用力要恰当。因为用力过小起不到应有的刺激作用，过大则易产生疲劳，且易损伤皮肤。按摩手法要循序渐进，次数由少到多，力量由轻渐重，可逐渐增加推拿穴位。养生按摩的时间，每次以20分钟为宜，最好清晨起床前和临睡前各一次，并应有信心、耐心和恒心。为了加强疗效，防止皮肤破损，在施术时可选用一定的药物作润滑剂，如滑石粉、香油、按摩乳等。若局部皮肤破损、溃疡、骨折、结核、肿瘤、出血等，禁止在患处施用按摩。作自我按摩时，手法尽量直接接触皮肤。按摩后有出汗现象时，应注意避风，以免感冒。此外，在过饥、过饱、酗酒或过度疲劳时，也不宜作按摩手法。

自我保健按摩经济简便，不需要特殊医疗设备，也不受时间地点和气候条件的限制，随时随地都可实行；且平稳可靠，易学易用，无任何副作用，因此深受广大群众的喜爱。对正常人，自我保健按摩能增强人体的自然抗病能力，取得保健效果；对已患疾病的人而言，既可使局部症状消退，又可加速恢复患部的功能，持之以恒，可收到良好的功效。由于自我保健按摩适应证广，功效显著，因此不仅在中国相传，不断发展，而且还流传到国外，受到人们重视。

现在，中国不仅有不少中老年人经常用自我保健按摩来强身或治疗腰酸、背痛、感冒、消化不良以及神经衰弱等病症，而且也有不少青少年经常揉天应穴、挤按睛明穴、揉四白穴以及按太阳穴等来防治眼近视和消除眼疲劳（称为"眼保健操"）。此外，也有一些运动员把保健按摩用于赛前的准备活动和赛后的整理活动，借以加强身体组织器官的效能，提高运动成绩和消除疲劳。

目前，自我保健按摩流派众多，方法多样，但一般可分为全身按摩和局部按摩两种，姿势不拘，坐卧均可。一般做法有按摩手臂、按摩头面、按摩耳目、按摩胸腹、按摩腰腿、鸣天鼓、叩齿鼓漱、搓脚心、点穴（对症选穴，以指代针）等。各种自我保健按摩方法的广泛流传，对于提高中华民族的身体素质，防止疾病产生，发挥了积极作用。

第五节　自我保健按摩的应用

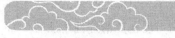

一、手法用力的大小

自我按摩的手法和用力大小的关系，表现在用力过大易疲劳，且易擦伤皮肤，治疗效果不一定就好，甚至可能起相反的作用；而用力过小，则不能起到应有的刺激作用，达到有效的保健养生效果。因此按摩的力度，主要根据个人体质等加以恰当的运用。如体质虚弱或久病体虚者，按摩用力宜从轻；体壮而病属于实证者，用力可从重。又如手法的不同，用力的大小也有不同，如按、推、拿、捏法，用力一般较重；揉、摩、引、搓、摇法用力一般较轻。在按摩穴位时，一般出现有酸、麻、胀感即可。

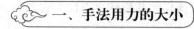

二、自我保健按摩的原则

自我按摩应用于养生保健，不仅仅是对症的局部治疗，而是以阴阳五行、脏象经络理论为指导的整体治疗方法。疾病的发生发展过程，是邪正之间矛盾运动的表现，是人体内部或体内外之间阴阳平衡失调的转变过程。任何病症，不外乎正虚和邪实，因此自我按摩也就体现在扶正和驱邪两个方面。在实际运用时，可以通过驱邪以扶正，也可以扶正为主，通过扶正以驱邪；又有同时扶正和驱邪并用，以调整体内和体外阴阳的关系。根据自我按摩手法的泻实补虚、扶正祛邪和调整营卫的作用，保持阴阳平衡，使矛盾统一而恢复健康。同时，由于自我按摩是一种防治疾病的主动性手法操作，因此要求操作时思想集中，心平气和，意念随手而行，达到"意"（意识）、"气"（呼吸）、"行"（动作）相结合。

三、自我保健按摩的注意事项

自我按摩之所以能使受伤的组织恢复生理状态，使脏腑的机能失调得到纠正，关键在于根据不同的情况辨证施治。由于伤有轻重，病有缓急，人有胖瘦，证有虚实，其治愈的迟速及遗留残疾与否，以及养生保健的功效等，皆取决于按摩方法是否得宜。

1. 自我按摩前后的注意事项

自我按摩前，首先应明确诊断，选择适当的部位，优选经穴，确定适宜的手法，贯彻补虚泻实、辨证施治的原则，做到心中有数、考虑全面、有中心有重点。按摩时，做到所按摩的部位与穴位有机配合，整体与局部互相配合，精力集中、体位适宜、手法得当、施力适度、时间灵活、操作卫生等。如双手要保持清洁、温暖、勤修指甲，避免损伤被按摩部位的皮肤。

做腰背和下腹部的自我按摩前，应先排空大小便，以免在推摩腹部时引起不适感觉，必要时在推腹前再排小便一次。在过饥、过饱以及醉酒后，均不适宜自我按摩，一般在餐后1～2小时为宜。剧烈活动后，需休息半小时再进行按摩。腹部按摩前后半小时内，最好不要喝水。对重要脏器，按摩手法应轻柔。体弱、年老者，禁施强刺激手法，须用轻缓的手法。

自我按摩后，一般可感到全身轻松舒适，原有症状改变。如出现不同程度的疲劳感，属于常见反应。按摩后要注意避免寒凉刺激，避免再度损伤。自我按摩后，还可作短时间的散步运动，以协助气血和畅。有骨折后遗症者，自我按摩后受损肢体应作适当的锻炼活动，以促进其功能恢复。

2. 自我按摩时的体位

自我按摩在手法操作过程中，需根据疾病与按摩部位的不同采用合适的体位，既要舒适，又要便于自己施术。身与手的距离以及坐或站的位置，应以既便于手法操作，又能保存自己的体力为宜。

端坐位时，肌肉放松，呼吸自然。所坐凳子的高度最好与膝至足跟的距离相等，在拿肩筋、按摩上肢时常采用此体位。

仰卧位时，头下可垫枕，下肢平伸，上肢自然置于身体两旁，肌肉放松，呼吸自然。一般胸腹及四肢前侧方等部位施术时，常采取此体位。

俯卧位时，头转向一侧或向下，下垫枕头，上肢自然置于躯干两旁，肌肉放松，呼吸自然，在腰臀及下肢后侧方等部位施以手法时，常采用此体位。

四、自我保健按摩的适应证

中药、针灸、推拿疗法被称为中医的"三宝"，其中推拿疗法又以其独特的疗效和没有副作用而受到广大群众的欢迎，只不过推拿医师进行治疗需要耗费精力和体力，因此，古代只有宫廷皇族才有条件专门配备推拿师。

适宜的自我推拿（按摩），不但能够使人体周身经络疏通而保健强身，延年益寿，而且能够防治颈肩腰腿痛、软组织损伤、骨质增生等，对神经痛、偏瘫、五脏六腑虚损等病症也有较好的功效（注：自我按摩在保健养生方面的具体适应证内容参见各科病症的保健按摩章节）。

历代以来，自我按摩对月经不调、宫寒不孕、更年期综合征等妇科病症也常收奇效。至于按摩美容、瘦身美体及养生保健，更为世界各国诸多专业机构所推崇，认为是自然疗法、能量疗法、生物全息疗法之优选。可以预料，随着人们对按摩疗法的进一步认识，这种来源于古人，造福于当代的宝贵医疗技术，将为人们解除更多的痛苦，也将为人们的养生保健、青春亮丽、延年益寿作出更多的贡献。

五、自我保健按摩的禁忌证

自我按摩的禁忌证主要有：

（1）开放性软组织损伤，如骨折未愈合、韧带和肌肉断裂的固定期，创伤、刀伤以及皮肤破损者。

（2）严重感染性疾病，如脓毒血症，蜂窝组织炎，丹毒，脓肿，溃疡性皮炎、烫伤等；

（3）传染性疾病，如肺结核、病毒性肝炎，以及由结核菌引起的运动器官的病症，如骨结核等。

（4）疾病的急性期病情危重，有高热、神志不清者。

（5）有严重出血倾向，如血友病、血小板减少症等。

（6）妇女妊娠、经期的腹部、腰骶部，以及产后恶露未净（子宫尚未复原）的小腹部不可按摩，以免发生流产或大出血，必须施行手法治疗者，宜采用轻手法并分多次进行。

（7）恶性肿瘤，如肝癌、肺癌等。

（8）心、肺、肾等重要脏器功能严重损害者。

第二章　自我保健按摩法

第一节　全身自我保健按摩法

中医学认为，人体与自然界是一个统一的有机体，因而人的各种生理活动，一定要客观地和自然界的四时变化相适应。两千多年前的《黄帝内经》提出："阴阳四时者，万物之终始也，死生之本也，逆之则灾害生，从之则苛疾不起，是谓得道。"也就是说，只有顺应四季气候的变化，顺应自然界的规律，才能保护生机，预防疾病，达到延年益寿之目的。

庄子是我国古代有名的养生学家，他主张"顺乎自然""回归自然"，他说："静为天下正"，又说："平易恬淡，则忧患不能入，邪气不能袭，故其德全而神不亏。"清静来自对外界诱惑的无动于衷，他崇尚恬淡寡欲、归真返璞、日出而作、日落而息、不计功名荣辱、"鸡犬之声相闻"那样古拙、宁静、和谐的生活，这就是最早的道家养生思想。

祖国医学非常注意环境、季节、气候对人类健康长寿的影响，指出"人客观存在天地之气生，四时之法成""天暑衣厚则腠理开，故汗出；天寒则腠理闭，气湿不行，水下流于膀胱，则为溺与气"。也就是说，要延年益寿，必须遵守客观规律的变化，绝不应超越自然。

西汉儒家学派代表人物董仲舒在《春秋繁露》中曰："利以养其体，义以养其心。"即用物质的东西（利），来充养形体；以精神的东西（义）涵养心灵。他还指出："循天之道，以养其身。"即是说，人的情志调摄，也应顺应春生、夏长、秋收、冬藏的规律。如果违背这一规律，则春伤肝、夏伤心、秋伤肺、冬伤肾，同样也会危害人的机体。

现代社会，如何根据四季变化的特点来调养精神呢？《四气调神论》提出：在春天应"使志生，生而勿杀，予而勿夺，赏而勿罚"，使情志生机盎然；夏天应"使志无怒，使华英成秀，使气得泄，若所爱在外"，保持情志愉快不怒；秋天，则应"使志安宁，以缓秋刑，收敛神气，使秋气平，无外其志，使肺气清"，使情志安定宁静；冬天应"使志若伏若匿，若有私意，若已有得"，使情志保持沉静。只有两者兼顾，才能真正做到"循天之道以养其身"。

顺应四季的变化和自然界的规律，就是要随着气候的冷热变化增减衣着、调整生活起居。民间谚语如"春捂秋冻，不得染病"等，就是讲人体适应"冷"和"热"的环境，需要一个过程和适当的节奏。在寒冷的季节，温热时不要突然减衣，宜逐渐减少，以适应人体对冷热感应的转移；在温热的季节遇到骤冷，也应逐渐递增，不要过于保暖。违背了这一规律，人体就会经受不住忽寒忽热的变化，当机体抵抗力下降，病菌就会乘虚而入。在工业化迅速发展、生活节奏高度紧张的今天，人们想追求健康长寿，就应牢牢把握"循天之道以养其身"的养生观。

儒家以孔子为宗师，在养生中强调修养、道德与寿夭的关系。《礼记·中庸》云："大德必得其寿。"将养生与积极的入世精神结合起来。儒家关于养生的说法很多，但其要点就是要养心。孔子在《论语·雍也》中提出"仁者寿""仁者，爱人"。这就是说待人要宽厚大度，要有高尚的道德修养。我们经常可以看到因大德而得其寿的老人。他们尽管满头银丝，依然面色红润、精神矍铄。这是因为他们德高望重、安心处世、光明磊落、性格豁达、内心宁静。"心底无私天地宽"，因为"无私"，所以终日心平气和；因为宽厚待人，所以没有忌贤妒能的忧虑，心里始终泰然自若。

古人曰："名医多高寿，皇帝皆短命。"大德之人，胸怀宽广、高风亮节、不贪不淫，具有崇高的追求和高尚志趣，在任何情况下都自信自爱、不忘众生，这是长寿的一个重要因素。

孟子曾提出：不动心——寡欲——收心，最后达到"养浩然正气"。色彩缤纷、光怪陆离的世界充满了各种诱惑。孟子所说的"不动心"，即指排除外界的各种干扰，不受外界事件的引诱，做到既"不以一得为喜"，也"不以一失为忧"，这样就可以保持内心的清静，达到养生益寿的目的。

自我按摩养生功，系运用练功、导引（运动）和轻松的手法进行按摩，以起到消除疲劳、缓解紧张、疏筋活络、养生保健、防病治病的效果。常用的自我按摩养生功有《导引图》运动法、摩擦强身法十二则、自我保健按摩二十法、旅游保健按摩法、保健按摩长寿功、天竺国按摩法、大度关法等，大众可根据自己的爱好和水平选择适当的方法进行练习。

一、《导引图》运动法

上古尧舜时代，人们已开始用舞蹈运动治疗关节活动障碍的毛病。春秋战国时期，人们通过实践、探索逐渐总结出"导引术"（即保健体操）和"吐纳术"（即呼吸体操）等医疗体育方法来防治疾病。

1974年，湖南长沙马王堆三号汉墓出土的《导引图》（图358 导引图），是世界上现存最早的一卷保健运动的工笔彩色画，经考古推测为公元前3世纪末的作品。图中描绘了不同年岁的男女体操动作40多个，旁边还附有简单的文字说明。《导引图》不仅作画年代早，而且内容非常丰富，使古代文献中散失不全的多种导引与健身运动找到了最早的图形数据，对"导引术"的发展、变化研究提供了可贵的线索。

《导引图》所描绘的呼吸运动，与古代传统练功的"胎盘法"（丹田呼吸法）不完全一样。文字说明中有两处直接提到呼吸。如"印（仰）浑（呼）"与"笑（猿）狰"。"印浑"是仰身呼叫的意思，"笑狰"是猿猴啸叫的声音。此两法对应的图的形态是胸部扩张，双手向后举，其动作是加强对心肺功能的锻炼。同时，《导引图》中除极个别的蹲、跪（坐）式外，其余全部为立式运动。

无独有偶，在华佗所传《五禽戏》中，鸟、熊、猿也有相似图文，可知成于东汉末年的《五禽戏》与马王堆《导引图》有一定的历史渊源关系。

1971年在我国正式发布的第五套广播操中，八个动作基本概括了《导引图》的精华部分。如上肢运动有"龙登"；冲拳运动有"蚂（占）"，扩胸运动有"印淬"，体侧运动有"螳螂"；腹背运动有"满政"，跳跃运动有"引颈""坐引八维"，以及有图缺文的踢腿运动和体转运动。2011年8月8

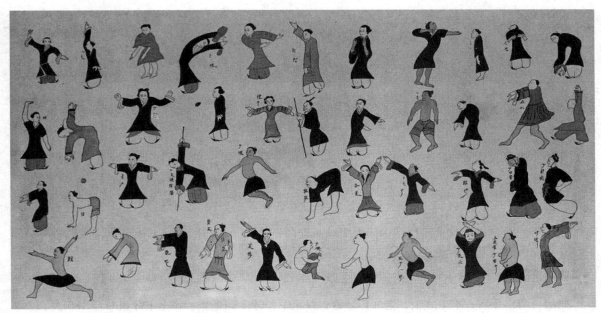

图 358　长沙马王堆汉墓出土的《导引图》

日我国正式发布的第九套广播体操，仍有扩胸运动、体侧运动、体转运动、跳跃运动等，从而使公元前三世纪末的《导引图》之精髓得到了良好传承。

《导引图》文字说明中，直接提到治病的项目共有"烦""痛明""引聋""引温病"等 12 处，说明导引不仅对四肢部位的膝痛、消化系统的腹中、五官的耳目有一定的功效，甚至与某些传染病的治疗也有着密切关系。《导引图》反映在医疗体育上的多方面内容，足以说明中国是世界上较早应用医疗体育的国家。英国科学家李约瑟博士认为，西方现代的医疗体操实际上是中国早期体操传入欧洲演变而成的。所以，西方学者称中国是"医疗体操的祖国"。

二、导引健身法

导引健身法是一套动作较完整的养生保健方法，其操作步骤为：

1. 静坐

清晨早起，将窗户打开，使室内空气流通，然后两腿随意盘膝而坐，头部正直，含胸拔背（松快而不用力），二目垂帘，目视鼻尖，舌顶上腭，意守丹田，闭口，用鼻呼吸五十息（一呼一吸为一息）。开始时作自然呼吸，经过一段时间的锻炼后，可以改为深呼吸，呼吸次数多寡应酌情而定。做完将舌尖放下，继续做第二式。

2. 推头

此法有泻头火、解昏晕、降血压等功用。即两手以适中的力量由前额向上后推过头顶到后发际 36 次。

3. 耳功

此功能解除耳痒、耳鸣，并可预防耳内各种疾病。即以拇、食二指捏住耳垂，用适中的力量向下揪 36 次。

4. 鸣天鼓

此法有醒脑、去头晕痛、健脑等作用。即先以手掌掩耳，拇指置于耳垂下方，余四指置头后，以食指放在中指上，食指向下弹后脑 36 次，听见"咚、咚"响声如打鼓样。

5. 擦鼻旁

此法功效为预防感冒，并能润肺。即用两食指侧擦鼻面之间，由内眼角下至鼻翼，擦 64 次。

6. 目功

作用为明目，并能预防各种目疾。即以大、食指将上下眼皮撑开，眼珠左转 36 次，右转 36 次，转完两手互搓，将手掌搓热熨于眼上面左右各揉 36 次，然后两手分向眼外摩擦 36 次。

7. 搓面

此法可润面，老来脸上皱纹甚少或无皱纹。即两手靠拢，由前额起向下搓至颌，然后将两手分开，从两颊向上搓，如此往返 64 次。

8. 叩齿

此法可防止牙病，不生蛀虫，老来掉牙迟，甚至不掉牙。即正坐，将上下牙齿对叩 180 次。

9. 搅海

此法能生津液。即以舌尖在牙外唇里左右运转各 24 次。

10. 嗽咽津液

此法可除口臭、苦、涩，并能帮助消化，滑润肠胃和食道。即将口内津液如含水状嗽 36 次，然后将此津液分三口徐徐咽下，以意送到丹田。

11. 项功

此法能防治肩痛、项痛、目昏、失眠等症。即两手扳住后项向前，头竭力向后仰，目上视，前俯后仰 18 次。

12. 揉肩

此法可通经络、活气血，防治肩周炎。其法即左手握住右肩端，年老体弱者向左揉 100 次，壮者向后揉 100 次；然后依法揉另一肩。

13. 托天

此法能理三焦之气，加强内脏活动机能，帮助消化，并能开通食道。操练时站立位，两手同时徐徐上举，手心向上，如举重物，眼向上见，举起后随即慢慢放下，恢复原状，共作 36 次。

14. 扭腰向后看

此法能加强内脏活动机能，帮助消化，可治疗胃胀、胃酸过多、胃炎、肝脾不适等症。即将腰竭力向左右后方扭转：向左转时，左手手心向上，随腰向左右后下方转，右臂屈肘贴胸，随腰向左方去；向右转时，右手手心向上，随腰向后转亦如左转式样。

15. 搓胁肋

此法对肝脾胃益处甚大，能泻胃火。即以两手掌置于两乳外侧，斜向前下方搓摩 81 次。

16. 左右开弓

此法能活泼胸中气血，开通食道郁积。即向左开时先将两手在胸前合拢，再将左臂徐徐向左外开伸直，右手屈肘，徐徐向右外方拉，以食道感到松舒为度，然后将两臂合拢于胸前；向右开时，亦如向左开做法。

17. 搓腰

此法能预防脱肛和痔核疾病，并能预防男女生殖器方面的疾病。即将两手之指伸直，以二手指端置于尾闾骨尖旁向上搓 200 次，年老及衰弱者由下向上搓，壮年上下搓。如指腹向上搓至腰部，可防治腰痛及妇女痛经等病。

18. 揉膝

此法能通经络气血，并能防止膝关节疼痛。即两腿伸直，将两手掌分置于膝盖上，分别向左右揉摩各 200 次。

19. 搓足心

此法能明目、降血压。操作时盘膝，一足放在腿上，一足放在腿下，两手同时由足掌斜向里向上搓 200 次。

20. 和腰腹

此法能防治腰痛、月经不调，并能强壮肾的功能，帮助消化。操作时正坐，呼吸随意，两手置于一侧或两侧膝上，上身先伏于左膝上，从左向右旋转 36 次，再从右向左旋转 36 次。

21. 扳腿

此法能舒通经络，活足部、背部肌肉，使气血上下畅通，调整全身血脉。操作时正坐，呼吸随意，将两腿伸直，两足靠拢，足跟向前伸，足尖向后仰，两手放在腿上合适的地方，上身尽可能向前俯，头随身直前。

22. 调息

同第一式，即两腿随意盘膝而坐，意守丹田，闭口，用鼻呼吸五十息，以通调周身之气。

三、天竺国按摩法

天竺国按摩法即《太清道林摄生论·按摩法》中的自我按摩十八势动功保健法。实际上是运用导引与自我按摩相结合的古代保健操之一，主要通过一系列导引动作，达到理气活血、疏通经络、祛病强身之效。《千金方》曰："能依此三遍者，一月后百病除，行及奔马，补益延年，能食，眼明，轻捷，不复疲乏"，语虽夸大，但仍可说本法确具良效。

本功法较早见于唐代孙思邈的《千金方》，名为"天竺国按摩"。以后宋代《云笈七签》《圣济总录》和明代《遵生八笺》等均收录本法，但名称与基本内容略有出入。《云笈七签》名为"按摩法"；《圣济总录》和《遵生八笺》仍名"天竺国按摩法"。"天竺"是古印度国名，本法是否源于印度，尚无确据。观其内容，各节操练动作与中国古代导引法似同出一源，并无明显异国色彩，故冠以"天竺"，恐系托名。

此法其文曰："自按摩法：日三过。一月后百病并除，行及奔马。此是神仙上法。两手相捉扭捩，如洗手法。两手浅相叉，翻复向胸。两手相叉，共按胫。左右同。两手相重胫，徐徐捩身，如挽五石力弓，左右同。作拳向前筑，左右同。如拓石法，左右同。以拳却顿，此开胸法，左右同。两手抱头，宛转䯏上，此是抽胁法。两手据地，缩身曲脊，向上三举……大坐，斜身偏欹如排山，左右同。以手反槌背上，左右同。大坐伸脚，一脚向前虚掣，左右同。两手拒地回顾，此名虎视法，左右同。立地，两手着地，反拗三举。两手急相叉，以脚踏地，左右同。起立，以脚前后虚踏，左右同。大坐伸两脚，用当相交手勾所伸脚，着膝上，以手按之，左右同。凡一十八势，但老人日若能依此法三遍者，如常补益，延年续命，百病皆除，能食，眼明，轻健，不复疲也。"

天竺国按摩法的18势，包括洗手法、开胸法、虎视法等内容，这些动作类似现代的四肢和腰腹运动。其具体操练方法为：

（1）站或坐式，两手交替互握，并摩擦扭捏，如洗手状。本节主要活动上肢，尤以腕、指关节为主。

（2）两手十指交叉，按向胸部，然后翻掌向前，再覆掌向胸，反复进行。本节主要活动上肢和肩、胸部。

（3）站式，两手相握，按向一侧小腿，左右交替进行。本节主要拉伸腰背和腿后侧。

（4）坐式，两手重叠，按于一侧腿上，身体慢慢向另一侧扭转，左右交替进行。本节主要转动腰背。

（5）两手如拉硬弓状，左右交替。本节主要运动上肢，强壮肩背及胸部。

（6）两手握拳，左右交替向前击出。本节意同上节，但运动肌群不同。

（7）单手如托石上举，左右交替。本节意同第五、六节，但运动肌群不同。

（8）两手握拳，左右手同时向后摆动，以拉开胸部。

（9）坐式，上身如排山般向左右两侧后方交替倾斜。本节主要拉伸腰胁。

（10）坐式，两手抱头，俯身贴近腿上，然后使头身向左右交替扭转，以抽引两胁。

（11）站立，两手按地，俯身弯背（同时屈肘），然后使身躯向上挺举（同时伸肘）。本节主要活动肩背，强壮腰脊。

（12）两手左右轮流反捶背上。本节可活动上肢各关节，强壮背脊。

（13）坐式，两脚交替前伸。

（14）站立，两手着地，转头向左右两侧交替怒目后视，称之为"虎视法"。本节主要活动颈项，并可增进视力。

（15）站立，身躯后仰再挺直为一次，连作3次。

（16）两手紧紧交叉，同时以一脚踏手中，然后放开手脚；再叉手，以另一脚踏手中，两脚交替进行。

（17）起立，两脚轮流向前后空踏步。

（18）坐式，伸两脚，一手钩住对侧脚置另一腿膝上，以另一手按压同侧腿膝。本节主要开胯兼活动四肢。

本功法动作简便，易学易练，适用于中老年人养生保健或多种慢性病者的自我调摄，尤适用于软组织劳损和肢体关节病变等的治疗，如颈椎病、肩周炎、腰肌劳损、风湿性关节炎、类风湿性关节炎、坐骨神经痛、脊椎增生、椎间盘突出症等。若为防治全身性疾病，则以全套操练为宜；局部病变，则可有针对性地选练几节，如颈项疾病，可选练第10、14节等，胸胁疾病，可选练第2、6、9、10节等，肩臂疾病，可选练第1、5、6、7、10节等，腰腿疾病，可选练第3、4、9、15、16、17、18节等。

本功法操练时，注意动作幅度应由小渐大，每节操练次数除注明者外，一般由少渐多。整个操练过程应量力而行，不可用力过猛。如患有高血压、心脏病或肝硬化等病症的人尤宜谨慎。同时，此法不宜空腹或饱食后即练，至少在食后半小时方可行之。一般急性病或慢性病急性发作期间则不宜应用。

四、八段锦

八段锦早在北宋时洪迈所著《夷坚志》中即有记载，迄今已有 800 余年历史，是中国传统保健功法之一，也称健身气功八段锦，是我国古老的导引术中流传最广，对导引术发展影响最大的一种。

中国古代的导引术，是通过自身的特殊锻炼方式，使机体气机流畅，骨正筋柔；从而激发自身调理能力，消除病痛，增进健康，延缓衰老。

八段锦原为古代上等丝织品，用多种颜色编织而成。古人把这套动作视为祛病保健效果极好而又编排精练、动作完美的一套导引功法，就如同精美的织品一般。加之此功法共分八段，故曰八段锦。

八段锦的练功方法应以内功为主，是内外相合的定步动功。因此练习八段锦除注意外形动作以外，还要配合意守、呼吸及以意领气和动作的得气感。

依据现有文献，八段锦之名最早出现在南宋洪迈撰写的《夷坚乙志》中：政和七年，李似炬为起居郎。有欲为亲事官者，两省员额素窄，不能容，却之使去。其人曰："家自有生业，可活妻子。得为守阙在左右，无在俸为也。"乃许之。早朝晚出，未尝顷刻辄委去，虽休沐日亦然。朝晡饮膳，无人曾窥见其处者，似炬嘉其谨，呼劳之曰："台省亲事官名为取送，每下马归宅，则散示不顾矣。况后省冷落，尔曹所弃，今独如是，何也？"曰："惟不喜游嬉，且已为皂隶，于事当尔。"

似炬素于声色薄，多独止外舍，效方士熊经鸟伸之术，得之甚喜。自是令席于床下，正熟睡时，呼之无不应。尝以夜半时起坐，嘘吸按摩，行所谓八段锦者。此人于屏后笑不止。怪之，诘其故。对曰："愚钝村野，目所未见，不觉耳，非有他也。"后夜复然，似炬谓为玩己。叱曰："我学长生安乐法，汝既不晓，胡为屡笑！"此人但谢过，既而至于三，其笑如初，始疑之，下床正容而问曰："自尔之来，我固知其与众异。今所以笑，必有说，愿明以告我。"对曰："愚人耳，何所解？"固问之，踟蹰良久，乃言曰："吾非逐食庸庸者流。吾之师，嵩山王真人也，愍世俗学道趋真者益少，欲得淳朴端敬之士教诲之，使我至京洛求访，三年与此矣。昨见舍人于马上风仪洒落，似有道骨，可教，故托身为役，验所营为。必观夜中所行，盖速死之道，而以为长生安乐法，岂不大可笑欤？"似炬听其言，面热汗下，具衣冠向之再拜，事以师礼。此人立受不辞。坐定，似炬拱手问道，此人略授以大指，至要妙处，则曰："是事非吾所能及也，当为君归报王先生，以半岁为期，复来矣。"凌晨，不告而去。终身不再见。

1. 八段锦的类别

八段锦按操练姿势有坐八段锦、立八段锦之分；按种类则有北八段锦与南八段锦、文八段锦与武八段锦、少林八段锦与太极八段锦之别，以及十二段锦、十六段锦、道家八段锦、养生操八段锦、新编八段锦等。

八段锦的锻炼方法有两种，一种是用力的练法，一种是不用力的练法。动作用力练时，仍切实保持肌体放松，不可用僵力或单用臂力，动作要随呼吸节奏，气贯丹田。不用力的练法，则主要是以外带内，以外动促进内动，以达到健身祛病之功效。

2. 八段锦的作用

八段锦是形体活动与呼吸运动结合的健身法，肢体活动可以舒展筋骨，畅通经络，滋阴助阳，活血生津；与呼吸相结合，则可培元补气，行气活血，宣畅气机。长期坚持练习，还可使人强身健体、聪耳明目、延年益寿。

此外，八段锦以调和阴阳、通理三焦为主旨，以动入静、以静入动、动静皆宜、顺乎五形、发其生机、神奇变化、通和上下、和畅气血、去旧生新、充实五脏、驱外感之诸邪、消内生之百病、补其不足、泻其多余，消长之道，妙用无穷，并最终达到"炼精化气，炼气化神，炼神还虚和炼虚合道"的境界。

八段锦用现代医学观点分析，就是通过活动全身关节、肌肉，调节精神紧张，改善新陈代谢，增强心肺功能，促进血液循环，从而提高人体各个生理机能，起到防病与保健的作用。

对心血管的作用：八段锦要求练习者在练习时身体端正，身贯丹田。由于横膈膜（横膈肌）的运动幅度增大，对内脏形成了摩擦运动，既可消除腹腔瘀血，又可使上下腔静脉血液易于流回右心。高血压患者长期进行八段锦的操练后，可使血压下降。八段锦气贯丹田的深长呼吸，可使心动减慢，降低心肌氧消耗量。同时，操练时加强了全身血液循环，减低心脏负荷，增强心脏功能。

对呼吸系统的作用：八段锦要求身正，含胸沉气，使呼吸深长，增加肺活量。一般在做上肢动作时，配合吸气；回复原状时，配合呼气。八段锦采用的呼吸方法（内养功呼吸法）可增加肺的换气功能，有利于氧气和二氧化碳的交换。同时，八段锦的入静作用和内脏按摩作用，可使呼吸通道畅顺，可改善心肺的功能。

3. 坐八段锦

坐八段锦也称坐式八段锦，其具体内容首见于臞仙《活人心法》，其歌诀及说明如下："闭目真心坐，握固静思神；叩齿三十六，两手抱昆仑；左右鸣天鼓，二十四度闻；微摆撼天柱；赤龙搅水浑，漱津三十六，神水满口匀，一口分三咽，龙行虎自奔；闭气搓手热，背摩后精门；尽此一口气，想火烧脐轮；左右辘轳转，两脚放舒伸；叉手双虚托，低头攀足频；以候逆水上，再漱再吞津；如此三度毕，神水九次吞，咽下汩汩响，百脉自调匀；河车搬运讫，发火遍烧身。邪魔不敢近，梦寐不能昏，寒暑不能入，灾病不能迍。子前午后作，造化合乾坤；循环次第转，八卦是良因。"

操练坐八段锦，呼吸要求缓慢、自然。其具体方法为：

①叩齿集神法：叩齿集神三十六，两手抱昆仑，双手击天鼓二十四。右法，先须闭目冥心，盘坐握固，静思。然后叩齿集神，次叉两手向项后，数九息，勿令耳闻。乃移手掩两耳，以第二指压中指，弹击脑后，左右各二十四次。

②撼天柱法：左右手摇天柱，各二十四。右法，先须握固，乃摇头左右顾，肩膊随动，二十四。

③舌搅漱咽法：左右舌搅上颚三十六，漱三十六，分作三口，如硬物咽之。然后方得行火。右法，以舌搅口齿并左右颊，待津液生方漱之，至满口方咽之。

④摩肾堂法：两手摩肾堂三十六，以数多更妙。右法，闭气搓手令热，摩后肾堂如数，毕，收

手握固，再闭气，思用心火下烧丹田，觉极热，即止。

⑤单关辘轳法：左右单关辘轳各三十六。右法，须俯首，摆撼左肩三十六次，右肩亦三十六次。

⑥双关辘轳法：双关辘轳三十六。右法，两肩并摆撼至三十六次。想自丹田透双关，入脑户。鼻引清气，后伸两脚。

⑦托天按顶法：两手相搓，当呵五次，呵后叉手，托天按顶各九次。右法，叉手相交向上，拖空三次或九次。

⑧钩攀法：以两手向前如钩，攀双脚心十二，再收足端坐。右法，以两手向前，攀脚心十二次，乃收足端坐。候口中津液生，再漱吞，一如前数。摆肩并身二十四，乃再转辘轳二十四次。想丹田火自下而上，遍烧身体。想时，口鼻皆闭气少顷。

4. 立八段锦

立八段锦也称立式八段锦，其内容首见于南宋曾慥《道枢·众妙篇》："仰掌上举以治三焦者也；左肝右肺如射雕焉；东西独托，所以安其脾胃矣；返复而顾，所以理其伤劳矣；大小朝天，所以通其五脏矣；咽津补气，左右挑其手；摆鳝之尾，所以祛心之疾矣；左右手以攀其足，所以治其腰矣。"

此时的立八段锦还未定名，亦没有歌诀化。但在南宋陈元靓所编的《事林广记·修真秘旨》中将该养生功法定名为"吕真人安乐法"，且其文已歌诀化：昂首仰托顺三焦，左肝右肺如射雕，东脾单托兼西胃，五劳回顾七伤调，鳝鱼摆尾通心气，两手搬脚定于腰，大小朝天安五脏，漱津咽纳指双挑。"

明代《道藏·灵剑子引导子午记》中的"导引诀"，其文字与陈元靓大致相同：仰托一度理三焦，左肝右肺如射雕，东肝单托西通肾，五劳回顾七伤调，游鱼摆尾通心脏，手攀双足理于腰，次鸣天鼓三十六，两手掩耳后头敲。

清末《新出保身图说》首次以八段锦命名该套功法，并绘有图像，形成了较完整的动作套路，从此，传统八段锦的动作才固定下来。其歌诀为：两手托天理三焦，左右开弓似射雕，调理脾胃须单举，五劳七伤往后瞧，摇头摆尾去心火，背后七颠百病消，攒拳怒目增气力，两手攀足固肾腰。

今人周稔丰著《气功导引养生》所收录的立八段锦，其动作名称为：两手托天理三焦，左右开弓似射雕，调理脾胃臂单举，五劳七伤往后瞧，摇头摆尾去心火，两手攀足固肾腰，攒拳怒目增气力，背后七颠百病消。

（1）立式八段锦操练方法

预备式动作，其歌诀为：两足分开平行站，横步要与肩同宽，头正身直腰松腹，两膝微屈对足尖，双臂松沉掌下按，手指伸直要自然，凝神调息垂双目，静默呼吸守丹田。

第一式：双手托天理三焦

直立，两拳放于腰旁，随吸气两臂自身体两侧上举至头顶，两手五指相对，过头后变掌，翻掌掌心托天，仰首观之，两足跟离地，同时吸气。稍作闭气，两手下落，足跟踏地复原，同时呼气（图359 双手托天理三焦）。此动作可重复做8遍。

双手托天理三焦的动作歌诀为：十字交叉小腹前，翻掌向上意托天，左右分掌拨云式，双手捧抱式还原，式随气走要缓慢，一呼一吸一周旋，

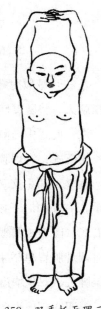

图359 双手托天理三焦

呼气尽时停片刻，随气而成要自然。

注：①三焦，是指人体上、中、下三焦，属于六腑之一，位于胸腹之间，其中胸膈以上为上焦，胸膈与脐之间为中焦，脐以下为下焦，即所谓上焦心肺，中焦脾胃，下焦肝肾。人体三焦主司疏布元气和流行水液。这一式为两手交叉上托，拔伸腰背，提拉胸腹，可以促使全身上下的气机流通，水液布散，使周身都得到元气和津液的滋养。

②操练者掌心向上托，至小指和无名指有麻的感觉。

第二式：左右开弓如射雕

直立，右足向右横出一步，呈高位马步之右弓步，两手交叉于胸前，随吸气，右手向右前方推出，头随之右转，右手食指向上，拇指压在另外三个手指的指甲上；两目视右手食指；左手拳眼向上像拉弓射雕似的向左边拉至与肩平。随呼气，两手收回，此为右式，再做左式（图360左右开弓如射雕）。此动作左右各做8遍。

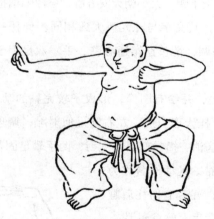

图360　左右开弓如射雕

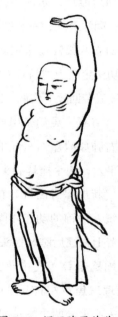

图361　调理脾胃单举手

左右开弓似射雕的动作歌诀为：马步下蹲要稳健，双手交叉左胸前，右推左拉似射箭，右手食指指朝天，势随腰转换左式，双手交叉右胸前，左推右拉眼观指，双手收式还原。

注：此式中向前推出的食指向上，拇指斜向下，做法正确会有麻胀的感觉。

第三式：调理脾胃单举手

直立，两手交叉于胸前，随吸气，左手翻掌上举，五指并拢，掌心向上，指尖向右，昂首目视左手，右手同时下按，掌心向下，指尖向前，同时呼气，呼气到最后时两手收回。随此为左式，再做右式（图361调理脾胃单举手）。此动作左右交替各做8遍。

调理脾胃单举手的动作歌诀为：双手重叠掌朝天，右上左下臂捧圆，右掌旋臂托天去，左掌翻转至脾关，双掌均沿胃经走，换臂托按一循环，呼尽吸足勿用力，收式双掌回丹田。

第四式：摇头摆尾去心火

直立，两脚尽量分开约为肩宽二倍，屈膝下蹲呈低位马步，脚尖分开成外八字，两手按于大腿，随吸气，头和腰同时向左转动，随呼气，头和腰回复原状，再向右转（图362 摇头摆尾去心火）。此动作左右各做8遍。

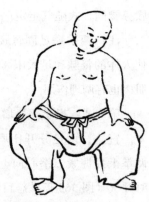

图362　摇头摆尾去心火

摇头摆尾去心火的动作歌诀为：马步扑步可自选，双掌扶于膝上边，头随呼气宜向左，双目却看右足尖，吸气还原接右式，摇头斜看左足尖，如此往返随气练，气不可浮意要专。

注：心火者，思虑过度，内火旺盛。要降心火，须得肾水，心肾相交，水火既济。这一式，上身前俯，尾闾摆动，使心火下降，肾水上升，可以消除心烦、口疮、口臭、失眠多梦、小便热赤、便秘等症候。

第五式：五劳七伤往后瞧

直立，两手握拳，抵腰部脊椎旁，随吸气，身体不动，头部慢慢右转，目视身体右后方脚跟，同时吸气。随呼气，头部回复，再向左转（图363 五劳七伤往后瞧）。此动作左右各做8遍。

五劳七伤往后瞧的动作歌诀为：双掌捧抱似托盘，翻掌封按臂内旋，头应随手向左转，引气向下至涌泉，呼气尽时平松静，双臂收回掌朝天，继续运转成右式，收式提气回丹田。

注：五劳七伤向后瞧的作用为：任督通，病不生，头旋转，手下按，打通任督二脉。

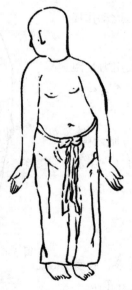

图363　五劳七伤往后瞧

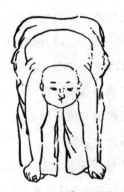

图364　两手攀足固肾腰

第六式：两手攀足固肾腰

直立，先上举两臂，掌心向上，同时吸气，然后上体前屈，膝部挺直，两手攀握两足尖，头略抬高，恢复直立时呼气，同时以两手背部抵住后腰，上体后仰（图364 两手攀足固肾腰）。此动作可反复做8遍。

两手攀足固肾腰的动作歌诀为：两足横开一步宽，两手平扶小腹前，平分左右向后转，吸气藏腰撑腰间，式随气走定深浅，呼气弯腰盘足圆，手势引导勿用力，松腰收腹守涌泉。

注：两手攀足固肾腰这一式通过身体前后动两手至命门，前屈后伸，双手按摩腰背下肢后方，使人体的督脉和足太阳膀胱经得到拉伸牵扯，除有健肾作用外，对生殖系统、泌尿系统以及腰背部的肌肉也有调理作用。

第七式：攒拳怒目增力气

直立，两足分开比肩宽，下蹲成呈高位马步，双手握拳置腰间，两拳上提握紧，拳心向上，两眼怒目直视前方，吸气时出右拳，复原时呼气（图365 攒拳怒目增力气）。此动作可重复做8遍。

攒拳怒目增气力的动作歌诀为：马步下蹲眼睁圆，双拳束抱在胸前，拳引内气随腰转，前打后拉两臂旋，吸气收回呼气放，左右轮换眼看拳，两拳收回胸前抱，收脚按掌式还原。

注：中医认为肝主筋，开窍于目。这一式马步冲拳，怒目瞪眼，均可刺激肝经系统，使肝血充盈，肝气疏泄，强健筋骨。对那些长期静坐卧床少动之人，气血多有郁滞，此练内气的方法尤为适宜。

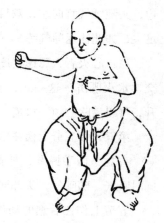

图365 攒拳怒目增力气

第八式：背后七颠百病消

直立，两臂下垂，掌心贴于大腿外侧，两膝伸直。吸气时两足跟抬起离地1~2寸，同时头向后昂，双目视天，双掌背屈，脚指尖向下方抓地，同时吸气。复原时呼气（图366 背后七颠百病消）。此动作反复做7遍。

背后七颠百病消的动作歌诀为：两腿并立撒足尖，足尖用力足跟悬，呼气上顶手下按，落足呼气一周天，如此反复共七遍，全身气走回丹田，全身放松做颠抖，自然呼吸态怡然。

注：①此式颠足而立，拔伸脊柱，下落振身，可按摩五脏六腑。俗语曰：百步走不如抖一抖。这一式下落振荡导致全身的抖动，十分舒适，不仅有利于消除百病，也可作为整套套路的收功。

②背后七颠百病消有使血脉通畅，气血充足的作用。

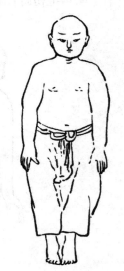

图366 背后七颠百病消

（2）立八段锦的功法特点

①立八段锦为徒手定步功法，不需要任何设备及场地要求，且身法端庄，姿势舒展大方，动作简单易学，因此男女老少均可练习此功。

②立八段锦节省时间，全套练习不过10余分钟，每日晨、晚各锻炼一遍便可。

③立八段锦共分八段，每段一式，可单式练习，也可全套练习或选段练习。每式的运动量可由只做八呼或十六呼来调节，也可由下蹲之程度为高势、中势或低势来调节，故运动量可大可小，可自行掌握，方便灵活。

④立八段锦锻炼较为全面，自头至足全身关节，大小肌肉，无一处不动，而且动作均符合人体生理功能要求，横膈运动可使胸及腹腔内压力改变而影响内脏，故能加速血液循环、肌肉伸展、肠

胃蠕动、氧量增强，因此成为内外兼顾的完整健身功法。一般认为，立八段锦前四段作用偏重于治病，后四段作用偏重于强身。

⑤本功法效应大且快，尤其内功感受明显，气感强，只要姿势正确，即有气感产生，功夫越深感受越大。

⑥八段锦的练功方法应以内功为主，是内外相合的定步动功。因此练习时除注意外形动作以外，还要配合意守、呼吸及以意领气和动作的得气感。

五、十六段锦

明代嘉靖年间，托名为河滨丈人撰《摄生要义》，以上述坐八段锦为基础，编成《导引约法十六势》。后冷谦在其《修龄要旨》中又将其改为"十六段锦"。

庄子曰："吹嘘呼吸，吐故纳新，熊经鸟伸，为寿而已矣。此导引之法，养形之秘，彭祖寿考之所由也。"其法，自修养家所谈，无虑数百端。今取其要约切当者十六条参之，诸论大概备矣。

凡行导引，常以夜半及平旦将起之时，此时气清腹虚，行之益人。

先闭目握固，冥心端坐，叩齿三十六通。即以两手抱项，左右宛转二十四，以去两胁积聚风邪；

复以两手相叉，虚空托天，按项二十四，以除胸膈间邪气；

复以两手掩两耳，却以第二指压第三指，弹击脑后二十四，以除风池邪气；

复以两手相提，按左膝左捩身，按右膝右捩身二十四，以去肝家风邪；

复以两手一向前一向后，如挽五石弓状，以去臂腋积邪；

复大坐，展两手扭项，左右反顾，肩膊随转二十四，以去脾家积邪；

复两手握固，并拄两肋，摆撼两肩二十四，以去腰肋间风邪；

复以两手交捶臂及膊上连腰股各二十四，以去四肢胸臆之邪；

复大坐，斜身偏倚，两手齐向上如排天状二十四，以去肺间积邪；

复大坐，伸脚，以两手向前低头扳脚十二次，却钩所伸脚，屈在膝上，按摩二十四，以去心胞络邪气；

复以两手据地，缩身曲脊向上十三举，以去心肝中积邪；

复起立踞床，扳身向背后，视左右二十四，以去肾间风邪；

复起立齐行，两手握固，左足前踏，左手摆向前，右手摆向后；右足前踏，右手摆向前，左手摆向后二十四，去两肩之邪；

复以手向背上相捉，低身徐徐宛转二十四，以去两胁之邪；

复以足相扭而行前数十步，复高坐伸腿，将两足扭向内，复扭向外各二十四，以去两足及两腿间风邪；

复端坐，闭目，握固，冥心，以舌抵上腭，搅取津液满口，漱三十六次，作谷谷声咽之。复闭息，想丹田火自下而上，遍烧身体内外，热蒸乃止。能日行一二遍，久久身轻体健，百病皆除，走及奔马，不复疲乏矣。

六、十二段锦

十二段锦是由十二段固定程序动作组成的自我按摩强身保健方法。此法源于清代尤乘《寿世青编》中的"动功十二则"，在前人"床上八段锦"等养生术的基础上发展整理而成，主要内容出自明清时期。

十二段锦全套动作共十二段，包括头面、腰背、胸腹和四肢各部分：

第一段：叩齿。口微闭，上下牙齿轻叩 30～50 次。可使筋骨活动、神清气爽。

第二段：咽津。口微闭，舌尖轻抵上腭，口内生津随即咽下，可滋阴降火。在做以下各节时，咽津动作要保持始终，并要精神集中，呼吸调匀。

第三段：浴面。头正直，先将两手相摩擦热，然后从人中、口角、前额、眉、目、鼻、颧、发际至身后，如浴面、洗头之状，反复 50～100 次。

第四段：鸣天鼓。先将两手摩耳轮数下，然后以掌心紧掩两耳，食、中、环三指并拢弹拍头后枕骨部 30～40 次。

第五段：运膏肓。先将两手分别按于两肩，然后两臂下垂，提起肩胛骨及肩关节，左右手轮换做环形转动 30～40 次。

第六段：擦丹田。两手同时在脐下小腹处摩擦 50～60 次。

第七段：摩内肾。将两手掌心在腰两侧肾俞穴处上下摩擦 50～100 次。

第八段：摩夹脊。继摩内肾之后，随两手向下移，在骶椎至尾椎两侧摩擦 50～100 次。

第九段：揉涌泉。坐位搁脚，以左手握左足，用右手揉擦足心 50～100 次，后将足掌摇转数次。左右足轮换。

第十段：洒腿。直立，双手叉腰。右腿抬起如踢球状向前摆动 30～50 次，左右足轮换。

第十一段：两手托天。直立，两手掌心向上，在胸前平举；然后手指交叉翻掌上举，如托物状。同时抬头，眼看手背，足跟离地。重复 8 次。

第十二段：左右开弓。下蹲成骑马式，两手半握拳，在胸前平举。然后右手向右方慢慢伸直，旋腕翻掌，头向右转，双目视掌。复原后再开右弓。如此左右轮换 8 次。

七、床上十二段坐功

床上十二段坐功的操作步骤为：

1. 运头面

①先两手对掌搓热，干洗面至面发热为止。

②用四指并拢由攒竹空穴至发际推摩双眉和眼眶数十次。

③用食指或拇指推摩鼻翼两侧数十次。

④搯鼻柱和人中各数十次。

⑤叩齿 20～30 次，将唾液咽下。

⑥五指分开并屈手指，从前额直至脑后做梳发动作数十次。

⑦行"鸣天鼓"动作数十次。

⑧单手掌或双手掌推、搓喉前、颈项部各数十次。

运头面功可提高视力、听力，改善五官机能，健康面部皮肤。

2. 后顾视

两手按床或两臂自然平举，头尽量向后转，眼向转头方向由上往下看，左右两侧互换各做数十次。此动作可灵活颈项，锻炼视力。

3. 抖肘臂

前臂在肘关节处弯屈，肘部主动向前后、左右方向运动，可强健肘臂。

4. 敲腕

①双手握空拳或伸指，先掌根对敲，即敲打大陵、腕骨二穴。

②腕背对敲，即敲打阳池穴。

③对敲第一、二掌骨部，即敲打合谷穴。

④对敲第五掌骨外侧，即敲打后溪穴。

以上各处约敲打 20 次。作用为防治腕、掌、手、指肿麻无力，增强脏腑功能。

5. 运指

先两手五指分开，对敲虎口和四指根部的八邪穴数十次；再一手半握拳，敲另一手掌背和掌心（即内、外劳宫穴），左右互换数十次。

此功法有灵活手指，防治手指麻、痛的作用。

6. 捉空

两臂交替或同时前伸，手使劲做抓物动作，每次抓物后手置于同侧腋下，并深呼吸一次，反复做数十次。此功法可防治肩臂疾患，并有调整心、肺、肝、胆功能的作用。

7. 拉弓

两臂交替向左右做拉弓姿势，同时头和眼转向开弓方向，并伴随深呼吸，反复做数十次，可锻炼肩、臂力量，舒展胸廓。

8. 单举

两臂交替上举，掌心向上，并伴随深呼吸，反复做数十次。此法可增强臂力，调理脾胃功能。

9. 叩拍肩腰

先用右手掌拍打左肩，同时左手背拍打右后腰，左右交替数十次。此法可防治肩、腰疾患。

10. 晃海

两手自然搁在膝上，上半身由左往右转圈，并伴随深呼吸，反复做数十次。此法可防治肩、腰疾患。

11. 踏空

单腿屈曲，双手握膝下，用力蹬腿，左右交替做数十次。此法可强腰腿，助消化。

13. 扳脚趾

两腿伸直，上身前倾，两手尽量钩扳脚趾数十次。此法可强腰固肾。

床上十二段坐功早、晚均可操练，也可随意选择其中某段进行锻炼，动作次数自由掌握，以感觉舒适为宜。

八、床上五字卧功

床上五字卧功由侧、俯、仰、屈、垫五种卧姿组成，早、中、晚均可操练，也可任选其中某段锻炼，动作次数可随意增减，以感觉舒适为宜。

1. 侧字功

①侧卧（先右后左），屈右臂，右手托右脸，左臂放于体侧，右腿自然伸直，屈左腿并压于右腿上，先深呼吸3~5次。

②先用左手在叉腰处按压数十次，并沿着斜下方向侧腹部、少腹部推摩数十次；然后在脐周围揉动数十次。

③用一手握拳，用拳背在左后腰部推摩、揉摩、叩打各数十次。此法可刺激大、小肠，膀胱和肾脏，有利于泌尿和排泄。

2. 俯字功

①俯卧位，两手扶枕，稍昂首，屈曲小腿，深呼吸3~5次。

②俯卧位，将两肘垫在上腹部，做深呼吸3~5次。

③俯卧位，用双手推摩腰部5~10次。

此法可疏通任督两脉，调整内脏功能。

3. 仰字功

①仰卧，上下肢伸直，两臂先由体侧上举至头顶，五指交叉，掌心翻向上，深呼吸3~4次，然后两臂放回体侧。

②将两臂由体侧经面前向两侧平举，深吸气，然后屈臂抱肘于胸前，深呼气，反复做3~5次。

③五指交叉抱于脑后，头前屈，使下颌贴近胸骨，略停片刻复原，做3~5次。

④施行揉腹部手法，即两手掌重叠置于肚脐（神阙穴）处，先顺时针、再逆时针绕揉腹部30~50次。此功法可健脾胃、肝胆，助消化，调整大、小肠，推动积滞、通便降气，止呃逆。

4. 屈字功

①仰卧，先深呼吸，同肘屈右膝，双手抱小腿于胸前，左右腿交替做3~5次。

②屈抱双腿，动作同前。

③屈髋屈膝，两手握双足外踝，再尽量伸膝。

④屈髋，两手扳住足底，抬起上体，稍停，做3~5次。

此功法可舒筋活血，通利关节。

5. 垫字功

分大垫小垫两种，大垫用枕，小垫用拳。仰卧，用两手掌背或握实拳心先垫于两侧腰窝，做深呼吸3~5次；再垫于骶骨两侧（相当于八髎穴处），做深呼吸3~5次；然后垫于尾椎处，做深呼吸3~5次；最后用双手背垫于下位胸椎和上位腰椎两侧，即督脉膀胱经各穴位，做深呼吸3~5次。

此法通过掌或拳垫的动作，对督脉和膀胱经各穴位进行刺激，以改善和调节内脏器官的功能。

九、养生按摩功

养生按摩功常用的操作方法为：

1. 掌揉膻中穴

以一手掌心（或将两手重叠，内外劳宫相对，男子左手在下，女子右手在下）内劳宫对准膻中穴。吸气时，两手由右往上向左揉按；呼气时，两手由左往下向右揉按；一吸一呼，为一圈，即为一次，连续做32～64次，然后换方向揉按32～64次。最后，做3次压放吸呼动作。此法的功用，乃因为胸为宗气聚会之处，膻中穴为气之会穴，故揉按膻中穴能顺气宽胸，有益于心胸。

如有心脏病，可加按揉内关穴、神门穴。支气管哮喘，可加按揉天突、关元、足三里、丰隆穴。

2. 按摩脘部

一手（或两手重叠，内外劳宫相对）手掌按压在中脘穴上，手指按压在建里与下脘穴上。吸气时，两手由右往上向左旋转揉按；呼气时，两手由左往下向右旋转揉按；一吸一呼为一圈，即为一次，连续做32～64次，然后换方向揉按32～64次。最后，做3次压放吸呼动作。此法的功用，乃因为中焦是沟通上焦和下焦的关键，按摩脘部可开中焦之气，以使上下气机流通。

如有胃病，可加按揉足三里。

若肝气犯胃，可加按揉太冲、阴陵泉、期门等穴。

3. 按摩关元、气海

一手（或两手重叠，内外劳宫相对），手掌与手指分别按在小腹部的关元、气海穴上。吸气时，两手由右往上向左揉按；呼气时，两手由左往下向右揉按；一吸一呼，为一圈，即为一次，连续做32～64次；然后再按相反方向揉按32～64次；最后，做3次压放吸呼动作。此法揉按的关元，为小肠经之募穴，手足三阴与任脉之交会穴，又是全身强壮穴之一；气海为丹田呼吸之中枢，生气之海，故体虚者经常按摩关元、气海可收良效。

4. 按摩肝区

一手（或两手重叠，内外劳宫相对）手掌按压在肝区上。吸气时，两手由右往上向左揉按；呼气时，两手由左往下向右揉按，反复操作5～12次。

此法的功用，乃因肝之募穴期门，脾之募穴章门，二穴合治肝脾疾病，故按摩肝区能疏肝解郁，治疗慢性肝炎、胁肋痛、消化不良、脾肿大、呃逆等。

如有消化不良，可加按摩中脘穴。

手足发烧者，加按摩内关与三阴交穴。

5. 按揉肾俞穴

两手食指、中指和无名指置于肾俞穴，或两手轻握拳，以中指或食指背根关节突出部位按压在肾俞穴，缓缓按揉约1分钟。然后于吸气时，两手掌从尾骨处的会阳穴沿膀胱经向上搓至肾俞穴；呼气时，两手掌向下搓；一吸一呼为一次，连续做32～64次。最后，两手心对准肾俞穴，做3次压放吸呼动作。

如坐骨神经痛、胃肠虚寒症等，在做完肾俞按揉后可多加搓腰骶动作。此法能补肾纳气，是治疗慢性肾炎、性功能障碍等泌尿及生殖系统疾患的辅助功法。

6. 搓涌泉

先用左手拇、食、中指将左脚趾向上扳翘，再用右手掌后侧小鱼际穴部位前后推搓涌泉穴。吸气时，手向后搓；呼气时，手向前搓，一吸一呼为一次，连续做 32~64 次；然后换左手搓右涌泉穴。此法的功用，乃因涌泉穴为肾经之井穴，肾水宜升，故本式能使肾水上升，心肾相交，可降低血压，养肝明目，治头痛、头晕等症。

十、延年九转法

延年九转法又称祛病延年法。中医学理论认为："天地本乎阴阳，阴阳主乎动静，人身一阴阳也，阴阳一动静也，动静合宜，气血和畅，百病不生，乃得尽其天年。如为情欲所牵，永违动静。过动伤阴，阳必偏胜；过静伤阳，阴必偏胜。且阴伤而阳无所成，阳亦伤也；阳伤而阴无所生，阴亦伤也。既伤矣，生生变化之机已塞，非用法以导之，则生化之源无由启也。揉腹之法，以动化静，以静运动，合乎阴阳，顺乎五行，发其生机，神其变化。故能通和上下，分理阴阳，去旧生新，充实五脏，驱外感之诸邪，消内生之百症。补不足，泻有余，消长之道，妙应无穷，何须借药烧丹，自有却病延年之实效耳。"

延年九转法的全套动作共九节，简便、易学，动作柔缓，不受时间、场地等限制，适宜于中老年人和一些消化系统疾病（如胃脘痛、胃下垂、胃肠功能紊乱症、慢性结肠炎以及肝炎）、妇女痛经者等平常操练。

第一节，用两手中三指按心窝，从左顺时针圆转摩动 21 圈；

第二节，两手中三指从心窝处顺摩而下，且摩且走，向下摩动至耻骨处；

第三节，用两手中三指从耻骨处向两边分摩，且摩且走，并沿脐两侧向上摩动，摩至心窝且两手交接汇合为止，反复往返摩动 21 圈；

第四节，用两手中三指从心窝向下直推至耻骨处，反复往返 21 次；

第五节，以脐为中心，用右手从左顺时针绕摩脐腹部 21 圈；

第六节，以脐为中心，用左手（或仍用右手）从右逆时针绕摩脐腹部 21 圈；

第七节，以左手在左边肋下腰肾处，大指向前，四指托后，轻松摆定，用右手中三指从左乳下直推至大腿根部，反复做 21 次。卧位时，左手位置不限；

第八节，以右手在右边肋下腰肾处，大指向前，四指托后，轻松摆定，用左手中三指从右乳下直推至大腿根部，反复做 21 次。卧位时，右手位置不限（注：此节术式与第七节相反）；

第九节，推摩完毕即起身，跌坐（盘腿坐位），两手握拳置小腿处，右足在上，左足在下，呈十字绞，两足十趾似稍勾曲，将胸肩伏下，做鞠躬状 3 次，由左往右摇动，自左膝前转至右膝前归后摇转 21 次，又照前由右往左摇转 21 次，收功。

延年九转法的第五节和第六节，在脐腹区进行团揉对调节排便有良好作用。凡大便燥结者，上述两法都须采取由右向左的团摩方式；如属大便溏泻者，则两法都须采取由左向右团摩的方式。

对长期失眠的神经衰弱者，可以将第九节练毕后，另用手心揉搓左右足心各 81 次，其法是左手心揉搓右足心，右手心揉搓左足心，系取劳宫汇合涌泉、心肾相交、壮水制火之意。

延年九转法操练的术式，大体分立功和卧功两种，可按本人自身条件选取体位。操作时要求全身放松，凝神静虑，调匀呼吸，舌顶上腭，然后按以上顺序进行操作，动作宜柔和、均匀、舒适。摇转上身时，不可过快过急，切忌闭气着力。

1. 立功

足立八字形，躯体端正，颈项取直，胸背舒展自然，胳膊呈抱形，肘尖里扣，两肩松缓，小腹部松弛，然后两目向前平视，舌尖抵上腭，凝心集意，开始由以上第一法至第八法连作三度（第一法至第八法作完为一度）后，再按第九法跌坐，左右各摇转 21 次，即为一课。

2. 卧功

床铺平坦，枕宜低矮，然后正身仰卧，两足平伸，足趾稍屈，两手抱形，胸部舒展，全身肌肉松弛，息心静虑，舌抵上腭，含光平目，然后开始轻揉缓动，由第一法至第八法连作三度后，再按第九法跌坐，左右各摇转 21 次，即为一课。卧功法适用于体弱难立者，在气候寒冷季节亦多采用。孕妇禁忌此法。

延年九转法一般多于早、午、晚三个时间练习，所以有早课、午课、晚课之称。如时间不允许，至少应做早、晚两课。初做时以三度为一课，逐渐延长到五度为一课，如能持坚到七度为一课，则对恢复健康尤为迅速可靠，特别对呼吸及消化系统等疾病可有良好功效。

十一、易筋经内功

"易"是"改变"的意思。"筋"指"筋脉"。"易筋经"就是一种增强人体筋脉功能的锻炼方法。

传说中，达摩易筋经起于北魏太和十九年（公元 486 年），印度达摩禅师来到中国河南少林寺修道，为"禅宗"东来的第一代宗祖（照印度推算其为第二十八祖），传授佛家的禅修"大乘法"，并学习中国传统气功而练成易筋经。《易筋经》原分上下两卷，般刺密谛译师翻译。故流传："达摩西来一字无，全凭心意用功夫，若要纸上寻妙法，笔尖沾干洞庭湖"。后来在达摩易筋经十二式的基础上，又发展了猴拳、合拳、龙拳、虎拳、蛇拳、豹拳等一整套健身法。

易筋经行功要领为意守丹田，松劲入功，精神内守，刚柔互复，呼吸导引，循行周天，拴意马，锁心猿，吞津咽玉，舌架鹊桥顶齿交，提肛会阴按长强，连接小周天，功到大周天自然成。正所谓"天有日月星，人有精气神，天地人合一，得气形自成"。

易筋经的内容，可分为内功（静功）和外功（动功）两种锻炼方法，各有 12 势。易筋经内功采用站式，以一定的姿势，借呼吸诱导，逐步加强筋脉和脏腑的功能。大多数采取静止性用力。呼吸以舒适自然为宜，不可屏气用劲。

古代相传的易筋经姿势及锻炼法有十二势，即韦驮献杵（有三势）、摘星换斗、三盘落地、出爪亮翅、倒拽九牛尾、九鬼拔马刀、青龙探爪、卧虎扑食、打躬势、工尾势等。这些原是古代人民仿效各种农活姿势衍化而成的一套形象的锻炼动作，能活动四肢关节，通畅周身血脉，增强肌肉力量，改善体质，祛病强身。

易筋经操练注重动静结合，一方面在练功方式上强调动功与静功的密切结合，另一方面是在练动功时要"动中静"，即保持精神宁静的状态，全神贯注，呼吸自然；练静功时要"静中动"，即在形体外表安静的姿势状态下，保持气息运动的和谐。只有动静结合，意、气、体三者互相配合，才能炼精化气气生神，内养脏腑气血，外壮筋骨皮肉。

易筋经内功，是近代据易筋经十二势而改编的，因其有显著的强身壮力之效，故普遍采用作为推拿（按摩）人员的基本功训练方法之一。由于易筋经内功运动量较大，动作难度亦较高，一般全套锻炼只适用于体力较好的青壮年或亚健康者；普通人锻炼则可根据每人的具体情况，选其中若干动作或整套进行；体质虚弱者，应慎用内功练法，特别是其中的"卧虎扑食势"，运动量及难度都较大，心脏病及哮喘发作期患者忌练。

1. 韦驮献杵共三式

第一式：〔原文〕①定心息气，身体立定，两手如拱，心存静极。②立身期正直，环拱手当胸，气定神皆敛，心澄貌亦恭。

〔预备姿势〕并步（下同）。身直立如柱，头悬如顶物，两眼平视半垂帘，下颌微向里收；含胸、直腰拔背，蓄腹收臀；松肩，两臂自然下垂于身体两侧，五指并拢微屈，中指贴近裤缝；两腿伸直，两脚相靠，足尖并拢，足立如入地三尺；口微开，舌抵上腭，定心息气，神情安详。

〔动作姿势〕①左足向左平跨一步，两足之距约当肩宽，足掌踏实，两膝（腘）微松。②双手向前徐徐上提，在胸前成抱球势，松肩，略垂肘，两掌心内凹，五指向内微屈，指端相对，约距4~5寸。或取合掌势：松肩，平肘，掌心相合，两手环拱，手指对胸，中指平喉结，要求肩、肘、腕在同一水平面上。

第二式：（原文）足指（趾）拄地，两手平开，心平气静，目瞪口呆。

〔动作姿势〕两足分开，共距约当肩宽，足掌踏实，两膝微松，直腰收臀，含胸蓄腹，上肢一字平开，掌心向地，头如顶物，两目直视。

第三式：〔原文〕掌托天门目上观，足尖着地立身端，力周腿胁浑如植，咬紧牙关不放宽，舌可生津将腭抵，鼻能调息觉心安，两拳缓缓收回处，用力还将挟重看。

〔动作姿势〕两足分开，距约当肩宽，足尖着地，足跟提起，腿直，蓄腹收臀，两掌上举高过头顶，掌心朝天，四指并拢伸直，拇指与其余四指分开约成直角，两中指之距约为1寸；沉肩，肘微屈；仰头，目观掌背，舌抵上腭，鼻息调匀。

收势时，两掌变拳，旋动前臂，使拳背向前，然后上肢用劲，缓缓将两拳自上往下收至腰部，拳心向上；在收拳的同时足跟随势缓缓下落，两拳至腰时，两足跟恰落至地。

2. 摘星换斗

〔原文〕①单手高举，掌须下复，目注两掌，吸气不（慢）呼，鼻息调匀，用力收回，左右同之。②只手擎天掌覆头，更从掌内注双眸，鼻端吸气频调息，用力收回左右眸。

〔动作姿势〕

①右足稍向右前方移步，与左足成斜八字形（右足跟与左足弓相对，相距约一拳），随势身向右微侧。

②屈膝，提右足跟，身向下沉成右虚步。两上肢同时动作，左手握空拳向后置于腰后命门穴处，右手握如钩状下垂于裆前。

③右勾手上提，使肘略高于肩，前臂与上臂近乎直角，勾手置于头之右前方。

④松肩、屈腕，肘向胸，钩尖向右，头微偏，目注右掌心劳宫穴，舌抵上腭，含胸拔背，直腰收臀，少腹含蓄，紧吸慢呼，使气下沉，意守命门，两腿前虚后实，前腿虚中带实，后腿实中求虚。深调息，吸气在命门，呼气又到劳宫，呼吸 3 次，达到掌心发热发麻的感觉。

⑤左右两侧交替锻炼，姿势及要求相同。

3. 倒拽九牛尾

〔原文〕①小腹运气空松，前跪后腿伸直，二目观拳，两膀用力。②两腿后伸前屈，小腹运气空松，用力在于两膀，观拳须注双瞳。

〔动作姿势〕

①左腿向左平跨一步（其距较两肩为宽），两足尖内扣，屈膝下蹲成马裆势。两手握拳由身后划弧线形向裆前，拳背相对，拳面近地，随势上身略前俯，松肩，直肘，昂头，目前视。

②两拳上提至胸前，由拳化掌，成抱球势，随势直腹。肩松肘屈，肘略低于肩，头端平，目前视。

③旋动两前臂，使掌心各向左右（四指并拢朝天，拇指外分，成八字掌，掌应挺紧），随势运动徐徐向左右平（分）推至肘直。松肩，直肘，腕背屈。腕、肘、肩相平。

④身体向右转侧，成右弓左箭势（面向左前方），双手如鹰爪拽牛尾，两上肢同时动作：右上肢外旋，屈肘约成半圆状，拳心对面，双目观拳，拳高约与肩平，肘不过膝，膝不过足尖，左上肢内旋向后伸，拳背离臀，肩松，肘微屈，两上肢一前（外旋）一后（内旋）作螺旋劲，上身正直，塌腰收臀，鼻息调匀。

左右两侧交替锻炼，姿势相同。

4. 出爪亮翅

〔原文〕①掌向上分，足趾拄地，两胁用力，并腿立直，鼻息调匀，日观天门，牙咬，舌抵上腭，十指用力，腿直，两拳收回，如挟物然。②挺身兼怒目，推手向当前，用力收回处，功须七次全。

〔动作姿势〕

①身如泰山，两手仰掌沿胸前徐徐上提过顶，旋腕翻掌，掌心朝天；十指用力分开，虎口相对，中、食指（右与左）相接；仰头，目观中、食指交接之处，随势足跟提起，离地约三四寸，以两足尖支持体重。肘微屈，腰直，膝不得屈。

②两掌缓缓分开向左右而下，上肢成一字平举（掌心向下），随势足跟落地。翻掌，使掌心朝天，十指仍用力分开，肩、肘、腕、掌相平。

③两仰掌化拳，由身后向腰，成仰拳护腰势。

④两仰拳化俯掌（拇指相接，十指用力分开），由胸前徐徐向前推至肘直，随势足跟提起，离地约三四寸。推出时呼气，手指并拢如推窗望月，推手如望月牙，收手如观明月，双手后收至胸胁，四指分开如海水还潮。吸气，肌肉震震起起伏伏，两足与肩同宽，动时柔中有刚，静时绵里藏针，做 7 次。

⑤两掌背屈，使掌心朝前，指端向上，十指仍用力分开，目向前平视，肩、肘、腕相平，直腰，膝勿屈。

5. 九鬼拔马刀

〔原文〕

①单膀用力,夹抱颈项,自头收回,鼻息调均,两膝立直,左右同之。②侧首弯肱,抱顶及颈,自头收回,弗嫌力猛,左右相轮,身直气静。

〔动作姿势〕

①足尖相衔足跟分离成八字形,腰实腿坚,膝直足霸。同时两臂向前成叉掌立于胸前。

②运动两臂:左臂经上往后,成勾手置于身后(松肩直肘,肘尖向上),右臂向上经右往胸前(松肩、肘略屈,掌心向左,微向内凹,虎口朝上),掌根着实,蓄劲于指。

③右臂上举过头,由头之右侧屈肘俯掌下覆,使手抱于颈项,掌心压颈椎,紧紧扣住玉枕关;勾手化掌,使左掌心贴于背,在生理许可范围内尽可能向上。

④头用力上抬,使头后仰;上肢着力,掌用劲下按,使头前俯;手项争力。挺胸直腰,腿坚脚实,使劲由上贯下至踵。鼻息调匀,目微左视。

⑤运动两臂:左掌由后经上在前,右上肢向前回环,左右两掌相叉立于胸前。左右交换,要领相同。

6. 三盘落地

〔原文〕①目注牙呲,舌抵上腭,睛瞪目裂,两腿分跪,两手用力抓地,反掌托起,如托千斤,两腿收直。②上腭坚撑舌,张眸意注牙,足开蹲似踞,手按猛如拿,两掌翻齐起,千斤重有加,瞪睛兼闭口,起立足无斜。

〔动作姿势〕

①左腿向左平跨一步,两足之处较肩为宽,足尖内扣,屈膝下蹲成马裆势,两手叉腰。腰直胸挺,后背如弓,头端平,目前视。

②两手由后向前抄抱,十指相互交叉而握,掌背向前,虎口朝上,肘微屈曲,肩松;两上肢似一圆盘处于上胸。下按、上托,沉浮上下如罗汉。

③由上势,旋腕转掌,两掌心朝前。运动上肢,使两掌向左右(划弧线)而下,由下成仰掌沿腹胸之前徐徐运劲上托,高不过眉,掌距不大于两肩之距。

④旋腕翻掌,掌心朝地,两掌(虎口朝内)运劲下按,(沿胸腹之前)成虚掌置于膝盖上部。即所谓"身下立、如坐椅,双手托下平到膝"。两肩松开,肘微屈曲,两臂略向内旋;前胸微挺,后背如弓,头如顶物,双目前视。

达到上吸气、下呼气,升降三次接天地,强腰固肾有气力的作用。

7. 青龙探爪

〔原文〕①肩背用力,平掌探出,至地围收,两目注平。②青龙探爪,左从右出,修士效之,掌平气实,力周肩背,围收过膝,两目注平,息调心谧。

〔动作姿势〕

①左腿向左平跨一步,两足之距约当肩宽,两手成仰拳抓爪于两侧成护腰势。身立正直,头端平,目前视。

②左上肢仰掌向右前上方伸探,掌高过顶,随势身略向右转侧,面向右前方,目视手掌,松肩

直肘，腕勿屈曲。右掌仍作仰拳护腰势。目视于掌，两足踏实勿移。

③由上势，左手大拇指向掌心屈曲，双目视大拇指。

④左臂内旋，掌心向下，俯身探腰，随势推掌至地。膝直，足跟勿离地，昂首，目前视。

⑤左掌离地，围左膝上收至腰，成两仰掌护腰势（同本势①）。

左右交换，要领相同。操练时可口里嘘气以调理肝目，爪抓如龙形蛇动，眼看四方不停手，以身带动手运动。

8. 卧虎扑食

〔原文〕①膀背十指用力，两足蹲开，前跪后直，十指拄地，腰平头昂，胸向前探，鼻息调匀，左右同之。②两足分蹲身似倾，屈伸左右腿相更，昂头胸作探前势，偃背腰还似砥平，鼻息调元均出入，指尖著地赖支撑，降龙伏虎神仙事，学得真形也卫生。

〔动作姿势〕

①右腿向右跨出一大步，屈右膝下蹲，成左仆腿势（左腿伸直，足底勿离地，足尖内扣）。两掌相叠扶于右膝上。直腰挺胸，两目微向左视。

②身体向左转侧，右腿挺直，屈左膝，成左弓右箭势，扶于膝上之两掌分向身体两侧，屈肘上举于耳后之两旁，然后运劲使两掌徐徐前推，至肘直。松肩，腕背屈，目注前方。

③由上势，俯腰，两掌下按，掌或指着地，按于左足前方之两侧（指端向前，两掌之距约当肩宽）；掌实，肘直，两足底勿离地，昂首，目前视。

④右足跟提起，足尖着地；同时在前之左腿离地后伸，使左足背放于右足跟上，以两掌及右足尖支撑身体。再屈膝（膝不可接触地面），身体缓缓向后收，重心后移，蓄劲待发。

足尖发劲，屈曲之膝缓缓伸直。两掌使劲，使身体徐徐向前，身应尽量前探，重心前移；最后直肘，昂起头胸，两掌撑实。如此三者连贯进行，后收前探，波浪形地往返进行，犹如卧虎扑食。

⑤由上势，左腿跨向两掌之间，屈左膝，右腿伸直，成右仆腿势，同时两掌离地，相叠扶于左膝上。

⑥左右交换，要领同右侧。

9. 打躬势

〔原文〕①两肘用力夹抱后脑，头前用力探出，牙咬舌抵上腭，躬身低头至腿，两耳掩紧，鼻息调匀。②两手齐持脑，垂腰至膝间，头唯探胯下，口更啮牙关，掩耳聪教塞，调元气自闲，舌尖还抵腭，力在肘双弯。

〔动作姿势〕

①左腿向左平跨一步，两足之距比肩宽，足尖内扣。两手仰掌徐徐向左右而上，成左右平举势。头如顶物，目向前视，松肩直肘，腕勿屈曲，立身正直，腕、肘、肩相平。

②由上势屈肘，十指交叉相握，以掌心抱持后脑。直膝弯腰身前俯，两手用力使头尽向胯下，两膝不得屈曲，足跟勿离地。

10. 工尾势（又称掉尾势、摇头摆尾）

〔原文〕①膝直膀伸躬鞠，两手交推至地，头昂目注，鼻息调匀。②膝直膀伸，推手自地，瞪目昂头，凝神壹志。

〔动作姿势〕

①两手仰掌由胸前徐徐上举过顶，双目视掌，随掌上举而渐移（眼看四方自运气）；身立正直勿挺胸凸腹。

②由上势，十指交叉而握，旋腕反掌上托，掌心朝天（上推天），两肘欲直，目向前平视。

③由上势，仰身，腰向后弯，上肢随之而往，目上视。

④由上势俯身向前，推掌至地（下推地）。膝直，足跟勿离地。

⑤十二经气收回来，归入丹田加收势，双手腕转前7次，收如第一式韦驮献杵式。

十二、易筋经外功

易筋经外功注意外壮练功，《易筋经外经图说》（上海同文书局石印本）曰："凡行外壮功夫，须于静处面向东立，静虑凝神，通身不必用力，只须使其气贯两手，若一用力则不能贯两手矣。每行一式，默数四十九字，接行下式，毋相间断。行第一式，自觉心思法则俱熟，方行第二式。速者半月，迟者一月，各式俱熟，其力自能贯上头顶。此练力练气，运行易筋脉之法也。"

易筋经外功采用默念法，可促使机体宁静和机能的调整。由于其主要运动为指掌及上肢，可普遍适用于各年龄层的健康人及有一些轻微慢性病的人，通过上肢运动而运气壮力、活血舒筋，影响全身。亚健康者采用外功练法时，宜减少每式操作次数，量力而行，循序渐进。心脏病及哮喘发作期忌用。

练功时，早晨面向东立，消除杂念，聚精会神，通身不必用力，使"气"贯于两手。边做边默念数字。练熟一式后再做下一式，熟练后连贯练习。各式锻炼方法如下：

1. 第一式

面向东立，目上视。两脚站平，宽与肩齐，不可参差。两手垂下，肘微屈，掌背朝上，掌心朝下，指尖仰翘朝前。默数四十九字，每数一字，指想朝上翘，掌想朝下按。如此四十九翘，四十九按，四十九宫也。其动作姿势为两脚分开，距离同肩宽；两眼向前看，两肘稍屈，掌心向下；每默数一字，手指向上一翘，手掌向下一按；一翘一按为一次，共默数四十九次。

2. 第二式

前式数字毕，将十指屈为拳，背朝前，以两大指朝身。每数一字，拳一紧，大指一翘。数四十九字，即四十九紧，又即四十九翘也。其动作姿势，为两手放在大腿前面，握拳，拇指伸直，两拇指端相对；每默数一字，拇指向上一翘，四指一紧，一翘一紧为一次，共默数四十九次。

3. 第三式

前式数字毕，将大指叠在掌心捏紧为拳，趁势往下一伸，肘之屈者从此而直，以虎口向前，每数一字，拳加一紧，亦数四十九字，四十九紧也。其动作姿势为两手拇指先屈于掌内，然后四指握拳，两臂垂于体侧，拳孔向前，每默数一字，将拳一紧，紧后即松，一紧一松为一次，默数四十九次。

4. 第四式

前式数字毕，将臂平抬，拳伸向前与肩齐平，两肘微屈，虎口朝上，拳掌相离尺许，数一字，拳一紧，数四十九字。其动作姿势为两臂从下向前缓缓举起，高与肩平，两肘稍屈，拳心相对（一尺左右），每默数一字，将拳一紧，紧后即松，一紧一松这一次，默数四十九次。

5. 第五式

前式已毕，即接此式。将两臂竖起，虎口向后，手不可贴头，拳紧如前，四十九字。其动作姿势为两臂缓缓向上举，拳心相对，两臂稍屈；两臂不可紧靠头部，上举时两脚跟提起；每默数一字，将拳一紧，两脚跟一起一落这一次，默数四十九次。

6. 第六式

前式已毕，即接以两拳下拉，拳对耳一寸远，以虎口向两肩，数一字拳一紧，想前两肘尖往后拉，如此数四十九字。其动作姿势为两臂左右平举，屈肘，两拳对两耳（距离一寸），虎口对两肩；每默数一字，将拳一紧，紧后即松，一紧一松为一次，默数四十九次。

7. 第七式

前式已毕，将身往后一仰，以脚尖离地为度，趁势将两手分开，直以肩齐，虎口向上。数一字，拳一紧，想两拳住上后，胸微向前合，数四十九字。其动作姿势为两肩左右侧平举，高与肩平，虎口向上，两肩略向后仰，胸部略向前，两臂上举同时脚趾离地，脚掌着地，每默数一字，将拳一紧，紧后即松，一紧一松为一次，默数四十九次。

8. 第八式

前式既毕，将两手收回，两拳向前合对，与第四式相同。所不同处：手直肘不屈曲，拳对相近只离五六寸远。数一字，拳一紧，亦合四十九字。其动作姿势为两臂向前平举，高与肩平，两肘不屈，两拳距离五六寸，虎口向上．每默数一字，将拳一紧，紧后即松，一紧一松为一次，默数四十九次。

9. 第九式

前式已毕，将两拳收回两乳之上，即抬起翻拳，向前，起对鼻准头，拳背、食指大节骨去鼻准二三雨，数一字，拳一紧，合四十九字。其动作姿势为两臂左右分开，屈肘至胸部，然后翻两拳向外至鼻前，两拳距离约两寸，拳心向外，每默数一字，将拳一紧，紧后即松，一紧一松为一次，默数四十九次。

10. 第十式

前式已毕，将两手分开，虎口对两耳，如山字形。每数一字，拳一紧，想拳往上举，肘往外抵，数四十九字。其动作姿势为两前臂左右平举，两前臂向上直竖，虎口对两耳，每默数一字，将拳一紧，紧后即松，一紧一松为一次，默数四十九次。

11. 第十一式

前式已毕，将拳翻转至脐下两旁，以两食指大节离脐一两分远，数一字，拳一紧，数四十九字毕，即吞津三口，随气送至丹田。其动作姿势为两臂落下，两拳翻转至脐下两旁，两拇指离脐一两分，每默数一字，将拳一紧，紧后即松，一紧一松为一次，默数四十九次。深呼吸三次。

12. 第十二式

此尾也。吞气毕，不数字。两手松开，手垂下，手掌齐向上，三端与肩平，端时脚后跟微起，以助其力，如端重物之状。再将拳三举，肘亦往下三扎。左右足，先左后右三跌，收足全功。其动作姿势为两手松开，两臂下垂，然后两臂前平举，手心向上，脚跟同时提起，脚跟落下时，两手还原，这样重复三次。

十三、易筋经拍打功法

易筋经拍打功法又称易筋经拍打练功健身法，是根据《易筋经义》整理发掘出来的一种练功健身方法，具有活血化瘀、疏通经络、强健筋骨、调和气血、补益脏腑、驱除病邪、康健身体、防病延年的作用。

本法原系用木槌石袋进行拍打，现将其改进为便于塑型又富于弹性的"钢丝拍打"。该拍子的制作，乃取14#～24#钢丝（其中以16#～18#最适宜，如无钢丝，用铁丝代替也可，但弹性较差），用2～3两重的钢丝折编成一头大一头小，长约34厘米的拍子架，用棉花1两左右将其包绕结实后，用绷带包扎缠绕牢固，外表用胶布包扎粘牢。做成后的拍子长约35厘米，大头部呈扁

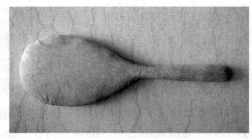

图 367　钢丝拍

椭圆形，宽约9厘米，厚约4厘米，柄部呈圆柱形，直径约3厘米（图367钢丝拍）。为了保持拍子的清洁，可用棉布缝成长37厘米，宽11厘米的长布袋将拍子套起来，用脏后可随时换洗。

目前，国内骆仲遥发明的太极八卦拍，采用开模工艺并选取特殊高弹材料进行批量生产，满足了便于塑型又富于弹性的要求，并且易于清洗和印制各种图案，其质量优良可以使用数十年而不损坏。

拍打练功健身，拍打范围除头面及会阴部外，全身各部均分为四面，拍打时应面面俱到。拍打节奏常用的是"四四"拍。有节奏地进行拍打，既可省力，听着又较顺耳，使人有一种舒适感。拍打时，应一拍接一拍地密密拍打，不可遗漏，但如有遗漏，不要补打。

手法开始宜轻，逐渐加重，按照身体强弱、年龄大小及具体部位等情况，可分为"轻拍""中拍""重拍"三种。轻拍即拍打时用力比较轻，多用于年老体弱者和儿童，或人体肌肉比较薄弱的地方，如关节部或重要脏器部；中拍即拍打时用中等力度进行拍打，一般较常用；重拍即拍打时用力比较重，此时已不只是单纯地应用腕力，而且要用前臂的力量进行拍打。重拍多用于身体比较强壮，或拍打肩部、大腿部、臀部等肌肉丰富处，或到拍打快结束时才可于某些重点穴位进行重拍。

拍打的顺序，宜先左后右、自上而下地进行，不可逆打。如上肢内侧从腋窝部起，打至手掌侧中指尖止；上肢外侧从肩头起，打至手背侧中指尖止；上肢前侧从前肩腋缝处起，打至手部拇指侧止；上肢后侧：从肩胛部起，打至手部小指尖止。躯干部及下肢四面，前侧自季胁部起，经腹部及下肢前侧面至足背中趾尖止；外侧自腋窝部起，经胸、腰、下肢的外侧面至足小趾尖止；内侧自岐骨（剑突）下起，经腹部及下肢内侧面至足拇趾尖止；后侧自脊柱由上而下，经背、腰、骶、臀、下肢后侧面至足跟止。

拍打各势，其操作步骤为：

1. 起势

练功时身体自然直立，两腿叉开，与肩同宽，右手持拍子，两臂自然下垂，两眼注视前方，头正颈直，下颌微收，挺胸收腹，精神集中。

2. 冲天炮第一势

承上势，左腿向左侧跨出半步屈曲，右腿挺直，同时身体略向左转呈弓箭步，左手握拳，由季

胁下绕过，屈肘上举，拳眼向头部。

3. 冲天炮第二势

吞气一口，右手持拍，按上肢内侧面拍打部位，自左腋窝处密密顺序拍打至手掌指尖（拍打至手时拳即张开成掌形，以下各势均如此）。对上肢内侧面的穴位要进行重点拍打，约十余次。打时两眼一直注视被打处。

4. 穿心炮势

左拳放开，由耳后绕过，再握拳，向左平伸挺直，拳背朝上，拳眼向前，吞气一口，右手持拍，按上肢外侧面的拍打部位，自左肩部顺序拍打至左手背中指尖，对上肢外侧穴位要进行重点拍打。

5. 雕手势

左拳放开，由耳后绕过，微屈肘伸向后下方，作雕手（雕手即手腕强屈，前臂旋后，五指尖攒在一起，朝向后上方），吞气一口，右手持拍，按上肢后侧面的拍打部位，自左肩胛部顺序密密拍打至小指侧止。

6. 小冲天炮势

左手前臂旋前，同时上举，向左上方变雕手为握拳，拳眼向头部，势如冲天炮，但手比冲天炮势稍低。吞气一口，右手持拍，按上肢前侧面拍打部位，由前肩腋缝起，顺序拍打至手拇指侧止。

7. 打鼎势

左拳放开，由季胁下，从后向前上绕过，握拳上举，五指伸直，掌心向前，吞气一口，仰面注视上举之手，右手持拍，按躯干及下肢前侧的拍打部位，自左胁下起顺序密密拍打至小腹左侧，从左腿前面，到左足背及中趾尖处止。

8. 盘肘势

左手由耳后绕下，屈肘握拳平于胸前，拳眼向着心窝，拳背朝上，吞气一口，肘微抬起，右手持拍，按躯干及下肢拍打部位外侧的顺序，从左腋窝部起，斜打至左腰、左腿外侧及外踝，直至足小趾处。

9. 雕手扶膝势

左拳放开，由耳后绕过，做雕手按于左膝上，吞气一口，右手持拍，按躯干及下肢内侧面的拍打顺序，自岐骨（即左右第七肋骨会合于胸骨处）左下方肋腹际，横打至右侧肋腹际，并依次下移至腹部脐下三寸处，若腹中有病，应多打数遍。

10. 落地雷势

承上势，变成右腿屈曲，左腿挺直，左手持拍，右手掩护阴部，从小腹左侧打起，经左腿内侧拍打至内踝及跖趾尖处。

11. 扶膝第一势

承上势，仍换成左腿屈曲、右腿挺直的弓箭步，双手持拍，按于膝上。

12. 扶膝第二势

又称冒顶势。承上势，吞气一口，双手握拍，由头顶上绕过，冒顶拍打脊背左侧二十下，并尽量由颈肩部往下方拍打。

13. 扶膝第三势

由上势变成右腿屈曲，左腿挺直。右手虎口按于右膝上，拇指向后，其余四指向前，左手持拍，反手拍打左侧脊背由上而下至左侧腰部。翻转手腕，顺拍左臀及左腿后侧面至足跟止。

十四、全身拍打健身法

全身拍打健身法即按照一定的顺序拍打全身各部位，其操作方法为：

1. 头颈部拍打法

取站立位或坐位，全身放松，然后举起双臂，用手掌或握空拳从后颈部开始轻轻拍打至前额部，再从前额部拍到后颈，反复拍打 5~8 次。拍打头颈部可以防治头痛、头晕等头部疾病，并有延缓中老年脑力衰退、增强记忆力的作用。

2. 胸背部拍打法

取站立位，全身放松，冬天宜脱掉棉衣。双手半握拳，先用左手由上至下，再由下至上拍打右胸，然后用右手拍打左胸，左右各拍 200 次；接着将左手伸至头后拍打右背部，右手拍打左背部，每侧各拍打 100 次。通过胸背部的拍打，有助于减轻呼吸道及心血管疾病的症状，同时可防止中老年人肌肉萎缩，增大肺活量，增强免疫力。

3. 腰腹部拍打法

取站立位，全身放松，双手半握拳（手掌、手背亦可）分别拍打腰部、腹部。也可腰部自然转动，当腰向右转时，带动左上肢及手掌向右腹部拍打，同时右上肢及手背向右腰部拍打，反之亦然，每侧拍打 200 次。腰腹部拍打可用来防治腰痛、腰酸、腹胀、便秘和消化不良等疾病。

4. 肩部拍打法

取坐位，用左手拍打右肩，用右手拍打左肩，每侧拍打 100 次。拍打肩部可防治肩痛、肩酸、肩周炎以及老年性关节僵硬。

5. 肢体拍打法

取站立位或坐位，根据需要用一手或双手拍打上下肢的任何部位。

十五、大度关法

大度关法是一种全身性保健按摩操作法，出自明代王廷相《摄生要义·按摩篇》，亦收入明代蒋学成的《尊生要旨·按摩篇》。

大度关法的作用与操作方法为："凡人小有不快，即须按摩按捺，令百节通利，泄其邪气。凡人无问有事无事，须日要一度，令人自首至足，但系关节处，用手按捺，各数十次，谓之大度关。先百会穴，次头四周，次两眉外，次目眦，次鼻准，次两耳孔及耳后，皆按之；次风池，次项左右，皆揉之；次两肩胛，次臂骨缝，次肘骨缝，次腕，次手十指，皆捻之；次脊背，或按之，或捶震之；次腰及肾堂，皆搓之；次胸乳，次腹，皆揉之无数；次髀骨，捶之；次两膝，次小腿，次足踝，次十趾，次足心，皆两手捻之；若常能行此，则风气时去，不住腠理，是谓泄气。"

十六、古代保健按摩十术

古代保健按摩十术有行气活血、祛病强身的功效。其操作方法为：

1. 运元

右手按囟门，左手按枕骨，各做旋转按摩36次；然后两手搓热，环摩两眼角36次。

2. 补脑

以一手或两手掌放在脑门（前额）处，做旋转环摩55次。

3. 拭目

用手指指腹按摩两眼眶四周各36次，再用手指在眼球上轻轻按压36次。按摩至微有泪出为度。久久行之，则古稀之年眼不花。

4. 驻颜

两手掌心在颧骨处环摩36次，再从前额向下轻轻推摩至下巴处36次。

5. 明堂

从胸骨剑突下胃脘部到脐上为明堂。即仰卧位或坐位，两手掌一上一下，旋转按揉心胃部36次；再两手置于胸前，按摩两乳36次；然后用手按揉后背脊柱两侧由上至下36次；最后两手回到明堂处，再按揉36次。

6. 扶脊（脊柱）

两手掌先在两后腰处环摩55次，再空拳叩打腰臀部。然后点按肩井、大椎以及由上至下每个椎体的督脉经穴，如身柱、命门等，一直点按到尾骨尖下的长强穴。

7. 舒臂

将两臂向前伸直，做旋转手臂36次；然后两手交叉，互抱肩部，按揉肩部36次；最后按揉两肘部36次。

8. 息踵

两手掌分别按揉膝部36次，再互搓足心、腘窝、内外踝等处各55次，最后轻搓会阴部36次。

9. 启

两手掌轻压外耳道36次，再以手掩耳，手指敲枕部，做鸣天鼓36次，同时上下齿相叩36次。

10. 嗽泉

两手食指、中指和无名指在唇上轻轻按摩上下牙龈36次，再用舌尖顺、逆时针方向在口内旋转搅动各36次；最后做叩齿36次，待津液满口时缓缓咽下，用意念导入丹田。

十七、保健按摩长寿功

养生之道即主动养成劳逸有节，起居有常的好习惯；及时的心理调节和保持心理平衡，全面而合理的膳食；重视运动与休息，如还未疲乏时就"主动休息"，不等口渴就喝水，"亚健康"还未出现或刚出现时就把它消灭，是高明的养生之道。若已得病，治病也要靠"主动"，如提高信心，适宜运动，适当节食，生活规律化等。

我们每个人都有几个"长寿穴"，可根据自己的情况灵活应用。

1. 涌泉穴

涌泉是人体少阴肾经上的要穴，它位于足掌的前三分之一处，当足趾屈时，足底前凹陷处便是。涌泉，顾名思义就是水如泉涌。水是生物体进行生命活动的重要物质，水有浇灌、滋润之能。有水则能生气，涌泉如山环水抱中的水抱之源，经常按摩此穴，有增精益髓、补肾壮阳、强盘壮骨之功效。肾是主管生长发育和生殖的重要脏器，肾精充足就能发育正常，耳聪目明，头脑清醒，思维敏捷，头发乌亮，性功能强盛。反之，若肾虚精少，则记忆减退，腰膝酸软，行走艰难，性能力低下，未老先衰。

按摩涌泉的手法是每晚睡前盘腿而坐，用一手屈指点压双侧涌泉穴，以该穴位达到酸胀感觉为度，每次 50 下；或用手掌来回搓摩涌泉及足底部 108 次，以感觉发烫发热为度，两脚互换。

2. 足三里穴

足三里位于腿部外膝眼下三寸，距胫骨前缘外侧一横指处。如用自己的掌心盖住自己的膝盖骨，五指朝下，中指尽处便是此穴。足三里穴是足阳明胃经的要穴。胃是人体的"给养仓库"，胃部的食物只有及时地消化、分解、吸收，人体的其他器脏才可以得到充足的养分，人才能身体健康、精力充沛。所以，胃部的消化情况，对我们来说极为重要。揉按足三里则能担促进胃部健康的重任。中医讲"要想身体安，三里常不干"，即是。

每晚以指关节按压或掐揉足三里，不但能补脾健胃，促使饮食尽快消化吸收，增强人体免疫功能，扶正祛邪，而且还能消除疲劳，恢复体力，使人精神焕发，青春常驻。

3. 命门穴

命门是人体督脉上的要穴。位于后背两肾之间，第二腰椎棘突下，与肚脐相平对的区域。

古人认为命门穴为人体的长寿大穴。命门的功能包括肾阴和肾阳两个方面的作用。所谓"命门之火"就是指人体的阳气。从临床看，命门火衰的病与肾阳不足证多属一致。补命门的手法多具有补肾阳的作用。

经常揉或擦命门穴，可强肾固本，温肾壮阳，强腰膝固肾气，延缓人体衰老。同时疏通督脉上的气滞点，加强与任脉的联系，促进真气在任督二脉上的运行。此外揉擦命门穴还能治疗阳痿、遗精、脊强、腰痛、肾寒阳衰、行走无力、四肢困乏、腿部浮肿、耳部疾病等症。

命门穴的按摩方法有二。其一是用掌擦命门穴，以感觉发热发烫为度，然后将两掌搓热捂在两肾区，意念守住命门穴约 10 分钟即可；其二是采阳消阴法，方法是背部对着太阳，意念太阳的光、能、热，源源不断地进入命门穴，同时心意必须内注命门，时间约 15 分钟。

4. 神阙穴

神阙穴即肚脐，又名脐中，是人体的长寿穴之一。神阙为任脉上的阳穴，命门为督脉上的阳穴，二穴前后相连，阴阳和合，是人体生命能源的所在地，所以，古代修炼者把二穴称为水火之官。

神阙穴与人体生命活动密切相关。母体中的胎儿是通过胎盘和脐带从母体吸取氧气和养分的。婴儿脱体后，脐带即被切断，先天呼吸终止，后天肺呼吸开始。经常按摩神阙，人体的百脉气血就可随时得以自动调节，人体也就健康无病，青春不老。同时，经常按摩神阙穴还可使人体真气充盈、精神饱满、体力充沛、腰肌强壮、面色红润、耳聪目明、轻身延年。对腹痛肠鸣、水肿膨胀、泄痢脱肛等证，按摩神阙穴也有独特的疗效。

神阙穴的保健按摩方法有三。其一是揉脐法：每晚睡前空腹，将双手搓热，用一手或双手左下右上叠放于肚脐，顺时针揉转（女子相反）360下。其二是聚气法：端坐，放松，微闭眼，用右手对着神阙空转，意念将宇宙中的真气能量向脐中聚集，以感觉温热为度。其三是意守法：盘坐，放松，闭目，去除杂念，意念注于神阙，每次半小时以上，久之则凝神入该穴中，真气慢慢启动。

5. 会阴穴

会阴是人体任脉上的要穴，位于肛门和生殖器的中间凹陷处，为长寿要穴之一。会阴，顾名思义就是阴经脉气交会之所。此穴与人体头顶的百会穴为一直线，是人体精气神的通道。百会为阳接天气，会阴为阴收地气，二者互相依存和相应，统摄着真气在任督二脉上的正常运行，维持体内阴阳气血的平衡。

经常按摩会阴穴，能疏通体内脉结，促进阴阳气的交接与循环，对调节生理和生殖功能有独特的作用。按摩会阴穴，还可治疗痔疮、便血、便秘、妇科病、尿频、溺水窒息等症。

会阴穴的保健按摩方法有三。其一是点穴法：睡前半卧半坐，食指搭于中指背上，用中指指端点按会阴108下，以感觉酸痛为度。其二是意守法：姿势不限，全身放松，将意念集中于会阴穴，守住会阴约15分钟，久之，会阴处即有真气冲动之感，并感觉身体轻浮松空，舒适无比。其二是提肾缩穴法：取站式，全身放松，吸气时小腹内收，肛门上提（如忍大便状），会阴随之上提内吸，呼气时腹部隆起，将会阴肛门放松，一呼一吸共做36次。

6. 百会穴

百会穴是人体督脉上的要穴。它位于头部，在两耳廓尖端连线与头部前后正中线的交叉点。它既是长寿穴又是保健穴，此穴经过锻炼，可开发人体潜能，增加体内的真气，调节心、脑血管系统功能，益智开慧，澄心明性，轻身延年，青春不老；此外还能治疗头痛、眩晕、脱肛、昏厥、低血压、失眠、耳鸣、鼻塞、神经衰弱、中风失语、阴挺等证。

百会穴的保健按摩方法有四。其一是睡前端坐，用中指按揉百会穴108下，至发热为度；其二是叩击法，即用右空心掌轻轻叩击百会穴108下；其三是意守法，即两眼微闭，全身放松，心意注于百会穴并守住，意守时以此穴出现跳动和温热感为有效，时间约10分钟；其四是采气法：站坐均可，全身放松，意想自己的百会穴打开，宇宙中的真气能量和阳光清气源源不断地通过百会进入体内，时间约10分钟。

十八、脏腑保健按摩法

脏腑保健按摩法有保健养生和防病治病的作用。其操作方法为：

1. 揉按膻中穴

此法作用为顺气宽胸，有益于心胸。施术时以一手之内劳宫对准膻中穴，吸气时，由右往上向左揉按，呼气时，由左往下向右揉按，一吸一呼，为一圈，即为1次，少则8次，多则64次；然后换方向揉按。

如预防与治疗冠心病等心脏病，可加按揉内关穴和心经之输、原穴神门穴。

支气管哮喘，加按揉天突、内关、太渊、关元、足三里、丰隆等穴。

由于胸为宗气聚会之处，膻中穴为气之会穴；天突对解除痰鸣有良好的作用，配合膻中和内关能顺气降逆，宽胸止喘；肺经原穴太渊是治疗肺疾的要穴；胃经络穴丰隆是祛痰湿的效穴；关元、足三里兼补脾肾，乃治本之法。

2. 揉按脘部

此法作用为开中焦之气，使上下气机流通。施术时两手重叠，手掌按压在中脘、建里与下脘穴上，吸气时，两手由右往上向左揉按。呼气时，两手由左往下向右揉按。

一吸一呼为一圈，即为1次，可连续做8~64次，然后再按相反方向揉按，方法与次数相同。

①胃神经官能症、胃寒等病症，可一手扶头顶，将手内劳宫对准百会穴，另一手按在胁肋部的大包穴处做旋转揉按，"随"与"迎"揉按次数相等，并加按揉足三里。

②若肝气犯胃，加按揉期门、中脘、下脘、阴陵泉、太冲等穴。中脘为胃之募穴，是治疗胃病的要穴；下脘是沟通上下和开中焦气的要穴。而肝气犯胃按摩肝之"原穴"太冲，胆之"会穴"阳陵泉，肝之"募穴"期门，三穴相配具有舒肝理气的作用。

3. 按揉关元

按揉关元即两手重叠，手掌按在气海、关元穴上，吸气时，两手由右往上向左按揉，呼气时，两手由左往下向右按揉。一吸一呼，为一圈，即为1次。少则8次，多则64次。然后再按相反方向按揉，方法与次数同上。

由于关元为小肠经之募穴，手足三阴与任脉之交会穴，又是全身强壮穴之一。气海为生气之海，清气由此上升，为丹田呼吸之中枢，如果气凝聚于中焦不能下降，下焦气机虽通，其气也不能上接，继下脘、中脘疏通后乘其下降之际，再按揉此穴，才能使气机通畅。气海穴不宜按摩次数太多，以防止气脱。体虚者，经常按摩气海、关元、足三里穴，具有较好的作用。

4. 按揉肝区

此法作用为疏肝解郁。操作时以一手掌按压在肝区上，吸气时，由右往上向左按揉，呼气时，由左往下向右按揉，一吸一呼，为一圈，即为1次，少则8次，多则64次；然后，按相反方向按揉，方法与次数同上。

随症加减：

①慢性肝炎患者，可经常按揉肝俞、腕骨、胃经之"下合穴"足三里、肝经原穴太冲，每次按揉各64次，能疏肝解郁，健脾利湿，兼利大小便，增进食欲，促进机能的恢复。

②如胃肠消化不良，可加按揉中脘穴。

③手足发烧者，加按揉内关与三阴交。

④肝之募穴期门，脾之募穴章门，二穴合用可治肝脾疾病，如肝炎、胁肋痛、消化不良、脾肿大、呃逆等症。

5. 按揉肾俞

按揉肾俞穴的作用为补肾纳气，是治疗肾炎等泌尿及生殖系统疾患的辅助方法。操作时两手轻握拳，以拇指或食指背根关节突出部位按压在肾俞穴上，吸气时，两手由内往下向外按揉，呼气时，两手由外往上向内按揉。一吸一呼，为1圈，即为1次，至少8次，多则64次。然后，还可以按相反方向按揉，方法与次数同上。

随症加减：

如坐骨神经痛、胃肠虚寒证等，在做完肾俞按摩后可加搓腰动作，即吸气时两手掌从会阳穴沿膀胱经向上搓至肾俞穴，呼气时，两手掌向下搓，一上一下为 1 次，少则 8 次，多则 32 次。

十九、擦胸揉腹按腿法

擦胸揉腹按腿法为简易自我养生按摩方法之一，对防止高血压、肥胖病等和提高人体免疫功能有良好的作用。其操作方法为：

1. 擦胸

取坐位或仰卧位，先用右手掌按在右乳上方，手指斜向下，适度用力推擦至左下腹；然后再用左手掌从左乳上方，斜推擦至右下腹。如此左右交叉进行，一上一下为 1 次，共推擦 36 次。

2. 揉腹

取坐位或仰卧位，用右手手掌以肚脐（即神阙穴）为圆心，先顺时针方向揉腹一圈为 1 次，共揉 50 次以上，如减肥可增至 200 次以上，用力适度。右手做完再换左手向反方向进行，次数同上。肚脐在胎儿时连接脐带，供给胎儿营养，故被称为先天之本源，生命之根蒂，古人有"脐为五脏六腑之本""元气归脏之根"之说。脐部穴位名"神阙"，在人体中占有重要地位，是调整脏腑、平衡阴阳的枢纽。经常按摩脐部，是古今养生家的重要修炼方法。

3. 按腿

取坐位，用两手中指指尖按揉足三里穴（膝关节外膝眼下 3 寸处），先顺时针方向按揉 2～3 分钟，再逆时针方向按揉 2～3 分钟，以局部有酸胀感为度。然后，再用两手掌在两侧足三里穴位区域拍打 5～10 次。

足三里是抗衰延年益寿的有效穴位，该穴被公认为是强壮要穴。在该穴处按揉，有调节胃肠功能、补肾强筋、增强免疫功能、防病健身、抗衰延年的作用，对一些常见的老年病也有较好的防治效果，以至中国民间流传有"经常拍打足三里，胜过食用老母鸡"的说法。

以上方法通常每天起床和晚上睡前各做 1 次，长期坚持可收良效。

二十、自我保健按摩十法

自我保健按摩十法系简易的自我养生保健法。其操作步骤为：

1. 搓足心法

每晚用热水洗脚后，取坐姿搓两足心，每次 5～10 分钟。按摩足心有益精补肾的作用，能活跃肾经内气，预防高血压及动脉硬化。

2. 意守丹田法

当工作、学习引起疲倦时，可取站立位，闭上眼睛或微睁目，舌抵上腭，排除杂念，使整个意念集中在脐下的丹田部位，时间可灵活掌握。做完之后常感到精力充沛。

3. 强壮心脏法

经常按压手心的劳宫穴，有强壮心脏的作用。可用两手拇指互相按压劳宫穴，时间自由掌握。

4. 壮腰健肾法

站立位，先将两手摩擦生热，再用两手摩擦左右肾脏区（腰区凹陷处）36 次。然后两手臂横置，上身向前稍倾，慢慢将腰部左右扭摆，动作逐渐加快，使腰部感到发热为宜。也可在摩腰后，再行运腰。此法能消除腰痛，预防疾病，防止衰老。

5. 暖肾法

暖肾法又称睾丸摩擦法，即每晚临睡前，用两手交替轻轻按摩睾丸各 81 次，动作如手中握着两个球来回滚动。此法可调整内分泌功能，防止衰老。

6. 摩丹田法

每晚临睡前，将手放在丹田部位，先顺时针按揉 36 次，再逆时针按揉 36 次，有理气、助消化、健胃之功效。

7. 按揉足三里法

足三里穴是全身强壮要穴之一，经常按揉有益健康，用手指甲按压足三里穴，以感到酸胀为度。

8. 牙齿保健法

大、小便时，嘴口闭合并咬紧牙关。长年坚持叩齿，可使牙齿坚固，不易脱落。

9. 摩头面法

每晚睡前半小时，先擦热双掌，而后将双掌贴于面颊，两手中指起于迎香穴向上推至发际，经睛明、攒竹、瞳子髎等穴位；然后两手分别由两侧额角后而下，食指经耳门穴返回起点，如此反复按摩 30 ~ 40 次，可治疗神经衰弱症，促进睡眠。

10. 散步法

坚持每天散步，时间灵活掌握；饭后散步有助消化。

二十一、经穴保健按摩法

经穴保健按摩法即通过经络穴位按摩，达到贯通经脉、增强机体免疫力、强健身体、保持青春活力和益寿延年的目的。其操作方法为：

1. 指梳头皮

头为"诸阳之会"，脑为髓之海，乃诸阳经气的汇聚处。以两手十指交替向后梳搔前额发际至枕后发际，可促进血液循环、防治脑血管等病变。

2. 搓掌揉脸

面色少华，乃经脉气血不足。先将双手掌心劳宫穴相对，搓掌至发热，再轻缓擦揉面部，可激发面部气血，使面部充盈红润，面肌富有弹性，有防老祛皱、焕发精神之功能。

3. 搓揉耳廓

"耳为肾之窍"，肾开窍于耳，耳为六条阳经经脉所聚。搓揉耳廓使耳部发热并有烧灼感，可防治耳聋、耳鸣和耳源性疾病，但有耳病者禁用。

4. 叩齿弹舌

齿属肾，"肾主骨，肾气虚，齿不健，八八则齿发去"。常叩齿则健齿，齿健则食。叩齿有健齿和防牙齿脱落等作用。"心开窍于舌"，舌为心之苗，弹舌有健脑护脑之功。

5. 按摩颈项

颈项部是人体经脉通往头部和肢体的重要通道。按摩颈项有防治颈椎病、血管性头痛、脑血管病等功能。

6. 按摩肩部

肩部是手足之三阳经脉交会之处，按摩肩部有解除肩部疲劳，防治肩周炎、颈椎病的功能。

7. 按摩上肢

上肢部位为"手三阴手三阳之脉"的要道，是内连脏腑、外络肢节的重要部位。按摩方法即上肢内侧从腋下极泉穴至腕部内关穴，外侧从肩井穴至腕部外关穴。有疏通上肢经脉、调和气血之功能，对心血管系统、呼吸系统疾病及上肢病痛有效。

8. 按摩胁肋

胁肋部位为肝胆经脉（期门、章门）所交会，按摩胁肋有舒肝理气、清肝利胆之效，可防治肝胆疾病和岔气、肋间神经痛等。

9. 按摩腹部

腹为任脉经过之处，用一手或双手重叠放在脐部（神厥穴），先作上下左右顺时针方向按揉，然后再以同样手法逆时针方向按揉，可改善消化、泌尿生殖系统的功能。

10. 按摩腰部

"腰者肾之府"，肾为先天之本，肾主骨藏精。按摩腰部之肾俞、命门等穴，使腰部发热，能强肾壮腰，对治疗肾虚腰痛、风湿腰痛、强直性脊柱炎、腰椎间盘突出症、腰肌劳损等腰部疾患有效。

11. 按摩骶尾

骶尾部为人体"大树之根"，按摩骶尾部八髎穴和长强穴，有治疗腰骶痛、改善性功能之效。

12. 按摩下肢

下肢部位为"足三阴足三阳"之要道。按环跳→风市→梁丘→血海穴→足三里→阴陵泉顺序上下反复捶打，有活血理气、舒筋通络、调理脾胃的功效。晚睡前，用温水浴脚 15～30 分钟（冬季水温 42～45℃），待两足晾干后反复搓推足心之涌泉穴，有温肾、补肾、健脑、改善血液循环之效。

以上 12 种经穴保健按摩法，一般各作 30～60 次，每日早晚均可施行。

二十二、摩擦强身法十二则

盖法本无量，亦无定法，姑取其简而易行者十二则，简则可恒，易则省时。此十二则，久病初愈，或身弱者，先不必全做，步步增加。然有万不可少者，有女子不必用者，于说明下注释，望自己逐条衡量。以恒心为第一，不可一日间断。次以勿贪多为要，反使血气不调匀。三以勿速效为主，见功愈缓，根底愈结实，且无流弊。盖急促者，每短折，稳固者，恒长寿也。

此法操作步骤为：

1. 摩顶固肾气

早起先平坐，以左手托紧外肾囊，勿松，闭口合牙，右手心摩头顶上三十六下，勿快。再换右手托紧外肾囊，左手摩头顶三十六下，即放松吐出浊气三口。此法只男子适用。

2. 运颈除劳伤

平坐，两腿直伸，双手按膝上，腰直头正，身勿动转，头颈向左后看，再向右后看。各七次，颈以不可再转为止。如是每次一转，脚后跟伸一伸，勿过用力。再以头颈仰后向前上下叩，如叩头状，亦七次。可使从头颈至脚后根筋骨二十四节均可拉直，浑身血气自畅。

3. 运睛除红翳，去心火

正坐闭目，转头颈如打圈子，身腰勿动，左转三十六，右转三十六，眼睛亦随圈子左右转，如看四周，再正坐，忽然两目大张，向地下看，同时吐出浊气。

4. 摩擦足心，引火归元

两脚各擦二百四十下，天凉宜三百二十下，同时闭口，以舌抵下牙根，不必用力，口中津液自生，然后集中咽下，以意引入脐下，要用劲，喉中各各有声，稍停再咽，约三口。此法最重要，尤其妇女及阴虚晚热、手脚心焦热无汗者，宜常用此法，久必有效。

5. 掐足三里，健脾归元

足三里穴在左小腿膝下，靠外边，试以右手心安右膝上，无名指尖点到之处，以左手拇指尖探取掐入右三里穴内，觉得甚酸处即是。左手按左膝上，亦如上试之，唯指甲宜剪平。每次掐一百下。此法可通三焦，健脾胃，引火归元，与擦脚心并重，每日可掐多次。

6. 擦腰固肾

正坐正立均可，以双手作拳，用拳背按腰眼，不可太用力，隔单衣打圈擦，或直上直下擦共二百下，初学每五十下歇一息。如有汗时，可拳背按紧腰眼，用力揉摩，各人自己体会。

7. 两手攀足，伸筋经

正坐屈腰，而臂直伸，手指下点脚背，两腿弯宜直，使脚筋拉直，老年人宜慢，手指点到，不可点时即止。此不可急，亦不可贪，老年人取第六法擦腰固肾为宜，或量力并行，徐而恒则有功。

8. 钩指运力，治臂腿风痛

正立，两脚分开，两手同时用中指无名指入掌心，大拇指压其背，再以两手大指钩大指，小指钩小指如练，用力左拉右拉，闭口，心内安，共三十六下。腰正勿动，两脚稍分前后，可勿倒，如有两臂酸痛者必勉力行之，久久腿痛亦愈，老年人尤可强筋骨，健脾胃。

9. 擦头上部以平肝清脑、明目理气

以两手擦两耳轮六十下，后脑左右各六十下，擦面三十六下，喉部颈际左右六十下，有气管炎者，日行勿间断。

10. 擦两胁以舒肝气

此可饭后行之，在八字骨左右，两胁之下，上下擦一百至三百下。勿食过饱，行之，饱时勿擦腹部。临睡下时可擦小腹二三百下，擦脐下全部，不拘多少，睡着为止。

11. 叩齿而固齿

叩齿三十六下，可行第二项运颈后行之。又凡遇小便时必咬牙，则肾气勿泄。小儿女必日日教之，久久勿忘，终身受用。

12. 擦小腿引气血下行

擦两小腿前后，各一百二十下，可于掐足三里穴后行之，两手同时上下擦。

二十三、自我保健按摩二十法

自我保健按摩二十法其操作步骤为：

1. 叩齿与齿龈

此法作用为预防齿疾，固齿，可促进牙齿周围的血液循环。动作为口微闭，上、下牙齿有节奏地相互叩击 30 次。

注：《圣济总录》曰："牙齿者，骨之所终，髓之所养……叩齿，令牙齿坚牢，齿槽固密，诸疾不生。"《寿世青编》（卷上·十二段动功）曰："叩齿：齿为筋骨之余。常宜叩击，使筋骨活动，心神清爽。每次叩击三十六次数。"清代王建章《仙术秘库·导引法仙术》曰："于是行解除口热，坚固齿根之法。以两手在上唇，微叩上齿龈，再在下唇，微叩下齿龈，各五十次而止。盖微叩之者，所以使其振动后而益固也。"

2. 搅舌

搅舌又称运舌，此法具有按摩口腔黏膜和齿龈的作用，并能刺激唾液分泌而防止口干，润咽喉，助消化。动作为口微闭，先将舌尖抵上腭，然后向左右转动 30 次，待口里律液增多时，用力咽下。

注：《巢氏病源》曰："以舌撩口中，漱满二七咽，愈口干；若引肾水、发涌泉来润咽喉……久行不已，味如甘露，无有饥渴。"

3. 浴面

浴面又称擦面，此法可促进面部血液循环，有助于保持面部皮肤的弹性和张力，有清醒头目，光润皮肤，防治感冒、面瘫等作用。动作为先将两掌心摩擦发热，然后贴于额部，分别在左右两侧面部，从额、眉、两颧至人中、口角，摩擦 30 次。

注：《万寿仙书》曰："双手摩天庭及面不拘次数，则邪魔不敢近，寒暑不能入。"

4. 摩目

此法作用为增强视力，防治近视或远视。动作为目微闭，将食、中、无名指指面分别从两眼睑内侧轻摩至外侧各 10 次，然后睁眼向前直视，同时眼睛向左右旋转 5 次。

注：《巢氏病源》曰："以热指摩目二七，令人目不瞑。"

5. 擦鼻

此法作用为防治鼻窦炎和伤风感冒。动作为两食指或中指指面摩擦鼻两侧，由攒竹至迎香穴各 30 次。

注：《东医宝鉴》曰："常以手中指于鼻梁两边，揩二三十遍，令表里俱热。所谓灌溉中岳，以润肺也。"

6. 抹头

此法作用为防治头痛、头晕，清醒头目，润发。动作为两手食、中、无名指并拢，先由印堂经上星、头顶抹至大椎 10 次，再由两太阳穴经耳后抹至肩井各 10 次，然后由两太阳直下，过耳前至人迎各 10 次。

注：《巢氏病源》的观点认为："清早起来，双手从头越过，以左手握右耳，右手捏左耳，引身上举，然后顺着头发的自然方向，用双手梳头与顺，如此宣导，则气血通畅，可以治白发。"

7. 擦后颈

此法作用为防治伤风感冒及肩、背、颈、手臂疼痛。动作为将两手五指并拢，用指面分别贴于左右枕骨处，然后至大椎穴来回摩擦30次，再将头颈向前、后、左、右擦动数次。

注：《精景按摩经》曰："举其颈，使颈与左右手争，为之三四，使人精和气通，风气不入。"

8. 鸣天鼓

此法作用为补肾降火，防治耳鸣、耳聋。动作为将两手掌心先摩擦两耳轮，然后紧掩耳孔，骤然放开，连续开闭10次，再紧掩两耳，同时以指头弹击枕骨30次。

注：《内功图说》曰："两手掩耳，即以第二指压中指上，用第二指弹脑后两骨作响声，谓之鸣天鼓，祛风泄邪气。"

9. 抚胸胁

此法作用为补肾，宽胸降气，防治胸胁疼痛。动作为两手五指分开，用手掌在胸部由内向外抚摩，从锁骨开始至季肋止，上下30次，然后用手掌旋摩胸部。

注：《保生诀要》曰："以手摩擦两乳下数遍，后擦背，擦两肩，定心、咽津、降气，以伏其喘。"

10. 揉脐

此法能够改善腹腔血液循环，促进肠的蠕动，有帮助消化，安神降气，利大小便等作用。动作为两手掌重叠，按在肚脐处，揉动30次。

注：《内功图说》曰："两手摩腹，行百步，除食滞。"

11. 擦丹田

此法作用为消积，防治痛经、遗精，强身壮体。动作为将两手掌重叠或分别贴于脐下小腹处，同时作上下摩擦10次。

注：《医学入门》曰："以一手兜外肾，一手擦肚脐，左右换手，九九之功，真阳不走。"

12. 运膏肓

此法作用为防治肩背疼痛、伤风感冒，消除疲劳。动作为两手垂直，将肩关节上下前后环形旋转30次。《理瀹骈文》曰："两肩扭转，运动膏肓穴，除一身之疾。"

13. 摩肾堂

此法作用为治疗腰腿病、遗精，强壮身体。动作为两手掌或拳背紧贴在背后脊柱两侧，由两手尽可能摸到的最高位置开始，逐渐向下摩擦，经肾俞直至尾闾骨，其中以肾俞为重点，上下往返作30次。

注：《寿世养老新书》曰："临卧时坐于床，垂足解衣，舌抵上腭，目视顶门，提缩谷道，两手摩擦肾俞各一百二十次，以多为妙。"

14. 握固

此法作用为增加臂力，强壮身体，防治上肢疼痛。动作为两手拇指握在掌心，然后将其他四指紧按在拇指上面，用力握紧，握后放松，一紧一松，30次。

注：《内功图说》曰："握固者，握手牢固，可以闭关祛邪也。"

15. 托天

此法作用为帮助消化，防治肩背疼痛，纠正脊柱弯曲。动作为取站立位，将两手手指相叉，掌心向上，自下渐渐平举至胸前，左右手前臂同时作旋内翻掌，如托重物状，再将手举过头部，且此时抬头看着手背（注：有高血压的人可不抬头望手背），足跟离地，至上肢向上伸直止，8次。

16. 开弓

此法作用为扩张胸廓，防治颈、项、肩、膝疼痛。动作为两膝下蹲（若下蹲不便，可取站立势），如骑马状，两手掌心向上，平举在胸前，然后左手食、中两指翘起，向左方伸直，头侧，随着左转，眼睛盯住翘起的两指如瞄准状，然后右手徐徐地如拉弓状向右拉开（上臂作上举），头也随之转向正方。左右换转，共8次。

注：《寿世青编》曰："左右开弓三次，泻三焦火，可以去臂腋风邪积气。"

17. 拿四肢

此法作用为防治肌肉萎缩和关节疼痛。动作为用右手捏拿左上肢，自肩部至掌部，往返10遍；再用一手或两手捏拿或搓下肢，自腹股沟至踝部，往返10遍，左右换转。

18. 转膝

此法作用为防治膝关节疼痛和行走乏力。动作为两下肢并拢，膝关节微屈，身向前俯，两手掌分别按在两膝上，膝部作左右旋转30次。

19. 提腿

此法作用为防治髋、膝、踝关节疼痛。动作为取站立势，提起左腿，小腿如踢球状向前踢动，作膝关节伸展30次，左右换转。

注：《寿世青编》曰："提腿足不运则气血不和，行走不能快，须将左足立定，右足提起七次，左右交换如前。"

20. 擦足心

此法又称擦涌泉，作用为安神，滋阴降火，防治头目晕眩，并有助于预防失眠、心悸等症的发生。动作为用左手擦右足心30次，左右交换，术毕，稍将足趾转动。

注：《居家宜忌》曰："每夜，以手握擦涌泉穴，左右各三百，至益下元。"

以上自我按摩完毕后，在原地踏步1～2分钟，并摆动身体。根据个人的具体情况，可操练二十法全部或仅选择数法施行，只要持之以恒，自能收效。

二十四、自我保健按摩二十九式

自我保健按摩二十九式为常用的自我养生保健方法，其操作步骤为：

1. 浴头

浴头也称抹头，此法作用为调和百脉，使气血不衰，面色红润，皱纹减少。即两手掌心按住前额，稍用力擦到下额部，再翻向头后两耳上，轻轻擦过头顶，还复到前额为1次，共擦10次，接着用指腹均匀轻揉整个头部的发根10次。

2. 揉攒竹

此法作用为消除额痛、眼胀，恢复视力疲劳。即用拇指尖或拇指弯屈的突出部左右交替按揉或叩击双侧攒竹穴（位于眉头陷中），每穴15～20次，用力以微有酸胀感为度。

3. 旋眼

此法作用为保护视力。端坐，两眼向左旋转 5 次，然后向前注视片刻，再向右旋转 5 次，前视片刻。

4. 点睛明

此法作用为止眼痛、明目。即以一手拇指、食指或两手食指分别点按双侧睛明穴 15～30 秒，以微感不适为度。

5. 揉眼皮

此法作用为消除眼痛和明目。即以两手拇指轻按在双侧眼皮上，然后旋转揉动，顺、逆时针各揉 20 次。

6. 按太阳

此法作用为止痛醒脑。即用两手食指或中指指腹分别压在双侧太阳穴上旋转，顺、逆时针各揉按 10～15 次。

7. 叩齿

此法有防止牙齿松动脱落，促进消化功能的作用。即口轻闭，上下牙齿相互轻叩 20～30 次。

8. 摩鼻翼

摩鼻翼也称擦鼻，此法有助通气，预防感冒的作用。即用食指或拇指背摩擦双侧鼻翼至局部发热。

9. 干洗面

干洗面也称浴面，此法有醒脑、降压的作用。即两手互相指并拢，由额向下洗脸 20～30 次。

10. 假梳头

假梳头也称指梳头皮，此法有醒目、止痛、降血压的作用。即两手指尖接触头皮，从额到枕后，从头顶到颞侧进行梳头，以头部有热感为度。

11. 鸣天鼓

此法作用为醒脑、增强记忆、强化听力、预防耳病。即两手掌心紧按两耳孔，两手中三指轻击后枕部 10 次，然后掌心掩按耳孔，手指轻按后枕部不动，再突然抬离，接连开闭放响 10 次，最后两食指插入耳孔内转动 3 次，再突然放开。共照此做 3～5 次。

12. 揉胸脯

此法有加速血流，减少胸肌疲劳的作用。即以两手掌按在两乳外上方，旋转揉动，顺逆时针各揉 10 次。

13. 抓肩肌

此法有松肩去疲劳的作用。即以右手抓捏起左肩肌，左手则抓捏起右肩肌，交替进行，各 10 次。

14. 点膻中

此法作用为豁胸、顺气、镇痛、止喘。即以一手中指或拇指腹稍用力压两乳头连线中点处（即膻中穴），约 30 秒后突然放开，如此重复 5 次。

15. 苏华盖

此法有吐故纳新、健肺顺气、改善呼吸功能的作用。即先端坐，心神宁静，深吸一口气，然后慢慢呼出，重复 10 次。

16. 豁胸廓

此法有开胸顺气、止咳平喘作用。即两手微张五指，分别放于胸前两旁的胸壁上，手指端沿肋间隙从内向外滑动，反复 10 ~ 15 次。

17. 舒大肠

此法有疏通大肠、增进消化、预防便秘的作用。即一手五指张开，指端向下，从心窝沿脐两旁向下腹部，再向右上至右肋下再向左。即沿大肠走行方向擦揉 10 ~ 15 次。

18. 分阴阳

此法有顺气、消胀、增进消化功能的作用。即以肚脐为中心，两手虎口相对，平置于肚脐左右，两手均由内向外揉抚，共 10 次。

19. 揉环跳

此法作用为通经活络，壮筋强足。坐位或站位，以两手握拳分别揉两侧环跳穴各 10 次。

20. 搓腰眼

此法有壮腰强肾、防治腰痛的作用。即两手紧按腰眼，用力向下搓到骶尾部，左右手一上一下同时进行，共 30 次。

21. 甩双手

此法有放松肩、臂、腕、指关节，通畅气血，增强手臂功能的作用。即两臂自然下垂，向前向后甩动 30 ~ 50 次。

22. 拍两肩

此法有通经活络、灵活关节、防止关节炎及手臂酸痛的作用。即以左右手掌或握空拳，在对侧上肢从肩到手腕拍打共 20 ~ 30 次。

23. 顶十指

此法有活动指关节，促进手部功能的作用。即两手掌心相对，左右手指用力相顶 10 次后再十指交叉共相顶 10 次。

24. 捏虎口

此法有增进手部功能，治疗头面部疾患的作用。即以右手拇、食指捏左手虎口，再以左手拇、食指捏右手虎口，各 10 次。

25. 旋膝盖

此法有滑利关节、增强膝部功能以及防止关节炎的作用。即两手掌心紧按双膝，先向外旋转 10 次，再向内旋转 10 次。

26. 擦大腿

此法有促使关节灵活，增强腿肌，防止腿病等作用。即两手抱紧一侧大腿根部，用力下按到膝盖，然后擦回大腿根部，来回共 20 次。

27. 揉腓肠

此法有疏通气血，加强肌力的作用。即以一手或两手掌在一侧小腿肚旋转揉动，每侧 30 次。

28. 掐跟腱

此法有改善足部功能、消除下肢疲劳，增强脚力的作用。即以拇、食指掐跟腱，每侧掐 20 次。

29. 搓足心

此法作用为导引虚火、舒肝明目。即两手搓热后，用手搓两足心，左右各搓 80 次。

二十五、三脖按摩法

人的颈、腕、踝（俗称颈脖、手脖、脚脖）三个部位称为三脖。颈、腕、踝部，有十四经及阳维脉、阴维脉、阳跷脉、阴跷脉等经过，且三脖处穴位众多，沟通着人体上下，是运行全身气血、联系脏腑肢节、沟通上下内外、调节体内各部位的通路。在三脖处进行经络腧穴按摩，能够疏通经络、运行气血、调理阴阳，达到无病健身，有病治疗之目的。

在颈脖、手脖、脚脖这三脖按摩区运用传统的推拿按摩手法，由表及里，先轻后重进行自我按摩，每区每次按摩 5~10 分钟，如长期坚持，可有效地调节和改善人体的亚健康状态。

一般健身强体三脖都需按摩，防治疾病则各有侧重，如心、肺、大肠、小肠之病应重点按摩手脖；胃、胆、膀胱、脾、肾、肝之病以按摩脚脖为主，头、胸、腹、四肢之病则重点按摩颈脖。

二十六、晨起保健按摩十法

晨起保健按摩十法即早晨苏醒后先闭目养神，然后在床上慢慢做约 10 分钟的保健按摩运动，对预防心脑血管疾病和增强各器官功能大有裨益。其操作方法为：

1. 手指梳头

用双手手指由前额至后脑勺依次梳理 1 分钟，可增强头部的血液循环，增加脑部血流量，预防脑部血管疾病，且使头发黑而有光泽。

2. 轻揉耳轮

轻揉耳轮也称搓揉耳廓，即用双手指轻揉左右耳轮 1 分钟至发热舒适，因耳朵穴位众多，此法可使经络疏通，尤其对耳鸣、目眩、健忘等症有防治之效。

3. 转动眼睛

顺时针和逆时针运转眼球 1 分钟，能锻炼眼肌，提神醒目。

4. 摩擦鼻翼

摩擦鼻翼也称擦鼻，即以两手之食指或中指分别摩擦鼻翼 1 分钟，令鼻表里俱热，有润肺通窍，预防伤风感冒之效。

5. 叩齿卷舌

轻叩牙齿和卷舌（搅舌），可使牙根和牙龈活血并健齿 1 分钟；而卷舌则可使舌活动自如且增加其灵敏度。

6. 轻摩肚脐

轻摩肚脐也称揉脐法，即用一手或双手掌心轻摩或轻揉肚脐 1 分钟。因肚脐上下是神阙、关元、气海、丹田、中脘等穴位所在位置，尤其是神阙能预防和治疗中风，轻摩也有提神补气之效。

7. 收腹提肛

反复收缩肛门括约肌 1 分钟，使肛门上提，可增强肛门括约肌收缩力，促使血液循环，预防痔疮的发生。

8. 蹬摩足心

仰卧位，以双足根交替蹬摩足心 1 分钟，使足心感到温热为宜。此法可促进全身血液循环，有活经络、健脾胃、安心神等功效。

9. 伸屈四肢

通过四肢伸屈运动 1 分钟，使血液周流全身，供给心脑系统足够的氧和血，可防治急慢性心、脑血管疾病，增强四肢大小关节的灵活性。

10. 左右翻身

在床上轻轻翻身 1 分钟，活动脊柱大关节和腰部肌肉。

二十七、睡前保健按摩八法

睡前保健按摩八法是一种无副作用的良性保健方法，如长期坚持，可促进周身代谢，对防病益寿有积极作用。按摩时需闭目静脑，心绪宁静，舌尖轻顶上颚，肢体充分放松。其操作方法为：

1. 头皮按摩

头皮按摩也即指梳头皮，此法可加强供血，促进血液循环。即两手食指、中指、无名指弯曲成 45°，用指甲端以每分钟 8 次的速度往返按摩头皮 2～3 分钟。

2. 双掌搓耳

双掌搓耳也即搓揉耳廓，此法可疏通经脉，清热安神，防止听力退化。即两手掌拇指侧紧贴耳下端，自下而上，由前而后，用力搓摩双耳 1～2 分钟。

3. 双掌搓面

双掌搓面也称浴面，此法可疏通经脉，促进睡眠，防止皮肤出现皱纹。即两手掌面紧贴面部，以每秒钟两次的速度用力搓全面部 1～2 分钟。

4. 捏拿颈肩

此法可缓解疲劳，预防颈肩病变。即以手掌用力交替捏拿颈肩肌群，重点在颈后脊椎两侧，约 2 分钟。

5. 推摩胸胁

此法可强心舒肝，疏通脏腑经脉。即两手掌自上而下用力推摩前胸和胁肋 2～3 分钟。

6. 掌推双腿

此法可解除下肢疲劳，疏通经脉。即两手相对，紧贴下肢上端，由上向下顺推下肢数次，再以此方法顺推另一下肢，共约 3 分钟。

7. 交换搓脚

此法可消除双足疲劳，贯通经脉。即右脚掌心搓摩左脚背所有部位，再用左脚掌心搓摩右脚背所有部位；然后用右脚跟搓摩左脚心，再用左脚跟搓摩右脚心，共约 3 分钟。

8. 叠掌摩腹

此法可强健脾胃，促进消化吸收。即仰卧位，两掌重叠紧贴腹部以每秒 1 次的速度，持续环摩腹部所有部位，重点为脐部及脐周，共约 3 分钟。

以上八法按摩时应紧贴皮肤操作，渗透力越强越好。操作时间共约 12～20 分钟，可视体质强弱因人而异。按摩后感肢体轻松，可安然入睡。

二十八、睡前按摩泡足法

1. 抹额

两手指屈成弓状，第二指节的内侧紧贴着印堂，从眉间开始向前额两侧抹压约 40 次。

2. 搓手浴面

搓手浴面简称浴面，即先将两手掌搓热，如手掌过于粗糙可涂抹适量护肤霜，随后掌心紧贴前额，用力向下摩擦直到下颌，连做 10 次左右。

3. 按揉脑后

以两手拇指螺纹面紧按风池部位，用力旋转按揉几下，随后按揉脑后，约 30 次，以有酸胀感为宜。

4. 按摩耳廓

按摩耳廓即搓揉耳廓，由于人体躯干和内脏在耳廓均有一定反应部位，按摩耳廓有助于调节全身功能，促进血液循环，有利健康。

5. 拍打足三里

轻轻拍打足三里穴，以有酸麻胀感为宜。

6. 泡足踏石

取一些小鹅卵石铺在水盆底，倒入温水，泡足踏石约 20 分钟。

二十九、旅游保健按摩法

旅游是一项人人喜爱的活动，但旅游过程中，因环境、交通、食宿等与日常有较大的改变，会给人们带来一定的不适问题，如旅游过程中出现晕车、晕船、晕机，以及因时差、环境、高原气候、生活习惯的改变等导致的胸闷、失眠、食欲不振、消化不良、腹胀、腹泻、呕吐等"水土不服"症状，可消除旅游带来的不适症，较大运动量的旅游活动后（如跑步、登山、久未跋涉突然剧烈运动等），几小时至 1～2 天可出现全身肌肉酸痛，局部关节酸、胀、痛、软、无力等。在出游前，掌握一些保健按摩方法，使身体始终保持最佳状态，充分享受到旅游的乐趣。

（一）第一套旅游保健按摩法

此套旅游保健按摩法适用于在旅游中作为常规保健方法，其操作步骤为：

1. 体表抚摩法

用全手掌或指腹，置于体表皮肤上，轻轻地行直线或环行往返抚摩，摩动时手不离皮肤，动作轻柔和缓，用力均匀，以感到舒适为宜。此手法适用于全身各部位，是保健按摩的开始与结束手法。

2. 双掌合搓腿部法

此为腿部保健按摩法之一。人们长时间乘坐车、船和飞机时，下肢血液回流受阻，可产生胀、麻、疼等症状。静脉血管壁因为较薄，受压后会导致血流受阻，促进血凝过程，甚至会形成下肢静脉血栓。为防止此症出现，应时常起身活动。年纪较大的人，更应避免久坐不起。当连续静坐 1 小时以上，可将腿放平于凳子上，双手合拢，从一侧小腿远心端向近心端直至大腿根处反复合搓摩动 3 次，再从大腿根处合搓摩向小腿处 1 次，即"回三去一"，反复 3～5 分钟，以促进腿部静脉血回流和腿部的血液循环。此法也适合于登山和长途行走后腿部酸痛时使用。

（二）第二套旅游保健按摩法

此套旅游保健按摩法为预防和治疗晕动症的保健法。其保健按摩方法为：

（1）在乘坐车船、飞机前，在内关、神门、劳宫等穴施以揉、搓、点、按的手法，如在以上穴位上加风油精或清凉油等揉擦，效果更佳。

（2）旅程中，如有晕车、晕船、晕机的情况，可先用两手拇指端点掐或按揉内关、合谷穴 3～5 分钟，以控制恶心、呕吐、心慌等症状，再用一手或两手掌重叠向下摩揉心窝部 5～10 遍。

（3）如恶心较严重，可用两手指轻轻按压眼球 10～20 秒钟；再手握空拳，从背部由上向下捶击到腰部止，反复捶击数分钟，然后再以两手拇指按揉脾俞、胃俞穴，最后点按幽门、中脘等穴。

（4）有头昏者，可加点掐曲池、大冲穴；头痛者，加指揉太阳、风池穴。

同时，为了预防晕车、有晕船、晕机，晕车、晕船、晕机病史的人，乘坐车船、飞机时可尽量选择坐在靠前的座位上，精神放松，体姿端正，两眼自然平视远方，尽量少斜身、转身等来回变动姿势。

（三）第三套旅游保健按摩法

此套旅游保健按摩法为"水土不服"之保健法，对旅游中因水土不服出现的食欲不振、消化不良、腹胀、便秘等症状，可采用此法进行消除。其操作方法为：

（1）取坐位或仰卧位，以一手掌从天突下直摩至小腹部数分钟，再用双手掌重叠置于脐部，顺、逆时针各团摩 10 圈。

（2）以一手拇指端点掐或提捏大椎穴，最后再点掐或手握空拳拍打双下肢足三里穴各 50 次，拍打力量以能耐受为度。

（3）旅游中，如果发生小腿部抽筋的情况，可施以推拿手法增加腿部的血液循环，放松腿部的肌肉和神经，可按揉委中穴、承山穴各 2～3 分钟；然后采用双掌合搓小腿法，即从膝关节开始一直到小腿足踝部，对小腿的肌肉进行反复搓揉。

（四）第四套旅游保健按摩法

此套旅游保健按摩法可在休息或浴后进行，以四肢、项背为主，头部、胸腹为辅。在施术中，采用"虚则补之，实则泻之"的原则，轻缓为补，重快为泻，辨证施治，以求达到最佳效果。其操作方法为：

（1）坐位或仰卧位，以双手手指从印堂穴向左右分摩至太阳穴，反复数次；再从印堂经神庭直摩至风府穴，反复数次。

（2）用单手从上而下依次点按璇玑、华盖、膻中、气海、俞府穴至腹股沟的中点，反复点按多次。

（3）用双手在大腿的前内侧、前外侧，由上至下反复搓揉，以松解僵硬的肌肉。

（4）坐位或站立位，用一手提拿对侧肩井穴3~5次，左右手交替；然后用双手掌在背腰部由上至下施以揉搓法，力达肌肉，反复数次，注意勿搓伤皮肤。

（5）用手背或拍打棒，由下背部至腰部从上至下，以轻快柔和的手法反复拍打。背部宜重，腰部宜轻。

（6）仰卧位，屈伸膝关节，使股四头肌被动拉长，以利于膝部疲劳的恢复。

（7）用一手或双手握住一侧足踝部，拿捏并旋转2~3遍。左右足踝操作方法相同。

三十、老年期保健按摩法

老年期保健按摩法为早晨起床按摩头面部，晚上休息前按摩全身。按摩前，先静坐片刻，全身放松。按摩手法轻重以自我感觉舒适为宜，头面部应轻，四肢及腰部稍重。老年期保健按摩法是抗衰老、助延年的有效方法之一。通过推拿人体的特定部位，疏通经络、调和营卫、运行气血，促进机体的新陈代谢，协调脏腑功能，增强机体的抗病力，从而达到祛病健身、延年益寿的效果。其全套按摩动作及其顺序为：

1. 干洗脸

干洗脸也称浴面，即将两手掌心相搓，搓热后像洗脸那样反复摩擦脸部，先顺时针，后逆时针，直至脸部发热。

2. 梳抓头

梳抓头也称指梳头皮，即两手五指分开放在头两侧，像梳头那样从前向后，从外向内梳抓头皮。

3. 擦眼眶

两手拇指放在两侧太阳穴上，食指放在眼眶上，由内向外，先上后下，反复擦按眼眶。

4. 揉太阳

两手中指或拇指放在两侧太阳穴上，反复按揉，先顺时针方向，后逆时针方向。

5. 擦鼻根

擦鼻根也称擦鼻，即两手拇指或食指放在鼻根两侧上下反复摩擦。

6. 揉风池

两手中指或拇指放在枕后风池穴处，其余四指自然分开放在头两侧，反复按揉。

7. 擦颈项

两手掌心搓热后，放在颈后部来回揉擦，直至颈项部皮肤发热。

8. 揑拿肩

一手放在对侧肩部，拇指在前，其余四指在后，反复揉揑、揑拿肩部肌肉。两侧交替进行。

9. 揉捏臂

一手放在对侧臂上，上下反复揉捏，先内侧，后外侧，两侧交替进行。

10. 按揉腹

两手重叠放在腹部，反复按揉，范围从小到大，先顺时针方向，后逆时针方向。

11. 捶打腰

两手分别放在同侧腰部，由上而下反复搓揉；然后，变掌为空拳，反复捶打腰部。

12. 捏小腿

一侧小腿放在对侧大腿上，两手上下反复揉捏小腿部肌肉，两侧交替进行。

13. 揉捏足

一侧小腿放在对侧大腿上，一手托住足跟，另一手反复揉捏足底和足趾，两侧交替进行。

第二节　身体各部保健按摩法

一、头面部保健按摩

（一）头皮保健按摩法

中医认为人的头部系"精明之府"，手三阳经和足三阳经均交会于头，乃诸阳经气的汇聚处，因此称"头为诸阳之会"，而颅内的脑为"髓之海"，因此头在人体生理功能上十分重要。人的头皮上有很多神经末梢。有些神经末梢距离大脑很近，因此头皮上的信息，便很容易传入大脑。我们用手指在头皮上按摩，轻柔地刺激头皮上的神经末梢，通过神经反射，可使大脑皮质的思维功能增强。因此挠头是一种最简单的头皮按摩法。日本丹波康赖编辑的《医心方》，引录我国《养生内解》，曰："旦起，东向坐，以两手相摩令热，以手摩额上至顶上，满二九止，名曰存泥丸。"近代秦重三氏编著的《气功疗法和保健》叙述头顶按摩法曰："两手指插入头发表皮上，轻轻地来回交错揉动……好像理发时洗头搓发一样，一连揉动50～100次。这种按摩手法之功效，能振奋中枢大脑神经……有健脑、醒脑的功能。且加强发根无数毛细血管血液的充足……头发在头皮内加速生长，黑有光。"

经常按摩头皮，可使大脑皮质的工作效率得到提高，兴奋和抑制过程互相平衡。大脑是身体的主宰，大脑的功能增强了，身体各器官的功能就会增强，身体也就更加健康。按摩头皮，还能刺激头皮上的毛细血管，使其扩张变粗，血液循环旺盛，又可供给大脑组织更多的养料和氧气。大脑的营养充足了，精力就会更加充沛。因此，在神疲倦怠时可做头皮按摩。头皮按摩还能促进血液循环，使毛囊获得所需的营养物质，促使头发的生长发育，并且能延长头发的寿命。实践证明，每天坚持进行5分钟左右的头皮按摩，可以促进血液循环，预防脱发和防止头发变白。此外，老年人经常按摩头皮，能够起到镇静安神、清脑益智、延年益寿的作用，还可防治脑血管病变等。

头皮上有很多穴位，中医认为按摩攒竹、上星、神庭、百会、脑户、前顶、翳风、风池、玉枕、太阳等穴位区域，能够通经活络，防治神经衰弱、头痛、失眠、老年性痴呆、健忘症、脑溢血等。

按摩头皮的方法简便易行，立位、坐位、卧位均可，每天早晚各一次。按摩前应将手洗净，动作要轻柔。具体操作方法为：

1. 五指叉开按摩法

五指叉开按摩也称五指梳头按摩法，即将自己的一手或双手指自然分开如梳头状，用指腹或指端从额前发际向后发际做前后方向梳搔按摩，然后再由两侧向头顶按摩，最后转圈按摩，一般反复操作 15～20 次，以头皮有微热感为度。最后，用拇指、食指和中指，捏住头皮，轻轻提起，再松开。反复进行，将整个头皮挤压两三遍。梳时用力要轻柔、均匀、适当，以免刮破头皮。手指梳头和按摩头皮，可使气血流畅，头发光润乌黑，所谓"千过梳头，头不白"。

2. 按摩枕后法

用一手或两手指腹轻轻地按揉头部两侧，然后均匀地按摩脑后的枕部。

3. 按揉百会穴

用左手或右手中指或掌心在两耳上方直上中点的百会穴旋转揉动 2～5 分钟。

4. 弹头法

两手自然收拢，与头部保持垂直方向，以腕为轴，用五指尖在头顶周围包括头的两侧施行节奏地弹头。弹之手法要轻，动作灵巧，用力均匀。此法可使头脑轻松，眼睛明亮，心胸开阔，增强记忆，减轻疲劳。

（二）梳头保健法

梳头保健法又称梳头疗法，即用木梳或竹篦梳头来防治疾病的一种方法。木梳梳头始于晋朝，迄今已有 1500 年的历史。

木梳和篦箕古代称为"栉"，既可用来梳头，又可作为装饰，是古代八大发饰之一。梳的原料有牛角、黄杨木、梨木等，篦的原料主要为青毛竹。黄杨是一种名贵木材，民间有"鸟中之王称凤凰，木中之王为黄杨"之说。由于古代医书上有"黄杨能治头痛病"的记述，所以用黄杨木梳梳头来防病治病早已盛行于民间。

古代养生家主张"发宜多梳"。从事脑力劳动的人，每天坚持梳头 3～5 分钟，对于解除疲劳、缓解大脑皮层的紧张状态大有好处。保健养生书《清异录》曰："服饵导引之余，有二事乃养生大要：梳头、洗脚是也。"由此可见，历代养生家均格外重视梳头的保健养生作用。梳头不仅仅能修饰头发、美化容颜，还能够养生防病、延缓衰老。

1. 梳头保健法的功用

梳头的机理与按摩头部相同，勤梳头、常按摩具有多种功用：

（1）疏通气血、醒脑提神、延缓衰老

人体头部血管、神经十分丰富，又有许多经穴，梳子或手指来回在头皮上划摩，可刺激头皮的神经末梢和经穴，并通过神经和经络的传导，作用于大脑皮层，调节整个经络系统和神经系统的功能，特别是调节头部的神经功能，松弛头部神经的紧张状态，促进局部血液循环，从而有助于脑部的血液循环，增强记忆力，有利于治疗神经衰弱、失眠、神经性头痛等疾病，并有利于预防老年痴呆症的发生。

（2）荣发、固发、美发

梳头保健法可使头发得到充分的营养，防止脱发和早生华发。人的头发大约有 10 万～15 万根，在头发的根部末梢有膨大的小球，称毛球。毛球积聚着毛母细胞，头发的产生、生长及颜色，就是由毛母细胞的活跃分裂和它分泌的色素颗粒决定的。色素颗粒越多，头发就黑；反之，头发颜色就灰，甚至变白。

人体的头发和皮肤一样，是健康的一面镜子。一头秀丽的头发可使人倍显精神饱满、容光焕发。一般而言，头发变灰、变白的过程，就是机体气血由盛转衰的过程。实践证明，经常按摩头部经穴，能改善头皮毛囊下末梢血管血液循环，可使头发得到滋养，头发乌黑，防止脱落。

中医学认为，肾主骨生髓，通于脑，"其华在发"。肝藏血，"发为血之余"。因"头为诸阳之会"，主宰一切精神情志活动，故又有"发为脑之华"之说。头发与肾、肝、心、脾、肺、脑等脏腑组织器官也有着十分密切的关系。头发的乌黑、润泽、柔韧，均标志着气血充足、肾气充盛、大脑健旺、神气充足。所以，我国历代养生家都把梳头护发健脑的养生方法，看作是健康长寿的重要措施之一。

（3）散风明目、预防感冒

清代外治医学家吴尚先认为："梳发，疏风散火也。"《摄生消息论》指出："夏三月，每日梳头一二百下，自然祛风明目矣。"

（4）降压护脑

梳头保健法有助于降低血压，预防脑血管疾病的发生。

（5）健脑提神，安神定志

梳头保健法可缓解精神紧张、促进睡眠、消除疲劳。宋代文学家苏东坡曰："梳头百余梳，散头卧，熟寝至明。"并常每天早晨用手指梳头 200～300 次，借以醒脑提神，保健延年。

（6）平衡阴阳，舒风祛痛

梳头保健法有利于增强中枢神经系统的平衡协调功能。中医认为"头为诸阳之会"，梳头按摩法可使任督脉气血经络通畅，活跃大脑的血液循环，增加大脑的供血量，促进神经系统的兴奋，从而起到清脑提神、健身强体、延年益寿的效果。此外，梳头疗法对头痛、目痛、眉棱骨痛以及三叉神经痛（第一枝）有较好的疗效。

2. 梳头保健法的操作

（1）五指梳头按摩法也称指梳头皮法，即将单手五指或双手十指张开施以梳头的动作，一般从前向后梳 100～300 次。

（2）梳子梳头保健法：此梳头方法系用木梳或牛角梳 1 把（勿用塑料和金属制品），于清晨起床后、午休后和晚上睡觉前从前额经头顶到枕部梳头 5 分钟，其余闲暇时间亦可，先由前向后，再由后向前；由左向右，再由右向左。如此循环往复。梳头数十次或数百次后，再把头发整理、梳至平滑光整为止。梳时用力要均匀、适当，不能用力过猛，以免刮破头皮。

每天梳头的次数和时间，要视情况而定。如以保健强身为目的。每天梳头 1 次，每次 3～5 分钟即可。如用来防治头痛等疾病，则需每天梳 2～3 次，每次 5～10 分钟，并且需稍用力。此法需持之以恒，方可见效。如头面部有疮疖痈肿时，应暂停梳头，待病愈后再进行。

（三）浴面保健养生法

浴面保健养生法又称浴面、搓掌浴面法、搓面保健法、搓面疗法、擦面疗法等，是用手掌轻轻搓擦面部来防老祛皱、保健养生、防治疾病的一种方法。历代养生家十分强调"面宜多擦"。如宋代张泉在《医说》中就曾引《太素丹景经》记载的这一自我按摩法，曰："人面之上。常欲得两手摩之，使热。高下随形。皆使极匝，令人面有光泽，皱斑不生"。《孙真人卫生歌》曰："子欲不死修昆仑，双手揩摩常在面。"《圣济总录》中，也引有这一按摩法。

另据《拾遗记》记载，三国时期孙权之子孙和不小心烫伤了邓夫人，医者用白獭的骨髓与白玉、琥珀配制成外用药搓面以治疗面部烫伤后的瘢痕。治疗后邓夫人面部白里透红，更加娇艳动人。明末李自成起义军中，亦有一位被称为"老神仙"的军医，搓擦治疗面部和身体其他部位的瘢痕，屡见奇效。清代吴尚先在《理瀹骈文》中也载有："晨起擦面，非徒为光泽也，和气血而升阳益胃也。"由于本疗法简便易行，所以历久不衰。

现代医学认为，浴面能增加颜面部位的血液循环和神经活动，温热面部，增强面肤弹性，滋润皮肤，减少皱纹，延缓衰老，并有清利头目，清除疲劳，振奋精神的作用，可防治感冒、头涨痛、迎风流泪、牙痛、鼻塞、面肌痉挛、面瘫㖞斜等疾病。同时，浴面保健养生法可以激发面部气血，焕发精神，使面部充盈红润，面肌富有弹性，延缓颜面皮肤衰老，推迟老年斑的产生。以及防治面部色素沉着、黄褐斑等。

1.浴面保健养生法的应用

浴面操作时，闭眼，放松，脑中除去杂念，则疲劳易除。此法操作时要由轻渐重，不可过分用力，以免损伤皮肤。凡面部有皮肤病、疮疖脓肿、皮肤划痕过敏者，不宜采用本法。

浴面保健法的操作步骤为：

（1）先将两手掌相对，用力搓动，由慢而快，约30～40次，以热为度。

（2）将双手迅速置于面部，由额面部向下，经眉、目、鼻、颧、口等，掌摩面部10～20次，以擦至面部红润微热为度。

浴面保健养生法一般每日早晚各一次。根据病情需要，可配用适当药物煎水洗脸后，再搓擦面部。

2.浴面保健养生法的特色用法

根据不同的病症，浴面保健法可结合选用一些方法如中药外用等外用擦剂，如中药汤等，配合搓面。

（1）面神经痉挛，可取防风、羌活、独活、当归各12克，川芎15克，白僵蚕10克，先煎水洗脸，然后搓面，一般搓擦时间为5分钟。每日2～3次。

（2）面神经麻痹，取川芎、桂枝、羌活、当归、地黄各12克，细辛、白芷各6克，白僵蚕10克，煎水洗脸，然后搓面。每日3次，每次5～10分钟，7天为一个疗程。如明显好转后，可不用药物洗脸，但须每日早晚各搓面1次，以巩固疗效。

（3）面部神经痛，取当归、红花、川芎、桂枝各10克，玄胡索15克，先煎水洗面，然后搓面，以轻手法为主，搓至发热即可。一般搓擦时间为10分钟。

（4）三叉神经痛，取苏木、赤芍、川芎、羌活、僵蚕、当归、细辛各9克，水蛭10克，防风15克，煎水先趁热洗脸，然后搓面10～15分钟（先轻后重、逐渐加重），每日2次。

（5）面部色素沉着、黄褐斑、蝴蝶斑、雀斑、粉刺、痤疮及其他原因造成的面部受损时，可先选搽珍珠霜、人参霜、灵芝霜、银耳霜、丹参霜等，然后再搓面；或选用丹参、赤芍、红花、乌梢蛇各 9 克，煎水先熏洗面部，再行搓面，以色素处为中心搓擦。每次 5~10 分钟，每日 2 次。

中药美容制剂对于各种原因引起的容貌受损都适用，但要根据不同情况选用。在气候干燥的地区或季节，还可先用热水洗脸，擦干后搓上护肤脂、雪花膏等滋润皮肤，然后再搓面。

（6）面部皮肤皲裂，可取热水洗脸，擦干后涂上护肤脂，然后再搓面。每次 10 分钟左右，早晚各 1 次。在气候干燥、寒冷地区或季节，用此法可滋润皮肤，防止皲裂。

（7）长时期从事脑力劳动、神倦乏力或用眼疲劳者，可行搓面保健法，每次 10 分钟，每日 3 次。或先用热水洗脸后再搓面。

（四）按摩五官补五脏法

清代吴尚先在《理瀹骈文》中，介绍了此种通过按摩面部五官来调整五脏功能的自我按摩法："按摩补五脏法：热摩手心，熨两眼，每二七遍，使人自然无障翳，明目去风。频拭额上，谓之修天庭，连发际二七遍，面上自然光泽。又以中指（或食指）于鼻梁两边揩二三十遍，令表里俱热，所谓灌溉中州，以润于肺。以手摩耳轮，不拘遍数，所谓修其城廓，以补肾气，以防聋聩，亦治不睡。按气血流通即是补，非必以参苓为补也。"

（五）太阳穴按摩法

太阳穴是人头部的重要穴位，其位置是由眉梢到耳朵之间大约 1/3，用手触摸最凹陷处。《达摩秘方》中将按揉此穴列为"回春法"，认为常用此法可保持大脑的活力，使人青春常在，返老还童。当人们长时间连续用脑后，太阳穴处往往会出现重压或胀痛的感觉，这是大脑疲劳的信号，此时按摩太阳穴可以给大脑以良性刺激，能够解除疲劳、振奋精神、止痛醒脑，并且能继续保持注意力的集中。

按摩时，首先要身体端正，脊背挺直，挺胸收腹，情绪稳定，精神集中。坐或站好后，将手掌搓热，迅速贴于太阳穴处，稍用力作顺时针环状摩擦转揉 10~20 次，再逆时针转揉 10~20 次；然后用两手中指点在太阳穴上，稍用力使太阳穴微感疼痛，然后顺、逆各转相同的次数。一般按摩的次数根据自己大脑疲劳的程度调整。

（六）眼部保健按摩法

眼部保健按摩法是一种按揉眼区某些穴位以保护和提高视力、消除眼的疲劳、预防近视眼病的自我按摩方法。它通过对眼部周围穴位的按摩，疏通经络、调和气血、培元阳之气以养神，并能加速眼部血液循环，改善对视神经的营养，促进眼肌和眼球运动，令两目炯炯有神，年虽老而眼不花，亦可防治目疾与近视、远视、老花及散光等眼疾，消除眼的疲劳胀痛干涩，增进视力、明目、醒脑、提神等。

中医学认为："目者，五脏六腑之精也，营卫魂魄之所常营也，神气之所在也。"《庄子·外物》中，有按摩两眼角方法的记载。隋代巢元方《诸病源候论》、唐代孙思邈《千金方》、宋代《圣济总录》、元代忽思慧《饮膳正要》都介绍了"明目"的自我按摩方法。总之，眼部保健按摩法具有提高睫状肌的调节功能，消除眼疲劳、健眉、秀目、亮睛、改善视力、消除眼周皱纹等作用。操作前，应用温热水洗净手并擦干。施术动作须轻柔，以免损伤眼睑。

眼部保健按摩法之一，其操作为：

（1）按揉眼眶：用两手中指指面分别按揉丝竹空、瞳子髎、四白、承泣诸穴各 1 分钟。

（2）点睛明：用拇指、食指指端点按眼部睛明穴 3 分钟，也可采用先按后揉的手法。

（3）刮目：也称轮刮眼眶，即将两手大拇指放在两侧太阳穴上，两手食指屈曲似弓状，用第二指节的桡侧面紧压眼眶，从内眼角到外眼角刮上眼眶，然后回到内眼角，再用同样的方法刮下眼眶，一上一下为一次，反复操作 15 ~ 30 次。

（4）运眼：两眼微闭，两瞳仁先按顺时针方向，后按逆时针方向运转各 9 次。

（5）熨目：两眼微闭，将两手掌互擦至热，趁热将两手掌心之劳宫穴对抚两瞳仁熨双目。然后睁开两眼，眨眼 8 ~ 16 次。

眼部保健按摩法之二，其操作为：

（1）训练眼球灵活性：端坐在椅子上，面对窗户，相距两米左右，在窗户的上、下、左、右四个方向上各确定一个固定点，然后头部不动，转动眼球，沿顺时针方向，按顺序看四个点，看一遍即将眼球转动一圈。开始转时要慢，以后逐渐加快速度；转 10 圈后，再按逆时针方向转 10 圈。

（2）按揉眼部穴位：主要为睛明、攒竹、球后三穴。按揉睛明穴时，将一手的拇指与食指放在穴位上，用中等力度上下揉动或点 20 ~ 30 次，揉动的幅度宜小；按揉攒竹穴时，双手轻握拳，拳头抵在额部，拇指按在穴位上，用力按下，约 5 秒钟后突然松开，停两三秒钟再按下，反复 10 次；球后穴，在眼眶下缘，从外眼角起约 1/4 处，将两手中指放在穴位上，轻轻向内按揉 20 圈，然后再向相反方向按揉 20 圈。

（3）轮刮眼眶。

（4）揉眼皮：将两手食、中、无名三指指腹放于两眼皮上，轻轻旋转揉动，向内各外各 15 ~ 20 圈。

眼部保健按摩法之三，其操作为：

（1）揉攒竹：以两手拇指面分别按在左右眉内侧的凹陷处，轻轻揉动 30 ~ 50 次。

（2）按睛明：以左手或右手的拇、食两指分别按在睛明穴处，先向下按，然后向上挤，一挤一按 30 ~ 50 次，也可采用点法。

（3）揉四白：以两手食指指腹分别按在四白穴处，持续揉动 30 ~ 50 次。

（4）刮眼眶。

（5）揉太阳。

以上操作各势均需闭目。坐位或站立位均可，按摩各穴以出现酸胀感为宜。一般每日可早晚各做一次，也可在视物过久、眼睛疲劳时使用。

眼部保健按摩法之四，系《医心方》引《养生内解》的方法，此法也曰"存神光满"。隋代巢氏《诸病源候论·目茫茫候》介绍此法曰："以热指摩目二七，令人目不瞑。"此按摩方式可以预防眼疾，治疗头晕、目眩，常久锻炼还可增进视力。操作方法是操练者先将自己左、右两手掌心互相摩擦，使其发热，然后将两眼紧闭，双手一齐在眼胞（眼睑）上轻轻按摩。

眼部保健按摩法之五，系《陆地仙经·附·治眼九法》中记述的一套用于眼部的自我按摩法，有梳、擂、勒、撮、攀、揉、运、转、闭九法。其原文曰："梳：将两手之指揸开梳，自眉际至眼下，九次。擂：屈两大指骨，自大眼角横搽至小眼角外，九次。勒：并手指，横勒眼皮，九次。撮：揸五指，撮眼皮上，如撮物之状，九次。一撮一摔，撮时闭目，摔时开目。攀：左手从项后攀右眼，右手从项后攀左眼，各九次。揉：屈两大指骨，蘸少津唾，揉大小眼角，各九次。运：搓热两手心，摩眼上，九次，如勒状。转：闭目转睛，各九次。闭：闭目良久，忽大睁开。"

（七）耳部保健按摩法

耳部保健按摩法又称摩耳疗法。中医认为"耳为宗脉之所聚"，"五脏六腑、十二经脉有络于耳者"。清代《杂病源流犀烛》曰："肺主气，一身之气贯于耳。"肾主骨，通髓海，开窍于耳，医治肾脏疾病的穴位有很多在耳部；肾又是"先天之本"，肾脏功能是否正常，对健康有着重要的作用。《内经·素问》阐述人体衰老原因为："肾气衰，精气亏，天癸竭。"并强调"肾气有余，气脉常勇"是延年益寿的首要条件。

耳是肾之外窍，清代医家王清任曰："两耳通脑，听听之声归于脑。"认为耳与大脑是直接相通的。人体各部分与耳朵通过经络有着密切的联系，而耳朵上分布有许多穴位，当人体某一脏腑和部位发生病变时，可通过经络反应到耳廓相应的点上，故通过耳穴能诊治疾病，如耳穴疗法、耳针疗法，在中医治疗中也应用广泛。

由于耳朵被视为"缩小了的人体身形"，和人体的五脏六腑之间有着密不可分的关系，所以摩耳疗法可以通过经络影响肾的功能，促进整个机体的强健，起到疏通经络、运行气血、调理脏腑、健肾养身、清醒头脑、增进记忆、强化听力、心胸舒畅、振奋精神、消除疲劳等作用，对耳鸣、头痛、眼花、失眠和延缓衰老等也有良好的保健治疗效果。

1. 搓揉外耳

将两手掌合拢搓热后覆盖在两耳朵上，旋转搓揉 20 次。此法可疏通头面经络，对肾脏及其他脏器有保健作用。

2. 摩捏耳轮

将双手的拇指、食指沿耳轮上下的耳部穴位轻轻地来回摩捏 1~3 分钟，直至耳轮充血发热。此法有健脑、强肾、聪耳、明目之功，可防治阳痿、尿频、便秘、腰腿痛、颈椎病、心慌、胸闷、头痛、头昏等病症。

3. 扫外耳

以双手将耳朵由后向前扫动（此时会听到"嚓嚓"的声音），每次 20 下，每日早晚各一次，长期坚持，可以强肾健身。

4. 拉扯耳廓

每天晨起后，右手绕过头顶，向上拉左耳 14 次；然后左手绕过头顶，向上拉右耳 14 次；最后，用大拇指和食指合捏住耳垂向下拉扯。手拉由轻到重，牵拉的力量以不感疼痛为限，每次 2~5 分钟。此法可防治头痛、头昏、神经衰弱、耳鸣等。

5. 转拨耳洞

将大拇指放在耳垂后，两食指伸直，分别插入两耳孔，在耳朵洞中来回地轻轻旋转 180°。往复 3 次后，将食指立即拔出，耳中可出现"叽叽"鸣响。一般拨 3~6 次。此法可促使听觉灵敏，并有健脑之功。

6. 自鸣天鼓

自鸣天鼓又称掩耳鸣鼓，是我国民间流传较广的健脑方法。有固肾纳气、提神醒脑、宁眩聪耳的功效，并有刺激听神经和调整中枢神经的作用，久行可令耳不聋，对于中老年人常见的耳鸣、耳聋、眩晕、失眠、头痛、头晕头涨、神经衰弱等病症也有较好的效果。其操作方法一为两手劳宫对于耳孔，先按压两耳12次，然后用食指、中指叩击头后枕骨部脑户、风府、哑门穴处3下，此时耳中可出现"咚咚"鸣响，如击鼓声。停顿片刻，再继续做7次；另一法是将两手掌心紧按耳孔，手指搭在脑后部，用中间三指轻轻扣击后枕部10～20次，手指按在后枕部不动，掩按耳孔的两掌心突然抬离，连续开闭10～20次。

（八）鼻部保健按摩法

鼻不但是重要的呼吸器官，而且还与口、眼、耳相通，所以古人认为只有鼻道畅通，才能进一步达到"七窍通"。鼻部按摩法的功效为开通鼻窍，祛风散寒，宣通肺气。可通畅鼻道，改善鼻部血液循环，增强上呼吸道的抵抗力，久之可令嗅觉保持灵敏，鼻塞开通，亦可防治感冒，对慢性鼻炎也有较好的作用。其操作为：

1. 按摩印堂

用拇指或中指的指腹按揉两眉中间之印堂穴12次。此法可增强鼻黏膜上皮细胞的增生能力，并能刺激嗅觉细胞，使嗅觉灵敏，还能预防感冒和呼吸道疾病。

2. 洗井灶

洗井灶也称擦鼻、擦鼻旁，即用两手食指在鼻两侧做擦法约3分钟，再用两手食指或中指指面紧贴在鼻翼两侧，上下滑动按揉两鼻翼约3分钟，使其发热为度。此法可促进鼻黏膜的血液循环，有利于正常分泌鼻黏液。《东医宝鉴》引我国《养性书》曰："常以手中指于鼻梁两边，揩二三十遍，令表里俱热，所谓'灌溉中岳'（注：鼻在人的面部正中，隆起突出，故称"中岳"），以润于肺也。"

3. 点揉迎香

用两手中指或一手拇、食指指腹点揉迎香穴约3分钟，再用中指以中等力量点揉鼻通穴（位置在鼻唇沟上端尽头软骨与硬骨交接处）1～2分钟。迎香穴有面部动、静脉及眶下动、静脉的分支，是面部神经和眼眶下神经的吻合处。按摩此穴有助于改善局部血液循环，防治鼻病和面神经麻痹症。

4. 鼻内按摩

将拇指和食指分别伸入左右鼻腔内，夹住鼻中隔软骨轻轻向下拉若干次。此法既可增加鼻黏膜的抗病能力，预防感冒和鼻炎，又能使鼻腔湿润，保持黏膜正常。在冬春季，能有效地减轻冷空气对肺部的刺激，减少咳嗽之类疾病的发生，增加耐寒能力。拉动鼻中隔软骨，还有利于防治萎缩性鼻炎。

5. 气功健鼻

气功健鼻即《内功图说》中的三步锻炼健鼻功法。

（1）将两手拇指擦热，指擦鼻关36次。

（2）静心意守，排除杂念，二目注视鼻端，默数呼吸次数3～5分钟。

（3）晚上睡觉前，俯卧于床上，暂去枕头，两膝部弯曲，两足心向上，用鼻深呼吸清气4次，呼气4次，最后恢复正常呼吸。

（九）舌功吐纳保健法

舌功吐纳保健法是用舌头在齿唇间用力抹搅旋转等来治病强身的一种方法。中医学认为心开窍于舌，舌为心之苗。每日早晚行搅舌保健法，持之以恒，可对脑形成良性刺激，有健身益脑之功，可防止大脑萎缩、老年性痴呆。同时，舌功吐纳保健法还可治疗高血压、脑梗塞、哮喘、近视、老花眼、耳鸣、眩晕、咽喉炎、头痛、甲亢、肩周炎、腰痛、月经痛、失眠、便秘、少年白发等，并适用于口眼㖞斜、语言謇涩、流涎、面神经麻痹、中风后遗症等证的防治。

舌功吐纳法的操练一般在早晨进行，其步骤为：

（1）坐位盘腿，双手握拳或十指张开置于膝盖上，将舌头伸出与缩进各10次，然后舌头在口外向左、右各摆动5次。

（2）坐位盘腿，双手握拳或十指张开置于膝盖上，上半身稍微前倾，用鼻孔吸气，接着张大口，舌头伸出并呼气，同时睁大双眼，目视前方，反复操练3~5次。

（3）张口，舌头伸出并缩进，同时用右手食指、中指与无名指指尖在左耳下边至咽喉处上下搓擦30次，再换用左手三指在右耳下边至咽喉处上下搓擦30次。

（4）对着镜子张口，舌头轻轻地伸出，停留2~3秒钟，反复操练5次；然后头部上仰，下巴伸展，口大张，伸出舌头，停留2~3秒钟，反复操练5次。

（5）弹舌30~60次。

舌功吐纳法在操练过程中，口中唾液分泌增多，可将其全部咽下。如患有口舌糜烂和口腔炎，则不宜采用此法。

（十）叩齿保健法

叩齿保健法又称叩齿疗法，是通过上下齿有节律的叩击，来达到防治牙病和牙齿脱落等目的的一种保健方法。中医学认为齿属肾，"肾主骨，肾气虚，齿不健，八八则齿发去"。唐代著名医学家孙思邈，在其《枕上记》中有"侵晨一碗粥，夜饭莫教足。撞动景阳钟，叩齿三十六"等语，说明叩齿疗法作为防病健身的方法由来已久。此法简便易行，无痛苦，随时随地可作，老年者常叩齿则齿健，齿健则福。各种牙痛、牙龈萎缩等疾病，通过叩齿疗法可坚固牙齿，延缓牙齿脱落。

叩齿保健法的操作为口唇轻闭，有节奏地叩击上下齿，先叩两侧大牙30~40次，再叩门齿30~40次，每日早晚可做一遍，能健身固齿，预防牙病，延缓牙齿脱落。上下齿叩击时，轻重快慢要适中。长期坚持，可收到强身健齿的良好效果。

（十一）齿颊保健按摩法

齿颊保健按摩法功效为固肾纳气、固本坚齿、滑利关节，并可改善颞颌部的血液循环，增强咀嚼肌的韧性。久行可令牙坚齿固，颞颌关节强健有力，同时对防治牙齿松动、牙痛和某些牙病以及颞颌关节紊乱病、颞颌关节脱位、小便淋漓不尽等症有较好的效果。对面瘫、口眼㖞斜亦有一定的治疗效果。其操作方法为：

1. 运舌

运舌也称搅舌保健法，即用舌头在牙齿的内外侧作运动，可以先从外侧开始，摩擦牙床和口周。做完此动作后，再把唾液慢慢地咽下，称为咽津。

2. 按摩面穴

用两手食指、中指指面分别按摩脸颊两侧上、下关穴，然后以中指指腹按揉颊车穴各 1 分钟，最后用两手大鱼际按揉下关穴 3 分钟。

3. "转非"按颞

用两手大鱼际按于两颞颌部，先作张口活动 7 次，然后做擦法，以局部透热为度。

二、颈项部保健按摩

颈项部是人体经脉通往头部和肢体的重要通道，人的生命中枢在此与脊髓延接，支配全身的大部分神经都通过颈部。由于颈部平时活动的幅度和频度较大，随着年龄的增长，常常会引起颈椎增生、颈部软组织损伤等病变，出现头晕、头痛、视物模糊，以及颈、肩、臂等处疼痛麻木等症状。颈项部保健按摩法，有行气活血、滑利关节、强壮筋骨、缓解痉挛、松弛颈部肌肉、消除疲劳、调节血压的功效，久行之可令头颈部活动灵活，能疏通经络，促进颈部的血液循环，增强颈部肌肉的力量，避免颈椎生理弧度变形，可防治头痛、高血压、颈项强痛及颈肩背痛、颈椎病、颈肌劳损、韧带损伤、神经损伤、血管性头痛、脑血管病、高血压等病症。

颈项部保健按摩法，一般取坐位，其操作步骤为：

1. 按揉颈项

用两手拇指或中指指面按揉风池穴 1 分钟，再用右手掌五指合拢至后颈，大鱼际紧贴大椎穴位置，沿颈椎两侧顺时针方向向下旋转按摩 25 次，后换用左手逆时针方向按摩 25 次，交替按摩 2 ~ 3 遍。

2. 抹按颈项

即先用两手食指、中指、环指三指指面，从枕后部向锁骨上窝部抹按 21 次；然后摩手令热，自双枕后颈推两侧向颈肩部用两手小鱼际抹颈部 14 次。

3. 拿捏颈肩

用一手拿捏颈肩部（抓颈肩），拿捏动作宜缓，拿起来时要稍微停顿一下，以便把力传送到肌层，然后一边拿捏一边进行慢慢的移动，以放松肩部肌肉。

4. 运动颈部

端坐位，缓慢地作颈部左、右旋转和前屈后仰各 12 次。动作要缓慢平稳，不要急促用力，以不引起明显疼痛为度（允许有肌肉牵扯感和轻度不适），当转（或屈）至最大幅度时，可在该位置上稍停片刻，以便充分伸展短缩的肌肉和韧带，同时使肌肉通过静力性锻炼而得到加强。在摇晃头部时，如出现眩晕、不舒服感时要立即停止。

三、胸部保健按摩

1. 胸部自我保健按摩

胸部自我保健按摩有调节脏腑功能、强心益肺、健脾和胃的作用。一般在早起或者晚睡时进行。其操作步骤为：

（1）将双手抬至前胸，再向外伸展，以扩开胸廓、开胸顺气。

（2）进行深呼吸运动，即用鼻吸气，用嘴呼气，从腹腔将气吐出。

（3）用两手推摩两肋，以理气开胸。

（4）两手重叠置于腹部，以肚脐为中心进行顺时针按揉，以补益中气、培土生金。

2. 肺区保健按摩法

肺位于胸腔两侧，左右各一，在所有脏器中，其位置最高，故称"华盖"。两肺之间为纵隔，其间有心脏及神经、淋巴、血管等。中医认为肺主气，司呼吸，主宣发和肃降，通调水道。因肺叶娇嫩，易被邪侵，通过胸部自我保健按摩，可加强肺的宣发肃降、通调水道、通利鼻窍、荣养皮毛的功能，对呼吸系统疾病具有良好的防治作用。

肺区保健按摩的操作步骤为：

（1）坐位或站立位，两手掌分别置于左右侧胸胁部，做自上而下的推摩活动，连做1分钟。

（2）将双手抬至前胸，再向外伸展，以扩开胸廓、开胸顺气。

（3）两手五指微屈，轻轻拍击胸胁部，自上而下，反复进行1~2分钟。也可以一手拍打一侧，两侧交替进行。拍打用力要从小到大，动作协调。

（4）进行深呼吸运动，即用鼻吸气，用嘴呼气，自我感觉从腹腔将气吐出。

3. 心区保健按摩法

心主血脉和神志，心血的旺盛与否，直接关系到面色的荣枯及神志活动。全身的血液都在脉中运行，依赖于心脏的搏动而输送全身，发挥濡养作用。心区保健按摩，主要着力于左前胸第5肋间隙上下的心前区部位，能直接作用于心脏，加强心肺功能，进而使血脉充盈、血流畅通，对心血管系统疾病有较好的防治作用。由于心脏的解剖位置在两肺之间，通过心区的按摩舒通血脉，还能间接地对肺及腹腔脏器起到良性刺激作用。

心区保健按摩的操作步骤为：

（1）坐位或仰卧位，以一手掌或两手掌重叠，贴放于心区，手掌着力，作缓慢的环形摩动，可先按顺时针方向，再按逆时针方向，各按摩30次；另外一手的手背，则可同时按在背部的心俞穴处。

（2）以两手四指分置于胸骨柄两侧，沿肋间隙由内向外进行分抹3~5分钟。分抹时，两手指用力应均匀一致，轻柔缓慢。

（3）将两手掌分置于胸部两侧及腋窝部，采取两手平衡一齐推摩的方式按摩3~5分钟。

（4）用一手握拳揉按背部，可加强保健功效。

4. 宽胸理气按摩法

胸胁是阴阳升降之通道，胸中阳气之所。宽胸理气按摩法作用为开胸顺气、疏肝解郁、宣肺通络。

宽胸理气按摩法的操作步骤为：

（1）捏揉腋前线：坐位或站立位，以一手拇指和其余四指相对揉捏腋前线的胸大肌外侧缘。用力应均匀、缓慢而沉稳。

（2）捏揉腋后线：坐位或站立位，以一手拇指和其余四指相对揉捏腋后线的背阔肌、大圆肌、小圆肌处。用力可大于腋前线。

（3）开胸顺气法：坐位或站立位，双手五指屈曲分开呈梳状，以指关节部着力，自胸部正中线起沿肋骨向两侧分梳至腋下，从上向下逐步移动，反复操作数次。此法妇女不宜应用。

5. 胸部拍打法

胸部拍打法为提神解乏、宽胸解郁、振奋精神的自我保健按摩方法。对于生活工作紧张、体内代谢产物积聚过多、大脑皮层处于抑制状态、神经功能的兴奋性降低所造成的身体乏力、精神萎靡不振，使用此法能振奋精神，促使胸部局部组织温度升高，加快血液、淋巴液的循环和新陈代谢，并通过对机体末梢神经的刺激，提高神经系统功能的兴奋程度。

胸部拍打法的操作为：以一手张掌，以掌拍击胸部，或两虚掌同时拍打，从上向下，从内向外，可反复数遍，两侧交替进行。

拍打胸部时，用力要由轻至重，均匀、和缓而有节律，手掌着力面积要大，腕部摆动要轻松自然而有弹力，内部感到有一定的震动力。一般胸上部拍打用力可稍大，向下力量可减小，不可使用蛮力。拍打按摩时，要保持心情舒畅，全身放松。妇女乳房部不宜进行此法。

6. 梳乳疗法

梳乳疗法是以木梳梳乳房以治疗疾病的一种方法。清代吴尚先在《理瀹骈文》中记载："乳（汁）不通，麦芽煎洗，木梳梳乳千遍。"说明此法在我国的应用源远流长。梳乳能使乳房血液循环加快，具有增强乳腺分泌和排泄潴积乳汁之功能，对产后缺乳、积乳、乳痈、急性乳腺炎以及乳腺小叶增生等疾病均有积极的治疗作用。

梳乳疗法的操作为用木梳 1 把，正坐于凳子或床上，右手持木梳，左手将乳房轻轻托起，由乳房四周轻轻向乳头方向梳刮，每次 10～15 分钟。在梳乳的同时，可配合轻揪乳头数次，以扩张乳头部乳腺管，使乳汁分泌通畅。梳乳时，用力不要太大，以免刮伤皮肤或损伤乳腺。此法可自己操作，没有痛苦，简便易行。

积奶、乳痈（急性乳腺炎）初起者，还可先用赤芍 20 克，夏枯草 30 克，蒲公英 30 克，水煎外洗并作湿热敷，然后用木梳在患乳上轻轻梳 10～15 分钟。

产后缺乳者，先将大葱 30 克加水煎煮，以药液擦洗乳房，然后用木梳轻轻梳乳 10 分钟，再用梳背按摩乳房 10 余次，每日 2～3 次。乳房肿瘤、乳房溃疡、乳房皮肤疮疖、乳腺炎已化脓者，则不宜用此法治疗。

四、腹部保健按摩

1. 摩腹保健法

古代养生家又称此法为摩生门、摩脐腹，主要为对腹部进行有规律的特定按摩，是一种自我保健按摩方法和饮食调理保健的重要环节之一。

摩腹保健养生在我国已有数千年历史，经历代沿袭并发展，至今仍被许多医家、养身家们所重视。《黄帝内经》一书有"腹部按揉，养生一诀"的记载。隋代京墨氏在《神仙食气金柜妙录》中的"治万病诀"已有"摩腹"之内容。南北朝齐梁时期，《易筋经》中就有摩腹三法在民间广为流传。唐代司马承祯《服气精义论》中，有"摩腹绕脐"等记载。唐代百龄名医孙思邈曾以"食后行百步，常以手摩腹"作为自己的益寿之道，曰："腹宜常摩，可去百病。"并在《千金方》中指出："平旦点心饭讫，即自以热手摩腹，出门庭行五六十步，消息之""中食后，还以热手摩腹，行一二百步，缓缓行，勿令气急，行讫，还床偃卧，四展手足勿睡，顷之气定。"《寿世保元》曰："食后常以手摩腹数百遍，仰面呵气数百口，趑趄缓行数百步，谓之消化。"说明古代医家颇为重视饭后摩腹。

清末以来，中国腹诊推拿流派的代表人物骆化南、骆俊昌、骆竞洪、骆仲遥等四代传人，对摩腹的手法和治法有了更进一步的创新与发展，使之成为一个完整的诊疗体系而被载入《世界首创纪录大全》，并被广东省人民政府列入非物质文化遗产保护名录。

腹居人体中部，是人体上下联结的枢纽，更是五脏六腑之宫城，阴阳气血之发源，系许多重要经脉循行汇聚之所，而位居腹部的脾胃，更是人体后天之本。

现代医学认为，摩腹可增加腹肌和肠平滑肌的血流量，增加胃肠内壁肌肉的张力及淋巴系统功能，促进血液和淋巴液的循环，使胃肠等脏器的分泌功能活跃，加强对食物的消化、吸收和排泄，从而使整个身体强壮、健康。

摩腹由于能够明显地改善大小肠的蠕动功能，故可起到防止和消除便秘的功效，此点对老年人十分必要。经常适宜地按揉腹部，还可防止胃酸分泌过多，预防消化性溃疡的发生。

摩腹能刺激末梢神经，并通过轻重快慢的不同力量，使皮肤及皮下脂肪的毛细血管开放，使皮肤组织间的废物被排出，从而促进机体的代谢，减少腹部脂肪的堆积，促进脂肪的吸收和运送，起到去脂消油并防止人体大腹便便的减肥健美效果。

临床实践证明，腹部按摩不仅可起到局部保健治疗作用，对全身组织、器官也有调节、促进作用，属于整体的保健治疗方法之一，对肺气肿、冠心病、高血压、糖尿病、胃肠功能紊乱、小儿消化不良、月经不调、更年期综合征、痛经等有很好的治疗作用和辅助治疗作用，并能提高人体对疾病的抵抗力，防治风、寒、暑、湿、燥、火的侵袭。总之，摩腹之法，可通和上下，分理阴阳，去旧生新，充实五脏，驱外感之诸邪，清内生之百证。

摩腹的手法，要轻缓、着实、均匀、柔和，且有一定的深透力，但切忌用力过强，以免伤及腹内脏器。活动前排空小便，全身肌肉放松，排除杂念；过饥过饱均不宜摩腹。

摩腹保健法的操作，一般选择在睡前、醒后仰卧于床上进行，其方法为取坐或仰卧位，双膝屈曲，全身放松，自然呼吸，以肚脐为中心，左手心对着肚脐，右手叠放在左手上，两手绕脐，或以单手操作。摩腹范围由小至大，先按顺时针方向绕脐揉腹 36 圈，最大一圈的边缘上至肋弓、下至耻骨联合，再逆时针方向绕脐揉腹 36 圈。全过程需 5～10 分钟。

摩腹也可边散步边施行。按揉时，用力要适度、匀速、缓慢、柔和、轻松自然，但食后不宜马上进行。揉腹时，如出现腹内温热感、饥饿感，或产生肠鸣音、排气、有便意等，均属于正常反应。

摩腹完毕后，可结合腹式呼吸法。

腹式呼吸法与人们生活中多用的胸部呼吸法有所不同，它能运动整个肺部，令血液循环加速，扩大血液含氧量，有利于机体代谢产物的排出，同时腹肌的收缩和放松也是一种良好的按摩方式，可促进胃肠运动，改变消化机能，防止习惯性便秘。

正确的腹式呼吸法为吸气深，用力让腹部、肺部充满气，在腹部无法再吸入空气时屏息 4 秒左右的时间，再将腹、肺部的气缓缓吐出，吐气过程要慢而长且不能中断，至少约需 8 秒钟，同时注意力集中在整个呼吸过程上。

对一些临床常见病，进行自我摩腹疗法还可起到较好的保健作用：

（1）胃、十二指肠溃疡病，可每日早、中、晚饭后各摩腹 1 次，每次约摩揉 5 分钟。由于胃溃疡病的发生与胃酸分泌过多有关，经常摩腹，可阻止胃酸过量分泌，起到防治溃疡病的作用。

（2）慢性肝炎，可每天早、晚睡前醒后坚持揉腹，则舒肝解郁，调理脾胃，解除肝区隐痛、腹胀不适、食欲不振等。

（3）手术后肠粘连，在伤口完全愈合后，进行自我腹部摩擦，可防手术后肠粘连的发生。一般应在每天凌晨起床前、10:00 和 15:00 以及每晚睡前各揉 1 次。揉腹能促使肠道蠕动，有利于局部组织对手术后渗出液吸收。

（4）便秘，可每天早、晚各揉腹 1 次，每次揉 5 ~ 10 分钟。腹部摩揉能够有效地增强肠道蠕动，产生便意。

（5）失眠，每晚睡前坚持摩腹，可使人尽快进入梦境。因为摩腹是一种单调而机械的运动，容易使神经系统感到疲乏而产生睡意。

（6）遗精，在寤寐时调息神思，以左手搓脐二七，右手亦然，复以两手搓胁，摇摆 7 次，咽气纳入丹田。屈足侧卧，则精无走失。

（7）肥胖症，每天上午、下午和睡前各揉腹 1 次，每次揉腹约 20 分钟。因揉腹可产生热刺激丹田、气海、关元等穴位，使人体阳气得到补充，可将脂肪转变为能量消耗而达到减肥目的。

【注意事项】

腹部养生按摩法持之以恒，可收到明显的健身功效。操练时，若遇急性腹痛，首先需查明原因，不可贸然以本法施之，以免造成不良后果或延误病情。如腹部皮肤有化脓性感染或腹部有急性炎症（如肠炎、痢疾、阑尾炎等），癌症时，则不宜按揉。摩腹后 1 小时之内，忌热食、生冷食品和饮料。

2. 少腹自我保健按摩

少腹部位，导引家称为"气海"或"丹田"。《勿药元诠》曰："养得丹田暖暖热，此为神仙真妙诀。"《医学入门》谓摩擦脐轮不惟可以止精、止泻，且可以祛中寒、补下元、退虚热。无病者每日早起亦可行之。此法亦被誉为是健康长寿之真丹秘诀："一擦一兜，左右换手，九九之功，真阳不走。"

少腹自我保健按摩的操作是由锻炼者先将自己左右两手掌心互相摩擦，使其发热，两手交互按摩少腹部位。此式对于年老、体弱或下元亏损，有遗精、早泄疾患的人颇有帮助，久炼可以增强体质，防治遗精、早泄。

3. 脾区保健按摩法

脾主运化，与胃同为后天之本。机体生命活动的持续和气血津液的生化，都有赖于脾胃运化的水谷精微，所以古人又称脾胃是"气血生化之源"。脾胃的健运，能促进机体的气血充足，促进健康。金元时期医家李东垣曰："百病皆由脾胃衰而生。"因此，各种病症均可通过调理脾胃而收到助脾运化、祛病健身的效果。

脾区保健按摩法主要在位于左肋弓至右肋弓下缘的脾胃区进行，对脾胃的运动有双向调节作用，在其功能亢进时，按摩后能使其运动减弱；在功能减弱时，按摩后则能使其加强。此外，经常做脾胃区按摩，还有健美作用，因脾主肌肉，全身的肌肉依靠脾胃运化的水谷精微来营养，所以在脾区保健按摩有使肌肉丰满健美的效果。

脾区保健按摩法的操作为：一手掌或两手掌张开并重叠按放在脾胃部位，先自右向左平推 30 次，再自左向右平推 30 次。按摩时，手掌要紧贴皮肤，向下的压力不可过大。脾区按摩后，再配合按揉背部脾俞穴可加强保健功效。

4. 胃区保健按摩法

胃位于上腹部剑突下，当胃充满到中等程度时，约 3/4 位于左季肋区，1/4 位于腹上区，胃的底部与膈、脾相邻，右侧与肝胆相近，胃后壁与左肾、胰相邻。中医学认为胃主受纳，能腐熟水谷，主通降，以降浊为和，如胃失和降，则会出现呕吐、呃逆、嗳气等症。胃区保健按摩法能调节胃肠蠕动，促进消化液的分泌和营养物质的吸收，同时能加强胃的降浊作用，使全身气机通畅，食欲增强，体重增加，身体健壮有力，还能促进排泄，保持大便正常。

胃区保健按摩法的操作为一手掌或双手掌按放在上腹部剑突下，按顺时针方向旋转摩动，反复操作 3 分钟。如配合点按背部胃俞穴、大肠俞穴，则保健效果更好。

5. 肝胆区保健按摩法

肝脏位于右季肋区，肝上界与膈同高，约平齐右侧第 5 肋间，可随呼吸上下移动。成人肝下缘不超过右侧肋弓，胆囊位于肝下面，分泌胆汁，可影响消化和情志活动。中医学认为肝主疏泄，主藏血，主筋爪。若肝失疏泄，气郁不畅，可以出现胸胁、两乳及少腹胀痛、不思饮食等；肝气上逆可引起头目胀痛、面红目赤、易怒等；肝气郁结可引起胁痛、口苦等；肝血不足则可见两目干涩昏花、肢体麻木、屈伸不利等。

肝胆区保健按摩法主要在右季肋部肝胆区进行，能直接作用于肝脏和胆囊，加强肝胆的疏泄功能，使气机调畅，气血和调，经络通利，情志调畅。其操作为：

（1）用一手撮捏右季肋部皮肤，自上而下反复操作 3 分钟。撮捏时五指要对称用力，边撮捏边移动位置。

（2）将一手掌或两手掌张开并重叠按放在右季肋部，自右向左横擦约 3 分钟，以局部皮肤发热为宜。

（3）配合点按背部肝俞穴和胆俞穴，可加强保健功效。

6. 谷道区保健按摩法

谷道又称肛窍、肛门，为大便排泄的通道。中医学认为肠道糟粕的排泄需要依靠肾脏气化的推动。若肾气充足，大便排泄畅利；若肾阴亏损，可致肠液枯涸而便秘；肾阳虚衰，则气化无权，而致便秘；或因封藏失司，而见久泄滑脱。长期便秘，可导致痔疮、肛裂，还可诱发脑血管意外、心肌梗死等。

谷道区保健按摩法主要按摩部位在肛门，有通调任督、疏通气血的作用，可用于防治肛门和循环系统疾病。在按摩前，应清洗肛门，保持皮肤清洁卫生。其操作步骤为：

（1）将一侧手指自然并拢，伸直，用掌面着力，紧贴肛门部进行自后向前直线往返摩擦，以擦热为度。两手交替进行，以一定的节律性连续不断地反复数次。

（2）以一手手掌或两手相叠按揉腹部，边按揉边向下移动至耻骨处，连做约 3 分钟。

7. 膀胱区保健按摩法

膀胱位于小腹中央，具有贮尿和排尿功能。成人在骨盆内，前贴耻骨联合；女性则与阴道、子宫邻接；小儿的膀胱高出骨盆上方，贴腹前壁。膀胱区按摩法直接作用于小腹中央的膀胱区，有清湿热、利膀胱的作用，对膀胱病变所致的尿频、尿急、尿痛、小便不利、尿闭等有一定防治功效。

膀胱区保健按摩法的操作步骤为：

（1）张掌，一手或两手掌重叠，按放在小腹中央，先顺针方向转动按摩 20 次，再逆时针方向按摩 20 次。

（2）用掌根从小腹中央向下推按至耻骨联合上缘，反复操作 3 分钟。推时掌根要用力，向下压力宜大。

（3）配合点按背部膀胱俞穴，可增强保健效果。

五、腰部保健按摩

"腰者肾之府"，肾为先天之本，肾主骨藏精。每日早晚按摩腰部，能培元固精、强肾壮腰，舒筋通络，促进腰部气血循环，消除腰肌疲劳，缓解腰肌痉挛与腰部疼痛，久行之可使腰部活动灵活、健壮有力，对治疗肾虚腰痛、风湿腰痛、强直性脊柱炎、腰椎间盘突出症、便秘、阳痿、遗精、前列腺炎、月经不调、带下和盆腔脏器疾患等有较好功效。

（一）第一套腰部保健按摩法

1. 揉命门

以一手大指指腹或一手握拳，以大拇指指腹或食指掌指关节突起部（拳尖）置于命门穴上，先顺时针方向压揉 9 次，再逆时针方向压揉 9 次，如此重复操作 36 次。每天按揉此穴，有温肾阳、利腰脊等作用。

2. 揉肾俞

以一手拇指、食指或两手握拳，以食指掌指关节突起部放在两侧肾俞穴上，先顺时针方向压揉 9 次，再逆时针方向压揉 9 次，连作 36 次。每天按揉此穴，有滋阴壮阳、补肾健腰等作用。

3. 揉腰阳关

以一手拇指或一手握拳，以食指掌指关节突起部置于腰阳关穴上，先顺时针方向压揉 9 次，再逆时针方向压揉 9 次，反复作 36 次。督脉为阳经，本穴为阳气通过之关。每天按揉此穴，有疏通阳气、强腰膝、益下元等作用。

4. "转非"拍腰阳关

手腕放松，用手掌部叩击腰阳关穴 36 次。每天拍击此穴，有振奋阳气、强腰膝等作用。

5. "转非"揉腰眼

两手握拳，以食指掌指关节突起部放在两侧腰眼穴上，先顺时针方向压揉 9 次，再逆时针方向压揉 9 次，连作 36 次。每天按揉此穴，有活血通络、健腰益肾等作用。

6. 擦腰

搓手令热，以两手掌面紧贴腰部脊柱两旁，直线往返摩擦腰部两侧，一上一下为 1 遍，连作 100 ~ 180 遍。过程中要意想腰部的热感越来越强而达整个腰部。

7. 捶腰骶

腰骶部放松，两手四指握大拇指成拳，以拳背部有节奏地叩击腰部脊柱两侧到骶部，左右皆叩击 36 次。每天叩击腰骶，有活血通络、强筋健骨等作用。

8. 运腰

腰部尽量放松，两手相互摩擦至热，两掌劳宫按于肾俞穴处，拇指在前，以腰为轴，上身不动，先按顺时针方向，后按逆时针方向旋转臀部各 36 次。每天活动腰臀部，有舒筋活血、滑利关节、强健腰肌等作用。

9. 拿揉委中

双手对搓至热，以两手同时拿揉两下肢委中穴约 1 分钟。《针灸大成》曰："腰背委中求。"每天拿揉此穴，有舒筋活络、解痉止痛等作用。以上腰部按摩时，用力宜稍强，使力度深达组织，但不能用蛮力，力度应自然贯彻于手，以意引力达到深部组织。每天摩擦腰部，具有行气活血、温经散寒、壮腰益肾等作用。

（二）第二套腰部保健按摩法

第二套腰部保健按摩法操作时静坐，腰直头正，轻闭口目，全神贯注于腰部，其步骤为：

1. 拳揉脊旁

握空拳，用双手拇指背稍屈曲紧贴背后脊柱两侧凹陷处，两手尽量放到同侧腰脊最高位置，以拇指指间关节着力，沿着脊柱两侧，从上按揉到下尾骨部位，然后再向上按揉到最高位置，一下一上为一次，反复进行 20～40 次。

2. 按摩腰骶

用双手大鱼际紧贴同侧背后腰眼位置，用力向上按摩到最高位置，然后再往下按摩到最低位置，一上一下为一次，反复进行 20～30 次。

3. 按摩肾区

用双手大鱼际紧贴腰部肾所处的位置，按摩肾脏区 20～30 次。

4. 擦摩八髎

两手搓热，以两手小鱼际擦两侧腰骶部及骶髂关节八髎穴处，两手交替着力，反复擦摩至皮肤有温热感为宜。

（三）第三套腰部保健按摩法

腰部保健按摩法之三，为简易的腰部保健按摩法，一般以站位操练为宜，适用于腰脊酸痛，活动不利以及肾虚腰冷等症。其操作步骤为：

1. 揉腰眼

两手握拳，以拇指指关节突起部分紧贴两侧腰眼，用力旋转按揉 30～50 次，至有酸胀感为宜。

2. 擦腰

用两手掌分别紧贴腰部两侧，适当用力上下往返摩擦，至发热为止。

3. 运腰

前俯后仰及侧屈、旋转活动腰部约 20 次。

（四）摩肾堂疗法

摩肾堂疗法系一种自我按摩肾区为主的简便方法，可作为终身保健养生法用之。按摩肾堂可促进肾区气血流注，从而防治由于肾气虚怯所引起的腰酸腰痛、尿频、遗尿、尿失禁等，亦可用于肾虚阳痿、早泄、遗精以及腰肌劳损等。宋代陈直撰著的《寿亲养老新书》载有张成之不问冬夏，便溺只早、晚两次，谓："……临卧时，坐于床，垂足，解衣，闭气。舌抵上腭，目视顶，仍提缩谷道，以手摩擦两肾俞穴，各一百二十次，以多为妙。毕，即卧。"北宋文学家苏东坡的养生方法中，也包含了本法的操练内容。明代《遵生八笺》将流传于民间的本疗法加以收录，使其流传更广。

摩肾堂疗法的操作为每日早晨起床和晚上临睡前坐于床上，两足下垂，宽衣松带，舌舐上腭，闭目内视头顶，操练者先将自己左、右两手掌心互相摩擦，使其发热，然后两手掌心置肾俞穴处，以鼻慢慢吸气，同时提肛，吸满后闭气不息，同时两手上下摩擦肾区各 120 次以上，多多益善。闭气至极则慢慢放气，同时放松全身。临睡前作毕即可卧睡；早起时作毕，则可小憩片刻后起床。

本疗法初练者，可能于一次闭气中摩肾区不到 120 次，则不必强忍，须逐日增加闭气持续时间。同时，此法操练应在食后半小时之后进行。但有高血压、青光眼、脑动脉硬化、肝硬化等病症的人，一般不宜应用本疗法，即使需要应用，宜在配合其他治疗措施下谨慎为之。

六、上肢部保健按摩

上肢部位为"手三阴手三阳之脉"的要道，是内连脏腑外络肢节的重要部位。经常按摩上肢，能疏通上肢经脉、舒理筋骨、行气活血、滑利关节、解痉止痛，对心血管系统、呼吸系统疾病及上肢病痛有良效。经常按摩手三阴经和手三阳经，可促进上肢及肢端末梢的血液循环，改善上肢肌肉、韧带及关节囊的血液供给，增强上肢肌肉的活力，消除手臂、手指的麻木感，久行之可令上肢健壮有力，肩肘、腕关节活动灵活，手指灵巧，对防治肩周炎、上肢不遂、肘臂酸痛、指掌麻木、风湿性关节炎、颈椎病神经根型、落枕等有较好的效果。此外，在内关、合谷两穴作较长时间的按揉，对防治心绞痛、心肌缺血性心脏病、胸胁痛、牙痛等症有较好的效果。

1. 上肢部常规保健按摩法

（1）上肢部第一套常规保健按摩操作步骤为：

①按穴位：先以左手手指或中指分别按揉右上肢肩井、肩髃、曲池、手三里、内关、合谷穴各 1 分钟，然后用右手如前按揉左上肢诸穴各 1 分钟。

②擦上肢：腰直头正，左手自然地放在同侧膝盖上，右手掌部紧贴在左手掌五个手指指背处，然后用力从手指尖沿着手臂内侧向上擦到肩周部，再从肩部再向手臂外侧往下摩擦到手掌背五指尖处，一上一下为一次，可按照外侧、前侧、内侧、后侧顺序操作，反复用力擦 20~30 次，然后再换左手用同样的方法按摩右上肢 20~30 次，使整个手臂有温热的感觉。

③拍上肢：以左手掌由肩部向下拍击右上肢至掌指部，先外侧后内侧，再到后侧，最后前侧，反复拍击 3 遍；然后以右手按前法拍击左上肢 3 遍。

④运肩：运肩也称摇肩，即两手叉腰，先以左右肩一耸一沉的活动 21 次，再张开双臂做左右肩前后旋转活动 21 次。

⑤理五指：用左手拇指、食指、中指三指先捻、后拔伸右手五指 3 遍；然后再用右手按前法作右手 3 遍。

（2）上肢部第二套常规保健按摩法，其操作为：

①拿肩肌：一手拇指紧贴三角肌前缘，另四指紧贴三角肌外缘，持续拿捏 30 ~ 50 次，以出现酸胀感为宜。

②按肩髃、肩井：一手中指紧按肩端前凹陷处之肩髃穴，持续按揉 30 ~ 50 次后，中指移向后面按揉肩井穴，同时活动肩关节，手臂沿前后方向上下摇动 30 ~ 50 次。

③擦肩：用手掌心紧贴肩部上下左右摩擦，以肩部有温热感为宜。

④捏揉肘关节：一手拇指与其余四指相合，分别交替捏揉肘关节 3 ~ 5 分钟，至有酸胀感为宜。

⑤弹拨少海、小海：一手中指在少海穴和小海穴持续弹拨，以酸胀麻放射至手指为宜。

⑥捻指转腕：以一手拇、食两指捏另一手指，捻动并摇转指节，各指交替重复 3 ~ 5 遍。

⑦搓手掌：两手掌相对用力搓动，由慢而快，搓热为止。

⑧擦手背：两手掌和手背互相用力摩擦，由慢而快，擦热为止。

⑨腕指互动：身体直立，两足分开，距离约肩宽，两臂由身前抬起，沉肩，垂肘，腕略背屈，十指交叉同时做较小幅度屈伸等运动。

2. 肩部保健按摩法

肩部是手足之三阳经脉交会之处。肩痛是指肩背部板滞疼痛，牵连后项，肩胛不舒。兼有恶寒者，为风冷乘袭足太阳膀胱经，经脉涩滞，常见于伏案工作者的慢性劳损。所以，每日早晚作肩部保健按摩法，有防治肩周炎等病症的功能。

（1）第一套肩部保健按摩法，其操作为：

①坐位，以一手掌自对侧风池穴至缺盆穴，反复按摩 3 ~ 5 次，再以同法按揉另侧。

②以一手中指或拇指弹拨肩部酸痛点数次，再以手掌拍击肩部数次。

③点按或掐风池、肩髃、曲池穴，每穴点按约 1 分钟。

④坐位，以一手在对侧肩部反复捏揉 3 ~ 5 次，再以同法捏揉另侧。

⑤以一手拿对侧肩井穴 1 ~ 2 分钟，再以同法拿另侧。

（2）第二套肩部保健按摩法，其操作为：

①坐位，以一手在对侧肩部捏揉 2 ~ 3 分钟。

②肩部搓擦法。

③以一手拇指弹拨对侧三角肌的肌腱 3 ~ 5 次。

④以一手拇指弹拨对侧肱二头肌的肌腱 3 ~ 5 次。

⑤摇肩也称运肩，有上肢前后摇法、上举摇法、上举展筋法等动作。

⑥耸肩运动法，即先快速地耸肩，耸起双肩后再迅速地下沉，通过肌肉的收缩和拉长来改善肌肉疲劳和滑利关节。

3. 肘部保健按摩法

肘部保健按摩法有舒筋活络、活血散瘀、滑利关节的作用。其操作为：

（1）坐位，先以一手在对侧肘部四周施以捏拿法 2 ~ 3 分钟。

（2）以一手在对侧肘部施以揉法 2 ~ 3 分钟。

（3）在肘部上下左右施行啄法。

（4）以一手护肘，用其中指轻轻弹拨位于肘部内、外侧的肌筋，使之出现酸麻感为度，然后再点按合谷穴，各操作 3 次。

（5）摇肘法：一手握对侧肘部，使肘屈曲，使肘部做顺时针和逆时针的环转摇动和伸屈运动，反复操作数次。摇动宜柔缓，在生理活动范围内摇动，摇动中可配合肘内旋和外旋动作。

（6）以一手在对侧上肢施以搓擦法。

4. 腕部保健按摩法

（1）腕部常规保健按摩法

腕部常规保健按摩法有疏经活络、理筋活血、解痉止痛、消瘀利节的作用。其操作方法为：

①取坐位，以一手在对侧施以前臂理筋法 2 ~ 3 分钟。

②以一手在对侧施前臂拿法 2 ~ 3 分钟。

③以一手在对侧施以腕部捏揉法。

④以一手在对侧施以腕关节背屈展筋法、腕关节背伸展筋法。

⑤以一手拇、食指相合在对侧内、外关穴按揉 1 ~ 2 分钟。

（2）按摩养老阳谷法

养老穴以"养老"命名，说明刺激该穴有助于老年养生；而阳谷穴也有养老健身的作用。按摩两穴有助于抗衰老助延年，防治各种老年病。中老年人由于精血的亏损，易出现眩晕、耳鸣、耳聋等，老年人常见的肩臂酸痛、视力减退、腰腿痛等，均可通过按摩两穴，以疏通经络，调和营卫，运行气血，促进整体的新陈代谢，协调脏腑功能，增强机体的抗病力，达到祛病健身、延年益寿的效果。

按摩养老阳谷法时宜心情平和，其操作步骤为：

①两手屈肘在胸前，一手四指经外侧托在前臂背侧，拇指指端置于养老穴处，先用拇指按揉 1 分钟，再用指端在该处作推擦 1 分钟。

②同上式，一手拇指指端放在阳谷穴处，先用拇指指端甲缘按掐，一掐一松，连做 12 次，再用拇指指腹在阳谷穴处作推擦 1 分钟。

5. 掌部保健按摩法

（1）按摩手掌法

操作时腰直头正，精神贯注于手掌。

①搓擦掌心法：将两手掌心相对贴紧，用力快速互相摩擦 30 ~ 50 次，至手掌心感到发热为度。摩擦掌心横纹中的劳宫穴，能起到清心和胃、消除面疮的作用。

②按揉合谷穴：用右手拇指按住左手合谷穴，来回按揉 30 次，然后再换左手按揉右手合谷穴 30 次。按揉合谷穴，能够促进面部血液循环、解除疲乏、振作精神、提神醒脑。

③搓擦手背法：坐位，将右手掌心叠在左手掌背上，用力从指尖擦到腕部，再从腕部擦到指尖部，一上一下为一次，反复进行 20 ~ 30 次，再换左手以同样的方法搓擦右手背 20 ~ 30 次。

经常按摩手指、手掌、手背、指甲，可以温通气血，促进血液循环，调节脏腑功能，使机体保持健康的状态。当机体感到寒冷时，如果将两手掌合紧用力快速摩擦几十次，不但手掌感到温暖，全身亦会有暖和之感。在冬季，经常按摩手掌，能抵御寒冷，预防感冒。

（2）按摩手掌三区法

肺经、大肠经、心经、心包经、三焦经、大肠经、小肠经6条经络均循行于手。"手心区"即手掌的中心，是与心脏功能有关的穴位所在；位于无名指正下方包括小鱼际处的"三焦小肠区"和位于食指正下方包括大鱼际处的"胃脾大肠区"，是改善胃肠消化功能并带动其他脏腑功能活跃的特效穴位的所在。揉压这三个部位，疲劳可立刻获得缓解或消除，并有活跃内脏功能的作用。揉压时，可用一只手的拇指按住另一只手的手心，其他四指按其手背，以拇指腹先顺时针旋转按摩揉压若干下，再逆时针旋转按摩揉压若干下，使之发热，直至稍感微痛为止；然后，转换另一只手，用同样的方法按摩揉压。

（3）手掌刺激法

手是人身上最灵活的肢体结构，人的绝大部分活动都要通过手来完成。同时，手掌和手指灵活地运动由大脑来指挥，适当地刺激手掌和手指，能间接刺激大脑，起到兴奋大脑的效果。手掌上还有许多重要的穴位，如劳宫、合谷、后溪等。中医学认为：劳宫穴属心包经，主癫狂心痛；合谷穴属大肠经，主头痛耳鸣，对感冒、牙痛也有一定作用；后溪穴属小肠经，主头项强痛、癫痫。此外，在食指和中指的骨突起之间的落枕穴（外劳宫），对颈椎病和消化系统疾病均有一定的作用；中指和无名指的骨突起之间为牙痛穴，对于牙和咽部有一定的作用；在无名指和小指之间为腰痛穴，对腰腿部的疼痛有一定的作用。等等。因此，对手掌特定穴位的刺激按摩，有宁心安神，健脑益智等作用。

手掌刺激法的操作为：

①搓压法：即把两掌合在一起用力对搓，反复搓30~60次，以将两掌搓热为度；然后将两掌十指交叉在胸前，两手均匀向内用力压30~60次。

②将大拇指屈向手心，将两手各自攥成拳头，四指紧握大拇指，用力握20~30次；然后将拇指松开，其余四指攥成拳头，放在另一手掌心内，用另一只手用力握20~30次。做完后换手同样施行。

③用一手拇指分别点按劳宫、合谷、后溪穴各10~20次，然后换手施行。

（4）按摩神门合谷法

凡用脑一段时间后，脑力疲劳，头昏脑涨，需要提神解乏；神昏、晕厥、癫痫发作，需要醒脑开窍。按摩神门穴和合谷穴，能鼓舞头面部气血，用脑后和缓按揉，能够解除疲乏，振作精神；救急时重力按陷，有助于提神醒脑。

按掐神门合谷法的操作步骤为：

①一手屈曲张掌，掌心向上，另一手四指由前臂外侧托在下方，拇指指端放在神门穴处，用指尖按揉12次，然后用拇指指端推擦神门穴1分钟。

②两手屈肘在胸前，一手竖拳放置，另一手四指并拢，贴靠掌骨约当合谷穴处，用拇指指尖按揉合谷穴12次，然后再用指腹作和缓的轻揉12次。

（5）摇掌指关节法

按照中医"五行"原理，大拇指为土，主脾胃；食指为木，主肝胆；中指为火，主心脏和小肠；无名指为金，主肺和大肠；小指为水，主肾。常拔伸转摇十指，可起到温通经络、行气消瘀、通利关节、消肿止痛、顺理肌筋和调节五脏六腑之作用。

操作时坐位，以一手的拇指、食指握住一手指轻微拔伸，同时做顺时针和逆时针环转摇动数次，各指拔伸转摇方法相同。手法宜轻柔和缓，动作细致灵捷，忌用暴力。此法每天可行 3～4 次，休息、散步、坐车等都可进行。

（6）掌指部打法

掌指部打法可防治多种疾病，如肩肘关节疼痛、高血压、冠心病、半身不遂等。其操作步骤为：

①打八邪：八邪穴位于各手指间的根部，操作时将手指张开，手心向内，双手指相对交叉，对合撞击指间根部 50 次。

②打大陵：大陵穴位于腕关节第一道横纹中央。操作时手掌向上，两腕关节大陵穴相对撞击 50 次。

③打后溪：后溪穴位于第五掌指关节后，尺侧掌横纹头。操作时双手心向上，微握拳，两后溪穴相对撞击 50 次。

④打合谷：合谷穴位于第一、二掌骨相交处至虎口连线的中点。操作时两手心向下，手指并拢，两合谷穴相对撞击 50 次。

七、下肢部保健按摩

下肢部位为"足三阴足三阳"之脉的要道。经常按摩下肢，能改善下肢血液循环，增强下肢肌肉的力量，消除腿部疲劳，使髋、膝、踝三关节强健有力，令人步履灵活、矫健，并有疏经活络、滑利关节、强壮筋骨、补益肝肾、健脾和胃、滋阴壮水、散瘀止痛等作用，对风湿性关节炎、下肢伸屈不利、下肢肌肉萎缩和痉挛、下肢麻木疼痛、下肢静脉曲张、半身不遂、截瘫、膝关节无力等症有较好的防治作用。此外，长时间按揉足三里穴，对胃痛、消化不良、腹胀有较好疗效。若配合按揉阑尾穴，对防治慢性阑尾炎有较好功效；若配合按揉胆囊穴，对防治胆囊炎、胆石症引起的胆绞痛亦有较好的防治作用。长时间地按揉涌泉穴，对防治失眠、头晕、头昏、心悸、五心烦热等有效，对降低血压亦有一定作用。

1. 下肢部常规保健按摩法

下肢部常规保健按摩法有放松肌肉、改善四肢的血液循环等作用，可以消除肢体疲劳、改善血液循环，促使静脉血液回流，缓解下肢肌肉酸痛等。

（1）第一套下肢部常规保健按摩法，其操作步骤为：

①按穴位：用两手的拇指指面，分别按揉居髎、环跳、承扶、髀关、殷门、风市、伏兔、血海、委中、阴陵泉、足三里、三阴交、解溪、太溪诸穴各 1 分钟。

②摩髌骨：用两手手掌分别按压两髌骨上，先顺时针方向，后逆时针方向按揉，各 81 次。

③搓下肢：两手抱住一侧大腿根部向小腿踝部做搓法 3 遍，然后再作另侧方法相同。

④擦下肢：将两手搓热，以两手掌握住左侧大腿根部，将全身力量通过肩臂贯彻于双手，同时擦下肢的外侧、前侧、内侧、后侧与足背部，再从足背部往上按摩到大腿根部位置，一下一上为一次，反复进行 25～35 次，然后再擦右下肢，操作方法同前，以肢体透热为度。

⑤捶击下肢：以两手握拳，或用掌尺侧捶击两下肢外侧、前侧、内侧及后侧，如此反复捶击 3 遍。

⑥擦揉涌泉：先一手握住足踝部，一手拇指按揉涌泉穴 3～5 分钟，然后用小鱼际擦涌泉穴，以足底透热为度。

⑦用一手或双手拇指分别梳理五趾。

（2）第二套下肢部常规保健按摩法，适用于下肢酸痛乏力，劳动后疲乏以及腓肠肌痉挛等病症，以坐于低凳或卧位施行为宜。其操作步骤为：

①搓揉大腿：两手掌根紧贴大腿上部，自上而下按揉推进至髌骨部，重复 5～10 遍，至酸胀为宜。

②揉捏膝周：下肢放松，以手掌屈成弓状置于膝关节上，五指一起着力揉捏膝关节及其周围。

③揉拿小腿：一手拇指和食、中指对称用力揉拿小腿部，自上而下 3～5 遍，至酸胀为宜。

④按揉足三里：一手拇指紧贴足三里穴，用力按揉，至酸胀为宜。

⑤弹拨阳陵泉：以两手或一手拇指紧按腓骨头下缘，用力推按弹拨阳陵泉穴，以酸麻放射至足趾为宜。

⑥下肢拍打法：两手掌心或掌根紧贴下肢，相对用力，由上而下拍击约 20 次。

⑦擦涌泉：用一手小鱼际紧贴足心，快速用力摩擦，至发热为止，两足交替进行。

⑧摇踝关节：正坐搁腿，一手抓踝上，一手抓足，做旋转动作约 20 次。

2. 下肢搓滚舒筋法

下肢搓滚舒筋法多用于下肢骨折后遗症、下肢关节病的功能康复。其法即自己足踏木球、竹筒等球状或圆柱状物，来回反复搓滚。

下肢搓滚舒筋法源于《引书》治疗臀腿疼痛的"木鞠谈（蹋）"法，当时用的是一种木制的球。宋张杲《医说·卷第十·搓衮舒筋》引《癸志》曰："道人詹志永，信州人。初应募为卒，隶镇江马军。二十二岁，因习骁骑坠马，右胫折为三，困顿且绝。军帅命升归营医救。凿出败骨数寸。半年稍愈，扶杖缓行，骨空处皆再生，独脚筋挛缩不能伸。既落军籍，沦于乞丐。经三年，遇朱道人，亦旧在辕门。问曰：汝伤未复，初何不求医？对曰：穷无一文，岂堪办此。朱曰：正不费一文，但得大竹管长尺许，钻一窍，系以绳，挂于腰间。每坐则置地上，举足搓衮之，勿计工程，久当有效。詹用其说，两日便觉骨髓宽畅，试猛伸足，与常日瘥远。不两月，病筋悉舒，与未坠时等。予顷见丁子章，以病足故，作转轴踏脚用之，其理正同。不若此为简便。无力者立可办也。"

《仙授理伤续断秘方》中，也很重视肢体损伤固定后的功能锻炼，提出"凡曲缚，如手腕脚凹手指之类，要转动，要药贴，将绢片包之，后时时运动……或屈或伸，时时为之方可"。在《医说·颠扑打伤》中有一医案，介绍了使用竹管的搓滚舒筋方法治疗膝关节损伤后遗症，不两月，活动功能恢复如常。

3. 膝部保健按摩法

膝部保健按摩法的操作术式为：

（1）搓揉大腿：两手掌根紧贴大腿上部，自上而下按揉推进至髌骨部，重复 5～10 遍，至酸胀为宜。

（2）揉拿小腿：以一手拇指和食、中指对称用力揉拿小腿部，自上而下 3～5 遍，至酸胀为宜。

（3）揉阴市、梁丘：坐位，以手握拳，按揉膝上方的阴市、梁丘穴 1～2 分钟。

（4）揉外膝眼：坐位，以两手中指同时按揉膝关节外侧下方的外膝眼穴约 1 分钟。

（5）揉捏膝周：下肢放松，以手掌屈成弓状置于膝关节上，五指一起着力揉捏膝关节及其周围。

（6）按揉委中穴：站立位或坐位，以双手中指或拇指按揉腘窝处的委中穴约 1 分钟。

（7）膝关节伸屈法：坐位于床上，进行膝关节的伸屈动作 5 ~ 10 次。

（8）运膝法：双手左右叉腰或一手扶墙，左右腿轮流做前踢后甩动作 20 ~ 30 次。

4. 踝部保健按摩法

踝部保健按摩法可施行于踝关节扭挫伤或运动前后，有疏经活络、理筋止痛、行气消瘀、活血解凝的作用。经常踝部保健按摩，还可增强踝关节的灵活性，增强脚力，减轻踝部水肿。

操作时，采取坐位，踝部放松，其步骤为：

（1）揉拿小腿：以一手拇指和食、中指对称用力揉拿小腿部，自上而下 3 ~ 5 遍，至酸胀为宜。

（2）拿捏跟腱法：以一手拇、食指从上到下拿捏跟腱 3 ~ 5 遍。

（3）按揉照海穴：以一手拇指按揉照海穴约半分钟。

（4）按揉解溪穴：以一手拇指按揉解溪穴约半分钟。

（5）踝部摩揉法：以一手掌摩揉踝部内外 1 ~ 2 分钟。

（6）摇踝法：以一手握足踝部，另一手握住足趾部，稍用力向下牵引拔伸，同时做踝部环转摇动数次。

5. 足部保健按摩法

足部按摩又称足部按摩、足部推拿、足穴按摩、足反射疗法、足疗等，一般将足部反射区按摩简称为"足部按摩"，以与"足底按摩"相区别。

足部保健按摩法是操作者运用一定的推拿按摩手法，或借助于适宜的推拿按摩工具，作用于人体膝关节以下，主要是足部反射区或经穴等部位的一种中医外治法。

中医理论中，有所谓"四根"之说，即鼻根、乳根、耳根和足根，"鼻为苗窍之根，乳为宗气之根，耳为神机之根，足为精气之根"。因此鼻、乳、耳仅是精气的凝聚点，而足才是精气总的集合点，为四根之本。俗语曰："人之有足，犹似树之有根，树枯根先竭，人老脚足衰。"头脑清灵，步履轻健为健康的特征；而头重足轻，足肿履艰，为病体之躯。可见足部的锻炼对人体的保健养生作用，很早就引起古人的重视和研究。

人的足掌密布许多血管，故有人把足掌称为人的"第二心脏"。经常按摩足底、足趾，能舒通经络、调理脏腑、扶正祛邪、强身健体、健脑益智，并使局部血流加快，血液供应充足，末梢神经敏感增强，植物神经和内分泌系统得到调节，增强新陈代谢，对神经衰弱、顽固性膝踝关节麻木痉挛、肾虚、腰酸腿软、精神性阳痿、失眠、慢性支气管炎、周期性偏头痛及肾功能紊乱等有一定的疗效或辅助治疗作用。老年人经常按摩足心，可防止腿足麻木、行动无力、足心凉冷等现象。北宋文学家苏东坡年逾花甲仍然精力旺盛，重要原因之一是他坚持按摩足心，足见足部保健按摩有活跃经气、强壮身体、防止早衰、防病治病等作用。

足部按摩起源于中国。摸足诊病、按足治病之法，不但在中国民间广为流传，而且有大量的文字记载。汉代司马迁所著《史记》就记叙了上古时代有位医家名俞跗，俞与"愈"通用，跗即指足背，其意即摸足治病的医生。俞跗摸足诊病治病的水平高超。战国时期的名医扁鹊在为太子治疗厥证时，接待他的中庶子曾以十分崇敬的心情提到古代名医俞跗，说他治病不以汤液醴酒，而能按足除病，"一拨见病之应"。可见足部按摩在战国时期就颇为流行，并有相当显著的疗效。《黄帝内经》记载涌泉穴是与人体保健密切相关的重要穴位。《素女真经》则有"观趾法"的记载。隋代高僧智凯在《摩诃止观》中记有"意守足"的修生法，认为常止心于足，能治一切病；《华佗秘籍》有"足心道"这门专门研究足部按摩的学问，此术在唐代传到日本，随着汉医学发展不断流传发展，至今不衰。

20 世纪初，足部按摩通过欧美在中国的教会及所属医疗机构传向西方，并得到了迅猛的发展，各类足部按摩的专著纷纷面世。1917 年，美国医生菲特兹·格拉德提出人体区带反射理论和人体区带反射图，并创立了足反射疗法。1938 年，美国印古哈姆女士的《足的故事》出版，为后来的足反射疗法奠定了坚实的基础。1975 年，瑞士玛鲁卡多女士出版了专著《足反射疗法》，足部反射图被确定下来，该书印数超过 10 万册。1982 年，我国台湾省的陈氏兄弟在台北成立"国际若石健康法研究会"，并在数十个国家和地区相继成立了分会。该会师承在台湾传教的瑞士籍人吴若石神父所译之《未来的健康法》（该书译自玛鲁卡多女士所著的《足反射疗法》）。1985 年，英国现代医学会将足部推拿法定为现代医学—足部反射区疗法。1989 年，在美国加州召开了足反射区疗法会议，肯定了足反射疗法防病治病的显著疗效。1990 年，在日本东京举行了"若石健康法"世界学术研讨大会，进一步推广发展了足部按摩疗法。

20 世纪 70 年代末，体系较为完善的各种足部按摩疗法的专著和资料相继传进国内，并引起各方面的重视。国内各地多次举办各种类型的学习班，普及推广这一简便易学、效果显著而又无副作用的保健疗法。20 世纪 90 年代以来，国内对足部按摩推广、运用和研究的热情更为高涨。1990 年 4 月，足部按摩相关人士在北京首次举行了全国足部反射区健康法研讨会，并在之后成立了"中国足部反射区健康法研究会"，杭雄文先生任理事长。1991 年 7 月，该研究会成为由卫生部归口管理的全国学术性团体。从此，足部反射区健康法这一简便易行、效果显著的自我保健方法在我国各地得到了迅速的推广及运用。

（1）足掌摩搓法

每天坚持足掌摩搓法 1～2 次，持之以恒，有补脑益肾、益智安神、活血通络、强体健身的功效，可防治健忘、失眠、消化不良、食欲减退、腹胀、便秘和心、肝、脾、胆等脏器病症。施术时端坐凳上，将左足抬起放在右腿上，用左手按住左足腕部，用右手或拿一块干净的毛巾，用中等力量沿足掌前后摩搓；然后换另一只足施行。其多种操作方法有：

①干搓：左手握住左足踝部上方，用右手在左足踝关节以下部位及沿足心上下搓 100 次，达到足心发热；再用右手握右踝，照同法操作 100 次，搓的力度大小以舒适为度。

②湿搓：把足放在温水盆中，泡到足发红，再按干搓法摩搓。

③酒搓：倒半两左右白酒于杯中，按干搓法操作，只是搓足的手蘸一点白酒，酒搓干后再蘸，按干搓法摩搓两足心各 100 次。

足掌摩搓法如在睡前进行，有助于防治失眠，提高睡眠质量。

（2）足部穴位按揉法

足部是足三阴经的起始点，又是足三阳经的终止点，踝关节以下有 60 多个穴位。中医所谓的"摸足自诊病，防患于未然"，其法为经常用手指触摸双足的各个部位，如触摸到皮下组织有结节、硬块或水泡样感觉且感疼痛时，说明该处所对应的内脏器官已发生病变或功能不正常，应及时诊治。同时，中医认为"按摩病灶区，祛病又健体"。所以在触摸到有结节、硬块且有疼痛的部位上可采用各种手法适时地进行按摩刺激，使其结节逐步减轻或消除，促使经络畅通，调节阴阳平衡，消除疾病隐患。

在足掌部中的是涌泉穴，是足少阴肾经的起点。《达摩秘功》将此穴列为"延寿十五法"之一，经掌按揉此穴，具有补肾健脑、增强智力、颐养五脏六腑的功效，并且能安心宁神、舒肝明目、强壮身体、防止早衰，有利于健康长寿，且可治疗头顶痛、癫病、疝气、小儿惊风、昏厥等症。年长者常进行足部穴位按揉，还能防止腿足麻木，行动无力，足心凉冷等现象。按摩时，将拇指放在穴位上，用较强的力量揉所选穴位 20～30 次，然后换足施行。由于足底部集中了与身体所有器官相关的经络穴位，适当地刺激足底，还能够刺激肾上腺，促使肾上腺分泌更多的激素，从而激发皮肤细胞的活力，加速其新陈代谢，减少色素沉着，从而使得肌肤白皙柔嫩且富有弹性。

（3）足部反射区按摩法

足部反射区分为足底、足内侧、足外侧、足背部四大部分，其反射区因为各家理解和经验不同，故足部反射区图也不尽相同。一般的理解是：

①足底：肾上腺、肾、输尿管、膀胱、额窦、脑垂体（垂体）、小脑及脑干、三叉神经、鼻、头部（大脑）、颈椎、甲状旁腺、甲状腺、眼、耳、斜方肌、肺及支气管、心（左）、脾（左）、胃、胰腺、十二指肠、小肠、横结肠、降结肠（左）、乙状结肠及直肠（左）、肛门（左）、肝（右）、胆囊（右）、盲肠及阑尾（右）、回盲瓣（右）、升结肠（右）、腹腔神经丛、生殖腺（睾丸或卵巢）、失眠点。

②足内侧：膀胱、鼻、颈椎、甲状旁腺、胸椎、腰椎、骶骨（骶椎）、尾骨内侧、前列腺或子宫、尿道及阴道、髋关节、直肠及肛门、腹股沟、肋骨、下身淋巴腺（腹部淋巴腺）、消渴点、便秘点。

③足外侧：生殖腺（睾丸或卵巢）、髋关节、尾骨外侧、下腹部、膝、肘、肩、肩胛骨、内耳迷路、胸、膈（横膈膜）、肋骨、上身淋巴腺、上臂、头痛点。

④足背：鼻、颈项、眼、耳、腹股沟、上颌、下颌、扁桃体、喉与气管及食管、胸部淋巴腺、内耳迷路、胸、膈（横膈膜）、肋骨、上身淋巴腺、下身淋巴腺（腹部淋巴腺）、痰喘点、心痛点、落枕点、腰腿点。

足部反射区按摩的操作方法为：①全足按摩，其方向是沿着静脉、淋巴回流的方向向心性按摩。即先从左足开始，按摩 3 遍肾、输尿管、膀胱三个反射区，再按足底、足内侧、足外侧、足背。②重点按摩，可按基本反射区→病变反射区→相关反射区→基本反射区的顺序进行。③将足踝和足趾以顺时针方向和逆时针方向分别摇转 4～6 次。按摩时，需要找准敏感点，使被按摩处有一定的酸痛感觉即"得气"为宜。

足部反射区按摩的手法，基本要求是持久、有力、均匀、柔和，从深透内里来达到治疗目的。持久，是要求手法操作能依规定持续一定时间；有力，是指手法操作具有一定的力量，这种力量又要依穴区及病症的不同特性而增减变化；均匀，是指手法有节奏性，频率稳定，力量协调，给自己以协调稳定的刺激，产生良好的感觉，有利于调整治疗；柔和，是指操作手法轻而不浮，重而不滞，用力不可生硬粗暴，动作转换要自然合于要求，使人感到按摩和谐连绵且循序渐进，刺激准确、适度。此外，如自己属于实证、体质较好者，力度可适当加大，采用强刺激手法；而如果有心脏病等虚证，以及系老年人、儿童、女性和重病体弱者之列，则宜用弱刺激手法，延长疗程，使身体内部机能逐渐恢复。

（4）足心按摩法

足心按摩法即"经常搓揉涌泉穴，百病不沾染"。《外台秘要》曰："按涌泉，养生之要也。"《石室秘录》曰："擦足心，乃长生之法。"祖国医学认为"肾为先天之本"，涌泉穴为肾经之井穴，也是肾脏在足部的一个反射区。经常按搓足心的涌泉穴，可补精强肾，使肾水上升，心肾相交，水火既济，可降低血压，养肝明目，并治头痛、头晕等症。宋代苏东坡特别赏识此法，曰："扬州有武官侍真者，官于两广十余年，终不染症，面色红腻，腰足轻快，初不服药，唯每日五更起坐，两足相向，热摩涌泉穴无数，以汗出为度。"明代瞿韦占编撰的《居家宜忌》曰："每夜以手握擦涌泉穴，左右各三百，甚益下元。"

足心按摩法的操作方法为锻炼者坐于床上，脱去鞋袜，一手扳住足背，一手在足心摩擦。可先用右手擦左足心100次，再用左手擦右足心100次，使足心发热为度。也可脱鞋赤足，将一个网球大小的球状物顶在足心，来回滚动1~2分钟，可防治足弓抽筋或过度疲劳。

此外，用一根棒槌轻轻捶击涌泉穴，每次50~100下，使之产生酸、麻、热、胀的感觉，左右足各做一遍，可刺激足底神经末梢，促进血液循环，能治疗头晕、心动过速等症。

（5）足浴法

足疗和足浴一般配套进行。足疗是运用中医原理，通过按摩足部的相关穴位而达到理疗的作用。双足共有64个反射区；对不同反射区实施不同的手法和力度，可以预先发现某些疾病，并能起到一定的理疗和保健作用。足浴就是用中草药配制的药液浸泡足部。药液由20多种中草药配制浸泡而成，其目的是使其中的药物、热水的热力共同作用于足部，达到活动筋络、祛病强身的效果。

古人对热水洗足与健康的关系和催眠作用早有认识。如《琐碎录》曰："足是人之底，一夜一次洗。"北宋文学家苏东坡在82岁时，还坚持睡前用热水洗足，谓："老人不复事农桑，点数鸡啄亦未忘，洗足上床真一快，稚孙渐长解晓汤。"文坛名家陆游也留有"主人劝我洗足眠，倒床不复闻钟鼓"的诗句。贵为"天子"的乾隆皇帝，也信奉"晨起三百步，晚间一盆汤"的养生之道。我国民谣云："睡前洗脚，强似用药""热水洗脚，如吃补药"，并对一年四季洗足的功效概括为"春天洗足，升阳固脱；夏天洗足，除湿去暑；秋天洗足，肺腑润育；冬天洗足，丹田温灼"。如要达到保健养生、祛病健身的目的，可每晚用热水洗足后坐在床边，将腿屈膝抬起，放在另一条腿上，足心歪向内侧，按摩左足心时用右手，按摩右足心时用左手，转圈按摩，直到局部发红发热为止。

中医学认为，人体五脏六腑在足部都有相应的投影。足上的60余个穴位与五脏六腑有着密切的关系，它们联结人体内部经络，直达主管思维功能的"心"，因此浴足无异于浴"心"。人的失眠多梦以及疾病的产生，是脏腑功能失调后反映出来的阴阳偏衰或偏盛的状态。经常用热水洗足，如同用艾条灸这些穴位，通过经络达于"心"，可起到促进气血运行，舒筋活络，颐养五脏六腑，使人体阴阳恢复平衡及达到补肾健体、健脑安神等作用。现代医学认为人的足掌上密布着许多血管，用热水洗足能使足部毛细血管扩张，血液循环加快，供给足部更多的养料，使足腿部新陈代谢旺盛。热水有温和的刺激作用，由于足掌上无数神经末梢与大脑紧密相连，刺激足心上的神经，可对大脑皮层产生抑制，使人感到脑部舒适轻松，不仅能加快入睡，使睡眠加深，防治失眠，还可有效地消除一天的疲劳，以及治疗头痛、鼻炎、支气管炎、足痛等症。

由于足位于人体躯体的末端，距离心脏较远，血液循环较慢，同时足表面脂肪层很薄，保温能力较差，趾尖的温度常比正常体温低。中医学认为"诸病从寒起，寒从足下生""寒从足下生，温足保太平"。所以，经常保持双足的适当温度可预防疾病从足底入侵。一般健康人足部的正常温度脚尖约为22℃，脚掌约为28℃。如果过高或者过低提示为病态。若脚尖发凉，一般多为头部疾病，如头痛、头涨、失眠、脑部供血不足等疾病；若是足跟部冰凉，多为肾虚症状；若全足冰凉，多属下肢循环欠佳，气血双虚的征兆。脚掌远离心脏，血流供应少，表面与上呼吸道，尤其鼻黏膜有着密切的神经联系，所以忽视腿足的保暖易伤风感冒。秋冬时节，耐寒力差的老年人更要注意足部的保暖。

足部保持适当的温度采用的方法有运动双足法、足部揉搓法、温水泡洗法等。足浴法即于每天睡觉前，用30~50℃的温水泡洗双足，每次20~30分钟，以暖和舒适为宜，可边洗边加热水以保持水温。温水洗脚既能清洗保洁双足，又能保持足温，防止寒从脚底入侵，促进末梢血液循环，保证人体新陈代谢功能的正常运转。出盆后，用干毛巾擦干足趾和足掌后，用手缓慢、连贯、轻松的按摩双足，先足背后足心，直至发热为止。这样能使局部血管扩张，末梢神经兴奋，血液循环加快，新陈代谢增强。如能长期坚持，不仅有保健作用，还对神经衰弱引起的头晕、失眠、多梦等症状有较好的疗效。同时，足浴还能预防腿部、足部疾病的发生，如经常站立者易患下肢静脉曲张，而足浴能加快腿部血液循环，使腿部静脉血及时回流，有利减轻腿的静脉瘀血，防止下肢静脉曲张。

中药浴足，指含有药物成分的药液在浴足时，在适当的温度下，经过一定时间，渗入足部的毛孔，药物的有效成分作用于足部神经，促使血管扩张，从而使脑部血液下流，解除脑部血液充盈状态，导致大脑神经放松，进而进入抑制状态，所以对失眠等症有效。如足浴时放入艾叶、花椒、肉桂、苦参等中药，然后将双足在药液中搓洗，可促进全身的血液循环，又可治疗各类足癣；放入钩藤、冰片每晚药浴，能防治高血压；放入吴萸、川芎等药每晚药浴，可以治疗老寒腿；用吴萸、川芎等中药研末调成糊状，每晚足浴后贴敷两足涌泉穴，可以治疗高血压症。此外，中药浴足还能防治感冒、足疾、冻疮和关节痛等症。

（6）晃足解乏术

人们平常行走，有利于身体的健康，即所谓"以步代车走，活到九十九"。生命在于运动，运动要靠双足，而人们走路时，由于足部肌肉的收缩与松弛能加强血管的流速，使血液循环畅通，加速将营养物质源源不断地输送到全身各个器官，从而可达到濡养脏腑、健康强体、延年益寿的目的。

晃足解乏术，其作用与行走有异曲同工之妙。其法为取仰卧位，两足抬起悬空，然后摇晃两足，最后像蹬自行车那样有节奏地转动，每次做5~6分钟，可促进全身血液循环，解除疲乏感。行走与晃足解乏术可根据情况分做或同做，持之以恒，可收良效。

（7）活动足趾法

中医学认为，大足趾是肝、肺两经的通路。多活动大足趾，可舒肝健脾，增进食欲，对肝脾肿大也有辅助疗效。第二和第三个足趾与肠胃有关，因此，经常活动它们可以达到健胃的目的。第四趾属胆经，按摩可防便秘、肋骨痛。活动足趾的方法为：

①端坐凳上，抬起一腿置于另侧腿膝上，一手托在足踝处，另一手握住足趾作摇动踝关节活动，连做 3 分钟，两足交替进行。

②足趾抓地：采取站或坐的姿势，可赤足或穿柔软的平底鞋，将双足放平，紧贴地面，与肩同宽，凝神息虑，连续做足趾抓地的动作 60～90 次。

③扳摇足趾：在看电视或休息时可反复将足趾往上扳或往下扳，并反复旋转摇动，同时配合按摩二、三足趾趾缝间的内庭穴，如有消化不良、口臭、便秘，宜顺着足趾的方向按摩此穴，可达泻胃火之目的；如脾胃虚弱、腹泻、受凉或进食生冷食物后胃痛加重者，可逆着足趾的方向按摩内庭穴。

④足趾取物：每天洗足时在足盆内放一些椭圆形、大小适中的鹅卵石或其他物体，在用温水泡足的同时练习用二、三足趾反复夹取这些物体。温水泡足有利于疏通经络，足趾夹物可刺激局部胃经的穴位，坚持练习对治疗胃病有益。但如患有糖尿病，则所选取的物体表面要光滑，以免划伤局部皮肤诱发感染。

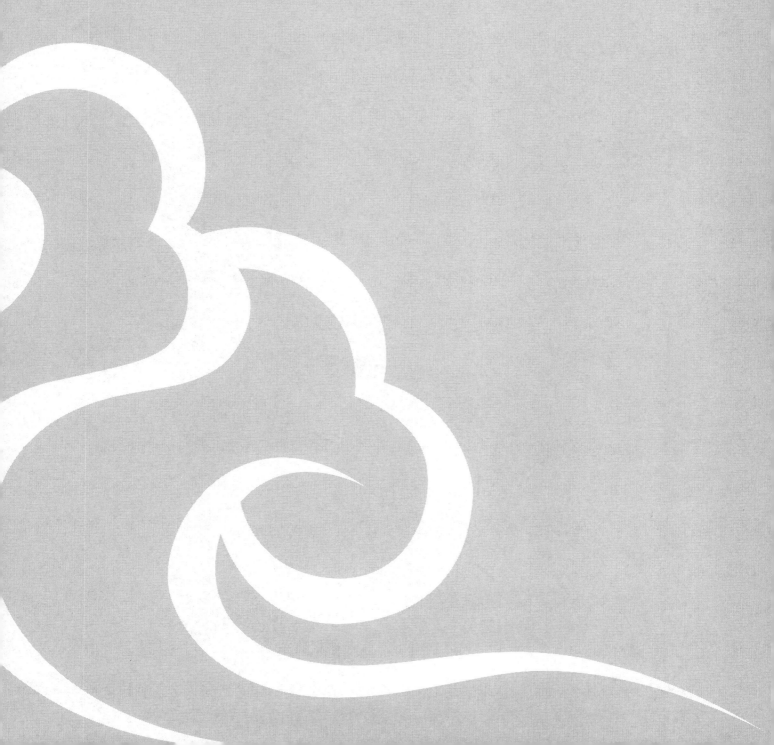

各论

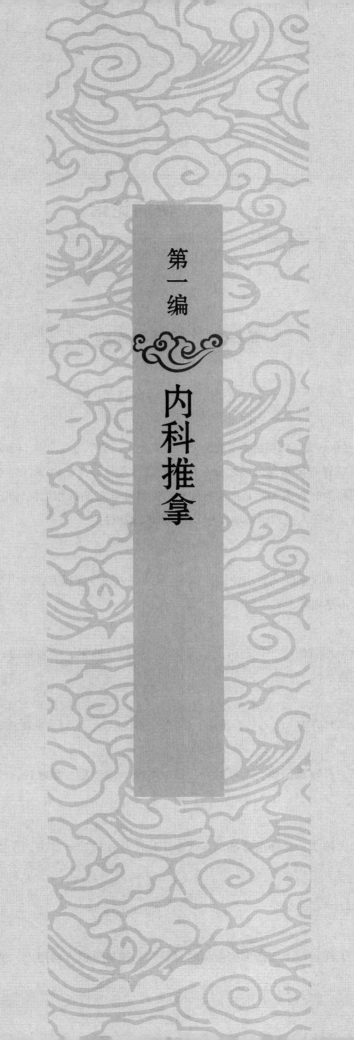

第一编

内科推拿

第一章　辨病论治

第一节　呼吸科病症

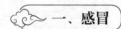 一、感冒

感冒俗称伤风，是由病毒或细菌感染引起的上呼吸道炎症，全年均可发病，但以冬春寒冷季节多见。

根据病情表现，感冒有风寒与风热之分。风热侵袭，常易传变，风寒日久亦可化热。如流行广泛，症状严重者，则称为时行疫气，又称流行性感冒，其症状与感冒相近似，但因其感受时邪疫毒，故全身症状比较严重，多在人口稠密的地方和公共场所传播流行。

【辨证论治】

感冒的治疗原则，如《素问·骨空论篇》曰："风从外入，令人振寒，汗出头痛，身重恶寒，治在风府，调其阴阳，不足则补，有余则泻。"

1. 风寒型

证候：头痛身重，四肢酸痛，鼻塞声重，流清涕，咽痒，咳嗽，痰多稀薄，甚则恶寒发热，无汗，舌苔薄白，脉浮紧。

治则：解表祛风。

操作方法：①面部摩掐法；②额前分推法；③揉大椎阳关法；④脊背拿提法；⑤捏合谷法。

2. 风热型

证候：头部胀痛，鼻塞流涕浊，咽喉肿痛，咳吐黄痰，发热重，恶寒轻，汗少，口干，舌苔薄黄，脉浮数。

治则：解表清热。

操作方法：①揉太阳法；②额前分推法；③推正顶法；④枕后分推法；⑤揉风池法；⑥背部抚摩法；⑦捏合谷法。

【推拿特色治法】

1. 特色治法一

①怕冷（恶寒）无汗者，用拇指尖掐两侧的合谷穴，朝向手指方向用力，两侧各约1分钟；发

热者，用拇指重力掐拨大椎穴，约 1 分钟后再施揪法，以见红紫色为度。

②按揉颈项两侧的风池穴约 1 分钟。

③合按前臂两侧的内、外关穴约 1 分钟。

④两拇指尖掐左右两侧的曲池穴约 1 分钟。

辨证加减：

①有汗者，合按前臂两侧的内、外关穴约 1 分钟；再用一手或两手拇指指腹按揉两侧三阴交穴约 1 分钟。

②鼻塞流涕者，用一手拇指和中指尖同时点揉两侧迎香穴约 1 分钟；再用一手的中指指尖按揉或点掐印堂穴约 1 分钟；最后用一手的中指尖点掐上星穴约 1 分钟。

③咳嗽或痰多者，先用两手拇指尖掐揉两手的鱼际穴约 1 分钟；再掐捏合谷、尺泽穴各约 1 分钟；最后按揉丰隆、承山穴各约 1 分钟。

④口干、咽喉肿痛者，先用拇指尖掐两侧拇指桡侧端指甲角旁 0.1 寸的少商穴约 30 秒，再用拇指腹按揉照海穴约 2 分钟。

⑤头痛、偏头痛、头晕者，先用两中指尖同时点揉两侧太阳穴约 1 分钟，再用拇指尖掐列缺穴约半分钟，然后用拇指尖掐至阴穴约半分钟。偏头痛者还可用两中指尖同时点掐率谷穴约 1 分钟。

⑥全身酸痛无力者，先用两拇指尖点掐跗阳穴约 2 分钟；再以两手掌根部推擦两侧腰肌约 2 分钟，以腰部发热为度；然后用两拇指尖同时按揉或掐两侧足三里穴，两中指尖掐揉承筋穴，使局部有酸麻胀的感觉约 2 分钟。

⑦暑湿感冒见恶心呕吐者，先用拇指尖掐内关穴约 1 分钟；再以拇指尖掐十宣穴约 5 秒钟；然后用拇指按揉曲泽穴约 1 分钟。

2. 特色治法二

①患者取坐位或仰卧位，医者先以拇指按揉风池、风府、大椎、阳关、内关、外关、合谷、曲池等穴，再拿肩井。

②医者在患者头面及颈项部行一指禅"小∞字"和"大∞字"推法，反复分推 3～5 遍；继之指按、指揉印堂、攒竹、迎香、太阳、百会等穴，每穴约 1 分钟。

③抹前额 3～5 遍，再用分推法在前额、目眶上下及两侧鼻翼反复推 5～8 遍。

④以五指拿法从前额发际处拿至风池穴处，反复 3～5 遍；再行双侧扫散法，约 1 分钟。

⑤用指尖叩击前额部至头顶，反复 3～6 遍。

⑥用拇、食两指指面在风池穴上按揉或作拿法，再缓慢向下移动拿颈项两侧直至颈项根部，如此由上自下反复 8～10 遍。

⑦从前发际开始到后发际处施以五指拿法 5～8 遍。

⑧拿两侧肩井，稍用力，以酸胀为度，反复 8～10 遍。

辨证加减：

①风寒感冒者，可加用拇指推法，自攒竹穴沿足太阳膀胱经分布推至天柱穴，以疏通足太阳膀胱经，止头痛，利肺窍；而按揉列缺穴，则可宣肺止咳、助汗解表。

②外感风热者，加用拇指推法自印堂穴沿督脉分布推至神庭穴，以祛风热；再用拇指抹法自印

堂穴沿前额分别向两侧抹至太阳穴，以疏风散热、通络止痛。

3. 特色治法三

①患者仰卧，医者用双手中指按揉风池穴，同时用双手拇指点揉及反复挤压两侧太阳穴。

②用中指点揉风府、印堂、攒竹等穴。

③用双手拇指反复搓动颞部。

④用双手拇、食指四指尖着力，反复掐两眉弓并由内向外侧移动。

⑤用双手中指着力，反复点揉掐按鼻两侧之迎香穴。

⑥用双手掌着力，反复按摩面部，最后再推揉掐按曲池、合谷、列缺、少商等穴。

4. 特色治法四

①患者俯卧，医者用面团作介质（用约半两馒头加少量清水或葱汁、姜汁和成面团）放于手掌之中，按于患者背部，沿脊柱两侧反复上下搓揉。

②反复搓揉两侧腋窝和委中穴，再反复搓揉两足心。

③患者仰卧，医者反复搓揉前胸，重点为膻中穴、鸠尾穴及两侧肋部。

④反复搓揉两肘窝和曲泽穴，再反复搓揉两手心。

⑤盖好被子，注意保温，取其汗出而身热可解。

5. 特色治法五

①患者取坐位，医者以拇指腹点揉印堂穴1分钟、双侧太阳穴1分钟、双侧风池穴2分钟，均用较重的泻法，以微汗出为宜。

②点掐或揉大椎、风门穴各1分钟，均用泻法。

随证加减：

①鼻塞流涕者，加点揉两侧迎香穴、鼻通穴，至鼻塞缓解。

②咽喉肿痛者，掐少商穴、鱼际穴，点按天突穴。

③咳嗽痰多者，加点按、揉按肺俞、膻中、太渊、丰隆等穴各1分钟，均用泻法。

④风寒证者，加拿肩井、捏合谷穴各2分钟，用泻法。

⑤风热证者，加按揉曲池、太渊、中府、涌泉等穴各2分钟，用泻法。

⑥暑湿证者，加点中府穴、揉足三里穴各2分钟，用泻法。

⑦气虚证者，加点揉三阴交穴、按揉太溪穴各2分钟，用补法。

⑧全身酸痛者，揉拿腰背及四肢3~5遍。

6. 特色治法六

①患者取坐位，医者先以一指禅推法推风池（揉风池法）、风府、风门、肺俞诸穴。

②推、揉印堂、阳白、太阳、头维至百会穴，往返3~6次。

③抹印堂至太阳，再由太阳经头维至风池穴。

④按揉百会穴，拿风池、风府、肩井，按揉曲池、合谷诸穴。

随证加减：

①风寒者，加头颞部扫散法，按风池穴、肺俞穴。

②风热者，加揉太阳穴，按肩井穴。

③咳嗽者，加按揉天突穴、膻中穴、肺俞穴；鼻塞者，加揉迎香穴。

7. 特色治法七

此治法系采用内功推拿常规手法，如揉印堂穴，按揉太阳穴，分推前额，按揉迎香穴，擦鼻旁，按揉风池穴，拿按曲池穴，合按内、外关，捏合谷穴。

【自我按摩法】

1. 抹前额 3~5 遍，再用分推法在前额、目眶上下及两侧鼻翼反复推 5~8 遍。

2. 揉两侧的风池穴约 1 分钟。

3. 用两拇指尖掐捏两侧的合谷穴约 1 分钟；发热者，用中指重力掐拨大椎穴约 1 分钟，再以拇指和食指施揪法，以局部略痛为度。

4. 用两拇指尖掐按左右两侧的曲池穴约 1 分钟。

5. 掐揉前臂外侧的内、外关穴约 1 分钟。

6. 拿肩井约 1 分钟。

随证加减：

①有汗或恶心呕吐者，用两拇指尖掐按内关穴约 1 分钟。

②咳嗽或痰多者，掐尺泽穴约 1 分钟。

③鼻塞流涕者，用一手拇指和中指尖同时点掐两侧迎香穴约 1 分钟；再用另一手的中指尖点掐印堂穴约 1 分钟。

④口干、咽喉肿痛者，先用拇指尖掐两侧少商穴约 30 秒，再用拇指腹按揉照海穴约 2 分钟。

⑤头痛头晕者，先用两中指尖同时点揉两侧太阳穴约 1 分钟；再用拇指尖掐列缺穴约半分钟。

⑥全身酸痛无力者，以两手掌根部推擦两侧腰肌约 2 分钟，以腰部发热为度；然后用两拇指尖同时掐揉两侧足三里穴约 2 分钟。

【预防】

感冒的预防，主要是增强机体自身抗病能力。如坚持有规律的、合适的身体锻炼，坚持洗冷水浴，提高机体预防疾病的能力及对寒冷的适应能力；做好防寒工作，避免发病诱因；生活要有规律，避免过劳，特别是避免晚上工作过度；尽量不与呼吸道疾病患者接触，防止交叉感染。

二、急性气管—支气管炎

急性气管—支气管炎属中医学"咳嗽"范畴，以咳嗽、咳痰为主症，是由感染、物理性刺激、化学性刺激或过敏等引起的气管—支气管黏膜的急性炎症，也可由急性上呼吸道感染迁延而来。临床症状主要为咳嗽和咳痰，重者可出现气喘，常见于寒冷季节或气候突变之时。本病可发生于任何年龄，无明显性别差异。

【病因病机】

中医学认为肺司呼吸，主宣发肃降，开窍于鼻，外合皮毛，为气机升降出入的通道。外感六淫，病邪从口鼻或皮毛而入肺，肺失肃降；肺脾功能失调，内生痰浊，阻塞气道，均可导致肺气上逆而咳嗽。《河间六书·咳嗽论》曰："寒、暑、燥、湿、风、火六气，皆令人咳嗽。"本病的内伤主要是脏腑功能失调，如肺脏功能失调，肺卫不固，外邪易侵，内外合邪而为病。此外，饮食不当，嗜烟好酒，熏灼肺胃；或过食肥厚辛辣，脾失健运，痰浊内生，上干于肺而发病。

【治疗】

患者若有全身症状如发烧、头痛明显，应适当休息，注意保暖，多饮水，补充足够的热量。由于急性气管—支气管炎属中医学外感咳嗽范畴，以外邪为主因，故治法应以祛邪为主；又因病位于肺，便当宣肺为先。

常用推拿方法：在肺俞、中府、云门、尺泽、合谷、风门、天突等穴施用按揉手法；痰多者可加揉丰隆穴，气喘者加揉定喘穴，发热者加掐揉大椎穴、曲池穴。

随症加减：

①风寒咳嗽者，治宜祛风散寒、宣肺止咳，加按揉列缺、风池、风门等穴。

②风热咳嗽者，治宜疏风清热、宣肺化痰，加按揉曲池、大椎等穴。

③痰湿蕴肺者，加按揉太白、太渊、丰隆、脾俞等穴。

④肝火烁肺者，加按揉行间、经渠、肝俞等穴。

⑤肺肾阴虚者，加按揉肺俞、膏肓俞、尺泽、照海等穴。

【自我按摩法】

1. 指揉或掐头颈部的风池、风府、大椎等穴，各1分钟。

2. 用一手背反手揉下背部和腰部的肾俞、命门等穴，各1分钟；再以两手掌根部推擦两侧腰肌约2分钟，以腰部发热为度。

3. 掌揉胸部膻中、腹部神阙等穴，各1~2分钟。

4. 掐揉上肢的曲池穴1分钟。

5. 指揉下肢的足三里、丰隆等穴，各1分钟。

6. 拿肩井1分钟。

【预防】

由于呼吸道感染是细菌性气管—支气管炎的主要诱因，因此平日进行体育锻炼、耐寒训练以增强体质，是预防呼吸道感染的有效措施。此外，改善环境卫生，防止有害气体、烟雾和粉尘，做好劳动保护，避免接触诱发因素和吸入过敏原，清除鼻、咽、喉等部位的病灶也是预防本病的有效措施。

三、慢性支气管炎

慢性支气管炎简称"慢支"，是气管、支气管黏膜及其周围组织的慢性非特异性炎症。其病理特点是支气管腺体增生、黏液分泌增多。临床上以咳嗽、咳痰或伴有喘息及反复发作为特征。早期症状轻微，多在冬季发作，春暖后缓解；晚期炎症加重，症状长年存在，不分季节。病情若缓缓进展，部分患者可发展成阻塞性肺气肿甚至肺动脉高压、肺源性心脏病，严重影响健康。

【治疗】

针对慢支的病因、病期和反复发作的特点，应采取防治结合的综合措施。在急性发作期和慢性迁延期应以控制感染和祛痰、镇咳为主，伴发喘息时，应予解痉平喘治疗。在临床缓解期宜加强锻炼，增强体质，提高机体抵抗力，避免各种诱发因素的接触和吸入，预防复发。宣传、教育患者自觉戒烟，避免和减少各种诱发因素。

在急性发作期，患者应卧床休息，伴发热者，应定时测量体温；痰多者，可进行体位引流。体位引流时，安排患者在一定体位（病灶处于高位，引流支气管开口向下），拍其背部，或嘱其作深呼吸或咳嗽，使痰咯出。此法宜在空腹时进行，每日 2~3 次，每次 10~15 分钟，引流量在每日 30 mL 左右，排痰后给予温开水漱口。如排痰不畅、痰黏稠者，可先给予雾化吸入，稀释痰液。高龄、衰弱、呼吸困难者，或伴高血压、心衰的患者，不宜进行引流。对高龄体弱的患者，要做好皮肤和口腔护理，防止发生压疮和感染。

推拿治疗可选用多种手法，如揉法、点法（指针）、掐法等，在肺俞、心俞、膈俞、肝俞、脾俞、天突、神阙、膻中、命门、灵台等穴位处施术。喘息者可加大椎、定端、曲池、内关等穴；脾虚者加足三里、丰隆；肾虚者加肾俞、膏肓穴。

急性发作期，可采用点穴推拿法，取风池、合谷、尺泽、肺俞、风门等穴。风寒者加内关、外关、大椎；风热者加鱼际、大椎；燥热者加肺热穴（第三胸椎棘突旁开 0.5 寸）、三阴交、太渊；脾虚痰浊犯肺者加内关、膻中、阳陵泉（弹拨阳陵泉）、中脘（按摩中脘）；肾虚不能纳气者加肾俞（按揉肾俞穴）、膏肓、天突（按天突法）、定喘；肝火犯肺时减去脾俞、足三里，加尺泽、列缺、阳陵泉、太冲。慢性迁延期取肺俞、脾俞（按揉脾俞穴）、足三里、丰隆（按揉丰隆），肾虚喘者则用补法。每日一次，每次选用 2~4 个穴位。

推拿治疗期间，还可结合耳部按摩法，即取耳部的咽喉、气管、肺、大肠、肾、内分泌、肾上腺等穴，配用定喘、大肠、肾、脾、枕、交感神经、耳迷走神经根等穴。如急性发作者可加听宫，咳重者加迷根、缘中，喘重者加对屏尖，痰多者加脾。其方法为每次取 4~5 穴，以王不留行籽或磁珠（300~400 高斯磁场强度）贴敷压丸。取 0.7 cm×0.7 cm 之小方块胶布，中置王不留行籽或磁珠 1 粒，探索到敏感点后贴上，并按压至耳部发红发热，耳背部对称点如能加贴更佳，可加强刺激。每日令患者自行按压 2~3 次，每次每穴 3~5 分钟（磁珠贴敷者，可不按压）。

【自我按摩法】

1. 指揉头颈部的风池、风府、大椎等穴，各 1 分钟。

2. 用一手背反手揉下背部和腰部的肾俞、命门等穴，各 1 分钟；再以两手掌根部推擦两侧腰肌约 2 分钟，以腰部发热为度。

3. 掌揉胸部膻中、腹部神阙等穴，各 1~2 分钟。

4. 按揉上肢的曲池穴 1 分钟。

5. 指揉下肢的足三里、丰隆等穴，各 1 分钟。

6. 拿肩井 1 分钟。

四、支气管哮喘

支气管哮喘（简称哮喘），俗称"气喘病"，具有阵发性呼吸困难的特点，一年四季都可发病，尤以寒冷季节及气候急剧变化时节发病较多。

中医学所指的哮喘，分广义和狭义两种，广义的哮喘包括心、肺相关的多种疾病，狭义的哮喘仅指支气管哮喘（哮证）。中医学又认为哮和喘是两种不同的症状，呼吸急促者谓之喘，喉中有声者谓之哮，其发病常与肺、脾、肾三脏有关。如外感风寒，邪气犯肺或痰湿壅阻，肺失清肃，气不得舒，发而为喘；或久病之后，或体质素弱，肾气虚损，气不归纳，诸气上浮而致喘，多由劳累而诱发。

【治疗原则】

近年来，随着支气管哮喘病因和发病机理的深入研究，现代医学认识到哮喘是一种气道慢性炎症，具有气道高反应性的临床特征，所以在哮喘的防治方面单独使用支气管舒张药物进行治疗是不够全面的，哮喘发作时，应兼顾解痉、抗炎、去除气道黏液栓治疗，联合应用抗炎药物，保持呼吸道通畅，防止继发感染。

支气管哮喘的治疗原则因人而异，包括消除病因、控制急性发作、巩固治疗、改善肺功能、防止复发等。消除病因，主要是确定、控制并避免或消除引起哮喘发作的各种变应原、职业致敏物和其他非特异性刺激因素。控制急性发作，则居室须保持空气流通、新鲜，无灰尘、煤气、烟雾、漆气及其他一切刺激性物质。哮喘患者对温度的变化特别敏感，大多不耐寒，应根据哮喘患者的体质，适当调节室温。

【辨证论治】

1. 风寒实喘型

证候：胸满喘咳，甚则汗出，恶寒头痛，鼻寒流涕，痰白稀薄，唇白肢冷，口不渴，喜热饮，苔白腻，脉浮。

治则：宣肺散寒平喘。

操作方法：①揉风池法；②脊背拿提法；③按中府、云门法；④束胸法；⑤摩按季肋下法；⑥推前臂三阴法。

2. 风热实喘型

证候：胸胁胀痛，喘而烦热，痰稠口渴，大便结燥，小便色黄，舌质红，苔薄，脉数。

治则：泻肺降火平喘。

操作方法：①按巨髎法；②揉风池法；③按天突法；④背部分推法；⑤点按侧胸腹法；⑥捏合谷法。

3. 肺气虚喘型

证候：呼吸短促，言语无力，怯寒自汗，肢倦神疲，舌淡，苔薄，脉弱。

治则：补脾益气平喘。

操作方法：①掌推肩胛法；②点按背肋法；③按上腹法；④摩按季肋下法；⑤拿肩井法；⑥捏

合谷法。

4. 肾阴虚喘型

证候：喘咳咽痛，面红烦躁，手足心热，舌红，脉细数。

治则：滋阴纳气平喘。

操作方法：①揉血海法；②上腹横摩法；③斜摩下腹法；④束腹法；⑤按下腹法；⑥背部挤推法；⑦揉大椎阳关法；⑧按天突法。

5. 肾阳虚喘型

证候：喘而浮肿，恶寒身冷，肢体倦怠，食欲减退，脉细微。

治则：补肾纳气平喘。

操作方法：①揉血海法；②腹肌拿提法；③束腹法；④按下腹法；⑤背部挤推法；⑥揉大椎阳关法；⑦按天突法。

【推拿特色治法】

1. 特色治法一：温肺祛邪

①以"一指禅"推法，自大椎穴推至阳穴，来回推数次，手法宜轻快柔和，深透有力；再定于大椎穴，重推带揉约2分钟。

②从大杼穴沿足太阳膀胱经第一侧线，以大杼、心俞、膈俞为主，施用推法，配合按揉法，以患者感到呼吸舒畅、背部微微温热为度。其后固定在魄户、膏肓穴做推法，适当按揉约3分钟。

③按揉膈俞，使患者嗳气频作。

④沿肋间施用推法，在胁肋部连揉带摩（左右同）。

2. 特色治法二：润肺定喘

医者一手固定患者，防止患者推时动摇，另一手以五指全掌从中府推向华盖，并以大鱼际着力，取其温热，以润肺止咳、提神定喘、宣通三焦。

3. 特色治法三：平喘导痰

①以"一指禅"推法施于天突穴约3分钟，再沿气管一侧向上推到人迎穴，来回数次；继而沿气管的另一侧施用同法。

②于喉部周围施用"指拿法"，重点为人迎穴，直到患者感到喉间作痒，口内唾液分泌过多为止。

③自天突穴沿胸骨直到膻中施用鱼际揉法，来回数次，以膻中穴为重点，揉摩到患者感到微热为度。

④揉摩中府、云门，配合弹法，拿缺盆穴，此时患者会嗳气频作。

⑤再施第一步骤手法，患者可吐出大量痰涎。

4. 特色治法四：化痰止咳

①医者以舒筋捏骨之法，拿患者上肢臂肩，分内外上下循肺经、大肠经路线，推中府，按尺泽，拿少海，掐捏合谷，搓摇上肢，以理气通络、化痰止咳。如此30次。

②患者坐凳子上或蹲好马裆，做三盘落地势。医者以两手相合沿患者肩臂至手腕，运用挤、拧、搓、打、劈击之法施治，使白沫、黄痰渐减，以巩固其效。

5. 特色治法五：健脾益胃

①推揉巨阙、建里、中脘约 10 分钟。

②按摩气海、关元、天枢穴及摩腹，约 5 分钟。

③按揉脾俞、足三里、胃俞穴后，以手掌运巨阙、建里、中脘、气海穴，至患者有热感为度。

6. 特色治法六：培土生金

医者在患者腹部全掌平推，掌心要蓄力空虚，手指不能下凹，以防擦破皮肤；施术时要来轻去重，推至胃部，以掌根小鱼际侧面由上而下，往返进行 30 次左右，以达健脾和胃、疏通水道的目的；推时运劲要透，动作犹如大刀切面，热似火般，使正气旺盛，把营养输送到皮、肉、脉、筋、骨各部，驱逐内部之邪，则病可渐愈矣。

7. 特色治法七：温补命门

①医者用鱼际按揉命门、肾俞、关元俞、三焦俞，以患者有热感为度，再推揉命门穴，约 3 分钟。

②一手护丹田（气海、关元），一手擦命门、肾俞穴，直到患者自觉背部微微出汗为止。

③自第一胸椎起，沿棘突旁半寸按揉到十四椎止，来回数次，左右相同，以患者有热感为度。

8. 特色治法八：补肾壮水

医者以左（右）手扶患者肩部或上胸部，用右（左）手全掌，由左（右）向右（左）在背部横推，推的长度要长，往返速度要均匀，并以拇指沿大椎经平喘推至脊中、命门、腰俞，从上而下。其作用是使热透于内，达到补肾壮水、顺气化痰、平喘宣肺的目的。此法施行 30 次，后增以两手拇指推法、按法，沿膀胱经脏腑诸俞穴循行，轻重之量视其能忍受的范围为度。

9. 特色治法九：引火归元

①医者站在患者身后，以双手按揉和推抄胁肋，要求以章门（按揉章门穴）、期门（按揉期门）等穴发热为度，使气归气海、丹田。往返操作时，手指必须按肋间空隙处，这样才能固其元气，从而达到理气和中、扶正祛邪、宽胸开膈、健脾补虚的目的。

②嘱患者两手合掌抱住颈项，做手项争力势，然后医者用两手推抄胁肋，并以五指数肋法，加热和之。

10. 特色治法十：调中益气

医者以大拇指淌刮膻中、鸠尾，继推上、中、下三脘，有补其中气、通畅三焦、治胸闷不适喘息的作用。推时要轻而柔且深透，以后逐次加量，在手法的应用上应沉着稳劲，力透腠理。

11. 特色治法十一：扶正降逆

①嘱患者作站裆或坐势准备，然后医者以双掌拍打患者肩井大筋；再以一手扶患者肩部，另一手握拳以拳背反击大椎三下，可祛风散寒、活气血、通经络。

②以虚掌拍打腰部之腰阳关、肾俞、命门；接着用两手分别拍打双下肢（由大腿至小腿）各 3 ~ 5 下，可往返进行，以降其虚火，升真阳之气，使肺气下降，喘逆遏止。

③以全掌拍打患者头顶 3 下，打时患者须两目平视，全神贯注。

④以两手拍打患者上胸部 3 ~ 5 下，有宜肺增劲之功。应用本法时，力度轻重须与病情相宜而行，每次加量，经 30 次后力度加大，并进一步要患者站势挺胸，全神贯注，心定勿慌。

12. 特色治法十二

①患者仰卧，医者立于患者右侧，以左手食、中指按于巨阙穴，右手食、中指分别按于脐两侧之肓俞穴，双手同时上抵下压，并随手点揉2分钟。

②以左手食、中指叠按于膻中穴，右手食、中指叠按于华盖穴，双手同时交替按揉2分钟后，再以双手小鱼际交替切打膻中、华盖穴半分钟。

③患者俯卧，医者立于患者左侧，以左手中指压于灵台穴，右手拇、中指分别压于双侧之膈俞穴，双手同时按揉2分钟；继以双手小鱼际于左右侧之膀胱经肺俞、肾俞穴处交替切打1分钟；复以双手拇指于肾俞穴处振颤按揉半分钟。

④患者仰卧，全身放松，闭目调息。医者立于患者头前，以双手掌分别固定于患者之左右锁骨中线上部，令患者徐徐吸气，待气充满胸腔后闭气，医者速以梳胸手法向左右两侧分梳3~5遍后，再令患者张口长呼换气，在换气之际医者双手拇指自膻中穴以人字形徐徐平推至脐下，反复数次而止。

13. 特色治法十三

①先进行腹部推拿，以补法为主，兼用平补平泄法，顺序按摩10~15分钟。热哮者重点推拿左幽门、左梁门、左章门（按揉章门穴）、左天枢、建里等穴区；寒哮（如胸闷、气短、哮鸣）者，重点推拿左右幽门、左右梁门、巨阙、建里、气海、关元等穴区；咳嗽、咯痰者则多揉按中脘穴。

②然后进行胸腹部推按，即在胸腹部顺序推按3~5分钟，然后重点推按腹直肌，由肋弓下缘至脐部，反复推按3~5分钟。

③在腰背部直推和分推5~10分钟。寒哮者可点按肺俞、膏肓、脾俞（按揉脾俞穴）各约1分钟；热哮者可点按大椎、肩井、风门、肺俞各约1分钟。

④施行舒筋活络治法，即以横搓背部、腰部和下肢为主，反复横搓5~10分钟；然后重点横搓下肢足三阴经，反复5~10分钟。并发肺气肿和肺源性心脏病患者，应以上肢手三阴经为重点，反复横搓5~10分钟。

⑤进行疏皮提拉，即由肩井至膏肓、由肺俞至肾俞，用抓推、提拉、搓捻等手法，反复治疗5~10分钟。

14. 特色治法十四

①患者取坐位，医者以左右手的中指指尖互相点掐患者对侧的肺俞穴、三焦俞穴，同时做上下移动的手法，约2分钟。

②以两拇指指尖同时分别点压两侧的中府穴，其余手指置于胸前，指力向胸部点住不动1~2分钟。

③用右手拇指指腹或大鱼际顺时针方向按揉膻中穴约2分钟，指力由轻到重再到轻。

④左右手掌互相推擦对侧的前胸及胁肋部，先左手，后右手，均向外下方用力，共约2分钟。

⑤依次掐揉风池、迎香、合谷、鱼际、尺泽穴，再用拇指指腹按揉对侧的孔最穴，向腕部方向用劲，两侧各约半分钟。痰多者可按揉和拍打丰隆和足三里穴，各约1分钟；哮喘气急、呼吸困难者，可用右手食指尖点天突穴约半分钟。

⑥用两拇指指腹按揉同两侧的涌泉穴（揉涌泉法），朝向足趾方向用劲，两侧各推揉100次，约2分钟。

【预防】

本病为慢性病，多反复发作，病程长且缠绵难愈，缓解期一般无需治疗，家庭养护即可。平时可适当参加体育活动，以增大肺活量，增强体质，提高机体抵抗力。注意查找过敏原，过敏体质应注意避免接触致敏原和过敏食物。保持室内空气清新和适宜的室温，无煤气、烟雾、油漆等刺激气味。节制房事，戒除烟、酒等不良嗜好；饮食宜清淡，忌食辛辣、生冷、腥发食物；注意气候变化，保暖防寒，预防感冒。本病的预防性治疗还可从夏季着手，即"冬病夏治"。

五、支气管扩张症

支气管扩张症是常见的慢性支气管化脓性疾病，指一支或多支近端支气管和中等大小支气管管壁组织破坏，造成不可逆性扩张，以慢性咳嗽，咯吐大量黏痰或脓痰，间断咳血为主要表现的肺系疾病。有些患者表现为反复咯血，平时无咳嗽、咳脓痰等呼吸道症状，临床上称之为"干性支气管扩张"。

中医学将本病称为"肺络张"，属"咯血""咳嗽""肺痈"范畴。

中医学认为火热、痰湿、瘀血等是支气管扩张的常见致病原因。①肺脾素虚，先天禀赋不足，肺脾两虚是发生本病的根源；②外邪袭肺，是导致本病的外因，外邪以风寒、风热、疫毒之邪为主；③情志不遂，以郁怒伤肝为主要因素；④虚火伤肺，久病伤阴，或外邪袭肺，耗伤肺阴，虚火内生，灼伤肺络而成本病；⑤瘀血阻肺，多种病因致病，日久未愈，肺气阻塞，血行滞涩，黏稠成瘀而致。

【推拿特色治疗】

本病的治疗主要是防治呼吸道的反复感染，关键在于保持呼吸道引流通畅和保证有效的抗菌药物治疗。对于引流痰量较多的病例，应注意使痰液逐渐咳出，以防发生痰量过多涌出引起窒息，亦应注意避免过分增加患者呼吸和循环生理负担而发生意外。

①点穴法：用拇指点按大椎、肾俞、天突、尺泽、孔最、列缺、丰隆、足三里等穴，各约 1 分钟。寒哮者可加点按膏肓穴、脾俞穴各约 1 分钟；热哮者可加点按肩井、风门、肺俞等穴各约 1 分钟。

②直推和分推背腰部 5～10 分钟。

③舒筋活络法：先横搓背腰部 3～5 分钟，再横搓下肢足三阴经 3～5 分钟。如并发肺气肿和肺源性心脏病者，可横搓上肢手三阴经 3～5 分钟。

④疏皮提拉法：用抓推、提拉、搓捻等手法，由肩井至膏肓，再由肺俞至肾俞，反复治疗 5～10 分钟。

⑤轻拍引流法：此法通过稀释脓痰，再经体位引流清除痰液，以减少继发感染和减轻全身中毒症状。其方法为先使用生理盐水超声雾化吸入使痰液变稀，再根据病变部位不同采用不同的体位进行引流，以促进脓痰排出。体位引流（如病变支气管在下叶的采取头低脚高势）每日 2～4 次，每次 15～30 分钟。体位引流时，间歇作深呼吸后用力咳，同时用手背反手轻拍患部，可提高引流效果。

推拿治疗期间，可配合使用涌泉穴敷贴治法，即将肉桂 2 份、硫黄 2 份、冰片 1 份研末装瓶备用，临用时以大蒜头一枚去皮、捣成泥状，调上适量药粉，制成直径 1.5 cm 左右的药饼 2 个；然后将足洗净拭干，把药饼敷贴于双侧涌泉穴区，上盖塑料薄膜，用绷带固定，每日更换1次，咯血止则停止外敷。部分患者外敷后，穴位局部灼热、充血、起疱，一般无须特殊处理；水疱较大者，可用注射器抽出液体，外擦龙胆紫以防感染。

支气管扩张本身为不可逆性病理变化，积极控制感染，排除痰液，控制和减轻支气管扩张的发展，与本病预后的好坏关系密切。

【预防】

天冷应注意保暖，避免受凉感冒。忌烟、酒、辛辣食物，避免接触烟雾及刺激性气体。避免情志刺激，多食蛋、肉、鱼、奶和新鲜蔬菜、瓜果类食物。咯血时，应轻轻将血咳出，切忌憋住咳嗽，免诱发或加重肺部炎症。急性期应注意休息，缓解期可作呼吸操和适当的全身体育锻炼，以增强机体抵抗力和免疫力。

六、肺炎

肺炎是由多种病原菌引起的肺实质炎症，有肺毛细血管充血、水肿，肺泡内纤维蛋白渗出和细胞浸润，乃至肺实变等病理改变。本病的主要症状有发热、寒颤、咳嗽、咳痰，深呼吸和咳嗽时胸痛，呼吸困难等。肺部X线可见炎性浸润阴影。

【治疗】

本病为急性病，迅速控制多能很快治愈，如拖延耽搁往往致病情恶化，还可引起多种并发症。因此治疗原则是加强护理，改善营养，消炎，止咳，控制渗出和促进渗出物吸收以及对症处置等。

抗菌消炎，控制和消除炎症，是肺炎的根本治疗原则，需贯穿整个治疗过程的始终，如应用抗生素等。一般性的治疗主要为进行病情观察，如定时测血压、体温、脉搏和呼吸，观察是否有神志不清、昏睡和烦躁等精神症状，以及有无休克早期症状，如烦躁不安、反应迟钝、尿量减少等；观察痰液的色、质、量变化；对胸痛、咳嗽、咳痰等症状采取对症处理。体温过高时，可物理降温。饮食护理应给予高营养饮食，嘱多吃水果，鼓励多饮水，戒烟戒酒。对病情危重、高热者可给予清淡、易消化、半流质饮食。嘱患者注意保暖，注意居室通风，尽可能卧床休息，多翻身，多拍背，常排痰。

肺炎的推拿疗法多采用指针推拿法。常用穴为肺俞、膈俞、风门、尺泽、鱼际、太渊、内关、外关，配用穴为大椎、曲池、合谷、孔最、委中、丰隆、太溪、三阴交、十二井、膏肓。病情进展期，每日采用泻的手法推拿2次，每次30分钟。

在肺炎吸收消散期，可用肉桂、丁香、川乌、草乌、乳香、没药、红花、当归、川芎、赤芍、透骨草，做成10%油膏涂抹于背部，采用平补平泻手法，每日推拿1次。

【预防】

①锻炼身体，增强机体抵抗力。平时注意防寒保暖，遇有气候变化，随时更换衣着，预防外感。

②戒烟，避免过度疲劳，感冒流行时少去公共场所，避免吸入粉尘和一切有毒或刺激性气体。

③进食时，注意力要集中，要细嚼慢咽，避免边吃边说，以免食物呛吸入肺。

七、肺气肿

肺气肿是指终末细支气管远端（呼吸细支气管、肺泡管、肺泡囊和肺泡）气道弹性减退、过度膨胀、充气和肺容积增大，或同时伴有气道壁破坏的病理状态。阻塞性肺气肿是该病最常见的类型。

本病起病隐潜。以慢支为病因者，在原有多年的咳嗽、咳痰等症状的基础上出现了逐渐加重的呼吸困难。吸烟者常在早晨起床后咳嗽和咳黏液痰，并发呼吸道感染时有黏液脓性痰。咳嗽、咳痰症状多在冬季加重，翌年气候转暖时逐渐减轻。病变严重者咳嗽、咳痰长年存在，无冬重夏轻的季节性变化规律。

肺气肿患者常有气急症状，早期多在活动后如登楼或快步行走时感气急，以后发展到走平路时亦感气急。若在说话、穿衣、洗脸乃至静息时有气急，提示肺气肿相当严重。

慢支、支气管哮喘和阻塞性肺气肿均属慢性阻塞性肺病，且慢支和支气管哮喘均可并发阻塞性肺气肿，但三者既有联系，又有区别，不可等同。

【推拿特色治疗】

本病推拿治疗的目的在于改善呼吸功能，提高患者工作、生活能力。慢性阻塞性肺疾患常伴有不同程度的呼吸道分泌物增加和咯痰功能的减弱，容易导致肺部反复感染而加重呼吸道的阻塞，所以清除呼吸道的分泌物就显得十分重要。

在胸背部应用拍击和震动的手法，可使支气管内的分泌物松动，从而使之引入较大的支气管而促进咳出。同时，通过其他特色治法，可有利于肺气肿的保健与康复。其操作为：

①胸部捶震法：每天先捶胸背30~45秒，再用手掌按于胸背部摇震4~5次，捶、震交替，反复2~3次，鼓励患者将痰咳出。痰量多者可重复操作，对于黏稠的分泌物以拍击法最有效，震动法可使其进一步松动，所以推拿的拍击手法要先于震动手法进行。

②梳胁开胸顺气法：患者仰卧，医者站其侧，以双手五指略分开呈梳状，以掌指部着力，自胸部正中线沿肋骨向两侧分梳到腋下，从上向下逐步移动分梳时向胸部两侧，反复操作数次。双手用力要均匀、对称，着力和缓，向两胁分梳时要注意保护皮肤，避免搓、擦动作。由于胸胁是阴阳升降之通道、胸中阳气之所，故梳摩之有疏通经络、开胸顺气、疏肝解郁、宣肺宽胸的作用。此法不宜用于妇女。

③掌压胁肋法：患者侧卧，一侧上肢上举抱头。医者以两手掌心并置于患者腋下渊腋、大包穴处，四指置于天池、食窦穴处，随呼吸做颤动按压，反复操作2~5分钟。施术时，两掌心需密切接触腋下皮肤。术时患者迎随呼吸，呼气时医者双手均匀着力向下压。此法有宽胸理气、清热解郁的作用。

④双龙点肾法：患者俯卧，医者站其侧，两拇指伸直以指端置于两侧肾俞穴，余指扶定体两侧，两拇指同时着力，戳点对合，向内略向上斜对点按，由浅入深，以连续点按三次为宜。此法有调补肾气、强腰壮肾、明目聪耳、壮阳健骨的作用，通过补肾而纳气。

⑤双翅叩按法：患者取坐位，双臂伸直。医者站其背后，以双手导引患者伸直上举的双臂旋转3~5次后，将患者双臂上举过头，再使双臂对拢向内叩按数次，称展翅叩按；然后使患者双臂交叉

于胸前，医者分别将患者两侧肘部向内收拢后叩按数次，此法称为拢翅叩按法。施术时，患者双臂肌肉要放松，医者操作时双手要均匀持缓用力。叩按范围在正常生理活动范围之内，向前向内方向叩按。此法有通利关节、开胸顺气、活血散瘀、缓解痉挛等作用。

⑥顺气法：患者取坐位，医者一手掌心置其璇玑穴，另一手掌心横置大椎穴外，自上向下沿胸、背正中线，摩动到中庭和至阳穴止，反复数次。操作时双手应同时协调、均匀着力而有节律。此法有顺气和胃、宽胸利膈的作用。如胸中憋闷、肝胃不和、饮食不下者，可配扩胸法、拿肩井法；如头昏、目眩、项背隐隐作痛者，可配枕后斜推法、额前分推法。

【自我按摩法】

1. 胸背拍震法

每天先用虚掌（或实拳）反手拍背部半分钟（反手拍背法），再用两手掌（一手掌置背部）分别按于胸背部震摇4~5次，拍、震交替，反复2~3次，鼓励受医者将痰咳出。痰量多者可重复操作。

2. 开胸法

患者取坐位，以双手五指略分开呈梳状，以掌指部着力，自胸部正中线沿肋骨向两侧分梳到腋下，从上向下逐步移动分梳向胸部两侧，反复操作数次（开胸法）。此法不宜用于妇女。

3. 掌压胁肋法

患者取坐位，以两手掌置于腋下，随呼吸做颤动按压，反复操作2~5分钟（掌压胁肋法）。

4. 双龙点肾法

患者取坐位，以两拇指指端置于两侧肾俞穴处，由浅入深地着力点按3~5次（双龙点肾法）。

5. 顺气法

患者取坐位，一手掌心置璇玑穴，自上向下沿胸正中线摩动到中庭穴止，反复数次（顺气法）。

【注意事项】

解除气道阻塞中的可逆因素；控制咳嗽和痰液的生成；消除和预防气道感染；控制各种可防治的合并症，如动脉低氧血症和血管方面的问题；避免吸烟和接触其他气道刺激物；解除患者常伴有的精神焦虑和忧郁；重视营养素的摄入，改善营养状况；开展全身运动，如通过步行、广播操、太极拳等增加肌肉活动度，锻炼呼吸循环功能；呼吸训练，如指导患者作深而缓的腹式呼吸。

第二节　消化科病症

一、贲门失弛缓症

贲门失弛缓症又称食管—贲门失弛缓症、贲门痉挛、巨食管，属食管运动功能紊乱疾病之一。中医学中无此病名，但在"胃脘痛""噎膈""反胃"等证候中，则叙述有此病之类似症状。

中医学认为本病多因闷郁气滞不舒，忧愁过度，而致气结痰凝。此外，饮食不调，喜食生冷，嗜酒无度，亦可招致本病的产生。

贲门失弛缓症虽然是一种良性疾病，但对生活质量和健康影响极大。为了缓解吞咽困难，患者会采取一切办法，包括变换体位、饮水、反复吞咽等措施，因此患者羞于在众人面前就餐而愿单独进食，由此又会造成心理压力，严重影响社交等活动。

【辨证论治】

1. 气结痰凝型

证候：食物咽下噎逆不顺，胃脘及胸中阻隔并感疼痛，重则水谷不下，反流食物与痰涎，大便干燥。患者日渐消瘦，精神疲惫，苔腻，脉弦滑，腹诊多见"心下痞硬型"。

治则：顺气宽胸，豁痰健脾。

操作方法：①按胸骨法；②分肋法；③宽胸法；④下腹摩按法；⑤推膈俞法；⑥拿肩井法。

2. 脾胃虚衰型

证候：脘腹胀满，或兼有腹部隐痛，绵绵不绝，食纳减少，或食入即吐，小便不利，大便稀薄，身倦乏力，气短懒言，面色萎黄，肢体消瘦，舌淡苔白，脉缓弱，腹诊多见"脐上虚满型"。

治则：补脾益气，健胃降逆。

操作方法：①上腹横摩法；②按胸骨法；③推上腹法；④背部挤推法；⑤顺气法；⑥揉足三里法。

【自我按摩法】

1. 取坐位，以一手掌置胸骨上璇玑穴处，逐步向下按摩至中庭穴止，反复操作2～3分钟。

2. 推上腹法。

3. 上腹横摩法。

4. 揉足三里法。

【注意事项】

在推拿治疗期间，患者应注意生活要有规律，心情要愉快，心胸要开朗，工作要劳逸结合，多参加锻炼，宜少食多餐、细嚼慢咽，避免过冷、过热和刺激性饮食。对精神神经紧张者，可予以心理治疗。吸气后紧闭声门，用力作呼气动作（即用力屏气），可促使食物从食管进入胃内，从而解除胸骨后不适。

二、反流性食管炎

反流性食管炎系指由于胃和（或）十二指肠内容物反流入食管，引起的食管黏膜炎症、糜烂、溃疡和纤维化等病变。

在中医学中，反流性食管炎属于"反胃""吐酸""噎膈"等范畴，其发生与饮食、情志等因素有关。如情志不畅，气郁伤肝，肝失疏泄，横逆犯胃，以致胃气上逆；饮食不节，损伤脾胃，胃失和降，气机阻滞而疼痛。本病早期可见吐酸、胸膈灼痛等症；若食管反流日久，则病情加重，出现噎食、嗝证等。

本病的主要症状为胸骨后烧灼感或疼痛，多在餐后1小时左右发生，半卧位、躯体前屈或剧烈运动可诱发，直立位或服制酸剂可缓解，过热、过酸食物可使之加重。

【治疗】

1. 全身推拿法

治则：健脾和胃，调中益气。

操作方法：①上腹横摩法；②腹部斜摩法；③腹肌拿提法；④脐周团摩法；⑤脊背拿提法；⑥按股前法。

2. 足部按摩法

足底部反射区可选头部（大脑）、小脑及脑干、甲状旁腺、肝、胆囊、心、脾、肾、输尿管、膀胱、胃、胰、十二指肠、盲肠（阑尾）、回盲瓣、升结肠、横结肠、降结肠、乙状结肠及直肠、小肠、肛门。操作采用拇指指端点法、食指指间关节点法、拇指关节刮法、食指关节刮法、双指关节刮法、拳刮法、拇指推法、擦法、拍法等。足内侧反射区可选颈椎、胸椎、腰椎、骶骨，操作采用拇指推法。

【自我按摩法】

1. 上腹横摩法。

2. 揉腹法：仰卧，以掌心置神阙穴上，以肚脐为中心，先作顺时针方向旋转团摩 3 分钟，再作逆时针方向旋转团摩 3 分钟。

3. 开胸顺气法：仰卧，双手五指略分开呈梳状，自胸部正中线起沿肋骨向两侧分梳至腋下，从上向下逐步移动，反复操作数次。

4. 顺气法：取坐位，一手掌心置璇玑穴，自上向下沿胸正中线，摩动到中庭穴止，反复数次。

5. 解溪掐法：取坐位，以两手拇指掌侧分置于股前上方之髀关穴处，其余四指分置大腿两侧，经伏兔、梁丘、足三里、下巨虚，自上向下逐步点按至解溪穴止 3～5 分钟。

【注意事项】

推拿治疗期间，饮食宜少量多餐，不宜过饱；忌烟、酒、咖啡、巧克力、酸食和过多脂肪；避免餐后即平卧；卧时床头抬高 20～30 cm，裤带不宜束得过紧，避免各种引起腹压过高的情况（如屏气等）。

三、慢性胃炎

慢性胃炎是一种常见病，其发病率在各种胃病中居首位。年龄越大，发病率越高。其实质是胃黏膜的上皮遭到反复损害，由于黏膜特异的再生能力使黏膜发生改建，最终导致不可逆的固有胃腺体的萎缩，甚至消失。

中医学中无慢性胃炎的名称，但本病的临床表现散见于"胃脘痛""恶心""呕吐""反胃""嗳酸""嘈杂""痞满"等证候中。

中医学将本病所出现的各种症状统称为脾胃疾病，脾胃皆属土，脾为脏而胃为腑，二者表里相关，胃主纳而脾主运。关于脾胃受损的原因，中医学记载较多，如《黄帝内经》曰："饮食劳倦则伤脾，脾伤则不能运化，气血由此而亏。"《景岳全书》曰："脾胃之伤于内者惟思忧忿怒最为伤心，心伤则子母相关而化源者为甚，此脾胃之于情感者较之饮食寒暑为更多也。"以上论述充分说明脾胃病的原因有外来和内在的因素，而内在因素中精神神经因素尤为重要。一般认为，脾胃虚弱为内在因素，饮食不节、情志所伤、劳逸过度为诱发因素。饮食不节，积滞不化，郁遏气机；忧思恼怒，肝失疏泄，气滞胃脘；过度辛劳则耗伤气血，过度安逸则气机不舒。脾胃素虚，加之以上诸因素致气机不畅，郁滞胃脘，使升降失常。

【辨证论治】

1. 食滞型

证候：多由食积所引起，表现为胸腹满闷，嗳腐吞酸，恶心，腹痛，纳食无味，舌质淡红，苔厚或腻，脉涩。腹诊多见"胃中宿滞型"。

治则：开胸顺气，健胃消食。

操作方法：①大消气法；②上腹摩按法；③推上腹法；④背部拳揉法；⑤扩胸法；⑥顺气法。

2. 胃热型

证候：表现为胃部嘈杂不适，时有烧灼感；吞酸或呕吐，吐物酸苦或夹有黄水，口干且苦，渴喜冷饮，大便秘结，小便短黄，舌质微红，苔薄黄或黄腻，脉洪数或弦数有力。腹诊多见"邪结胸腹型"。

治则：清热和中。

操作方法：①点按侧胸腹法；②摩按季肋下法；③腹直肌横摩法；④侧腹挤推法；⑤推膈俞法；⑥膝周揉法。

3. 胃阳虚型

证候：表现为胸脘满闷，时胀时减，喜按，得暖则舒，或朝食暮吐，吐出未消化食物，纳少不思食，舌质淡，苔薄白而润，脉细数。腹诊多见"胃内停水型"。

治则：温补脾胃。

操作方法：①上腹横摩法；②腹部斜摩法；③推侧腹法；④脐周团摩法；⑤背部挤推法；⑥背部拳揉法。

4. 胃寒型

证候：表现为胃脘闷胀，疼痛绵绵不已，呕吐清水，遇冷则剧，喜热饮不思食，四肢发冷，大便溏泻不臭，小便清长，舌淡，苔薄白，脉沉迟或沉紧。腹诊多见"胃内停水型"或"脐上虚满型"。

治则：温中和胃。

操作方法：①按腹中法；②脐周团摩法；③脐旁横摩法；④按髂骨内侧法；⑤点肋补气法；⑥背部拳揉法；⑦背部抚摩法。

【推拿特色治法】

①患者仰卧，医者坐其侧，先以一指禅揉法、按法、点法在合谷、内关、足三里、三阴交、太白、气海、关元、中脘等穴施治各100次。点穴时可双手同时运用，或以二指禅手法（即中、食二指同点就近的两个腧穴）点穴。

②患者俯卧，医者以二指禅手法双手同点、按、揉双侧胃俞、脾俞穴（各100次，手法稍重）。

③双掌重叠，由大椎穴至长强穴按压往返 6 次（注：此法谓之压脊法，往返一个来回为 1 次）。

④由大椎穴至命门穴处自上而下，再由下至上提捏脊椎两侧皮肤肌肉 6 次（注：此法谓之捏脊法，往返一个来回为 1 次）。

⑤患者仰卧，医者立于床边，以中脘穴为中心，施乾坤运转法 1 次（即双掌重叠，按于所需治疗的部位，先由里向外逆时针揉抚 36 周，然后再由外向里顺时针揉抚 36 周回到原处）。

【自我按摩法】

1. 仰卧，双手四指并拢，指尖放在中脘穴部（点按中脘穴），顺着呼吸适当用力徐徐下压，约 10 次呼吸之后，再慢慢抬起，如此反复 1～2 分钟。

2. 取坐位或仰卧，以中脘穴为中心，双掌重叠按于其上，先由里向外逆时针揉抚 36 周，然后再由外向里顺时针揉抚 36 周。

3. 取坐位或仰卧，以一手或两手四指并置左或右侧腹直肌上缘，再自其内缘向外缘横摩，自上腹部顺腹直肌向下腹部反复横摩 3～5 分钟。

4. 取坐位，先用右手拇指螺纹面按揉左侧内关穴 1～2 分钟，再用左手拇指螺纹面按揉右侧内关穴 1～2 分钟。

5. 取坐位，以拇指掌侧指揉血海、阴陵泉、阳陵泉（弹拨阳陵泉）及内外膝眼穴后，再以掌心置膝关节上，手指分置膝关节周围揉捏 3～5 分钟（揉膝）。

6. 用双手拇指螺纹面同时按揉两侧足三里穴 1～2 分钟（按揉足三里）。

【注意事项】

生活中应尽量避免精神紧张，思想开朗、情绪稳定有助于防治胃炎，并能调节消化系统功能；注意劳逸结合及关注气候变化，避免着凉。发作期应适当休息，饮食上要注意避免生、冷、酸、辣、硬、油炸食物，少食多餐，选择易消化、无刺激性的食物，进食宜细嚼慢咽，戒烟、忌酒。积极治疗口、鼻、咽部慢性感染病，如慢性扁桃体炎、齿槽溢脓、慢性副鼻窦炎等，不使疾病急性发作或复发。

【预后】

慢性浅表性胃炎预后良好，少数可演变为萎缩性胃炎。萎缩性胃炎伴有重度肠腺化生或（和）不典型增生者有癌变可能，慢性萎缩性胃炎也有癌变的可能。因此，对慢性胃炎治疗应及早从浅表性胃炎开始，对萎缩性胃炎也应坚持治疗。

四、胃下垂

胃下垂是一种常见的消化系统疾病，是指胃全部（包括大弯和小弯）下降至不正常的位置，是全内脏下垂的一部分。如胃小弯的位置下降到髂嵴联线以下，并有一系列消化系统、神经系统及全身其他病状，以及腹肌松弛、体重减轻等，则为明显的胃下垂体征。

中医学无胃下垂的病名，认为此症乃中气不足，气虚下陷所致。早在《灵枢·本脏》中，即有"脾合胃，胃者肉其应也"的记载，且有"脾应肉，肉䐃坚大者，胃厚；肉䐃麽者，胃薄，胃不坚。

肉䐃小而糜者胃不坚，肉䐃不称身者胃下；胃下者，下管约不利"的表述，此条文符合临床上所见到的体瘦形长、肌肉不发达的人，其胸部大都呈狭长形，骨骼也很细弱。这种无力型体形的人，常易发生胃下垂。临床上，胃下垂常与肾下垂同时出现，亦可为全内脏下垂的一部分。

中医学认为，脾胃为后天之本，运化水谷精微，是人体赖以生存之基础。本病多由脾胃虚弱、脾失升降功能、中气下陷所致，因脾胃亦为中气之本，脾主肌肉而司运化，脾虚则运化失常，中气升举无力，胃之悬挂无力，因而发生下坠。此外，脏腑气血不足，气机不畅，饮食不佳，暴饮暴食，饭后运动过剧，或有长期胃病史，引起胃张力和机能衰退，以致胃腑日渐下垂，甚至达盆腔之内。正如李东垣所说："夫饮食不节则胃病。"思虑过度，情绪不宁，精神长期处于紧张状态，也可致食欲减退，脾胃虚弱；产后气血亏损，元气未复而过早劳累，亦常是体质素虚之妇人胃下垂的诱因之一。

【辨证论治】

人体气机的升降出入，取决于各脏腑的作用，关系到脏腑、经络、气血、阴阳等方面的功能活动。脾胃位于中焦，胃的生理特点主降，脾的生理特点主升，同时心火的下降、肺气的肃降、肝气的生发和肾水的上奉等，也无不配合脾胃的升降来实现其升降运动，这说明脾与胃共同主宰完成人体气机的升降功能，实为整体气机的枢纽。

若脾胃虚弱，运化无力，则肚腹胀满，倦怠乏力，身体消瘦，腹壁肌肉无力。腹部推拿是调节脾胃升降功能的有效方法，运腹推腹则是健脾补气、恢复脾的运化和升提功能的重要手段。所以，胃下垂的推拿治则为升举中气、健脾和胃、固本益气。通过腹部推拿手法，直接作用于冲、任、督、胃四脉，进而对五脏六腑、十二经脉的气血产生影响，以疏通经脉、行气活血、扶正祛邪、调节脏腑、平衡阴阳，取得治疗脏腑、经脉及与其相连属器官病理改变之目的，促进经气循行流通，促使五脏六腑气机的滋生和恢复。运用推拿手法调节脾胃升降功能，不仅可以治疗脾胃本体的病变，对其他脏腑的功能也起着重要的调节作用，有益于人体元气的滋生，从而使脾胃得健，中气得复，这是治疗胃下垂的关键所在。同时，推拿按摩可以刺激胃肠道的蠕动，起到间接按摩消化器官的作用。又由于推拿刺激了腹部肌肉，使其得以锻炼，加强了对胃的保护和约束，从而使下垂的胃腑上提。

【推拿特色治疗】

1. 推拿治法一

①上腹横摩法；②按腹中法；③腹肌拿提法；④点肋补气法；⑤背部挤推法；⑥指分腰法。

2. 推拿治法二

①患者仰卧，医者位于其右侧，先用轻柔的一指禅推法、揉法于腹部，以鸠尾、中脘为重点操作穴位。

②从腹部循序往下至少腹部，以脐周围及天枢、气海为重点，用托法（即医者将四指并拢，以螺纹着力，根据胃下垂的不同程度，自下而上托之），同时用指振法在中脘穴和掌振法在上腹部振动；最后在腹部以逆时针方向用摩法治疗，约15分钟。

③患者俯卧，医者用按法沿脊柱两侧膀胱经治疗，重点在胸6~胸12椎体两旁俞穴；然后在脾俞、胃俞、肝俞用较轻柔的手法滚揉约10分钟。

④如患者肝气郁结，可再按揉章门、期门及肝俞、太冲，每穴 1~2 分钟，然后擦两胁肋，以微微透热为度；如患者气血不足，可直擦背部督脉，横擦左侧背部，均以透热为度。

⑤按揉足三里约 2 分钟。

3. 推拿治法三

此治法系采用腹部按揉运推法，辅以俞募配穴手法。其操作方法为：

①按腹：患者仰卧，医者位于患者左侧，左手中指第一节附着在下脘穴上，其余四指并拢平置于腹上，拇指张开贴扶于左腹肋缘下部，再以右手大鱼际中部压于左手中指之第二节处，随着患者的呼吸徐徐下按，至手下有搏动感时，保持力量衡定，一般每次不超过 10 分钟，以腰腹部及双下肢出现凉、麻、热、胀的感觉为得气的标准。

②揉腹：医者双手稍重叠略呈拱手状（右手的大鱼际重叠于左手大拇指之背侧面），由右手掌之尺侧接触腹部，然后右手小指依次动作至左手食指，再由左手食指依次动作至左手小指，最后以两手掌腕部接触腹部，此为一个揉法的完整动作，作用于整个腹部，揉约 10 周即可。

③运腹：此法与揉法略同，亦可兼用。运法与揉法的区别，即是单手者为运，双手者为揉；运法一般用于下腹部，而揉法一般施于全腹部；运法之操作即先以医者右手之掌侧由患者腹部的左侧向右侧轻推，再以右手之手指由腹部之右侧向左侧运，周而复始，约 10 余次，在轻推与侧运时，方向朝上。

④推腹：推腹是治疗胃下垂的主要手法，首先以掌根为着力部位，紧贴腹部，从关元至鸠尾，自下向上推 5~10 遍；然后双手掌根分别紧贴腹部，自下腹部的平髂前上嵴处，集中向中脘穴处合推 5~7 遍。

⑤俞募配穴：分别以按、揉、一指禅手法作用于章门、中脘及背部的脾俞、胃俞。每日治疗 1 次，15 天为一疗程。

4. 推拿治法四

①患者仰卧，医者先用一指禅推法或揉法于鸠尾、中脘、天枢、气海、关元等穴操作约 15 分钟；接着在腹部沿逆时针方向用托法（医者食、中、无名、小指伸直并拢，以螺纹面和小鱼际部着力托住胃底部，随着患者深呼气，由下而上，循逆时针方向上托，称托法）进行操作；然后在中脘部用手掌振颤法进行操作。

②患者取坐位，按揉脾俞、胃俞、大肠俞、足三里等穴。

③医者用左手扶住患者左肩部，右手食、中、无名、小指伸直并拢，随着患者呼吸，自左侧肩胛骨内下缘向外上方慢慢插入，进退 3~5 次，以升提胃腑。

5. 推拿治法五

①患者仰卧，医者用摩法在腹部进行逆时针方向的旋摩。

②患者俯卧，医者先用轻柔的擦法沿脊柱两侧足太阳膀胱经治疗，然后重点在督俞、膈俞、肝俞、胆俞、肾俞、脾俞、胃俞作较轻柔的按揉，使胃部得以提升。待有强烈的酸胀得气感后，再施用捏脊法数次。

③患者取坐位，医者站于其后，先用拇指点按百会穴，然后拿肩井、曲池约 1~3 分钟，最后再提拿肩胛内筋结束治疗。

6. 推拿治法六

①患者俯卧，医者站其右侧，从胸至腰脊柱两侧沿膀胱经进行推、按、拨、揉，点、压手法刺激脾俞、胃俞、胃仓等穴，然后作捏脊法，再用双手掌于肾俞、白环俞穴处作挤压法。

②患者仰卧，医者于其腹部施行自下而上的波形揉捏，即双手拇指与其余四指相对并拢，反复拿捏腹部两侧腹直肌层，形如波状。

③患者仰卧，医者右手稍微弯屈，使掌心合拢，贴紧于患者下腹部，边微微震颤边向上推移。运行至上脘、中脘、下脘及神阙周围时，可进行按揉手法，使其感觉发热为度。

④患者取坐位，医者先施以擦肩法，再用手指拨揉胸锁乳突肌；然后点按百会、肺俞，按揉脾俞、胃俞。

⑤按揉下肢之足三里、三阴交各约1分钟。

施术的手法、力量，应视患者病情、体质好转情况而调整。

【自我按摩法】

1. 取坐位或仰卧位，两手重叠，自上腹部之上脘、中脘、下脘、气海、关元用推摩法由上而下操作数次，然后点按上脘、中脘等穴位，按揉足三里、三阴交。

2. 拿捏腹肌法：取坐位或仰卧位，以手拇、食指拿捏上腹肌肉，两手交替进行 3 ~ 5 分钟。

3. 托腹法：取坐位或仰卧位，以一手小鱼际托起下垂的胃体，即从左下腹上托至左肋下，反复30 ~ 40 次。

4. 呼吸收腹法：取坐位或仰卧位，做向上提气的提肛运动约 50 次。

5. 取坐位，以一手中指点按头顶的百会穴约半分钟。

6. 取坐位，用一手拿捏对侧的肩井穴半分钟，再换手拿捏对侧的肩井穴半分钟。

自我保健按摩期间，可配合胃下垂的保健操。其方法为：①仰卧，两下肢轮流直腿抬高；②仰卧，收腹，两下肢一起直腿抬高；③仰卧蹬腿；④仰卧抱膝；⑤仰卧起坐；⑥仰卧屈膝抬臀。此保健操每日早晚各做一次，每节做 10 ~ 15 次。

【注意事项】

推拿治疗期间或疾病恢复后，配合医疗练功有助于防止胃下垂继续发展，还可因体力和肌力增强而增强胃臂张力和胃蠕动，改善症状。其方法为：①积极参加体育锻炼，进行气功疗法及医疗体操，如锻炼腹肌的胃下垂保健操或仰卧起坐运动等。②患者取仰卧位或坐位，做呼吸收腹法，每组向上提气（提肛运动）50 次，每日 3 ~ 5 组，30 组为一疗程。

此外，胃下垂患者还应注意保持规律起居，注意情志舒畅，睡眠以仰卧及右侧卧为佳。饮食调理采取少食多餐，每日可 4 ~ 6 餐。由于胃下垂患者的胃壁张力降低，胃蠕动缓慢，因此应细嚼慢咽，以利于食物的消化吸收及增强胃蠕动和促进胃排空速度，缓解腹胀不适。平时所吃的食物应细软、清淡、易消化，饭后可卧床休息，禁止剧烈运动。

胃下垂患者大多体力和肌力都较弱，加之消化吸收不好，容易产生机体营养失衡，故较正常人更容易感到疲劳和精神不振。因此，患者要注意在少量多餐的基础上力求膳食营养均衡，通过增加蛋白质摄入，增加体力和肌力，缓解疲劳症状，改善胃壁平滑肌的力量，促进胃壁张力升高、胃蠕动增强。同时，为减少对胃的刺激，忌食生冷与刺激性食物，如辣椒、姜、过量酒精、咖啡、可乐及浓茶等。

由于胃下垂患者的胃肠蠕动往往比较缓慢，若饮食不当或饮水不足则容易发生便秘，而便秘又会加重胃下垂程度，所以应加以防范，如日常饮食中多调配水果、蔬菜，清晨喝淡盐水或睡前喝蜂蜜水，以缓解和消除便秘。胃下垂严重者，可使用胃托。

五、胃黏膜脱垂症

胃黏膜脱垂症是指胃幽门窦部过于松弛的胃黏膜，通过幽门突出于十二指肠球部而发生腹痛、腹胀等症状，严重时可引起幽门梗阻或消化道出血。

胃黏膜脱垂症主要与胃窦部炎症有关，胃黏膜恶性细胞浸润也可引起本病。一切能引起胃剧烈蠕动的因素，如精神紧张、烟酒、咖啡刺激等，均可为本病的诱因。胃黏膜脱垂症患者常伴有不同程度的神经官能症，并常与溃疡病或慢性胃炎同时存在，这可能与高级神经活动障碍有关。

本病多见于30～50岁男性。由于脱垂程度不同，轻者可毫无症状，或仅有腹胀、嗳气等非特异性症状。部分胃黏膜脱入幽门而不能立即复位者，可有中上腹隐痛、烧灼痛甚至绞痛，并可向后背部放射，常伴恶心、呕吐。重者可出现类似急腹症的表现。在日常调护时，应少食多餐，戒烟酒。

【辨证论治】

1. 胃热食滞型

证候：胃脘嘈杂不适，时有烧灼感，嗳腐吞酸，呕吐酸苦黄水，腹痛拒按，大便秘结，小便短黄，舌红苔腻，脉洪数有力，腹诊多见"邪结胸腹型"。

治则：消热导滞。

操作方法：①上腹摩按法；②侧腹挤推法；③摩按季肋下法；④束腹法；⑤按阴陵泉法；⑥脊背拿提法。

2. 脾胃阳虚型

证候：胃脘胀痛，绵绵不绝，喜按食少，不纳硬食，口吐清水，面色苍白，手足不温，有时大便溏泻，舌淡，苔薄白，脉沉而细，腹诊多见"胃内停水型"。

治则：补脾益胃，健运温中。

操作方法：①上腹横摩法；②脐周团摩法；③摩侧腹法；④腹肌拿提法；⑤背部拳揉法；⑥揉足三里法。

【自我按摩法】

1. 上腹摩按法。

2. 侧腹挤推法。

3. 揉脐法。

4. 按阴陵泉法。

5. 揉足三里法。

六、溃疡病

溃疡病又称消化性溃疡，为一种常见的慢性疾病，是指在某种情况下，胃肠黏膜被胃酸和胃蛋白酶的消化作用（自身消化）刺激而形成的慢性溃疡。其典型临床表现为慢性、周期性、节律性上腹痛，约10%～15%患者平时缺乏典型临床表现，而以大出血、急性穿孔为其首发症状。

溃疡病属于中医学的"胃脘痛""胃痛""心痛"等范畴，多由于饮食不节，精神紧张，烟酒过度，先天禀赋不足及其他脏腑功能失调引起胃脘部节律性、周期性、慢性疼痛，以及嗳气，反酸等症。

中医学认为本病的内因主要为"肝胃不和"，剧烈的情志变化能使肝气郁滞，肝郁克伐脾土，而使脾胃虚弱。外因为饮食不节、嗜酒过度、劳倦等影响脾胃功能，脾胃虚弱后，肝木亦得以乘脾土。此外，体内原有或新产生的痰涎、瘀血及外来的风、寒、湿、热乘虚犯脾，妨碍气机升降，均可引起胃痛、呕吐、胃纳不佳、吐酸等溃疡病症状。

【辨证论治】

溃疡病的辨证应分清标本。一般来说新病多实证、热证，久病多虚证、寒证，更久则可有血瘀或虚实夹杂证。临床应根据疼痛的部位、性质及饮食关系，结合其他见症辨别其虚、实、寒、热。

1. 脾胃虚弱型

证候：胃痛绵绵不绝、喜按、食少、得食痛减、胸闷脘胀、喜热饮、吐酸或清水、面色苍白、舌淡、苔薄白、脉沉弱；若脾胃虚寒者，更有手足冷、大便稀溏、小便清长、出冷汗、脉沉迟等症，腹诊多见"肋下绵软型"。

治则：培土益气。

操作方法：①上腹横摩法；②腹部斜摩法；③推侧腹法；④腹肌拿提法；⑤点肋补气法；⑥背部挤推法。

2. 肝热型

证候：胃痛急，游走刺痛，拒按，口苦，呕吐，嗳酸，呃逆，面赤口干，胸脘痞硬，大便结燥，舌红苔黄，脉弦数，腹诊多见"肋下胀满型"。

治则：疏肝理气，清热降逆。

操作方法：①宽胸法；②点按侧胸腹法；③摩按季肋下法；④侧腹挤推法；⑤背部斜摩法；⑥股内侧重压法。

3. 混合型

证候：具有以上两型部分表现者。

治则：温寒清热。

操作方法：①上腹横摩法；②按天枢法；③腹部斜摩法；④推侧腹法；⑤推背法；⑥脊背拿提法；⑦揉足三里法。

【推拿特色治法】

1. 特色治法一

①患者仰卧，医者以两手四指并置剑突下巨阙穴处，自上向下沿上腹、脐部至耻骨联合上方曲

骨穴止，垂直向下抚摩 3～5 分钟。

②以拇指掌侧置上脘穴处，逐步下移至中脘、下脘穴，各穴均进行长按；待痛止后，再向下移动经气海穴至关元穴止，反复颤动点按 3～5 分钟。

③患者左侧卧位，医者以左手置上腹部不容、承满穴处进行长按，同时右手拇指掌侧先后按压风门、膏肓、脾俞（按揉脾俞穴）、胃俞穴（按揉胃俞穴），指揉各 2～3 分钟。

④患者仰卧，医者以拇指指揉下肢之梁丘、足三里及足背上之太冲，反复操作 2～3 分钟。

2. 特色治法二

①医者以中指点压中脘穴处，用震颤动作随患者呼吸上下反复 5～10 次后，继用掌根压在小腹关元穴上，震颤按压 10～15 次。

②大鱼际置于腹股沟上转动震颤 1～2 分钟，左右交替操作。

③双手拇指和其他四指分开拿住腹部，上下摇动 10～15 次后，再用右手拇指拿住一侧天枢穴，其他四指拿另一侧天枢穴，用力拿起，左右摇动 3～5 次。

④用中指压住膻中穴震颤 10～15 次，然后震颤下滑至关元穴，稍用力下压震颤 20～30 次。

3. 特色治法三

①医者以两手掌搓热，趁热以掌心置于患者脐部，以脐为中心做顺时针和逆时针旋转团摩 3～5 分钟。

②以手四指掌侧置剑突下，自上向下轻轻抚摩至脐上止，反复呈直线摩动 1～2 分钟。

③两手四指微分开，置于两侧胸胁部，沿肋间隙由外向内摩动 10～15 次。

④食指背屈，用指关节骨突部先后指揉两侧足三里、内关、外关各穴 2～3 分钟。

4. 特色治法四

①以掌根部置于脊柱一侧，自大椎穴平高处沿脊柱外缘向下掌揉至命门穴平高处止，左右交替操作 2～3 分钟。

②以拇指指腹按揉和推背部两侧膈俞、肝俞，反复指揉各穴 1～2 分钟。

③手握空拳，在膈俞、肝俞两穴上呈井字形轻轻叩击 1 分钟。

【自我按摩法】

1. 侧摩胸腹法：先将右手掌置于左胸侧部，用力摩按到右大腿根处；然后左手从右胸侧部用力摩按到左大腿根处。左右手交叉进行，各摩按 10 次。

2. 颤点腹穴法：以一手中指掌侧置上脘穴处，逐步下移经中脘、下脘穴，各穴均进行长按；待痛止后，再向下移动经气海至关元穴止，反复颤动点按 3～5 分钟。

3. 揉腹法：以两手掌搓热，趁热以掌心置于肚脐部，以脐为中心做顺时针和逆时针旋转团摩 3～5 分钟。

4. 仰卧，以一手四指掌侧置于腹部左或右侧处，缓缓横摩至对侧腹部止，沿腹直肌自上向下反复横摩 3～5 分钟。

5. 直坐，以拇指按揉两侧下肢之梁丘穴、足三里及足背上之太冲穴，反复操作 2～3 分钟。

6. 脾胃虚寒所致的溃疡病，还可自我直擦背部督脉及肾俞、命门穴，以透热为度。

7. 为加强保健治疗效果，可嘱家属手握空拳，由上至下地在背后脊柱两侧的肝俞、胆俞、膈俞、脾俞、胃俞、肾俞、三焦俞等穴处进行拳揉法 3~5 分钟。

【注意事项】

推拿治疗期间，可配合饮食疗法，以进一步提高疗效，如少食多餐，采用主要由牛奶、鸡蛋、奶油组成的食谱和软的非刺激性食物，其原理在于这些食物能够持久地稀释和中和胃酸。

由于溃疡病属于典型的心身疾病范畴，心理-社会因素对发病也起着重要作用，因此应保持乐观的情绪、规律的生活，避免过度紧张与劳累。当溃疡活动期症状较重时，可卧床休息几天乃至 1~2 周。同时，运动保健如散步、太极八卦拍打法等，可改善胃肠道的血液循环，增强消化与吸收功能，对促进溃疡愈合有利。

七、胃扭转

胃扭转多继发于胃病之后，胃病致胃壁张力降低，韧带松弛，饭后如剧烈运动或体位突然变化，胃肠沿其长轴发生扭转，致胃壁血液循环受阻（严重缺血可发生组织坏死），胃功能紊乱，可见腹痛、腹胀、呕吐等症。

【治疗】

腹部按摩可促进腹腔器官的血液、淋巴液循环，改善组织营养，使胃肠肌层功能增强，促进胃肠蠕动，促进胃腺分泌，增强消化功能。反复的腹部揉按压挤和提拿腹肌手法，可机械性地对胃肠起到牵伸、推移、复位、剥离组织粘连、提高胃壁肌肉和韧带张力、增强腹肌肌力等作用，逐渐促使胃扭转复位。

必须注意，对于慢性胃扭转者，可以通过推拿手法或胃镜操作进行复位治疗；但对于急性胃扭转者，如果推拿手法治疗以及其他方法未能奏效，则须考虑手术治疗，否则胃壁血液循环受阻严重时可致组织坏死。

操作时，患者取仰卧位，治疗手法包括腹部掌推法、掌按法、指揉法、掌揉法、压挤法、拿提腹肌和点穴法。指针点穴采用"气至病所"的手法，常用中脘、天枢、下脘、关元、脾俞、胃俞、足三里、三阴交、内关、外关、合谷等穴。每日治疗 1 次，10~15 次为 1 个疗程。

八、溃疡性结肠炎

溃疡性结肠炎又称慢性非特异性溃疡性结肠炎，是一种原因不明的直肠和结肠的慢性炎性疾病。病变主要局限于结肠的黏膜，表现为炎症或溃疡，多累及直肠和远端结肠，但可向近端扩展，甚至遍及整个结肠。本病的主要临床表现是腹泻、黏液脓血便、腹痛和里急后重，病情轻重不等，多反复发作或长期迁延呈慢性经过。发病年龄多在 20~40 岁之间，可反复发作。

中医学虽无溃疡性结肠炎病名，但古籍中所称的"滑泄""脾肾泄"或"休息痢""久痢"及"冷痢"等证候，都包含本病的各种临床症状。

中医学认为本病主要与精神及泄泻有关，如赵养葵曾说："忧虑太过，脾气郁结而不能升举，陷入下焦而成泄泻。"同时，本病还可因饮食不调，内伤生冷，或脾胃素虚，不能胜湿，湿浊内生，或感受寒湿湿热。湿浊不化，下注大肠，凝滞气血，蕴结化热，化腐成脓，伤及肠络，出现腹痛、腹泻、黏液脓血便和里急后重等症，且病久不愈，反复发作。

【辨证论治】

本病国内以慢性复发型、慢性持续型为多，轻症及缓解期长者推拿治疗效果较好。年过 60 岁或 20 岁以下者，病情往往严重，有并发症、低血钾、低蛋白血症、病变范围广者，推拿治疗效果差。推拿辨证论治，应以中医辨证和西医辨病相结合的"整体观念"为指导，治宜攻补兼施，祛邪为主，兼顾培土扶正，以健运脾胃、清利湿热。

1. 脾胃虚弱型

证候：面色萎黄，神疲倦怠，四肢不温，食欲不振，食后饱胀，时有腹胀、腹泻，泻后缓解，舌淡红，苔薄白或腻，脉濡弱或迟缓，腹诊多见"胃中宿滞型"。

治则：健脾和胃。

操作方法：①上腹横摩法；②上腹摩按法；③按腹中法；④腹肌拿提法；⑤摩侧腹法。

2. 虚寒腹泻型

证候：腹中绵绵作痛，四肢清冷，喜热饮，泻下不消化食物，小便清长，舌淡，苔薄白或滑，脉迟，腹诊多见"胃内停水型"。

治则：温补脾胃。

操作方法：①上腹横摩法；②摩侧腹法；③推侧腹法；④脐周团摩法；⑤背部挤推法；⑥指分腰法。

3. 肾阳虚型

证候：乃因久泻伤肾而致肾阳虚，表现为每于黎明时腹泻，腹微痛或不痛，必泻 2～3 次，泻出不消化食物，苔薄白而滑，脉细弱，腹诊多见"胃内停水型"。

治则：温补脾肾。

操作方法：①上腹横摩法；②摩侧腹法；③腹肌拿提法；④按天枢法；⑤背部挤推法；⑥叠掌按腰法。

【自我按摩法】

1. 上腹横摩法。

2. 按腹中法。

3. 按天枢法。

4. 揉腹法。

5. 摩肾俞法。

【注意事项】

推拿治疗期间，嘱患者注意休息，病情好转后酌情给予流质饮食或易消化、少纤维、富营养饮食，忌食乳类及过敏食品。为改善全身状况，必要时应给予全胃肠道外营养支持，减少精神负担和精神创伤，避免感染性疾病发生，以减少复发。

九、肠道易激综合征

肠道易激综合征是临床上最常见的一种肠道功能性疾病，其特征是肠道壁无器质性病变，但整个肠道对刺激有过度反应或反常表现。其主要临床表现为腹痛、腹泻或便秘，或腹泻与便秘交替，有时粪中带有大量黏液。患者的发病多以精神因素为背景，心理因素在本病的发生发展中起着重要作用，可因情绪波动而激发。

【治疗】

由于本病的病因及临床表现存在较大个体差异，故治疗时应遵循个体化原则，针对患者病情，制定出灵活的治疗方案。

肠道易激综合征的辨证论治，可参照溃疡性结肠炎等胃肠道病症的推拿治法。如脾胃虚弱型，治宜健脾益气、和胃渗湿；脾肾阳虚型，治宜温补脾胃、固涩止泻；脾胃阴虚型，治宜养阴润便；肝郁气滞型，治宜顺气行滞、降逆通便；肝脾不和型，治宜抑肝扶脾、调和气机；肝脾不和寒热夹杂型，治宜泻木安土、平调寒热；瘀阻肠络型，治宜化瘀通络、和营止痛。

对症状不严重的患者，推拿治疗以调肝益脾、益气养胃为主。操作时，以双手掌垫压置于患者神阙穴反复旋转按压，以患者感轻快为宜；而后提捏背俞穴（重点提捏胃俞）、脾俞，最后按揉足三里穴。实证者可增加按揉天枢、内关、外关、建里；虚证者可增加按揉三阴交、胃俞、大肠俞；混合型患者则可随证配伍选穴。每日治疗1次，15次为一疗程。

脾胃为人体生化之源，脾胃升降适宜则阴阳冲和，否则诸病丛生；"六腑以通为用"，腑气不通则运化受阻，不通则痛，故点穴推拿取胃经合穴足三里为主穴以化积消滞、行气和血、健脾养胃，从而达到"以通为治，通则不痛"的目的。选穴时配三阴交可调肝健脾，以助运化，增强胃肠机能，配建里、内关穴乃据《百症赋》中所云"内关配建里，扫除胸中之苦闷"，这是针对此类患者多受情志影响而致脘闷不舒之故；天枢乃大肠经之募穴，可通调腑气而止痛，如施以较重的点穴手法，可增强胃肠机能、疏通腑气，使胃肠传化畅通。

腹部按摩法，可促进全身气血流畅，调整交感和副交感神经功能，调节机体分泌功能，促进胃肠蠕动。操作时患者仰卧，医者站于其一侧，先用两拇指开三门、运三脘，掌揉腹部任脉线，再沿大肠走行路线由右侧向左侧施以叠掌揉结肠法、多指拨按结肠法、挤推结肠法、合掌颤结肠法，然后揉脐中穴，点按达脉穴（脐左旁开1寸，再上1寸即是，以有搏动感为准），联按脐下任脉线穴位（气海、中极、关元等），绕脐轮状摩腹法（顺时针36圈，逆时针36圈为一组），做3~5组，使患者觉得有温热感渗透到腹内，共施术15~20分钟。

临床上，采用足部按摩结合腹部按摩法治疗肠易激综合征，可避免药物对胃肠道的副作用，患者易于接受，也可收到较好疗效。其方法是在足部按摩时选取小肠、升结肠、横结肠、降结肠、乙状结肠、直肠及肛门、下腹部、腹腔神经丛、脾、肺、脑、肾上腺等足部反射区，定点按揉，强刺激，以患者能忍受为度，每日1次，每次20分钟。双足的按摩，能激发经气，产生刺激传入中枢神经，通过神经反射活动调节机体各器官、各组织的功能，从而提高机体免疫机能，达到抗病、治病的目的。

【自我按摩法】

1. 仰卧位，以一手掌从上到下按摩腹部任脉线 3～5 分钟。

2. 绕肚脐做轮状摩腹法（顺时针 36 圈，逆时针 36 圈为一遍）5～10 遍，可感觉有温热感渗透到腹内。

3. 以两手中指轻缓按揉腹部的天枢穴 2～3 分钟。

4. 两手拇指交替按揉前臂的内关、外关穴半分钟。

5. 以两手中指施较重力度按揉下肢的足三里、三阴交穴各半分钟。

【注意事项】

推拿治疗期间，还应对患者进行心理疏导，如以同情和负责的态度向患者解释其疾病的本质和预后，使患者消除不必要的恐惧、疑虑，树立战胜疾病的信心。有严重精神症状的患者，应同时进行系统的心理治疗。饮食方面，一般以易消化、低脂、适量蛋白质食物为主，多吃新鲜蔬菜水果，避免过冷、过热、高脂、高蛋白及刺激性食物，限制某种或多种不耐受的饮食。

十、吸收不良综合征

吸收不良综合征又称"小肠吸收不良综合征"，是指各种原因引起的小肠消化、吸收功能减损，以致小肠营养物质不能正常吸收而从粪便中排泄，引起营养缺乏的临床综合征。由于患者多有腹泻，粪便稀薄而量多，且含有较多油脂，又称脂肪泻。临床上，吸收不良综合征主要见于老年人，患者以腹泻、体重减轻为主要症状。

【治疗】

本病应首先治疗原发性疾病，如肝、胆、胰、小肠疾患。同时注意饮食控制，如采用高热量、高蛋白质、高维生素、易消化、无刺激性的低脂肪饮食。对脂肪泻患者，应严格限制脂肪摄入，每日的脂肪量不宜超过 40g。食物要粗细搭配、易于消化，尤其宜多进食蔬菜、水果，既可通便又能改善肠道菌群，还可调节血糖、血脂。中老年人由于结肠袋松弛、肠蠕动减慢，多有便秘，宜多进食粗纤维食物。如有营养素的缺乏，应该给予相应的补充。

治则：理气健脾，消食导滞。

操作方法：①按髂骨内侧法；②腹部斜摩法；③腹直肌横摩法；④腹肌拿提法；⑤背部挤推法；⑥背部拳揉法；⑦揉足三里法。

【自我按摩法】

1. 大消气法：仰卧，以两手四指分别置于小腹部近髂骨内缘之归来、气冲穴处，按压 1～3 分钟。

2. 腹部斜摩法：仰卧，以一手四指掌侧置于左或右季肋下，自上向对侧腹部内下方斜摩 3～5 分钟，左右两侧斜摩方法相同。

3. 腹部横摩法：仰卧，以一手四指掌侧置于腹部左侧处，摩动至对侧腹部处止，从上到下反复横摩 2～5 分钟。

4. 揉腹法：仰卧，双膝屈曲，两手掌相叠置于腹部，以肚脐为中心，用力先轻后重，沿顺时针方向揉动约 5 分钟，以腹部有温热感为宜；然后扩大范围揉动全腹部约 2 分钟。

5. 揉足三里法：取坐位，以拇指掐揉足三里穴 2~3 分钟。

十一、肠气囊肿综合征

肠气囊肿综合征是指在肠道黏膜下或浆膜上存在很多气囊肿的一种少见疾病。其发病原因尚不清楚，可发生在任何年龄，以 30~50 岁之间较多见，男性多于女性。大部分肠气囊肿继发于溃疡合并幽门梗阻、炎症性肠病、胃肠道肿瘤以及慢性肠梗阻等病症，其症状主要为原发疾病的表现。少数不伴其他胃肠疾病者称原发性肠气囊肿症，在疾病某一时期大多出现胃肠症状，如发作性腹泻持续几日或几周，大便稀、含有黏液和气泡，腹痛伴便秘或大便变细，便血也不少见。如肠气囊肿位于小肠且广泛，患者还可发生吸收不良综合征，甚至可发生小肠麻痹、肠套叠或肠扭转。气囊肿有时可自行破裂，引起气腹而不伴有腹膜炎表现。

【辨证论治】

本病如无明显症状，可进行临床观察，无需特殊治疗，有时囊肿可自行消失。如有明显的腹部不适、腹胀、腹泻等临床症状时，可行推拿辨证论治。

1. 肝脾不和型

证候：腹部胀大，但不坚硬，叩有空响，胁下胀满或隐痛，食后胀甚，苔白腻，脉弦细，腹诊多见"胁下胀满型"。

治则：疏肝理气健脾。

操作方法：①分摩季肋下法；②摩侧腹法；③按腹中法；④脐部挤推法；⑤背部拳揉法；⑥股内侧重搓法。

2. 脾肾阳虚型

证候：腹大，胀满不甚，时宽时急，得温则舒，并见面色苍白或㿠白，神倦肢冷，小便清而不利，舌质淡，脉虚弱，腹诊多见"胃内停水型"。

治则：健脾益肾。

操作方法：①腹部斜摩法；②推侧腹法；③腹直肌横摩法；④腹肌拿提法；⑤背部挤推法；⑥揉足三里法。

【自我按摩法】

1. 仰卧，以四指端置于上腹部上脘穴处，沿腹正中线向下点按，经中脘、下脘、水分、气海、关元、曲骨穴止，反复操作 3~5 分钟。

2. 推侧腹法仰卧，以两手拇指掌侧对置于腹部左或右之腹哀、关门穴处，其余两手四指分置其两侧，自上向下推动，经大横、天枢、腹结、外陵至归来穴止，反复推动 3~5 分钟。

3. 脐旁横摩法：仰卧，以一手四指掌侧置于腹部一侧大横、腹结穴处，经天枢、外陵至对侧大横、腹结穴处止，反复横摩 2~5 分钟；然后以另手同法操作 2~5 分钟。

4. 揉足三里法。

十二、脂肪肝

脂肪肝是由多种原因引起的肝脏脂肪样变性。酒精中毒、糖尿病、肥胖、营养失衡、药物中毒、妊娠、遗传或致病菌感染等均能导致脂肪肝的发生。脂肪肝的患者，多伴有肥胖，主要临床表现为转氨酶长期轻度增高、血脂增高，常感食欲不振、恶心疲乏、腹部饱胀、右上腹胀痛。B超检查是早期发现脂肪肝的最佳方法。

中医历代文献中无"脂肪肝"的病名，根据病因、发病机理及临床症状，脂肪肝大致可归属于"胁痛""积聚"范畴，其病位在肝，主要累及脾与肾，与痰、热、湿、瘀密切相关。

【辨证论治】

1. 湿盛伤脾型

证候：身体困倦，胁肋胀满，呕恶少食，女子可见带下缠绵。舌质淡有齿痕，苔薄白或腻，脉弦滑或沉弱。

治则：健脾益气。

操作方法：①分肋法；②束胸法；③上腹横摩法；④掌推肩胛法；⑤背部拳揉法；⑥拿肩井法。

2. 肾阳虚衰型

证候：头晕目眩，腰膝酸软，男子阳痿早泄，女子月经不调。舌质淡或红，脉沉细或弦。

治则：补肾培元。

操作方法：①腹部斜摩法；②推侧腹法；③腹肌拿提法；④背部挤推法；⑤揉按、拍打阳陵泉法。

3. 痰凝血瘀型

证候：胁肋胀痛，肝区触痛明显，面色晦暗。舌质暗或有瘀斑，苔薄白，脉弦滑或涩。

治则：化痰祛瘀。

操作方法：①分肋法；②束胸法；③上腹横摩法；④指揉曲垣法；⑤脊背拿提法；⑥捏上臂法。

4. 湿浊壅滞型

证候：胁肋胀满，呕恶便溏，或口中臭秽，身热不扬。舌质红，苔薄黄腻，脉弦滑。

治则：消痰利水。

操作方法：①上腹横摩法；②上腹摩按法；③脐部挤推法；④大消气法；⑤背部拳揉法。

5. 肝失疏泄型

证候：胁肋胀闷不舒，咽干口苦，时有太息，心情抑郁，纳食不香，男子阳痿早泄，女子月经不调或乳胀带下。舌质淡，苔薄白或白腻。脉弦细或滑。

治则：疏肝利胆。

操作方法：①扩胸法；②顺气法；③按上腹法；④推背法；⑤背部斜摩法；⑥拿肩井法。

6. 瘀毒实邪型

证候：脘腹胀满、纳食不香、呕恶烦闷、大便不爽或秘结，部分患者还伴有严重的面部痤疮或面色污秽黧黑，皆因瘀毒实邪所致。

治则：清热通腑。

操作方法：①上腹摩按法；②大消气法；③脐部挤推法；④束腹法；⑤背部拳揉法；⑥拿肩井法。

【自我按摩法】

1. 分摩季肋法：坐位或站立位，以两手掌抱定胸部两侧，沿胸部肋间隙自上向下分摩至腋中线止，再从腋中线自外向内分摩至胸前，反复操作3～5分钟。

2. 斜擦季肋法：坐位或站立位，以两手抱定胸部一侧，向胸前斜摩至对侧季肋下止3～5分钟。

3. 撮捏季肋法：坐位或站立位，以两手分别捏住胸部一侧肌肤，自季肋下逐步向胸前撮捏3～5分钟。

4. 上腹横摩法：仰卧位，以一手四指或两手四指掌侧并置于上腹部左或右侧处横摩至对侧，反复5～10分钟。

5. 腹肌拿提法。

6. 弹拨阳陵泉：直坐，以食指背屈揉按或弹拨阳陵泉穴1～3分钟。

7. 拿提肩井：直坐，以一手四指置肩后肩井穴处，着力向上拿提2～3分钟。

【康复调养】

脂肪肝在发展成为肝硬化之前，是一种可逆性病变，及时发现并治疗一般可恢复正常。因此，在疾病调养上应重视病因的去除（如停用肝毒性药物，禁酒，治疗原发病如糖尿病等），调整饮食结构（提倡高蛋白质、高维生素、低糖、低脂肪饮食，控制脂肪和糖的摄取）。对因病态性肥胖和高脂血症引起的脂肪肝患者，更应控制脂肪和糖的摄取，戒酒或少饮酒，少吃油炸食物、动物内脏、蛋黄等，不吃零食，睡前不加餐，多吃新鲜蔬菜等。

在采取合理饮食的同时，应适当增加运动，如选择医疗体操、步行、跑步、自行车、游泳等体育项目，以耐力性锻炼为主，促进体内脂肪消耗，在减肥的同时增强体质，达到治愈和防止复发的目的。

十三、慢性肝炎

慢性肝炎是常见的慢性肝脏疾患，病程长，其主要临床症状有食欲不振、全身疲乏无力、肝区或右上腹胀痛、腹胀、腹泻、低热、失眠、体力明显下降、肌肉关节疼痛，可有肝掌及蜘蛛痣等。如治疗不及时或治疗不当，少数病人会发展为肝硬化。

【推拿特色治疗】

治则：疏肝理气、宽胸解闷、行气活血、健运脾胃。

1. 撮捏季肋法

坐位或站立位，以两手分别捏住胸部一侧肌肤，自季肋下逐步向胸前撮捏3～5分钟。

2. 宽胸顺气法

先以两手掌分推胸部至腋中线，再以一手掌推摩胸正中线，经上脘、中脘、下脘等穴至关元穴止。推摩手法宜轻，反复3～5次。

3. 膻中揉摩法

以一手中指或食指置于膻中穴上，沿顺时针方向和逆时针方向各揉 30 次，然后以大鱼际沿顺时针方向和逆时针方向各揉 30 次。揉时用力要均匀，缓慢而有力。

4. 按压足三里穴

以拇指由轻渐重，连续均匀地按压双侧足三里穴 1~2 分钟。

辨证加减：

①如肝区不适及疼痛者，用轻缓手法按摩章门及推摩中脘等穴位。

②腹胀者，按顺时针方向按揉天枢穴 2~3 分钟。

③失眠者，按揉太阳、头维、上星、百会穴，各约半分钟。

【注意事项】

患者应注意勿过劳、防感染、讲营养、常复查，同时保持心情舒畅，树立战胜疾病的信心。当症状消失，肝功能正常后，应以"动静结合，循序渐进"的活动原则，根据个人的身体情况每日参加一定时间的锻炼，如散步、打太极拳、慢跑等，并注意自觉症状的变化。对尚未痊愈者，3 个月内至少检查 1 次肝功能；对病毒携带者，在一年内至少要检查 1 次肝功、病毒标志物和肝、脾 B 超等。

十四、胆囊炎

胆囊炎是胆囊疾病中最常见的一种，多与胆石病同时存在。

急性胆囊炎的主要临床症状为右季肋部剧烈绞痛，常在饱餐后或半夜里突然发作，可持续数小时或长达 1~2 天，有阵发性加重，疼痛常先在中上腹，逐渐移至右上腹，并可反射至右肩胛部和背部，吸气时疼痛加重。患者身体不能挺直，常向右侧弯腰，多数伴有恶心、胀气，兼有呕吐，少数可有轻度黄疸。

慢性胆囊炎患者，常有反复发作胆绞痛及急性胆囊炎发作病史，表现为胆囊功能紊乱，可有轻重不一的上腹或右上腹闷胀，持续性钝痛，或右肩胛区疼痛、食欲不佳、胃灼热、嗳气、反酸及脂肪泻等消化不良症状。此类症状常在进食油煎或脂肪类食物后加剧，而嗳气后可稍减轻，虽不严重，却顽固难愈。

本病属于中医学"胁痛""黄疸"的范畴。中医学认为，本病系肝胃不和，脾虚肝旺所致。在饮食不节，嗜食酒、辣、油腻或七情郁结时，均可导致肝胆疏泄失常，脾胃运化机能损伤。七情郁结，则肝胆火旺，上犯胃经而痛连两胁；饮食不节，嗜食膏粱厚味，醇酒油腻，则湿热蕴积，致脾土虚弱而更易为肝木所乘。

【辨证论治】

1. 肝郁气滞型

证候：右胁下经常隐痛、胀痛，胃脘胀满，嗳气吞酸，嘈杂或呕恶，食欲不佳，矢气多，苔薄黄，脉弦。腹诊多见"肋下胀满型"。

治则：疏肝理气，调理脾胃。

操作方法：①点按侧胸腹法；②按上腹法；③顺气法；④摩按季肋下法；⑤脊背拿提法；⑥揉足三里法。

2. 脾虚食滞型

证候：腹部胀痛，脘腹满闷，纳食无味，食后饱胀，不喜油腻厚味，嗳气，腹隐痛，可有腹泻或便秘，舌质淡红，苔薄白而润，脉细数。腹诊多见"胃中宿滞型"。

治则：健脾消滞，理气和胃。

操作方法：①上腹摩按法；②分摩季肋下法；③推侧腹法；④背部挤推法；⑤背部拳揉法；⑥揉足三里法。

【推拿特色治法】

1. 特色治法一

此治法为经穴指揉法，其操作为：

①患者仰卧，医者用指揉法于章门、期门、膻中、中脘、气海、关元及足三里、阳陵泉等穴，每穴揉按1~2分钟。

②患者俯卧，医者用指揉法和推法施于肝俞、胆俞、膈俞等穴，每穴揉按1~2分钟。

2. 特色治法二

此治法适用于胆囊炎急性期患者。其治则为疏肝理气，利胆止痛。操作方法为用一指禅推法或按揉法按揉胆囊穴（阳陵泉下一寸）及肝俞、胆俞及太冲穴，每穴按揉2~3分钟。

3. 特色治法三

此治法适用于胆囊炎急性期患者。其操作系用强刺激推拿点穴手法在胆俞、肝俞、日月、阳陵泉、胆囊穴、期门、太冲穴施治。如气郁证可加行间；湿热证加足三里、阴陵泉；毒热证加人中、大椎、内关、外关；绞痛者加合谷、郄门；黄疸者加至阴穴；呕吐者加内关；发热者加大椎、曲池。根据病情每次可取3~5穴。

【自我按摩法】

在慢性胆囊炎的发作间歇期，可适当运用自我按摩法。

1. 点按侧胸腹法：仰卧位，以两手四指分别置于锁骨下气户穴处，自上向下沿胸旁侧线之肋间隙，逐渐点按并向下移动，经膺窗、乳根、期门、日月、腹哀、大横、腹结、府舍至冲门穴止，反复按压2~4次。

2. 按上腹法。

3. 按揉小腹外侧法：坐位，先用拇指按揉足三里穴1分钟，再按揉阳陵泉下1寸之胆囊穴、太冲穴，各1分钟。

4. 抚摩小腿外侧法：以手四指置小腿外侧，自阳陵泉穴处向下抚摩至悬钟穴止，反复操作2~3分钟。

5. 横擦右季肋：将一手掌或两手掌张开并重叠按放在右季肋部，自右向左横擦约3分钟，以局部皮肤发热为宜。

【注意事项】

慢性结石性胆囊炎患者，可以考虑作胆囊切除术。仅有消化不良症状而胆囊无结石可见，或其消化功能有所减退者，可作推拿治疗。治疗期间，应采用低脂肪饮食。

患者平日进食，应以清淡、低脂肪、易消化的食物为主，宜多吃萝卜、青菜、豆类、豆浆等副食，勿吃肥肉、动物内脏、蛋黄、油炸食物。在饮食规律方面，宜定时定量，少吃多餐，不宜过饱。一切酒类、刺激性食物、浓烈的调味品均可促进胆囊收缩，使胆道括约肌不能及时松弛，造成胆汁流出，从而使胆囊炎发作，所以均应避免。

十五、胆绞痛

胆绞痛是消化系统疾病的常见症状，经常发生在胆囊炎、胆石症的急性发作期间。中医学文献中对胆绞痛虽无明确记载，但对类似的症状却有详细的描述。如《灵枢·胀论》曰："胆胀者，胁下痛胀，口中苦，善太息。"《伤寒杂病论·辨太阳病脉证并治下》描述"结胸"证时指出：心下部坚硬胀满、疼痛、拒按、气短等。这些症状的描述与胆绞痛颇为相似，为胆绞痛的研究提供了许多宝贵资料。

【治疗】

胆绞痛系由于胆道阻塞，胆囊收缩时，胆汁排出受阻所致。本病的推拿治疗原则是疏肝利气、舒筋通络、解痉止痛。若有明显胆石形成或并发细菌感染者，则不宜作推拿治疗。

解痉止痛，可在胸 7 ~ 胸 9 椎体右侧背部压痛点（大约在胸 9 椎体旁）及两侧胆囊穴（阳陵泉下 1 寸）取穴。手法采用点法、按法。操作时，先用点法、按法在背部压痛点重刺激 2 ~ 3 分钟；然后在胆囊穴用点法、按法重刺激 2 ~ 3 分钟。

疏肝理气、舒筋通络，可取胆俞、肝俞、肠俞、章门、期门等穴。手法采用㨰法、按法、揉法、擦法。操作时，沿背部两侧膀胱经用㨰法治疗约 6 分钟；再按和推胆俞、肝俞、膈俞各 1 分钟；然后在背部膀胱经施以擦法，以透热为度；继而在两侧肋部用㨰法治疗，以微透热为度；最后施指揉法于两侧章门、期门各 1 分钟，以酸胀为度。

为避免复发，在平时或推拿治疗期间，患者需注意饮食有节，避免暴饮暴食，少食高脂肪、高胆固醇食物；同时，养成良好的排便习惯，保持胃肠道正常活动。为减少胆道蛔虫病的发生，应注意预防和治疗蛔虫病。

十六、慢性胰腺炎

慢性胰腺炎是由于胰腺各种疾病所引起的纤维性变，常见上腹痛、消化不良、脂肪便等临床表现。本病多见于中年男性。早期有上腹部不适，食欲不振，嗳气，发作时上腹部痛，以后疼痛加剧且为持续性，可向背部或肩胛区放射。进脂肪食物后，腹痛常加剧。由于胰酶分泌障碍，可出现便秘与腹泻交替，大便量多，色灰黄有奇臭，含大量脂肪。久病之后，可有消瘦、衰弱及营养不良。

在中医学中，本病属于"胃脘痛""肝胃气痛"的范畴。

【辨证论治】

本病之治疗，应首先针对原发性疾病，此外，饮食的调养也应注意。在一般情况下，当患者出现一些临床症状时，可以其所属证候类型，进行相应的论治。

1. **气滞血瘀型**

证候：脘腹胀痛，固定不移或疼痛走窜，恼怒忧虑可诱致发作，嗳气或矢气后症状减轻，腹部或有积块，拒按，苔薄，舌质可见紫暗，脉弦细或细涩。腹诊多见"全腹满硬型"。

治则：舒调气机，散瘀活血。

操作方法：①腹直肌横摩法；②上腹摩按法；③按气冲法；④脊背拿提法；⑤揉足三里法。

2. **虚寒型**

证候：腹痛隐隐，时作时止，饥饿及疲劳时更甚，痛时喜按，大便溏泻，并见神疲、气短、四肢发凉、怕冷等症状，苔淡白，脉沉细。腹诊多见"胃内停水型"。

治则：温中补虚。

操作方法：①脐周团摩法；②按腹中法；③腹肌拿提法；④点肋补气法；⑤背部挤推法；⑥揉足三里法。

【自我按摩法】

1. 仰卧位，以四指掌侧置于上腹部上脘穴处，沿腹正中线向下按摩，经中脘、下脘、水分、气海、关元、曲骨穴止，反复操作 3 ~ 5 分钟。

2. 揉脐法。

3. 仰卧位，以两手四指掌侧分置下腹部两侧气冲、急脉穴处，长按 2 ~ 3 分钟。

4. 坐位，用拇、食、中三指撮捏季肋部皮肤，自上而下进行捻动，反复操作 3 分钟。捻时要用手指腹部，对称用力做搓转活动，边捻边移动位置。

5. 揉足三里法。

【注意事项】

严禁饮酒，尽量避免碳酸饮料、辛辣调味料等。饮食要定量、定时，有一定的规律性，切忌暴饮暴食，每天摄取脂肪量应控制在 20 ~ 40 克。每日 4 ~ 5 餐，甚至 6 餐。黄绿色蔬菜中含有丰富的脂溶性维生素，因此每天食用的黄绿色蔬菜应以 150 克左右为宜。

十七、胃肠道功能紊乱

胃肠道功能紊乱又称"胃肠神经官能症"，是一种高级神经活动障碍引起的植物神经系统功能失常，在临床上十分常见，多见于青壮年，女性发病率较男性高。胃的功能紊乱以胃部症状为主，常有反酸、嗳气、厌食、食后饱胀、上腹部不适或胀痛及呕吐等症状。肠道功能紊乱以肠道症状为主，常有腹痛、腹胀、肠鸣、腹泻或便秘等症状。除胃肠道症状外，患者一般多伴有头痛、失眠、精神萎靡、记忆力减退等全身性症状。本病症状轻重不一，病程多经年累月，有呈持续性者，也有反复发作者。

中医学中没有胃肠道功能紊乱之病名，但在"腹痛""泄泻""胃脘痛""嗳气""呕吐""泛酸"等章节中所描述的症状，很多与本病相似。

中医学认为本病的发病原因主要是神志失调。如《素问·举痛论篇》曰："怒则气逆，甚则呕血及飧泄。"张三锡曰："忿怒伤肝，木邪克土，皆令泄泻。"探其发病机制，七情内伤是损伤脾胃的重要因素之一。

【辨证论治】

（一）胃神经官能症

1. 脾胃阳虚型

证候：精神抑郁不舒，胸脘痞满，干呕，有时吐涎沫或嗳气频繁，呕吐不已，颇似神经性呕吐的表现。常有头顶痛，或胃脘绵绵作痛不休，自觉心中烦躁，面白肢冷，二便清长。舌苔多白或滑，脉沉迟及紧。腹诊多见"胃内停水型"。

治则：调理脾胃，温中降逆。

操作方法：①按胸骨法；②按上腹法；③上腹横摩法；④腹部斜摩法；⑤推侧腹法；⑥背部挤推法。

2. 肝脾阴虚型

证候：呕逆日久，出现虚烦干呕，胃部嘈杂，恶香燥食物，口干欲饮，喝水不多，饮食不振，便秘。舌质红绛，苔少或无，脉弦细无力。腹诊多见"邪结胸腹型"。

治则：育阴柔肝，和胃止呕。

操作方法：①按胸骨法；②腹直肌横摩法；③束腹法；④脐周团摩法；⑤按下腹法；⑥点按背肋法。

（二）肠道神经官能症

1. 气滞腹痛型

证候：腹部胀痛，痛无定处，时而有腹泻及便秘，大便含黏液，泻后痛不减。舌淡红，苔薄白或滑，脉弦涩。腹诊多见"脐硬及腹型"。

治则：理气行滞，舒肝扶脾。

操作方法：①点按侧胸腹法；②分摩季肋下法；③按上腹法；④大消气法；⑤推下腹法；⑥背部斜摩法。

2. 气虚津枯型

证候：形瘦无力，精神萎靡，头晕咽干，气短汗出，声音低微，大便秘结或便后乏力。舌多中剥，舌质淡红，脉细涩或虚软无力。腹诊多见"心下动气型"。

治则：强壮根本，开塞通幽。

操作方法：①上腹横摩法；②腹部斜摩法；③腹肌拿提法；④脐周团摩法；⑤下腹摩按法；⑥揉命门法；⑦指分腰法；⑧背部抚摩法。

【推拿特色治法】

1. 特色治法一

此治法的关键在于解除对相应节段交感神经的刺激，调节胃肠功能，从而促使胃肠功能恢复相对平衡。其操作方法为：

①于腰骶部操作，取穴在胸9~腰4椎体，棘突偏歪且有压痛的节段，手法常用腰部旋转法、按法、揉法、摸法、擦法。操作时，患者取坐位，医者首先对棘突偏歪且有压痛的节段作腰部旋转复位手法，一般是向患侧旋转扳动。在作旋转法时，被复位的脊椎棘突有弹跳感和弹响声。

②患者俯卧，医者沿腰部棘突两侧到骶部用擦法治疗约6分钟。

③沿腰部棘突两侧至骶部八髎穴，往返按揉4~6遍，以酸胀为度。

④直擦腰背部督脉及横擦骶部，以透热为度。

⑤腹部操作，取穴中脘、天枢、关元、气海等，手法多用摩法、揉法。操作时，患者仰卧，医者摩腹重点在中脘及天枢穴，然后用掌根揉中脘、关元、气海穴约10分钟。

随证加减：

①如呕吐甚者，可自上而下按揉风府至大椎穴约5分钟，然后按揉脾俞、胃俞、肝俞、三焦俞穴，以酸胀为度。

②如嗳气甚者，可按揉和推膻中、膈俞、肝俞穴，在摩腹时配合揉章门、期门穴，并横擦上腹部及直擦背部督脉，以透热为度。

③如胃痛甚者，可点按或点揉背部胸7~胸12间压痛点2分钟，再横擦左侧背部脾胃区，以透热为度。

2. 特色治法二

此治法为节段推拿法。其操作方法为：

①患者俯卧，医者立其侧，先用掌根沿脊柱两侧膀胱经内侧线，自上而下按揉4~6遍；再用双手拇指分别按揉棘突两侧夹脊穴和膀胱经内侧俞穴，重点按揉压痛点、脾俞、三焦俞等穴；最后以掌擦法擦胸9~腰4椎体段督脉、膀胱经和骶部八髎穴，以透热为度。

②患者仰卧，医者立其侧，先用手掌在腹部做摩法5~7分钟；尔后用拇指依次按揉中脘、天枢、关元、大横和腹部两侧腧穴各1~2分钟。

此外，如患者症状以胃部症状为主者，手法操作应以胸9~胸12椎体段为主，摩腹时以中脘穴为中心；症状以肠道症状为主者，手法操作应以腰1~腰4椎体段和骶部为主，摩腹时以神阙为中心。由于胃肠功能紊乱亦可因胸9~腰4椎体段后关节错位，压迫刺激交感神经而发生，故发现胸9~腰4椎体段后关节错位时可用旋转复位法或对抗复位法予以复位。患者若伴有头痛、头晕、失眠、健忘、注意力不集中等症状，则可拿揉风池、颈部两侧膀胱经及肩井穴等。上述手法每日1次，15次为一疗程。

3. 特色治法三

①仰卧位，医者以两手掌着力，自剑突下沿腹中线按抚至脐下，反复施术约1分钟。

②医者两手全掌交替着力，以顺时针方向，沿升、横、降结肠方向自右向左旋转运摩，反复施术约3分钟。

③医者左手捏住建里区，右手拿住气海区，两手同时着力向上拿捏3~5次，然后轻缓放开。此法能使清气上升，浊气下降，导气达于丹田。

④点按中脘、建里、天枢、气海、关元、章门，每穴约1分钟。

⑤重点在中脘、神阙、关元穴区施以掌振法，每穴约 1 分钟。

【自我按摩法】

1. 按摩腹部。

2. 点按天枢穴。

3. 少腹自我保健按摩法。

4. 推摩胁肋。

5. 擦腰。

6. 擦摩八髎。

7. 抱膝屈髋法：取坐位或仰卧位，双手交叉抱住膝部，屈髋后尽量向腹部压紧，做 10～20 次。

【注意事项】

为巩固疗效，推拿治疗期间患者应保持心情开朗，注意饮食卫生，避免食用刺激性食物、生冷食物、不易消化食物。同时，进行适当的体育锻炼，增强腰背肌肉力量。

十八、手术后肠粘连

腹部手术后发生肠粘连的概率较高。常见的原因有腹部手术处理不当或操作中用力粗暴，过度牵拉；或手术时未缜密止血，致血块遗留腹腔或放置引流管不当；或腹腔内放置过热的棉垫，损伤腹腔之浆膜。粘连的范围和类型因人而异。

如手术后引起肠粘连，一般在术后 2～3 月即出现腹部不适或隐痛，甚或手术之处痛如绞，疼痛常无定时，间歇反复发作，痛甚时汗出，身体倦缩；或空腹或饭后，或情志不舒、劳倦之后，出现轻重不一的腹部疼痛。疼痛后常现肢倦神疲，言语无力，胃纳减少，食无香味甚或恶心呕吐，大便时而结燥时而稀溏，苔黄或厚腻，舌红绛，脉细弱。

【治疗】

在排除其他引起腹部疼痛的原因后，适宜的自我保健按摩，可促进腹部手术后发生的新鲜粘连部分或全部吸收。粘连日久者，则治疗的时间稍长。

治则：健运温中、化瘀通络，和营止痛。

操作步骤：①腹直肌横摩法；②腹部斜摩法；③脐周团摩法；④束腹法；⑤腹肌拿提法；⑥揉足三里法。

【注意事项】

在腹部手术后，最好早日下床做些轻微的活动，或在床上常常翻身，不宜总保持一种姿势躺着，这样可以减少肠粘连的发生。

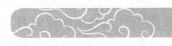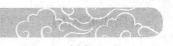

第三节　心血管科病症

一、高血压

高血压是一种以动脉血压升高为主要表现的临床综合征，可分为原发性和继发性两种。原发性高血压病以持续性动脉血压增高为主要依据，晚期可导致心、脑、肾的病变。本病发病率颇高，与年龄、职业、家族史有一定关系。在安静休息状态下，多次测量，成年人收缩压为 140 mmHg 或以上，舒张压为 90 mmHg 或以上，即可诊断为高血压。

根据主要临床症状、病程、转归以及并发症，本病可归属于中医学的"头痛""眩晕""肝阳""中风"等范畴，并与"心悸""胸痹"等有一定关系。如在《黄帝内经》中就有"诸风掉眩，皆属于肝""肾虚则头重高摇，髓海不足则脑转耳鸣"的记载，指出本病的眩晕与肝、肾有关。《千金翼方》指出："肝厥头痛，肝火厥逆，上攻头脑也"，"其痛必至巅顶，以肝之脉与督脉会于巅故也……肝厥头痛必多眩晕"，说明头痛、眩晕是肝火厥逆所致。《东垣发明》又提出本病发生的年龄多在 40 岁以后，这时元气已衰，或者由于忧喜忿怒而损伤元气，因而发病。《丹溪心法》提出"无痰不眩，无火不晕"，认为痰与火是引起本病的另一原因。这些都说明中医学对本病早有一定认识，也为治疗与研究高血压病提供了重要的参考。

中医学认为本病发生的原因，多是由于七情、虚损、饮食失节等因素的作用，使肝肾阴阳平衡失调，造成痰湿壅盛。至于其发病的过程，则大多是由实而虚。最初的临床表现，多为阳亢，继而阴虚阳亢，再而阴虚，最后阴阳两虚。肝有风火，可因肝火上亢，风火相煽，出现中风闭证；亦可由于阴阳俱虚，虚风内动而出现脱证。又肝阳偏亢，往往挟痰湿上犯，所谓"无痰不作眩"，因而又可引起痰湿壅盛的症状。

【辨证论治】

推拿治疗高血压疗效显著，如治疗时用心阻抗血流图观察可见血压下降，周围总阻力和心肌氧耗量也均下降，心搏量增加，心率减慢，喷射前期与左室喷射期比值缩小，这些对改善血压均有显著意义。当然，推拿一般适宜于治疗缓进型高血压，对急进型高血压，则可作为配合治疗。

1. 肝火炽盛型

证候：头痛、头涨，眩晕目赤，口干舌燥，大便秘结，恶热，形体壮实，舌苔黄，脉弦数有力。腹诊多见"全腹满硬型"。

治则：平肝清热。

操作方法：①头顶推法；②点按侧胸腹法；③大消气法；④背部分推法；⑤股内侧重压法；⑥按阴陵泉法。

2. 阴虚阳亢型

证候：头晕眼花，头重脚轻，耳鸣，烦躁易怒，肢体麻木，两手抖动，舌质红，苔薄白，脉弦细。腹诊多见"邪结胸腹型"。

治则：育阴潜阳。

操作方法：①掐四神聪法；②膝周揉法；③束腹法；④揉血海法；⑤揉悬钟法；⑥腰横摩法。

3. 痰湿壅阻型

证候：胸脘痞闷，心悸眩晕，恶心呕吐，肢体麻重，动作不灵活，舌苔厚腻，脉弦滑。腹诊多见"胁下胀满型"。

治则：祛痰利湿。

操作方法：①枕后分推法；②点按侧胸腹法；③摩按季肋下法；④背部直摩法；⑤小腿内侧揉捏法；⑥拿肩井法。

4. 肝肾阴虚型

治则：滋养肝肾。

证候：头晕眼花，耳鸣，腰酸腿软，足跟痛，夜尿频，舌质红，舌无苔，脉沉细，尺脉弱。腹诊多见"肾气虚候型"。

操作方法：①聪耳法；②揉劳宫法；③腰横摩法；④股内抚摩法；⑤揉三阴交法。

5. 阴阳两虚型

证候：除肝肾阴虚症状外，尚有怕冷、肢凉、心悸、气短、胸口憋闷或有阳痿、早泄、腹泻等；舌质淡或红，苔净；脉结代，尺脉弱。

治则：滋阴补阳。

操作方法：①额前分推法；②背部挤推法；③揉命门法；④按下腹法；⑤腹肌拿提法；⑥揉足三里法。

【推拿特色治法】

1. 特色治法一

①在头面颈项部，取桥弓、印堂、发际、太阳、百会、风池、风府、头维、公孙、攒竹、大椎等穴。手法采用直推法、一指禅推法、拿法、按法、抹法、揉法、扫散法、分法。

操作时，患者取坐位，医者自上而下用直推法推桥弓，先左侧后右侧，每侧约1分钟；再用一指禅推法，从印堂直线向上到发际，往返4～5次；而后从印堂沿眉弓至太阳，往返4～5次；然后从印堂到一侧睛明，绕眼眶推动，两侧交替进行，每侧3～4次，约4分钟。

在额部治疗，主要使用揉法，即从一侧太阳穴至另一侧太阳穴，往返3～4次；再用扫散法在头侧胆经循行部位，自前上方向后下方施术，每侧约20～30次；然后用分法在前额及面部施术，配合按压角孙、睛明、太阳，约3分钟。

在头顶部治疗，可采用五指拿法，至颈项部改用三指拿法，沿颈椎两侧拿至大椎两侧，重复3～4次，配合按拿百会、风池。从风府沿颈椎向下到大椎，用一指禅推法往返治疗，再在颈椎两侧膀胱经用一指禅推法往返治疗约4分钟，最后回至面部，用分法自前额至迎香穴，往返操作2～3次。

②在腹部，可取关元、气海、神阙、中脘、大横等穴，手法用摩法、揉法、按法。操作时，患者取仰卧位，医者坐于其右侧，用摩法在患者腹部按顺时针方向操作，腹部揉、按也按顺时针方向进行，在摩腹过程中，配合按揉上述穴位，约10分钟。

③在腰部及足底操作，取肾俞、命门、涌泉等穴，先用擦法横擦腰部肾俞、命门一线，再擦揉足底涌泉穴，均以透热为度。

2. 特色治法二

①先用分法在前额及面部施术，配合按压角孙、睛明、太阳穴约 3 分钟，再让患者俯卧，医者用手持钢丝拍反复拍打患者背部脊柱及其两侧肌肉，由轻拍逐渐加重，反复 7~8 遍。

②让患者侧卧，拍打下肢外侧面 7~8 遍。

③再让患者仰卧，拍打下肢前侧面和内侧面，反复 7~8 遍。

④再让患者慢慢坐起，拍打上肢四面，各反复拍打 7~8 遍。

3. 特色治法三

①患者取坐位，医者站于一侧，用一指禅推法先推两侧太阳穴，每侧约 5 分钟；再由太阳穴经眉弓至攒竹穴，两侧各操作 2 分钟；然后转至印堂，沿督脉向上推至百会，往返约 5 分钟。

②抹桥弓法，即患者取坐位或仰卧，头偏向对侧。医者以左手扶其前额，使其头稍向左上斜偏，再以右手拇指外侧缘沿胸锁乳突肌自上向下轻缓推抹 30 次。此法宜左、右侧分别进行，不能两侧同时施术，低血压及心动过缓者忌用。

③开天门、分头阴阳各数次。

④用抹法自两侧太阳穴抹至角孙，并揉角孙穴半分钟，再抹至风池穴。

⑤拿揉风池、天柱、肩井穴，各约 1 分钟。

4. 特色治法四

①患者仰卧，医者推摩腹中及上脘、中脘、大横、天枢、气海、关元诸穴，再按揉章门、期门、丰隆、足三里、三阴交、太冲等穴。

②患者俯卧，医者用指揉法由上而下施于膀胱经诸俞穴。

③患者取坐位，医者施抹法于头面部；再按揉风池、风府、上星、头维、百会、太阳等穴；最后拿肩井。

【自我按摩法】

1. 推正顶法。

2. 擦眼眶。

3. 用分法在前额及面部治疗，配合按压角孙、睛明、太阳穴约 3 分钟。

4. 用掌指捏法从风池穴沿颈椎两侧捏至大椎，重复 3~4 次。

5. 用右手四指沿左侧胸锁乳突肌自上向下轻缓推抹 10~15 次；再用左手四指沿右侧胸锁乳突肌自上向下轻缓推抹 10~15 次。此法有降低血压、减慢心率的作用，因此不能两侧同时施术（注：颈部两侧有颈动脉窦，其为心血管系统的压力感受器，可以通过反射机制调节心跳和血管扩张，从而影响血压）。低血压及心动过缓者忌用。

6. 仰卧或取坐位，用掌摩法在腹部按顺时针方向操作约 10 分钟。在摩腹过程中，可配合按揉中脘、神阙、关元、气海、大横等穴。

7. 用手掌先按揉和横擦腰部肾俞、命门穴，再擦搓足底涌泉穴，均以透热为度。

【注意事项】

生活要有规律，不能过度疲劳，可进行适当的体育锻炼。忌食油腻食物及烈酒，避免精神刺激。

二、低血压

当成人血压低于 90/60 mmHg 时，称为低血压。低血压多由急性失血（外伤）或久病体虚所致的贫血以及各种病症造成的休克引起。外界刺激也可致突然血压降低而引起昏厥。慢性低血压则常因内分泌腺功能减低、营养吸收极度不良、脾胃虚弱等慢性病而导致。

低血压者平素面色苍白，可有困倦无力、精神萎靡不振、食欲不振、疲乏无力、心慌气短，尤其是在坐卧或由下蹲位置突然起立时易发生头晕目眩等症状。

此外，有一部分人的低血压是体质的原因所致，平时往往没有什么不适，故无需治疗，只要注意自我保健，不会给健康带来危害。

【治疗】

治则：调理气血，补虚强身。

操作步骤：操作时患者取仰卧位，双臂自然放于体侧，全身放松。

①医者双手十指微屈稍分开，按摩患者整个头部约 2～3 分钟，然后用中指尖由轻到重点揉百会、头维穴约 2 分钟。

②双手中指由轻到重按揉太阳穴约半分钟。

③患者取坐位，医者两手交替互相掐两侧内关、外关穴约 1 分钟。

④患者取坐位，医者两手拇指指腹按揉血海穴约 2 分钟。

⑤患者取坐位，医者揉足三里、三阴交穴各 2 分钟。

⑥患者先深吸一口气，医者用两手掌同时用力按压胸廓下部（两胁），然后嘱医者缓缓从半闭的嘴呼气，重复操作 4～5 次。

⑦患者取坐位或站立位，医者两手交替互相拿捏两侧肩井穴约 1 分钟。

【注意事项】

自我按摩结合身体锻炼（如练习太极拳、太极八卦拍打法等），有助于增强心血管系统的功能，改善大脑皮层的兴奋和抑制过程，从而有利于血压回升。

三、心脏神经官能症

心脏神经官能症是由于神经功能失调，引起心脏血管功能紊乱所产生的一种综合征。本病大多发生于青壮年，女性较多见。由于本病的症状易与器质性心脏疾病相混淆，故常引起患者不必要的顾虑，对生活有所影响。

在中医学中，本病属于"心悸""怔忡""胸痹"等病范畴。

中医学认为：心藏神，心主血脉，心主管人体精神、意识和血液运行的功能，如心发生了病变，就会引起心的功能障碍而导致一系列临床病证。一般来说，体质素弱、久病体虚、忧思惊恐等原因，可导致气血亏耗，不能养心。又肾阴虚可导致心火亢盛，心神被扰，而出现阴虚火旺的心胸躁动病证。此外，胸阳不足，痰浊饮邪乘虚上犯，滞留胸中，使胸部阳气运行不畅，也可发生胸中气塞、心痛彻背的胸痹病证。

【辨证论治】

1. 心气不敛型

证候：多恐易惊，心悸，坐卧不宁，睡眠欠佳，多梦易醒，饮食少，舌苔薄白，脉细或数。腹诊多见"心下痞硬型"。

治则：镇惊安神。

操作方法：①背部抚摩法；②脊背拿提法；③推前臂三阴法；④揉劳宫法；⑤揉足三里法。

2. 心血虚型

证候：心悸不安，面色苍白，头晕目眩，倦怠无力，舌质淡红，脉象细弱。腹诊多见"脐上虚满型"。

治则：补血益气，养心安神。

操作方法：①枕后斜推法；②脊背拿提法；③上腹横摩法；④内、外关按法；⑤揉劳宫法。

3. 阴虚火旺型

证候：心悸不安，心烦少寝，面部烘热，头昏目眩，耳鸣，口干苦，手足心热，舌质红，舌苔少，脉细数。腹诊多见"心下动气型"。

治则：滋阴降火，养心安神。

操作方法：①揉血海法；②额前分推法；③背部直摩法；④推前臂三阴法；⑤揉三阴交法；⑥掐太冲法。

4. 胸痹型

证候：胸痛部位不定，为酸痛或胸痛彻背，局部按压时感觉痛，或感胸中气塞，痰多，苔多滑腻，脉濡缓。腹诊多见"邪结胸腹型"。

治则：化痰降逆，行气通络。

操作方法：①按中府、云门法；②分肋法；③指揉曲垣法；④捏上臂法；⑤内、外关按法；⑥分掌法；⑦拿肩井法。

【推拿特色治法】

1. 患者仰卧，医者坐床边，以一指禅揉、按法点合谷、内关、神门、印堂、足三里、照海、三阴交、气海、关元、膻中等穴 100 次。

2. 患者俯卧，医者以二指禅揉、按法于心俞、膈俞、魄户等穴 100 次，手法宜重宜缓。

3. 患者半靠于床头，医者以头部抿法（即用两手指指腹轻擦头、眉部位）、抹法（即单手或双手拇指腹紧贴头、面部皮肤，做上下或左右往返移动），施术于头部 6 ~ 8 分钟。

4. 患者体位不变，医者屏退闲杂人等，关闭门窗，拉上窗帘，仅亮一微弱小灯，然后坐于床边，施催眠疗法治疗（注：催眠疗法是指用催眠的方法使求治者的意识变得极度狭窄，借助暗示性的语言以消除病理心理和躯体障碍的一种心理治疗方法），治疗时间视病因及病情而定。

【自我按摩法】

1. 取坐位，以两手掌侧指端对置额前正中处，自内向外侧分推 2~5 分钟，再以两手拇指分置头部两侧头维穴处，向枕后横摩至后顶穴止，横摩 1~2 分钟。

2. 叠掌摩腹：取坐位或仰卧，两掌重叠，以掌心置神阙穴（肚脐）上，先做顺时针方向旋转团摩 3~5 分钟，再做逆时针方向旋转团摩 3~5 分钟。

3. 取坐位，以一手拇指指腹置于另侧上肢肘内侧曲泽穴处，自上向下沿经前臂屈侧正中线→内关→大陵穴推动 2~3 分钟；再换另手同法操作。

4. 前臂伸直，先以一手拇指置另一手腕神门穴处按揉，再向下逐渐揉动经劳宫穴至中指端止，反复操作 1~2 分钟。

【注意事项】

心脏神经官能症的症状是机能性的，只要患者解除思想顾虑，合理安排好日常生活，主动参加体力劳动和体育锻炼，积极配合保健按摩，一般能够完全恢复。

四、冠心病

冠心病全称为"冠状动脉粥样硬化性心脏病"，系由于冠状动脉粥样硬化导致不同程度的心肌缺氧缺血而发病，其中心绞痛是心肌急剧的、暂时的缺血与缺氧所引起的突发症候。

中医学文献中，"胸痹""心痛""真心痛"等证候描述与本病类似，如《黄帝内经》曰："心病者，胸中痛，胁支痛，胁下痛，膺背肩胛间痛，两臂内痛；虚则胸腹大，胁下与腰相引而痛。"《医碥·心痛》："真心痛，其证卒然大痛，咬牙噤口，气冷，汗出不休，面黑，手足青过节，冷如冰，且发夕死，夕发旦死，不治。"

本病的发病原因主要是元气不足、七情内伤，导致体质虚弱，寒邪乘虚袭入。若寒邪侵入经脉，则血流减少；侵入经脉，则气滞不通，血脉瘀塞，引起心痛；污血冲心，则为真心痛。脾虚不运，聚湿成痰，壅滞胸腹，阻遏心络，引起心痛。另肝肾阴虚、心血瘀阻，或气血两亏、阴血不足、脏腑机能低下，或血行不畅、心气不至也可导致心痛、胸闷等症。

【辨证论治】

除因主动脉瓣狭窄或关闭不全引起的冠状循环血流减少者外，推拿对其余病因引起的心绞痛均有一定的疗效。对主动脉瓣狭窄或关闭不全者，则只能起缓解疼痛作用。

1. 胸阳不振型

证候：面色苍白，心悸心痛，胸闷憋气，气短，乏力，畏寒肢冷，夜寐不安，或自汗出，舌淡胖嫩，苔白腻，脉沉缓或结代。腹诊多见"心下动气型"。

治则：温助心阳，宣通脉络。

操作方法：①拿肩井法；②束胸法；③掌推肩胛法。

2. 心血瘀阻型

证候：心悸刺痛，痛引肩背，舌质黯，舌边有瘀点，脉沉涩或结。腹诊多见"邪结胸腹型"。

治则：活血祛瘀，通利血脉。

操作方法：①推上臂三阴法；②内、外关按法；③捏腋前法；④按肩胛内缘法。

3. 脾虚痰湿型

证候：乃肥人多痰，心阳为痰浊阻滞，表现为胸膈憋闷疼痛，心悸不安，头蒙如裹，嗜睡体倦，咳嗽痰稀，舌苔白厚腻，脉弦滑。腹诊多见"胃内停水型"。

治则：健脾祛湿，除痰通阳。

操作方法：①股内侧重压法；②上腹摩按法；③推侧腹法；④脐部挤推法；⑤束腹法；⑥脊背拿提法。

【推拿特色治法】

1. 特色治法一

治则：舒经通络，理气活血止痛。

操作方法：可取两侧肺俞、心俞、膈俞、厥阴俞、膻中、巨阙、内关、外关、间使穴及颈椎两侧、上背部。采用手法有按法、揉法、一指禅推法、滚法、擦法。

操作时，患者取坐位。医者双手同时按揉其两侧肺俞、心俞、膈俞、内关，手法宜轻柔而缓和，以患者略感酸胀为度，每穴按揉2分钟；再用按揉或一指禅推法在颈椎两侧上下往返治疗约4分钟；接着用柔和的滚法在上背部两侧膀胱经往返治疗约4分钟；最后直擦上背部两侧膀胱经和背部督脉，均以透热为度。如心率缓慢且有漏搏者，可加按揉左侧厥阴俞2~5分钟；胸闷甚者，加按揉膻中及两侧中府穴各2分钟。

2. 特色治法二

①患者仰卧，医者以双手同时施用一指禅揉、按、点合谷、内关、神门、气户、足三里、三阴交、关元、中脘、膻中、库房等穴各100次。

②患者俯卧，医者以二指禅揉、按五俞穴100次，手法稍重。

③医者将患者后背和左肩胛皮肉提捏2分钟。

④令患者端坐，医者立于患者左侧，两掌相对，分别贴于患者前心后背，施震颤法4分钟。

⑤医者以右手小鱼际轻揉患者后背对应心脏部位。

⑥医者双掌分别贴于患者前胸后背，施两手掌对抚法治疗1次（即双掌分别贴于患者前胸腹或后腰背部位，先做逆时针旋抚36周，再反过来做顺时针揉抚36周，如此为治疗1次）。

心绞痛患者如有阵发性的心前区挤压性疼痛并放射至左上肢前臂内侧、无名指和小指时，应立即卧床休息，不要反复搬动。对发作较重的心绞痛患者，可使用硝酸盐制剂（如硝酸甘油0.5~1片置舌下含化，1~2分钟即可发生作用）或速效救心丸等，并要特别注意病情变化。症状不缓解者，应迅速转院进一步诊治。

【自我按摩法】

1. 合按内、外关法：对心动过速者，可配合震颤及轻揉；对心动过缓者，则用强刺激手法。

2. 揉按膻中：用中指轻轻揉按两乳头之间的膻中穴，先顺时针方向，再逆时针方向，每次1~3分钟。

3. 点按胸腹法。

4. 梳刮胸肋：两手食指、中指、无名指、小指轻握拳，指背成梳状放于前胸，然后由胸部自上而下，缓慢柔和地沿肋骨间隙由胸前向腋下平行梳刮约 30 次。

5. 按摩至阳：心脏功能不好者，会在背部第七胸椎棘突下之至阳穴处有明显压痛点，故可嘱家属用掌根对此压痛点按摩，直至局部充血、痛点消失为止。若每日定时按压 3~4 次，可在一定程度上防止心绞痛发作。

6. 轮转双臂：站立，两脚同肩宽，肩部和上肢放松，静立数秒钟，做均匀的深呼吸，并同时将双臂向后轮转 30 次，动作需缓慢均匀。

【注意事项】

冠心病的发作与不良心理状态有着密切的关系。《黄帝内经》曰："悲哀愁忧则心动，心动则五脏六腑皆摇"，说明精神情绪不佳会严重损伤心的功能，故应保持七情平和、情绪乐观，避免过度的喜怒、忧虑等不良情绪。对于生活中的重大变故，宜保持冷静的头脑，既不可漫不经心，又不必操之过急，以保证稳定的心理状态。

在平时，宜作自我导引按摩法之一的摆臂，又称"游鱼摆尾"。《灵剑子引导子午记·引导诀》曰："游鱼摆尾通心脏"（双展两臂摆之，数多为妙）。

五、脑血管意外后遗症

脑血管意外分出血性和缺血性两大类，前者包括脑出血和蛛网膜下腔出血，后者包括脑血栓形成和脑栓塞。脑出血又称脑溢血，是指脑动脉血管因非外伤性因素引起的破裂出血。高血压及动脉硬化是脑出血最常见的病因。此外，血液病伴出血倾向、恶性肿瘤侵蚀脑血管和先天性脑血管畸形者，也可发生本病。长期高血压，尤其是在血压波动的阶段，当血压骤然上升至病变动脉管壁不能耐受的程度时，动脉壁破裂，血液进入脑实质内，形成脑实质出血灶。若患者不立即死亡，脑部血块可逐步液化、吸收，受损的脑组织由纤维所替代而引起后遗症。

中医学中的"中风""卒中""类中""大厥"等病证，实际上亦即包括脑血管意外所出现的各种症状。脑血管意外后遗症即指脑血管意外后出现的"偏瘫""半身不遂"等一侧肢体瘫痪、口眼㖞斜、舌强语涩等症状。

脑血管意外后遗症属于中风轻症（旧称中经络）的范畴，主要表现为半身不遂。《诸病源候论》曰："中风者，风气中于人也。"不论外感之风或内动之风，必以肝木为之内应。火盛、气虚、湿痰内盛，以致肝阳上亢、肝风内动；肝阳易升，波及清窍，神明不能自主，故患者意识模糊，神志不清。肝主筋，肝风内动，则皮肉筋脉受害，因而颜面㖞斜，手足抽搐，偏废不用。如《证治要诀》记载："五脏虽皆有风，而犯肝经为多。盖肝主筋属木，风易入之，各从其类。肝受风则筋缓不荣，或缓或急，所以有口眼㖞斜、瘫痪不遂、舌强语涩等症。"此外，阴阳平衡失调，阴虚而致肝阳上亢，化火生风，形成痰邪和瘀血，气血上逆，痰阻窍络，即可酿成本病。生活失常，年老体弱或疾病所致亏损，肾脏精气不足，经络空虚，风邪乘虚而窜犯经络，亦可引致肢体瘫痪或半身不遂。

【辨证论治】

半身不遂患者大部分均有高血压病史，发病以老年人多见。由于肢体功能丧失，患者的健康受到严重的威胁。临床上，脑血管意外患者昏迷清醒后，常出现半身不遂、口眼㖞斜、语言障碍、口角流涎、吞咽困难，并可伴有颜面麻木，手足麻木、沉重或手指震颤，肢体瘫痪。一些病例常伴有各种营养障碍、肌肉挛缩和疼痛等。

推拿治疗偏瘫，一般以早期治疗为宜，对促进肢体功能的恢复有一定的疗效。

1. 痰瘀阻络型

证候：时有眩晕，脚麻，头重脚轻，或见心悸或在卒中之后发生口眼㖞斜，半身不遂，语言不清，甚至失语，舌质淡，舌苔浊，脉滑或细或涩。腹诊多见"右满左软"或"左满右软型"。

治则：益气祛瘀，除痰通络。

操作方法：①掐人中法；②按上、下关法；③按肩井法；④上腹摩按法；⑤推按阳明三穴法；⑥股内侧揉捏法。

2. 正虚外风中络型

证候：受凉或吹风后出现面瘫，疲劳或情绪激动后出现舌头发硬，说话不清，一侧肢体或两肢筋肉挛缩不能随意运动、患肢麻木或抽掣刺痛，头昏目眩，面色萎黄，神疲倦怠，气短懒言，舌质暗红或有紫蓝瘀点，脉细涩。腹诊多见"右满左软"或"左满右软型"。

治则：活血通络，补益气血。

操作方法：①掐人中法；②按下关法；③面部摩掐法；④推膈俞法；⑤脊背拿提法；⑥肩周围按法；⑦股内侧揉捏法。

【推拿特色治法】

1. **特色治法一**

①患者仰卧，医者以轻快的搓法、㨰法、拍法在患侧治疗5分钟，再以捏拿法治疗5分钟。

②患者侧卧，患侧在上，医者以一指禅揉、按、点法在患侧和健侧合谷、曲池、臂臑、肩髃、髀关、风市、膝眼、足三里、阳陵泉、环跳、解溪等穴治疗100次，初期手法宜重，收效后可逐渐减轻。

③患者俯卧，医者以二指禅揉、按、点法在背部膈俞、脾俞、肝俞、肾俞等穴治疗100次，手法稍快。点肝俞穴时手法宜重。

④患者仰卧，医者以一指禅揉、按中脘、天枢、气海、关元等穴80次。

⑤医者以梅花手点叩法循点患肢阳明经穴往返数次，之后再以摇运法（即医者握住患肢，助其进行旋转摇动）、抖振法（即医者握住患肢，做连续的抖动、震颤活动）、伸屈法（即医者握住患肢，助其进行屈伸运动）治疗各5次。

患者如有口眼㖞斜，医者可以一指禅揉、按、点睛明、丝竹空、攒竹、太阳、四白、迎香、地仓、承浆等穴80次，再以摩法、揉法、抵法治疗面部6分钟；如有语言不利，医者可以一指禅揉、按、点法施术于风府穴、哑门穴100次。

2. **特色治法二**

此治法乃全身平衡推拿法。其操作方法为：

①胸部推拿法：患者取仰卧位，医者坐或立于右侧，用双手五指分别在患者的胸部进行推揉，顺序是自锁骨开始逐渐往下推至腹部以上，重点是锁骨的上下缘及两乳之间，反复推揉 5 分钟；然后五指逐渐下移至两侧胁肋部，顺着肋间隙分别自上而下梳推 20 次。

②腹部推拿法：右手食、中、无名、小指四指并拢，在脐周围进行顺时针方向推揉 20 圈，然后用右手掌心或掌根在整个腹部呈顺时针方向圆形推揉 20 圈。

③下肢推拿法：用双手十指分别在患侧下肢上下，内外侧进行挤捏、拿按、点揉。自大腿开始挤捏至踝关节，反复操作 10 ~ 20 次，健侧以同样的方法进行推拿。

④足部推拿法：医者用左手握住患者足跟部，用右手拇指螺纹面在患者足背部进行反复摩推 20 次；再用右手拇指尖在患者的每个足趾缝来回推点，使患者有酸胀之感；然后患者俯卧，医者用左手握住患者足前侧，用右侧掌心贴于患者足底心进行来回搓擦 20 分钟，用力由轻渐重，健侧足部以同样的方法进行推拿。

⑤腰背部推拿法：患者俯卧，医者坐或立于患者右侧，左、右手交替在腰背部进行点、按、揉，先自背部开始，推揉主要在腰部。在推拿腰背时，重点要放在脊柱两侧。

⑥捏脊法：患者俯卧，医者掀起患者的背后衣服，双手拇、食、中三指并拢，在患者脊柱两侧捏住皮肤，轻轻拿起，自尾椎部往上拿至大椎，反复操作 3 ~ 5 次，用力不宜太猛。

⑦手指推拿法：患者取坐位，医者用左手握住患者手腕，先用右手拇指螺纹面贴在患者手背上，来回推揉 10 ~ 20 次；再用右手拇、食、中三指分别抓住患者的各个手指关节部位轮流进行捻动；最后用右手拇指指尖部在患者手背部的掌指关节缝来回推揉 5 ~ 10 次。

3. 特色治法三

①患者取坐位，不能取坐位者取仰卧位或侧卧位。医者站（坐）于患者背后或相应部位，双指（拇、食或拇、中指）呈钳状，稍用力于患者枕下三角区进行拿分手法操作（即拿法中具有分筋之手法）。

②沿项韧带由上而下（血压高），或往返（血压不高），或由下而上（血压低）进行拿分。

③在双侧环、枢椎横突部位进行单指腹或指端分筋。

④在双侧颈 2 ~ 颈 6 横突部位用指腹或指端手法分筋。

⑤在前、中斜角肌腹行分筋治疗。

⑥在颈椎后关节部位自上而下往返指腹揉分（即揉法中具有分筋作用之手法）。

⑦双手四指以肩部为支点，其中一指按于云门穴，双手拇指自下而上推背 3 ~ 6 次。操作时动作要温柔，用力均匀有节奏，以产生良性刺激为度。每次治疗 20 分钟，每日 1 ~ 2 次，10 日为一疗程。

4. 特色治法四

①患者俯卧，医者先用双掌揉法，反复揉按脊柱两侧肌肉及华佗夹脊穴位，再用双手反复拿揉下肢后侧肌肉及环跳、承扶、殷门、委中、承山、昆仑、太溪等穴。

②患者仰卧，医者用双手反复拿揉下肢肌肉及伏兔、风市、血海、梁丘、足三里、阳陵泉、阴陵泉、三阴交、解溪、太冲等穴，再提起下肢，进行摇髋、摇膝和摇踝活动；然后按压冲门，理其气血；最后用拍打法拍打腰背及下肢。

③患者坐位，医者按揉或用拇指抠拨缺盆、极泉、青灵、曲池、内关、外关和合谷穴，再反复

拿揉肩井、肩髃、臂臑、手三里穴及上肢肌肉，并反复摇动肩关节、肘关节、腕关节等，然后按顺序牵拔五指，最后用拍子反复拍打上肢。

5. 特色治法五

此治法适用于半身不遂，上下肢麻痹，活动不利者。

治则：活血通络，滑利关节。

操作方法：

①患者俯卧，医者先施指揉法于风池、天柱穴；次施按法于脊柱两旁膀胱经，自上而下反复2~3次；再施㨰法于患侧背部，并向下至臀部、大腿及小腿后侧，同时配合腰后伸、髋后伸、膝屈伸以及踝关节背伸等被动运动。

②患者侧卧，患侧在上，医者施㨰法于患侧上肢外侧及肩关节后外侧，配合患肢的内收及上举等被动运动；再沿患侧下肢外侧自髋部至踝部施以㨰法。

③患者仰卧，医者施㨰法于患侧上肢内侧，同时结合患肢的外展、内旋、外旋及肘关节屈伸被动运动；继而在腕部及掌指部施以㨰法，同时结合腕、指关节的屈伸活动，摇腕关节，捻手指。

④施㨰法于下肢，以大腿股四头肌和小腿外侧及踝部为主，并配合各关节的被动活动，反复3~5次；然后，将患侧下肢髋、膝关节尽量屈曲，足底踏平在床面上，医者一手按住踝关节，另一手按住膝部向前摁压以加大踝关节的背伸幅度。此法可矫正足下垂、足内翻畸形。

⑤拿委中、承山，以酸胀为度。

⑥患者取坐位，医者施㨰法于患侧肩胛周围及项部，按揉风府，抹桥弓，拿捏风池、天柱、肩井、曲池、合谷等穴，最后以搓上肢结束治疗。

6. 特色治法六

此治法为火柴棒耳压法，适用于小腹剧烈抽痛或患肢麻木、抽掣刺痛者。其操作为选取神门、交感、肾、皮质下、肝、腹、下腹等穴，然后将半粒米大的火柴棒用胶布贴压穴处，每天按压3~4次，以有痛感为度，可保留1周。

【自我按摩法】

1. 上肢取肩髃、臂臑、曲池、内关、外关、合谷等穴；下肢取环跳、风市、阳陵泉、足三里、解溪、昆仑等穴；口眼㖞斜加取翳风、阳白、颊车、承泣、地仓等穴。各穴按揉或掐揉1~2分钟。

2. 按摩上肢。

3. 摇肘法。

4. 腕指互动。

5. 健手捏紧患侧前臂伸肌群，做患手伸腕活动锻炼。

6. 搓下肢。

7. 擦下肢。

8. 捶击下肢。

9. 揉涌泉。

10. 梳理五趾。

【康复调养】

开展功能锻炼，不仅有助早日康复，而且可以增强体质，提高抗病能力，预防各种并发症。

1. 瘫痪肢体的锻炼：开始可由他人帮助在床上做被动活动，当恢复到一定程度时，再离床在室内、进而到室外进行独立的锻炼。在肢体功能的恢复过程中，应以健侧带动患侧上下肢活动，上肢功能恢复可通过揉动健身球、核桃等，以增加手指和上肢的屈伸功能。

2. 语言功能锻炼：可帮助患者逐字练习发音，以后练习数数和汉语拼音，然后说简单的句子、日常用语、简单对话，逐步扩大语言范围。

3. 精神调养：中风恢复期，患者神智清醒而半身不遂，生活不能自理，思想负担很大，因此应去掉悲观失望的情绪，振奋精神，树立康复的信心。

4. 饮食宜忌：不可过饱，应以清淡饮食为宜，宜低盐饮食、低胆固醇食物，在膳食中要适当配用降血脂的食品，如豆制品、酸牛奶、蘑菇等。此外，中风者应戒酒、戒烟，养成有规律的生活习惯。

六、风湿性心脏病

风湿性心脏病简称"风心病"，是一种常见的心脏病，系风湿病变侵犯心脏的后果，患者表现为瓣膜口狭窄和/或关闭不全，多数患者为 20~40 岁的青壮年，女性稍多。其病因为急性风湿热，属变态反应性疾病，常发生于链球菌感染后 2 ~ 3 周，主要侵犯心脏及大关节。受损的瓣膜以二尖瓣最常见，其次为主动脉瓣，也可以几个瓣膜同时受累，称为联合瓣膜病变。关节炎治愈后不遗留任何后遗症，但可反复发作。疾病多次侵犯心脏者，则可造成永久性损害，形成慢性风心病。

中医学中，本病属于"心悸""心痹""怔忡""水肿"等范畴。

【治疗】

治则：温助心阳，行气通络。

操作步骤：常用穴为曲池、内关、外关、阴郄、神门、大陵、劳宫、阳陵泉、足三里、丰隆、三阴交、公孙等穴，每日分别选用 3 ~ 5 穴，各穴掐、按、揉 1 ~ 2 分钟。

辨证加减：胸闷心悸者，可加膻中、通里、少海、心脏点（位置在少海穴下 5 寸）；下肢浮肿者可加阴陵泉；呼吸困难者可加列缺；肝脏肿大者加肝俞、太冲；水肿者加水分、肾俞、复溜；腹胀者加天枢、气海、关元；咳血者加孔最；纳差者加脾俞、胃俞。

【注意事项】

由于风湿热常侵犯心脏，造成内脏永久性损害，因此要积极治疗。在预防与调养方面，患者应注意改善居住环境，住室应阳光充足，通风良好，预防外感，预防链球菌感染和风湿热的再发。平时注意避免剧烈活动和过度疲劳，急性发作期或心功能不全者应注意休息，甚则卧床休息。为增强体质，轻者可适当参加体育锻炼，饮食不宜过饱，忌烟酒，限制盐的摄入量。

七、心律失常

心律失常包括窦性心动过速、阵发性心动过速、阵发性室性心动过速、阵发性室上性心动过速、过早搏动、房室传导阻滞、预激综合征等，最常见的是过早搏动、室上性心动过速和心房纤颤或扑动，其次为各种类型的房室传导阻滞。心律失常可发生于各种器质性心脏病，但不少为植物神经功能失调所致。

中医学认为"悲哀忧愁则心动，心动则五脏六腑皆摇"，这里的心动，即是指心脏受到损害，其中包括心律失常，其发生的根本原因是患者过分的悲哀、持久的忧愁，因此，保持情绪的稳定和乐观的精神状态是预防心律失常的重要措施。

【治疗】

治则：养心安神，宣通脉络。

操作步骤：

1. 患者取坐位或仰卧位，医者以一手掌置患者胸部的膻中，然后自上向下沿任脉呈直线摩动，反复操作 1~3 分钟。

2. 患者取坐位或仰卧位，医者以一手或两手四指分别置于患者左、右侧锁骨下气户穴，自上向下沿胸旁侧线肋间隙边移动边点按，经膺窗、乳根、期门、日月穴止，反复点按 2~4 次。

3. 患者取坐位、站立位或仰卧位，医者以一手四指置患者上腹部，自上向下沿任脉呈直线摩动至气海穴平高处止，反复按摩 3~5 分钟。

4. 患者取坐位，医者先用一手按揉另手之内关、外关，神门，每穴按摩约半分钟。

5. 患者取坐位，用两手指按揉下肢的足三里、三阴交，每穴按摩约半分钟。

【注意事项】

患者平时应避免情绪波动，戒烟酒，不宜饮浓茶、咖啡，加强锻炼，预防感染。

偶发、无器质性心脏病的心律失常者，不需卧床休息，应注意劳逸结合。对有血液动力学改变的轻度心律失常患者应适当休息，避免劳累。定期检测心电图，随时观测血压、心率。

严重心律失常者应卧床休息，直至病情好转后再逐渐起床活动。患者如出现呼吸困难、唇色紫绀、出汗、肢冷等情况，应先予吸氧，同时送医院及时处理。

八、心力衰竭

心力衰竭简称"心衰"，是指由于心脏的收缩功能和（或）舒张功能发生障碍，不能将静脉回心血量充分排出心脏，导致静脉系统血液淤积，动脉系统血液灌注不足，从而引起心脏循环障碍症候群，表现为肺瘀血和腔静脉瘀血。感染、过度疲劳、情绪激动、食盐摄入过多、输液过多或过快、出血或贫血、电解质紊乱、酸碱平衡失调、心律失常、妊娠分娩、药物影响等，均可诱发或加重心衰。因此，心衰是多数器质性心脏病几乎不可避免的结局。

心力衰竭属重症危候，以气短心悸，动则喘促汗出，口唇紫绀，浮肿尿少为主要表现。伴见喘息不得卧，汗出淋漓，四肢厥逆，甚则昏迷者，须当机立断，急以救逆，不得贻误病情。急性心衰者，应立即采取半坐位，双下肢下垂，减少回心血量；同时保持镇静，深吸气，有条件的情况下给予氧气吸入；要避免一切活动，尽快送往医院救治。

【治疗】

治则：益元固本，强健心神。

操作步骤：在曲泽、内关、外关、间使、少府、郄门等穴做点穴按摩法。按摩各穴以有得气感为佳，每穴按摩 1~2 分钟，每日按摩 1 次，15 次为一疗程，疗程结束后酌情休息几天，再开始第二疗程。

辨证加减：

①补中益气可取中脘、天枢、气海、关元、足三里。

②补益真元可取归来、气海、关元。

③通阳利水取水分、中极、曲骨、水道、复溜、水泉、飞扬、阴陵泉。

④活血行瘀取太冲、章门、肝俞。

⑤平喘祛痰取肺俞、天突、俞府、膻中、少府、合谷。

【注意事项】

中医学认为："心者，君主之官……以此养生则寿"，指出了平常养护心脏的重要性。心血管病的发生、发展及预后都与心理、情绪及社会刺激因素有关。良好的心理状态、乐观豁达的情绪和较强的社会生活适应能力，均有助于预防及改善疾病。良好的生活方式，包括起居有时、饮食有节、生活规律、适当运动，以及戒烟、不饮酒或少饮酒等，均是维持病情稳定和提高生活质量的保证。充足的休息可减轻心脏负担，是极重要的保健措施。饮食应限制盐量，一般每天饮食中的钠量应减至 0.5~1 g，宜食容易消化及富于营养的食物，宜少量多餐，保持大便通畅。

第四节　泌尿科病症

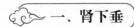
一、肾下垂

肾下垂多见于 20~40 岁的女性，一般均在右侧，但亦可为双侧。临床上，肾下垂患者可没有任何症状而仅在体格检查时偶然发现，在这种情况下无须作任何治疗。有的病例，可因肾下垂而引起程度不一的疼痛，其性质可为钝痛（因牵引神经所致）或绞痛（因输尿管急性梗阻所致），并常在站立、步行或劳动时发生。患者取卧位时，由于下移的肾脏上移至正常位置，疼痛可缓解。另外，部分病例还可出现胃肠症状，如食欲不佳、恶心、呕吐等。此等症状，既可由肾下垂时的神经反射引起，也可由同时存在的胃下垂所致。本病的诊断，主要看在卧位、坐位、立位时肾脏随呼吸活动所移动的位置超出正常范围的多少（注：正常肾脏一般随呼吸活动可有 3 cm 之内的活动度）及不同体位的泌尿系统排泄性造影及逆行造影结果。

【治疗】

肾下垂的治疗，原则上同胃下垂，即皆以升举中气为主，但由于解剖关系及脏器之不同，治则为升举中气、健脾益肾。

操作方法为：①掌分腰法；②垂直推腰补气法；③摩侧腹法；④腹肌拿提法；⑤揉足三里法；⑥拿肩井法。

【自我按摩法】

1. 按揉肾俞穴。

2. 揉腰眼。

3. 擦腰。

4. 取坐位，握空拳，双手拇指背稍屈曲紧贴背后脊柱两侧凹陷处，两手尽量放到同侧腰脊最高位置，以拇指指间关节着力，沿着脊柱两侧，从上按揉到骶骨，然后再向上按揉到最高位置，一下一上为1次，反复进行20~40次。

5. 取站立位，腰部尽量放松，两手相互摩擦至热，两掌劳宫按于肾俞穴处，拇指在前，以腰为轴，上身不动，先按顺时针方向，后按逆时针方向做运腰动作各36次。

6. 按揉委中穴。

【注意事项】

嘱患者加强腹肌锻炼，如仰卧起坐、直腿高举、游泳等，体质瘦弱者应加强营养，增加摄入脂肪饮食。

二、慢性肾炎

慢性肾炎是慢性肾小球肾炎的简称，临床以长期蛋白尿、血尿、水肿及高血压为主要表现。由于老年人肾功能减退以及多数患有心血管疾病，因此，老年人慢性肾炎的治疗比较困难。

中医学认为本病多属于"水肿""虚劳""血尿"等范畴，系由老年体质虚弱，湿邪侵袭，损肾伤脾所致，其基本病机为肾阳虚，气化失调。

【治疗】

治则：温肾壮阳，益气补虚。

操作步骤：一般采用点穴按摩法，即取关元、中极、肾俞、脾俞、三阴交、太溪等穴，各穴按揉1~2分钟。

随症加减：①肾阴虚者，可加命门；②脾阳虚者，加足三里；③气虚者，加百会、气海、关元；④尿少者，加阴陵泉；⑤恶心呕吐者，加中脘、内关、外关。

【注意事项】

中医学认为肾主水液，司二便，因此，本病保健的关键在于维持肾功能正常，如预防感染，去除感染灶以减少病情恶化的诱因等。由于"房劳伤肾""惊恐伤肾"，故平素要注意节制性生活，加强精神调养，避免劳累过度及强烈的精神刺激；有浮肿、高血压、蛋白尿显著及稍事行动则症状加重者，宜卧床休息。

饮食方面，应根据肾功能损害的程度来确定患者蛋白质的摄入量，控制钠盐的摄入。伴严重水肿及高血压者，钠盐的量要控制在 2 克/日以下，甚至给予无盐饮食。

三、非阻塞性尿潴留

尿潴留是指尿液在膀胱内不能随意排出，应与尿闭相区别，后者是指无尿、膀胱空虚。推拿治疗对非阻塞性尿潴留有一定功效。

尿潴留有阻塞性与非阻塞性之分。阻塞性者，常因尿道梗阻、包茎、前列腺肥大、膀胱颈部狭窄或膀胱与尿道的损伤和疾病、膀胱肿瘤或结石等所致。非阻塞性者，则多为大脑及脊髓损伤、肿瘤压迫脊髓引起瘫痪，或蛛网膜下腔阻滞麻醉、产后等原因所致麻痹性尿潴留。此外，下腹部、会阴、肛门等部位手术后，由于伤口处疼痛，患者也会暂时排不出小便（反射性）。

中医学认为，小便不利，点滴而短少，病势较缓者称"癃"，所谓"膀胱不利为癃"；小便不通，欲解不得解，称"闭。"临床以排尿困难或小便闭塞不通为主症的疾患，合称"癃闭"。

【证候分型】

非阻塞性尿潴留的主要症状有下腹满胀，小便不通，耻骨上区有膨胀的肿物，按之有波动感，叩诊呈浊音。

1. 膀胱湿热蕴结型

证候：小便不利，热赤为闭，小腹胀痛，小便不畅，口苦或口渴不欲饮，舌红苔黄腻，脉沉数。

2. 肺热壅盛型

证候：小便不通或点滴不爽，咽干，烦渴欲饮，呼吸急促，舌苔薄黄，脉数。

3. 肾气不充型

证候：小便不通或滴沥不畅，排出无力，面色㿠白，神气怯弱，腰以下冷，腿膝无力，舌质淡，脉沉细。

4. 尿道阻塞型

证候：小便滴沥不畅或时通时阻，小腹胀满疼痛，舌紫暗或有瘀点，脉涩或细数。

【推拿特色治法】

1. 推拿治法一

治则：调补下焦气机，通利水道。

操作方法：①按百会法；②斜摩下腹法；③推下腹法；④揉涌泉法；⑤叠掌按腰法；⑥掌分腰法。

2. 推拿治法二

①患者仰卧，医者先用拇指或中指反复点揉或颤点气海、关元、中极等穴。

②医者反复拿揉下肢内侧肌肉及阴陵泉、三阴交等穴。

③患者俯卧，医者用双拇指施用泻法点揉肾俞、大肠俞、八髎等穴。

④医者用双手叠压法，反复按压、揉动腰骶部。

3. 推拿治法三

此治法即指按中极穴排尿法。操作为患者仰卧，医者用中指或食、中、无名三指并拢，以指腹按在中极穴上，约成60°角向下稍用力，一般按压1分钟左右即可排尿。

4. 推拿治法四

①患者仰卧，医者用揉法或摩法以顺时针在患者下腹部操作，用力要均匀，由轻而重。

②当患者膀胱潴尿成球状时，医者可用右手托住膀胱底，向前下方挤压膀胱。

③待排尿后，再将左手放在右手背上加压排尿。

④等尿不再外流时，松手再加压一次，力求把尿排尽。

排尿以后，可根据辨证再施以不同手法：

①膀胱湿热者，加按揉三阴交、阴陵泉、膀胱俞、中极，在骶部八髎穴横擦，以微热为度。

②肺热壅盛者，加横擦前胸上部及大椎、两肩部，以透热为度；在骶部八髎穴横擦，以微热为度；然后按揉中府、云门、合谷、太渊等穴。

③气机郁滞者，加按揉章门、期门，每穴约1分钟，以酸胀为度；再斜擦两胁，手法轻柔，以微热为度。

④肾阳不足、命门火衰者，加一指禅推或按揉肾俞、命门，每穴各约1分钟，以微感酸胀为度；再横擦肾俞、命门，以透热为度；直擦督脉，以透热为度。

⑤瘀血凝聚或尿路结石者，加按揉肾俞、志室、三焦俞、水道、三阴交，每穴1分钟，以酸胀为度；横擦腰骶部，以透热为度。

5. 推拿治法五

对手术后由于伤口处疼痛暂时排不出小便者，可在手术2小时后给予热水瓶按摩膀胱区，即用500 mL盐水瓶内盛60℃～65℃热水并装入布套，嘱患者平卧，双下肢伸直，把热水瓶横放在膀胱部位，轻轻上下推转，时间约为15～30分钟，利用热力使松弛的腹肌收缩、腹压升高而促进排尿。一般60分钟内患者便可顺利排尿。

【自我按摩法】

1. 取仰卧位，用中指反复点揉或颤点气海、关元、中极等穴1～2分钟。

2. 推下腹法。

3. 取坐位或仰卧位，先使用诱导排尿法，即听流水声，利用条件反射使人产生尿意，促使排尿；然后用中指或食、中、无名三指并拢，以指腹按在小腹部位，约成60°角向下稍用力，一般在按压1分钟左右即可排尿。或以右手沿顺时针方向按摩腹部膀胱膨隆处3～5分钟，压力由轻到重，直至有尿液排出。

4. 待排尿后，将左手放在右手背上，置于中极穴上加压排尿（按压中极穴）；待尿不再外流时，松手再加压一次，力求把膀胱余尿排尽。

5. 取坐位，左或右下肢屈曲，以右手中指或拇指分别置阴陵泉、三阴交及涌泉穴处，进行点按或旋转指揉2～5分钟。

【注意事项】

对非阻塞性尿潴留，首先可用简便的诱导排尿法，如听流水声，利用条件反射缓和排尿抑制，使人产生尿意而排尿；也可取蹲位，将盛有开水的水盆置于会阴部，利用热气熏蒸外阴部而促使排尿。

在应用手法排尿时，应该注意压力不能太大，以免引起输尿管逆流；对休克或诊断不明的内脏损伤患者不宜用本法；有尿路感染者取靠坐位，按压时手法宜轻柔缓和，以防止发生逆行感染；膀胱过度胀满时，手法需谨慎，否则有可能使伸展扩张的逼尿肌纤维发生断裂、出血，甚至引起膀胱破裂的危险。

第五节 精神科病症

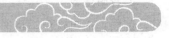
一、神经衰弱

神经衰弱是指患者长期处于精神过度紧张状态，导致大脑兴奋和抑制功能失调，属神经官能症的一种类型。神经衰弱多见于青壮年，其症状可分为两大类：一是兴奋状态占优势，表现为头痛、头晕、耳鸣、情绪不稳定、易激动、心慌、气短、多汗、失眠、多梦、易惊醒等症状；二是抑制状态占优势，表现为记忆力减退、注意力不集中、思维迟钝、精神萎靡、乏力、性功能减退等症状。此两大类症状常并存，发病初期常以兴奋状态占优势，以后则以抑制状态占优势。

中医学对本病症状的记载，散见于"郁症""心悸""失寐""虚损""遗精"等证候中。

中医学认为本病与心、肝、脾、肾等脏的脏气虚弱或失调有关，常见原因有：①肾阴亏损，以致肝阳亢盛，心火上炎；②忧思过度，耗伤心脾以致脾虚血少，无以养心；③情志抑郁，恼怒，肝失疏泄，以致气机不畅，脾失运化；④体质素虚，加以房事不节、疲劳过甚，以致肾阳虚衰。

【辨证论治】

本病的治疗，着重于补虚。按心、脾、肝、肾的不足，分别予以不同的治疗原则与治法，以调整机体内部的相对平衡。

1. **阴虚阳亢型**

证候：头涨、头晕、眼花耳鸣，健忘，注意力不集中，烦躁易怒，腰背酸痛，咽干口燥、小便黄赤，舌质红，少苔或薄黄，脉弦数或细数。腹诊多见"肾气虚候型"。

治则：滋阴降火，平肝潜阳。

操作方法：①推正顶法；②点肋补气法；③腰横摩法；④束腹法；⑤按神门法；⑥小腿内侧揉捏法。

2. **心脾两虚型**

证候：头昏目眩，面色苍白，气短倦怠，胆怯易惊，失眠，记忆力减退，月经不调，食欲不振，舌质淡红，苔白薄，脉细弱。腹诊多见"全腹虚软型"。

治则：健脾养心，益气补血。

操作方法：①额前分推法；②上腹横摩法；③按腹中法；④点按背肋法；⑤脊背拿提法；⑥垂直推腰补气法；⑦揉劳宫法；⑧揉足三里法。

3. 肝脾失调型

证候：精神抑郁，躁急易怒，时而胸闷胁痛，呕恶，嗳嗳不舒，喉中如梗，脘腹痞胀或疼痛，胃纳减少，苔白，脉弦。腹诊多见"肋下胀满型"。

治则：调理肝脾，顺气降逆。

操作方法：①掐四神聪法；②宽胸法；③腹直肌横摩法；④背部直摩法；⑤拿腰肌法；⑥按内、外关法；⑦按阴陵泉法。

4. 肾阳虚型

证候：面色㿠白，精神萎靡，腰痛，腿足痿软，饮食减少，小便清利，夜尿多，身寒肢冷，少寐易醒，阳痿早泄，遗精，苔淡白，脉沉细或虚弱无力。腹诊多见"肾气虚候型"。

治则：温肾壮阳，益气补虚。

操作方法：①叠掌按腰法；②点肋补气法；③背部挤推法；④下腹横摩法；⑤腹肌拿提法；⑥揉腰眼法。

【自我按摩法】

1. 取坐位，先用双拇指腹揉攒竹穴约 1 分钟，以局部有酸胀感为宜，再用大鱼际揉前额部约 2 分钟，最后用中指在百会穴处用力揉捻约 1 分钟。

2. 取坐位，将一手五指张开，由前额部至后项部，用力抓拿数十次。

3. 取坐位或仰卧位，用一手四指抵住气海、关元穴缓慢揉动约 1 分钟。

4. 揉脐法。

5. 取站立位，两手叉腰（四指向后），沿脊柱旁自上而下抹至臀部，共 30 次。如发现压痛点，可用手指在局部按压 20～30 秒。

6. 取坐位，弯腰，用双手拇指分别用力按揉双侧阴陵泉、三阴交穴各 1～2 分钟。

7. 用右手来回搓左足心涌泉穴 30 次，然后换左手同法搓右足涌泉穴。

【注意事项】

嘱患者建立有规律的生活制度，安排好工作、学习和休息；学会科学用脑，防止大脑过度疲劳；每天坚持适当的体育锻炼，如打球、做游戏、进行体操运动等，以增强大脑的功能，提高工作效率，而且还可预防神经衰弱的发生。

二、癔病

癔病又称癔症或"歇斯底里症"，是一种常见的精神障碍，以青壮年和女性较为多见。多数病例在精神因素作用后起病，呈阵发性发作，临床症状复杂多变，可类似多种疾病。

在中医学中，本病属于"脏燥"以及某些"厥证"和"郁证"的范畴。中医学认为本病的病因是七情过用以致心神失常。《医宗金鉴》曰："脏，心脏也，心静则神藏，若为七情所伤，则心不得静，而神躁扰不宁也。"书中指出郁抑、恼怒、伤感等因素可使气机运行失于通畅，甚则阻滞不通。另外，气盛火炎、阳亢而神不宁，或气逆痰阻、经络阻滞、清窍被蒙，亦可发生本病。

癔病可分为精神障碍和躯体机能障碍两大类。精神障碍最常见的发作为情感爆发，即癔症性激情发作，表现为情感色彩浓厚，夸张而做作和易受暗示。癔病性昏厥可单独或在情感爆发时发生，患者突然倒地、不言不语、双眼紧闭、全身僵直或手足不规则舞动，维持十余分钟至数小时，但此时意识、眼球活动、肌腱反射等均正常。有些患者还可出现"假性痴呆"症状。

患者出现躯体机能障碍时，可表现为运动障碍，常见语言抑制、失音和肢体瘫痪，或可见肢体震颤和痉挛，出现眨眼、摇头、斜颈及乱抓等怪异动作。患者出现感觉障碍时，可有黑矇、癔病性耳聋、癔病球（中医学称为"梅核气"）等症状。部分患者在出现内脏和植物神经系统机能障碍时，还可见癔症性呃逆、食管痉挛、腹胀、腹痛、尿频、气喘样发作、神经性厌食症或神经性呕吐等症状。

【治疗】

在精神治疗的基础上配合适当的言语暗示及推拿治疗，对本病有一定的疗效。

1. 推拿治法一

治则：理气清心，泻火降浊。

操作方法：①揉太阳法；②点按侧胸腹法；③背部抚摩法；④推前臂三阴法；⑤按神门法；⑥揉涌泉法。

2. 推拿治法二

①患者仰卧，医者坐床边，以一指禅揉、按法点其内关、外关、神门、灵道、丰隆、复溜、百会、印堂、中脘、关元等穴各 100 次，手法宜重宜缓。

②患者俯卧，医者以同上手法点其魄户、灵台穴各 100 次。

③医者以单掌旋抚法施于患者背部 5 分钟。

④鸣天鼓。

⑤患者仰卧，医者在光线微弱、清静的环境下对其施行催眠疗法。

三、脑外伤后综合征

脑外伤后综合征又称"脑外伤后神经官能症"，是一种缺乏客观神经系统体征的后遗症，常见于闭合性脑损伤患者。

脑外伤后综合征的症状多种多样，常见头痛、头晕、记忆力减退、注意力不集中、怕噪音、性情急躁或抑郁、失眠或多睡、食欲减退等。少数患者尚出现心悸、多汗、阵发性面色苍白等植物神经症状。

【治疗】

对脑外伤后综合征的患者，应体贴关心，尤其是对精神紧张者，更应详细解释，争取患者主动与医者配合，帮助患者树立战胜疾病的信心。在治疗过程中，应定期进行神经系统检查，以防遗漏器质性损害。同时，应嘱患者建立合理的生活制度，参加适当的体力锻炼和劳动。消极的卧床休息对改善症状是无益的。

推拿治疗的治则为温通气血、健脑宁神，以帮助患者缓解精神紧张。

操作方法为：①额前分推法；②头对按法；③按完骨法；④枕后分推法；⑤内、外关按法；⑥按神门法。

【自我按摩法】

1. 取坐位或站立位，五指张开，由前额部至后项部梳头数十次，再以两手中指点揉两侧太阳穴约半分钟。

2. 取坐位或站立位，用右手拇指或中指掐按人中、承浆穴各约 1 分钟。

3. 取坐位或仰卧位，用中指点按中脘穴 1~2 分钟。

4. 取坐位或站立位，用两手叉腰，以两手掌上下按摩脊柱两侧之腰部 3~5 分钟。

5. 取坐位或站立位，按揉或点掐两侧曲泽、外关、合谷、足三里、三阴交、解溪等穴各约 1 分钟。

6. 用两拇指指甲重掐两足小趾外侧的至阴穴 3~5 下。

【注意事项】

保持良好情绪，生活起居规律化，加强体力锻炼，参加文娱活动，注意睡眠卫生，每晚睡前用热水洗脚，食用有营养大脑作用的食物，如动物肝肾、鱼、蛋黄、花生、羊脑、猪脑、核桃、蜂蜜等。

第六节　神经科病症

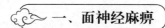

一、面神经麻痹

面神经麻痹又称"面瘫"，中医称为"口眼㖞斜"，为颅神经病变中最常见的疾患。任何年龄均可发病，但以青壮年较为多见。本病分中枢性和周围性两类。中枢性面神经麻痹多因脑血管疾患或脑部肿瘤等所致，脑肿瘤所致者则不属于推拿治疗的适应证范畴。

中医学认为本病是由外感风寒侵袭面部经络（主要为阳明、少阳等经），以致气行失常，气血不和，经筋失于濡养、纵缓不收而发病。本病亦属于风病，有外感之风，亦有内生之风，如受外来风邪侵袭，必有肝风内应，外风是条件，内风是根据，外风与内风相互关联而导致本病。患者多在情志变化后发病。

本病的证候表现为口眼㖞斜，嘴歪不能闭合而流涎，眼不能合而流泪，面部一侧肌肉松弛，甚则萎缩、麻木不仁，面色不华或面赤气短，筋脉牵动或肌肤发冷，有时可伴出冷汗、耳鸣、口渴、不寐，舌干苔黄或苔腻，脉象滑数或弦细。腹诊多见"肋下胀满型"。

【治疗】

在推拿手法治疗前，可用四应法（即应症状、应部位、应经络、应穴位）先了解面瘫的症状在何部位，属何经络，然后选择一些必要的配用穴位进行点揉。

在推拿手法操作中，大多以局部治疗为主，即在患者面部表情肌松弛的一侧有重点地循经取穴，以弱而轻的手法进行擦、揉，以引气血达表，使局部肌肉脉络得到濡养，从而促使表情肌收缩功能的恢复。在患者健侧表情肌施以强而较重的点揉、擦揉手法，用力要求均匀，令表情肌产生疲劳以致收缩力减退，从而促使面部两侧肌肉逐渐达到平衡，此即通过强弱手法以抑其太过，扶其不及。

在治疗的中后期，可配合平衡手法，即应用轻而柔和的手法，对称性地走经络、点穴位，要求两侧手法用力平衡，以调和脉络、运行气血、改善微循环，促使两侧表情肌张弛有度，达到调整阴阳而愈病的目的。

1. 推拿治法一

治则：疏导面颊部经气。

操作方法：①面部摩揸法；②推攒竹法；③按上、下关法；④揸地仓法；⑤揉风池法；⑥捏合谷法。

2. 推拿治法二

①患者仰卧，医者坐于患者头端，一手扶住健侧，一手在患侧面部施以掌揉法2~3分钟，根据患者的感觉施以适当的力度。

②用多指分若干条线揉患侧面部约3~4遍，使患者有酸胀感为宜。

③用拇指点揉颊车、地仓、下关、颧髎、迎香、阳白、睛明等穴各约半分钟。

④用多指拿捏患侧面部约1分钟，再用掌心施以擦法约1分钟。

⑤用拇指点揉眼眶周围3~4遍，多泪者可多点揉睛明、头维、承泣、四白等穴。

⑥一手贴于健侧面部，一手贴于患侧面部，健侧向前，患侧平向后作相反方向的拿颤动作约2分钟。

⑦用多个手指分别将患侧眼帘部和嘴唇角向患侧拿捏各约1分钟，接着在患侧面部再施以掌心擦法。

⑧患者正坐，医者用掌根揉风池至翳风约2分钟，再用拇指点揉风池、翳风穴各约1分钟，最后捏合谷穴约1分钟。

3. 推拿治法三

①患者取坐位，医者于其对面站立，两食指扣两太阳穴，两中指扣两颊车穴，两无名指扣两大迎穴，左手大指端直顶承浆穴，右手大指端直顶人中穴，两手大指端同时在人中、承浆两穴拨动。

②两手食指、中指和无名指操作如上，口眼㖞斜向左边者，右手大拇指端按住左眼下承泣穴不动，左手大指端按住右眼下四白穴拨动，再将右大指端按住左四白穴不动，用左手大指端按住右眼承泣穴拨动；口眼㖞斜向右边者，左手大指端按住右眼下承泣穴不动，用右手大指端按住左眼下四白穴拨动，再将左大指端按住右眼下四白穴不动，用右手大指端按住左眼下承泣穴拨动。

③用两大指拨鼻眉际两攒竹穴10次。

④用两中指按住两侧太阳穴，同时用两大指由印堂穴向上推至天庭穴3次。

⑤用两大拇指由攒竹穴缓缓推过两眉际至太阳穴，然后两拇指微按太阳穴，由两太阳穴推至两耳窍。

⑥用两大拇指和食指上提两耳轮，再以食、中指按耳后，拇指和食指由耳窍下拉两耳垂。

⑦用两手中指扒开两耳门，随即用两手拇指封闭两耳门。

⑧将食指屈曲，以第一指间关节背面捣手掌部大、小鱼际之间的小天心，每分钟200次左右，捣15分钟。

4. 推拿治法四

①患者仰卧，医者用双手中指反复点风池、风府、翳风等穴，再用拇指点揉太阳、百会等穴。

②用中指反复点揉和推阳白、攒竹、鱼腰、丝竹空、耳门、听宫、听会、上关、下关、颊车、承泣、四白、迎香、地仓、禾髎、人中、承浆等穴，最后用手掌反复搓摩患侧头面部。

5. 推拿治法五

①患者取仰卧位，医者坐在一旁，先施一指禅推法于印堂、攒竹、鱼腰、丝竹空、迎香、地仓、下关、颊车等穴，往返约3~5分钟，再以鱼际揉法施于以上部位，于患侧作重点治疗。

②指按睛明、四白、阳白、上关、下关，再施擦法于患侧，由眉上向下外方至耳前，然后由地仓向外上方至耳前擦，3~5次。

③患者取坐位，医者站其身后，先施一指禅推法或揉法于风池、天柱及项部，随后拿捏风池、合谷穴。

6. 推拿治法六

患者仰卧，医者用一手按于患者额头部，另一手拇指包裹上纱布伸入患者口中，与在外的食指相对，反复捏揉口中的咬合线（注：咬合线位于双侧颊部黏膜，是一条略为隆起的横线，恰好在上牙、下牙接触时的咬合平面上，有些还能看到牙齿的印痕）及颊部，在颊车、地仓、禾髎、人中、承浆等穴处重点捏揉。

【自我按摩法】

1. 取坐位，一手扶住面部健侧，另一手掌在患侧面部施以搓摩法2~3分钟，根据患侧的感觉施以适当力度，以有酸胀感为佳。

2. 取坐位，用拇、食指或中指点揉眼眶周围的穴位如鱼腰、睛明、承泣穴，反复3~4遍。

3. 用中指、拇指掐揉或点揉头维、太阳、阳白、颧髎、颊车、下关、人中、迎香、地仓等穴各约半分钟。

4. 以两手分别拿捏两侧面部肌肉，作拿颤动作约2分钟。

5. 取坐位，用拇指点揉风池、翳风穴各约1分钟。

6. 取坐位，用一手掐捏另一手合谷穴1~2分钟，两侧方法相同。

【注意事项】

头部应避免长时间被冷风侵袭，特别是在冬季要注意头部的保暖。如已发生面神经麻痹，每天晚上睡前可在患侧面部进行热敷15分钟。平时可多进行面部功能锻炼，如抬眉、双眼紧闭、鼓腮、努嘴等，促进瘫痪肌肉的功能恢复。

二、三叉神经痛

三叉神经痛是指面部三叉神经分布区内发生的阵发性烧灼样疼痛，多发生在中年女性，分原发性与继发性。目前一般认为原发性三叉神经痛与受寒、病毒感染和牙齿病变以及某些传染病有关；继发性者，则常与眼、鼻、牙齿等处的病症以及肿瘤压迫有关。

中医学认为本病可由风热外袭、经络气血阻滞不通或肝、胃实热上冲，以及阴虚阳亢、虚火上炎等所致。

【辨证论治】

1. 风邪外袭型

证候：常因受寒而引起，兼有发热恶风、苔白脉浮等外感症状。腹诊多见"胃内停水型"。

治则：疏风活络，解痉止痛。

操作方法：①揉太阳法；②面部摩揩法；③按上、下关法；④揩地仓法；⑤揉风池法；⑥捏合谷法。

2. 脾胃实火型

证候：此型兼见烦躁、易怒、口渴、便秘等症状。腹诊多见"小腹燥屎型"。

治则：清热泻火，解痉止痛。

操作方法：①额前分推法；②推偏顶法；③揩地仓法；④枕后分推法；⑤内、外关按法；⑥揉血海法；⑦推侧腹法。

3. 虚火上炎型

证候：乃阴虚阳亢，虚火上炎所致。患者消瘦、颧红、低热、脉细数无力，劳累后发作加剧。腹诊多见"冲脉喘动型"。

治则：滋阴降火，解痉止痛。

操作方法：①推攒竹法；②头对按法；③面部摩揩法；④推颊车法；⑤头顶推法；⑥推前臂三阴法；⑦捏合谷法。

【推拿特色治法】

①患者侧卧，痛侧向上，医者坐于患者床头后，在三叉神经总点（太阳穴后上1寸处）推揉10分钟。

②在疼痛的三叉神经分支线路上或相应穴位推揉点按10分钟。

③用三棱针在三叉神经总点上点刺，用药罐拔出瘀血，可缓解疼痛。

三、肋间神经痛

肋间神经痛是指肋神经支配区域的疼痛。原发性肋间神经痛极少见，一般都为继发性。

继发性肋间神经痛的发病多与邻近器官和组织的感染、外伤、异物压迫等有关，例如胸膜炎、主动脉瘤、肋骨外伤以及脊柱胸段侧凸畸形等。此外，髓外肿瘤和带状疱疹也常是产生本病的原因。

在中医学中，本病可归入"胁痛"的范畴。其发病常与肝经有较大关系，如情志抑郁或恼怒伤肝，可致肝气横逆、气机阻滞、经脉失于通畅。病久者，则影响血行，造成瘀阻而发病。此外，水饮、痰饮停留胁部，亦可致气机阻滞而产生疼痛。

【辨证论治】

1. 肝气横逆型

证候：疼痛部位流窜不定，胸脘胀满，嗳气，情绪舒畅时则减轻，恼怒、抑郁时疼痛加剧，舌苔白，脉弦数。腹诊多见"肋下胀满型"。

治则：疏肝理气止痛。

操作方法：①按极泉法；②顺气法；③点按侧胸腹法；④分肋法；⑤摩按季肋下法；⑥指揉曲垣法；⑦点按背肋法。

2. 瘀血凝阻型

证候：胁肋刺痛，痛处固定不移，昼轻夜重，大便色黑，舌红绛，脉细涩。腹诊多见"邪结胸腹型"。

治则：活血通络，祛瘀定痛。

操作方法：①分肋法；②扩胸法；③点按侧胸腹法；④按缺盆法；⑤指揉曲垣法；⑥推上臂三阴法；⑦梳手背法。

3. 痰饮停积型

证候：胁肋剧痛，痛引肩胛，咳唾稀涎，胸胁痞胀喘满，苔腻，脉沉紧或沉弦有力。腹诊多见"胃内停水型"。

治则：安肺豁痰，通络止痛。

操作方法：①按中府、云门法；②分肋法；③点按侧胸腹法；④掌推肩胛法；⑤按肩胛内缘法；⑥拿肩井法。

四、臂丛神经痛

臂丛神经痛是指在颈部和上肢臂丛神经分布区的疼痛，可由多种原因引起，多见于成人。

臂丛神经痛可分原发性和继发性两类，以后者为多见。继发性臂丛神经痛是由邻近组织病变所引起，如颈肋综合征、颈椎病、前斜角肌综合征、锁骨骨痂或第一肋骨骨膜炎、锁骨下动脉瘤等，臂丛神经被压从而引起根性或干性臂丛神经痛。

此外，动作过猛地举手及牵引向后或头部旋转及偏向对侧时，可以牵引臂丛造成神经纤维断裂。创伤、锁骨骨折、肩关节脱臼等，亦可使臂丛遭受直接外伤，引起臂丛神经痛。

疼痛为本病的主要症状，疼痛先见于颈部神经根部，数天后向臂及手部扩展。疼痛最剧之处为肢体的外侧面，患者不能向患侧躺卧，患侧上肢上抬时患者即感到剧痛，夜间常因疼痛而影响睡眠。

【治疗】

早期应安静休息，限制肢体活动，同时针对引起臂丛神经痛的病因进行治疗。推拿治则为疏调经脉，通络止痛。适宜的治疗可以减轻患肢疼痛和促进血液循环，有利于臂丛神经功能的恢复。

推拿治疗方法为：①按中府、云门法；②按胸骨法；③捏上臂法；④推按阳明三穴法；⑤摩按肩周法。

【自我按摩法】

1. 推摩胸胁法。

2. 按中府、云门法。

3. 捏上臂法。

4. 搓擦上肢。

5. 取坐位或侧卧位，用一手中指掌侧按揉肩髃、曲池、合谷穴。

6. 拿捏颈肩。

7. 摇肩法。

【注意事项】

早期应安静休息，限制肢体活动，可将肘关节屈曲，靠近胸前，用宽布带悬吊在颈上以减轻疼痛，同时针对引起臂丛神经痛的病因进行治疗。

五、臂丛神经麻痹

臂丛神经麻痹常因急性臂丛神经根炎及上肢外伤后受过度牵拉等所致。

臂丛神经麻痹的主要症状是颈部、锁骨上区、肩颈部间歇性疼痛及上肢牵拉后疼痛，颈根、锁骨上窝神经干处有压痛及放射痛，患侧上肢肌力减弱、感觉障碍、腱反射减弱或消失，病期稍长者可见上肢肌肉萎缩。

【治疗】

治疗方法为暴露患侧上肢，医者使用合适的介质在上肢施用捏法，由肩胛部捏到手指部后再返回肩胛部，上下数遍，强度由轻到重，捏到肌肉有酸胀感为度。如瘫痪症状较重，感觉较差时，可加强揉捏强度，并用弹筋法。捏患侧上肢后，再点揉患侧肩井、肩髃、天宗、臑俞、肩贞、曲池、尺泽、手三里、内关、外关、合谷等穴，并作患侧肩、肘、腕、指各关节的被动活动，最后在患侧肩、上臂、前臂各瘫痪肌群反复施以㨰法，以拿肩井法结束。

六、尺神经麻痹

尺神经麻痹常因肱骨内上髁及尺骨鹰嘴处刀伤或骨折等所致。

本病的主要表现为手呈爪状畸形，无名、小指最为明显，手的尺侧皮肤感觉缺失，手指内收、外展动作受限，夹纸力减弱或消失，晚期小鱼际肌及骨间肌萎缩。

【推拿治疗】

1. 弹拨小海穴处的尺神经干。

2. 沿手少阴心经反复施㨰法。

3. 拿小鱼际及第三、第四和第四、第五掌间肌。

4. 掐揉八缝：即患者取坐位，医者以拇指指腹与食指指腹对合，顺行着力于掌面第一、第二节指关节横纹（每一横纹为一缝，双手八缝），掐而揉之。操作时需持续着力、顺序施术、刚中有柔、由表及里、由浅入深，以通经活络、散风止痛、祛邪扶正、通利关节。

5.掐拿八邪：八邪在手指背侧，微握拳时当第一至第五指间，指蹼缘后方赤白肉际处，左右共八穴（一手有四穴）。在《奇效良方》中，八邪穴从桡侧向尺侧方向依次称大都、上都、中都、下都。医者以拇指、食指指腹对合，着力于掌指间，顺序掐而拿之，掐以按压，拿以旋转；掐要刚中有柔，拿要柔中有刚，指下灵活自如，形如指间捻珠。此法有祛风通络、祛邪扶正、散寒祛风、清热解毒的作用，主治手指麻木等症。

6.作腕关节及尺侧两指的关节被动运动 3~5 分钟。

【自我按摩法】

1.取坐位，用一手拇指弹拨患肢肘部小海穴处的尺神经干。

2.推前臂三阴法。

3.取坐位，用一手拿揉患肢的小鱼际及第三、第四和第四、第五掌间肌。

4.掐揉四缝：取坐位，以一手拇指指腹与食指指腹对合，顺行着力于患肢掌面第一、第二节指关节横纹（每一横纹为一缝，一手有四缝），掐而揉之。

5.打八邪。

6.取坐位和站立位，作腕关节及尺侧两指的关节被动运动。

【注意事项】

保护患肢，使其免受烫伤、冻伤、压伤及其他损伤。

七、桡神经麻痹

桡神经麻痹常因外伤或有移位的肘部骨折等所致。其临床症状是腕下垂，拇指不能伸直及外展而呈内收状，拇指和第一、二掌骨间背面感觉丧失。推拿可以防止患肢肌肉萎缩和关节僵硬，伤后和手术后恢复期均可采用，操作时应注意保护患肢，使其免受烫伤、冻伤、压伤及其他损伤。

【治疗】

治则：通经活络，散风止痛，祛邪扶正，通利关节。

操作方法：

①沿手阳明大肠经及手太阴肺经施以擦法，重点在前臂的肌群。在施擦法时，患者需配合作伸腕活动。

②掐揉八缝。

③掐拿八邪。

④当患者桡神经功能有所恢复后，嘱患者将上臂背侧靠台面上，使屈曲 90°的前臂与台面垂直，再用健手握紧前臂伸肌群，作伸腕运动锻炼。

【自我按摩法】

1. 取坐位，用一手手掌沿患肢上臂前臂手掌反复施以捏拿法 3～5 分钟。

2. 取坐位，用一手沿患肢手三阳经施以摩法、啄法，重点在前臂的肌群。

3. 取坐位，用一手沿患肢手三阴经反复施以推法、揉法。

4. 掐揉四缝：取坐位，以一手拇指指腹与食指指腹对合，顺行着力于患肢掌面第一、二节指关节横纹（每一横纹为一缝，一手有四缝），掐而揉之。

5. 掐拿四邪：以一手拇指、食指指腹对合，着力于患肢掌指间，顺序掐而拿之，掐以按压，拿以旋转。

6. 取坐位，用一手拇指按揉患肢手掌鱼际、掐少商穴各约 1 分钟。

7. 取坐位和站立位，作腕关节及尺侧两指的关节被动运动。

【注意事项】

保护患肢，使其免受烫伤、冻伤、压伤及其他损伤。

八、正中神经麻痹

正中神经麻痹系因肱骨或桡骨骨折、脱位，腕部外伤及神经炎所致。

本病的主要症状为手的握力及前臂旋前功能丧失，拇、食、中指的掌面及无名指的桡侧一半感觉障碍，可出现烧灼样疼痛，拇、食两指不能过伸，拇指不能对掌、外展，鱼际肌群萎缩。推拿按摩可以防止患肢肌肉萎缩和关节僵硬，伤后和手术后恢复期均可采用。

【治疗】

治则：通经活络，散风止痛，祛邪扶正，通利关节。

操作方法：①拿极泉穴；②滚前臂屈肌群；③揉拿掌间肌；④弹拨郄门、内关等穴；⑤掐揉八缝；⑥掐拿八邪；⑦作腕关节、指关节被动运动。

【自我按摩法】

1. 取坐位或站立位，用一手拇指按揉和拿捏患肢腋下的极泉穴约半分钟。

2. 取坐位，用一手拇指推前臂三阴经，然后按揉前臂屈肌群，并重点按揉内关、外关穴。

3. 取坐位，用一手拇指揉拿患肢各掌间肌 2～3 分钟。

4. 掐揉四缝：取坐位，以一手拇指指腹与食指指腹对合，顺行着力于患肢掌面第一、二节指关节横纹（每一横纹为一缝，一手有四缝），掐而揉之。

5. 掐拿四邪：以一手拇指、食指指腹对合，着力于患肢掌指间，顺序掐而拿之，掐以按压，拿以旋转。

6. 取坐位和站立位，作腕关节被动运动。

7. 取坐位和站立位，两上肢屈曲于胸前，双手五指伸开，作打八邪动作数遍。

【注意事项】

保护患肢，使其免受烫伤、冻伤、压伤及其他损伤。

九、坐骨神经痛

坐骨神经痛是指坐骨神经通路及其分布区的疼痛，为临床常见病症之一。

坐骨神经痛按致病原因可分为原发性、继发性和反射性三种。原发性坐骨神经痛是坐骨神经本身发生的病变，多与感染有关，受冷常为诱发因素。继发性坐骨神经痛是由该神经通路的邻近组织病变所引起，如腰椎间盘突出症、脊椎关节炎、椎管内肿瘤以及骶髂关节、骨盆等部位的机械性压迫。反射性坐骨神经痛是指背部的某些组织遭受外伤或炎症的刺激，冲动传入中枢，反射性地引起坐骨神经的疼痛。

中医学认为本症的病机主要是风寒或风湿之邪客于经络，经气阻滞，不通则痛。风胜则疼痛呈游走性，寒胜则疼痛剧烈。如迁延日久，则气凝可以导致血瘀；病邪固着，更使病势缠绵难愈。

【临床表现】

患者可见沿坐骨神经通路，即腰、臀、大腿后侧、小腿后外侧、足背等处发生放射性、烧灼样或刀割样疼痛。疼痛多由腰部、臀部或髋部开始，向下放射，从大、小腿直至足背。疼痛常因行走、咳嗽、喷嚏、弯腰、排便而加剧。

【辨证论治】

本症在推拿治疗前，应先尽可能找出其发病原因，然后再采取相应的治疗。

1. 风寒湿型

证候：腰骶酸痛，患肢麻木沉重，屈伸不利，劳动或受寒凉潮湿时症状加重，舌苔白腻，脉濡缓，腹诊多见"小腹侧硬型"。

治则：祛风除湿，散寒通络。

操作方法：①腰部直摩法；②推臀法；③环跳按法；④推股后法；⑤股后重揉法；⑥小腿按法；⑦摇大趾法。

2. 气滞血瘀型

证候：患肢酸痛拒按，不能屈伸，患病日久，常现身形佝偻，患肢肌肉瘦削，舌苔黄燥，脉滑数，腹诊多见"小腹拘急型"。

治则：行气定痛，活血祛瘀。

操作方法：①指分腰法；②垂直推腰补气法；③横摩骶法；④按髂骨内侧法；⑤按腹中法；⑥股后重压法；⑦揉委中法；⑧推足外侧法。

【自我按摩法】

1. 侧卧，患侧下肢屈曲，臀部肌肉放松，以一手拇指或食指屈曲置于臀部环跳穴处按压 2~3 分钟，按压力度以能耐受为度。

2. 侧卧或站立，以一手置于患肢承扶穴处按揉或拿捏 1 ~ 2 分钟，然后自上向下经殷门、委中、承山至足跟止，反复按揉 2 ~ 4 分钟。

3. 小腿内侧揉捏法。

4. 取坐位或站立位，以两手的四指分置脊柱两侧，从上到下反复点按 3 ~ 5 分钟。

5. 横摩骶法。

6. 取坐位，患侧下肢屈曲，以拇指或四指在小腿及足外侧推动 1 ~ 3 分钟。

【注意事项】

需长时间坐着办公的职业者，首先要注意纠正坐姿，最好每小时站起来走动一下，以放松颈椎和腰椎。爱穿高跟鞋的女性，最好能将鞋跟高度限制在 4 cm 以下，切忌穿着高跟鞋快跑、跳舞，以免在不知不觉中损伤腰部。另外，平时要多进行体育运动，注意腰背肌的锻炼。

十、腓总神经麻痹

腓总神经麻痹常因局部受压、牵拉伤、神经炎及劳动时下肢姿势不正所致。

本病的主要症状为患侧足下垂并内翻，不能外展、外翻，足和足趾不能背伸，步行时需高举患足，足背及小腿外侧皮肤感觉障碍。

【治疗】

治则：疏理肌筋，解痉止痛，调和气血。

操作方法：

①揉膝上法。

②捏膝关节法：自膝关节至足背反复施以捏法，手法强度由轻到重，捏到肌肉有酸胀感为度。

③点揉足三里、阳陵泉、丰隆、上巨墟、条口、下巨墟、昆仑、丘墟、解溪等穴，以酸胀感为度。

④揉拨胫前肌法：医者以单手或双手拇指置于胫前肌外侧阳陵泉穴处，以指腹按揉胫骨外侧胫前肌部位，自上向下，边按揉边移到解溪处，反复操作数次；再以拇指指端于胫前肌肌腹处进行横向拨动 1 ~ 2 次，自上向下逐步移到解溪处；最后以四指进行抚摩数次。按揉胫前肌，力度应由轻到重；按拨动作要轻巧、灵活，注意保护皮肤。

⑤作踝关节背伸、跖屈被动运动。

⑥在下肢腓总神经分布区反复施㨰法。为了加强和巩固治疗效果，患者应加强患肢功能锻炼。

【自我按摩法】

1. 揉膝上法。

2. 揉阴市、梁丘穴。

3. 取坐位，两手相对，自膝关节上方开始，经小腿至足背反复施以按揉、捏拿手法，手法强度由轻到重，揉捏到肌肉有酸胀感为度。

4. 取坐位，点揉足三里、阳陵泉、下巨墟、昆仑、丘墟、解溪等穴，以酸胀感为度。

5. 取站立位，将以单手或双手置患侧大腿外侧处，自上向下沿小腿外侧进行竖向推摩 2~3 分钟，然后以四指抚摩小腿外侧数次。推摩用力应由轻到重。

6. 取坐位或站立位，患肢踩在矮凳上，用双手拍打大腿、小腿 3~5 分钟。拍打力度应由轻到重再到轻。

【注意事项】

改变不良姿势，如避免长时间"跷二郎腿"、长时间极度屈膝位（"盘腿"）、长时间侧卧硬板床等。小腿受伤后行石膏固定时，应多加衬棉，包扎不要过紧。

为了促进恢复，患肢应加强功能锻炼。

十一、隐性脊柱裂

脊柱裂是脊柱在发育过程中的先天性畸形变异，是椎管背侧的先天性闭合不全，按程度轻重可分为隐性脊柱裂、脊膜膨出和脊膜脊髓膨出，其中隐性脊柱裂的发生率占脊柱裂患者的 30% 以上。

多数隐性脊柱裂患者无临床症状，常在一般放射线检查时偶然发现。随着年龄增长，脊髓上移，这部分神经受到牵拉或压迫而出现功能障碍。本病在青春期表现最显著，大多在这时出现轻度的马尾神经受损症状，如括约肌功能障碍（尿急、夜间遗尿等）、下肢远端的肌力减退和营养障碍。

【治疗】

隐性脊柱裂无症状者无需治疗。对于有腰痛的病例，推拿治疗有较好的疗效。

治则：调气活血，强健腰脊。

操作方法为：①腰横摩法；②叠掌按腰法；③揉骶髂法；④横摩骶法；⑤揉长强法。

辨证加减：

1. 如患者出现尿急、夜间遗尿等括约肌功能障碍者，宜调补下焦气机。其操作为：①按下腹法；②下腹横摩法；③揉三阴交法。

2. 如患者出现下肢远端的肌力减弱和营养障碍者，宜强健腿膝，温通筋脉。其操作方法为：①按气冲法；②股内侧揉捏法；③揉委中法。

【自我按摩法】

1. 按摩腰骶。

2. 腰部拍打法。

3. 按下腹法。

4. 揉长强法。

【注意事项】

脊柱裂的形成与孕前或怀孕初期母体缺乏叶酸有关。在人体生长时期，在母体备孕及胚胎成形阶段，要额外补充叶酸。叶酸是一种常见的水溶性维生素 B，含丰富叶酸的食物包括谷类、深绿色叶类蔬菜（如西蓝花和菠菜）、蛋黄和橙等。

十二、震颤麻痹

震颤麻痹是发生在中年以上人群的中枢神经系统变性疾病，病变主要在黑质与纹状体。原发性震颤麻痹的病因尚不明了，少数由一氧化碳、锰、二硫化碳和利血平等中毒，脑炎（特别是甲型脑炎）、脑外伤和动脉硬化等引起的类似表现，称为震颤麻痹综合征。

本病起病缓慢，主要表现为震颤、强直、运动减少等症状。震颤主要见于肢体的远端部分，通常从一侧手部开始，患肢肌肉出现每秒 4~8 次有节律的收缩与松弛，手指的震颤则呈"搓丸样"。强直主要表现为肢体肌张力增高，因此在关节被动运动时有均匀的阻力感，加上震颤因素，似齿轮在转动，称为"齿轮样强直"。运动减少表现为患者一切运动均明显减少及动作越发缓慢。面部缺乏表情，眨眼减少，形成所谓"面具脸"。手指运动更为不便，不能作精细动作，书写困难，字越写越小，称"写字过小症"。

本病属中医学"肝风"范畴，是由于肝肾阴虚，阴血不足，水不涵木，因此肝阳上亢，甚则产生动风之症，即所谓"血虚生风"。

【治疗】

治则：行气活血、舒经活络、平肝息风、清头利窍。推拿治疗可加强全身气血循行，促使锁骨下动脉、椎动脉的血流加速，从而加强基底动脉的血供，改善纹状体、黑质的氧供应量。

1. 头面项部

①推桥弓法：患者端坐，头不可偏斜。医者用拇指峰或螺纹推桥弓，每侧自上至下推桥弓穴约 20 次，一般以推至局部肌组织松软为度。

②面部分法：用两手拇指螺纹面自印堂开始，沿两侧眉毛到太阳穴往返操作，同时将分法的起始部沿额的正中线逐渐向上移动，直至发际处。

③扫散法：用拇指偏峰在头两侧足少阳胆经的循行部位从前上方向后下方推动。每侧分别操作 10 余次。

④颈部按揉法：以两拇指置颈椎棘突两旁，自枕下起至第一胸椎水平止，用力均匀平稳地反复按揉数次。

⑤颈部推抹法：医者一手扶其前额，一手拇指指腹自风府穴向下缓慢推抹到大椎穴止，反复数次；再以两拇指侧峰自风池穴向下推抹到大杼穴止，反复数次。

⑥头颈部拿法：即从头顶到枕后部，自前向后用五指拿法。到枕后风池穴改用三指拿法，沿颈椎两侧向下至第七颈椎，重复操作 3~5 遍。

2. 躯干部

患者取坐位并暴露上半身，医者站于一侧，先沿锁骨下横擦前胸部，逐渐向下移至第十二肋，往返操作，以前胸治疗部位透热为度；再横擦肩背部，并逐渐向下移至腰部，往返操作，以透热为度。然后患者取坐位，身体略向前倾，以两肘支撑在大腿上，医者面对患者站立，从大椎直擦至腰骶部，以透热为度。

3. 上肢部

患者取坐位，医者先直擦两侧上肢，自腕至肩胛部内、外两侧，以微热为度；再拿上肢内、外侧，自肩、腋部向下拿至腕部，重复2~3次；然后搓上肢，捻、抹手指2~3遍；最后大幅度摇肩部。如上肢震颤较甚者，可在两侧肩内俞、曲池、极泉穴处进行按揉、拿捏。

4. 下肢部

患者取坐位，医者以单手或双手三指（或五指）置于股外侧，以风市穴为中心进行快速捏拿，即一松一紧、一张一合、一起一落地反复捏拿数遍；然后手指并拢、伸直，以风市穴为中心用双手交替拍打，反复操作数遍，以局部灼热、潮红为度。此法有祛风散邪、疏通闭塞、温通经络、引邪出经的作用。

此外，对全身肌肉强直较甚者，可在推桥弓后加揉拿桥弓；在直擦背部督脉时，热量要求透达任脉；同时横擦肾俞、命门，以温热为度。对下肢震颤较重者，可点按两侧血海及照海穴，并横擦骶部，以热量透达下肢为度。结束治疗前，重复头面项部操作，再用掌根震击百会穴，拳背震击大椎及腰阳关穴各3~5次。

十三、阿尔茨海默病

阿尔茨海默病（AD）是一种持续性高级神经功能活动障碍，即在没有意识障碍的状态下，出现记忆、思维、分析判断、视空间辨认、情绪等方面的障碍。

阿尔茨海默病起病隐潜，发展缓慢，病情第一阶段又称健忘期，表现为记忆力明显减退，最初以近事遗忘为主，并有时出现定向障碍（如外出找不到家）。与此同时，患者的思维分析、判断能力、视空间辨别功能、计算能力等也有所降低，但有时还可以保持过去熟悉的工作或技能。病情第二阶段又称混乱期，这时除第一阶段的症状加重外，患者记忆和判断力受损，可导致定向障碍，常昼夜不分、外出不知归途等。病情第三阶段又称极度痴呆期，患者进入全面衰退状态，生活不能自理，如吃饭、穿衣、洗澡均需人照顾，便尿失禁。

由于阿尔茨海默病使人的生活能力下降，最后失去生活自理能力，给家庭和社会造成很大负担，因此对这种疾病加以预防和保健十分必要。该病的保健按摩方法主要是刺激、活跃脑神经，促进脑部血液循环，以预防该病或延缓病情。

【治疗】

治则：强壮根本，醒脑回春。

操作步骤：

①头部拍打法：在早晨和晚上在露天闭目静坐，一小时后再两手曲指轻拍头部5~15分钟，此法对轻度阿尔茨海默病恢复和预防阿尔茨海默病的发生有效，长期坚持，则效果更佳。但此法高血压者忌用。

②用手掌轻摩前额32遍，再以双手五指梳头32遍。

③将双手掌搓热后揉擦脸部32遍。

④按揉百会、太阳、内关、外关、合谷、足三里、三阴交、涌泉等穴位各1分钟。

⑤对出现手指震颤、软弱无力甚至不能持笔写字（书写痉挛）者，可指掐点按阳池、关冲、曲池、尺泽、少商等穴各约1分钟。

⑥头颈旋转运动法，即先用一手捏拿颈部肌肉 3～5 遍，然后再将头颈缓慢地由左向右旋转 50～100 圈，再将头颈由右向左旋转 50～100 圈。此法不但可使颈椎的转动变得滑顺，还可延缓脑动脉硬化。

【注意事项】

预防和治疗脑动脉硬化、高血压、糖尿病、高脂血症、肥胖等病症，可常吃一些健脾补肾类食品，如山药、大枣、薏米，要避免过度喝酒、抽烟。患者要注意智力和身体机能方面的训练，勤于动脑；注重精神调养，保持乐观情绪，起居饮食要有规律；多活动手指等关节，进行一些自己喜爱的、力所能及的体育运动，如慢跑、游泳、爬山等活动。

十四、大脑疲劳

大脑疲劳也称脑力劳动疲劳，是用脑过度导致的疲劳综合征。长时间的连续用脑工作以及饮食不规律、缺乏运动，加之工作压力大，会让人感到身心疲惫。突然遭受精神刺激、长期焦虑、饥饿和饱食后用脑等，也可引起大脑疲劳，表现为头昏脑涨、头痛、失眠、记忆力减退等。保健按摩有提神解乏、醒脑开窍之效，可随时采用。

【治疗】

治则：提神解乏，醒脑开窍。

操作步骤：

①取坐位或卧位，全身放松，自然呼吸，意守丹田，用拇指或食指的背侧指节分别点揉印堂、阳白、百会、太阳、风池和掐揉神门、合谷等穴各约 1 分钟。

②将双手掌相对搓热，然后由前额处经鼻两侧向下至脸颊部，再向上至前额处，做上下方向的搓脸动作 36 次。

③用双手揉搓耳部 36 次。

④双手五指自然分开，从前向后，先以各指端快速轻击头皮，逐渐加重，最后改用手掌拍击头皮 36 次。

⑤双掌捂住双耳，手指放在枕骨上，食指压在中指上，食指快速下滑，弹击耳后枕骨处 36 次。此乃"鸣天鼓"。

⑥用双手掌轻轻抚摸头部，将头发从前向后梳理，呼吸稍加深并减慢，数次后恢复平静呼吸。此曰"抚头收功"。

⑦双手四指自然屈指并拢，用指端自前向后、自中绕至头皮两侧，对整个发际进行轻缓、有力的按摩 15 遍，再以十指依前顺序做短距离往返搔抓 3 遍。

⑧当头昏脑涨时，可用梳子反复梳头，这样能缓解头部神经的紧张状态，促进血液循环，改善大脑疲倦的症状。

⑨采用太极八卦拍自行进行上、下肢经络拍打或全身拍打 3～5 遍，可使人全身经络畅通，气血加快运行，从而消除疲劳症状。

以上方法在每日晨起后、晚睡前、工间操前均可自我操作，可使精力旺盛，思维敏捷，而且可改善头面部的血液循环，使面色红润、头脑清醒、记忆力加强，是消除脑疲劳困倦的简易有效方法。

【注意事项】

1. 妥善安排学习和工作，做到劳逸结合，科学用脑。

2. 坚持运动锻炼，增加大脑供氧。户外活动能使人体呼吸代谢功能增强，加速体内血液循环，提高大脑的供氧量，使耗氧量最多的大脑在工作时消耗的氧得到及时补充供应，有利于驱除疲劳。

3. 坚持无烟办公，保持室内空气新鲜。

4. 坚持科学饮食，改善酸性体质。如果过多的酸性物质得不到及时分解和排泄，就会让人感到疲劳、困乏。所以，每天可适当吃些姜、葱、韭菜、胡萝卜、白菜、花菜以及茶叶、巧克力、苹果、海带、黄豆、土豆等，这些食物中含有钾、咖啡因、维生素或其他碱性物质，都有消除疲劳、促进大脑清醒的功效。

5. 坚持规律生活，保持精力充沛旺盛。良好的生活习惯和衣食住行的正确调理，是保持精力充沛旺盛的基本要则。

十五、大脑功能衰退

人的大脑由 140 亿～150 亿个神经细胞组成，40 岁以后每天约有 10 万个脑细胞开始凋亡，到六七十岁时大致减少十分之一。生命在于运动，脑子也愈用愈灵，故经常用脑的人，由于大脑得到较好地锻炼，脑细胞的衰老过程也变得缓慢。脑萎缩是由于脑退行性变化，是机体衰老中不注意自我保养、自我预防而产生的一种病症。

【治疗】

治则：补肾强身，健脑养神。

操作步骤：

①梳发：双手五指分开，用指甲端稍用力由前发际梳向后发际，反复梳理 12 次。

②推发：两手虎口相对分开放于耳上发际，食指在前，拇指在后，稍用力由耳上发际推向头顶，两虎口在头顶上会合时捧发上提，反复推发 12 次。

③叩头：双手五指分开成半屈状，用指端均匀用力地由前发际向后发际叩击 12 次。

④擦鬓角：用双手食、中、无名指的指腹用力在鬓角部位前后摩擦 12 次。

⑤转太阳：以两手中指指腹在两侧太阳穴用稍强的力量做旋转活动，先顺时针转，后逆时针转，各 12 次。

⑥拍百会：用右手或左手五指并拢，用掌指击百会穴 36 次。要求拍击时手掌动作半起半落，用力量均匀而有节律。

⑦搓摩腰：站立，将两手掌对搓至手心热后，置于腰间，上下搓摩腰部约 200 次，至有热感为度。

⑧搓足心：每日临睡前用温水泡足，再用手互相擦热后，用左手心按摩右足心，右手心按摩左

足心，各 100 次，以双足心发热为宜。

【注意事项】

中年以后应常吃一些含胆碱卵磷脂高的食物，如乳制品、豆制品、瘦肉、鱼虾、蛋、花生、芝麻等以及蔬菜水果。保持室内空气清新，养成良好的卫生、生活习惯，可使大脑皮层神经细胞的兴奋和抑制得到良好有序的运行，可以延缓大脑功能的衰退。此外，积极有效地参加脑力运动，如背诵单词等，可以强化大脑的思维活动，使脑神经细胞间的树突增加，加快脑的血液循环及脑细胞的新陈代谢活动，从而延缓大脑的衰老。

第七节　代谢与内分泌科病症

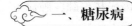

一、糖尿病

糖尿病是一种比较常见的内分泌代谢疾病，主要临床表现是多饮、多食、多尿、疲乏、消瘦以及血糖增高，是体内胰岛素的绝对或相对分泌不足而引起的糖代谢紊乱，严重时可致蛋白质、脂肪、水及电解质的代谢相继紊乱，尤其脂肪代谢紊乱可引起酮症酸中毒、昏迷等。

中医学很早就有本病的记载和论述。消渴之名始见于《黄帝内经》，"二阴结，谓之消"，书中还提出"五脉皆柔弱者，善病消瘅"以及"胃热则消谷，谷消故善饥"的理论。当时根据发病原因及临床表现的不同，名称也各有不同，如消渴、消瘅、消病、膈消、消中等，简称消。西汉淳于意的诊籍（见《史记·扁鹊仓公列传》）中有"肺消瘅"一案记载，这是糖尿病的最早医案。《金匮要略》曰："男子消渴，小便反多，以饮一斗、小便一斗。"《外台秘要》曰："虽能食多，小便多，渐消瘦。"《古今录验》曰："渴而饮水多，小便数，有脂似麸片甘者，皆是消渴病也。"《卫生宝鉴》曰："夫消渴者……小便频数，其色浓如油，上有浮膜，味甘甜如蜜。"由此可见，中医文献中早就把本病"三多一少"的特征及糖尿都描绘出来了。此外，关于病因、临床表现、并发症、治疗等，中医古籍中也有许多的论述记载。如《千金要方》曰："消渴之人，愈与未愈，常须虑有大痈。"《河间六书》曰："夫消渴者，多变聋盲目疾。"

【证候分型】

临床上以多食善饮、口渴多饮、尿多消瘦为主症。根据其主要临床证候不同，分为上、中、下三消。《医学心悟》曰："渴而多饮为上消，消谷善饥为中消，口渴、小便如膏为下消。"国内至今仍然沿用这一分类作为辨证施治的依据。

所谓上消，属肺热，乃心移热于肺，传为膈消是也，表现有烦渴多饮，口干舌燥，小便频且多且甜，脉洪数，舌边尖红，苔薄黄。

中消，属胃热，瘅成为消中是也，表现为多食善饥、嘈杂、烦热、汗多、形体消瘦，或大便秘结，尿多混黄且甜，脉滑数，苔黄而燥。

下消，属肾热而水亏所致，表现为小便频数量多，尿浊如脂膏且甜，渴而多饮，头晕目眩，颧红，虚烦，多梦，遗精，腰酸腿软，皮肤干燥，全身瘙痒，脉细数，舌红。

消渴虽有上、中、下三消之分，但其证候性质则相同，均与肺、胃、肾有密切的关系。正如《圣济总录》中所说："原其本为一，推其标有三。"凡消瘅日久，能食者，未传脑疽、背疮；不能食者，未传中满鼓胀，致此皆为难治之证。前人认为"上消心火亢极，肺金受囚，饮一溲二者死。中消胃独旺，脾阴困败，下利而厥，食已善饥者死"。

【辨证论治】

推拿治疗对原发性成年型且无阳性家族史的糖尿病有一定的疗效。治疗前患者如已用药物治疗，则药物应继续使用，同时密切注意血糖、尿糖和临床体征的变化，根据症情减轻的程度，逐渐减少用药量，直至完全停用药物。对糖尿病酮症酸中毒患者，不宜进行推拿治疗。

消渴病之发生主要由肺、胃热盛伤津或肾燥精虚所致，故其治疗原则是上消应当清热润肺、生津止渴，中消应当清胃泻火、养阴生津，下消应当滋阴补肾。

上消，可在大椎、肺俞、鱼际、合谷、太渊等穴进行手法较重的按揉法。因燥热伤肺，肺津不足而发为上消，按揉大椎、合谷可清泄燥热，按揉肺经之荥鱼际可清肺火，按揉肺俞与太渊可补肺生津润燥。诸穴相配，则热邪去，津液生，烦渴自除。

中消，为胃中燥热炽盛所致，可在脾俞、胃俞、中脘、足三里、内庭、曲池、合谷等穴进行按揉法，以调节脾胃功能，清热生津。因胃与大肠均属阳明，故取足三里、内庭、曲池、合谷以清泻胃肠燥热，以改善中消症状。

下消，系肾阴亏损，固摄失权，故水谷精微下泄，可在肝俞、肾俞、关元、三阴交、太溪、然谷等穴施以补的按揉手法。肝、肾之背俞穴，可补益肾阴，而取关元固肾可治下焦之虚惫，用三阴交可调和足三阴经之气，取肾经太溪、然谷可益肾阴、降虚火。

【推拿特色治法】

糖尿病患者绝大部分都有背痛史，常在糖尿病发病前数月到数年出现，临床检查可发现大部分患者有第八胸椎棘突左偏，且有轻重不同的压痛，故推拿治疗前先作第八胸椎棘突对抗复位，再采用一指禅推法、按法、揉法、摩法、擦法，在胰俞（注：胰俞又称胃脘下俞，为足太阳膀胱经上的背俞穴，属经外奇穴，是临床治疗糖尿病的常用穴位，位于第八胸椎棘突下旁开1.5寸处）、肝俞、胆俞、肾俞、三阴交、涌泉、八髎等穴位施术。

操作时，患者俯卧，医者先用一指禅推法沿背部膀胱经自膈俞到脾俞上下往返治疗约15分钟，重在胰俞穴；然后按揉胰俞、肝俞、胆俞、肾俞、三阴交等穴。其中胰俞、三阴交各按揉3分钟，肝俞、胆俞、肾俞各按揉1分钟；再用轻柔而快速的擦法在背部两侧膀胱经治疗约5分钟；然后直擦督脉及横擦腰部肾俞和骶部八髎；最后直擦足底涌泉穴，均以透热为度。

【自我按摩法】

1. 取脾俞、胃俞、肾俞、中脘、关元、三阴交、照海等穴，每日点按1次，每次10～20分钟。

2. 取坐位或站立位，将两手掌搓热后，摩擦揉动腰部肾俞穴和骶部八髎，以透热为度。

3. 取坐位，用手拇指点按和搓足底涌泉穴，以有酸胀感为度。

随症加减：

①尿糖阳性者，可加点按腰俞、足三里穴。

②合并高血压病者，加按百会、风池、曲池、太冲穴。

③有视网膜病变者，加按承泣、四白、巨髎、内庭穴。

【注意事项】

患者要重视精神调养，始终保持愉快的心情，进行适当的体育锻炼。隋朝巢元方在《诸病源候论》一书中提到消渴患者应参加适当的体育运动及导引，导引后应"先行一百二十步，多者千步，然后食之"，同时进行适量的饮食控制。唐代医家逊思邈明确指出消渴患者要忌面、米及水果等，可多吃纤维食物，少量多餐，限制酒精用量，减轻生活压力，定期验血和检查足部，冷天保暖等。

二、肥胖症

肥胖是指体内脂肪堆积过多或（和）脂肪分布异常。目前认为肥胖不应该被单纯视为身体脂肪含量过多，而应被看作一种以身体脂肪含量过多为主要特征的、多病因的、能够合并多种疾患的慢性病。心脑血管病、糖尿病、肿瘤等许多疾病都与肥胖关系十分密切，使肥胖已成为不可忽视的多发病。

中医学认为肥胖形成的原因主要与过食肥甘厚味及先天禀赋有关。《素问·通评虚实论篇》指出："甘肥贵人，则膏粱之疾也。"《素问·奇病论篇》说："必数食甘美而多肥也。"在病机方面，肥胖病的形成主要与脾胃之气盛衰有关。正如李东恒在《脾胃论》中所说："脾胃俱旺，则能食而肥；脾胃俱虚，则不能食而瘦；或少食而肥，虽肥而四肢不举，盖脾实而邪气盛也。"一般轻者可无症状，中重度患者则有少动嗜睡、易疲乏无力、换气困难、动则气促、汗多、怕热、皮肤有紫纹等。

肥胖病的中医辨证分型有：

①脾虚湿阻型：主要表现为肥胖、浮肿、疲乏无力、肢体困重、尿少、纳差、腹满、脉沉细、舌苔薄腻、舌质淡红。

②胃热湿阻型（湿阻不化郁久化热）：表现为肥胖、头胀眩晕、消谷善饥、肢重怠惰、口渴喜饮、脉滑小数、舌苔腻微黄、舌质红。

③肝郁气滞型：肥胖、胸胁苦满、胃脘痞满、月经不调、闭经、失眠、多梦、脉细弦、舌苔白或薄腻、舌质暗红。

④脾肾两虚型（脾肾阳虚）：肥胖、疲乏无力、腰腿软、阳痿阴冷。脉沉细无力、舌苔薄、舌质淡红。

⑤阴虚内热型：肥胖、头昏眼花、头胀头痛、腰痛腿软、五心烦热、低热、脉细数微弦、舌苔薄、舌尖红。

每型具有诊断证候2～3项以上，舌脉象基本符合者，即可诊断。

【治疗】

近几年来，我国社会上各种各样的减肥方法也应运而生，如中西药物减肥、手术减肥、节食减肥、运动减肥、针灸减肥、按摩减肥等。人们在获得减重的同时，也发现了这些减肥方法存在不少缺点。如节食产生了令人难熬的饥饿感；减肥药可能引起厌食；运动减肥又无异于是对自己体能、意志力和恒心的考验，中老年人及患心血管病者难以实施。

推拿（按摩）减肥作为一种独特的减肥方法，整个过程安全、舒适，对人体没有任何不良影响和副作用，既能调节体内脂肪代谢，又能舒通经脉、活血行气，可有效地消除饥饿感和疲劳感，使食入量明显减少，从而使过剩的体内脂肪逐渐消耗而达到减肥的目的。肥胖者经推拿减肥治疗后，饥饿感明显减轻，但不影响味觉，这样既容易控制食量，又能根据医嘱保证蛋白质、矿物质和维生素等基本营养的摄入，整个减肥过程饮食自然而舒适。

减肥按摩的手法，随着减肥部位的不同有着一定差异。如在肌肉较硬的部位，可用整个手掌来回揉搓按摩。抓捏式按摩则是使用第一、第二两节手指对减肥部位进行抓捏，手指捏住皮肤在体表移动，适用于皮肤松弛或脂肪丰富的部位，如腹部、臀部、四肢、肩背部等。对肌肉多而脂肪厚的部位，可以拇指为主，其他手指为辅，左右、正反来回扭转按摩。按摩后，可以再辅以抚摸、摩擦、扭转、收缩、拍打、弯曲等动作来增加减肥效果。同时，按摩减肥应该在节食和运动的基础上进行。

1. 推拿治法一——脾胃推拿法

其要旨乃从脾论治，以健脾为根本。取穴以足阳明胃经和足太阴脾经穴为主，如上巨虚、丰隆、内庭、曲池、三阴交、阳陵泉等；同时配合耳穴的脾、胃。操作方法为：

①患者仰卧，医者用手掌心紧贴其腹部，沿顺时针及逆时针方向分别轻柔按摩 5~10 分钟，使患者腹部微微变红发热。

②用指针法在双侧天枢、水分、足三里、阴陵泉、三阴交、丰隆等穴施术，使用较强的刺激手法。

③临证加减：肠燥便秘者，体穴加支沟，耳穴加肺、大肠；平素易发胖者，体穴加肾俞，耳穴加肾；产后肥胖者，体穴加曲泉、石门，耳穴加屏间；月经不调者，体穴加地机、血海，耳穴加屏间。耳穴可用王不留行籽胶布埋藏，嘱患者于每日进餐前半小时按压约 1 分钟，以酸痛为度，5 天更换一次，两耳交替进行。

脾胃推拿法每日 1 次，15 次为一疗程。通过腹部推拿的物理作用，起理气通便、消积化脂之效。足三里是胃的下合穴，三阴交为足三阴经的交会穴，天枢为大肠的募穴，丰隆是胃的络穴，以上穴位对脾胃功能有明显的调节作用，可抑制食欲，抑制胃肠道蠕动；阴陵泉、水分为利水减肥之要穴。随症选用，可达到健脾减肥之目的。

2. 推拿治法二——循经推拿减肥法

此治法即自人体面部起，从上至下，自前往后进行推拿按摩，以起到升阳降阴、振奋十四经经络之气、通调全身经脉、活血行气、防止气血瘀滞、化痰祛风等作用。其操作为：

①头面部：可采用揉睛明、摩眼眶、按印堂、揉太阳、分推前额、揉迎香、推听宫、上推面颊、按揉百会、弹风池、两手指微屈叩击头部等手法。

②腰骶部：先在脾俞、胃俞等穴按揉，作握拳捶打和反复下擦腰骶，至热为度。

③胸腹部：先配合呼吸用两手擦胸部，再斜擦腹部；然后两手重叠，先逆时针再顺时针按摩中脘、天枢，再下推气海。

④上肢部：先摩擦上肢内外侧各 5~7 遍，再按揉曲池、尺泽、手三里、内关、外关、合谷穴；

然后捻抹手指，每指 3 遍；最后拿按肩井及肩胛 20 ~ 30 次。

⑤下肢部：点按风市、梁丘、血海、阴陵泉、阳陵泉、足三里、丰隆、三阴交、公孙穴各半分钟，再搓摩下肢 5 ~ 10 遍。

⑥痰湿中阻、脾失健运者，加点按内关、外关、水分、天枢、关元、丰隆、三阴交、列缺；胃亢脾弱、湿热内蕴者，加点按曲池、支沟、四满、三阴交、内庭、腹结；冲任失调、带脉不和者，加点按支沟、中注、关元、带脉、血海、太溪。每穴先点按、后揉摩，各 1 ~ 2 分钟。每日 1 次，15 次为一疗程。

3. 推拿治法三——循经摩擦拍打去脂法

此治法为采用循经摩擦、拍打、握捻手足肩臂脂肪堆积处皮肤的方法，达到消除脂肪的目的，适合于出现呼吸短促、多汗、腹胀、下肢浮肿等症状的单纯性肥胖症人。其操作为先用手掌在脂肪丰厚处摩擦，然后用钢丝拍在身体脂肪丰厚处进行有节奏的拍打，以能忍受为度，时间酌情掌握。

4. 推拿治法四——面部减肥法

其操作为：

①用一手的中、食指同时放于两眉间的印堂穴处，用力向上直推到发际，反复推按 10 次。

②两手掌心分别按于两腮部，轻轻用力向上推摩到前额，经耳前（拇指在耳后）再摩到下颌部，最后旋摩到腮部，反复旋摩 10 遍；再以同样的力量和手法向相反方向旋摩 10 遍。

③用中、食指自外眼角向鬓角处上下来回推拉，每侧推拉 10 ~ 20 遍，再于太阳穴上按揉 5 次。

④用双手食、中指同时并排置于耳前发际处，自下向上推搓发根，每侧推 20 次。

5. 推拿治法五——颈部减肥法

其操作为：

①患者取坐位。医者一手扶定患者头部，另一手置于一侧风池穴上，用力向对侧风池穴来回推摩数次，两侧手法相同。

②医者以两手拇指与其余四指对合，将颈部一侧斜方肌捏起，自风池穴由上而下，边捏拿边移动至肩中俞穴止，反复捏拿 5 ~ 10 次，然后再做另侧。

③医者一手拇、食指揉按大椎及两侧数遍后，令患者头稍前倾，医者立于患者对面，双手五指交叉置于颈部两侧，双手同时用力合掌夹提颈项肌，一紧一松，交替进行数次。

④医者双手食、中指分别置于对侧耳后高骨处，分别用力抚摩到同侧缺盆穴，反复操作 10 次。

⑤用左手掌心托右下颌骨，右手五指分开置于头后左枕部，使头颅旋转带动颈项轻缓扭转 3 ~ 5 次，不宜用力过猛。

6. 推拿治法六——腹部减肥法

腹部推拿不仅可消除腹部脂肪，还可兼治消化系统、神经系统及泌尿生殖系统等多种疾病。其操作为：

①患者仰卧，解衣松带，医者以双手掌重叠按于脐部，以肚脐为中心顺时针方向旋转摩动 50 圈，使腹部有发热感；再以右手中指点按中脘穴、下脘穴、关元穴及两侧天枢穴，每穴持续压 1 分钟，以不痛为宜。点按天枢穴时，手指下有动脉搏动感，并觉两腰眼处发胀，有寒气循两腰眼下行；松手时，又有一股热气下行至两足。

②医者用两手拇指与余四指指腹相对合，从上腹部至下腹部将腹肌竖向抓拿提起 8 次，再轻轻揉捏 2 ~ 5 分钟。

③三指按压法：医者以食指、中指、无名指置于上脘、中脘、下脘及天枢、关元、气海、关元诸穴，施术原则是轻不离皮、重不摩骨、似有似无，用力轻重以手下有脉搏跳动和患者不痛为宜。每穴先适当用力按压，再左右旋转揉动 2 ~ 3 分钟。

④波浪式推压法：两手手指并拢，自然伸直，左手掌置于右手掌背上，平贴腹部用力向前推按，然后再用力向后压，一推一回似水中的波浪，由上而下慢慢移动，从上腹移到小腹，反复推压 5 ~ 10 遍，以腹部微有痛感为宜。

⑤以双手四指同时点按升结肠、横结肠、降结肠处 2 ~ 3 分钟。

⑥医者右手掌面置于右肋下缘，斜下推至左下腹的归来穴、气冲穴，然后换另一侧，两侧交替进行，反复推摩 3 ~ 5 分钟；最后以双手十指从左右锁骨处往下捋推至耻骨 8 次。

7. 推拿治法七——腰部减肥法

其操作为：

①患者俯卧，医者用双手掌紧按于同侧的腰眼处，一齐用力上下推摩腰椎两侧，每侧 1 ~ 3 分钟，以腰有透热感为佳。

②医者一手拇指端点揉和推膈俞、胆俞、脾俞、胃俞、三焦俞、肾俞、膀胱俞诸穴，点压时左右各揉转 10 圈。

③以两手全掌重叠置于腰骶部，重力向下按压数次；尔后重力向左右两侧分推至臀部的胞肓穴处，反复分推约 5 分钟。

④用一手掌根部用力推足太阳膀胱经，自大杼穴向下推至下肢踝上部之跗阳穴，反复推按约 20 次。

⑤两手置大椎穴两侧，自上而下用全掌拍打背部、腰部及大、小腿部各 2 ~ 3 分钟。

8. 推拿治法八——耳穴捻压法

其操作为取口、外鼻、胃、内分泌、三焦、缘中、肺、脾、肾、神门、大肠、直肠下段、皮质下、饥点，每次选 3 ~ 4 穴，将王不留行籽或绿豆 1 粒，置于 0.7 cm × 0.7 cm 的小方胶布上，在选定耳穴上寻得敏感点后，即贴敷其上；然后用食、拇指捻压至酸沉麻木或疼痛为得气，并嘱患者每日餐前 30 分钟自行按压 1 ~ 3 分钟，以有上述感觉为宜。每次贴一侧耳，两耳交替。每周贴敷 2 次，15 次为一疗程，疗程间隔 5 ~ 7 天。

【自我按摩法】

1. 指压法：在双侧中脘、关元、天枢、水分、足三里、阴陵泉、三阴交、丰隆等穴施术，每穴用较强刺激手法持续指压半分钟。

2. 摩腹法：仰卧，以双手掌重叠按于脐部，以肚脐为中心顺时针方向旋转摩动 50 圈，使腹部有发热感及舒适感为宜。

3. 摩擦拍打去脂法：先用手掌在脂肪丰厚处摩擦，然后用钢丝拍在身体脂肪丰厚处进行有节奏的拍打，以能忍受为度，时间不限。

4. 避免吃零食指压法：用一手拇指前端指压对侧手腕的腕横纹，从内侧慢慢移到外侧，左右手可交换按压。

5. 饭前指压嘴唇法：将食指按在人中穴的部位，拇指按在上唇的前端，快速捏按30次，可控制食欲，使胃部不再有饥饿感。但此法不宜在公共场所做，易引人注目。

6. 进餐指压胃脘法：用食指和中指的指尖颤动指压胸骨剑突与肚脐之间的中心点约半分钟，此法可使胃部充盈，控制饥饿感。

7. 消除紧张而嗜吃的指压法：许多肥胖的人，在紧张或压力大时喜欢大吃一顿，此时可用左右两手互相指压，从食指下方一直压到肘关节，可消除紧张情绪，减缓压力，改变因紧张而急欲进食的不良心理因素。

8. 捏揉外耳抑制食欲：耳朵是非常敏感的器官，其上有丰富的血管和神经。抑制食欲的捏揉外耳法，可使人的新陈代谢活跃，通过捏揉耳朵上面满布的若干穴道，如胃点、饥点等，调节自律神经，使摄食中枢的运作回复正常，从而抑制旺盛的食欲。经常会不知不觉吃太多的人，可以借着每天刺激耳朵的动作，改变吃得太多的习惯，对一些希望瘦身而想抑制食欲的人士有一定帮助。捏揉外耳的具体操作为：①两手掌合拢搓热，然后覆盖在两耳廓上，旋转搓揉20~30次，使耳部发热有烧灼感为宜。本法还有防治耳聋、耳鸣和耳源性疾病等功能。②大拇指放在耳垂后，食指放入耳朵中，在耳朵洞中来回地轻轻转动20次。③大拇指和食指从耳廓上部沿着耳朵外缘直到耳垂，轻轻地捏揉1~3分钟。④大拇指和食指轻轻地拉扯耳垂10~20次。如患有耳病、化脓性中耳炎等，则暂时禁用此法。

【注意事项】

肥胖症者在实施推拿治疗时要有信心、耐心和恒心，在饭后1小时内及过度饥饿、疲劳时不宜进行推拿减肥。在推拿治疗同时还应进行饮食调理，控制适当的膳食进量是治疗肥胖最重要的措施之一。通过加强饮食管理、控制营养素的摄入的方法进行减肥时，如短期饥饿疗法、间歇饥饿疗法以及参照各种各样的减肥食谱，应权衡利弊，因人而异，慎重选用。多参加各种体育活动，加强锻炼，戒烟少酒，可增加减肥效果。此外，拥有强烈减肥动机的肥胖者行为疗法也有独特之效。

三、类风湿性关节炎

类风湿性关节炎又称为类风湿病，是一种以关节滑膜炎为特征的慢性全身性自身免疫性疾病，主要侵犯全身各处关节，呈多发性和对称性慢性增生性滑膜炎，由此引起关节软骨和关节囊的破坏，最后导致关节强直畸形、关节功能障碍甚至残废。除关节外，身体其他器官或组织也可受累，包括皮下组织、心、血管、肺、脾、淋巴结、眼和浆膜等处。本病发病年龄多在25~55岁，也见于儿童。女性发病率比男性高2~3倍。

本病呈慢性经过，病变增剧和缓解反复交替进行。患者先有几周到几个月的疲倦乏力、体重减轻、胃纳不佳、低热和手足麻木刺痛等前驱症状，随后发生某一关节疼痛、僵硬，以后关节肿大、日渐疼痛。开始时可能一二个关节受累，往往是游走性，以后发展为对称性多关节炎。关节的受累常从四肢远端的小关节开始，以后再累及其他关节。近侧的指间关节最常发病，呈梭状肿大；其次为掌指、趾、腕、膝、肘、踝、肩和髋关节等。

【治疗】

类风湿性关节炎至今尚无特效疗法，仍停留于对炎症及后遗症的治疗，综合治疗对多数患者有一定的疗效。现行治疗的目的在于控制关节及其他组织的炎症，缓解症状；保持关节功能和防止畸形；修复受损关节以减轻疼痛和恢复功能。如有发热、关节肿痛等症状者应卧床休息，至症状基本消失为止。待病情改善两周后，患者应逐渐增加活动，以免过久的卧床导致关节废用，甚至引起关节强直。饮食中蛋白质和各种维生素要充足。

推拿按摩治疗的目的在于改善局部血液循环，松弛肌肉痉挛，达到消炎、祛肿和镇痛的作用；同时采用功能锻炼的方法，保存关节的活动功能，加强肌肉的力量和耐力。在急性期症状缓解消退后，只要患者可以耐受，便要早期有规律地作主动或被动的关节锻炼活动，以保持和增进关节功能。

推拿治则：温经散寒，活血祛风，舒筋通络，滑利关节。

操作方法：

①上肢关节：患者取坐位，先在肩关节周围用㨰法，并配合肩关节的外展、内收、后伸、内旋的被动运动，然后将患肢搁于台上或床上，下面垫以软枕，医者用㨰法施于肘关节周围及前臂部，在放松肌肉的前提下，配合肘关节屈伸的被动运动；再以㨰法施于腕关节周围，并配合伸屈的被动运动，按揉腕关节，擦热患部；在指关节局部用㨰法和捻法，配合指关节的伸屈被动运动。

②下肢关节：患者取俯卧位，医者先按揉两侧臀部，并作髋关节后伸活动；再嘱患者取侧卧位，施㨰法于两侧的居髎、环跳穴处，并作髋关节伸屈的被动活动。然后嘱患者取仰卧位，先㨰患侧的腹股沟及内收肌，并作髋关节外展的被动运动，后按次序按揉两膝关节的两膝眼及膝阳穴、曲泉穴，随后施㨰法于膝关节上下部，最后做膝关节伸屈活动。踝关节的治疗可按揉并施㨰法于踝关节内外侧，配合相应的被动运动。

【注意事项】

1. 手法操作时，施行被动活动的幅度应由小到大。如果已发展到纤维强直和骨性强直时期，此时存在骨质疏松，手法当审慎，避免强行作被动活动或扳关节而发生骨折事故。

推拿治疗类风湿性关节炎早期效果显著，晚期已趋骨性强直后手法治疗效差。在治疗同时，嘱患者患部保暖，同时加强关节功能锻炼，防止强直。

2. 饮食中蛋白质和各种维生素要充足。

3. 在推拿治疗期间，可配合运动疗法，如医疗体操、传统的运动疗法（如太极拳、八段锦）、耐力运动（指步行、慢跑、爬坡、骑自行车、游泳、跳绳等）、日常生活活动训练、作业疗法（又称劳动治疗，指利用适当的生产劳动作来锻炼身体，为患者将来重返工作岗位作准备，常用的方法有编织、手工、木工、园艺等），以保持关节动度，避免僵直挛缩，同时防止肌肉萎缩，保持肌肉张力，促进血液循环，改变局部营养状态等。

第八节　亚健康状态

亚健康状态又称次健康、第三状态、中间状态、游移状态、潜病状态等，常见症状有记忆力下降，注意力不集中，思维缓慢，反应迟钝，情绪不良，不自信，安全感不够等。

处于亚健康状态者，不能达到健康的标准，表现为一定时间内的活力降低、功能和适应能力减退，但不符合现代医学有关疾病的临床或亚临床诊断标准。

导致亚健康状态的主要原因，有饮食不合理、缺乏运动、作息不规律、睡眠不足、精神紧张、心理压力大、长期不良情绪等。

一、办公室综合征

随着现代化的办公楼及新式办公设备不断投入使用，办公环境受到理化及有害物质污染，一部分人每天至少 8 小时在此环境下工作，会出现如头晕眼花、容易疲倦、四肢乏力、反应迟钝、记忆力减退、情绪低落、烦躁不安、呼吸不畅、恶心、呕吐、食欲减退、性功能减退、无名低热、背痛、胃痛、经常感冒等症状，但到医院里检查却无阳性发现，称为办公室综合征，又称大楼综合征。

【治疗】

治则：滋阴降火，养心安神，强壮根本。

操作步骤：

①头痛、头晕、目眩者，双手指自前额向后做梳理头发的动作 36 次；再将双手五指自然分开，从前向后，以各指端快速轻击头皮，逐渐加重（十指叩头）。

②恶心、呕吐者，按揉大椎、中脘、内关、外关、足三里穴。

③容易疲倦、反应迟钝、记忆力减退、情绪低落者，双手揉搓耳部 36 次，两手抱头弹头 36 次，再用双手指交叉抱住头后部，做颈部后伸动作 36 次。

④胸闷、莫名其妙烦躁和脾气暴躁者，取合适的体位，全身放松，自然呼吸，意守丹田，同时用一手轻轻抚摸头部，将头发从前向后梳理（五指叉开按摩法），呼吸稍加深并减慢，数次后恢复平静呼吸。

⑤经常感冒者，双手掌相对搓热，然后由前额处经鼻两侧向下至脸颊部，再向上至前额处，做上下方向的搓脸动作 36 次。

【注意事项】

防治办公室综合征应从改善环境因素以及自我调节、增强个人体质入手。减少办公环境中有害因素的具体措施包括改善办公室的自然通风，注意把复印机置放在通风较好的房间，禁止吸烟，增加空调的防霉除湿功能，使用防电离辐射的设备（如视保屏），选用天然无害的建筑材料等。

在饮食上，宜多补充蛋白质、维生素和磷脂类食品，多吃绿色蔬菜、水果，多喝绿茶、菊花茶等以增加抗辐射能力；还应每隔一两个小时到室外散步。

二、信息焦虑综合征

信息焦虑综合征是指身体器官没有任何病理变化，也没有任何器质性改变，但会突发性地出现恶心、呕吐、焦躁、神经衰弱、精神疲惫等症状。一些女性还会并发停经、闭经和痛经等妇科疾病。发病间隔、起病时间不一。此综合征常见于 25～40 岁人群，多见于拥有高学历的记者、广告员、信息员、网站管理员等，属于一种身心障碍。在信息爆炸时代，信息量呈几何级数增长，而人类的思维模式还没有调整到可以接收如此大量信息的地步，因此造成了一系列的自我强迫和紧张，所以此综合征又称知识焦虑综合征。

对出现的不适症状，可用保健按摩方法进行调理。

【治疗】

治则：滋阴降火，育阴潜阳，养心安神。

操作步骤：

①双目自然闭合，以食、中、无名指指面自眉间向前额两侧抹 36 次。

②双手十指微屈，以十指端自前发际向脑后梳理 36 遍。

③双手十指展开，用掌侧叩打头部 36 次，用力适中。

④按揉印堂、太阳、百会、风池、合谷穴各 1 分钟。

⑤用一手拿捏对侧肩井穴 2～3 分钟，两侧操作相同。

⑥临睡前，先将双足用热水洗净、擦干。然后将两手掌搓热，先用右手掌心正中的劳宫穴对准左足掌心正中的涌泉穴，顺时针旋擦 36 次，之后再用左手掌心旋擦右足掌心，方法同前。

【注意事项】

每天保证睡眠 8～9 小时；每天拟定工作列出；接触信息媒体不超过两种；每天睡前坚持锻炼 15 分钟；每天的饮水量不少于 1000 mL。

三、工作场所抑郁症

工作场所抑郁症的易患人群多为职业女性，患者多表现为身体的某个部位疼痛，或疲劳、失眠、食欲不振、情绪低落、烦躁不安、性功能减退等。严重者还会导致脾气暴躁，甚至产生自杀的念头。

【治疗】

治则：滋阴降火，顺气降逆，镇静安神。

操作步骤：

①按摩头部：取坐位或卧位，先用手掌大鱼际揉前额部约 2 分钟，再用一手中指在百会穴处用力按揉约 1 分钟；然后五指张开，由前额部至后项部以指梳头数十次。

②按摩胸部：取坐位或卧位，用右手平贴右肋部，向左上方搓至左肩部，往返搓胸 30 次；左手

搓胸方法同前。

③按摩腹部：取仰卧位，手掌心以神阙穴（肚脐）为圆心，沿顺时针方向在腹部摩动约2分钟，以腹内有热感为宜。

④按摩腰部：取站立位，两手叉腰（四指向后），沿脊柱旁自上而下抹至臀部，共30次。

⑤按摩脚部：取坐位，一手或双手拇指用力按揉双三阴交穴1～2分钟；再用左手握左小腿或踝关节，右手来回搓擦左足心涌泉穴30次，然后换另手同法。

【注意事项】

健康的工作环境有助于防止精神疾病，可有效缓解工作压力。因此，选择能够掌握自己职业生涯和具有良好工作环境的公司，不失为一个好的办法。在工作中，通过各种放松活动、运动来释放过大的压力，也可参加讲座，学习处理工作和生活中的各种压力。

四、慢性疲劳综合征

慢性疲劳综合征的定义是临床评定的、不能解释的、持续或反复发作的、6个月或更长时间的慢性疲劳。该疲劳是新发的或有明确的开始（不是终身的），不是持续用力的结果，经休息后不能明显缓解；可导致工作、学习、社交或个人活动能力较以前有明显下降。

实际上，慢性疲劳综合征是中年人及青年人均易患的身心疾病，表现为精神萎靡不振，周身发软无力，腰酸背痛，甚至注意力不易集中等。在现代信息社会中，随着生活节奏的加快，这种容易被忽略的症候实际上非常普遍。

适宜的保健按摩手法，可有效地解除躯体的（身）和精神的（心）两方面疲劳，并可充分"减压"。因此，对于慢性疲劳综合征等身心疾病，保健强身的自然疗法显示出了其安全、有效、无任何副作用的优势。

【治疗】

治则：健脾养心，益气补血，提神醒脑。

操作：

①静立集神法：此法属于"内养功"的一种，操练时采用站立或平卧位，双脚平行与肩同宽，手臂、肩背各关节放松并自然沉垂于身体两侧，均匀呼吸，精神贯注，意守丹田（即肚脐下1寸之气海穴处），静默维持5～10分钟。

②揉太阳法：用两手中指尖在眼角外侧的太阳穴处反复揉动1～3分钟。

③颈部拿捏法：以右手拇指与其余四指合拢按于颈部，从发际处开始，顺着颈项肌肉有节奏地拿捏，由上至下；再用左手按同样方法拿捏颈项肌肉。

④拍打腰臀法：由于腰肌劳损主要是骶棘肌劳损，而骶棘肌又附着在骶骨处，因此，可于站立位将双手掌放置于后腰部，从腰部拍打至骶部、臀部，反复拍打2～3分钟。

⑤拍打足三里法：以双手掌拍打足三里穴36次。

⑥揉涌泉法：临睡前，先将双足用热水洗净、擦干，然后将两手掌搓热，先用右手掌心正中的

劳宫穴对准左足掌心正中的涌泉穴，顺时针旋摩 36 次；之后，再用左手掌心旋摩右足掌心，方法同前。

【注意事项】

均衡营养，保障睡眠，心情宽松，劳逸结合。

五、竞技综合征

竞技综合征又称考试紧张综合征、高考综合征等，是指竞技（如考试、比赛、表演、应聘等）前或竞技过程中，由于精神过度紧张使大脑皮质的兴奋与抑制过程失调，植物神经功能紊乱而引起的一系列症候，如心慌、气急、头晕、面色苍白、烦躁、口干、食欲不振、恶心呕吐、腹痛腹泻、或便秘、月经紊乱、视物模糊、双手颤抖、小腿痉挛、出冷汗、智力减退、思维麻木、血压上升、甚至精神变态、晕厥等。一些女学生还会发生痛经、月经紊乱等。

保健按摩的目的是调理人体的不平衡状态，使其阴阳协调，从而消除紧张的症状，并可在一定程度上提高竞技成绩。

【治疗】

治则：放松心神，平定情绪。

操作步骤：

①选用太阳、印堂、风池、通里、合谷、少府、神门等穴，于考试前半个月开始每日早晚坚持每穴揉按 1~2 分钟，有缓解精神紧张、定心安神的效用。

②在考试、比赛前一天晚上和清晨起床前，分别用中指轻缓按揉百会穴 1~2 分钟。午后考试或比赛者，可在午前采用此法。

【注意事项】

树立正确的观念，排除心理压力，消除紧张情绪，哼唱欢快的歌曲，合理安排休息，每天保证睡眠 8 小时，多做户外活动，加强体质锻炼，注意各种营养的补充，做到劳逸结合，以充沛的精力和精神状态迎接考试或比赛等。

第二章　辨证论治

第一节　高热

高热是指多种致病因素导致人体体温升高至 39℃ 以上，是临床常见症状之一。在临床上，高热分为感染性和非感染性两种。前者为病原微生物或病毒引起的炎症所致，后者多见于风湿症、中暑高热症等。高热常伴有心悸、气促、关节疼痛、胸痛、咳嗽等症状，此时应采取积极的治疗措施。中医认为高热是邪正相争的全身性反应，主要见于外感症，亦见于内伤杂症。前者按营卫气血可分为四类；后者可分为阴虚、气虚、血虚、血瘀、肝郁等五型。

推拿治疗高热，须先鉴别是否为推拿禁忌证，属禁忌证引起的发热不可施以手法。另外，发热需确诊后方可施以推拿配合治疗，如外感所致的高热需疏风解表、宣肺止咳。

【辨证论治】

1. 推拿治法一

采用切法、点法、掐法、捏法、揉法、按法、推法、擦法，取印堂、太阳、风池、风府、大椎、曲池、尺泽、合谷、劳宫、太冲、涌泉、委中等穴进行施治，如先切点大椎穴，揉按曲池，掐太冲，捏拿尺泽，掐委中等。手法宜重，以能耐受为度，每次 15～20 分钟，每日 2～3 次。在劳宫、涌泉穴施术时，可蘸稀酒精行擦法，或在颈胸、腋下、腹股沟、腘窝等处用酒精擦浴，使体温下降至正常，以防止病情恶化。

2. 推拿治法二

①捏大椎穴：取坐位，头略前倾，拇指和食指相对用力，捏起大椎穴处皮肤，作间断捏揉动作。此法能疏通经络、祛风散寒、扶正祛邪。

②内、外关按法。

第二节　咳嗽

咳嗽之证，有声无痰谓之咳，有痰无声谓之嗽。本证多见于冬春严寒季节，与外感、内伤有关。当人体卫外功能不固，风寒等外邪侵入人体时首先犯肺，影响肺气宣降功能，肺气上逆则咳嗽。

本病的主要症状为鼻塞，流清涕，头身疼痛，咳嗽痰多，痰稀色白或干咳，吐痰胶黏，色黄，舌质红等。内伤咳嗽，多因久治未愈、久咳伤阴、肺气不足，或因脾虚生痰，或因心肝火旺、壅塞肺气，或病久伤肾、肾气不足、不能纳气，影响津液之输化，肺气之升降、纳气失摄，人体气化功能失常，上逆犯肺而致咳嗽。

【辨证论治】

1. 外感咳嗽

患者俯卧，医者站立，先用手掌直推患者背部，按压身柱、肺俞、心俞、膈俞、尺泽、足三里等穴；然后患者仰卧，医者以一指禅点揉膻中穴，再于胸部由上至下进行直推。

2. 内伤咳嗽

除上述手法外，加按揉脾俞、肾俞穴；痰稀色白者，加按内关、外关、拿肩井穴；吐痰黏稠者，可加点揉风池、曲池、合谷穴。

3. 咳嗽伴咳喘

患者俯卧，医者先掌推背部，再按压肺俞、心俞、膈俞、定喘穴；然后横擦肾俞、命门、八髎穴；最后嘱患者仰卧，胸闷者按压和掌揉膻中、按揉内关穴，呼吸困难者按压天突穴，并以脐为中心，作顺时针摩腹3~5分钟。

第三节　哮喘

哮喘是一种临床常见的症状，其表现为呼吸急促、喘鸣有声，甚至张口抬肩，难以平卧，常为某些急、慢性疾病的主要症状。《黄帝内经》论喘，有"喘鸣""喘喝"之称。《金匮要略》又称之为"上气"，并有"咳而上气，喉中水鸡声"的记载，说明喘促之甚或因痰阻者，常可哮鸣有声。后世将哮喘分之为二，《医学正传》曰："哮以声响名，喘以气息言。"这样区别，对辨证施治虽有一定意义，但临床上哮与喘常不易区分，就是同一患者，发作轻时似喘，发作加重时即可成哮，病因病机也大致相同，故一般把哮喘合而为一进行治疗。临床上如支气管哮喘、哮喘性支气管炎、肺气肿、心源性哮喘，以及肺炎、肺脓疡、肺结核、硅肺等疾病，在发生呼吸急促的阶段，也可按哮喘进行辨证论治。

根据病机可将哮喘分为实喘和虚喘两类，实喘为外邪、痰浊等壅阻肺气所致；虚喘为精气不足、肺肾出纳失常所致。由此可知，实喘在肺，虚喘当责之肺肾两脏。哮喘到了后期严重阶段，肺肾两虚，元气虚损，心阳亦同时受累。因心脉上贯于肺，肾脉上络于心，一旦肺肾俱衰之时，则心阳亦弱，不能鼓动血脉，则心动急促、血行瘀滞，同时因汗为心液，心气虚而不敛，导致汗液大量外泄，转而使心阳更虚，此时往往可发生心阳欲脱的危候。

【证候分型】

哮喘，首先应分清虚实。《景岳全书》指出："实喘者有邪，邪气实也；虚喘者无邪，元气虚也。"一般而言，实证起病较急，病程较短，呼吸深长息粗，痰鸣有声，以呼出为快，其病在肺；虚证起病较缓，病程较长，呼吸短促难续，声音低微，或动则气喘，症状时轻时重，其病在肺肾两脏。

实证哮喘之中，风寒袭肺的证候为喘急胸闷，伴有咳嗽，咯痰稀薄、色白，初起多兼恶寒、头痛、身痛、无汗等表症，口不渴，舌苔薄白，脉浮；风热犯肺的证候为喘促气粗甚至鼻翼煽动，咳嗽痰黄而黏稠、口渴喜冷饮、胸闷烦躁、汗出，甚则发热、面红，舌质红，苔黄，脉浮数；痰浊阻肺的证候为气喘咳嗽，痰多黏腻，咯出不爽，甚则喉中有痰鸣声，胸中满闷，恶心纳呆，口淡无味，舌苔白腻，脉滑。

虚证哮喘之中，肺虚的证候为喘急气短，言语无力，咳声低弱，自汗恶风，或咽喉不利，口干面红，舌质偏红，脉象软弱；肾虚的证候为喘促日久，呼长吸短，动则喘息更甚，形瘦神疲，气急难续，汗出肢冷而青，甚则肢体浮肿，小便不利，心悸不安，舌质淡，脉沉细。

【辨证论治】

哮喘的治疗原则为宽胸理气，宣肺平喘。实证以祛邪为主，虚证以扶正为主。治疗过程中，可结合功法锻炼以扶正祛邪。

哮喘的基本治法步骤为：

①在头面及项部操作，先推一侧桥弓穴，自上而下 20~30 次，再推另一侧桥弓穴；面部分法，自额至下颌用分法向左右两侧操作，往返 2~3 遍；扫散法，先在一侧头部胆经循行区域，自前上方向后下方操作 10 余次，然后再在另一侧治疗；拿法，即从头顶部到枕部用五指拿法，自枕部到项部转为三指拿法，重复 3~4 遍。

②在躯干部操作，先横摩前胸部，沿锁骨下缘开始到十二肋，往返 2~3 遍；再横擦肩、背、腰部，即从肩背部开始到腰骶部，往返 2~3 遍；最后，自大椎到腰骶部的督脉部位施行直擦法。

③在上肢操作，先于一侧上肢的内外两侧用鱼际擦法，完成后操作另一侧；再自肩部拿至腕部；然后理手指；最后搓、抖上肢。

④重复头面项部操作，结束治疗。此法治疗时间约 15 分钟，在用擦法治疗时，均以透热为度。

辨证加减，其方法为：

①风寒袭肺者，加直擦背部膀胱经，以透热为度，并以一指禅推法或按、揉法在两侧肺俞、心俞、膈俞治疗，每穴约 2 分钟。

②风热犯肺者，加直擦背部膀胱经，以温热为度，并用三指拿按揉颈椎两侧，往返 5~6 遍。

③痰浊阻肺者，加横擦左侧背部，以透热为度，并按拿双侧尺泽、孔最、内关、外关、经渠、足三里、丰隆，以酸胀为度，每穴约 1 分钟。

④肺虚者，重点为横擦前胸上部及背部心俞、肺俞区域，均以透热为度，并用轻柔的一指禅推

法或按揉法在双侧肺俞、脾俞、胃俞治疗，每穴 1~2 分钟。

⑤肾虚者，宜温补肾阳，加直擦背部督脉及横擦腰部肾俞、命门，均以透热为度，并按揉双侧肾俞、肺俞，手法宜轻柔，切忌刺激太重；然后再按揉或以小鱼际擦双侧太溪、复溜、交信穴处。

⑥哮喘发作较甚者，先在两侧定喘、风门、肺俞、肩中俞施以一指禅推法或按揉法，每穴各 1~2 分钟，治疗时先用轻柔的手法，以后逐渐加重，以患者能忍受为度；在哮喘缓解后，再进行辨证施治。

【注意事项】

哮喘后期危重阶段，肺、肾、心往往同时衰竭，如出现阳气欲脱之象时，不宜单独进行推拿治疗，需配合其他各科抢救。推拿治疗期间，忌食烟酒及油腻酸辣的刺激性食物。季节交替时注意冷热，平时注意进行适当的户外活动。

第四节　呃逆

呃逆又称膈肌痉挛，俗称"打嗝"，古代文献称之为"哕""哕逆。" 呃逆是常见病症之一，指气逆上冲，喉间呃呃连声，声短而频，不能自制的一种症状，多因受凉或食滞、饮食急促、精神因素等导致膈肌间歇性收缩而致。此症如偶然发作大都轻微，可以不治自愈；如持续不断，则须治疗方能渐平。此处所述属于持续不已的呃逆。本症若在其他急慢性疾病过程中出现，则每为病势转向危重的预兆。

【病因病机】

呃逆的产生，主要由于胃气上逆所致，胃主纳谷，以下行为顺，而体虚、邪实均可影响胃气下降。其主要原因为：

①饮食不节，如过食生冷或寒凉药物，则寒气蕴蓄于胃，并循手太阴之脉上扰膈，袭肺，胃气失于和降，气逆而上，复因膈间不利，故呃逆声短而频，不能自制。若过食辛热煎炒之品，或过用温涩之剂，燥热内盛、阳明腑实、气不顺行，亦可动膈而发生呃逆。

②情志不和、恼怒抑郁、气机不利，则津液失布而滋生痰浊，若肝气逆乘肺胃，导致胃气挟痰上逆，亦能动膈而发生呃逆。

③正气亏虚，多见于重病久病之后，或因误用吐、下之剂，耗伤中气或损及胃阴，均使胃失和降而发生呃逆。

总之，呃逆是由于胃气上逆动膈而成，而引起胃失和降的原因则有寒气蕴留、燥热内盛、气郁痰阻及正气亏虚等方面。此外，肺气失于疏通对疾病的发病也起一定的作用。因手太阴肺经之脉还循胃口，上膈，属肺，肺胃之气又均以降为顺，故两脏在功能上互相促进，在病变时亦互为影响。膈位于肺胃之间，当各种致病因素侵袭肺胃之时，亦每使膈间之气不畅，故胃气上逆而引起呃逆之症。

【证候分型】

寒气蕴蓄于胃，则呃声沉缓有力，胃脘不舒，得热则减，得寒愈甚，饮食减少，口不渴，舌苔白润，脉迟缓。

胃中燥热，则呃声洪亮，连续有力，冲逆而出，口臭烦渴，面赤，舌苔黄，脉滑数。

气郁痰阻，则呃逆连声，胸胁胀闷，因抑郁恼怒而发作，情志转舒则稍缓，或时有恶心，饮食不下，头目昏眩，舌苔薄腻，脉弦而滑。

正气亏虚，则呃声低沉无力，或急促而不连续，面色苍白，手足不温，食少困怠，舌淡苔白，脉细弱无力。

【辨证论治】

治则：利气降逆，和胃止呃。胃寒者可加温中祛寒之法，胃热者佐以泄热通腑，气郁痰阻者辅以降气化痰，正气亏虚者则治宜温补脾胃。同时，治疗期间应少食生冷辛热之物，注意保暖，避免寒冷刺激，保持情绪安宁，专心做其他工作以分散注意力。

1. **推拿治法一**

①患者仰卧，医者坐其右侧，先按揉缺盆穴，以酸胀为度，每侧半分钟，再按揉膻中穴半分钟。

②摩腹法，在腹部作顺时针方向手法，以中脘穴为重点，时间为 6～8 分钟。

③患者俯卧，医者坐其右侧，用一指禅推法自上而下在背部膀胱经治疗 3～4 遍，然后推膈俞、胃俞，时间约 6 分钟；再按揉和推膈俞、胃俞，以酸胀为度。

④搓背部及两胁。

随证加减：

①胃中寒冷者，摩腹时可加按气海、关元穴约 2 分钟，再横擦左侧背部，以透热为度。

②胃中燥热者，可先横擦八髎穴，以透热为度；再按、揉足三里、大肠俞，以酸胀为度。

③气郁痰阻者，可按揉和推胸腹部的中府、云门、膻中、章门、期门和背部的肺俞、肝俞、膈俞、胃俞穴，均以酸胀为度。

④正气亏虚者，可横擦左侧背部脾胃区域，直擦督脉，均以透热为度，再按揉足三里、内关、外关穴各半分钟。

2. **推拿治法二**

①用拇指和食指对合用劲捏住鼻子（鼻翼上方）约 1 分钟，再按揉鼻尖（素髎穴）约半分钟。

②两眼闭合，用食指和中指指腹同时按压两眼球上方约 1 分钟，至酸胀为度。

③内、外关按法。

④用一手拇指尖掐对侧的神门穴，两侧各约 1 分钟。

⑤用一手食指尖掐对侧的中奎穴（中指第一、二节背侧关节端，此乃经外奇穴），两侧各约半分钟。

⑥取坐位或站立位，先用两手中指按缺盆穴约半分钟，以酸胀为度；再用一手中指按揉膻中穴约半分钟。

⑦取坐位或站立位，先以一手中指点按天突穴，再以一手中指点按鸠尾、上脘、中脘、期门及

气海、关元穴。

⑧用两手指尖由胸骨体沿肋间向两侧肋壁分推约 10～20 次，再用两中指尖点按第十一肋尖端的两侧章门穴约半分钟。

⑨以中指尖点按鸠尾穴约半分钟。

⑩用中指尖为主点按中脘穴约 1 分钟。

⑪取坐位或站立位，用两手掌搓腰骶部及两胁肋，均以透热为度。

⑫用一手拇指尖掐对侧的公孙穴，两侧各约 1 分钟。

⑬以两拇指指腹按揉两足涌泉穴各 100 次。

3. 推拿治法三

患者取坐位，医者先用内外关按法；随后按和推足三里、中脘、中府、膈俞等穴以止呃。顽固呃逆者，可加内功推拿常规手法。

4. 推拿治法四

患者仰卧，医者先用小鱼际和四指着力挤推脐周围；接着摩上腹部，以肋骨下缘为主；然后按中脘穴；最后分推膻中穴。

5. 推拿治法五

患者坐位，医者先按揉天突、肠俞、脾俞、胃俞等穴；再摩揉膻中，上脘、期门及气海、关元等穴；最后按揉内关，即可止呃。实证者，加掐老龙穴，拿捏合谷穴；虚证者，可加摩天枢穴、关元穴，并按揉肾俞、三阴交、涌泉等穴。

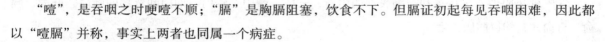

第五节　噎膈

"噎"，是吞咽之时哽噎不顺；"膈"是胸膈阻塞，饮食不下。但膈证初起每见吞咽困难，因此都以"噎膈"并称，事实上两者也同属一个病症。

噎膈的病因病机为忧思气结、情感抑郁或思虑过度，肝气横逆，以致气机不畅，津液不能上升，食道干涩，久之气血并结，渐成噎膈；或饮酒过度，热伤胃络，阴精亏耗，久之食道干涩，气滞血结，气道不利，发生噎膈。

赵献可《医贯·噎膈》曰："噎膈者，饥欲得食，但噎塞迎逆于咽喉胸膈之间，在胃口之上，未曾入胃，即带痰涎而出。"隋代巢元方的《诸病源候论·痞噎病诸候》曰："此由阴阳不和，藏气不理，寒气填于胸膈，故气噎塞不通，而谓之气噎。令人喘悸，胸背痛也……由藏气冷而不理，津液涩少，而不能传行饮食，故饮食入则噎塞不通，故谓之食噎。胸内痛，不得喘息，食不下，是故噎也。"朱丹溪《脉因证治·噎膈》曰："大概因血液俱耗，胃脘亦槁，在上近咽之下，水饮可行，食物难入，间或可食，入亦不多，名之曰噎。其槁在下，与胃为近，食虽可入，难尽入胃，良久复出，名之曰膈，亦名翻胃"，并提出了对后世影响极深的"润养津血，降火散结"的治疗法则。明代张景岳《景岳全书》曰："噎膈一证，必以忧愁思虑、积劳积郁或酒色过度损伤而成。盖忧思过度则气结，气结则施化不行；酒色过度则伤阴，阴伤则精血枯涸。气不行，则噎膈病于上；精血枯涸，则燥结病于下。且凡人之脏气，胃主受纳，脾主运化……矧少年少见此证，而惟中衰耗伤者多有之，此其为虚为实，概可知矣。"

现代医学认为中医所谓之噎膈，一般包括由食道癌和贲门痉挛所引起的咽下困难。对于食道癌，推拿疗法虽不能改变其病理变化，但在初期往往可以改善咽下困难的症状；对于贲门痉挛，推拿疗法效果显著。

【辨证论治】

1. 气结型

证候：在吞咽饮食时，自觉喉间哽噎不顺，或有痛感，因气恼而加重，情感安宁而减轻。舌质多红，苔薄，脉涩。若气郁痰聚，则出现胸脘痞闷，气逆不平，痰食俱出。若气郁日久，化热灼阴，则形体渐瘦，小便短赤。舌尖红，脉弦数，腹诊多见"肋下胀满型"。

治则：解郁润燥。

操作方法：①点按侧胸腹法；②推背法；③顺气法；④分摩季肋下法；⑤脐部挤推法；⑥内、外关按法。

2. 血结型

证候：胸闷脘痛，吞食难下，水饮可入，食入即吐，大便艰难，有时便如羊屎，小便短赤，形体消瘦，面色晦暗，舌紫，口渴少津，脉细数，腹诊多见"邪结胸腹型"。

治则：养阴活血，祛瘀破结。

操作方法：①点按侧胸腹法；②推上腹法；③按气冲法；④梳摩背肋法；⑤推上臂三阴法。

【推拿特色治法】

患者俯卧，医者先反复揉按背部脊柱两侧，再用拇指点揉法，反复点揉和推至阳、膈俞、肝俞等穴，最后让患者仰卧，用拇指点揉鸠尾、期门、章门等穴。

第六节　反胃

反胃又称"胃反"或"翻胃"，与噎膈不同，是指饮食入胃阻塞不通，或完谷吐出，或朝食暮吐，或暮食朝吐，吐后脘部较为舒畅的一种病证。《千金要方》曰："其人胸满不能食而吐，吐止者为下之，故不能食，设言未止者，此为胃反。"

本病的发生多因饥饱不常，或嗜食生冷，或忧思劳倦太过，或服寒凉药太多，导致脾胃受伤，中阳不足，寒从内生，运化无力，以致谷物入胃，停而不化，逆而吐出，发为本证。所以，嗜酒无度，或多食生冷，致胃气虚败或命门火衰，不能蒸化水谷，是本病的主因。正如王太仆所曰："病呕而吐，食久反出，是无火也。"《丹溪心法·翻胃》曰："翻胃大约有四：血虚、气虚、有热、有痰兼病。"《金匮要略·呕吐哕下利病脉证并治篇》曰："胃反，吐而渴欲饮水者，茯苓泽泻汤主之。"

现代医学认为反胃实际上也包括了幽门梗阻所引起的呕吐。此外，反流性食管炎、幽门痉挛或梗阻等疾病也可参考本证辨证论治。

【证候分型】

1. 脾胃虚寒型

证候：食后脘腹胀满，朝食暮吐，暮食朝吐，宿谷不化，吐后稍舒，面色不华，神疲乏力，舌淡苔薄，脉象细缓无力。乃中阳不足，阴寒内生，不能消化谷食。

2. 气虚津伤型

证候：久吐不止，气怯神疲，口燥唇干，大便秘结，舌红，脉细。此乃中气大虚、津液耗损。

3. 脾肾阳虚型

证候：胃反日久，面白无华，形体衰惫，四肢清冷，舌淡白，脉沉细。此乃脾虚及肾，命门火衰，虚寒内盛。

【辨证论治】

戴思恭《证治要诀》曰："凡气吐者，气冲胸痛，食已暴吐而渴，始当降气和中"，指出反胃的治则以温中降逆为主。若反吐日久，致气虚津伤，则应益气生津、调胃降气。若脾虚及胃，命门火衰，犹如釜底无薪，不能腐熟水谷，说明病情已趋严重，治疗应着重益火生土。

反胃的基本治法有推揉胸壁舒气法（即两手掌及多指交叉分推前胸；双手掌叠揉胸骨前面，重点在剑突表面操作）、敲击上腹生津法（即在叠掌揉上腹部的基础上，侧指快速敲击上腹部位）、按揉背部止呕法（即双掌左右分推上背部；单掌推督脉及膀胱经路线，从大椎至背腰交界处；双拇指同时沿膀胱经路线，从大杼用力推按至三焦俞；叠掌揉背部膀胱经路线）、掌揉前臂治吐法（患者仰卧，医者掌心向上，用小鱼际肌自上而下揉前臂肌群，两手重拿以上部位，亦可双拇指交替按压手厥阴经路线，注意局部取穴）等。

对气虚津伤者，治疗除采用以上基本手法外，可加用单手掌揉膻中、小鱼际肌快速擦胸骨、单掌摩上腹、掌根揉关元等法；对脾肾阳虚者，则可加用小鱼际肌搓命门、双拇指揉压肾俞、掌擦灵墟穴等。

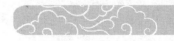 第七节　呕吐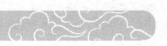

呕吐系指胃失和降，气逆于上所引起的病证。现代医学的多种病症，如急性胃炎、贲门痉挛、胆囊炎及某些急性传染病和颅脑疾病，都可出现呕吐。推拿疗法对本症有独特的疗效。

呕吐一症的病因很多，如腹腔内脏炎症、胃肠道梗阻、药物或毒素刺激、周围感觉器官病变、颅内压增高、代谢与内分泌疾病、高级神经功能紊乱等均可引起。中医学认为呕吐的发生有多种因素，《黄帝内经》中有关于呕吐证治的记载，《素问·至真要大论篇》曰："诸呕吐酸，暴注下迫，皆属于热。"《素问·举痛论篇》曰："寒气客于肠胃，厥逆上出，故痛而呕也。"责之寒邪内扰，阳气不宣，于是痛呕交作。

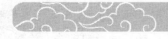

【辨证论治】

1. 外感型

证候：头痛恶寒，恶心呕吐，苔薄，脉浮，腹诊多见"胃内停水型"。

治则：宣肺降逆，和胃止呕。

操作方法：①按中府、云门法；②按肩井法；③顺气法；④推侧腹法；⑤揉大椎阳关法；⑥背部分推法。

2. 食滞呕吐型

证候：胃脘胀满，嗳气吞酸，呕吐厌食，脉实大，苔厚腻，腹诊多见"胃中宿滞型"。

治则：消食化滞，理气和胃。

操作方法：①按胸骨法；②按上腹法；③上腹摩按法；④背部拳揉法；⑤内、外关按法。

3. 肝逆呕吐型

证候：表现为郁怒之后，胸胁胀痛，呕吐嗳腐，脉沉弦，腹诊多见"冲脉喘动型"。

治则：疏肝理气，和胃降逆。

操作方法：①按上腹法；②点按侧胸腹法；③推上腹法；④摩按季肋下法；⑤背部斜摩法；⑥股内侧重压法。

4. 胃虚呕吐型

证候：发作缓慢，食入不化，过多则吐，四肢清冷，口不渴，肢倦神疲，便溏，脉濡弱，腹诊多见"全腹虚软型"。

治则：健脾和胃，调中益气。

操作方法：①上腹横摩法；②腹部斜摩法；③腹肌拿提法；④脐周团摩法；⑤脊背拿提法；⑥按股前法。

【推拿特色治法】

1. 患者仰卧，医者坐于床边，以一指禅揉、按法点合谷、内关、外关、足三里、巨阙、中脘、三阴交等穴 100 次，一指禅点法 50 次。

2. 以乾坤运转法治疗脘腹部 1 次。

3. 患者俯卧，医者站立床边，先施震颤法治疗胃俞 2 分钟，然后再以压脊法自上而下治疗 10 次。

第八节　胃脘痛

胃脘痛又称"胃痛""肝胃气痛"，是以上腹部疼痛为主症的消化道疾病，多见于胃炎、溃疡病、胃痉挛及胆道疾患等。由于痛近心窝部，故亦有称为"心痛""心下痛"等。但此种心痛，与《黄帝内经》记载的"真心痛"有所不同。《灵枢·厥病》曰："真心痛，手足青至节，心痛甚，旦发夕死"，说明古人已认识到真心痛是一种危急证候，与胃脘痛的"心痛"并不相同。

引起胃脘痛的病症很多，常见的有急、慢性胃炎，胃或十二指肠溃疡，胃痉挛，胃神经官能症等。

胃脘痛的原因虽有不同，但其病机转归有相同之处，即所谓"不通则痛"。病邪阻滞、肝气郁结均使脾胃升降失调，气机不利，气滞而作痛。脾肾阳虚，脉络失于温养，或胃阴不足，脉络失于濡润，致使脉络拘急也可作痛。气滞日久，致血脉凝涩、瘀血内结，则疼痛更为顽固。

【辨证论治】

胃脘痛诸证，病邪阻滞者多为急性疼痛，而脏腑失调者多为慢性疼痛。病邪阻滞者虽治疗较易收效，但如未彻底治愈，也可转为慢性。临床诸证往往不是单纯不变的，虚实并见、寒热错杂的并不少见。临床对胃脘痛的治疗以"理气止痛"为通用之法。但是，还需要进一步审证求因，辨证论治。凡病邪阻滞者辨其邪而去之，肝气郁滞者则宜疏肝理气，脾胃虚寒者则宜温中散寒，瘀血内停则治以活血化瘀。

1. 脾胃虚弱型

证候：面色苍白，体倦无力，胃痛绵绵，喜按喜暖，手足不温，胃纳不佳，得食痛减，泛吐清水，大便溏薄，舌淡苔薄，脉沉细，腹诊多见"全腹虚软型"。

治则：培土益气。

操作方法：①上腹横摩法；②上腹摩按法；③腹部斜摩法；④点按背肋法。

2. 肝热型

证候：胃痛急，游走刺痛，连及两胁，拒按，口苦，嗳气吐酸，面赤口干，胸脘痞满，大便结燥，舌红苔黄，脉弦数，腹诊多见"冲脉喘动型"。

治则：疏肝理气，清热降逆。

操作方法：①宽胸法；②按胸骨法；③点按侧胸腹法；④腹直肌横摩法；⑤按上腹法；⑥摩侧腹法。

3. 混合型

证候：胃痛牵引两胁，胸满腹胀，口苦恶心，嗳气呕吐，吐酸或吐清水，肠鸣便溏，手足清冷，舌苔淡黄或薄腻，脉弦。

治则：理气健脾。

操作方法：①束胸法；②上腹摩按法；③摩侧腹法；④按腹中法；⑤背部拳揉法；⑥内、外关按法。

【推拿特色治法】

1. 特色治法一

①于胃脘部操作时，取中脘、气海、天枢、足三里等穴，采用摩、按、揉、一指禅推法。治疗时，患者仰卧，医者坐于患者右侧，先用轻快的一指禅推法、摩法在胃脘部治疗，使热量深透于胃腑，然后按、揉中脘、气海、关元、天枢等穴，同时配合按揉足三里穴，时间约10分钟。

②于背部操作时，患者俯卧，医者用一指禅推法及按揉法从背部脊柱两旁沿膀胱经顺序而下至三焦俞穴止，往返4~5次，重点在肝俞、脾俞、胃俞、三焦俞推按。

③于肩臂及胁部操作时，取穴肩井、手三里、内关、合谷及两胁部，手法采用拿、捏、按、抹法。治疗时，患者取坐势，医者拿肩井循臂肘而下，在手三里、内关、外关、合谷等穴作较强的刺

激，然后搓肩臂使经络通畅，再搓抹其两胁，由上而下 3 ~ 4 次。

辨证加减：

①寒邪犯胃者，用较重的手法点、按脾俞、胃俞约 2 分钟，再用擦法在左侧背部（胸 7 ~ 胸 12）治疗，以透热为度。

②食滞者，按顺时针方向摩腹，重点在中脘、天枢，再按、揉脾俞、胃俞、大肠俞、八髎、足三里等穴。

③肝气犯胃者，自天突向下至中脘穴施以柔软的一指禅推或揉法，重点在膻中穴，然后轻柔地按、揉两侧章门、期门约 3 分钟，最后用较重的手法按揉和推背部肝俞、胆俞、膈俞穴。

④脾胃虚弱者，在气海、关元、足三里穴施以轻柔的按、揉手法，每穴约 2 分钟，在气海穴治疗时间可适当延长；然后直擦背部督脉，按揉和横擦左侧背部（胸 7 ~ 胸 12）及腰部肾俞、命门穴，以透热为度。

⑤疼痛剧烈者，先在背部脾俞、胃俞附近压痛点用较重的点、按法连续刺激 2 分钟左右，待疼痛缓解后，再辨证而治之。

2. 特色治法二

①患者俯卧，医者立于患者左侧，由背部大椎穴至长强穴、督脉左右旁开 1.5 寸的大杼穴至白环俞穴、督脉左右旁开 3 寸的附分穴至秩边穴，在此五条线由上而下、先轻后重地施以拨、摩、捏、啄、拍法，往返各 6 次。

②用重手法按揉肝俞、脾俞、胃俞、肾俞等穴，再以双手全掌从大椎分推至腰阳关穴约 2 分钟。

③患者仰卧，医者仍立于患者左侧，在腹部胃脘等处施以推、按、摩（八字摩法）、揉（全掌）、搓法。先以全掌顺时针揉胃脘及腹部各 100 次，再施用一指禅推按上、中、下三脘各 1 分钟。

④施用"开四门"，即点按期门、幽门、梁门、滑肉门 100 次。

⑤在中脘穴部位自左而右地以波浪法及震荡法推摩脾胃 30 次，再施以八字摩法 60 次，使胃腑有温热感。

⑥在腹部用一指禅点按天枢、大横、气海、关元穴约 3 分钟，再以全掌反、正方向（先泻后补）各揉 100 次。

⑦在少腹部摩 200 次，至少腹深部有温热感。

⑧以一指禅手法推揉足三里、三阴交穴约 4 分钟，结束治疗。

3. 特色治法三

①患者俯卧，医者用双手反复推揉脊柱两侧的肌肉和穴位。

②用双拇指尖着力，反复点压按揉或推膈俞穴。

③患者仰卧，医者点揉其上、中、下三脘穴，并用双手掌反复推揉胃脘处。

④掐按双侧足三里穴。

4. 特色治法四

①局部推拿法，即患者取仰卧位，两下肢伸直，医者坐于其右侧，右手食、中、无名、小指四指并拢，先在胃脘部的上、中、下三脘穴以顺时针方向进行轻轻摩推 30 次，然后摩推和按揉神阙、气海、关元等穴。

②前病后治法，即患者俯卧，医者用掌根揉法、擦法、点穴法在患者的脊柱及脊柱两侧自上而下或自下而上反复操作 3 ~ 5 遍。

③点穴止痛法，即点揉患者的双侧足三里、双侧三阴交、双侧合谷穴；若有欲呕、恶心，可加点揉双侧内关、外关等穴。

5. 特色治法五

①根据急则治标、缓则治本的原则，凡疼痛剧烈的患者，宜先止痛为主，可按揉脾俞、胃俞，逐渐加重力量，持续 2 ~ 3 分钟，以左侧为主，待疼痛缓解后，再继续其他手法治疗。

②患者取仰卧位，医者用一指禅推法与摩法施于中脘、天枢、气海、关元穴，往返操作 10 ~ 15 分钟，然后按揉足三里穴。

辨证加减：

寒邪犯胃痛甚者，加按揉大肠俞，擦腹部及两侧膀胱经；食积胃痛者，重点在中脘、天枢、气海穴沿顺时针方向摩 15 分钟；肝气郁结而致痛者，加摩揉膻中、期门、章门，按揉和推肝俞、膈俞、内关、外关穴，以疏肝理气；脾胃虚寒者，着重在腰骶部用擦法。

6. 特色治法六

患者坐于凳上，医者立于患者左侧，用右手拇指指腹重压灵台穴，力要深透，左手搭于患者左肩上，左手拇指指压左肩井穴，按压时嘱患者用腹部呼吸，持续 1 ~ 2 分钟可止痛。指压灵台穴还可缓解心绞痛。

【自我按摩法】

1. 内、外关按法。

2. 取坐位，点按足三里：以两手拇指或食指背屈点按足三里穴 36 次，痛时可按揉 200 次左右。手法可略重。

3. 开点四门：仰卧，以一手中指分别点按期门、幽门、梁门、滑肉门穴各 30 ~ 50 次。

4. 揉按腹部：取坐位或仰卧位，两手交叉，以肚脐为中心揉按腹部，为划太极图状，即顺时针 36 圈，逆时针 36 圈。

5. 取坐位或俯卧，嘱家属用较重的按揉法按压背部的肝俞、脾俞、胃俞、三焦俞等俞穴，以按压处有酸痛感为度，时间 3 ~ 5 分钟。

6. 取坐位或俯卧，嘱家属用双手或双拳自上而下地反复推揉脊柱两侧的肌肉 2 ~ 5 分钟。

【注意事项】

对胃、肠溃疡出血期的患者，一般不宜在胃部施行手法治疗。患者生活要有规律，注意饮食调节，心情开朗，不过度疲劳。

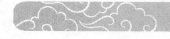
第九节　胸胁痛
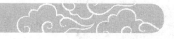

胸痛是指胸部发生疼痛，包括上焦心、肺两脏的整个部位；胁痛是指一侧或两侧胁肋疼痛，主

要与肝胆疾病有关。中医学认为胸痛和胁痛的病因、病理以及治则等均有相似之处。

现代医学中，冠状动脉硬化性心脏病、慢性支气管炎、肺气肿、慢性胃炎以及某些神经官能症均可表现为胸闷、胁痛等症状。肝病、胆道感染和结石症、干性胸膜炎、肋间神经痛等亦可出现胸胁疼痛的症状。至于胸胁部软组织扭、挫伤导致的胸胁痛则另参见本书伤科推拿有关内容。

【病因病机】

胸胁痛的病因虽然较广，但总的来说，主要以气滞和血瘀较为多见，而推拿疗法治疗胸痛亦以气滞和血瘀所引起者为主，阴虚、胸痹次之。

①气滞：是胸胁痛最基本的原因，主要与气机的失调有密切关系，常由于精神因素的改变而引起发作或加重。饮食不节、感受外邪等亦可影响气机的流通和疏泄，引起气滞。

②血瘀：血瘀的产生往往是气郁日久的结果，气滞和血瘀可以同时存在或先后出现。当气机流通发生障碍时，血流不畅，血瘀产生。在病机上，初病在气，常出现气滞；久病在血，常出现血瘀。

③阴虚：久病体虚或劳欲过度均可使津液和阴血亏损，使脉络失养，导致胸胁疼痛。此外，气滞、血瘀、热邪等亦可以导致阴虚，产生胁肋隐痛之症。

④胸痹：主要指以胸膺部痞塞、疼痛为主的病证，40岁以上者发病较多，由于素体阳气不足，上焦阳气不通，寒气客于背膂之脉，瘀血结于胸中所致。《素问·举痛论篇》曰："寒气客于背俞之脉则脉泣。脉泣则血虚，血虚则痛。其俞注于心，故相引而痛。按之则热气至，热气至则痛止矣。"《医门法律》曰："胸痹总因阳虚，故阴得乘之。"说明阳虚是本，寒邪乘阳气的不足而居胸部，痹阻脉络，而成胸痛。此外，肾气虚衰、精血亏耗或饮食不当、思虑过度、久坐少动等因素，亦可导致胸痹。

【辨证论治】

治疗之初，首应辨别胸胁痛者是气滞或血瘀所致。如气滞的疼痛多属于胀痛，无固定的疼痛点；血瘀的疼痛多属于刺痛、钝痛，疼痛点常固定不移。又若气滞的疼痛常在情绪刺激后发生，多伴胸闷、气胀（妇女可见乳胀）、嗳气等症状；血瘀的疼痛可伴有面色暗滞、唇舌青紫或有瘀点等瘀血症状。

在辨证施治时，还当分清气血虚实，一般胸胁痛初起常由于气机不畅，肝失疏泄所致，病在于气，性质属实。气滞可以化火，可以影响血行，引起络脉痹阻，而致热郁、血瘀的证候。病久体弱者，证多属虚，凡气机郁滞者宜疏肝理气。久痛入络，当行瘀活血；阴血不足，络脉失养者，又当滋阴养血。至于热邪（包括肝胆湿热、热毒壅肺）、悬饮所引起者，则推拿治疗仅作为一种辅助方法使用。

1. 气滞型

证候：胸胁胀痛，以胁痛为主；或攻窜不定，每因情绪的变化而增减，胸闷不舒，饮食减少，苔薄，脉弦。腹诊多见"肋下胀满型"。

治则：舒肝理气。

操作方法：①扩胸法；②顺气法；③按上腹法；④推背法；⑤背部斜摩法；⑥拿肩井法。

2. 血瘀型

证候：胸胁疼痛如刺，定着不移，入夜更甚，胁肋下或见痞块，舌质紫暗，脉沉涩。腹诊多见

"邪结胸腹型"。

治则：活血祛瘀。

操作方法：①分肋法；②束胸法；③上腹横摩法；④指揉曲垣法；⑤脊背拿提法；⑥捏上臂法；⑦摩指法。

3. 阴虚型

证候：胸胁隐痛，心烦口干，时见烦热，头晕目眩，舌红苔少，脉细数。腹诊多见"脐下动气型"。

治则：养阴生津清热。

操作方法：①宽胸法；②点按侧胸腹法；③摩按季肋下法；④背部分推法；⑤腰横摩法；⑥揉三阴交法。

4. 胸痹型

证候：时有胸闷，心前区不适，劳累或情绪激动时在胸骨后或左前胸有阵发性绞痛或缩窄痛，并可反射至左肩、臂、手的尺侧，有时可反射至颈部、喉部，这种阵发性疼痛为时数分钟即缓解，寒冷季节好发。患者有时胸痛彻背、气短心悸，甚则喘息不能平卧、面色苍白、出冷汗或四肢厥冷，舌淡胖嫩有齿印，苔薄白，脉结代。腹诊多见"心下痞硬型"。

治则：祛寒化痰，温阳益气。

操作方法：①分肋法；②束胸法；③上腹横摩法；④掌推肩胛法；⑤背部拳揉法；⑥拿肩井法。

【推拿特色治法】

1. 特色治法一

①患者仰卧，医者先以二指禅揉、按、点法施术于内关、外关、支沟、阳陵泉、胆囊点各100次，手法宜稍重。

②患者侧卧，医者以一指禅拇指推法从足窍阴至日月穴自下而上循推3~5次，然后再从肩髎至关冲穴自上而下循推3~5次。本法可单推一侧经络，亦可两侧经络皆推。

③患者仰卧，医者以一掌贴于患者肝肋处，轻抚5分钟。

④医者立于床边，在肝部施震颤法（即医者以双掌重叠，按于患者所需治疗的部位，然后两前臂和双掌同时较劲，做高频率震动）3~5分钟。

2. 特色治法二

①患者仰卧，医者用双手分其腹阴阳并分推胁肋100次。

②点揉足三里、阳陵泉、复溜、承山、陷谷、胆囊穴各1分钟。

③患者俯卧，点揉肝俞、胆俞、脾俞、胃俞（各半分钟）。

④如系因憋气而致的胸胁痛，可加点揉中封、期门、公孙、行间、内关、外关等穴。

3. 特色治法三

①在手三阴经依次用按揉法，先按揉手厥阴心包经，以拇指指腹置于左天泉穴，其余四指扶住上肢，自上向下按揉至曲泽穴，重复3~5遍；再按揉手太阴肺经，自左天府穴向下经侠白按揉至尺泽穴，重复3~6遍；最后在手少阴心经用按揉法，由极泉向下经青灵按揉至少海，重复3~5遍。

②按揉大陵与阳池穴，用拇指指腹置于大陵穴处，食指或中指置于阳池穴，自上而下揉动，经内、外劳宫至中指端，反复 1~2 分钟；再以拇、食二指按揉内、外关 1~2 分钟。

4. 特色治法四

当胸痹心痛猝然发作时，嘱患者静卧休息，并立即在左心俞或上述诸穴中感应甚强的穴位缓缓按揉拨动，以略有酸胀感为度；待心痛缓解后，再轻揉和推两侧肺俞、厥阴俞、心俞、膈俞、内关、外关及左侧屋翳、辄筋、渊腋诸穴，并指揉双肾俞，每穴揉、拨约 1 分钟。如有结代脉者，加揉足三里。平时隔日治疗一次，10 次为一疗程，一般治疗 3~4 个疗程。

【自我按摩法】

在推拿治疗期间，可教患者进行自我推拿，即揉内关，先左后右；揉左侧屋翳、渊腋、辄筋各穴，每穴揉 30 次；摩肾堂、运膏肓 50 次。此法每日 3 次。如持之以恒，对胸痹等证有防治作用。

第十节　消化不良

消化不良是一种功能性症状，与胃动力及感觉障碍、胃酸分泌异常及胃十二指肠炎、环境因素等有关，如胃和十二指肠部位的慢性炎症使食管、胃、十二指肠的正常蠕动功能失调，或精神不愉快、长期闷闷不乐，甚至突然受到猛烈的刺激等均可引起。

中医学认为消化不良多因肝郁气滞、饮食不节所致，如暴食暴饮，时饥时饱，偏食辛辣或过冷过热、过硬之食物，或久病体虚，营养不良，致脾胃消化功能减弱；表现为胸膈痞闷、两胁胀痛、腹胀肠鸣、胃脘部有隐痛、吞酸嗳气、食欲不振、便秘或腹泻、精神不振、手足多汗、肢冷无力、面色萎黄。

保健按摩对消化不良有良好的效果，但饭前饭后 1 小时内和醉酒后不宜施行。

治则：健胃行气，消食导滞。

操作步骤：

1. 推侧腹法。

2. 仰卧，两手四指并拢，用指尖分别在上脘、中脘、下脘穴随着呼吸徐徐向下点按，力度由轻到重，各穴点按约 1 分钟，然后再慢慢抬起，如此 3~5 遍。

3. 仰卧，左手拿握上腹部，右手拿握脐腹部，两手同时着力向上拿握 3~5 次，然后轻轻放开。

4. 取坐位或仰卧，右手掌自然伸开平放于腹部右侧，以脐部为中心顺时针式反复绕脐运摩腹部，力度由轻到重然后再轻，速度由慢到快再慢，每次做 20~30 遍，可逐日增多至 50 遍。

5. 取坐位，用两手掌尺侧自上而下摩擦侧腹部 2~3 分钟。

6. 用一手拇指尖掐揉对侧内关穴，然后用两拇指尖掐揉两侧足三里穴，各约 2 分钟。

【注意事项】

调理饮食及生活方式十分重要。如生活要规律，定时入睡，作好自我心理调理，消除思想顾虑，注意控制情绪，心胸宽阔。戒烟酒，避免食用有刺激性的辛辣食物及生冷食物等。

第十一节　腹胀

正常人的胃肠道内有约 100～150 mL 气体，分布于胃与结肠部位。当胃肠道存在过量气体而感觉腹部胀满时，即可称之为腹胀。本节所述者乃胃肠胀气的腹胀，属于中医学的"气胀""痞满""气膨"等范围。至于严重水肿患者的腹腔积液、肝硬化腹水晚期、血吸虫病和某些腹腔肿瘤引起的腹胀，则不属于推拿证治之列。

腹部胀气主要是由于进入胃肠道的或由胃肠道所产生的气体量超过吸收与排泄的气体量，精神因素以及某些器质性疾病（如胃肠道疾病、肝胆与胰腺疾病、心血管疾病等）亦常为产生腹胀的原因。

【辨证论治】

1. 肝脾不和型

证候：腹部胀大，但不坚硬，叩有空响，矢气则舒，胁下胀满或隐痛，食后胀甚，苔白腻，脉弦细，腹诊多见"胁下胀满型"。

治则：疏肝理气健脾。

操作方法：①分摩季肋下法；②摩侧腹法；③大消气法；④脐部挤推法；⑤背部拳揉法；⑥股内侧重压法。

2. 脾肾阳虚型

证候：腹大，胀满不甚，时宽时急，得温则舒，并见面色苍白或㿠白，神倦怯寒，肢冷或下肢浮肿，小便清而不利，舌质淡，脉虚弱，腹诊多见"胃内停水型"。

治则：健脾益肾。

操作方法：①腹部斜摩法；②推侧腹法；③脐旁横摩法；④腹肌拿提法；⑤背部挤推法。

3. 伤食型

证候：脘腹胀闷，按之疼痛，纳呆嗳气，大便稀溏酸臭或便秘不通，舌苔厚腻，脉滑，腹诊多见"胃中宿滞型"。

治则：消食导滞。

操作方法：①上腹摩按法；②大消气法；③脐部挤推法；④束腹法；⑤背部拳揉法；⑥摇大趾法。

【推拿特色治法】

1. 特色治法一

①患者俯卧，医者先用手掌着力，反复揉按腰背脊柱两侧肌肉及穴位，再用双手拇指尖着力，反复点揉和推膈俞、肝俞、脾俞、肾俞、大肠俞等穴。

②患者仰卧，医者用拇指点揉脐中穴、关元穴、气海穴、天枢穴等，再用手掌反复揉按腹部。

③掐揉两侧足三里穴。

2. 特色治法二

①患者仰卧，医者站其侧，以一手中指端指揉膻中、璇玑穴各 1 分钟。

②以两手拇指沿肋间隙进行胸部分推法 2 分钟。

③中、食指自上向下直推胸骨柄 50 次，再以小鱼际于胸骨柄往返直擦，以温热为度。

④推按中脘、气海、关元穴 1 分钟，三指摩神阙穴 2 分钟，顺时针掌摩全腹 3~5 分钟，拇指按揉内关、足三里、上巨墟、内庭等穴各 1 分钟。

⑤患者俯卧，医者手握拳自脊柱两侧膀胱经从上向下拳推至八髎穴止，反复操作 3~5 分钟；最后以大鱼际擦脾俞、胃俞及八髎穴，以透热为度。

⑥患者取坐位，医者以双手自下而上地搓摩两胁肋部 3~5 分钟而结束治疗。

【自我按摩法】

1. 取坐位或仰卧位，用一手或两手中指分别点揉中脘、气海、关元、天枢穴，然后掌摩全腹 3~5 分钟。

2. 取坐位或仰卧位，以一手四指自上向下直推胸骨柄 50 次，再以大鱼际于胸骨柄往返直擦，以温热为度。

3. 取坐位或仰卧位，以两手四指沿肋间隙进行胸部分推法 2 分钟。

4. 取坐位或仰卧位，以双手自下而上地搓两胁肋部 3~5 分钟。

5. 取坐位或站立位，先用手掌或拳背着力，反复揉按、拳推腰背脊柱两侧肌肉及穴位 3~5 分钟。

6. 取坐位或站立位，以一手或双手掌置于腰骶部脊柱两侧，从上向下摩擦腰骶部及横擦八髎穴，反复操作 3~5 分钟，以透热为度。

7. 掐揉内关、足三里穴各约半分钟。

【注意事项】

进入中老年期的人消化系统功能往往出现紊乱或减弱，因此常感到腹胀。为减少腹胀，可少食高纤维食物（如土豆、面食、豆类等）、不食不易消化的食物（如炒豆、硬煎饼等硬性食物）、改变狼吞虎咽的习惯、克服不良情绪、注意锻炼身体（如每天坚持 1 小时左右的适量运动）等。

第十二节　腹痛

腹痛是一个临床常见症状，主要由腹内脏器的病变所引起，但有时胸部的疾病（如肺炎、胸膜炎、心绞痛等）也可因疼痛放射而引起腹痛，因此，腹痛涉及的疾病范围很广，必须认真鉴别，正确诊断，才能正确治疗。

在中医推拿术语名词中，常将腹部分为脘腹、脐腹、少腹三个部位。推拿学主要是对外科、妇科以及内科、儿科急腹症以外的腹痛症状的辨证与治疗。

【病因病机】

中医学对腹痛的病因病机有着详尽的论述，并反复强调分辨腹痛的虚实寒热。一般常将腹痛的病因分为几类：

①肝郁气滞：由于忧郁思虑过甚，情怀不畅，肝失调达，肝气犯胃，脾胃受伤，气机郁滞而致腹痛。若郁久化火，或气滞血瘀，则引起腹痛反复发作。

②饮食不节：饮食过多，饥饱失常，以致食积停滞；或伤于酒食，过嗜辛辣，以致热结肠胃，大便秘结，导致腹痛。

③中虚受寒：脾胃素虚，或胃痛日久，偶感风寒；或饮食不慎，导致气滞食停，中阳不振，运化失职，寒积停留而作痛。

【辨证论治】

1. 肝郁气滞型

证候：胃脘胀满，痛连两胁，甚至拘急肠鸣，嗳气或矢气稍松，食欲减退，舌苔白腻，脉弦细。若气郁化火，则出现痛时泛酸，呕吐苦水，口渴，舌苔黄，脉弦细；若病久伤阴，则出现舌质红，无苔，脉弦细。腹诊多见"心下痞硬型"。

治则：理气和胃。

操作方法：①扩胸法；②摩按季胁下法；③按上腹法；④推上腹法；⑤点按背肋法；⑥按股前法。

2. 食滞停留型

证候：胃脘胀痛拒按，食则痛甚，嗳腐吞酸，口臭，苔厚腻，脉滑。腹诊多见"胃中宿滞型"。

治则：消导行气化积。

操作方法：①上腹横摩法；②上腹摩按法；③脐部挤推法；④大消气法；⑤背部拳揉法；⑥揉足三里法。

3. 中气虚寒型

证候：形寒肢冷，呼吸浅短，渴喜热饮，泛呕清水，腹痛喜按，且多绵绵不休，得热则痛减，舌苔薄白，脉沉迟无力。腹诊多见"胃内停水型"。

治则：补气温中散寒。

操作方法：①上腹横摩法；②腹部斜摩法；③脐周团摩法；④腹肌拿提法；⑤背部抚摩法；⑥指分腰法。

【推拿特色治法】

①患者仰卧，医者坐床边，以一指禅揉、按、点法施于合谷、三阴交、足三里、中脘、膻中、关元、气海、天枢、腹哀、腹结穴100次，手法宜重。

②医者站立，先以抚法治疗腹部患处3分钟，再施乾坤运转法治疗1次。

③用震颤法治疗腹部患处4~5分钟。

随症加减：

①热结肠胃者，可以一指禅揉、按法加点腕骨、清冷渊、大椎等穴100次。

②气滞血瘀者，可以一指禅揉、按、点法施于期门、脾俞、气海俞、上巨虚等穴 100 次。

③虚寒腹痛者，以一指禅揉、按、点法施于阳池、温溜、命门、关元等穴 100 次，再以擦法施于关元、命门穴处，以发红热透为度。

④食积内停者，以一指禅揉、按法施于食窦、丰隆、下巨虚、胃仓等穴 100 次，再施用捏脊法从脊柱至阳穴以下肌肉，往返 7 次。

第十三节　慢性腹泻

腹泻是一种常见症状，指排便次数明显超过平日习惯的频率，粪质稀薄，水分增加，或含未消化食物或脓血、黏液。腹泻常伴有排便急迫感、肛门不适、失禁等症状。急性腹泻发病急剧，病程在 2～3 周之内；慢性腹泻指病程在两个月以上或间歇期在 2～4 周内的复发性腹泻。

在中医学中，慢性腹泻属于"泄泻""久泄"的范畴，是临床常见且病因复杂的病症之一。中医认为本症一般有以下几种原因：①饥饱失时，脾虚不运，积滞不化；②脾病久虚，复感风寒暑湿之邪，又伤聘胃；③木喜条达，肝气不舒，横逆克土，导致腹泻；④肾虚失其闭藏，脾虚失其健运，脾胃阳虚而致。

【辨证论治】

1. 肝脾不和型

证候：胸胁痞满，烦闷易怒，嗳气呕逆，肠鸣腹痛，腹泻，苔薄白，脉弦。腹诊多见"冲脉喘动型"。

治则：舒肝理气和胃。

操作方法：①按腹中法；②摩脐旁法；③宽胸法；④分肋法；⑤腹直肌横摩法；⑥背部斜摩法。

2. 脾虚型

证候：腹胀食少，肠鸣腹泻，四肢无力，面色萎黄，神疲怠倦，声低音弱，舌淡，苔薄腻，脉细。腹诊多见"全腹虚软型"。

治则：补气益脾。

操作方法：①腹部斜摩法；②按天枢法；③脐周团摩法；④束腹法；⑤摩侧腹法；⑥脊背拿提法。

3. 脾肾阳虚型

证候：面色萎黄，气短懒言，腰冷酸痛，下肢痿软，脐周隐隐作痛，舌淡，苔薄白，脉弦细。腹诊可见"上满下软型"。

治则：扶脾益气，温肾止泻。

操作方法：①上腹横摩法；②按腹中法；③脐旁横摩法；④腹肌拿提法；⑤点肋补气法；⑥背部挤推法；⑦摩侧腹法。

【推拿特色治法】

1. 特色治法一

①患者仰卧，医者坐于右侧，用四指摩推法、拇指晃推法在腹部反复施术，使热量渗透于腹内，并佐以抹法进行操作。

②患者仰卧，医者用双手挤捏患者两下肢，采用走线、落点的方法进行挤捏脾胃经，点揉足三里、三阴交等穴，反复施术 3 ~ 5 分钟。

③患者俯卧，医者立位，用右手掌在患者脊柱正中及脊柱两侧采用擦法、抹法、掌根揉法，反复施术 3 ~ 5 分钟，以皮肤红润发烫为好；再点揉脾俞、胃俞、大肠俞、肾俞等穴。

④腹部寒盛明显者或为五更泻者，可加用"闪火拔罐法"配合治疗，以增强疗效。

2. 特色治法二

①患者仰卧，医者以一指禅揉、按、点合谷、足三里、三阴交、漏谷、水分、天枢、止泻穴（止泻穴别名利尿穴，在腹中线当脐下 2.5 寸处）100 次。

②医者站立床边，以乾坤运转法在下腹部施术 1 次，再施震颤法于该处 3 ~ 4 分钟。

③患者俯卧，医者以一指禅点法双手同点双侧肾俞、大肠俞 200 次。

3. 特色治法三

①饮食不节腹泻者，推和按揉章门、梁门、幽门、上脘、中脘、下脘等穴，再逆时针摩腹 3 ~ 5 分钟，然后自上向下擦推大腿和小腿内侧。

②脾肾阳虚者，先掌摩脐周及小腹部 3 ~ 5 分钟，再点按脾俞、肾俞、阴陵泉等穴，然后按揉和横擦大椎、命门穴，以热为度。

③寒湿伤脾者，先以手掌搓热患者腰骶部，再按揉上巨虚、下巨虚、风池、合谷等穴。

【注意事项】

患者应进食稀软的食物，避免刺激性食物；要充分补充水分，最好饮用淡盐水，也可饮用柠檬汁、橙汁等果汁，但不宜饮用牛奶或汽水。

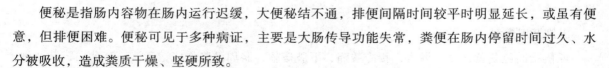

第十四节　便秘

便秘是指肠内容物在肠内运行迟缓，大便秘结不通，排便间隔时间较平时明显延长，或虽有便意，但排便困难。便秘可见于多种病证，主要是大肠传导功能失常，粪便在肠内停留时间过久、水分被吸收，造成粪质干燥、坚硬所致。

历代医著对便秘有各种辨证分型，因此命名也各不相同。《伤寒杂病论》中有"阳结""阴结"及"脾约"等名称。后世一些医家又提出"风秘""热秘""虚秘""气秘""湿秘""热燥""风燥"等说，名目繁琐。近世根据临床证候和病因病机，把便秘分为实秘、虚秘两类。

中医学认为饮食入胃，经过脾胃运化，精微被吸收，所剩糟粕由大肠传送而出成为大便。如果脾胃运化和大肠传导功能正常，则大便通畅，不致发生便秘。若肠胃受病或其他原因影响肠胃功能，则可发生便秘。

临床上，便秘的原因主要有：

①燥热便秘：多因恣饮酒浆或过食辛辣厚味，肠胃燥热、津液不布；或热病之后，津液耗伤，导致肠道燥热、津液失于输布而不能下润，是以大便燥结。

②气滞便秘：忧愁思虑，情志不舒而致肝气郁结，脾气不舒，胃失通降，肺气不足或郁滞，则肃降无力，肺与大肠相表里，致使气滞不畅，津液不行，肠失传导，糟粕内停，不得下行而成便秘。

③虚秘：一般多见于老年人、虚人，或妇人产后出血，或病后气血未复，阴血亏耗，则肠间干燥，气虚不运则不能传送，因而肠内容物在肠内运行迟缓及排出困难。血虚则津枯，不能下润大便，而致大便干燥，排便不畅，甚至秘结不畅。

④冷秘：《金匮翼·便秘》曰："冷秘者，寒冷之气，横于肠胃，凝阴固结，阳气不行，津液不足。"说明浊阴凝聚，阳气窒闭，影响津液流通，导致大便秘结。此外，阳虚体质或年老体衰，阳气不足，温煦无权，寒自内生，凝滞肠胃也可致大便艰难。

【辨证论治】

推拿对便秘的治疗原则是"和肠通便"，但是还需进一步审证求因，辨证论治。凡实证胃肠燥热者宜清热降浊，气机郁滞者宜疏肝理气。虚证气血亏损者宜健脾胃、和气血，阳虚阴寒凝结者宜壮阳散寒。

1. 燥热便秘型

证候：口臭溺赤，头昏咽干，面红身热或兼微热，大便干结，舌红苔黄，脉滑实。

治则：清润导泻。

操作方法：①摩按季肋下法；②脐部挤推法；③斜摩下腹法；④背部斜摩法；⑤环跳按法；⑥小腿内侧揉捏法。

2. 气滞便秘型

证候：周身不舒，头痛失眠，胸胁或腹中胀满，纳食减少，嗳气频作，大便秘结，欲便不得，舌苔薄腻，脉弦涩。

治则：行气导滞。

操作方法：①按上腹法；②腹直肌横摩法；③大消气法；④脐部挤推法；⑤按股前法；⑥推足外侧法。

3. 虚秘型

证候：头晕咽干，精神萎靡，形瘦唇白，大便不畅，临便努挣，便后乏力，气短汗出，舌多中剥，质见淡红，脉细涩或软乏力。

治则：补虚通幽。

操作方法：①腹部斜摩法；②按腹中法；③脐周团摩法；④腹肌拿提法；⑤下腹摩按法；⑥背部挤推法；⑦揉足三里法。

4. 冷秘型

证候：轻度腹痛，按之则舒，得温痛减，大便艰涩难以排出，小便清长，四肢欠温，喜热恶冷或腹中冷痛，腰脊酸冷，舌淡苔白，脉沉迟。

治则：温通开结。

操作方法：①上腹横摩法；②推侧腹法；③脐旁横摩法；④按髂骨内侧法；⑤腹肌拿提法；⑥揉命门法；⑦揉足三里法。

【推拿特色治法】

1. 特色治法一

在腹部操作，取中脘、天枢、大横、关元等穴，手法采用一指禅推法、摩法。操作时，以轻快的一指禅推法在中脘、天枢、大横、关元每穴治疗约1分钟，然后以顺时针方向摩腹约8分钟。

在背部操作，取肝俞、脾俞、胃俞、肾俞、大肠俞、八髎、长强等穴，手法采用一指禅推法或擦法、按法、揉法。操作时，用轻快的一指禅推法或擦法沿脊柱两侧从肝俞、脾俞至八髎往返治疗约5分钟，然后在肾俞、大肠俞、八髎、长强等穴施以轻柔的按、揉治疗，往返2~3遍。

随证加减：

①胃肠燥热者，可横擦八髎，以透热为度；同时按揉足三里、大肠俞，以酸胀为度。

②气机郁滞者，可按揉和推胸胁部的中府、云门、膻中、章门、期门和背部的肺俞、肝俞、膈俞穴，均以酸胀为度，不宜刺激太重；然后横擦胸上部，以透热为度；最后斜擦两胁，以微有热感为度。

③气血亏损者，可横擦胸上部、左侧背部及骶部八髎穴，均以透热为度；然后按、揉足三里、支沟穴各1分钟。

④阴寒凝结者，可横擦肩背部及腰部肾俞、命门及骶部八髎穴，均以透热为度；然后直擦背部督脉，以透热为度。

2. 特色治法二

①患者仰卧，医者坐于右侧，用拇指晃推法、掌根揉法、掌推法等法自患者腹部右侧→上腹部→左腹部→下腹部（顺着升结肠、横结肠、降结肠、乙状结肠、直肠方向）反复推拿5~10分钟。

②医、患体位不变，医者用掌心贴于患者腹部，采用颤抖法、点抖法反复、交替施术3~5分钟。

③点揉大横、天枢、神阙、气海、关元、足三里、三阴交、太冲等穴，可辨证选用。

④患者取俯卧位，医者自上而下抹脊3~5遍，再点揉和推膈俞、脾俞、胃俞、大肠俞、委中等穴。

以上方法共需20~30分钟，隔日推拿一次，5次为一疗程。

3. 特色治法三

①患者仰卧，医者用一指禅推法施于中脘、天枢、气海、关元、大横诸穴5分钟；然后以顺时针方向摩腹约10分钟。

②患者俯卧，医者用一指禅推法施于脾俞、胃俞穴，然后再往下推至上、次髎穴，往返操作6分钟；最后在上述穴位用按揉法，以酸胀为度。

随证加减：

①气血亏损者，加内功推拿常规操作，按揉足三里、支沟穴。

②阴寒凝结者，加横擦腹部及腰背部，重点在脾俞、胃俞、肾俞、命门和八髎穴，并擦督脉，以透热为度。

③胃肠燥热者，加按揉足三里和直擦八髎，以透热为度。

④气机郁滞者，加按揉和推章门、期门及肺俞、膈俞、内关、外关，以酸胀为度；并横擦胸部中府、膻中、鸠尾诸穴。

【自我按摩法】

1. 腹侧摩按法：站立或平卧，将一手或双手手掌重叠放置于一侧腹部，沿腹部外侧按顺时针方向作划圈摩动 3～5 分钟，再按逆时针方向作划圈摩动 3～5 分钟。

2. 推侧腹法。

3. 擦少腹法：坐位或平卧，将两手掌尺侧分别放置于少腹两侧，从上到下摩擦少腹 5～10 次。

4. 揉摩八髎法：两手四指并拢，交替地用一手四指的掌侧面揉摩骶部八髎穴处，做上下或顺时针的揉摩，自觉骶部和小腹部有热胀感为止，手力由轻至重，约 3 分钟。

5. 推足法：坐位，用一手拇指按揉对侧的涌泉穴和照海穴，老年人多用此穴有补肾作用。

6. 掐支沟穴：用一手之拇指尖掐另手的支沟穴 1～2 分钟。在如厕时因便秘下蹲时间过久，大便难解，此时心烦、急躁、周身乏力，可自己用左右手拇指交替重力掐揉两侧支沟穴，当时可觉肛门括约肌松弛，以利粪便排出。

自我按摩期间可配合运动，防治习惯性便秘。

①腹式呼吸法：此法不分姿势、地点，主要通过腹式呼吸的一起一伏，达到直接按摩内脏的作用，促进胃肠的血液循环，增强胃肠的蠕动。其方法为全身用力吸气，然后屏住气息 4 秒，此时身体会感到紧张，接着用 8 秒钟缓缓将气吐出，吐气宜长而慢且不要中断。每日两次，每次约 10 分钟。坚持练习一段时间，会感觉呼吸深而平顺，腹部发热，肠鸣音增强，食欲增加，大便通畅。

②提肛运动：平卧或坐位时进行收缩肛门运动。此法可增强腹部及肛周肌肉的收缩力度，加强直肠运动，从而增加便意。

【注意事项】

便秘患者应养成定时排便的习惯（如每天定时解便，不要忽视便意或强忍不便等）；平时宜多食水果、蔬菜，多喝开水（可每天清晨空腹饮 1～2 杯淡盐水或开水或蜂蜜水），忌食辛辣刺激性食物；每日参加适量的运动，如散步、做广播操、打太极拳等。久坐且平时少活动的人，尤应注意保持一定的运动量，如进行适当的户外活动，多作下蹲起立及仰卧屈髋压腹动作等。

第十五节 癃闭

癃闭包括各种原因引起的尿潴留及无尿等。小便不畅、点滴而短少、病势较缓者为癃；小便闭塞、点滴不通、病势较急者为闭。临床一般把排尿困难或小便闭塞不通为主症的疾患统称为癃闭。病情严重时，患者可见头晕、心悸、喘促、浮肿、恶心呕吐、视物模糊甚至昏迷抽搐等尿毒内攻症状。

癃闭的形成主要病变在膀胱。《素问·灵兰秘典论篇》指出："膀胱者，州都之官，津液藏焉，气化则能出矣"，《素问·五气篇》指出："膀胱不利为癃，不约为遗溺"，这些都说明膀胱气化不利可造成癃闭。膀胱的气化又和三焦密切相关，其中尤以下焦最为重要。《灵枢·本输》指出三焦"实则闭癃，虚则遗溺"，而三焦的气化主要又依靠肺、脾、肾三脏来维持，故癃闭除与肾密切相关外，还常和肺、脾有关。此外，各种原因所导致的尿路阻塞如瘀血、结石等，也能引起癃闭。

癃闭的病因，归纳起来主要有：

①湿热蕴结：因膀胱湿热阻滞或肾热移于膀胱，形成湿热互结，使膀胱发生障碍，从而形成癃闭。

②肺热气壅：因肺为水之上源，热壅于肺，肺气不能肃降，津液输布失常，水道通调不利，不能下输膀胱；又因肺热下移膀胱，以致上、下焦均为热气所壅，而成癃闭。

③肝郁气滞：因七情内伤，引起肝气郁结、疏泄不畅，因而气机不调，从而影响三焦水液的运行及气化功能，致使水道的通调受阻，形成癃闭。

④肾气不足：系年老体弱，肾阳不足，命门火衰，致使膀胱气化无权，而尿不能出；或下焦积热，日久不愈，导致肾阴不足，无阴则阳无以化，产生癃闭。

⑤尿路阻塞：因瘀血凝聚，或尿路结石，停留不去，阻塞于尿道膀胱之间，小便难以排出，因而形成癃闭。

【证候分型】

1. 湿热蕴积型

证候：小便不利，热赤或闭，小腹胀满，大便不畅，口苦口黏，或口渴不欲饮，舌质红，苔黄腻，脉沉数。

2. 肺热壅盛型

证候：小便不通或点滴不爽，咽干，烦渴欲饮，呼吸急促，舌苔薄黄，脉象数。

3. 肝郁气滞型

证候：情志忧郁，或多烦易怒、易于激动，小便不通或通而不畅，肋腹胀满，苔薄或薄黄，舌质红，脉弦。

4. 肾气不充型

小便不通或滴沥不畅，排出无力，面色㿠白，神气怯弱，腰以下冷，腿膝乏力，舌质淡，脉沉细。

5. 尿道阻塞型

证候：小便滴沥不畅，或时而通畅、时而阻塞不通，小腹胀满疼痛，舌紫暗或有瘀点，脉涩或细数。

【辨证论治】

推拿治疗癃闭的原则是疏利气机、通利小便，但还需结合病因随症加减。湿热壅积者宜清利湿热，肺热者宜清肺热、利水道，肝气郁滞者宜疏肝理气，肾气不充者宜温肾益气，尿道阻塞者宜行瘀散结。治疗时，手法要轻柔、缓和，用劲要深沉，动作要有节律。对真性无尿（如尿毒症等）者，推拿目前尚不能治疗。

癃闭的基本治法：在小腹部操作可取中极、气海、关元等穴，操作方法为顺时针方向摩小腹约6分钟，再按揉上述穴位，每穴约1分钟；在大腿内侧操作可取髀关、五里等穴，用轻缓的手法摩、揉，配合按、揉上述穴约6分钟，以酸胀为度。

随证加减：

①膀胱湿热者，可按揉三阴交、阴陵泉、膀胱俞、中极，每穴约半分钟；再横擦骶部八髎穴，以有微热感为度。

②肺热壅盛者，可横擦前胸部、大椎及两肩部，均以透热为度；再横擦骶部八髎穴，使之有微热感；最后按揉中府、云门、合谷、太渊，每穴约半分钟。

③肝气郁滞者，可按揉章门、期门，每穴约1分钟，以酸胀为度；再以轻柔手法斜擦两胁，以有微热感为度。

④肾阳不足、命门火衰者，可以一指禅推或按揉肾俞、命门，每穴各约1分钟，以微感酸胀为度；再横擦背部肾俞、命门及直擦背部督脉，以透热为度。

⑤瘀血凝聚或尿路结石者，可按揉肾俞、志室、三焦俞、水道、三阴交，每穴约1分钟，以酸胀为度；再横擦腰骶部，以透热为度。

第十六节　头痛

头痛是临床上常见的一种症状，可由多种原因导致，如颅内病变、颅外病变、全身性疾病、神经官能症等。头痛分为功能性与器质性两类。功能性头痛的发病机制不太明了，如神经衰弱性头痛；器质性头痛一般认为是由于炎症、刺激或牵拉、压迫等因素，作用于头颅对疼痛敏感的组织而发生。

紧张型头痛是偏头痛的一种，也是现代都市人常见的"都市病"之一，其发病率为头痛之最。工作的压力、疲倦以及颈部肌肉长期处于某一姿势（如伏案工作和学习）是导致紧张型头痛的主要原因。紧张型头痛是心理与躯体共同"紧张"所造成的一种疾病。

颅内疾病中的脑脓肿、脑血管疾病急性期、颅内占位性疾病、脑挫裂伤、外伤颅内血肿急性期等不宜进行推拿治疗。对于其他疾病引起的头痛，推拿治疗一般均能缓解症状，其中尤以对偏头痛、肌肉收缩性头痛、感冒头痛以及高血压头痛疗效更为显著。

历代除有"头痛"的记载外，还有"头风""脑风"等记载，实际上仍属头痛。其区别如《证治准绳·诸痛门》所说："浅而近者名头痛，其痛卒然而至，易于解散速安也。深而远者为头风，其痛作止不常，愈后遇触复发也。"

【病因病机】

头痛是一种症状，可见于各种急慢性疾病过程中，发生的原因较复杂，如感冒头痛、偏头痛、血管神经性头痛、高血压头痛、肌肉收缩性头痛、脑供血不足型头痛、颈椎病型头痛、神经衰弱头痛、精神紧张型头痛等，因此应找出病因，积极治疗原发性疾病，以免延误病情。

头为清阳之会，又为髓海之所在，六腑清阳之气、五脏精华之血皆聚汇于此，其正常的生理活动要求经络通畅，气血供应正常，使髓海得以滋养。因此，不论外感诸邪还是内伤诸不足，皆能引起气血不利、清阳不舒、脉络失和，发生头痛。

从头痛的病因病机分析，引起头痛的病因可归纳为外感和内伤两类。外感中有风寒头痛、风热头痛、暑湿头痛，内伤中有肝阳头痛、痰浊头痛、血虚头痛、肾亏头痛和瘀血头痛。

①外感，多因起居不慎，睡卧当风，或受寒冒暑，以致外感六淫之邪侵犯三阳之经，着于头部，壅阻脉络，使气血不利，血郁于内，清阳不升，浊阴不降，升降失司而发生头痛。若病久不愈，使络中痰瘀留着，遂成头风痛。外感暑湿，则湿邪弥漫，蒙蔽清阳，使清窍阻塞，清阳不升，浊阴不降而致头痛。中焦阻塞，则因脾失健运，痰浊内生，阻遏清阳，清不升，浊不降而出现头痛。

②内伤，多与肝、脾、肾三脏有关。凡情志抑郁、肝阳偏旺、劳倦过度、饮食不节、脾失健运、痰浊壅阻、肝失条达、郁而化火、上扰清空，或房室不节、肾精亏耗以及病后气血未复、体质虚衰等，都可引起头痛。血虚可因失血或饮食失调、劳伤过度、脾胃薄弱、气血生化之源不足而引起，气虚血少不能滋养脑髓而头痛，同时因为血虚又可发生血不养肝、肝阳上亢的变化。肾亏，有肾阳不足和肾阴亏损之别。肾阳不足，则因肾阳衰微、清阳不展，肾主髓，脑为髓之海，髓海空虚而出现头痛。肾阴亏损，则水不涵木、肝阳上亢而致头痛。

③外伤，如跌仆损伤，则瘀血内积、经络阻滞而致头痛。

【辨证论治】

头痛的原因不同，其症状亦就各异。临床中外感头痛以风寒为多见，内伤头痛以肝阳为多见。大致说来，起病急骤，痛较剧烈，无有休止，平素体健者，多属于外感。平素体弱，病势较缓，绵绵不愈者，多属于内伤。但临床常须按全身情况结合舌脉，详为审察，以资分辨。

头痛的证候类型主要有外感和内伤两大类。外感头痛有风寒头痛型、风热头痛型、风湿头痛型等；内伤头痛有肾虚头痛型、情志头痛型、痰厥头痛型、气血不足头痛型等。

1. 风寒头痛型

证候：一般起病较急，头痛恶寒，鼻塞流涕，兼有咳嗽或痛连项背，吹风遇寒则病剧，故常以绵巾裹头，口不渴，舌苔薄白，脉浮紧。腹诊多见"胃内停水型"。

治则：疏风散寒。

操作方法：①面部摩揩法；②额前分推法；③按完骨法；④推前臂三阳法；⑤背部分推法；⑥揉大椎阳关法。

2. 风热头痛型

证候：头胀痛，恶风，发热，口渴，咽痛，小便短赤，甚或头痛如裂，面红耳赤，唇鼻生疮，小便热痛，大便秘结，舌苔薄黄或舌尖红，脉浮数。腹诊多见"小腹拘急型"。

治则：疏风散热。

操作方法：①揉太阳法；②摩印堂法；③掐睛明法；④按巨髎法；⑤揉风池法；⑥捏合谷法。

3. 风湿头痛型

证候：头痛而重，恶风，胸闷困倦，脘闷纳呆，面色晦滞，肢体倦怠，小便短少，或便溏薄，苔腻，脉濡数。挟寒者，口不渴，溲不赤，舌苔白而滑腻；挟热者，口渴欲饮，溲赤，或鼻流浊涕，舌苔干而黄腻。腹诊多见"脐硬及腹型"。

治则：祛风祛湿。

操作方法：①面部摩掐法；②按上、下关法；③头对按法；④额前分推法；⑤捏颈肌法；⑥梳手背法。

4. 肾虚头痛型

证候：头脑空痛，头晕，耳鸣目眩，腰膝无力，男子遗精，女子带下。舌红脉细者，属肾阴不足，兼见畏寒面白，口干少津，手足不温；舌淡脉沉紧者，属肾阳不足，兼见四肢作冷。腹诊多见"肾气虚候型"。

治则：益肾补气。

操作方法：①额前分推法；②按下关法；③按百会法；④枕后斜推法；⑤背部挤推法；⑥揉命门法。

5. 情志头痛型

证候：多见于七情恼怒、肝胆火郁之症，遇触即发，痛引肋下，常头涨目眩晕，面红耳赤，睡眠不宁。舌苔黄燥，脉弦数。腹诊多见"肋下胀满型"。

治则：调中理气。

操作方法：①摩印堂法；②额前分推法；③掐四神聪法；④按上、下关法；⑤按缺盆法；⑥宽胸法。

6. 痰厥头痛型

证候：头痛且胀，眩晕眼黑，胸膈支满，纳呆倦怠，呕吐痰涎，舌苔白腻，脉弦滑。腹诊多见"脐硬及腹型"。

治则：燥湿化痰。

操作方法：①额前分推法；②推正顶法；③按上、下关法；④掐地仓法；⑤上腹摩按法；⑥拿肩井法。

7. 气血不足头痛型

证候：头痛目眩，朝重夕轻，过劳则疼痛加重，精神倦怠，神疲乏力，心悸气短，面色及唇甲无华，饮食无味，舌淡，脉虚细。腹诊多见"全腹虚软型"。

治则：调补气血。

操作方法：①面部摩掐法；②头对按法；③按百会法；④枕后分推法；⑤点按背肋法；⑥背部挤推法。

【推拿特色治法】

1. 特色治法一

①在颈项部操作，取风池、风府、天柱及项部两侧膀胱经穴，手法采用一指禅推法、拿法、按法。操作时患者取坐位，医者用一指禅推法沿颈项部两侧膀胱经上下往返3～4分钟；然后按风池、风府、天柱等穴；再拿揉两侧风池，沿颈项两侧膀胱经自上而下抚摸4～6遍。

②在头面部操作，取印堂、头维、太阳、鱼腰、百会等穴及前额部，手法采用一指禅推法、按法、揉法、抹法、拿法。用一指禅推法从印堂开始，向上沿前额发际至头维、太阳，往返 3～4 遍，配合按印堂、鱼腰、太阳、百会等穴；然后用揉法在前额部操作，重点在印堂及两侧太阳穴，往返 3～4 遍。

③用五指拿法从头顶拿至风池，再改用三指拿法，沿膀胱经至大椎两侧，重复 4～6 遍；最后在头顶部作十指梳发式擦摩和雀啄式叩打各 30～50 次。

随症加减：

①风寒头痛者，用擦法在肩背部治疗 2～3 分钟，配合按揉肺俞、风门，再拿两侧肩井；然后擦背部两侧膀胱经，以透热为度。

②风热头痛者，可按、揉大椎、肺俞、风门等穴各 1 分钟，再拿捏两侧肩井及曲池、合谷，以酸胀为度；最后拍击背部两侧膀胱经，以皮肤微红为度。风热重者，还可掐揉风池、风府、大椎等穴，并揪、提、弹，使之出现红紫斑痕，再擦摩数十次。

③暑湿头痛者，可按揉大椎、曲池，配合拿肩井、合谷；再拍击背部两侧膀胱经，以皮肤微红为度；最后用扯法在印堂及项部治疗，以皮肤透红为度。

④肝阳头痛者，可自上向下推桥弓，每侧各 20 余次，两侧交替进行；再用扫散法在头侧胆经循行部自前上方向后下方操作，两侧交替进行各数十次，配合按角孙穴；然后按揉两侧太冲、行间，以酸胀为度；最后擦两侧涌泉穴，以透热为度。

⑤痰浊头痛者，先用一指禅推法及摩法在腹部治疗，重点在中脘、天枢穴，时间 6～8 分钟；再按揉脾俞、胃俞、大肠俞穴，然后在左侧背部横擦，以透热为度；最后按揉两侧足三里、丰隆、内关、外关穴。

⑥血虚头痛者，摩腹 6～8 分钟（坐位摩腹保健法或仰卧位摩腹保健法），以中脘、气海、关元为重点；再擦左侧背部及直擦背部督脉，以透热为度；最后按揉和推两侧心俞、膈俞、肾俞、外关、列缺、足三里、三阴交、太溪等穴，以微微酸胀为度，各约 1 分钟。

⑦肾虚头痛者，若肾阳不足，可以气海、关元为重点，摩腹 6～8 分钟；再直擦背部督脉，横擦腰部肾俞、命门及腰骶部，均以透热为度；若肾阴不足，阴虚火旺，治疗同肝阳头痛。

⑧瘀血头痛者，可按、揉、抹太阳、攒竹穴及前额、头侧胆经循行部位，再擦前额及两侧太阳穴部位，以透热为度。

2. 特色治法二

①患者仰卧，医者坐床边，以一指禅揉、按、点合谷、列缺、关元、丰隆、照海、昆仑等穴 100 次。

②患者取坐位，医者立其对面，点揉其太阳、百会、头维、风池、神庭穴 100 次。

③头部施抿法、抹法 5～8 分钟。

④以五指点叩法（即五指舒张呈爪状，以五指端同时啄击头皮尤其是痛处）和拍击法治疗头部及病灶各 3 分钟。

随症加减：

①风寒头痛者，以一指禅点法加点温溜穴 200 次，然后用力捏拿印堂处皮肤至暗红出现为度。

②风热头痛者，以一指禅揉、按法加点曲池、大椎、阳陵泉穴 100 次，手法宜缓宜重；然后将两手掌心分置两侧头颞部，着力对按 1~3 分钟；最后再以两手掌心对按两耳孔处，进行掌点按 1~2 分钟。

3. 特色治法三

①压三经法：医者以大拇指指腹着力，从患者两眉弓间印堂穴开始，沿督脉经线向上压至头顶百会穴；然后从两眉弓之阳白穴开始，沿膀胱经压至络却穴，对百会、印堂、阳白等穴宜加重刺激，反复施术 3~4 次，此法有显著的镇静止痛作用。

②抹擦法：医者以两手中、食、无名三指之末节着力，紧贴于患者两颞部进行环形抹擦，抹擦时环形要由点逐渐向外扩散至头顶部。

③提擦法：医者以两手大拇指指腹紧贴于患者头顶，其余四指于患者两颞做提球而又滑掉的动作，操作时以四指活动为主，要求节律轻快，接触面积应逐渐扩大到全头。

④指梳法：医者两手五指屈曲，以手指指端着力，在患者头发内快速而有节律地梳抓。

⑤拿项后大筋法：医者以拇指和其他几指指端对称用力拿住患者项后大筋之皮肉、筋脉，力度须先轻后重缓慢增加。

⑥勾点风池法：医者以一手按住患者前额部，另一手中指微屈用力勾点风池穴，当患者有酸胀并向前额放射时为止，两侧分别施术。

⑦掌叩法：医者两手交叉做互握手形，掌内空虚，以右手或左手背为接触点，在患者头顶、前额部上下叩击，动作要求轻巧灵活。

⑧指弹法：医者将两手五指分开，贴头两侧头皮，做高速度的上下交替弹打。

⑨总收法：医者以两拇指指腹着力，先分抹前额、眼球，揉迎香，掐人中、地仓，揉运太阳，然后两拇指指腹和大鱼际部着力，沿颈项大筋推至肩井部。

4. 特色治法四

此治法适用于治疗各种外感和内伤头痛、高血压头痛、头晕等症。其操作方法为：

①患者仰卧，医者用双手中指尖着力，反复指揉两侧风池、风府穴；再用双拇指着力，反复推揉两侧太阳穴，而后从两眉间的印堂穴沿上、下眉弓分摩至耳前，缓慢分摩 3~5 遍；然后用双拇指尖反复交替自印堂穴划动，沿督脉向右划至百会穴处，并反复点揉百会穴，同时用两手中指点揉两头维穴；最后用十指尖着力，反复颤点划动头部。

②用双手中指反复交替抹动鼻部两侧，自迎香穴至攒竹穴；再用双手四指尖反复颤点两眉弓，边颤点边移动位置，由内向外移动至眉梢；然后以双中指按压攒竹穴 1~2 分钟。

③使双手呈佛手掌式，轻轻敲击头额部；再用合掌击打法，轻轻敲击头额部；最后用双掌反复按摩额头、面部和头部。

5. 特色治法五

①风寒头痛，分抹眉弓半分钟，分抹前额半分钟，运太阳半分钟，拿揉风池半分钟，捏拿曲池半分钟，点揉合谷半分钟。

②肝阳头痛，运太阳半分钟，拿风池半分钟，揉拿肩井穴半分钟，拿捏合谷半分钟；再用五指抓挠头部 1 分钟，先中央再两旁；然后用五指提擦头部两侧 1 分钟，拿颈后大筋 1 分钟，向下推理

颈后大筋两侧 1 分钟；最后用手或肘部揉运双侧环跳穴各 2 分钟，弹拨和按揉阳陵泉 1 分钟，揉涌泉 1 分钟。

③血虚头痛，先揉膻中、摩中脘各 1 分钟，摩揉神阙 1 分钟，摩小腹部 1 分钟，揉足三里、血海各半分钟；再捏脊 5~7 遍，揉拿颈部大筋 2 分钟；然后运太阳 1 分钟，按揉印堂、上星、百会各半分钟，用五指像梳头一样由前向后，先中央再两旁梳理 10 遍；最后用五指指尖全头叩打 1 分钟。

6. 特色治法六

此为内伤头痛的治疗方法。其操作为：

①患者取坐位，医者站于适当位置，先用一指禅推法沿项部两侧膀胱经上下往返操作 3~4 分钟；随即按揉风池、风府、天柱等穴，配合拿两侧风池，并沿项部两侧自上而下操作 4~6 遍。

②用一指禅推法从印堂开始向上沿前额发际至头维、太阳，往返 3~4 遍，并按印堂、鱼腰、太阳、百会等穴。

③用抹法从印堂向上循发际至太阳穴，往返 3~4 遍；然后用五指拿法从头顶拿至风池，拿到风池处改用三指拿法，并沿颈项两侧向下拿至肩井穴，往返 4~5 次。

④患者仰卧，在腹部用摩法或揉法 6~8 分钟，以气海、关元穴为重点。

⑤患者俯卧，在腰骶部用擦法至透热为止，重点在肾俞、命门、腰阳关等穴。

7. 特色治法七

①风寒头痛：可用泻法点揉印堂、太阳、合谷穴各 1 分钟；用补法点揉外关 1 分钟；分推前额后，捏拿肩井使微微出汗；如施行推前臂三阳法、背部分推法、揉按大椎和阳关法，可达到疏风散寒之目的。

②风热头痛：可先揉太阳，再用泻法点揉风池 2 分钟、大椎穴 1 分钟，点按合谷 1 分钟，点揉太渊、涌泉穴 1 分钟，可疏风散热。

③肾虚头痛：点揉阿是穴、肾俞、命门 3~5 分钟，以透热为度；用振颤法点气海、关元穴各 2 分钟；肾阴不足加摩腰横摩法，肾阳不足加点肋补气法、叠掌按腰法。

④痰厥头痛：以振颤法点中脘 2 分钟，点丰隆 2 分钟，点按内庭穴 1 分钟，掐厉兑穴；再用额前分推法、推正顶法、掐地仓法、上腹摩按法、拿肩井法燥痰化湿。

⑤气血不足：点揉中脘穴 2 分钟，以振颤法点气海、关元穴各 2 分钟；用补法点揉足三里、三阴交穴各 2 分钟；再加按百会法、枕后分推法、点按背肋法、背部挤推法等。

⑥肝阳头痛：可用泻法弹拨阳陵泉 2 分钟，用补法点按太溪穴 1 分钟，掐太冲穴 1 分钟，掐大敦穴 3~5 次。

⑦血瘀头痛：可用泻法点揉或推膈俞 2 分钟，血海 1 分钟；用补法按揉膻中穴 1 分钟，拨按委中穴 2 分钟。

8. 特色治法八

此治法为按头痛的部位和经络循行路线取穴：

①头顶、头后侧痛多为太阳头痛，可用两手拇指尖重掐两侧昆仑、后溪各约 1 分钟；头两侧、偏头痛多为阳经头痛，可用两拇指分别掐两侧足窍阴穴约半分钟，掐或弹拨两侧阳陵泉、中渚、率谷穴各约 1 分钟。随证加减之穴位，如风寒头痛可掐揉两风池、后溪、曲池、内关、外关、至阴、

涌泉等穴；风湿头痛可揉丰隆、按三阴交、点揉脾俞；肝阳上亢头痛可掐太冲、按揉涌泉、掐率谷穴；痰浊头痛可掐偏历、按揉丰隆、点中府、按揉膻中穴。

②头前额和两眉棱骨痛多为阳明经头痛，可掐捏内庭、合谷。随证加减之穴位，如风寒头痛可掐揉风池、列缺、后溪穴；风热头痛掐揉曲池、外关、至阴、涌泉穴；风湿头痛可揉按丰隆、三阴交、脾俞穴；肝阳上亢头痛可掐太冲、按揉涌泉、掐率谷穴；痰浊头痛可掐偏历、按揉丰隆、点中府、按揉膻中、点按中脘穴；血虚头痛可按揉百会、掐列缺和太冲穴；气虚头痛可按摩气海、关元、按揉膻中、按揉解溪、掐揉足三里、按三阴交穴；肾虚头痛可按揉百会、点揉肾俞、按揉复溜穴；血瘀头痛可按揉膻中、涌泉和掐至阴穴。

9. 特色治法九

患者取坐位，医者站于适当位置，先按揉风池、大椎、风门、肺俞等穴各 1 分钟；再按揉印堂、鱼腰、太阳、头维、角孙诸穴，并配合抹法；接着在两侧颞部用扫散法；弹拨和推背部两侧膀胱经，重点在肺俞、膈俞，有形寒怕冷者可配合用擦法透热；最后拿捏肩井以及曲池、合谷穴。手法操作要沉着有力。

10. 特色治法十

此治法为《肘后方·治中风诸急方第十九》所述："治风痛及脑掣痛不可禁者，摩膏主之。取牛蒡茎叶捣取浓汁二升，合无灰酒一升，盐花一匙头，火煎令稠成膏，以摩痛处，风毒散自止，亦主时行头痛，摩时须极力，乃速效。冬月无叶，用根代之亦可。"

【自我按摩法】

1. 分推前额法：本法古代称"分阴阳"，即双目自然闭合，以食、中、无名指指面，自眉间向前额两侧抹 30 次左右。

2. 指揉太阳法：用两手中指尖在眼角外侧的太阳穴处，作清缓平和的揉动 1～3 分钟。

3. 推正顶法：以一手之中指尖置于头部两眉正中的印堂穴，其余四指分开如梳齿状置于眉弓之上，然后，用适度力沿着头部前额→头顶→脑后，反复梳理 5～10 次。

4. 挟提颈项肌：双目自然闭合，以一手四指与手掌跟反复挟提颈项肌约 1 分钟。手法采用一上一下、一紧一松地拿捏，以颈部感酸胀为度。

5. 十指叩头法：双手十指展开，叩打头部约 20 次，用力适中。

6. 按合谷法：即以一手拇指尖按在另一手背虎口处的合谷穴处，按揉 1～2 分钟。

【注意事项】

对现代社会常见的紧张型头痛的治疗，在于消除紧张情绪，合理安排好工作与休息，如看书或使用电脑、手机一段时间后可到户外进行锻炼，尽量缓解、放松情绪；同时，可采用一些自我保健按摩方法加以调节，以防止紧张型头痛进一步加深，并从根本上改善症状。

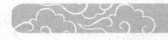

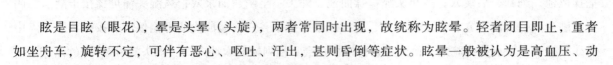

第十七节　眩晕

眩是目眩（眼花），晕是头晕（头旋），两者常同时出现，故统称为眩晕。轻者闭目即止，重者如坐舟车，旋转不定，可伴有恶心、呕吐、汗出，甚则昏倒等症状。眩晕一般被认为是高血压、动脉硬化、贫血、神经官能症、内耳迷路病以及脑部肿瘤等疾病中的一个症候。

中医学认为眩晕有虚实之分。虚者多因久病体虚，肾虚无以养肝则肝风内动，血少则脑失所养，精亏则髓海不足，故易导致眩晕。实者多因情志郁怒，嗜食甘肥，痰浊壅盛，肝阳上亢发为眩晕。

【辨证论治】

1. 气血不足型

证候：头眩眼花，突然坐起时则眩晕加重，平卧低头可缓解，耳鸣，心悸，失眠，面色苍白或萎黄，气短有汗，体倦无力，苔薄质淡，脉细软。腹诊多见"全腹虚软型"。

治则：补益气血。

操作方法：①额前分推法；②按百会法；③枕后分推法；④点肋补气法；⑤脊背拿提法；⑥揉足三里法。

2. 肝肾亏损型

证候：眩晕或感大脑一片空白，午后入睡加重，烦恼思虑则剧，精神萎靡，记忆力减退，腰酸腿软，遗精，耳鸣，五心烦热，睡眠不安，形体消瘦，苔少或质红，脉弦细。腹诊多见"肾气虚候型"。

治则：滋养肝肾。

操作方法：①额前分推法；②按百会法；③枕后分推法；④背部斜摩法；⑤腰横摩法；⑥按水泉法。

3. 风阳上亢型

证候：眩晕如坐舟车，耳鸣，头胀痛或抽掣痛，性情急躁，常因恼怒而晕痛加重，烦热面赤，睡眠多梦，四肢麻木，口苦，苔黄，质红，脉弦数。腹诊多见"全腹满硬型"。

治则：息风潜阳。

操作方法：①小腿内侧按法；②背部挤推法；③揉太阳法；④推正顶法；⑤掐四神聪法；⑥揉风池法。

4. 痰浊中阻型

证候：眩晕阵作，头重如蒙，视物旋转，动则晕甚，恶心，呕吐痰涎，胸脘痞闷，食少，嗜睡，苔白腻，脉弦滑。腹诊多见"胃中宿滞型"。

治则：化痰和中。

操作方法：①头对按法；②掐四白法；③按胸骨法；④腹部斜摩法；⑤推下腹法；⑥拿肩井法。

【推拿特色治法】

治则：补虚泻实，调整阴阳，豁痰开窍，平肝止晕。

操作方法为：

①头面及颈部操作，取印堂、攒竹、鱼腰、睛明、四白、神庭、太阳及前额、头顶、眼眶、颈项部等处施术，主要采用一指禅推法、抹法、推法、按法、揉法、拿法、扫散法。治疗方法为患者取坐位或仰卧位，医者行一指禅"小∞字"和"大∞字"推法，反复分推3~5遍；继之指按、指揉印堂、攒竹、鱼腰、四白、太阳、百会、四神聪等穴，每穴约1分钟；抹前额3~5遍；从前额发际处至风池穴处做五指拿法，反复3~5遍；最后行双手扫散法约1分钟，指尖击前额部至头顶，反复3~6遍。

②颈肩部操作，取风府、风池、天柱、肩井、大椎及项肩部太阳经、少阳经及督脉循行部位，采用一指禅推法、揉法、拨法、平推法、拿法、擦法。操作时，患者取坐位或俯卧位，医者用一指禅推法沿项部膀胱经、督脉上下往返操作，结合揉、拨、推上述穴位共3~5分钟；再拿揉风池、风府、肩井穴及项部两侧肌群各半分钟；最后在项、肩、上背部施以擦法约2分钟。

随证加减：

①内伤眩晕，如肝阳上亢，可加指推桥弓，左右各10~20遍；拍击大椎、命门穴；重推或按揉心俞、肝俞、肾俞；拿揉曲池，按揉三阴交。

②痰浊中阻，可加按揉天突穴，推揉膻中、中府、云门；然后推揉中脘，按揉足三里、丰隆，推脾俞、胃俞。

③肾精不足，可推大椎、按揉翳风；然后推揉肾俞、命门，按揉大肠俞，拿承山。

④气血亏虚，加推摩中脘、天枢、气海、关元穴，按脾俞、胃俞，按揉血海、足三里；然后推心俞、脾俞、胃俞3~5分钟。

⑤肾精不足者，加按揉三阴交、涌泉穴。

⑥颈源性眩晕，可参照本书椎动脉型颈椎病之治疗。

【自我按摩法】

1. 先用中指点揉太阳、百会、风池各半分钟，再以双手掌自太阳穴至风池穴，反复推揉3~5次。

2. 用两手抹前额3~5次，再以两手五指交替抓拿头顶及头侧部3~5次。

3. 以两手握空拳或用指尖叩击前额部至头顶，反复3~5次。

4. 用右手掌五指合拢从颈后至左侧颈部肌肉处按捏20~30次，然后换左手按捏右侧颈项肌20~30次。

5. 用手拿捏肩井穴约1分钟。

6. 点揉曲池、内关、外关、合谷、足三里、涌泉穴各约1分钟。

【注意事项】

患者应避免颈部损伤和长期疲劳，合理用枕，伏案工作时间不可过长，看电视不能过久，每天可做几分钟舒缓的颈椎活动。摸索自己发病的体位与动作，在生活中尽量回避，可防止位置性眩晕的发作。治疗动脉硬化应从调整饮食结构入手，调整血脂与适量运动相结合，降低血液黏稠度。高血压患者要保持血压稳定，但血压不可降得过低。

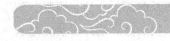

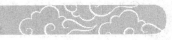

第十八节　失眠

　　失眠是指经常不能正常睡眠，也称"不寐"，在古代中医文献中尚有"不得卧""不得眠""目不瞑"等名称。轻者入眠困难，或眠而不酣，时寐时醒，醒后不能再寐；严重者可整夜不眠。

　　失眠常兼见头晕、头痛、心悸、健忘等症。凡初睡不能入寐，或稍睡即醒，或终宿不得眠者，均可按失眠症予以证治。临床上，失眠多见于现代医学的神经官能症、更年期综合征等。失眠有虚有实，正如张景岳所云："寐本乎阴，神其圣也。神安则寐，神不安则不寐，其所以不安者，一由邪气之扰，一由营气之不足耳。有邪者多实证，无邪者皆虚证。"故本证的治疗，实者重在祛邪，邪去则神自安；虚者重在补正，正复则神得安；虚实挟杂者，当审其虚实之所在，根据具体病情调治之。

【病因病机】

　　①七情内伤，如恼怒伤肝，肝失条达，气郁不舒，郁而化火，火性炎上，扰动心神，神不得安则失眠。暴受惊骇，气血逆乱，扰乱心神，从而惊悸不安、少寐梦扰，甚则情绪紧张、多虑善惊，形成失眠之症。长期思虑劳倦，伤及心脾，脾病运化失职，血液耗损，不能养心，以致心神不安，而成失眠。

　　②肾藏精，肾水不足，则真阳不升，心火独亢，火主乎动，而气不得宁，致心肾不交，形成不寐。

　　③体质素弱，心胆惧怯，遇事易惊，虚烦难眠，梦多易醒。

　　④饮食不节，食滞不消，胃失和降，酿成痰热，壅遏于中，痰热上扰，胃气不和，以致卧不得安。

　　⑤久病之后，血气衰弱，或老年气血渐衰，心脾二脏不足，也可影响睡眠。

　　总之，失眠的原因虽多，但均与心脾肝肾及阴血不足有关。血，由水谷之精微所化，上奉于心则心得所养，受藏于肝则肝体柔和，统摄于脾，则生化不息。调节有度，化而为精，内藏于肾，肾精上承于心，心气下交于肾，则神安志宁。若暴怒、思虑、忧郁、劳倦等，伤及诸脏，精血内耗，病因与症状彼此互相影响，每多形成顽固的失眠。可见失眠之证，虚者尤多。

【辨证论治】

　　失眠常见于神经衰弱，但某些器质性病变也可出现，须注意鉴别。如为器质性病变引起之失眠，应重视病因治疗。同时，针对不同的证候选用适合的方法。

　　1. **心脾亏损型**

　　证候：面色萎黄，体倦神疲，食无香味，健忘心悸，忽眠忽醒，或终夜不寐，舌淡苔薄，脉多细数，腹诊多见"胃中宿滞型"。

　　治则：补益心脾。

　　操作方法：①额前分推法；②推前臂三阴法；③上腹横摩法；④按腹中法；⑤腹肌拿提法；⑥揉足三里法。

　　2. **心肾不交型**

　　证候：怔忡健忘，头眩心烦，口干津少，夜半咽干，腰酸胫软，虚烦不眠，或见遗精，小便短涩，舌质红，脉细数。腹诊多见"冲脉喘动型"。

治则：滋阴降火。

操作方法：①宽胸法；②点按侧胸腹法；③斜摩下腹法；④束腹法；⑤腰横摩法；⑥按阴陵泉法。

3. 心胆气虚型

证候：胆怯心慌，遇事即惊，梦多易醒，脉弦细。腹诊多见"脐下动气型"。

治则：养心镇怯。

操作方法：①推偏顶法；②枕后斜推法；③捏腋前法；④按神门法；⑤揉悬钟法。

4. 食滞不消型

证候：胸闷腹满，嗳气吞酸，食不甘味，眠不安枕，舌苔薄黄而腻，脉滑数。腹诊多见"胃中宿滞型"。

治则：健脾和胃。

操作方法：①腹直肌横摩法；②腹部斜摩法；③大消气法；④背部直摩法；⑤背部拳揉法；⑥揉按背俞法。

5. 气血衰弱型

证候：久病之后，面色㿠白，形体消瘦，盗汗易劳，虚烦不寐，或老人气血渐衰，夜睡易醒，舌淡，脉细弱。腹诊多见"全腹虚软型"。

治则：养血安神。

操作方法：①背部抚摩法；②上腹横摩法；③腘上内拿法；④揉劳宫法；⑤内、外关按法；⑥揉三阴交法。

【推拿特色治法】

1. 特色治法一

①头面及颈肩部操作，取印堂、神庭、睛明、攒竹、太阳、角孙、风池、肩井等穴，手法选用一指禅推法、揉法、抹法、按法、扫散法、拿法。操作时，先施以一指禅推法或揉法，从印堂开始向上至神庭，往返5~6次，再从印堂向两侧沿眉弓至太阳穴往返5~6次。

②用一指禅推法沿眼眶周围治疗，往返3~4次；再从印堂沿鼻两侧向下经迎香、颧骨至两耳前，往返2~3次。

③以印堂、神庭、睛明、攒竹、太阳为重点，沿上述部位用双手抹法，往返5~6次。抹时配合按睛明、鱼腰，用扫散法在头两侧胆经循行部位治疗，可配合按角孙穴。

④在头顶治疗时用五指拿法，到枕骨下部改用三指拿法，配合揉、拿风池穴和肩井穴约5分钟。

⑤腹部操作，取中脘、气海、关元等穴，采用摩法、按法、揉法，沿顺时针方向摩腹，同时配合按揉中脘、气海、关元穴约6分钟。

随证加减：

①心脾两虚，先按揉心俞、肝俞、肾俞、小肠俞、足三里，每穴约1分钟；再横擦左侧背部及直擦背部督脉，以透热为度。

②阴虚火旺，可交替推桥弓穴，两侧各推 20 ~ 30 次；再横擦肾俞、命门部，以透热为度；最后擦两侧涌泉穴以引火归元。

③痰热内扰，可沿背部脊柱两侧用轻柔的擦法治疗，重点在脾俞、胃俞、心俞，时间约 5 分钟。在摩腹时，配合按揉中脘、关元、气海、天枢、神阙、足三里、丰隆穴；最后横擦左侧背部及骶部八髎穴，以透热为度。

2. 特色治法二

①患者取坐位，医者坐其对面，以一指禅揉、按法施术于患者内关、神门、翳风、印堂、三阴交、太溪等穴 100 次。

②医者站立，施以头部抿法、抹法 6 ~ 10 分钟。

③医者立于患者身侧，双掌分置于患者前胸后背，施两手掌对应旋抚法 2 ~ 3 次。

④嘱患者仰卧或半卧位，医者坐其床边，在光线微弱、清静的环境下施行催眠疗法。

随症加减：

①心脾两亏，以轻快的二指禅揉、按、点法加点心俞、膈俞、脾俞、肾俞等穴 100 次。

②肝虚胆怯，以二指禅揉、按、点于心俞、肝俞、胆俞、命门、神堂等穴 100 次，再揉、按法点阳陵泉、太冲 100 次。

③阴虚火旺，以缓而重的一指禅手法揉、按合谷、大椎、昆仑 100 次。

④痰热内扰，以一指禅揉、按合谷、清冷渊、中脘、丰隆、三焦俞等穴 100 次。

3. 特色治法三

①在头面部施治，患者取坐位，医者立于患者前方或右侧，先用一指禅揉推法或点揉法从印堂开始推至上星、神庭，往返 5 ~ 10 次；再从印堂向两侧沿眉弓推至太阳穴，往返 5 ~ 10 次；然后再沿眼眶周围推 4 ~ 6 次；从印堂沿鼻两侧向下经迎香、颧髎至耳前听宫、听会等，往返 3 ~ 5 次。在治疗过程中，以开天门、推坎宫、分阴阳和眼眶周围的穴位为重点，手法应柔和缓慢，轻而不浮、重而不滞，使患者在推拿过程中处于入睡状态。

②在头后部，先拿五经（即拿五线），到枕部改用拇、食、中三指拿法直到风池收尾，反复 5 ~ 6 次；再在头两侧以扫散法扫足少阳胆经循行部位，配合按揉角孙、安眠 1、安眠 2，也可用指尖叩打头部 1 ~ 3 分钟。上述手法需 10 ~ 15 分钟，有醒脑开窍、滋阴潜阳、通经活络的功效，同时也有安神、镇静、催眠作用。

③患者仰卧，医者在其胸腹部摩任脉、横搓胁肋、分腹阴阳，再顺时针和逆时针方向摩腹 3 ~ 5 分钟，配合点揉中脘、气海、关元等穴各 1 分钟。

④患者俯卧，医者抚摸患者背部膀胱经，点揉心俞、肝俞、胆俞、脾俞、胃俞穴，再用手掌或鱼际轻轻缓搽冬青膏于背部督脉、膀胱经。横搽上述俞穴和八髎穴有舒筋活络、调节阴阳平衡、安神之功。

⑤在四肢部，先点揉内关、神门穴；再点按风市、血海、足三里、内庭穴等，各点揉 1 分钟。

⑥拿揉肩颈，双掌轻轻拍打头、颈部 2 ~ 3 分钟收功。

4. 特色治法四

①患者端坐位，医者立于患者的背后，先用双掌对按头部两侧 1 ~ 2 分钟，接着用扫散法从太阳

穴沿头维、耳廓上缘、耳后高骨至风池穴，往返操作 8~10 遍。

②从头顶开始用五指拿法，到枕骨下部改用三指拿法，配合按、拿风府、风池穴，往返操作 5~8 次。

③拿颈项部和两侧肩井 2~3 分钟结束。

5. 特色治法五

①患者俯卧，医者双手反复拿揉背部脊柱两侧肌肉及华佗夹脊穴，然后反复拿揉上肢及下肢，以调理其脏腑经络气血；最后用拍打法反复拍打腰背脊柱及其两侧的肌肉穴位，再反复拍打上肢及下肢。在一些重点穴位处如上肢的肩髃、曲池、劳宫，下肢承扶、委中、承山、涌泉等可多拍打。

②患者仰卧，医者对合并有头痛头晕的患者先按头痛头晕的手法施治，再反复用中指抠揉法抠揉安眠穴（安眠1在翳风与翳明穴之间，安眠2在翳明与风池穴之间）1~2 分钟。

③用双手拇指反复交替自百会穴推向印堂穴，再用双手拇指反复搓擦额部。

④用双手中指点揉攒竹、鱼腰、阳白、太阳等穴，并反复抹动眼眶及眉弓，由内向外；最后用双手十指尖着力，反复颤点和划动头皮以刺激穴位。

6. 特色治法六

①患者取坐位，医者先施一指禅推法和揉法从印堂开始向上至神庭，往返 5~6 次，再从印堂沿两侧眉弓至太阳穴往返 5~6 次；然后施一指禅推法，由睛明沿眼眶周围往返 3~4 次后，从印堂沿鼻两侧向下，经迎香沿颧骨至两耳前，往返 2~3 次，治疗过程中以印堂、神庭、睛明、攒竹、太阳等穴为重点；接着沿上述治疗部位施用双手抹法，往返 5~6 次，抹时配合按睛明、鱼腰；再用扫散法在头两侧胆经循行部位操作，配合按角孙；最后从头顶部开始用五指拿法，到枕骨下改用三指拿法，配合按、拿揉两侧风池、肩井。以上操作时间约 10 分钟。

②患者仰卧，作顺时针方向摩腹，同时配合按揉中脘、气海、关元等穴，时间约 6 分钟。

随证加减：

①心脾血虚，加按揉心俞、肝俞、胃俞、小肠俞、足三里，并横擦左侧背部及直擦背部督脉，以透热为度。

②阴虚火旺，加推两侧桥弓穴各 30 次，并横擦肾俞、命门部位，以透热为度；再擦两侧涌泉以引火归元。

③痰热内扰、胃中不和，先沿背部脊柱两侧用擦法治疗，重点在脾俞、胃俞、心俞等穴，时间约 5 分钟，并配合按揉上述穴位；在摩腹时，配合按揉中脘、天枢、气海、关元、足三里、丰隆等穴；最后横擦左侧背部及骶部八髎穴，以透热为度。

7. 特色治法七

患者取仰卧位，闭目，医者以指腹点揉印堂、神庭、太阳、神门、内关、外关穴各 2 分钟，均用补法。

随证加减：

①肝郁化火，加点京门、期门，点掐太冲，掐大敦穴。

②痰热内扰，点揉丰隆穴、内庭穴，掐厉兑穴。

③阴虚火旺，用补法点揉气海穴、关元穴，点揉太溪、三阴交穴。

④心脾两虚，用泻法点揉或推心俞、膈俞、脾俞、血海、足三里穴。

⑤心胆气虚，用泻法点按百会，用补法点揉心俞、膈俞，再用泻法点按丘墟穴。

⑥胃气不和，以振颤手法点中脘、梁门、大横穴，再点揉脾俞、胃俞穴。

【自我按摩法】

1. 梳推正顶法：失眠之根系乎大脑，可用此法健脑宁神。施术时取坐位，以一手之中指尖置于头部两眉正中的印堂穴，其余四指分开如梳齿状置于眉弓之上，然后，用适度力沿头部前额→头顶→脑后反复梳理 5 ~ 10 次。

2. 按揉太阳法。

3. 掐揉神门穴：取坐位，掐揉左、右神门穴数十次。

4. 按摩胃脘法：取坐位，用手掌或掌根处按摩胃脘部，以舒适为度，约 5 分钟。

5. 坐位，按揉足三里、三阴交穴各半分钟。

6. 揉涌泉法：临睡前，先将双足用热水洗净、擦干；然后，将两手掌搓热，先用右手掌心正中的劳宫穴对准左足掌心正中的涌泉穴顺时针旋摩 36 次；之后，再用左手掌心旋摩右足掌心，方法同前。

【注意事项】

对神经衰弱导致失眠的患者，应劝导其解除思想顾虑，并指出日常生活中应注意的方面，指导和鼓励患者坚持体育锻炼。

睡前散步，再用温水泡脚 15 ~ 20 分钟，使脚部血管扩张，可促进血液循环，使人容易入睡。晚餐一般七八成饱即可。睡前不要吃东西，以免加重胃肠负担。同时，睡前不宜看场面激烈的影视剧和球赛，勿谈怀旧伤感或令人恐惧的事情。忌饮浓茶与咖啡，以免因尿频与精神兴奋影响睡眠。此外，要注意夜间环境舒适，卧室整洁，空气流通。

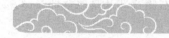

第十九节　腰痛

腰痛是指腰部一侧或两侧疼痛的症状，其原因十分复杂，并有急、慢性之分。由于病因不同，其症状及治疗也随之而异。推拿疗法对腰部软组织劳损、风湿性或类风湿性脊椎炎、增生性脊柱炎、腰椎间盘突出症、骨质疏松症以及腰椎骶化、椎弓根峡部结构不良、脊柱裂等先天腰骶部结构异常引起的腰痛均有较好的疗效。

【病因病机】

腰为肾之府，乃五脏六腑藏精之所，一般腰痛皆与肾有关。《医部全录》曰："腰脊者，身之大关节也，故机关不利，而腰不可以转也。"《素问·病能论篇》曰："少阴脉贯肾络肺，今得肺脉，肾为之病，故肾为腰痛之病也。"《诸病源候论》则指出风湿、肾虚、外伤等是引起腰痛的主要因素。所以，风寒在经、湿邪着肾、湿热郁滞、肾脏虚损、劳力伤气、情志内伤、湿痰流注，均可引起腰痛。

由于各种腰痛都可引起腰肌痉挛，而痉挛可造成局部缺血，缺血可促使肌纤维变性及继发的其他改变，进而使腰痛成为久治不愈的慢性病。至于因闪扭跌仆、筋脉受损以致气滞血瘀的外伤型腰痛，则参见本书伤科推拿中"急性腰扭伤"项下。

中医学认为，寒湿腰痛多由坐卧寒湿之地，寒湿之邪阻于经络，气血流行不畅所致。另有腰部外伤，日久未愈，腠理不固，外邪乘虚侵袭腰部而转变为寒湿腰痛。肾虚腰痛，大多数是由于遗精或房室不节，肾气亏虚，或疲劳过度，劳伤肾气，皆能使精气不足、少阴肾衰。腰为肾之府，肾阳不足，命门火衰，则腰脊不举。劳损腰痛，多因长期重力劳动，有积累性劳损史，或因急性腰扭伤后迁移日久所致。

【辨证论治】

1. 寒湿腰痛型

证候：腰部冷痛重着，转侧不利，渐渐加重，不能久坐久立，虽睡卧亦不稍减，遇阴雨之时疼痛加重，脉常沉迟，苔白。《金匮要略》曰："肾着之病，其人身体重，腰中冷，如坐水中，形如水状，反不渴，小便自利，饮食如故，病属下焦。"腹诊多见"腰肌硬满型"。

治则：祛寒除湿，温经通络。

操作方法：①揉大椎阳关法；②推背法；③腰部直摩法；④按腹外侧法；⑤背部重压法；⑥揉委中法；⑦股后重揉法。

2. 肾虚腰痛

证候：腰背酸软，腿膝无力，遇劳则痛，卧则减轻。如偏于阳虚则腰肌硬满，脉虚弱或沉细，舌色淡白；如偏于阴虚，则可见心烦失眠，口燥舌红，脉细数。腹诊多见"小腹拘急型"。

治则：壮腰补肾。

操作方法：①点按背肋法；②脊背拿提法；③腰部直摩法；④指分腰法；⑤揉命门法；⑥推股后法；⑦按跟腱法。

3. 劳损腰痛型

证候：腰部疼痛，不能久坐久立，时轻时重，劳累后腰部板滞，俯仰不利，甚者出现下肢牵掣痛。

此外，腰痛的证候分型尚有瘀血腰痛等。

【推拿特色治法】

1. 特色治法一

①瘀血腰痛，治则为活血化瘀，理气止痛。可取水沟、委中、阿是穴，在这些穴位施行掐法、按法、揉法。由于腰部损伤常累及督脉，以致经气痹阻，取水沟能通导督脉，行气活血而止痛；如伤在脊柱两侧，多为膀胱经脉，因足太阳膀胱经挟脊抵腰，委中为足太阳之合，用之可疏经气，通瘀滞，且本型血瘀为主，选用"血郄"可增化瘀之效；阿是穴即触痛最明显处，可祛病所之瘀血。

②寒湿腰痛，治则为散寒祛湿、温经通络。可取肾俞、阿是穴、殷门、风府、腰阳关等穴，施行按法、揉法、掌颤动法。肾俞、阿是穴可祛腰部之寒湿、温通经络，殷门通调足太阳经气，风府能祛风散寒，取督脉之腰阳关则可宣导阳气。

③肾虚腰痛，治则为益肾壮腰。可取肾俞、气海、关元、命门、太溪、阿是穴，施行按法、摩

法、推法、揉法。取肾俞、命门，可以补肾益精，强壮腰脊；补气海、阿是穴，可增强补肾之力；揉肾之原太溪，可调补肾经之经气，益肾止痛。

2. 特色治法二

①劳损腰痛，治宜舒筋通络，活血散瘀。治疗时，患者取俯卧位，医者先施㨰法于腰部两侧骶棘肌，同时结合腰后伸被动活动；接着按揉肾俞、腰阳关、大肠俞、上髎、次髎穴以及有明显压痛的第三腰椎横突端，并拿委中以酸胀为度；然后擦腰部使之温热；最后斜扳腰椎关节。治疗期间，患者需加强腰背肌锻炼。

②风湿腰痛，治宜温经散寒，活血祛风。治疗时，患者取俯卧位，医者用拉法施于其腰部及周围，往返10余遍；然后按揉肾俞、大肠俞、秩边诸穴，并拍打腰部至皮肤微红；最后擦腰部两侧膀胱经以热为度。治疗期间，患者需注意腰部保暖。

③肾虚腰痛，治宜温肾壮阳，健筋补腰。治疗时，患者取俯卧位，医者先以轻柔的一指禅推法施于肾俞、命门、大肠俞、关元俞诸穴，往返推10分钟左右，接着按揉上述诸穴，以酸胀为度；再横擦腰骶部透热，最后沿纵轴方向直擦两侧涌泉穴。治疗期间，患者需节制房事。

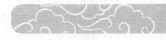 **第二十节　筋惕肉瞤**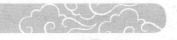

筋惕肉瞤是指面部肌肉不自主地抽动之症，与现代西医学之面肌痉挛相当。该病症在中医古籍中首见于《千金要方》："承泣主目瞤，动与项口相引。"《针灸资生经》则描述其临床表现为"目瞤，面叶叶动牵口眼"。

一般认为筋惕肉瞤系因脾胃虚弱、运化失司、气血化源不足、肌肉筋脉失养，或脾失运化、湿聚成痰、阻滞阳明经脉而致，亦与风寒稽留，肝肾不足等有关。治疗上多用健脾益气、滋补肝肾、通经活血之法。

【辨证论治】

1. 风寒稽留型

证候：多继发于面神经麻痹，初见耳后疼痛，继则口眼㖞斜，于口眼㖞斜同时，出现眼睑痉挛或口角牵动，面部拘紧或压痛，脉平或沉细，苔薄白。

治则：祛除风寒，疏通经络。

操作方法：可取外关、风池、颧髎、巨髎、完骨等穴，手法采用按法、掐法、揉法。外关为手少阳之络，通于阳维，风池为手足少阳、阳维之会，完骨为足少阳、太阳之会，三穴相配可疏散少阳、阳明之风寒。颧髎、巨髎可疏调局部之气血。数穴合用，则风寒祛、筋脉舒，故痉挛可解。

2. 气血虚弱型

证候：面部肌肉跳动或抽搐，伴气短乏力，面色不华，纳呆便溏，头晕自汗，夜寝欠安，脉虚弱，舌质淡而舌体胖大，边有齿印。

治则：健脾益气，养血止痉。

操作方法：可取合谷、脾俞、气海、关元、章门、足三里、四白、巨髎等穴，手法采用按法、摩法、揉法、推法。脾为后天之本、生化之源，取脾俞、章门为之俞募相配，以治其本；气海为生气之海，补之以培补元气；合谷、足三里为手、足阳明之原、合穴，取之可补中益气；四白是足阳明经腧穴，又位于病变之局部，能通调经气。数穴合用，使元气精血充盛，自能止痉息风。

3.肝肾阴虚型

证候：面部抽动或跳动，头晕耳鸣，急躁易怒，失眠多梦，月经不调，面部抽动与情绪变化有关，脉弦细而数，舌红少津。

治则：滋补肾阴，平肝息风。

操作方法：可取内关、外关、太溪、太冲、颧髎、承泣、百会等穴，手法采用平补平泻之按法、揉法、推法、运法。太溪为足少阳经之原穴，取之滋水益肾而治其本；太冲为足厥阴经之原穴，可平肝息风；百会、内关意在安神止痉；颧髎系局部取穴。

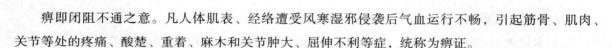

第二十一节　痹证

痹即闭阻不通之意。凡人体肌表、经络遭受风寒湿邪侵袭后气血运行不畅，引起筋骨、肌肉、关节等处的疼痛、酸楚、重着、麻木和关节肿大、屈伸不利等症，统称为痹证。

痹的病名最早见于《黄帝内经》。《素问·痹论篇》曰："风寒湿三气杂至，合而为痹也。"此外，痰浊瘀血，阻于经隧，深入关节筋脉，气血为邪所阻，不能畅通，也可引起痹证。《金匮要略·中风历节病篇》中所述的历节病亦属痹证范畴。

本病在临床上较为常见，现代西医学中各种类型的关节炎，如风湿性关节炎、骨关节炎、类风湿性关节炎以及纤维组织炎、神经痛以及骨和肌肉病变引起的疼痛等，均可归属于本证。

【病因病机】

1.居住潮湿，或冲风冒雨，或露卧当风，致腠理不固，风寒湿邪乘虚袭入，痹阻脉络，使气血运行失常而致。

2.脏腑经络先有蓄热，而复遇风、寒、湿气客之，气不得通，久之寒亦化热，而致热痹。

3.风、寒、湿蕴郁于脉络，久而化热成痹，引致疼痛。

【辨证论治】

1.行痹型（风痹型）

证候：四肢关节或腰背酸痛，按之痛甚，或历节走注而无定处，此起彼伏，气候转变，疼痛增剧，苔厚腻，脉浮。腹诊多见"腹肌拘急型"。

治则：疏通经络，祛风除湿。

上肢行痹例方：①按极泉法；②摩按肩周法；③摇肩法；④捏腋前法；⑤捏合谷法。

下肢行痹例方：①按气冲法；②拿股内肌法；③推股外侧法；④股前重揉法；⑤腘上内拿法；⑥膝引伸法；⑦推足外侧法。

腰背部行痹例方：①揉大椎阳关法；②指揉曲垣法；③按脊中法；④推背法；⑤脊背拿提法；⑥背部重压法；⑦臀部重压法；⑧揉长强法。

2. 痛痹型（寒痹型）

证候：关节冷痛，痛有定处，甚则手足拘挛，遇冷加剧，得热则舒，皮色不红，触之不热，苔白，脉弦。腹诊多见"小腹拘急型"。

治则：通经散寒，祛瘀止痛。

上肢痛痹例方：①肩周围按法；②肩周拿提法；③推按阳明三穴法；④揉天井法；⑤推上臂三阴法；⑥推前臂三阴法；⑦腕屈伸法；⑧摩指法。

下肢痛痹例方：①环跳按法；②股外刨推法；③按气冲法；④股前抚摩法；⑤拿承扶法；⑥股后重压法；⑦揉血海法；⑧踝背屈法。

腰背部痛痹例方：①背部抚摩法；②背部斜摩法；③脊背拿提法；④腰横摩法；⑤腰部直摩法；⑥拿承扶法；⑦股后重压法。

3. 着痹型（湿痹型）

证候：肢体沉重而疼痛，肌肤麻木不仁，痛处固定不移，久则肌肉失养，瘦削无力，关节变形，舌淡，脉缓。腹诊多见"腹肌拘急型"。

治则：除湿祛寒，温通气血。

上肢着痹例方：①肩周围按法；②按极泉法；③捏上臂法；④揉天井法；⑤推前臂三阳法；⑥推前臂三阴法；⑦腕屈伸法；⑧揉指法。

下肢着痹例方：①环跳按法；②股外侧重推法；③股内侧重搓法；④股后重揉法；⑤腘上内拿法；⑥揉委中法。

腰背部着痹例方：①背部抚摩法；②背部重压法；③背部拳揉法；④腰部直摩法；⑤掌分腰法；⑥髋上围按法；⑦揉委中法。

4. 热痹型

证候：病势急，突然发作，局部红肿灼热，不能活动，痛不可近，得冷稍舒，甚则壮热口渴，烦躁不安，苔黄，脉数。腹诊多见"全腹满硬型"。

治则：疏风清热，通络蠲痹。

上肢热痹例方：①肩周拿提法；②肩部牵引法；③按极泉法；④推上臂三阳法；⑤推前臂三阳法；⑥梳手背法。

下肢热痹例方：①股内抚摩法；②股内侧重压法；③股上、下刨推法；④股后揉捏法；⑤膝周揉法；⑥小腿内侧揉捏法；⑦按阴陵泉法；⑧梳足背法。

腰背部热痹例方：①推膈俞法；②背部分推法；③背部直摩法；④腰部补消兼施法；⑤股内侧重搓法；⑥按阴陵泉法。

【推拿特色治法】

1. 特色治法一

此治法系将痹证分为风寒湿痹、热痹和痰瘀痹阻三类进行治疗。

（1）风寒湿痹型

证候：

①以风邪偏胜者为行痹，症见肢体关节走窜疼痛，痛无定处，呈游走性，肢体关节肿胀，以侵犯腕、肘、踝、膝关节为多见，有时兼有寒热，舌苔黄腻、脉浮。

②以寒邪偏胜者为痛痹，症见遍身或肢体关节酸痛，伸屈不利，遇寒尤甚，得热稍缓，苔白脉弦紧。

③以湿邪偏胜者为着痹，症见肢体关节酸痛、重着，痛有定处，肌肤麻木，阴雨风冷每可使其发作，苔白腻，脉濡缓；如湿邪潴留于肌肉则肌肤粗糙、局部发僵、弹力下降，常见于腰背及两臀。

治则：温经通络，散寒除湿，祛风通络，蠲痹止痛。

操作方法：在局部选穴推拿时，肩关节可取肩髃、肩髎、巨骨、曲池；肘关节可取曲池、尺泽、曲泽、少海、手三里；腕关节可取阳池、阳溪、大陵、合谷、内关、外关；掌指关节可取八邪、合谷、三间；指关节可取四缝；髋关节可取环跳、居髎、阳陵泉；膝关节可取内外膝眼、梁丘、委中、膝阳关、曲泉、阳陵泉；踝关节可取昆仑、太溪、解溪、丘墟、然谷；跖趾关节可取八风、内庭、太冲；脊柱关节可取大椎、身柱、腰阳关、相应病变局部的华佗夹脊穴。全身推拿选穴常用的有大椎、气海、关元、神阙等。

痹证者由于阳虚气弱，内外不固，风寒湿邪侵袭，发为风寒湿痹，故取关元、气海、神阙，以壮元阳、益元气；大椎乃手足三阳督脉之会，既能祛散外感之邪，又能调和诸阳经之气机。关节局部及周围的腧穴均有活血通络、祛风散寒之功。局部与整体相配，标本同治，以达扶正祛邪之效。

（2）风热湿痹型

证候：关节红肿疼痛，屈伸不利，局部按之灼热，喜凉恶热，皮肤可见红斑，伴有全身发热、汗出、疲乏、头昏、心烦口渴。尿黄便干，脉滑数，舌红，苔黄燥或黄腻。

治则：清热祛风，除湿通络。

操作方法：局部取穴同风寒湿痹，全身取穴常用的有大椎、身柱、曲池。本型系风湿热邪乘虚外袭或风寒湿痹延久化寒，先按揉大椎、身柱、曲池，可清热祛风除湿；再按揉病变关节部腧穴，可清泻局部风湿热邪，并能通调经络，行气活血。

（3）痰瘀痹阻型

证候：表现为痹证日久，病情加重，关节疼痛固定不移，入夜尤甚。关节呈梭形肿胀或呈鹤膝状，屈伸不利，关节周围筋肉僵硬，皮色紫暗，压之痛甚，皮下可触及硬结，伴面色晦滞，脉细涩，唇舌暗红或有瘀斑点，苔白腻或厚腻。

治则：祛痰化瘀，泻血通络。

操作方法：局部取穴同风寒湿痹，有通经活血、消瘀利络的作用；全身取穴常用的有膈俞、脾俞、血海等穴。痹证日久，由气入血，气滞血凝，痰瘀形成，故推或点按膈俞、血海可活血化瘀，脾俞则能健脾化痰。

2. 特色治法二

行痹的治疗，可采用内功推拿常规手法或拿揉风池、肩井、曲池、合谷穴，并按揉患肢关节周围部和擦热患部等方法。

痛痹的治疗，患者取适合操作的体位，先以按揉法施于病患关节周围，随后用擦法，并结合患肢关节的被动运动，最后擦热患部，痛甚者可加患肢关节湿热敷。

着痹的治疗，患者取适合操作的体位，医者先以滚法施于患部及其周围，接着拍打患部，再点压膀胱经及患部，最后患部加湿热敷。

3. 特色治法三

此为关节痹证的治疗方法，可先在病变关节周围用滚法治疗。若病变关节较小，则用一指禅推法、捻法治疗，同时配合该关节的被动活动；再按揉病变关节周围穴位，以酸胀为度。若病变关节较大，可用搓法，然后在关节周围用擦法治疗，以透热为度。

关节活动受阻者，施用摇法于该关节，最后用抖法及搓法结束治疗；肌肉痹证的治疗，可先按、揉患部及其周围的穴位，再用滚法在患部及其周围治疗，并配合按、拿法；然后在患部用擦法治疗，以透热为度。肌肤麻木不仁者可加用拍击法治疗。

【自我按摩法】

1. 局部选穴按摩

①肩关节可取肩髃、肩髎、巨骨、曲池。

②肘关节可取曲池、尺泽、曲泽、少海、手三里。

③腕关节可取阳池、阳溪、大陵、合谷、内关、外关。

④掌指关节可取四邪、三间。

⑤指关节可取四缝。

⑥髋关节可取环跳、居髎、阳陵泉。

⑦膝关节可取膝眼、梁丘、委中、膝阳关、曲泉、阳陵泉。

⑧踝关节可取昆仑、太溪、解溪、丘墟、然谷。

⑨跖趾关节可取八风、内庭、太冲。

⑩脊柱关节可取身柱、腰阳关，可施用掌摩脊柱法。

2. 全身选穴按摩

常用的有大椎、关元、气海、神阙等穴。大椎乃手足三阳督脉之会，既能祛散外感之邪，又能调和诸阳经之气机；关元、气海、神阙可以壮元阳、益元气。局部与整体相配，标本同治，以达扶正祛邪之效。

3. 辨证按摩

①痛痹者，先以按揉法施于病患关节周围，随后用擦法，并结合患肢关节的被动运动，最后擦热患部，痛甚者可加患肢关节湿热敷。

②着痹者，先以揉捏法施于患部及其周围，接着拍打患部，最后患部加湿热敷。

③肌肉痹证者，可先按压患部及其周围的穴位，再于患部及其周围用捏揉法，最后用擦法，以透热为度。肌肤麻木不仁者可多用啄法、拍打法。

【注意事项】

注意季节时令变化，及时采取有效的保暖、防寒、防湿措施，随气温变化增减衣被，避免一切诱因，防止病情复发。疼痛剧烈的部位可用食盐炒热后熨贴，加用护套。由于痹证气血失畅易致关节肌肉萎缩，故待疼痛缓解后，应逐渐增加活动锻炼，促使筋脉舒通，气血运行通畅，有利于肢体功能的恢复。

第二十二节　厥证

厥证又称昏厥、晕厥，是指因多种原因和多种疾病所引起的突然昏仆、不省人事、面色苍白，伴有四肢厥冷而短时间能逐渐苏醒，醒后无偏瘫、失语、口眼㖞斜等后遗症的一种病证，相当于现代医学之晕厥、休克、虚脱、低血糖、某些癔病、脑血管痉挛和心脏病等疾患。

所谓晕厥，一般指突发的一时性昏倒，即短暂的意识丧失，同时伴有肌张力降低而倒地，大多由脑一时供血不足引起，也有因脑组织缺氧所致。根据病因，晕厥可分为反射性晕厥、心源性晕厥、脑源性晕厥及其他原因所致晕厥四种。

"厥"在《黄帝内经》里论述很多，讨论的范围亦相当广泛，牵涉的病症也比较多。《素问·厥论篇》有寒厥、热厥和六经厥之分。后世根据临床实际，不断加以充实，对气机逆乱、昏不知人为主要表现的昏厥进行辨证，将其分为气厥、血厥、痰厥、食厥、暑厥五类。

《类经·厥逆》曰："厥者，逆也……轻则渐苏，重则即死，最为急候。"一般昏厥时间较短，但发病严重的也可一厥不复，甚至导致死亡。厥证患者在清醒后无偏瘫、失语、口眼㖞斜等后遗症，这是与中风的主要区别点。在厥证发作过程中，患者很少出现抽搐、角弓反张等症状，因此，厥证与痉证也是有区别的。此外，厥证可以出现四肢厥冷，但四肢厥冷者并非都是厥证。此外，情绪激动、惊恐、剧痛、疲乏或站立过久或卧、蹲时骤然起立时也可导致晕厥。受针灸刺激而引起的晕厥一般称"晕针"。

【病因病机】

五类厥证病因虽有不同，但均多由气机逆乱，升降失常所致。气盛有余，则气逆而上壅，清窍为之蔽塞；气虚不足，则气陷而不上承，清阳不得舒展。凡此，皆足以突然发生昏厥。

①气厥的发生可以有两种原因，一是由于恼怒或惊骇，以致气机逆乱、上壅心胸、蒙闭窍隧、猝然昏倒；二是元气素弱，每于过度疲劳或悲恐之时，气虚下陷、清阳不升而突然昏厥。这两种原因所发生的昏厥，前者属实而后者属虚。

②血厥的发生亦有两种情况，属于实的为肝阳素旺，暴怒后血随气逆，气血上壅，清窍蔽塞，则昏无所知。《素问·生气通天论篇》所谓"大怒则形气绝，而血菀于上，使人薄厥"者是也。属于虚的为产后或其他疾病失血过多，以致气随血脱而发生晕厥。

③痰厥多见于形盛气弱之人，嗜食酒酪肥甘之品，脾胃受伤，运化失常，以致聚湿生痰，痰阻中焦，气机不利，日积月累，痰愈多则气机愈阻，气机愈阻则痰愈多，复因气逆上壅，势必气道被塞，清阳被蒙而突然发厥。

④食厥乃因饮食不节，积滞内停，失于转输，上下痞隔，气机受阻，因而窒闷致厥，此种情况在小儿较为常见。如成人在饱食之时，骤逢恼怒之事，则食气相逆，亦易发生。

⑤暑厥发生于夏天，久曝烈日之下或长途跋涉之际，突为暑邪侵犯，影响气机的升降，以致上下阻滞，而每易招致猝然发生厥证。

【临床表现】

患者可有前驱症状，如头晕眼花、出汗恶心、四肢发麻等，应引起注意。一些患者可先感全身无力、眼前昏黑、意识模糊、多汗、气短、恶心、耳鸣、听力下降，旋即意识丧失，骨骼肌完全松弛，人体不能维持直立而倒地，可同时伴有面色苍白、四肢厥冷、抽搐、脉细缓、血压下降等，可作其他辅助检查以协助诊断。

中医学将厥证分为气厥、血厥、痰厥、食厥、暑厥五类，其临床表现各有特点：

①气厥：实证者形体壮实，多由情绪刺激诱发，表现为突然昏倒，口噤握拳，胸腑喘满，四肢厥冷，舌苔薄白，脉伏或沉弦；虚证者平素身体虚弱，多由惊恐或过度疲劳、睡眠不足、饥饿受寒所诱发，眩晕昏仆，面色苍白，汗出肢冷，气息低弱，脉象沉微。

②血厥：实证者突然昏倒，不省人事，牙关紧闭，面赤唇紫，舌红，脉多沉弦；虚证者突然昏厥，面色苍白，口唇无华，四肢震颤，目陷口张，自汗肤冷，呼吸微弱，舌质淡，脉细数无力。

③痰厥：表现为突然昏厥，喉间有痰声或呕吐涎沫，亦有因痰浊郁滞胸膈而无痰声可闻者，舌苔白腻，脉多沉滑。

④食厥：发于暴饮过食之后，昏厥不省，气息窒塞，脘腹胀满，舌苔厚腻，脉象滑实。

⑤暑厥：感受暑邪后，突然昏倒，汗多面白，肤冷，舌红，脉细数，或身热面赤、脉虚弦而数。

【辨证论治】

从现代医学观点来看，厥证包括出血性休克、虚脱、昏厥、中暑、低血糖症、高血压危象以及精神性疾病如癔病等，其成因极其复杂。其中出血性休克者不宜推拿治疗，高血压危象者要慎用推拿。根据"急则治其标"的原则，凡厥证昏迷的患者要先进行急救，在患者苏醒后才能再作进一步治疗。无论何种原因引起的厥证，治疗总以开窍醒脑、宽中理气为要，先治标、再治本。气厥实证者宜顺气开郁，虚证者宜补气回阳；血厥实证者宜顺气活血，虚证者宜健脾温阳；痰厥者宜行气豁痰，食厥者宜和中消导；暑厥者宜清暑益气。病情急重者应迅速采取抢救措施，待其苏醒后进一步检查发病原因，以便进行针对性治疗。

手法操作前，先使患者平卧，或将头、足稍垫高，解开衣领。其基本治法为急救开窍，可取人中、百会、印堂、太阳、肩井、合谷、曲池、十宣、委中、承山、涌泉等穴，手法采用掐、按、点、拿、抹、揉等为主。治疗要点：暑厥的患者要移到阴凉通风的地方进行急救；喉中有痰者，先要用吸痰器或进行口对口吸痰，然后平卧，或头稍垫高，解开衣襟，先掐人中，再拿合谷、委中，按百会、印堂，并从印堂抹到太阳，往返10余次，然后拿肩井。待患者苏醒后，再于其胸腹部施术。

在胸腹部的操作，可取中府、膻中、中脘、章门、期门等穴。手法以摩、揉为主，即用轻柔而缓和的掌揉法在胸腹部的膻中、中脘治疗约3分钟；再在两侧中府、章门、期门作指揉，每穴约1分钟；然后作顺时针方向摩腹，手法宜缓慢柔和。

在项背部的操作，可取心俞、脾俞、胃俞、风池、肩井等穴，手法采用按、揉、拿、捏。先按揉背部两侧膀胱经，重点在心俞、脾俞、胃俞，以酸胀为度，每穴约半分钟；再揉拿两侧风池穴，并沿颈堆棘突两侧自上而下，操作 3～4 次；最后拿两侧肩井，再搓背部及两胁。

随证加减：

①气厥实证，可按揉或推背部肝俞、膈俞，每穴 1 分钟；再斜擦两侧胁肋，以微有温热为度；最后掐太冲穴。

②气厥虚证，可在腹部操作时加掌揉气海、关元，每穴 2 分钟，并按揉两侧内关、外关各 1 分钟；然后直擦背部督脉，自大椎至腰阳关，以透热为度。

③血厥实证，可按揉印堂、太阳、角孙；按掐神门、太冲；指搓两侧胁肋部，同时配合按揉章门、期门。

④血厥虚证，摩腹时重点在中脘、下脘、气海、关元，并延长背部脾俞、胃俞的按揉时间，每穴约 2 分钟；再按揉两侧足三里各 1 分钟；然后，横擦左侧背部脾胃区，直擦大椎至腰阳关等背部督脉循行部位，均以透热为度。

⑤痰厥，可先按揉天突及下肢的丰隆、足三里，再横擦左侧背部脾胃区及骶部八髎，以透热为度。

⑥食厥，可加强顺时针方向摩腹，重点在中脘、下脘；再按揉足三里、内关、外关各 1 分钟；最后横擦骶部八髎，以透热为度。

⑦暑厥，可用凉水或酒精直擦背部膀胱经，再用一指禅推法或按揉法在颈椎棘突两侧往返操作 3～4 分钟，配合揉大椎和拿尺泽。

【推拿特色治法】

1. 特色治法一

先掐人中或老龙穴，使患者苏醒；然后揉抹印堂、太阳，揉拿风池，揉膻中、中脘、天枢、气海、关元穴；最后按揉和推膈俞、脾俞、胃俞、足三里、三阴交、涌泉穴，拿肩井、极泉、曲池、合谷。

2. 特色治法二

掐人中、老龙，拿捏极泉、合谷穴，醒后即用内功推拿常规以扶正祛邪。

3. 特色治法三

操作时医者先掐水沟，再拿捏合谷、委中，按百会、印堂，并从印堂抹至太阳，往返 10 余次，然后拿肩井。亦可拿京门、箕门，按关元，掐中冲。

4. 特色治法四

掐点、揉人中、涌泉，施以"喜鹊搭桥法"（即以拇、食两指指甲掐于手或足指甲根部两侧的方法），再点按关元。四肢发凉者，揉按手三阴，点按内关、外关、合谷；烦躁不安者，加用提拿足三阴经，掐太冲、足三里。待紧急处置后，根据不同原因进行相应的处理。

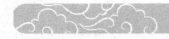 第二十三节　痉证

痉证以项背强直、四肢抽搐、口噤甚至角弓反张为主要症状，症状大多急重。痉证大致分为两

类，其一为风毒寒湿侵入，壅滞经脉；或瘀血痰浊，内阻脉络；或因邪热炽盛，血热搏结，导致气血运行不利，筋脉受病，拘急成痉。其中以热甚发痉最为常见而急重，所谓"热而痉者死"（《灵枢·热病》）；其二为过汗亡血，耗伤津液，致气血衰少，筋脉失于濡养，虚风内动成痉。

现代医学中的流行性脑脊髓膜炎、流行性乙型脑炎、脑血管意外等引起的抽搐，以及各种原因引起的高热或无热惊厥，均可参照本证辨证论治。

【辨证论治】

1. **实证型**

证候：实证之热甚发痉，表现为发热胸闷，口噤，项背强直，甚则角弓反张，手足挛急，腹胀便秘，苔黄腻，脉弦数。

治则：泻热止痉。

操作方法：取大椎、委中、少商、阳陵泉阳陵泉、颊车等穴。手法以泻为主，如采用掐法、按法、推法、拿提法。大椎属督脉，又为三阳之会，《灵枢·经脉》认为督脉为病"实则脊强"，故掐按、拿提此穴既可止搐镇痉，又能清泻阳热；少商乃手太阳之井，为古人推崇之治痉要穴之一，手法为重掐法；委中系"血郄"，掐之可清血中之热，委中又为膀胱经之合穴，故对角弓反张有效；阳陵泉乃筋会，用其缓解筋脉之拘挛；颊车属局部取穴，治口噤不开。诸穴合用，可达泻热止痉之效。

2. **虚证型**

证候：虚证之血不养筋，表现为头痛神疲，项背强急，四肢抽搐，舌淡红或暗有瘀斑，脉细弦或涩。

治则：培元养血，濡润筋脉。

操作方法：可在命门、肝俞、脾俞穴施以补之按揉法，命门属督脉之要穴，能培元补肾、通利腰脊。肝俞、脾俞为肝、脾两脏经气输注之处，肝藏血主筋，脾统血而又为生化之源，用此两穴可养血润筋，此亦系治本之法。在风府、后溪穴可采用泻之掐法，因后溪为八脉交会穴而通于督脉，掐之可遏痉止搐；风府更可消虚风内动之候；用此两穴乃治标之举。诸穴合用，可达培元养血、濡润筋脉之效。

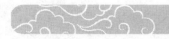

第二十四节　郁证

郁证是指情志不舒，气机郁滞所引起的疾病的总称。情志不舒，气机郁滞，进而可以导致脏腑失调、血瘀、痰结、食积、火郁诸证。所以，郁证的范围很广。郑守谦曰："郁非一病之专名，乃百病之所由起也。"朱丹溪提出"六郁"，认为郁证有气郁、血郁、痰郁、火郁、湿郁、食郁六种，而主要从气郁逐步发展。故本篇所述以气郁为主。

现代医学中，神经官能症如神经衰弱、癔病，凡表现为郁证症状者，均可参照本篇内容证治。

【病因病机】

郁证多为情志失调使肝主疏泄、心主神明的正常功能受到影响，因而致病。个体差异对发病与否有密切的关系，凡属脏腑阴阳气血失调者，一遇情志不舒比较容易致病。

①悲伤忧愁伤心，使心气不足、心血亏损、心火亢盛、心神失守，出现种种心病证候。如拖延日久，可进而影响五脏六腑。

②郁怒伤肝、肝失条达，则气机郁滞；肝气横逆，则犯胃乘脾；肝郁化火，则灼液伤阴，因而出现肝经气郁、肝胃不和、肝脾不调、阳虚火旺等证候。

③气为血帅，气郁日久，则血瘀不行，形成血瘀。

④思虑伤脾或肝郁伤脾，使脾失健运，蕴湿生痰，痰气互结，湿浊不化，食滞不消，因而形成痰郁、湿郁、食郁。

【辨证论治】

郁证初起主要表现为肝气郁滞或心脾两虚，治疗应当疏通气机或补益心脾。迁延日久，气滞而血瘀，肝郁而生风，气郁而化火，火盛而伤阴，脾虚而生痰，心虚而神乱，甚至影响肺肾，致成虚损，所以应当及早治疗。《临证指南》曰："郁证全在病者能移情易性。"因此，精神治疗十分重要，在患者思想开朗、心情舒畅时采用推拿治疗，更能显示出理气解郁、补虚宁神之效。

1. 肝气郁结型

证候：精神抑郁，胸闷太息，腹胀嗳气，不思饮食，胸胁（或兼背部）胀痛，痛无定处，舌苔薄白，脉弦。腹诊多见"肋下胀满型"。

治则：疏肝理气解郁。

操作方法：①宽胸法；②点按侧胸腹法；③分摩季肋下法；④背部直摩法；⑤股内侧重压法；⑥拿股内肌法。

2. 气郁化火型

证候：除可见肝气郁结症候外，并见头痛、口苦而干、性燥易怒、嘈杂吞酸、大便秘结，或见目赤、耳鸣。舌苔黄，舌质红，脉弦数。腹诊多见"心下痞硬型"。

治则：清肝泻火。

操作方法：①按缺盆法；②宽胸法；③点按侧胸腹法；④分摩季肋下法；⑤推下腹法；⑥小腿内侧揉捏法；⑦股内侧重搓法。

3. 痰气郁结型

证候：咽中作哽，如有梅核哽于其中，吞之不下，咯之不出，胸中窒闷，脘胀胁痛，苔薄，脉弦滑。腹诊多见"脐硬及腹型"。

治则：利气化痰，健脾宽中。

操作方法：①按天突法；②按胸骨法；③扩胸法；④顺气法；⑤按肩胛内缘法；⑥拿肩井法。

4. 心脾两虚型

证候：多思善虑，胆怯易惊，心慌心悸，失眠多梦，面色苍白，头晕眼花，记忆力减退，神疲气短，饮食不振，或见月经不调，苔薄舌淡，脉象细弱。腹诊多见"心下动气型"。

治则：健脾养心，益气补血。

操作方法：①上腹横摩法；②按腹中法；③推侧腹法；④脐周团摩法；⑤点肋补气法；⑥脊背

拿提法；⑦内、外关按法。

5. 心虚神乱型

证候：精神恍惚，心神不宁，情志失常，悲忧善哭，时时欠伸，舌苔薄，脉细。腹诊多见"心下痞硬型"。

治则：养心安神。

操作方法：①头对按法；②枕后斜推法；③脐周团摩法；④背部挤推法；⑤背部抚摩法；⑥内、外关按法；⑦揉劳宫法。

6. 阴虚火旺型

证候：心悸失眠，心烦易怒，头晕头痛，遗精，带下，舌质红，少苔，脉弦而数。腹诊多见"脐下动气型"。

操作方法：①额前分推法；②拿腋下法；③背部抚摩法；④腰横摩法；⑤腰部补消兼施法；⑥按神门法。

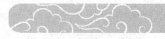

第二十五节　口噤不开

口噤不开指以颌颊部疼痛、张口受限为特征的一种病证。《黄帝内经》称之为颊痛或颌痛，《诸病源候论》始有此病名："诸阳经为风寒所客，故口噤不开也。"《普济方》专列有"齿噤"一节。现代西医学所称之颞下颌关节紊乱症相当于此证。

口噤不开是由于外感风、寒、湿邪，气血运行不畅，致筋骨、肌肉麻木疼痛，关节开合不利；或因忧郁愤怒，肝失疏泄，气血逆乱，厥气上逆，面部三阳经筋气机紊乱，而致机关失利，张口不开。

【辨证论治】

1. 风寒外客型

证候：风寒外客致经筋挛急，表现为颊颌疼痛，咀嚼时加剧，关节强直，牙关紧闭，并伴头痛及全身关节酸痛，脉细弦，舌质正常或暗红，苔薄白。

治则：祛风散寒，舒筋通络。

操作方法：可取听宫、颊车、下关、合谷、翳风等穴，采用泻之手法如掐、按、揉法施术。由于本型系风寒外袭面部三阳经筋所致，取手足少阳之会翳风、足少阳经穴听宫、足阳明与少阳之会下关、足阳明经穴颊车，以疏散面部三阳经筋之风寒，通调局部之气血，解经筋之挛急，是为主穴；配合谷（手阳明之原）以加强疏风通络、开噤止痛之功。

2. 厥气上逆型

证候：厥气上逆致经筋紊乱，表现为颊颌酸痛，张口受限，并伴头昏失眠，情绪急躁易怒，甚则耳鸣脑旋，脉细弦，舌质正常或略暗，苔薄白。

治则：疏肝理气，舒筋通络。

操作方法：面部穴位可取听宫、上关、下关、颊车、翳风等穴，采用平补平泻之按、摩、揉法施术。听宫、上关、下关、颊车可舒筋活络，调和局部之经气；因本型多系七情太过、气机失调、逆乱上逆所致，故下肢和上肢部可取太冲、阳陵泉、内关、外关、列缺、合谷等穴，采用强刺激之掐法、按法、揉法。因足厥阴之俞、原穴太冲与足少阳之合穴阳陵泉可泻肝胆之气，使厥逆之气下降，使面部经筋免受其扰；阳陵泉又属筋会，更有舒筋之功能；外关为手少阳之络，别走厥阳，可增通经络、疏气滞之效果。

第二十六节　虚劳

虚劳又称"机能衰退症"。机能的衰退由多种慢性病引起，中医认为是脏腑亏损元气虚弱所致，概括地称为"虚劳""虚损"或"虚损劳伤"。

【病因病机】

虚劳的病因虽多，但不外先天不足与后天失调两个方面，由此因虚致病或因病成劳。

①禀赋薄弱，平素体虚形瘦，以致外邪易侵，肺先受病，由外感而致内伤。以一脏既伤，累及他脏，可以发展成为虚劳。亦有发育较迟，成年之后，体弱多病，病后体虚不复，阳气阴血，日久亏耗，渐致五脏内伤，而成虚劳。

②劳累过度或房事不节，因劳神伤精，心肾先伤，导致五脏机能失调与脏阴亏损，而成虚劳。此外，亦有瘀血内结，结成症瘕，瘀血不去则新血不生，久而成为"干血痨"之病。

③饮食不节、饥饱不调或劳力过度损伤脾胃之气，不能化生精微、生长气血；气血来源不足，内不能调于脏腑，外不能充实于营卫，偶因起居不慎、感受外邪或病从口入，再伤脾胃，如此反复不愈，病势日深，而成本病。

【辨证论治】

虚劳证候虽繁，但总不离乎五脏；而五脏之伤，又不外乎阴阳气血。因此，若以阴阳气血四者为纲，五脏虚证为目，则提纲挈领，鉴别自易。

常见的虚损证候一般分为阴虚、阳虚、气虚、血虚四大类。在临床上，病程较短、较轻者，多见气虚、血虚及气血两虚之证；而病程较长、较重者，则多见阴虚、阳虚及阴阳两虚之证。气血与阴阳之间关系密切，精、血、津液皆属于阴，因而阴虚可以概括在血虚之内，血虚与阴虚之证每易并见；气化于阳，故阳虚可以概括在气虚之内，气虚与阳虚之证往往一同出现，但阳虚较气虚为甚。由于阴阳气虚同病，又加上病久者大多症状复杂，不但病在一脏，且又能传及他脏，因此治疗切忌执一而论。

在推拿治疗上，古今医家一般根据"虚者补之""损者益之"的原则，首从病之属性着眼，采取温阳、补气、滋阴、养血等法，必要时又须并顾；次从五脏病位着眼，分别施治，若互为转化者，则结合整体治疗。在整个治疗过程中，应重视培补脾肾，因先天根本得固，后天气血渐生，则虚劳恢复自易。

此外，采用推拿治疗虚劳证候还须注意补虚和治病相结合。同时，嘱患者适当锻炼，增强体质，注意生活起居和饮食的调理，保持乐观情绪等，更能增强疗效。

1. 心阴虚型

证候：烦躁失眠，多梦，咽干，舌痛，心跳，心胸烦热，多汗，舌质红少津，脉细数。

治则：补阴宁神。

操作方法：①宽胸法；②分肋法；③按缺盆法；④推前臂三阴法；⑤按神门法；⑥分掌法。

2. 阴虚胃燥型

证候：口干舌燥，饥不欲食，大便燥结，甚或干呕、呃逆，舌干少津，脉细数。

治则：养胃生津。

操作方法为：①腰横摩法；②揉臀法；③上腹摩按法；④脐周团摩法；⑤按天枢法；⑥小腿内侧按法。

3. 阴虚火郁型

证候：情绪急躁，头痛头晕，心烦口干，胸胁胀痛，舌质红，脉弦细。

治则：养阴平肝。

操作方法：①点按侧胸腹法；②腰横摩法；③摩按季肋下法；④侧腹挤推法；⑤小腿内侧按法；⑥揉悬钟法。

4. 肝肾不足型

证候：头晕，耳鸣，失眠，多梦，胁部隐痛，腰酸腿软，视力减退，脉弦细。

治则：滋养肝肾。

操作方法：①腰横摩法；②指分腰法；③横摩骶法；④分摩季肋下法；⑤点按侧胸腹法；⑥揉三阴交法。

5. 心肾不交型

证候：心烦失眠，心跳心慌，记忆力差，咽干，夜梦遗精，腰酸腿软，夜尿多，舌质红，脉细数。

治则：宁心滋肾。

操作方法：①腰横摩法；②指分腰法；③横摩骶法；④推前臂三阴法；⑤分掌法；⑥小腿内侧按法。

6. 肾精亏损型

证候：发白早衰，精神不足，脑力减退，记忆力差，牙齿松动，耳聋，腰酸腿软，性欲减退，滑精阳痿，眼眶有黑晕，脉细弱。

治则：补肾益精。

操作方法：①腰横摩法；②指分腰法；③横摩骶法；④按下腹法；⑤耻骨上横摩法；⑥按水泉法；⑦揉涌泉法。

7. 脾阳虚型

证候：食少，不受生冷，口淡，腹胀，肠鸣，腹痛喜按、喜温，大便有未消化的食物，疲倦，气短，怕冷，四肢不温，舌质淡，舌体胖，脉沉细。腹诊多见"胃中宿滞型"。

治则：温脾益气，补中助阳。

操作方法：①按脊中法；②点肋补气法；③掌分腰法；④按腹中法；⑤脐旁横摩法；⑥腹肌拿提法；⑦揉足三里法。

8. 心阳虚型

证候：心跳气促，尤其在劳累之后，甚至夜半喘醒，不能平卧，汗出，两颧红，或感心中憋闷，心痛，舌质淡，舌苔薄白，脉虚大或结代。

治则：益心气，温心阳。

操作方法：①按脊中法；②点肋补气法；③束胸法；④分肋法；⑤推前臂三阴法；⑥揉劳宫法。

9. 肾阳虚型

证候：怕冷，四肢凉，气逆喘促，腰背酸软，滑精阳痿，小便清长或不禁，或见五更泄泻，舌质淡或舌体胖有齿痕，脉沉迟细弱。

治则：温补肾阳。

操作方法：①按脊中法；②点肋补气法；③掌分腰法；④叠掌按腰法；⑤下腹横摩法；⑥揉命门法。

10. 卫气虚

证候：汗出怕风，面白气短，容易感冒，舌质淡，脉濡。

治则：益气固表。

操作方法：①揉大椎阳关法；②推背法；③脊背拿提法；④背部抚摩法；⑤按中府、云门法；⑥捏合谷法。

11. 肺气虚型

证候：气短声低，自汗乏力，易受凉咳嗽，舌质淡，脉弱。

治则：补肺益气。

操作方法：①按中府、云门法；②扩胸法；③梳摩背肋法；④背部挤推法；⑤上腹横摩法；⑥腹肌拿提法。

12. 脾气虚型

证候：面色萎黄，精神疲倦，饮食减少，腹胀，大便稀溏，舌质淡，舌苔薄白，脉弱。

治则：益气健脾。

操作方法：①上腹横摩法；②按天枢法；③点肋补气法；④腹肌拿提法；⑤背部挤推法；⑥揉足三里法。

13. 中气下陷型

证候：多汗，怕风，气短，四肢无力，食少，排便无力或腹泻不止，或脱肛、子宫下垂，小便失禁或小便不通，舌质淡，脉弱。

治则：补中益气。

操作方法：①点肋补气法；②揉命门法；③背部挤推法；④掌分腰法；⑤按天枢法；⑥脐周团摩法；⑦揉足三里法。

14. 胃气虚

证候：见食物则恶心干呕，食下则嗳气、呃逆，消瘦无力，舌质淡而干，脉弱。

治则：补益胃气。

操作方法为：①上腹横摩法；②分摩季肋下法；③推侧腹法；④脐周团摩法；⑤点肋补气法；⑥背部挤推法。

15. 心气虚型

证候：心悸气短，容易惊慌，睡觉多梦易醒，舌质淡红，脉虚细或脉结代。

治则：益气敛神。

操作方法为：①背部抚摩法；②点肋补气法；③按胸骨法；④捏腋前法；⑤按神门法；⑥揉劳宫法。

16. 肾气不固型

证候：面色淡白，腰背酸软，耳鸣，耳聋，小便清、量多甚至失禁，滑精早泄，舌质淡红，舌苔白，脉细弱。

治则：固摄肾气。

操作方法：①掌分腰法；②背部挤推法；③揉命门法；④按下腹法；⑤耻骨上横摩法。

17. 肾不纳气型

证候：气短喘促，呼多吸少，劳累后尤其明显，甚则痰鸣，面色苍白浮肿，脉虚弱。

治则：补肾纳气。

操作方法：①背部挤推法；②揉命门法；③点肋补气法；④掌分腰法；⑤叠掌按腰法；⑥下腹横摩法。

18. 肝血虚型

证候：头晕眼花，耳鸣，四肢麻木，面色淡白，容易疲劳，惊恐，月经量少或闭经，舌质淡红，脉弦细或细涩。

治则：补血养肝。

操作方法：①按百会法；②枕后分推法；③脊背拿提法；④斜摩下腹法；⑤按腹中法；⑥按髂骨内侧法；⑦股内侧揉捏法；⑧揉劳宫法。

19. 心血虚型

证候：心跳、心慌，记忆力差，失眠，头晕，舌质淡，脉细弱。

治则：补血安神。

操作方法：①按百会法；②枕后分推法；③脊背拿提法；④按腹中法；⑤斜摩下腹法；⑥按三阴交法；⑦按神门法；⑧揉劳宫法。

20. 胞宫虚（冲任虚损）型

证候：面色苍白，疲乏，气短，头晕，食欲不振，腰酸腿软，怕冷，月经不调，经血淡少或崩漏，或带下稀薄，或不孕，舌质淡，脉沉细。

治则：补益冲任。

操作方法：①按百会法；②枕后分推法；③脊背拿提法；④按腹中法；⑤斜摩下腹法；⑥推上腹法；⑦推下腹法；⑧耻骨上横摩法；⑨揉劳宫法。

第二十七节 中暑

中暑指夏季感受暑邪而致的一种急性病证；或在高热、高湿环境中一定时间后出现的头昏眼花、出汗口渴甚至昏倒抽搐等现象。在外界环境的高温、高湿的综合影响下，机体散热功能出现障碍，热平衡遇到破坏，患者出现面色潮红，体温在38.5℃以上，皮肤湿冷，脉搏细数，后逐渐出现神志模糊、呼吸急促、四肢抽搐、血压下降。现代医学中之热射病、热痉挛、日射病等，均可归属于中暑范畴。

暑邪致病的最早记载为《素问·生气通天论篇》："因于暑，汗，烦则喘喝，静则多言，体若燔炭，汗出而散。"《金匮要略》则有"太阳中""太阳中热"之称。预防中暑，应避免在烈日下过度暴晒，注意室内降温，劳逸结合。古代养生家嵇康曰："夏季炎热，更宜调息静心，常如冰雪在心"，指出了"心静自然凉"的夏季养生法则。

【病因病机】

中暑多因机体正气虚弱，复于盛夏感受暑热或暑湿秽浊之气，使之乘虚而入，邪热郁蒸，不得外泄，致正气进一步内耗，清窍被蒙，经气厥逆，而呈壮热神昏甚至热极动风之象。若病情发展，气耗阴竭，则可发生虚脱等危急情况

【证候分型】

因高温致体温调节中枢功能障碍，引起高热、意识障碍、无汗等症状，称为热射病；伴有周围循环功能不全，引起虚脱或短暂晕厥，称为热衰竭；由于身体过热而大量出汗、失水失盐而发生电解质紊乱，引起肌肉痉挛，称为热痉挛。夏季在高温露天下工作，多发生热射病或热衰竭型中暑。

中医学根据病情进退，可辨为轻重二型。轻证中暑证见头昏头痛，胸闷呕恶，高热汗闭，烦躁不安，脉洪数，舌苔黄腻。

重证中暑除上述见证外，如为暑热蒙心，尚见神昏喘促，转筋抽搐；如属气阴两伤，则现面色苍白、汗出气短、四肢厥冷、猝然昏迷、脉象虚细、舌质淡白等证候。《针灸逢源·卷五》曰："中暑，暑乃天之气，所以中手少阴心经，初病即渴，其脉虚弱。"

【辨证论治】

首先使患者即刻离开高温环境，将患者迅速置于阴凉通风处平卧休息，解开衣衫，作头部冷敷，并可口服淡盐水或清凉饮料。推拿治疗，一般采用点穴、掐揉等泻的手法。

轻证中暑治则为清泄暑热。选取穴位有人中、大椎、曲池、内关、合谷、太阳、肩井、涌泉、内庭等穴。内庭为足阳明之荥，《难经》曰"荥主身热"，曲池为手阳明之合，两穴合用可泄阳明之暑热；内关通于阴维，阴维之脉行腹里、贯胸膈，故能和胃止呕；太阳为经外奇穴，可疏解头部昏痛。当出现脱水及严重病症时，应采取静脉输液等综合疗法进行抢救。

重证中暑由于暑热蒙心，治则为清热开窍止搐。一般采用掐法、点穴等泻的重手法，宜适当加

大强度。选取穴位有人中、百会、委中、十宣；转筋抽搐则加阳陵泉、承山、后溪。由于暑热蒙心，清窍闭塞，取人中、百会以醒脑通闭；委中为膀胱经合穴而属血郄，刺之可泄血分热毒；十宣更有泻热安神、调节阴阳之功。转筋抽搐乃热极动风之象，取筋会、阳陵泉穴舒筋解痉；承山为止搐缓挛之经验穴；后溪通于督脉而和脑相维系，更有息风镇惊之效。

气阴两脱治则为补气滋阴。一般采用按法、点穴等手法，可适当加大强度，直至神志清醒。选取穴位有气海、百会、太渊、复溜。气海为元气之海，按之可大补元气；百会为诸阳之会，更能升阳固脱；太渊乃手太阴肺经原穴，本型为中暑之危重阶段，汗出脉绝，取此以滋肺阴固卫阳；复溜是足少阴肾经经穴，可补肾阴、振肾气。四穴合用，内补肺肾之阴液，外固欲脱之卫阳。由于此型甚为危重，宜配合掐人中、合谷以及其他中西医疗法。

【推拿特色治法】

中暑重症者，可掐人中、十宣，拿捏合谷、内关、外关，拿委中；并推抹大天心、坎宫、太阳，再揉拿风池，按风府，擦大椎，摩揉膻中，按天宗、揉足三里，拿肩井。对转筋者，近取筋会、阳陵泉和承山穴以舒筋解痉。

古代书籍如《理瀹骈文》记载了大蒜擦脊的开三关治疰夏方法："疰以蒜擦脊骨，三关悉开（凡人遇春末夏初，头痛脚弱，食少身热为疰夏。病属阴虚，元气不足。宜于午日午时，用漂朱砂、明雄黄、舶硫黄各一钱研末，烧酒和匀，用大蒜去蒂，蘸药，从尾闾脊骨起，徐徐逐节擦上。此药能开背后三重关窍，令人神清气爽，经络流通，大有益处）。"

民间治疗中暑常用刮痧法，即取脊柱两旁自上而下轻轻顺刮，逐渐加重。对伤暑表证，取颈部痧筋（颈项双侧）刮治；对伤暑里证，取背部刮治，并配合于胸部、颈部等处刮治。

第二编

伤科推拿

第一章　躯干软组织损伤与疾病

第一节　颈部软组织损伤与疾病

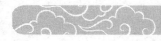

颈部是人体活动度大、活动范围大、活动频繁的部位，因此发生损伤的机会也较多。

颈部扭伤多在颈部突然收缩、扭转时发生，如在高速行驶中突然急刹车或低速行驶中突然加速时，因惯性力的作用，头颈部出现甩鞭样损伤，颈部肌肉急剧痉挛甚至撕裂，造成急性颈扭伤。此外，扭头时颈部过度扭转或头部受到暴力冲击时，也可引起颈部扭挫伤。中医学称此突然扭转闪挫致伤者为"颈项部伤筋"，表示有部分肌纤维断裂。其临床特征为一侧颈背部肌肉酸痛与活动障碍，轻者 2~4 日即可自愈，重者可延续数周。本病经推拿治疗后能迅速治愈。

【分型论治】

1. 急性型

治则：活血去瘀，舒筋止痛。

操作方法：①头颈扭转法；②揉风池法；③枕后分推法；④捏颈肌法；⑤拿肩井法；⑥捏合谷法。

2. 慢性型

治则：舒调气血，通经活络。

操作方法：①按肩旋颈法；②枕后分推法；③捏颈肌法；④指揉曲垣法；⑤拿肩井法。

【推拿特色治法】

1. 特色治法一

①患者取坐位，医者一手按于患者头顶并固定，另一手反复捏揉颈部两侧肌肉，在风池穴及天柱穴处重点反复捏揉，促使其颈部肌肉放松。

②医者用双手抱住患者面部两侧下颌部，用力向头上方拔伸，并反复进行前屈后仰和左右侧屈活动，以促使其颈部恢复活动功能。

③患者取坐位，医者先在患者颈部两侧反复进行捏揉，以促进其肌肉放松；然后双手合抱住两

侧下颌及面部，用力向上端提，并反复进行前屈后仰、左右侧屈及顺时针方向和逆时针方向的旋转摇颈活动，以促使其恢复颈部的活动功能。

④医者立于患者身后，一手按于颈部两侧风池穴处，另一手肘窝兜住患者下颌，手捂住耳部，将患者头部抱于怀中，向上方用力拔伸；再用突发寸劲，将头颈扭屈拔转向一侧，此时可触及颈椎扳转之响动；然后双手交换位置，再向对侧扳转。此法操作需用巧力，忌用蛮力扳转。

2. 特色治法二

①患者取坐位，被动活动颈部，左偏、右偏和旋转至最大限度时（阻抗幅度），医者用拇指指尖点按、点揉疼痛中心（指力一定要深透，点按范围越小越好），疼痛消失后再加大颈部活动范围。

②继续点按痛点，直至加大活动范围也不觉痛为止。

③若有两个或多个痛点，用同样方法一个一个施术，直至颈部活动正常，痛点都消失或基本消失。

④最后在项背部施以滚拍和旋转复位等辅助手法。

3. 特色治法三

①点揉法：医者用拇指点压痛点及邻近穴位如肩中俞、肩井、肺俞、风池、天宗等穴。

②按摩法：在颈后部、胸锁乳突肌、斜方肌、冈上肌、冈下肌部做按摩3~5分钟。

③拿捏法：在上述推拿部位拿捏肌筋，拿捏时稍提起，然后放下，每处重复3~5次。

④摇晃法：医者一手扶住患者后头部，另一手扶住颈后部，左右缓缓摇晃旋转3~5次。

⑤牵引法：患者坐矮凳上，医者一手托住患者下颌，一手托住患者枕部，嘱患者放松颈部肌肉，医者两手同时用力向上提并缓缓拔伸，在拔伸同时，将头部缓缓向左右、前后旋转2~3次，每次约1分钟，可重复做2~3次。

4. 特色治法四

①医者一手扶患者前额部，另一手拇指按于乳突与枕外隆凸连线中点处，双手对抗用力按压1分钟，然后将其头向患侧转动2~3次。

②嘱患者低头并向健侧偏斜，医者用手掌沿痉挛肌肉的纤维方向推数十次，手法宜深沉缓慢。

③在颈2~颈7棘突旁开2~3cm处，用拇指自上而下按压2~3遍。

④肘压第7颈椎旁开2~3cm处，或拇指按压乳突与肩胛上角连线中点前一横指处，同时嘱患者做尽力低头、转头活动1~2分钟，结束手法。

5. 特色治法五

①患者取坐位，医者先用轻压力擦法或一指禅推法在患侧颈项及肩部施术，配合轻缓的头部前屈、后伸及左右旋转的被动运动。

②提拿颈项及肩背或弹拨紧张的肌肉，使之逐渐放松。

③在患侧胸锁乳突肌中点后方用一指禅推法或揉法，然后在颈项部肌肉放松的情况下用摇法，使颈项做轻微的旋转，摇动数次后可在颈部微向前屈位时做颈椎旋转扳法。

④按揉风池、风府、肩井、天宗等穴及颈椎棘突两侧肌肉，也可在患部加用擦法和热敷，以活血止痛。对疼痛较甚、颈项不能转动者，可先按揉患侧天宗穴2~3分钟，同时嘱患者轻微转动头部，当颈项部活动幅度逐渐增大后，再施用以上手法治疗。治疗中需注意，在做颈椎旋转扳法时，

不可强求有弹响声。

6.特色治法六

①患者取坐位，医者左手扶住患者额部，右手拇指、食指、中指对握痉挛的颈肌做拿捏手法以减轻肌肉痉挛，缓解疼痛。

②以右手拇、中指轮换点揉风池、风府、风门、天柱，拿捏肩井、天宗等穴。

③用右手拇指、食指在患侧做由上而下的按摩，可重复进行几次，手法由轻渐重。

④在患部施用擦法和热敷以活血理气，通络止痛。

【注意事项】

以上各种推拿治疗方法中，在摇头时不可强求有弹响声。对疼痛甚者（颈项不敢转动者），可先按揉患侧天宗穴 2～3 分钟，并嘱患者轻缓转动颈项，当痛稍减后再用以上方法治疗。

二、落枕

落枕又称失枕，多因睡眠姿势不良或枕头过高或过低，使项部一侧肌肉较长时间维持在过度伸展位，造成颈部肌肉痉挛所致；或颈肩部感受风寒，使颈项部气血失调、经络受阻而发生经脉拘急。由于在睡起后发现颈部一侧疼痛，转动不便，似身虽起而颈尚留落于枕，故名落枕。轻者 2～4 日即可自愈，重者可延续数周。

根据落枕患侧的临床表现，可分为胸锁乳突肌型和斜方肌型。前者胸锁乳突肌压痛明显，后者斜方肌上缘压痛明显。

中医辨证之瘀滞型表现为晨起颈项疼痛、活动不利，活动时患侧疼痛加剧，头部歪向患侧，局部有明显压痛点，有时可见筋结，舌紫暗，脉弦紧；风寒型表现为颈项背部强痛、拘紧麻木，可兼有恶风，微发热，头痛等表证，舌淡，苔薄白，脉弦紧。

【分型论治】

治宜舒筋活血，温经通络。瘀滞型治疗重点为祛瘀通络，可在颈、肩、背部施以㨆法、按揉法，于痉挛的软组织处可多用拿捏手法，颈部还可施以缓和的摇法及拔伸法；风寒型治疗重点为温经祛寒，可在颈、肩、背部施以㨆法、按揉法，并加用擦法，使局部有热感为度。

1.胸锁乳突肌型

操作方法：医者一手将患者头部向患侧侧屈，另一手按揉、弹拨患者胸锁乳突肌中 1/3 部 1～3 分钟。

2.斜方肌型

操作方法：

①医者一手将患者的头向后、向患侧屈曲，另一手在患者斜方肌上缘压痛处，用按揉法。

②做颈部轻度牵引下旋转，即医者将左右手扶住患者头部两侧，向前上方牵引颈椎，然后徐徐向左右两侧各旋转 45°，转回至中立位后，使头部前屈、后伸，接着将颈部稍向前屈，再做头部左右旋转各一次。

③做颈部左右侧向牵拉，医者一手按住患者肩部，一手扶住患者头顶部向相反方向侧屈，持续片刻，左右各一次。

④在颈项部施用轻柔的按揉法约半分钟。

【推拿特色治法】

1. 特色治法一

①患者取坐位，医者立于其后，先用揉捏法自枕骨处向大椎方向进行揉捏 5～10 分钟，以松懈痉挛的肌肉。

②点捏合谷、肩井及落枕穴，前后受限者加大椎穴，左右活动受限者同时点揉天柱穴。

③以一手托下颌部，另一手固定枕骨处，稳力向上牵引颈部，停顿 5～10 秒。

④用拍、击、叩三种手法叩击双侧肩颈部肌肉，风寒重的以拍击为主，力量主要作用在浅层，使肩部发热。

2. 特色治法二

①左手或右手中、食、无名指并拢，在颈部疼痛处寻找压痛点（多在胸锁乳突肌、斜方肌等处），由轻到重按揉 5 分钟左右，可左右手交替进行。

②用小鱼际在肩颈部从上到下、从下到上轻快迅速击打约 2 分钟。

③用拇指和食指拿捏左右风池、肩井穴 1～2 分钟。

④以拇指或食指点按落枕穴（手背第 2、3 掌骨间，指掌关节后 5 分处），待有酸胀感时再持续 2～3 分钟。

⑤症状相对缓解后，进行头颈部前屈、后仰、左右侧偏及旋转等活动，以活血和营、舒筋和络。此动作应缓慢进行，切不可用力过猛。

3. 特色治法三

①用中等力量的拍打法拍打风池、支正、落枕等穴，同时拿肩井、按天宗、搓天髎，并可用点按、拿、捏、拔伸牵引、旋转等手法治疗。

②令患者活动颈部，每天 1～2 次。

【自我按摩法】

1. 揉风池法

两手中指尖分置于颈项两侧之风池穴处，缓慢而用力地揉动 2～3 分钟。

2. 颈肌拿捏法

右手拇指与其余四指合拢按于颈部一侧，从发际处开始顺着颈项肌肉有节奏地拿捏，由上至下；再用左手按同样方法拿捏另侧颈项肌肉，约 5 分钟。

3. 拿肩井法

右手拇指与其余四指相对合拢，与掌根搭扣在左侧颈与肩之间的肩井穴处（即颈肩部肌肉处），一松一紧地从颈部拿捏至肩头处，10～20 次。

4. 掐后溪法

操作时以食指指尖旋转按压颈痛一侧的手部后溪穴，给予强刺激，同时轻轻转动颈部，直至症状完全消失。

【注意事项】

1. 拔伸牵引、旋转等手法对年老体弱者慎用。

2. 睡眠时枕头高低要适宜，以中间低，两头高的枕头最好，枕芯应选择质地柔软，通气性能好的充填物。如患有颈部软组织疾患而反复发作落枕者，可按推拿疗程进行治疗。

三、颈椎病

颈椎病又称颈椎综合征，为颈部长期劳损等原因引起颈椎间盘组织以及骨与关节逐渐发生退行性变而出现各种临床症状的一种疾病。本病为中老年常见病，治愈程度常随其病理改变的严重与否而定。

颈椎病一般以颈5~颈6、颈6~颈7发病最多，但亦可多处椎间盘同时受累。其发病原因很多，主要为在负重的情况下有较大的活动或颈椎长期的前屈（如长期低头工作），使颈部受到了直接或间接的创伤与劳损。

颈椎病的临床表现依病变部位、受压组织以及压迫轻重的各异而有所不同，根据临床症状大致可分为神经根型、脊髓型、椎动脉型及交感神经型。但许多患者各型之间症状常彼此掺杂，此点应予注意。

【分型论治】

颈椎病的治疗，一般以非手术疗法为主。推拿疗法由于能消除刺激因素，改善脊髓、神经根和颈椎周围组织的血液供应及营养状态，加宽椎间隙，扩大椎间孔及整复椎体滑脱，解除神经压迫，以及缓解肌肉痉挛、剥离粘连，恢复头颈部活动功能，因此对颈椎病的治疗较为有效。临床上，当根据病情的轻重与不同的临床类型予以灵活变通，加减论治。

1. 神经根型

此型为各型中发病率最高者，主要为侧方突出物刺激或压迫神经根所致。临床表现为颈、肩、背疼痛和沿颈脊神经节段走行方向的烧灼样或刀割样疼痛，伴有针刺样或过电样串麻感。患侧上肢还可出现发沉、无力、握力减退、受压后有酸胀、麻木等症状。检查时，臂丛神经牵拉试验和椎间孔挤压试验呈阳性。长期神经受压的病例手部内在肌和前臂肌肉可出现萎缩。

治则：舒筋活络，解痉止痛。

操作方法：①按极泉法；②按缺盆法；③推按阳明三穴法；④枕后分推法；⑤头颈扭转法；⑥拿肩井法。

2. 脊髓型

此型症状乃脊髓血运障碍所引起，可有感觉、运动、颈脊神经、脊髓束等多方面的症状。早期患者常出现一侧上下肢或两侧上下肢单纯的运动障碍、感觉障碍或两者同时存在的症状，亦可为一侧上肢和对侧下肢感觉、运动障碍。有些患者还可表现为头痛、头晕等头部症状和排尿排便障碍等骶神经症状。随着病情的发展，患者可逐渐出现明显的脊髓受压症状，甚至四肢瘫痪、卧床不起。

临床上，凡中年以上有肢体或躯干麻木、无力及上运动神经元损害体征呈波浪式进行性加重者，应想到此型颈椎病之可能性。

治则：调气血，通经络，补虚止痛。

操作方法：①推背法；②按完骨法；③枕后分推法；④捏颈肌法；⑤拿肩井法；⑥捏合谷法。

3. 椎动脉型

此型患者颈肩痛或颈枕痛与神经根型症状大体相同，且还有头晕、恶心、呕吐、位置性眩晕、猝倒、持物落地、耳鸣、耳聋、视物不清等椎动脉供血不足的症状。此等症状往往因转动或侧弯头部至某一位置而诱发或加重。

治则：健脑益聪，疏风通络。

操作方法：①额前分推法；②头对按法；③按完骨法；④枕后分推法；⑤捏颈肌法；⑥拿肩井法。

4. 交感神经型

此型除有神经根型或脊髓型颈椎病的临床表现外，尚合并有眼部（眼窝部胀痛、视物模糊、瞳孔散大）、头部（头痛、头晕、枕部痛）、心脏（心动过速或心动过缓）、周围神经血管（血管痉挛引起肢体发凉、肢体与头面部麻木感，或因血管扩张引起指端发热、疼痛或痛觉过敏）症状和多汗或少汗等一系列交感神经症状。

治则：行气通阳，舒筋活络。

操作方法：①按完骨法；②枕后分推法；③捏颈肌法；④按缺盆法；⑤指揉曲垣法；⑥捏合谷法。

【推拿特色治法】

1. 特色治法一

①患者取坐位，医者用双手反复交替捏揉颈椎两侧肌肉，在风池、天柱、肩井、肩中俞、肩外俞等穴处重点多捏揉几次；再用双手合抱住两下颌部用力向上端提拔伸，并反复进行颈椎的前屈后仰、左右侧屈及顺时针方向和逆时针方向的旋转摇动。

②交替捏揉按摩双上肢的肌肉，用中指抠揉缺盆、极泉、青灵、小海等穴；再用拇指抠和按揉曲池，掐内关、外关、合谷穴；然后按顺序牵拔五指。

③捏揉颈椎两侧肌肉，使其放松，再旋转摇动颈椎，使其松动，用双手大鱼际反复滚揉颈肩部；最后用双手捏揉颈肩部各穴位及上肢部穴位。

④用双手拿法，反复拿揉上肢肌肉。

⑤用拍打法，反复拍打颈肩部及上肢肌肉。可用钢丝拍子拍打，若无拍子也可采用虚拳拍打法，使其活血化瘀、改善血液循环。必要时可配合全身拍打。

⑥患者俯卧，医者用双手拇指及食指中指着力，反复点揉心俞、肺俞及天宗等穴，并按压数分钟；再让患者仰卧，用中指反复按压颤动鸠尾、中脘等穴，并持续按压数分钟；最后再用拇指掐内关、合谷等穴。

2. 特色治法二

①揉捏弹拨法：医者一手扶住患者额颞部，另一手置其颈后，拇指为一侧，其余四指为另一侧，

以颈部之骨性压痛结节为重点，自上而下揉捏弹拨重复 10～20 次，每当手法自上而下反复移动时，扶额之手要略加阻力使头颈有节奏地向患侧后仰。此法可使肌肉、关节放松，剥离粘连，对轻度之旋转式错位有正骨作用。

②掌力滚压法：医者以一手鱼际或手背在患者颈部骨性结节区或自上而下反复滚压，同时另一手扶其额颞部施加适当阻力，使头颈有节奏地反复向患侧后仰，重复 10～20 次。此法具有放松颈部与正骨作用，对连续多节的侧摆式错位尤为合适。

③提颌牵颈转动法：在患者颈部放松的情况下医者两手分别置于患者下颌骨下缘，运用拔伸之原理将头颈轻轻上提并柔缓地左右转动 3～4 次，每侧幅度以不超过 45°为限，并可根据错位节段的高低与前后滑脱方向做反向施力使之复位。

④捏手自动旋颈法：医者以拇、食二指捏患者一侧手背之合谷穴及其掌侧之对应点（即颈反应区），施强刺激的同时令患者自动旋转头颈部，左右反复数圈，错位之节段低者旋转的幅度宜大；如颈部骨性结节未见消减或偏歪之棘突未正者，则再以同样方法捏另一手之穴位。此法对各类颈椎错位具有促使其自动复位的作用，当施用其他正骨手法效果不理想时，此法可作为正骨之补充手段。

3. 特色治法三

①患者取颈椎横突后移侧在上之侧卧位，如左侧颈 2 横突后移，取左侧在上侧卧位，双下肢呈屈曲 90°状。医者左手拇指端按压颈 2 横突后内侧方或相当于椎板处，右手掌托住患者下颌部向上向左后扳之，两手同时用力，用力宜缓慢连续，反复 2～3 次，以纠正颈 2 左后移位为度。如尚有其他椎体存在侧方移位，则用左手拇指按压其横突上，右手托起头之枕侧向上侧屈，以纠正为度。

②指腹分筋法于颈 2 横突部位及枕下三角区压痛点进行治疗，以压痛减轻为度（下同）。

③颈 2～6 横突区压痛点之分筋治疗。

④前、中斜角肌肌腹压痛点之分筋治疗。

⑤沿项韧带往返施行拿、分法。

⑥换体位左侧卧如上法进行治疗。

⑦仰卧，如环椎有左或右偏旋时，如左侧偏旋，则左手托住后枕部，右手抱住下颌部水平牵引，然后将下颌扳向右侧，可反复多次，以纠正为度。

4. 特色治法四

①患者仰卧，头颈部悬空，医者一手托住患者头枕部，一手用拇、食、中指在颈部软组织处由上而下揉摩和拿捏 5 分钟；再在风池穴用两手食指揉摩 3 分钟；然后揉摩和拿捏颈部，使颈部软组织放松。

②医者两手掌指握住患者头枕部和下颌部，做拔伸牵拉约 10 分钟。

③医者双手托住患者枕部，将患者头颈部缓慢向前屈，然后再后伸、前屈，来回做 3 遍。

④医者两手握住患者头部两侧做缓慢向左上（右上）、水平、向下之方向旋转。

⑤医者一手按住患者肩部，另一手及前肘屈曲于患者胸前将其下颌托握，以 40°角向左侧上方拔伸牵拉，再向右侧上方拔伸牵拉，各施术 1～2 次；然后在中立位做拔伸牵拉颈部 2～3 次。做拔伸牵拉和旋转手法时，有的患者可闻及颈椎关节活动的弹响声和活动声。

⑥患者俯卧于治疗床上，双手向上屈曲，头额部靠在两手背上，医者双手拇指在颈、胸棘突上

和脊旁两侧由上向下按压，再揉摩大杼、风门、肺俞、厥阴俞、心俞、肩井、肩中俞、肩外俞、天宗等穴；然后提拿和揉摩两侧肩背部斜方肌；最后再从脊中和两侧由上向下擦抹，反复 3 遍结束治疗。

5. 特色治法五

①患者取坐位，医者立于背后，先用两手在患者两侧肩井部拿揉，并在两侧肩颈及背部采用掌振法，两手交替反复施术 3~5 分钟，以缓解颈部痉挛、放松肌肉。

②医者立于患者正前方，用右手五指进行刨推，先自右侧太阳穴推揉，经颞部至风池穴，而后再自风池推至肩井穴。左侧用同样的方法操作，往返 3~5 次。

③医者立于患者左侧，用左侧掌心贴于患者前额，右手五指分别置于颈后两侧大筋（拇指在左侧，其余四指在右侧）进行拿揉。操作时，右手用力将颈椎向上端提，并点揉风池及风府穴。点揉风池穴时，要自风池推至肩井穴；点揉风府穴时，自风府点揉至大椎穴，往返 3~5 次。

④医者左手扶住患者头的前额，右手五指在颈椎部自颈 1~颈 7 自上而下或自下向上抹顺颈椎和梳理经脉，反复数次；然后以揉法在督脉和膀胱经上进行数次操作，在俞穴上用手指螺纹面进行点揉；最后以拿肩井为结束。

6. 特色治法六

①患者取端坐位，医者站立患侧，一手托起手腕，一手五指呈"U"形在肱二头肌处提拿肌肉 1~3 次，手法要快、准，刺激要强。

②在颈部做局部按摩手法约 10 分钟，一手拇指按压偏歪的患处，另手之肘窝托住下颌，缓缓旋转颈部（向患侧）。此时医者要用巧劲，多数患者可听到复位响声。然后在枕后部沿椎旁向下至肩背部做按揉、推拿和点压手法。

③患者仰卧，医者面对患者床头站立，一手握扣枕后部，一手托扣下颌部，以握扣枕后部用力将患者牵引，当牵引到医者胸前时，将患者扶起，再嘱其仰卧位后施行同样牵引 10~20 次。

7. 特色治法七

①患者正坐于矮凳上，医者站其身后，用右肘窝托住患者下颌部，用力向上提牵头部，持续提牵半分钟以缓解肌肉痉挛。

②医者右肘继续提牵，并使头颈部后伸，同时用左手拇指腹紧贴枢椎棘突用力向前推顶，使后移的枢椎复位，矫正枢椎后错缝。

③使患者头前屈 15°，以枢椎棘突偏右为例，医者右肘持续缓慢引导头颈向右旋转，同时左手拇指用力顶推枢椎棘突向左，以此颈椎旋转复位提牵来拨正枢椎棘突偏歪错缝。此时会随之出现"咯嗒"响声或拇指有枢椎棘突移位感。如枢椎棘突偏左，做颈椎向左旋转复位。复位后，嘱患者勿强力旋转颈部。

8. 特色治法八

此治法适宜于颈椎增生后间接压迫神经、血管而出现症状者。其操作方法如下：

①对神经根型，先用手法或器械进行颈椎牵引，使颈椎间隙增宽。

②患者取坐位，用轻压力的滚、按、拿、一指禅推等手法在颈椎两侧及肩部治疗，使紧张痉挛的肌肉放松。

③患者取坐位，头部前屈至适当的角度，医者一手用拇指按住患椎棘突，一手用肘部托住患者颌部，做向前上方的拔伸，同时向患侧旋转头部，此时往往可听到整复的弹响声。

④患者仰卧，肩后用枕垫高，医者立于床头，右手紧托患者枕部，左手托住颌部，将患者枕部自枕上拉起，使颈与水平面呈45°角，略做牵引后，轻轻将头向左右旋转和前后摆动，往往可听到整复时的弹响声。脊髓型及椎动脉型禁用此法。

⑤患者取坐位，用轻压力的一指禅推法或按揉法施于颈椎两侧，上下往返治疗3~4分钟；再在颈椎两侧用直擦法，以透热为度。

9. 特色治法九

此治法适宜于神经根型和椎动脉型，其操作如下：

①患者取坐位，以指推法、指揉法、捏法、拿法在颈项部操作，放松局部肌肉；然后指揉颈椎横突前、后结节起止的肌肉。

②患者取坐位，医者站于患者的健侧扳颈。操作时，医者将一手的大拇指与其他四指叉开，以虎口或大拇指抵住病变的颈段，另一手按在患侧头顶、颞部，两手相对用力，侧屈扳颈，把患者头部扳向健侧。侧屈扳颈动作需用巧劲，操作时可闻"喀嗒"的响声。对神经根型患者进行扳颈时，患者颈部需前屈30°，并向健侧旋转30°；对椎动脉型患者进行扳颈时，患者头稍微前屈，不需要旋转。对椎动脉型患者做扳颈操作时，如患者向右侧屈，转动颈部时易引起眩晕，则向左侧扳颈；反之，则扳颈方向也相反；如患者向两侧侧屈，转动颈部时均可引起眩晕，则采取不屈曲、不旋转颈部而仅向两侧扳颈的方法。

③患者取坐位，医者一手按在患者头顶部，另一手扶在其颈部，依次缓慢地做颈部后伸，左、右旋转，健侧侧屈及环转活动。如摇颈在某一方位时患者感到不适，则应避免这个方位的活动。

④按压患侧上肢天鼎、缺盆、中府、极泉诸穴各约1分钟，自上到下再施搓法于患侧上肢2~3遍。

【自我按摩法】

1. 用两手指分别捏、搓、擦颈后项韧带和斜方肌2~3分钟，至局部发热为度。

2. 揉两侧风池穴约1分钟。

3. 右手的四指尖在颈椎棘突左侧施重力抓、拨法，再用左手的四指尖在颈椎棘突右侧施重力抓、拨法，两手交替反复做3~5遍。

4. 打八邪法：两手五指自然伸开，指与指之间要有1寸左右的距离，两手五指相互交叉，指根互相冲撞，对打虎口和四指根部（八邪穴）约50~100次。此法每日做1~2遍，亦可在空闲时随时做打八邪法，对消除手部酸麻症状有效。

5. 拍肩法：用右掌拍打左肩，左掌拍打右肩，交替进行约100次。此法可促进气血流通，加快颈椎病康复。

6. 运颈法：双手叉腰，放慢呼吸，头分别做下压触胸、后仰、左右侧仰、左前、右前、左后、右后活动，活动方式呈"米"字形，可按节律（默数到6）反复6次。在作颈部运动时，颈部肌肉要放松，动作尽可能慢，以防止头晕、头痛。

7. 掐捏两侧合谷穴约半分钟。

【注意事项】

1. 高血压或血管硬化的患者在做颈项部摇法时要特别谨慎。

2. 脊髓型和椎动脉型患者一般不宜做颈椎牵引或拔伸。

3. 颈椎病的推拿治疗要在排除颈椎椎管骨质病变后进行，宜用轻柔力度，切忌暴力。

4. 患者睡眠时枕头高度要适宜，一般仰卧时枕头要低，侧卧时可略高。睡眠姿势要正确，以免引起病情复发或加重。

5. 注意纠正长时间低头等不良姿势，增加工间休息和活动时间。睡眠时头颈部保持自然仰伸，睡枕高度要适宜。经常进行一些轻缓的颈部功能锻炼，定时作颈部保健按摩，以使紧张的肌肉松弛等。

四、前斜角肌综合征

锁骨上窝部臂丛和锁骨下动脉的神经血管束在经过第一肋骨上缘部，或神经根自椎间孔发出经过颈椎横突的前侧，受前斜角肌压迫而发生压迫症状者，称为前斜角肌综合征。本病好发于 30 岁左右的妇女。

本病的症状与颈肋基本相同，局部疼痛明显，并可在锁骨上窝部摸到紧张粗大而硬韧的前斜角肌的肌腹，局部常有明显压痛并向患肢放射。多数患者有搬抬重物或牵拉外伤史，患肢有明显放射性疼痛和麻木触电感，以前臂尺侧、小指及无名指最为明显，高举患肢减少上肢下垂的重力，则症状减轻并感觉舒适；如用力牵拉患肢，则症状加重。

某些患者还可表现为交感神经刺激或瘫痪症状。由于前斜角肌压迫锁骨下动脉和血管，使其受到压迫刺激产生痉挛，致使动脉血流不足，患者多感觉患肢冰冷。又由于长期神经受压，其所支配的肌肉发生萎缩，以手内在肌最为明显，故手部握力亦减弱，常手中失物。

【推拿治疗】

对确诊为前斜角肌综合征的患者，推拿手法能解除肌肉痉挛、减轻神经血管束的受压和缓解交感神经受累所引起的症状，故治疗以后多数患者感肢体发热、疼痛减轻。

治则：舒筋通络，行气缓痛。

操作方法：①按极泉法；②推前臂三阴法；③按缺盆法；④捏颈肌法；⑤头颈扭转法；⑥摩按肩周法；⑦拿肩井法；⑧捏合谷法。

【注意事项】

平时加强颈部锻炼，如有目的地加强颈部肌肉的锻炼，做一些前屈、后伸、左右侧弯、回旋的动作，使颈部肌肉有力、韧带坚强、关节灵活。长年坐着工作的人，要注意自我调节、劳逸结合，避免长期固定在一个姿势位置上和强制的旋颈动作。

五、颈椎椎骨错缝

颈椎椎骨错缝是指外来原因造成颈椎骨微动关节轻微错动和移位的微细解剖位置变化。常由于牵拉、扛举、抛物过猛等动作使颈项肌肉不协调地收缩，颈椎两侧后关节的关节突受肌肉张力的牵拉而造成关节面轻微错位。临床表现为错缝椎骨的棘突偏歪、两侧横突深浅不对称、棘突及椎旁压痛、局部肌肉痉挛，并可伴有颈椎病的症状。

【推拿治疗】

治则：活血通络，理筋整复。

操作方法：

1. 患者取坐位，医者在项部两侧用较轻压力的揉法或一指禅推法往返施术 3~4 分钟。

2. 自上而下按揉颈椎棘突及其两侧紧张的肌肉 2~3 分钟；然后从风池向下沿颈椎两侧用拿法自上而下操作 4~5 次。

3. 患者头部前屈至适当的角度，医者一手按住患椎棘突，一手用肘部托住患者颌部，作向前上方牵引，同时向患侧旋转，使偏歪的椎骨复位；或患者仰卧，肩后用枕垫高，医者站于床头，用右手紧紧托住患者枕部，左手托住颌部，将头自枕上提起，使颈与水平面呈 45° 持续牵引，然后轻轻将头部左右、前后摆动与旋转，使错缝整复。

4. 合掌提颈法：患者取坐位，医者站立，以双手合掌十指交叉置于患者颈项两侧，双手用力一致，均匀对称地夹提项肌。

5. 以上步骤的操作完成后，采用理筋手法，在患者两侧颈项部施以轻柔的按、揉、拿等手法；然后在颈部两侧施以直擦法，最后拿两侧肩井。

六、颈肩痛

颈肩痛是常见症状，指颈部或颈椎的疾病引起的颈痛和肩、上肢的疼痛，多由颈部骨关节、韧带、肌肉、筋膜病变、胸腔上口狭窄及肩关节软组织疾患引起，常见于颈椎病、颈软组织损伤、颈肋、前斜角肌综合征肩部软组织损伤等。

随着计算机的普及，因操作计算机而引起身体不适的人也越来越多，如头痛、目眩、颈椎病等，其中颈肩酸痛更是令很多上班族受尽困扰，成了白领一族的新职业病。

【推拿治疗】

治则：活血通络，舒筋止痛。

操作步骤：

1. 取坐位，以双手四指分置枕骨结节下缘旁，由轻至重按揉 1~2 分钟，以有酸麻胀感为度。

2. 取坐位，用一手五指从头顶百会穴向后下推摩至大椎穴，反复 10~15 次。

3. 取坐位或站立位，以两手拇指分置于两侧风池穴，用力点按 10~15 次。

4. 取坐位或站立位，用一手四指从枕骨至颈椎的正中及两旁韧带进行按揉、拿拨 10~15 次。

5. 取坐位或站立位，用一手拇、食指相合，从对侧风池穴开始，自上而下拿捏颈肩肌至肩井穴止 5~10 次，双手交替施行。

6. 取坐位或站立位，用一手拿捏对侧颈肩部肌肉 5~10 遍，再换另一手同法操作。

【注意事项】

调整不良坐姿，如在操作计算机的过程中引起肩膀酸痛，可将键盘的位置降低至与自己坐下时手肘的位置水平；如果不能降低键盘的位置，则可调高座位。电脑荧光屏放得太低，观看屏幕时需要垂头观看，时间过久便会令颈背承受过大的拉力而引致疼痛，此时需把荧光屏抬高一点，令颈部不需要弯下超过35°为宜。白领一族可随时通过将头部转向不同的方向，将两肩向后打转，甚至时常伸个"大懒腰"来缓解肩背酸痛。

第二节　躯干部软组织损伤与疾病

一、胸胁迸伤

胸胁迸伤又称"伤气"，俗称"岔气"，是指胸壁软组织及呼吸道在外力作用下所引起的一种损伤，多见于重体力劳动者。当提举、推车、扛挑抬重物时用力不匀，或负重时用力过猛，或呼吸不协调时突然旋转扭闪躯干，伤及胸部的关节和软组织，使气聚结于胸内而不得消散，致气血阻滞、气机紊乱、经络不通而疼痛。用力时胸肌与腹肌猛烈收缩，胸腔内压突然增高，呼吸道内的气体可突破软弱处，引起肺泡黏膜、毛细血管、肺泡的破裂，严重的可引起气管与支气管破裂，并发气胸、纵隔气肺与皮下气肿等。个别患者的胸部肌肉纤维可出现部分断裂。

由于患者的体质差异与迸伤程度的不同，轻者组织损伤少，破裂处虽有少量渗血，但很快即凝结而逐渐吸收，故痰中不带血。症状较重者由于组织损伤较重，破裂处的出血往往随着呼吸道分泌物排出，而出现咯血或痰中带血。根据出血量的多少，出血在受伤后可很快出现，也可在受伤后的次日发现，中医认为这是"气为血之帅""气行则血行，气滞则血亦滞""气随血脱"所致。由此推之，严重的伤气必可导致伤血，而出现气血俱伤的症状。

中医学常将本病分为伤气型与伤血型两类。凡出现胸闷不适、隐隐窜痛、不敢呼吸等症状者，为伤气；凡出现胸中刺痛、胀闷、气急、痰中带血、以手护胸、不敢呼吸等症状者，为伤血。

【分型论治】

本病的治疗，应以调气为先，活血为后。因"气为血之帅"，"气行则血行"，气滞解除，方达舒气止痛的目的。

1. 伤气型

治则：理气通络，活血止痛。

操作方法：①宽胸法；②束胸法；③按中府、云门法；④分肋法；⑤指揉曲垣法；⑥拿肩井法；⑦内、外关按法。

2. 伤血型

治则：止血化瘀，理气止痛。

操作方法：①按中府、云门法；②分肋法；③点按侧胸腹法；④束胸法；⑤按肩井法；⑥内、外关按法。

【推拿特色治法】

1. 特色治法一

①患者取坐位，如岔气在左胸前位，将患者左手腕放于医者两大腿之间夹紧，医者右前臂自患者后侧插过左腋下，用力向下向外牵引左肩关节，嘱患者深吸气后进气不呼出。

②医者用左手掌突然拍击前胸相当岔气部位。

③若岔气部位相当于左后胸，医者左右手交换一下，以同样方式施术。

④嘱患者两手上举搭于头顶，医者站于患者背后，两手握住患者双肘往后拉，同时医者膝关节贴于患者背部胸椎由下而上前顶，与拉肘同步进行，全过程一气呵成，时间需 1~2 分钟。若岔气部位在右胸，牵拉患者右肩，施术方法相同。

2. 特色治法二

治则：开胸顺气、活血散瘀、缓解痉挛。

操作方法：

①患者侧卧，一侧上肢置于体侧之上，医者一手拇指顶住其偏差棘突之上缘或下缘，一手置于体侧之上的肩部向上向后扳之，两手同时用力，反复多次，以纠正为度。

②用㨰法、分筋及揉法于背部压痛点进行治疗。

③双翅叩按法。

3. 特色治法三

患者仰卧，双手前臂互抱于胸前，双下肢靠拢伸直。医者站于床侧，一手自患者背侧抱住对侧肩部，令患者起坐；医者腹部贴于患者互抱之前臂，令患者卧下；此时医者一手握拳置于偏差椎棘突处，腹部稍用力压患者双前臂，一压一垫，此时可听到有位移之响声或错动感。所置之拳应先平放后竖放，可反复多次，以纠正为度。背部压痛点可用㨰法、分筋及揉法进行治疗。

4. 特色治法四

患者正坐位，医者一手扶住其肩部，一手施推摩法或揉法于前胸，主要在压痛点及周围部治疗 5~6 分钟；然后按揉患部，以酸胀为度；并拍击背部 8~10 次，令患者配合咳嗽；最后施擦法于患部及周围。

5. 特色治法五

①患者取坐位，双手抱头，医者立其后，用双手握住患者两侧肘部，使胸椎轻度后伸做左右旋转活动，同时让患者咳嗽。

②将患侧臂上举，手放在头上，医者站在患者背后，一手扶住健侧肩部，一手在患侧顺肋骨走向施擦法 3~5 分钟。

③搓两胁 2~3 分钟。

6. 特色治法六

患者正立，医者与患者背对背，医者用手穿过患者腋下挽住双臂，弯腰用臀部顶住患者腰部，使其双足离开地面，这时嘱患者咳嗽，医者在患者咳嗽时抖动臀部，以理气止痛。

7. 特色治法七

此治法采用点、按、摩、揉、击、拍打、擦及顿提法。医者先用拇指点按章门、期门、大包、膻中、日月等穴，并沿膀胱经由上向下进行推法，力度由轻徐徐加重，尔后用掌根推擦背部以解除肌肉痉挛；最后点按内关、外关穴 2~3 分钟。

8. 特色治法八

①掌击法：患者取坐位，与医者相对，医者以右前臂插于患侧腋下，向上提拉，使移位的关节和痉挛的肌肉理顺；随后嘱患者深吸气，医者以左掌根部由下向上叩击患处一次，再令其深呼吸，则疼痛可消失。此法可重复 1~2 次。

②摇肩法：患者取坐位，医者一手扶肩，一手握腕，进行旋转划圈摇动，吸气时上举臂，绕后落下时呼气。摇转 10 余次。

9. 特色治法九

①先持续用力掐两侧内关穴约 2~3 分钟，再掐两侧公孙穴约 1~2 分钟。内关和公孙二穴配合有调气之功能，为治疗此症的要穴。

②用两拇指尖同时掐两侧的隐谷穴 1~2 分钟。

③按揉两侧期门和章门穴约 1 分钟。

④弹拨两侧阳陵泉穴约 1 分钟。

⑤掐揉两侧足三里穴 1~2 分钟。

⑥用一手将痛处的皮肤捏起，嘱患者大声咳嗽，在咳嗽的一瞬间猛提皮肤，如此 3~5 次。

⑦用一手的四指指腹在伤痛处沿肋骨间隙自上而下，再由后向前推摩约 2 分钟。

【自我按摩法】

1. 取坐位，一手四指置于患侧胸大肌外缘处，将手指微微分开，自外向内沿肋间隙呈梳状摩动数次，然后再以四指及手掌置于胸部一侧，沿胸部肋间隙横行摩擦，反复操作 3~5 分钟。

2. 取坐位，双手抱头，胸椎轻度后伸，再左右旋转活动，同时大声咳嗽，反复操作 2~3 次。

3. 取坐位或站立位，用一手将痛处的皮肤捏起，在大声咳嗽的一瞬间猛提皮肤，如此 3~5 次。

4. 取坐位或站立位，将两手掌分置于胸胁部两侧，迎随呼吸进行按压，即吸气时放松按压，呼气时加力按压，反复操作 3~5 次，再用一手摩患侧腋下 2~3 分钟。

5. 摇肩法：取坐位或站立位，岔气一侧的肩关节进行旋转划圈摇动，吸气时上举臂，绕后落下时呼气，摇转 10 余次。

6. 取坐位或站立位，抬起双臂，进行左右旋转腰部的动作 3~5 次。

7. 以一手四指末节掌侧置于左侧肩井穴处，着力长按 1~3 分钟，左侧拿捏后再施用于右侧。

8. 先持续用力掐两侧内关、外关穴 2~3 分钟，再掐两侧公孙穴 1~2 分钟。

【注意事项】

胸胁迸伤后应注意休息，伤后 1~2 周内避免重体力劳动或剧烈运动；如伴有咳嗽，应先止咳。日常生活和工作中要量力而行，不要争强好胜；与人合作搬抬重物时注意配合；在拥挤的场合学会自我保护。

二、胸壁挫伤

胸壁挫伤是指胸壁软组织受外力的直接撞击而致伤痛，多在劳动时发生。其病因是外来暴力直接挫伤胸壁软组织，包括肋骨与肋软骨的骨膜损伤，如胸壁被台角或其他硬物挫伤，以及拳打、棒击、挤轧等所致损伤。由于此种外力较轻，故未引起肋骨骨折。

胸壁挫伤患者往往由于胸壁肌肉出血、血肿或骨膜下出血，在呼吸或咳嗽时疼痛加剧，有些患者疼痛可沿肋间神经放射。检查时，局部可能有表皮损伤及皮下溢血、肿胀，压痛通常十分明显，压痛的位置也比较固定，肋骨无间接压痛。本症临床上应与肋骨骨折相鉴别，必要时还可作 X 线检查。

本症如果在早期处理不当，血肿没有很好吸收，可引起胸壁肌肉的互相粘连，以致后期用力呼吸时常常有隐痛、气闷等症状，影响上肢的正常活动功能，中医学称之为"陈伤"。肋骨或肋软骨的骨膜挫伤时，损伤的肋骨或肋软骨处往往压痛明显，晚期骨膜下血肿肌化可使肋骨局部有轻度隆起与增宽。

【推拿治疗】

胸壁挫伤表皮有破损的患者，应先清洗创面后予以包扎，以免引起局部皮肤感染，可待伤口愈合后再行推拿治疗。如无表皮外伤，可以采取以下治法，同时配合局部热敷，以促进恢复。

1. 推拿治法一

治则：活血祛瘀，理气止痛。

操作方法：①束胸法；②分肋法；③点按侧胸腹法；④按中府、云门法；⑤扩胸法；⑥指揉曲垣法；⑦内、外关按法。

2. 推拿治法二

①患者取坐位，医者站于患者健侧，以右手拇指、食指提弹患者健侧肩颈、腋下、前臂肌腱，拇指点按合谷，牵拉手指。

②医者手握患侧之中指，先从外向内划圆旋转运动 3~5 次，再从内向外旋转运动 3~5 次，然后向上牵抖上肢，目的是让患者肌肉放松，起到舒筋活血、消除紧张的作用，来适应医者多种手法的实施。

③医者将患者患侧上肢向颈后背伸屈曲，医者用手掌大、小鱼际擦按患处，再用手指末端循受伤肋缝间从前向后进行推拿往返约 10 分钟，手法不宜用力过猛，至胸肋损伤部位皮肤发热、红润为止。老年患者应防止晕倒虚脱。

④医者站在患者背后，用右手掌指环抱住患者左肘部，左手掌指环抱住患者右肘部，如果患者右侧胸肋损伤，将其身体向左侧倾斜，此时医者抱起患者，使患者臀部离开凳子，突然一个侧闪，然后用手掌轻推患处；如果患者左侧胸肋损伤，则将其身体向右侧倾斜，医者抱起患者，使患者臀部离开凳子，突然一个侧闪，再用手掌轻推患处，结束治疗。

3. 推拿治法三

①患者取坐位或侧卧位，医者一手拉起患者上肢，另一手用手掌按于胸壁伤处，由上向下反复搓摩，手法宜先轻后重，循序渐进。

②用手掌沿着肋间隙反复往返搓摩，手法宜先轻后重，量其忍受程度而行，以理气活血止痛。

4. 推拿治法四

①患者取坐位，医者坐于患者对面，以一指禅揉、按、点法点其内关、阴郄、商丘、冲阳等穴100次，手法宜重宜缓。

②医者站立于患者后面，以一指禅揉、按、点法点其后背与前胸伤处相对应的俞穴（最好选2～4穴）100次，手法宜重宜缓。

③医者站立于患者受伤的一侧，一手以捏拿法、擦法治疗与伤处相对应的后背部位，另一手以抚法、揉法治疗前胸受伤部位，反复治疗约15分钟。

④医者以双掌分别按于患者受伤部位和与其相对的后背部位，先施震颤法3～5分钟，然后再以阴阳掌对应旋抚法治疗1次。

⑤令患者全身放松，医者以上肢摇运法助其受伤一侧上肢缓缓活动数分钟，注意动作勿过猛。

【自我按摩法】

1. 取坐位，先将伤侧肩部从外向内划圆旋转运动3～5次，再从内向外旋转运动3～5次，以使胸部肌肉放松。

2. 以一手四指置于伤侧胸大肌内缘处，将手指微微分开，自内向外沿肋间隙呈梳状摩动3～5分钟，然后再拿胸大肌1～2分钟。

3. 取坐位，以一手四指并置于伤侧锁骨下气户穴处，自上向下沿胸旁侧线之肋间隙点按至侧腹部止，反复点按2～4次。

4. 患侧上肢举起，另一手之手掌按于胸壁伤处，先捏拿腋前的胸部肌肉，再捏拿腋后的肌肉，手法宜先轻后重，循序渐进，以能忍受为度，捏拿3～5分钟。

5. 内、外关按法。

【注意事项】

胸壁挫伤后，不宜喝酒或吸烟。如系红肿热痛时期，宜作局部冷敷，24小时后则可热敷以活血祛瘀。可适当作深呼吸和咳嗽动作，以开胸顺气、行气缓痛。

三、胸部肌肉拉伤

胸部肌肉拉伤好发于胸大肌，多见于体操（如双杠、吊环等运动）及投掷运动员、战士。如投掷手榴弹时挥臂动作过剧，或者在吊环上作十字支撑突然下落等，均可因过度牵拉或急剧的肌肉收缩，引起胸大肌不同程度的拉伤。患者的主要临床症状为患处疼痛，少有肿胀，常无固定压痛点。扩胸、咳嗽或深吸气动作均可使伤处疼痛加重。

【推拿治疗】

对急性胸部肌肉拉伤患者，手法应轻柔稳妥，切忌粗暴擦揉。

1. 推拿治法一

治则：活血通络，解痉止痛。

操作方法：①按中府、云门法；②分肋法；③按胸骨法；④捏腋前法；⑤扩胸法；⑥摇肩法。

2. 推拿治法二

①患者取坐位，脱去上衣，放松腰带，两下肢自然垂地稍外展，双上肢举起搭于其头。医者以微弯腰并稍向前屈之势立于其前面，一手扶住患者肩部，另一手以一指或四指沿受伤之肋间隙从胸骨端向肋背部徐徐推动，往返3~7次。

②医者改立于患者后面，以同样手势，由胸前向背后之肋间隙缓缓推之，往返3~7次，再由前改至由后操作一遍。

③医者按顺序于风池、肩井、风门、肺俞、臂臑、曲池、内关、外关、支沟、合谷等穴位施用拿捏法或按法。

④医者站立于患者前方，握其双手带动肩、肘关节顺时针转动3~7次，再以突然牵抖并嘱其大声咳嗽终止，全程治疗约10分钟。

【注意事项】

运动前可做肌肉拉伸练习，如阔胸、体前屈、体绕环等动作，消除肌肉紧张状态，避免胸部肌肉拉伤。

四、胸椎椎骨错缝

胸椎椎骨错缝常由于牵拉、扛举、弯腰搬运重物、抛物过猛等动作，使背腰部肌肉发生不协调的收缩，胸椎两侧后关节的关节突受肌肉张力的牵拉而造成关节面轻微错动。

患者的主要症状为错缝椎骨的棘突偏歪，两侧横突深浅不对称，棘突及椎旁压痛，局部肌肉痉挛。椎骨错缝如发生滑膜嵌顿，则疼痛剧烈，活动明显受限，咳嗽、喷嚏使疼痛加重。如同时发生椎肋关节错缝，可出现肋间神经受刺激症状，肋间隙和胸前部或腰腹部有放射性疼痛，背部酸痛、沉重，甚至影响仰卧。

【推拿治疗】

治则：活血通络，理筋整复。

操作方法：

①患者取坐位，在胸椎两侧用较轻压力的㨰法治疗3~4分钟。

②沿胸椎两侧用按揉法治疗，重点在病变节段的两侧，时间约2分钟。

③整复手法：患者取坐位，双手手指扣拢后置于项后，肘关节朝向前方，医者站其背后，双手由患者的腋下伸向前，握住患者的腕部，再用膝关节顶住错位的一节胸椎棘突，然后作向上、向后的拔伸牵拉，将患者从凳上拉起；或患者俯卧于床头，头及上肢伸于床缘外，胸前垫薄枕，使患椎后凸，医者立在患者侧方，一手掌心按住患者棘突，先徐徐用力，待患者呼气之末，瞬间用力按压，即可有复位的感觉。

④患者俯卧，医者在背部两侧施用轻压力的㨰、按、揉等手法，然后沿胸椎两侧直擦，以透热为度。

五、腹部肌肉拉伤

腹部肌肉拉伤多发生于腹直肌、腹外斜肌和腹内斜肌，尤以前者常见。在做剧烈挺腹和收腹、体操和跳远中踏跳腾空落地等动作时，如果准备活动不充分，腹肌均易拉伤。受伤后，其症状表现为伤处疼痛，尤其做仰卧起坐的动作时更痛，伤者不敢挺腹，常弯腰行走，重者咳嗽、打喷嚏也需以手按腹以减轻疼痛。腹部检查可无固定压痛点。

【推拿治疗】

使用推拿治疗时，施治手法应由轻到重，如患者腹肌因疼痛而痉挛紧张，可嘱其屈曲双腿，自由呼吸。

治则：行气活血，通络止痛。

操作方法：①腹直肌横摩法；②腹部斜摩法；③腹肌拿提法；④摩侧腹法；⑤斜摩下腹法；⑥大消气法。

【自我按摩法】

1. 按揉期门。

2. 按摩关元、气海。

3. 按摩腹部。

4. 仰卧或侧卧，两下肢微屈曲，以一手四指指腹置伤侧腹部承满穴处点按 1～2 分钟，再自上向下按摩侧腹部 3～5 分钟。

5. 按髂骨内侧法。

6. 按揉足三里。

【注意事项】

参加较剧烈运动者，事前应适度静态伸展，正确地做拉伸运动，均匀练习肌肉，充分热身，以免造成某块肌肉用力过大，因肌肉用力不平衡造成拉伤。如果运动后受伤部位有肿胀，表明不适合再进行运动，需要休息并冷敷。受伤后 1～2 天可用热敷，以加速局部区域的供血，舒缓紧张的肌肉。

六、急性腰扭伤

急性腰扭伤又称"闪腰"，古代文献称"挫腰"。患者受伤以后常出现严重的腰背疼痛与活动受限，如不及时施以有效的治疗，可遗留较长时间的顽固性腰背疼痛。本病在青壮年和体力劳动者发病率较高。

急性腰扭伤后患者可当即出现腰部不能伸直，僵直于某一体位，旋转屈伸困难等症状，而多数病例扭伤后当时尚能勉强坚持工作，但经过半天或一夜休息后，由于深部组织出血肿胀方才出现较剧烈的临床症状。本病患者的疼痛可发生于一侧或两侧，因腰部紧张，单侧疼痛者躯干向患侧倾斜，双侧疼痛者腰部挺直，静止而不活动时，腰部疼痛较轻，活动或咳嗽、喷嚏时则掣痛较甚。某些严重病例由于腰部剧烈疼痛而不能坐立及行走，甚至稍有转动就可产生剧烈牵痛。

【推拿治疗】

急性腰扭伤的治疗方法很多，均是以修复损伤组织为目的。损伤初期病理反应较重，因此应适当休息，以避免重复损伤和减轻病理反应。推拿治疗结合逐步进行的腰肌功能锻炼，可以促进肌肉、韧带损伤的修复，并防止肌肉间的血肿粘连。

1. 推拿治法一

治则：通经络、调气血、利腰脊。

操作方法：①腰横摩法；②腰部直摩法；③指分腰法；④按腰后扳腿法；⑤揉委中法；⑥大消气法；⑦摩侧腹法；⑧揉腰眼法。

2. 推拿治法二

患者俯卧，全身放松，助手以马桩站于患者左下侧，双手提握患者小腿下端，屈膝做有节奏的牵拉；医者站立于患者左外侧，双手掌根重叠放于患者腰部，助手牵拉患者左下肢，医者用力按压右腰肌；反之助手牵拉右下肢，医者则按压左腰肌。这样有节奏的牵拉一次则按压一次，每侧 5 ~ 8 次为宜。

此治法对急性腰扭伤效果甚佳，往往有立竿见影、法到病除之效，但必须根据患者的体质强弱、伤情轻重灵活辨证而施。

3. 推拿治法三

治则：消散积气、散发瘀血、舒通经络、消肿止痛。

操作方法：

患者俯卧，医者以弓步桩站于患者左侧，左手五指自然分开，全掌、指腹贴于患者皮肤表面，依背、腰、腿自上而下，力度均匀地推压 3 ~ 5 分钟。操作时，弓箭步必须扎稳，动作要有节奏，力量要均匀。

4. 推拿治法四

①患者俯卧，医者位于左侧，右手掌指自然微屈分开，以第五掌指关节面为力点，腕关节灵活有节奏地沿脊柱两旁，自上而下（背、腰、腿）反复滚动 3 ~ 5 分钟。

②空拳盖击：患者俯卧，医者右手半握拳，以各指中指节和掌根沿背、腰、腿部自上而下轻轻叩击 3 ~ 5 分钟。

③掌侧击：医者右手五指自然分开，以手掌、指侧部沿脊柱两旁自上而下均匀用力叩击 3 ~ 5 分钟。空拳盖击和掌侧击多双手进行，手法应轻松、协调并有节奏感，手腕要灵活，力量要均匀。

本治法能使肌肉受到较大振动，有兴奋肌纤维和神经的作用，可缓解因伤引起的瘀血凝滞，促进血液循环，消除疲劳、酸胀和神经麻木。

5. 推拿治法五

①患者前屈腰 50° ~ 60°，半俯卧位床边，两足分开与肩等宽。医者立于患者背后，用双手拇指点按双侧的下髎、中髎、次髎、上髎及关元俞、大肠俞、胞肓穴 5 ~ 7 遍，然后再强刺激环跳、委中两穴。

②医者用双拇指按法，沿脊柱两旁骶棘肌线，两手交替向下按压至腰骶部 5 ~ 7 遍，在按至肾俞穴时停留少许。

③医者用双手拇指端沿脊柱两侧由上至下用拨法治疗 5 ~ 7 遍。

此法每天治疗 1 次，每次治疗时间为 5～10 分钟。

6. 推拿治法六

①患者俯卧，医者立于患侧，先施用掌根部按揉脊柱两侧足太阳膀胱经，自上而下往返数遍；然后逐渐移至压痛点按揉 3～5 分钟。

②患者俯卧，医者用拇指按揉腰阳关、肾俞、志室、环跳、殷门、委中、承山诸穴，自上而下往返数遍，以酸、麻、胀为度。

③患者俯卧，医者立于患侧，在腰背部督脉和患部施用直擦或横擦手法，以透热为度。

④患者俯卧，医者在患部压痛点上、下方施用弹拨法，拨动时手法宜柔和深透，以达到活血祛瘀、解痉止痛的作用。

⑤医者施用擦法在腰部患处与压痛点周围治疗，然后顺其骶棘肌自上而下往返滚动数遍，配合腰部被动运动。

7. 推拿治法七

①患者俯卧，医者立其床边，以旋按法（即用拇指端用劲抵在腧穴上，猛然发力下按，同时指端原地顺时针旋转一周）施术于委中穴 1 次。

②以肘推法、抹法、捏拿法等手法治疗伤处及腰部组织约 10 分钟。

③双手同时以一指禅揉、按、点法施于腰痛点、阿是穴及与其上下相对应的俞穴，以及环跳、委中、承山、承筋、跗阳等穴 3～5 分钟，手法力度以患者能耐受为准，不可操之过急。

④以掌根推揉阿是穴 1～3 分钟，再用空心掌拍击患处及其周围组织 1～3 分钟。

⑤以循按法治疗受伤部位以下的足太阳经，往返 3～6 次。

⑥患者仰卧，医者施腰部旋摇法 1 次。

8. 推拿治法八

①拇指推揉法：患者取坐位，医者低坐于患者背后的小凳上，用拇指指端部分在患者骶棘肌处做有节奏的由里向外的回旋运动。手指必须紧贴皮肤，使皮肤随手法而动，不可在皮肤上移动摩擦，用力方向必须与肌纤维呈垂直方向进行。有时患者的背部可靠于医者的头部，使腰部肌肉放松，便于手法力量渗透至内，增加疗效。

②脊柱旋转法：患者取坐位，两手臂交叉抱肩。助手一人以两膝用力夹住患者双膝，两手分别按住患者的两侧髂前上棘以固定骨盆，令勿转动。医者立于患者背后，左手拉住患者的右手腕，右手按住其右肩后部，嘱其后仰 30°～40°，腰部尽量放松，并向左旋转至最大限度；此时医者用力将患者上身迅速向左旋转，这时往往可以听到小关节转动的响声；然后用同样方法，按反方向进行一次。

9. 推拿治法九

①患者俯卧，医者用双手反复揉按患者腰背两侧肌肉使其放松。

②医者用一手按于腰部，另一手扳住对侧下肢膝部，用力向斜上方推扳；再用同样方法在对侧施术。

③让患者呈侧卧位，医者用一肘按于患者肩前方，另一肘按于患者臀后方，两肘协同相反用力扳拧腰椎。用同样方法在对侧施术。

10. 推拿治法十

①按揉痛点法：患者俯卧，医者立其左侧，先在患者两侧腰眼及骶棘肌处找到压痛点进行按揉，逐渐由痛点扩大范围；然后用掌根揉、点揉、擦法反复施术3～5分钟。

②擦滚腰肌法：在腰部进行擦滚，自背部的大椎穴开始，顺着膀胱经自上而下反复在两侧骶棘肌擦滚至腰骶部，往返3～5次；再点揉肾俞、大肠俞、环跳、委中、阳陵泉等穴。

③松弛腰椎法：患者俯卧，双手抓住治疗床头，医者立其左侧，两手掌根重叠按压在腰4～腰5椎体处。助手立于患者足侧，双手握住患侧下肢的踝部，双足蹬在治疗床栏，身体往后仰，用力将患肢向后牵拉，可用牵拉和拉抖法交替施术，持续3分钟。牵拉手法做完后，用右手虚掌在腰骶部及八髎穴处拍打3～5次。

11. 推拿治法十一

①患者俯卧，医者用擦法在压痛点周围治疗，再逐渐移至疼痛处，然后在患侧顺骶棘肌纤维方向用擦法，往返3～4遍；配合腰部后伸被动活动，幅度由小到大，手法压力由轻到重，时间约8分钟。

②按揉腰阳关、肾俞、委中穴，以酸胀为度。在压痛点上下方用弹拨法，弹拨时手法宜柔和、深沉；然后在患侧沿骶棘肌纤维方向直擦，以透热为度。

③患者取侧卧位，患侧在上，医者在其全身放松的情况下作腰部斜扳法。疼痛剧烈者，在上述手法治疗后可加热敷。

【自我按摩法】

1. 指分腰法。

2. 取坐位或站立位，两手四指分置腰部两侧，与拇指着力拿捏腰部肌肉1～3分钟。

3. 横摩骶法。

4. 取坐位或侧卧位，用拇指端沿脊柱侧由上至下用拨法治疗5～7遍。

5. 侧卧，两下肢微屈曲，用拇指在伤侧腰眼及骶棘肌处找到压痛点进行按揉，并可用柔和、深沉的手法在压痛点上、下方用弹拨法，反复操作2～3分钟。

6. 取坐位或俯卧位，用手掌在伤侧沿骶棘肌纤维方向直擦，以透热为度。

7. 按揉腰阳关、肾俞、委中穴各半分钟，以酸胀为度。

【注意事项】

损伤初期病理反应较重，此时应适当休息，以避免重复损伤。

七、强直性脊柱炎

强直性脊柱炎是一种脊柱和骶髂关节发生强直病变的慢性疾病，好发于15～35岁的人群，男性发病率较高，男女比例为9∶1，可因损伤、感染、风湿而诱发。

强直性脊柱炎早期两侧骶髂关节出现疼痛，随着病情的进展，病变部位从腰骶关节向上侵占至胸椎关节、颈椎关节，两侧骶棘肌痉挛及紧张、僵硬，多呈板状腰；后期出现脊柱后凸畸形，脊柱呈强直状。

【推拿治疗】

推拿治疗强直性脊柱炎早期效果显著，不仅能控制疾病的反复发作和疾病的进展，而且对改善关节活动功能有较好的效果，但对后期已形成骨性强直的患者效果不甚理想。治疗以舒筋通络，活血祛风，滑利关节为主。

1. 颈项部治疗方法

患者取坐势，医者用按揉法施于风池、风府、大椎穴；再施擦法于颈背部，边擦边配合颈椎屈伸和左右旋转动作；然后拿风池、风府及两侧胸锁乳突肌和肩井部，以酸胀为度；并擦两侧颈肩部，以热为度；最后摇颈部。

2. 腰背部治疗方法

①患者俯卧，上胸部和大腿部分别垫 2～3 个枕头，高度约为 20 cm，使腹部悬空，两肘臂放于枕旁，医者站于病床一侧，先在患者腰背部、脊柱及两侧膀胱经用擦法施术 3～5 分钟，边擦边配合腰背部按压动作；接着按揉和推膈俞、肝俞、肾俞、大肠俞。

②患者取坐位，稍弯腰，医者站于患者一侧，用肘尖自上而下按压脊柱两侧膀胱经；再令患者两肘屈曲，两手手指扣拢后置于项后，医者站于背后，以膝抵住患者背部，两手握住患者两肘，作脊柱前后屈伸的动作，患者配合深呼吸运动 8～10 次，前屈时呼气，后伸扩胸时吸气；最后擦揉膻中、乳中，以宽胸理气。

3. 骶髂关节部治疗方法

①患者取俯卧位，医者施擦法于骶髂关节部，同时配合做髋后伸和外展的被动运动，幅度从小到大。

②患者取仰卧位，医者在患侧腹股沟和内收肌用擦法，配合"4"字形被动运动，或嘱患者睡在床边，整个患侧下肢垂在床外，医者在擦腹股沟的同时一手按压大腿部，协助患者作髋后伸的被动运动。

③患者侧卧，以骶髂关节斜扳法结束治疗。

【注意事项】

强直性脊柱炎最严重的后果是因脊柱强直及髋关节畸形而致残，因此在疾病的早期，即畸形尚未形成，也就是未出现骨性强直以前，就应防患于未然。如慎防风湿寒之邪，注意保暖，增强机体免疫功能；谨慎而长期地进行体位锻炼，增强椎旁肌肉力量和增加肺活量；在休息时取仰卧位、睡硬板床，避免促进屈曲畸形的体位。一旦病变上行侵犯到上段胸椎及颈椎时，应停止使用枕头，预防脊柱畸形。

八、腰椎退行性骨关节炎

腰椎退行性骨关节炎属于骨关节炎之一，又称腰椎增生性脊柱炎（病）、腰椎肥大性脊柱炎（病）、退行性脊柱炎，是因椎间盘退行性改变后，椎体前缘（或后缘）发生骨质增生，压迫前（后）

纵韧带所引起的腰痛及下肢疼痛等一系列临床症状。本病早期病理及症状、体征类同于退行性脊柱失稳症或关节突综合征，后期则可发展为腰椎管狭窄症。临床上本病多见于中老年人。

此病属于中医"痹证""腰痛"的范畴。中医认为肾虚是本病之本，肾主骨主髓，肾气充盈则骨髓充实，骨骼坚强。中年以后，肝肾渐亏，气血亦虚，筋骨肌肉等诸组织日渐发生退行性变。负重大、操作多的关节常常容易发生慢性损伤，损伤则气血不和，使筋脉濡养更为不足，于是便易引起骨关节炎。邪之所凑，其气必虚，气血不和、筋脉失养之部更易为风寒湿邪所侵，因此病情缠绵，经久难愈。

该病的主要临床表现为腰痛并有僵硬感，其特点为早晨起床活动后感到疼痛，稍活动后疼痛反而减轻。有时经过短时间劳动及全身出汗后并不觉疼痛，但如参加终日的腰部频繁活动后，则腰痛常在夜间出现并较重，甚至不能翻身入睡。一般病例腰痛性质多是酸胀样疼痛，病程长者表现为时重时轻，并与气候变化有一定关系。有时因为骨质增生甚多，可压迫脊神经根，引起大腿前部和外侧疼痛，少数病例还有不典型的坐骨神经痛。

【推拿治疗】

本病治疗时间较长，推拿治疗期间作适当的腰背肌锻炼可以增强和巩固疗效。

1. 推拿治法一

治则：行气活血，通络缓痛。

操作方法：①掌分腰法；②腰部直摩法；③横摩骶法；④按腰后扳腿法；⑤双屈膝旋髋法；⑥揉腰眼法。

2. 推拿治法二

①患者俯卧，医者用双手掌反复揉按脊柱两侧肌肉。

②双手拇指尖着力，反复点揉脊柱两侧肌肉及华佗夹脊穴。

③将双掌重叠，由上而下反复按压脊柱。

④使用单拳滚揉法，反复滚揉脊柱及其两侧。

⑤使用双拳滚揉法，反复滚揉脊柱两侧及其华佗夹脊穴。

⑥使用平掌推法，反复推脊柱及其两侧。

3. 推拿治法三

①患者俯卧，医者站立于床边，先以揉法揉增生部位3~5分钟，再用捏脊法、一指禅拇指推法各沿脊柱两侧往返治疗4次。

②以一指禅揉、按、点法点大杼、膈俞、肝俞、脾俞、肾俞、足三里、阳陵泉、悬钟、阳辅等穴3~5分钟，再点按跗阳穴2分钟。

③以拿法、搓法、擦法在痛处及周围组织治疗6分钟。

④以抚法、循按法沿腰腿足太阳经循行路线往返治疗数次。

4. 推拿治法四

①患者俯卧，医者站其侧，用擦法施于腰部病变处及腰椎两侧，配合指揉命门、阳关、气海俞、大肠俞、关元俞，或掌根按脊椎两旁夹脊穴；接着从腰部到臀部施以擦法，有下肢牵痛时，擦法沿

股后面向下至小腿，同时配合下肢抬腿活动。

②患者侧卧，医者用斜扳法活动腰椎，左右各 1 次。

③患者仰卧，如下肢牵痛者，医者可用㨰法施于大腿前侧和外侧，并向下直至小腿外侧，上下往返治疗；随后拿委中、承山，弹拨阳陵泉、足三里等穴。

④患者取坐位，上身略向前俯，两手撑在大腿上，医者用擦法施于腰椎及两侧。

九、腰椎间盘突出症

腰椎间盘发生萎缩性变以后，因为外伤或慢性劳损等原因使纤维环破裂、髓核突出，压迫神经根或脊髓，引起腰腿痛或坐骨神经痛症状者，谓之腰椎间盘突出症或腰椎间盘髓核突出症、腰椎间盘纤维环破裂症。

在生活和劳动中，由于载重和脊柱的运动，椎间盘经常遭受到来自各个方面的挤压、牵拉和扭转压力，特别是腰 4～腰 6 及腰 5～骶 1 间的两处椎间盘所受的压力最大。在上述这些特点的基础上，如腰部受到一次较重的外伤和多次反复的不明显损伤，便可引起椎间盘的纤维环破裂，使髓核从破裂口突出（一般多向后突出）并压迫邻近的脊神经根，产生一系列神经症状。患病日久，受压迫的神经根由最初的充血水肿变为粘连变性，从而使腰腿痛症状加剧。临床上，本病多见于青壮年，男性患者多见。

本病患者大多有"闪腰"外伤史，但亦有部分病例无明显的外伤史，而仅在睡觉时腰部受凉后即出现症状。本病典型的症状是下腰痛，并自一侧臀部放射至大腿后外侧至足背外侧。凡能使脑脊髓压增高的动作，如咳嗽、喷嚏和排便以及使坐骨神经拉紧的直腿起坐、弯腰和直腿高举动作，均可加重坐骨神经触电样放射痛。

病久而重者小腿后外侧、足背、足跟或足底的外侧常有麻木感，患侧下肢肌肉萎缩，足大趾背伸力量减退，腱反射异常。

【推拿治疗】

对于本病，目前一般都采用卧床休息、推拿手法、牵引及辅以药物的综合治疗方法。推拿治疗须根据患者的体质和病情，采取轻重适度的手法。

1. **推拿治法一**

治则：舒筋复位，活血通络。

操作方法：①背部重压法；②下肢重压法；③小腿内侧重按法；④股前重揉法；⑤掌推肩胛法；⑥臀部直摩法；⑦叠掌按腰法；⑧腰部补消兼施法；⑨按下腹法；⑩下肢外伸法；腘上外拿法；踝背屈法；下肢牵拽法。

2. **推拿治法二**

①患者坐于方凳上，两足分开与肩等宽，医者坐于患者之后，以右腿痛为例，医者右手在患者右腋下伸向患者颈后，用右手压于患者左上背部，以左手拇指按住第四腰椎棘突右侧。助手用两膝夹住患者左膝，两手扶住患者左大腿根部，固定患者左腿使其勿移动。

②医者用右手压于上背部，使患者尽量弯腰至 90°（或略小），再用右手带动患者上半身向右后

方旋转，同时左手拇指向左顶推第4腰椎棘突，此时往往可听到小关节弹响声。操作时嘱患者放松腰背肌肉，配合医者动作。

3. 推拿治法三

①推运拔伸法：有活动腰椎关节、挤推突出的椎间盘、松解粘连的作用。施术时患者仰卧，医者站于患侧，一手按住患侧臀部，另手按在患肢膝盖部，使患肢屈曲髋膝关节；然后从外向内，由下向上推运患腿，转动髋关节，带动腰椎转动15～20次；再双手握住患腿踝部用力向下拔伸3次，同时将患腿直腿抬高至90°2～3次，抬高时助手需固定住患者骨盆；最后在健侧采用同样手法。

②侧扳松动法：有松动椎间组织、分离粘连、回纳突出髓核的作用。施术时患者侧卧于健侧，健侧腿在下自然伸直，患腿在上使髋、膝关节呈半屈曲，助手站于患者的背面，两手固定其上胸；医者站于患者背后，用双手在患者上方骨盆缘推扳3次，可听到"呱嗒"声响。

③斜扳顶压法：有挤压突出的腰椎，恢复脊柱生理曲度的作用。施术时患者俯卧于治疗床上，医者一手按住腰椎侧突处，另一手托住腰推侧突同侧下肢膝盖部。两手同时相对用力，托住膝部的手用力向上扳，按住腰部的手用力向下顶压。

④牵伸弹压法：有使突出的髓核回纳的作用。施术时患者俯卧，上胸垫一高枕，两大腿根部垫一高枕。甲助手握住患者两腋下，乙助手握住患者两小腿下端作对抗牵拉10分钟。医者两手重叠，用掌根按在腰椎间盘突出处，向下按压，一压一松，用力缓稳弹压30～40次。

⑤舒经通络法：有疏通经络气血的作用。施术时患者俯卧，嘱患者全身放松，助手对抗牵引约10分钟，然后在背腰部作轻揉按摩。最后患者仰卧，在脘腹部作轻揉按摩。

4. 推拿治法四

①患者俯卧，医者采用㨰法等推拿手法在腰部进行放松治疗。

②患者仰卧，上身尽量放松，屈髋屈腰，双足置于床上。助手双手抱住患者双腰部水平用力向下拔伸，医者行伸腰手法复位，于直腿抬高改善至40°～45°后，再用双臂环抱患者腰部，双手互叠于需复位之椎段用力上提，使腰部产生伸展运动。操作时助手拔伸患者腰部和医者上提腰部的动作应协调一致。

5. 推拿治法五

①端坐扳肩旋转法：患者面向椅背正面骑坐椅上，医者坐于患者之后。如棘突左偏者，令患者左手搭于颈后，医者左手从患者左腋绕向右侧肩前搭于肩峰后面，右手拇指扣住偏歪之棘突左下缘，令患者放松腰部向前弯，幅度以偏歪之棘突有动感为度，此时医者顺势突然用力将其右肩向前方扳转，并将偏歪之棘突向右前方挤压，如指下感到棘突轻微颤动，检查棘突已被拨正，则复位完毕。此法为单人操作，手法旋转时强调患者放松腰部。

②侧卧斜扳法：患者侧卧，上方的下肢屈曲，下方的下肢伸直；医者立于其后方床边，两手分别搭于患者上侧肩外和臀部，两手反向摇晃数下，然后突然加大幅度扳肩推臀，如腰部同时伴有响声，检查棘突无偏歪者则复位完毕。如未复位，可照旧或反方向重复斜扳1～2次。此法对于体胖魁梧、端坐不易复位之患者尤为合适。

③俯卧牵腿抖腰法：患者俯卧，腰部放松，两手抓住床顶边缘，医者于其足下之床边站立，双手握住患者双侧踝上部分，向下牵拉，同时用力提抖一至两下，使腰椎后关节在舒展之下从抖动中

复位。该法可作为上述诸法复位不理想时之补充手段。

6. 推拿治法六

①患者俯卧，医者在患侧腰臀及下肢用轻压力的擦法和按揉法；然后一手按住患者腰部固定，一手将双下肢抬起作后伸扳法，使腰部过伸。如病程较久者，患侧腰臀及下肢用滚、揉手法操作后，在患者胸部及髋部各垫两个枕头，使腹部腾空，医者用双手不断向下按压，使患者腰部上下振动。

②患者侧卧，作腰部斜扳法，或患者取坐位，作旋转复位法。

③患者仰卧，患肢作强制直腿抬高以牵扯坐骨神经和腘绳肌。对病程较久、脊柱侧突或后突畸形明显者，在手法操作前，可先行仰卧或俯卧位骨盆牵引 15~20 分钟。

④患者俯卧位，在患侧腰臀及下肢用擦法、按揉法。

7. 推拿治法七

此治法即麻醉下的重手法推拿。

①麻醉法可用骶裂孔麻醉、神经根麻醉或硬膜外麻醉。

②麻醉后，作俯卧骨盆牵引，牵引时需抬高两下肢，使腰部呈超后伸展；牵引 15~20 分钟后，保持牵引状态，按压腰部 10~20 次；

③解除牵引，患者侧卧，作左右两侧腰部斜扳；

④患者再取仰卧位，作双下肢屈膝、屈髋被动运动和患肢强制直腿抬高（同时作强制踝关节背伸活动）。

此法施用后，患者需卧硬板床 3 天，以后起床活动时，用腰围护腰。如未痊愈，可间隔一周再行第二次操作，一般以作 3 次为限。

【注意事项】

患者在推拿治疗期间需卧硬板床休息，注意腰部保暖，并在床上做鱼跃势锻炼腰肌。

十、棘间韧带急性损伤与慢性劳损

棘间韧带位于相邻的棘突之间，呈长方形，其腹侧与横韧带相连，其背侧与背长肌的筋膜和棘上韧带融合在一起。腰部日常的屈伸动作使介于两棘突之间的韧带经常遭受牵伸和挤压，这种磨损足以引起韧带变性。随着年龄的增长，韧带变性的程度也逐渐加强。有人用肌电图观察到人体站立时，骶棘肌没有收缩；脊柱开始前屈时，骶棘肌开始收缩，直至脊柱完全前屈后骶棘肌反而完全放松，整个脊柱的稳定力量乃由韧带来承担，因此棘间韧带更易遭受急性损伤和慢性劳损。在腰脊柱中，下部腰椎之间的活动度最多，所受的应力也最大，故棘间韧带变性和破裂较多见于腰 4~腰 5 和腰 5 骶 1 之间。

腰痛是本病的一种主要症状，疼痛位置在两个棘突之间，即棘间韧带处。疼痛时轻时重，劳累可使疼痛暂时加重，一经休息，疼痛即暂时缓解甚或消失。有时在向前或向后弯腰动作时疼痛加重，因此，腰部前屈或后伸受限制。少数患者伴有肌肉痉挛。检查时，棘间韧带处有明显的局限性压痛点，重压时疼痛常加剧。

【推拿治疗】

1. 急性损伤

治则：解痉止痛、扶正理筋、活血利腰脊。

操作方法：①背部直摩法；②背部斜摩法；③按脊中法；④脊背拿提法；⑤揉委中法；⑥背部抚摩法。

2. 慢性劳损

治则：通经活络、温通气血。

操作方法：①推背法；②横摩骶法；③背部挤推法；④背部拳揉法；⑤指分腰法。

【推拿特色治法】

治则：扶正理筋、活血止痛、消肿散瘀、通经活络。

操作方法：

①患者俯卧，医者用一手屈指半握其形如跪，以手四指中节及其第一指间关节着力，按压于伤处棘突之间，反复进行往返推按和揉动，且边推揉边改变位置。

②用双手掌重叠按于伤处，反复进行向下按压，边按压边移动位置。

③患者侧卧，自然呼吸，医者先轻力引导下肢，使腰部充分放松，然后一手扶腰，一手牵踝，以一足蹬于腰部，手足配合施以对抗用力，使寸劲儿向前蹬腰并向后牵引踝部，此时可出现"咔嗒"声响。此法不可施以暴力，且腰椎强直者和老人禁用。

④用掌揉法或单拳滚揉法施术于伤处，以理气活血，放松肌肉。

十一、棘上韧带急性损伤与慢性劳损

棘上韧带自一个脊椎棘突伸展到另一个棘突，一般所指的棘上韧带损伤或劳损是指自第一胸椎棘突以下。棘上韧带基本上是由腰背筋膜和背阔肌与多裂肌的延伸部分综合所组成。当人体弯腰抬扛、搬运重物或重物坠落压向项、背及腰部时，如腰背肌缺乏收缩力的准备，均可使棘上韧带超过被牵拉的范围而引起急性损伤。

棘上韧带损伤的主要症状为脊柱中线部位疼痛，疼痛位置主要是在棘突后侧顶点及其左右两侧，痛点常固定于 1~2 个棘突部位，极少数并有放射痛。个别胸椎棘上韧带劳损患者可在咳嗽时感到患处疼痛加重，部分患者于劳累后有疼痛暂时加重，或于休息后暂时缓解。但也有少数患者休息时或弯腰动作均感疼痛加重，有时甚至一侧肩胛活动时也能使疼痛加重。

胸腰段棘上韧带损伤或劳损的患者有时仰卧或背部靠在椅背上时，可引起触痛，故患者常取侧卧，坐时也不敢靠在椅背上。临床上根据病史，即可判断其为急性损伤或慢性劳损。

【分型论治】

本病如为急性损伤，原则上应卧床休息，如给以适当的推拿治疗则能较好地促使韧带损伤的恢复。对于棘上韧带慢性劳损的病例，应在推拿治疗的同时，嘱其加强腰背肌的功能锻炼。

1. **急性损伤型**

治则：解痉止痛，温通气血。

操作方法：①背部抚摩法；②按脊中法；③背部直摩法；④推背法；⑤腰部直摩法；⑥揉委中法。

2. **慢性劳损型**

治则：调治腰脊，温通气血。

操作方法：①按脊中法；②梳摩背肋法；③背部重压法；④背部挤推法；⑤双屈膝旋髋法；⑥拿腰肌法；⑦背部拳揉法。

【推拿特色治法】

1. **特色治法一**

①患者在电牵引床上牵引 20~25 分钟。如没有电牵引床，可用徒手牵引，即患者俯卧，两手攀住床档，医者将其两下肢踝部握住顺轴向后牵引 3~5 分钟。

②患者侧卧，医者一手肘部放在患者骶后部，另一手肘部放在患者肩前处，以相反方向扭转扳压，左右侧卧位各做一次。此时如患者转侧活动自如，即可停止治疗；若疼痛和活动仍困难，再施用以下方法。

③患者俯卧，医者肘部压在其腰椎棘突或椎旁疼痛处，一助手握患者下肢踝部，嘱其膝部屈曲，然后在医者口令喊"一、二、三"，到"三"字时，助手猛然上提踝部以腿蹬之。此时医者肘部在患处有滑动感或闻及弹响声，即可停止；若无，则可重复再做 1~2 次。

2. **特色治法二**

①患者俯卧，医者用拳揉法或跪指揉法，反复揉按棘上韧带损伤处。

②用单拳滚揉法，反复滚揉棘上韧带损伤处，以理气活血，加速棘上韧带的修复。

十二、慢性腰臀肌损伤

腰部是人体躯干和下肢的桥梁，位置低，负重大，活动多，容易受到外力的影响。腰部由于肌肉（骶棘肌）较长，经常承受重力，加之腰肌起止点均为腱性组织，弹性、血运均较差（棘上、棘间韧带等亦如此），因此容易发生慢性损伤，从而引起腰腿痛的症状。

引起慢性腰臀肌损伤的原因很多，常见的原因为工作姿势不良。由于腰部急性损伤未能及时治疗或治疗不当，或因损伤后未及时锻炼，损伤的肌肉得不到迅速而较完善的修复，血肿吸收不佳，产生肌肉出血性粘连和肌肉萎缩，从而遗留慢性腰痛或腰腿痛。此外，脊柱的先天性畸形（如腰椎骶化、骶椎腰化、隐性脊柱裂、半椎体等）虽然不是直接引起腰痛的原因，但由于脊椎变异后韧带或肌肉附着点亦可能发生变异，因之当体力劳动后，由于腰部两侧肌肉用力不平衡，容易产生继发性无菌性炎症（劳损），出现腰腿痛的症状。

【临床表现】

慢性腰臀肌损伤发病缓慢，病程较长，患者自觉腰部软弱无力、酸胀不适，休息后好转，劳累后加重，不能久站及久坐，需经常变换体位，有时患者自己用拳叩打腰部反觉舒服。部分患者有急性扭伤史。

检查时，腰部无畸形，有时有轻度肌紧张，活动一般不受限制。腰部疼痛为一侧或为两侧，常与主诉疼痛部位相符。有的患者则无明显压痛点。

①如十二肋骨处有压痛，且有时沿肋骨放射到肋弓部产生前胸痛者，为下后锯肌和腰髂肋肌的附着区劳损。

②如在骶棘肌的外缘，向前分别按压腰 1～腰 5 横突时出现压痛，乃为髂腰肌和腰方肌附着区劳损。

③如疼痛集中于腰部及骶部三角区后方，并牵涉至髋部，放射到腘窝、小腿及足部者，为腰臀肌损伤并发膝脂肪垫劳损。

④如患者除腰痛外还有下腹及腹股沟痛，并沿大腿内侧放射到膝内侧或沿小腿内侧放射到足内侧者，为股内收肌劳损。

⑤腰臀痛患者如感髋外侧不适和酸痛，少数患者在髋前方出现大小不等的麻木区或伴有跛行及脊柱侧弯，则为阔筋膜张肌、髂胫束等肌肉组织挛缩所致。

⑥如臀下皮神经穿入臀大肌处即髂后上棘下缘 2～3 指端处有压痛，为臀大肌劳损。

⑦如髂骨脊前缘，即臀中肌附着区有压痛，为臀中肌劳损。

⑧如坐骨结节与股骨大粗隆之中外三分之一处，即梨状肌下缘的坐骨神经干处有压痛，乃为梨状肌劳损与坐骨神经粘连所引起。

【推拿治疗】

慢性腰臀肌劳损一般病程较长，多为肌肉附着点产生退行性无菌性（或叫缺血性）炎症引起疼痛，使肌肉长期处于半收缩状态。推拿治疗能解除局部肌肉痉挛，促进局部血运，改善劳损肌肉的营养状态，因此有较好的疗效。在治疗期间，嘱患者作适宜的腰背肌锻炼，可进一步巩固疗效。

1. 推拿治法一

治则：活血通经，行气止痛。

操作方法：①腰横摩法；②腰部直摩法；③揉委中法；④腹肌拿提法；⑤拿腰肌法；⑥揉腰眼法。

2. 推拿治法二

治则：分筋散结，整复偏歪。

操作方法：

①患者取侧卧位，进行腰部斜搬（扳）法手法整复。

②患者俯卧，胸部垫一薄枕，医者一手顶按住其偏歪之棘突，用扳腿或扳肩手法给予纠正；或一手顶于偏歪之棘突或其上一椎段，一手按在腰部，用脊柱摇摆法给予纠正。

③在相应受损软组织处施行常规推拿手法治疗。

3. 推拿治法三

①患者俯卧，医者用双手反复捏揉髋关节周围软组织，以理气活血。

②患者侧卧，医者用肘尖点压法，反复点压髋关节周围穴位及肌肉。

③患者仰卧，医者施用屈曲摇髋法，反复向内摇髋 5~7 圈，再向外摇髋 5~7 圈。

④将下肢伸直，医者用拿揉法反复拿揉臀部及下肢肌肉。

十三、腰背筋膜劳损

背部覆盖于背肌表面的筋膜很薄，但其中覆盖腰部骶棘肌的筋膜较厚，成为腰部筋膜。腰背筋膜分深浅两层，浅层在骶棘肌后面，深层位于骶棘肌与腰方肌之间。

腰背筋膜劳损的痛点较多见于第 3 腰椎横突的一侧或两侧，该处常为第十二胸神经的皮支，于骶棘肌外缘穿出腰背筋膜。

腰背筋膜破裂与皮神经周围的粘连有密切关系，可能是由于腰背筋膜破裂产生粘连，皮神经受粘连包绕而较固定，不能适应腰部的正常活动，因之皮神经经常受牵拉刺激而致腰痛。临床上，应用推拿手法剥离松解皮神经粘连，可获得症状的改善或消失。

腰背筋膜劳损的主要症状是腰椎 2~3 横突处疼痛，腰 3 横突处的疼痛最为多见，可为单侧痛或两侧对称性痛，疼痛范围可较局限，但有时疼痛范围虽较广，而最痛点仍常在第 3 腰椎横突附近，甚至伴有同侧下肢的放射性痛。部分患者行弯腰动作时，可以加重疼痛。

【推拿治疗】

适当的推拿治疗，可较好地促使腰背筋膜劳损的恢复。在推拿治疗的同时，可嘱患者加强腰背肌的功能锻炼。

1. 推拿治法一

治则：调补肾气，强腰健骨。

操作方法：①背部直摩法；②脊背拿提法；③背部重压法；④腰部直摩法；⑤揉委中法；⑥拿腰肌法。

2. 推拿治法二

①患者俯卧，医者用双手掌着力，反复推揉腰背部，重点痛处可用掌根反复进行推揉。

②用双手掌及拇指沿脊柱两侧，自上向下反复顺推腰背部，边推边向外移，反复 3~5 遍。

③用双手掌八字分推法，自脊柱向两侧斜形分推，边推边向下移动位置，反复 3~5 遍。

④双龙点肾法：医者将两拇指伸直，以指端置于两侧肾俞穴，余指扶定体两侧，两拇指同时着力由浅入深地对点 3 次，点按方向为向内且略向上斜。

⑤用双掌揉法反复推揉腰背两侧肌肉，促其放松，以理气活血。

十四、髂腰韧带劳损

髂腰韧带为人体最强大的韧带，从髂嵴后部的内侧面至第 5 腰椎横突顶点及其下缘，呈向内和向下的斜行走向。

由于髂腰韧带具有限制第 5 腰椎前屈的功能，因此有保护椎间盘的作用。在腰部运动时，腰骶部所受应力常较大，尤其在腰部呈完全前屈位，骶棘肌完全放松时，整个脊柱的稳定力量由韧带来承受，如果不注意保护腰部，经常弯腰工作，就可成为髂腰韧带劳损的一个诱因。

髂腰韧带劳损的主要症状之一是一侧或两侧髂腰角部位疼痛，腰部前屈或向侧方屈曲运动可加重疼痛，部分患者伴同侧臀部、大腿后外侧或小腿后侧痛。

【推拿治疗】

推拿治疗髂腰韧带劳损常有较好疗效。对某些疼痛较剧烈的病例，也可同时给予局部热敷、内服止痛药等方法。

1. 推拿治法一

治则：通络止痛，活血利腰脊。

操作方法：①腰部直摩法；②指分腰法；③揉骶髂法；④髋上围按法；⑤大消气法；⑥揉委中法。

2. 推拿治法二

①患者俯卧，医者用双手置于患者腰部两侧髂腰韧带处，反复进行捏揉和拿揉，以理气活血止痛。

②双手掌重叠按压于髂腰韧带处，反复用力按压几次。

③用掌揉法反复揉髂腰韧带处，以活其气血。

十五、腰骶关节韧带损伤

腰骶关节是负重及活动均较大的关节，又由于其向前倾斜的角度（存在水平角）及为先天性畸形的好发部位等原因，在重量的承载中更为依靠骨性的支撑和软组织的保护，当长期异常（如损伤）情况出现，很容易产生前平移的问题（后侧没有像棘突一样的骨性防护），因此容易产生一系列症状。

如果活动不慎，腰部可因突然受到暴力打击，可引起韧带急性损伤；或长期弯腰劳动，致腰背伸肌疲乏无力，韧带处于过分紧张状态，长期以往则可导致韧带逐渐变性，成为韧带慢性劳损。

腰骶关节韧带损伤患者常有外伤史，诉腰骶痛或急性期过后有隐痛，腰部前屈后伸可受限制。检查时，腰骶部无压痛，但有深叩击痛。骶棘肌一般无明显痉挛，但腰骶关节试验阳性（患者仰卧，两膝、两髋尽量屈曲，医者左手按住患者两膝，右手将患者两足向左右侧方大幅度摇摆，如腰骶部疼痛加重，即为阳性）。

【推拿治疗】

1. 推拿治法一

治则：温通气血，调治腰骶。

操作方法：①腰部直摩法；②指分腰法；③叠掌按腰法；④按腰后扳腿法；⑤旋腰法；⑥拿承扶法。

2. 推拿治法二

①患者俯卧，医者用双手拿揉法反复拿揉腰部两侧肌肉，并用双拇指着力，反复点揉和横摩腰

骶部。

②用肘点法反复点压腰骶关节及其两侧，并点而揉之。

③用掌揉法或单拳滚揉法反复施术于腰骶处，以理气活血，放松肌肉。

十六、骶髂关节韧带损伤

骶髂关节损伤是该关节周围韧带受牵拉而引起的损伤。骶髂关节为凸凹不平、互相嵌插的耳状关节面，有极轻微的活动，同时韧带坚固，所以韧带单纯损伤较为少见。少数病例，在劳动和体育活动中由于骶部和臀部遭受到向前或向后的较大旋转暴力，可产生该部韧带急性损伤。多产的妇女因妊娠期胎儿的增大，使骶髂关节韧带多次长期损伤变性，从而造成慢性劳损。

骶髂关节急性损伤的主要临床表现为骶髂关节处疼痛，以一侧为重，站立或走路时、腰部过伸或急速旋转时疼痛加重；如骶髂关节韧带损伤，局部压痛常较明显，有时可见肌肉痉挛、肿胀，腰部僵硬，压痛面广。

慢性劳损者，局部有重叩击痛，但无神经根放射痛。骶髂关节试验阳性（患者仰卧，一侧下肢悬挂在床外边，对侧下肢伸直，医者站立于患者试验下肢的一侧，以一手按髂骨以固定骨盆，另一手同时按压膝部向后，使骶髂关节韧带过度牵拉。如骶髂韧带损伤，则患者可出现疼痛加剧，此即骶髂关节试验阳性）。由于此试验不能使腰骶关节韧带紧张，因此在腰骶关节韧带损伤时此试验常为阴性。

【推拿治疗】

如为骶髂关节韧带急性损伤，治法可参考腰骶韧带损伤，但如由于妇女多产原因引起的慢性劳损，则应劝告绝育，防止再度损伤。

1. 推拿治法一

治则：行气缓痛，活血利腰脊。

操作方法：①腰部直摩法；②指分腰法；③叠掌按腰法；④按腰后扳腿法；⑤揉骶髂法；⑥单屈膝旋髋法；⑦双屈膝旋髋法。

2. 推拿治法二

治则：顺理肌筋，通经活络，活血散瘀，强腰壮骨。

操作方法：

①患者俯卧，医者在腰部、骶髂及臀部用㨐法治疗，配合按揉八髎、环跳、大肠俞、关元俞等穴。

②拢腿运顺法：患者俯卧，医者以一手拇指、食指横置按于腰椎棘突两旁，另一手前臂横置于患者两大腿下1/3处，将双腿锁拢，导引下肢做顺时针和逆时针旋转，并和缓地带动腰部运摇。待肌肉放松后，拢紧双腿，向下拔伸上提，并使扶腰手按压腰部，同时将双腿提戳。施以此法医者双手需密切配合，以先旋摇后拔伸提戳的顺序进行，按腰之手决定拔伸上提及戳之的时机。

③在骶髂部施以擦法，以局部发热为度。

④如骶髂关节半脱位，治宜舒筋通络、整复错缝，可在骶髂部用㨐法、按法、揉法操作后，施

以拔伸、整复手法。

3. 推拿治法三

①患者俯卧，医者用手掌揉法，反复揉按骶髂关节损伤处，以活血化瘀、调理韧带。若有粘连，则用拇指进行弹拨使其拨离。

②患者侧卧，医者站其身后，若属后伸性损伤，可施屈膝旋髋活动，即一手握住患者小腿使其屈膝屈髋，另一手推住坐骨结节处，两手协同用力，用爆发寸劲推顶旋扭髋部。

③若属前屈性损伤，可用一手握住踝部用力向后牵拉，另一手指顶住髂骨翼后部向前推顶，两手协同用爆发寸劲，牵拉推顶旋扭骶髂关节，以纠正关节错缝，调理韧带之损伤。

④患者侧卧，伤侧在上。医者立其身后，用一手握住伤肢小腿，使其尽力屈膝屈髋；另一手按于髂骨下段坐骨结节处，用力向前推顶，此时双手协同用爆发寸劲猛力推扳，触及响动，即已复位。最后，医者用一手把住对侧床边，另一手肘臂按压于髂部，两手协同用力压挤，以促使其完全复位。

4. 推拿治法四

此法为拔伸整复法，其操作为：

①患者仰卧，医者立于患侧，将患侧足踝部夹于腋下，并用此侧的手托住患者的小腿后面，另一手按在患侧下肢髌骨上方，此时用力夹持患肢，向后拔伸牵引 1～2 分钟。

②拔伸后作整复手法。如向前移位的整复，患者仰卧，医者站于患侧，一手扶住患侧髋部，另一手强力屈曲患肢的髋、膝关节至最大限度，然后在屈髋位作快速伸膝和下肢拔伸的动作。

5. 推拿治法五

此法为骶髂关节向后移位的整复方法，其操作为：

①患者健侧卧位，健侧下肢伸直，患肢膝部置于 90°屈曲位，医者站于身后，一手向前抵住患侧骶髂关节，一手握住患肢踝上部，向后牵拉至最大限度，然后两手作相反方向推拉。

②患者俯卧，医者站于患侧，一手向下压住患侧骶髂部，一手托住患肢膝前部，使下肢后伸至最大限度，然后再稍用力作骤然扳动。

③患者健侧卧位，健侧下肢伸直，患侧屈髋屈膝，医者站于前面，一手按住患者肩前部向后固定其躯体，另一手按住患侧髋部，向前推动至最大限度，使扭转的作用力集中在骶髂部，然后两手同时对称用力斜扳。

在以上施以拔伸、牵引及整复手法时，常可听到复位关节的弹响声。

【注意事项】

推拿治疗后，患者症状可立即缓解，但因骶髂关节囊及韧带均有损伤，稍一扭错易再复发，故在治疗成功后两周内，腰及下肢不宜作大幅度活动，最好在两髋膝屈曲位卧床休息。由于产后耻骨联合分离症的治疗主要是解除骶髂关节错位，因此骶髂关节半脱位的推拿治疗方法也适用于治疗产后耻骨联合分离症。

十七、腰肌劳损

"腰肌劳损"在过去的概念是腰部软组织劳损的总称，现在则一般将具体部位明确的腰部软组织损伤（如棘上韧带损伤、棘间韧带损伤、腰背筋膜劳损、髂腰韧带劳损等）分别列开，而将除此之外的一些诊断不太明确的软组织损伤疾患仍称为腰肌劳损。

腰肌劳损可以由许多外因引起，如工作需要或习惯使膝部长时期在不良姿势下操作，腰部肌肉韧带过久地处于紧张状态或腰部多次反复地发生急性损伤，或急性损伤后未得到及时合理的治疗，使损伤组织未能修复而失去正常功能、长期残留病灶。事实上，多数患者往往都有一定的内在因素，如存在着某些脊柱（特别是腰骶部）先天性异常（发育畸形），或缺乏积极的劳动和体育锻炼，腰部肌肉及韧带比较薄弱，一时不适应工作的需要，加之腰部又是脊柱运动范围最大的部位，肌肉和韧带解剖结构复杂，这些都是易于发生腰肌劳损的基础。

临床上，患者腰部一侧或两侧出现弥漫性疼痛，由于疼痛范围较广，常不能指出疼痛的确切位置。检查时，压痛点不甚明显，多为范围较广的按压酸痛感，腰部肌肉痉挛和运动受限一般不太严重。

中医学认为，腰部经属（足）太阳而脏属肾，诸经脉贯肾络于腰脊而有行气血、濡筋骨的作用。如肾虚，则腰痛；如腰部外伤，亦可使气血伤于内，久之引致经脉凝滞不和。另外，如腰部经常受风、寒、湿的侵袭，邪着经络，亦可致使气血失调，出现腰部肌肉筋脉痉挛疼痛。

【推拿治疗】

腰肌劳损的病程一般均较长，因此应积极去除产生慢性损伤的原因，如改正操作中的不良姿势，预防急性损伤的反复发生以及改善工作和生活中的客观条件等。在推拿治疗期间，局部也可配合外贴膏药以及常作热敷的方法。

1. 推拿治法一

治则：温通气血，补肾强腰脊。

操作方法：①腰横摩法；②叠掌按腰法；③背部重压法；④腰部直摩法；⑤按腰后扳腿法；⑥揉委中法；⑦揉腰眼法。

2. 推拿治法二

治则：舒经通络，理筋正复。

操作方法：

①患者俯卧，医者用双手掌反复揉按患者腰部肌肉使其放松。

②以双手拇指尖着力，反复点揉腰部穴位，特别是在疼痛点可多加点揉。

③腰部踩跷法：患者俯卧，医者扶住踩床扶手，根据患者的体质和体重调节、控制包括踩踏的力量，然后用双足踩踏患者腰部。踩踏时，以足掌前部着力于治疗部位，足跟提起，运用膝关节的一屈一伸使身体一起一落，对腰部进行均匀而有节奏的一弹一压连续刺激。一般可连续弹压 10 ~ 20 次。

腰部踩跷治疗时，患者要配合弹压起落动作作张口一呼一吸，即压下时呼气，弹起时吸气，切忌屏气。踩踏的力量和次数应根据患者的体质和病情而定，在施术过程中若遇患者难以忍受或不愿配合，应立即停止。

④在腰部反复施以双拳揉法。

⑤用虚拳拍打法或用拍子拍打腰部，以理气活血，补肾壮腰。

3. 推拿治法三

治则：畅通督脉，强健腰脾，通阳逐痹，滑利脊椎关节。

操作方法：

①患者俯卧，双手向后平伸，医者站于患侧施行腰部和下肢常规按摩手法20分钟。

②以左侧为例，医者左手拇指按压偏歪的棘突处，右手掌面呈"U"形在患肢股内肌处上下寻找明显的疼痛区进行按揉3～5分钟。

③医者双手扶横杆，保持身体平衡，将一足点压于患者大椎穴处，以中等力量低频率均匀点压督脉，边点边向下移至长强穴止，反复点压6次。

④用双手拿提患者腰部肌肉，同时双手配合做拿提强刺激手法1～3次。

4. 推拿治法四

①患者俯卧，医者坐或站立于床边，以揉法、抚法、捏拿法、捶法治疗患处及周围组织约5～10分钟。

②在腰部腧穴施以一指禅揉、按、点法100次。

③在患部及其周围组织施以抹法、推法、拍法5～10分钟，再用梅花手点叩法循点患部以下足太阳经穴，往返操作6次。

④以循按法施术于上述部位经络，往返6次。

⑤患者仰卧，医者站立于床边，施腰部旋摇法1次、双下肢伸屈法3次。

随症加减：

①如有瘀血内积，可先以一指禅揉、按、点申脉、肝俞、脾俞、膈俞等穴100次，再施震颤法3～5分钟，然后以三棱针刺腘窝显露静脉。

②如外伤挟虚，则以一指禅揉、按、点温溜、腰阳关、命门、气海穴100次，再用擦法于命门、关元穴处，以透热为度。

③如外伤挟邪，可先在足三里、血海、大椎、三阳络穴以一指禅揉、按、点100次，再用震颤法于患部操作3～5分钟。

【自我按摩法】

1. 按摩腰肌：取坐位或站立位，双目平视前方，双足平放在地上与肩同宽，呼吸调匀，全身放松。用双手食、中、无名指指面分别附着于腰椎两侧肌肤上，沿腰两侧骶棘肌上下推擦100次，以腰部感觉发热为度。

2. 拨扣腰肌：取站立位，双手叉腰，拇指在后，拇指指面抵着腰部骶棘肌脊椎缘，然后沿骶棘肌肌腹行走的方向，用深透、均衡而持续的压力由内向外拨动，自上而下缓缓移动，顺筋梳理，反复30～50次。

3. 捶击腰肌：两手握成空拳，用拳在腰部两侧凹陷处轻轻捶击，力量均匀而有节律，每次叩击2～3分钟，以缓解腰肌痉挛，消除腰肌疲劳。

4. 按揉腰穴：用拇指或中指按揉肾俞、腰俞、委中穴各1～2分钟，再弹拨痛点（阿是穴）10～

20 次。

5. 腹部团摩。

6. 旋转腰部：两腿齐肩宽站立，双手叉在腰部，两腿分开与肩同宽，腰部放松，呼吸均匀，做前后左右旋转摇动，开始旋转幅度较小，逐渐加大，一般旋转 30 ~ 50 次。

【注意事项】

每天早晚做腰肌锻炼 5 ~ 10 分钟，即仰卧，双脚、双肘和头部五点支撑于床上，将腰、背、臀和下肢用力挺起稍离开床面，维持至感到疲劳时，再恢复平常的仰卧位休息。

十八、姿势性腰痛

姿势性腰痛是由于工作、学习、日常生活中的不良姿势所引起的腰骶部肌肉、筋膜等软组织慢性疲劳性损伤，在慢性腰痛中占有相当的比重，主要表现为腰骶部一侧或两侧酸痛或胀痛，时轻时重，反复发作，缠绵不愈。根据劳损的不同部位，可有广泛的压痛。酸痛多在劳累后加剧，休息后减轻。腰腿活动一般无明显障碍，但活动时有牵制不适感。在急性发作时，各种症状明显加重，并有肌痉挛、脊柱侧弯、下肢牵掣等症状。要消除姿势性腰痛，首先是在坐、卧、行等方面改善姿势，其次是纠正不良姿势。如果出现了姿势性腰痛，可综合采用以下保健按摩方法和一些纠正姿势的训练法。

【推拿治疗】

治则：壮腰健肾，活血通络。

1. 按摩腰肌法

身体站直，将两手掌分别放置于腰部两侧，从上向下按摩至骶骨处，反复 5 ~ 10 次。

2. 腰部旋转法

身体站直，两手虎口护住腰的两侧，将上半身左右及前后缓缓屈曲及转动 5 ~ 10 次。

3. 揉委中法

取站立位，上身略前倾，以两手中指按在双膝腘窝处，缓缓按揉 1 ~ 2 分钟。此穴酸胀感应较强，对腰背酸痛有治疗作用。

4. 坐位训练法

直坐在有靠背的普通木椅上，双髋、双膝屈曲 90°，腰部和靠背之间尽可能靠紧，不留空隙，以减少腰椎的前屈。此法每次持续 10 ~ 20 分钟，每天可重复多次。

5. 站姿训练法

腰背部紧贴墙壁直立，以腰部和墙之间伸不进手为原则，然后逐渐屈髋屈膝下蹲，通过保持直立达到所需的腰椎曲度。

6. 步行训练法

即步行时的腰椎姿势训练。其法为头上顶一笔记本或其他易滑下来的物品，在保持腰椎垂直和尽量不使头顶的物品掉下来的前提下迈步前进，然后，两手各提一较轻物品，腰椎保持平直，同时迈步前进。此腰椎的姿势性训练是姿势性腰痛者自我开展的一种经常性治疗措施，需要持之以恒。此外，这种姿势训练也可用于腰椎生理曲度发生改变者。

【注意事项】

养成良好的姿势习惯，保持脊柱生理弯度，避免和纠正不良姿势，减少腰部劳损。坚持参加体育活动，如参照床下六段功等进行选练，可以增强体质，加强腰背部肌肉的耐力，增强腰部的稳定性。

十九、腰椎椎骨错缝

腰椎椎骨错缝系由于牵拉、扛举、弯腰搬运重物，抛物过猛等动作，使腰背肌肉发生不协调的收缩，腰椎两侧后关节的关节突受肌肉张力的牵拉而造成关节面轻微错动和移位。

腰椎椎骨错缝的主要表现为错缝椎骨的棘突偏歪、两侧横突深浅不对称、棘突及椎旁压痛、局部肌肉痉挛，并可出现急、慢性下腰痛或单侧、双侧腰肌酸痛，甚至有臀部、大腿或骶尾部的牵扯痛，一般无放射痛，卧床翻身时加剧，尤以晨起时疼痛明显，轻微活动后症状减轻，但劳累后又复加重。椎骨错缝如发生滑膜嵌顿，则疼痛剧烈，活动明显受限，咳嗽、喷嚏可使疼痛加重。

【推拿治疗】

治则：活血通络，理筋整复，通利关节，消肿止痛。

操作方法：

①提踝抖腰法：患者俯卧，双手扶握床头。医者在患者两侧腰臀部先施用轻压力的滚法和按揉法，然后以双手分别握紧两踝，先轻抖双下肢，使腰部放松，再用送劲提抖双踝以带动腰部，连续抖动3次，可单踝或双踝齐抖，用力由轻到重，抖动幅度由小到大，以无明显疼痛为度，忌暴力猛抻强抖。

②腰椎旋转复位法：患者取坐位，整复时的力点在所需椎骨节段。若患者疼痛剧烈，不能取坐位或坐后不能弯腰，则整复手法可改为患者取侧卧位作腰部斜扳法；若患者疼痛剧烈，侧卧位斜扳也无法完成，则可先作腰部拔伸法。施此整复手法时，常能听到弹响声，但不可强求弹响声。

③复位后施以整理手法，即患者俯卧或取坐位，在腰部两侧用轻压力的滚、按揉等手法；然后直擦腰部两侧膀胱经及督脉，以透热为度。此法治疗需注意，在整复成功后症状可消失或显著减轻，但患者在3~5天内不宜做脊柱旋转活动。

二十、腰腿痛

腰腿痛是一种常见的临床综合征，其病因复杂，可分为脊柱性和非脊柱性两类。前者有单纯性腰椎骶化、第三腰椎横突综合征、脊柱软组织及骨关节损伤、椎间盘病变及脊柱滑脱、骶髂关节炎、坐骨神经痛、腰椎骨质增生、慢性腰肌劳损、梨状肌损伤以及风湿病、脊柱肿瘤、结核、骨髓炎等；后者如泌尿系肿肾瘤与炎症，妇科中的附件炎，前列腺、胰腺疾患，腹膜后肿瘤，脊髓、神经根、脊膜的炎症和肿瘤，腰腿动脉供血不全等。

对腰腿痛的患者一定要仔细地询问病史、发病原因及治疗经过，同时进行一般的体格检查，查看有无棘突的凹陷及突出，腰的功能情况，有无侧弯畸形及腰部的压痛、窜痛等。

【推拿治疗】

推拿（按摩）有理气活血，疏经止痛之功，对扭挫伤、腰椎病变、腰肌劳损、姿势性腰痛、腰背肌肉筋膜炎、腰肌风湿等引起的腰腿痛有效。

1. 推拿治法一

治则：舒筋活络，温经祛寒，理气通络，祛瘀止痛。

操作方法：

①患者俯卧，医者用足掌或足心置于腰骶部，均匀和缓地沿臀部→大腿→小腿→踝部→足部进行有节奏的往返搓滚，力达皮下组织，使患者有沉重的压迫感和轻松舒适感；然后嘱患者仰卧，用同法在大腿→小腿→踝部→足部的前面进行往返搓滚。

②在腰背沿脊柱两侧膀胱经往返施行㨰法5~7遍。

③点按肾俞、腰眼、阿是穴、环跳、委中、承山、昆仑等穴。

④揉按腰部2~3分钟。急性腰痛者在反应点进行分筋、理筋和点按法。

⑤腰肌痉挛者，加用屈膝屈髋压按法。

⑥腰椎变形者，加用牵引按压法矫正治疗。

⑦腰椎间盘突出者，加用旋转法或牵引、晃法及扳法。

⑧骶髂关节损伤者，局部可用点、拨、按法。

⑨髋关节障碍者，加用摇髋法。

2. 推拿治法二

治则：调理脏腑功能，疏经活络，活血化瘀，行气消肿，通阳逐痹，缓解筋结。

操作方法：

①先掐人中穴，再取委中、阳陵泉、承山、复溜、三阴交和阿是穴等，掐点揉按各5~10次。

②点足太阳膀胱经，即患者俯卧，医者手扶踩床横杆，保持身体平稳，运气于两足拇趾端，沿大杼、肺俞、心俞、肝俞、脾俞、志室、肾俞、大肠俞、环跳、承扶、殷门、委中、承山、昆仑等穴，边点压边向下移动，每穴点压5~10秒钟。

③患者俯卧，医者站于腰骶部位上，双手扶踩床两侧栏杆以稳定身躯，然后均匀和缓地沿臀部→大腿→小腿→踝部→足部进行定点或交替走动踩压，使患者肌肉深层产生酸、胀、麻感觉，甚至产生沿线经络放射感。走动踩压动作要缓和均匀，由轻到重；重压时，身躯要灵活，重心掌握在双手上，力度以能耐受为度，切忌用力过猛过急。

④因扭伤而引起的腰痛，可以手指用力弹拨膝后腘窝处的肌腱5~10次。

⑤膝关节为下肢的中心，易发生韧带扭伤、半月板损伤等。对膝关节疼痛者，可先进行膝部推、擦、揉法各数十次，再点掐委中、膝关、膝眼、鹤顶、犊鼻、梁丘等穴。

3. 推拿治法三

①足推法：患者俯卧，医者站于治疗床上一侧，将一足紧贴患者腰骶部，在皮肤上沿臀部→大

腿→小腿→踝部→足部作直线推动，推动路线与肌纤维走行方向呈直角，以解除痉挛，活血止痛。

②腰部侧扳法：患者侧卧，医者一手扶住髋部，另一手扶住肩部，令其放松腰部，然后双手同时向相反方向用力，使腰椎小关节发生扭转，此时常可听到清脆的响声。

③腰部屈晃法：患者仰卧，屈髋屈膝，医者一手扶于膝部，一手用力晃动腰部数次。

④腰部按压法：患者俯卧，医者双手重叠按于腰部患处，逐渐向下用力，待患者产生抵抗力后，再猛烈上提松手，利用前纵韧带及周围肌肉的反作用力，使错动的小关节复位。

⑤用拇指点按环跳、委中、承筋、承山、跗阳、昆仑、申脉等穴。如为梨状肌损伤引起的腰腿痛，可在局部施用拨、弹、捏等手法。

【自我按摩法】

1. 急性腰腿痛，先掐人中穴半分钟，再取肾俞、腰眼、环跳、委中、承山、复溜、三阴交和阿是穴等，旋转揉按各 5~10 次。

2. 扭伤引起的腰腿痛，先在腰腿反应点和痛处局部施用分筋、理筋和点按、搓揉等手法，垂直推腰补气，再用手指用力弹拨膝后腘窝处的肌腱 5~10 次。

3. 坐位或站立位，两手握空拳，在腰骶部沿脊柱两侧膀胱经，先自下而上，再自上而下地往返施行滚揉法 5~7 遍。上身可配合前倾、后仰。

4. 坐位，双手反叉腰，拇指在前，按压于腰侧不动，其余四指从腰椎两侧用指腹向外抓擦皮肤，从腰眼到骶部顺序进行，两侧各抓 36 次。

5. 站立位，双手半握拳，用两拳的背面轻叩腰骶部及整个腿部，左右同时进行，各叩 30 遍。

6. 站立位，两手置腰部，掌根按于腰眼处，快速上下抖动 15~20 次。

【注意事项】

注意日常生活中的保护和腰椎功能的自我锻炼。如站或坐都不要使腰椎保持一个姿势过久，腰椎长期处于不良姿势，可导致肌肉、韧带的劳损，加速腰椎的退变，诱发腰腿痛。尽量避免弯腰搬抬重物，在地上捡东西时可先弯曲膝关节，再弯腰。在生活中，不要使用床垫过软过厚的卧具，以免使腰椎正常弧度过度改变，导致腰腿痛的发生。腰腿痛急性发作时，可在局部热敷。太极拳、八段锦等传统功法对腰部的锻炼有特殊的作用，练习时应注意动作以腰为轴，步法虚实分清，每次练拳的活动以身体发热，微微出汗为宜。

 第三节 上肢软组织损伤与疾病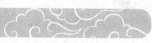

一、肩部软组织扭挫伤

肩关节是人体活动范围最广的部位之一，肩部在日常生产劳动中担负繁重的工作，故扭挫伤的机会也较多。跌仆、闪扭或过度用力高举或提重、用力支撑等，可致肩部软组织扭挫伤。长期肩部负重，肌肉劳损，复受寒邪侵袭肌腠，流注经络关节，或失治或误治，均可致使肩部损伤长久不愈。

【分型论治】

1. 急性型

证候：病之初起局部疼痛，不能活动，动则痛甚，肌肉压痛，可有红肿。

治则：活血去瘀，消肿止痛。

操作方法：①摩按肩周法；②按巨骨法；③按中府、云门法；④按肩髃法；⑤摇肩法；⑥拿肩井法。

2. 慢性型

证候：病程较久，局部微痛，红肿不显，但活动受限甚或关节僵硬。

治则：通经活络，滑利关节。

操作方法：①摩按肩周法；②按中府、云门法；③按肩髃法；④推按阳明三穴法；⑤肩周拿提法；⑥肩部牵引法。

【推拿特色治法】

1. 特色治法一

治则：温经通络，疏松肌筋，活血止痛，调和气血。

操作方法：

①点穴推拿法：患者取坐位，医者立于患肩侧，将患侧肩臂屈肘，抬高90°，在肩部施以点穴、按揉、拿揉手法，着重在肩贞、肩髃、天宗等穴反复施术3~5分钟。

②循经推拿法：医者先用右手掌心或掌根部贴于患肩，左手抓住患肢腕部，用右手掌反复按揉3~5分钟，再用左手渐渐向上抬举患肩，以患者能忍受为度；继则用左手和右手的拇、食、中、无名指分别挤捏患肢，自肩部往腕部挤捏，反复3~5次。两手的手指分别在上肢的上、下、内、外四侧的循经路线施以挤捏手法。

③双滚肩背法：患者取坐位或俯卧位。医者沉肩、屈肘、悬腕、手握空拳，以小鱼际及掌背尺侧做肘部一屈一伸带动腕拳部之旋滚揉摇，反复在患者肩背部进行操作，要滚动自如，手法灵活，均匀而有节律，做到动而不滞、摇而不浮、不推不按、边滚边移。

④摇肩推拿法：患者取坐位，医者立于其后，一手扶肩，一手抓住患肢的腕部，拿起患肢慢慢做摇肩动作，以肩关节为中心，先做顺时针方向旋转，再做逆时针方向旋转，分别做20次，幅度由小到大。

⑤医者用双手搓抖患肢作为结束。

2. 特色治法二

①患者取坐位，医者坐其对面，以一指禅揉、按、点法施于合谷、内关、外关、支正、曲池、臂臑、肩髃、肩髎、云门、天鼎等穴各100次；然后站立于伤侧，以相同手法点肩井、巨骨、肩中俞等穴各100次。

②以轻快的揉法、搓法、拍法、捶法施于患处以及局部肌肉6~8分钟。

③以捏拿法、拨法（即用手指或双手满指将闪错脱陷的筋肌提拨，使之复原）、顺法（即以拇指或五指朝一方向梳理）施于伤处10分钟。

④以梅花手点叩法依次点叩手三阳经上肢腧穴，往返 3 次。

⑤施以上肢摇运法 3 次。

3. 特色治法三

①患者取坐位，医者用轻手法先揉按伤肩部。

②用拿揉法反复拿揉伤肩，对伤肩周围的穴位可做重点的拿揉。

③反复拿揉伤肩周围的肌肉及上肢部肌肉，以理气活血。

④用阴阳揉肩法反复揉按前后肩部，以活血化瘀、消肿止痛。

4. 特色治法四

①以拇指腹或掌根用深沉而均匀的力作垂直于肌纹走行方向的推移操作，或以拇指垂直于肌束左右弹拨，此分筋法可解除痉挛、宣通气血、分离粘连。

②以拇指腹顺着受损之肌肉、韧带、神经走行方向进行梳理操作，此梳理法可促使肌肉、韧带、筋膜、神经等被撕裂之组织以及断端游离挛缩的部分理正复原。

③拇指或食、中指端（深厚之部位需用肘尖）施以均匀之力，由轻而重地短暂按压有关穴位，松紧交替数下，此按压法可宣通经络。对需解痉镇痛者，按压时间可略延长；或以拇指腹按压已经梳理之软组织，使之恢复功能。

【自我按摩法】

1. 坐位，以一手用轻手法先揉按伤肩部，再自颈项部向下沿肩峰→肩胛区→上肢部肌肉反复拿揉 3~5 分钟。

2. 坐位，以一手中指置于伤肩关节上方肩髃穴处，自上向下按摩上肢 2~3 分钟。

3. 坐位，以捏拿法、拨法（即用手指或双手满指将闪错脱陷的筋肌提拨，使之复原）、顺法（即以拇指或五指朝一方向梳理）按摩肩部伤处 3~5 分钟。

4. 坐位，以梅花手（两手自然收拢，五指尖形成梅花状）依次点叩手三阳经，往返 3 次。

5 坐位，作伤侧上肢肩部顺时针和逆时针方向旋转摇动 2~3 分钟，旋转幅度由小到大。

6. 坐位，以一手置肩井穴处，着力向上拿提 1~2 分钟。

【注意事项】

缺乏准备活动或准备活动不正确，是造成运动损伤的主要原因。准备活动不充分，肌肉韧带的力量及伸展性都不够，运动中负担较重部位的功能没有得到相应的提高，身体协调性较差，就易造成肩关节的损伤。所以，运动或强力劳动前应做好肩部的准备活动，使肩关节的韧带、肌群得到充分的伸展，这样可有效地防止肩关节的损伤。

二、肩周炎

肩周炎又称"肩关节周围炎""冻结肩""五十肩""老年肩""粘连性关节囊炎""肩凝症"，为肩关节囊和关节周围软组织发生的范围较广的慢性无菌性炎症反应，可引起软组织广泛粘连。

在中医学中，冻结肩又称为"漏肩风"或"肩痹"，多因过度疲劳或体虚汗出当风，睡眠时露肩受风寒侵袭，久居潮湿寒冷环境中或腠理空疏、卫阳不固，风寒湿邪得以乘虚侵袭，流走脉络致气血运行不畅，从而引起肩部挛急疼痛、活动障碍。在病之后期，甚至可出现患肢体肌肉萎缩和肩关节严重粘连等病理改变。

【分型论治】

1. 寒痹型

证候：肩部疼痛较剧，伸展不利，并觉关节寒冷，遇寒痛增，遇热痛减，局部皮肤不红，苔白，脉弦紧。

治则：温经散寒，扶阳通络。

操作方法：①摩按肩周法；②肩部牵引法；③按极泉法；④肩周围按法；⑤推按阳明三穴法；⑥推上臂三阴法；⑦摇肩法；⑧拿肩井法。

2. 湿痹型

证候：肩部疼痛、重着，阴雨天更甚，肌肤麻木不仁，手足笨重，活动不便，苔白腻，脉濡缓。

治则：燥湿活络，逐风散寒。

操作方法：①按缺盆法；②摩按肩周法；③肩周围按法；④肩周拿提法；⑤肩部牵引法；⑥拿肩井法。

【推拿特色治法】

1. 特色治法一

①患者仰卧，患肢呈前举90°位，医者立于患者头侧，双手握住患者腕部，向上提拉1~2分钟，此肩前举方法可使肩部后侧粘连得以解除。

②将患肢缓慢而有力地向上牵引，上举过头，使上肢与躯干呈180°，此时可清楚感到粘连撕脱响声，此肩上举方法可使肩部下方粘连得以松解。

③患肢屈肘，医者一手握住腕部向健侧肩部斜上方牵拉，另一手同时在肘后侧向内加压，随即可闻粘连撕脱响声，此肩内收方法可使肩部后侧粘连得以松解。

④患者侧卧，患肢屈肘置于身后。医者一手握住腕部，向健侧肩胛方向牵拉，另一手同时在肘部推压，此肩后伸内旋方法可使肩部前侧粘连得以松解。

⑤患者恢复仰卧位，医者一手握住腕部，一手握住肘部，由下向内、向上、向外进行旋肩，重复数遍，使肩部粘连得以全面松解。至此，手法操作结束。施术中，应注意手法轻柔灵活，勿使肩部受损；术后则指导患者坚持功能锻炼以促其痊愈。

2. 特色治法二

①患者端坐，全身放松。以左侧为例，医者位于患者左后侧，用全手掌和指腹贴放于患者的肩颈部，轻轻施以来回反复直线形、圆形、螺旋形的大面积抚摩3~5分钟，以消肿止痛、缓解肌肉紧张。

②医者左手握患肢前臂使之外展，右手用掌根、大小鱼际在整个患肩作大面积反复交替的揉动手法3~5分钟。此揉动手法对气血凝滞者有促进血液、淋巴畅流之效。

③医者左手握患肢外展，右掌自然伸开，四指并拢，拇指外展，手成钳形，将掌心和各指紧贴

皮肤，五指和掌心齐用力，在整个患肢做直线形和螺旋形的前后移动揉捏3~5分钟。此揉捏手法能使深部组织粘连得以松解，使局部新陈代谢旺盛。

④经穴按摩：医者左手握患肢外展，用右手拇指尖由轻到重地对肩髃、肩三对、冈下1、冈下2等穴位施以不移动的圆形反复点揉2~3分钟；接着用五指指腹沿上述经穴、肌腱、肌束进行揉、捏、按等手法2~3分钟。此经穴按摩是依靠对穴位的刺激，唤起机体的应答反应，疏通经络、调节阴阳气血以达治疗之目的。

⑤医者左手握患肢腕部使其外展，右手各指伸开，自然伸直，以手掌侧击颈、背、肩及上臂3~5分钟。此掌侧击法能使肌肉受到较大振动，有兴奋肌纤维、神经的作用，亦可解除粘连瘀滞，促进血液循环。

⑥医者左手卡住肩峰部，右手握患掌使其外展，抖动患肢2~3分钟；然后双手握患手掌大小鱼际，持续牵抖2~3分钟，此抖动手法可使关节、肌肉、肢体松弛。

⑦医者左手握患肘部使其手臂伸直，右手压住肩峰，作肩臂向前、向后的环绕运动2~3分钟。此摇晃手法对松解关节的滑膜、韧带、关节囊的粘连有重要作用。

⑧医者握患肢先缓缓反复地外展抬举，然后肩内收、后伸、内旋3~5分钟。此牵拉展筋法可使关节韧带进一步松解。

⑨医者两掌自然伸开，五指并拢对合紧贴于患肩皮肤上，从肩关节至上臂相对用力，来回搓摩关节肌肉3~5分钟。

以上各手法应根据患者的体质强弱和病情的轻重缓急，因人而异，对症而施。每日1次，每次30~40分钟，10次为一疗程。

3. 特色治法三

①点按云门、曲池穴各1分钟。

②掌揉肩前及肩外侧部3~5分钟。

③拇指揉拨肱骨结节间沟、肩峰下部及明显压痛部位2~3分钟。

④医者一手托起患肢肘部，并使臂外展至平肩位置，另一手握其腕上部，前臂放置患侧肩峰下用力下压，同时抬患肘做对抗用力，使肱骨头有向下移动感为度，持续作用1分钟，此后可间断用力做2~3分钟。此手法具有松解粘连组织，恢复肩关节运动的作用。

⑤一手拇指按于肩峰后下方，其余四指扶于肩上，另一手握住患肢腕部，屈其肘关节，做前后摇动1分钟，继而渐渐将肘推向身后至最大限度，持续颤动2分钟。

⑥一手扶肩、一手握肘，在患者配合下做肩关节后伸、内旋、内收、上举等动作，每个动作使其达最大限度2~3次，手法结束。

4. 特色治法四

①患者取坐位，医者站于患者背后，先在患肩及背部施以擦法及快速摩法各30次，使局部肌肉放松，并有温热感。

②用一指禅在肩井、天宗、秉风、肩贞、肩髃、肩髎等穴位由轻到重地点、按、揉各1分钟，使各穴均有温热感；随即改为按压肩部并施以双手捏法，由轻到重操作约2分钟，使局部有胀重感。

③医者站立于患者背后，一手扶患者健肩，另一手持患侧手轻轻外展，逐步加大外展角度至患

者能忍受为限，做 30 次后，改为一手持患侧肘后，另一手持患侧之手，由肩部向前旋推 20 次；再改为将手往后（向腰部）慢慢上弯，再返回往前屈、外旋各做 15 次。在做此外展、旋推法时，肩关节可发出嘎嘎的响声。

④医者立于患肩侧，一手持患侧手，用肘在患肩腋下上提 10 次后，随即改为用双手在肩峰前后往返推抹 20 次。

⑤一手掌置于患者肩胛骨上，另一手掌置于前肩（斜方肌、三角肌）处，对向旋转推挤 10 次后，再在原处对揉 100 次。

⑥一手扶患侧之手，先摇后抖各 15 次，结束治疗。

5. 特色治法五

①患者正坐，医者在患肩压痛点做指压揉摩，再在整个肩部做推、拿、捏、搓法，直至局部发热、深部组织松软、疼痛减轻。

②患者仰卧，助手在患者头部上方用两手握住其肩腋部将其固定，医者在患侧握住患臂牵拉拔伸 5 分钟，然后渐渐在牵拉的同时外展上举，直至将前臂放置至头后枕部。在上举时，可有"撕扯声"。

③医者将患肢前屈上举牵拉 5 分钟，然后渐渐将前臂放置在头后枕部，此时也有"撕扯声"。

④患者健侧卧，医者在患侧肩部揉摩，并在肱二头肌腱鞘处作揉、捏、弹拨，再在肩胛骨内缘、天宗穴作揉摩，然后将患肢屈肘、后伸、旋转，使手抵背颈部 3~5 次。

6. 特色治法六

①患者取坐位，医者坐或站立于患者对面，以一指禅揉、按、点法施于肩部各穴 100 次。

②以揉法、搓法、擦法施于肩部和上臂 10 分钟。

③以捏拿法、拨法、顺法施于患处 10 分钟。

④肩关节上举扳法，即医者半蹲站于患者肩前侧方，患者上肢伸直放于医者肩上，医者两手按住其肩部，以肩部为支点，慢慢站起将上肢抬起，使上肢呈前屈位上举。

⑤肩伸扳法，即医者以同侧手扶患者肩，另手握其腕使上肢后伸，屈肘使手背贴于后背再向上牵拉。

⑥外展扳法，即医者以同侧手握肘部，另手按肩做支点，双手协调而缓慢地做肩外展扳动，同时做肩关节的旋内、旋外活动。

⑦以上肢摇运法施于患肢 3 次，然后以上肢抖振法抖振肩关节约 2 分钟。

⑧以梅花手点叩法循患侧手三阳经反复点叩数次。

7. 特色治法七

①患者仰卧在手术床上，使用臂丛麻醉或硫苯妥钠静脉麻醉。一助手站患者健侧，双手固定患侧肩部。医者一手握患肢肘关节，另一手按患肢腕关节，缓慢地作前屈上举动作直至 180°。由于此时肩部前方肌群受到牵制，可出现连续的撕裂声或较"钝"的响声。较"钝"的响声提示挛缩的关节囊松弛和周围广泛性的粘连分离使肱骨头向前上方的轻度移位得到纠正。

②患者仰卧，助手固定肩部，医者一手握肘部，另一手按上臂中段，将患肢外展高举 180°，此时医者一手仍握肘部，另一手牵拉腕部，使上肢屈曲（上臂贴耳）过头顶，以手指摸到健侧耳为度，

再重复此法一次。当上肢高度外展高举然后屈臂时，三角肌、冈上肌及肱二头肌长头肌和后侧部分肌腱粘连因牵拉而撕裂，同时使因粘连而失去的肩胛—肱骨协同作用得到恢复。

③患者仰卧，医者一手固定肩部，一手握住肘部，作屈肘、内收活动直至手掌完全碰到健侧肩部为度。当手臂内收时，小圆肌及肩后侧肌群粘连得到松解。

④患者侧卧，助手固定腰髂部。医者站于患者背部，另一手握住前臂远端作后伸动作，然后在后伸位屈肘内旋，使患肢手背碰到健侧肩胛部，此时又可闻及肩部前方有撕裂声，胸小肌、三角肌的前缘及前侧肌群粘连可得到松解。

⑤患者仰卧，助手固定肩部，医者站于患肩外上方，一手按住肩峰部，另一手握前臂远端作后旋转360°，然后作向前旋转360°迂回1~2次，这样可以使肩部周围残余粘连得到充分松解。

8. 特色治法八

此治法为摇肩法（运肩法），作用为舒筋活络、松解粘连、滑利关节。其操作为：患者取坐位，上肢自然下垂，医者以弓步站于其后侧，用一手轻握腕部，将上肢向前向上划圈抬起，待上举160°时以另一手接住腕部，向后向下继续划圈，待恢复原位时，再换回原握腕手。如此重复上述动作3~5次。摇肩时，上肢会发生旋转活动，故握腕不能过紧。环转摇肩幅度应由小到大，动作和缓、连贯、平稳，并在肩关节正常活动范围内摇动。在划圈摇动中，换手握腕时不能滑脱。

①坐位，用全手掌和指腹贴放于患侧肩颈部，轻轻施以来回反复的直线形、圆圈形、螺旋形大面积抚摩3~5分钟，以消肿止痛、缓解肌肉紧张，对气血凝滞者还有促进血液、淋巴畅流之效。

②坐位，用一手自患侧肩峰、三角肌处向肘部、腕部顺序向下反复按摩5~8分钟。

③坐位，手掌自然伸开，四指并拢，拇指外展，手成钳形，将掌心和各指紧贴患侧肩部皮肤，五指和掌心齐用力，在整个患肢肩部做直线形和螺旋形的前后移动揉捏3~5分钟。此揉捏手法能使深部组织粘连得以松解。

④坐位，将一手四指掌侧置患侧自肩髃穴起，依手阳明大肠经各穴顺序推至合谷穴止，在推摩过程中可重点指按肩髃、曲池、合谷三穴，反复操作3~4分钟。

⑤坐位或站立位，两侧肩部一起缓缓做前屈、后伸、内收、外展及顺时针或逆时针方向旋转活动3~5分钟。此运肩展筋法可使肩部关节韧带进一步松解。

⑥坐位或站立位，将一手各指伸开，自然伸直，以手掌侧击患侧颈、肩及上臂3~5分钟。此掌侧击法能使肌肉受到较大振动，有兴奋肌纤维、神经的作用，亦可解除粘连，促进血液循环。

⑦拿肩井法。

【自我保健法】

人到50岁前后，不论有无肩周炎（"五十肩"），均可进行肩部功能的锻炼以作预防。而已有轻微肩部活动受限者，更需每天坚持以下锻炼。根据个人的具体情况，每次可选择1~2个方法交替锻炼，每天3~5次。

1. 爬墙牵伸法

在室内或户外一定高处悬一标志，面对墙壁，用双手或单手沿墙壁缓慢向上攀勾爬动，使上肢尽量高举到最大限度，在墙上作一记号，然后再缓缓向下回到原处，每天反复操作50~100次，逐渐增加攀爬高度。

2. 体后拉手法

站立位，在患侧上肢内旋并向后伸的姿势下，健侧手拉患侧手或腕部，逐步拉向健侧并向上牵拉。

3. 展臂法

站立位，上肢自然下垂，双臂伸直，手心向下缓缓外展，向上用力抬起，到最大限度后停 10 分钟，然后回原处，反复进行。

4. 旋肩法

站立位，上肢自然下垂，肘部伸直，上臂由前向上向后划圈，幅度由小到大，反复数遍。

三、肩峰下滑囊炎

肩峰下滑囊位于三角肌下缘与冈上肌上缘，所以本病又叫"三角肌下滑囊炎"。滑囊覆盖肱骨结节间沟和短小旋转肌，滑囊顶部和肩峰、喙突紧密相连，滑囊底部又和短小旋转肌及肱骨大结节连接。它的主要功能是使肱骨大结节不致在肩峰突下方发生摩擦，如该滑囊内壁发生炎症和粘连时，就会引起摩擦和疼痛。

本病初期，运动受限尚较轻微，此后由于滑囊壁逐渐增厚且与腱袖粘连，肩关节运动功能逐渐减退，甚至完全消失。冈上肌和冈下肌可以在早期出现萎缩，但三角肌萎缩则是晚期现象。

【推拿治疗】

肩峰下滑囊炎急性发作时，肿胀与疼痛明显，此时应将上臂置于外展位固定休息，同时采用推拿治疗并结合局部热敷。

治则：舒筋活络，通利关节。

1. 推拿治法一

操作方法：①按缺盆法；②摩按肩周法；③肩周拿提法；④捏上臂法；⑤揉天井法；⑥推按阳明三穴法。

2. 推拿治法二

①患者取坐位，医者先用拿揉法反复拿揉肩部及上肢肌肉使其放松。

②用拇指刮法、弹拨法以及抠法，抠拨刮动肩峰下肱二头长头肌腱及肩髃穴处。

③用拇指反复点揉肩井、肩贞、臑俞、臑会等穴。

④三角肌拨筋法。

⑤以拿揉法反复拿揉肩部及上肢肌肉，对肩峰下三角肌等肌肉及上臂肌群应做重点拿揉。

⑥以拍打法拍打肩部及上肢肌肉；若无拍子可用虚拳拍打法。

四、冈上肌肌腱炎

在肩部旋转肌群（冈上肌、冈下肌、小圆肌和肩胛下肌）中，冈上肌除能使肩关节外展外，还有稳定肩关节的功用。同时，冈上肌也是肩部旋转肌群四方力量集中交叉点，因此较易劳损。

由于冈上肌肌腱必须穿过肩峰下面和肱骨头上面的狭小间隙，所以肩部外展活动较多的重体力劳动者很容易受到挤压摩擦的损伤而产生肌腱无菌性炎症，久之则呈现退行性变化。此时，其余的冈下肌、小圆肌和肩胛下肌也常同时受到劳损，不过冈上肌腱症状较为突出。冈上肌腱发生炎症后，很易钙化而变脆弱，坏死的腱纤维常因跌倒或因肌肉突然收缩而引起不完全性或完全断裂。

本病患者肩关节的运动可以不受多个方向限制，唯在上臂外展 60°～120°时，患者即诉剧烈疼痛（这时正是冈上肌肌腱抵触肩峰阶段），但当超越这个范围后，又不再发生疼痛。同理，当上臂从极度外展位置渐渐放下，在经过 60°～120°时，又会发生尖锐的疼痛。

【推拿治疗】

1. 推拿治法一

治则：顺理肌筋，活血散瘀，消肿止痛，松弛粘连，通利关节。

操作方法：①摩按肩周法；②按巨骨法；③肩周围按法；④肩周拿提法；⑤按肩髃法；⑥肩部牵引法；⑦肩部旋转拔伸法。

2. 推拿治法二

治则：舒筋通络，活血化瘀，松解粘连，滑利关节。

操作方法：

①患者取坐位，上肢放松，自然下垂。医者先用双手反复拿揉肩部冈上肌腱，促使其放松。

②用拇指点揉、拿揉肩井、巨骨、肩贞、臑俞等穴。

③握手摇肩法：医者一手扶肩，以另一手与患者一侧手相握，稍用力牵直上臂做顺时针和逆时针小幅度环转活动，用力平稳、和缓地摇动肩关节。

④反复拿揉肩部及上臂肌肉，最后用拍打法反复拍打冈上肌腱及肩部周围。

五、冈上肌腱钙化

缺血性肌腱炎在长期发生退行性变化时，可在炎症纤维组织上引起碳酸钙和磷酸钙积聚，发生肌腱钙化。当肌腱钙化后，更加重了冈上肌肌腱和肩峰摩擦的程度，这样，就比单纯的冈上肌肌腱炎的疼痛更为剧烈。

冈上肌腱钙化的症状与单纯性冈上肌肌腱炎相似，但在 X 线照片上可于肱骨大结节上发现不规则的阴影，从而确立诊断。

【推拿治疗】

本病一般采取非手术疗法。推拿治疗的原则和方法同冈上肌肌腱炎。治疗一段时间后，钙盐沉积的钙化阴影可能消失。有些病例加用局部热敷或照射红外线等，更利于钙盐吸收，促进恢复。

六、肩胛骨附近肌肉急性损伤与慢性劳损

肩胛骨为不等边三角形骨片，位于两侧胸廓的后上方，可保护胸廓，成为联系肱骨与躯干的支

架，有许多肌肉附着于其上部，借以使肩胛骨在胸廓上部进行旋转活动。

肩背部牵拉性损伤常见于投掷重物的运动员、锻工和木工，肌肉强烈收缩和被动牵拉使肩胛骨上部附着的肌纤维发生撕裂。急性损伤常由直接或间接暴力所造成，慢性劳损则多与长期、反复的肌肉疲劳及损伤有关。

【分型论治】

用推拿手法治疗本病可以起到活血散瘀、剥脱粘连、缓解痉挛、解除疼痛的功效，通过治疗还可恢复肩臂正常的功能活动。

1. 急性损伤型

证候：伤后局部肿胀、疼痛，有时血肿明显，压痛明显，伤侧肢体活动受限。斜方肌和菱形肌拉伤的压痛点多局限于肩胛骨内缘与胸椎之间，背阔肌的痛点则常游移不定。

治则：活血散瘀，消肿止痛。

操作方法：①按肩胛内缘法；②背部直摩法；③梳摩背肋法；④脊背拿提法；⑤摩按肩周法；⑥摇肩法。

2. 慢性劳损型

证候：因肩胛骨附近肌肉纤维或棘间韧带长期劳损，可引起局部纤维断裂出血以致发生粘连。临床上，患者肩胛骨不动时无何症状，但肩部如剧烈活动，则局部显现疼痛、肌肉痉挛和活动受限。

治则：活血通络，舒筋止痛。

操作方法：①背部直摩法；②梳摩背肋法；③按肩胛内缘法；④重压肩胸法；⑤脊背拿提法；⑥摇肩法。

【推拿特色治疗】

治则：祛风邪，活气血，通经止痛。

操作方法：

①患者取坐位，医者用右手拇指、食指、中指及无名指尖着力，反复点揉肩胛骨周围肌肉损伤处，若有肌肉粘连，可抠而拨之，以使其缓解。

②双龙点肩法：患者取坐位，医者站其身侧，两手拇指伸直，微屈四指，将拇指端置于肩前窝的抬肩穴及肩后窝的臑俞穴，同时着力相对点按，用力由轻到重、由表及里，以患者能耐受为度。

③用手掌着力，反复揉按肩胛骨周围损伤之处，以活其气血。

七、肱二头肌长腱滑脱

肱二头肌长腱起于肩胛骨盂上缘的盂上结节，向下越过肱骨头进入结节间沟，沟的前侧受横韧带保护防止肌腱滑脱，沟的内侧为肩胛下肌，外侧的上部为冈上肌和喙肱韧带，下部为胸大肌。关节活动时，肌腱在沟内滑动，尤其外展外旋时滑动范围最大，如果胸大肌和肩胛下肌抵止部发生慢性撕脱，可致肱二头肌长腱在结节间沟内缘之上滑动，当上臂过度外展和外旋时，可造成保护肱二头肌腱的软组织撕脱而产生肌腱滑脱。

临床上，患者多有急性外伤史，局部出现严重肿胀、疼痛，活动功能完全受限，特别是当肩外展、外旋和前屈外展活动时，可摸到或听到弹响，此等症状乃二头肌腱长头在小结节上滑动的结果，如经常滑动则腱鞘可发生炎性改变，成为肱二头肌肌腱炎。

【推拿治疗】

急性肱二头肌腱长头滑脱的患者往往肩部受脱位的二头肌长腱交锁而不能活动。推拿治疗可使脱位的肱二头肌长腱回复原位，因此能够立即恢复其功能。

1. 推拿治法一

治则：活血理筋，滑利关节。

操作方法：①摩按肩周法；②按肩髃法；③肩周拿提法；④肱二头肌腱拨筋法；⑤捏上臂法；⑥摇肩法；⑦肩部牵引法。

2. 推拿治法二

①患者端坐于凳上，医者先用拇指尖反复自上向下刮动肱骨头之结节间沟，用以清除结节间沟之粘连物。

②将脱位之肱二头肌腱拨入结节间沟中，使其复位。

③反复拿揉肩部及上臂外侧肌肉，使其放松。

④将伤肢抬起，反复拿揉上臂内侧肌肉，以活血理筋、舒筋止痛。

⑤用一手握住患肢腕部，另一手拇指反复抠拨推揉肱骨内上髁处少海、小海等穴。

⑥反复捏揉前臂肌肉，使其放松。

⑦反复做肘关节的屈伸活动及旋摇活动。

八、肱骨外上髁炎

肱骨外上髁炎又称"肱骨外上髁综合征""肱桡滑囊炎""伸腕肌腱附着点扭伤"等。

本病是指肱骨外上髁、肱桡关节滑液囊或伸腕肌腱附着点扭伤或部分肌纤维撕裂，使损伤局部轻微出血呈无菌性炎症而产生粘连，从而产生肱骨外上髁及其附近的疼痛症候群。该病通常发生于工作中长期进行旋转前臂，伸屈肘关节、腕关节的单一动作的劳动者，如木工、钳士、水电工等。网球运动员可在不正确的用力反手击球后使伸腕总肌腱在其肱骨外上髁附着处骤然遭受剧烈牵扯而受伤，因之本病又名"网球肘"。

本病起病大多缓慢，一般无明显的外伤史，但多数有经常使用肘部和腕部力量操作的劳损史，急性扭伤后发病者较少见。起病后，患肘感酸痛无力，局部肿胀，劳累后疼痛加剧，并可涉及前臂、肩前部，但关节活动仍然正常。多数患者在握拳旋转（如绞毛巾）时患肢疼痛加剧。严重者握物无力，甚至握在手中的东西也会自行脱手掉落。

检查时，如果病变在肱骨外上髁，则疼痛范围和压痛点在肱骨外上髁内侧，此乃屈指总肌和旋前肌的肌腱附着该处之故。对疑似本病者可作旋臂屈腕试验以进一步明确诊断。患者取坐位，将患侧肘关节伸直，前臂旋后，再将腕部强度掌屈，如引起肱骨外上髁疼痛，即为阳性。

【推拿治疗】

1. 推拿治法一

治则：调和气血，舒筋止痛。

操作方法：①推按阳明三穴法；②推上臂三阳法；③揉天井法；④推上臂三阴法；⑤腕屈伸法。

2. 推拿治法二

①患者端坐于凳上，医者用一手握住伤肢腕部，另一手拇指着力反复抠拨肱骨外上髁及桡骨小头处以及曲池、肘髎、手三里等穴。

②拿揉前臂肌肉，做肘关节的屈伸旋摇等活动3~5遍。

【自我按摩法】

（1）推上臂三阳法。

（2）捏上臂法。

（3）揉天井法。

（4）弹拨小海穴。

（5）捏揉肘关节。

（6）肘关节屈伸旋摇活动。

（7）理五指。

【注意事项】

网球肘急性发作期疼痛剧烈，应以静养、休息为主。待疼痛减轻后，如需继续打球，要在肘部缠绕弹力绷带或戴上护肘，这样可以减轻疼痛的发生。

预防网球肘可加强手臂、手腕的力量练习和柔韧练习，但运动的强度要合理，不可使手臂过度疲劳。平时打球前要充分做好热身活动，特别是手臂和手腕的内旋、外旋、背伸练习。注意要纠正错误的击球动作。每次打球后，要重视放松练习，最好是按摩手臂，使肌肉更加柔软不僵硬，保证手臂肌肉紧张与收缩的协调性，减少网球肘的产生。

家庭主妇买菜时尽量使用推车，少用提篮。提壶、倒水、拧衣物以及手提重物时要注意手腕姿势，不可背屈。使用拖把拖地时腿部可略弯，以腰腿力量带动肩膀、手臂，而不是光用手臂的力量来拖动。如有肘部酸痛等症状应尽可能减少工作量，以免病情发展。

九、尺骨鹰嘴滑囊炎

肘关节尺骨鹰嘴部位，肱三头肌腱附着于鹰嘴突上有两个滑囊：一个处于鹰嘴突和肌腱之间，另一个处于皮肤与鹰嘴突和肌腱之间。正常的滑囊有润滑肌腱来回活动及缓冲局部机械冲击摩擦的作用，常因撞伤或摩擦等机械刺激过度而引起滑囊炎，出现局部肿胀、疼痛等症状。

由于本病多发于矿工及需用肘部支撑用力的工种，故又有"矿工肘"之称。检查时，患者可见尺骨鹰嘴部位呈现圆形或椭圆形肿块，好像半个小皮球扣在肘上一样。肿块位于皮下，质软，可以活动，有轻度波动感，直径一般为1~2.5 cm左右，伴有压痛。如并发继发感染，则出现红肿、疼痛、患肢无力、屈肘轻度受限，但亦有活动如常者。

【推拿治疗】

推拿治疗对本病有较好的疗效，其治疗方法同肱骨外上髁炎。

【自我按摩法】

1. 推上臂三阳法。

2. 推上臂三阴法。

3. 捏上臂法。

4. 捏揉肘关节。

5. 腕指互动。

【注意事项】

局部症状较重者应注意局部适当休息，暂时调换工种一个时期。对于急性发作者，可将肘关节固定于屈曲、前臂旋后、腕关节背伸位 1～2 周，同时每天可做局部热敷。

十、肘部软组织扭挫伤

本病系由于运动失慎，跌仆闪扭，引起肘部外伤而致气血壅滞、周流不畅。肘部外伤之后失治或误治，可迁延不愈。

【分型论治】

1. 急性型

证候：初伤之后局部酸痛，红肿明显，不能活动，动则痛剧。

治则：活血祛瘀，消肿止痛。

操作方法：①按肩髃法；②推上臂三阳法；③按极泉法；④推上臂三阴法；⑤推前臂三阳法；⑥推前臂三阴法。

2. 慢性型

证候：肿胀虽消，但痛久不愈，活动乏力，甚或关节挛缩、屈伸不能。

治则：通经活络，舒筋止痛。

操作方法：①按巨骨法；②推上臂三阳法；③按极泉法；④梳手背法；⑤推上臂三阴法；⑥推前臂三阴法。

【推拿特色治法】

治则：滑利关节，活血散瘀，顺理肌筋，解除粘连。

操作方法：

①患者端坐于凳上，医者用一手握住伤肢腕部，另一手在肘部进行反复捏揉，对其损伤处及其周围穴位，如尺泽、曲池、曲泽、小海、天井等穴进行重点捏揉。

②医者一手握伤肢腕部，另一手拇指置肘关节桡侧，余四指置肘关节尺侧，持腕手导引前臂旋

内、旋外，充分旋转后，以持腕手导引前臂做屈伸动作，反复数次。旋转肘部和屈伸肘必须在正常活动范围内进行。旋转与屈伸手法配合使用时，注意改变持腕手法。屈肘时，手指可搭于肩上。

③做肘关节的反复屈伸活动，以促使其恢复肘关节活动功能。

④做肘关节的拔伸牵引活动，以促其筋腱放松。

【自我按摩法】

1. 坐位，一手置伤侧肩关节上方从上臂开始沿肘部周围进行反复捏揉，对其损伤处及其周围穴位，如尺泽、曲池、曲泽、天井等穴，进行重点按揉。

2. 推上臂三阳法。

3. 坐位，伤肢稍外展，以一手五指撮拢成梅花状，自上向下沿上臂→肘部→前臂伸施以啄法1~3分钟。

4. 坐位，伤肢稍外展，以拇指及其余四指掌侧自上向下沿上臂内缘逐步下移并推动2~3分钟，然后弹拨并按揉小海穴约半分钟。

5. 推前臂三阴法。

6. 摇肘法。

【注意事项】

肘部软组织扭挫伤后，应抬高患肢，受伤部位减少活动，以促进静脉回流，改善局部血液循环，减轻水肿。受伤后24小时内患部可以冷敷，以利于血管收缩，减轻出血，减少新陈代谢产物对神经末梢的刺激和压迫，起到消肿止痛的作用。冰敷一般每两小时做15分钟，至肿胀不再继续增加为止。

受伤24小时后，可改用热敷，以加速局部血液循环，有利于消肿止痛、组织修复、代谢产物和瘀血的吸收。

十一、前臂屈肌总腱损伤

前臂屈肌总腱损伤又称肱骨内上髁炎或尺侧屈腕肌损伤。前臂屈肌总腱损伤与肱骨外上髁炎的病理相似，所不同的是屈指肌、屈腕肌和前臂旋前肌的损伤。

当腕背伸、前臂半旋前位时，由于受到肘的外翻伤力，已紧张的屈腕肌群突然被动过度牵拉，造成前臂屈肌总腱在肱骨内上髁附着处损伤。例如在跳起扣球和投掷标枪出手的刹那，以及跌倒时用手撑地等，均可能造成前臂屈肌总腱急性损伤。此外，经常用力作屈腕、屈指或前臂旋前动作时，屈腕肌和旋前圆肌反复紧张收缩，使肱骨内上髁附着处长期受牵拉，可发生慢性疲劳性损伤。

本病一般无急性受伤史，多缓慢发病。早期常表现为肘内侧疼痛或酸痛不适，重复损伤动作时疼痛加重，休息后疼痛减轻。以后逐渐发展为肱骨内上髁部持续性疼痛、肿胀，肘关节不能充分伸展或过屈，伤肢酸软、屈腕无力，小指、无名指可出现间歇性麻木感。

检查时，可见损伤局部轻微肿胀，肘内侧可触及钝厚或粗硬之肌腱，肱骨内上髁部压痛。轻度拉伤可无明显肿胀，但患者主动屈腕或做这一动作的抗阻活动时，局部疼痛可能加剧。握拳抗阻力屈腕试验、抗阻力前臂内旋试验及旋臂伸腕试验时，肱骨内上髁部均出现明显疼痛。X 线检查一般无异常显示。少数病例后期可显示肱骨内上髁处骨膜增厚。

【推拿治疗】

在新近受伤后，应适当限制肘关节的活动。推拿治疗适用于大多数患者，但急性期手法应轻缓而避免粗暴。

1. **推拿治法一**

治则：活血祛瘀，理筋止痛。

操作方法：①推按阳明三穴法；②推上臂三阴法；③推前臂三阴法；④推前臂三阳法；⑤分掌法；⑥腕屈伸法。

2. **推拿治法二**

治则：舒筋通络，活血化瘀。

操作方法：取缺盆、极泉、少海等穴。手法采用推、滚、揉、拨、搓法，每次约 20 分钟，刺激量应因人因症而定。

①推滚前臂活血法：患者仰卧，平臂伸肘。医者位于伤侧，坐于低凳上，先用一手掌自下而上推前臂腕屈肌数遍；继之用手的小鱼际部往返滚腕屈肌 3 ~ 5 分钟，以达到活血之目的。

②揉搓局部散瘀法：患者仰卧，医者用手掌或大鱼际部反复揉搓病变局部 3 ~ 5 分钟，以达到散瘀消炎及祛痛之目的。

③推按伸屈回旋法：患者仰卧，医者用一手拇指按压于肘内侧疼痛部位，另手握伤肢腕部，两手协同推按、屈伸及回旋肘关节，以达到剥离粘连、滑利关节之目的。

④旋臂过伸理筋法：患者坐位，医者立于伤侧，用一手托握伤时，另手握伤肢腕部，先将肘关节屈曲、前臂外旋，并嘱患者充分伸腕，然后迅速用力托肘，将肘关节过伸；继之在肘过伸位用中、无名二指推理、按压该肌腱数遍，以达舒筋之目的。

⑤按摩腧穴镇痛法：以中指拨极泉、点揉少海或手三里，同时嘱患者屈伸腕关节，以达到通络镇痛之目的。

十二、腕部软组织扭挫伤

本病主要为不慎跌仆，腕部着地或强力扭转等腕部外伤之后，失治或误治所致软组织损伤，可经久不愈。

急性型在伤后 2~3 日疼痛肿胀，扭转则痛剧。慢性型为失治之后转为慢性，或逐渐起病，局部不肿或微肿，稍事活动则疼痛转甚。严重者关节活动受限。

【推拿治疗】

治则：活血祛瘀，消肿止痛，滑利关节。

操作方法：①内、外关按法；②推前臂三阴法；③推前臂三阳法；④梳手背法；⑤腕屈伸法；⑥捏合谷法。

【自我按摩法】

1. 打大陵。

2. 内、外关按法。

3. 手三阴拍打法。

4. 捏合谷法。

5. 坐位，屈肘，以另手拇指置列缺穴处掐揉约 1 分钟。

6. 按揉神门穴。

7. 腕指互动。

【注意事项】

在体育运动或劳动前，准备活动要充分，加强腕关节部位力量的练习。损伤后，一旦出现疼痛感应立即停止运动，并在痛点敷上冰块或冷毛巾 30 分钟，以使小血管收缩，减少局部充血、水肿。24 小时后可采用热敷。

十三、腕管综合征

腕管综合征是指正中神经在腕管内受到压迫所引起的手指麻木等神经症状。本病在临床上并不少见，但往往在诊断上被疏忽，以致被遗漏而未得到及时治疗。

【临床表现】

本病的主要临床表现为正中神经受压症状。初期时，患者主诉手指麻木和刺痛，但当挥动患手后，手指麻木刺痛即可解除。麻木刺痛一般以夜间为重，特别当手部温度增高时更显著，因此在睡眠时患者多喜将患腕伸出被窝外，以求略为舒适。多数患者的麻木等症状主要发生在食指，其次是中指、拇指和无名指，小指不被累及。针刺这些手指时，多数是刺痛减退或指间感觉消失，但掌部刺痛却都存在。

检查时，轻叩腕管部位正中神经（内关穴处），则患手正中神经分布之手指有放射性触电样刺痛感，腕关节掌屈 90°，40 秒钟后可见症状加剧。一般除麻木、刺痛外，到天冷时常见患指发冷、发绀、活动不利，严重者拇指外展肌力差，病程长者可见鱼际肌萎缩。

中医学认为本病的主因多为寒湿侵淫、风邪侵袭或不慎跌挫，血瘀经络，以致气血流通受阻所致。

【推拿治疗】

本病患者如症状严重，可先用纸板固定腕部 1~2 周，再逐步给以推拿治疗。在治疗期间，如改变手的劳动姿势可以解除麻木症状，即应按新的劳动姿势劳动。

治则：通经活络，行气止痛。

操作方法：①按极泉法；②推前臂三阴法；③分掌法；④腕屈伸法；⑤摩指法；⑥揉劳宫法；⑦捏合谷法。

【自我按摩法】

1. 按极泉法。

2. 捏揉肘关节。

3. 推前臂三阴法。

4. 腕关节背伸展筋法。

5. 坐位，先按揉劳宫，再以拇指置腕掌关节大陵穴处按揉，然后按揉合谷穴，各约半分钟。

6. 捻指转腕。

十四、屈指肌腱狭窄性腱鞘炎

屈指肌腱狭窄性腱鞘炎多由于手指频繁活动或手掌用力过度，造成肌腱和腱鞘间的长期刺激和摩擦，使腱鞘逐渐肥厚、纤维化。此时，鞘腱的增厚部分又挤压肌腱，使该部肌腱变细，但肌腱变细部位的两端可稍膨胀，使此段肌腱呈葫芦形。这类变化多发生在掌指关节部位，常见于长期手握硬物操作者，如纺织工人、家务劳动者等。

患者常诉拇指或手指疼痛无力，在晨起时疼痛更甚。检查时，可发现一定的压痛点。当手指弯曲时，患指会突然停留在半弯曲角度，若再用力伸指时，就感到患指如扳枪机一样突然跳过，发生弹响而患指伸直。肌腱的跳动在患指的掌指关节掌侧可以触知，这是由于患指肌腱的膨胀部分通过增厚的腱鞘所产生的强烈挤摩音。若肌腱肿胀严重及腱鞘增厚时，患指主动伸展不便，在作被动伸展时弹跳及响声更甚，所以又有"弹响指"和"扳机指"之称。

屈指肌腱狭窄性腱鞘炎多见于妇女，任何手指均可发生，但多发于拇指、中指和无名指。许多患者手指处于既不能屈又不能伸的闭锁状态，轻者可靠患指坚持屈或伸的动作解除，重者需要用健手被动地扳动才能解除。

【推拿治疗】

1. **推拿治法一**

治则：舒筋活络，通利指节。

操作方法：①内、外关按法；②揉劳宫法；③摩指法；④揉指法；⑤腕屈伸法；⑥捏合谷法。

2. **推拿治法二**

①患者或坐位或卧位，医者一手握住伤肢腕部固定，另一手拇指尖着力，点于屈指肌腱狭窄之结节或粘连之处，反复进行掐揉，以活其气血。

②用拇指尖反复拨动其屈指肌腱的结节或粘连处，剥离其粘连，促使其狭窄的腱鞘畅通。

③用拔指法，以钳形拳夹持住手指，反复进行旋转摇动和拔伸，以促使其手指恢复正常的活动功能。

【自我按摩法】

1. 合按内、外关法。

2. 按压劳宫穴。

3. 按揉合谷穴。

4. 摇掌指关节法。

5. 搓擦手背法。

6. 坐位，先用拔指法，即以钳形拳夹持住手指，反复进行旋转摇动和拔伸，以促使其手指恢复正常的活动功能。

7. 翻掌、上举运动法。

【注意事项】

为了扩张狭窄部及撕裂狭窄部组织、减少和预防粘连，可常使用热敷及局部温灸法。

十五、腕伸肌群轧轹性腱鞘炎

常人不论是用力握物或是提重物时，都需腕伸肌固定腕关节于伸腕位。其中，桡侧腕伸长肌与桡侧腕伸短肌均起着强力的伸腕作用。

本病发生的部位主要是在工作时负荷特别大的那些肌肉，并和解剖结构有很大关系。桡侧腕伸长、短两肌腱位于前臂背侧 1/3 处，与外拇长展肌及拇短伸肌相交叉，而此二肌群交叉时它们都已走出腱鞘，活动时缺乏腱鞘保护，仅有疏松的腱旁组织，所以当拇指和腕部过度劳损时，则上述肌腱相互摩擦，从而使肌旁组织产生急性的大量炎性液体反应。基于这些原因，故本病多见于前臂肌肉经常处于高度紧张或手和手指经常作持久重复运动的木工、泥工、司炉工、洗衣工及包装工，或在工作节奏和技术操作骤然改变时多见。

临床上，患者诉说腕部疼痛或酸痛，活动时有微细的摩擦音。沿着病变的桡侧伸腕肌腱常呈现条索状肿胀。如果及时治疗，以上症状一般在 1～2 周左右消失，也有些亚急性病例，发病开始时仅表现有局部中等度疼痛和动作不自如。检查时，用手紧握前臂下端近腕关节处，然后嘱患者用抓拳及放松动作，并稍加旋转，即可查得典型的牛皮样摩擦音。

【推拿治疗】

为了加速局部渗液的吸收，化瘀活血止痛，推拿治疗期间建议患者暂时停止腕部活动。

治则：化瘀活血止痛。

操作方法：①推前臂三阴法；②推前臂三阳法；③内、外关按法；④分掌法；⑤梳手背法。

十六、桡骨茎突狭窄性腱鞘炎

由于腱鞘因损伤而发生纤维性变，引起鞘管狭窄，肌腱在鞘管内活动受限制，称为狭窄性腱鞘炎。狭窄性腱鞘炎在指、趾、腕、踝等部均可发生，但以桡骨茎突部即拇长展肌腱和拇短伸肌腱的共同腱鞘，以及第一掌骨头部的拇长屈肌腱最为多见。

在日常的生活和工作中，经常持久的外展拇指，使肌腱在狭窄的腱鞘内不断地运动摩擦，可引起腱鞘损伤性炎性水肿，腱鞘内外层逐渐增厚，以致腔道变窄。在长期受到此机械性刺激引起肌腱水肿后，鞘内的张力就增加，因而产生疼痛及功能障碍。由于本病病变在桡骨茎突部，故临床上称为桡骨茎突狭窄性腱鞘炎。

本病常发生于腕部经常向尺侧或桡侧屈曲时使用手指握力或做快速动作之人员，如包装工人、制鞋工人、钢板誊写员、经常抱小孩者以及家庭妇女等。

【临床表现】

一般发病缓慢，多有慢性劳损史，患者主诉腕部桡侧和拇指周围疼痛，腕部乏力，活动也受到不同程度的限制，在桡骨茎突部有明显的压痛点或轻度肿胀。局部皮下有时可触及豆大结节，质硬与软骨相似，是为增厚的腱鞘形成。

检查时，桡骨茎突处有显著压痛，并可放射到手及前臂部。拇指主动内收、外展，均可引起疼痛。如让患者拇指内收屈曲置掌心面握拳，再使腕部向尺侧倾斜，常引起狭窄部剧烈疼痛，这是由于外展拇长肌、伸拇短肌因拇指屈曲握拳时已紧张，再向尺侧倾斜则更紧张，以致肌腱与狭窄的腱鞘摩擦加剧而引起。

【推拿治疗】

在推拿治疗本病期间，于每次推拿后给以灸条温灸法，可以增加疗效。同时，嘱患者减少腕部持续活动，亦为治愈本病的一个辅助方法。

治则：活血通络，理筋止痛。

操作方法：①推前臂三阳法；②内、外关按法；③推挤腱鞘法；④揉指法；⑤腕屈伸法；⑥点拨腱鞘法。

【自我按摩法】

1. 推前臂三阳法。

2. 合按内、外关法。

3. 坐位，以一手拇、食指夹持各手指，同时用力屈曲掌指关节，并以用力推挤疼痛腱鞘的狭窄部2～3分钟。

4. 揉指法。

5. 坐位，另手拇指尖着力点于桡骨茎突上方，反复用力向下刮动，用以拨离粘连，疏通其狭窄的腱鞘，使其肌腱往返活动通畅。

6. 腕部捏揉法。

【注意事项】

腕部桡侧和拇指周围疼痛明显时，应减少腕部的持续活动。局部经常施以热敷，可以促进恢复。

十七、腕关节背侧腱鞘囊肿

腕关节背侧腱鞘囊肿多见于青壮年，女性多见，常发生于舟骨和月骨的背面。

腕部的腱鞘囊肿最常见于舟骨与月骨间关节或小多角骨与头状骨间关节，常显露在拇长肌肌腱与伸指总肌肌腱的间隙。患者一般无自觉症状，少数患者由于囊肿较大可有局部疼痛。

检查时，可见囊肿呈球状，生长较缓，表面光滑，边界清楚，与皮肤无粘连，触诊多有囊性感。囊肿初起时质软，但日久纤维化后则可变得较小而硬。发生在手背的囊肿，当腕关节向掌侧屈曲时，肿块更明显突出。

【推拿治疗】

局部可使用按压法，即用拇指在囊肿处加重按压压破囊壁，黏液流出囊外即可被慢慢吸收。对囊壁较厚者，可在局麻下用 18～20 号针头刺入囊肿，向四周来回穿刺多次，然后拔出针头，双手挤压囊肿即可消散。

为避免复发，可在以上治疗后再施以腕关节周围的推拿手法。同时，局部用灸条温灸或常做热敷，亦有一定帮助。

十八、腕关节软骨盘破裂

腕关节软骨盘破裂过去被当作是一般的腕部伤筋，实际上是属于软骨损伤，在预后上与一般扭挫伤也有所不同。

腕关节软骨盘为一等腰三角形的纤维软骨组织，故又称为脆骨。此三角的尖端附着于尺骨茎突的基底部，并附着于桡骨远端关节面的尺侧缘。三角软骨的生理功能是限制前臂过度的旋转活动，若损伤外力是发生在手部固定的情况下，当前臂过度旋转而使下尺桡关节出现异常活动时，如旋转力过大则会引起三角纤维软骨破裂。此种病变可单独发生，也可并发于桡骨下端骨折与下尺桡关节脱位。

【临床表现】

大多数患者均有明显外伤史，主要是腕关节于背伸或掌屈的情况下扭捩受伤。肿胀在初期可以出现，多局限于尺骨茎突背侧隆起处。患者的自觉症状有腕部疼痛与无力感，并有握力减退。疼痛一般以尺侧最为突出，旋前、旋后或背屈支撑时，亦可出现疼痛。

检查时，几乎所有的患者在下尺桡关节背侧或掌侧有明显压痛，软骨盘挤压试验全部为阳性（检查方法为一手握住前臂下端，另一手紧握患手，使腕关节掌屈和尺偏，此后，将患手向尺骨小头方向不断顶撞，若在腕尺侧引起疼痛即为阳性）。部分患者由于下尺桡关节松弛，尺骨头较正常隆起，容易前后推动并有松动感。

【推拿治疗】

本病的治疗原则主要为活血通络，消肿止痛。在病之后期，还应疏调经脉、濡养筋骨。操作方法为：

①推前臂三阴法；②推前臂三阳法；③内、外关按法；④梳手背法；⑤腕屈伸法；⑥捏合谷法。

十九、腕关节劳损

腕关节由于直接或间接暴力后软组织损伤或因工作性质引起长期疼痛而无骨折者，即可称之为腕关节劳损。腕关节急性或慢性损伤后，常引起关节附近的韧带扭伤、撕裂或劳损。一些病例可出现创伤性肌腱滑膜炎。局部软组织损伤以后，由于出血瘀积，久之可以机化粘连，造成腕关节长期疼痛。

【推拿治疗】

推拿手法治疗本病较为有效，必要时患者可暂时调换工种一段时间，以巩固疗效。

1. 推拿治法一

治则：理筋通络，活血止痛。

操作方法：①推前臂三阳法；②推前臂三阴法；③内、外关按法；④分掌法；⑤腕屈伸法；⑥捏合谷法。

2. 推拿治法二

①患者端坐于凳上，医者用一手握住患肢手掌固定，另一手拇指反复点揉阳溪、阳谷、阳池、腕骨等穴及腕关节疼痛之处各约 1 分钟。

②反复捏揉腕关节周围的肌肉韧带 2~3 分钟，使其放松。

③做腕关节的掌屈背伸活动和腕关节的桡偏、尺偏活动 5~10 遍。

④进行摇腕活动 2~3 分钟。

【自我按摩法】

1. 前臂理筋法。

2. 腕部捏揉法。

3. 腕关节展筋法。

4. 合按内、外关法。

5. 坐位，用一手拇指反复点揉腕关节疼痛处和患侧腕部"三阳"，即阳溪、阳谷、阳池穴。

6. 搓擦手背法。

7. 反复捏揉腕关节周围的肌肉韧带，使其放松，然后反复做摇腕活动数次。

【注意事项】

工作或休息之余，随时随地做一些轻柔、和缓的腕关节活动。腕关节酸痛部位可常热敷 15~20 分钟，以改善局部血液循环，促进代谢废物的排出。常做保健按摩，可以减除疼痛，恢复功能。

二十、手指侧副韧带撕裂

一般手指侧副韧带的损伤，多由于受到侧向的外力冲击，如跌仆时指尖着地或在运动中手指被球类撞击，从而使手指远端向侧面过度弯曲，引起一侧副韧带断裂。患者双侧副韧带断裂比较少见，一侧则多发生于拇指的上节或其他各指的中节。

患者手指多有明显的暴力撞击史，损伤一侧的指关节周围常出现肿胀和剧烈疼痛、功能障碍、局部压痛等。在侧副韧带断裂时，患者手指伴有侧弯畸形，手指突向伤侧，向伤侧的活动程度亦常常增加。如有关节囊撕裂，侧方运动可以更为明显。

【推拿治疗】

新发的侧副韧带扭伤或断裂，可先施以轻柔之梳手背法、摩指法，然后用胶布将伤指的远节与患侧邻近的健指绕固在一起。如拇指、食指桡侧或小指的尺侧副韧带断裂，则可用小夹板在患侧予以固定，2周后改用环绕胶布作邻近固定。解除固定后，可以采用以下推拿手法，以活血舒筋，通利指节。

1. 推拿治法一

治则：活血舒筋，通利指节。

操作方法：①推前臂三阳法；②推前臂三阴法；③梳手背法；④腕屈伸法；⑤摩指法。

2. 推拿治法二

①患者端坐于凳上，医者用一手握住患肢腕部固定，用另一手拇、食二指着力，反复进行捏揉手指两侧的侧副韧带。

②从上而下反复揉动手指两侧的侧副韧带。

③反复进行捻转手指两侧的侧副韧带。

④进行摇指法或手指拔伸法，促其恢复活动功能。

3. 推拿治法三

①患者取坐位，医者坐其侧面或对面，以一指禅揉、按、点法施于合谷、上廉、下廉、手三里、曲池、手五里、曲泽、四渎、天井、小海、尺泽、少海等穴100次。

②先以搓法治疗肘部及上臂、前臂接近患处的部位，再用单掌旋抚法、揉法施于患处5分钟。

③以捏拿法、顺法施于患处5分钟。

④以上肢伸屈法助患肢活动2分钟。

第四节　下肢软组织损伤与疾病

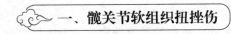

一、髋关节软组织扭挫伤

髋关节软组织扭挫伤多因行走不慎，跌仆闪挫，强力扭转而致。

【分型论治】

1. 急性型

证候：伤后酸痛，不肿或微肿，肌肉压痛，转动不能，动则痛剧。

治则：活血祛瘀，消肿止痛。

操作方法：①环跳按法；②股外刨推法；③按股内法；④股内抚摩法；⑤拿承扶法。

2. 慢性型

证候：症状经久不愈，步行艰难，久走痛转剧，甚或关节僵硬。

治则：活血通经，散瘀定痛。

操作方法：①按气冲法；②股内侧重搓法；③下肢重压法；④股外侧重推法；⑤双屈膝旋髋法。

【推拿治疗】

1. 特色治法一

①患者仰卧，医者坐其床边，以一指禅揉、按、点法施于解溪、髀关、冲门、五枢、髋骨、环跳、箕门、五里、急脉穴100次。

②在髋关节及腹股沟、股内侧部位施以揉法、滚法、拍法，然后令患者取健侧卧位（即患侧在上），用捏拿法施于髋关节外侧及后臀部位共10分钟。

③患者恢复仰卧位，医者先捏拿股内大筋2分钟，再用拨法、摩法施于腹股沟及股内侧5分钟。

④医者站立，施下肢摇运法和下肢伸屈法各3次，手法宜缓，切忌过快。

2. 特色治法二

①患者仰卧，医者用双手反复捏揉髋关节周围软组织，以活血化瘀。

②用一手握住踝关节，另一手按于膝关节处，双手协同用力将伤肢抬起至屈膝屈髋位。

③反复向前按压，使其大腿前侧尽量接触胸部3~5次，然后伸直放松，此法用于屈伸活动髋关节。

④医者用双手捏揉髋关节周围软组织，以理气活血。

⑤用一手握住伤肢踝部，另一手按于膝关节上，两手协同用力抬起伤肢至屈膝屈髋位，再进行大幅度的旋摇髋关节，向内旋摇5~7圈，向外旋摇5~7圈，然后伸直放松。

⑥反复拿揉下肢肌肉3~5遍。

二、髋关节滑囊炎

转子滑囊位于臀大肌与转子外侧之间，髂耻滑囊位于髂腰肌和耻骨之间，常与髋关节相沟通，急性滑囊炎时局部有疼痛和压痛，并可出现大转子后方或股三角区肿胀疼痛，同时，疼痛可因股神经受压或刺激而沿大腿前侧放射至膝部与小腿内侧。此外，髋关节过度使用及轻度外伤，也可导致外伤性大转子滑囊炎，特别是小儿患者更为多见。

患者表现为跛行，诉髋关节痛及膝痛。平卧时，患者大腿常处于屈曲外展或外旋位，不愿伸直其腿，以松弛臀大肌的张力，减轻疼痛。髂耻滑囊炎时，股三角区肿胀，大腿经常处于屈曲位，检查时将大腿伸直、外展或内旋时都可引起疼痛。

本病的特征是病程很短，一般经治疗及卧床休息1~2周即可痊愈。

【推拿治疗】

治则：行气活血，通络止痛。

操作方法：①斜摩下腹法；②环跳按法；③推臀法；④股内侧揉捏法；⑤拿承扶法。

【注意事项】

本病如是小儿患者，须卧床休息1~2周。

三、梨状肌损伤综合征

臀部软组织损伤中，因臀部深层肌肉梨状肌损伤而招致急、慢性坐骨神经痛十分多见。推拿疗法对此病有较好疗效。

梨状肌为臀部深层的一块小肌肉，主要与其他肌肉配合使大腿外旋，但由于所处解剖位置的特点，往往在为完成某种动作，如在下肢外展、外旋或由蹲位变换为直立时，使梨状肌急剧不协调地收缩，或被动、主动性地突然牵拉，或肌组织原有病变遇到不适宜的外力等，均可致使梨状肌损伤。如损伤严重，持续时间长，梨状肌弥漫性肿胀可直接影响上、下孔通过的神经血管，使相应的神经、血管受压而导致不同的临床症状。梨状肌下孔受压，波及臀下神经或坐骨神经使其炎症变性或机械压迫致使局部缺血、缺氧及功能障碍，还可造成下肢肌萎缩。

大部分患者都有肩扛重物或下肢"闪""扭"的外伤史。发病时，患者感腰臀部困痛或一侧臀部深在性酸胀，伴随一侧下肢沿大腿后面直至小腿外侧的放射性疼痛，有时疼痛亦向小腹部及会阴部放射。在大小便或大声咳嗽增加腹压时，下肢痛可以加剧。

检查时，可见患者跛行，腰部无明显异常，患侧臀肌可有轻度萎缩。双拇指触诊，在梨状肌走行位置上可触到高起的成条索或束状钝厚的肌束，周围组织松软，有明显压痛。

【推拿治疗】

本病可采用活血通络，解痉止痛的推拿手法。慢性梨状肌损伤的患者还应配合适当的功能锻炼，方能收到更佳的效果。

1. 推拿治法一

治则：通经活络，活血祛瘀。

操作方法：①推臀法；②环跳按法；③臀部直摩法；④股外刨推法；⑤股后重压法；⑥股后揉捏法。

2. 推拿治法二

①患者俯卧，医者用双手反复推揉臀部及下肢右侧，以活血理气。

②用双手拇指尖着力，反复点按、点揉、点拨环跳穴，并持续用力，使其作用力深达梨状肌，用以拨离其粘连。若指力不及，可用肘尖进行反复点拨。

③患者仰卧，先做屈膝屈髋活动，再做被动的直腿抬举动作，用以牵拉坐骨神经。

④用双手拿揉法，反复拿揉下肢前侧肌肉 3～5 遍。

3. 推拿治法三

①患者俯卧，身体自然放松，医者站立于患者患侧，两手掌重叠，自患者第 12 胸椎旁向下旋揉放松脊柱两侧骶棘肌（即沿膀胱经循行路线）。两侧交替施捏脊手法 6～8 遍。

②点压秩边、环跳等穴，用拇指或肘部点压，用力由表及里，徐徐按压，每穴约 1 分钟。

③弹拨梨状肌肌腹及起止腱，医者双手拇指指腹稍分开，垂直按压于梨状肌肌腹，并沿梨状肌肌腹纤维垂直向左右进行分离弹拨 6～8 次。

④顺沿梨状肌肌腹进行按压 3～5 次。

⑤用手掌在患侧臀部施捏揉手法约3分钟。

⑥点揉足太阳膀胱经有关穴位如承扶、殷门、委中、承山、昆仑等穴，每穴点揉约1分钟。

⑦患者取仰卧位，医者按压患肢冲门穴约1分钟，然后作患肢的内收、外展、内旋、外旋、屈伸等动作。

4. 推拿治法四

①抚摩揉穴法：患者俯卧，医者在患者腰、骶、臀部作大面积的表面抚摩手法2分钟后，再用双手拇指或单手拇指在梨状肌部及环跳、委中、承山、昆仑等穴位进行揉按，使患者整个腰腿臀部均有酸胀麻木感。

②牵拉揉按法：患者俯卧，助手握患肢膝踝部使患肢过伸外展，医者双手拇指压定梨状肌肌束作反复点、揉、按、推的手法2~3分钟，接着助手放下患肢，医者一手横抱患肢大腿下端使其过伸外展，同时向下拔拉，另一手按住梨状肌肌腹部用力揉按约2分钟。

③牵抖舒筋法：患者俯卧，医者双手握提患侧踝关节使其腰部呈过伸位，再缓缓用力牵拉抖动2分钟；然后对整个患腿及腰臀部从上至下作叩击手法2~3分钟。

四、臀部筋膜损伤

臀部肌肉表面的筋膜较薄弱，臀部筋膜劳损的痛点常在臀上皮神经穿出臀部筋膜处，说明臀上皮神经的病损较臀部其他皮神经的病损更为多见。一些患者在劳动，尤其使身体左右旋转时，易将此神经在髂嵴下方的一段损伤，并造成此神经离位。离位后，神经本身及周围的软组织可出现充血、肿胀，慢性者因皮神经周围存在较多粘连而使神经呈现条索状硬结，触之钝厚。由于皮神经受粘连包绕而较固定，当弯腰和端坐时背部皮肤紧张，皮神经经常受到牵拉刺激，因此可引起患侧腰部疼痛和下肢酸痛。

臀部筋膜损伤的主要症状是臀上部疼痛，呈刺痛、酸痛或撕裂样痛，可向患侧下肢放射，但多不过膝。部分患者，弯腰活动常常受限，起坐困难。

检查时，臀部有明显的压痛点，在压痛点的肌肉表面往往可触及一滚动的、高起的绳索状物，一般宽约1 cm，长约2~3 cm，重压可引起或加重下肢放射痛。慢性损伤者，该部位之绳索状物可能更为粗厚，但压痛及胀麻现象较轻。在痛点，若用2%普鲁卡因作局部阻滞，则疼痛及反射痛均可消失，腰前屈运动和同侧直腿抬高程度亦可暂时改善。

【推拿治疗】

急性损伤的患者，在经推拿手法治疗1~2次后，症状、体征均可减轻或消失；慢性损伤患者，治疗的时间应稍长，以期巩固疗效，避免复发。

1. 推拿治法一

治则：通经活络，调理筋脉。

操作方法：①横摩骶法；②推臀法；③臀部直摩法；④环跳按法；⑤推股外侧法；⑥拿承扶法。

2. 推拿治法二

治则：通经活络，滑利关节，行气活血，解痉止痛。

操作方法：

①患者俯卧，医者用双手拇指着力，于患者臀部筋膜的损伤之处反复揉动，若有粘连或结节应用力反复点拨，使之消散；对粘连结节日久难开散者，可用肘尖进行反复点拨，使之开散。

②臀部踩跷法：患者俯卧，医者双手扶踩踏床横杆以控制身体重心，以一足踏于腰部八髎穴处，另一足置承扶穴处，行原地踏步式踩踏或固定颤压，交替施术 1~3 分钟。

③足松展法：患者俯卧，医者双足分别站于患肢的两端，双足同时下压并向两端做有节奏的颤压伸展，使肌筋有被拉长的感觉。颤压力量和幅度不可过大，动作要协调和缓、均匀持久。

④用掌揉法反复揉按患处，以理气活血，加速瘀滞吸收。

3. 推拿治法三

①患者俯卧，医者站于患侧，以两手掌在患侧面施分抹法，手法由轻而重，施术 30 次；继之以掌揉法，用掌根着力，按压患侧痛性筋束处，先顺时针方向施运 30 次，继之反方向旋运 30 次。

②肘运法：患者侧卧，患侧向上，医者松肩垂肘，以肘部放于痛性筋束处，按顺时针方向缓和有力而有节律地旋运 60 次，力求达到柔软深透、轻而不浮、重而不滞之效。

③搋法：患者俯卧，身体放松，医者沿膀胱经和督脉循行进行搋揉手法，重点于痛性筋束处上下反复搋动数遍。

④拇指旋运法：医者以双手拇指指腹着力，指尖相对，按压于痛性筋束处，按顺时针方向旋运 30 次，逆时针方向旋运 30 次，然后点按痛性筋束 3~5 次。

⑤分筋理筋法：医者双手拇指在患处对痛性筋束进行垂直左右弹拨，然后沿臀中肌肌纤维方向顺理筋束。

以上手法的特点，是通过患者侧方施术面由大而小，最后放置于痛性筋束处，通过旋运、搋动、分筋、理筋等手法，达到分解粘连、解除肌痉挛，使患侧筋脉和利、经络通畅、气血流利、痛性筋束消散的目的。

五、股内收肌损伤

股内收肌为大腿内侧肌肉，包括内收长肌、内收短肌和内收大肌，如股内收肌局部出血、肌肉粘连，可严重地影响下肢的活动功能。

股内收长肌可因强力牵拉发生损伤或因骑马时内收肌遭受严重挫伤，使肌肉纤维断裂，局部出血、机化。对于骨盆骨折的患者，骨折部出血亦可渗入内收肌的肌纤维及其附近组织形成血肿，日久则血肿机化产生粘连，刺激闭孔神经引起反射性肌肉痉挛或血肿骨化，成为骨化性肌炎，限制大腿外展和前屈的活动功能。

患者大多表现为大腿内侧疼痛，脚尖不敢着地，取下肢半屈曲位，大腿不敢内收、外展。骨盆骨折的患者则是多在 6~7 周后开始练习活动时，发现下肢外展、抬高严重受限，内收肌起点处明显疼痛，肌肉紧张，患肢不能负重。

检查时，患侧内收肌或耻骨肌较正常者硬。另外，股骨干骨折、粗隆间骨折或内收肌牵拉性损伤的患者，可以出现内收肌痉挛的症状。

【推拿治疗】

推拿治疗本病，可以剥离局部粘连、解除肌肉痉挛、消除疼痛和恢复患肢的正常活动功能。如能在治疗期间令患者自行配合下肢功能锻炼，则疗效更佳。

1. 推拿治法一

治则：行气通络，散瘀止痛。

操作方法：①按气冲法；②股内抚摩法；③按股内法；④揉血海法；⑤股内侧揉捏法；⑥膝引伸法；⑦拿承扶法。

2. 推拿治法二

治则：滑利关节，正复归窠，舒筋活血，消肿止痛。

操作方法：

①金蛙游水法：患者仰卧，医者站其足下方，两手握双足踝，施力导引双下肢屈膝，屈髋到极限再使双膝外旋，两足相对，然后导引双腿向下蹬伸。施术用力需和缓持续，不可用暴力，避免损伤股骨头。老年者慎用此法。

②拳顶合揉法：医者双手握拳，四指紧贴掌心，以拳顶置于下肢肌肉的两侧，自髀关、承扶至梁丘穴，再自阴陵泉、阳陵泉至悬钟穴，缓慢而有力做两拳对合旋转揉动，同时自上向下逐步边揉边移动。拳揉动作要灵活而有节律，重而不滞，以顺时针方向为主。大腿部手法稍重，小腿部手法稍轻，身体虚弱者则可用空拳揉。

③下肢牵拽法：患者仰卧，两下肢伸直，两手紧握床架，医者站其足部方向。操作时，医者以一手握住患者一足足趾，另一手紧握其足跟部，使足尽力背屈。医者抬起下肢，将足踝部压于患者膝关节部位，先摇动患者踝关节3～5次后，再向外下方牵拽2～5次。

④下肢抖动法：患者双下肢自然伸直，肌肉放松，医者双手握其双足掌前部，两手同时用力，先向左右方向抖动1～2分钟；然后，使患者膝屈曲90°，医者以双手一并放置膝关节内外侧，向左右方向抖动1～2分钟。抖动的幅度要小，频率要快。

3. 推拿治法三

①患者仰卧，医者先用双手反复捏揉患者大腿内侧的股内收肌群，使其股内收肌放松；再用一手握住伤肢踝部，另一手按于膝上，两手协同用力，做向内摇髋活动，并逐渐加大摇髋幅度。

②牵引患者下肢使之伸直，做内收外展活动各3～5次。

③患肢屈膝屈髋，并使患者抱紧膝部，然后缓慢伸屈患肢3～5次。

六、股四头肌损伤

股四头肌是一组坚强的伸小腿肌，其中股直肌兼有屈大腿的作用。由于股四头肌位于大腿前侧浅表，容易为直接暴力损伤，多见于如篮球、足球和摔跤运动员在比赛中相互碰击顶撞，就易引起挫伤。间接暴力引起股四头肌拉伤者，较少发生。

临床上，伤轻者除疼痛外，可有压痛。伤重者，则有红、热、肿、痛等反应性急性炎症表现。伤后数日，局部可出现青紫色瘀肿，如果主动收缩股四头肌，则局部疼痛加重。患腿的功能，常显现出部分障碍。

【推拿治疗】

1. 推拿治法一

治则：行气通络，散瘀止痛。

操作方法：①大消气法；②按股前法；③膝引伸法；④揉膝上法；⑤揉血海法。

2. 推拿治法二

①患者仰卧，医者用双手拿揉法反复拿揉患侧股四头肌，边拿揉边向下移动。

②将伤肢抬于腿上，用双掌反复揉动颤抖股四头肌，边颤抖边向下移动，以理气活血、消肿止痛，促使瘀血吸收。

推拿治疗期间，可配合做热敷与红外线照射，以促进损伤恢复。

七、股二头肌急性损伤与慢性劳损

膝关节附近的肌肉和肌腱可因牵拉而招致损伤，如为内收性损伤，则股二头肌必然受累。此种外伤好发于搬运工和运动员，伤后腓骨头附近肿胀疼痛，严重地影响功能。

如果损伤的外力大，可造成肌与腱联合部急性损伤或断裂；严重者，可因肌腱损伤处有局部出血和渗液而产生粘连和肌腱炎。如果膝内翻性损伤的外力不大，或为慢性长期的多次反复损伤，则可造成腓骨头股二头肌附着处肌腱的慢性劳损。

临床上，不论是急性损伤或慢性劳损，均可引起局部反射性肌肉痉挛和疼痛。有些病例，还可同时合并有膝关节外侧副韧带与腓总神经损伤，如此，则膝关节的活动功能将更加受限。股二头肌肌腱附着部的慢性劳损较股二头肌肌与腱联合部的急性损伤更为常见。

检查时，局部多有肿胀疼痛，似与滑囊炎不易鉴别。但是，股二头肌腱劳损患者活动肌腱时多半有疼痛，而滑囊炎患者活动肌腱时则无疼痛；滑囊炎的疼痛范围一般较为局限，而股二头肌肌腱劳损，则多伴有腱鞘炎，故其疼痛范围比较广泛。股二头肌在肌与腱联合部劳损时，其疼痛多显现于大腿后侧，由于肌肉痉挛，关节活动可能受到严重的影响。

【推拿治疗】

治则：伸筋通络，行气止痛。

操作方法：①拿承扶法；②推股后法；③股后揉捏法；④膝周揉法；⑤膝引伸法；⑥揉足三里法。

【注意事项】

推拿按摩治疗期间，应嘱患者自行练习膝关节活动，以促进功能的恢复。

八、股后侧肌及肌腱损伤

股后侧肌包括股二头肌、半腱肌和半膜肌，均属双关节肌，有伸大腿和屈小腿的作用。如作急速的短距离冲刺时，或田径运动员在短跑后踏跳的刹那股后侧肌主动急剧收缩时，或舞蹈、杂技演员和体操运动员作踢腿、压腿或劈腿等动作时，极度屈髋和伸膝，股后侧肌被动过度牵拉，则可能造成损伤。损伤部位以近端肌肌腱附着点（坐骨结节）最常见，其次为肌腹，远端肌腱附着点受累较少。

临床上，患者多有明显的受伤史，在完成上述动作过程中股后突然发生剧痛，随即出现功能障碍。伤侧坐骨结节或受伤肌腹有局限性压痛；重复受伤机制的动作时，伤部疼痛加重。新伤可有轻度红肿，陈旧伤在伤部常可摸得硬结。

【推拿治疗】

（1）新伤

推拿治疗对初次新伤疗效显著，患者肿消后应加强腿部的功能锻炼。

治则：行气通络，伸筋利膝。

操作方法：①环跳按法；②股后抚摩法；③股后重压法；④揉委中法；⑤膝引伸法；⑥拿承扶法。

（2）陈旧伤

多次复发的宿伤，治疗时间较长。

治则：活血通络，强健腿膝。

操作方法：①下肢牵拽法；②推股后法；③股后揉捏法；④腘上外拿法；⑤揉委中法；⑥膝引伸法。

【推拿特色治法】

治则：疏筋活络，通利腰膝。

操作方法：

①患者俯卧，医者用双手反复拿揉患者大腿后侧肌肉和肌腱，促使其放松。

②用拇指点揉法，反复点揉和拿承扶、殷门穴。若指力达不到深层者，可用肘尖点揉按压。

③患者双膝跪于床上，两手扶床，医者站其体侧下方，施以跪点双窝法，即两手拇指伸直，以拇指指腹置于两侧委中穴处，着力点按，以患者能耐受为度。此时有酸、麻、胀感及放射感，拇指用力方向向上时，放射感可向上传；拇指用力方向向下时，放射感可传到足部。

④用下肢顺推法，反复推揉下肢后侧肌肉。

九、髌下脂肪垫损伤

髌下脂肪垫位于髌骨下面、髌韧带后面与关节囊之间，为一块钝性三角形的脂肪组织，充填于膝关节前部间隙，有加强关节稳定和减少摩擦的作用。髌韧带与脂肪垫有光滑的鞘膜相隔，从身体表面看，脂肪垫位于髌韧带两侧之膝眼内。

髌下脂肪垫损伤的发病原因可能为急性损伤后血肿形成，导致韧带与脂肪垫的纤维粘连。由于脂肪组织变为坚硬的瘢痕组织，坚硬而失去弹性，故使伸膝活动受到限制。较长时间过度的摩擦和膝关节损伤，亦可引起脂肪垫充血、肥厚，并产生无菌性炎症。

临床上，本病多发生于30岁以后之经常爬山、蹲下或步行者。患者自觉膝部疼痛，步行难以持久，但关节活动障碍不明显，疼痛可放射到小腿及踝部。

检查时，关节前髌韧带两侧肿胀、压痛，如作髌下脂肪垫压痛点检查（即使膝关节呈伸直位，医者一手揿住髌骨上缘，推髌骨向后下方，使髌骨下缘翘起；另一手拇指压膝眼向后上方），有病变者可发生剧痛。X线摄片可排除骨与关节病变。

【推拿治疗】

对刚开始有症状的患者，应劝其暂缓久行，以免病变进一步发展。对一般病例，可施用以下推拿治法。

1. 推拿治法一

治则：行气通络，伸筋利膝。

操作方法：①揉膝上法；②膝周揉法；③腘上内拿法；④腘上外拿法；⑤单屈膝旋髋法；⑥揉血海法。

2. 推拿治法二

①摩髌骨。

②用拇指尖着力，反复抠、揉、刮动髌八卦（注：髌八卦在髌骨四周的上、下、内、外及内上、外上、内下、外下八个点上）。

③用双拳反复捶击髌骨的上下缘，并逐渐加快捶击的频率，约 200～250 次/分，使髌骨产生酸胀热感。

④拿揉髌骨周围及膝关节上下方。

十、膝关节内侧副韧带损伤

正常人的膝关节约有 10° 左右的外翻，因而膝外侧最易受到外力的冲击。当人体膝关节处于轻度屈曲位（即伸直150°～160°）时，如发生扛挑重担时滑倒或重物砸于膝关节外侧等情况，就可因小腿突然外翻而造成膝关节内侧副韧带损伤。如损伤外力较轻，仅能使韧带在股骨或胫骨止点上发生部分撕脱或断裂；外力重者，则可致韧带完全断裂。由于内侧副韧带的深部纤维与内侧半月板相连，故在深部纤维断裂时有可能伴有内侧半月板撕裂，严重者尚可合并前交叉韧带撕裂。

患者膝关节不能完全伸直，常用足尖走路。检查时，股骨与胫骨内髁附着部疼痛，内侧副韧带分离试验阳性。

侧副韧带分离试验（又称侧向试验）的检查方法为：患者膝关节完全伸直，医者一手握住大腿下段的外侧推向内侧，另一手抓住小腿下段拉向外侧，如患者膝内侧副韧带附着点疼痛或疼痛加剧，膝内翻范围增大，则为内侧副韧带分离试验阳性，表示膝内侧副韧带损伤。做相反方向试验时，若外侧痛与膝外翻活动范围增大，表示膝外侧副韧带损伤。

【推拿治疗】

膝关节内侧副韧带完全断裂者，应尽快手术修补；若手术时发现半月板损伤，应同时切除半月板。部分韧带断裂者，可先采取夹缚固定，即新鲜性韧带损伤在 1～2 周以内者，可用硬纸板固定膝关节于伸170°和内翻位约4~6周。固定初期可进行股四头肌锻炼；固定2周后，可带夹板下地步行锻炼。解除固定后，可施行推拿治疗，每日或隔日一次。

1. 推拿治法一

治则：活血通络，解痉止痛。

操作方法：①股前抚摩法；②揉血海法；③腘上内拿法；④膝周揉法；⑤膝引伸法；⑥下肢外伸法。

2. 推拿治法二

①在小腿外侧从膝至足做掌根推、掌根揉法各10遍。

②在小腿内侧从足至膝做掌根揉、拇指拨法各10遍。

③用双手掌对揉膝关节及其周围约2分钟。

④以一手掌根抵住膝内侧，另一手握住外踝部，两手同时向对侧推、颤，由轻到重，反复5遍。

⑤一手从内侧握住大腿下段，使之抬离床面约45°，另一手握小腿下段，做诱导性的小腿内收运动，活动角度由小到大，戒用暴力，反复5遍。

3. 推拿治法三

①患者仰卧，医者用拇指着力，反复点揉膝关节内侧副韧带附着点及阴陵泉、膝关、曲泉等穴，用力由轻逐渐加重。

②用双手掌合抱于膝关节两侧，反复用力搓揉膝关节两侧的肌肉韧带，理气活血、舒筋活络、消肿止痛。

十一、膝腘窝囊肿

本病主要是由于慢性外伤刺激所引起。囊肿壁的外层为纤维组织所构成，内层为白色光滑的滑膜所覆盖，腔内含有淡黄色澄清的胶冻黏液。部分病例则是从关节囊起源的。

临床上，本病常发生于股骨与胫骨间后面的腘窝，如鸡蛋大，呈椭圆形。伸直膝关节时，肿块明显突出增大，屈膝后陷入腘窝，半屈曲位时可以上下左右推动，有饱满波动感。虽然囊肿通达关节腔，但因通入的腔口极小且位置较高，加上受到腘肌的压迫，所以液体也不能挤压到关节腔内。

【推拿治疗】

对无症状者不需治疗。如出现疼痛和膝部功能障碍，可以采取药物注射，即用注射空针刺入囊肿腔内，吸尽内部液体，再从原针头注入1％普鲁卡因2~5 mL与醋酸氢化可的松液0.5 mL，每周1~2次，共4次。注射药物期间，可采取以下推拿手法，促进囊液吸收，避免再度复发。

治则：活血化瘀，消肿止痛。

操作方法：①股后揉捏法；②推股后法；③腘上内拿法；④股上、下刨推法；⑤揉委中法；⑥揉承山法；⑦膝周揉法。

十二、膝关节慢性损伤性滑囊炎

膝关节慢性损伤性滑囊炎多由于膝部的反复扭伤等造成，主要症状为膝关节肿胀，关节疼痛无力，膝关节主动极度伸直时，特别是在有抗阻力时髌下部疼痛。多数病例股四头肌萎缩。

检查时，浮髌试验阳性，亦可为阴性。在关节活动时，可触及细碎的摩擦感。关节穿刺一般为多量淡黄色澄清或微混的滑液。

【推拿治疗】

该病可结合局部热敷及功能锻炼进行治疗。

1. 推拿治法一

治则：活血舒筋，化湿通络。

操作方法：①揉膝上法；②揉血海法；③腘上内拿法；④腘上外拿法；⑤膝周揉法；⑥膝引伸法；⑦下肢牵拽法；⑧揉委中法。

2. 推拿治法二

①提拉股四头肌：用拇指和其他四指拿住髌骨上方股四头肌反复提拉肌肉10～20次，目的是缓解股四头肌紧张，增强肌肉的血运，改善膝关节平衡。

②推揉髌骨：双手拇、食指分别按住髌骨上下缘纵向推拉髌骨10～20次，然后以一手掌心扣住髌骨做顺时针和逆时针方向揉搓，扣紧髌骨使髌骨下关节面旋转摩擦10～20次，目的是使附着于髌骨周围的韧带、关节囊和肌腱达到应力平衡。

③膝过伸加压：患者伸直膝关节，医者一手握住足底用力背伸踝关节，另一手掌下压膝关节前方，反复2～3次。一般膝关节增生性关节炎患者均有不同强度的膝伸直受限，主要是因关节肿胀和软组织痉挛所致，用此手法可以解除软组织粘连，整复膝关节轻微的错缝，恢复关节功能。

④侧向加压屈伸膝关节：患者仰卧位，医者一手握住患者踝关节，另一手掌按住膝外侧向内挤压，反复10～20次，然后同样按住膝内侧向外挤压活动膝关节，目的是疏导关节，协调关节周围韧带应力。

⑤屈伸旋膝：医者一手握膝关节前方，另一手握住患者小腿下方，最大限度地屈伸膝关节，同时做内外旋转活动，目的是活动关节，恢复功能。

⑥抱膝揉搓：患者膝半屈位，足掌平放在床上，医者双手指交叉抱住膝两侧，以手掌和大小鱼际夹住膝两侧皮肤做上下前后旋转揉搓，目的是"按久之则气足以温之，故快然而不痛""摩其壅聚，以散瘀结之肿"。

⑦痛点按摩：在患者髌骨内下方常可触及一条索，压痛明显。先以拇指按垂直方向弹拨，再顺其走向理筋，最后按压1～2分钟，可达到剥离粘连、顺筋复位的目的。

3. 推拿治法三

①患者仰卧，医者先用拿揉法反复拿揉膝关节肌肉韧带及其各穴位；再用拇指及中指尖着力，反复抠、揉、刮、掐髌八卦。

②用一手握住踝部，另一手按于膝部，两手协同用力，将患肢抬至屈膝屈髋位，反复进行膝关节的伸屈活动、内收外展活动和向内旋摇膝关节、向外旋摇膝关节活动。

十三、髌上滑囊血肿

髌上滑囊（又称股四头肌滑囊）位于股四头肌下部后面和股骨前之间，与膝关节腔相通。髌上滑囊血肿是膝关节常见的损伤，多由于膝关节的急性严重外伤，如打击、跌倒、扭伤或过度运动等造成。滑囊撕裂出血而引起的滑囊血肿，吸收非常缓慢，如不及时治疗，日久将产生滑膜增厚与关节纤维粘连，影响关节正常活动。

患者多有严重急性外伤史，损伤后局部常感疼痛、股四头肌紧张与活动受限，伤后 1~2 小时，髌骨上方常出现半月形肿胀隆起，浮髌试验阳性。

【推拿治疗】

对于髌上滑囊血肿患者，活动可防止关节粘连和肌肉萎缩，但活动过早又可使关节内继续出血；固定可使滑囊早期修复，但固定时间过长又可使关节僵硬和肌肉萎缩。所以在治疗中，应恰当掌握固定与活动的相互关系。

推拿手法治疗中的消散血肿手法适用于单纯髌上滑囊血肿，禁用于合并骨折和韧带损伤者。

施术前，医者先沿股四头肌自上而下采取按摩法、搓捏手法，使大腿肌及膝部松弛、疼痛减轻。

施术时，医者一手压紧髌骨上滑囊部位并握住大腿，另一手抓住小腿下段，先使膝关节过伸，再立即使膝关节极度屈曲。此时，滑囊常常破裂，医者再以掌根用力按压血肿部，使血肿被推散到周围软组织中，逐渐吸收。在施术后，如滑囊血肿未见消散，可用三棱针刺破滑囊，再施以上法，使其消散。以上施术完毕后，在血肿处再用绷带加压包扎，夹板固定膝关节。固定时间一般为 1 周左右。

在解除夹板后，需要采用功能恢复手法，以进一步消散瘀血，免除关节僵硬和肌肉萎缩，恢复膝关节的正常活动功能。操作时，先施以按气冲法，活血通络；然后沿腹股沟自大腿前侧向膝关节髌骨下方摩按 3~5 分钟。最后，选用推拿治法中之膝周揉法、揉血海法、膝引伸法，促进关节腔内积液吸收，改善膝部的血运和淋巴循环，增加膝周肌腱、韧带的张力和弹性。

在患肢膝关节夹板固定期间，可嘱患者练习股四头肌收缩活动，一日数次，每次 5~10 分钟，同时练习直腿高举放下活动。解除固定后，嘱其再作上下阶梯运动。

十四、膝关节骨性关节炎

膝关节骨性关节炎又称增生性、退行性关节炎，可分为原发性和继发性。原发性多见于老年人，发生原因是遗传和体质虚弱的影响，并与年龄、遗传、性别、体重、饮食及气候等因素有关；继发性者常继发于关节的先天或后天畸形、关节损伤，可因膝关节急、慢性损伤引起，也可继发于其他关节疾病。

膝关节骨性关节炎属中医"痹证"范畴，多因气血失和、肾元虚衰、风寒湿邪侵袭、气血运行不畅所致，在治疗上以益气补肾、祛瘀化痰、通经利络为主。

早期症状为关节持续性酸痛或活动时突感刺痛，关节伸屈不利，在早晨起床和久坐起立时更为明显，由于症状较轻，无明显功能影响，故常被忽视。严重者出现膝关节剧烈疼痛、肿胀、关节僵直、畸形和功能障碍。X线可表现为关节退行性改变、骨质增生。关节镜下可见软骨的严重磨损。

【推拿治疗】

推拿治疗有缓解症状、通过增加受累关节的局部血液循环来促进关节炎康复进程，增强关节支持肌肉的肌力，增强关节灵活性等作用。

操作方法：

①患者仰卧，医者立于患肢一侧，以轻快柔和的手法，自大腿到小腿拿捏放松患肢肌肉1~2分钟。

②点按或弹拨犊鼻、内外膝眼、阳陵泉、阴陵泉、足三里、阴市、梁丘、血海穴各1~3分钟。

③医者先用手心揉摩患侧髌骨，然后施以震颤等手法，以患者感觉膝关节发热为度。

④在膝关节四周进行弹筋、拨筋、分筋、揉筋等手法施治，然后揉拨阳陵泉、委中、承山穴各1~2分钟。

⑤嘱患者屈膝屈髋、内外旋转小腿，并屈伸膝关节数次。

⑥医者以双手握住患者双踝关节，牵抖双侧下肢3~4次。

【自我按摩法】

1. 搓揉大腿。

2. 点按血海、阴市、梁丘、犊鼻、阳陵泉、阴陵泉、足三里各1~3分钟。

3. 摩髌骨。

4. 抱膝搓揉法：坐位，先将两手搓热后，先用两手掌根分别将膝关节上下及其内外侧抱住，做快速搓揉动作10~20次，至局部发热为止。

5. 坐位，在膝关节四周进行弹筋、拨筋、分筋、揉筋等手法施治，然后揉拨委中、承山穴各1~2分钟。

6. 坐位或站立位，屈膝屈髋、内外旋转小腿，并屈伸膝关节数次。

【注意事项】

膝关节疼痛剧烈时，应充分休息至急性症状缓解或消失为止，同时避免大量活动、劳动等，以免使疼痛加剧和引起关节功能障碍。同时，局部给予湿热敷，可解除疼痛和肌肉痉挛，有助于改善血液循环，减轻肿胀。

十五、腓骨长短肌腱滑脱

腓骨长短肌腱走行于外踝后侧骨沟之中，因此具备了肌腱滑脱的条件。当足踝部过度背伸、外翻扭伤时，由于腓骨长短肌腱极度紧张或剧烈挛缩，可将外踝后侧面的一个或两个支持带撕伤。此时，肌腱因失去约束，故自外踝的后侧向前滑脱。

当足踝部过度内收、内翻牵拉肌腱发生损伤时，此种损伤的机转多与踝关节扭伤一并发生，故其症状亦常被踝扭伤的症状所掩饰。有些病例，腓骨长短肌腱受伤以后，可引起创伤性腱鞘炎。在急性外伤后，如滑脱未得到适当的治疗，或外踝发育不良，沟管变浅，支持带松弛或完全阙如等先天性原因，均可引起腓骨长短肌腱慢性滑脱的症状和病理改变。

临床上，急性外伤后患者有外踝部肌腱滑脱感。外踝部肿胀、皮下瘀血、青紫、疼痛，尤其足背伸外翻时疼痛更为明显。检查时，沿腓骨长短肌腱均有压痛，并由于该二肌腱紧张痉挛，使足不能作内翻活动。慢性腓骨长短肌腱滑脱又名"弹响踝"，其肌腱经常滑走于外踝之上，具有弹响，但不影响踝关节走路功能。

【推拿治疗】

推拿治疗的目的不仅在于整复肌腱滑脱，而且在于通过手法排出积血、缓解痉挛、消除炎症、预防和剥离粘连，使急性损伤得以修复，防止发生习惯性滑脱。治疗期间，患者应少行走，以便于损伤处修复。

治则：活血通络，消肿理筋。

操作方法：①揉足三里法；②小腿按法；③揉委中法；④拿昆仑法；⑤按跟腱法；⑥踝背屈法。

十六、腓肠肌急性损伤与慢性劳损

腓肠肌为小腿后侧强有力的肌肉，起始于股骨二髁的后侧，抵止于跟骨的后部。在肌肉强有力收缩或踝关节过度背伸等情况下，可能造成腓肠肌的急性损伤。损伤较轻者，多为小腿后腓肠肌牵拉性损伤；较重者，则可能引起部分或全部断裂。

腓肠肌的慢性劳损一般为长期反复多次的慢性损伤所致，损伤多发生于腓肠肌股骨二髁的附着部、肌与腱联合部或跟腱附着部三个不同平面。

临床上，患者多有急性外伤或慢性劳损的病史。急性外伤者于伤后数小时出现局部肿胀、疼痛和局部压痛，此压痛点为确定损伤所在平面的依据。倘使肌腱断裂，必有广泛性皮下出血和肿胀疼痛，并可摸到断裂部失去联系的间隙。如为慢性劳损则只有局部疼痛、肌肉萎缩，但无明显肿胀。无论被动性牵拉或主动性收缩，小腿后部肌肉均感觉损伤部位疼痛，患者多以足尖着地走路，不敢用全足负重。如系腓肠肌全部断裂，在急性期必丧失走路的功能；部分纤维断裂者，亦可由于局部出血、肌肉痉挛而引起功能障碍。

【推拿治疗】

对于腓肠肌完全断裂者，一旦确立诊断，须早期进行修补缝合。对于部分断裂或肌肉牵拉、慢性劳损的患者，应按其损伤的病理改变和受伤部位所在平面进行相应的推拿治疗。治疗期间，还应作踝关节的功能锻炼，以促进更快地恢复。

1. 推拿治法一

治则：调和气血，理筋通络。

操作方法：①股后重压法；②小腿内侧揉捏法；③小腿按法；④揉承山法；⑤按跟腱法。

2. 推拿治法二

①患者俯卧，医者一手握住患肢踝部，将小腿抬起，使腓肠肌放松，另一手反复捏揉腓肠肌及其筋膜撕裂之处。

②用掌揉法反复揉动腓肠肌及其筋膜撕裂之处，在委中、承筋、承山穴处进行重点揉按。

③用拿揉法反复拿揉腓肠肌，边拿揉边向下移动。

④患者仰卧，将患肢屈膝。医者一手按于膝部，另一手反复捏揉小腿内侧肌肉，边捏揉边向下移动。

⑤患者俯卧，医者一手握患肢踝部并将小腿抬起，另一手反复捏揉腓肠肌，边捏边移动位置。

⑥做膝关节的旋摇活动。

3. 推拿治法三

①患者俯卧，医者先揉腓肠肌及腘窝部位，再捏拿腓肠肌及跟腱部位，然后用掌推法从腘窝至跟腱处往返推揉，共 10 分钟。

②以一指禅揉、按、点昆仑、飞扬、承山、承筋、委中、委阳、阳陵泉、地机、漏谷、阳交穴 100 次。

③以擦法、抚法施于腓肠肌 5 分钟。

④从腘窝至跟腱部位往返按压 6 次。

十七、自体压迫性腓总神经麻痹

腓总神经是坐骨神经分支之一，从腘窝部由坐骨神经分出后，紧贴腓骨颈部绕至其前方，腓骨颈下方又分为腓深和腓浅两条神经。腓深神经在内侧向下分布到足趾，支配胫骨前肌、趾长短伸肌和踇长短伸肌，有使足背屈的作用，如该神经受损，即出现足下垂或"尖足"；腓浅神经沿小腿外侧向下分布到足背外侧，支配腓骨长肌和腓骨短肌，有使足外翻的作用，腓浅神经受损伤时，足的外翻运动就丧失。当腓总神经自腘窝部分出后，紧贴腓骨颈部绕至前方，在这一部位施加压力时，常可引起腓神经麻痹。

损伤性腓神经麻痹常因局部撞击、腓骨颈骨折、石膏或夹板压迫以及止血带时间过长等引起，也可因患者麻痹或昏迷失去知觉，小腿置于硬物上压迫时间过长，或因长时间跪地及小腿过度牵引等而发生。

自体压迫性腓总神经麻痹最常见的原因是蹲位工作时，膝关节强度屈曲，大腿压于小腿后方，尤以近膝关节部受压最大，腓总神经可因受压或其营养血管受压缺血，发生功能障碍或病理变化而出现麻痹。平素因缺乏弯腰活动并保持膝关节于半屈曲位和蹲下位的锻炼，突然参加需要这种体位工作时，可能发生本病。反之，从事蹲位工作者，如翻砂工、电焊工等，则少见发生本病。

临床上，患者有腓神经受压的病史，开始时为小腿腓侧及足背感觉减退，足下垂、足趾不能背伸，足不能外翻，足拖拽步态以及小腿外侧肌群萎缩。

检查时，如仅有腓浅神经损伤，则患足不能外翻，但无足下垂，感觉减退区域在小腿外侧及足背，而第一、二趾蹼部背侧皮肤感觉正常；如仅为腓深神经损伤，则有足下垂，足外翻动作不受影响，而第一、二趾背侧皮肤有感觉障碍。

【推拿治疗】

推拿治疗促进其恢复以及防治肌肉萎缩等有较好的效果。

治则：行气通阳，疏导经脉。

操作方法：①揉足三里法；②小腿内侧按法；③小腿按法；④揉委中法；⑤按跟腱法；⑥踝背屈法；⑦梳足背法；⑧内外旋踝法。

在推拿治疗的同时，可配合电针、水针疗法，或配合中药熏洗等，可以增加疗效。

【注意事项】

自体压迫性腓总神经麻痹一般均能在短期内恢复。本病在早期应注意保护麻痹的肌肉，避免其再受牵拉。预防措施为劳动时尽量减少长时间蹲着的姿势，可以采用弯腰与蹲着相交替进行的办法。如必须长时间蹲下劳动时，可以左右腿交替承担体重，以免腓总神经因长期受压而发生麻痹。

十八、小腿三头肌及跟腱拉伤

腓肠肌和比目鱼肌总称为小腿三头肌，其作用是跖屈足以完成跳跃动作，两者的纤维向下合并为宽扁的延续部分称为跟腱，下行终止于跟骨结节，是全身最坚强的腱性组织。在跳高、跳远、跳箱、跳木马或起跑时，或进行网球、羽毛球等项目之运动跃起接球时，因小腿三头肌急剧地强劲收缩，给跟腱以巨大牵引力，易造成肌腹和跟腱拉伤。一般情况下，肌腱不易受伤，但跟腱隐患有退行性变，则可在此外力作用下产生拉伤，甚而断裂。

临床上，患者在伤后步态跛行，局部肿胀疼痛和压痛，行走和跑跳均可使疼痛加重，跖屈足的功能障碍随损伤部位和轻重而异，若跟腱断裂或撕脱者，则跖屈足的功能将立即完全丧失。

【推拿治疗】

对跟腱断裂伤，需作外科手术缝合修补。一般性拉伤，推拿手法可以将其治愈，但应避免过早恢复训练，以免再次损伤，造成局部瘢痕组织增多，削弱跟腱的坚韧性而影响运动功能。

1. **推拿治法一**

治则：疏调筋脉，解痉止痛。

操作方法：①揉委中法；②揉承山法；③小腿内侧揉捏法；④拿昆仑法；⑤按跟腱法；⑥踝背屈法。

2. **推拿治法二**

操作方法：

①患者俯卧，医者立于左侧，双手交替地挤捏患肢经络。具体方法是双手十指分开，握住患肢交替地一紧一松，自上而下或自下而上挤捏，往返数次。

②点揉和拿拨承扶、殷门、委中、委阳、承山、昆仑、阳陵泉、阴陵泉等穴。

③用右手抓住患肢踝部前侧，嘱患者自然放松下肢，然后做屈膝屈踝动作，反复 20 次。

④患者屈曲双下肢髋膝关节或先屈曲患肢，做压膝摇髋动作，反复施术 15 次。

十九、腓肠肌痉挛

腓肠肌痉挛又称小腿抽筋，是指脚心和小腿肚抽筋，常常发生在突然进行剧烈运动或足部受冷时，由于肌肉供血不足引起。发作时不仅疼痛难忍，而且腿部活动受限。如在游泳时发生，未能得到及时抢救，常会溺水而死。

经常小腿抽筋者，应注意是否为缺乏钙质所引起，因为这是发育期中的青年人以及容易发生骨质疏松的中年人和老年人常见的症状。

【推拿治疗】

治则：舒经通络，理筋正复。

操作步骤：

①坐位，将腿部屈曲，用两手掌合在大腿根部，从该部开始一直到小腿足踝部，对大、小腿肌肉进行反复搓揉。

②坐位或站立位，在小腿后腘窝处的委中穴（膝后腘窝横纹中央）处按揉约半分钟。

③坐位或站立位，在小腿肚中间的承山穴处（用力伸足时在小腿后面正中出现"人"字形的凹陷处），用拇指进行按揉约半分钟。

④坐位或者卧位，用一手拿捏住一腿的小腿肚，将两手五指同时进行一松一紧的拿捏法，从小腿一直拿捏到跟腱，反复拿捏2~3分钟。

⑤游泳发生小腿抽筋时，不要慌张，先深吸一口气后把头潜入水中，然后像海蜇一样使背部浮在水面，两手抓住脚尖用力向自身方向拉。一次不行可反复几次，使肌肉慢慢松弛而恢复原状。此时如果逞强硬想上岸，往往会适得其反而溺毙。

【注意事项】

为预防发生腿抽筋，平日可多吃小鱼干、虾米等富含钙质的食物，也可适当服一些鱼肝油、钙片等。如果经常有发生小腿部抽筋的情况，可在早起和晚睡前进行保健按摩，增加腿部的血液循环，放松腿部的肌肉和神经。

游泳前，要注意充分休息和营养。同时，在游泳前一定要作预备体操或准备动作，预防在游泳时突然发生小腿抽筋。

二十、踝部腱鞘炎

所谓腱鞘，是指套在肌腱外面的双层骨纤维腱管，具有固定肌腱行程、便于肌腱滑动的作用，也是肌肉的一种辅助装置。某处肌肉的运动增加，肌腱在腱鞘内频繁来回滑动，腱鞘因摩擦而水肿、增厚乃至鞘管狭窄，就称为腱鞘炎。

踝部活动的增加，使腱鞘因频繁摩擦而导致水肿、增生性无菌性炎症。所以，踝部腱鞘炎常见于踝部活动较多者，如田径运动员、舞蹈演员和某些体力劳动者等。

患者多表现为踝关节乏力，易疲劳，踝部疼痛，局部肿胀、压痛，皮上可扪及因炎症引起的摩擦感。

【推拿治疗】

推拿治疗由于能加快局部血液淋巴循环，促进炎症及其渗液的吸收，因之对本病有较好的疗效。

治则：疏导经脉，理筋通络。

操作方法：①小腿按法；②推足外侧法；③按水泉法；④解溪掐法；⑤梳足背法；⑥踝背屈法。

二十一、踝部腱鞘囊肿

踝部腱鞘囊肿常发生于踝关节腱鞘附近，主要是由于慢性外伤刺激、过度行走等原因所引起，囊肿根部可与腱鞘紧密粘连。临床主要表现为局部硬结或硬块，有轻度的酸痛、胀痛和功能障碍。囊肿常发生于足背的跗关节间隙，如豆大，性较硬，不能推动，无波动感，有时可误诊为纤维瘤或骨瘤。

踝部腱鞘囊肿如无症状，无需治疗。如囊肿增大并出现症状，可用两手紧握患者足部，用拇指用力挤破囊肿，然后采用踝部腱鞘炎之治法。

二十二、踝关节扭伤

踝关节内侧有内侧副韧带（亦称胫侧副韧带或三角韧带），外侧有外侧副韧带（亦称腓侧副韧带）。由于内侧副韧带较坚固不易断裂，而外侧副韧带较薄弱，因之外侧副韧带损伤最常见。当足骤然内翻及跖屈时，均可致外侧副韧带的中段或前段撕裂。

踝关节扭伤后，常见踝关节外侧骤然剧痛，尤以走路活动关节或负重时最明显。检查时，外踝下方及前下方显著压痛。由于皮下组织、韧带、关节囊撕裂后毛细血管破裂皮下出血，局部可见瘀血青紫，伤后2~3天可能更为明显。因为损伤后局部出血、组织渗液，跟前外侧和足背部可见肿胀。又由于出血积聚于关节间隙或软组织嵌入关节内，致使患者出现跛行，足跟不敢着地。

【分型论治】

1. 轻度损伤型

治则：舒筋活络，滑利关节。

操作方法：①揉悬钟法；②解溪掐法；③梳足背法；④推足外侧法；⑤内外旋踝法；⑥按跟腱法。

2. 瘀血肿胀型

治则：活血化瘀，疏通经脉。

操作方法：①小腿内侧揉捏法；②推足外侧法；③揉悬钟法；④解溪掐法；⑤梳足背法；⑥踝背屈法。

【推拿特色治法】

1. 推拿治法一

①患者侧卧，损伤侧在上。医者两手从前后握住踝关节，沿小腿纵轴方向稳力牵引约1分钟，此拔伸复位法有纠正错位，分筋、理筋的作用。

②医者用双手拇指从内外侧踝部点按肿胀的踝关节，使瘀血向四周扩散，此点按法有止痛、防肿胀的目的。

③被动屈伸踝关节4~5次。

④对合挤压法，即医者以双手掌置踝关节内外侧，两手同时用力挤压受伤部位。用力程度以患者能耐受为度。施术后可用棉花、绷带加压包扎固定。

2. 特色治法二

①患者坐或卧位，医者以一指禅揉、按、点法施于承山、跗阳、解溪、昆仑、申脉、中封、商丘、照海、太溪、复溜、足临泣等穴 100 次。

②以搓法、揉法、擦法施于踝关节约 6 分钟。

③以捏法、顺法施于踝关节筋腱约 6 分钟。

④以旋摇法导引踝关节活动 3 ~ 5 次。

3. 特色治法三

①患者仰卧，医者一手握住伤肢足部固定，另一手拇指反复捏揉踝部肌肉韧带，对跟腓韧带及距腓前韧带做重点捏揉。

②重点掐揉踝周各穴如商丘、丘墟、解溪等穴。

③做踝关节的跖屈背伸活动 3 ~ 5 次。

④做踝关节的向内和向外旋摇活动 3 ~ 5 次。

⑤反复捏揉踝部肌肉、筋膜，以祛瘀生新，解痉止痛。

4. 特色治法四

此特色治法即用推、摩、揉等手法，以肿胀为中心，向四周反复推揉，以利于气血的运行，同时点揉解溪、绝骨、金门等穴，并配合热疗及功能锻炼。此法对陈旧性损伤效果较好。

【自我按摩法】

1. 坐位，一手掌从伤侧小腿外侧推摩至足背止，反复操作 2 ~ 3 分钟。

2. 坐位，一手或两手拇指按揉踝关节周围各穴如解溪、商丘、照海、太溪、公孙各约半分钟。

3. 坐位，一手握住伤肢足部固定，另一手拇指反复捏揉踝部的肌肉韧带。

4. 坐位，双手拇指先从内外侧踝部点按肿胀的踝关节，然后以肿胀为中心，向四周反复推动，以利于气血的运行，使瘀血向四周扩散，达到止痛、祛瘀的目的。

5. 坐位，伤侧下肢屈曲，足底部平放于床上，以一手拇指和四指相对，从小腿下段开始拿捏整个跟腱 2 ~ 3 分钟。

6. 坐位，以一手拿住患肢，另一手做踝关节的向内和向外旋摇活动 3 ~ 5 次。

【注意事项】

在日常生活中，穿高跟鞋时踝关节松弛不稳，所以走不平的路、下楼梯等是诱发踝关节扭伤的重要原因，因此尽量少穿高跟鞋走不平坦的路。在体育运动中，准备活动既要充分具体，又要有专项性，运动鞋大小和运动袜选用也要注意适合。

二十三、跗管综合征

因跗管的相对狭窄，使胫后神经受压，出现足跟内侧及足底麻木等症状即称跗管综合征。

足部活动之突然增加或踝关节反复扭伤，可以使跖管内肌腱因摩擦而发生腱鞘炎，由于腱鞘肿胀，跖管内容物体积因此增加。由于跖管为骨纤维管，缺乏伸缩性，不能随之膨胀，因而形成跖管的相对狭窄，于是管内压力增高，产生胫后神经受压症状。

患者早期多在行走、站立过久或劳累后出现内踝后部不适感，休息后改善。如上述症状反复出现，持续时间长，患者有跟骨内侧及足底麻木感，或如蚁爬样之特殊感觉，重者可出现足趾皮肤干燥、发亮、汗毛脱落及足部内在肌的萎缩。检查时，轻叩内踝后方，足部针刺感可加剧。足作极度背伸时，症状亦可加剧。

【推拿治疗】

推拿治疗的目的在于促进炎症的吸收，降低跖管内压力。

治则：通经活络，舒调经脉。

操作方法：①小腿按法；②推足外侧法；③内外旋踝法；④揉委中法；⑤按跟腱法；⑥揉涌泉法；⑦摇大趾法。

二十四、足舟骨子骨（副舟骨）移位

足舟骨子骨移位以男性青壮年多见，发病少数可因行路过多或足部为重物压伤所致。大多数因行路不慎，足部扭伤（尤其为足外翻扭伤）所引起。由于足外翻时胫后肌紧张或有附着于舟骨子骨的部分纤维撕裂，因而招致向内侧移位。在儿童，可因平底足、足弓下降而使此子骨向内侧移位。

患者主要症状为行路时内侧纵弓部位疼痛，行路过多可出现足舟骨内侧处肿胀。轻症时感到鞋子摩擦，特别在穿着皮鞋时更有不适感。

检查时，可见足内侧舟骨处突出，局部明显压痛，急性反应时局部有红肿现象，部分患者可并发足弓下降，形成不同程度的平底足。足部斜位 X 线摄片可见舟骨内后侧有一圆形或椭圆形骨片，直径约 0.5 ~ 1.5 cm。

【推拿治疗】

治则：舒筋整复。

操作方法：①揉三阴交法；②拿昆仑法；③解溪掐法；④掐太冲法；⑤局部用手指作轻整复手法，然后摩揉舟骨处 3 ~ 5 分钟。

【注意事项】

推拿治疗期间，患足应适当休息，局部热敷。

二十五、足底痛

足底痛包括跖痛和跟底痛。跖痛是指跖部疼痛，常因足横弓劳损引起；跟底痛系患者在行走或站立时跟底部感到疼痛，多为足跟脂肪纤维垫部分消退、急性滑囊炎、跟骨刺及平跖足等引起。足底痛以中老年人多见，体形肥胖的女性易患此症，多逐渐发病，一般无明显受伤史。

足底痛多为跟骨骨刺刺激了周围的软组织而产生无菌性的炎症，以及跟骨结节处的滑囊和跖腱膜的反复牵拉而形成的慢性劳损。

中医认为此病为肝肾亏损，阴血不足。肝主筋、肾主骨，肝虚无以养筋、肾虚无以生骨，肾之经脉绕行足跟。

【分型论治】

治疗前，首先应在查明病因，如因畸形（如蹈外翻等）引起足底痛者，当予以矫正畸形为主；若因跟骨刺引起足底痛且行走障碍者，可配合中药外洗内服。推拿治疗，主要是刺激、松解骨刺周围的软组织，使其对疼痛逐渐适应，但不能使骨刺消失。

1. 跖痛型

证候：表现为跖骨头下灼痛，有时可至小腿或足背，跖骨头的背跖两面都有压痛。

治则：通经活络，行气止痛。

操作方法：①推足外侧法；②踝背屈法；③拿昆仑法；④揉承山法；⑤摇大趾法；⑥揉涌泉法。

2. 跟底痛型

证候：表现为行走或站立时跟底部感到疼痛，活动后可稍缓解，休息后疼痛如前。触摸足跟部有明显的压痛点。X 线片检查，可见跟骨骨刺形成或骨膜增厚。

治则：活血化瘀，疏导经脉。

操作方法：①揉涌泉法；②拿昆仑法；③揉委中法；④踝背屈法；⑤掐太冲法；⑥内外旋踝法；⑦揉悬钟法；⑧摇大趾法。

【推拿治疗】

对足底痛伴有其他病症者，可酌情增加一些推拿治疗手法。

①跟骨痛，可嘱患者在俯卧位屈膝 90°，医者站在患肢侧。一手扶患足跖趾部，另一手用拇、食二指按压在跟骨结节后部（压痛点部位），在按压后轻轻用捻法，捻 2~3 分钟后，拇、食二指沿跟腱向上用顺法。

②跟后滑囊炎者，患者体位同前，医者扶足跖之手使踝关节尽量背屈使跟腱紧张，另一手小鱼际对准滑囊处用力击打 5~10 次，然后用拇、食指在滑囊部位用力揉捻。

③跖腱膜起点处跖腱膜炎，嘱患者仰卧，医者坐于患肢远侧，握拳用中指指间关节或丁字器顶端按压在跖腱膜起点处，用力由轻到重，边点边捻 3~5 分钟；然后，一手拿患足跖趾部，将踝关节背屈，使跖腱膜紧张，另一手拇指指腹由远端向跟骨结节处推按理顺跖腱膜。

④跟骨下脂肪垫炎及跟骨下滑囊炎，嘱患者仰卧，医者用一平面木槌在跟骨下部击打 5~10 次，力量由轻到重；然后用拇指指端或丁字器在跟下滑囊部位用点捻法；最后用大鱼际在跟骨下部边揉边擦，使其局部发热为度。

【自我按摩法】

1. 按揉承山穴。

2. 旋踝。

3. 用推揉法在足跟及足底部反复推揉使其发热，可松解足底部的肌肉。

4. 双手拇指对足部痛点用力点按，反复数次。

5. 拇、食指对置跟腱两侧的内、外昆仑穴处，拿提 2~4 分钟。

6. 揉涌泉法。

【注意事项】

平时宜穿软底鞋。用热水进行足浴，或用冰水浸足（即从冰箱中取出小冰块加水后浸足 15~20 分钟，然后以毛巾拭干足部），每日 1~2 次，可根据各人感受选择使用。

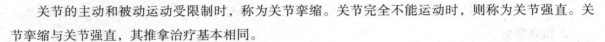

第五节　关节挛缩与关节强直

关节的主动和被动运动受限制时，称为关节挛缩。关节完全不能运动时，则称为关节强直。关节挛缩与关节强直，其推拿治疗基本相同。

关节挛缩可分为屈曲性与伸展性两型。如果关节呈屈曲状且不能够伸直，可称为屈曲性挛缩；反之，如果关节呈伸展状，屈曲活动受限制，则称为伸展性挛缩。关节挛缩的最初表现是关节缓冲运动（指髋关节的后伸、膝关节的反屈和踝关节的背伸运动等）受限。

检查关节挛缩的方法为：一手置于关节的近端骨骼，另一手顺着关节挛缩畸形的方向推动关节的远端骨骼（屈曲挛缩时增加关节屈曲），然后再作逆向运动（伸直）。倘使顺向被动运动时关节还有相当的运动度（注意有多少），逆向被动运动时却感到一种弹性的阻力，即说明是关节挛缩。

关节强直，不论其病因、病理的变化如何，均表现为关节不能运动的共同症状。

【推拿治疗】

关节挛缩，其治疗原则为牵开缩短了的组织、训练肌肉以解除挛缩；手法治疗，当以舒筋活络、解痉行气为主。

关节强直，其治疗原则为改进肢体功能、恢复关节正常活动；手法治疗，当以通经活络、滑利关节为主。

各部推拿方法，一般按其挛缩或强直的部位，灵活运用。

1. 肩关节挛缩

操作方法：①捏颈肌法；②摩按肩周法；③肩周围按法；④肩周拿提法；⑤捏腋前法；⑥捏腋后法；⑦推上臂三阴法；⑧推按阳明三穴法；⑨按缺盆法。

2. 肩关节强直

操作方法：①摩按肩周法；②肩周拿提法；③按肩髃法；④推上臂三阳法；⑤肩部牵引法；⑥摇肩法。

3. 肘关节挛缩

操作方法：①推上臂三阴法；②揉天井法；③推上臂三阳法；④推按阳明三穴法；⑤捏上臂法；⑥推前臂三阴法；⑦推前臂三阳法；⑧腕屈伸法。

4. 肘关节强直

操作方法同肘关节挛缩。唯每次治疗后，应加作肘关节主动（或被动）伸屈动作数十次。

5. 腕关节挛缩

操作方法：①推前臂三阳法；②推前臂三阴法；③内、外关按法；④梳手背法；⑤腕屈伸法；⑥捏合谷法。

6. 腕关节强直

操作方法同腕关节挛缩。唯治疗中，腕屈伸法应列为主要治法。

7. 髋关节挛缩

操作方法：①斜摩下腹法；②按气冲法；③环跳按法；④推股后法；⑤揉委中法；⑥股后重压法；⑦下肢重压法；⑧股前重揉法；⑨单屈膝旋髋法；⑩下肢牵拽法。

8. 髋关节强直

操作方法：①按气冲法；②环跳按法；③臀部重压法；④下肢重压法；⑤拿承扶法；⑥双屈膝旋髋法；⑦下肢外伸法；⑧下肢牵拽法。

9. 膝关节挛缩

操作方法：①股前抚摩法；②股前重揉法；③膝周揉法；④揉足三里法；⑤小腿内侧揉捏法；⑥揉委中法；⑦膝引伸法；⑧下肢牵拽法。

10. 膝关节强直

操作方法：①揉膝上法；②腘上内拿法；③腘上外拿法；④揉委中法；⑤膝周揉法；⑥膝引伸法；⑦下肢牵拽法；⑧小腿按法。

11. 踝关节挛缩

操作方法：①小腿内侧揉捏法；②揉承山法；③按跟腱法；④梳足背法；⑤踝背屈法；⑥解溪掐法。

12. 踝关节强直

操作方法：①揉承山法；②按跟腱法；③推足外侧法；④解溪掐法；⑤内外旋踝法；⑥踝背屈法。

第六节　亚健康状态

一、颈肩腕综合征

颈肩腕综合征是指在电脑前工作一段时间后，感觉颈、肩部酸痛，颈项僵直，两肩酸麻，手掌、手腕或前臂时有胀痛感。这是因为长时间频繁使用手腕和手指工作，肌肉紧张、气血运行不良等对这些部位逐渐形成程度不同的损伤，而偏高的电脑桌和不灵活的鼠标，更加重了操作者颈部、肩部的疲劳，给频繁运动的手臂、手腕带来更大压力。

【推拿治疗】

治则：活血通络，疏导经脉，行气止痛。

操作步骤：

①坐位，一手掌根置颈部一侧，其余四指置颈部另一侧，用整个手掌将颈项肌微向上拿提起后，自上向下拿捏至大椎穴止，3~5分钟。拿捏向下移动时宜缓慢，用力宜均匀有力，以局部微红为度。

②坐位，一手掌侧置于左或右侧肩井穴处，着力拿捏2~3分钟。此法操作时局部有沉重、酸胀的感觉。

③坐位，左或右手臂平放于桌上或膝上，手掌向下，以另手掌置于上臂，自上向下沿前臂伸侧（手三阳经）摩动至手背止，反复操作3~5分钟。

④坐位，左或右前臂平放于桌上，手掌向上，以另手掌置于肩内侧，自上向一下沿前臂屈侧（手三阴经）至手掌心止，反复操作3~5分钟。

⑤坐位，一侧上肢屈肘靠于胸前，以另手握住腕部，反复捏揉手2~3分钟。

⑥坐位，一侧上肢屈肘靠于胸前，以另手握住手指后按压手掌，使腕部背屈数次后，继以背伸，反复操作3~5分钟。做腕部屈伸动作时，应逐渐增加屈伸幅度。

⑦坐位，手掌向上，以另手拇指置腕横纹处轻轻指揉约半分钟后，再以拇指掌侧自上向下经劳宫推动至中指端止半分钟；然后，以拇指置劳宫穴处按揉1~2分钟。

【注意事项】

避免长时间采用同一姿势，适当地舒缓压力，做适当运动。注意调节电脑桌上的键盘和鼠标的高度，即最好采取低于坐姿时肘部的高度，最多和肘部等高。在购买鼠标时，选用弧度高、接触面宽者。使用鼠标时，手臂尽量不要悬空，靠臂力来移动鼠标而不要用腕力。

二、家庭主妇职业病

家庭主妇长期进行家务劳动时会发生一些职业性的伤害。由于家务事大多数属于重复性的动作，如果姿势不当、过度或不当地用力，日积月累，从颈、肩、腰、背到手肘、手腕，均会出现一些病痛。

1. 颈肩痛

家庭主妇长时间做低头洗菜、切菜、炒菜、洗碗、烫衣、缝纫、扫地、拖地、整理盆栽等动作，由于肌肉长期紧绷，日久累积为颈肩痛。表现为单侧或两侧的肩颈僵硬伴随疼痛，并可找到一个或数个压痛点。颈项部是人体经脉通往头部和肢体的重要通道，发生上述症状，可采用保健按摩进行复健，以改善疼痛症状，并起到防治颈椎病、血管性头痛、脑血管病的作用。

治则：活血通络、温经止痛。

操作步骤：

①右手拇指与其余四指合拢按于颈部，从发际处开始，顺着颈项肌肉有节奏地拿捏，由上至下；再换左手按同样方法拿捏颈项肌肉。

②两手中指尖分置于颈项两侧风池穴，缓慢而用力地按揉2~3分钟。

③一手拿定对侧肩关节上方，自肩关节逐步向下移动，反复拿捏2~5分钟。

2. 腰背痛

"腰者肾之府"，肾为先天之本，肾主骨藏精。家庭主妇除了过度劳动之外，不良的姿势更是引发腰背不适的主因。

治则：强肾壮腰。

操作步骤：

①站立位，两手掌分别放置于腰部两侧，从上向下按摩至骶骨处，反复 10～20 次，使腰部有发热感。

②双手掌放置于后腰部，从腰部拍打至骶部、臀部，反复拍打 2～3 分钟。

③站立位，两手虎口护住腰的两侧，将上半身左右及前后缓缓屈曲及转动 5～10 次。

3. 手肘痛

一些动作容易引起手肘或手腕肌腱的过度使用，如以手握着瓶子用力转开瓶盖；洗衣服或擦地板时用力拧干大件衣服或拖把；用单手握着炒菜锅的把手，连续炒菜，这些动作都会拉紧手肘的伸肌肌腱以及大拇指外旋拇指长肌而受伤，成为所谓的网球肘、妈妈手。

治则：疏通上肢经脉、调和气血。

操作步骤：

①坐位，手臂平放在桌面上，左手拇指从右肘关节内侧处，按内、中、外三条手臂阴经（经络）的通路进行推动，直至手掌处，反复推动 5～10 次；再换右手拇指在左前臂推动，方法同前。

②两臂置于胸前，用左手掌从右肘关节内侧处，沿前臂向手掌处进行一松一紧地拿捏，反复 5～10 次；再换右手掌在左前臂进行拿捏，方法同前。

③站立位，周身放松，两手自然下垂。将前臂抬起，反复甩手 5～10 次，可使两臂肌肉充分放松。

【注意事项】

注意劳动姿势，改变劳动习惯，使用较好的工具。如尽量避免长时间固定某种姿势不动，应至少每隔半个钟头到一个钟头，伸伸懒腰、转转头，活动一会儿。

厨房的煤气炉、水槽等，都要有适当的高度，以身体能够站直为标准，如此才能避免腰部肌肉慢性劳损。如果要长时间清洗锅碗瓢盆等用具时，可单脚轮流踩在一张小凳子上以分散背部及腰部所承受的压力。主妇所使用的扫把或吸尘器的长度，最好能够配合身高来调整，避免腰部不自然的弓弯。又如炒菜锅、汤锅等最好用较轻、较小型的，使用时以双手提起为佳，以免手部、肘部扭伤；开罐器、开瓶器等应有较大的把手，甚至不妨使用电动开罐器，可以节省力气，并避免手腕扭伤。

三、电视综合征

每次连续看电视 4 小时以上，就有可能患上电视综合征。看电视久坐而不注意活动，使得身体对心脏工作量的需求减少，可能导致心肌衰弱、心脏功能减退、血液循环变慢，并为心血管疾病埋下病根；久坐还可使直肠肛管静脉回流受阻，易使血液瘀积，静脉扩张，从而引发痔疮；久坐使肌肉锻炼减少，可致肌肉松弛、衰弱。由于血液流量减少，肌肉供氧量不足，还会引起肌肉僵硬、酸痛，甚至萎缩；久坐使臀部血液循环不畅，再加上天热皮肤排汗不畅，很容易发生臀部疖肿；久坐使全身重量都压在脊椎骨底端，压力承受面分配不均，会引起背部和腹部肌肉下垂，容易发生背腰部肌肉酸痛和消化不良；久坐使结肠蠕动减弱，大便在结肠中停留时间延长，致癌因子与结肠黏膜接触时间也相对延长，从而易患便秘。此外，多种疾病也与久看电视有关，如面部斑疹、电视兴奋症、眼球症、肥胖症、电视腿、尾骨病、颈椎病、心血管疾病等。

治则：舒调气血，通经活络。

操作步骤：

①眼球症：看电视每30~60分钟即将眼睛闭上，使眼睛得以休息调节，此时用两手中指分别置于头枕部的风池穴，轻轻按揉1~2分钟，然后用两手的大拇指按在眼角外侧的太阳穴处，将两手食指屈曲，用食指在上、下眼眶分别刮按5~10次。

②电视腿：看电视久坐使下肢血液回流受阻，产生胀、麻、疼等症状；因静脉血管壁较薄，受压后会导致血流受阻，促进血凝过程，甚至形成下肢静脉血栓。当连续坐1小时以上，可将腿放平在凳子上，双手合拢，从一侧小腿远心端向近心端直至大腿根处反复合搓摩动3次，再从大腿根处合搓摩向小腿处1次，即"回三去一"，反复3~5分钟，以促进腿部静脉血回流和腿部的血液循环。

③尾骨病：站立位，两手指尖按揉臀部的环跳穴，然后用两手指在骶、尾骨部的八髎穴和长强穴处反复上下按摩，以上动作重复3~5分钟。

【注意事项】

看电视时间不宜过久，应时常起身活动一下。年纪较大的人，更应避免久坐不起。

第二章 关节脱位

第一节 脱位概说

组成关节的各个骨端的关节面失去了正常的互相连接关系，彼此移位不能自行复位，关节的功能全部和部分丧失时即称为脱位（脱臼）。脱位的原因往往不是单一的，而是多种因素共同作用的结果。这些因素可以简单地分为内因和外因两种。其中内因主要包括人整体的健康状况、关节局部的健康状况以及关节解剖学上的特点等，外因则主要是指外来暴力。

关节脱位后，往往伴有关节囊撕裂或撕脱，关节周围的韧带、肌腱及肌肉止点等亦往往合并损伤。损伤引起出血后，在关节囊内外可形成血肿。关节脱位有时可伴有骨关节面或关节盂边缘部骨折，亦有伴发血管、神经损伤者。若脱位时间较久，由于关节囊内外血肿机化，瘢痕组织充填于关节腔内，脱位的关节与周围软组织形成粘连，关节周围的肌肉、韧带、肌腱等软组织亦趋退化，可造成复位困难，甚至使复位难于成功。

一般说来，关节脱位按其方向可分为前脱、后脱及侧脱位三种；按关节脱位程度则分为半脱位和全脱位两种；按关节脱位的时间，则分为新鲜关节脱位（在3周以内者）、陈旧性关节脱位（脱位时间超过3周仍未复位者）及习惯性关节脱位等。

关节脱位后，往往有一些特有的症状，如肢体的轴线变异，与健侧对比不相称等；如果发生在表浅关节，则可扪到关节盂内空虚，关节头处于异常位置。关节脱位后，未撕裂的肌肉、韧带还可以把脱位后的肢体保持在特殊位置上。另外，由于关节脱位时附近软组织伴有损伤，以及软组织损伤引起的炎症反应，可引起局部疼痛、压痛、肿胀。

关节脱位后，关节构造失常，关节周围软组织又因疼痛而发生痉挛，因而造成关节活动功能障碍。一些病例，关节周围的韧带、肌肉及其邻近的血管、神经等组织，可因脱位而并发严重损伤，所以在检查和治疗时必须加以注意。

X线透视和摄片检查，可以了解脱位方向、位置及有无骨折存在。

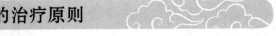

第二节　脱位的治疗原则

一、复位

关节脱位后，应尽早进行复位，若延误了时间（如脱位在 3 ~ 4 周以上尚未复位），则因关节囊内外血肿肌化、周围软组织粘连、关节周围肌肉萎缩，将给复位造成困难，治疗效果亦差。儿童的关节脱位，一般在 2 周后即难进行。所以一切新鲜脱位，如无特殊原因，均应立即复位。

复位前，应使肌肉放松，防止软组织的再度损伤。复位时，应采用手法谨慎操作，将脱出的骨端轻轻地通过关节囊的破口送回原位，切忌使用粗暴、盲目的手法。

二、固定

复位后的关节必须予以正确的固定，以利于破裂的关节囊及邻近软组织损伤的修复，并可防止关节的再脱位。一般用绷带、小夹板固定 2 ~ 3 周即可。

三、药物的选用

复位后给予适当的中草药内服、外敷，早期有活血止痛、祛瘀消肿的作用，后期则有和营通络、温经散寒的功效。同时，对加速损伤组织的修复及促进功能恢复也有良好作用。

四、功能锻炼

脱位复位及固定期间，一切没有被固定的关节应尽早做主动活动锻炼，关节附近的肌肉亦要做主动收缩活动，用以防止肌肉萎缩、骨质疏松、关节僵硬等并发症和增加局部血液循环，加速软组织损伤的修复。拆除固定后，受伤的关节应开始进行主动活动锻炼，使之逐渐恢复原有的活动功能。

五、恢复期推拿法

由于关节脱位常伴有一定程度的关节周围软组织损伤（如关节囊、肌肉、韧带被撕裂等），因之解除固定后，可在受伤关节部位及其周围作适宜的推拿治疗，以行气通络、祛瘀活血，促进损伤的修复。

第三节　各部位关节脱位

一、头颈与躯干部关节脱位

（一）颞颌关节脱位

颞颌关节由下颌骨的一对髁状突（又称下颌小头）和颅底的一对颞骨下颌窝构成。关节囊的前壁薄、后壁厚，外侧有加强关节囊的颞下颌韧带，关节囊内有软骨盘，其边缘与关节囊相连接。由于该关节前方结构较弱，又无韧带加强，在强力张口时容易使下颌骨的髁状突向前方移位。由于左右两侧的颞颌关节都是由同一下颌骨的两个髁状突参加组成，因此无论是张口、闭口、前伸、后缩或侧方运动，两侧关节必然是同时活动。故颞颌关节脱位，一般均系两侧同时发生。

颞颌关节脱位一般是由于体质衰弱，或年老肾气虚损，面部肌肉松弛，或风寒侵袭，以致关节不稳定。在张口过度，如打哈欠、大笑时由于髁状突的运动超过了一定限度，滑到关节的前上方，以致不能复回原位。颞颌关节脱位如两侧脱落称为双脱；一侧脱落者，称为单脱。脱位后，下颌呈半张状态，不能合张，患者语音不清、口涎外流、关节疼痛。

检查时，触诊可有局部压痛，髁状突向前移位而明显高出，在耳前方可触及较深凹陷。单侧颞颌关节脱位时，只有一侧的髁突脱出颞颌关节凹，下颌中线偏向健侧向下垂，患侧耳屏前方可扪到凹陷。双脱时，两侧髁状突呈对称性脱出颞颌关节凹，整个下颌骨向前移，下颌中线不偏斜，触诊时两侧耳屏前方均可扪到凹陷。

【治疗】

关节脱位的治疗包括手法复位、推拿和固定。

手法复位法之一，其操作为患者坐于椅子上，助手一人立在侧面，双手固定患者头部。医者立于患者面前，两手拇指分别用纱布缠绕数层，先令患者张口，医者将两拇指置于下颌骨两侧之下臼齿，食指及中指置下颌角的外部，第4、5指置于下颌外部，然后用拇指将臼齿下压，第四、五指将体部上抬，随后将下颌推向后方，即可复位。

手法复位法之二为口内复位法，其操作为患者坐于椅子上，助手一人立在侧面，双手固定患者头部。医者立于患者面前，两手拇指分别用纱布缠绕数层，然后令患者张口，医者将两拇指置于下颌骨两侧之下臼齿上，食指及中指置下颌角的外部，第4、5指置于下颌外部，双手同时用爆发寸劲，猛力向下按压，在按压的同时并向后方推送，两腕并向上抖将下颌推向后方，一般即可复位（此时两拇指迅速向两侧闪开，以免被复位的下颌咬伤）。

手法复位法之三为口外复位法，其操作为患者端坐于凳上，医者用双手拇指抠住患者两侧"耳下穴"（在下颌骨后缘中央凹陷处），同时用双手掌捧住下颌骨向后下方推压，一般即可复位。抠耳下穴时，可产生比较强烈的酸胀感，可促使其咬肌放松，便于复位，单侧或双侧颞颌关节脱位，均可运用。

手法复位法之四为垫木复位法，系用一软木塞成绷带卷，系上一根一尺多长的细绳。将软木塞垫于患侧的臼齿，令其咬住，细绳一端留在口外（以防复位时将木塞咽下），然后突然用寸劲向上猛托其下颌前部，其杠杆力可促使其颞颌关节松动而复位。此法适用于单侧颞颌关节脱位。

手法复位后，可施行按上、下关法，推颊车法，揉风池法，捏合谷法等，以通经止痛并解除局部肌肉之痉挛。然后嘱患者暂时不要讲话，用四头带固定下颌部1~2日，以免因张口过大再次脱位。

【注意事项】

手法复位后1~2周内，不要吃过硬食物。

（二）骶髂关节半脱位

骶髂关节是几乎无运动的一个典型的、由骶骨与髂骨所组成的微动关节，其周围有紧张的关节囊，骶髂关节的前方有骶髂前韧带，在后方有骶髂后短、长韧带。在骶骨粗隆与髂骨粗隆之间有骶髂间韧带束加强。

骶髂关节半脱位多因弯腰负重或搬重时姿势不良扭伤而形成，也可因跌倒时臀部着地，或者其他撞击外力直接作用于骶部致病。这些暴力都可引起有关的肌肉如腹直肌、股后肌等的强烈收缩，或由于暴力的直接传导，因而使髂骨关节面上向前或向后扭转，或向上移位，或骶骨关节面向前或向后旋转。这样，便使骶髂关节交锁在一不正常的位置上而发生半脱位。

患侧骶髂关节疼痛，压痛明显，不能直立持重，尤其是不能弯腰拾物。同时，下肢直腿抬举等动作亦常感困难，甚者不能步行。

【治疗】

治疗方法首先是纠正半脱位，其次是活络理筋。但在施术前，亦可先疏通筋脉、调和气血，以使局部肌肉痉挛解除、缓解疼痛、便利整复。

1. 推拿治法一

治则：疏通筋脉，调和气血。

操作方法：①腰横摩法；②腰部直摩法；③单屈膝旋髋法；④下肢牵拽法；⑤揉骶髂法。

2. 推拿治法二

①患者俯卧位，医者用一手按于骶髂部，将拇指按压于伤侧骶髂关节处；另一手扳住伤肢膝关节上部，双手协同用力扳顶，触及弹响，即已复位。

②患者侧卧，伤侧在上。医者立其身后，用一手按压于伤侧骶髂关节处，用力向前推顶；另一手握住伤肢踝部，用力向后牵拉，再双手协同用爆发寸劲猛力牵推，触及响动，即已复位。

3. 推拿治法三

第一种方法（以左侧为例）：患者仰卧，右下肢伸直，医者左手握住左踝部，右手扶按膝部，先半屈曲下肢并外展内收旋转3~5次；趁患者不备，用力，屈髋屈膝（需稍向外侧，以免引起季肋部挫伤），此时可听到关节复位响声。

第二种方法（以右侧为例）：患者俯卧，医者站其左侧，右手臂托患者右股下端，左手掌按压患侧髂后上棘，先缓缓逆时针旋转患腿3~5次；趁其不备，右手臂上提大腿使髋过伸，左手同时用力下压，两手向相反方向推拿，此时可听到关节响声或左手下有关节复位声。施术后，嘱患者取仰卧位，做下肢蹬空动作或被动牵拉下肢 3~5 次，以利复位；最后起床行走活动，患者自觉症状可大部消失。

二、上肢关节脱位

（一）肩关节脱位

肩关节脱位分为前脱位与后脱位两种，其中前脱位（包括喙突下脱位、锁骨下脱位、关节盂下脱位）最为常见，尤其是喙突下脱位。

肩关节脱位多因外来暴力所引起。如跌倒时，肩关节外展后伸，暴力使肱骨头突破关节囊前下方薄弱处脱出，由于胸大肌、喙肱肌、肩胛下肌与三角肌的牵拉，肱骨头被移至喙突下或锁骨下。患肩呈扁平状方形，肩峰突出，触诊可发现肩峰下凹陷。患者身体向患侧倾斜，上臂向前外方呈 30° 的外展状态，肘不能紧贴胸壁。如前脱时肱骨略向内旋，健侧之手多主动地托住患侧前臂。如属下脱位，患肢较健侧为长，可在腋窝部摸到肱骨头。倘若是前脱，则肱骨头在锁骨下或喙突下显著脱出。

【治疗】

治疗包括手法复位、固定、推拿及练功几个方面。

手法复位方法多种多样，常用的有：

①卧位复位法（牵引脚蹬法）：助手固定患者躯体，医者脱去与患肢同侧之鞋子，半坐于患侧，另一足站立地面，面对患者，双手紧握患肢腕部，同时用脱去鞋子之足跟抵住患肩腋窝，并将患臂稍向外展拔伸、摇晃。医者的手与足向相反方向用力，即用手拉，用脚蹬，即可复位。

②坐位复位法：助手在患者身后从健侧抱住患者，即一手穿过患者腋下，一手伸过患者胸前，压住患者健肩，两手呈斜形扣紧。助手在医者用手法拔伸的同时相对拔伸，并固定患者不使其动摇或向患侧倾斜；医者一手握患肢腕上，将手拔直，或用腋部夹住患者的手腕，而用手握住患肢的肘上，一手按于其肩上，推住其肩峰，一腿屈膝蹬于凳上，以助拔伸之势。向助手示意后，相对齐力拔伸，并将患肩稍向外旋，如为后脱位则内旋，使肱骨头拔出后，仍维持拔拉之力，并令助手同时用在患者腋下的手稍向上抬，听到有入臼响声，肱骨头滑入关节囊，即完成复位。

③旋肱复位法：患者坐位，医者立于患侧，将患肢抬至外展位，将患侧之手夹于医者同侧腋下，用一手握住肘部，另一手握住上臂肱骨中段，双手协同用力做上臂肱骨的旋后动作，触及响动，即已复位。

④膝顶拔伸复位法：患者坐位，医者立于患侧，用靠近伤肩的膝部顶于伤肩腋窝中，用双手握紧伤肢腕部，双手及膝协同用力，用爆发寸劲突然向下牵拉拔伸伤肢，肩部松动即可复位。此法适用于肩关节的前脱位、后脱位、锁骨下脱位、喙突下脱位等。

⑤牵腕蹬腋复位法：患者仰卧，医者用双手握住伤肢腕部，用靠近伤侧的足跟蹬于伤肩腋窝中，手足协同用力，用爆发寸劲，猛力牵拉蹬之，触及响动，即已复位。

⑥牵腕旋臂复位法：患者仰卧，助手用双手抱按住两髂骨固定，医者用双手握住伤肢腕部，再外展直举 130°，与助手做持续性对抗牵引，并向前后反复旋转上肢，在旋转后用爆发寸劲猛力牵拉

拔伸上肢，触及响动，即已复位。

⑦背靠椅式复位法：患者侧坐于靠背椅上，将伤肩腋窝挎于靠背之上，其上肢垂于靠背后侧。医者用双手握住伤肢腕部，用爆发寸劲猛力向下牵拉拔伸，以松动肩关节，即可复位。

⑧架梯式复位法：将梯子架好，让患者斜侧俯于架梯之上，将伤侧肩腋挎于梯阶横木上，伤肢自然下垂于梯子下侧。医者于架梯下，用双手握住伤肢腕部，用爆发寸劲猛力向下牵拉伤肢，以松动肩关节，即可复位。

⑨牵引外旋复位法：患者取坐位，助手立于健侧，双手环抱于患侧腋下，使患者身体得以固定。患肢屈肘、外展45°，医者一手握腕部，一手握肘部，在维持肘关节屈曲90°位置上同时向外下方缓慢而有力地徐徐牵引，并轻微外旋上臂，一般3~5分钟即可复位。此种手法轻柔而且有效，对患者拔动轻微，痛苦极小。

固定，即在手法复位后在患者腋下垫一厚棉垫，使患肢稍外展，固定1~2周。由于关节脱位后多有轻重不等的筋络肌肉撕裂、扭伤和关节囊破裂，因此可在解除固定后施以推拿治疗，如采用肩周围按法、摩按肩周法、捏上臂法等，同时加强上肢功能锻炼，以促进恢复。

（二）肘关节脱位

肘关节脱位是伤科中最常见的脱位之一，一般是由于跌仆、撞扭等外力所致。根据尺骨脱出的方向而分为后脱、前脱两种。其中以后脱为最常见，同时也可兼有侧方移位。肘关节前脱位时，往往合并尺骨鹰嘴突骨折。

临床上，当肘关节后脱位时，肘关节出现肿胀疼痛，失去正常功能。肘后脱出部可见特别高起，触摸时可发现尺骨鹰嘴突出在肱骨后侧。此外，肘三角的正常关系发生改变，这点可与向后脱位的肱骨髁上骨折相鉴别。

【治疗】

常用的几种复位手法有：

①旋后伸肘法：医者将前臂缓慢轻柔地伸直，在此伸展的同时，将前臂旋后成为掌心向上的伸肘位。少数病例就在这一伸展旋后的动作中，发生轻微的复位音；随即进行第二步——旋后屈肘法，即在旋后伸肘的基础上，将患肢缓慢地屈曲直至极屈，使手掌心紧贴肩部外侧，此时可以发出复位音；如仍未出现复位音，随即进行第三步——旋前屈肘法，即将患肘的极屈放松，略改为伸展势，医者将握持腕部手指的位置改为拇指按在掌侧的尺骨小头部，其余手指按在桡骨背侧成旋前，就是将前臂的掌心转向医者，同时再推挤达极屈位，使手背靠肩。这时可听到复位音。

②患者取坐位或仰卧，医者用一手握住伤肢肘部，同时用拇指按压于肘窝处；另一手握住腕部，两手协同用力做肘关节的屈伸活动，并逐渐加大活动幅度和力度，促使其复位。

③医者用一手握住伤肢肘窝部，另一手握住伤肢腕部，两手协同用力，做肘关节的反复屈伸持肘活动，并逐渐加大活动用力和肘关节的活动幅度，促使其复位。

④当肘关节后脱位时，医者与助手相对拔伸，并顺势屈肘，左手把肱骨下段往后推，当肘关节屈曲至一定程度时，如肘部发出入臼的响声，便已复位。前脱位时，医者握住前臂下压后推，即可复位。

手法复位后，用三角巾悬吊患肢于颈部固定。固定后期，可采用捏上臂法、推上臂三阴法、推上臂阳法、揉天井法，以促进局部损伤恢复。

【注意事项】

在固定早期，鼓励患者活动肩、腕及手指等关节，如时时作握拳动作等，可促进肿胀消散；待肿胀消退后，再逐渐进行肘关节屈伸及前臂旋前、旋后等活动。

（三）桡骨小头半脱位

桡骨小头半脱位又称"肘关节假脱位""牵拉肘"，是肘关节常见的牵拉性损伤。本病发生时无关节囊撕裂和桡骨头的移位，故受伤后肘关节无明显之肿胀、畸形。

本病多见于 6 岁以下的幼儿，其中 2~3 岁发病率最高，男孩比女孩多，左侧比右侧多。当患儿前臂被过分向上提拉时，如穿衣、上扶梯或跌跤时，而最常见的是大人领患儿上台阶牵拉胳膊时出现。肘部在伸直位受到提拉的影响，桡骨头可以从包围桡骨颈的环状韧带中向下滑脱，使环状韧带嵌于桡骨头与桡骨小头之间。

幼儿在肘关节伸直前臂旋前位时，前臂突然受到过度牵拉，也可致桡骨小头半脱位。伤后患儿不肯用手取物，并阻碍桡骨头复位。

受伤后，病儿因肘部疼痛而哭闹不安，肘部疼痛不肯活动，伤肢微屈曲置于胸前，前臂呈中度旋前位，不敢旋后和屈肘，不肯举起和活动患肢。检查时肘部不肿，桡骨头部位压痛，X 线检查阴性。

【治疗】

手法复位的方法较多，常用的几种为：

①患儿坐于家长身上，医者面向患儿，一手握住腕部使前臂伸直，另一手握住肱骨髁上，拇指压于桡骨头，使肘关节屈曲，并将前臂旋后及旋前，如触得"咯嗒"一声，表示已复位成功，患儿肘部运动立即完全恢复正常。

②助手或家属将患儿面向外抱住，医者用一手握住伤肢肘部，并将拇指按压于桡骨小头处；另一手握住伤肢腕部，用力牵拉并进行反复旋前旋后活动，当触及弹响，即已复位。

③助手或其家属将患儿面向外抱住，医者用一手握住伤肢肘部，并用拇指按压于桡骨小头处；另一手握住伤肢腕部，反复做肘关节的屈伸活动和向内向外的旋摇活动，以及前臂的旋前和旋后活动，当触及肘部的弹响，即已复位。

④家长抱患儿侧坐于腿上，患侧在外，医者与患儿对面，一手握住伤肢肘部，使拇指按压桡骨小头部位，另一手握住伤肢腕部，在牵引下将微屈位的肘关节伸直，同时把旋前的前臂逐渐外旋并屈曲肘关节，此时肘部、腕部均可感到有复位的滑动感；然后将握腕部的手放在肘后，固定肘关节，维持肘关节于屈曲位，医者随之转到患儿身后，将原按于桡骨小头的手移至肩部固定肩胛骨，把上臂慢慢由前下方向前上方，再向后外方旋转，手下可感到"咯噔"一声，肘关节即复位。

⑤家长坐抱患儿，医者一手捏住患肢肱骨下端，另一手捏住患肢腕关节上方，将患肢前臂逐渐伸直微微过伸与旋后，此时可听到响声。整复成功后，患肢即能上举、拿物，行动自如。对于肘关节肿痛者，可在复位后局部施行一指禅推法、揉法、擦法，以消肿止痛。

⑥医者一手捏住患肢肱骨下端，另一手捏住患肢腕关节上方，使前臂伸直略作牵引后，再行屈曲至90°，屈曲时应使掌心正对肩关节，听到响声即表示整复成功。复位后手即能上举，恢复活动功能。《伤科补要》曰："其骱若出，一手拟住头骱，一手拿其脉窝，先令直拔下，骱内有声响，将手曲转，搭着肩头，肘骨合缝，其骱上矣。"

复位后，一般不需固定，但可用绷带固定患侧肘关节于屈曲位数天，或用三角巾悬吊一周。家长在给患儿穿、脱衣服时，应注意避免用力牵拉患手。《医宗金鉴》指出："用手法翻其臂骨，拖肘骨令其合缝，其斜弯之筋，以手推摩，令其平复，虽即时能垂能举，仍当以养息为妙。"所以，在复位后为解除患儿肘部之疼痛，可采用捏上臂法、揉天井法。如活动时疼痛或复发，宜用石膏固定于屈肘90°2周，同时注意勿提拉小儿手臂，防止再度复发。4~6岁后桡骨头长大，即不易脱出。

（四）桡尺远端关节分离伴韧带损伤

本病临床较常见，以青壮年尤以妇女为多。其病因乃前臂急性过度旋转扭伤或长期做前臂回旋活动的工作（如拧衣服等），从而引致腕部慢性积累性损伤而致病。临床上，患者前臂旋前或旋后活动受限，并伴有疼痛（偶有弹响），腕关节在背屈时压痛加重。

检查时，患手不能端举重物，腕部无力。尺骨小头向掌侧（或背侧）移位，前臂远端变平、变宽。指压尺骨小头，可有浮动感或可闻"沙沙"作响声。

【治疗】

治疗方法包括手法复位、固定、恢复期推拿按摩等。

手法复位，其操作为：

①患者患臂伸平，掌心向下，医者以手拇食二指分别捏住桡骨远端的背侧和掌侧，余三指扶持手掌桡侧鱼际部，另手食指半屈曲，以末节的桡侧顶住尺骨小头，拇指扶持尺骨小头的背面。

②嘱患者放松前臂，医者用自己的两手腕关节活动带动患者腕关节顺时针作环行活动。在环转之时，医者一手固定桡骨下端，另手食指末节向上顶托尺骨小头，同时和拇指协同将尺骨小头向桡骨靠拢。有时可听到响声复位，或下压尺骨小头已无浮动感，说明桡尺远端关节已复位，患者即刻感到症状明显减轻。

固定方法为用布带（忌用纱布绷带）包缚患侧桡尺下端1周，陈旧性损伤者可包缚2~3周。固定期间，嘱患者切勿旋转前臂。

解除固定后的恢复期，可采用推前臂三阳法、推前臂三阴法、腕屈伸法、梳手背法，以通经活血、滑利关节，便于局部韧带损伤的修复。

（五）腕月骨脱位

腕关节的腕骨中月骨易脱位，且以月骨向掌侧移位者最多见。当腕关节过度背伸时，如从高处坠跌或滑倒时手掌先着地，腕部强烈背伸，月骨被桡骨下端和头状骨挤压发生向掌侧移位（即形成前脱位）。脱位后，远侧的碟状关节面移向掌侧，近侧的球状关节面移向背侧。由于暴力的大小不同，月骨脱位的程度和预后也有所差异。

腕月骨脱位有典型的外伤史。伤后腕部掌侧疼痛、肿胀、隆起，不能自由转动，月骨向腕部掌侧突出，腕关节屈曲不能背伸，甚则可引起手指屈曲障碍。由于脱位之月骨压迫屈指肌腱，腕关节呈屈曲位，中指不能完全伸直。握拳时第3掌骨头明显凹陷，沿纵轴叩击该掌骨头，腕部有明显疼痛。如正中神经受月骨压迫，可出现麻痹症状，表现为掌面桡侧三个半手指麻木。

X线检查，正位片可显示月骨由正常的近方形变成三角形，月骨凸面转向头状骨，头状骨向近侧轻度移位；侧位片显示月骨移位于腕关节掌面，月骨的凹面向掌侧倾斜，凸面向背侧。依据其典型的腕部伸手掌撑地的受伤史及临床表现，可以明确诊断。临床上，腕部舟状骨骨折有明显移位者，应考虑有伴随月骨脱位，而月骨脱位经手法复位后，舟状骨移位亦随之纠正。

【治疗】

月骨脱位的治疗是早期手法复位，常用的复位方法为：

①施整复手法前先用拇指按压缺盆、极泉穴，拇指和中指对压内关、外关穴，各0.5~1分钟。亦可在月骨部注射2%普鲁卡因8~10 mL局麻，然后用力向远端牵引伤手，并使腕关节向背侧屈曲；最后以一手拇指将月骨向背侧推压，使之复位。

②背伸过屈推顶法：患者坐位，医者立其伤侧前方，用一手固定其腕部，拇指顶住向掌侧移位的月骨远端，另手握拿拇指除外的其余四个手指，在牵引姿势下，将腕关节极度背伸，使桡骨下端和头状骨的间隙增宽，握腕之手的拇指端用力推顶月骨远端的同时，逐渐将腕关节过度掌屈，月骨脱位即可整复。

③屈伸摇腕复位法：患者坐位或仰卧位，医者用双手分别握住伤肢的大小鱼际，以双拇指按压于伤腕背侧，反复做腕关节的掌屈背伸活动；再用一手握住伤肢腕关节处，另一手握住手掌，反复做腕关节的旋转摇腕活动。

月骨脱位经手法整复后，可用塑形夹板或短臂石膏将腕部包扎固定于掌屈30°~40°位置固定2~3周，1周后改为中立位。固定期间，手指应做屈曲及伸直活动，2周后开始作腕部功能锻炼及轻手法推拿治疗，并可辨证使用中药内服及熏洗腕部。

（六）掌指关节脱位

人体每只手第1掌骨底的鞍状关节面与大多角骨之间形成鞍状关节，称为拇指腕掌关节，可使拇指作对掌活动；每一掌骨头与近指骨底构成掌指关节。另外，在第1、第2掌指关节的掌面常有一些零星的小籽骨，勿认为是骨折片的移位。掌指关节脱位较常见，以掌骨头向掌侧移位者为最多，其中又以拇指（第1和第2掌指关节）脱位最常见。脱位方向多是向掌侧，指骨基底向背侧脱位。

掌指关节脱位，常在跌倒、碰撞时引起掌指关节极度背伸，掌指关节囊撕裂，掌骨头穿过关节囊的破口，经屈肌肌腱的一侧滑向掌侧皮下，指骨基底移位于掌骨头背侧。如关节囊裂口较小，掌骨头像钮纽一样被交锁在其中，造成复位困难。

掌指关节脱位后，伤处有明显的疼痛、肿胀与畸形，掌侧面凸起，指背塌陷，手指长度缩短，指关节呈屈曲状，功能活动丧失，掌指关节弹性固定于过伸位，可触及移位之骨端。X线检查可提示脱位的掌骨头和指骨基底部的异常情况。

【治疗】

本病的主要治疗方法是手法复位和固定。

手法复位（以第 1 掌指关节脱位为例）的方法主要为：

①助手一人拉住患者前臂，医者先用左手推其手腕，以右手将指端拔直，先稍向背侧屈曲，随后转变成向前屈，顺势用拇指将掌骨后推下压，余四指将指前拉上顶，即能复位。

②拔伸扳按屈指法，即患者取坐位，助手握伤肢腕部固定。医者立于患者对面，用一手拇、食二指捏住伤指末节指骨，顺势拔伸牵引，另手拇指顶住第 1 节指骨基底向掌侧推按，同时食指抵紧掌骨头掌面向背侧扳，拔与扳按手法同时进行，并逐渐将掌指关节屈曲，掌指关节脱位即可整复。

③若复位困难，可能系因关节囊破口或屈指肌腱将掌骨头嵌住之故，遇此情况，不应强力拔伸扳按，可用轻柔手法摇摆晃动，解脱其嵌夹，再按照上法施术，脱位即可整复。

复位后，将掌指关节用绷带包扎，固定于屈曲位 2~3 天；也可在手掌中放入纱布绷带一卷，手呈半握拳状，然后用胶布在外面予以固定即可。固定去除后，可用内、外关按法，分掌法，梳手背法，揉指法等促进恢复，并逐渐活动掌指关节至愈。

（七）指间关节脱位

指间关节脱位方向多数是远节指骨向背侧移位，同时向侧方偏移。指间关节与掌指关节脱位发生原理、病理变化及治疗方法大致相同。

指间关节脱位可因直接或间接暴力引起。当外力使指间关节极度过伸、扭转或由侧方挤压，可造成关节囊撕裂或撕脱，指关节侧副韧带损伤，重者可造成韧带断裂，产生关节脱位，甚至伴有指骨基底小骨片撕脱。脱位的方向多是远节指骨的近端向背侧脱位，同时可向侧方偏移。

指间关节脱位颇为多见，各手指的近侧或远侧指间关节都可发生。伤后，指关节呈梭形肿胀、疼痛，屈伸受限制，弹性固定，畸形，局部压痛，被动活动时疼痛增剧。若侧副韧带断裂，则出现侧方活动。X 线检查可提示有否伴发指骨基底部撕脱性骨折。

【治疗】

指关节脱位的整复手法与掌指关节脱位的整复手法相同，主要是顺势牵开，推捏凸出的骨端回复原位，轻屈手指即可。此外，医者也可一手拿住伤节远端之左右侧，另一手拿住伤节近端之后侧，将伤节用力拔伸，听到响声，即是复位。

脱位整复后，将患指用胶布固定于微屈曲位 2~3 天，并可外敷中药使损伤之组织愈合。固定解除后，可用内、外关按法，分掌法，梳手背法，揉指法等促进恢复，并逐渐进行掌指关节活动锻炼至愈。

三、下肢关节脱位

（一）髋关节脱位

髋关节脱位古称"胯骨出""机枢错努""大腿根出臼""臀骱出"等。髋关节为杵臼关节，髋臼较深，髋臼周缘附有关节盂缘软骨，可容纳股骨头的 2/3。由于髋关节周围有坚强的肌肉保护，故一般不易脱位。髋关节脱位有前脱位、后脱位及中央型脱位之分。

髋关节脱位常系股骨头向后移位，前脱位和中央型脱位则少见。

髋关节脱位多见于青壮年男性，多由强大的间接暴力所致，如车祸、压扭、塌方等所致，亦可发生于屈髋位，如自高处跳下、骑马跌倒时，足或膝着地而致脱位。脱位后，髋部有明显的疼痛、瘀肿、活动功能障碍，不能站立行走。根据脱位的方向不同，其临床症状、体征亦有明显差异。

1. 后脱位

伤后即感髋部疼痛，下肢功能丧失，仰卧困难，伤肢屈曲、内收、内旋畸形，患腿短缩。仰卧时，患肢的膝部微呈弯曲，膝落于健侧大腿上，并可摸得向上移位之大粗隆，臀部因之显得突出，疼痛剧烈，尤以移动时为甚。X线片可明确诊断，并可发现有无合并骨折。

2. 前脱位

伤肢较后脱为长，呈外展、外旋、屈曲畸形，膝部内翻，足外侧可接触床面，功能丧失，髋部肿痛。检查见髋部外侧变平坦，臀部凹陷，患肢较健侧增长，在腹股沟处可摸到股骨头。X线检查可提示股骨头移位的情况及有无合并骨折。

3. 中央型脱位

如股骨头移位轻，仅有局部疼痛、肿胀及轻度髋关节活动障碍，无特殊肢体畸形。股骨头移位严重者，除有疼痛、肿胀表现外，可见伤肢外旋、短缩，大转子内移，功能丧失。

若骨盆骨折，有血肿形成，伤侧下腹部压痛；肛门指检时，常在伤侧触到包块（股骨头）及疼痛。X线检查可显示髋臼底部骨折与凸入盆腔的股骨头。此种损伤，常伴有盆腔内脏器损伤及休克，预后欠佳，应转外科手术处理。

【治疗】

治疗方法包括手法复位、推拿按摩及练功等。常用的复位方法有：

①屈髋拔伸回旋法（屈髋膝复位法）：患者仰卧于铺有软垫的地上或低板床上，助手用双手按压两侧髂前上棘部，以固定骨盆。医者面对患者，骑跨于屈髋、屈膝各90°位的伤肢小腿部，用双手托握其腘窝部，以持续的力量逐渐将大腿顺向拔伸牵引，使股骨头接近关节囊破口处，在拔伸的同时，将髋关节过度屈曲，微内收内旋；然后用力将髋关节外展外旋，伸直下肢，后脱位即可整复。若此手法未能使其复位，可再用一助手，于髋关节外展、外旋时协同用力推挤股骨粗隆部，后脱位即可整复。如系前脱位，拔伸时将患肢顺势由外向内旋转，即可使股骨头滑入髋臼而复位。此时，多可听到滑动响声，畸形也随之消失。

②下压推按复位法：患者俯卧于硬板床边缘，健肢伸直，伤肢屈髋、屈膝各90°悬垂于床旁。助手面对患者头部，一手握伤肢踝部，维持屈膝90°位，另手虎口对准腘窝部用力按压小腿数分钟（起到拔伸牵引作用）。医者立于健侧，用双手拇指借机推按股骨头入臼，后脱位即可整复。两下肢等长，髋部无畸形，说明复位成功。然后，用拇指推理、按压顺正髋关节周围的筋肉，以疏通伤肢气血。

③问号复位法：患者仰卧，助手用双手按压于伤肢髂骨部固定。医者用双手握住伤肢膝关节下部，将伤肢抬起，使其尽量屈膝屈髋。然后扳动伤肢在屈膝屈髋位先外展，经过度屈膝屈髋再内收至胸前，再经过度内收，至伤肢伸直放松。整个膝关节的运行路径呈"?"形。而左侧的整复路径则呈反"?"形。复位后，应比较患侧与健侧长度是否相等，再托住其膝腘部进行各种被动活动，若无障碍，则复位已成功。

④屈髋回旋脱扳法：患者仰卧，助手甲立于健侧，双手按压两侧髂前上棘，以固定骨盆；助手

乙一手握住伤肢踝部，另一肘关节屈曲，用肘弯托住伤肢腘窝部，将髋、膝关节各屈曲 90°顺向牵拉，并微外展外旋髋关节，然后用力内旋、内收髋关节，伸直下肢。与此同时，医者立于伤侧，双手十指于大腿根部后侧交叉握紧，在助手乙将髋关节内收、内旋时，用力向后外方托扳，前脱位即可整复。如手法整复失败，髋臼或股骨头合并有较大骨折片者，应转骨外科手术切开复位或螺钉内固定。

手法整复闭合性髋关节后脱位及前脱位，一般勿需麻醉。若整复困难，可先作麻醉，而后再施整复手法。

髋关节脱位整复后，一般不采取外固定，但前脱位应避免外展、外旋活动，后脱位应避免内收、内旋活动，并卧床休息 1~2 周，再逐步起床，练习腿功，亦可在床上逐渐练习髋关节伸屈活动。3 周后可用健肢负重加拐行走，6 周后伤肢可逐渐开始负重。

髋关节前脱位，手法整复后稳定性较差，应注意预防复发。为促进局部瘀血迅速吸收，可在伤处施以轻缓的推拿手法。

在卧床期间，还可行推拿治疗，如采用环跳按法、股外刨推法、拿承扶法、股后揉捏法，以活血通络、强健腿膝。

（二）小儿髋关节半脱位

小儿髋关节半脱位为常见的小儿髋关节损伤。5 岁以下幼儿股骨头发育尚不健全，关节囊也比较松弛。所以，小儿易在互相打闹时跌仆、急跑时摔倒猛力扭转髋关节，或自高处往下跳单足着地而致伤。

患儿有明显外伤史，多见于学龄前男性儿童。伤侧髋关节肿胀、疼痛，可沿大腿内侧向膝部放散。伤侧髋关节处于外展、外旋、屈曲位，走路多以足尖着地、跛行；髋关节伸直受限制，但卧床休息无任何症状。

检查时，可见患儿仰卧位，被动屈膝屈髋时疼痛显著，在髋关节可触及股骨头位置不正常，或在大转子内下方触及筋肉异常，有皱褶，或沿大腿纵轴方向触及条索状韧带剥离，压痛明显。X 线检查常可显示股骨头位置不正。

【治疗】

本病的治疗常用牵引过屈提旋法。操作时，患儿取仰卧位，助手用双手分别插入患儿两腋下。医者立于伤侧，双手呈前后位握住伤肢小腿部，与助手作对抗牵引，继之强屈髋、膝关节至最大限度，而后将髋膝关节放于 90°屈曲位向上提牵，再牵引下外旋、外展、伸直髋关节，半脱位即可整复，症状消失，行走如常。

若系髋关节周围筋肉不正，应加用"旋髋理筋舒顺法"，即患儿仰卧位，医者立于伤侧，将伤肢小腿夹于腋下，一手托住腘窝部下方，屈伸、环转髋关节；同时，另手食、中指触摸股骨大转子及关节囊，借髋关节内收内旋、外展、外旋之力，可在转子窝处触及筋肉不正或有皱褶。摸清楚后按原位推正，再由近端向远端按压 3~5 遍，症状多立即消失，行走如常。

手法治疗后，应嘱患儿 3 日内不要强力活动髋关节。若病程较长，触诊无阳性发现者，应作 X 线检查，以排除股骨头无菌性坏死（多见于 6~8 岁儿童）、髋关节结核、化脓性髋关节炎等。

（三）膝关节脱位

膝关节脱位多因强大暴力作用于股骨下端或胫骨上端所致。间接暴力由于作用力不同，使膝关节旋转或过伸亦可导致胫骨上端向后、向前，或向侧方移位，其中以向前及向内侧移位者较多见。根据脱位的程度，可分为完全脱位与不全脱位两种。

完全脱位时，不但关节囊发生破裂，关节内十字韧带、内侧副韧带、外侧副韧带亦可发生撕裂，有的可合并胫骨结节撕脱性骨折、半月板破裂，腘窝部的神经、血管也可能受挤压或撕裂，膝关节内可有明显的积液。

受伤后，膝关节剧烈疼痛、肿胀明显、功能丧失，多有不同程度的畸形。然而，胫骨平台与股骨髁之间不易发生交锁，脱位后常可自行复位而没有畸形。

膝关节脱位，多合并严重的筋肉组织损伤，关节腔内及其周围积血较多。合并十字韧带断裂时，抽屉试验阳性；合并内侧或外侧副韧带断裂时，侧向运动试验阳性。同时还应注意有无并发血管、神经损伤。X线检查有助于本病诊断。

【治疗】

本病的治疗常用牵引提压复位法。其操作为患者仰卧，助手甲用双手固定伤肢大腿下段，助手乙手握伤肢踝部及小腿，保持膝关节半屈、伸位作对抗牵引。医者立于伤侧，用双手按脱位的相反方向提拉、按压股骨下端与胫骨上端，如有复位感，畸形消失，即表明已复位。复位后，缓慢地伸、屈膝关节数次，再在屈膝位内收、外展活动小腿，以顺正移位的半月板及卷缩的关节囊。然后，用注射器抽尽关节内的积液或积血。

复位过程中，应注意保护腘窝部的神经、血管，严禁暴力牵拉。对无血运障碍者，可采用夹板固定膝关节于150°～165°位6～8周。有血运障碍征象者，应采用小重量牵引，暴露伤肢以便观察，直至血运稳定才可改用夹板固定。伤后6～8小时血运情况仍无改善者，应及时转外科进行血管探查，并作相应的处理。

在固定期间，嘱患者充分地作股四头肌、髋关节和踝关节的主动活动。6周后，在保持固定姿势下作扶拐不负重的步行锻炼。解除固定后，练习膝关节的屈曲及伸直活动，同时作膝关节及其周围的推拿以促进恢复；待股四头肌肌力恢复，在膝关节屈伸活动较稳定的情况下，伤肢才能负重行走。若膝关节不稳定，过早负重行走，则滑膜被损伤，可发生创伤性关节炎。

（四）跖趾关节脱位

因跖骨头与近节趾骨构成的关节发生分离者，称跖趾关节脱位，临床以第1跖趾关节脱位为常见。

跖趾关节脱位与手部的掌指关节脱位极为相似。因第一跖骨头较长、较粗，故用足前部踢东西时则首先着力，外力直接砸压，易首先伤及。跖趾关节脱位，多因外伤所致，如高处跌落、足趾踢伤或重物压砸，因外力迫使跖趾关节过度背伸而受伤，近节跖骨基底脱向跖骨头的背侧。严重者，跖骨与趾骨相垂直，外观出现明显畸形，跖趾关节过伸、趾间关节屈曲。

临床上，患者在跖趾关节出现肿胀、疼痛、功能障碍，拇趾背屈、短缩，第1跖骨头突出，关节呈弹性固定，趾间关节屈曲畸形，根据外伤史，结合临床症状，一般诊断不难。X线片可观察是否有骨折以协助诊断。

【治疗】

治疗方法一般为手法复位、固定、推拿与功能锻炼等。整复跖趾关节脱位时，可用牵引推扳屈跖法，即患者取仰卧位，一助手握伤肢小腿下端固定。医者立于伤侧，用一手拇指捏住患趾（或用绷带套往足趾），顺近节趾骨的纵轴方向顺势拔伸牵引，并将患趾过伸，另一手拇指顶住趾骨基底部，向足尖方向推按，食指与中指扣住跖骨远端向背侧端提，牵引与推提手法配合运用，逐渐将跖趾关节屈曲，如有入臼感即表明已复位。趾间关节脱位整复较容易，同样可采用上述拔伸牵引与推提手法，然后屈曲足趾，即可复位。

跖趾关节脱位整复后，用拇指推理该部筋肉组织，再用绷带缠绕患部数层，以一块瓦形硬纸板、小铝板或小木板扣于跖趾关节处固定，外加绷带包扎，固定2～3周。固定早期，可作踝关节屈伸活动，1周后若肿痛减轻，可扶拐用足跟行走。解除固定后，可开始锻炼跖趾关节的功能活动。4～6周后可练习负重行走。

推拿治疗，在解除固定后施行，如采用解溪掐法、梳足背法、摇大趾法、内外旋踝法等。同时可用中药熏洗局部。

（五）趾间关节脱位

因趾骨与趾骨之间的关节发生分离者，称趾间关节脱位，多因外伤所致，如高处跌落、足趾踢伤或重物压砸，好发于足拇趾与小趾，多向掌侧脱出。

临床上，患趾局部出现肿胀、疼痛、脚趾缩短、关节呈弹性固定、活动不便、趾间关节屈曲畸形。根据外伤史，结合临床症状，一般诊断不难。

【治疗】

治疗主要为手法复位、固定、推拿等。整复趾间关节脱位时，嘱患者正坐，医者与之相对，将伤足置于医者膝上，医者一手拇指捏住患趾（或用绷带套往足趾），一手拿患趾之下，顺近节趾骨的纵轴方向顺势拔伸牵引突出之骨，听得响声或有入臼感，即表明已复位。

在脱位整复后，嘱患者仰卧，患肢屈曲，足底部平放于床上，医者以手四指并置于解溪穴处，由上向下四指逐渐分开，沿足背至趾关节呈梳状摩动2～3分钟后，再以拇指置解溪穴处，其余四指置趾关节处按揉1～2分钟，以疏导经脉、行气活血。然后，用胶布固定患趾与邻趾3周左右。

第三章 外科病症

第一节 倾倒综合征

倾倒综合征又称餐后早发综合征，为胃部手术后的一种并发症。正常人由于幽门的控制，胃内食糜得以适量适时地向小肠输送以保证消化时无不良感觉。在胃切除与胃肠吻合术后，由于失去幽门或其正常功能，胃内食物骤然倾倒至十二指肠或空肠，可引起一系列临床症状，称之为倾倒综合征。

倾倒综合征的症状，一般认为是由于食物过于迅速地从胃进入空肠上端所引起。切除胃的组织越多，其发生率亦越高。

手术后早期（多在术后1~3周），当患者正式用餐时，出现食后上腹胀、发热感、心慌，心跳、头晕出汗、无力、恶心、肠鸣等症状，尤以进流汁、甜食或在站立位时为甚。食后卧床休息，症状可以减轻，但一般需1小时左右，症状方才完全消失。

【治疗】

手术后早期应注意调节饮食，避免流汁甜食，少吃多餐，午后卧床休息半小时左右，并养成在餐间或空腹时饮水的习惯。一般病例可采取推拿方法改善症状并逐渐将其治愈。

治则：益脾和胃，调气补虚。

操作方法：①上腹横摩法；②束腹法；③点按背肋法；④掌分腰法；⑤背部直摩法；⑥揉足三里法。

第二节 胃切除术后消化、吸收功能及营养障碍

胃切除术后消化、吸收功能及营养障碍为胃部手术后的一种并发症。胃切除术后，部分患者可发生消化、吸收功能和营养代谢方面的障碍，特别是脂肪吸收不良，以致体重下降，在临床上，其症状严重程度与胃切除量成正比，胃、空肠吻合术较胃、十二指肠吻合术为严重。关于此症候的原因，常是多方面的。如有的患者发生倾倒综合征后由于进食后不适，便减少了食量。此外，手术使

胃丧失了贮存的研磨功能，空肠蠕动加快，尤其是Ⅲ式手术后，消化液不能与食物充分混合。

【治疗】

胃切除术后消化、吸收功能及营养障碍的治疗原则及治法，均同倾倒综合征，唯患者体重下降、身体羸瘦时，又需扶正培本、强壮体魄，故可在采用倾倒综合征治法的基础上，佐以腹部斜摩法、腹肌拿提法、背部拳揉法。

第三节　手术后肠粘连

手术后肠粘连常见的原因有腹部手术处理不当或操作中用力粗暴，过度牵拉；或手术时未慎密止血，致血块遗留腹腔或放置引流管不当；或腹腔内放置过热之棉垫，损伤腹腔之浆膜。粘连的范围和类型，往往不易正确估计，因为每个人产生肠粘连的趋向不同。

患者在术后 2~3 月，出现腹部不适或隐痛，甚或手术之处，其痛如绞，痛常无定时，间歇反复发作，痛甚时则汗出，身蜷喜按。一般患者，空腹或饭后，或情志不舒、劳倦之后，均可能出现轻重不一的腹部疼痛。有些患者，疼痛后常现肢倦神疲，言语无力，胃纳减少，食无香味甚或恶心呕吐，大便时燥时溏，苔黄或厚腻，舌红绛，脉细弱。

【治疗】

推拿治疗可促进手术后早期发生的新鲜粘连部分或全部吸收。粘连日久者，则治疗的时间稍长。

操作方法：①腹直肌横摩法；②腹部斜摩法；③脐周团摩法；④束腹法；⑤按髂骨内侧法；⑥掌分腰法。

第四节　手术后粘连性肠梗阻

肠内容物在肠道内的正常运行发生障碍而不能顺利通过时，称为肠梗阻。肠梗阻的病因和发生机理多种多样，临床表现也不完全相同，手术后粘连性肠梗阻应用推拿治疗有较好的疗效。

根据肠梗阻发生的原因，一般分成机械性肠梗阻、动力性肠梗阻、血管性肠梗阻三类。根据有无肠壁血运障碍，一般分成单纯性肠梗阻、绞窄性肠梗阻二类。此外，根据肠梗阻的程度，还可以分完全性肠梗阻和不完全性肠梗阻；根据肠梗阻的发展快慢，又可以分为急性肠梗阻和慢性肠梗阻。所有这些分类主要是根据临床需要，而不是绝对的。随着肠梗阻病理过程的不断发展，可由单纯性发展成绞窄性，由不完全性发展成完全性，由慢性变为急性。

在腹腔手术中止血不善，腹膜面缺损过多，肠浆膜因暴露过久或操作不慎而被损伤，手术套所附滑石粉未冲洗净而带入腹腔等，都是促成粘连形成的因素。由于粘连的性质可有广泛性粘连（包括片状粘连）和索带状粘连的不同，诱发因素又各异，因此造成的梗阻情况也不同。广泛性粘连常造成单纯性肠梗阻，索状粘连易造成绞窄性梗阻。

手术后粘连性肠梗阻可能在手术后任何时期发生，大多数患者是于手术后 2 年内出现症状，但也有在手术后近期（一般是手术后 7～10 天）发生的。

单纯性肠梗阻其症状主要有腹胀痛、恶心、呕吐，肠腔内积聚大量液体，腹部可有局限或弥漫性轻度膨胀，无固定压痛，无反跳痛和腹肌紧张等腹膜刺激症状。

绞窄性肠梗阻的症状主要有：①腹痛发作急骤，疼痛剧烈，在阵发性腹痛加重后，出现疼痛持续性加剧的情况，部位固定，有时伴有腰痛；②呕吐出现早，多为持续性；③局部腹胀，有固定压痛及反跳痛，腹肌紧张；④可出现休克现象；⑤病情发展迅速，可很快见到全身中毒现象（体温、白细胞上升，脉搏加快）。

【治疗】

绞窄性肠梗阻应予及时手术治疗。推拿治疗适宜应用于单纯性、慢性、部分性肠梗阻。

推拿的基本治法为：

①背部：取两侧脾俞、胃俞、大肠俞、小肠俞穴，手法采用按法、揉法、一指禅推法。操作时，患者侧卧位，医者在患者背侧，先在背部两侧脾俞、胃俞、大肠俞、小肠俞等穴用拇指按揉，酸胀得气后，在各穴持续按揉半分钟；然后在小肠俞、大肠俞施用轻柔而缓和的一指禅推法，时间约 6 分钟。

②腹部：取中脘、神阙、天枢、气海、足三里等穴。手法采用摩法、按法、揉法。操作时，患者仰卧位，医者于腹部环脐用掌摩法治疗，摩法操作及在环脐移动时均要顺时针方向，时间约 4 分钟；然后按原操作方向，在腹部用摩法约 4 分钟；再用掌揉中脘、神阙、气海，每穴 1 分钟。手法操作要求轻快柔和，切忌重力按压。最后用拇指轻缓按揉腹部的天枢、气海以及两侧足三里穴。在操作过程中，患者往往有排气、腹胀渐减的现象。

随证加减：

①对腹痛较剧者，可点揉腰背部的压痛点，刺激要持续 2～3 分钟，待腹痛缓解后再治疗腹部，腹部操作加用神阙部的掌振法。然后横擦下背及腰部，直擦腰及骶部督脉，以透热为度。

②对呕吐较剧者，掌摩腹部时重点在下脘及神阙，再按揉风府到大椎，自上而下约 5 分钟；然后横擦左侧背部。

③对腹胀较剧者，掌摩及掌根揉神阙为重点；再按揉八髎穴，以酸胀得气为度，每穴约半分钟；最后横擦腰骶部，以透热为度

推拿治疗期间，应注意手法操作平稳，尽量减少患者躯体的翻转和振动。

【注意事项】

由于本病症情变化迅速，因此要严密观察。同时，嘱患者避免暴饮暴食，不食生冷及刺激性食物，注意保暖。

第三编

妇科与男科推拿

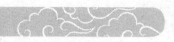

第一章 妇科病症推拿

第一节 妇科学概论

一、生理概说

妇女由于在解剖上有子宫及其附属器官，如卵巢、输卵管等，在生理上有月经、妊娠和哺乳等特点，因此，妇女在脏腑、经络气血活动的某些方面，与男子有所不同，妇女的经、孕、产、乳都是以血为用，而血又赖气以运行，"气行则血行"。而气血又是由脏腑所生化，所以说，气血是月经、养胎、哺乳的物质基础，而脏腑又是生化气血之源，尤其是肾、肝、脾、胃和冲、任二脉在妇女生理上占有重要的地位。

1. 胞宫

胞宫，又称"奇恒之府"，位于盆腔中央，为一肌性中空器官，它除与脏腑十二经脉有联系外，还与冲、任、督、带脉也关系密切。胞宫是产生月经和孕育胎儿的地方，它与心、肾的关系为"胞脉属心而络于胞中""胞脉者系于肾"。心生血，肾藏精，精血充足，则经血和哺乳就都有了一定的物质基础了。

2. 月经

《素问·上古天真论》曰："女子七岁肾气盛，齿更发长，二七而天癸至、任脉通，太冲脉盛，月事以时下。"这是说，月经初潮的年龄一般在 14 岁左右，由于此时肾气尚未达到充盛，因此在初潮后的一二年内，月经周期往往不稳定，以后逐渐形成规律，25～35 天来潮一次，即所谓"月经周期"。月经一般到 49 岁左右方才停止，称为"绝经"。月经每次来潮时，经量一般在 50～100 mL，经色一般为暗红色，开始色淡，以后颜色逐渐加深，最后可呈深红，持续时间一般为 3～7 天。

3. 妊娠

"二七而天癸至、任脉通，太冲脉盛，月事以时下，故有子。"这说明女子成年以后，冲、任脉通盛，两精相合，即可怀孕。受孕以后，由于脏腑经络的气血，皆注于冲、任以养胎，所以生理上最明显的变化是月经不再按期来潮。妊娠期间，由于"胎气上逆"的关系，有些孕妇在妊娠早期可有轻微的恶心呕吐现象，一般多在 3 个月以后便逐渐消失。

二、病理概说

临床上，导致妇科疾病的病因不外乎外感与内伤。根据妇女的特点，外感中以寒、热、湿为主；内伤中以精神因素、饮食不节、劳逸失常、多产房劳为多见。但是，如内在抵抗力较强，也可不产生病状。

1. 气血失调

气血失调是妇科疾病的重要致病因素。经、胎、产和哺乳皆易耗血，《黄帝内经》曰："妇人之生，有余于气，不足于血，以其数脱血也。"这说明妇女疾病，血分病以血虚为主，而在气分病中则以气郁为主。"血为气之母，气为血之帅。"气不足则不能正常消化吸收水谷之精微而致血虚，血不足则不能将正常消化吸收之营养物质输布全身，因此导致全身活动力减弱而成气虚，二者互为因果。所以，在治疗血虚或气虚时，均不应忽略主要矛盾的另一方面。

2. 妊娠功能失调

"肾藏精，胞脉系于肾。"若肾气不足，肾阴亏损或肾阳衰微，均可致肾之阴阳失调，冲任受损，而引致产生妇科疾病。

"肝藏血，主疏泄，喜条达。"如肝气郁结，血为气滞，可引起月经失调，肝气上逆，可致经行吐衄、乳汁自出等，肝气犯胃，胃失和降，可致妊娠恶阻等。

"脾主运化"，但赖心的作用而运行，如忧思过度，损伤心脾，使心阴暗耗，气血不足，即可引致月经病。心火偏亢，引动肾火，扰动血海，迫血妄行则可造成月经过多、崩漏等病。

3. 冲任损伤

导致冲、任二脉损伤的原因，除先天肾气不足或后天脾胃亏损影响冲任外，其他如寒邪、热邪、湿痰、情志抑郁，均可造成气血不和，运行失常，影响任通冲盛的正常生理作用，从而酿成经、带、胎、产诸病。

三、治法概说

祖国医学对妇科病的治疗，除药物外，推拿治疗某些妇科疾病也有其独特的疗效。在推拿治疗时，应先运用四诊八纲进行辨证，如张仲景谓："三十六病，千变万端，审脉阴阳，虚实紧弦，行其针药，治危得安，其虽同病，脉各异源，子当辨记，勿谓不然。"疾病的推拿治法，应该看到局部和整体相互间的关系，根据全身症状，结合气候、环境、起居、饮食、性情等，找出其病因病机，分清其寒、热、虚、实、痰、郁，辨别其病位在气或在血等，"治病必求其本"，然后再制定推拿治则与处方。

1. 滋肾补肾

"肾为先天之根"，肾藏精，肾气充，冲任二脉才能通盛，所以说，肾与妇女的月经、妊娠等有密切的关系，因此，补肾气是治疗妇科病的重要治则。肾有肾阴、肾阳，肾阳虚衰应温补肾气或温肾壮阳，如点肋补气法，肾阴虚或真阴亏损，应滋补肾阴，如按脊中法；阴阳俱虚则应阴阳双补，如垂直推腰补气法和横摩骶法。"水生木"，肝赖肾水滋养，肾阴不足，导致肝阳偏亢，治疗时应滋肾养肝，因为肝肾为冲任之本，冲任损伤也可影响肝肾，如闭经、不孕、崩漏、带下、滑胎等大多由于肝肾虚弱，冲任损伤所致，故治法以滋补肝肾为主，如下肢揉捏法、摩少腹法等。

2. 调理气血

"血为气之母，气为血之帅"，气血协调，则脏腑功能才能正常。经脉通畅，才能冲任脉盛。妇女由于经、带、胎、产的关系，易伤气耗血，根据临床症状辨清其在气在血，然后施治。病在血者以治血为主，佐以理气，如揉血海法、摩少腹法等；气逆者宜降气顺气，如宽胸法；气郁者应开郁行气，如摩季肋下法；气乱者宜调气理气，如宽胸法；气寒者宜温阳扶气，如按肩胛内缘法；气热者宜泄热清气，如下肢揉捏法；气虚下陷者宜升阳益气，如点肋补气法。

病在血者应以补血为主，佐以理气。如血寒者宜温，如揉大椎阳关法；血热者宜清，如下肢揉捏法；血虚者宜补，如背部斜摩法；血滞者宜通，如推侧腹法等。若气血俱病，则可参考以上调理气血的治法配合应用。

3. 健脾和胃

脾胃为后天之本，生化之源，谷气盛则血海满。冲脉又隶属于阳明，胃主纳，脾主运化，如脾胃有病则水谷精微不能运化，其渗利水湿和统摄血液的作用也受到影响，临床常见有月经失调、经量过多或闭经、子宫脱垂等。如脾胃虚弱应补脾健胃，如摩上腹法、点肋补气法等。胃寒者宜温胃和中，如梳摩背肋法、揉命门法等。如脾胃不和，易引致痰湿停聚，所以除用摩上腹法外，还可加用脐部挤推法以渗湿化痰。

4. 疏肝养肝

肝藏血，肝喜条达，主疏泄。肝气舒畅，则周身之血亦随之而安，肝郁不舒，怒动肝火等，均能伤及肝阴或致肝阳上亢影响冲脉，所以妇科病中常见胸胁胀满、乳房胀痛、少腹疼痛、头部眩晕以及月经失调和月经前后诸症等。

肝郁不舒者宜疏肝解郁，如摩季肋下法、宽胸法；肝火旺盛者宜清热泻肝，如背部斜摩法；肝阴不足者宜养育肝阴，如点按侧胸腹法；肝阳上亢者宜镇摄平肝，如下肢重压法等。

第二节　妇科病症

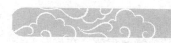

月经病症除包括痛经等症外，还包括月经不调等病症。凡在月经期，量、色、质上有病理改变谓之月经不调，其中包括月经先期、月经后期、月经先后无定期、经血过多或过少等。《女科经纶》曰："妇人有先病而后致经不调者，有因经不调而后生诸病者。如先因病而后经不调，当先治病，病去则经自调；若因经不调而后生病，当先调经，经调则病自除。"此点论述阐明了月经不调的一般治疗规律，是临床实践中必须遵循的。

（一）痛经

妇女在月经期及月经期前后，往往伴有轻度下腹部和腰部酸痛，这是一种生理现象，不需特殊治疗。如果系剧烈的小腹疼痛，伴有腰酸、腹胀、乳房胀痛等，并随月经周期而发作，甚至伴有面色苍白，头面冷汗淋漓，手足厥冷，泛恶呕吐等症，称为痛经，亦称"经行腹痛"。

临床上，痛经分为原发性和继发性两种。原发性痛经，多见于青年妇女，自初潮起即有痛经，与植物神经功能紊乱、子宫痉挛性收缩有关，亦可由于子宫发育不良、子宫颈狭窄、子宫过度屈曲等，影响经血畅行而致；继发性疼痛常继发于生殖器官器质性病变，如炎症、子宫肌瘤或子宫内膜异位症等。

【病因病机】

痛经主要由于冲任两经功能失调，胞宫气血运行不畅所致，即所谓"不通则痛"。因经水为血所化，血随气行。气充血沛，气顺血和，则经行畅通，自无疼痛之患。若气滞血瘀或气虚血少，则使经行不畅，不通则痛。引起气血不畅的原因，有气滞血瘀、寒湿凝滞、气血虚弱、内伤七情等。

【辨证论治】

本病以月经周期性的小腹疼痛为主症，临证时须根据疼痛的性质、部位、时间，并结合其全身症状来分辨寒、热、虚、实。张景岳曰："实痛者，多痛于未行之前，经通则痛自减。虚痛者，痛于既行之后，血去而痛未止，或血去而痛益甚。"一般说来，按之甚者为实，按之痛减者为虚，得热痛减者为寒。痛甚于胀者，血块排出疼痛减轻者为血瘀，胀甚于痛者为气滞。绞痛、冷痛属寒，刺痛属热。绵绵作痛或隐痛为虚。

根据"通则不痛"的原理，治疗主要是以通调气血为主。如因虚而致痛经者，以补为主，因气郁而致血滞者，以行气为主，佐以活血，因寒湿凝滞而引起瘀滞不通者，以温经化瘀为主。在经期，还需注意适当休息，不要过度疲劳，避免重体力劳动，少吃冷刺激性食物（辣椒、酒、烟等）。同时，注意保暖，避免受寒，保持经期卫生，情绪安宁，避免暴怒、忧郁。

1. 气滞血瘀型

证候：经前或经期小腹胀痛，下坠，拒按，经量少或行经不畅，经色紫黯有血块，块下则痛减，经前乳房胀痛，经期头痛或偏头痛，舌质紫黯或有瘀点，脉沉弦或沉涩。

治则：行气活血，祛瘀止痛。

操作方法：①束胸法；②大消气法；③按髂骨内侧法；④耻骨上横摩法；⑤指分腰法。

2. 寒湿凝滞型

证候：经前或经期中，小腹疼痛而冷，得热痛减，经量少，色黯红或紫，混有血块，苔白润或腻，脉沉紧；气血虚弱型，其证候：经前或经后小腹绵绵作痛，按之痛减，月经量少，色淡，质稀薄，精神倦怠，言语低微，面色苍白，舌质淡，脉虚细。

治则：散寒利湿，温通血脉。

操作方法：①束胸法；②按髂骨内侧法；③摩脐旁法；④按气冲法；⑤斜摩下腹法；⑥腰部直摩法：⑦揉三阴交法。

3. 血虚型

证候：月经量少，或点滴即净，色淡红，小腹空痛，面色萎黄，皮肤干燥，头昏心悸，腰膝酸软，手足不温，舌淡苔薄白，脉细弱。

治则：调补气血。

操作方法：①上腹横摩法；②推侧腹法；③按髂骨内侧法；④腹肌拿提法；⑤点肋补气法；⑥背部挤推法。

【推拿特色治法】

1. 特色治法一

①腹部，取气海、关元等穴。手法采用一指禅推法、摩法、揉法。操作时，患者取仰卧位，医者坐于右侧，用摩法按顺时针方向在小腹部治疗约 6 分钟，然后在气海、关元用一指禅推法或揉法治疗，每穴约 2 分钟。

②腰背部，取肾俞、八髎等穴。手法采用一指禅推法、㨰法、按法、擦法。操作时，患者俯卧，医者站于右侧，用㨰法在腰部脊柱两旁及骶部治疗约 4 分钟，然后在肾俞、八髎用一指禅推法或按法，以酸胀为度；再在骶部八髎穴用擦法治疗，以透热为度。

辨证加减：①气滞血瘀，可按揉和推章门、期门、肝俞、膈俞，每穴约半分钟，再拿血海、三阴交，以酸胀为度。

②寒湿凝滞，可直擦背部督脉，横擦腰部肾俞、命门，以透热为度；再按、揉血海、三阴交，每穴约 1 分钟。

③气血虚弱，可直擦背部督脉、横擦左侧背部，以透热为度；摩腹时，加揉中脘 2~3 分钟。最后按、揉脾俞、胃俞、足三里，每穴约 1 分钟。

2. 特色治法二

此治法适用于实证所致的痛经。

其操作为：①患者俯卧，医者坐于其右旁，按揉患者肠俞、肝俞、肾俞、腰俞及八髎等穴约 3~5 分钟。

②患者仰卧，医者用一指禅推法或揉法于章门、日月、期门以及维道、归来、气冲、关元、气海等穴治疗约 3~5 分钟；再循序用按揉法或一指禅推法于阴廉、五里、阴包、曲泉及三阴交治疗约 3~5 分钟。实证推拿治疗宜在经来之前，或经初来而不畅之时。

3. 特色治法三

此治法适用于实证痛经，伴有腰 1 或腰 4（大部分在腰 4）棘突偏歪及轻度压痛者。

其操作为：①对偏歪棘突用旋转复位或斜扳的方法纠正棘突偏歪。

②直擦背部督脉及横擦腰骶部八髎穴，以透热为度。此法在月经来潮前一周治疗 2 次，以后每月同样在月经前一周治疗 2 次，3 个月治疗 6 次为一疗程。

4. 特色治法四

此治法适用于虚证所致的痛经。

其操作为：①患者仰卧，医者坐于其右旁，用掌根轻揉患者小腹部关元、气海，在两侧归来、气冲穴之间用摩法，约 5~10 分钟；再分别擦两侧太溪、复溜、交信、三阴交等穴。

②患者俯卧，医者用一指禅推法或按揉法于肾俞及八髎穴治疗，并在患者腹部垫枕，使其腰骶部隆起；用擦法分别直擦患者两侧肾俞及八髎穴，以微温为度。

5. 特色治法五

此治法多用于经前及疼痛发作前或开始时。

其操作为：①患者俯卧，医者在其腰骶部用掌根揉或摩；再用指揉法或一指禅推法于命门、肾俞、八髎、膀胱俞、胞肓等穴治疗，以酸胀为度。

②患者仰卧，医者用掌揉法及一指禅推法于患者小腹部，在有下坠的部位多操作；再用一指禅推法施于气海、关元穴；在患者血海、阳陵泉、足三里、三阴交等穴用较强的按揉法或点拨法，以酸胀为度。

6. 特色治法六

此治法用于疼痛急性发作时，治疗后疼痛可缓解。其操作为用较强的按法或点法施于合谷、天枢、足三里和三阴交等穴，一压一放，每穴各 100 次；再在小腹部施以手掌振颤法。

【自我按摩法】

1. 合按内、外关法。

2. 坐位或站立位，用两手的中指或四指分别按摩两侧的期门和章门穴 1 ~ 2 分钟，以舒肝顺气止痛。

3. 仰卧位，用中指点按气海和关元穴各 1 ~ 2 分钟，此两穴能通冲、任二脉以止腹痛。

4. 坐位，屈膝，以两拇指或中指按揉膝关节内侧腘横纹上方的曲泉穴约 1 分钟，以舒肝调经止痛。

5. 坐位，先按揉三阴交穴，再按揉足三里穴，各约 1 分钟。其中三阴交穴为调经要穴，可以统调足三阴经。

6. 坐位或站立位，点揉肝俞、脾俞、胃俞、三焦俞、肾俞等穴，各约 1 分钟。

7. 用两手拇指、食指分别捏拿腰两侧大筋 5 ~ 6 次。

8. 在月经来潮前 1 周，在小腹部采用推揉小腹法，即仰卧位，用手掌根作顺时针和逆时针的圆周运动，以有发热、酸胀感为宜，每日 1 次。经期至则停用。

【注意事项】

痛经者平时在生活中要注意经期保暖，不要过度疲劳。痛经期间还可配合用热敷法，即将 1 斤左右的粗盐用铁锅炒热，放在布袋里，敷在腹痛处，1 日 1 次。

（二）月经不调

月经不调也称月经失调，是妇女月经病的统称，病因可能是器质性病变或是功能失常，常见于青春期的女子或更年期妇女，是指月经周期、经量、色、质发生病理变化，包括月经先期（经期提前）、月经后期（经期延后）、月经先后无定期以及崩漏、闭经、经量过多、经色变异（或淡红，或鲜红，或紫黑色）等病症。表现为胸闷、小腹胀满、腰部酸痛、头晕、眼花、心悸、经量时多时少、经期不定、经水淋漓不净，月经前二三日心烦易怒、疲乏无力、食欲不振、夜寐不安、大便时秘时溏等。

月经先期

属于月经不调的一种，指月经周期经常提前八九天，甚至提前半月一潮者。其原因主要是血热妄行和气虚不能固摄所致。

①血热：平素体内蕴热或阴虚阳盛，或因精神刺激肝郁化火，使冲任受损，迫血妄行而为先期。

②气虚：劳倦过度，饮食失调，以致脾虚中气不足，不能统血，以致月经先期。

【辨证论治】

1. 血热型

证候：月经先期，量多，色深红或紫红，伴有小血块，质浓，心烦胸闷，舌红苔黄，脉滑数有力。

治则：清热凉血。

操作方法：①摩按季肋下法；②侧腹挤推法；③下腹摩按法；④背部斜摩法；⑤股内侧重搓法；⑥小腿内侧按法。

2. 气虚型

证候：月经先期，量多，色淡红，质稀薄，肢体倦怠，心悸气短，小腹有空坠感，面色㿠白，舌质淡，脉大无力。

治则：补气摄血。

操作方法：①按腹中法；②脐旁横摩法；③侧腹挤推法；④点肋补气法；⑤掌分腰法；⑥揉三阴交法。

月经后期

属于月经不调的一种，指月经周期延后，40 天以上一行者。如偶然延迟 6 ~ 7 天以内而无其他症状者，则不属于月经后期。

月经后期的原因主要有：

①血寒：经行之时，过食寒凉生冷，冒雨涉水或感受寒凉，寒邪乘虚侵袭，客于胞中，影响冲任。血为寒凝，经脉不畅，以致经行后期。

②血虚：因久病、大病、大失血或慢性失血，以致冲任不足，经期延后。

③气滞：由于精神因素，导致气血运行阻滞而成月经后期。

【辨证论治】

1. 血寒型

证候：月经延后，色暗红而量少，小腹疼痛，得热则减，肢冷畏寒，面色苍白，舌淡苔薄白，脉沉紧。

治则：温经散寒。

操作方法：①脐周团摩法；②按腹外侧法；③按髂骨内侧法；④脐旁横摩法；⑤腰部直摩法；⑥股后重揉法。

2. 血虚型

证候：月经延后，色淡，量少，小腹空痛，面色萎黄，身体瘦弱，头晕心悸，色淡少苔，脉虚细。

治则：养血补虚。

操作方法：①上腹横摩法；②按腹中法；③下腹横摩法；④背部挤推法；⑤掌分腰法；⑥揉足三里法。

3.气滞型

证候：月经延后，量少，色正常或暗而有块，小腹胀痛，胸闷不舒，乳胀胁痛，舌质暗红，苔薄黄，脉弦或涩。

治则：行气开郁。

操作方法：①点按侧胸腹法；②分摩季肋下法；③按腹外侧法；④按髂骨内侧法；⑤斜摩下腹法；⑥指分腰法；⑦小腿内侧揉捏法。

经行先后无定期

属于月经不调的一种，指月经不按周期来潮，先后无定时，亦称"经乱"或"月经愆期"。其产生原因主要是气血不调，冲任功能紊乱，以致血海蓄溢失常。临床上以肝郁、肾虚为多。

①肝郁：肝喜疏泄，宜条达。抑郁忿怒可引起肝气瘀结，精神刺激可致肝气逆乱。血随气行，气乱则血乱，血海蓄溢失常，故月经周期先后不定。

②肾虚：素体虚弱，肾气不足，或因房室过度，冲任受损，以致肾气不守，闭藏失职，血海不宁，故月经不能定期来潮。

【辨证论治】

1.肝郁型

证候：经期或先或后，行而不畅，月经量多少不定，无块，色质如常，胸闷不舒，乳、胁及小腹胀痛，舌质暗红，脉弦。

治则：舒肝解郁，和血调经。

操作方法：①宽胸法；②点按侧胸腹法；③按腹外侧法；④按髂骨内侧法；⑤斜摩下腹法；⑥指分腰法；⑦揉三阴交法。

2.肾虚型

证候：经来先后不定期，量少，色淡质清，小腹空坠，伴有头晕耳鸣，腰部酸痛，舌淡苔薄，脉沉弱。

治则：补肾气，调冲任。

操作方法：①腰横摩法；②揉腰眼法；③脐旁横摩法；④斜摩下腹法；⑤腹肌拿提法；⑥按水泉法。

【推拿特色治法】

1.点揉肝俞、脾俞、胃俞、三焦俞、肾俞等穴1～2分钟，再按揉两三阴交穴各1～2分钟。

2.按揉两照海穴1～2分钟，再重按中脘穴约1分钟。

3.点按气海穴约1分钟，再点按关元穴约1分钟，点按二穴可调任脉以补气血之虚。

4.两手拇指同时按揉带脉穴约半分钟。

5. 患者仰卧，医者两手食中指指腹同时按压两侧气冲穴约 2 分钟后突然放手，患者有热气下行之感。此穴属胃经，也是冲脉下行之起点，符合治疗妇女病必须通调任冲二脉之原则。

6. 用两手拇指指腹同时按揉两侧血海穴 1~2 分钟。

月经过多

属于月经不调的一种，指月经周期基本正常，而持续时间超过 7 天以上，总量较多者。临床上，经量过多常与经行先期合并出现。其原因主要有：

①血热：体质阳盛，阳气有余，气盛则血热，血溢不守而血量增多，或过食辛辣助阳之品，热伏冲任而致月经量多。

②气虚：体质怯弱，或久病伤脾，中气不足，气不摄血；或经期过劳，冲任受损，损伤血络，均可引致血量过多。

【辨证论治】

1. 血热型

证候：月经过多或持续时间延长，质黏稠，经色深红或紫，伴有小血块，腰腹胀痛，面红唇干，口渴心烦，夜寝不安，小便短黄，大便秘结，舌红苔黄，脉滑数有力。

治则：清热血、止血。

操作方法：①束腹法；②背部拳揉法；③按脊中法；④背部斜摩法；⑤腰部补消兼施法；⑥小腿内侧按法；⑦按百会法。

2. 气虚型

证候：月经量多，色淡，质稀，面色㿠白，神疲倦怠，少气懒言，心悸怔忡，小腹空坠，肢软无力，舌质淡红，苔薄白，脉缓弱无力。

治则：补气摄血，健脾宁心。

操作方法：①按腹中法；②脐旁横摩法；③点肋补气法；④腹肌拿提法；⑤掌分腰法；⑥揉三阴交法。

月经过少

属于月经不调的一种，指月经周期基本正常而经量很少，甚或点滴即净。临床上，月经过少常与月经后期合并出现。其主要原因有：

①血虚：体质素弱或大病之后，阴血不足或因脾虚不能化血，以致血海不充，因而月经过少。

②肾虚：平素肾精不足或多产、房劳，冲任亏损，血海不盈，以致月经过少。

③血瘀：多因寒邪客于胞宫，寒凝气滞，瘀血内停，血行不畅而月经量少。

【辨证论治】

1. 血虚型

证候：月经量少，或点滴即净，色淡红，小腹空痛，面色萎黄，皮肤干燥，头昏心悸，腰膝酸软，手足不温，舌淡苔薄白，脉细弱。

治则：补血养血。

操作方法：①上腹横摩法；②下腹横摩法；③按腹中法；④推侧腹法；⑤掌分腰法；⑥揉足三里法。

2. 肾虚型

证候：经来量少，色鲜红或淡红，腹部酸痛，头晕耳鸣，舌暗红，脉沉细。

治则：滋肾补肾，养血通经。

操作方法：①腰横摩法；②揉腰眼法；③叠掌按腰法；④脐旁横摩法；⑤斜摩下腹法；⑥侧腹挤推法；⑦按水泉法。

3. 血瘀型

证候：少腹时有疼痛，甚或见痞块，定着不移，入夜更甚，舌质紫暗，脉沉涩。

治则：活血祛瘀。

操作方法：①脐周团摩法；②推腹法；③腹肌拿提法；④脊背拿提法；⑤横摩骶法；⑥下肢揉捏法；⑦双屈膝旋髋法。

【推拿特色治法】

1. 特色治法一

①患者仰卧位，医者坐床边，以一指禅揉、按、点法点合谷、足三里、三阴交、血海、太冲、气海、关元、膻中穴 100 次。

②患者俯卧位，医者以二指禅揉、按、点法施于心俞、肝俞、脾俞、肾俞穴 100 次。

③患者仰卧位，医者先以摩法治疗其关元处数分钟，接着以震颤法治疗该处 3~5 分钟。

④以乾坤运转法治疗患者小腹 1 次。

随症加减，如行经先期，可以一指禅揉、按阳池、地机、隐白穴 100 次；行经后期，可在太渊、膈俞、肝俞穴以一指禅揉、按、点法 100 次。

2. 特色治法二

①患者俯卧，施医者用双手跪指着力，反复揉按脊柱及其两侧肌肉穴位，从大椎至尾椎。

②用双手拇指着力，反复点揉肾俞、章门、腰眼、次髎、环跳等穴。

③反复揉按腰骶臀部及下肢后侧。

④患者仰卧，医者用中指点揉颤动气海、关元穴，再提抓 3~5 次，然后掐三阴交、足三里、至阴穴。

⑤用双掌按压冲门穴，以调其血脉。

3. 特色治法三

①推揉小腹法：患者仰卧，医者坐或立于右侧，用右手的食、中、无名、小指并拢，采用摩推法在脐周或脐以下进行反复推揉（掌根揉法）3~5 分钟。

②点、颤穴位法：用点法、震颤法在肚脐（神阙）、气海、关元、血海、三阴交等穴反复施术 3 分钟。

③捏脊、抹脊法：患者俯卧，医者将其背部衣服掀起，双手拇、食、中三指呈捏物状，自尾骶部将皮肤捏起，自下向上捏脊 3~5 次，用力不宜过重；而后再用食、中、无名指自脊柱上端向下做

抹脊 3~5 次。

④搓揉脚心法：患者仍取俯卧位，医者用左手握住患者的跟腱部，右手掌心贴于足心，做上下来回搓擦 10~20 次，用法由轻渐重，两足方法相同。

闭经

正常女性若年逾 18 岁月经尚未来潮，非因妊娠、哺乳、绝经而在月经周期之后又停止三个周期以上者，称为闭经。前者称原发性闭经，后者称继发性闭经。若因生活环境变迁、精神因素影响等出现停经（3 个月内），但无其他症状，在机体适应后，月经可自然恢复者，不属闭经范围。妊娠期、哺乳期、绝经期以后的停经，均属生理现象。未婚女子的闭经，古人称为"室女经闭"。

先天性无子宫、无卵巢、无阴道或处女膜闭锁及由于器质性病变所致的闭经，均非推拿所能治疗，而功能失调所致的闭经，推拿治疗有较好的疗效。

维持妇女正常的月经，必须有中枢神经系统、垂体前叶、卵巢和子宫之间的功能相互协调才能完成，如某一环节发生病变或紊乱，均会引起月经失调或闭经。中医学中根据闭经的原因分为虚实二类。虚者多为阴血亏损，血海空虚，无血可下，或肝肾两亏，精血不足。实者多因气血郁滞，瘀血内阻，胞脉不通，血不下行。总之，这些因素是通过机体本身而引起的脏腑功能障碍，气血不足，冲任失调，造成闭经。

【辨证论治】

闭经可分为虚、实两类。临床以虚证为多见。一般来讲，胸胁、小腹胀满者为实证；头晕肢软纳差，心悸失眠，腹无胀痛者虚证。推拿对闭经的治疗以理气活血为主，但应遵"虚者补之，实者泻之"的原则辨证论治。推拿治疗期间，患者应保持精神愉快，注意免受风寒及忌食生冷。

1. 肝肾不足型

由于机体发育不良，肾气虚衰，天癸未充，或多产、房劳，肝肾受损，精血不足，冲任失养，因而出现闭经。

证候：月经初潮较迟，行后又出现闭经，面色晦黯，腰膝酸软，头晕耳鸣，舌质淡黯，脉细弱或沉涩。

治则：补益肝肾，养血调经。

操作方法：①腰横摩法；②垂直推腰补气法；③下腹横摩法；④按气冲法；⑤股内侧揉捏法；⑥揉三阴交法。

2. 气血虚弱型

大量失血或久病之后，或产后血枯所致，血海空虚，冲任失常，引至闭经。

证候：月经往往由量少色淡而渐至经闭，面色萎黄，神疲乏力，四肢不温，头晕心悸，气短声低，食欲不振或腹胀便溏，唇舌色淡，脉细弱无力。

治则：益气扶脾，养血通经。

操作方法：①上腹横摩法；②腹部斜摩法；③下腹摩按法；④侧腹挤推法；⑤点肋补气法；⑥掌分腰法。

3. 气滞血瘀型

情志不舒，肝气郁结，气机不利，血瘀不行，或行经期感受风寒，或过食生冷及寒凉药物，寒气客于血室，血凝不利，瘀阻冲任，致成闭经。

证候：月经数月不行，小腹胀痛，精神抑郁，胸胁胀痛，舌质紫黯，或有瘀点，脉沉涩或沉弦。

治则：活血祛瘀，理气通经。

操作方法：①分肋法；②分摩季肋下法；③按髂骨内侧法；④按气冲法；⑤股内侧重压法；⑥揉三阴交法。

4. 痰湿阻滞型

《女科切要》曰："肥人经闭，必是湿痰与脂膜壅塞之故。"这是因为肥胖之人多痰多湿，经络受阻，胞脉不通，因而闭经。

证候：月经停闭，形体肥胖，胸闷欲呕，神疲倦怠，带下量多，苔白腻，脉滑。

治则：行气化痰，健脾燥湿。

操作方法：①按胸骨法；②上腹摩按法；③脐部挤推法；④耻骨上横摩法；⑤背部拳揉法；⑥拿肩井法。

【推拿特色治法】

1. 特色治法一

①小腹部取关元、气海等穴。手法采用摩法、按法、揉法。操作时，患者仰卧，医者坐于右侧，在小腹施用逆时针方向之摩法，手法要求深沉缓慢，同时配合按揉关元、气海。时间约10分钟。

②下肢部取血海、三阴交、足三里等穴。手法采用按法、揉法。操作时，患者仰卧，医者按揉血海、三阴交、足三里，每穴约2分钟。

③腰背部取肝俞、脾俞、肾俞等穴。手法采用一指禅推祛、按法、揉法，擦法。操作时，在腰部脊柱两旁用一指禅推法，重点在肝俞、脾俞、肾俞，每穴1~2分钟；或用擦法在腰脊柱两旁治疗，然后再按、揉上述穴位，以患者感觉酸胀为度。

辨证加减：

①肝肾不足，气血虚弱者，先横擦前胸中府、云门及左侧背部脾胃区，腰部肾俞、命门，再直擦背部督脉，斜擦小腹两侧，均以透热为度。

②肝气郁结者，可按、揉章门、期门，每穴约半分钟，再按、掐太冲、行间，以患者感觉酸胀为度，然后斜擦两胁，以微热为度。

③寒凝血瘀者，先直擦背部督脉，横擦骶部，以小腹透热为度，再按、揉八髎，以局部温热为度。

④痰湿阻滞者，可按、揉八髎穴，以酸胀为度，再横擦左侧背部及腰骶部，以透热为度。

2. 特色治法二

①患者仰卧位，医者坐床边，以一指禅揉、按、点腕谷、合谷、足三里、三阴交、地机、丰隆、天枢、带脉、膻中、关元穴100次。

②患者俯卧位，医者以二指禅揉、按法点患者心俞、膈俞、肝俞、脾俞、肾俞穴100次，手法宜重宜快，节律要均匀。

③先以揉法、擦法按摩命门至腰俞穴区域 5 分钟，其重点放在肾俞、志室穴处。再用捏脊法沿至阳到腰俞穴往返治疗 4 次。然后双手同时施一指禅拇指推法沿脊柱两侧自上而下循推 4 次。

④患者仰卧位，医者以揉法、摩法、擦法治疗其小腹，以热透为度。

⑤以震颤法治疗小腹 3~5 分钟。

随症加减：

①气血虚弱者，以一指禅揉、按、点太渊、太溪、中极穴 100 次，手法宜轻宜快。

②肝肾不足者，以一指禅揉、按、点行间、太溪、血海穴 100 次。

③气滞血瘀者，以一指禅揉、按、点法加点期门、血海、至阳、太冲穴 100 次，再用震颤法治疗命门部位 3 分钟。

④痰湿阻滞者，以一指禅揉、按、点法加点气海、石门、水道、阴陵泉、申脉穴 100 次。

3. 特色治法三

此治法适用于虚证的治疗。

①患者仰卧，医者坐其右侧，在腹部施摩法；并以一指禅推法施于中脘、天枢、气海、关元、气冲、归来等穴；再施按揉法和拿法于足三里、三阴交。

②患者俯卧，医者施一指禅推法于脾俞、肾俞和大肠俞以及八髎穴；再擦背部膀胱经，以脾俞、肾俞、八髎等穴为重点。

4. 特色治法四

此治法适用于实证的治疗。其操作为：①股内侧揉捏法。②患者俯卧，医者以较重的手法按、揉肝俞、脾俞、腰俞和八髎穴。

5. 特色治法五

此治法的治则为健脾补血养血、理气活血化滞（气行血则行、血行经自行）。

①患者俯卧，医者点揉肝俞、脾俞、胃俞、三焦俞、肾俞等穴约 1~2 分钟。

②患者仰卧，医者用拇指指腹按补两侧复溜穴约 1 分钟。

③按两侧三阴交穴 1~2 分钟，以补肝、脾、肾、足三阴经之虚。

④以两拇指指腹按揉两侧血海穴 1~2 分钟，以活血、补血。

⑤点按上、中、下脘穴约 2 分钟，以调理脾胃，增强运化水谷、生精化血之功。

⑥点按气海穴，1~2 分钟。

⑦用两拇指按揉两侧归来穴约 2 分钟（注：此穴名有使月经来潮之意，主治妇女病、月经病）。

⑧按压两侧气冲穴约 2 分钟。

【月经不调自我按摩法】

对于以上所述的月经不调诸症，均可采用自我按摩保健方法以调节冲任、和血调经。

1. 坐位或仰卧位，一手按放在小腹中央的胞宫区，先顺时针方向按摩 30 次，再逆时针方向按摩 30 次。如月经量过多，应在经期暂停使用。妊娠期者忌用此法。

2. 仰卧位，一手中指置于上腹部中脘穴处，沿腹正中线向下点按，经下脘、水分、气海、关元、曲骨穴止，反复操作 3~5 分钟。

3. 仰卧位，两手食指和中指指腹同时按压两侧气冲穴约 2 分钟后突然放手，有热气下行之感。气冲穴属胃经，也是冲脉下行之起点，可通调任冲二脉。

4. 站立位，先以两手手掌在腰骶部上下往返反复按摩约 2 分钟，再以双手拇指或中指依次点按肾俞、命门、八髎穴各约 1 分钟。

5. 坐位，拇指指腹或手四指自股内侧上方之阴廉处，自上向下经血海、阴陵泉及足内踝上方之三阴交穴，各按揉约半分钟。

6. 揉足三里法。

【注意事项】

1. 注意经期卫生，经期避免重体力劳动，根据气候环境变化适当增减衣被，饮食注意定时定量，不宜暴饮暴食或过食生冷寒凉、辛辣香燥之品，以免损伤脾胃而致生化不足，或聚湿生痰或凉血、灼血引起月经不调。保持心情舒畅，避免忧思郁怒，损伤肝脾，或七情过极，五志化火，扰及冲任而为月经疾病。不宜过度劳累，避免生育（含人流）过多过频及经期、产后交合，以免损伤冲任、精血、肾气，导致月经疾病。

2. 按摩子宫及相关穴位对于子宫保健和月经不调妇女的保健大有裨益，特别是自我按摩如在经期前后进行，效果尤佳。

（三）月经前后诸症

月经前后诸症是指在每次月经前后出现各种不同症状，如头痛头涨，腰膝酸软，烦躁胸闷，乳房胀痛，面部四肢浮肿或夜寐不安，食欲减退，此类症状往往在每次经前或经后出现，一般多见于经前。月经过后便逐渐减轻或消失。确诊前应与其他内脏疾病相鉴别。

月经前后诸症可能是体内雌激素过多或黄体不足，因而雌激素相对增高，以及植物神经系统功能失调所效。中医学认为该病与经期前后机体脏腑功能失调有关。经前期机体冲任脉盛，经脉活动加速，原有潜伏病机随即出现，引起以上症状，月经过后冲任脉气平复，症状又复不显。

【辨证论治】

1. 肝郁气滞型

证候：经前乳房、乳头胀痛，甚至不能触衣，小腹胀满连及胸肋，头痛或偏头痛，烦躁易怒，经期或先或后，经量或多或少，舌色黯红，脉弦细。

治则：疏肝理气，和血调经。

操作方法：①分摩季肋下法；②按上腹法；③患者仰卧，医者以两手拇、食指或两手食、中指掌侧分置两侧髋骨内上缘维道穴处，自上向下摩动经髋骨内缘府舍至气冲穴处，反复操作 5～10 分钟；④推股外侧法；⑤按气冲法；⑥揉臀法；⑦拿股内肌法；⑧揉三阴交法。

2. 脾肾阳虚型

证候：月经前后浮肿，头晕体倦，食少便溏，面色萎黄，或经前泄泻，脱腹胀满，腰肾酸痛，双膝无力，经量较多，舌色淡质薄，舌体胖嫩，苔白滑，脉沉细。

治则：温肾健脾。

操作方法：①上腹摩按法；②推侧腹法；③脐旁横摩法；④侧腹挤推法；⑤掌分腰法；⑥揉足

三里法。

3. 心脾两虚型

证候：月经前后心悸，夜寐不安，面色萎黄，神疲乏力，胃纳欠佳，四肢不温，经来量少而色淡，舌质淡红，脉沉细无力。

治则：补养心脾。

操作方法：①束腹法；②按腹中法；③推侧腹法；④下腹横摩法；⑤拿肩井法；⑥内、外关按法；⑦揉劳宫法。

【自我按摩法】

1. 少腹自我保健按摩法。

2. 坐位或仰卧，以两手四指或两手四指掌侧分置两侧髋骨内上缘处，自上向下摩动至腹股沟处，反复操作 2~3 分钟。

3. 仰卧位，以两手四指分置下腹部两侧气冲、急脉穴处长按 1~3 分钟。

4. 坐位或站立位，以手握拳，沿骶髂关节上缘向下经臀部至承扶穴拳揉 2~5 分钟。

5. 侧腹挤推法。

6. 合按内、外关法。

7. 坐位，以手四指置小腿外侧自上向下推摩 2~3 分钟。

8. 坐位，以一手四指置对侧肩后肩井穴处，着力向上拿提 2~3 分钟。两侧操作方法相同。

【注意事项】

注意饮食，不偏食，获得全面、合理的营养。在月经期应慎避风寒，忌吃生冷的食物。加强体育锻炼，以增进抵抗力。

（四）绝经前后诸症（更年期综合征）

妇女在 49 岁左右月经终止谓"经绝"，是人从中年向老年过渡的转折阶段，卵巢功能逐渐衰退乃至消失。又由于人到中年，工作的繁忙，家庭的负担，以及孩子的升学、就业和婚姻问题都会带来许多烦恼。在这种情况下，大脑皮层长期处于紧张状态，会加重精神、内分泌以及内脏功能的紊乱，使原有的症状严重和复杂化，还有的表现为植物神经功能紊乱症状，情绪波动大，焦虑、多疑，思想不稳，易冲动，甚至可出现癔症样发作。现代医学称本病为"更年期综合征"，可延续 1~2 年之久。

中医学认为妇女这时期系肾气渐衰，精血不足，"任脉虚，太冲脉衰少，天癸竭"，所以月经停止。此时常现月经紊乱，烦躁易怒，精神萎靡，头昏目眩，耳鸣心悸，夜寐不安，阵发性面部潮红，汗出，口干，纳减等症状。

【辨证论治】

1. 肾阴虚型

证候：阵发性面部潮红，烦躁，手足心热，心烦易怒，精神忧郁，头昏、头痛、耳鸣，失眠，多汗，口干，胃纳差，腰酸背痛、大便燥结，舌质红，苔少，脉弦细数。

治则：滋阴潜阳，补益肝肾。

操作方法为：①头顶推法；②脊背拿提法；③腰横摩法；④脐旁横摩法；⑤下腹摩按法；⑥按阴陵泉法。

2.肾阳虚型

证候：面色㿠白或晦暗，精神萎靡，腰膝酸软，体倦乏力，畏寒肢冷，阴部重坠，或有浮肿，舌淡，苔薄，脉沉细无力。

治则：温补肾阳。

操作方法为：①患者俯卧，医者以两手指掌侧并置于背部大椎穴平高处，向下沿脊柱两侧经膏肓至膈关穴止，反复直摩 5~10 分钟；②点肋补气法；③揉命门法；④掌分腰法；⑤脐旁横摩法；⑥揉足三里法。

【推拿特色治法】

1.患者俯卧，医者用手掌及掌根着力，反复揉按脊柱两侧肌肉及华佗夹脊穴，并在八髎穴处进行反复搓揉。

2.用拍打法，反复拍打腰背及脊柱两侧，在骶部做重点拍打。

【自我按摩法】

1.坐位，以两手拇指置头维穴按揉约半分钟，然后向头顶部推动，再转向下至枕后风池穴推动，反复操作 2~5 分钟。

2.坐位或站立位，一手掌部置于腰部一侧，横向摩动至对侧止，反复横擦 3~5 分钟。

3.坐位或站立位，双拳从上至下反复揉按脊柱两侧肌肉（注：其中有华佗夹脊穴）3~5 分钟。

4.坐位或站立位，空拳捶打法反复捶打腰背及脊柱两侧，并在骶部做重点捶打。

5.按阴陵泉法。

【注意事项】

由于更年期的生理特点，因此在平时应当保持情绪的稳定，提高自我调控能力，注意合理的饮食和营养，坚持适当的体育锻炼，安排好工作、生活与休息。

二、妇产科病症

（一）带下

带下是指阴道流出一种黏腻浊物，如带绵绵，并伴有腰酸、腰痛等症状的病症。至于广义的带下，即包括妇女腰带以下的诸般疾患，则不属单纯推拿治疗的范畴。

带下可分内外两种因素。内因与任、带二脉有密切关系，任脉失约，带脉不固，水湿下注，遂成带下。任、带二脉受病，与脾、肝、肾三脏的功能失调有关，其中尤以脾为更重要。外因是感受湿毒所致。

（1）脾虚：脾的主要作用是消化、吸收、运化水谷。如身体虚弱，过度劳累，或饮食不节损伤脾气，使其运化失常，不能上输水谷以生血，反聚而为湿，流于下焦，伤及任脉，影响带脉，而致带下。

（2）肾虚：素体肾气不足，下元亏损，或由于房事过度、多产，肾气受损，使任脉失约，带脉不固，而为带下；或由年老体衰，肾阴亏损，阴虚则生内热，冲、任、督、带诸脉失调而致带下。

（3）肝火：由于情绪刺激，肝气内郁，日久化热化火，下注任、带二脉而致带下。如《景岳全书·妇人规》指出带下有由肝经怒火之下流者。

（4）湿毒：因经行、产后胞脉空虚，或因洗涤用具不洁，或为手术、房室所伤，湿毒之邪内侵，损伤任、带二脉而为带下。

【证候分型】

脾虚带下，表现为带下色白质薄无臭味，面色㿠白或萎黄，四肢不温，神疲乏力，纳少，小腹坠胀，或大便溏薄，两足浮肿，舌质淡，苔薄腻，脉缓弱。

肾虚带下，其肾阴虚表现为带下量少，呈黄色或赤白相兼，或伴有阴部瘙痒，甚至有灼热感，心烦易怒，头晕目眩，耳鸣心悸，时有烘热，不得眠，易汗出，腰痛。舌质红少苔，脉细数或弦数。

肾阳虚带下，表现为白带量多，质稀薄，终日淋漓不断，腰酸如折，小腹有冷感，小便频数清长，夜间尤甚。舌质淡，苔薄白，脉沉迟。

肝火带下，表现为带下色赤，或赤白相兼，或黄绿，质黏稠秽味，淋漓不断，月经先后无定期，精神抑郁易怒，胸胁胀满，口苦咽干。舌质红，苔黄，脉弦数。

湿毒带下，表现为带下量多，色黄绿如脓，黏稠，或浑浊如米泔，呈泡沫状，秽臭，阴部瘙痒，或小腹痛，小溲短赤，口苦咽干，低热。舌质红，苔黄，脉滑数。

【推拿治疗】

本病主要治则为健脾补肾，疏肝理气。脾虚者辅以益气除湿，肾阴虚者辅以滋阴降火，肾阳虚者辅以温肾壮阳，肝气郁结者辅以疏肝泻火，湿毒内侵者辅以清热利湿。

推拿基本治法一般取肾俞、命门、阳关、白环俞等穴，手法采用一指禅推、按法、揉法、摸法，以酸胀为度。

【辨证论治】

①脾虚者可先按揉背部两侧脾俞、胃俞，再横擦左侧背部脾胃区域，以透热为度，然后用一指禅推或按揉两侧足三里，每穴两分钟，最后按两侧丰隆穴。

②肾阴虚者，可先按肾俞及白环俞穴，再横擦肾俞、命门，以温热为度；然后按揉两侧涌泉穴，在酸胀得气后持续1分钟，继而沿足底纵轴直擦，以透热为度；最后，按揉两侧三阴交，以酸胀为度。

③肾阳虚者，先按揉肾俞及白环俞，再横擦肾俞、命门及大肠俞、腰阳关，以透热为度，然后从命门到十七椎（第五腰椎）直擦，以透热为度。

④肝气郁结者，可推两侧桥弓穴，以桥弓松软为度；再按揉肝俞、胆俞、章门、期门、大肠俞、小肠俞，掐太冲穴，均以酸胀为度；最后斜擦两侧胁部，以微有温热为度。

⑤湿毒蕴结者，先用一指禅推或按揉八髎穴约4分钟，则横擦大肠俞、腰阳关，以小腹透热为度，然后横擦骶部，以热量透达下肢为度。

推拿治疗期间，患者要精神乐观，适当进行体育锻炼，注意劳逸结合。同时，注意饮食调匀，避免生冷辛辣等刺激性食物。保持阴部卫生，节制房事。

（二）慢性盆腔炎

盆腔炎是指妇女内生殖器官（包括子宫、输卵管及卵巢）、盆腔结缔组织及盆腔腹膜的炎症。其病变过程与细菌的种类、毒性、数量及机体对细菌的抵抗力等因素有关。炎症可以局限于一处，也可几个部位同时受累，如病变局限于输卵管及卵巢时，通常称为附件炎。根据盆腔炎的病变发展过程，临床上一般分为急性盆腔炎及慢性盆腔炎两种。推拿治疗慢性盆腔炎有较好的疗效。

中医学中的"热入血室""症瘕""痛经""带下""月经不调"等所叙述的某些症状与慢性盆腔炎相类似，认为其原因是湿热瘀结或寒凝气滞，余邪未尽，痛积胞中，以致脏腑功能失常，气血失调，冲任受损，从而引起月经不调、崩漏、痛经、带下、不孕等。

【临床表现】

全身症状多不明显，主要表现为下腹坠胀疼痛，腰骶酸痛，有时伴有肛门坠胀不适，常在劳累、性交后、排便时及月经前后加重，亦可伴有尿频、白带增多、月经异常、痛经及不孕等。妇科检查可见阴道分泌物增多，子宫多后倾，活动受限。如为附件炎，则可在子宫的一侧或两侧们到增粗的条索状物或片块状物，并伴有压痛。如已形成输卵管积水或输卵管卵巢囊肿，则可触及囊性包块。若为盆腔组织结缔组织炎，子宫两侧可呈片状增厚并有不同程度的压痛。

【辨证论治】

1. 湿热瘀结型

证候：时有低热，腰部酸痛，下腹疼痛或压痛，可摸到索状物，行经或劳累时加重。胸闷不适，食欲减退，口干不欲饮，常行经先期或经量增多，尿黄而少，大便秘结。舌质红，苔薄黄腻，脉弦数或濡数。

治则：清利湿热，活血化瘀。

操作方法：①摩按季肋下法；②侧腹挤推法；③下腹摩按法；④背部斜摩法；⑤臀部直摩法；⑥小腿内侧按法。

2. 寒凝气滞型

证候：小腹隐隐作痛，坠胀而冷，得温则减，腰能酸痛，月经期或劳累后可使症状加重，经期乳房胀痛，经期延长或量少，色紫有血块。舌质淡或有瘀点，苔白腻，脉沉迟。

治则：温经散寒，行气活血。

操作方法：①按气冲法；②按腹外侧法；③按髂骨内侧法；④斜摩下腹法；⑤腰部直摩法；⑥按股内法；⑦推足外侧法。

【推拿特色治法】

1. 特色治法一

①腹部及下肢，取气海、关元、中极、水道、归来、子宫、带脉、三阴交、蠡（lí）沟等穴，手法采用摩法、揉法、按法、一指禅推法。操作时，患者仰卧，医者先作顺时针方向摩腹约3分钟，

再用一指禅推法从气海沿任脉向下到中极往返操作，重点在关元、中极，约3分钟；然后用掌揉法揉气海及两侧水道、归来、子宫，约7分钟；最后用指按揉中极穴及两侧带脉、下肢两侧的三阴交、蠡沟。

②腰骶部，操作时患者俯卧，取八髎、十七椎、关元俞、小肠俞等穴，手法采用㨰法、按法、点法。操作时，患者俯卧，医者用轻快的㨰法在腰骶及骶部治疗约3分钟，再指按十七椎、关元俞、小肠俞及点八髎穴。

随症加减：①对下腹坠胀疼痛较甚者，可横擦腰骶部，使热量透达小腹为度；再直擦腰部督脉，以热透达腹部任脉为度；然后用双手同时斜擦小腹两侧，以微感温热为度。

②对白带较多者，可加按揉两侧血海穴，再直擦两小腿内侧，以透热为度。

2. 特色治法二

①患者仰卧，医者以一指禅揉、按、点法点少府、间使、合谷、腕谷、血海、三阴交、水泉、箕门、申脉、阴交、带脉、维道穴100次。

②患者俯卧，医者以二指禅揉、按其肾俞、志室、肓门、八髎穴100次。

③以揉法、捏拿法、拍击法治疗腰椎至骶椎之间部位，手法宜轻宜快。

④患者仰卧位，医者以抚法、摩法、㨰法治疗其小腹5~8分钟，然后以大振幅震颤法治疗4分钟。

随症加减方法，如热毒壅盛，可以一指禅揉、按支正、天井、肩贞、大椎穴100次；湿热瘀结，可以一指禅揉、按大陵、曲池、消泺、交信、三焦俞穴100次；寒凝气滞，可以二指禅点法加点温溜、百会、命门、关元穴200次，再以一指禅揉、按章门、期门、白环俞穴100次；最后以隔姜灸灸神阙穴5壮。

3. 特色治法三

①患者俯卧，医者先用右手呈佛手掌式，用其尺侧着力，反复敲打患者腰背部。

②用手掌着力，反复揉按腰背脊柱两侧；再用双拳揉按腰背部，并按压两骶髂关节处。

③用双掌揉按法，反复揉按搓动腰骶及骶髂关节处和臀部两侧肌肉。

④用拍子拍打脊柱两侧及骶髂部。

4. 特色治法四

①患者俯卧，医者站其旁侧，先用手掌在腰及骶部两侧自上而下做轻而快的揉法4~6遍；然后用双手拇指分别沿腰脊柱两侧膀胱经内侧线向下按揉，重点按揉小肠俞、关元俞及八髎穴3~5分钟。此后，以掌擦法擦腰、骶部透热为度。

②患者仰卧，医者立其旁侧，先用手掌以关元穴为中心做摩法3~5分钟，而后用手掌揉中下腹2~3分钟。

③以多指在其输卵管的体表投影处，依长轴做垂直方向的拨揉，两侧各2~3分钟，此手法要轻柔缓和。

④用拇指依次按揉气海、关元、中极、水道、归来、子宫、带脉和三阴交，腹部两侧相应腧穴可同时按揉各1~2分钟。上述手法每日一次，15次为一疗程。

【自我按摩法】

1. 仰卧位，用拇指或四指按揉带脉、气海、关元、中极、水道、归来等穴。

2. 仰卧位，一手掌部在腹部做顺时针方向摩腹约 3 分钟。

3. 仰卧位，一手掌按摩小腹 3～5 分钟，然后施以大幅度震颤法 2～4 分钟。

4. 坐位或站立位，两手指或拳在腰骶部点按和揉擦肾俞、志室、命门、关元俞、八髎等穴 2～4 分钟。

5. 坐位或站立位，两手掌在腰骶部脊柱两侧自上而下做轻而快的推擦 4～6 遍。

6. 坐位或站立位，两手对腰至骶部捏拿，拍击 3～5 分钟，手法宜轻快。

【注意事项】

推拿治疗期间，要坚持进行适当的体育锻炼，适当注意营养，生活要有规律，节制房事，避免寒冷刺激。

（三）子宫脱垂

子宫由正常位置沿阴道下降到坐骨棘水平以下至阴道口，甚至脱出阴道口外者，称为子宫脱垂。本病的发生，主要由于产时损伤胞络，产后过早劳动，中气不足，气虚下陷，冲任不固，带脉失约所致。如《医宗金鉴·妇科心法要诀》曰："妇人阴挺，或因胞络损伤，或因分娩用力太过，或因气虚下陷，或因湿热下注。"此外，妇女年老体衰，中气不足时也会导致本病。一般重体力劳动的妇女易发生，尤以多产妇为多见。

中医学历代文献对此有很多记载，并称之为"阴挺""阴脱"等，民间俗称"落袋""落茄子"。

现代医学认为本病是由于盆底组织及韧带在分娩时过度伸展，或受伤撕裂，失去了维持子宫正常位置的托力。加以产后组织松弛或经常仰卧，易造成子宫后位，使子宫的纵轴与阴道的纵轴变为平行。当产后过早起床劳动，尤以举重挑担、蹲下工作或慢性咳嗽等腹压增加时，子宫就向阴道的方向下降移位而形成本病。

临床根据子宫脱垂轻重分为三度，以患者迸气用力为标准。第一度：子宫颈外口在坐骨棘水平线下，距阴道口短于 4 cm 者；第二度：子宫颈或部分子宫体脱出于阴道口外者。第三度：子宫体全部脱出于阴道口外者。第一、第二度的脱垂，往往在劳动时加剧，休息或平卧后可自行回纳或下坠感消失。如发展到第三度脱垂时，自行回纳比较困难。

【证候分型】

1. 气虚型

证候：子宫脱出，小腹下坠，精神疲惫，面色不华，心悸气短，小便频数或失禁，白带量多。舌质淡、苔薄、脉虚细。

2. 肾虚型

证候：子宫脱出，小腹下坠，腰背痠痛，腿软，月经不调，或阴道干涩不适，小便频数，头晕耳鸣或眼眶发黑。舌质淡红，脉沉弱。

【推拿治疗】

以健脾和胃，补中益气为通用之法。基本治法为：

①腹部，取中脘、下脘、中极、维道、归来、子宫等穴。手法采用摩法、按法、揉法、一指禅推法。操作时，患者仰卧位，医者用逆时针方向的掌摩法，在腹部作顺时针方向治疗约4分钟；再于中极、维道穴施以一指禅推或掌揉法，每穴2分钟；然后顺患者呼吸按揉中脘、归来、子宫，每穴约1分钟。

②腰背部，取气海俞、关元俞、八髎等穴。手法采用擦法、一指禅推法、按法、揉法、擦法。操作时，先在腰骶部用轻快的擦法治疗，同时配合按揉八髎穴，以酸胀为度，往复操作约4分钟；然后在气海俞、关元俞用一指禅推法或按揉法，每穴约1分钟。最后横擦八髎，以透热为度。

辨证加减：①气虚者，按揉百会、足三里各1分钟；再直擦背部督脉，以热量透达任脉为度；然后在腹部操作时加揉气海穴2分钟。

②肾虚者，可按揉三阴交、曲泉穴各1分钟，再横擦腰部肾俞、命门及腰阳关、大肠俞，以小腹透热为度。腹部操作时，用轻快柔和的弹拨法在两侧维道治疗，以略有酸胀感为度。

推拿治疗期间，可嘱患者进行骨盆底肌肉锻炼，以增加骨盆底组织的紧张度，巩固疗效。其方法为：

①自然坐位，练习忍住大便的动作，继而放松，如此一紧一松。每天2~3次，每次5~10分钟。

②坐位，一腿搁置于另一大腿上，作起立和坐下动作，每次5~10分钟，每天3~5次。

③胸膝卧式，每日2次，每次5~15分钟。

预防此病，宜作好妇女保健，实行四期（月经期、妊娠期、分娩期、哺乳期）保护制度。产后应充分休息并参加适量的活动，不宜多仰卧，对患有慢性咳嗽和习惯性便秘者要及时治疗，不可作下蹲过久或负重的工作。

（四）乳痈

乳痈也称急性乳腺炎（急性乳房炎），是指乳房肿痛、化脓的一种疾患，是乳腺间隙组织的急性化脓性感染，常在短期内形成脓肿，多由金黄色葡萄球菌或链球菌沿淋巴管入侵感染所致。

乳痈发于妊娠期的称为内吹乳痈，发于哺乳期的称为外吹乳痈。未成脓前又称妒乳，成脓后称乳痈。《景岳全书》曰："亦有所乳之子，隔有滞痰，口气焮热，含乳而睡，热气所吹，遂成肿痛，于初起时须吮乳使通，或忍痛揉散之，失治必成痈。"（按：此指乳痈揉之，非小儿病也。）

乳痈一般发生在妇女哺乳期，其中尤以初产妇最为多见，乳汁郁积是最常见原因。初起乳部结块或有或无，乳汁排泄不畅。若数日后发热持续不退，且见乳部肿块增大，焮红疼痛，硬块中央渐软，按之有波动感者，是已到脓熟阶段，经数日后即破溃而出稠脓，脓排尽后体温恢复正常，肿痛渐消，逐渐愈合。

【推拿治疗】

乳痈的治疗一般分初起、脓成、已溃等阶段，可分别施以消散、托里、排脓等法。治宜疏通乳络，消肿止痛。推拿治疗一般在乳痈初起尚未成脓时为好，手法宜轻快柔和，运用手法时宜先从周围着手，逐步移向肿块中央，对未成脓者可同时配合热敷法，或用鲜蒲公英、银花叶各60克洗净加醋或酒少许，捣烂外敷。用宽布带或乳罩托起乳房。停止患侧哺乳，以吸乳器吸出乳汁。

1. 推拿治法一

①胸腹部，取天溪、食窦、屋翳、膺窗、乳根、中脘、天枢、气海等穴。手法采用摩法、揉法。操作时，患者仰卧，先施揉、摩法于患乳周围的乳根、天溪、食窦、屋翳、膺窗等穴约8分钟；再摩、揉腹部中脘、天枢、气海穴约4分钟。

②肩、项及上肢，取风池、肩井、少泽、合谷等穴，手法采用按法、拿法、揉法。操作时，患者正坐位，医者先按、揉其风池，再沿颈椎两侧向下到大椎两侧，往返按揉数十次；然后拿捏风池、肩井及少泽、合谷约3分钟。

③背部，取肝俞、脾俞、胃俞等穴。手法采用一指禅推法、扶法、揉法。操作时，患者正坐位，医者用一指禅推法沿背部膀胱经往返治疗，重点在肝俞、脾俞、胃俞，时间约6分钟；再按、揉上述穴位，以患者感觉酸胀为度。

2. 推拿治法二

患者坐位，暴露患侧乳房，扑以滑石粉，医者用一指禅推法或缠法在乳房肿块周围沿乳络向乳头方向推动，由轻到重，反复多次，直到乳汁和脓汁自乳头部排出。每日治疗1次。并嘱患者在家用盐水热敷后自行揉挤，每日2~3次。

3. 推拿治法三

患者坐位，医者施揉摩法于肿块部及周围，再按拿少泽、合谷穴，然后医者转到患者背后按揉肝俞、胃俞。如乳腺炎初期，乳房肿痛，可进行拍打肩臂，震动胸大肌以使乳腺淤积畅通。

必须注意，推拿施术前患部及医者的双手要清洗消毒，手法宜轻快柔和，防止损伤皮肤。不宜在乳房硬结部位揉捏搓挤，以防炎症扩散。乳房胀痛严重时，可先在肿块部外缘向乳头方向按抹数次后再顺抹，以利乳汁排出。炎症重时，需配合使用清热解毒药物。

4. 推拿治法四

为梳乳疗法，即以木梳梳乳房以治疗乳痈的一种方法。清代吴尚先在《理瀹骈文》中记载："乳不通，麦芽煎洗，木梳梳乳千遍。"说明此法在我国的应用源远流长。梳乳能使乳房血液循环加快，具有增强乳腺分泌和排泄潴积乳汁之功能，对产后缺乳、积乳、乳痈、急性乳腺炎以及乳腺小叶增生等疾病均有积极的治疗作用。

操作方法为用木梳一把，嘱患者正坐，医者坐在患者对面，右手持木梳，左手将乳房轻轻托起，由乳房四周轻轻向乳头方向梳刮，每次10~15分钟。在梳乳的同时，可配合轻揪乳头数次，以扩张乳头部乳腺管，使乳汁分泌通畅。由于此法简便易行，没有痛苦，患者也可自己操作。梳乳时，用力不要太大，以免刮伤皮肤或损伤乳腺。

积奶、乳痈（急性乳腺炎）初起者，还可先用赤芍20克，夏枯草30克，蒲公英30克，水煎外洗并作湿热敷，然后用木梳在患乳上轻轻梳10~15分钟。

产后缺乳者，先将大葱30克加水煎煮，以药液擦洗乳房，然后用木梳轻轻梳乳10分钟，再用梳背按摩乳房10余次，每日2~3次。乳房肿瘤、乳房溃疡、乳房皮肤疮疖、乳腺炎已化脓者，则不宜用此法治疗。

手法完毕后用宽布带或乳罩托起乳房。停止患侧哺乳，以吸乳器吸出乳汁。

【自我按摩法】

1. 坐位，暴露患侧乳房，扑以滑石粉，用拇指在乳房肿块周围沿乳络向乳头方向顺抹推动，由轻到重，反复多次，直到乳汁和脓汁自乳头部排出。每日1次。

2. 坐位，暴露患侧乳房，用盐水热敷乳房后，先轻揪乳头数次，再用五指从乳房四周轻柔地向乳头方向按摩，将郁滞的乳汁渐渐推出。乳房硬结部位不宜揉捏搓挤，以防炎症扩散。

3. 坐位，以一手施揉、摩法于患乳周围的乳根、食窦、大包、屋翳、膺窗等穴3~5分钟。

4. 坐位，以一手按拿少泽、合谷穴，然后用反手按揉背后的肝俞、脾俞、胃俞穴。

5. 坐位，以一手拿肩井穴约3分钟。

6. 如乳腺炎初期，乳房肿痛，可进行拍打肩臂法，震动胸大肌以使乳腺淤积畅通。

【注意事项】

1. 由于乳痈是常见病，发病后妨碍乳母健康，也影响哺乳，以致有碍婴儿健康，故应积极预防。如妊娠期5个月后应经常用温开水或75％酒精棉球擦乳头。哺乳时宜避免露乳当风，注意胸部保暖，哺乳后应轻揉乳房，避免乳汁郁积。每次哺乳应将乳汁吸空，并两乳交替哺乳，如有积滞，可用热敷或吸奶器帮助排出乳汁。

2. 每日按时哺乳，养成良好习惯，注意婴儿口腔清洁，不使含乳而睡。哺乳前后保持乳房清洁，若乳头破裂，应及早治疗。断乳时，应逐渐减少哺乳时间，再行断乳，不宜突然断乳。断奶前服焦麦茶，可以减少乳汁。

3. 推拿施术前患部及医者的手法宜轻快柔和，在乳房胀痛严重时，可先在肿块部外缘向乳头方向按抹数次，以利乳汁排出。

（五）产后排尿异常

产后出现小便不通，小腹胀急疼痛，或小便频数，或尿失禁等现象，称为产后排尿异常。《黄帝内经》曰："膀胱不利为癃，不约为遗溺。"由于膀胱气化失职而致膀胱不利，一般常据临床表现分为肾虚、气虚两型。

肾虚，系因元气不足，复因分娩损伤肾气，以致肾阳不足，不能化气行水，导致小便异常。气虚，乃平素体弱，产时劳力伤气，或失血较多，气随血耗，以致肺脾更虚，肺气虚则不能通调水道，下输膀胱，脾虚不能制水，肾虚则关门不固，导致小便异常。

【辨证论治】

1. 肾虚型

证候：产后小便不通，小腹胀满而痛或小便频数，或尿失禁，腰部酸胀，坐卧不宁，神疲乏力，头晕耳鸣，舌质淡，苔白，脉沉细。

治则：温肾化气。

操作方法：①背部挤推法；②叠掌按腰法；③掌分腰法；④下腹摩按法；⑤推下腹；⑥按阴陵泉法。

2. 气虚型

证候：产后小便不通，小腹胀急，精神萎靡，言语无力，舌质淡，苔少，脉濡弱。

治则：补气行水。

操作方法：①按中府、云门法；②脐旁横摩法；③推侧腹法；④下腹摩按法；⑤点肋补气法；⑥背部挤推法。

（六）产后腹痛

产妇分娩以后，由于子宫收缩而引起的下腹疼痛，称为"产后腹痛"，亦称"宫缩痛"，或称"儿枕痛"，哺乳时特别显著，一般 3～4 天即可自行消失，个别严重者则需治疗。

产后腹痛主要由于气血不畅，因为产后有多虚多瘀的特点，所以产后腹痛主要分为寒凝及血虚两种证型。寒凝血瘀的原因系产后正气虚弱，风寒之邪乘虚而入，寒凝血滞，或产后瘀血留于胞宫，不通则痛；血虚的原因则是由于产时失血过多，胞脉失养，气虚血少，运行不利，迟滞而痛。

【辨证论治】

1. 寒凝血瘀型

证候：产后皮肤冷痛，拒按，得热则减，面色苍白，四肢不温，恶露不下或量少，舌苔白滑，脉沉迟或细涩。

治则：活血化瘀，温经散寒。

操作方法：①按气冲法；②按髂骨内侧法；③按腹外侧法；④腰部拍打法；⑤臀部直摩法；⑥股后揉捏法；⑦揉血海法。

2. 血虚型

证候：产后小腹疼痛，喜按，恶露量少色淡，头晕耳鸣，心慌，面色少华，大便燥结，舌质淡，脉虚弱。

治则：补血行血，疏经通络。

操作方法：①上腹横摩法；②摩脐旁法；③下腹横摩法；④背部挤推法；⑤掌分腰法；⑥股内侧揉捏法；⑦揉三阴交法。

（七）产后耻骨联合分离症

妇女在分娩时耻骨联合及两侧骶髂关节均出现轻度分离，使骨盆发生短暂性扩大，有利于胎儿的娩出。分娩后骶髂关节、耻骨联合面即逐渐恢复到正常位置。若产妇黄体素分泌过多，使韧带过度松弛，产时两侧骶髂关节及耻骨联合就易发生过度分离。产程过长，胎儿过大，产时用力不当或姿势不正，以及腰骶部受寒等多种因素，造成产时或产后骨盆收缩力平衡失调，也有可能使骶髂关节软骨面发生错位。骶髂关节的关节面粗糙，在形态上变化较多，也易发生关节微细错位。

由于上述种种因素，造成产后骶髂关节错位，致使耻骨联合不能恢复到正常位置，经过一段时间未能自行回复，症状加剧者，就形成了产后耻骨联合分离症。临床表现为耻骨联合处疼痛，且有明显压痛；一侧下肢不能负重，患肢外展及跨步困难，腰臀部酸痛，严重者平卧困难。骶髂关节错位，根据其骶骨与髂骨相对位置的变化，有向前和向后错位两类。向前半脱位，患侧髂后上棘位置偏高，患侧下肢髋膝屈曲困难；向后半脱位，患侧髂后上棘位置偏低，患侧下肢髋后伸困难。

【推拿治疗】

治疗的关键首先是放松局部肌肉，为整复错位创造条件，然后根据错位的方向进行整复。最后给予活血通络，促使损伤的组织修复。

1. 放松局部肌肉

①患者俯卧，医者站于患侧，在骶髂及腰臀部用㨰法治疗，配合轻手法按、揉八髎、环跳、大肠俞、关元俞等穴以及下肢后伸活动。

②患者仰卧，医者立于患侧（以右侧为例），用右腋夹住患者右足踝部，右肘屈曲，以前臂背侧托住患者小腿后面，左手搭于患肢膝关节的前侧，右手搭于左侧前臂中 1/3 处，此时用力夹持患肢，向下牵引 1~2 分钟。

2. 整复向前错位

①患者健侧卧位，健侧下肢伸直，患侧屈髋屈膝。医者站于前面，一手按住患者肩前部向后固定其躯体，另一手按住患侧髋部，向前推动至最大限度，使扭转的作用力集中在骶髂部，然后两手同时对称用力斜扳。

②患者仰卧位，医者站于患侧，一手托住患肢小腿后侧，另一手扶住患侧髋部，作强力髋膝屈曲，至最大限度，然后在屈髋位作快速伸膝和下肢拔伸的动作。

3. 整复向后错位

①患者健侧卧位，健侧下肢伸直，患肢膝部置于 90° 屈曲位。医者站于身后，一手向前抵住患侧骶髂关节，一手握住患肢踝上部，向后拉至最大限度，然后两手作相反方向推拉。

②患者俯卧位，医者站于患侧，一手向下压住患侧骶髂部；一手托住患肢膝前部，两手对称用力，使下肢后伸至最大限度，然后两手同时作相反方向的骤然扳动。

在整复错位时，手法作用力的中心要在患侧骶髂关节。手法要沉着有力，快速而不粗暴。在整复时，常可听到关节复位时的弹响声。推拿治疗后，患者症状可立即缓解，但因骶髂关节囊及韧带均有损伤，稍一扭转，易再复发，故在治疗成功后两周内，腰及下肢不宜作大幅度活动。最好在两髋两膝屈曲位卧床休息。

（八）女性"性冷淡"

女性"性冷淡"属于一种性功能障碍，是指女性的性反应受到抑制，亦称性感麻痹。如育龄夫妇居住在一起，女方 3 个月以上无主动的性要求，或者对其配偶的性爱行为反应迟钝、淡漠，就可认为有性冷淡。

中医学认为女性偏寒、偏湿、偏热、偏躁、瘀滞，"情欲深重，欲海难遂"，故女性的心理行为特征可表现为易焦虑、抑郁、紧张、恐惧、过敏、心烦意乱、心慌、烦躁、易怒、情绪不稳定等。

【推拿治疗】

治则为调阴补肾、强壮身体、增强性欲。

1. 按摩方法一

①性敏感部位按摩法：所谓性敏感部位，是指能够激起性欲与性兴奋的体表带或穴位，它包括性敏感带和敏感点。女子的性欲敏感带如耳朵、颈部、大腿内侧、腋下、乳房、乳头等部位，以及

前阴和肛门之间的"会阴"等穴。按摩性敏感带时，男方宜缓慢轻揉，使之有一种舒坦的感觉；按摩敏感点时，可用指头掌面按压，以柔济刚，达到激发起女方性欲的效果，并使女方体验到一种快乐、舒适感。此法每天1次即可。

②腰部旋摩法：取直立位，两足分开与肩同宽，双手掌紧按腰部肾俞穴，然后在该部位进行较快地旋转摩动，再用双手掌从上向下往返摩擦，约2~3分钟，以深部自感微热为度，每天2~3次。

③神阙按摩法：仰卧位，两腿分开与肩同宽，双手掌按在神阙穴（即肚脐）上，左右各旋转约100次，以深部自感微热为度，每天晚上睡觉前按摩1次。

2. 按摩方法二

为女性阴窍按摩法。阴窍是指前阴，即外生殖器。中医学认为，阴窍是肾开窍之一，司生殖与排尿，它必须依赖于肾的气化功能来维持正常生理功能。如肾气不足，可引起尿频、尿闭、遗尿；肾阳不足，可引起性冷淡、不孕不育；肾经湿热下注，可引起小便短赤不利，甚或血尿等。女性阴窍按摩法具有调阴补肾、强壮身体的作用，并能促进阴部血液循环，增强性欲，对生殖泌尿系统疾患有良好的调治作用。如生殖系统有急性炎症，则忌用本法。其操作为：

①以一手中指按放在玉门穴（即阴蒂）上，用指腹轻轻按揉约3分钟。阴蒂是引起性兴奋的重要性感觉器官，也是一个能勃起的圆柱形器官，由两个阴蒂海绵体组成，它以阴蒂脚附于耻骨下支和坐骨支，向前与对侧结合而成阴蒂体，表面有阴蒂包皮包绕；阴蒂头露于表面，含有丰富的神经末梢，感觉敏锐。

②为增强效果，可配合乳腺按摩法，即用左、右手分别在乳房上摩擦36次为一回，共10回。

③小腹按摩法：用一手掌心在耻骨上之小腹部作轻缓的按摩36次为一回，共10回。

坚持以上按摩方法的同时，女性性冷淡者应配合一些自我训练方法，如做到思想集中，肌肉松弛，避免忧郁感受，呼吸要平静，脉搏要平稳。

每天晚上睡觉前，可适当做一下导引体操，即两腿伸直坐好，自然放开，两手放在身后着地支撑身体，向外开足尖，同时于吸气时反弯上体，即躯干、头部后仰；接着足尖扭入内侧，同时于呼气中向前弯曲，但双手不能离地，这样前屈、后仰3~4次。这些睡前运动能减轻精神压力，使感觉放松，重新唤起已经消沉了的身体，并使体内产生内啡肽，这有助于消除忧郁，改善情绪，增进性兴奋，激发性欲，防止性生活缺乏快感，从而在性交时表现出应有的热情。

对一些性冷淡妇女患者，还可配合使用湖南长沙马王堆汉墓出土的帛书药方汇集中一种称为"约"的药方来补益女子性功能，即取巴豆、蛇床子、桂枝、干姜、皂荚等辛温药物粉碎后混合，用蜜或枣膏和成薏苡仁大小的丸药，塞入女子前阴，或用小囊装裹塞入阴道内，等到女子的性欲被激发后再取出来。

（九）女性不孕症

不孕是指夫妇同居，未采取避孕措施，在较长时间未能怀孕者，其原因在于受精障碍，即精子卵子不能正常结合；不育则是指女方能够受孕，但因流产、早产或死产未能获得活婴者。即不育症是精卵可以结合，但孕卵着床后，胚胎或胎儿发育障碍。故一般"不孕症"指女子不孕，"不育症"则指男子不育。临床上，不孕症的原因既可以责之于某一方（男方或女方），又可以因男女双方均有不足，此时当男女同时治疗。此外，还可由于男女双方缺乏相关的性生活知识（如性生活过频可使精液稀薄，精子过少；性生活稀少，未掌握排卵期）、情绪过度紧张、焦虑造成婚后经久不孕，应给予指导。

不孕不育症既是常见病，又是疑难病。导致女方不孕症的主要原因有排卵功能障碍、生殖器官病变、免疫因素以及年龄因素、营养因素、精神神经因素、全身健康状况、职业性中毒等。

由于不孕不育症病因复杂，诊断要求高，疗程长，疗效慢，至今尚缺乏特效疗法。当一对不孕夫妇的各项检查指标都正常，而不孕原因又无法解释时，即诊断为不明原因的不孕症。这些看似正常的夫妇，其不孕的原因可能是多种的，一些夫妇确实是正常的，而不孕只是一种随机性的延迟，另一些夫妇的"正常"却存在真正的亚临床的不孕因素。这些都有待不断探索和攻克。

【治疗】

1. 基本推拿治法

①肝肾亏损型，可按揉肝俞、肾俞、气海、关元、足三里、太溪、三阴交，用补法。

②调经，可按期门、乳根、膻中、止乳汁、血海、三阴交、足三里、肾俞，用补法。

③肝郁气滞型，可按揉合谷、三阴交、地机、血海、气冲，用补法。

2. 耳穴按摩治法

可取子宫、卵巢、内分泌、肾、肝、脾、胃、皮质下等耳穴，采用中等刺激手法，每日 1 次，每次按揉 3～5 穴，经前经后各按摩 1 周。

3. 热敷疗法

取当归、益母草、片姜黄、透骨草各 120g，乳香、没药、川芎、红花各 60g，蚕砂 30g，共研末，分两包，纱布包，蒸 15～30 分钟，热敷小腹，每日 1 次，20 日为一个疗程。

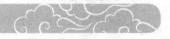

第二章　男科病症推拿

第一节　男科病症概论

一、男科学病史

男科病症推拿医治前，首先应进行男科病史询问及相关检查。病史的了解能为四分之一不育患者的诊断提供线索，由此大致确定体检范围，再作必要的实验室检查和选择性特殊检查。男科学病史应包括现既往史、个人史、婚姻及性生活史、家族史、泌尿生殖系疾病史等。

1. 既往史

尽可能详细地了解既往疾病、损伤及手术史。如青春期前后是否患过麻疹、腮腺炎、结核、伤寒等传染性疾病，这些疾病有可能造成睾丸的不可逆性损害；是否患过急性高热或持续性发热疾病，引起高热的疾病、状况、持续时间及其治疗情况，因超过38℃的高热可持续抑制精子发生达6个月以上；是否患过梅毒、淋病、软下疳、性病性淋巴肉芽肿、非特异性尿道炎等性传播疾病，因性传播疾病可损伤附睾，导致梗阻性无精子症，诱发产生抗精子抗体，以及因尿道炎导致尿道狭窄和射精功能障碍；有无生殖器官损伤史及手术史，因疝修补、隐睾固定、鞘膜积液、精索静脉曲张等手术有可能影响生育功能。

2. 个人史

职业上有无毒物、放射线接触及高温作业史；有无长期服药史，包括癌症化疗药物、激素类药物；有无接受损伤剂量射线辐射及接触有害化学制剂、尼古丁慢性中毒等，因这些因素可不同程度损害生殖细胞，干扰精子发生，影响精子活力。

3. 婚姻及性生活史

结婚年龄、配偶年龄、生育情况、是否避孕、采用何种避孕措施，职业及生育史（流产、早产、引产、死胎及足月分娩史），性生活史（有否遗精和手淫、婚后性交频率、性欲要求、勃起硬度、性交持续时间、有无情欲高潮、有无射精、精液是否射入阴道）。

4. 家族史

父母、兄弟姐妹的健康及生育情况，有无遗传性疾病及可能与遗传有关的疾病，患遗传性疾病者多表现为少精子症或无精子症。

5. 生殖、泌尿系疾病史

有无炎性或梗阻性尿路症状，如尿频、尿急、尿痛、排尿困难等，因生殖道感染可导致精液成分改变，发生精子凝集，影响精子活力，造成精道梗阻。如有持续至青春期后的尿失禁，常提示有膀胱尿道括约肌受损或神经功能失调。

二、男科学检查

检查时，可测量身高、身高与臂长比例、体重，注意体态、体毛分布、视野、嗅觉、甲状腺、喉结、男性乳房发育以及血压和心肺等情况。

1. 生殖器官检查

包括观察包皮有无过长或包茎，阴茎头有无红肿、糜烂，尿道口有无分泌物、狭窄及异位，阴茎海绵体有无肿块、硬结，阴茎长度（正常人阴茎长 7~10 cm，勃起时长 14~20 cm）及其能否勃起、勃起硬度，有无阴囊畸形、发育不良，有无阴囊水肿、溃疡、窦道、坏死及肿瘤，睾丸、附睾的位置、大小、软硬度及有无肿胀、触痛、粘连或结节性硬块，精索、输精管有无增粗、结节或触痛，腹股沟有无溃疡、瘢痕及肿大淋巴结。

2. 前列腺和精囊检查

直肠指诊前列腺应注意前列腺大小、硬度、触痛、表面光滑与否、有无硬结、双侧叶是否对称、中央沟是否存在。

正常精囊腺不易触及，急性精囊腺炎时，两侧精囊肿大、有压痛，精囊结核时可触到结节。

由于睾丸容积主要代表了曲细精管的数量，左右两侧相加的睾丸总体积与每次射精精子总数明显相关，因此测量睾丸体积不仅可反映睾丸的内分泌状态，还可初步估计睾丸病理损害程度。正常成人的睾丸大小为 12~25 cm³，小于 12 cm³ 表示睾丸功能不良。

3. 实验室检查及特殊检查

对某些病例，需要做实验室检查或特殊检查，如前列腺液检查（主要用于明确前列腺炎的诊断）、精液检查（包括精液的颜色、气味、黏稠度、酸碱度、液化时间、精液量、精子密度、精子活力、精子形态、精子凝集等，通过精液分析可反映睾丸精子发生及附性腺功能状况）、内分泌功能检查（如测定血清中生殖激素水平来判断性腺轴功能状态和临床诊断的定位定性，测量血清 FSH 来鉴别高促性腺素性与正常或低促性腺素性性腺功能减退的无精子症等）、细胞遗传学检查、生殖道分泌物细菌学检查、活组织检查（如通过睾丸活检评价睾丸生精功能及生精障碍程度、鉴别不育病因、诊断睾丸疾病）、X 线检查（如利用平片检查了解精囊、输精管、前列腺、阴囊及阴茎部位有无高密度钙化或结石影，输精管、精囊造影显示输精管、精囊腺及射精管的形态等）、超声诊断检查（能实时显示男性生殖器官的断层图像，诊断组织增生、结石、囊肿、炎症和肿瘤，以及探查生殖系组织的损伤、出血）等。

根据病史和必要的检查，在得出明确的诊断后，即可针对相关原因进行病因治疗，同时结合推拿辨证论治以求得实效。

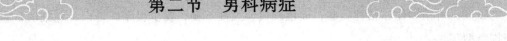

第二节　男科病症

一、遗精

所谓遗精，是指精液自动外泄的一种疾患，《金匮要略》称为"失精"。遗精有梦遗和滑精之分，有梦而遗精的为梦遗，无梦而精自滑的为滑精。《景岳全书》曰："梦遗精滑，总皆失精之病，虽其证有不同，而所致之本则一。"说明梦遗与滑精在证候上虽有轻重之分，但发病的原因基本上是一致的。

青少年时期，生殖系统发育较快，肾精肝血不断成长，发生遗精是正常的生理反应；同时这一时期青少年性心理也开始活动，对异性产生兴趣和好奇，甚至出现性幻想，发生手淫的现象也较为普遍，偶然发生的手淫并无大害，但过于频繁的手淫就会损耗肾精，影响健康；各种不良出版物、影视录像，对不具有鉴别能力的青少年影响极大，会扰动心神，使心火亢盛，下扰精室，引起频繁遗精、滑精，甚至昼夜遗精次数无定并有头晕、神疲、腰酸腿软、心慌气短等症状。

肾精流失的原因通常有两种：一是体质虚弱，肾不藏精；二是阴阳失调，神气不宁，扰动阴精而使之流失。所以固精就要通过各方面的调养增强体质、调和阴阳、安定神气。古代医家张景岳曾指出："善养生者，必保其精，精盈则气盛，气盛则神全，神全则身健，身健则病少，神气坚强，老而益壮，皆本乎精也。"所以，养生保健需注意保阴精。

【病因病机】

本病主要为精神刺激，如用脑过度，或情志不畅，引起心神不宁，心阴暗耗，虚火亢旺，扰动精室，发生遗精；或肾气亏虚，如房室不节或手淫伤肾，肾阴肾阳亏损。肾阴虚则相火偏盛，干扰精室，以致遗精，正如《医贯》所曰："肾之阴虚，则精不藏，肝之阳强，则火不秘，以不秘之火，加临不藏之精，除不梦，梦即泄矣。"肾阳虚，则精关不固而遗精。

【辨证论治】

本病患者多数是由于思想无穷，所欲不遂，因此注意精神的调摄，自是治疗本病的关键。张景岳曰："遗精之始，无不病由于心……及其既病而求治，则尤当以持心为先，然后随证调理，自无不愈。"说明本病的治疗，首先要保持思想上的安静，其次在生活方面要适当节制性欲，夜晚进食不宜过饱，少进辛辣刺激性食品；同时，还须进行适当的体力劳动。至于推拿治疗，可根据其发病原因，辨证施治。

1. 阴虚火旺型

证候：多梦，梦中遗精，睡眠不宁，头晕心悸，神疲乏力，小便黄少而热，舌质红，脉细数，腹诊多见"脐下动气型"。

治则：滋阴降火，益肾固精。

操作方法：①下腹摩按法；②横摩骶法；③束腹法；④腰横摩法；⑤小腿内侧揉捏法；⑥按神

门法。

2. 肾阳亏虚型

证候：滑精频作，精神萎靡，面色㿠白，大便不畅，食少畏寒，苔白，脉细弱，腹诊多见"小腹拘急型"。

治则：温补肾阳，益肾固精。

操作方法：①脐旁横摩法；②下腹横摩法；③按下腹法；④叠掌按腰法；⑤按水泉法；⑥点肋补气法。

【自我按摩法】

1. 温肾补气法：以两手掌相搓至热，迅速以两掌心置于两侧肾俞、气海俞穴处，做快速振颤手法约 2 分钟。

2. 点穴提肛法：先用两手拇指点按两侧三阴交穴 3～5 分钟，然后做收腹提肛动作。此法每天一次，15 次为一疗程，可于晚上休息前进行。

3. 明代李梴《医学入门》曰："左右轮换，久久擦之，不惟可以止精愈泻，且可以暖中寒、补下元、退虚潮，无是病者，每早临起也可行之……"

4. 明代曹士珩《保生秘要》曰："临卧时，摩擦足心及肾俞穴，屈一足而侧卧，精自固也。"

5. 明代曹士珩《保生秘要》曰："掌心无事任擦搓，早晚摩两胁、肾俞、耳根、涌泉穴，令人搓百四十回，固精多效。"

6.《万寿丹书》曰："侧坐，用双手擦两脚心，先擦左脚心，行动同前，可治夜梦遗精。"

7.《逍遥子导引诀》内有"梦失封金柜"（治梦遗法）一则，曰："欲动则火炽，火炽则精疲，神疲则精滑而梦失也。寝寐时，调息，思神（精神集中）。以左手搓脐二七，右手亦然，复以两手搓胁腹，摇摆七次，咽气，纳于丹田。握固（两手握拳，大指屈于拳内），良久乃止。屈足，侧卧，水无走失。"

8. 坐位，左手搓脐 14 下，右手亦然，复以两手搓胁腹，摇摆 7 次，咽气，纳于丹田。最后，两手握拳，大指屈于拳内，良久乃止，谓为握固。

【注意事项】

遗精、早泄者，平常应适当运动和劳动（适当的运动和劳动可促进气血流通，调和脏腑，平衡阴阳，增强肾的封藏能力），饮食注意营养丰富，避免辛辣刺激及肥甘厚味（进食辛辣刺激会生热化火，使心神不宁，精关不固；而肥甘滋腻的食物则易生湿蕴热，扰动精室，阻滞气机，清阳不升，使精微下注而流失）避免过于频繁的性生活或手淫等，以免伤及肾气，使其封藏功能下降。

二、阳痿

阳痿又称勃起功能障碍，系性交时，阴茎勃起硬度不足以插入阴道或不能维持至射精。

阳痿在中医学中首见于《黄帝内经》，称"阴痿"，认为"热则筋弛纵不收，阴痿不用"。其病因病机，或因房劳过度、误犯手淫，精气虚损，命门火衰，致阳事不举；思虑忧郁，损伤心脾，病及阳明冲脉；恐惧伤肾，恐则气下，渐至阴茎痿弱不起，临房举而不坚。亦有因湿热下宗筋弛缓者，但较少见。

阳痿主要分为心理性和器质性两大类，器质性包括神经性、血管性、内分泌性和组织结构性。现代生活给人带来的压力使许多人心理失衡、精神焦虑、抑郁，心理创伤就有可能成为某些人勃起障碍的致病因素。

影响勃起功能的常见因素还有缺乏或错误的性教育，如对手淫、遗精的自责与恐惧，视性行为是肮脏、下流行为等。幼年时受性骚扰的精神创伤、初始性交失败经历、夫妻双方关系不协调、社会人际关系过度紧张、性交场合不适当、惧怕怀孕及染病等，长期焦虑情绪促使交感神经兴奋，释放去甲肾上腺素引起血管收缩、血睾酮下降而出现勃起功能障碍。

影响勃起的器质性因素主要为患有全身性疾病，如心血管疾病（冠心病、高血压）、呼吸系统疾病（肺气肿、肺功能不全）、泌尿系统疾病（尿道下裂、海绵体硬结）、神经精神系统疾病（脊椎型、颞叶病变、抑郁症）及肝肾疾病等。

此外，脊髓、骨盆、尿道创伤手术，药物影响（镇静药、抗焦虑药、利尿药、降压药、激素类药物等）以及吸烟、酗酒、吸毒等均可导致不同程度的勃起功能减退。

【辨证论治】

1. 心脾损抑型

证候：阴茎不能勃起或勃起不坚，并有心烦、夜寐不安、神疲、面色萎黄、胃纳不佳等症状。

治则：温肾壮阳。

操作方法：①脐旁横摩法；②腹肌拿提法；③下腹横摩法；④背部挤推法；⑤掌分腰法；⑥点肋补气法；⑦按神门法；⑧揉劳宫法。

2. 命门火衰型

证候：阴茎不能勃起或勃起不坚，并有面㿠头晕，目眩神疲，腰酸腿软，脉沉细无力。

治则：温补命火。

操作方法：①下腹横摩法；②腹肌拿提法；③背部挤推法；④揉命门法；⑤点肋补气法；⑥揉臀法；⑦揉足三里法；⑧按水泉法。

【推拿特色治法】

在古籍中，《针灸甲乙经》首先提出："脊内廉痛，溺难，阴痿不用，少腹急引阴，及脚内廉痛，阴谷主之。"以后，在《千金要方》《针灸资生经》《针灸大成》《类经图翼》以及《神灸经纶》等书中也均记载有针灸治疗阳痿，其早期多取远道穴灸治，自明清起重视用腹背部穴治疗本证。点穴（指针）推拿法，其原理与针灸治疗相同。

点穴推拿法的论治方法为：

①命门火衰型，治则为温补肾阳，可选用肾俞、命门、气海、关元、三阴交穴，用较轻柔的手法进行穴位点、按、揉。由于肾俞、关元有壮元阳益肾经的作用，加命门更可加强温补肾阳之功；三阴交为贯通肝、脾、肾三经的要穴，以调补三脏功能，四穴合用，肾气得振，阴茎自举。

②心脾受损型，其治则为补益心脾，可选用心俞、脾俞、气海、曲骨、三阴交穴，用较轻柔的

手法进行穴位点、按、揉。取心俞、脾俞，意在养心安神，健脾益气；取气海，曲骨，以调补任脉，约束宗筋；取三阴交，以调补肝、脾、肾三脏功能。

③湿热下注型，治则为清化湿热，可选用气海、关元、八髎、阴陵泉、大敦、然谷穴。用轻补法按揉气海、关元，其意在振奋肾气；以强刺激手法点、按八髎、阴陵泉，以清利下焦湿热；以平补平泻手法按揉大敦、然谷，意在远道取穴，使肝肾精血畅达前阴。

由于阳痿多属功能性，因此在推拿按摩治疗时可加强作思想工作，放松心情，注意调理饮食，合理增加营养，克制酒精摄取量，戒烟，勿运动过量。同时应结合性心理治疗，如通过系列性集中训练缓解患者紧张心理，消除焦虑及恐惧情绪，增强恢复勃起能力的信心，并配合生理知识与行为方法的指导。

三、早泄

早泄是一种常见的性功能障碍。一般认为阴茎插入阴道前后立即出现射精或在进入阴道后不到1分钟或阴茎在阴道内抽动不足15次即射精者称为早泄。早泄虽然属于功能性疾病，但使患者失去应有的快感，女性在性生活中也得不到满足，从而使性生活受到挫折。

【推拿治疗】

治则为温肾壮腰，补气复元。操作方法为：

①搓揉骶尾法：先以四指指腹或掌面着力于八髎穴处，自上髎穴至下髎穴进行往返搓揉2~3分钟，待局部温热时，再以四指指腹刚中有柔地按揉长强穴区1~2分钟。

②坐位或卧位，用手掌按揉下腹2~3分钟，再于耻骨上方轻缓地横摩2~3分钟。

③阴茎拍打法：用左手手掌托住阴茎头、冠状沟及系带部位，右手手背有节奏地轻轻拍打阴茎头部及冠状沟部位，开始时每天拍打100次，以后拍打次数可增加至200次。

④阴茎摩擦法：用适量石蜡油涂于阴茎头及冠状沟周围，然后再用手指上下左右摩擦阴茎头及冠状沟。开始时每天摩擦100次，以后可增加至200次，每次以不射精为原则。

⑤阴茎摇晃法：以一手之拇、食指伸直夹于阴茎根部，将阴茎进行左右摇晃50~100次。

⑥冷、热水浸泡法：先用冷水浸泡阴茎头部及冠状沟周围5分钟，再用热水浸泡5分钟。热水从35℃开始每天增加约1℃，直到42℃为止，以后可维持在42℃。

【注意事项】

防治早泄，夫妻双方应重视性教育，防止将正常情况误解为早泄。如情绪激动和紧张，常常会导致早泄。性交前的情绪正常与否，对射精快慢也有很大影响。性交动作幅度过大，会增强刺激强度，常加速射精。偶然出现早泄者，女方要安慰男方，帮助男方消除顾虑和紧张情绪。既病之后要放下包袱，树立信心，处理协调好人际关系、家庭关系以及夫妻关系，保持心情舒畅，努力营造好温馨、良好的家庭氛围和幽静的性生活环境。每次性交不要有紧张、焦虑心理。平时进行适当的文体活动，如听音乐、锻炼身体，调节情操，增强体质，饮食注意营养丰富等。

四、前列腺肥大

前列腺肥大是男性的常见病，一般成年男性 30～40 岁时前列腺可有不同程度的增生，有的 50 岁以后就出现症状。其原因多为人体内分泌的失调。随着年龄的增长，性激素分泌的失衡，多余的雄性激素和胆固醇堆积在前列腺内，成为造成前列腺肥大的主要原因。此外，前列腺肥大与性欲过度也有密切关系。

常见症状有排尿延迟、无力、尿线细，尿淋沥不尽，夜尿频繁，严重时可出现尿潴留。

【推拿治疗】

治则：补肾益气，活血通经。

操作方法为：

①腰部按摩法：嘱患者将尿排净后，取坐位或站立位。医者先从上向下分别捏拿其腰部肌肉直至骶部，反复 3～5 次；再两手握拳，用拇指掌指关节紧按腰眼，作旋转用力按揉 30～50 次，以有酸胀感为宜；最后用两手掌根紧按腰部，快速、均匀、有力地上下擦动，以发热为度。

②运转丹田法：患者仰卧，医者以两手掌重叠放于其肚脐（神阙穴）上，以脐为中心，按顺时针和逆时针方向各进行轻缓的旋转按摩 50～100 次。

③小腹按压法：对前列腺肥大引起的尿潴留，可用手掌在其脐下、小腹部、耻骨联合上方自上向下轻压，每 1～2 秒压一次，连续按压约 20 次。

④腹股沟按摩法：用两手掌小鱼际在两侧腹股沟上稍用力作来回推摩 20 次（每一个来回算 1 次）。

⑤会阴按摩法：用一手中指、食指、无名指放在患者会阴穴部，进行轻缓的旋转按摩 30～50 次。

⑥下肢按摩法：患者坐位或仰卧，医者先用拇指点按其足三里、三阴交穴各 1 分钟，以酸胀为度；再将两手掌搓热，以右手掌搓左脚心，以左手掌搓右脚心，各 50 次。

【自我按摩法】

如早期发现有前列腺肥大的现象，可自行进行保健按摩功法的操练，其方法为：

①托天运气法：自然站立，身体重心在足跟，双臂下垂，然后两臂自然抬起，双手指相叉，抬到前额处进翻掌心向上，逐渐用力向上托天。托时吸气入腹并收腹提肛，稍停，缓缓呼气，双臂可同时缓慢放下。如此反复 9 次。每日早晚练习。

②提肛法：吸气时提缩肛门，呼气时放松肛门，如此为一次，每晚睡前做 30 次。

【注意事项】

由于频繁的性生活会使前列腺长期、反复处于充血状态，以至于引起或加重前列腺肥大。所以预防前列腺肥大，关键是性生活要适度，不纵欲或禁欲。如性生活过频，会造成前列腺充血；但性生活过度节制，也会产生长时间的自动兴奋，从而导致被动充血，故应给予前列腺充分恢复和休整的时间。

第四编

儿科推拿

第一章　小儿推拿（按摩）概论

　　从胎儿到新生儿、婴幼儿、学龄前儿童、学龄儿童和青春期，人都处在不断发育、不停改变的过程中，因此，儿科学不同于成人医学，其研究对象有动态的特点。小儿抵抗力弱，易患多种疾病，小儿保健和防治工作尤为重要。

　　小儿推拿又称"小儿按摩"，民间也称之为"推惊""摩惊""掐惊"，是关注于小儿生长发育、保健以及疾病防治的一门学科，也是在长期的临床实践中逐渐形成的专门用于防治小儿疾病的自成体系的推拿治疗方法。其主要根据小儿的形体、生理、病理以及特定穴位的形态位置等特点进行推拿治疗，以达到疏通经络、调和气血、扶正祛邪、消除疾病的目的。

　　由于小儿生理、病理等方面的特点与成年人有别，因此，小儿推拿手法的运用和操作方法等方面与成人推拿不尽相同。古人在长期的医疗实践中，总结了很多特定的穴位，积累了丰富的经验，逐渐形成了小儿推拿的独特体系。

第一节　小儿推拿源流

　　小儿推拿历史悠久，源远流长，早在 2000 多年前即有这方面的论述。如 1973 年长沙马王堆西汉古墓出土的西汉医学帛书《五十二病方》中就记载了以勺匙的周边刮擦病变部位治疗小儿抽搐的推拿治法。在现存的古代医学文献中，晋代葛洪所写的《肘后方》最早提到具体的穴位与推拿之间的关系。书中记载了在人中穴、龟尾穴和脐上三寸（建里穴）等处进行推拿治疗卒中恶死和卒腹痛等证，如"拈取其脊骨皮，深取痛引之，从龟尾至顶乃止"的捏脊法。其中，人中穴为督脉穴位，脐上三寸（建里穴）是任脉穴位，而龟尾穴则是最早的推拿特定穴位。

　　唐代著名医家孙思邈首次把膏摩列入小儿保健，提出对小儿病证用药按摩以防之、治之。《千金要方》中记载有"治少小新生肌肤幼弱，喜为风邪所中，身体壮热或中大风手足惊掣，五物甘草生摩膏方。……小儿虽无病，早起常以膏摩囟上及手足心，甚辟风寒。"《千金翼方》又云："小儿气盛有病，但下之无损……若已下之而余热不尽，当按方作龙胆汤稍稍服之，并摩赤膏。"唐代王焘所著的大型方书《外台秘要》中也提出对小儿病可用按摩法以取效："小儿夜啼，至明不安寐……亦以摩儿头及脊，验。"可见自唐代便已重视以按摩辅助治疗小儿病证。隋、唐之际，小儿按摩疗法很是盛行，但仍属泛泛的理论认识及一般的治疗方法，尚未自成体系。宋代《苏沈良方》中有掐法治疗脐风撮口等的记述。金元时代，张子和的《儒门事亲》载有"揉脾"一法，用以治疗小儿身瘦肌热等证。明代以来，随着经验的积累，儿科推拿在理论及治疗手法、腧穴应用等方面逐渐形成独特体系与专科特色（图 368 小儿推拿古图）。

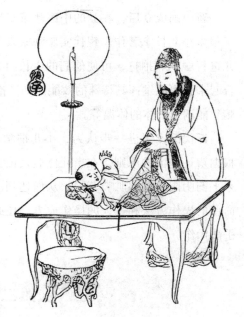

图 368　小儿推拿古图

小儿推拿经宋、金、元的一度衰落，至明、清时期再次兴起，且得到了空前的发展。明朝万历年间，推拿由治疗成人疾病逐渐发展到治疗小儿疾病，推拿疗法在儿科中得到了广泛的应用，并发展成为小儿推拿专科，逐渐形成了具有特色的专门体系，为后世小儿推拿疗法奠定了基础。小儿推拿由于其理论的日趋系统、手法的渐臻完善而成为独立的学科，大量的小儿推拿专著问世并广为流传，在现代科研、临床中仍有着较高的学术价值和指导意义。明清小儿推拿著作有 30 余种，现在尚存约 10 种。其中，《针灸大成》中的《小儿按摩经》（1601 年）为现存最早的小儿推拿著作，而《小儿推拿方脉活婴秘旨全书》为现存最早的小儿推拿专著（单行本）。

明代周于蕃在《小儿推拿秘诀》一书中，较系统地叙述了推拿的治疗方法。明代医家龚居中在《幼科百效全书·序》中曰："余家庭授受疗男妇之法，奇正不一。独小儿推拿，尤得其传，转关呼吸，瞬息回春，一指可贤于十万师矣。"清代释心禅在《一得集·推摩法论》中指出："其法以手五指分主五脏，指尖属脏，本节属腑；热清寒温，实泻虚补，分顺推、逆推、左旋、右旋、右推、左推，以定温清补泻之；法俱有下数，或三百，或五百。不可乱推。又有揉以运气，掐以定惊；面上亦各有所主之部位，肚、腹、手、足，俱可推摩。"对诸如五指经穴与脏腑相通、温清补泻手法操作、特定腧穴分布等小儿推拿特色作了梗概的介绍。

小儿推拿和成人推拿有所不同，医家根据小儿手腕部寸口为百脉总汇之处的理论和小儿生理特点，探索出了在手部操作为主的许多特定穴位，因而自成体系。"特定穴位"的操作主要靠推法，因小儿不能与医者合作，必须以拿法固定其被操作的肢体和部位，以便顺利地进行治疗操作。小儿由于没有七情六欲之感，只有风寒暑湿伤食之证，且小儿初生脏腑娇嫩脆薄，经不起药物的作用，故以小儿推拿给婴幼儿治疗疾病，可以免去打针、输液的痛苦和药物的毒副作用。

小儿推拿的另一特点，是可以防病、保健、治病并举，在治疗的同时也可以提高患儿的抵抗力和免疫力。同时，小儿推拿操作简单方便，无痛、无毒副作用，患儿易于接受，且见效快，疗效好，故很受病家欢迎。小儿推拿至今已有数千年的历史，几经盛衰而不灭，证明其有着旺盛的生命力，成为中医儿科一个颇具特色的常规疗法。

清朝时期，推拿治疗虽未受官方重视，但因其治疗效果显著，仍广为流传于民间，并不断有所发展和创新，同时有不少推拿专著陆续问世。其中著名的有熊应雄的《小儿推拿广意》、骆如龙的《幼科推拿秘书》、夏云集的《保赤推拿法》、张振鋆的《厘正按摩要术》、周于蕃的《小儿推拿秘诀》等。明清时期的小儿推拿著作在古代推拿文献中占重要地位，在当时的儿科著作中有着相当大的比重。

新中国成立后，在党的中医政策指导下，中医学中的小儿推拿得到了进一步的发展，重印再版了很多小儿推拿著作。现代实验观察表明，抚摸是人体尤其是小儿不可缺少的良性刺激。如对早产儿进行触摸和拍打，可使他们的生长明显增快，以后也可以少患疾病。这种刺激方式与经络腧穴结合起来，更能发挥其特殊的效能。如"推脾经"能调整胃肠蠕动和胃液的分泌，"推三关"和"推六腑"能调节人体的体温等。

近代医家还进一步认为，小儿推拿是建立在"天人合一"整体观念、中医基础理论的基础上，根据辨证施治的原则，在患儿体表穴位上运用各种推拿手法，通过经络"行气血、通阴阳"的作用来平衡阴阳、调整脏腑营卫，从而达到治疗疾病的目的。所以，治疗小儿疾病不能局限于掌握一些简单的操作方法和古人的操作成方，还必须按照"辨证施治"的原则来选取和运用手法、穴位及其手法操作。

第二节　小儿生理特点

小儿在生长发育各个阶段中，其解剖生理特点与成年人不同，在病理、免疫、发病和治病方面，也与成年人有着一定的差异。在生理方面，小儿具有脏腑娇嫩、形气未充、生机蓬勃、发育迅速的特点。所谓"脏腑娇嫩，形气未充"，是指小儿出生后，犹如萌土之嫩芽，脏腑柔弱，血气未充，经脉未盛，脏腑精气未足而功能脆弱，卫外机能未固，阴阳二气不足，机体各器官的形态发育和生理功能都不成熟、不完善，是谓"稚阳未充，稚阴未长"，尚处在不断生长发育过程之中。特别是小儿时期五脏六腑的形气都未充盈，尤其脾、肺、肾三脏更为突出，因此表现有气血不足、脾胃薄弱、肾气未充、腠理疏松等。

"生机蓬勃，发育迅速"，是指小儿机体生长发育迅速，生机旺盛，年龄越小，生长越快，对水谷精气的需求也更为迫切。小儿从母体获得的免疫功能逐渐消失，抵抗力逐渐变弱，因而易患病，前人据此提出了"纯阳"一说，认为小儿生机旺盛，发育生长迅速，对水谷精气需要迫切，表现为"阴常不足，阳常有余"。

第三节　小儿病理特点

现代医学认为，小儿在呼吸系统、循环系统、消化系统、神经系统等方面，均有其解剖、生理的特点。在呼吸系统方面，小儿整个呼吸道（鼻腔、咽喉、气管、支气管）比成人狭小，黏膜下的血管和淋巴管丰富，发炎时黏膜充血肿胀，易使狭小的管腔阻塞。如新生儿和婴幼儿患感冒时，易发生鼻塞不通；患支气管炎、肺炎时，鼻煽、气促、发绀等呼吸困难症状特别明显。由于小儿新陈代谢旺盛，需氧量大，因此每分钟呼吸次数因生理性代偿而增多。在循环系统方面，小儿的心率较成人为快，随着年龄的增长，心率逐渐减慢，到14岁才接近成人的心率；血压与此相反，年龄越小，其生理常值也越低。在消化系统方面，小儿3~6个月间唾液分泌由少到多，可以出现生理性流涎。新生儿及乳儿胃多呈水平位，贲门肌肉松弛，幽门肌肉紧张，空气容易进入胃内，因而易溢乳和呕吐。在小儿分泌的各种消化液中，消化酶的活力较低，消化道的运动功能也不稳定，因此如饮食不当，就易造成消化不良。小儿肠管相对较成人长，肠系膜也长，故易发生套叠和扭转。由于小儿肠壁的通透性较高，消化不全产物和肠内毒素易于透过肠壁进入血液，故易引起中毒和过敏现象。在神经系统方面，新生儿大脑皮层细胞分化不全，皮层功能较差，受到刺激后，易因疲劳而进入抑制状态，因此新生儿大部分时间处于睡眠状态中。乳幼儿大脑皮层对皮层下中枢的控制能力薄弱，故熟睡时易惊扰；又因神经髓鞘形成不全，兴奋易于扩散，因此高热时易惊厥。

中医学认为，小儿肌肤疏松，体质和功能均较脆弱，因此抗病能力差，加之小儿寒暖不能自调，饮食不能自节，脾胃功能薄弱，在外易为外邪六淫所侵，在内易伤食而发病。在临床发病方面，小儿以肺、脾二脏疾患为多，传变迅速，每易化热。因肺主气而司呼吸，外合皮毛，小儿肌腠不密，卫外不固，外邪每易由表而入，侵袭肺系，故病感冒、发热等证为多；脾胃为后天之本，化生水谷精微而生气血，小儿脾胃薄弱，所需水谷精微更为迫切，但小儿不能自节，故易不节饮食而伤脾胃，反而为滞。小儿体属纯阳，感受外邪，易寒阳热化，肺脾二脏受邪而导致其他多脏病变。肺脾二脏之邪又易互结化热，且发病快，传变多，更挟有其他兼证。

小儿患病还多有本虚标实的特点，因小儿脏腑娇嫩，脾胃薄弱，腠理不密，肾气不充，当外邪侵入或内伤饮食，易深入化热伤阴或寒邪侵袭伤阳，而致邪气更实，正气更虚，在疾病过程之中，更易表现出本虚标实之象。另外小儿对于突然发生的强烈刺激往往不能忍受，容易出现惊恐状态。且小儿病情变化迅速，具体表现为易虚、易实、易寒、易热，若调治不当，容易轻病变重，重病转危。此外，小儿患病也具易趋康复的特点，因小儿机体生机蓬勃、活力充沛，在疾病过程中，其组织再生和修补能力也较旺盛，且病因单纯，很少受七情影响，在患病之后，如能及时调治，祛除病邪，则容易痊愈，能较快恢复其生理功能。宋代钱乙在《小儿药证直诀》中指出："医为持脉，又多惊啼而不得其审……骨气未成，形声未正，悲啼喜笑，变态不常……脏腑柔弱，易虚易实，易寒易热。"这说明小儿的辨证施治有其特殊之处。因此，只有全面地认识小儿的生理和病理特点，才能正确指导推拿治则的拟定和对疾病不同类型的论治，保障小儿的健康。

第四节　小儿生长发育特点

新生儿期，即从出生到28天，由胎内转至胎外，新生儿身体内部和生活环境发生了重大变化，这一时期是机体对外界环境的适应阶段。小儿此期的特点为各系统的组织结构和生理功能尚未完善，故应加强护理，合理喂养，注意保暖及预防感染等。未成熟儿生活适应能力差，护理工作更为重要。此期小儿易患肺炎、败血症、硬肿症、颅内出血及产伤等。

婴儿期，即指生后28天~1岁，此期特点是小儿生长发育迅速、新陈代谢旺盛，营养需要量相对较大，而消化功能尚未完善，故小儿易患腹泻、营养缺乏症，应注意合理喂养。营养以母乳为主，并逐渐添加辅食。此外，此期小儿运动功能发育很快，条件反射逐渐形成，应进行体格锻炼。出生5~6个月以后，小儿体内的非特异性抗体逐渐消失，而自动免疫力尚不足，机体抵抗力降低，易患急性传染病，故应及时进行各种免疫接种。

幼儿期，指1～3岁，此期特点为小儿生长发育相对减慢，乳牙先后出齐，断母乳改为软食，并逐渐过渡到成人饮食。小儿开始行走，与外界接触增多，活动范围扩大，促进了语言、思维能力的发育。此期小儿易患各种传染性疾病、营养缺乏症、上呼吸道感染、肺炎及腹泻等，故应注意培养小儿良好的生活习惯。小儿应按程序进行各种疫苗的预防接种，以增强自动免疫力。

学龄前期，指3～7岁。此期的特点为小儿体格发育减慢，而智力发育增快，能利用语言和简单文字进行学习，所以应加强思想教育、劳动锻炼，培养小儿良好的卫生习惯。此时小儿的活动范围进一步扩大，接触传染病的机会增多，应做好防疫工作。

学龄期，指7～14岁。此期特点为小儿各系统器官发育日趋完善，特别是大脑皮层功能发育较快，智力加速发展，小儿开始上学；肌肉发育也逐渐加快，乳牙替换为恒牙；生殖系统开始发育并逐渐加快，女孩从11～12岁、男孩自13～16岁开始进入青春期，男女性别已有明显区别。此时儿童生长发育显著加快，是体格和智力发育的旺盛阶段。此期儿童的疾病性质和表现逐渐接近成人，患肾炎、风湿病相对增多，故应注意预防免疫性疾病，并应加强对牙齿和视力的保护。此期儿童心理、情绪容易波动，家庭、学校和社会对他们影响很大，所以必须加强思想品德教育。

第五节　小儿四诊

前人将小儿科谓之"哑科"，因小儿不会自述症状，且切脉察舌不易，给辨证论治带来困难，《幼科发挥》曰："小儿方术，号曰哑科，口不能言，脉无所视，唯形色以为凭。"《幼科推拿秘书》曰："先辨形色，次观虚实，认定标本，手法祛之。"书中指出推拿治疗小儿疾病，首先要通过四诊收集症状、体征等资料，然后对收集来的资料用八纲辨证法进行综合分析和归纳，辨别其阴阳、寒热、表里、虚实，认定"标本"，最后用手法进行补虚或泻实的治疗。由于在诊病过程中小儿四诊和成人不同，因小儿不能用言语来表达自己的痛苦，稍大些的儿童即便能表达也很难讲清楚，因此必须靠家长代述，有时家长也很难客观地反映病情。所以，医者必须通过望诊，如望精神、望五脏之苗窍，望面色、皮肤、舌质、舌苔、指纹、二阴及大小便或其他分泌物，再结合闻、问、切，互相印证，去伪存真，就可收集到辨证所需的可靠资料。如根据小儿面黄唇淡，神疲体倦，舌淡、苔薄白，指纹淡红，大便溏薄或完谷不化，肛门不红这些初步望诊所得的病情信息，就可以基本考虑这是一种脾虚的病证，然后根据辨证选用补脾的穴位和手法进行治疗，而不是一见患儿腹泻，不辨寒热虚实，就用推上七节骨或摩腹治疗。不恰当的手法治疗往往会引起小儿腹胀、恶心甚至呕吐而加重病情，因此强调观虚实认定标本后再以手法施治是十分必要的。

在小儿四诊中，以望诊为主，结合闻、问、切诊。医者应根据临床证候，小儿的病史、症状和体征，分析、辨别疾病发生的原因、部位、性质及发展趋势，以掌握疾病的实质，确定治疗措施。

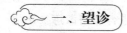

一、望诊

望诊包括望形体、望精神、望面色、审苗窍等几个方面。在诊断上，因为小儿语言表达能力差，所以要特别重视望诊。对3岁以下儿童还应望指纹，切脉用一指定三关法等。《小儿推拿方脉活婴秘旨全书·小儿无患歌》曰："孩童常体貌，情志自殊然，鼻内干无涕，喉中绝没涎。头如青黛染，唇似点朱鲜，脸若花映竹，颊绽水浮莲。喜引方才笑，非时手不掀，纵哭无多哭，虽眠未久眠。意同波浪静，性若镜中天，此候俱安吉，何愁疾病缠。"

1. 望形体

望形体可以辨别小儿体质的强弱、证候的虚实和病情的轻重。凡形体充满，筋骨坚强，姿态活泼，皮肤、毛发润泽，活动自如为健康的表现。若形体消瘦，头发萎黄，筋骨软弱，皮肤干燥，姿态呆滞，颅囟逾期不合者，多属先天不足，或后天喂养失调而形成的病态。凡形体强壮者，不易感受病邪，即使有病也较易治疗而迅速康复。反之，形体瘦弱的小儿，则容易感染病邪，治疗亦较难快速收效。《按摩经·察色验病生死诀》曰："面上紫，心气绝，五日死。面赤目陷，肝气绝，三日死。面黄，四肢重，脾气绝，九日死。面白，鼻人奇论，肺气绝，三日死。胸如黄熟豆，骨气绝，一日死。面黑耳黄，呻吟，肾气绝，四日死。口张唇青，毛枯，肺绝，五日死。大凡病儿足跗肿，身重，大小便不禁，目无转睛，皆死。若病将愈者，面黄目黄，有生意。"《幼科推拿秘书·观形查色审病歌》曰："观形查色辨因由，阴弱阳强发碍柔，若是伤寒双足冷，要知有热肚皮求。鼻冷便知是痘疹，耳凉知是风热投，浑身皆热伤风证，下冷上热食伤仇风。"

2. 望精神

目光有神，反应灵敏，精神充沛，神态活泼是正气足、无病之象，病轻而易治。反之，若目光暗淡无神，反应迟钝，瘦乏易睡，精神萎靡，表示正气已伤，病情较重。

3. 望面色

健康小儿面色红润且有光泽。若面部红赤多为热证，午后两颧潮红多为阴虚证，面色苍白多属风寒束表，面色惨白多为虚寒证；白而虚胖为气虚，白而干枯为血虚，面色黄多为脾虚而有湿，面色青紫多为寒证、痛证、血瘀、惊证。

《按摩经·面部五位歌》曰："面上之症额为心，鼻为脾土是其真，左腮为肝右为肺，承浆属肾居下唇。"《小儿推拿广意·面上诸穴歌》曰："心属火兮居额上，肝主左颊肺右向，肾水在下颏所司，脾唇上下准头相。肝青心赤肺病白，肾黑脾黄不须惑，参之元气实与虚，补泻分明称神术。额上青纹因受惊，忽然灰白命逡巡，何如早早求灵药，莫使根源渐渐深。印堂青色受人惊，红白皆由水火侵，若要安然无疾病，镇惊清热即安宁。年寿微黄为正色，若平更陷夭难禁，忽然痢疾黑危候，霍乱吐泻黄色深。鼻头无病要微黄，黄甚长忧入死乡，黑色必当烦躁死，灵丹何必救其殃。两眉青者斯为吉，霍乱才生黄有余，烦躁夜啼红色见，紫由风热赤还殂。两眼根源本属肝，黑瞳黄色是伤寒，珠黄痰积红为热，黑白分明仔细看。太阳青色始方惊，赤主伤寒红主淋，要识小儿疾病笃，青筋直向耳中生。风气二池黄吐逆，若黄青色定为风，惊啼烦躁红为验，两手如莲客热攻。两颊赤色心肝热，多哭多啼无休歇，明医见此不须忧，一服清凉便怡悦。两颧微红虚热生，红赤热甚痰积停，色青脾受风邪症，青黑脾风药不灵。两腮青色作虫医，黄色须知是滞颐，金匮之纹青若见，遗惊多次不须疑。承浆黄色食时惊，赤主惊风所感形，吐逆色黄红则痢，要须仔细与推寻。"

《按摩经·命门部位歌》曰："中庭与天庭，司空及印堂，额角方广处，有病定存亡。青黑惊风恶，体和润泽光，不可陷兼损，唇黑最难当。青甚须忧急，昏暗亦堪伤，此是命门地，医师妙较量。

面眼青肝病，赤心、黄脾、白肺、黑肾病也。"

4. 审苗窍

（1）望目睛：小儿黑睛圆大，灵活有神，啼哭有泪，属先天充足，肝肾精血充沛，为健康之象。目无光彩，闭目不视为病态。睡时露睛口张为脾气虚；目泪汪汪，面白眼睛发红为麻疹之先兆；目瞪视呆、直视、窜视或斜视为惊风之证。

（2）望鼻窍：鼻流清涕为肺经感受风寒之邪而伤风感冒尚轻，涕浊而黄为风热入肺，干涸无涕为肺闭邪毒较重。壮热喘息而鼻煽动则为风火交炽，伤津阴亏气逆之重证。

（3）望口舌：正常小儿口唇红润。口唇深红为内热，唇色淡白为气血虚亏，青紫为血瘀或寒证。口腔糜烂为胃火盛。正常小儿的舌质淡红而润。舌尖红为心火上炎，舌色深红为脏腑热盛，舌质红绛为邪入营血，舌红起刺或无苔为阴虚或伤津。正常小儿的舌苔是中根部有薄白苔。舌苔薄白属病邪在表，白厚而腻为湿浊，黄腻为湿热，黄厚而粗者属热盛而胃阴耗伤。

5. 望指纹

望指纹又称"指纹诊法""看虎口三关"，是古代医家诊断小儿疾病的手段之一，即观察3岁以下小儿从虎口至食指桡侧浅表静脉的浮沉、色泽和位置的变化以判断其病的寒热虚实。其要点是浮沉分表里、红紫辨寒热、淡滞定虚实、三关测轻重、纹形色相参、留神仔细看，即通过仔细诊察指纹浮沉、色泽和出现的部位，来判别疾病的表里、寒热、虚实与轻重。食指的三节指纹分别定为风、气、命三关，食指近掌部的第一节为"风关"，第二节为"气关"，第三节为"命关"。

正常小儿的指纹应该红黄相间，隐隐见于皮肤之中。如果有病缠身，则指纹的颜色、部位、浮沉都会随疾病而产生相应的变化。疾病在表（如感冒之初），则小儿的指纹浮浅于表面，显露在皮肤之上；疾病在里（如小儿食滞内伤），则小儿的指纹沉于内，深伏于肌肤之内；疾病属寒（如外感风寒），则指纹呈红色（鲜红而表浅）；若指纹淡红而沉于内，则为脾胃虚寒。疾病属热，指纹应见紫色，如外感风热指纹紫而表浅；若指纹紫暗而沉于肌肤之内，则显示邪热郁滞于体内；紫黑为热邪深伏，郁闭血络，病情危重。指纹颜色淡，以手推之则指纹消失，推后复见，多指示病为虚证。指纹淡红为气血不足，为体虚；淡紫为体虚而有热，显示有虚火。《幼科推拿秘书·看食指定疾诀》曰："虎口有三关，紫热红伤寒，青惊白是疳，黑即人中恶，黄者是脾端，三关者即风气命三关也。"

望指纹的部位，即所谓三关测轻重。指纹现于风关，病为轻浅；现于气关，病情较重，邪已进一步深入；现于命关，病情危重；如直透指甲，称"透关射甲"，病多危殆，如肺炎合并心力衰竭的患儿。《针灸大成·陈氏经脉辨色歌》曰："小儿须看三关脉，风气命中审端的，青红紫黑及黄纹，屈曲开了似针直。三关通青四足惊，水惊赤色谁能明，人惊黑色紫泻痢，色黄定是被雷惊。或青红纹只一线，娘食伤脾惊热见，左右三条风肺痰，此是伤寒咳嗽变。火红主泻黑相兼，痢疾之色亦如然。若是乱纹多转变，沉疴难起促天年。赤色流珠主膈热，三焦不和心烦结，吐泻肠鸣自利下，六和汤中真口诀。环珠长珠两样形，脾胃虚弱心胀膨，积滞不化肚腹痛，消食化气药堪行。来蛇去蛇形又别，冷积脏寒神困极，必须养胃倍香砂，加减临时见药力。弓反里形纹外形，感寒邪热少精神，小便赤色夹惊风，痫症相似在人明。枪形鱼刺水字纹，风痰发搐热如焚，先进升麻连壳散，次服柴胡大小并。针形穿关射指甲，一样热惊非躯呻，防风通圣凉膈同，次第调之休乱杂。医者能明此一篇，小儿症候无难然，口传心授到家地，遇地收功即近仙。此诀即徐氏水镜诀之意，陈氏敷演之，取其便诵也。"《针灸大成·认筋法歌》曰："囟门八字甚非常，筋透三关命必亡，初关乍入或进退，次部相侵亦何妨。赤筋只是因膈食，筋青端被水风伤，筋连大指是阴证，筋若生花定不祥。筋带悬针主吐泻，筋纹关外命难当，四肢痰染腹膨胀，吐乳却因乳食伤。鱼口鸦声并气急，犬吠人諕自惊张，诸风惊证宜推早，如若推迟命必亡，神仙留下真奇法，后学能通第一强。"

⌇⌇　二、闻诊

闻诊是医家用听觉和嗅觉诊察病儿声息和气味等，以帮助诊断疾病的一种方法。小儿哭声响亮，语声和谐，咳声清脆，呼吸均匀，无特殊气味等为正常。小儿哭声尖锐而高多有疼痛，哭声嘶哑，呼吸不利，多为喉痛或喉头水肿，哭而无泪多属病重。小儿语声低微多属虚证、寒证；语声噪扰，狂言谵语，多属实证、热证。口臭为胃热。吐酸为宿食停滞。大便酸臭为肠中积热。小便短赤，气味臊臭多为膀胱湿热。小便清长无臭，多属脾胃虚寒。

⌇⌇　三、问诊

小儿问诊主要是通过家属或保育人员了解其病史。问诊内容主要有：

1. 问寒热

凡小儿蜷缩就暖，喜投怀抱多属虚寒。授乳时觉口舌热，多为发热。发热，畏寒，恶风，多见外感之表证，高热不恶寒，多属邪热入里。寒热往来，多为邪在半表半里。午后或傍晚低热，手足心热，多属阴虚内热。夏季久热不退，汗闭，口渴尿多且清，多为暑热。

2. 问汗

自汗（即不动而汗出），多为阳虚。盗汗（即睡眠时出汗），多属阴虚。汗出如珠，四肢厥冷，属危重病症。应当注意，小儿脏腑娇嫩，腠理疏松，较成人容易出汗，若无其他病症，一般不属病态。

3. 问二便

大便干燥难解，多属胃肠实热。大便时哭叫，多为腹痛。便溏完谷不化，多属脾胃虚寒。下痢赤白，为肠道湿热。小便浑浊，多为膀胱有湿或疳证。小便黄赤多为里热。儿童遗尿为肾气虚。

4. 问头身

小儿哭闹摇头或用手摸头，多为头痛。伸屈不宁而呻吟者，多为肢体疼痛。头仰不能俯，颈项强直，多为惊风等。

⌇⌇　四、切诊

切小儿脉与成人有所不同，因小儿寸口部位狭小，难分寸关尺三部。又由于小儿临诊时容易啼哭吵闹，不易合作，致使呼吸加快，影响脉象，因而小儿脉搏的迟、数、浮、沉变化较大，故3岁以下小儿之脉搏难以为凭。小儿寸口脉位短，后世医家多以一指总候三部。操作方法是医家用左手握小儿手，再用右手大拇指按小儿掌后高骨脉上，分三部以定息数。

小儿脉象较成人为快，年龄越小，脉搏越快，切诊时应注意。小儿诊脉重点以浮、沉、迟、数辨别其表、里、寒、热，以有力无力辨别虚、实。浮脉为表证，沉脉为里证；迟脉为寒证，数脉为热证；脉有力为实证，脉无力为虚证。

《针灸大成·诊脉歌》曰："小儿有病须凭脉，一指三关定其息，浮洪风盛数多惊，虚冷沉迟实有积。小儿一岁至三岁，呼吸须将八至看，九至不安十至困，短长大小有邪干。小儿脉紧是风痫，沉脉须知气化难，腹痛紧弦牢实秘，沉而数者骨中寒。小儿脉大多风热，沉重原因乳食结，弦长多是胆肝风，紧数惊风四指掣。浮洪胃口似火烧，浮紧腹中痛不竭，虚濡有气更兼惊，脉乱多痢大便血。前大后小童脉顺，前小后大必气咽，四至洪来若烦满，沉细腹中痛切切。滑主露湿冷所伤，弦长客忤分明说，五至夜深浮大昼，六至夜细浮昼别，息数中和八九至，此是仙人留妙诀。"

五、触诊

触诊包括抚按小儿的头、颈、胸、腹、四肢等部位，以观察其生长发育情况及病理改变。

1. 头颈部

小儿囟门逾期不合或自陷，多为先天亏损，肾气不足。膨隆凸起为囟填，多属热病引动肝风之疾患。前囟饱满，伴有发热、呕吐、颈项强直，多属热病引动肝风之疾患。颈项如摸到有核，肿大连珠成串，推之移动，多为瘰疬（淋巴结核）。

2. 腹部

腹部柔软喜按，多属虚寒，坚实拒按为实证。腹部膨胀，叩之如鼓为气胀，腹硬青筋暴露，为脾虚或疳积。《幼科发挥》认为，小儿有热，肚腹鼓胀，叩之有如打鼓之音，但须分清夹湿、夹滞、夹秽、夹痰、夹寒的不同。一般鼓音为火热，因热伤气，气伤则或逆或窜，不循常道，故腹胀而如鼓。如果叩之如沙瓜之音，音低而散，此为有秽热，或是暑天伤冷，热湿积中，或是脾虚，夹湿热积滞，因秽为阴邪，热为阳邪，阳清阴浊，相合则为沙瓜音。如果叩之如纸箱之音，音低而粗，为湿重于热，有积滞痰实。如果叩之如木桶之音，音清而高脆，为热重于湿，或是有水饮痰，此乃阴少阳多，阳欲亢而阴欲束，故为清脆音。如果叩之不响，按之如石，为单腹胀，胀而腹坚，按之实，宜消导之。亦有叩之无音，需结合切按观形以辨证者。

3. 四肢

按手足主要在于探明寒热，以判断病证性质属虚属实、在内在外以及预后等。凡疾病初起，手足俱冷的，是阳虚寒盛，属寒证；手足俱热的，多为阳盛热炽，属热证。诊手足寒热，还可以辨别外感病或内伤病，如手足背部较热的，为外感发热；手足心较热的，为内伤发热；四肢怕冷，多属阳虚；四肢抽搐，多为肝风内动。此外，还有以手心热与额上热来辨别表热或里热。额上热甚于手心热的，为表热；手心热甚于额上热的，为里热。

《针灸大成》曰："五指梢头冷，惊来不可安，若逢中指热，必定见伤寒。中指独自冷，麻痘症相传，女右男分左，分明仔细看。儿心热跳是着唬，热而不跳伤风说，凉而翻眼是水惊，此是入门探候诀。"《针灸大成·病症生死歌》曰："手足皆符脾胃气，眼精却与肾通神，两耳均匀牵得匀，要知上下理分明。孩儿立醒方无事，中指将来掌内寻，悠悠青气人依旧，口关眼光命难当。口眼㖞斜人易救，四肢无应不须忙，天心一点擎膀胱，膀胱气馁痛难当。丹田斯若绝肾气，闭涩其童命不长，天河水遍清水好，眼下休交黑白冲。掌内如寒难救兆，四肢麻冷定人亡。阴硬气冷决昏沉，紫上筋纹指上寻，阴硬气粗或大小，眼黄指冷要调停。肾经肝胆肾相连，寒暑交加作楚煎，脐轮上下全凭火，眼翻手擎霎时安。口中气出热难当，吓得旁人叹可伤，筋过横纹人易救，若居坎离定人亡。吐泻皆因筋上转，横门四板火来提，天心穴上分高下，再把螺蛳骨上煨。鼻连肺经不知多，惊死孩儿脸上过，火盛伤经心上刺，牙黄口白命门疴。口嗌心拽并气喘，故知死兆采人缘，鼻水口黑筋无脉，命在南柯大梦边。"

第六节 小儿推拿特点

一、小儿推拿治则特点

小儿推拿在中医诊治儿科疾病特点的基础上形成其自身的特色，它之所以不同于成人推拿，是由小儿的生理病理特点以及不同于成人的特定穴位所决定的。小儿推拿在临床上依据"治病必求其本""急则治其标，缓则治其本"以及"标本兼治"等原则来处理疾病，以求得在错综复杂的疾病之中以解表、消导、清热、补虚等为基础方法，结合临床实际加减变化来达到法到病除的目的。

所谓"治本"，就是针对病因进行治疗；"治标"就是针对症状进行治疗，"标本兼治"就是两者兼顾或旧病（原病）、新病同时治疗。因标本所指不同，故在治疗上也有先后之分。一般情况下，先治本、后治标；在特殊情况下，先治标、后治本。如小儿泄泻，可由寒湿、伤食、湿热、脾虚等多种原因引起，其治疗方法也不相同，寒湿则应温中散寒，伤食则需消食导滞，湿热则应清利，脾虚则应健脾，这样的辨证治疗就是治本。"急则治其标"，如急惊风可由高热、暴受惊恐、乳食积滞等多种原因引起，其证候来势凶猛，属危急重症，应首先采取抢救措施，及时解除危重症状，待病情缓解后，再审证求因，按治本的方法进行治疗。"标本兼治"，如素有哮喘病，新近又得了感冒，感冒为标，哮喘则为本。哮喘病儿抵抗力差引起了感冒，而感冒又往往可引起哮喘病发作，故在治疗时可以感冒和哮喘同时并进，这种标病和本病同时治疗的方法就称为"标本兼治"。

推拿疗法，有促进气血流畅、经络舒通、神气安定、五脏调和的作用。由于小儿在生理、病理和疾病上均有别于成年人，因此在推拿治疗中拟定治则、处方，选用相应治疗，应在手法轻重缓急等方面，照顾到小儿的生理、病理特点，方能收到良效。

1. 拟定治则

小儿推拿的治则，应在辨证的基础上予以拟定。同时，应处处考虑到小儿的特点，如小儿肌肤薄、腠理疏、卫外机能不固，故最易感受外邪的侵袭。由于小儿脾常不足，外感时每易兼有食滞的症状，因之在疏风解表的同时还应兼顾健脾消滞；又小儿脏腑娇嫩，神气怯弱，感受病邪，每易邪热嚣张，热极生风，肝风内动而抽搐；或因痰热壅盛，上蒙清窍，而致惊痫。因之除息风镇惊外，还应注意豁痰开窍。又如，小儿肾气未充，筋骨软弱，若胎禀不足或疾病影响，久病由肺及肾，肾失摄纳，如虚证哮喘，亦须温肾，方能纳气。总的说来，拟定小儿推拿治则最重要的是辨证论治，以治本为主，治标为辅，同时务必注意整体观念和小儿的生理、病理特点。在辨明症状、原因和得出正确诊断后拟定推拿治则，自能恰到好处，收到满意的疗效。

2. 选用治法

古今推拿医书关于小儿的治法均有详尽的论述，且许多治法均有独特之处。当然，推拿用力大小和治疗时间以及选用推拿治法等与成人是有明显区别的。运用推拿治疗小儿疾病，应轻快柔和，平稳着实。治疗时，患儿往往感到舒适而安静入睡。在治疗中，切勿操之过急，或大肆补泻，否则将有损无益。在手法的轻重缓急上，根据患儿的体质强弱、病之虚实寒热予以辨证施治，可以收到满意疗效。

二、小儿临证特点

由于小儿的生理、病理特点有别于成年人，临症时还应注意以下几点：

1. 尽早就诊，及时治疗

小儿脏腑娇嫩，形气未充，发病容易，变化迅速。因此，小儿患病后，应争取时间尽早就诊治疗，及时驱除病邪，恢复健康，避免轻病转重，重病转危的不良后果。

2. 兼顾脾胃

脾胃乃人体后天之本，有一分胃气就有一分生机，脾胃之气旺盛，疾病易趋康复。小儿为纯阳之体，患急性热病较多，治疗时应注意防止攻伐太过，避免损伤脾胃。要保持脾胃功能旺盛。此外，小儿肌肤薄，腠理疏，卫外功能不固，易为外邪所侵。同时小儿脏腑娇嫩，脾常不足，外感时常兼有腹泻等消化道症状。因此，在用疏风解表治疗外感的同时，需要健脾消滞以兼顾脾胃。

儿童由于身体尚未成熟，各脏腑功能脆弱，在疾病发生、发展和康复等方面，与成人有一定差异。因此，除在病因病机方面要注意小儿的生理特点外，在运用四诊时应重视望诊，在辨证中突出脏腑辨证及腹诊法。在辨证治疗上，小儿无七情内伤，只要辨证准确，治疗对证，均可获得良好效果；另应注意兼顾消化功能，消除积滞。由于小儿肌肤娇嫩，运用手法在体表穴位上施术，可取得类似针灸的功效。

三、小儿推拿的取穴和手法特点

小儿推拿取穴除更多地运用小儿推拿的特定穴。在手法上，更强调轻快、柔和、平稳、舒适，形成了"按、摩、掐、揉、推、运、搓、摇"小儿推拿八法和一系列操作法。在临床治疗中，要重视手法的补泻，注意葱姜汁等推拿介质的运用，遵循先头面，次上肢，次胸腹，腰背，下肢的操作程序。如用推拿治疗麻疹，古代医家就有很生动的叙述："虚弱小儿感邪，或痘不任发表者，取温水一碗，用手指蘸水于鼻洗擦，而上推二十四下，谓之'洗井灶'；再于印堂用两手指分开擦二十四下，谓之'开天门'，以泻三关之火；又于中指擦三十二下，于掌上顺运八卦周身百二十下，然后于虎口及手足凡接骨之处，其穴有巢，于各穴间用力俱捏一下，背上两饭匙骨下及背脊每骨节间，各捏一下，任其啼叫，令汗出而肌松，痘毒亦从此而出矣。但推拿后，宜令儿睡发汗，不可见风，恐腠理既开，风邪复入也。"由此可见，古代医家不但形象地描写了推拿治疗手法，还对如何护理有了具体的说明。

小儿推拿手法种类较多，有不少推拿手法与成人手法相似，但有的手法虽然在名称上和成人一样，而在具体操作时却完全不同。由于推拿手法多种多样，因此即使在同一穴位上应用推拿手法，推拿的作用也可因手法的刺激方式（不同的手法）、刺激量、刺激频率、所持续的时间、手法刺激的深浅、角度和方向不同而有所差异。同时，推拿对穴位所起的作用，也可因手法操作者的技术优劣而不同。

小儿脏腑娇嫩，形气未充，肌肤柔弱，耐受力差，不便竭力攻伐，因此手法要轻柔深透，刺激强度适宜而使之适达病所。手法刺激的强度，应根据患儿年龄大小、体质强弱、病史长短、病势急缓而定。如病轻患儿，操作时间宜短，用力宜轻，速度宜缓，一日或两日1次；病重患儿，操作时间宜长，用力宜重，速度宜快，每日推拿1~2次。由于清代民间无钟表，推拿计时靠计数，故《推拿三字经》中有"大三万""小三千""婴三百"等词句，均指推拿次数而言。该书认为小儿推拿手法操作速度要快，轻重要适当，根据病情和患儿岁数大小，确定推的次数，多至30000次，少至300次；并认为治急病以取独穴为佳，推的次数可多达数万次；而治缓症则要取穴配伍，并运用五行生克，虚证补其母，实证泻其子。推拿次数的多少，时间的长短，应根据患儿年龄大小、体质强弱和病情轻重灵活掌握，临床治病不必拘泥此数。

在小儿推拿手法中，有旋推为补、直推为泻；左揉为补、右揉为泻；左运止吐，右运止泻；缓摩为补、急摩为泻等种种说法，基本上是按手法顺逆和轻重缓急而定，这些说法有待进一步研究。小儿推拿具体手法的应用，临床还要结合患儿的体质来选用穴位（有如选方用药），并根据实际情况来定手法的顺逆、轻重、缓急，做到因病而治，因人而施，这样才能达到预期的效果。在临床中具体应用手法操作时，一般按先头面、再上肢、三腹背、四下肢的顺序进行，也即先上后下，从前到后，以利于手法的操作，且不会遗漏应该推拿的穴（部）位。小儿推拿手法一般以推法、揉法次数为多；而摩法的时间较长；掐法则宜重、快、少，掐后常使用揉法；按法和揉法一般要配合使用；掐、拿、捏等较强的刺激手法，一般放在治疗的最后，以防患儿哭闹而影响后面的治疗。推拿时，医者态度应和蔼，室内保持一定温度，不宜过冷过热。寒冷季节，医者手要保持温暖。操作前要洗手，保持清洁卫生，经常修剪指甲。此外，还需注意患儿的体位适当、舒适、力求自然。

归纳起来，小儿推拿有这样几个方面的特点：

（1）在经穴方面提出五指经穴通联的观点。

（2）有专用于推拿的特定穴位，这些穴位在体表呈点状、面状或线（带）状，如前臂的三关穴和六腑穴都是线状穴，而指腹部的脾土、肺金、心火、肝木、肾水诸穴均为面状穴。特定穴位的点、线、面状分布，更能反映推拿以手法治病为主的特点。

小儿推拿的特定穴位大多集中在头面和上肢部，特别以手掌居多，即所谓"小儿百脉汇于两掌"，这种分布特点可方便取穴和手法操作。同时，小儿推拿的特定穴位不像十四经穴那样有线路相连于经络系统。

（3）诊断中发展了腹诊法，治疗上很重视归经施治和五行生克等基本法则。

（4）在推拿手法方面，强调轻快柔和，平稳着实，适达病所，形成了小儿推拿"按、摩、掐、揉、推、运、搓、摇"八法为主的一整套单式手法和复式操作法。在具体运用时，常把特定手法和穴位结合使用，以达到不同的治疗效果。如推患儿五指指腹的推五经（即脾、肝、心、肺、肾经），用以调整五脏功能；推前臂桡侧的推三关，推尺侧的推六腑，用以解表或退热；由下而上推尾部的推上七节，用以止泻等。

此外，小儿推拿操作方法不仅将手法与穴位结合起来运用，如按百会、推脾经、摩腹、拿肩井、掐仆参等；还有多种复式操作法，如乌龙摆尾、赤凤摇头、黄蜂入洞、打马过天河等。

（5）在临床推拿操作中，讲究操作的顺序，以免杂乱无章和繁杂遗漏。对此，《小儿推拿广意·推拿面部次第》曰："一推坎宫，二推攒竹穴，三运太阳，四运耳背高骨，二十四下毕，掐三十下；五掐承浆一下，六掐两颊车一下，七掐两听会一下，八掐两太阳一下，九掐眉心一下，十掐人中一下，再用两手提儿两耳三下，此乃推拿不易之诀也。"该书还指出："一推虎口三关，二推五指尖，三捻五指尖，四运掌心八卦，五分阴阳，六看寒热推三关六腑，七看寒热用十大手法而行，八运肘肘。"目前，小儿一般操作程序为先头面，次上肢，次胸腹，次腰背，次下肢。

（6）强调手法的补泻作用，如有旋推为补，直推为清（泻）；缓摩为补，急摩为泻；左揉为补，右揉为泻；左运止吐，右运止泻等说法。如《推拿捷径》曰："治吐泻症应搓涌泉，其穴在足心，用左手搓向大指则止吐，用右手搓向小指则止泻也。"《幼科推拿秘书》曰："涌泉引热下行。"这些都说明揉涌泉穴由于方向的不同，治疗作用也不同。

（7）重视膏摩的应用，以及根据季节的不同分别选用葱汁、姜汁、滑石粉、凉水、鸡蛋清等介质进行推拿，这样既可润滑，保护娇嫩皮肤不致擦破，又增强手法的治疗作用。

在临床实际应用中，有的医家取穴少而操作次数多；有的医家以复式操作法为主要治疗手段；有的医家以捏脊方法为主；也有的医家以补脾土为主或根据五行生克归经施治为主。这些各具特色的不同治疗风格，均在临床中取得明显的治疗效果。

《幼科铁镜·卓溪家传口诀》曰："婴儿十指冷如冰，便是惊风体不安，十指梢头热似火，定是夹食又伤寒。以吾三指按儿额，感受风邪三指热，三指按兮三指冷，内伤饮食风邪感。一年之气二十四，开额天门亦此义。自古阴阳数有九，额上分推义无异。天庭逐掐至承浆，以掐代针行血气。伤寒推法上三关，脏热专推六腑间，六腑推三关应一，三关推十腑应三。推多应少为调燮，血气之中始不偏。啼哭声从肺里来，无声肺绝实哀哉，若因痰蔽声难出，此在医家用妙裁。病在膏肓不可攻，我知肺俞穴能通。不愁痰浊无声息，艾灸也能胜上工。百会由来在顶心，此中一穴管通身，扑前仰后歪斜痫，艾灸三丸抵万金，腹痛难禁还泻血，亦将灸法此中寻。张口摇头并反折，速将艾灸鬼眼穴，更把脐中壮一艾，却是治疗最妙诀。肩井穴是大关津，掐此开通血气行，各处推完将此掐，不愁气血不周身。病在脾家食不进，重揉艮宫妙似圣，再加大指面旋推，脾若初伤推即应。头疼肚痛外劳宫，揉外劳宫即见功，疼痛医家何处识，眉头蹙蹙哭声雄。心经热盛作痴迷，天河引水上洪池，掌中水底捞明月，六腑生凉那怕痴。婴儿脏腑有寒风，试问医人何处攻。揉动外劳将指屈，此曰黄蜂入洞中。揉掐五指爪节时，有风惊吓必须知，若还人事难苏醒，精威二穴对拿之。胆经有病口作苦，只将妙法推脾土，口苦医人何处知，合口频频左右扭。大肠侧推到虎口，止泻止痢断根源。不从指面斜推入，任教骨碎与皮穿。揉脐兼要揉龟尾，更用推揉到涌泉。肾水小指与后溪，推上为清下补之，小便闭赤清之妙，肾虚便少补为宜。小儿初诞月中啼，气滞盘肠不用疑，脐轮胸口宜灯火，木香用下勿迟疑。白睛青色有肝风，鼻破生疮肺热攻，祛风却用祛风散，指头泻肺效与同。鼻准微黄紫庶儿，奇红带燥热居脾，大指面将脾土泻，灶土煎汤却亦宜。太阳发汗来如雨，身弱兼揉太阴止。太阴发汗女儿家，太阳止汗单属女。眼翻即掐小天心，望上须将下陷平。若是双眸低看地，天心上掐即回睛。口眼相邀扯右边，肝风动极趁风牵。若还口眼频牵左，定是脾家动却痰。肾水居唇之上下，风来焉不作波澜。双眸原属肝家木，枝动因风理必然。右扯将儿左耳坠，左去扯回右耳边。三朝七日眼边黄，便是脐风肝受伤，急将灯火十三点，此是医仙第一方。效见推拿是病轻，重时莫道药无灵，疗惊定要元宵火，非火何能定得惊。若用推拿须下午，推拿切莫在清晨，任君能火还能药，烧热常多退五更。叮咛寄语无他意，恐笑先生诀不真。"

第七节 小儿推拿适应证与禁忌证

　　小儿推拿的对象一般为 6 岁以下小儿，特别适用于 3 岁以下的婴幼儿。6～12 岁的儿童除选用小儿推拿特定穴位外，宜配合选用成人推拿的某些手法，并配合体穴进行治疗。如《针灸大成》曰："三关出汗行经络，发汗行气此为先，倒推大肠到虎口，止泻止痢断根源。脾土曲补直为推，饮食不进此为魁，疟痢疲羸并水泻，心胸痞痛也能祛。掐肺一节与离经，推离往乾中间轻，冒风咳嗽并吐逆，此经神效抵千金。肾水一纹是后谿，推下为补上清之，小便秘涩清之妙，肾虚便补为经奇。六筋专治脾肺热，遍身湿热大便结，人事昏沉总可推，去病浑如汤泼雪。总筋天河水除热，口中热气并拈舌，心经积热火眼攻，推之方知真妙诀。四横纹和上下气，吼气腹疼皆可止，五经纹动脏腑气，八卦开胸化痰最。阴阳能除寒与热，二便不通并水泻，人事昏沉痢疾攻，救人要诀须当竭。天门虎口揉斛肘，生血顺气皆妙手，一掐五指爪节时，有风被吓宜须究。小天心能生肾水，肾水虚少须用意，板门专治气促攻，扇门发热汗宣通。一窝风能除肚痛，阳池专一止头疼，精宁穴能治气吼，小肠诸病快如风"。从此小儿推拿歌赋中可以看出小儿推拿治疗的范围很广泛，而且推拿不同的穴位有不同的功用。在《推拿三字经》一书中，还例举了治疗惊风、发热、感冒、腹泻、呕吐、腹痛、脱肛、痘疹、喘咳、疮疡等证的穴位与手法。

　　据目前临床所见和文献记载，小儿推拿治疗范围很广：呼吸系统，如小儿感冒、咳嗽、支气管哮喘、百日咳等；消化系统，如厌食、婴幼儿腹泻、小儿腹痛、小儿呕吐、小儿疳积、便秘、肠套叠、脱肛等；泌尿系统，如小儿遗尿、膀胱湿热；其他病证，如发热、惊风、夜啼、肌性斜颈、斜视、佝偻病、小儿麻痹症、桡骨头半脱位等都可适用。特别是对高烧昏迷、服药困难的患儿，运用推拿疗法配合其他治疗更为适宜。此外，小儿推拿还可用于小儿保健。

　　小儿推拿的禁忌证为：感染性疾病、肿瘤、开放性损伤、烫伤、正在出血的部位以及烈性传染病、恶性贫血、急性病危重期等。

第二章　小儿推拿穴位

小儿推拿特定穴位是古人在长期医疗实践中，根据小儿的生理和病理特点总结的具有特异疗效的穴位，有的还可作望诊使用（如山根、年寿等穴）。运用小儿推拿方法防治小儿疾病，除了要熟练掌握小儿的常用推拿手法之外，还应熟悉小儿推拿的常用穴位。

小儿推拿的穴位，一为"经络学说"中的十四经穴和经外奇穴；二为小儿推拿本身所具有的特定穴位。

有关小儿推拿特定穴位的记载，最早见于明代杨继洲《针灸大成》所附《保婴神术按摩经》，其中收载了天河水、洪池、脾经、精宁、八卦、三关、肾水、阳池、天门、虎口、龟尾等数十个穴位。随着小儿推拿临床的发展，有关著作逐渐增多，特定穴位的数目也相应增加。小儿推拿特定穴位中的某些穴位虽与十四经穴有一定联系，但从其功效来看，仍有比较明显的区别，即便有些穴位名称相同，但部位和功效却不一样。如天柱穴，在十四经穴中属足太阳膀胱经，在哑门穴旁约 1.3 寸。小儿推拿特定穴位中也有天柱穴，却是在颈后发际正中至大椎穴，沿颈椎棘突形成的一条直线。一个是点，一个是线，两者形态、部位均不同，功效也就不同。所以，小儿推拿特定穴位不同于十四经穴和经外奇穴，它是在长期的发展过程中逐渐形成的一套特有穴位体系。

一、小儿推拿特定穴位的特点和名称

1. 小儿推拿特定穴位的特点

小儿推拿特定穴位（图 369 小儿常用的推拿特定穴位）有 100 多个，大多数分布在上肢（特别是在双手），约占全部推拿特定穴位的半数；此外，穴位分布较多处还有头面部，而躯干和下肢穴位较少。这些推拿穴位与十四经穴位相比，有以下几方面的特点：

（1）十二经和任脉、督脉的穴位都是"点"，而小儿推拿特定穴位不仅具有在"肌宛陷"之中的点状孔穴，还有"线"状穴位（如三关、六腑、天河水等穴位）、"面"状穴位（如八卦、板门、腹等穴位）等。

（2）十二经和任脉、督脉的每条经脉各自有一定的走向，一条经上的许多穴位串连成线，如手太阴肺经的 11 个穴位是从胸至手连成一线的，而小儿推拿特定穴位则没有像前者那样分经连线。

（3）小儿推拿特定穴位不同于十四经穴那样有经络路线的内在联系。如脾经穴，位于拇指，脾气通于口，络连于大指，通背右筋、天枢穴、列缺穴和足三里穴。

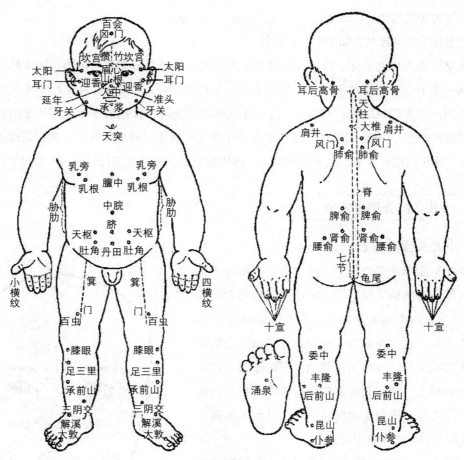

图 369　小儿常用的推拿特定穴位

（4）在有些部位，阴阳面的区分两者不同。例如手掌与前臂掌侧为手三阴经通行之处，属阴面，手背与前臂背侧有手三阳经循行，为阳面。但在小儿推拿特定穴位中，手掌与前臂掌侧为阳面，而手背与前臂背侧为阴面。对于这种阴阳面的区分，历史上曾有人提出异议，但由于这种别出一格的认识流传广泛，所以一直延续至今。

小儿推拿特定穴位具有的这些特点，一是与推拿手法需要在点状、线状和面状施术有关；二是与推拿方法要直接接触人体有关，因而多数穴位分布在头面四肢裸露部位，而以两掌为多，这样更方便于取穴和治疗；三是与直接来自于实践有关，故而穴位的归经和属性仍是初步的，尚未连贯成系统。

2. 小儿推拿特定穴位的名称

小儿推拿特定穴位的名称和十四经穴、经外奇穴一样，亦有其自身依据和特点。

（1）根据脏腑命名，如肺、肾、肝、心、大肠、小肠、膀胱等。

（2）根据人体部位命名，如脊、腹、乳旁、肚角、五指节、鞋带等。

（3）根据治疗作用、功能命名，如端正、精宁等。

（4）根据五行学说命名，如脾土、肝木等。

（5）根据自然界的山谷、河流等命名，如太阳、山根、洪池等。

（6）根据建筑物命名，如天庭、三关等。

（7）根据动物名称命名，如老龙、二马、龟尾、百虫等。

（8）根据哲学名词命名，如阴阳、八卦等。

小儿推拿特定穴位的名称、位置有些虽和十四经穴、经外奇穴相似，但历代医家的说法并不一致，甚至同一本书中也有几种说法；有些还受男左女右的影响，因此在实际应用中可灵活掌握，根据辨证和病因病机等随机参用。临床上，应用小儿推拿疗法防治疾病时，常使用推拿治法名称，如"推攒竹""旋推脾经""揉乳根"等。至于各种书中所述的操作时间或次数，一般以治疗1岁左右的患儿为参考，临床应用时要根据患儿年龄大小、体质强弱和病情轻重进行增减，不必过于拘泥。

二、小儿各部分推拿穴位

（一）小儿头面部推拿穴位

十四经在头面部的穴位很多，其中有手三阳经、足三阳经、任脉和督脉的穴位（图370小儿头面部常用推拿穴位）。小儿头面部的推拿特定穴位约有30多个，其数目仅次于上肢，这些推拿特定穴位绝大多数是点状穴位，个别为线状穴位。有些头面部的穴位由于其位置不够明确而未被列入。推拿头面部穴位时，常根据病情按照一定的次序进行。头面部除眼球以外，其他表面部分和各种穴位都可以应用推拿手法。

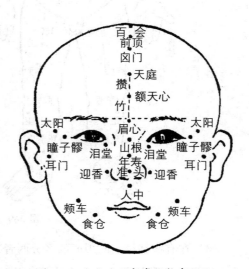

图370 小儿头面部常用推拿穴位

历代文献中，有两种按照次序进行的头面部推拿方法影响较大，一是清代的《小儿推拿广意》，其头面部的推拿次序是一推坎宫，二推攒竹，三运太阳，四运耳背高骨，五掐承浆，六掐两颊车，七掐两听会，八掐两太阳，九掐眉心，十掐人中；二是清代的《幼科铁镜》，其认为应该按照以下次序进行，即开天门，分阴阳，揉太阴、太阳，掐天庭、眉心、山根、准头、人中、承浆。当然，现在临床中常根据不同的病情灵活选用与组合不同的推拿次序和操作步骤。

1. 攒竹

穴位类别：推拿特定穴位。

出处：《幼科铁镜》。

别名：天门、天庭。

在推拿特定穴位中，有几个名为天门的穴位，但它们位置各不相同，如一在额部、一在手指部、一在手掌部，为便于区别，分别称之为额天门穴、指天门穴和掌天门穴。在《幼科铁镜》中，将攒竹穴称为"天门""额天门"，因此目前临床所称之天门穴，一般是指额天门穴。

位置：小儿推拿之攒竹穴位置，是在天庭穴下，从两眉中点起直上至前发际成一纵向直线，与足太阳膀胱经在眉毛内侧端的"攒竹"穴有所不同。

操作：常用手法为推法。操作时，医者与患儿相对，用两手之四指分置于患儿头部两侧以扶持头部；然后用两拇指的掌面自眉心起，由下至上交替直推至前发际 20～50 次，称推攒竹，又称"开天门"（图 371 推攒竹）。

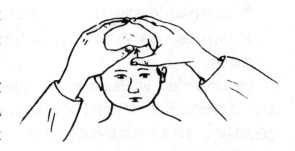

图 371　推攒竹

推动时，用力不宜过大，手法应柔和，速度宜慢。如小儿为寒证，推前需将手指擦热；用于小儿镇静安神时，应轻缓施术。春夏季可蘸水于该穴位上施行推法；秋冬季则蘸葱姜汁或麻油，治外感或内伤均宜。由于古人强调适合天时，一年之中有二十四个节气，所以"开天门"也推二十四数。若自眉心推至囟门，则称为"大开天门"。

功用：祛风散寒解表，开窍醒脑，镇静安神，明目。

主治：外感内伤诸证，如外感发热、头痛，精神萎靡、惊惕不安，眼病等。

临床应用：临床上，"开天门"应用十分广泛，除作为传统的小儿推拿常规操作法外，还作为头涨、头昏、头痛、失眠的治疗方法之一，为发汗解表、止头痛之要穴，如外感头痛、发热无汗或汗出不畅，推本穴可令汗出。因此，《幼科铁镜》把它作为头面部成套手法操作的第一个步骤，而《小儿推拿广意》则把"推攒竹"作为头面部操作的第二个步骤。

在目前小儿推拿的习惯中，将开天门、推坎宫、运太阳、按总筋、分推大横纹作为常例对待，于治疗前先采用上述诸法，然后随证施用其他各法。

对成年患者进行"开天门"治疗时，一般不用水、葱姜汁、麝香末或麻油，而是直接在患者体表施行手法。操作时手法的速度较慢，刺激量较大，可作为治疗头痛、失眠、头胀和头昏的方法之一。

配伍：

①小儿伤寒如出现十指俱冷、额热、身壮热、面赤，可用开天门、分阴阳和推三关之法。

②夹食伤寒，可用开天门、分阴阳等方法治疗。

③治疗外感发热、头痛、无汗或汗出不畅等证，常与推坎宫、揉太阳等配伍应用。

④治疗惊惕不安，烦躁不宁等证，多与清肝经、清心经、按揉百会等配伍应用。

⑤开天门与分阴阳、推三关、揉太阳、运外劳宫、运八卦等合用，可治疗小儿伤寒之证。

文献辑录：

①《小儿推拿广意》："推攒竹，医用两大指自儿眉心交互往上直推是也。"

②《保赤推拿法》："开天门法，凡推，皆用葱姜水，浸医人大指，若儿病重者，须以麝香末粘医人指上用之。先从眉心向额上，推二十四数，谓之开天门。"

③《厘正按摩要术》："推攒竹法：法治外感内伤均宜。医用两大指，春夏蘸水，秋冬蘸葱姜和真麻油，由儿眉心，交互往上直推。"

④《厘正按摩要术》："推攒竹，攒竹在天庭下，蘸汤由小儿眉心交互往上直推。"

⑤《推拿三字经》："推法用葱姜汁，浸染医手人大指尖，从眉心自天门穴直推二十四数，大人推此二百四十数，再拿列缺出汗甚速，因一年二十四气也。"

⑥《推拿指南》："此法亦名开天门，治外内伤，无论何症于推坎宫后，须推之。攒竹穴，一名始光，亦名光明，在额处，用两大指侧，由两眉之中，交互向上直推之。"

⑦《幼科铁镜·卓溪家传口诀》："一年之气二十四，开额天门亦此义。"

⑧《幼科铁镜·惊痫活症辨》："推法，开天门二十四下。"

按语：

《小儿推拿广意》和《厘正按摩要术》中所述的医者用两大指自眉心交互推至前发际处的操作方法称"推攒竹"，亦称"开天门"，所不同的是此二书介绍的攒竹穴是点状穴位，它位于前额正中线之前发际处，与足太阳膀胱经的攒竹穴同名，但位置不同，并认为这个攒竹穴不是太阳膀胱经的攒竹穴。

2. 坎宫

穴位类别：推拿特定穴位。

出处：《小儿推拿广意》。

别名：坎、眉宫、眉弓。

位置：自眉头至眉梢成一横线，即眶上缘眉毛处。此穴为线状穴位，也为八卦穴之一。

操作：常用推法，即医者与患儿面对面，先用两拇指掐按眉弓中点片刻，再用左右手之四指分别置于患儿头面部两侧以扶持头部，用两拇指自患儿眉头分推至两眉外梢处，称为"推坎宫"，又称"分推坎宫""分阴阳"（图 372 分推坎宫）。一般遵循先轻后重的原则，手法应柔和，两拇指用力要均匀，分推 20～50 次。如分推次数过多，将醒神太过而伤神；分推次数太少，则未能醒神而影响效果。

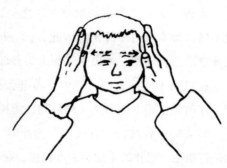

图 372　分推坎宫

《小儿推拿广意》将推坎宫作为头面部有次序操作的第一个步骤，春夏季以指蘸水推，秋冬季则蘸葱姜汁和真麻油。分推时，小儿最好平卧，施术中可加轻揉的动作。

功用：疏风解表，散风寒，醒脑明目，止头痛，外感内伤均可应用。

主治：外感内伤诸证，如外感发热、惊风、脾虚汗多、头昏、头痛、目赤肿痛、哭闹不安等。

临床应用：操作时先用力按穴数秒钟，然后快速放手，继而推之，可立觉头清目爽，能增强疗效。亦可推后点刺大指出血或用掐按法，以增强疗效。推坎宫亦是小儿推拿常规操作法之一。

配伍：

①用于发汗解表，常与开天门、运太阳、运耳后高骨等合用。

②用于目赤痛，多与清肝经、清天河水、掐揉小天心合用。

文献辑录：

①《小儿推拿广意》："推坎宫，医用两大指自小儿眉心分过两旁是也。"

②《小儿推拿广意》："一推坎宫，二推攒竹穴，三运太阳……此乃推拿不易之诀也。"

③《厘正按摩要术》："推坎宫法，法治外感内伤均宜。医用两大指，春夏蘸水，秋冬蘸葱姜和真麻油，由小儿眉心上，分推两旁。"

④《厘正按摩要术》："坎宫在两眉上，蘸汤由小儿眉心分推两旁，能治外感风寒。……推面部手部次第也，推坎宫二十四次，推攒竹二十四次，运太阳二十四次……为按摩不易之法。"

按语：

《幼科铁镜》所介绍的头面部推拿次序，与《小儿推拿广意》和《厘正按摩要术》不同，而且没有"推坎宫"这一推拿方法。

3. 天庭

穴位类别：督脉穴位。

别名：神庭、上天心、大天心、天门、三门。

位置：作为小儿推拿特定穴位的天庭有两个位置，一个位于头面前正中线入前发际 0.5 寸处；另一个位于两眉内侧端连线中点（眉心穴）略上方。天庭通常又指上额部，可作望诊之用。

操作：由天庭分推至两侧颞部，是头面部常用的推拿方法之一。在头痛、头胀、头昏和额部不舒时，可用抹法，即自天庭抹向两旁；也可在天庭穴用揉法、一指禅推法。此外，还可用掐法或捣法自天庭掐（捣）至承浆。

主治：眼病、口眼㖞斜等证。

文献辑录：

①《幼科推拿秘书》："揉上天心，上天心者，大天心也。在天庭中，小儿病目，揉此甚效。以我大指按揉之，眼珠上视，往下揉；眼珠下视，往上揉；两目不开，左右分揉。口眼㖞斜，亦必揉此。"

②《幼科推拿秘书》："天庭穴，即天门，又名三门。"

③《推拿抉微》："夏英白曰：于分太阴太阳二穴后，再于天庭、眉心、山风、延年、准头、人中、承浆各穴，皆用大指甲一掐。天庭在额上，眉心在两眉夹界，山风在鼻洼，延年在鼻高骨，准头在鼻尖，人中在鼻下口上，承浆在口下低处。"

④《幼科铁镜》："自天庭至承浆各穴，掐一下，以代针法。"

⑤《增图考释推拿法》："天庭：神庭……主风痛癫急，角弓反张，不识人，头风目眩，足太阳督脉之会，为前头神经分布，前头神经即三叉神经第一支也。"

⑥《厘正按摩要术》："天庭青暗主惊风、红主内热，黑则无治。"

4. 额天心

穴位类别：推拿特定穴位。

位置：位于头面前正中线，前发际（天庭穴）略下方。

据《小儿推拿广意》正面诸穴之图所示：天心在印堂之上。《幼科推拿秘书》曰："天心穴，在额正中，略下于天庭。"

操作：常用掐法。

主治：内吊惊风等证。

临床应用：此穴可作望诊用，如《针灸大成·按摩经》认为鼻梁上筋直插天心为惊风的征兆。

按语：在古代文献中，额天心穴与掌天心穴相混。

5. 眉心

穴位类别：推拿特定穴位。

出处：《补要袖珍小儿方论》。

别名：印堂、大天心、上天心。

位置：位于两眉内端连线的中点或前正中线与两眉连线的交点，即鼻梁正中、两眉之中间。

操作：常用掐法、推法、摩法和揉法。如掐揉印堂法即用拇指甲或指尖作掐法，或用指端作揉法；作推法时，以拇指的掌面作为接触面。一般掐 3~5 次，揉 30~50 次，刺激量应逐渐加大，注意勿掐破患儿的皮肤。

功用：醒脑，提神，镇惊，祛风通窍。

主治：惊风，抽搐，感冒，头痛，失眠，口眼㖞斜。

临床应用：慢惊风的患儿，若心间迷闷，可掐住眉心良久以减轻症状，或与太阳穴等相配伍。临床上，治疗惊厥用掐法，多与掐人中、掐十宣合用。治疗感冒和头痛常用推法，多与推攒竹、推坎宫、揉太阳等配伍应用。

眉心也是小儿望诊常用的部位之一。《小儿推拿广意》曰："印堂色青受人惊，红白皆缘水火侵，若要安然无疾病，镇惊清热即安宁。"

文献辑录：

①《小儿推拿方脉活婴秘旨全书·正面部位歌》："慢惊风……露睛，昏睡，咬牙，口歪，心间迷闷，多于吐泻后得之。掐住眉心良久，太阳、心演推之，灯火断眉心、心演、虎口、涌泉穴各一燋，香油调粉推之。"

②《小儿推拿方脉活婴秘旨全书》："鹰爪惊……灯火断头顶、眉心、两太阳、掌心、心演、涌泉，大敦穴各一燋，绕脐一转。"

③《推拿抉微》："两眉中间为眉心，别名印堂。"

④《万育仙书》："大天心在眉中心。"

⑤《小儿推拿广意》："印堂青色受人惊，红白皆由水火侵，若要安然无疾病，镇惊清热即安宁。"

⑥《厘正按摩要术》："印堂青，主惊泻。"

⑦《针灸大成·按摩经·治小儿诸惊推揉等法》："慢惊……若心间迷闷，掐住眉心，良久便好。"

⑧《幼科铁镜·面各穴图》："用葱姜煎汁浸染医人大指，先从眉心向额上推二十四数；次从眉心分推至太阳、太阴，九数。"

按语：印堂与眉心常混淆。印堂先是一个部位的名称，后来被作为穴位；而眉心是一个"点状"穴位。

6. 山根

穴位类别：推拿特定穴位。

出处：《幼科新书》。

别名：山风、二门。

位置：位于眉心穴下方的鼻根部，即鼻梁上低洼处，两目内眦连线的中点。

操作：常用推法、掐法、揉法、弹法。掐山根法乃用拇指甲掐 3~5 次；弹则用一手中指弹击小儿山根穴数次，以局部皮肤微红为度，然后用两指对揉以消除弹后之不适。小儿皮肤娇嫩，山根穴处皮肤易于破损，故在操作时手法必须十分轻柔。

功用：开窍醒脑，退热定惊，醒目安神，发汗。临床亦作为望诊之处。

主治：发热无汗，惊风，抽搐，目赤痛。常用于治疗感冒、小儿惊风。

临床应用：山根亦为小儿头面部推拿成套顺序操作的方法之一，如自山根推至印堂、囟门36次，为推拿发汗的方法之一。惊风、昏迷抽搐等证，多与掐人中、掐十王、掐老龙等合用，亦可与天庭、眉心、承浆、准头等穴配伍，醒后或搐停即止。

山根除用于治疗疾病外，还和年寿、准头等穴用于望诊。若见山根处青筋显露为脾胃虚寒或惊风；山根色红，则是夜啼之征；色赤，乃心经受风；色紫，是伤乳食；色赤黑，是吐泻之征；青色，为惊风或痛证；蓝色为喘为咳；蓝中现红纹系内热泄泻；若见赤乌一团则为赤白痢疾；如山根出现青黑色，说明病情危重。

文献辑录：

①《幼科推拿秘书》："山根在两眼中间、鼻梁骨、名二门。"

②《推拿指南》："山根穴在鼻洼处。"

③《推拿抉微》："鼻洼为山风。鼻正中高骨为延年。"

④《厘正按摩要术》："山根为足阳明胃之脉络，小儿乳食过度，胃气抑郁，则青黑之纹横截于山根，主生灾。"

⑤《厘正按摩要术》："病患鼻尖山根明亮，目黄者，病欲愈。"

⑥《推拿仙术》："随再由鼻梁、山根推上印堂数十下。"

⑦《针灸大成》："山根青隐隐，惊遭是两重，若还斯处赤，泻燥定相攻。"

⑧《幼幼集成》："山根青黑，每多灾异。山根，足阳明胃脉所起，大凡小儿脾胃无伤，则山根之脉不现。倘乳食过度、胃气抑郁，则青黑之纹，横截于山根之位，必有病史延绵，故曰灾异。"

7. 年寿

穴位类别：推拿特定穴位。

别名：延年。

位置：位于鼻上高骨处，山根穴与准头穴之间。另据《小儿推拿广意》正面诸穴之图所示，年寿在印堂与山根之间。

操作：常自年寿向两鼻翼处推擦约30次；或掐3~5次。

主治：鼻干、感冒鼻塞、慢惊等证。

临床应用：临床上，年寿穴也可作望诊之用，乃察色验病之处。如年寿微黄，为正色；如色黄，为吐泻；若㿠白，属虚证；如患痢疾，则该穴出现黑色；如果该处平陷，表明将夭折。

文献辑录：

①《小儿推拿广意》："治鼻干，年寿推下两宝瓶效。或曰多推肺经。以鼻乃肺窍故也。"

②《小儿推拿广意》："年寿微黄为正色，若平更陷夭难禁，忽然痢疾黑危候，霍乱吐泻黄色深。"

③《幼幼集成》："年寿赤光，多生脓血……年寿，鼻梁也，为气之门户。赤光侵位，肺必受伤，气不流行，则血必凝滞，将有脓血之灾。"

④《保赤推拿法》："掐天庭至承浆法……延年在鼻高骨。"

8. 准头

穴位类别：督脉穴位，推拿特定穴位。

别名：鼻准、素髎、年寿。

位置：位于鼻尖端，另有准头为鼻之说。

操作：掐准头穴为小儿头面部推拿有次序的操作方法之一，一般掐 3~5 次。

主治：外感，慢惊，大便不通。

临床应用：准头穴可作望诊用，如见深黄色为内热便结。

文献辑录：

①《小儿推拿广意》："鼻头无病要微黄，黄甚长忧入死乡，黑色必当烦躁死，灵丹何必救其殃。"

②《保赤推拿法》："掐天庭至承浆法……准头在鼻尖。"

③《幼科推拿秘书》："准头，名年寿，即鼻也。"

9. 两额

穴位类别：推拿特定穴位。

位置：位于太阳穴的上方。

临床应用：两额处可作望诊用，若见青筋显露，为消化不良、疳积等。

文献辑录：

①《小儿推拿广意》："额上青纹因受惊，忽然灰白命逡巡。何如早早求灵药，莫使根源渐渐深。"

②《幼科推拿秘书》："两额，在太阳之上。"

10. 太阳

穴位类别：经外奇穴。

出处：《银海精微》。

别名：太阴。《幼科推拿秘书》曰："额角，左为太阳，右为太阴。"但临床上一般无此区分。

位置：两眉梢后方凹陷处，即眉梢与目外眦延线交点向后约 1 寸凹陷处。

操作：常用手法为推法、揉法、摩法、拿法。如用两拇指桡侧
分别在左右两太阳处自前向后直推约 30 次，称推太阳或推太阴；
用两拇指或两中指端分别在左右两太阳穴上揉 20~50 次，称揉太
阳或运太阳（图 373 揉太阳），向眼睛方向为补，向耳后方向为泻。拿
太阳，则是医者以一手的拇指及食指、中指在左侧太阳穴作拿法。

在太阳穴用不同的手法，其作用也不同。如拿法可醒神；揉太
阳能使男性患儿发汗，故可治感寒而发热无汗；而对于女性患儿，
揉太阳一法能止汗，故可治女性患儿发汗太过而汗不止。另外，运
太阳有向眼方向运转为补，向耳方向运转为泻之说。

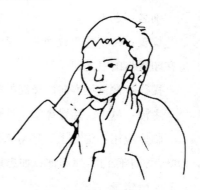

图 373　揉太阳

功用：疏风解表，祛风散寒，醒神明目，止头痛。

主治：感冒发热，恶寒，无汗，少汗，多汗，头痛，目赤肿痛，惊风，外感内伤诸证。

临床应用：此法由于手法操作的不同而能补能泻，须分辨清楚。外感头痛属实者，当用泻法；
表虚及内伤头痛属虚者，当用补法。推太阳属于一种平补平泻的手法，多用于一般头痛、无汗，常
与开天门、推坎宫等合用。

开天门、推坎宫、运太阳三者都有发汗解表、止头痛的作用，但开天门发汗力强；推坎宫长于

醒神、止头痛，且能明目；运太阳能解表，亦能固表，善止头痛而明目。

临床上，揉太阳是小儿推拿常规操作法之一，太阳穴还可作望诊之用。

文献辑录：

① 《小儿推拿广意》："三运太阳：往耳转为泻，往眼转为补。"

② 《小儿推拿广意》："太阳青色始方惊，赤主伤寒红主淋，要识小儿疾病笃，青筋直向耳中生。"

③ 《小儿推拿广意》："太阳二穴属阳明，起手拿之定醒神。"

④ 《推拿仙术》："拿两太阳穴，属阳明经，能醒。"

⑤ 《幼科推拿秘书》："额角：左为太阳，右为太阴。"

⑥ 《保赤推拿法》："分推太阴、太阳穴法：于开天门后，从眉心分推至两眉外梢。太阴太阳二穴，九数。太阴穴在右眉外梢，太阳穴在左眉外梢。"

⑦ 《保赤推拿法》："揉太阳法：治男，揉太阳穴发汗，若发汗太过，揉太阴穴数下以止之。治女，揉太阳穴，反止汗。"

⑧ 《厘正按摩要术》："太阳青，主惊风。"

按语：在小儿推拿中，太阳穴仅指左侧，而右侧的太阳穴被称为太阴穴。

11. 太阴

穴位类别：推拿特定穴位，经外奇穴。

出处：《全幼心鉴》。

别名：太阳（右侧）。

位置：即右侧太阳穴。

操作：常用手法为揉法。一般以一手的中指端作为接触面，也可用食指或拇指在本穴进行揉法。动作要柔和，节律要均匀。

功用：揉太阴能使女性患儿发汗；而对男性患儿，揉太阴则止汗。

主治：女性患儿感寒而发热无汗，男性患儿发汗太过而汗不止。

文献辑录：

① 《幼科推拿秘书》："额角：左为太阳，右为太阴。"

② 《保赤推拿法》："治女，揉太阴穴发汗，若发汗太过，揉太阳穴数下以止之。治男，揉太阴穴反止汗。"

③ 《幼科铁镜》："太阴，女重揉此穴发汗。"（注：此所谓的"重揉"，是指刺激量大，但在操作时，手法仍应柔和。）

12. 龙角

穴位类别：推拿特定穴位。

别名：文台。

位置：位于左鬓发处，与虎角穴为一对穴位。

文献辑录：

《幼科推拿秘书》："龙角，一名文台，在左鬓毛。"

13. 虎角

穴位类别：推拿特定穴位。

别名：武台。

位置：位于右鬓发处，与龙角穴为一对穴位。

文献辑录：

《幼科推拿秘书》："虎角，一名武台，在右鬓毛。"

14. 两颊

穴位类别：推拿特定穴位。

别名：左颊右颊。

位置：位于颧骨外侧。

临床应用：两颊多作望诊用，若面颊红不鲜为阴虚内热之候。

文献辑录：

①《小儿推拿广意》："两颊赤色心肝热，多哭多啼无休歇，明医见此不须忧，一服清凉便怡悦。"

②《幼幼集成》："左颊青龙属肝、右颊白虎属肺……左右两颊似青黛，知为客忤。"

③《幼科推拿秘书》："左颊右颊，在颧之旁。"

④《厘正按摩要术》："左颊赤主肝经有热，右颊赤主肺热痰盛。"

15. 三阴

穴位类别：推拿特定穴位。

位置：位于右眼胞，即右眼的上睑缘与眶上缘及下睑缘与眶下缘所围成的区域。

临床应用：三阴穴与左侧的三阳穴为一对穴位，同作望诊之用。若三阴穴与三阳穴处虚肿，则心有痰。

文献辑录：

《幼科推拿秘书》："三阴，右眼胞。"

16. 三阳

穴位类别：推拿特定穴位。

位置：位于左眼胞，即左眼的上睑缘与眶上缘及下睑缘与眶下缘所围成的区域。

临床应用：三阳穴与其他穴位同用，可以治疗因寒而引起的小儿夜啼。

文献辑录：

①《幼科推拿秘书》："三阳，左眼胞。"

②《幼科推拿秘书》："三阳上有白色者，乃脾热也。"

③《幼科推拿秘书》："夜啼……如寒推三阳。"

④《幼科推拿秘书》："若三阴三阳虚肿，心有痰也。"

17. 气池

穴位类别：推拿特定穴位。

别名：坎下。

位置：位于目下胞，即眼的下睑缘与眶下缘所围成的一个区域。

临床应用：此穴与目上胞的风池穴作为成对的穴位，可作望诊之用。

文献辑录：

①《幼科推拿秘书》："气池在目下胞，一名坎下。"

②《厘正按摩要术》："风池在眉下，气池在眼下，青主惊风，紫主吐逆。"

③《幼幼集成》："风气二池如黄土，此乃伤脾。风池气池眉上眼下也，风池属肝，气池属胃，如黄土之色，是木胜土复，所以真脏色见。"

18. 风池

穴位类别：推拿特定穴位。

别名：坎上。

位置：位于目上胞，即眼的上睑缘与眶上缘所围成的一个区域。

主治：感冒发热，头痛，鼻塞，眼病等证。

临床应用：拿按风池法，即用拇、食两指按揉或用拿法 10 次左右，可发汗解表，祛风散寒，通窍明目，发汗效果尤为显著，往往拿后可立见汗出。治疗感冒头痛、发热无汗等表实证，可配合推攒竹、掐二扇门等，则发汗解表之力更强。表虚者，则不宜用本法。

临床上，风池与气池穴作为成对的穴位，常作望诊之用。若风池与气池为黄色，乃是吐逆之证；如色见黄青，则为风；如色红，为惊啼烦躁；如青而浮肿，为虚寒湿邪；红筋显现，则为风热滞留肠胃。

文献辑录：

①《幼科推拿秘书》："风池在目上胞，一名坎上。"

②《保赤指南车》："风池左右各一穴，在目胞下，相去各一寸，近颧是也。"

按语：中医经络学中之风池穴，与小儿推拿之此穴不同，该风池穴在后发际颈项上部两侧之凹陷处。

19. 瞳子髎

穴位类别：足少阳胆经穴位。

位置：位于眼外眦角外侧约 0.5 寸。

操作：掐约 3～5 次，揉约 30 次。

主治：惊风。

文献辑录：

《针灸大成》："眼闭，瞳子髎泻。"

20. 泪堂

据《小儿推拿方脉活婴秘旨全书》正面图所示，泪堂在目内眦下约 0.5 寸处。古人认为泪堂下宜饱满，如见青黯，主肾虚。

21. 囟门

穴位类别：督脉穴位。

别名：信风、囟会。

位置：位于前发际正中直上两寸，百会前 3 寸凹陷中。

操作：两手扶患儿头，用推法或揉法，可用拇指端轻揉囟门，或两拇指自前发际向该穴轮换推之。在囟门未合时，仅推至边缘，再自囟门向两边分推，称推囟门，一般推 50 ~ 100 次。用拇指指腹轻轻揉之，称揉囟门。由于正常前囟在生后 12 ~ 18 个月之间闭合，故施术时手法宜轻柔，不可用力按压。

功用：镇惊安神，通窍。

主治：头痛，惊风，抽搐，神昏，烦躁，鼻塞，衄血等证。

临床应用：此穴能镇惊安神通窍，用于惊风，常与掐精宁、威灵等合用，用于鼻衄、鼻塞，多与"黄蜂入洞"等合用。

文献辑录：

①《千金翼方·卷十一小儿》："治小儿鼻塞不通有清涕出方……又摩囟上。"

②《幼幼集成》："气乏囟门成坑，血衰头毛作穗。"

③《小儿推拿方脉活婴秘旨全书》："脐风惊……灯火断信门四大焦。"（据原书按，信门即囟门；灯火即是用灯草等物蘸麻油、苏子油点燃，焠穴位。另据该书看地惊、乌鸦惊等图所示，灯火断信门式，在囟门四周。）

22. 迎香

穴位类别：手阳明大肠经穴位。

出处：《针灸甲乙经》。

别名：井灶、洗皂、宝瓶。

位置：位于鼻翼旁开 0.5 寸，鼻唇沟中。据《小儿推拿广意》正面诸穴之图所示，宝瓶在鼻翼旁，治鼻干。在小儿推拿中，迎香又指鼻翼部；也指两鼻孔，相当于奇穴内迎香。古代有医家在鼻翼作"黄蜂入洞法"，而称在两鼻孔揉动操作为"黄蜂入洞穴"。

操作：常用擦洗、摩洗、按法、揉法等，如用食、中二指作揉法、推擦约 30 次；按压每次约 3 秒钟，稍停后反复施行 10 ~ 20 次。如医者以左手托病儿头后，用右手大指指腹蘸汤洗患儿两鼻孔 36 次，称为"洗井灶"。擦洗或按压时，指端倾向鼻孔用力；按压时手指可轻微揉动，动作应左右协调，两侧力度应均匀。

功用：宣肺气，通鼻窍，止惊，发汗。

主治：外感风热，寒热互作，口眼㖞斜，鼻塞流涕，昏迷不醒，急慢惊风及鼻息肉等证。

临床应用：由于鼻为肺之窍，迎香穴居鼻之两旁，揉之能治疗感冒或慢性鼻炎等引起的鼻塞流涕、呼吸不畅等证，且常与清肺经、揉肺俞、拿揉风池等配伍应用以加强治疗效果。

文献辑录：

①《诸病源候论》："以手捻鼻两孔，治鼻中患。"

②《针灸大成》："急惊……口眼俱闭，迎香泻。"

③《秘传推拿妙诀》："遇小儿作寒作热或鼻流清涕或昏闷一应急慢惊风等症，用葱姜汤，医以右手大指面蘸汤于鼻两孔，着实擦洗数十次，谓之洗井灶，以通其脏腑之气。"

④《厘正按摩要术》："井灶在两鼻孔。"

⑤《小儿推拿广意》："治鼻干，年寿推下两宝瓶效，或曰多推肺经，以鼻乃肺窍故也。"

⑥《推拿三字经》："流清涕，风感伤，蜂入洞，鼻孔强，若洗皂（用食中二指如洗皂），鼻两旁（洗皂在鼻两旁），向下推（屈食中二指向下推之），和五脏（调和五脏之气，小儿用此），女不用，八卦良（不用洗皂之穴，运八卦，亦和五脏）。"

按语：以"揉迎香"一法，再配合其他推拿治疗方法，治疗外感鼻塞有一定的效果，而治疗鼻流涕的效果则不明显。

23. 两颐

穴位类别：推拿特定穴位。

别名：腮。

临床应用：常作为望诊之处。若两颐见赤色，乃肺家客热。

文献辑录：

①《幼科推拿秘书》："两颐在上口唇两边，即腮也。"

②《针灸大成》："面色图歌：……更有两颐胚样赤，肺家客热此非空。"

24. 食仓

穴位类别：推拿特定穴位。

位置：位于两颐下，即腮下。

文献辑录：《幼科推拿秘书》："食仓穴，在两颐下。"

25. 人中

穴位类别：督脉穴位。

出处：《肘后方》。

别名：水沟。

位置：位于头面前正中线，鼻下之人中沟上 1/3 与 2/3 交界处。《幼科推拿秘书》曰："水沟，在准头下，人中是也。"

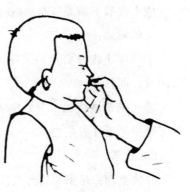

图 374 掐人中

操作：操作时，常用拇指甲掐 3～5 次或醒后即止（图 374 掐人中）。"掐人中"时，患者大多已不省人事，情况较急，即使如此，操作手法仍应由轻而重，不可粗暴而致掐破皮肤。

功用：开窍醒脑，定惊止搐。

主治：昏厥，惊风，抽搐，卒中恶死。

临床应用：人中主要用于急救，对于人事不省、窒息、惊厥或抽搐等证掐之有效。临床上常与掐十宣、掐老龙等穴配合应用。掐人中治疗昏迷不醒，早在晋朝葛洪所著的《肘后方》里已有记载："救卒中恶死……令爪其病人人中，取醒。"说明这一急救方法至少已应用了一千多年。

临床上，人中亦作为望诊之处。

文献辑录：

《幼科新书》："人中左右两旁黄，主胃逆。人中青，主下痢。"

26. 承浆

穴位类别：足阳明胃经穴位。

位置：位于下唇下中央凹陷处。

操作：用拇指甲掐 5 ~ 10 次，称掐承浆。

功用：止呕。

主治：流涎，呕吐，唇疱疹，口眼㖞斜等证。

临床应用：掐或揉承浆主要用于治疗流涎。若治疗呕吐，需与推膻中、推中脘、横纹推向板门等配伍应用。

27. 牙关

穴位类别：推拿特定穴位。

出处：《推拿妙诀》。

位置：位于颞下颌关节处。

操作：常用拇指或食指按揉（图 375 按揉牙关）；或采用拿法、摩法。在应用拿法时，以大指和中指同时用力。

功用：开口窍。

主治：口噤不开、牙关紧闭、口眼㖞斜、痄腮，以及翼外肌功能亢进、翼外肌痉挛和咀嚼肌群痉挛而引起的颞下颌关节紊乱症等。

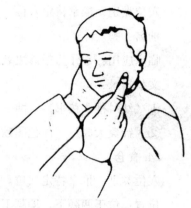

图 375 按揉牙关

临床应用：临床上，按牙关可治疗牙关紧闭；治疗口眼㖞斜，可用揉牙关；若治疗风火牙痛，可与拿合谷配伍应用；治疗痄腮可与清胃经、清肺经等配伍应用。现代医家以按揉牙关数分钟用于拔牙，有止痛作用。

成人患颞下颌关节紊乱症时，在牙关穴以摩法、揉法治疗，对部分患者有效。

文献辑录：

① 《厘正按摩要术》："按牙关：牙关在两牙腮尽近耳处，用大中二指，对过着力合按之；治牙关闭者，即开。"

② 《推拿妙诀》："又：病者口紧不开，医人将大中二指着力，拿其牙关穴，自开。牙关穴，在两牙腮尽处近耳者是也。"

28. 颊车

穴位类别：足阳明胃经穴位。

出处：《灵枢》。

位置：位于下颌角前上方一横指，用力咬牙时咬肌隆起处，按之有酸胀感。

操作：常用掐法、按法、揉法、摩法。一般按 5 ~ 10 次；揉约 30 次。由于小儿面部皮肤娇嫩，在操作时手法必须柔和。

功用：开口窍，疏风，止惊，止牙痛。

主治：惊风、口噤不开、牙关紧闭、齿痛、口眼㖞斜、痄腮，以及翼外肌功能亢进、翼外肌痉挛和咀嚼肌群痉挛而引起的颞下颌关节紊乱症等。

临床应用：临床上，按颊车可治疗牙关紧闭，常与揉脾土、揉心窝相配伍；治疗口眼㖞斜，可用揉法；若治疗风火牙痛，可与拿合谷配伍应用；治疗痄腮可与清胃经、清肺经等配伍应用。

文献辑录：

① 《针灸大成》："如急惊……牙关紧，颊车泻。"

②《幼科推拿秘书》:"治口不开,多揉脾土,掐颊车,揉心窝。"

29. 无门

《小儿推拿广意》曰:"无门有纹,如针入眼,五色皆主死。"据该书正面诸穴图所示,无门在颊车之下。另在承浆与无门之间为"金匮"。

30. 耳门

穴位类别:手少阳三焦经穴位。

别名:风门。

位置:位于耳屏上切迹之前方,张口凹陷处。

操作:可以拇指屈曲跪按或用中指按揉,约30次(图376 跪按耳门)。

主治:惊风,耳鸣。

临床应用:可作望诊用。

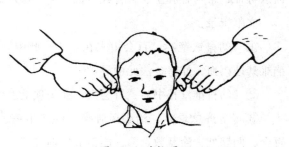

图376 跪按耳门

文献辑录:

①《小儿推拿方脉活婴秘旨全书》:"天吊惊,眼向上不下,将两耳珠望下一扯,一掐,即转。"

②《幼科推拿秘书》:"风门,在两耳门外。"

③《厘正按摩要术》:"风门即耳门,在耳前起肉当耳缺陷中。"

④《厘正按摩要术》:"风门在耳前,少阳经所主,色黑则为寒为疝、色青为燥为风。"

⑤《推拿指南》:"风门穴,在耳心旁陷中,开口取之。"

31. 前顶门

穴位类别:督脉穴位。

别名:前顶。

位置:位于百会前1.5寸。

操作:常用掐法、揉法。掐约35次,揉约30次。

主治:头痛、惊风等证。

文献辑录:

《推拿抉微》:"囟门后一寸五分为前顶门,前顶门后一寸五分为百会。"

32. 百会

穴位类别:督脉穴位。

出处:《针灸甲乙经》。

位置:在两耳尖直上,头顶正中,即头顶正中线与两耳尖联线的交会处。

操作:常用摩法、揉法、推法。在推拿百会穴时,可使患儿取坐位或头不靠墙的仰卧位。用拇指或中指端作按揉法(图377 按揉百会),一般为20~50次。当小儿囟门未闭时,最好采用掌摩法或掌揉法,而不宜采用指摩法或指揉法。操作时手法应轻柔,不使患儿头部晃动。

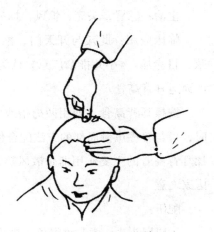

图377 按揉百会

功用：醒脑镇惊，升阳举陷，安神明目。

主治：头胀，头痛，目糊，惊痫，久泻，脱肛等证。

临床应用：百会乃诸阳之会，一穴贯通全身。

配伍：治疗惊风、惊痫、烦躁等证，常与清肝经、清心肝、掐揉小天心等配伍应用；治疗遗尿、脱肛等证，常与补脾土、补肾经、推三关、揉丹田、揉龟尾等配伍应用。

文献辑录：

①《幼科铁镜》："百会由来在顶心，此中一穴管通身，扑前仰后歪斜痫，艾灸三丸抵万金。腹痛难禁还泻血，亦将灸法此中寻。"

②《幼科推拿秘书》："百会穴，在头顶毛发中，以线牵向发前后左右重。"

③《圣济总录》："治头风肿痒，脑热生疮，目暗赤痛，摩顶立成膏方……用少许于前顶连囟、百会、两鬓处，涂摩数百遍，能引散热毒气。"

33. 脑空

穴位类别：足少阳胆经穴位。

位置：位于头部枕外隆凸的上缘外侧，头正中线旁开 2.25 寸，平脑户处。据《小儿推拿广意》背面之图所示，脑空穴在耳背高骨之上。

操作：掐 3～5 次；揉约 30 次。

主治：头痛，癫痫等证。

34. 耳背高骨

穴位类别：推拿特定穴位。

出处：《小儿推拿广意》。

别名：耳后、耳背、高骨、耳后高骨。

位置：在耳后入发际，颞骨乳突后缘下凹陷中。

操作：常用运法、掐法和揉法（两拇指或中指端揉），患儿不宜取俯卧位。以中指按于穴位上揉运之，称运耳后高骨，一般掐 3～5 次；揉 30～50 次（图 378 揉耳背高骨）。

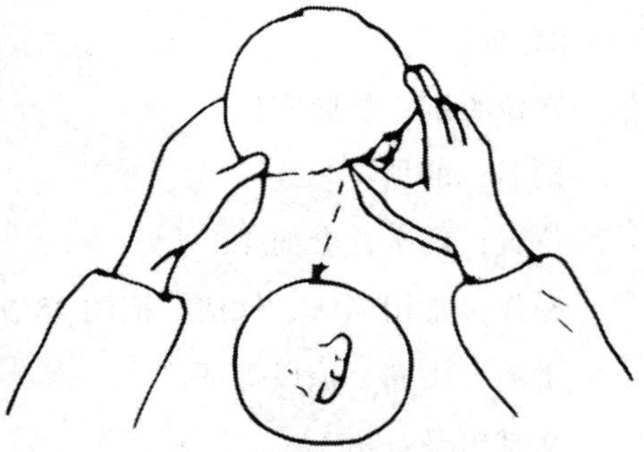

图 378　揉耳背高骨

功用：疏风解表，发汗散寒，安神镇惊，除烦。

主治：感冒，头痛，惊风，抽搐，烦躁不安，风热，面瘫等证。

临床应用：此穴与开天门、推坎宫、运太阳合用，称之为"四大手法"，专治感冒、头痛、头眩、目赤痛。《小儿推拿广意》认为，在头面部推拿时，应先推坎宫穴，次推攒竹穴，再运太阳穴，继而运耳背高骨穴。

按揉耳背高骨，即用两拇指或中指端作按揉法，可作为治疗早期贝尔氏面瘫的方法之一，应用时，可与轻擦患侧面部的方法配合使用以提高治疗效果。由于大多数面瘫的患儿有风热的临床表现，揉耳背高骨的主要作用即是散风热，因此用揉耳背高骨治疗贝尔氏面瘫也可被理解为"宗古代推拿医家之意"。

配伍：

①感冒头痛，常与推攒竹、推坎宫、揉太阳等配伍应用。

②神昏烦躁、惊风抽搐等证，常与清肝经、清心经、揉小天心、掐揉五指节等配伍应用。

文献辑录：

①《小儿推拿广意》："耳背穴原从肾管，惊风痰吐一齐行。"

②《推拿仙术》："拿耳后穴，属肾经能去风。"

③《小儿推拿广意》："三运太阳。四运耳背高骨，廿四下毕，掐三十下。"

④《小儿推拿广意》："运耳背骨图：医用两手中指无名指揉儿耳后高骨二十四下毕，掐三十下。"

⑤《厘正按摩要术》："运耳背高骨，用两手中指、无名指。揉运耳后高骨，二十四下毕，再掐三下，治风热。"

35. 桥弓

穴位类别：推拿经验穴位。

出处：系从成人推拿中"抹桥弓"而来。

位置：为线状穴位，位于颈部两侧，沿胸锁乳突肌成一线。

操作：揉约30次；抹约50次；拿3～5次（图379 拿桥弓）。也可用拇指自上而下作推法。

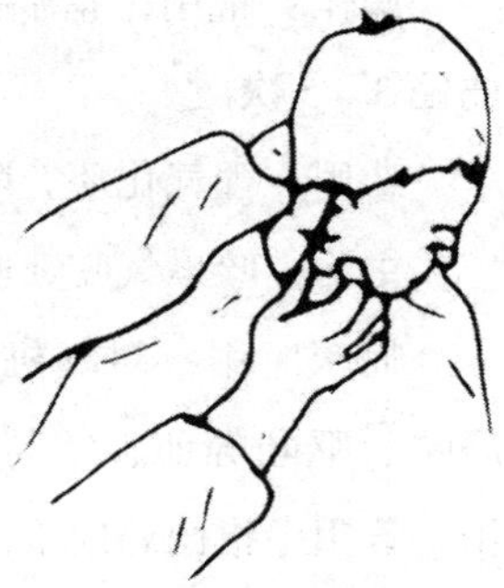

功用：平肝息风，清脑明目，宁心安神，益气和血。

主治：斜颈、项强等证。

图379 拿桥弓

临床应用：抹桥弓可降低颅内压及降低血压，按揉提捏桥弓则可以治疗斜颈。

附：《推拿头面各穴歌》（载于《推拿捷径》）

百会由来在顶巅，一身有此穴该全，掐时记取三十六，寒热风寒一律捐。

轻轻两手托儿头，向里摇来廿四休，顺气通关风热退，急惊用此不难疗。

太阳发汗意淋淋，欲止须揉在太阳，惟有女儿偏反是，太阴发汗太阳停。

穴自天庭与印堂，循循逐掐至承浆，周身血脉皆流动，百病能疗法最良。

风门不是为疗风，穴在耳前缺陷中，跷按全凭大指骨，黄蜂入洞气旋通。

耳背骨兮原属肾，推来水足自神清，任凭抽搐惊风急，顷刻痰消厥逆平。

口眼㖞斜左右边，都缘木动趁风牵，若还口眼专偏左，一样扯将耳坠旋。

牙关穴在两牙腮，耳下方逢莫漫猜，指用大中相对按，牙关紧闭即时开。

（二）小儿胸腹部推拿穴位

在胸部及腹部有任脉的穴位，也有手三阴经及足三阴经的穴位，而推拿特定穴位则非常少（图380 小儿胸腹部常用推拿穴位）。

临床上，在进行小儿腹部或胸部的推拿时，由于其身体比成人小得多，所以手法治疗的区域相对较大。虽然某些推拿方法被称为"掌摩××穴""掌揉××穴"，但实质上被摩或揉之处是以"××穴"为中心的一个区域，如掌摩神阙穴，就是掌摩以神阙穴为中心的一个区域。

一般说来，在以推拿手法治疗胸腹部的穴位时，应使患儿取仰卧位，并不必使用枕头。当小儿哭闹时，由于肌肉收缩，治疗时推拿的作用可能明显下降；此时，可让患儿坐于家长膝上或使患儿仰卧于家长的怀前，使患儿有一种安全感，待其不哭闹时再于此位置进行治疗。另外，对婴幼儿的胸腹部穴位进行治疗时应注意避免风寒。当天气炎热时，又应注意防暑降温。

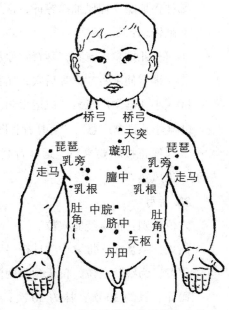

图 380 小儿胸腹部常用推拿穴位

1. 天突

穴位类别：任脉穴位。

位置：位于胸骨切迹上缘正中上 0.5 寸凹陷中。

操作：常用中指端按揉 10 ～ 30 次；或随呼吸一出一入抠此处 3 ～ 5 次。

功用：理气化痰，降逆平喘，顺气止呕。

主治：咳嗽气喘，咯痰不爽，呕吐等证。

临床应用：对气机不利、痰涎壅盛或胃气上逆等所致之痰喘、呕吐等证，常与推揉膻中、揉中脘、运八卦等配伍应用。若用中指微屈向下、向里按压（动作要快），则有催吐作用。

2. 喉下

《小儿推拿方脉活婴秘旨全书》曰："马蹄惊：……用灯火断两掌心并肩井各一燋，喉下三燋，脐下一燋。"据该书夜啼惊、挽弓惊、胎惊等图所示，喉下在咽喉下。

3. 璇玑

穴位类别：任脉穴位。

位置：位于天突穴下 1 寸。

操作：沿胸肋自上而下向左右两旁分推 3 ～ 5 遍，称开胸；若沿胸肋分推后，再自鸠尾处向脐上直推，最后摩挪腹部，称为开璇玑。

主治：痰喘，呕吐，腹泻等证。

文献辑录：

《幼科集要》："开璇玑：璇玑者，胸中、膻中、气海穴是也。凡小儿气促胸高、风寒痰闭、夹食腹痛、呕吐泄泻、发热抽搐、昏迷不醒，一切危险急症。置儿于密室中，解开衣带，不可当风，医用两手大指蘸姜葱热汁，在病儿胸前左右横推至两乳上近胁处，三百六十一次……再从心坎推下脐腹六十四次，次用热汁入右手掌心合儿脐上，左挪六十四次，右挪六十四次，挪毕，用两手自脐中推下小腹，其法乃备。虚人泄泻者，逆推尾闾穴至命门两肾间，切不可顺推。"

4. 琵琶

穴位类别：推拿特定穴位。

位置：位于锁骨外端。

操作：常用按法。

功用：壮热清神。

文献辑录：

① 《小儿推拿广意》："拿法……肩上琵琶肝脏络，本宫壮热又清神。"

② 《小儿推拿广意》："拿法……天吊眼唇都向上，琵琶穴上配三阴。"据该书正面之图所示，琵琶穴在肩关节内侧下，能益精神。

③ 《厘正按摩要术》："琵琶在肩井下，以大指按之，能益精神。"

④ 《推拿指南》："……此法能益精神，琵琶穴在肩井穴下，用右大指头按之，男左女右。"

5. 膻中

穴位类别：任脉穴位。

出处：《难经》。

别名：心演、演心、元见。

位置：位于胸骨中线，两乳头连线之中间，平第四肋间隙处。也有人认为心演约位于胸骨剑突处。

操作：小儿可取平卧位、坐位或侧卧位，常用推法、按法、揉法、点法。施术时，手法力度不宜过大；2 岁以下幼儿应用此法宜谨慎。

操作时，如用食、中二指从胸骨切迹上缘向下推至剑突处 50～100 次，称"直推膻中"；用两拇指自膻中向两旁分推至乳头 30～100 次，称"分推膻中"（图 381 分推膻中）；用中指端揉 30～100 次，称"揉膻中"（图 382 揉膻中）。也有人以一手的中指端揉膻中穴，另一手的中指端揉背部与膻中穴相对之处，两手同时协调操作。

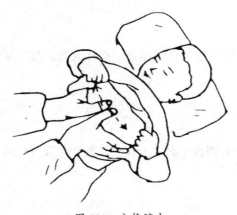

图 381　分推膻中

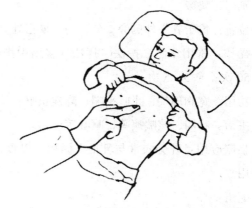

图 382　揉膻中

功用：利气宽胸，止咳化痰，除肺家风寒邪热。

主治：胸闷，咳嗽，痰喘，呕吐，慢惊风等证。

临床应用：膻中为气之会穴，居胸中，胸背属肺。临床治疗呕吐、嗳气，常与运八卦、横纹推向板门、分腹阴阳等配伍应用；治疗咳嗽、气喘，常与推肺经、揉肺俞、揉风门（位于背部，与膻中穴相对之处）配伍应用；治疗痰吐不利，常与揉天突、丰隆配伍应用。

文献辑录：

① 《幼科推拿秘书》："揉膻中、风门：膻中，在胸前堂骨洼处。风门，在脊背上，与膻中相对。揉者，以我两手按小儿前后两穴，齐揉之。以除肺家风寒邪热，（治）气喘、咳嗽之证。"

② 《幼科推拿秘书》："膻中穴，在人迎下正中，与背后风门相对，皆肺家华盖之系。"

③ 《小儿推拿方脉活婴秘旨全书》："慢惊风……掐住眉心良久，太阳、心演推之，灯火断眉心、

心演、虎口、涌泉穴各一燋，香油调粉推之。"《保赤指南车》称心演穴为演心穴，其部位在心窝部两乳之间。

④《针灸大成》卷十："慢惊……两太阳、心演用潮粉热油拭之。"

6. 胸前

《小儿推拿方脉活婴秘旨全书》曰："月家惊……灯火断胸前七燋。"据该书月家惊图所示，胸前穴在胸腹正中、膻中至脐上；平膻中处用灯火几燋，称"平心"。

7. 乳根

穴位类别：推拿特定穴位。

位置：位于乳头直下一横指处。

操作：用中指端揉，约30次。

功用：宽胸理气，止咳平喘。

主治：胸闷，咳嗽，痰喘等证。

文献辑录：

《幼科推拿秘书》："乳穴在两乳下。"

8. 乳旁

穴位类别：推拿特定穴位。

别名：奶旁。

位置：位于乳头外侧旁2分，约一横指处。

操作：常用拿法、按法、揉法（多用中指端揉）。用中指或食指揉之，称揉乳旁。按、揉一般20～50次；拿3～5次。

功用：宽胸理气，止咳平喘，降逆止呕。

主治：胸闷，咳喘痰鸣，呕吐等证。

临床应用：乳旁穴常与乳根穴同用，以食、中两指分别按于两穴上揉之，能加强理气化痰止咳的作用。

配伍：

①用于宽胸理气、止咳平喘时，常与膻中穴配伍。

②用于降逆止呕时，常与脾土、板门等穴配伍。

③用于痰涎壅塞而致的肺不张时，配推揉膻中，揉肺俞、中府、云门穴。

文献辑录：

①《推拿仙术》："拿奶旁穴，属胃经能止吐。"

②《小儿推拿广意》："……及至奶旁尤属胃，去风止吐力非轻。"据该书正面图所注，"奶旁止吐"。

③《厘正按摩要术》："奶旁，奶旁即乳旁，用右手大指按之治咳嗽，止呕吐，左右同。"

④《推拿抉微》："此治咳嗽呕吐，奶旁即两乳之旁，用右大指头按之，男左女右。"

9. 胁肋

穴位类别：推拿特定穴位。

别名：胁。

位置：从腋下两胁至天枢处。

操作：以两掌从腋下搓摩至天枢处，称搓摩胁肋，又称按弦走搓摩。一般搓摩 50～100 次。

功用：顺气化痰，除胸闷，开积聚。

主治：胸闷，胁痛，痰喘气急，疳积，肝脾肿大等证，特别对小儿因食积、痰壅、气逆所致的胸闷、腹胀等有效。

临床应用：若肝脾肿大，则需久久搓摩。但对中气下陷、肾不纳气者宜慎用。

文献辑录：

《厘正按摩要术》："摩左右胁，左右胁在胸腹两旁胁膊处，以掌心横摩两边，得八十一次，治食积痰滞。"

10. 中脘

穴位类别：任脉穴位。

出处：《针灸甲乙经》。

别名：胃脘、太仓、胃募。

位置：位于脐上 4 寸，胸骨下端至脐连线之中点。又指中脘部。

操作：患儿取仰卧位，常用揉法、摩法、推法。用中指端或掌根揉按中脘约 50 次，称揉中脘；用掌心或四指摩中脘约 5 分钟，称摩中脘；自中脘直推至喉下或反之，约 30 次，称推中脘；自中脘推向鸠尾处约 30 次，称推三焦；若沿季肋处作分推法约 100 次，称分推腹阴阳。实际上，摩中脘或揉中脘一般取掌摩法或掌揉法，因而被掌摩或掌揉的并不仅仅是中脘穴，而是以中脘穴为中心的一个区域。

功用：消食利气，健脾和胃，宽中开胃，散中寒。

主治：食积滞闷，消化不良，中焦虚寒，胃痛，呕吐，腹胀，腹痛，腹泻等证。

临床应用：中脘穴为治疗消化道疾病的要穴，常与推脾经、推肝经、按揉足三里、内关等穴配伍，治疗泄泻、呕吐、腹胀、腹痛以及食欲不振等证；推中脘自上而下，可治疗胃气上逆、嗳气呕恶。

据文献记载，自下而上推中脘有催吐作用，但临床上较少应用。临床上，中脘穴也可作切、按诊用。

文献辑录：

①《幼科推拿秘书》："中脘穴，胃脏饮食处。"

②《幼科推拿秘书》："揉中脘：中脘在心窝下，胃腑也，积食滞在此。揉者，放小儿卧倒仰睡，以我手掌按而揉之。左右揉，则积滞食闷即消化矣。"

③《厘正按摩要术》："推胃脘，由喉往下推，止吐。由中脘往上推，则吐。均须蘸汤。"

④《推拿指南》："此法能止吐：胃脘穴，一名中脘，别名太仓，在脐上四寸，用两大指外侧，由喉向下交互推之，凡向下推皆谓之补……""此法能使儿吐……用大指外侧，由穴向上交互推之。凡向上推者，皆谓之清。"

⑤《厘正按摩要术》："上中下三脘，以指抚之，平而无涩滞者，胃中平和而无宿滞也。按中脘，虽痞硬而不如石者，饮癖也。"

11. 脐中

穴位类别：任脉穴位。

出处：《针灸甲乙经》。

别名：脐、肚脐、神阙。《增图考释推拿法》曰："脐：神阙（脐中、气舍）。"

位置：位于肚脐正中，又指脐周。

操作：患儿仰卧，常用揉法、摩法、搓法，自脐直推至小腹或反之。用中指端或掌根揉，或用拇指和食、中两指抓住肚脐抖揉100～300次，称揉脐，顺时针方向揉为泻，逆时针方向揉为补，顺逆揉之为平补平泻；指摩或掌摩3～5分钟，称摩脐；摩腹与揉脐并用，称摩腹揉脐；以拇指、食指捏挤肚脐周围数次，至轻度充血为止，称捏挤肚脐。操作时，手指不宜直接触及脐孔内的皮肤。

功用：健运脾阳，补益气血，温中散寒，消食导滞，涩肠固脱，调节周身功能，强壮身体。

主治：肠鸣，腹胀，腹痛，腹泻，食积，便秘，脱肛，疳积，气血虚弱等证。

临床应用：

此穴补能温阳补虚，泻能消积泻下，而平补平泻则能和之，多用于先天不足、后天失调或寒湿凝聚、乳食停滞等证。

摩脐或揉脐实质上是以掌摩法或掌揉法作用于脐周围的一个区域。临床经常采用的摩腹揉脐法，也非指"摩腹"和"揉脐"两个治疗方法，而是指在腹脐处既用掌摩法，又用掌揉法。一般先在腹脐处用掌摩法，然后再用掌揉法。

配伍：

①揉脐、摩腹常与揉龟尾、推上七节骨配合应用，简称"龟尾七节，摩腹揉脐"，治疗脾胃虚寒、腹痛、泄泻以及疳积等证效果较好。

②脐中穴与外劳宫、三关穴相配伍，可治疗因寒而引起的腹痛。

文献辑录：

①《针灸大成》："肚痛多因寒气咬……脐中可揉数十下。"

②《按摩经》："揉脐法：掐斗肘毕，又以右大指按儿脐下丹田不动，以右大指周围搓摩之，一往一来。"

③《小儿推拿广意》："脐上：运之，治肚胀气响。"

④《小儿推拿广意》："脐上运之治肚胀气响，如症重则周遭用灯火四燋。"

⑤《幼科铁镜》："腹痛，脐以上属火，脐以下属寒，其因不一，有寒痛、热痛、伤食痛、积滞痛，气不和而痛，脾虚而痛，肝下乘脾而痛，蛔动而痛数种。寒痛则面白，口气冷，大便青色，小便清利。痛之来也，迁缓而不速疾，绵绵不已。痛时以热手按之，其痛稍止，肚皮冰冷是也。推法：曲儿小指，重揉外劳宫，推上三关，揉脐五十，药用干姜、肉桂等分，煎热加木香磨水入服之自愈。"

⑥《幼科铁镜》："随分推胸口及揉脐，推委中毕，再揉肩井，至于别穴看症再加揉法。"

⑦《幼科推拿秘书》："神阙揉此止泻痢。"

⑧《幼科推拿秘书》："揉脐及鸠尾……身热重者，必用此法……寒掌热指，乃搓热手心揉脐也。"

⑨《幼科推拿秘书》："揉脐及龟尾并擦七节骨，此治泻痢之良法也……自龟尾擦上七节骨为补，水泻专用补。若赤白痢，必启上七节骨擦下龟尾为泄……若伤寒后骨节痛，专擦七节骨至龟尾。"

⑩《推拿指南》："摩脐法：此治腹痛便结，脐一名神阙穴，别名气舍穴，用右掌心向上下左右按而摩之。"

⑪《推拿捷径》："治头痛，应揉脐及阳池、外劳宫。"

⑫《保赤推拿法》："搓脐法：以左大指按儿脐下丹田不动，以右大指往儿脐旁思围搓之。治水泻、膨胀、脐风等证。"

⑬《厘正按摩要术》："摩神阙，神阙即肚脐。以掌心按脐并小腹或往上或往下或往左或往右按而摩之，或数十次、数百次，治腹痛，并治便结。"

⑭《厘正按摩要术》："推肚脐：须蘸汤，往小腹下推，则泄；由小腹往肚脐上推，则补。"

12. 绕脐

奇穴中有"脐四边"，在脐上下左右各1寸，为绕脐，别名"魂舍"，灸则治胃肠炎、消化不良等证。

文献辑录：

《小儿推拿方脉活婴秘旨全书》曰："胎惊……绕脐四燋……"据该书月家惊、看地惊、肚痛惊等图所示，在脐四周断灯火。

13. 阑门

穴位类别：推拿特定穴位。

位置：位于腹正中线，脐上1寸6分处。

操作：患儿取仰卧位，医者以一手中指按揉10~30次。节律须均匀，动作应协调。

功用：通上下之气。

14. 天枢

穴位类别：足阳明胃经穴位。

出处：《针灸甲乙经》。

别名：长溪、谷门、大肠募。

位置：位于脐旁2寸。

操作：患儿取仰卧位，医者以一手拇、食指分别按揉两侧的天枢穴30~50次（图383 揉天枢）。节律须均匀，动作应协调。

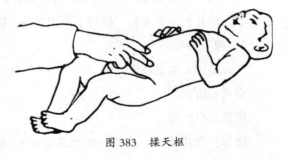

图383 揉天枢

功用：调和肠胃，理气消滞，通利大便，化痰止咳。

主治：腹痛，腹泻，痢疾，便秘，咳嗽，咳痰等证。

临床应用：在天枢与脐同时操作时，可用中指按脐，食指与无名指分按两侧天枢穴同时揉动。

配伍：

①对急、慢性胃肠炎及消化功能紊乱引起的腹泻、呕吐、食积、腹胀以及便秘等证，常与摩腹揉脐、按揉中脘等配伍应用。

②揉天枢与清肺经、推板门相配伍，可治疗痰迷心窍。

文献辑录：

《幼科推拿秘书》："揉天枢：天枢穴在膻中两旁两乳之下，揉此以化痰止嗽。其揉法：以我大食两指八字分开，按而揉之。"

15. 丹田

穴位类别：推拿特定穴位。

位置：位于脐下小腹处。另有脐下 2 寸、脐下 3 寸、脐下 2 到 3 寸之间等说法。

操作：常用揉法或摩法。用中指端或掌根揉 50 ~ 100 次，称揉丹田（图 384 揉丹田）；用四指旋转摩 3 ~ 5 分钟，称摩丹田。逆时针方向揉、摩为补，顺时针方向揉、摩为泻。如以拇指或掌心自脐向下直推，称推丹田；以拇指指腹或掌按丹田部，呼气时轻压慢按，吸气时略随腹壁而起，按 1 ~ 3 分钟，称按丹田。

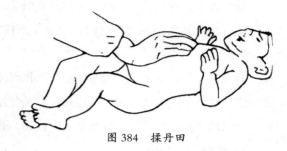

图 384　揉丹田

功用：培肾固本，温阳散寒，益气固涩，分清别浊。

主治：小腹胀痛，泄泻，便秘，脱肛，疝气，遗尿，小便短赤，癃闭等证。

临床应用：此穴多用于泌尿、生殖系统疾病。

配伍：

①用于小儿先天不足、寒凝少腹，以及疝气、遗尿、脱肛等证，常与揉丹田、补肾经、补脾经、推三关、揉外劳宫等合用。

②用于癃闭（尿潴留）、便赤者，取其分利之功，常与按气海、推箕门、清小肠以及中极、关元等合用。

③用于遗尿者，取丹田温补下元的作用，可配补肾经、揉二马。

文献辑录：

①《厘正按摩要术》："摩丹田。丹田在脐下，以掌心由胸口直摩之，得八十一次，治食积气滞。"

②《厘正按摩要术》："搓脐下丹田等处，以右手周遭搓摩之，一往一来，治膨胀腹痛。"

16. 腹

穴位类别：推拿特定穴位。

别名：腹部。

位置：在腹部。

操作：常用推法、摩法（指摩或掌摩）。用掌心或四指在腹部作顺时针或逆时针方向团摩约 5 分钟，称摩腹（图 385 摩腹）。

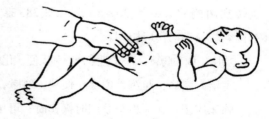

图 385　摩腹

功用：健脾和胃，消食导滞，理气和胃。

主治：恶心，呕吐，厌食，腹胀，腹痛，腹泻，便秘，食积，疳积等证。

临床应用：此穴为治疗消化系统疾病之要穴。摩腹与揉脐经常并用，主要用于治疗胃肠道疾病。如与捏脊、按揉足三里配伍，可治疗小儿疳积、腹胀、厌食等证。与揉中脘或推中脘合用，对食积、呕吐有较好的疗效。在小儿保健手法中，摩腹也常用。

配伍：治疗食积、呕吐，常与中脘穴配伍应用。

文献辑录：

①《厘正按摩要术》："摩腹：用掌心，团摩满腹上，治伤乳食。"

②《秘传推拿妙诀》："凡遇小儿不能言者，若偶然恶哭不止，即是肚痛，将一人抱小儿置膝间，医人对而将两手搂抱其肚腹，着力久久揉之，如搓揉衣服状。又用手掌摩揉其脐，左右旋转数百余回，每转三十六，愈多愈效。"

17. 腹阴阳

位置：自中脘穴斜向两胁下软肉处，呈一直线。

操作：用两手食、中、环和小指指腹，或拇指指腹，自剑突沿助弓角边缘或自中脘同时斜下向两旁分推 5 ~ 10 分钟或 100 ~ 300 次，称分腹阴阳，或称分推腹阴阳。

功用：消食化滞，降逆止呕。

主治：乳食停滞，呕吐，腹胀，消化不良。

临床应用：

①本穴能消食，且能降气，善治乳食停滞，胃气上逆所引起之恶心、呕吐、腹胀等症。临床常与运八卦、推脾经、按揉足三里等合用，但对脾虚泄泻者慎用。

②本穴与按弦走搓摩均有理气降逆的作用，但分腹阴阳主调理脾胃，而按弦走搓摩主疏肝泄胆。

18. 肚角

穴位类别：推拿特定穴位。

出处：《推拿妙诀》。

位置：位于脐两旁、腹部两侧的大筋。另有在脐下 2 寸（石门）旁开 2 寸大筋，和位于脐下两旁（《小儿推拿广意》）等说法。

操作：常用拿法、按法和掐法。在本穴作拿法时，应两侧同时进行（图 386 拿肚角）。若医者与患儿面对面，应以右手拿患儿左侧肚角穴，用左手拿患儿右侧肚角穴；也可用拇、食、中三指，

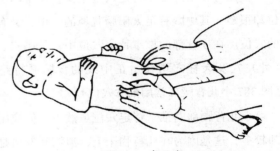

图 386　拿肚角

自深处拿住壮筋弹 3 ~ 5 次，此法刺激较强，拿的时间不可太长，为了防止患儿哭闹影响手法的进行，可在诸手法施毕，再拿此穴。

此外，用中指端揉约 30 次，称揉肚角；用中指端按 3 ~ 5 次，称按肚角。

功用：散寒气，止腹痛，除腹胀，止泻泄，通大便，利小便。

主治：腹痛，腹泻等证。

临床应用：此穴是止腹痛的要穴，对各种原因引起的腹痛，不论虚实均可应用，尤其是对寒湿腹痛和食积腹痛，效果更佳。对于某些腹部胀满不舒的患儿，在两肚角穴用拿法也有一定效果。但本穴用拿法刺激性较强，一般拿 1 ~ 3 次即可，不可多拿。

配伍：

①本穴与一窝风穴相配伍，能加强止腹痛的效果。

②本穴与小横纹相配伍，可治疗便秘。

③本穴与三关、心经、肾水、左端正、大肠、外劳宫、阴阳、八卦、脐、龟尾等穴相配伍，可治疗泄泻。

文献辑录：

①《推拿仙术》："拿肚角穴，属太阳，能止泄。"

②《推拿仙术》："肚角穴，止泄止肚痛，往上推止泄，往下推泄。"

③《小儿推拿广意》："肚角止涌泄。"

④《小儿推拿广意》："肚痛太阴脾胃络，肚疼泄泻任拿停，……"

⑤《幼科推拿秘书》："肚角穴：腰下两旁往丹田处也。"

⑥《厘正按摩要术》："肚角在脐之旁，用右手掌心按之，治腹痛，亦止泄泻。"

⑦《推拿妙诀》："六拿肚角穴，属太阳，能止泄。"

19. 肾囊

穴位类别：推拿特定穴位。

别名：阴囊。

临床应用：如见肾囊上缩为寒，松弛为热。

文献辑录：

《幼科推拿秘书》曰："肾囊，卵泡。"

（三）小儿背腰部推拿穴位

小儿背腰部的推拿特定穴位很少，而十四经的穴位却很多，其中既有足太阳膀胱经的穴位，又有督脉的穴位。在项背部的推拿特定穴位中，龟尾穴、七节（骨）穴及天柱穴均在后正中线的督脉循行路线上（图387 小儿背腰部常用推拿穴位）。

小儿背腰部的推拿特定穴位虽然少，但应用机会却较多，这是因为在儿科临床上，泄泻和发热是最常见的病证，推拿龟尾穴及七节（骨）穴对治疗泄泻有很好的效果，而推拿天柱穴对治疗发热也有较好的疗效。

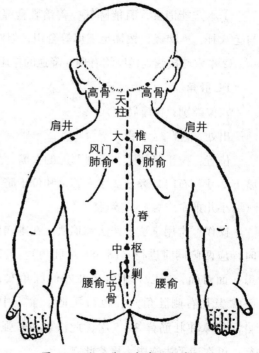

图387 小儿背腰部常用推拿穴位

1. 天柱

穴位类别：推拿特定穴位。

出处：《幼科推拿秘书》。

别名：天柱骨、颈骨。

位置：于颈后发际正中至大椎穴，沿颈椎棘突成一直线。（按：十四经中天柱穴属足太阳膀胱经，位置在哑门穴旁约1.3寸。）

操作：常用推法，每分钟约200次，刺激量要小，但频率较高。操作中，如用拇指或食、中二指自上向下直推50～100次，称推天柱（图388 推天柱）；也可自上而下用擦法，

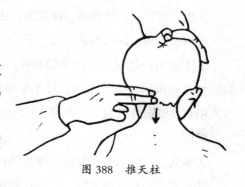

图388 推天柱

100~300次；或用瓷汤匙的边蘸水自上而下刮动，刮至皮下轻度瘀血即可。

功用：降逆止呕，祛风散寒，退热，定惊。

主治：外感发热，项强，恶心，呕吐，咽痛，惊风等证。

临床应用：

①此穴主治恶心呕吐。推天柱的退热效果与推脊的退热效果相比，前者较为逊色。因此，在应用推天柱这一方法后，若患儿热度消退不明显，应当立即改用推脊之法，或推天柱与推脊二法同用。

②在天柱穴若用刮法，即用玉环或汤匙边蘸姜汁或凉水自上向下，刮至局部皮下呈红色，可治暑热发痧等证。

配伍：

①在治疗发热患儿时，常与推三关、退六腑、清天河水等配伍使用，但首先应辨明患儿是实证、热证，还是虚证、寒证。

②治疗外感发热及项强头痛等证，常与拿风池、掐揉二扇门等配伍应用。

③治疗呕吐、恶心等证，常与横纹推向板门、揉中脘等配伍应用。

文献辑录：

《幼科推拿秘书》："天柱，即颈骨也。"

2. 大椎

穴位类别：督脉穴位。

位置：位于第七颈椎与第一胸椎棘突之间。

操作：按、揉，30~50次（图389 揉大椎）；向下直推，约100次；提捏法，即以屈曲的食、中两指蘸清水在大椎穴上提捏，至局部皮下出现轻度瘀血为止。

功用：清热解表，止咳。

主治：发热，咳嗽，项强等证。

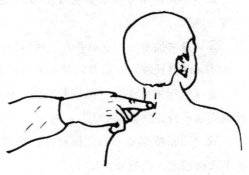

图389 揉大椎

临床应用：揉大椎主要用于感冒、发热、项强等证，提捏大椎对百日咳有一定疗效。

3. 定喘

穴位类别：经外奇穴。

位置：位于第七颈椎棘突旁6分~1寸许凹陷中。

操作：用拇指或中指端按揉20~30次，称按揉定喘。

功用：止咳平喘。

主治：支气管炎，哮喘，肩项痛等证。

临床应用：定喘穴为治疗哮喘之要穴，对各种原因引起的哮喘均可使用。

配伍：常与清肺经、补脾经、揉肺俞、膻中等配伍应用。

4. 肩井

穴位类别：足少阳胆经穴位。

出处：《针灸甲乙经》。

别名：膊井。

位置：位于肩上高耸处，大椎穴与肩峰连线之中点。有时也指肩上大筋。

操作：常用拿法。医者将两手的拇指分别置于患儿项旁背后左右两侧，将两手的食指、中指分别置于左右缺盆之上，两手的拇指和食指、中指分别同时拿住肩井穴处的大筋对称提拿5～10次，每次持续10秒钟，称为拿肩井（图390拿肩井）；用拇指端在肩井穴上按揉5～10次，称按揉肩井。

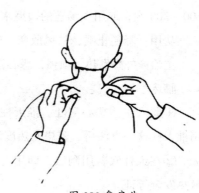

图390 拿肩井

功用：畅通周身气血，解肌发表，祛风通络。

主治：感冒恶寒，发热无汗，气血周流不畅，咳嗽，气喘，呕吐，惊厥，颈肩背部酸痛，上肢痹痛及活动障碍等证。

临床应用：临床上，拿肩井也是治疗各种疾病的总收法（结束手法）。

配伍：拿肩井与揉脐及曲池穴等配伍，可治疗痰喘。

文献辑录：

①《小儿推拿广意》："肩井肺经能发汗，脱肛痔漏总能遵。"

②《小儿推拿方脉活婴秘旨全书》："马蹄惊……天心穴掐之，心经掐之，用灯火断两掌心并肩井各一燋。"

③《推拿仙术》："拿肩井穴，属胃经，能出汗。"

④《幼科铁镜》："肩井穴是大关津，掐此开通血气行，各处推完将此掐，不愁气血不周身。"

⑤《保赤推拿法》："掐肩井穴法：此穴在颈两旁。靠肩膀骨窝处，不拘何症，推拿各穴毕，掐此能周通一身之气血。"

⑥《厘正按摩要术》："按肩井，肩井在缺盆上，大骨前寸半。以三指按，当中指下陷中是。用右手大指按之，治呕吐，发汗。"

⑦《推拿指南》："此法能发汗止吐。肩井穴一名膊井，在肩上陷中。用右大指头按之，男左女右。"

⑧《幼科推拿秘书》："总收法：诸症推毕，以此法收之，久病更宜用此，永不犯。"

⑨《推拿妙诀》："三拿肩井穴，属胃经，能出汗。"

5. 脊柱

穴位类别：督脉，推拿特定穴位。

别名：脊、脊椎。

位置：位于大椎至尾椎的长强穴成一直线。

操作：先在背部由上而下轻轻按摩至腰骶部3遍，使肌肉放松，气血流畅，再用食中两指面自大椎直推至尾椎100～300次，称推脊（图391推脊）；双手用捏脊法自龟尾向上捏至大椎3～5遍，称捏脊（图392捏脊）。

功用：督率阳气，统摄真元，和阴阳，补气血，培元气，健脾胃，增强体质，清热退烧。

主治：发热，惊风，夜啼，伤食，恶心，呕吐，腹痛，腹泻，便秘，疳积，遗尿，脱肛，发热，惊风及慢性疾病等。

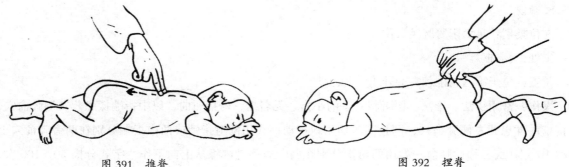

图 391 推脊　　　　　　　　　　　　　　图 392 捏脊

临床应用：本穴在脊柱，为最长的线状穴位，属督脉。督脉行走方向为由下而上，贯脊属脑络肾，督率阳气，统摄真气。顺经捏脊，能调阴阳、理气血、和脏腑、通经络、培元气，具有强壮身体的功能，逆经推脊，能清热止惊。

脊柱穴贯脊属脑络肾，自上而下推脊的主要作用是退热，故发热、惊风抽搐常用本法，多与清河水、退六腑、推涌泉等合用。

捏脊法又称捏脊疗法，详细内容参见小儿背腰部治法之"捏脊法"。

临床应用时，可根据不同的病情，重提或按揉相应的背部俞穴，以加强疗效。

配伍：若与推脾经、补肾经、推三关、摩腹、揉脐、按揉足三里等配伍，可治疗先天与后天不足的一些慢性病证，并有强壮作用，可作为小儿保健法。

文献辑录：

①《肘后方》："拈取其脊骨皮，深取痛行之，从龟尾至顶乃止，未愈更为之。"

②《推拿仙术》："伤寒骨节疼痛，从此（大椎）用指一路旋推至龟尾。"

③《小儿推拿广意》："脊骨自下缓缓推上，虽大人可吐也。"

④《厘正按摩要术》："推骨节；由项下大椎直推至龟尾，须蘸葱姜汤推之，治伤寒骨节疼痛。"

6. 青筋缝

《小儿推拿方脉活婴秘旨全书》曰："挽弓惊……灯火断青筋缝四燋。"据该书乌缩惊等图所示，青筋缝在背脊中。

7. 风门

穴位类别：足太阳膀胱经穴位。

位置：位于第二胸椎棘突旁开 1.5 寸。

操作：用食、中二指端分别在两侧风门穴按、揉约 30 次。

功用：祛风，宣肺。

主治：感冒，咳嗽，气喘等证。

临床应用：在风门穴用擦法或热敷，有祛风散寒作用，可与清肺经、揉肺俞、推揉膻中等配伍应用治疗感冒等证。

文献辑录：

①《幼科推拿秘书》："风门穴，在脊骨二节下。"

②《幼科推拿秘书》："风门，咳嗽揉之，取热。"

8. 肺俞

穴位类别：足太阳膀胱经穴位。

出处：《灵枢》。

位置：位于第三胸椎棘突旁开 1.5 寸处。

操作：常用揉法、推法。医者将右手的小指、无名指、拇指屈曲，以中指端揉患儿右侧肺俞穴，以食指端揉患儿左侧肺俞穴，两指同时均匀地揉动；或用两拇指端或两中指端分别在两旁肺俞穴上揉动 10～30 次，称揉肺俞；如用两拇指分别在两旁肩胛骨内缘从上向下作八字式分推 50～100 次，称分推肩胛骨。

功用：宣肺通气，发汗退热，化痰止咳，平喘，补虚损。

主治：咳嗽，痰鸣，气喘，发热等证。

临床应用：治疗呼吸系统疾病，常与揉肾俞、推肺经、揉膻中等配伍应用。

文献辑录：

①《推拿仙术》："肺俞穴，一切风寒用大指面蘸姜汤旋推之，左右同。"

②《厘正按摩要术》："推肺俞，肺俞在第三椎下，两旁相去脊各一寸五分，对乳引绳取之。须蘸葱姜汤，左旋推属补，右旋推属泄，但补泄须分四六数用之，治风寒。"

③《保赤推拿法》："此穴在肩膀骨之夹缝处，两边两穴，揉之化痰。"

④《幼科铁镜》："肺俞重揉，漫夸半夏南星。"

9. 脾俞

穴位类别：足太阳膀胱经穴位。

位置：位于第十一胸椎棘突旁开 1.5 寸处。

操作：用两拇指在脊柱两旁脾俞穴上按揉 10～30 次，称按揉脾俞。

功用：健脾和胃，止胃痛，化湿。

主治：胸胁腹痛，胃痛，呕吐，腹泻，疳积等证。

临床应用：揉脾俞与按大肠俞合用用于止腹痛；与揉板门、推中脘配伍用于止呕吐；与摩腹揉脐合用用于治疗腹泻、便秘；与捏脊同用用于治疗疳积；与推脾经、按揉足三里等配伍，治疗脾胃虚弱、乳食内伤、消化不良等证。

10. 肾俞

穴位类别：足太阳膀胱经穴位。

位置：位于第二腰椎棘突旁开 1.5 寸处。

操作：用两拇指在脊柱两旁肾俞穴上按揉 10～30 次，称按揉肾俞。

功用：补益肾气，滋阴壮阳。

主治：遗尿，尿频，便秘，下肢痿软乏力等证。

临床应用：肾俞穴宜补不宜泻，常与补肾经、揉命门配伍，以加强补益作用。

11. 腰俞

穴位类别：足太阳膀胱经穴位。

位置：位于第 3～4 腰椎棘突间旁开 3 寸处（相当于奇穴"腰眼"）。

操作：用两拇指在脊柱两旁腰俞穴上按揉 10～30 次，称按揉腰俞；擦腰骶部腰俞穴，以透热为度。

功用：通经活络。

主治：下肢瘫痪，腰痛，泄泻等证。

临床应用：治疗小儿下肢痿软乏力，常与揉肾俞、按足三里等结合应用。

文献辑录：

《幼科推拿秘书》："腰俞穴，对前腰旁。"

12. 中枢

穴位类别：督脉穴位。

位置：位于第 10 胸椎棘突下。

操作：按 3～5 次；揉约 30 次。

主治：胃痛，腰痛等证。

文献辑录：

《幼科推拿秘书》："中枢穴，在脊骨七节之上。"

13. 七节骨

穴位类别：推拿特定穴位。

出处：《幼科推拿秘书》。

别名：节骨、七节。

位置：自第 4 腰椎至尾椎骨端（龟尾）成一直线。

此外，关于七节骨的位置还有几种说法：①"七节骨"穴与心窝相对；②从头骨数第 7 节，即约第 7 胸椎处；③为脊柱骨；④在中枢穴下；⑤位于背部正中线，约第 7 胸椎处；⑥位于命门至尾骨端一线；⑦按临床习惯用法在第 4 腰椎至尾椎骨端成一线。

操作：常用推法，使患儿俯卧，医者以一手的拇指桡侧或食指、中指的掌面作为接触面进行推拿。如用拇指桡侧面或食、中二指面自龟尾穴向上直推至第 4 腰椎，称为"推上七节骨"或"推上七节法"；自第 4 腰椎向下直推至龟尾穴，称为"推下七节骨"或"推下七节法"，次数均为 200～400 次（图 393 推七节骨）。也可仅自龟尾向上推至八髎穴处 50～300 次，或擦至透热为度。在推行中可加轻揉的动作。天寒时，需将施术之拇指先擦热再行治疗。

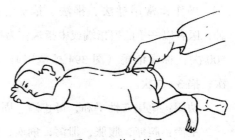

图 393 推七节骨

功用：去肠中热毒，止泻痢。向上推可温阳止泻，向下推则泻热通便。

主治：脘腹冷痛，腹胀满，泄泻，痢疾，脱肛，便秘，遗尿等证。

临床应用：

①本穴属督脉，督脉主一身之阳气，向上推之为补，能温阳止泻，多用于虚寒腹泻、久痢等证。本法与揉百会合用，上下配穴，一升一补，治气虚下陷之脱肛、遗尿最为适宜。

②《幼科推拿秘书》认为自龟尾向上推擦至七节骨穴为补法，能治疗水泻及伤寒后骨节痛等证；

自七节骨穴往下推擦至龟尾穴为泻法，能泻热通便，治肠热便秘、痢疾等证。在治疗痢疾时，应该先用泻法，而后再用补法，即先从七节骨穴向下擦至龟尾穴，再自龟尾穴向上擦至七节骨穴。

③临床上，推上七节骨多用于虚寒腹泻、久痢等证。若属实热证，则不宜用本法，以防用后可能出现腹胀或其他变证；推下七节骨能泻热通便，多用于肠热、便秘或痢疾等证。若腹泻属虚寒者则不可用，恐致滑泻。

④在治疗痢疾时，也可先用泄泻，而后再用补法，即先从七节骨穴向下推至龟尾穴，再自龟尾穴向上推至七节骨穴。

配伍：

①治疗气虚下陷的脱肛、遗尿等证，常与按揉百会、揉丹田等合用。

②推七节骨与摩腹揉脐、揉龟尾穴相配伍，治疗泄泻效果更好。

文献辑录：

①《小儿推拿广意》："便秘者，烧酒在肾俞推上龟尾……若泄泻亦要逆推，使气升而泄可止。"

②《幼科推拿秘书》："七节骨穴，与心窝相对。"

③《幼科推拿秘书》："揉脐及龟尾并擦七节骨，此治痢疾、水泻神效，此治泻痢之良法也。"

④《幼科推拿秘书》："七节骨者，从头骨数第七节也。"

⑤《幼科推拿秘书》："七节骨：水泻，从龟尾向上擦如数，立刻即止；若痢疾，必先从七节骨往下擦之龟尾，以去肠中热毒，次日方自下而上也。"

14. 龟尾

穴位类别：推拿特定穴位。

出处：《肘后方》。

别名：尾闾、闾尾、长强、尾尻。

位置：位于尾椎骨端。

操作：常用揉法、推法、掐法、擦法。患儿俯卧，医者以一手的拇指端或中指端作为接触面揉 200～500 次，称揉龟尾（图 394 揉龟尾）。旋推 100～300 次；掐 3～5 次。

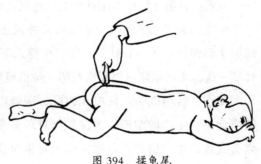

图 394　揉龟尾

功用：龟尾穴性平和，可止泻、固脱、通便，除腹胀、腹痛。

主治：腹痛，腹胀，泄泻，痢疾，脱肛，便秘，遗尿，惊风等证。

临床应用：龟尾穴即督脉之长强穴，揉之能通调督脉之经气，调理大肠的功能，能止泻也能通便。与揉脐、推上七节骨等合用，治腹泻、痢疾效果较佳；与摩腹、推下七节骨等配用，可治便秘。

配伍：揉龟尾与"揉脐"相配伍，可治疗水泻、惊风等证。

文献辑录：

①《针灸大成》："大肠作泻……揉脐龟尾七百奇。"

②《针灸大成》："掐龟尾：掐龟尾并揉脐，治儿水泻、乌痧、膨胀、脐风、月家盘肠等惊。"

③《小儿推拿方脉活婴秘旨全书》："揉龟尾并揉脐，治水泻、乌痧、膨胀、脐风、急慢等证。"

④《幼科集要》："开璇玑……虚人泄泻者，逆推尾尻穴至命门两肾间，切不可顺推。"

⑤《小儿推拿广意》："龟尾：揉之，止赤白痢、泄泻之证。"

⑥《小儿推拿广意》："便秘者，烧酒在肾俞推上龟尾。推膀胱推下承山。但脚里边在承山抽骨处，亦要推下。而推此顺气之法无急胀之患，若泄泻亦要逆推，使气升而泄可止。"

⑦《幼科铁镜》："龟尾灸久痢。"

⑧《推拿仙术》："龟尾即尾闾穴，旋推止泄。"

⑨《幼科推拿秘书》："龟尾者，脊骨尽头，间尾穴也。"

⑩《幼科推拿秘书》："龟尾穴揉止泻痢。"

⑪《保赤推拿法》："揉龟尾法，此穴在脊梁骨尽处，揉之，治水泻、肚涨、慢惊风。"

⑫《推拿指南》："此法治赤白痢泄泻。尾闾穴，一名龟尾，在臀尖处，用右手大指面揉之。"

⑬《万育仙书》："掐龟尾，并揉脐，治水泻肚胀，脐风盘肠等惊。"

⑭《肘后方》："……拈取其脊骨皮，深取痛引之，从龟尾至顶乃止，未愈更为之。"

15. 剿

据《幼科铁镜》身背图所示，剿在腰脊中，对脐中，"疟灸此"。《推拿易知》曰："剿：此穴不在骨上。惊痫灸此，起死回生，对脐穴，疟灸此。"据该书背面全身图二所示，剿在腰脊中。

（四）小儿上肢部推拿穴位

小儿上肢的推拿特定穴位最多，约占小儿全部推拿特定穴位的半数，而其中的大部分穴位又集中于手部。在上肢穴位中，既有点状穴位，又有面状穴位和线状穴位（图395 小儿上肢部常用推拿穴位）。以五脏六腑的名称命名的手部穴位，由于各家的看法不同，因而一个穴位有好几个不同的位置，而在同一个位置上的穴位又有好几个不同的名称，故本节主要介绍目前公认的通用位置，其他别名也予以列出，以便合参使用。

《小儿推拿广意》认为，推拿上肢穴位可以根据病情按照下列次序进行：①推指三关穴；

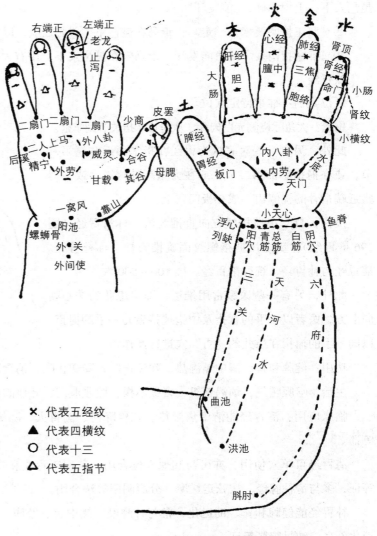

✕ 代表五经纹
▲ 代表四横纹
○ 代表十三
△ 代表五指节

图395　小儿上肢部常用推拿穴位

②推手指的五经穴；③揉五指尖；④运掌心八卦穴；⑤在腕部阴阳穴用分法；⑥视患儿是寒证还是热证而用不同的方法推三关穴和六腑穴；⑦视患儿是寒证还是热证而选用黄蜂入洞、苍龙摆尾、二龙戏珠、赤凤摇头、猿猴摘果、凤凰展翅、飞经走气、按弦搓摩、水里捞明月、打马过天河等十大手法；⑧运肘。

值得指出的是，在推拿特定穴位中，手的掌面为阳面，手的背面为阴面，这与手三阴经及手三阳经的阴阳所属是相矛盾的，虽然曾有人力图纠改，但也无济于事。

1. 走马

穴位类别：推拿特定穴位。

位置：位于上臂掌侧中段。

操作：多以拇指按揉。

功用：发汗。

文献辑录：

①《小儿推拿广意》："拿法……百虫穴走马，通关之后降痰行。"据该书正面图所示，走马穴在琵琶穴下，上臂内侧，"能发汗"。

②《厘正按摩要术》："走马：走马在琵琶下，胕肘之上，以大指合按之，发汗。"

③《推拿指南》："此法能发汗，走马穴在琵琶穴下，用右大指头按之，男左女右。"

2. 胃经

穴位类别：推拿特定穴位。

位置：大鱼际桡侧赤白肉际，从拇指掌指关节到掌根。

此外，另有一些医家认为胃经在指掌面近掌端第一节，或在拇指掌面第二节，或在大鱼际外侧缘，或在拇指近端指骨的桡侧边，或在板门穴上。

操作：自掌根向指根方向直推为清，称清胃经（图396 推胃经）；反之用拇指螺纹面旋推为补，称补胃经。清胃经与补胃经，统称推胃经。推100～500次。

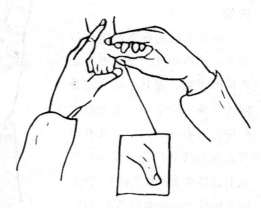

图396　推胃经

此外，另有一些医家常用推法，即将患儿的掌心朝向上方，医者以一手的食指及中指挟持患儿一手的拇指，以同一手的拇指在患儿的"胃"穴进行操作。

功用：健脾和胃，清中焦湿热，除烦止咳，降逆止呕，消食积，止泻。

主治：呕呃嗳气，烦渴善饥，食欲不振，腹胀泄泻，吐血衄血等证。

临床应用：清胃经能清中焦湿热、和胃降逆、泻胃火、除烦止渴，可用于胃火上逆引起的衄血等证。

清胃经可单穴使用，亦可与其他穴位合用。若用于胃失和降而引起的恶心、呕吐、呃逆、嗳气等证，多与清补脾经、按弦走搓摩、分腹阴阳等法合用。

补胃经能健脾和胃、助运化，常与补脾经、揉中脘、摩腹、按揉足三里等合用，治疗脾胃虚弱、消化不良、纳呆腹胀等证。

配伍：

①治疗脾胃湿热或胃气不和所引起的恶心呕吐，常与清脾经、推天柱骨、横纹推向板门等合用。

②若胃肠实热、脘腹胀满、发热烦渴、便秘纳呆，常与退六腑、揉天枢、推下七节骨等合用。

文献辑录：

①《幼科推拿秘书》："运水入土，泄，土者胃土也，在板门穴上，属艮宫。"

②《厘正按摩要术》："大指端脾，二节胃。"

③《推拿三字经》："凡出汗，忌风扬。霍乱病，暑秋伤；若上吐，清胃良（胃之一穴自古无诊，余新定之），大指根，震艮连，黄白皮（胃之外黄白皮自艮向外为清，至大指二节根止），真穴详（黄白皮自真穴也）。凡吐者，俱此方，向外推，立愈良，倘泻肚，仍大肠……"

④《推拿三字经》："胃穴，自古无论之也，殊不知其治病甚良，在板门外侧黄白皮相毗乃真穴也，向外推治呕吐呃逆气噎等证甚速。"

按语：

①据《小儿推拿方脉活婴秘旨全书》掌面诸穴图所示，脾胃在大指掌面第二节。

②据《小儿推拿广意》阳掌之图所示，大指端为脾，大指掌面二节为胃。

3. 大指

《针灸大成》曰："小儿喉中气响，掐大指第二节。"《推拿捷径》曰："醒脾消食应揉二大指头顶，向外转三十六次。"

4. 少商

穴位类别：手太阴肺经穴位。

位置：位于拇指桡侧甲角，离指甲约1分处。

操作：用拇指甲掐3~5次，称掐少商。

功用：通窍散结，清热利咽，苏醒。

主治：感冒，发热，咽喉肿痛，湿痰，疟疾，惊厥，昏迷等证。

临床应用：高热、咽喉肿痛等证，多用掐法或用三棱针点刺出血。

文献辑录：

①《小儿推拿方脉活婴秘旨全书》："掐大指少商穴，治湿痰疟痢。"

②《保赤推拿法》："此穴在手背大指甲向上内侧，离指甲如韭叶许，掐之，治湿痰疟痢。"

5. 胆

穴位类别：推拿特定穴位。

位置：《小儿推拿方脉活婴秘旨全书》认为位于拇指近端指骨的腹面；《推拿三字经》手掌正面图所示在掌面食指第二节。

主治：据《小儿推拿广意》记载，胆与三关、六腑、心经和阴阳等穴相配伍，可治疗夜啼。

6. 食指

穴位类别：推拿特定穴位。

操作："推食指法：此法能和气血、能发汗，用右大指外侧在虎口三关上，向上下推之，男左女右。"（《推拿指南》）

功用："关上为风关，关中为气关，关下为命关，大指中指合而直搓之，能化痰。"（《厘正按摩要术》）

7. 气关

穴位类别：推拿特定穴位。

位置：位于食指中段指骨的腹面。

操作：常用揉法。

功用：行气通窍。

文献辑录：

①《幼科推拿秘书》："商阳穴，在食指尖、指根下一节横纹是风关，从掌上巽宫来，二横纹是气关，三横纹是命关。"

②《保赤推拿法》："揉气关法：气关在食指第二节。揉之行气通窍。"

③《推拿指南》："此法能顺气通窍。气关穴，在食指卯节上。用右大指面揉之，男左女右。"

8. 手膻中

穴位类别：推拿特定穴位。

位置：据《推拿三字经》手掌正面图所示，心在掌面中指第一节，膻中在掌面中指第二节。（按：为与胸部膻中相别，此处称手膻中。）

9. 中指

穴位类别：推拿特定穴位。

文献辑录：

①《针灸大成》："横门刮至中指一节掐之，主吐；中指一节内推上，止吐。"

②《针灸大成》："中指头一节内纹掐之，止泻，掐二次就揉。"

③《针灸大成》："小儿咳嗽，掐中指第一节三下，若眼垂，掐四心。"

④《小儿推拿方脉活婴秘旨全书》："掐中指一节及指背一节，止咳嗽。"

⑤《秘传推拿妙诀》："推中指手法图说：余指例推。凡推各指，俱以大指无名指拿住指梢，以食中二指托其指背面，从其指面推之。"

⑥《厘正按摩要术》："推中指法：治寒热往来，医用左手大指无名指，拿儿中指，以中指食指托儿中指背，蘸汤以右大指推之。"

⑦《厘正按摩要术》："心经在中指第一节，掐之，治咳嗽、发热、出汗。"

⑧《小儿推拿广意》："中指节，推内则热，推外则泻。"

⑨《推拿抉微》："从中指尖推到横门穴，止小儿吐。"

⑩《推拿指南》："此法治寒热往来，用左手大名二指持儿中指尖，以中食二指托儿中指背后，用右大指外侧在儿中指面推之，男左女右。"

⑪《推拿指南》："掐揉中指节法：此法能治泄泻。中指节，即中指正面第二节，先用右大指甲掐之，后用右大指面揉之。男左女右。"

10. 黄蜂

穴位类别：推拿特定穴位。

文献辑录：

《万育仙书》："黄蜂入洞治阴证，冷气冷痰俱灵应。黄蜂穴在中指根两边，将大指掐而揉之。"

11. 三焦

穴位类别：推拿特定穴位。

位置：关于三焦的位置，有几种不同的说法：

①《小儿推拿方脉活婴秘旨全书》认为三焦位于总筋穴与天河水穴之间。

②《小儿推拿广意》认为三焦在无名指，其阳掌之图所示在无名指第二节指骨的腹面。

③《推拿三字经》手掌正面图和《小儿推拿广意》书中阳掌图所示三焦位置相同。

④《幼科铁镜》手掌正面图示三焦在中指第二节的腹面。

⑤《推拿仙术》认为三焦位于中指近端指骨的腹面。

⑥《幼科推拿秘书》认为三焦在中指第三节。

⑦《针灸大成》男子左手正面之图所示，三焦在中指第三节；女子右手正面之图所示，三焦在中指第二节。

操作：常用推法、揉法。

主治：心气冷痛等证。

文献辑录：

①《小儿推拿广意》："推三焦，治心气冷痛。"

②《幼科推拿秘书》："治心气冷痛，宜揉三焦。"

12. 胞络

穴位类别：推拿特定穴位。

别名：心胞、包络。

位置：《幼科推拿秘书》认为胞络位于无名指近端指骨的腹面。《厘正按摩要术》曰："无名指端肺，三节包络。"

13. 膀胱

穴位类别：推拿特定穴位。

别名：手膀胱。

位置：《小儿推拿广意》认为小指端为肾水，小指掌面第三节为膀胱；《小儿推拿方脉活婴秘旨全书》认为膀胱位于小指中段指骨的腹面。此外还有多种说法。

文献辑录：

①《万育仙书》："小指根即膀胱穴，先掐后揉，大便自通。"

②《厘正按摩要术》："小指端肾，三节膀胱。"

③《推拿三字经》："……小便闭，清膀胱（清膀胱以开闭滞之气），补肾水，清小肠，食指侧，推大肠，尤来回，轻重当……"

④《推拿三字经》："小肠膀胱二穴俱在小指外侧。小便闭，膀胱气化不行，向外清之。"据该书手掌正面图穴所示，小指掌面第三节为膀胱穴。

14. 命门

穴位类别：推拿特定穴位。

位置：位于小指近端指骨的腹面。此外，《针灸大成》认为命门位于小指近端指骨的腹面，该书男子左手正面之图所示在小指第三节，女子正面之图所示在小指第二节；《幼科铁镜》认为位于小指中段指骨的腹面，该书手掌正面图及《保赤推拿法》图所示在小指第二节；《小儿推拿方脉活婴秘旨全书》认为位于拇指远端指节的桡侧缘，该书掌面诸穴图所示在大指正面第一节；《万育仙书》认为位于中指近端指骨的腹面。

15. 五经

穴位类别：推拿特定穴位。

位置：目前较一致认为位于五指尖端螺纹处，分别指脾经、肝经、心经、肺经和肾经。

此外，《万育仙书》认为五经在五指中节；《推拿三字经》认为五经在五指根纹等。

操作：常用运五指尖端（自大指尖至小指尖），或来回直推，约50次；逐一掐揉，各3~5次。

主治：发热，胸闷腹胀，泄泻，四肢瘛疭等症。

临床应用：推拿五经穴位能影响脏腑功能，在使用这些穴位时须辨证论治，根据不同情况分别采用补法或泻法。

文献辑录：

①《小儿推拿方脉活婴秘旨全书》："运五经纹，治五脏六腑气不和。"

②《万育仙书》："运五经纹，自脾肝心肺肾五经逐一掐揉之。"

③《保赤推拿法》："运五经纹法，五经纹即五指第二节下之纹，用大指在儿五经纹往来搓之，治气血不和、肚胀、四肢抽掣，寒热往来，去风去腹响。"

④《推拿三字经》："五经穴，即五指根纹，来往推之，能开藏腑寒火而腹中和平，肚胀良。"

16. 四横纹

穴位类别：推拿特定学位。

出处：《针灸大成》。

别名：四横。

位置：一手有四个穴位，分别位于手掌面食、中、无名、小指第二节横纹处。《厘正按摩要术》曰："各指二节纹，为四横纹。"《厘正按摩要术》还认为，四横纹分别位于食指、中指、无名指和小指的近端指间关节掌侧横纹处，而将掌指关节处横纹称为"小横纹"。

此外，《厘正按摩要术》《针灸大成》认为四横纹在手掌面的食指、中指、无名指及小指的掌指关节横纹处；另有医家认为四横纹之中点为四缝。

操作：常用推法、擦法、掐法、揉法。在手法治疗时，应使患儿手掌朝向上方并摊平。用拇指指甲依次掐之并揉3~5次，称掐四横纹（图397 掐四横纹）；四指并拢从食指横纹处推向小指横纹处50~200次，称推四

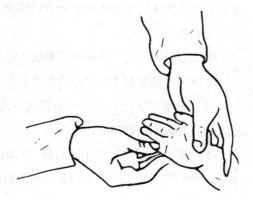

图397　掐四横纹

横纹。

功用：行气消积，消腹胀，止腹痛，调和气血，消肿散结，退热除烦。

主治：不思饮食，疳积，腹痛，腹胀，气血不和，惊风，手足常掣，肠胃湿热，眼目翻白，咳喘，腹痛，口眼㖞斜和嘴唇破烂等证。

临床应用：四横纹掐之能退热除烦、散瘀结，推之能调中行气、和气血、消胀满，也可用毫针或三棱针点刺四横纹出血，并配以捏脊法，用于治疗营养不良、疳积、泄泻等证，效果较好。

配伍：

①治胸闷、喘咳，多与运八卦、推肺经、推揉膻中等法合用。

②治伤乳食、消化不良、腹胀，多与捏脊、推脾经、运板门等法合用。

③本穴与补脾经、揉中脘等配伍，可用于治疗疳积、腹胀、气血不和、消化不良等证。

④本穴与三关、阴阳、八卦相配伍，可治疗痢兼赤白。

⑤本穴与揉脐、一窝风相配伍，可治疗寒疝痛啼。

文献辑录：

①《针灸大成》："推四横纹：和上下之气血；人事瘦弱，奶乳不思，手足常掣，头偏左右，肠胃湿热，眼目翻白者用之。"

②《针灸大成》："四横纹和上下气，吼气腹痛皆可止。"

③《针灸大成》："推四横：以大指往来推四横纹，能和上下之气，气喘、腹痛可用。"

④《小儿推拿方脉活婴秘旨全书》："四横纹和上下气，吼气、肚痛皆可止。"

⑤《推拿仙术》："推四横纹，不思乳食，瘦弱，头偏，手足掣，和气血用之。"

⑥《小儿推拿广意·阳掌十八穴疗病诀》："四横纹：掐之，退脏腑之热，止肚痛，退口眼㖞斜。"

⑦《幼科推拿秘书》："四横纹在食指无名指小指中四道小横纹，除去大指、故名四。"

⑧《保赤推拿法》："夏英白曰：四横纹即食指、中指、无名指、小指第三节，与掌交界之横纹。用大指在儿四横纹往来搓之，和气血，治瘦弱、不思饮食、手足抽掣、头偏左右、肠胃湿热、眼翻白珠、喘急肚疼。"

⑨《万育仙书》："推四横，以大指往来推之，能和上下之气，手足常掣，头偏左右，肚胀，眼翻白，推之。"

⑩《万育仙书》："四横纹在四指根节，以大指往来推之。"

⑪《推拿三字经》："……痰壅喘，横纹上（重揉四横纹和血顺气，而喘止矣），左右揉，久去恙……"

17. 小横纹

穴位类别：推拿特定穴位。

出处：《针灸大成》。

别名：横纹。

位置：位于手掌，小指与第五掌骨交界处横纹。如《万育仙书》认为"小横纹，在小指根节"。

此外，《厘正按摩要术》认为"三节根为小横纹"，又认为本穴一手有四处，分别位于食指、中指、无名指及小指的掌指关节掌侧横纹处。

操作：常用推法和掐法。医者以一手的手指，自小指侧挟持患儿的小指、无名指及中指；以另一手的手指或同一手的拇指作掐法或推法。拇指侧推 50～100 次，称推小横纹；以拇指甲依次掐之并揉 3～5 次，称掐小横纹。

功用：清热除烦，消肿散结，通便。

主治：发热，烦躁，口疮，唇裂，大便不通，小便赤涩，腹胀，气急等。

临床应用：推掐小横纹主要用于脾胃热结、口唇溃破及腹胀等证；如脾虚腹胀，可兼补脾土穴。推小横纹配合揉肺俞穴，对肺部干性啰音有一定疗效。

配伍：

①伤食者，兼揉脐、清脾经、运八卦；口唇破裂、口舌生疮者，兼清脾经、清胃、清小肠、清天河水等。

②本穴与肾水、六腑穴相配伍，治疗大便闭、昏迷及气急等。

③大便不通、小便赤涩和腹胀等证，常与肾经穴和六腑穴相配伍。

文献辑录：

①《针灸大成》："一掐肾经，二掐小横纹，退六腑，治大便不通，小便赤色涩滞，肚作膨胀，气急，人事昏迷，粪黄者，退凉用之。"

②《小儿推拿广意》："小横纹：掐之，退热除烦，治口唇破烂。"

18. 掌小横纹

穴位类别：推拿特定穴位。

位置：位于掌面小指根下，尺侧掌纹头。

操作：以中指或拇指端按揉 100～300 次，称按揉掌小横纹（图 398 按揉掌小横纹）。

功用：清热散结，宽胸宣肺，化痰止咳。

主治：痰热喘咳，口舌生疮，顿咳流涎，胁肋疼痛等证。

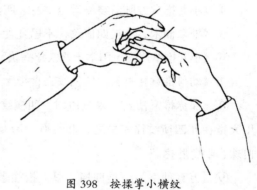

图 398　按揉掌小横纹

临床应用：本穴为治疗口舌生疮、百日咳、肺炎的要穴，对肺部湿性啰音有一定疗效。

本穴对婴儿流口水严重者有良效。此外肝区疼痛者，揉之亦有效果。

配伍：

①用于清热散结，常与推肾顶、揉肾纹配伍。

②用于宽胸利气、化痰止咳，常与揉肺俞、揉膻中等法合用。

按语：四横纹、小横纹、掌小横纹，均能退热散结。但四横纹善和气血、消食积，治体虚消化不良；小横纹善清脾胃之热，调中消胀，治气结、痰结而致腹胀；掌小横纹善清心肺之郁热，治口舌生疮、喘咳等。

19. 大肠

穴位类别：推拿特定的穴位。

出处：《针灸大成》。

别名：大肠侧、大肠筋、小三关、指三关。

位置：一般认为位于食指桡侧缘，自食指尖至虎口成一直线。

此外，古人认为大肠穴还有几个位置：

①《针灸大成》认为大肠穴在男性位于食指中段指骨的腹面，在女性位于食指远端指骨的腹面。据该书男子左手正面之图所示，大肠在食指第二节；女子右手正面之图所示，大肠在食指第一节。

②《推拿指南》认为"大肠穴，在食指正面第二节"。

③《小儿推拿方脉活婴秘旨全书》认为大肠穴位于食指远端指骨的腹面。

④《小儿推拿广意》认为大肠穴位于食指近端指骨的腹面。据该书阴掌之图所示，大肠在前臂桡侧近曲池处。

⑤《幼科推拿秘书》认为大肠穴位于食指拇侧边缘一线。

⑥据《秘传推拿妙诀》推第二指手法图所注，推大肠同此指，但天门只推指左侧直入虎口，大肠推指面，自指梢起到指根止。

⑦其他说法还有大肠穴在食指第一节、食指第二节、食指第二节桡侧缘、食指正面、食指根节、前臂桡侧近曲池处，以及大肠即属手阳明大肠经的商阳穴（《增图考释推拿法》等）。

操作：常用推法、掐法、抹法、揉法和搓法。操作时，医者以一手的食指和中指挟持患儿的食指，或以一手的拇指和食指挟持患儿的食指。作挟持的手指，若一指与患儿食指的指背面接触，则另一指与患儿食指的掌面接触，使患儿食指的桡侧面朝向上方。同时，医者以另一手的拇指作推法，手法须轻快。一般认为用拇指或食、中二指自食指尖向虎口直推为补，称补大肠（图399 补大肠）；反之为清大肠。补大肠和清大肠统称推大肠，推100～300次。

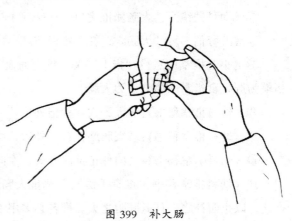

图399 补大肠

功用：涩肠固脱，温中止泻，清利大肠湿热，退肝胆之火。如推之，能通气血、发汗；搓食指，能化痰。

主治：泄泻，赤白痢疾，腹胀，便秘，肛门红肿，脱肛等证。

临床应用：由于泄泻患儿较多，因而大肠穴被经常使用。临床观察表明，如果泄泻患儿的年龄在3周岁以上，推拿本穴的治疗效果不够理想，应改换其他的推拿方法。

推大肠与脾土、八卦等穴相配伍，能消食。为提高治疗效果，大肠穴还常与摩腹揉脐、推七节等合用。

临床上，大肠穴（指三关）还可作望诊之用，即近端指节为"风关"，中段指节为"气关"，远端指节为"命关"，三者合称为三关。所谓验指之三关即为验指纹。如红黄相兼为正常，若有病变则以浮沉分表里，红紫辨寒热，淡滞定虚实，三关测轻重。

配伍：

①补大肠能涩肠固脱、温中止泻，与脾土穴相配伍，用于虚寒腹泻、脱肛等病证。

②清大肠能清利肠腑、除湿热、导积滞，用于湿热、积食滞留肠道、身热腹痛、下痢赤白、大便秘结等证，常与清天河水、清脾经、清肺经、分腹阴阳等法和三关、八卦、四横纹和龟尾等穴相配伍。

③止寒热泻痢，常与补脾经、摩腹、揉脐、推七节骨、分腹阴阳等法合用。

④如治痢疾色赤者，配推肾经、清天河水；而治痢疾色白者，配推三关。

⑤治泄泻，当水泻严重时，宜利小便，不可推补本穴，以防止泻过急，反致呕吐；若需补时，应以清补大肠为宜。

文献辑录：

①《针灸大成》："掐大肠，倒推入虎口，止水泻痢疾，肚膨胀用之。红痢补肾水，白多推三关。"

②《小儿推拿方脉活婴秘旨全书》："大肠侧推到虎口，止泻止痢断根源。"

③《小儿推拿方脉活婴秘旨全书》："大肠有病泄泻多，大肠推抹待如何。"

④《幼科铁镜》："大肠侧推到虎口，止泻止痢断根源……揉脐兼要揉龟尾，更用推揉到涌泉。"（按：据该书手掌正面图及《保赤推拿法》图所示，大肠在食指第一节。）

⑤《幼科铁镜》："大肠侧推虎口，何殊诃子、炮姜；反之，则为大黄、枳实。"

⑥《万育仙书》："大肠穴，在食指根节。"

⑦《小儿推拿广意》："指上三关，推之通血气、发汗。"据《小儿推拿广意》阳掌之图所示，食指端为肝，食指掌面第三节为大肠。

⑧《幼科推拿秘书》："大肠穴在食指外边。"

⑨《幼科推拿秘书》："大肠筋在食指外边，络联于虎口，直到食指侧巅。"

⑩《幼科推拿秘书》："向外正推泄肝火，左向里推补大肠。"

⑪《幼科推拿秘书·推拿手法》："侧推大肠到虎口……盖因赤白痢、水泻，皆属大肠之病，必推此，以止而补之，且退肝胆之火。推者必多用工夫……若大肠火结，退六腑足矣，不必推。"

⑫《保赤推拿法》："大肠侧推到虎口穴法：大肠经，即食指尖侧，即靠大指边。虎口，即大指与食指之手交叉处，从儿食指尖斜推到虎口，治膨胀水泻痢疾。红多，再推肾经；白多，再推三关。"

⑬《保赤推拿法》："虎口侧推到大肠经法：儿有积滞，从虎口穴侧推到大肠经，能使儿泻。"

⑭《厘正按摩要术》："掐大肠侧、大肠侧在食指二节侧。"

⑮《厘正按摩要术》："食指端肝，三节大肠。"

⑯《推拿三字经》："……若泻痢，推大肠，食指侧（食指外侧乃大肠真穴），上节上（食指外侧上节上）"

⑰《推拿三字经》："看印堂……色黄者，脾胃伤，若泻肚，推大肠（大肠肺之腑也，在食指外侧上节），一穴愈，来往忙（必须往来多推有妙理也）。"

⑱《推拿三字经》："大便闭，外泻良，泻大肠（大肠与肺相表里，肠结乃肺燥也，大肠亦燥，而脾为肺之母也，亦必燥泻也）。立去恙，兼补肾，愈无恙。"

⑲《推拿三字经》："脱肛者，肺虚恙，补脾土，二马良，补肾水，推大肠，来回推（来回推大肠之穴，能固大肠、利小便、和血顺气，故痢泻脱肛皆治），久去恙。"

⑳《推拿三字经》："大肠真穴在食指外侧上节，来回推之，为清补大肠，凡清之气下降，补则气上升，清补和血顺气；故泻肚痢疾用力多推，一穴立愈，利小便而止大便。"

20.小肠

穴位类别：推拿特定穴位。

出处：《针灸大成》。

别名：小肠筋。

位置：目前通用位置为小指尺侧缘，自指尖到指根成一直线。

此外，《针灸大成》认为小肠穴在男性位于食指近端指骨的腹面，在女性位于食指中段指骨的腹面；《小儿推拿广意》认为该穴位于中指近端指骨的腹面，阳掌之图所示中指端为心，中指第二节为小肠；阴掌之图所示小肠在近肘肘处。《幼科铁镜》认为该穴位于食指中段指骨的腹面；《幼科推拿秘书》认为该穴位于小指尺侧边缘一线。同时，尚有小肠穴在食指第二节、中指第二节、中指第三节、前臂尺侧缘近肘肘处等说法。

操作：常用推法，将患儿的掌心朝向上方，从指尖推向指根为补，称补小肠；反之为清，称清小肠。

补小肠和清小肠统称推小肠（图400 推小肠）。推100～300次，须轻而快。

功用：清下焦湿热，分清别浊，止泻，利尿。

主治：小便赤涩，尿闭，尿赤，遗尿，腹泻，口舌糜烂等证。

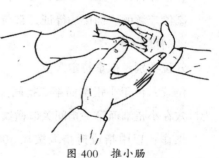

图400　推小肠

临床应用：清小肠能清利下焦湿热、泌清别浊，多用于小便短赤不利、尿闭、水泻等证；若心经有热，移热于小肠，以本法配合清天河水、清补脾经、清大肠、推箕门等法，能增强清热利尿作用；若属下焦虚寒、多尿、遗尿，则宜用补小肠与补肾经合用。

配伍：

①小肠穴与三关、脾土、大肠、三焦、八卦和总筋等穴位配伍，能治疗痄热。

②若心经有热，移热于小肠，常配清心经、清天河水等法。

③若下焦虚寒、多尿、遗尿，或阴虚水亏，小便短少，则宜用补法。

文献辑录：

①《幼科推拿秘书》："小肠穴，在小拇指外边。"

②《幼科推拿秘书》："小肠筋在小指外边，络联于神门，直至小指侧巅。"

③《厘正按摩要术》："中指端心，三节小肠。"

④《推拿三字经》："小肠膀胱二穴俱在小指外侧，小便闭膀胱气化不行，向外清之，老幼加减……"

⑤《推拿三字经》："小便闭，清膀胱，补肾水、清小肠（小肠心之府，心气一动、肺气一行、化物出事）。"

⑥《针灸大成》："小肠经赤色，主小便不通，青色主气结。"

21. 肾顶

穴位类别：推拿特定穴位。

位置：位于小指顶端。

操作：以中指或拇指在小指尖顶端按揉，称揉肾顶（图 401 揉肾顶）。按揉 100~300 次。

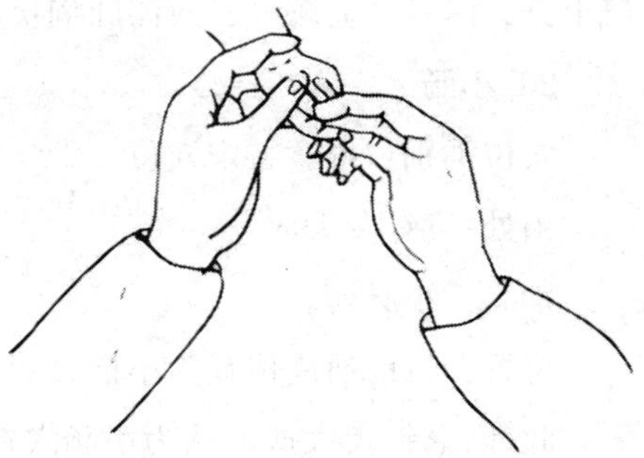

功用：收敛元气，固表止汗。

主治：自汗、盗汗或大汗淋漓不止、解颅等证。

临床应用：本穴止汗确有良效，可治自汗、盗汗、大汗淋漓。治阴虚盗汗可配揉二马，治阳虚自汗配补脾经。

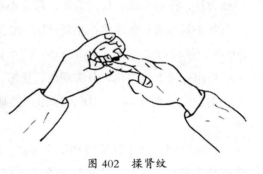

图 401　揉肾顶

临床上，揉肾顶与揉肾经可同时操作。

配伍：

①治疗自汗、盗汗等证，可与补肺金、补脾土等合用。

②治疗解颅、佝偻病等证，常与补脾经、补肾经、捏脊、揉足三里等法配用。

22. 肾纹

穴位类别：推拿特定穴位。

位置：位于小指掌面第二指间关节横纹处。另有人认为该穴在小指掌面第一指间关节横纹处。

操作：以中指或拇指端按揉 100~500 次，称揉肾纹（图 402 揉肾纹）。

功用：收敛元气，固表止汗，散瘀结，解内热，祛风明目。

图 402　揉肾纹

主治：目赤肿痛，鹅口疮，热毒内陷，瘀结不散，高热，自汗，盗汗，呼吸气凉，手足逆冷等证。

临床应用：本穴主要用于目赤肿痛、热毒内陷及瘀热不散所致的高热、呼吸气凉。

配伍：

①治疗目赤、鹅口疮、瘀结等证，常与揉肾顶合用。

②治疗四肢逆冷，多与揉小天心、退六腑、清天河水、分阴阳等法合用。

23. 板门

穴位类别：推拿特定穴位。

出处：《针灸大成》。

别名：版门。

位置：手掌大鱼际之平面，相当于鱼际穴处，如《增图考释推拿法》曰："板门：鱼际……"

此外，有关板门位置的记述还有：《幼科推拿秘书》认为本穴属胃脘；据《针灸大成》及五指筋图所示，板门在总筋与小天心之间；从虎口经鱼际至总筋成一直线；在手掌大鱼际平面部；在鱼际穴内 1 寸，为奇穴；位于掌面腕横纹的远心端，大鱼际与小鱼际之间。

操作：常用揉法、推法、掐法等。在本穴作揉法时，医者应以一手的食指及中指托持患儿一手的第一掌指关节背面，以同一手的拇指作节律均匀的揉法。用拇指或食指指腹，在大鱼际平面的中点作揉法 30 ~ 50 次，称揉板门或运板门（图 403 揉板门）；以拇指桡侧自拇指根向腕横纹推纹 50 ~ 200 次，称板门推向横纹（图 404 板门推向横纹）；反之则称为横纹推向板门。

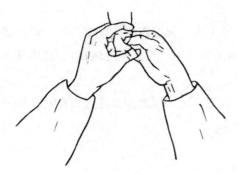

图 403 揉板门

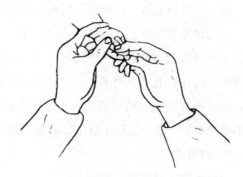

图 404 板门推向横纹

功用：健脾和胃，消食化滞，除腹胀，除气吼，止吐泻。

主治：食欲不振，嗳气，呕吐，胃痛，食积，腹胀，泄泻，发热，气喘等证。为治疗消化系统疾病之要穴。

临床应用：揉板门能健脾和胃、消食化滞、运达上下之气，多用于气促、气攻、气痛、呕胀、乳食停积、食欲不振、腹胀、腹泻、呕吐等证，常与推脾经、运八卦、分腹阴阳等法合用。用重揉法，能促进食欲。

单用运板门，可治腹泻、呕吐，但次数宜多。板门推向横纹，功专止泻，用于脾阳不振、乳食停积所致的泄泻，多与推大肠、推脾经等法合用。横纹推向板门，功专止吐，用于胃气受伤，失于和降，推之能和胃降逆而止呕吐，多与推脾经、分腹阴阳、运八卦等法合用。

配伍：

①本穴与脾土、足三里相配伍，可治疗食欲不振。

②本穴与脾土、三关等穴相配伍，可治疗寒泻。

③本穴与脾土、六腑等穴相配伍，可治疗热泻。

④本穴与肺经相配伍，可治疗咳嗽气促。

文献辑录：

①《小儿推拿方脉活婴秘旨全书》："板门：在大指节下五分，治气促、气攻。板门推向横文，主吐；横文推向板门，主泻。"

②《针灸大成》："揉板门：除气促、气攻、气吼、气痛，呕胀用之。"

③《针灸大成》："如被水惊，板门大冷；如被风惊，板门大热。"

④《小儿推拿方脉活婴秘旨全书》："板门专治气促攻。"

⑤《小儿推拿广意》："板门：揉之，除气吼、肚胀。"

⑥《小儿推拿广意》："推板门，止小肠之寒气。"

⑦《小儿推拿广意》："板门推上横门可吐，横门推下板门可泄。二穴许对掐之。"

⑧《幼科推拿秘书》："板门直推到横纹：板门穴在大指下，高起一块平肉如板处，属胃脘……板门直推到横纹，止吐神效。横纹转推到板门，止泻神效。"

⑨《保赤推拿法》："在儿板门穴揉之，治气攻、气吼、气痛、呕胀。"

⑩《推拿抉微》:"从板门推到横门穴,能止儿泻。"

⑪《推拿抉微》:"在儿板门穴揉之,治气攻、气吼、气痛、呕胀。"

⑫《万育仙书》:"推板门,气吼气促用之。"

⑬《推拿三字经》:"……吐并泻,板门良(此穴亦属脾土也,脾虚作泻,胃虚乃呕,此穴能运达上下之气也),揉数万,进饮食(板门之穴属胃经,又能运达上下之气,能进饮食),亦称良(故曰称良,岂止治上吐下泻乎,心口疼亦此穴也)。"

⑭《推拿三字经》:"板门穴在平肉中内有筋头,抹如豆粒,瘦人揉之即知此穴为真穴。凡穴不真不能治病,吾治多人止上吐下泻霍乱,数在三万,病去如失。"

24. 内劳宫

穴位类别:手厥阴心包经穴位。

出处:《灵枢》。

别名:劳宫、内劳、内牢宫、内牢。

位置:位于掌心,握拳时当中指尖抵掌处。《小儿推拿方脉活婴秘旨全书》曰:"内劳宫,屈中指尽处是穴,发汗用。"

操作:常用摩法、揉法、掐法。操作时,使患儿一手的掌心朝向上方。医者以一手握而托持患儿之手,以另一手的中指或食指作摩法或揉法。手法要轻而稍快,节律须均匀。用中指端按揉 50～100 次,称揉内劳宫;运约 100 次。

功用:清热除烦,息风凉血,发汗退热。

主治:一切实热证以及发热,烦渴,口疮,齿龈糜烂,虚烦,内热,无汗等证。

临床应用:内劳宫乃清热除烦之要穴,多用于心经有热而致口舌生疮、发热、烦渴等证。本穴还可作切(触)诊用。

配伍:

①揉内劳宫与揉掌小横纹、揉小天心配伍,能清虚热,对心、肾两经虚热最为适宜。

②本穴与心经、三关相配伍,有发汗作用。

③用于治疗五心烦热,口舌生疮,便血等证,多与清天河水、清心经、揉小天心等法合用。

文献辑录:

①《针灸大成》:"揉劳宫:动心中之火热,发汗用之,不可轻动。"

②《针灸大成》:"运劳宫:屈中指,运儿劳宫也。右运凉;左运汗。"

③《小儿推拿广意》:"内劳宫:属火,揉之发汗。"

④《幼科推拿秘书》:"内劳宫,在手心正中,属凉。"

⑤《幼科推拿秘书》:"点内劳:内劳在手心处,属凉,捞明月在此。点者,轻轻拂起,如蜻蜓之点水,退心热甚效。"

⑥《保赤推拿法》:"揉内劳宫穴法:内劳宫穴,在略偏大指边,天心穴之左。屈儿中指手掌心,其中指头按处即是。欲儿发汗,将儿小指屈住,用手揉儿内劳宫,向左按而运之。若向右运,反凉。"

⑦《小儿推拿方脉活婴秘旨全书》:"一掐心经二劳宫,推上三关汗即通。"

⑧《厘正按摩要术》："手心冷者腹中寒，手心热者虚火旺。"

⑨《万育仙书》："运内劳宫，屈中指运之，能动五藏六腑之气，左运汗，右运凉。"

⑩《推拿仙术·阳掌诀法》："擦心经，揉内劳宫，推三关，发热用之，开毫窍出汗。"

25. 八卦

穴位类别：推拿特定穴位。

出处：《针灸大成》。

别名：内八卦。

位置：位于掌心，是环绕掌心（内劳宫）四周八个穴位的总称（图405 八卦）。以手掌中心内劳宫为圆心，从圆心至中指掌指关节横纹约2/3处为半径，画圆，八卦穴即在此圆上。依次分乾、坎、艮、震、巽、离、坤、兑（对小天心穴者为坎，对中指指根者为离，在拇指侧半圆中点者为震，在小指侧半圆中点者为兑）。

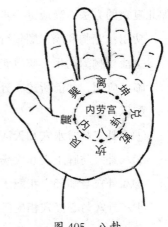

图405 八卦

坤、兑、乾、坎、艮、震、巽、离各穴，其中坎与离相对，震与兑相对，乾与巽相对，坤与艮相对。震为东方，属肝木；兑为西方，属肺金；坎为北方，属肾水；离为南方，属心火。这八个穴位又可以各称为宫，如乾宫、艮宫等。

此外，《针灸大成》卷十将围绕掌心周围八个穴位称为内八卦，曰："运八卦，除胸肚膨闷，呕逆气吼噫，饮食不进用之。"该书卷十《阴掌图各穴手法仙诀》还认为位于左手掌背中心周围的为外八卦，曰："外八卦，通一身之气血，开脏腑之秘结，穴络平和而荡荡也。"

据《针灸大成》女子右手正面之图所示，八卦与男子左手成反方向，男子掌心与掌背外八卦同方向。

操作：操作时，常用拇指或中指按顺时针或逆时针方向用运法，称为运八卦，亦称运内八卦。随证根据需要还可全运八卦（运一周）或分运八卦（运部分）。如自乾向坎经震运至兑为一遍，称顺运八卦，但在运至离时要轻轻而过；自兑向坤经坎运至乾为一遍，称逆运八卦，在运到离时，也要轻轻而过，每四卦一运；如自乾向坎经艮至震，或自巽向离经坤至兑等，称分运八卦。运八卦一般运50~300次；掐3~5次。

根据古今文献记载，运八卦有许多操作方法，其作用各不相同。运八卦时，将患儿的左掌心向上，医者以左手食指、中指、无名指和小指托住患儿的手指，用右手食指、中指、无名指和小指托住患儿左手背，以大指桡侧面作为接触面进行运法；也可用一手托持患儿的左手，另一手以食指或中指指端作为接触面推运。推运至离宫时，要轻轻带过，或以大指掩盖于离宫上，使"运八卦"时，医者推运之指不接触离宫。因为离宫属心火，推运离宫，恐动心火。自乾宫起，顺时针方向推运至震宫，重运一次，轻运七次，为定魄。自巽宫起，顺时针方向推运至兑宫，重运一次，轻运七次，为安魂。自坤宫起，顺时针方向推运到坎宫，重运一次，轻运七次，能退热。自艮宫起，顺时针方向推运至离宫，重运一次，轻运七次，能发汗。自离宫起，顺时针方向推运至乾宫，重运一次，轻运七次，治咳嗽。若用食指尖自患儿的乾宫起，逆时针方向推运，经兑、坤而到坎宫，再复至乾宫，能开胸化痰，除气闷胀满。自坎宫起，逆时针方向推运至艮宫，能治热证，并有止吐作用。自艮宫起，顺时针方向推运至坎宫，可治寒证，且有止泻作用。自离宫掐至乾宫，中间用轻掐法，两头用重掐法，能化痰，治咳嗽、昏迷、呕吐等证。自乾宫推至兑宫，有开胸化痰的作用。重揉艮宫，治疗患儿饮食不入。坎与离之间直推，为"水火相济之法"。

除以上介绍的推拿八卦的方法外，尚有其他许多推拿八卦的方法，繁多而难以记忆。是否需要如此复杂的方法，尚应进一步分析和研究。

功用：宽胸利膈，顺气行痰，行滞消食，降逆止呕。

主治：胸闷纳呆，咳嗽痰喘，胸闷腹胀，乳食内伤，呕吐泄泻，食积发热，大便秘结等证。

临床应用：如前所述，分运八卦根据分运卦的部位不同，而治疗作用各异。

配伍：

①八卦穴与肾水穴和天河水穴相配伍，可治淋疴。

②八卦穴与脾土穴和大肠穴相配伍，可治命门元气亏损、胃经有病和饮食不消化。

③八卦穴与肺经穴相配伍，可治咳嗽有痰、昏迷呕吐。

④八卦穴与心经穴相配伍，可治咳嗽、吐逆。

⑤八卦穴与三关穴、脾土穴及阴阳穴相配伍，可治疗头痛。

⑥八卦穴与三关穴、阴阳水、四横纹穴、龟尾穴及大肠穴等相配伍，可治赤白痢。

⑦八卦穴与大肠穴、六腑穴、横纹穴、肾水穴及脐等相配伍，可治热泻。

⑧八卦穴与三关穴、大肠穴、肾水穴、阴阳穴、龟尾穴及脐等相配伍，可治冷泻。

⑨治疗胸膈不利、伤乳食、胸闷、腹胀等证，常与推脾经、掐揉四横纹、运板门、推揉膻中、分腹阴阳、按弦走搓摩等法合用。

⑩治疗痰鸣、咳嗽等证，多与揉膻中、推脾经、推肺经等法合用，以止咳化痰。

⑪逆运八卦能降气平喘，用于痰喘、呕吐等证，多与推天柱、推揉膻中等法合用。

文献辑录：

①《针灸大成》："一掐肺经，二掐离宫起，至乾宫止，当中轻，两头重；咳嗽化痰，昏迷呕吐用之。"

②《针灸大成》："运八卦，除胸肚膨闷，呕逆气吼噎，饮食不进用之。"

③《针灸大成》："运八卦：以大指运之，男左女右，开胸化痰。"

④《小儿推拿方脉活婴秘旨全书》："运行八卦开胸膈，气喘痰多即便轻。"

⑤《小儿推拿方脉活婴秘旨全书》："运八卦：开胸膈之痰结，左转止吐，右转止泻。"

⑥《推拿仙术》："胃经有病食不消，脾土大肠八卦调。"

⑦《推拿仙术》："头向上（注：头向上名曰马蹄惊，此因受风热被吓之症也），运八卦、补脾土为主。"

⑧《推拿仙术》："运八卦，胸满腹胀，呕喘噎，饮食不进用之。"

⑨《小儿推拿广意》："……凉则多补，热则多泻。"

⑩《小儿推拿广意》："运八卦，开胸化痰除气闷。吐乳食，有九重三轻之法。"

⑪《幼科铁镜》："病在脾家食不进，重揉艮宫妙似圣，再加大指面旋推，脾若初伤推即应。"

⑫《幼科铁镜》："寒则旋推从艮入坎，热则旋推从坎入艮。"

⑬《幼科推拿秘书》："八卦，将指根下是离宫，属心火。运八卦必用大指掩掌，不可运，恐动心火。"

⑭《幼科推拿秘书》："坎宫紧与离宫相对，在小天心之上，属肾水。"

⑮《幼科推拿秘书》："乾宫名天门，一名神门。在坎宫之右。"

⑯《幼科推拿秘书》："运八卦……此法开胸化痰，除气闷胀满。"

⑰《保赤推拿法》："运内八卦法：从坎到艮左旋推，治热，亦止吐。从艮到坎右旋推，治凉，亦止泻。掌中离南、坎北、震东、兑西、乾西北、艮东北、巽东南、坤西南。男女皆推左手。"

⑱《推拿三字经》："胸膈闷，八卦详（八卦主运动、调和五藏之气），男女逆，运八卦，离宫轻……"

按语：

①古代《易经》中，用"—"（阳）和"--"（阴）两种基本符号组成八种图形，即：乾、坤、巽、震、坎、离、艮、兑。八卦各代表自然界一定的事物或方位，它们是：乾（天、西北）、坤（地、西南）、巽（风、东南）、震（雷、东）、坎（水、北）、离（火、南）、艮（山、东北）、兑（泽、西）。

②有人认为，只有左手有八卦穴，而右手无八卦穴，其理由是如果右手也有八卦穴，那么方向就会相反。也有人认为，对于男性患儿，应该推左手八卦穴，而对于女性患儿，应该推右手八卦穴。目前在临床上，不论患儿是男是女，大多数医师都取患儿左手八卦穴进行推拿。

26. 天门

穴位类别：推拿特定穴位。

别名：神门、乾宫。

位置：位于手掌内侧乾宫处。

此外，《幼科推拿秘书》认为："乾宫名天门，一名神门，在坎宫之右"。《万育仙书》认为"天门在大指尖侧"。

操作：可自大指尖向该处直推，约50次；自食指尖推向虎口或反之，约50次；拿天门穴并摇肘肘，3～5次。

主治：消化不良，气血不和等证。

文献辑录：

①《小儿推拿广意》："天门入虎口，推之和气生血生气。"

②《幼科推拿秘书》："天门入虎口重揉肘肘法：此顺气生血之法也。天门即神门，乃乾宫也。"

③《推拿三字经》："天门口（此穴乃天门入虎口），顺气血（和血顺气，而气下行）。"

27. 水底

穴位类别：推拿特定穴位。

位置：位于小指及第五掌骨的尺侧边。

文献辑录：

《幼科推拿秘书》："水底穴，在小指旁，从指尖到乾宫外边皆是。"

28. 小天心

穴位类别：推拿特定穴位。

出处：《针灸大成》。

别名：天心。

位置：位于掌根横纹微上正中处，大小鱼际交接之中点凹陷处，坎宫之下，总经之上，即手掌根部大陵穴的远心端五分处。如《保赤推拿法》曰："小天心穴在儿手掌尽处。"《厘正按摩要术》曰："小天心在掌根处。"

此外，《针灸大成》认为小天心位于手掌根部，大陵穴的远心端五分处。《增图考释推拿法》认为小天心即大陵；《推拿抉微》也认为"小天心即针灸之所谓大陵穴，属心包络，故能治风。然当系因热生风"。《万育仙书》认为"小天心，在劳宫下，坎宫上"。《幼科推拿秘书》认为"小天心在坎宫下中门"。

操作：常用掐法、捣法、揉法等。操作时，使患儿的掌心朝向上方，医者以一手的食指（或中指、拇指）在本穴作掐法或揉法；也可以用一手的食指、中指、无名指或小指托持患儿的腕背，以拇指作掐法或揉法。如用中指端揉100～300次，称揉小天心（图406 揉小天心）；用拇指甲掐，称掐小天心；用拇指指甲掐揉5～30次，称掐揉小天心；以中指关节或屈曲指间关节捣约30次，称捣小天心。掐后可继揉，约30次。

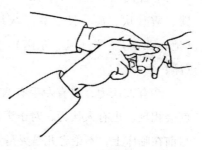

图406　揉小天心

功用：安神止搐，清热除烦，清肾利尿，镇惊，通窍，明目。

主治：惊风，抽搐，烦躁不安，夜啼，小便赤涩不利，斜视，目赤痛，疹痘欲出不透等证。

临床应用：

①本穴为清心安神之要穴。

②揉小天心能清热、镇惊、利尿、明目，主要用于心经有热而致目赤肿痛、口舌生疮、烦躁不安，或心经有热移之于小肠而致小便短赤等证，此外对新生儿的硬皮症、黄疸、遗尿、水肿、疮疖、疹痘欲出不透等亦有效。

③掐、捣小天心能镇惊安神，主要用于惊风抽搐、眼翻、目斜视、夜啼、惊燥不安等证，如眼上翻者可向下掐捣，右斜视者向左掐捣，左斜视者向右掐捣。

配伍：

①用于心经有热、惊风、夜寐不安，以掐揉小天心为主，常与清天河水、揉二马、清肝经等法合用。

②治心经热盛，移热于小肠，而致小便赤涩、口舌生疮，揉小天心多与清天河水、揉二马、清小肠等法合用。

③治惊风眼翻、斜视，可配合掐老龙、掐人中、清肝经等合用。

文献辑录：

①《幼科推拿秘书》："小天心：因额上有大天心，故此阴阳中间名小天心，临坎水。小水赤黄，揉此以清肾水之火。眼翻上下，掐之甚妙。"

②《幼科推拿秘书》："小天心……揉此以清肾水之火。眼翻上下，掐之甚妙。若绕天心，则已在分阴阳之内矣。"

③《幼科推拿秘书》："运土入水（补）：土者脾土也，在大指。水者，坎水也，在小天心穴上。"

④《针灸大成·按摩经·要诀》："小天心能生肾水，肾水虚少须用意。"

⑤《针灸大成》："掐小天心，天吊惊风，眼翻白，偏左右及肾水不通用之。"

⑥《小儿推拿方脉活婴秘旨全书》："天心穴，乾入寸许，天吊惊风，口眼㖞斜，运之效。"

⑦《幼科铁镜》："儿眼翻上者，将大指甲在小天心向掌心下掐，即平。儿眼翻下者，将大指甲在小天心向总筋上掐，即平。"

⑧《推拿仙术》："揉掐小天心，眼翻白偏左右，小便闭用之。"

⑨《小儿推拿广意》："小天心：揉之，清肾水。"

⑩《保赤推拿法》："掐小天心穴法：小天心穴在儿手掌尽处。儿有风证，眼翻上者，将此穴掌下掐；眼翻下者，将此穴向总筋上掐，即平。"

⑪《万育仙书》："掐揉小天心，治口眼㖞斜，生肾水。小儿天吊惊眼翻，头偏左右用之。"

⑫《推拿三字经》："……眼翻者，上下僵，揉二马，捣天心（天心在坎位中）。翻上者，捣下良（捣者打也），翻下者，捣上强，左捣右，右捣左。"

⑬《推拿捷径》："治肾水枯竭，应揉小天心穴。"

按语：本穴与内劳宫同属心包络，均能清心经之热，镇惊安神。但内劳宫清热力强，而小天心安神效佳，并能利尿、透疹。

29. 掌天心

穴位类别：推拿特定穴位。

位置：位于掌心正中。

操作：常用运法。

主治：惊风及口眼㖞斜等证。

30. 大横纹

穴位类别：推拿特定穴位。

出处：《针灸大成》。

别名：横门。

位置：位于腕部掌侧横纹处。《幼科推拿秘书》曰："大横纹在手掌下一横纹。"

此外，大横纹穴有点状穴位和线状穴位之分，如《针灸大成》认为大横纹穴位于掌侧腕横纹中点的近心端，为点状穴位；《保赤推拿法》认为大横纹穴即掌侧腕横纹，为线状穴位。也有医家将横纹近拇指端称阳池，近小指端称阴池，如《幼科推拿秘书》曰："阳池穴、阴池穴，在小天心两旁。"

操作：常用掐法，推法。操作时，两拇指自掌后纹中向两旁分推，称分推大横纹，又称分阴阳（图407 分推大横纹）；若自两旁向中间合推，称合推大横纹，又称为合阴阳（图408 合推大横纹）。分推或合推，一般轻快均匀地推50～100次；掐，由轻而重3～5次，注意勿掐破局部皮肤。

功用：消腹胀，止吐泻，利尿，镇静安神，化痰平喘。

主治：寒热往来，呕吐，食积，腹泻，腹胀，小便赤涩，痢疾，烦躁不安，痰涎壅盛等证。

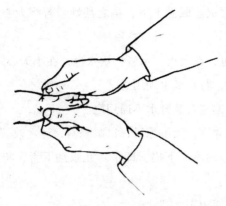
图 407　分推大横纹

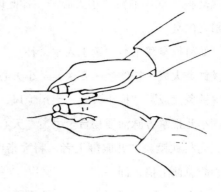
图 408　合推大横纹

临床应用：

①《保赤推拿法》认为自横门穴推向板门穴，可止呕吐；自板门穴推向横门穴，止泻；自横门穴刮到中指尖并掐之，催吐；掐横门穴还可治喉中痰响。

②《幼科推拿秘书》认为自横纹穴直推至板门穴，止泻；而自板门穴推至横纹穴，止吐。

③临床上，分阴阳能平衡阴阳、调和气血、行滞消食，多用于阴阳失调、气血不和而致寒热往来、烦躁不安、乳食停滞、呕吐、腹胀、腹泻、痢疾等证；合阴阳能行痰散结，多用于痰结喘咳、胸闷等证，若配合揉肾纹，清天河水，则可加强行痰散结的作用。

配伍：《小儿推拿方脉活婴秘旨全书》认为大横纹与肾经、小横纹和六腑穴相配伍，可治小便赤涩。

文献辑录：

①《针灸大成》："板门推向横门掐，止泻；横门推向板门掐，止吐。"

②《针灸大成》："推横门向板门，止呕吐。板门推向横门，止泻。如喉中响，大指掐之。"

③《小儿推拿方脉活婴秘旨全书》："小指属肾，掐肾一节、小横纹、大横纹、退六腑，治小便赤涩。"

④《小儿推拿方脉活婴秘旨全书》："横纹掐至中指尖，主吐（横纹在掌尽处）。"

⑤《幼科推拿秘书》："大横纹，在手掌下一道横纹。"

⑥《保赤推拿法》："从横门穴刮到中指尖，掐之使小儿吐。"

⑦《保赤推拿法》："在儿横门穴掐之，治喉中痰响。"据该书保赤推拿法图所示，横门在掌横纹处。

⑧《推拿抉微》："横门穴：即掌与肱交界之横纹，……从横门推到板门，能止儿吐。"

⑨《推拿抉微》："横门穴刮到中指尖掐之，使小儿吐。"

⑩《推拿抉微》："在儿横门穴掐之，治喉中痰响。"

⑪《增图考释推拿法》："横门，当大陵之上，内关之下，亦心包络之脉所经……"

31. 阴穴

穴位类别：推拿特定穴位，手少阴心经穴位。

别名：阴池。

位置：位于手掌根大横纹尺侧端，相当于神门穴。另有阴穴在大横纹桡侧端之说。

功用：平衡阴阳，调和气血，消除食积，行痰散结。

主治：寒热往来，气血不和、腹泻，呕吐，食积，泄泻，惊风，抽搐，烦躁不安，痰涎壅盛。

32. 阳穴

穴位类别：推拿特定穴位，手太阴肺经穴位。

别名：阳池。

位置：位于大横纹桡侧端，相当于太渊穴。另有阳穴在大横纹尺侧端之说。

操作：用两手拇指指腹从小天心穴向两侧分推约 30～100 次，称分阴阳；以两手拇指指腹从阴池、阳池向小天心合推约 30～100 次，称合阴阳。掐 3～5 次。

功用、主治：同阴穴。

临床应用：阴穴与阳穴临床多合用。分阴阳功在平衡阴阳，调和气血，故用于阴阳失调、气血不和而致寒热往来，烦躁不安，腹胀，泄泻等证。但实热证应重分阴池，而虚寒证则重分阳池。合阴阳功专行痰散结，用于痰结喘咳、胸闷等证，多配用揉肾纹、清天河水等。

文献辑录：

① 《针灸大成》："分阴阳，止泄泻痢疾，遍身寒热往来；肚膨呕逆用之。"

② 《针灸大成》："如喉中响，大指掐之。"

③ 《针灸大成》："分阴阳：屈儿拳于手背上，四指节从中往两下分之，分利气血。"

④ 《针灸大成》："和阴阳：从两下合之，理气血用之。"

⑤ 《小儿推拿方脉活婴秘旨全书》："横文两傍，乃阴阳二穴，就横文上，以两大指中分，望两傍抹，为分阴阳。肚胀、腹膨胀、泄泻、二便不通、脏腑虚，并治。"

⑥ 《推拿仙术》："凡男女有恙俱由于阴阳寒热之失调也，故医者当先为之分阴阳；次即为之推三关、退六腑……如寒多则宜热之，多分阳边与推三关。热多则宜凉之，多分阴边与退六腑……"

⑦ 《秘传推拿妙诀》："肚响是气虚，分阴阳、推脾土为主。"

⑧ 《秘传推拿妙诀》："四肢掣跳，寒热不拘，掐五指节、分阴阳为主。"

⑨ 《秘传推拿妙诀》："头偏左右有风，分阴阳、掐五指节为主。"

⑩ 《秘传推拿妙诀》："眼向上，分阴阳、推肾水、运水入土为主。"

⑪ 《小儿推拿广意》："……分阴阳，阳则宜重，阴则宜轻……"

⑫ 《小儿推拿广意》："分阴阳，除寒热泄泻。"

⑬ 《万育仙书》："分阴阳……屈儿拳于四指背节，从中两边分之，治泄泻症。"

⑭ 《厘正按摩要术》："推分阳池，由小儿阳掌根中间，向左蘸葱姜汤推之，治唇干头低，肢冷项强、目直视，口出冷气。"

⑮ 《厘正按摩要术》："推分阴池，由小儿阳掌根中间，向右蘸葱姜汤推之，须用手大指，一分阳，一分阴……"

⑯ 《推拿三字经》："……看印堂，……色白者，肺有痰，揉二马，合阴阳（自阴阳处向内、合之而阴阳和也），天河水，立愈恙……"

⑰ 《推拿三字经》："分阴阳者以我两大拇指，从小天心下横纹处两分处推之，能分寒热、平气

血，老幼加减。"

⑱《推拿三字经》："合阴阳，以我两大指从阴阳处合之，盖因痰涎涌甚，先推肾经取热，然后用大指合阴阳，向天河水极力推至曲池，而痰即散也。各穴三百数。"

⑲《幼科推拿秘书》："分阴阳……推此不特能和气血。凡一切膨胀泄泻，如五脏六腑有虚，或大小便不通，或惊风痰喘等疾，皆可治之。至于乍寒乍热尤为对症。热多则分阳从重，寒多则分阴从重。"

⑳《幼科推拿秘书》："合阴阳……盖因痰涎涌甚，先掐肾经取热……"

㉑《增图考释推拿法》："阴穴：太渊……阳穴：神门（兑冲、中都、锐中）……"

33. 鱼脊

穴位类别：推拿特定穴位。

位置：位于腕部掌面的桡侧端，腕部阳池穴之旁。

文献辑录：

《幼科推拿秘书》："鱼脊穴，阳池旁边小窝处，乃大指散脉处。"

34. 浮心

穴位类别：推拿特定穴位。

位置：位于腕部掌侧大横纹的桡侧边。

文献辑录：

《幼科推拿秘书》："浮心穴，在大横纹左边。"

35. 合骨

穴位类别：推拿特定穴位。

位置：据《幼科铁镜》合骨虎口二穴图所示，合骨穴在掌根大小鱼际交接处。

文献辑录：

①《幼科铁镜》："合骨穴乃两骨合缝处。"

②《幼科推拿秘书》："合骨穴，在手背大指、食指两骨丫叉相合之间。"

③《秘传推拿妙诀》："卒中风，急筋吊颈，拿合骨穴、掐威灵穴为主。"

④《秘传推拿妙诀》："……九拿合骨穴（即总经）通十二经能开关……"

36. 青筋

穴位类别：推拿特定穴位。

位置：位于总筋与阳池（太渊与赤筋）连线之中点。

操作：常用掐法 3~5 次；揉法约 30 次。

主治：目糊，目赤等证。

文献辑录：

①《针灸大成》："青筋，乃纯阳属木，以应肝与胆，主温和，外通两目。反则赤涩多泪，却向坎位掐之，则两目自然明矣。"

②《保赤推拿法》："掐青筋法，靠赤筋里边第二青筋，属木，以应肝与胆，外通两目，掐之治眼赤涩多泪。"

37. 白筋

穴位类别：推拿特定穴位。

别名：阴经。

位置：位于腕部掌侧横纹，正对无名指处。

操作：常用掐法 3～5 次；揉法约 30 次。

功用：性微凉，能退热。

主治：胸膈胀满，头昏痰喘等证。

文献辑录：

①《针灸大成》："白筋，乃浊阴属金，以应肺与大肠，主微凉，外通两鼻孔，反则胸膈胀满，脑昏生痰，都在界后掐之。"

②《保赤推拿法》："掐白筋法：靠总筋边第四白筋，属金，以应肺与大肠，外通两鼻孔，胸腹胀满，脑昏生痰掐之。"

38. 交骨

穴位类别：推拿特定穴位。

位置：据《推拿指南》左手掌面图所示，交骨在掌横纹两侧端，尺桡骨头前凹陷中。

文献辑录：

①《厘正按摩要术》："掌根上为阳池，下为阴池，二池旁为交骨。"

②《厘正按摩要术》："按交骨，交骨在手掌后，上下高骨间。以中、大指合按之，治急慢惊风。"

③《推拿指南》："此法治急慢惊风。交骨穴，在手掌后上下弓骨间，用右手大中二指合按之，男左女右。"

④《推拿捷径》："……交骨原因两骨交，穴探掌后须记牢。"

39. 列缺

穴位类别：手太阴肺经穴位。

别名：仙手。

位置：位于桡骨茎突上方，腕横纹上 1.5 寸处。

操作：常用拿法 3～5 次。

主治：感冒，无汗，惊风等证。

文献辑录：

①《小儿推拿广意》："两手抄停，食指尽处为列缺，止头疼。"

②《推拿三字经》："……看印堂，……色黑者，风肾寒，揉二马，清补良，列缺穴（诸风惊者必须拿列缺，肾寒久拿出汗风即散），亦相当（列缺穴寒火能解，乃亦相当也）。"

③《推拿三字经》："治伤寒，拿列缺，出大汗，立无恙，受惊吓，拿此良，不醒事，亦此方。或感冒，急慢羔，非此穴，不能良。"

④《推拿三字经》："遍身潮，分阴阳，拿列缺，汗出良。"

⑤《推拿三字经》："列缺穴在内外踝，踝下对手拿汗，名称仙手即此穴也。邪祟不省人事，拿此必大汗，痰清邪祛。"

40. 大三关

穴位类别：推拿特定穴位。

出处：《针灸大成》。

别名：三关、臂三关。

位置：位于前臂桡侧缘，腕横纹至肘横纹成一直线，也即自阳池（太渊）至曲池成一直线。

此外，另有三关位于前臂伸侧，在一窝风经外关至曲池，从阳池经外关至曲池或少海，从鱼际至曲池等说法。

操作：常用推法。如医者用一手的拇指桡侧面或食、中二指并拢之指腹自腕横纹推向肘横纹200～500次，称推三关，也称为"推上三关"；屈患儿拇指，自拇指外侧端推向肘，称为大推三关；自肘推至腕，称为"推下三关"或"退下三关"。直推100～300次，或推至该处局部皮肤发凉为止。

功用：三关性温热，能益气活血，培补元气，行气通阳，发汗解表，温阳散寒，和畅百脉。

主治：一切虚寒病证，如气血虚弱，命门火衰，下元虚冷，阳气不足，病后体虚引起的四肢厥冷，四肢无力，面色无华，食欲不振，疳积，吐泻，以及感冒风寒，发热，恶寒，无汗，头痛，腹痛，黄疸，阴疸，斑疹白瘰，疹出不透等证。

临床应用：

本穴性温，能补养气血，温补下元。用于气血虚弱，命门火衰，下元虚冷，阳气不足，身体虚弱，四肢厥冷，面色无华，食欲不振，疳积，吐泻等一切虚寒症，常与补脾经、补肾经、揉丹田、运八卦等法合用。

本穴大热，亦能温阳散寒、解表发汗。用于疹毒内陷，疹出不透，发热恶寒，无汗，黄疸，阴疸等症，多与推脾经、清胃经、运八卦、掐二扇门等法合用。

古代医家认为，男性患儿推上三关为热为补，可退寒除凉；而对女性患儿，则退下三关为热为补。男性患儿须推其左臂，而女性患儿则推其右臂。但是，目前在临床上不论患儿是男是女，大多数皆推患儿的左臂，取推上三关之法。对非虚寒病证，推三关宜慎用。

此外，《幼科铁镜》作者夏禹铸认为，将三关穴定在阳气阴血交界之地是错误的，他指出三关穴应在直骨背面（即前臂伸侧），此处属气分，推上则气行阳动，故为热为补。但这一位置未被大多数人所接受。夏禹铸还认为，推上三关能代替麻黄、肉桂，除了大热大寒之证外，推上三关与退下六腑总是结合使用的，在治疗适合应用三关穴的患儿时，如果三关推十下，六腑就要推三下，一推一应，使血气不偏，取水火相济之义。假如推多应少或只推不应，可能发热动火。因此，足热二便难通、渴甚腮赤眼珠红、气喘舌弄、脉数等证禁用三关穴。

配伍：

①推三关多与补脾经、补肾经、揉丹田、捏脊、摩腹揉脐等合用。

②对感冒风寒、阴冷无汗或疹出不透症，多于清肺经、推攒竹、掐揉二扇门等合用。

③与肺经穴相配伍，可治疗呕吐。

④与横纹、脐等穴相配伍，可治疗因寒而引起的腹痛。

⑤与横纹、天河水穴相配伍，可治疗头痛。

⑥与六腑、肾水、天河水和脾土穴相配伍，可治疗火眼。

⑦与大肠、肾水穴相配伍，可治疗痢疾。

⑧与脾土、脐、大肠、龟尾等穴相配伍，可治疗白痢。

⑨与阴阳、六腑、天河水、横纹、大肠、龟尾等穴相配伍，可治疗赤痢。

文献辑录：

①《针灸大成》："三关，凡做此法，先掐心经，点劳宫，男推上三关，退寒加暖，属热；女反此，退下为热也。"

②《推拿仙术》："四肢冷弱，推三关、补脾土、四横文为主。"

③《推拿仙术》："眼翻白，推三关、掐五指节为主。"

④《小儿推拿广意》："三关，男左三关推发汗，退下六腑谓之凉。女右六腑推上凉，退下三关谓之热。"

⑤《幼科铁镜》："男左手直骨背面为三关，属气分，推上气行阳动，故为热为补。"

⑥《幼科铁镜》："推上三关，代却麻黄、肉桂。"

⑦《幼科推拿秘书》："三关穴，在手膊上旁边。""鱼际穴，散脉处，从此侧推三关，取真火。"

⑧《幼科推拿秘书》："侧推三关，从鱼际穴推至曲池，大补元气……"

⑨《幼科推拿秘书》："大三关者，对风气命食指上小三关而言也。属真火元气也。其穴从鱼际穴往膀上边到手弯曲池，故曰侧。其推法，以我二指或三指，从容用力，自鱼际推到曲池。培补元气，第一有功，熏蒸取汗，此为要着。男子左手，从鱼际推到曲池。女子从曲池推往鱼际，在右手，皆大补之剂，大热之药也。"

⑩《保赤推拿法》："推上三关法：三关在肱背面，男向上推之为加热；女向上推之反为加凉，阳极阴生也。"

⑪《厘正按摩要术》："推三关，蘸葱姜汤，由阳池推至曲池。主温性，病寒者多推之。"

⑫《秘传推拿妙诀》："身寒掣，推三关，揉涌泉穴为主。"

⑬《秘传推拿妙诀》："大叫一声死，推三关、拿合骨、清天河水、捞明月为主。"

⑭《万育仙书》："三关即寸关尺，从此推至曲池上。"

⑮《万育仙书》："三关在手肘大指边。"

⑯《推拿三字经》："……六腑穴，去火良，左三关（左手三关之穴，亦属大热），去寒恙（去上焦之寒，因推上为补），右六腑，亦去恙……"

⑰《推拿三字经》："天河水左自大横纹向内推，名推三关。大补肾中元气，数不拘照病若推，老幼加减。气症痰迷心窍，此穴只推五百数，余推痴症数人，概照此数，其应如响。"

⑱《推拿捷径》："治小儿耳流脓水，应推三关一百，推六腑一百，推脾土十五。"

⑲《小儿推拿方脉活婴秘旨全书》："推上三关为热，掌根起，曲池止。"

按语：

①三关是推拿特定穴位的名称，系线状穴位，有大三关（臂三关）和小三关（指三关）之分；另有背三关（脑后曰玉枕关，夹脊曰辘轳关，水火之际曰尾闾关），与此处所说三关不同。

②小三关又称大肠、大肠筋、指三关等，其内容参见"大肠"。

41. 天河水

穴位类别：推拿特定穴位。

出处：《针灸大成·按摩经》。

别名：天河。

位置：为线状穴位，其位置在前臂掌侧正中，自腕横纹至肘横纹成一直线，也即总筋穴至洪池（曲泽）穴成一直线。

此外，《小儿推拿方脉活婴秘旨全书》认为天河水位于前臂掌侧正中线与腕横纹的近心端三横指交点处，为点状穴位；《幼科推拿秘书》认为"天河穴，在内间使下，自总筋直往曲池"，即内间使下之内关穴，属手厥阴心包经；《小儿推拿方脉活婴秘旨全书》认为"天河水，在总筋下三指……"；《增图考释推拿法》认为天河水同手厥阴心包经的郄门穴；《万育仙书》认为"天河水，在总筋下中心……""天河，在三关六腑中，正对中指"。

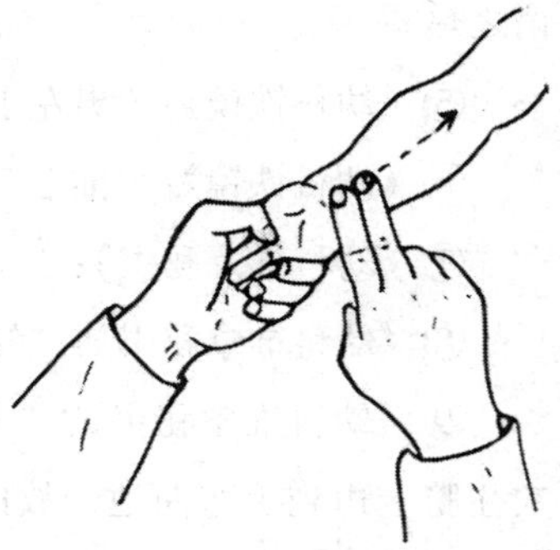

操作：常用推法。一般推患儿左臂，自腕部直推至肘部 100～300 次（图 409 推天河水）；或推至该处皮肤发凉为度。在推天河水穴时，可在局部涂以凉水，也可用酒精涂之而推。

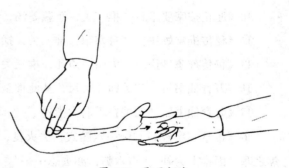

图 409 推天河水

在天河水穴的操作手法，古来尚有多种，其作用也有所区别：

①用大指桡侧缘或食、中二指指腹，自大横纹穴推向肘曲池穴 200～500 次，以取凉退热，治一切火证，称"清天河水"，也称"清天河"。《万育仙书》曰："清天河水：此大凉法。医人左大指捏小儿小天心穴，用右手中指背曲转，自总筋上推至曲池止，或用大指推亦可。"

②用拇指桡侧或食、中二指指面蘸冷水由手弯洪池（尺泽）穴沿其前臂正中之天河水穴推至内劳宫穴 100～300 次（图 410 取天河水），同时向手法操作方向轻轻吹气。由于此法施术系从"天河水"取水，由上而下推运至掌心内劳宫穴，能够"取凉退热"，故名"取天河水"。《厘正按摩要术》曰："取天河水法：法主大凉，病热者用之，将儿手掌向上、蘸冷水由天河水推至内劳宫。"

图 410 取天河水

③以一手的手指按住患儿的间使穴，另一手在本穴用推法，称为"退天河水"（见《针灸大成》），而《厘正按摩要术》将本法称为"推天河水"。

④以食、中二指指腹蘸水，自患儿的内劳宫穴推至肘横纹（曲池穴），称为"大推天河水"（《厘正按摩要术》）。

⑤将凉水蘸于患儿的前臂掌侧大横纹处，以食、中二指指腹从大横纹向上推至肘部，再用四指拍打天河至洪池，边拍打边吹冷气，称为"引水上天河"，又称"引上天河""天河引水上洪池"或"天河引水"。

⑥医者以食、中二指指腹蘸水，自患儿的曲池穴推至劳宫穴，称为"取天河水"；或自天河水穴

推至劳宫穴，也称为"取天河水"，法主大凉。

⑦用食、中二指蘸水自总筋处，一起一落弹打如弹琴状，直至洪池，同时一面用口吹气随之，称"打马过天河"。

总之，清天河、清天河水、大推天河水及取天河水等方法，均是以水济火，取清凉退热之义，治诸热证。

功用：天河水性大凉，能取凉退热，清热发表，泻心火，除烦躁，化燥痰。

主治：外感发热，潮热，内热，烦躁不安，心经热盛，口渴咽干，口内生疮，弄舌，重舌，诸热惊风，咳嗽，痰喘，夜啼等一切热证。

临床应用：《幼科铁镜》认为，"天河引水"与黄芩、黄柏、连翘有相同的功效。《保赤推拿法》认为"清天河水"可治疗一切热证。

本穴由于操作的不同，其清热的作用亦不同。大推天河水的清热作用大于清天河水，而引水上天河的清热作用又大于大推天河水。另外，打马过天河的清热作用最强，性大凉，多用于实热、高热等证，且能活经络，通关节。

清天河水性微凉、较平和，清热而不伤阴分，与清心经、清胃经配伍可治疗五心烦热、口燥咽干、唇舌生疮、惊风、夜啼等证。

配伍：

①天河水与横纹、肾水穴相配伍，可治目昏。

②天河水与三关、横纹、天心穴相配伍，可治疗头痛。

③天河水与总筋穴相配伍，可治疗潮热。

④感冒发热、头痛、恶风、汗微出、咽痛等外感风热者，常与开天门、推坎宫、运太阳、运耳后高骨等四大手法合用。

文献辑录：

①《针灸大成》："心经有热作痰迷，天河水过作洪池。"

②《针灸大成》："天河水，推者，自下而上也。按住间使，退天河水也。"

③《小儿推拿方脉活婴秘旨全书》："心经热盛定痴迷，天河推过到洪池。"

④《小儿推拿方脉活婴秘旨全书》："天河水，在总筋下三指，掐总筋，清天河水，水底捞明月，治心经有热。"

⑤《小儿推拿方脉活婴秘旨全书》："清天河，分阴阳，赤凤摇头止夜啼。"

⑥《小儿推拿方脉活婴秘旨全书》："三焦主病多寒热，天河六腑神仙诀。"

⑦《推拿仙术》："天河水向掌心推为取天河……向曲尺（泽）推为天河水过入洪池。"

⑧《秘传推拿妙诀》："口渴是虚火，推天河水为主。"

⑨《秘传推拿妙诀》："临晚啼哭，心经有热，清天河水为主。"

⑩《小儿推拿广意》："天河水：推之，清心经烦热。如吐，宜多运。"

⑪《幼科推拿秘书》："清天河，天河穴在膀膊中，从坎宫小天心处，一直到手弯曲池……取凉退热，并治淋病昏睡。一切火症俱妙。"

⑫《厘正按摩要术》："推天河水，天河水在总筋之上，曲池之下，蘸水由横纹推至天河，为清

天河水；蘸水由内劳宫推至曲池为大推天河水；蘸水，由曲池推至内劳宫，为取天河水，均是以水济火，取清凉退热之义。"

⑬《厘正按摩要术》曰："取天河水法：法主大凉，病热者用之，将儿手掌向上、蘸冷水由天河水推至内劳宫。如蘸冷水由横纹推至曲池，为推天河水法；蘸冷水由内劳宫直推至曲池，为大推天河水法。"

⑭《万育仙书》："天河水，在总筋下中心，明目，去五心潮热，除口中疳疮。"

⑮《万育仙书》："看印堂……色白者，肺有痰；揉二马，合阴阳；天河水（此穴能清上焦之热，重推痰即散也），立愈恙。"

⑯《保赤推拿法》："天河水穴，在内间使穴上。先掐总筋，用新汲水，以手浇之，从此穴随浇随推至洪池上。洪池穴在肱湾，为清天河水，又名引水上天河，治一切热证。"

⑰《推拿三字经》："……天河水（天河水乃通心膻中，心火旺极，此穴能清心火，舌乃火之苗也），口生疮，遍身热，多推良。"

按语：《保赤推拿法》中的"清天河水"，与上述"引水上天河"同。

42. 六腑

穴位类别：推拿特定穴位。

出处：《针灸大成》。

别名：六腑。

位置：系线状穴位，位于前臂尺侧缘，自肘横纹至腕横纹成一直线，也即自阴池（神门）至肚肘（少海）成一直线。

此外，还有六腑位于前臂掌侧或曲泽至大陵成一直线等说法。

操作：常用推法，100~300次；或推至该处皮肤发热为度。在操作时，应先将患儿的肘关节屈曲，然后自肘推至腕，节律须均匀。如医者用拇指面或食、中指面自小儿的肘推至腕200~600次，称为"推下六腑""退六腑"或"退下六腑"（图411 退六腑）；自腕推至肘，称为"推上六腑"。但《厘正按摩要术》将前者称为"推六腑"，而把后者称为"退六腑"。

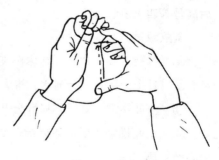

图411 退六腑

功用：六腑性寒凉，主泻，可清热、凉血、解毒、泻实，常用于一切实热证。

主治：发热烦渴，遍身潮热，大便秘结，小便赤涩，惊风，人事昏沉，咽喉肿痛，鹅口疮，牙龈肿，弄舌，重舌，疟腮，热泻，口干欲饮及属于热症、实症的腹痛等证。

临床应用：

大多数古代医家认为，对于男性患儿，退下六腑为凉为泻，退热加凉；而对于女性患儿，则推上六腑为凉为泻。男性患儿须推其左臂，女性患儿则推其右臂。而目前在临床上不论患儿是男是女，大多数医师皆推患儿的左臂，取退下六腑之法。

临床上，退六腑性寒凉，能清热凉血解毒，对温病邪入营血、脏腑郁热积滞、壮热烦渴、腮腺炎及肿毒等实热证均可应用。若患儿平素大便溏薄、脾虚腹泻者应慎用；如小儿畏寒，可从腕部向上推至肘关节横纹。

退六腑与推三关为大凉大热之法，可单用，亦可合用。若患儿气虚体弱、畏寒怕冷，可单用推三关；如高热烦渴、发斑等可单用退六腑。退六腑与推三关合用能互相制约、平衡阴阳，防止大凉大热，免伤正气。如寒热夹杂，以热为主，则可以退六腑三数，推三关一数之比推之；若以寒为重，则可以推三关三数，退六腑一数之比推之。

《幼科铁镜》的作者夏禹铸认为，直骨正面（前臂掌侧）为六腑，属血分，退下则血行阴动，故为寒为泻。但这一位置未被大多数人所接受。夏禹铸还认为，退下六腑能代替滑石、羚羊角。对于适合应用六腑穴的患儿，在六腑穴与三关穴结合使用时，若六腑推三下，三关就应推一下，以使气血不偏。

历代一些医家还认为，临症见眼青、面色㿠白、囟陷、肢冷、神困、不时自汗、泄泻频频、烦躁、鼻塞咳甚、潮热、肠鸣、食不消化、呕吐、腹胀、脉微等，需禁用六腑穴。如小儿高热，可大指蘸水行推下六腑之法。

配伍：

①六腑穴与肾水、小横纹穴相配伍，可治疗肚膨闭塞。

②六腑穴与肾水、小横纹、大横纹穴相配伍，可治疗小便赤涩。

③六腑穴与补脾经、肺金穴相配伍，有止汗的效果，但对脾虚腹泻者慎用。

文献辑录：

①《针灸大成》："六腑，凡做此法，先掐心经，点劳宫，男退下六腑，退热加凉，属凉。女反此，推上为凉也。"

②《针灸大成》："六腑有热推本科。"

③《小儿推拿方脉活婴秘旨全书》："六腑专治脏腑热，遍身潮热大便秘结，人事昏沉总可推，去病犹如汤泼雪。"

④《秘传推拿妙诀》："口中弄舌，乃心经有热，退六腑、水里捞明月、清天河水为主。"

⑤《秘传推拿妙诀》："饮食俱进，人事瘦弱，有盛火，退六腑、清天河水、捞明月为主。"

⑥《秘传推拿妙诀》："大小便少，退六腑、清肾水为主。"

⑦《秘传推拿妙诀》："鼻流血，五心热。退六腑，清天河水、捞明月为主。"

⑧《幼科铁镜》："男左手直骨正面为六腑，乃血分，退下，则血行阴动，故为寒为泻。"

⑨《幼科铁镜》："退下六腑，替来滑石、羚羊。"

⑩《万育仙书》："六腑，在小指边。"

⑪《幼科推拿秘书》："六腑穴在手膊下旁边。"

⑫《幼科推拿秘书》："从肘肘推至大横纹取凉。"

⑬《幼科推拿秘书》："女右手从大横纹经六腑至肘肘取凉。"

⑭《幼科推拿秘书》："六腑穴，在膀之下，上对三关。退者，从肘肘处向外推至大横纹头，属凉，专治脏腑热，大便结，遍身潮热，人事昏沉，三焦火病，此为要着。若女子，则从横纹头向里推至曲池以取凉，在右手，医家须小心记之，不可误用，男女惟此不同耳。"

⑮《保赤推拿法》："推下六腑法：六腑在肱正面，男向下推之为加凉，女向下推之反为加热。"

⑯《厘正按摩要术》:"推六腑,蘸沸汤,由曲池推至阴池,主凉性,病热者多推之。"

⑰《推拿三字经》:"看印堂,……退六腑(倘色紫乃热之甚也,必须大清,乃六腑也),即去恙……"

⑱《推拿三字经》:"……瘟疫者(瘟疫伤寒,两途脉细而数传染于人,虽汗不解,为瘟疫),肿脖项(瘟疫结于项,气不能出入,至重之候也);上午重(自寅至申行阳二十五度,若病重乃属阳在血分),六腑当(重推六腑以愈,此穴大凉去火);下午重(自酉至丑行阴二十五度,若病重属阴在血分),二马良;兼六腑,立消亡;分男女,左右手(必须男用左手,女用右手);男六腑(男六腑乃言右手向下退),女三关(女三关乃言女右手向上推),此二穴,俱属凉。男女逆(男女逆左右手之穴相返也,乃阴用之不同也),左右详(左右手之穴,必须详察真实)。"

⑲《推拿三字经》:"……中气风,男女逆(逆推者乃男用左手女用右手),右六腑,男用良,左三关,女用强……"

⑳《推拿三字经》:"……六腑穴(左手六腑之穴大凉,能去寒火,大热之属),去火良(上火下寒必须兼推此穴),左三关(左手三关之穴属大热),去寒恙(去上焦之寒,因推上为补),右六腑,亦去恙……"

㉑《推拿三字经》:"推痴症六腑为君,数一万五千,天河水为臣,数一万,后溪穴为佐,数四千五百,三关为使,数五百,共计三万数,为君臣佐使之分。"

㉒《推拿三字经》:"天河水右,自曲池外侧向下退,名退下六腑,大补元精即心血也。此穴于同治十二年,余救多人。肿脖温症,喉无线孔,命在须臾,单推此穴,数在三万立愈,后但肿脖项在左右间,其夜轻日重亦推此穴,无不立愈。"

按语:退六腑与推三关为大凉大热要穴,可单用,亦可两穴合用。培补元气、温煦阳气可用推三关;高热烦渴可用退六腑;两穴合用,一凉一热,能平衡阴阳,但须防止大凉大热,伤其正气,可用"推三抑一法"。如寒热夹杂,以热为主,则以退六腑三数,推三关一数之比推之;若以寒为主,则以推三关三数,退六腑一数之比推之。如两穴推数相等,则有调和之意。

43. 洪池

穴位类别:推拿特定穴位,手厥阴心包经穴位。

别名:曲泽。

位置:仰掌、肘部微屈时当肱二头肌腱内侧。

此外,《幼科铁镜》认为洪池位于前臂近心端;《幼科推拿秘书》认为洪池穴为手阳明大肠经曲池穴的别称。

操作:常用拿法 3~5 次;按、揉法约 30 次。

功用:清热。

主治:惊风,上肢抽搐等证。

文献辑录:

①《秘传推拿妙诀》:"……五拿曲尺(泽)穴,属肾经能止搐。"

②《增图考释推拿法》:"洪池:曲泽……主心痛善惊,身热烦渴,涩血风疹。"

③《幼科铁镜》:"心经热盛作痴迷,天河引水上洪池。"

④《保赤推拿法》："清天河水……洪池穴在肱湾。"

44. 曲池

穴位类别：手阳明大肠经穴位。

位置：屈肘时位于肘窝桡侧横纹头至肱骨外上髁中点处。

操作：常用拿法 3～5 次；按揉法约 30 次。

主治：上肢痿软，抽掣，咳喘等证。

文献辑录：

①《小儿推拿广意》："曲池脾经能定搐，有风有积也相应。"

②《小儿推拿广意》："一截曲池，通肺腑气血，治麻痹半身不遂。"

45. 十王

穴位类别：推拿特定穴位。

出处：《小儿推拿广意》。

别名：十宣。

位置：位于五指甲根两侧，左右手共 20 穴。

此外，也有医家认为十王在每个手指有一个穴位，位于手指的指尖，即奇穴"十宣"；或每一个手指有一个穴位，位于手指甲的侧面赤白肉际；或十指甲根正中后 0.1 寸处。

操作：常用拇、食指甲对掐该穴 3～5 次或醒后即止，称掐十王。

功用：开窍，醒神，泻热。

主治：惊风，昏厥，四肢抽搐，高热等证。

临床应用：掐十王主要用于急救，常与掐老龙、掐小天心、掐人中等穴合用，治疗高热惊厥、四肢抽搐等证。但操作时不能太靠近指甲根部掐，以免指甲与肉分离，造成感染。

文献辑录：

①《推拿指南》："此法能退热，十王穴在五指甲两侧，用右大指甲掐之，男左女右。"

②《小儿推拿广意》："十王穴，掐之则能退热。"

③《小儿推拿广意》："五指甲伦为十王穴。"

④《厘正按摩要术》："十王，在五指甲侧，能退热。"

⑤《厘正按摩要术》："十指尖为十王穴。"

46. 老龙

穴位类别：推拿特定穴位。

位置：位于中指甲后约 1 分处。

此外，《幼科铁镜》认为老龙位于中指端；《厘正按摩要术》认为该穴位于无名指端；《厘正按摩要术》认为"老龙穴，在足二指巅"；《推拿捷径》认为"老龙穴是在无名"，即无名指。

操作：常用拇指甲掐 3～5 次或醒后即止，称掐老龙。

功用：开窍醒神。

主治：惊风，高热抽搐，昏迷不醒等证。

临床应用：本穴主要用于急救。若小儿急惊暴死，或高热抽搐，掐之知痛有声音，较易治；不知痛而无声音者，一般难治。临床上，掐老龙主要用于急救，常与掐十王、掐小天心、掐人中等穴合用，治疗高热惊厥、四肢抽搐等证。

文献辑录：

①《幼科铁镜》："老龙穴挨甲。"

②《幼科铁镜》："老龙穴，于惊死时，在精威二穴拿，不醒再于此穴一掐，知痛者生，不知痛者死，可向肺俞穴里揉以探之"。

③《保赤推拿法》："掐老龙穴法：此穴在中指背靠指甲处，相离如韭叶许。若儿急惊暴死，对拿精灵、威灵二穴，不醒，即于此穴掐之，不知疼痛难救。"

47. 五指爪甲

穴位类别：推拿特定穴位。

文献辑录：

①《幼科铁镜》："掐揉五指爪节时，有风惊吓必须知，若还人事难苏醒，精威二穴对拿之。"

②《保赤推拿法》："掐五指爪甲法，治惊吓，若不醒，再拿精灵威灵二穴。"

③《推拿抉微》："掐五指爪甲治风疟，若不醒，再拿精灵威灵二穴。"

48. 大指甲

穴位类别：推拿特定穴位。

文献辑录：

《保赤推拿法》："揉大指甲法：大指甲为外脾，揉之补虚止泻。"

49. 皮罢

穴位类别：推拿特定穴位。

别名：肝记。

位置：位于大指甲外侧端爪甲内。

操作：常用掐法、拿法。一般拿3~5次。

主治：惊风，痰喘等证。

临床应用：在本穴用拿法，能清神；用掐法，治吼喘。对于昏迷不醒者在本穴用掐法，可使之苏醒。

文献辑录：

①《秘传推拿妙诀》："八拿皮罢穴，属肝经能清神。"

②《厘正按摩要术》："掐大指端，大指端即肝记穴，又名皮罢，掐之治吼喘，并治昏迷不醒者。"

③《推拿指南》："此法治哮喘神迷，皮罢穴一名肝记，在大指端爪甲内，用右大指甲重掐之，男左女右。"

50. 母腮

穴位类别：推拿特定穴位。

位置：位于大指甲后1分处。

操作：常用掐法3~5次。

主治：吐血，呕吐等证。

文献辑录：

①《小儿推拿广意》："吐血，两大指甲后一韭叶，即母腮穴，许平掐。"

②《推拿指南》："此法能止吐。母腮穴在大指甲后一韭叶，用右大指甲掐之。男左女右。"

51. 中指甲

穴位类别：推拿特定穴位。

文献辑录：

①《秘传推拿妙诀》："或用医大指甲巅掐入病者中指甲内，尤为得力。"

②《保赤推拿法》："掐中指甲法：将儿中指甲上面轻轻掐之，止儿泻。"

③《厘正按摩要术》："掐中指甲，医者以大指入儿中指甲内着力掐之，治急慢惊。"

④《推拿指南》："此法治惊风之危症，用右大指入儿中指甲内着力掐之，舌出者不治，男左女右。"

52. 止泻

穴位类别：推拿特定穴位。

位置：据《万育仙书》手背面图所示，止泻穴约距中指甲根 0.6 寸处。

53. 端正

（1）左端正

穴位类别：推拿特定穴位。

出处：《小儿推拿广意》。

别名：外端正。

位置：位于中指远端甲根的桡侧边赤白肉际处。

操作：用拇指指甲掐 3 ~ 5 次，称掐左端正；用拇指端揉 50 ~ 100 次，称揉左端正。

功用：升提中气，止泄泻，降逆，止呕吐，止血。

主治：鼻衄，惊风，目斜视，呕吐，水泻，痢疾等证。

临床应用：《小儿推拿广意》认为在左端正用掐法能止泄泻、治斜视。此外，揉左端正能升提，可用于水泻、痢疾等证。

端正穴对鼻衄有效，方法为用细绳由中指第三节横纹起扎至指端，扎好后，让患儿静卧即可。

配伍：

①掐端正多用于治疗小儿惊风，常与掐老龙、清肝经配合。

②治水泻、痢疾等证，常与推脾经、推大肠等法合用。

文献辑录：

①《小儿推拿广意》："眼左视，掐右端正穴。眼右视，掐左端正穴，中指中节外边是。"

②《厘正按摩要术》："中指左右为两端正。"

③《厘正按摩要术》："掐端正。端正在左者，中指端左侧，掐之止泻。端正在右者，中指端右侧，掐之止吐。"

按语：也有医家认为中指远端甲根的桡侧称右端正，尺侧称左端正；或在中指中节两边。

（2）右端正

穴位类别：推拿特定穴位。

出处：《小儿推拿广意》。

别名：内端正。

位置：位于中指远端甲根的尺侧边赤白肉际处。

操作：用拇指指甲掐 3~5 次，称掐右端正；用拇指端揉 50~100 次，称揉右端正。

功用：止呕吐，止泄泻，降逆，止血。

主治：鼻衄，惊风，目斜视，呕吐，泄泻等证。

临床应用：《小儿推拿广意》认为在右端正用掐法，能止吐，治斜视；用捏法，可治鼻出血。此外，揉右端正能降逆止呕，用于胃气上逆而引起的恶心呕吐等证。

配伍：

①揉右端正用于胃气上逆而致恶心、呕吐等证，多与运八卦、推脾经、横纹推向板门等法合用。

②治疗小儿惊风，掐端正常与掐老龙、清肝经配合。

③若目左斜视，重掐右端正；目右斜视，则重掐左端正。

文献辑录：参见左端正。

54. 五指节

穴位类别：推拿特定穴位。

出处：《针灸大成》。

位置：一手有五个穴位，分别位于手背五指中节横纹处。

操作：常用掐法、揉法、捻法。操作时，应顺着次序由拇指向小指进行，即先以手法治疗第一掌指关节背面，接着治疗食指近端指间关节背面，再分别对中指、无名指及小指进行治疗。如以拇指指甲依次掐 3~5 次，称掐五指节（图 412 掐五指节）；用拇指端揉约 30~100 次，称揉五指节。

功用：安神镇惊，祛风化痰，苏醒人事，通关膈闭塞。

主治：惊风，抽搐，吐涎，惊惕不安，咳嗽痰鸣等证。

临床应用：《幼科铁镜》认为，依次在五指节用揉法，其功效相当于祛风的中药苍术。

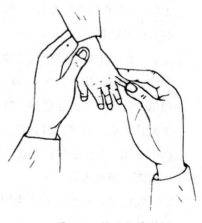

图 412　掐五指节

配伍：

①治惊惕不安、惊风等证，常用掐五指节，多与掐老龙、清肝经、推心经、掐揉小天心等法合用。

②治胸闷、痰喘、咳嗽等证，常用揉五指节，多与运八卦、推揉膻中合用。

文献辑录：

①《厘正按摩要术》："五指节：在手背指节高纹处……掐后，以揉法继之。治口眼㖞斜，咳嗽风痰。"

②《厘正按摩要术》："五指中节有横纹为五指节。"

③《针灸大成》："掐五指节，伤风被水吓，四肢常掣，面带青色用之。"

④《推拿仙术》："揉掐五指节，伤风被水惊，四肢掣而青主之。"

⑤《小儿推拿广意》："五指节：掐之，去风化痰，苏醒人事，通关膈闭塞。"

⑥《小儿推拿广意》："揉五指节，化痰用之。"

⑦《幼科铁镜》："五指节重重揉捻以治惊吓。"（据该书手背正面图所示，五指节在手指背第二节纹。）

⑧《幼科推拿秘书》："掐五指节……去风化痰，苏醒人事、通关膈闭塞。"

⑨《推拿仙术》："四肢乱舞掐五指节、清心经为主。"

⑩《推拿指南》："掐五指节法：此法治一切惊风及四肢抽搐、夜来不安、伤风面青。五指节穴在大食名中小五指之背面第二节中处，用右大指甲掐之，男左女右。"

⑪《万育仙书》："掐五指背节，治惊吓、人事昏迷。"

⑫《小儿推拿方脉活婴秘旨全书》："掐五指背一节，专治惊吓、醒人事、百病离身。"

⑬《保赤推拿法》："捻五指背皮法：将五指背面夹缝上皮轻轻捻之，治惊吓、又燥湿。"

⑭《推拿仙术》："眼翻白，推三关、擦五指节为主。"

⑮《秘传推拿妙诀》："四肢掣跳、寒热不拘，掐五指节，分阴阳为主。"

⑯《秘传推拿妙诀》："头偏左右，有风，分阴阳、擦五指节为主。"

⑰《秘传推拿妙诀》："青筋裹肚有风，补脾土、掐五指节为主。"

⑱《秘传推拿妙诀》："口歪有风，推肺经、掐五指节为主。"

⑲《秘传推拿妙诀》："遍身掣有风，掐五指节、补脾土、凤凰单展翅为主。"

⑳《推拿三字经》："……五指节（此穴和血舒筋，属肝经，凡推完必节卡之），惊吓伤，不计次，揉必良，腹痞积，时摄良（每日时刻摄之，则气滞化矣，水皆化痰），一百日，即无恙……"

㉑《推拿三字经》："五指节，男左女右，里外节节揉捻，以去惊吓，老幼按穴推究（完），必用此穴，以活气血。"

㉒《推拿捷径》："治顽痰不化，应揉五指节。"

㉓《推拿捷径》："治痰迷不醒，应摇五指节，通关开窍、去风化痰。"

㉔《推拿指南》："掐揉五指节法：此法治风痰咳嗽、口眼喎斜，……用右大指甲掐之，复以右大指面揉之，男左女右。"

55. 后溪

穴位类别：手太阳小肠经穴位。

位置：轻握拳时位于第五指掌关节后外侧横纹尽头。

操作：常用掐法 3～5 次；或往上、下直推约 50 次。

主治：小便赤涩不利等证。

文献辑录：

①《针灸大成》："掐后溪：推上为清，推下为补，小便赤涩宜清，肾经虚弱宜补。"

②《幼科铁镜》："后溪，推往下补肾，推往上是清肾利小便。"

③《保赤推拿法》："推后溪法，此穴在手背小指尽处靠外旁，向上推，能清小便闭赤，向下推，能补肾虚。"

④《推拿指南》："此法治小便短赤，后溪穴在手背小指尽处靠外边上，用右大指外侧向上推至

交骨止，男左女右。"

⑤《推拿指南》："用此法能补肾虚……用右大指外侧向下推之，男左女右。"

⑥《推拿三字经》："后溪穴，向掌根推之，开胸和膈。"

56. 二扇门

穴位类别：推拿特定穴位。

出处：《针灸大成》。

别名：左、右扇门，一扇门，三扇门。说法不一，容易混淆。"三扇门"也可为"一扇门"和"二扇门"的总称。

位置：位于掌背小指与无名指、无名指与中指、中指与食指的指根夹缝间，当本节前。

此外，《针灸大成》认为二扇门位于手背第三掌骨小头的尺侧，或位于手背第三掌骨小头的桡侧，据该书图所示，食中指根交界处为一扇门，中指与无名指交界处为二扇门；《厘正按摩要术》《秘传推拿妙诀》等著作认为一手有二个穴位，位于手背第三掌骨小头的两旁；《幼科推拿秘书》认为"二扇门，在无名指根两夹缝处"，即在手背第四掌骨小头与第五掌骨小头之间；《万育仙书》认为"古二扇门，在手背中指根节，高骨两边"，即在掌背中指根本节两侧凹陷处。

操作：常用掐法、揉法。用拇指与食指甲掐3~5次，称掐二扇门（图413 掐二扇门）；用拇指偏峰按揉或用食、中二指作揉法30~50次，称揉二扇门（图414 揉二扇门）。

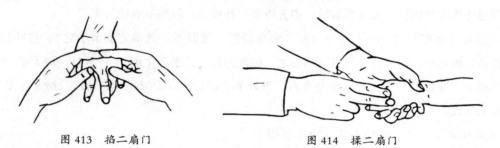

图413 掐二扇门　　　　　　　图414 揉二扇门

功用：发汗解表、退热平喘、止汗。

主治：感冒，身热无汗，惊风抽搐，昏厥，口眼㖞斜，失枕等证。

临床应用：临床上，掐揉二扇门是发汗的有效方法。壮热汗多者，常用揉法。揉时要稍用力，速度宜快，多用于风寒外感表证发热无汗者。

揉二扇门性温，散而不守，易伤阳耗气。故对平素体虚外感者或素体虚弱的患儿需发汗时，可先固表，如补脾经、补肾经、揉肾顶等，然后再用本穴。

如欲发汗，可先掐心经、揉内劳宫，再重揉太阳，然后掐揉本穴，至患儿头部及前后身微汗出即可。

文献辑录：

①《针灸大成》："掐两扇门，发脏腑之汗，两手掐揉，平中指为界。壮热汗多者，揉之即止。又治急惊，口眼㖞斜。"

②《小儿推拿方脉活婴秘旨全书》："一扇门、二扇门：在中指两旁夹界下半寸是穴。治热不退，汗不来。掐此，即汗如雨，不宜大（太）多。"

③《幼科推拿秘书》："一扇门，在食指二指下夹缝处，威灵穴之上。"

④《幼科推拿秘书·推拿手法·揉扇门》："二扇门穴：在无名、小指夹缝处。以我两大指肉掐揉之，治小儿汗不出、热不退。"

⑤《推拿仙术》："揉掐二扇门，发汗用之。"

⑥《推拿仙术》："二扇门，手法用两大指甲钻掐中指骨两边空处。"

⑦《小儿推拿广意》："三扇门，掐之属火，发脏腑之热，能出汗。"

⑧《保赤推拿法》："掐二扇门法：掐穴二扇门，穴在手背中指上两旁，离中指半寸许。如欲发汗，掐心经、掐内劳宫、推三关。汗尤不出，则掐此穴，至儿手心微汗出，乃止。"

⑨《推拿指南》："此法治急惊，目向右斜。左扇门穴在手背中指骨尽处左边空处。先用大指甲掐之，后用右大指面重揉之。男左女右。"

⑩《推拿指南》："此法治急惊，目向左斜。右扇门穴在手指中骨尽处右边空处，先用右大指甲重掐之，后用右大指面重揉之。男左女右。"

⑪《万育仙书》："掐二扇门，用大食二指分掐揉之，治急惊口眼㖞斜。左向右重、右向左重，又治热不退、汗不出。"

⑫《推拿捷径》："治壮热多汗，或急惊，口眼㖞斜等证，应掐二扇门，其穴在中指两边空处。"

⑬《推拿捷径》："发脏腑之热，且能出汗者，应揉二扇门。"

57. 二人上马

穴位类别：推拿特定穴位。

出处：《针灸大成》。

别名：上马、二马。

位置：《针灸大成》认为二人上马位于手背第四掌骨与第五掌指关节后陷中。

此外，《幼科推拿秘书》认为二人上马穴所谓的"二人"，是指医者用以操作的拇指及食指；"上马"，是指医者分别用拇指和食指以按法作用于两个穴位所形成的姿势，这两个穴位分别位于手掌面第五掌指关节处横纹和第五掌骨底处。还有人认为该穴位于手背小指及无名指掌指关节后陷中，相当于液门穴，属手少阳三焦经。

操作：常用掐法、揉法、按法。用拇指甲掐 3~5 次，称掐上马；用拇指或中指指端揉 30~100 次，称揉上马。在本穴操作时，应以手指的指端作为接触面作用于缝隙中。

功用：滋阴补肾，清神顺气，行气散结，利水通淋，发汗，止腹痛。

主治：阴虚阳亢，潮热烦躁，虚热喘咳，惊风，睡时磨牙，牙痛，消化不良，腹痛，小便赤涩淋漓，遗尿，脱肛等证。

临床应用：二人上马以用揉法较多，为补肾滋阴的要法。如用掐法，还有清补肾水的作用，可治疗小肠诸气等。此外，揉二马对小便闭塞有效。

配伍：

①阴虚阳亢，潮热烦躁，久病体虚，消化不良，小便赤涩，牙痛，脱肛，遗尿等症，多与补脾经、补肾经、补肺经等法合用。

②体质虚弱、肺部有干性啰音久不消失者，可配用揉小横纹；湿性啰音配合揉掌小横纹。

文献辑录：

①《针灸大成》："掐二人上马：能补肾，清神顺气，苏醒沉疴，性温和。"

②《小儿推拿方脉活婴秘旨全书》："二人上马：在小指下里侧，对兑边是穴。治小便赤涩，清补肾水。"

③《推拿仙术》："揉掐二人上马，清补肾水用之，并治眼吊。"

④《推拿仙术》："二人上马用大指钻掐（无）名小指界空处。"

⑤《小儿推拿广意》："二人上马掐之苏胃气，起沉疴，左转生凉、右转生热。"

⑥《幼科推拿秘书》："二人上马：二人者，我之大食二指也。上马者，以我大指尖，按儿神门外旁；又以我食指尖，按儿小指根横纹旁。掐之，清肾补水，治小肠诸气，最效。"

⑦《幼科推拿秘书》："二人上马，在小指旁三四横纹，及掌乾宫旁。"

⑧《保赤推拿法》："掐二人上马穴法：此穴在手背小指上里侧，对手足（掌）心兑宫处是穴。掐之，能清神顺气，补肾水，醒沉疴，又治小便赤涩。"

⑨《厘正按摩要术》："按二人上马。二人上马在小指无名指骨界空处，以大中指对过按之，治腹痛。"

⑩《秘传推拿妙诀》："眼翻白偏左右，拿二人上马、小天心为主。"

⑪《万育仙书》："掐二人上马，主补肾水……右指从指侧推至曲池止，治小便赤涩。"

⑫《万育仙书》："小指根下，上马穴。"

⑬《推拿三字经》："看印堂……色白者、肺有痰、揉二马（此穴属肾经，先揉此取热）、合阴阳、天河水、立愈恙。"

⑭《推拿三字经》："看印堂……色黑者、风肾寒（风入肾经，其色必黑，病必寒也）、揉二马（此穴如八味地黄丸，大补肾中水火，而去寒也）、清补良（若上火下寒，必须清上缓下）。"

⑮《推拿三字经》："瘟疫者、肿脖项、上午重、六腑当、下午重、二马良（重揉二马穴以愈，此穴大热去寒）。"

⑯《推拿三字经》："脱肛者、肺虚恙、补脾土、二马良（二马穴专治阴寒，而补肾水下寒能解）、补肾水、推大肠、来回推、久去恙。"

⑰《推拿三字经》："虚喘嗽、二马良（肾虚下元必须寒，故君二马，乃八味地黄也）、兼清肺、兼脾良。"

⑱《推拿三字经》："二人上马穴，在无名指根，小指根中间微下空处，左右旋揉，大补肾气，左揉气上升，右揉气下降也。年逾不惑当用此穴。专治牙疼、耳鸣、阳事不健、足不能步履、腰以下痛、眼红不痛、肾中之病，或用补，下项肿颔痛，类似双单蛾症，下午痛甚，揉此，愈为度，上午痛甚重退六腑，以愈为度。"

58. 威灵

穴位类别：推拿特定穴位。

别名：威宁。

位置：位于外劳宫穴旁，手背二、三掌骨交接处歧缝间。

历代文献中，关于威灵穴的位置有几种说法，如《小儿推拿方脉活婴秘旨全书》认为位于手背

第二掌骨基底部的桡侧；《针灸大成》认为在男性位于左腕背横纹的尺侧端，在女性位于右腕背横纹的桡侧端，据该书男子左手背面之图及《万育仙书》手背面图所示：威灵在手背掌横纹尺侧端；《万育仙书》认为"威灵在小指侧下掌尽处"；《秘传推拿妙诀》认为位于外劳宫穴的桡侧；《幼科铁镜》认为位于掌面腕部桡侧端；《小儿推拿广意》认为位于手背第四掌指关节处；《增图考释推拿法》认为威灵乃中渚；也有医家认为在四、五掌骨歧缝间及在手背掌横纹尺侧端。

操作：常用掐法和揉法。用拇指甲掐3~5次或醒后即止，称掐威灵（图415 掐威灵）。

功用：开窍醒脑，镇惊。

主治：惊风，昏迷不醒，头痛。

临床应用：急惊卒死、昏迷不醒时的急救，可与其他急救穴选择或交替使用。遇患儿急惊暴死者掐本穴后，有声者易治，无声者难治。

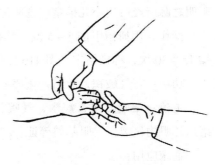

图415　掐威灵

文献辑录：

①《针灸大成》："掐威灵穴，治急惊暴死，掐此处有声可治，无声难治。"

②《小儿推拿方脉活婴秘旨全书》："威灵穴在虎口下两旁，岐有圆骨处，遇卒死症，摇掐即醒。有声则治，无声则死。"

③《推拿仙术》："揉掐威灵穴，暴中危急、筋跳吊颈用之。"

④《小儿推拿广意》："威宁，掐之能救急惊卒死，揉之即能苏醒。"

⑤《小儿推拿广意》："小儿手不能伸屈者风也，宜威灵穴揉之；四肢软者，血气弱也，宜补脾土、掐四横纹；手握拳者，心经热也；急掐捞明月及运八卦。"

⑥《幼科推拿秘书》："威灵穴在外牢右边骨缝处。"

⑦《幼科推拿秘书》："此穴与中指相连通心，急惊，双手掐此叫则治，不叫难救，左转三来右一摩，取吐痰。"

⑧《保赤推拿法》："掐威灵穴法：此穴在手背虎口上，两旁有圆骨处；遇儿急惊暴死，掐此穴，儿哭叫可治，无声难治。"

⑨《厘正按摩要术》："揉威灵，治卒亡。"

⑩《推拿仙术》："掐威灵穴，治临危气吼，急慢惊风。"

⑪《幼科铁镜》："威灵对拿，哭症轻，不哭大凶，生死皆见。"

59. 精宁

穴位类别：推拿特定穴位。

出处：《针灸大成》。

别名：精灵。

位置：位于外劳宫旁，手背四、五掌骨间歧缝间，距掌指关节半寸处，在掌指关节后凹陷中，相当于中渚穴，属手少阳三焦经。

此外，关于精宁穴的位置，《针灸大成·按摩经》认为在男性位于左腕背横纹的桡侧端，在女性位于右腕背横纹的尺侧端；《小儿推拿广意》认为位于手背第二掌指关节处；《秘传推拿妙诀》认为位于手背外劳宫穴的尺侧；据《针灸大成》男子左手背面之图及《万育仙书》手背面图所示，精宁在手背掌横纹之桡侧端；另还有在手背掌横纹桡侧端以及在虎口之上及之下等说法。

而关于精灵穴的位置，《小儿推拿方脉活婴秘旨全书》认为位于手背第四掌骨与第五掌骨之间，距掌指关节半寸处；《幼科铁镜》认为位于掌面腕部尺侧端；《幼科推拿秘书》认为位于外劳宫穴的尺侧；《推拿抉微》认为"精灵即液门"；《增图考释推拿法》认为"精灵，当合谷之上五分许，亦手阳明之脉所经"；《小儿推拿广意》记述位于胁部。

操作：用拇指甲掐3~5次，称掐精宁；用食指或中指指端揉15~30次，称揉精宁（图416揉精宁）。

功用：行气破积，散结，化痰平喘，止呕吐。

主治：痰喘气吼，痰壅，气喘，干呕，痞积，噫逆，小肠诸风，眼内胬肉，口眼㖞斜等证。

临床应用：

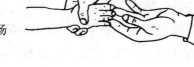

图416 揉精宁

本穴善消坚破结，化痰，克削气分，故虚者慎用。如必须应用时，应与补脾经、补肾经、推三关、捏脊等法合用，以防元气受损。

掐精宁偏重于利气、破结、化痰，多用于痰食积聚、气吼痰喘、干呕、痞积等证。对体虚者宜慎用，多与补脾经、推三关、捏脊等合用，以免克削太甚，元气受损。

掐精宁用于急惊昏厥时，多于掐威灵配合，以加强开窍醒神的作用。

文献辑录：

① 《针灸大成》："掐精宁穴，气吼痰喘、干呕痞积用之。"

② 《针灸大成》："掐精宁、威灵二穴，前后摇摆之，治黄肿也。"

③ 《小儿推拿方脉活婴秘旨全书》："精宁穴在四指、五指夹界下半寸，治痰壅、气促、气攻。"

④ 《推拿仙术》："揉掐精宁穴，气吼、干呕用之，并治痞积。"

⑤ 《推拿仙术》："干呕，掐精宁穴为主。"

⑥ 《小儿推拿广意》："精宁，掐之能治风哮，消痰食痞积。"

⑦ 《小儿推拿广意》："掐精宁，治气喘、口歪眼偏、哭不出声、口渴。"

⑧ 《万育仙书》："掐精宁穴，治气急、食积、痰壅。"

⑨ 《万育仙书》："精宁，在虎口下掌尽处。"

⑩ 《幼科推拿秘书》："精灵穴，在外牢左边骨缝处。"

⑪ 《幼科推拿秘书》："精灵穴在外牢左边与上二扇门相对，与无名指相联，肺经相近……有痰揉此。"

⑫ 《保赤推拿法》："掐精灵穴法：此穴在手背无名指小指夹界上半寸。掐之，治痰喘、气吼、干呕、痞积。"

⑬ 《厘正按摩要术》："揉精宁，治噫气、喘气，以二三百遍，气平为止。"

⑭ 《幼科铁镜》："精灵对拿，降喉口痰响。"

⑮ 《秘传推拿妙诀》："干呕，掐精宁穴为主。"

60. 外劳宫

别名：外劳。

位置：位于手背中央与内劳宫相对处，即手背三、四掌骨交接处凹陷中，为奇穴。

操作：常用掐法、拿法和揉法。用拇指或中指端揉 30～100 次，称揉外劳宫（图 417 揉外劳宫）；用拇指甲掐 3～5 次，称掐外劳宫。

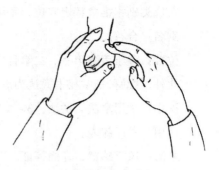

图 417　揉外劳宫

功用：外劳宫穴性温，可发汗解表，温阳散寒，和解脏腑寒风热气，升阳举陷。

主治：风寒感冒，头痛，腹胀，肠鸣，腹痛，泄泻，潮热，惊风，脱肛，遗尿，疝气等证。

临床应用：本穴性温，是温阳散寒、升阳举陷之要穴，兼能发汗解表。用于一切寒证，不论外感风寒，鼻塞流涕以及脏腑虚寒，完谷不化，肠鸣腹泻，寒痢腹痛，疝气，脱肛，遗尿等证，均宜应用。

配伍：为脱肛、遗尿等证，揉外劳宫常配合补脾经、补肾经、推三关、揉丹田、揉二马等法。

文献辑录：

① 《针灸大成》："掐外劳宫，和脏腑之热气。遍身潮热，肚起青筋揉之效。"

② 《小儿推拿方脉活婴秘旨全书》："外劳宫止泻用之，拿此又可止头疼。"

③ 《小儿推拿方脉活婴秘旨全书》："外劳宫，在指下，正对掌心是穴。治粪白不变、五谷不消、肚腹泄泻。"

④ 《推拿仙术》："揉掐外劳宫，遍身潮热、肚起青筋用之。"

⑤ 《幼科铁镜》："头疼肚痛外劳宫，揉外劳宫即见功……"（据该书手背正面图所注，将儿小指曲着重揉外劳宫，祛脏腑之寒风。）

⑥ 《保赤推拿法》："掐外劳宫穴法……脏腑积有寒风热气，皆能和解。又治遍身潮热、肚起青筋、粪白不变、五谷不消，肚腹膨胀。"

⑦ 《万育仙书》："掐外劳宫……掐而揉之，治粪白不变、五谷不消、肚腹泄泻、内外齐掐，去痢疾。"

⑧ 《推拿三字经》："小腹寒（凡受寒风冷气小腹疼也），外牢宫（此穴属热，能去寒风冷气），左右旋，久揉良……"

⑨ 《推拿三字经》："……上有火，下有寒，外劳宫（此穴在手背中，大热能去寒风冷气）……"

⑩ 《推拿三字经》："外劳宫穴在掌背中心，专治寒风冷气，肚腹疼痛，曲小指重揉，不计次数，以愈为止。"

⑪ 《推拿捷径》："和五藏潮热，应揉外劳宫，法以左转清凉、右转温热。"

⑫ 《幼科推拿秘书》："外牢宫，在手背正中，属暖。"

⑬ 《幼科推拿秘书》："外牢推至大陵位……从外牢推至大陵位者，取小儿吐痰。又大陵反转至外牢，以泄心热。然以我手大指左转三来，又必向右转一摩，左从重，右从轻，以取吐泄神效。但此九重三轻手法，最易忽忘，须用心切记，方不错乱，若错乱即不能吐矣。"

61. 虎口

穴位类别：推拿特定穴位，手阳明大肠经穴位。

别名：合谷。

位置：位于手背第一、二掌骨之中点，稍偏食指处。

此外，《幼科推拿秘书》认为虎口位于拇指与食指交叉处。

操作：常用拿法、揉法，3~5次。

功用：发汗解表。

主治：风寒感冒，牙痛等证。

临床应用：《幼科推拿秘书》认为用揉法自八卦穴之乾宫，经过坎宫、艮宫至虎口穴，能去食积。临床上，拿合谷与掐二扇门合用能加强发汗效果，单拿合谷则主要用于风火牙痛。

文献辑录：

① 《万育仙书》："虎口，在大指食指叉间，推至食指梢止。"

② 《幼科推拿秘书》："虎口穴，大指二指丫叉处，筋通三关处。"

62. 甘载

穴位类别：推拿特定穴位。

位置：位于手背合谷后，第一、二掌骨交接处凹陷中。

操作：用拇指甲掐后继揉约30次，称掐揉甘载。

功用：开窍醒脑，镇静安神。

主治：惊风抽搐，昏厥等证。

临床应用：《小儿推拿方脉活婴秘旨全书》认为用掐法能拯危症。临床上，甘载为急救穴，可与掐十王、掐小天心等交替使用。

文献辑录：

① 《小儿推拿广意》："甘载，掐之能拯危症，能祛鬼祟。"

② 《厘正按摩要术》："合谷后为甘载。"

③ 《推拿指南》："此法能救危急，能祛鬼祟，甘载穴在手背合谷穴上，用右大指甲掐之，男左女右。"

④ 《推拿捷径》："甘载，掌后揉，相离合谷才零三。"

63. 外八卦

穴位类别：推拿特定穴位。

出处：《针灸大成》。

位置：位于手掌背面外劳宫周围，与内八卦相对。

操作：常用摩法、运法、揉法，手法的刺激量应小，节律须均匀。如用拇指或中指作顺时针或逆时针方向掐运30~100次，称运外八卦。一般以顺时针运为泻，逆时针运为补。

功用：行气宽胸，通周身气血，通滞散结。

主治：胸闷，气滞，肿胀，惊风，食积，腹胀，腹泻，便秘以及气血周流不畅，脏腑秘结之证。

临床应用：《小儿推拿广意》认为外八卦性凉，能通周身气血、开脏腑秘结，可治气血壅滞、脏腑不和等证。

配伍：用于胸闷、腹胀、大便秘结等证，多与摩腹、推揉膻中等合用。

文献辑录：

① 《针灸大成》："外八卦：通一身之气血，开脏腑之秘结，穴络平和而荡荡也。"

② 《小儿推拿方脉活婴秘旨全书》："外运八卦，能令浑身酥通。"

③ 《小儿推拿方脉活婴秘旨全书》："外揉八卦遍身疏。"

④ 《小儿推拿广意》："外八卦，性凉，除脏腑秘结，通血脉。"

⑤ 《保赤推拿法》："运外八赴穴法：此穴在手背，对手心内八卦处。运之能通一身之气血，开五脏六腑之闭结。"

⑥ 《推拿捷径》："治脏腑之秘结、气血之壅滞、穴络之不和，应运外八卦，外八卦在掌背，运之能开能通能平和也。"

64. 手背

穴位类别：推拿特定穴位。

文献辑录：

① 《针灸大成》："提手背四指内顶横纹，主吐；还上，主止吐。"

② 《针灸大成》："手背刮至中指一节处，主泻；中指外一节掐，止泻。"

③ 《小儿推拿方脉活婴秘旨全书》："掐五指背一节，专治惊吓、醒人事，百病离身。"

④ 《保赤推拿法》："刮手背法：从儿手背刮至中指梢能使儿泻。"

⑤ 《保赤推拿法》："揉手背法，重揉手背能平肝和血。"

65. 手

穴位类别：推拿特定穴位。

文献辑录：

《厘正按摩要术》："将小儿手从轻从缓摇之，男左女右，能化痰。"

66. 其骰

穴位类别：推拿特定穴位。

位置：据《小儿推拿广意》阴掌之图所示，其骰在掌背合谷外侧。

67. 一窝风

穴位类别：推拿特定穴位。

出处：《针灸大成》。

别名：外一窝风。

位置：屈腕时位于腕背横纹正中凹陷处。

此外，《增图考释推拿法》认为一窝风即阳池（别阳）；另有总筋穴为内一窝风之说。

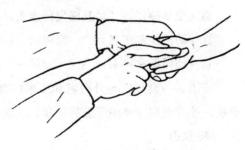

图 418 揉一窝风

操作：常用揉法、掐法、擦法。以中指作为接触面在本穴作揉法时，应使患儿的手背与前臂置于同一水平。用拇指或中指端揉 30～100 次，称揉一窝风（图 418 揉一窝风）；掐 3～5 次；拿该处，摇腕，约 10 次。

功用：发散风寒，除风去热，宣通表里，温中行气，发汗，止头痛腹痛，通经络，利关节。

主治：发热无汗，头痛，肠鸣，腹痛，急、慢惊风以及寒滞经络引起的风湿痹痛、关节屈伸不利及风寒感冒等证。

临床应用：本穴善止腹痛，一切腹痛均可用之，尤对因受风寒、食积等所致的腹痛，其效更佳。本穴还能通经络而散寒，对风湿性关节炎亦有一定疗效。如用掐法，可治疗腹痛，头痛和急、慢惊风，并能发汗、祛风热。

配伍：

①治疗因受寒或食积等原因引起的腹痛等，一窝风穴多与拿肚角、推三关、揉中脘等配伍。

②治疗寒疝痛啼，常与四横纹穴和脐配伍。

文献辑录：

①《针灸大成》："掐一窝风，治肚疼，唇白眼白一哭一死者。除风去热。"

②《小儿推拿方脉活婴秘旨全书》："一窝风，在掌根尽处腕中，治肚痛极效，急慢惊风。又一窝风掐至中指尖，主泻。"

③《小儿推拿方脉活婴秘旨全书》："一窝风能治肚痛。"

④《推拿仙术》："揉掐一窝风，肚痛，眼翻白、一哭一死用之。"

⑤《小儿推拿广意》："一窝风，掐之止肚疼，发汗去风热。"

⑥《保赤推拿法》："揉一窝风法，此穴在手背根尽处腕中，掐之治肚疼、唇白、急慢惊风。又，掐此穴兼掐中指尖，能使小儿吐。"

⑦《秘传推拿妙诀》："肚疼擦一窝风为主，并拿肚角穴。"

⑧《秘传推拿妙诀》："凤凰单展翅……跪外一窝风……拿内一窝风……"

⑨《万育仙书》："一窝风，在阳池之上，掌背尽正中。"

⑩《万育仙书》："掐一窝风，治久病腹疼，并慢惊及发汗。"

⑪《推拿三字经》："……若腹疼（腹疼非寒即热），窝风良（此穴能治寒气），数在万（窝风之穴专治下寒，岂止腹疼而已乎），立愈恙（轻寒一万，重寒数万立愈）……"

⑫《推拿三字经》："一窝风穴在掌背下腕窝处，仅在横纹中心，专治下寒肚疼。揉不计数，以愈为止。"

⑬《推拿捷径》："治肚痛发汗兼去风热，应掐一窝风。"

⑭《幼科推拿秘书》："一窝风穴，在大陵位下、手膊上，与阳膊总筋下对。"

⑮《幼科推拿秘书》："揉一窝风……此能止肚痛，或久病慢惊皆可。"

按语：一窝风穴与外劳宫和二扇门都能温阳散寒，但一窝风主要用于腹痛，兼驱经络之寒以治痹痛；外劳宫则主要用于脏腑积寒、气虚下陷之证；二扇门主要用于外感风寒无汗。

68. 靠山

穴位类别：推拿特定穴位，手阳明大肠经穴位。

别名：阳溪。

位置：拇指向上翘时，位于拇长、短伸肌腱之间凹陷中，即第一掌骨底的背侧。

操作：常用掐法、推法。掐 3～5 次；向上、下直推约 50 次。

主治：疟疾，泄泻，痰壅等证。

文献辑录：

①《针灸大成》："阳溪穴，往下推拂，治儿泻，女反之。"

②《小儿推拿方脉活婴秘旨全书》："靠山穴在大指下，掌根尽处，腕中，能治疟痢、痰壅。"

③《小儿推拿广意》："掐靠山即合谷、少商、内关，剿疟用之。"

④《保赤推拿法》："掐靠山穴法：此穴在手背大指下掌根尽处，掐之，治疟痢、痰壅。"

69. 螺蛳骨

穴位类别：推拿特定穴位，手太阳小肠经穴位。

别名：螺蛳。

位置：在屈肘、掌心对胸时位于尺骨小头桡侧缘上方缝隙处，相当于"养老穴"。

此外，《针灸大成》认为一手有二穴，分别位于腕部两侧骨突起处，即尺骨和桡骨茎突处。

操作：方法为扯该处皮肤，约 10 次。如以两手捏螺蛳上皮，称为猿猴摘果。

主治：消化不良等证。

文献辑录：

①《针灸大成》："……天门穴上分高下，再把螺蛳骨上煨……"

②《万育仙书》："螺蛳骨，手肘背高骨处。"

③《小儿推拿方脉活婴秘旨全书》："潮热惊……用灯火断手上螺蛳骨一燋，虎口一燋，绕脐四燋。"（据该书原注，手上螺蛳骨即尺骨头突出处。）

按：

①据《保赤推拿法》之图所示，螺蛳骨在掌背尽处，尺骨头前。

②据《针灸大成》女子右手正面之图所示，螺蛳骨在腕横纹两侧端。

70. 阳池

穴位类别：推拿特定穴位。

别名：腕阳池。

位置：俯掌时位于第三、四掌骨直上腕横纹凹陷处。

此外，《针灸大成》认为阳池的位置与手少阳三焦经的阳池穴相近，但作用不同；同时认为阳池位于腕背横纹正中，一般称为腕阳池。

操作：常用掐法、揉法。如用拇指甲掐 3～5 次或中指端揉 30～100 次，称为掐阳池或揉阳池。

功用：利尿，通大便，止头痛。

主治：头痛，溲赤，二便不通等证。

临床应用：《针灸大成》认为在腕阳池用掐法、揉法，能清补肾水、止头痛、发汗。临床上，掐揉阳池治疗大便秘结有效，但对大便滑泻者禁用；如用于感冒头痛或小便赤涩短少，多与其他解表和利尿法同用。

文献辑录：

①《针灸大成》："掐阳池，止头痛，清补肾水，大小便闭塞或赤黄，眼翻白，又能出汗。"

②《推拿三字经》："阳池穴在一窝风下，腕下寸余窝内，与前天河水正中相对，专治头痛，揉数不拘，以愈为止。"

③《幼科推拿秘书》："阳池穴，在外间使下。"

④《万育仙书》："阳池穴，治风痰，止头痛。"

⑤《推拿捷径》："治眉眼不开，宜揉阳池穴。"

71. 膊阳池

穴位类别：推拿特定穴位。

别名：外间使、臂阳池。

位置：位于外关上1寸，也即在手背一窝风后3寸处。《小儿推拿方脉活婴秘旨全书》认为阳池位于前臂伸侧，离掌根3寸处，即手背一窝风后3寸处。

操作：用拇指指端揉100~300次，称揉膊阳池；用拇指甲掐3~5次，称掐膊阳池（图419掐膊阳池）。

功用：通大便，利小便，止头痛。

主治：大便秘结，小便赤涩，感冒头痛，吐泻等证。

临床应用：本穴对大便秘结，揉之有显效，但大便滑泻或虚脱

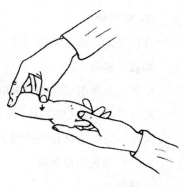

图419　掐膊阳池

者禁用。如用于感冒头痛、小便赤涩等证，多与其他利尿、解表、止头痛的穴位合用。

文献辑录：

①《小儿推拿方脉活婴秘旨全书》："阳池穴在掌根三寸处，治风痰头痛。"

②《厘正按摩要术》："掐外间使，外间使在掌背一窝风、阳池、外关之后，与内间使相对，掐主温和，治吐泻转筋。"

72. 外关

穴位类别：手少阳三焦经穴位。

位置：位于掌背腕后2寸。

操作：向上直推约50次；掐3~5次。

主治：腹泻，腰背疼痛等证。

文献辑录：

①《针灸大成》："推外关，间使穴，能止转筋吐泻。"

②《小儿推拿广意》："两手抄停……中指尽处为外关，止腰背痛，大人通用。"

按语：《增图考释推拿法》称此穴为阳池。

73. 肘肘

穴位类别：手少阳心经穴位。

别名：斗肘。

位置：屈肘时，位于肘横纹尺侧端与肱骨内上髁之间凹陷处，相当于少海穴。

此外，《针灸大成》认为肘肘位于肘部尺骨鹰嘴处；另也有内、外肘肘之说，即在肱骨内上髁及肱骨外上髁。

操作：常用揉法、掐法和摇法。掐 3~5 次；揉约 80 次；拿此处，摇肘关节 6~10 次，称为"摇肨肘"。

功用：顺气生血。

主治：急惊，痞证等。

文献辑录：

①《针灸大成》："一掐肨肘下筋，曲池上总筋，治急惊。"

②《幼科推拿秘书》："肨肘穴，在手肘曲处，高起圆骨处，膀膊下肘后一团骨也。"

③《幼科推拿秘书》："肨肘穴重揉之，顺气生血。"

④《保赤推拿法》："掐肨肘曲池穴法：掐肨肘下筋，曲池上筋，曲池即肱弯处，掐之，治急惊。"

⑤《厘正按摩要术》："摇肨肘，左手托儿肨肘运转，右手持儿手摇动，能治痞。"

⑥《厘正按摩要术》："肨肘在肘弯背后尖处。"

⑦《万育仙书》："肨肘，在手肘外曲转处。"

⑧《增图考释推拿法》："肨肘，分内外二穴，少海内（曲节）……曲池外（鬼臣、阳泽）……"

74. 指天门

穴位类别：推拿特定穴位。

位置：为点状穴位，它有两个不同的位置，一个位于拇指远端的尺侧；另一个位于食指远端的桡侧。掌天门又名"神门"，位于手掌面八卦穴中的乾宫处。

功用：顺气生血，清脾，健脾，消食。

主治：泄泻，痢疾和腹胀等证。

按语：指天门和掌天门都与"天门入虎口"这一复式操作法有关，"天门入虎口"有三种不同的操作方法。

75. 交骨

穴位类别：推拿特定穴位。

位置：一手有二穴，位于腕部桡侧缘与尺侧缘，腕部阴池穴和阳池穴的两旁。

操作：常用拿法、按法。

主治：急、慢惊风。

76. 脾经

穴位类别：推拿特定穴位。

出处：《针灸大成》。

别名：脾、脾土。

位置：一般认为有两个位置，一个是在拇指远端指骨的腹面，另一个认为是拇指桡侧缘自指尖至指根处。

操作：推拿脾经，常用旋推法和直推法，也用掐、揉等手法。在推脾经穴时，有补泻之别。

补脾土有两种方法，一种是微屈拇指，旋推拇指远端指骨的腹面，手法要求快而轻（图 420 旋推脾经）；另一种是屈曲患儿拇指的指间关节，由拇指桡侧缘的远端推至近端（图 421 屈指直推脾经）。

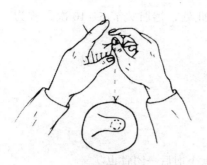

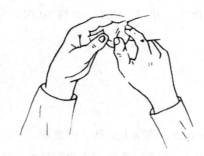

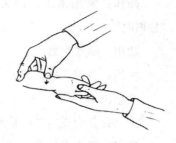

图 420　旋推脾经　　　　　　　　图 421　屈指直推脾经　　　　　　　图 422　清脾经

泻脾经又称清脾经，操作时拇指伸直，由拇指的指根推向指尖（图 422 清脾经）。拇指伸直，从指尖到指根来回推为平补平泻，称清补脾经。清脾经与清补脾经统称推脾经，操作 100～500 次。

功用：健脾胃，补气血，清湿热，消食滞，化痰涎。有补泻之别：补脾土有醒人事、益气血、健脾胃的作用；清脾土则可增进食欲。

主治：小儿虚弱，乳食少进，饮食不消，食后胀满，呕吐，腹泻，便秘，痢疾，咳嗽，黄疸，精神萎靡等证。

临床应用：本穴为儿科推拿常用穴位。

①推拿脾经有补泻之别。由于补脾经能健脾和胃、补气养血，常用于脾胃虚弱、气血不足引起的食欲不振、形体消瘦、消化不良等证；清脾经能清热利湿、化痰止呕，常用于湿热熏蒸、皮肤发黄、恶心呕吐、腹泻、痢疾等证。然小儿脾胃薄弱，不宜攻伐太过，故在一般情况下，脾经穴多用补法。体壮邪实者方可适当用清法。

②一些医家据"脾为后天之本""万物土中生""小儿脾常不足"等说，凡推必用补脾经，或清后加补。

③如小儿体虚、正气不足且患斑疹热病，推补脾经可使隐疹透出，但手法宜快，用力宜重。

④若患儿身体虚弱，乳食不进，饮食不消，食后作饱胀满，人事不省，可用补脾土之法。如热甚，可略用泻法。痰食诸证，可以先用泻法，然后再用补法。清代《幼科铁镜》认为补脾土有人参、白术之效，泻脾土有灶土、石膏之功。

⑤《幼科推拿秘书》认为，大指属脾土，脾气通于口，络联于大指，并与背上右筋、天枢穴、列缺穴和足三里穴有内在的联系。

⑥若湿热留恋、久而不退，或外感发热兼湿者，可单用清补脾经，推 20～30 分钟，至微汗出，效果较好。

配伍：

①补脾经能健脾胃、补气血。用于脾胃虚弱、气血不足而引起的食欲不振，营养不良等证，常与推三关、捏脊、运八卦、推大肠等法合用。

②清脾经能清利湿热，凡湿热熏蒸，皮肤发黄，恶心呕吐，腹泻下痢等证可用此举，多与清天河水、揉小天心、推箕门、推小肠等法合用。

③清补脾经能和胃消食，用于饮食停滞、脾胃不和所引起的胃脘痞满、吞酸恶食、腹泻、呕吐等证，常与运八卦、揉板门、分腹阴阳等法合用。

④推拿脾经与大肠穴相配伍，可治疗泄泻。

⑤推拿脾经与肺经穴相配伍，可治疗呕逆。

⑥推拿脾经与分阴阳相配伍，可治疗气血衰弱，吐乳等。

文献辑录：

①《针灸大成》："肝经有病儿多闷，推动脾土病即除。脾经有病食不进，推动脾土效必应。"

②《针灸大成》："胆经有病口作苦，好将妙法推脾土。大肠有病泄泻多，脾土大肠久搓摩。"

③《针灸大成》："饮食不进推脾土。"

④《针灸大成》："掐脾土，曲指左转为补，直推之为泻。饮食不进，人瘦弱，肚起青筋，面黄，四肢无力用之。"

⑤《小儿推拿方脉活婴秘旨全书》："大指属脾，掐脾一节，屈指为补。（治）小儿虚弱，乳食不进。"

⑥《小儿推拿方脉活婴秘旨全书》："命门有疾元气亏，脾土太阳八卦为。"

⑦《小儿推拿方脉活婴秘旨全书》："胆经有病口作苦，只从妙法推脾土，胃经有病寒气攻，脾土肺金能去风。"

⑧《小儿推拿方脉活婴秘旨全书》："脾土曲补直为清，饮食不进此为魁，泄痢羸瘦并水泻，心胸痞满也能开。"

⑨《小儿推拿广意》："脾土：补之省人事，清之进饮食。"

⑩《幼科铁镜》："大指脾面旋推，味似人参、白术。泻之，则为灶土、石膏。"

⑪《幼科铁镜》："大拇指属脾土，脾气通于口，络联于大指。"

⑫《幼科铁镜》："大指面属脾……曲者旋也。于指正面旋推为补，直推至指甲为泻……"

⑬《保赤推拿法》："揉掐脾经穴法：脾经即大指尖，左旋揉为补，治小儿虚弱，饮食不进，肚起青筋，面黄，四肢无力。若向下掐之，为泻，去脾火。"

⑭《厘正按摩要术·取穴·推五经法》："大指脾胃，宜多补，如热甚，可略泻。"

⑮《秘传推拿妙诀》："遍身潮热，乳食所伤，推脾土，肾水为主。"

⑯《秘传推拿妙诀》："气吼虚热，面白唇红，平脾土推肾水为主。"

⑰《秘传推拿妙诀》："肚胀气虚，血弱，补脾土，分阳阳为主。"

⑱《秘传推拿妙诀》："青筋裹肚有风，补脾土，掐五指节为主。"

⑲《秘传推拿妙诀》："吐乳有寒，分阴阳推脾土为主。"

⑳《秘传推拿妙诀》："四肢向后，推脾土、肺经、摆尾为主。"

㉑《秘传推拿妙诀》："两眼看地，补脾土，推肾水，擦四横纹为主。"

㉒《推拿仙术》："脾土有推补之说，以医人用左手大食二指拿病者大指巅，总是男左女右，直其指而推，故曰推，取消食之意。屈其指而推，故曰补，取进食之意。具有推补之名，则皆谓之推也。"

㉓《推拿仙术》："唇白气血虚，补脾土为主。"

㉔《推拿仙术》："推脾土，饮食不进，瘦弱肚起青筋用之。"

㉕《推拿仙术》："补脾土，饮食不消，食后作饱胀满用之。"

㉖《推拿妙诀》："自脾土推起至肾水止，为运土入水，止泻。自肾水推起至脾土，为运水入土，止痢。"

㉗《推拿仙术》："掐大指面巅，迷闷气吼、干呕用之。"

㉘《推拿捷径》："掐后以揉法继之，治饮食停滞，腹起青筋，应掐脾土，其穴在大指第一节，兼运法以治之。"

㉙《推拿捷径》："治浮肿，应推补脾土，及阴阳肾水等穴。"

㉚《幼科推拿秘书》："大拇指属脾土。脾气通于口，络联于大指，通背右筋天枢穴，手列缺穴，足三里穴。"

㉛《幼科推拿秘书》："揉运脾土，男右手补，女左手运为补，或屈大指侧推到板门，以补脾土，立进饮食。"

㉜《幼科推拿秘书》："推脾土，脾土在大拇指上罗纹……清之省人事，补之进饮食……"

㉝《万育仙书》："掐脾土，医用大指二指拿儿大指尖，直其指而推，曰推，可消乳食。屈其指而推曰补，可进乳食。"

㉞《万育仙书》："脾土，在大指根节，从梢推至三关，谓之清……将大指屈了，从三关推至大指尖，谓之补。"

㉟《推拿三字经》："……看印堂……言五色，兼脾良（脾为心之子也，俱兼脾为良，小儿无不伤脾也），曲大指（大指属脾经，若补必须曲），补脾方（脾为万物之母也，乃后天也，主旋食水），内推补（曲指向内推为补，脾者土也，能生万物，无积不能泻也），外泻详（直指向外推为泻，来回为清补），大便闭（脾气不行，有积滞者，大肠肺之腑也），外泻良（直伸大指向外推为泻脾也，火旺者泻之），泻大肠，立去恙。"

㊱《推拿三字经》："……脱肛者，肺虚恙，补脾土（胃为肾之关，脾为肾之海，故阴虚乃肾寒也。脾土不能肺金，故当补之），二马良，补肾水，推大肠（来回推），久去恙……"

㊲《推拿三字经》："……嘴唇裂，脾火伤，眼胞肿，脾胃恙，清补脾，俱去恙，向内补，向外清，来回推，清补双……"

77. 肝经

穴位类别： 推拿特定穴位。

出处：《针灸大成》。

别名： 肝、肝气、肝木。

位置： 位于食指末节螺纹面，为面状穴位。

此外，也有医家认为肝经在无名指第二节及第三节的腹面，或在食指中节的腹面等。据《幼科铁镜》正面图所示，肝在无名指第二节；而《小儿推拿广意》阳掌之图所示，食指端为肝木。据《针灸大成》男子左手正面之图所示，肝在无名指第三节；女子右手正面之图所示，肝在无名指第二节。

操作： 常用手法为推法、摩法。推拿肝经，有直推法和旋推法的区别，两者作用不同。用直推法，即自食指掌面末节指纹起推向指尖为清，称清肝经（图423 清肝经），亦称平肝、泻肝、清肝木、推肝木，能清肝

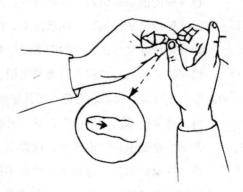

图 423　清肝经

热，但在"清肝木"时，须同时应用"补脾土"之法。

在小儿食指螺纹面上施行旋转推法（此旋推法实质上也系指摩法）100～200次，称补肝经，操作时须轻快；由指尖向指根直推100～400次，称清肝经。也有人认为从食指掌面的近心端推向远心端为清肝木。补肝经和清肝经统称推肝经，但两者作用有所不同。

功用：平肝泻火，息风镇惊，开郁除烦，和气生血，止痢，止泄，止嗽。

主治：惊风抽搐，烦躁不宁，伤风感冒，头晕头痛，眼目昏闭，目赤，五心烦热，口苦咽干，泄泻，痢疾等证。

临床应用：《幼科铁镜》认为直推食指泻肝，有桑皮、桔梗之功；旋推食指止嗽，有五味子、款冬花之效。《幼科推拿秘书》认为，食指属肝，肝气通于目，络联于食指，并与小天心穴和太溪穴有内在的联系。

临床上，清肝经常用于治疗惊风、抽搐、烦躁不安、五心烦热等证。由于肝经宜清不宜补，若肝经虚应补时，则需补后加清，或以补肾经代之，称为滋肾养肝法，以防因补而动肝火。旋推肝经，还可以止呕。

配伍：

①临床治疗惊风抽搐、烦躁不安、五心烦热以及目赤眦多等证，清肝经常与退六腑、清心经、掐揉小天心、补肾经等配伍。

②肝木与补脾土相配伍，可治疗泄泻。

文献辑录：

①《推拿三字经》："看印堂……色青者（东方甲乙木其色青，现于山根，乃肝热也，直者风上行，横者风下行），肝风张（若色青乃肝风张也），清则补（清补者必须明虚实，虚则补之，实则清之，补肾即补肝也），自无恙。"

②《小儿推拿广意》："肝木：推侧虎口。止赤白痢水泄。退肝胆之火。"

③《幼科推拿秘书》："大拇指下一指，名为食指，属肝。肝气通于目，络通于食指，通于小天心穴，足太溪穴。"

④《厘正按摩要术》："推肝木，肝木即食指端。蘸汤侧推之，直入虎口，能和气生血。"

⑤《推拿三字经》："肝穴在食指端，为将军之官，可平不可补，补肾即补肝。"

⑥《幼科推拿秘书》："推肝木，肝木在食指，肝属木，木生火，肝火动人眼目昏闭，法宜清。诸病从火起，人最平者肝也，肝火盛则伤脾。退肝家之热，又必以补脾土为要。"

78. 心经

穴位类别：推拿特定穴位。

出处：《针灸大成》。

别名：心、心火。

位置：目前大多认为位于中指末节螺纹面。此外，《针灸大成》认为心经的位置因性别不同，在男性位于无名指中段指骨的腹面，在女性位于无名指远端指骨的腹面；《幼科推拿秘书》认为，中指属心，心气通于舌，络联于中指，并与背左筋、心俞穴、中冲穴和涌泉穴相通；另还有心经为中冲穴属手厥阴心包经，心经在中指第二节等说法。

操作：常用手法为推法、掐法，用推法时，手法应轻快。操作时，由中指掌面末节指纹起推向指尖为清，称清心经（图424 清心经）；反之在小儿中指螺纹面作旋转推法 100～200 次，称补心经。补心经和清心经统称推心经，能退热发汗、行气通窍。如在中指螺纹面上掐 3～5 次，称泻心火，能通利小便、发汗、止咳。

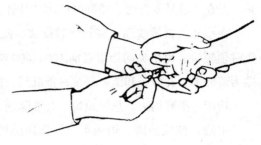

图424　清心经

功用：清心火，补气血，养心安神，退热除烦，解痉止搐。

主治：高热神昏，身热无汗，心火妄动，五心烦热，烦躁不宁，惊惕不安，夜啼，心血不足，眼目赤红，口舌生疮，咳嗽发热，惊搐，小便赤涩或不通，脾虚吐泻等证。

临床应用：

由于心经宜清不宜补，补之恐动心火，故有以清为主之说。若气血不足而见心烦不安、睡时露睛等证需用补法时，可补后加清，或以补脾经代之，以防动心火。

清心经能清热泻心火、行气通窍，常用于心火旺盛而引起的高热神昏、面赤口疮、小便短赤等证，并多与退六腑、清天河水、清小肠经等合用。

补心经用治气血虚弱、心烦不安、睡卧露睛等证，常与补脾经、推三关、揉二马等法合用。

掐心经能通利小便、发汗、止咳，主治心火妄动、口疮弄舌、眼赤红、小便不通、脾虚吐泻、咳嗽发热、抽搐和烦躁等证。

配伍：本穴与劳宫、三关相配伍，能退热发汗。

文献辑录：

①《推拿三字经》："心、膻中二穴在中指端。心血亏者，上节来回推之，清补乃宜，不可妄用，有火天河水代之，无虚不可补。"

②《推拿三字经》："……看印堂……色红者，心肺恙，俱热症，清则良，清何处，心肺当（清心清肺乃应之理，无清于心，以天河水代之）……"（据该书手掌正面图所示，心在中指第一节。）

③《万育仙书》："心经系中指梢节。"

④《万育仙书》："掐心经……将大指掐本穴，次掐内劳宫，推三关，此三经发热出汗用之。"

⑤《针灸大成》："掐心经，二掐劳宫，推上三关，发热出汗用之。如汗不来，再将二扇门揉之、掐之，手心微汗出，乃止。"

⑥《小儿推拿广意》："心火：推之，退热发汗；掐之，通利小便。"

⑦《幼科推拿秘书》："中指名为将指，属心，心气通于舌，络联于将指，通背左筋心俞穴，手中冲穴，足涌泉穴。"

⑧《幼科推拿秘书》："中指独冷是疹痘，不推。"

⑨《幼科推拿秘书》："推心火，凡心火动，口疮弄舌，眼大小眦赤红，小水不通，皆宜推而清之。至于惊搐，又宜清此。心经内一节，掐之止吐。"

⑩《幼科推拿秘书》："推心火：宜清不宜补，补则于人不利，宜切记。"

⑪《保赤推拿法》："推掐心经穴法：心经即中指尖，自上推至中指尽处小横纹，行气通窍，向

下掐之，能发汗。"

⑫《保赤推拿法》："……从中指尖推到横门穴。止小儿吐。"

⑬《厘正按摩要术》："掐心经，心经在中指第一节，掐之治咳嗽……"

⑭《秘传推拿妙诀》："哭声嚎叫，推心经，分阴阳为主。"

⑮《秘传推拿妙诀》："哭声不出，清心经，分阴阳，掐威灵为主。"

⑯《秘传推拿妙诀》："手抓人，推心经为主。"

⑰《秘传推拿妙诀》："一掣一跳，推心经，掐五指节，补脾土为主。"

⑱《小儿推拿方脉活婴秘旨全书》："一掐心经二劳宫，推上三关汗即通。"

按语：《幼科推拿秘书·推拿手法》认为"推心火，宜清不宜补，补则于人不利，宜切记"。所以临床一般少用补法，这是比较特殊的，其理由是"恐动心火"。

79. 肺经

穴位类别：推拿特定穴位。

出处：《针灸大成》。

别名：肺、肺金。

位置：位于无名指末节螺纹面；另有在无名指第二节处之说。

此外，《针灸大成》认为肺经的位置男女不同，在男性位于无名指中段指骨的腹面，在女性位于无名指远端指骨的腹面。

操作：常用推法、掐法和揉法。在无名指螺纹面上作旋转推法或向指尖方向直推，称补肺经；自螺纹面向指根方向直推为清，称清肺经（图 425 清肺经）。补肺经和清肺经统称推肺经，一般推 100～400 次。无论是补肺经还是清肺经，手法均须轻快。掐 3～5 次。

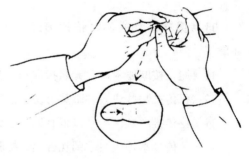

图 425　清肺经

功用：补益肺气，宣肺化痰，利咽止咳，解表祛风，发汗退热。

主治：感冒发热，咽喉肿痛，咳嗽痰稠，胸闷，气喘，虚汗，脱肛等证。

临床应用：《幼科推拿秘书》认为，无名指属肺，肺气通于鼻，络联于无名指，并与膻中穴和风门穴相通。在五经穴中，肺经穴的使用机会仅次于脾经穴。临床如与其他穴位配伍应用，则能显著提高疗效。

配伍：

①补肺经能补益肺气，用于肺气虚损、咳喘气喘、虚汗、怕冷等肺经虚寒证，多与推脾经、补肾经、推三关、揉二马等法合用。

②清肺经能宣肺清热、疏风解表、化痰止咳，常与清天河水、退六腑、推揉膻中、运八卦等法配伍，用于感冒发热及咳嗽、气喘、痰鸣等肺经实热证。

③本穴与肩井穴相配伍，可发汗。

④本穴与六腑穴相配伍，可止汗。

⑤本穴与脾土穴相配伍，可去风寒，治眼黄有痰。

文献辑录：

①《针灸大成》："肺经受风咳嗽多，即在肺经久按摩。"

②《针灸大成》："掐肺经，二掐离宫起至乾宫止，当中轻，两头重，咳嗽化痰，昏迷呕吐用之。"

③《推拿仙术》："口吐白沫，有痰，推肺经为主。"

④《推拿仙术》："不言语是痰迷心窍，推肺经为主。"

⑤《推拿仙术》："鼻流清水，推肺经为主。"

⑥《推拿仙术》："到晚昏迷，推肺经为主。"

⑦《小儿推拿广意》："肺金，推之，止咳化痰，性主温和。"

⑧《幼科推拿秘书》："推肺金……凡小儿咳嗽痰喘，必推此，惊亦必推此。"

⑨《幼科推拿秘书》："小指上一节名为无名指，属肺，肺气通于鼻，络联于无名指，通胸前膻中穴，背后风门穴。"

⑩《幼科推拿秘书》："正推向外泄肺火……侧推向里补肺虚。"

⑪《小儿推拿方脉活婴秘旨全书》："肺受风寒咳嗽多，可把肺经久按摩。"

⑫《小儿推拿方脉活婴秘旨全书》："无名属肺，掐肺一节及离宫节，止咳嗽，离至乾中，要轻。"

⑬《保赤推拿法》："掐揉肺经穴法：肺经，即无名指尖。向下掐之，去肺火。左旋揉之，补虚。"

⑭《厘正按摩要术》："无名指端肺、三节包络。"

⑮《秘传推拿妙诀》："眼黄有痰，清肺经，推脾土为主。"

⑯《秘传推拿妙诀》："口歪有风，推肺经，掐五指节为主。"

⑰《秘传推拿妙诀》："到晚昏迷，推肺经为主。"

⑱《秘传推拿妙诀》："哭声不出，推肺经，掐四横纹为主。"

⑲《万育仙书》："肺经在食指梢节，先掐后揉。"

⑳《推拿三字经》："肺经正穴在无名指端，自根至梢，可清不可补，呼之则虚，吸之则满矣。"

80. 肾经

穴位类别：推拿特定穴位。

出处：《针灸大成》。

别名：肾、肾水。

位置：位于小指末节螺纹面。《推拿三字经》曰："小指小节正面肾水是穴。"

此外，本穴有几个不同的位置，如《万育仙书》曰："肾水在小指梢节"，《幼科推拿秘书》曰："肾经穴，在大横纹右边"，《增图考释推拿法》曰："肾经：少冲……"。另据《针灸大成》男子左手正面之图所示肾在小指第二节，女子右手正面之图所示肾在小指第一节。

操作：常用旋推或直推法。操作时，由指根向指尖方向直推为补，称为补肾经，亦称补肾水；自小指尖向指根方向直推为清肾经（图426 清肾经），亦称清肾水，有退脏腑热，通利小便的作用。补肾经和清肾经统称推肾经，推100～500次。

在肾水穴使用直推法时，自近端推至远端为补，自远端推至近端为泻，这与推拿脾土、肝木、心火、肺金等穴时不同，在操作时需注意。

功用：补肾益脑，滋肾壮阳，温补下元，养阴润肺，清热利尿。补肾水有补肾作用；清肾水则退脏腑热，通利小便。

主治：先天不足，久病体虚，肾虚腹泻，遗尿，尿多，尿频，虚喘咳嗽，膀胱蕴热，小便赤涩不利等证。

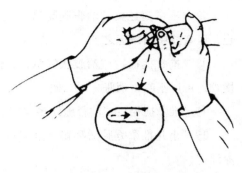

图 426　清肾经

临床应用：清肾经能清下焦湿热、通利小便，可治疗膀胱蕴热、小便赤涩、大便秘结等证；补肾经则可治肾虚、小便短及汗多等，故肾经穴有可补不可清之说，一般多用补法，需用清法时，也多以清小肠或清后溪穴代之。

配伍：

①补肾经能补肾益脑，强筋健骨，用于治疗先天不足、肾虚久泻等证，常与补脾经、揉二马、推三关等法合用。

②补肾经与揉命门、腰俞合用，能温补下元，与补肺经合用能养阴润肺。

③清肾经用于治疗膀胱蕴热、小便赤涩、腹泻等证，多与清小肠、推箕门、掐揉小天心等法合用。

④本穴与八卦、天河水相配伍，可治疗淋疴。

⑤本穴与颊车穴相配伍，可治疗齿痛。

⑥本穴与补脾土相配伍，可治疗气吼虚热。

⑦本穴与小横纹、大横纹及六腑穴相配伍，可治疗小便赤涩等证。

文献辑录：

①《针灸大成》："运五经，动五藏之气，肚胀，上下气血不和，四肢掣，寒热往来，去风，除腹响。"

②《针灸大成》："运五经，以大指往来搓五经纹，能动脏腑之气。"

③《针灸大成》："掐肾经，二掐小横纹，退六腑，治大便不通，小便赤色涩滞，肚作膨胀，气急，人事昏迷，粪黄者退凉用之。"

④《针灸大成》："肾经有病小便涩，推动肾水即救得。"

⑤《小儿推拿广意》："五经者，即五指尖也，心肝脾肺肾也，如二三节即为六腑。"

⑥《小儿推拿广意》："运五经，运动五藏之气，开咽喉，治肚响气吼，泄泻之症。"

⑦《小儿推拿广意》："小便黄赤，可清之。治宜清肾水，自肾指指尖推往根下为清也。"

⑧《小儿推拿广意》："肾水：推之，退脏腑之热，清小便之赤。如小便短，又宜补之。"

⑨《幼科推拿秘书》："小指属肾。肾气通于耳，络联于小指，通目瞳人，手合骨穴，足大敦穴。"

⑩《幼科推拿秘书》："推肾水，肾水在小拇指外旁，从指尖一直到阴池部位，属小肠肾水，里推为补，外推为清。"

⑪《幼科推拿秘书》："运五经……此法能治大小便结，开咽喉胸膈中闷塞，以及肚响腹胀、气吼、泄泻诸证。"

⑫《推拿捷径》："治腹胀肠鸣，上下气血寒热往来，四肢抽掣等证，应运五经，其穴即五指端也，医者屈中指以运之。"

⑬《推拿捷径》："治腹胀气急，大便不通，小便不利，应掐肾经，肾经在小指第一节，又掐小横纹，可以平喘、消胀、通二便。"

⑭《推拿捷径》："治肾虚汗多，应推补肾水，汗即止。"

⑮《小儿推拿方脉活婴秘旨全书》："小指属肾，掐肾一节、小横纹、大横纹，退六腑，治小便赤涩。"

⑯《小儿推拿方脉活婴秘旨全书》："肾经有病小便塞，推动肾水即救得。"

⑰《小儿推拿方脉活婴秘旨全书》："膀胱有病作淋疴，肾水八卦运天河。"

⑱《小儿推拿方脉活婴秘旨全书》："肾水一纹是后溪，推上为补下为清，小便闭塞清之妙，肾经虚便补为奇。"

⑲《幼科铁镜》："肾水小指与后溪，推上为清下补之，小便闭赤清之妙，肾虚便少补为宜（小指正面属肾水）。"

⑳《幼科铁镜》："小指补肾，焉差杜仲、地黄。"

㉑《厘正按摩要术》："肾水，即小指端。"

㉒《推拿仙术》："眼不开，气血虚，推肾水为主。"

㉓《保赤推拿法》："掐推肾经穴法：小指梢属肾，向掌边掐之。再掐儿小指与掌交界之小横纹，治小便赤涩，肚腹膨胀，左肾经向上推清小便，向下推补肾。"

㉔《秘传推拿妙诀》："眼白，推肾水，运八卦为主。"

㉕《万育仙书》："掐肾经：小指根推至中指根止，清小便赤涩。从六腑下推至小指尖曲处为补，小便短少，眼白青色用之。一掐肾、二掐小横纹，退六腑，治小便赤涩。推肾水下节，并大横纹，退六腑，退潮热。"

㉖《推拿三字经》："小指小节正面肾水正穴，此穴宜补，向内推之以生肝木，龙雷不沸，三焦随经。"

按语：

①《幼科推拿秘书》认为，小指属肾，肾气通于耳，络联于小指，与目之瞳孔、合谷穴和大敦穴相通。

②推脾经、推肝经、推心经、推肺经、推肾经，统称推五经，专治五脏病变。根据脏腑虚实，或清或补，灵活运用。

81. 六筋

穴位类别：推拿特定穴位。

位置：六筋是六个推拿特定穴位的合称，位于腕部掌侧。据《针灸大成》六筋图所示，六筋为浮、阳、总、心、阴、肾，其顺序排列自桡侧起至尺侧，依次分别为赤筋（浮筋）、青筋（阳筋）、总筋、赤淡黄筋（心筋、淡黄筋）、白筋（阴筋）和黑筋（肾筋）。

（1）赤筋

穴位类别：推拿特定穴位。

别名：浮筋，为六筋之一。

位置：位于掌侧横纹、桡动脉处。

文献辑录：

①《针灸大成》："赤筋，乃浮阳属火，以应心与小肠，主霍乱，外通舌。反则燥热，却向乾位掐之，则阳自然散也。又于横门下本筋掐之，下五筋仿此。"

②《保赤推拿法》曰："掐赤筋法：掌肱交界之横纹上，靠大指边第一，赤筋属火，以应心与小肠，掐之治内热、外寒、霍乱。"

③《增图考释推拿法》曰："赤筋，经渠……"

（2）青筋

穴位类别：推拿特定穴位。

别名：阳筋，为六筋之一。

位置：位于腕部掌侧横纹，正对食指处。纯阳属木，外通两目，应肝与胆。

操作：常用掐法。

功用：明目，发汗。

主治：眼赤涩多泪及外热内寒之证。

（3）总筋

穴位类别：推拿特定穴位。

出处：《补要袖珍小儿方论》。

别名：总经、总位、黄筋、总合、合骨、内一窝风。

位置：位于腕部掌侧横纹中点，正对中指处，相当于手厥阴心包经的大陵穴。另有总筋在大陵穴后 0.5 寸处之说。

操作：常用掐法、揉法、推法。操作时，应将患儿的腕关节略作背伸。用拇指甲掐 3~5 次，称掐总筋（图 427 掐总筋）；以拇指或中指端按揉 100~300 次，称揉总筋，操作手法宜快而稍用力；以拇指尖与食指对合拿之，称拿总筋。或自总筋向两旁分推，约 50 次。在作掐法时，应由轻而重，注意勿掐破局部皮肤。

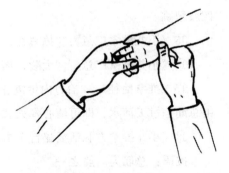

图 427 掐总筋

功用：清泻心经热，散结止痉，平喘，止惊，通调周身气机，舒畅四肢。

主治：惊风，口舌生疮，身有潮热，夜啼，吐泻，实火牙痛及一切实热证。

临床应用：本穴能清心经热、止痉，亦能通调周身气机。揉总筋多与清天河水、清心经配伍，治疗口舌生疮、遍身潮热、夜啼和四肢抽搐等实热证。治疗惊风抽掣，则多用拿总筋，或掐揉总筋。

配伍：

①本穴与天心穴、脾土穴相配伍，可治疗鼻塞伤风。

②本穴与天河水穴相配伍，可治疗口内生疮，遍身潮热，夜间啼哭和四肢抽掣等证。

③本穴与阴阳穴相配伍，可治疗气喘。

文献辑录：

①《针灸大成》："掐总筋，过天河水，能清心经。（治）口内生疮，遍身潮热，夜间啼哭，四肢常掣，去三焦六腑五心潮热病。"

②《针灸大成》："第三，总筋：位居中属土，总五行，以应脾土与胃。主温暖，外通四大板门。反则主肠鸣霍乱，吐泻痢症，却在中界掐之，四肢舒畅也。"

③《针灸大成》："总位者，诸经之祖，诸症掐效。嗽甚，掐中指一节。痰多，掐手背一节、手指甲筋之余，掐内止吐、掐外止泻。"

④《针灸大成》："大陵穴后五分，为总筋穴，治天吊惊往下掐抠，看地惊往上掐抠，女子同。"

⑤《针灸大成》："诸惊风，掐总筋可治。"

⑥《幼科推拿秘书》："总经穴，在大横纹下，指之脉络皆总于此，中四指脉皆总于此。"

⑦《幼科推拿秘书》："拿总筋……若鹰爪惊，本穴掐之就揉。"

⑧《幼科推拿秘书》："大陵穴，外牢下手背骨节处。"

⑨《保赤推拿法》："总经即黄筋，乃五筋正中一筋，属土，总五行。以应脾与胃，掐之治肠鸣，霍乱，吐泻。"

⑩《厘正按摩要术》："按总经，总经在掌根横纹之后，用右手大指背屈按其上，复以中指按手背，与横纹对过一窝风，治急惊暴亡等证。"

⑪《厘正按摩要术》："摩总经、天河、曲池三穴，以右手大指侧直摩之，自能开胸退热。"

⑫《厘正按摩要术》："总心经，统名大陵。"

⑬《秘传推拿妙诀》："医用右手大指跪于孩童总位上，而以中指于一窝风处，对着大指尽力拿之（此法所谓急惊拿之即醒是也）。"

⑭《万育仙书》："总筋，在掌肘交界正中，过天河水，能清心经，口内生疮，遍身潮热，夜啼，四肢掣跳。"

⑮《小儿推拿广意》："掐总经，推天河，治口内生疮、吐热，人事昏沉。"

⑯《小儿推拿广意》："大陵，掐之主吐。"

⑰《推拿捷径》："治口内生疮、遍身潮热，夜间啼哭，四肢抽掣等证，应掐总筋。总筋在掌后，由总筋掐过天河水，即可清心降火。"

⑱《小儿推拿方脉活婴秘旨全书》："总筋一掐天河水，潮热周身退似水。"

按语：总筋为六筋之一。

（4）赤淡黄筋

穴位类别：推拿特定穴位。

别名：心筋、淡黄筋。

位置：位于腕部掌侧横纹，正对中指与无名指之间处。

操作：常用掐法。

功用：流通元气。

主治：壅塞之证。

文献辑录：

《针灸大成》："赤淡黄筋，居中分界，火土兼备，以应三焦，主半寒半热，外通四大板门，周流一身，反则主壅塞之证，却向中宫掐之，则元气流通，除其壅塞之患矣。"

（5）白筋

穴位类别：推拿特定穴位。

别名：阴筋。

位置：位于腕部掌侧横纹，正对无名指处。

操作：常用掐法。

功用：退热，通一身之窍。

主治：胸膈痞满及脑昏生痰等证。

按语：白筋，乃浊阳属金，外通两鼻孔，应肺与大肠。

（6）黑筋

穴位类别：推拿特定穴位。

别名：肾筋。

位置：位于腕部掌侧横纹，正对小指处。

文献辑录：

①《针灸大成》："黑筋，乃重浊沌阴，以应肾与膀胱，主冷气，外通两耳，反则主赢尪昏沉，却在坎位掐之。"

②《保赤推拿法》："掐黑筋法：靠小指边第五黑筋，属水，以应肾与膀胱，外通两耳，尪瘦昏沉，掐之。"

③《增图考释推拿法》："黑筋，阴郄……"

附：《推拿指掌肢体各穴歌》（《推拿捷径》）

推到五经五指尖，开通脏腑便安然，运时左右分明记，补泻凭君妙转旋。

五指尖头即十王，穴从指甲侧边量，小儿身热如何退，逐掐尤逾服药凉。

掐指尖头救急惊，老龙穴是在无名，女原尚右男须左，掐要无声切莫鸣。

端正当寻中指端，须从两侧细盘桓，掐从左侧能停泻，左侧当如定吐丸。

四指中间四横纹，认明二节莫淆纷，气和上下清烦热，一掐尤能止腹疼。

小儿水泻有何虞，肚痛澎澎是土虚，重掐大肠经一节，侧推虎口用功夫。

肝经有病目难开，宜把婴儿大指推，大指端为脾土穴，宜清宜补费心裁，

脾经有病若忘餐，脾土推来病即安，神识昏迷人瘦弱，屈儿大指再推看。

肺经欲绝哭无声，因感风寒咳嗽成，鼻塞不通痰上壅，无名指上细推寻。

肾经有病溺全无，小指推来自不虞，脏腑一清除积热，畅行小便在须臾。

大便如何久不通，只因六腑热重重，须将肾水揉根节，小横纹间用手功。

胃经有病食难消，吐乳吞酸不易疗，脾土大肠推得速，小儿胸腹自通调。

胆经有病口多苦，左右频频扭便知，此腑与肝相表里，宜推脾土莫迟迟。

小肠有病溺多红，心火炎炎热下攻，若把板门推过后，横纹推去气疏通。

板门专治气相攻，喘促能平快若风，大指认明鱼际上，揉时胀痛总消融。

大肠有病久调和，饮食难消泄泻多，记取大中拈食指，用心运动与推摩。

分别三关风气命，风寅气卯命为辰，任凭食指分三节，推去能疗内外因。

掌心即是内劳宫，发汗揉之即见功，惟虑过揉心火盛，除需发汗莫轻从。

凉水如珠滴内劳，手扬七下火全消，此名水底捞明月，大热能平与大潮。

八卦原来分内外，掌心掌背须辨清，三回九转除胸满，起自乾宫至兑停。

命门有病本元亏，调理阴阳八卦推，九转功成水火济，推临乾位病无危。

握拳四指后纹缝，此穴名之曰后溪，小便不通清泻妙，肾经虚弱补为宜。

掌根穴是小天心，一掐偏能活众经，百病何愁无法治，管教顷刻即更生。

眼翻宜掐小天心，望上须知下掐平，若是双眸低看地，天心上掐即回睛。

掌后留心辨总经，掐之身热立时清，若能掐过天河水，火息风清抽搐平。

认得总经在掌根，横纹之后穴斯存，合将手背时时按，暴卒惊风亡返魂。

阴阳分作两地看，人事昏沉二便难，任尔腹疼红白痢，分来有法即平安。

骨交原因两骨交，穴探掌后记须牢，大中两指相交接，急慢惊风总易疗。

三焦有病多寒热，一气流行竟不行，悟到水多能制火，天河六腑共经营。

心经有热半癫痫，水取天河切莫迟，补法必须疗上膈，三关离火共推之。

六腑推来性主凉，婴儿发热势猖狂，曲池推至总经止，利便清心法最良。

二扇门今两穴同，务居中指两边空，掐来复以揉相继，左右歪斜即定风。

二人上马从何觅，小指无名骨界间，性气沉和能补肾，神清气爽保元还。

小儿脏腑有寒风，治法如何速见功，揉外劳宫将指屈，黄蜂入洞妙无穷。

眉头频蹙哭声洪，知是头疼腹痛凶，疼痛医家何法止，轻揉百遍外劳宫。

甘载原从掌后揉，相离合谷才零三，捏时立救危亡疾，鬼祟能除若指南。

穴寻掌背有精宁，一掐能教喘逆平。任尔多痰和痞积，再加揉法病除清。

一厥而亡是急惊，苏醒有法掐威灵，化痰开窍犹余事，先辨无声与有声。

穴名唤着一窝风，掌背于根尽处逢，先掐后揉相继续，即能开窍复祛风。

穴曰阳池臂上逢，寻来却后一窝风，眼翻白色头疼痛，掐散风寒二便通，

间使穴原分内外，阳池以后外居之，掐来专主温和性，吐泻转筋治莫迟。

伤寒推法上三关，脏热专推六腑间，六腑推三关应一，三关推十腑推三。

男左三关推发汗，退回六腑便为寒，女推六腑前为冷，后推三关作热看。

肘肘先将运法施，纯凭左手右相持，频摇儿指能消痞，摆尾苍龙意在斯。

小儿肩井大关津，按此能教气血行，各处推完将此按，任他呕吐立时停。

胁分左右掌心摩，往复胸旁若织梭，须记数符八十一，何愁食滞与痰多。

奶旁即是乳头旁，呕逆痰多气上呛，大指按来分左右，宜轻宜重别温凉。

神厥分明是肚脐，掌心轻按软如泥，专疗便结腹疼痛，左右推揉各法齐。

小儿脐下有丹田，气壮声洪百病捐，若是澎澎规觇腹大，搓摩百次到胸前。

穴称肚角在脐旁，痛泻都缘乳食伤，善把掌心轻重按，止疼止泻是良方，

膝上寻来有百虫，按摩此穴治惊风，小儿抽搐如何止，指屈推时屈若弓。

膝后从何觅委中，湾时纹现穴相逢，向前跌扑神经乱，一掐居然血气通。

穴名龟尾即臀尖，揉法全凭在转旋，不仅善疗红白痢，纵然泄泻亦安然。

三阴交在内踝尖，血脉能通按在先，须记急惊从上起，慢惊由下上推前。

涌泉穴在足之心，妙手轻揉力不禁，吐泻立时能制止，左旋右转孰知音。

足根有穴是昆仑，临灸全凭穴认真，急慢惊风须一截，半身不遂总回春。

（五）小儿下肢部推拿穴位

在取用下肢穴位推拿时，十四经穴被采用的机会较多，而推拿特定穴位被应用的机会较少，这是因为在清代和清代以前以推拿治疗儿科病证时，比较重视在上肢（尤其是手部穴位）进行操作，对于下肢穴位的推拿则应用较少（图428 小儿下肢部常用推拿穴位）。

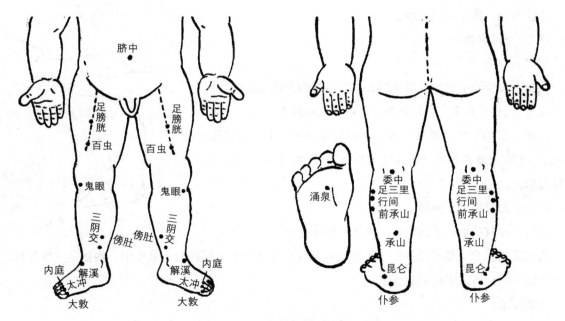

图 428　小儿下肢部常用推拿穴位

1. 足膀胱

穴位类别：推拿特定穴位，足太阴脾经穴位。

别名：腿膀胱、箕门。为与手上膀胱相别，因此称为"足膀胱"。

位置：位于大腿内侧，膝盖上缘至腹股沟成一直线处。另有一说位于血海穴上6寸处，相当于箕门穴部位。据《小儿推拿广意》正面之图所示，足膀胱穴在右股内侧百虫穴之上。

操作：推足膀胱：用食、中二指指腹自膝盖内侧上缘直上，推至腹股沟部100～300次；拿足膀胱：用拇、食、中三指用力作拿法3～5次（图429 拿足膀胱）；按足膀胱：用拇指端按箕门，局部有酸胀，温热感。

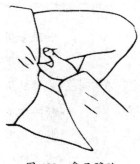

图429 拿足膀胱

功用：利尿。

主治：小便赤涩不利，癃闭，水泻等证。

临床应用：足膀胱性平和，有较好的利尿作用。临床用于尿潴留，多与揉丹田、按揉三阴交等合用；用于小便赤涩不利，多与清小肠等合用；用于水泻，多与补脾经、推大肠，清小肠等法合用，取其利尿之功效，即所谓"利小便实大便"之意。

文献辑录：

①《幼科推拿秘书》："膀胱穴在左股上。"

②《幼科推拿秘书》："命门穴在右股上。"

③《秘传推拿妙诀》："……十一拿膀胱穴，能通小便……"

④《小儿推拿广意》："拿法：……莫道膀胱无大助、两般闭结要他清。"

⑤《小儿推拿广意》："推命门，止腰痛，补下元。"

2. 百虫

穴位类别：推拿特定穴位。

出处：《推拿妙诀》。

别名：血海、百虫窝。

位置：位于膝上内侧肌肉丰厚处，即髌骨内上缘2.5寸。

此外，《小儿推拿广意》认为百虫位于大腿前方。

操作：常用拿法、揉法、按法。用拇指和食、中二指对称作提拿法3～5次，称拿百虫（图430 拿百虫）；用拇指端揉10～20次，称揉百虫。

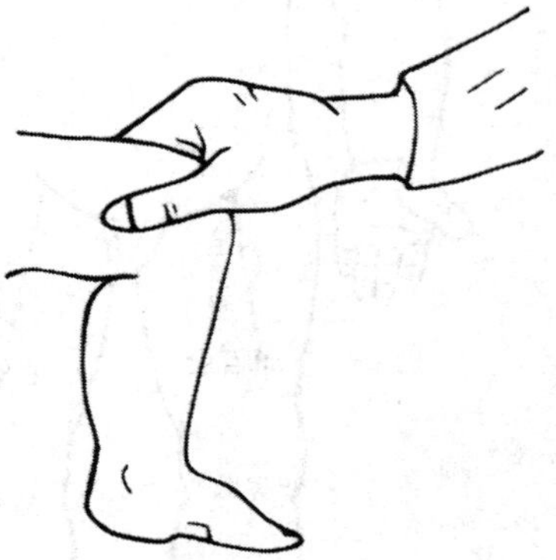

功用：通经络，止抽搐。

图430 拿百虫

主治：四肢抽搐，下肢痿痹，惊风，昏迷等证。

临床应用：拿、揉百虫多用于下肢痿痹及痹痛等证，常与揉膝眼、拿委中、按揉足三里等合用。若用于惊风、抽搐，手法刺激宜重。

文献辑录：

①《厘正按摩要术》："百虫：在膝上，以大指背屈按之，止抽搐。"

②《推拿仙术》："七拿百虫穴，属四肢，能止惊。"

③《推拿仙术》："百虫穴止搐。"

④《小儿推拿广意》："百虫通关……百虫穴走马，通关之后降痰行。"

3. 鬼眼

穴位类别：推拿特定穴位；足阳明胃经穴位。

出处：《推拿妙诀》。

别名：膝眼、犊鼻。

位置：屈膝时位于髌骨下缘髌骨韧带两旁之凹陷中，即足阳明胃经之犊鼻穴。

此外，《幼科推拿秘书》将位于髌骨下方外侧凹陷处的鬼眼穴命名为外膝眼、外鬼眼；《厘正按摩要术》将位于髌骨下方内侧凹陷处的鬼眼穴命名为内膝眼、内鬼眼。

操作：用拇、食二指分别在两只膝眼上按揉约 15 次，称按揉鬼眼；掐 3 ~ 5 次。取本穴时，使患儿伸直膝关节较易得气。

功用：疏经活络，止惊。

主治：下肢痿软无力，惊风抽搐等证。

临床应用：拿、揉鬼眼多用于下肢瘫痪及痹痛等证，常与拿委中、按揉足三里等合用。若用于惊风、抽搐，手法刺激宜重。

文献辑录：

①《小儿推拿方脉活婴秘旨全书》："膝眼穴，小儿脸上风来，急在此掐之。"

②《幼科铁镜》："……若身后仰，即将膝上鬼眼穴向下掐住，身即正。"

③《推拿仙术》："膝腕（眼）穴发汗。"

④《幼科推拿秘书》："鬼眼穴，在膝头膝眼。"

⑤《幼科推拿秘书》："外鬼眼穴：在膝外眼陷处。"

⑥《保赤推拿法》："此穴在膝盖里旁，一名鬼眼穴。小儿脸上风来，急在此穴掐之，若儿身后仰，即正。"

⑦《厘正按摩要术》："内外鬼眼，外在膝前，内在膝后，皆以补《铜人》之未载也。"

4. 足三里

穴位类别：足阳明胃经穴位。

出处：《灵枢》。

位置：位于外膝眼下 3 寸，胫骨外侧约一横指处。

操作：常以一手的中指端作按揉法，约 30 次（图 431 按足三里）。

功用：健脾和胃，调中理气，强壮身体。

主治：呕吐，腹胀，腹痛，便秘，泄泻，麻木顽痹，下肢痿软等证。

临床应用：多用于消化道疾患。

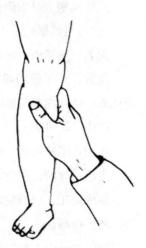

图 431　按足三里

配伍：

①足三里与背部的俞穴相配伍，可治疗腹痛。

②足三里与推天柱骨、分腹阴阳配合，可治疗呕吐。

③足三里与推上七节骨、补大肠配合，可治疗脾虚腹泻。

④足三里与捏脊、摩腹配合，可用于小儿保健。

文献辑录：

①《幼科推拿秘书》："三里穴在膝头之下。"

②《幼科推拿秘书》："治胃气疼，久揉三里穴。"

③《小儿推拿广意》："三里：揉之，治麻木顽痹。行涧穴同功。"

④《小儿推拿广意》："三里属胃，久揉止肚痛，大人胃气痛者通用。"

5. 委中

穴位类别：足太阳膀胱经穴位。

出处：《灵枢》。

位置：屈膝时位于膝后腘窝横纹之中间，两筋（半腱肌腱与股二头肌腱）之间的中点凹陷处。

操作：常用食、中指端提拿、钩拨该处筋腱 3～5 次（图 432 拿委中）。在委中穴作掐法时，应使患儿的膝关节略屈曲，所掐的时间不能过长。

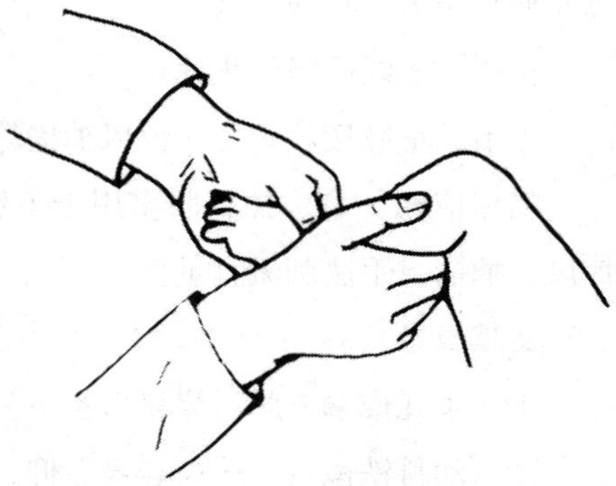

功用：止惊。

主治：腰痛，下肢痿软，惊风等证。

图 432 拿委中

文献辑录：

①《针灸大成》："委中穴：治望前扑，掐之。"

②《推拿仙术》："委中拿，脚不缩。"

③《小儿推拿广意》："委中：掐之，治往前跌扑昏闷。"

④《小儿推拿广意》："小儿望前扑者，委中掐之、亦能止大人腰背痛。"

⑤《幼科铁镜》："惊时若身往前扑，即将委中穴向下掐住，身便直。"

⑥《幼科推拿秘书》："委中穴，目下视、手足掣跳，拿之即止。"

⑦《保赤推拿法·掐委中穴法》："此穴在膝弯内，儿惊时，急在此穴掐之，若儿身前扑即直。"

6. 承山

穴位类别：足太阳膀胱经穴位。

出处：《灵枢》。

别名：后承山、鱼肚、鱼腹、后水。

位置：位于腓肠肌交界尖端，人字形凹陷处。据《小儿推拿广意》之图所示，承山穴位于小腿内侧面，约当内踝与膝联线的中点处。

操作：常用拿法、揉法。应使患儿膝关节置于屈曲位，使其大腿与小腿约 135°的夹角，拿 3～5 次。

功用：平喘祛痰，消食除积，发汗，醒神，催眠，止泻。

主治：气喘，积食，腹胀，发热，失眠，腿痛转筋，下肢痿软等证。

临床应用：《幼科推拿秘书》认为在承山用拿法，能使小儿入睡；先在承山用掐法，然后再用揉法，能治疗喘证。

配伍：承山穴与掐精宁相配伍，可治疗气喘、口僻。

文献辑录：

①《幼科推拿秘书》："后承山穴：一名后水穴，如鱼肚一般，在腿肚上，一名鱼肚穴。"

②《幼科推拿秘书》："拿承山：承山穴在腿肚中，一名鱼肚穴。一把拿之，拿此穴，小儿即睡。又治喘，掐之即揉，男左女右。"

③《小儿推拿方脉活婴秘旨全书》："后承山穴：小儿手足掣跳、惊风紧急，快将口咬之，要久，令大哭，方止。"

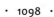

④《推拿仙术》："后承山穴：目下视并手足掣跳，拿即止。"

⑤《小儿推拿广意》："后承山：揉之，治气吼，发汗。"

⑥《小儿推拿广意》："小儿望后跌，承山掐之。"

⑦《小儿推拿广意》："鱼肚脚胫抽骨处，醒神止泻少阳经……"

⑧《小儿推拿广意》："倘热急吼喘，即诸穴未推之先，在承山推下数遍为妙……"

⑨《秘传推拿妙诀》："十拿鱼肚穴，属小肠经，能止泻、醒人事。"

⑩《针灸大成》："承山穴：治气吼发热，掐之又揉。"

⑪《保赤推拿法》："掐后承山穴，此穴在腿后，与前承山火穴对处。儿手足掣惊急，使人隔布轻咬之，至儿哭方止。"

7. 前承山

穴位类别：推拿特定穴位。

出处：《小儿推拿方脉活婴秘旨全书》。

别名：中臁、子母、条口。

位置：位于膝下8寸、上巨虚穴下2寸，即胫骨旁与承山穴相对处。

此外，据《幼科铁镜》之图所示，前承山位于髌骨上缘至解溪穴连线中点的上方。

操作：常用拿法、掐法和揉法。用拇指端与余四指先拿后揉30～50次，称拿揉前承山。掐3～5次，应注意不要掐破局部皮肤。

功用：镇惊，止抽搐。

主治：惊风，抽搐，角弓反张等证。

临床应用：本穴主要功效为止抽搐，常与拿委中、按百虫、掐解溪等法合用，治疗角弓反张、下肢抽搐。若惊风偏于急速者，宜先拿威灵、精宁二穴，然后再拿本穴。

文献辑录：

①《幼科推拿秘书》："前承山穴，一名子母穴，在下腿之前与承山相对，一名中臁穴。"

②《推拿抉微》："中臁，在鬼眼下三寸、大筋与臁骨分筋间。"

③《保赤推拿法》："此穴在腿下节前面膝下，亦名中臁穴。儿惊风望后跌，在此穴久掐，最效。"

④《推拿指南》："此法治急惊，中臁穴在鬼眼穴下，解溪穴上，用右大指甲掐之，复用右大指面揉之，男左女右。"

⑤《增图考释推拿法》："前承山，条口、中臁。"

⑥《小儿推拿方脉活婴秘旨全书》："前承山穴，小儿望后跌，将此穴久掐、久揉，有效。"

⑦《针灸大成》："中臁穴，治惊来急，掐之就揉。"

⑧《小儿推拿广意》："前承山，掐之治惊来急速者。子母穴同功。"（据原书图解，子母穴在前承山下。）

⑨据《幼科铁镜》足图所示，中臁在小腿胫骨前中间。

8. 行涧

穴位类别：推拿特定穴位。

位置：据《小儿推拿广意》足部之图所示，行涧穴在足三里之下。

9. 鬼胀

穴位类别：推拿特定穴位。

文献辑录：

《幼科推拿秘书》："鬼胀穴，在后腿肚旁。"

10. 止痢

穴位类别：推拿特定穴位。

位置：位于下肢内侧阴陵泉穴与三阴交穴连线中点，按之有压痛是穴。当腹泻、痢疾时，此处常有压痛。

操作：常用按、揉、拿法，5～10次。

功用：止泻痢。

主治：腹痛，腹泻，痢疾等证。

临床应用：止痢穴专用于赤白痢疾、腹痛、腹泻。

配伍：

①治疗热性痢疾，常与清脾经、推下七节骨配伍。

②若久痢体虚，则与补脾经、揉足三里配伍。

11. 仆参

穴位类别：足太阳膀胱经穴位。

出处：《针灸甲乙经》。

位置：位于足跟骨外侧赤白肉际处，昆仑穴的下方凹陷中。

此外，《幼科推拿秘书》认为仆参在小腿肚旁。

操作：常用掐、拿法、揉法，3～5次（图433 掐仆参）。

功用：止惊，平喘。

主治：惊风，昏厥，吼喘等证。

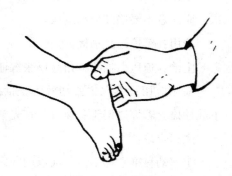

图433　掐仆参

文献辑录：

①《幼科推拿秘书》："蹼参穴在脚后跟上，一名鞋带穴。"

②《推拿仙术》："仆参穴名鞋带穴，不省人事，重拿之即醒。"

③《厘正按摩要术》："仆参即鞋带处，在足跟上，按之治昏迷不醒者。"

④《针灸大成》："仆参穴，治脚掣跳，口咬。左转揉之，补吐；右转，补泻。又惊又泻又吐，掐此穴及脚中指，效。"

⑤《幼科推拿秘书》："（蹼参穴）拿不醒拿之即醒。"

⑥《保赤推拿法》："掐仆参穴法，此穴在足后跟里侧微上处，掐之，治脚掣跳口咬吼喘。左转揉之补吐；右转揉之补泻。又惊又吐又泻，急掐此穴，必止。如儿急死，将此穴上推下掐，必醒。"

⑦《小儿推拿方脉活婴秘旨全书》："仆参穴，治小儿吼喘，将此上推，下掐，必然苏醒。如小儿急死，将口咬之，则回生，名曰老虎吞食。"

12. 丰隆

穴位类别：足阳明胃经穴位。

位置：位于外踝上 8 寸，胫骨前缘外侧 1.5 寸，胫腓骨之间。

操作：用拇指或中指端揉 20 ~ 40 次，称揉丰隆。

功用：调和胃气，化痰平喘。

主治：痰鸣气喘等证。

临床应用：临床上治疗痰涎壅盛、咳嗽气喘等证，常与揉膻中、运内八卦等配合应用。

13. 傍肚

穴位类别：推拿特定穴位。

位置：据《小儿推拿广意》正面之图所示，傍肚穴在三阴交之上，能止泄。

14. 三阴交

穴位类别：足太阴脾经穴位。

出处：《针灸甲乙经》。

位置：位于内踝尖直上 3 寸处。

操作：常用拿法，即先拿一侧三阴交穴，再拿另一侧三阴交穴。如用拇指或两中指端按揉 20 ~ 30 次，称按揉三阴交（图 434 按揉三阴交）；向上或向下直推，约 50 次。

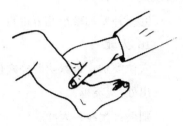

图 434　按揉三阴交

功用：通血脉，活经络，清利下焦湿热。

主治：遗尿，癃闭，惊风等证。

临床应用：治疗遗尿、癃闭等泌尿系疾患，常与揉丹田、推箕门等配伍；治疗下肢痿软等证，常与百虫、后承山等配伍。

文献辑录：

①《厘正按摩要术》："三阴交：三阴交在内踝尖上三寸，以右手大指按之，能通血脉、治惊风。"

②《厘正按摩要术》："推三阴交，蘸汤从上往下推之，治急惊；从下往上推之，治慢惊。"

③《推拿仙术》："拿三阳（阴）交穴，能通血脉。"

④《小儿推拿广意》："拿法……十二三阴交穴尽，流通血脉自均匀，记得急惊从上起，慢惊从下上而行……"（据该书正面之图所示，三阴交"通血脉"。）

⑤《针灸大成》："三阴交，治惊风。"

15. 鞋带

穴位类别：足阳明胃经穴位。

出处：《灵枢》。

别名：解溪。

位置：位于踝关节前横纹中点，两筋（伸拇长肌腱和伸趾长肌腱）之间凹陷处。

操作：常用掐法、揉法。拇指甲掐或用指端掐揉，3 ~ 5 次（图 435 掐揉鞋带）；揉 20 ~ 30 次。

功用：止惊解痉，止吐泻。

主治：吐泻，惊风，踝关节屈伸不利等证。

文献辑录：

①《幼科推拿秘书》："蟹（解）溪穴，在脚面上弯处。"

②《幼科推拿秘书》："掐蟹（解）溪……小儿内吊惊，往后仰，掐之即揉。"

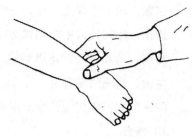

图435 掐揉鞋带

③《保赤推拿法》："掐解溪穴法：此穴在足上腿下之弯，结鞋带处，儿惊风吐泻，往后仰，在此穴掐之。"

④《万育仙书》："解溪穴即鞋带穴，内吊惊、往后仰，用以掐之、揉之。"

⑤《针灸大成》："解溪穴，治内吊惊（一名鞋带风），往后仰，本穴掐之就揉。"

⑥《小儿推拿方脉活婴秘旨全书·脚上诸穴图》："解溪穴，又惊又吐又泻，掐此即止。"

⑦《小儿推拿方脉活婴秘旨全书》："鞋带穴：小儿望后跌，掐此效。"（据原书图解，鞋带穴在解溪穴下少许。）

⑧《补要袖珍小儿方论》："解溪穴，治小儿内吊惊，往后仰，本穴掐之就揉。"

16. 大敦

穴位类别：足厥阴肝经穴位。

出处：《灵枢》。

别名：大冲、太冲。

位置：位于足大趾爪甲甲根外侧与趾关节之间，距趾甲根角0.1寸。

操作：常用掐法、揉法。掐3～5次。

功用：止惊。

主治：危急之症，如惊风等。

文献辑录：

①《保赤推拿法》："掐大敦穴法，此穴在足大指与足背交界处，儿患鹰爪惊，掐之。"

②《针灸大成》："大敦穴，治鹰爪惊，本穴掐之就揉。"

③《小儿推拿广意》："大敦，掐之爪；惊不止，将大指屈而掐之。"

④《幼科铁镜》："惊来若急，大墩穴拿之或鞋带穴对拿……"

⑤《幼科推拿秘书》："大敦穴掐此掣跳随即揉之。"

17. 昆仑

穴位类别：足太阳膀胱经穴位。

位置：位于外踝尖与跟腱中点凹陷处。

操作：常用掐法，3～5次。

主治：惊风等证。

文献辑录：

①《幼科铁镜》："鞋带穴即昆仑，亦名仆参。"

②《小儿推拿广意》："……由是推脚，宜运昆仑，以四指围而掐之……"

③《小儿推拿广意》："昆仑，灸之治急慢惊风危急等证，咬之叫则治，不叫不治。"

18. 涌泉

穴位类别：足少阴肾经穴位。

出处：《灵枢》。

别名：地冲。

位置：位于足掌心前 1/3 与 2/3 交界处，第二及第三趾骨之间。

操作：用拇指面自足跟推向足尖 100～400 次，称推涌泉；用拇指端按在穴位上揉约 30 次，称揉涌泉（图 436 揉涌泉）。掐 3～5 次。

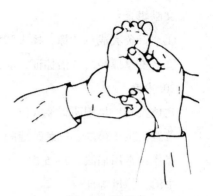

图 436　揉涌泉

功用：滋阴、退热、止吐、止泻。

主治：发热，目赤，呕吐，腹泻，五心烦热等证。

临床应用：推涌泉能引火归元、退虚热。揉涌泉能治吐泻，左揉止吐，右揉止泻。

配伍：

①涌泉穴与揉上马、运内劳宫等配伍治疗烦躁不安，夜啼等证。

②涌泉穴与退六腑、清天河水配合，可用于实热证。

③涌泉穴与八卦、五经、外劳宫、六腑等穴相配伍，可治疗脏腑实热，烦躁不安。

文献辑录：

①《推拿抉微》："涌泉即足心……"

②《保赤推拿法》："揉涌泉穴法，此穴在足心。男左转揉之止吐，右转揉之止泻。左转不揉使儿吐，右转不揉使儿泻。女反是。"

③《针灸大成》："涌泉穴，治吐泻。男左转揉之止吐，右转揉之止泻。女反之。"

④《推拿仙术》："涌泉穴，两足俱推，不分男女，但旋转不同。"

⑤《推拿仙术》："涌泉穴揉之，左转止吐，右转止泄，女反之。"

⑥《小儿推拿广意》："涌泉：揉之，左转止吐，右转止泻。"

⑦《小儿推拿广意》："掐涌泉，治痰壅上，重则灸之。"

⑧《幼科铁镜》："涌泉穴，男左转揉之，吐即止；右转揉之，泻即止。左转不揉，主吐；右转不揉，主泻。女反是。"

⑨《幼科铁镜》："涌泉右转不揉，朴硝何异。一推一揉右转，参术无差。"

⑩《幼科铁镜》："涌泉左揉，类夫砂仁藿叶。"

⑪《幼科推拿秘书》："涌泉引热下行。"

⑫《幼科推拿秘书》："揉涌泉，久揉亦能治眼病……左揉止吐，右揉止泻……亦妙引热下行。"

⑬《推拿捷径》："治吐泻症应搓涌泉，其穴在足心，用左手搓向大指则止吐，用右手搓向小指则止泻也。"

⑭《补要袖珍小儿方论》："涌泉穴，治小儿吐泻。本穴掐，左转揉之，男儿吐即止；右转揉之，泻即止。左转，（治）吐；右转，（治）泻；女儿则反之。"

19. 大脚趾

穴位类别：推拿特定穴位。

文献辑录：

①《针灸大成》："惊，揉大脚指，掐中脚指爪甲少许。"

②《推拿捷径》："治惊证，应揉足大指并掐足中指少许，此法揉而兼掐者。"

20. 内庭

穴位类别：足阳明胃经穴位。

位置：位于第二、三趾趾缝间。

操作：常用掐法，3~5次。

主治：惊风等证。

文献辑录：

《小儿推拿广意》："内庭：掐之治往后跌扑昏闷。"

21. 太冲

穴位类别：足厥阴肝经穴位。

位置：位于第一、二趾趾缝上1.5寸。

操作：常用掐法，3~5次。

主治：惊风等证。

文献辑录：

《小儿推拿广意》："太冲，掐之治危急之症，舌吐者不治。"

（六）其他推拿穴位与推拿术语

1. 阴阳

阴阳为推拿特定穴位名称，其一在额部，其二在腕部，其三在腹部，分别称为额阴阳、腕阴阳与腹阴阳，系成对的穴位。

（1）额阴阳

古代把右侧的太阳穴称之为太阴穴，它与左侧的太阳穴一起，合称阴阳穴（按：《幼科推拿秘书》将左侧的太阳穴和右侧的太阴穴合称为"颊角"）。为便于与腕部和腹部的阴阳穴相区别，所以将此称为额阴阳。操作常用揉法、分法。《幼科铁镜》所述的分阴阳法，即医者以两大指自患儿的眉心穴同时分别推向右侧的太阴穴和左侧的太阳穴，可用于虚实寒热各证。《保赤推拿法》中的"分推太阴穴太阳穴法"，即为额部分阴阳法。

临床上，分额阴阳常作为头面部的操作方法之一，分推九下，于开天门法之后进行。对于女性患儿，用重揉法作用于太阴穴，有发汗作用；如发汗太过，可揉左侧的太阳穴数下以止之。对于男性患儿，揉右侧的太阴穴止汗，揉左侧的太阳穴其作用相反；对于女性患儿，在太阳穴用揉法能止汗，而男性患儿则发汗。揉两侧太阳穴（即太阴穴与太阳穴），为防治近视的方法之一。

（2）腕阴阳

穴位类别：推拿特定穴位。

出处：《针灸大成》。

位置：腕阴阳穴即腕部的阴池穴与阳池穴。阴池穴位于腕部掌侧横纹的尺侧边，阳池穴位于腕部掌侧横纹的桡侧边。

操作：常用推法。医者以左右大拇指自患儿腕部掌侧横纹的中点同时分别向两侧分推至阴池穴和阳池穴，称为分阴阳；医者以左右大拇指自患儿的阴池穴和阳池穴同时推向腕部掌侧横纹的中点，称为和阴阳或合阴阳。

功用：分阴阳有止泻痢、除寒热、利气血、去腹胀、通二便等功效；和阴阳或合阴阳有理气和血、祛痰止咳的作用。

主治：分阴阳常用于治疗泄泻、痢疾、发热、腹胀、二便不通及气血不和、气血衰弱等证；和阴阳常用于治疗咳嗽、咳痰等证。

文献辑录：

①《针灸大成》："分阴阳，止泄泻痢疾，遍身寒热往来，肚膨呕逆用之。"

②《针灸大成》："和阴阳，从两下合之，理气血用之。"

按语：分阴阳是一个用途非常广的推拿治疗方法，百病皆可用之；而和阴阳一法则用之较少。

（3）腹阴阳

腹阴阳系线状穴位，自胸骨下端起，沿肋弓下方向两侧至腋中线。操作时，医者以左右手的手指，自上内方同时分别推向下外方，称为分推腹阴阳，可治疗胸闷腹胀、消化不良和发热等证。

2. 属络

属，指经脉与其所隶属的脏或腑的联系。络，指属脏的经脉与其相合的腑或属腑的经脉与其相合的脏的联络。通过十二经脉的相互属络，使相表里的脏与腑在生理功能上相配合，病理上相互影响。

3. 一源三歧

指任、督、冲三脉皆起于胞中，同出于会阴，然后别道而行，故称此脉为"一源三歧"。

4. 任主胞胎

任脉起于胞中，与女子月经来潮、妊养胎儿及生殖功能密切相关，故曰"任主胞胎"。

5. 血海

一指冲脉，冲脉起于胞中，前后上下贯穿全身，能容纳十二经脉之血，与女子月经密切相关，故称为"血海"；一指肝脏，肝藏血以调节全身血量，为女子经血之源，故也称为"血海"。

6. 阳脉之海

指督脉。督脉行背部正中，多次与手足三阳经及阳维脉相交会，对全身阳经气血起总督和调节作用，故称"阳脉之海"。

7. 阴脉之海

指任脉。任脉行腹部正中，多次与手足三阴经及阴维脉交会，能总任阴脉之间的相互联系，调节阴经气血，故称"阴脉之海"。

8. 十二经脉之海

指冲脉。冲脉上至头，下至足，后行于背，前布胸腹，贯穿全身，分布广泛，为一身气血要冲。而且，上行者行脊内渗诸阳，下行者行下肢灌诸阴，能容纳和调节十二经气血，故称为"十二经脉之海"。

9. 头为诸阳之会

手三阳经止于头面部，足三阳经起于头面部，手三阳和足三阳经在头面部交接。

10. 经气

经气又称经络之气，是一身之气分布到经络的部分。经气循经运行，发挥感应传导各种信息以调节脏腑形体官窍的机能以及抗御外邪侵袭等作用。

11. 得气

指对经穴作针灸或推拿等刺激时，受者局部或沿经络循行部位有酸、麻、胀、重及触电等感觉，而施行者也同时有针下沉紧或吸针等感觉，表示经气已至，治疗有效，故曰"得气"。

12. 阿是穴

穴位分类名，指以压痛点或其他病理反应点作为针灸治疗的穴位，又名不定穴、天应穴。《千金要方》曰："吴、蜀多行灸法，有阿是之法。言人有病痛，即令捏其上，若果当其处，不问孔穴，即得便快或痛处，即云阿是，灸刺皆验，故曰阿是穴。"这类穴位一般都随病而定，没有固定的位置和名称。

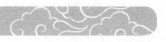

第三章 小儿推拿基本手法与治法

第一节 小儿推拿基本手法

小儿推拿手法是与成人推拿手法相对而言的。目前，小儿推拿手法种类较多，不少手法和成人相似，只是由于小儿的生理和病理特点，在手法运用上各有侧重而已。有的小儿推拿手法常和具体穴位结合成具有某一功能的固定形式。《保赤推拿秘术》曰："上下挤动是为推，揉为旋转不须离，搓为来往摩无异，摇是将头与手医，刮则挨皮稍用力，运须由此往彼移，掐人贵轻朝后出，拿宜抑下穴上皮，惟分两手分开划，和字为分反面题。"又如有的医家将小儿推拿专著中介绍的开天门、推坎宫、运太阳、运耳后高骨称为四大手法，常配合用于头痛、头晕、感冒、发热、精神萎靡、惊风等证，如根据临证情况灵活加减应用，可取得良好的治疗效果。

小儿推拿手法，施术时宜轻快柔和，平稳着实。根据病情的轻重和患儿年龄的大小，在手法操作次数（或时间）上有明显的区别。一般说，年龄大、病情重的，操作次数多，时间长；年龄小、病情轻的，操作次数少，时间短。较强刺激手法如掐、拿、捏等，不仅要放在最后施用，还应掌握刺激程度，以免手法过重使小儿哭闹而影响操作治疗。

小儿推拿手法比较重视补泻，如有旋推为补，直推为泻（清）；左揉为补，右揉为泻；左运止吐，右运止泻；缓摩为补，急摩为泻等说法，基本上是按照操作方向和手法的轻重缓急来定补泻，这在明清时期的一些小儿推拿专著中都有论述。同时根据补泻的需要，选用葱姜汁、酒精及清水等作为介质，以加强"补"或"清"的作用。在具体运用时，还应根据实际情况决定手法顺逆、轻重、缓急，做到因病而治、因人而施，这样才能达到预定的效果。

在临床中具体应用手法操作时，一般按先头面、再上肢、三腹背、四下肢的顺序进行，也就是说先上后下，从前到后，以利于手法的成套操作。小儿推拿的常用手法有按、摩、掐、揉、推、运、搓、摇等。《厘正按摩要术》曰："立法宜详也，首按、摩，继以掐、揉、推、运、搓、摇，合为八法。"

一、小儿按法

按法系用拇指指端逐渐向下用力在穴（部）位上压抑或撤压该穴（部）；分为指按法和掌按法，

系在一定部位或穴位上逐渐用力按而留之。

小儿按法与成人按法无大差别，只是按时用力宜小而轻，要求徐徐用力，稳而持续，以起镇静安神、疏经活络等作用。其中指按法是以拇指指面或两指对合按之，多用于四肢腧穴；而在胸腹部边缘常用掌按法。按法多用于点状或面状的穴位上，如按中脘、按腹等，并多与其他手法配合应用而为复合手法，如与揉法合为按揉法，与摩法结合为按摩法等，可以起到增强手法的作用。

按揉法的操作，与单纯的按、揉不同，其操作是一边施加按之压力，一边揉动，较之按法动而不滞，较之揉法力量深透。

临床上，按法应用范围广泛，可用来止痛、活血、散络。指按时接触部位面积小，作用力度要比掌按为强，能通经活络；掌按法接触面积大，力度较强，适用于止痛、温经散寒，如小儿蛔虫症引起的腹痛、呕吐，多用掌按法。

二、小儿摩法

摩法即用掌或指面紧贴于一定的部位和穴位，以腕关节及前臂带动手作顺时针或逆时针方向环形移动摩擦，要领是"皮动肉不动"。采用摩法时，指掌着力部分要随腕关节运动而旋转，动作要协调。

摩法可分为指摩法和掌摩法。《推拿指南》曰："摩法……其手术有三：一用右大指侧直摩之；二用右手掌心摩之；三用两掌心交互摩之。"指摩多用于头面，掌摩多用于胸腹部。操作要轻柔，使手在皮肤上运动，速度均匀协调，压力大小适当，频率每分钟120～160次，摩后局部皮肤发热。

摩法较推法用力为轻，而较运法为重。《宜遵石室秘录》曰："摩法，不宜急、不宜缓、不宜轻、不宜重，以中和之义施之。"《素问·病能论篇》曰："……其中手如针也，摩之切之……"由于摩法较为轻柔，故易为儿童所接受，是最常运用的手法之一，具有理气活血、健脾温中、消积导滞及消肿止痛的作用。掌摩法适用于胸腹胁肋等部位，摩时宜速度缓慢，对脾胃疾病有效；指摩法多用于患儿头面等部位，摩时速度稍快，能起到安神、镇静或升提气机的功效。

摩法有顺摩为补、逆摩为泻，掌摩为补、指摩为泻，缓摩为补、急摩为泻等说法。《厘正按摩要术》曰："周于蕃曰：按而留之，摩以去之。又曰：急摩为泻，缓摩为补。摩法较推则从轻，较运则从重。或用大指，或用掌心……其后掐法属按，揉法推运搓摇等法均从摩法出也。……摩法，前人以药物摩者多……"临床如摩神阙，可以掌心按穴，在腹部分四步旋转揉摩以施补泻。补法用于虚寒证，揉摩100次以上，患儿即有满腹发热的感觉；泻法用于实热证，揉摩后有肠鸣、矢气、舒畅的感觉。

摩法有宽胸理气、清热化痰、宣通散结、温中祛寒、和胃降逆、消积导滞等功效。《素问·玉真要大论篇》曰："坚者削之……摩之浴之……"《医宗金鉴》曰："摩者，谓徐揉摩之也……摩其壅聚，以散瘀结之肿。"《太平御览·卷七百四十一·疾病部四·眩》曰："……陀令弟子数人，以铍刀决脉五色尽现，赤血出，乃以膏摩之，覆被汗出，饮以葶苈大血散，立愈。"摩法若运用得当，对呕吐、腹泻、厌食、疳积、腹痛等证也有较好效果。

前人在用摩法时常配以药膏，故又称之为膏摩。此外，前人还有"炒熨"法，即用摩法时配以膏、丸散也。《圣济总录》曰："摩之别法，必与药俱，盖欲浃于肌肤，而箕势骎利，若疗伤寒以白膏摩体，手当千遍，药力乃行，则摩之用药又不可不知也。"又曰："可按可摩，时兼而用，通谓之按摩。按之弗摩，摩之弗按。按之以手，摩或兼以膏药，日按日摩，适所用也。"《通评虚实论》曰："痛不知所，按之不应，乍来乍已，此按不兼于摩也。华佗曰：伤寒始得一日，在皮肤，当摩膏火灸即愈。此摩不兼于按，必资之药也。"

三、小儿掐法

小儿掐法是用爪甲重刺激穴位以激发患儿感应的手法，是强刺激手法之一，也称儿科指针法，有发汗、退热、止抽搐等作用。因其有痛感，常引起患儿啼哭，非急救重症一般不用。临床用于高热抽风，双眼上翻，以及胃痛、腹痛、呃逆、夜啼等证。《幼科推拿秘书》曰："掐者，用大指甲将病处掐之，其掐数亦如推数。"《保赤推拿法》曰："掐者，医指头在儿经穴轻入而后出也。"《厘正按摩要术》："说文：爪刺也。玉篇：爪按曰掐。周于蕃曰：革由甲入也。夏禹铸曰：以指代针也……法以大指甲按主治之穴，或轻或重，相机行之。"

晋代江苏名医葛洪所著的《肘后方》一书里，有掐人中穴以救卒死（休克）的记载。《景岳全书·卷十一·杂证谟·厥逆》曰："……故致卒仆暴死，宜先掐人中。"《厘正按摩要术》曰："掐由甲入，用以代针，掐之则生痛，而气血一止，随以揉继之，气血行而经络舒也。"又如明代徐用宣编著的《袖珍小儿方论》里，把小儿推拿疗法叫做"看惊掐筋"，至今苏北一带民间仍把小儿推拿疗法叫做"掐惊"（惊是指小儿的多种急性发作疾病）。可见掐法是小儿推拿最早的施术方式之一。

掐法分为单指掐和双指掐。大多是由施医者用拇指爪甲掐小儿手、足末梢部分（神经、血管较多的感应点），用以醒神（兴奋）；也有用大指面稍稍用力掐揉，增强对局部皮肤的刺激以治疗一般疾病。掐时要逐渐用力，力达深透为止，注意不要掐破皮肤。掐法有醒脑提神开窍之功效，如昏迷用指掐人中穴，也常用于掐精宁、掐威灵、掐二扇门、掐十王等。

临床上，掐法多与揉法合而用之，如小天心用来清热、镇惊时，用掐法则刺激太强，而用揉法则刺激太弱，合而用之最为适宜，对夜寐不安、夜啼、心经热等都有很好的效果。

四、小儿揉法

揉法是用指腹或手掌吸定于某一部位作顺时针或逆时针方向回旋揉动，频率每分钟150～300次。因揉法比较和缓、舒适，小儿容易接受。《保赤推拿法》曰："揉者，医以指按儿经穴，不离其处而旋转之也。"

揉法分为以指端着力于点状穴位做环旋揉动的指揉法，以掌着力于宽阔厚软的面状穴位如腰腹、臀部等做环旋揉动的掌揉法，以及以大鱼际着力于线状穴位或四肢做环旋揉动的鱼际揉法等。其特点是"肉动皮不动"，手法轻缓婉转，用力适中，快慢适宜，手始终不离接触的皮肤，使该处的皮下组织甚至深层组织随手的揉动而滑动，多用于点状、面状或线状穴位上，如揉膊阳、揉二人上马等。《幼科推拿秘书》曰："……揉天枢，用大将二指，双揉齐揉。中脘全掌揉。曲池、阳池将指揉。脐与龟尾，皆搓掌心。用三指揉之，或用二指，视小儿大小。"

揉法的作用为健脾和胃、消积化食、活血散瘀、消肿止痛、祛风散热等。一般认为顺时针揉为补，逆时针揉为泻。《厘正按摩要术》："周于蕃曰：揉以和之，揉法以手婉转回环，宜轻宜缓，绕于其上也。是从摩法生出者，可以和气血，可以活经络，而脏腑无闭塞之虞矣。"《景岳全书·卷四十五.痘疹诠·下》："治发热，便见腰痛者，以热麻油按痛处揉之可止。"《幼科推拿秘书》曰："揉涌泉……左揉止吐，右揉止泻。"

五、小儿推法

推法在小儿疾病中应用广泛，其手法就是用拇指桡侧或拇指螺纹面，或食指、中指指面沿一个方向推动，应用中可根据不同需要采用直推法、旋推法、分推法、合推法等。

推法有行气活血、补虚益损、驱邪散风、消积导滞、健脾和胃等功效。在经穴上推动方向与补泻有关，有旋推为补、直推为清为泻（向指根方向），屈其指直推为补、直其指直推为泻，往上推为清、往下推为补等说法，并认为直推迎经气为泻、随经气为补，分推行气消积、合推益气养血。《幼科推拿秘书》曰："推者，一指推去而不返，返则向外为泄，或用大指，或用三指，穴道不同……"《灵枢·刺节真邪篇》曰："大热遍身，狂而妄见妄闻妄言，视足阳明及大络取之，虚者补之，血而实泻之。因其偃卧，居其头前，以两手四指挟按颈动脉，久持之，卷而切，推下至缺盆中，而复止如前，热去乃止，此所谓推而散之者也。"

推法用于小儿，操作时常用葱姜水或清水，随蘸随推，使皮肤保持湿润。《厘正按摩要术》曰："推法……其手法手内四指握定，以大指侧着力直推之……夏禹铸曰：往上推为清，往下推为补。周于蕃曰：推有曲指者则主补，取进食之义，内伤用香麝少许和水推之，外感用葱姜煎水推之，抑或葱姜香麝并用，入水推之，是摩中之手法最重者，凡用推必蘸汤以施之。"

推法操作要求上肢放松，用力柔和，平稳均匀，每分钟 150～300 次。直推时拇指或食指和中指指间各关节要自然伸直，不要有意屈曲，尤其指下要实而不浮不滞，用力要均匀一致；旋推时拇指接触面要紧贴穴位，不要左右偏颇。施治时可蘸葱姜汁或用滑石粉、爽身粉等介质，以增强功效，润滑皮肤，避免皮肤破损。尤其在夏季，小儿哭闹皮肤有汗时更应注意手法的轻重缓急。《秘传推拿妙诀》曰："凡推俱用指蘸汤水，推之太湿恐推不着实，太干恐推伤皮肤，要干湿得宜，拿则不用水。"另有在治小儿热证时，医者应用指尖而不可用指头螺纹面推拿之说。如《保赤推拿法》中指出："指头箕斗旋纹处有火，若治儿热证，医者可用大指头尖，勿将指箕斗旋纹拿。"在用推法时，前人有"推三回一"法之说，即推去三次，带回一次。《推拿指南》曰："此法以指在儿穴上挤而上下也，但向前三次须回一次……其手法有三：一用右手大指外侧着力推之；二屈儿指，用右手指外侧着力推之，三伸直儿指，用右手大指外侧着力推之。"

（一）直推法

直推法是以拇指桡侧或指面在穴位上作直线推动，亦可用食中二指面着力作直线推动，凡线状穴位以及面状穴位都可运用直推法，具有舒筋活络除病的功效。如适用于高热的推脊法，即是用食、中指腹自患儿大椎起循脊柱向下直推至腰椎处。直推法动作要求轻快连续，一拂而过，如帚拂尘之状。其速度为每分钟 200 次左右，以推后皮肤不发红为佳。《推拿仙术》曰："推者，医人以右手大指面蘸汤水于其穴处向前推也。"《秘传推拿妙诀》曰："凡推各指俱要于指面，并俟两边推之。……

凡推各指，医人以左手大食二指拿所推之指，以右手大指自指巅推至指根而止。"《小儿推拿广意》曰："凡推法必似线行，毋得斜曲，恐动别经而招患也。"《秘传推拿妙诀》曰："……三关六腑有推退之说，以三关上推上者，向手膊推也，六腑下推下者，向手掌推也，虽有推退之名，而实皆谓之推也。"

临床上，一般把直推法作为清法应用。《厘正按摩要术》曰："直推为清。"如直推大肠穴或天河水穴也称清大肠和清天河水。故凡治疗小儿热证、实证常用直推法。如开天门，即用拇指由眉心自下往上交替直推到前发际，有疏风解表、开窍醒脑、镇静安神的功效。

（二）旋推法

旋推法是以拇指面在穴位上作顺时针或逆时针方向的旋转推动，速度较运法快，用力较指揉法轻，为小儿推拿特有的补气补血手法，多用在小儿厌食、腹胀等病证。《幼科铁镜》曰："大指面属脾……曲者旋也，于指正面旋推为补，直推至指甲为泻。"《针灸大成》曰："脾土，曲指左转为补，直推之为泻……"

（三）一指禅推法

一指禅推法在成人推拿中也常用，即用大拇指指端螺纹面或偏峰着力于一定的部位或穴位上，通过腕部的摆动和拇指关节的屈伸活动，使产生的力持续地作用于经络穴位上。作一指禅推法时肩关节放松，肘关节微屈下垂略低于腕，腕关节自然悬屈。

六、小儿运法

运法是以拇指指面或食、中、无名指指面在所选部位、穴位上作周而复始的弧形或环形旋绕运动。《保赤推拿法》曰："运者，医以指于儿经穴，由此往彼也"。《推拿捷径》曰："运者，行动之谓也。"《秘传推拿妙诀》："运者，亦医人以右手大指推也，但如八卦自乾上推起至兑上止，周环旋转故谓之运。又如运土入水，自脾土推至肾水止，运水入土自肾水推至脾土止，旧有土入水、水入土之说，故谓之运，而实皆谓之推也。"

运法多用于弧线形或圆形穴位上，如运水入土、运入卦等。古人对运法还有顺运为泻、逆运为补，左运汗、右运凉及左转止吐、右转止泻等说法。《针灸大成》曰："运八卦……左转止吐，右转止泻。"《小儿推拿广意》曰："运太阳，往耳转为泻，往眼转为补。"《万育仙书》曰："运内劳宫……左运汗，右运凉。"

运法操作宜轻不宜重，宜缓不宜急，应在体表旋绕摩擦推动，不带动深层肌肉组织。《厘正按摩要术》曰："运则行之，谓四面旋绕而运动之也。宜轻不宜重，宜缓不宜急，俾血脉流动，筋络宣通，则气机有冲和之致。"频率一般每分钟为 80～120 次。运法有疏通经络、调和气血、清热除烦、和中健脾等功效。

此外，摇动关节之法也为运法之一，如《小儿推拿广意》曰："诸热门……夫胎热……运肘。"

七、小儿捏法

捏法是手指相对用力于一定部位上捏提肌肤的动作，有清热解表、行气活血、健脾养胃、除积散结、开通闭塞等功能。捏法操作可分为二指捏和三指捏。二指捏是医者两手略尺偏，两手食指中节桡侧横抵于皮肤，拇指置于食指前方的皮肤处，两手指同时捏拿肌肤，边捏边交替前进；三指捏是两手略背伸，两手拇指桡侧横抵于皮肤，食、中指置于拇指前方的皮肤处，三指同时用力捏拿肌肤，边捏边交替作直线前进。

捏法如以食指抵于小儿背脊之上，拇指与食指挟住小儿背脊皮肤，拇指后退，食指向前，作翻卷动作，自小儿臀部尾椎开始，左右手交替自下向上翻卷移动，直至背颈交界处的大椎穴，称"捏脊"，俗称"翻皮肤"。因常用于背脊，且治疗多种疾病，故又称为"捏脊疗法"。

八、小儿拿法

拿法即用拇指与食、中指相对拿住某一部位或穴位，相对用力提拿或用拇指与其余四指相对拿而上提。操作时肩臂要放松，提起时不要摆动，拿而提起应自然。

拿法多用于外感风寒或风热，头痛、发热、无汗、肌肉酸痛等证，可祛邪外出、活血止痛。小儿腹胀、腹痛、夜啼，均可用拿法治之。使用拿法时，要根据病情酌情使用力度，病情较轻者可用轻拿，病情较重者多采用重拿。

九、小儿分法

分法是用两手拇指桡侧或指面自穴位中间向两旁作直线或八字方向划开推动，其轨迹成"← →"或"↙↘"，多用于小儿发热、腹痛、便秘等实证、热证。《保赤推拿法》曰："分者，医以两手之指，由儿经穴划向两边也。"《针灸大成》曰："分阴阳：屈儿拳于手背上，四指节从中往两下分之，分利气血。"《小儿推拿方脉活婴秘旨全书》曰："……就横文上以两大指中分，望两旁抹，为分阴阳……"《推拿三字经》曰："分阴阳者，以我两大拇指，从小天心下横纹处，两分处推之……"《小儿推拿广意》曰："推坎宫，医用两大指自小儿眉心分过两旁是也。"

分法与合法动作相反。由于分法实为推法之一种，故又称为分推法。《秘传推拿妙诀》曰："……而惟阴阳有分之说，以医人用左右两大指于阴阳穴处向两边分，故谓之分，而亦谓之推也。"在具体运用时，分法也可配合药汤抹洗，此种方法又称为"抹"。

十、小儿合法

合法是用两拇指螺纹面自穴位两旁向中央推动合拢，又称和法、合推法。此法动作方向和分法相反。《保赤推拿法》曰："和者，医以两手之指，由儿两处经穴，合于中间一处也。"《针灸大成》曰："和阴阳，从两下合之，理气血用之。"《推拿三字经》曰："合阴阳，以我两大指从阴阳处合之……"

十一、小儿擦法

擦法即用拇指外侧缘或食、中指指面在体表来回摩擦；或用手掌、大鱼际、小鱼际等部在体表上来回摩擦。用指、掌、鱼际部擦之，分别称为指擦、掌擦、鱼际擦法。《幼科推拿秘书》曰："揉脐及龟尾并擦七节骨……自龟尾擦上七节骨为补，水泻专用补。若赤白痢，必自上七节骨擦下龟尾为泄，推第二次再用补，盖先去大肠热毒，然后可补也。若伤寒后骨节痛，专擦七节骨至龟尾。"（按：现多称推上七节骨或推下七节骨。）

十二、小儿搓法

搓法即以双掌挟住或置于一定部位，双手交替或同时用力搓揉。《保赤推拿法》曰："搓者，医指在儿经穴，往来摩之也。"《厘正按摩要术》曰："周于蕃曰：搓以转之，谓两手相合而交转以相搓也，或两指合搓，各极运动之妙，是从摩法生出者。"《医宗金鉴》曰："……先以手轻轻搓摩，令其骨合筋舒……"

十三、小儿摇法

摇法即用左手扶住或托住肢体被摇关节近端，右手握住肢体远端作较大幅度转动或摆动。《保赤推拿法》曰："摇者，或于儿头或于儿手使之动也。"《厘正按摩要术》："周于蕃曰：摇则动之。又曰：寒证往里摇，热证往外摇。是法也，摇动宜轻，可以活经络，可以和气血，亦摩法中之变化而出者。"《小儿推拿广意》曰："猿猴摘果……寒证往里摇，热证往外摇。"作摇法时，幅度应逐渐增大，速度先缓后速。《推拿捷径》曰："摇者，活动之谓也，手法宜轻不宜重……"

第二节　小儿推拿治法

在历代的小儿推拿著作中，关于小儿推拿治法的操作，有的称为"手法"（如《针灸大成》《小儿推拿方脉活婴秘旨全书》等），有的称为"手上推拿法"（如《小儿推拿秘诀》），有的称为"大手法"（如《幼科推拿秘书》），有的称为"大手术"（如《推拿指南》），有的称为"复合手法"（如《小儿推拿疗法新编》），还有"十大手法""十二手法""十三大手法""复式操作法"等称谓。

小儿推拿的这些特定治法，既有专用名称，又有规定的操作部位或穴位、顺序及操作方法，还有特定的主治作用等，因此，它不是几个手法的简单复合，而是一种手法或几种手法在一个或几个穴位或部位（包括点、线、面）上操作的有机结合，并有其特定的治疗效用，故称之为"小儿推拿治法"。

小儿推拿的各种治法，一是根据操作法的形象而定，如"苍龙摆尾""双凤展翅""老虎吞食"等；二是依其手法名称和操作的穴位而定，如"运土入水""运水入土"；三是据其操作法的功用而定，如"飞经走气"等。虽然这些治疗方法有些同名异法，有些同法异名，或虽操作基本相似而名称各异等显得比较混乱，但因这些治疗方法皆为小儿推拿的特色，所以一直沿用至今。

一、头颈部治法

（一）双凤展翅

释名：由于该法操作时用两手食、中两指夹住患儿两耳向上提，如双凤展翅欲飞之状，故名。

操作：双手分别捏住患儿两耳向上提拉 3~5 次后，再用一手或两手拇指端按掐眉心、太阳、听会、颊车、人中、承浆等穴各 3~5 次（图 437 双凤展翅）。施术时，手法不宜太重，以患儿能忍受为度。

此外，另有一法为用双手分别捻小儿两侧耳垂，再掐承浆、颊车、听会、太阴、太阳、人中穴。如《小儿推拿广意》曰："双凤展翅，医用两手中、食二指捏儿两耳往上三提毕，次捏承浆，又指捏颊车及听会、太阴、太阳、眉心、人中完。"

功用：温肺经，祛风寒，散风热，镇咳化痰。

主治：肺经受寒，风寒感冒，风热感冒，咳嗽痰喘等证。

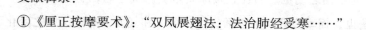
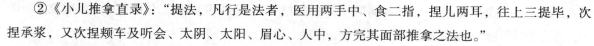
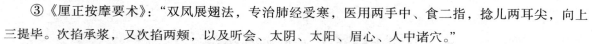

图 437　双凤展翅

文献辑录：

①《厘正按摩要术》："双凤展翅法：法治肺经受寒……"

②《小儿推拿直录》："提法，凡行是法者，医用两手中、食二指，捏儿两耳，往上三提毕，次捏承浆，又次捏颊车及听会、太阴、太阳、眉心、人中，方完其面部推拿之法也。"

③《厘正按摩要术》："双凤展翅法，专治肺经受寒，医用两手中、食二指，捻儿两耳尖，向上三提毕。次掐承浆，又次掐两颊，以及听会、太阴、太阳、眉心、人中诸穴。"

（二）黄蜂入洞

操作：此法将食、中二指的指端喻作黄蜂，以患儿两鼻孔喻作蜂巢，食、中二指指端紧贴在患儿两鼻孔下缘处一进一出作揉动，似黄蜂飞入巢穴状。操作时，医者以左手扶住患儿头部使其相对固定，右手用食、中两指指端分别放在患儿两鼻孔下缘处，医者腕关节做主动运动，带动患儿鼻孔下缘皮肤作反复、不间断的上下揉动（图 438 黄蜂入洞）。一般揉动 50~100 次。

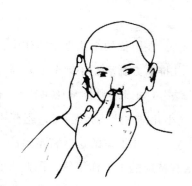

图 438　黄蜂入洞

此外，黄蜂入洞的操作方法还有：

①用左手将患儿的小指屈曲，右手揉内劳宫。《按摩经》曰："黄蜂入洞，屈儿小指，揉儿劳宫，去风寒也。"

②用双手屈曲的大拇指指间关节背侧按住两侧外耳门。《厘正按摩要术》曰："按风门，风门即耳门，在耳前起肉当耳缺陷中，将两大指背跪按两耳门，所谓黄蜂入洞法也。此温法亦汗法也，最能通气。"《推拿仙术秘诀》曰："风门穴拿之即黄蜂入洞是也。"

③用两手大鱼际按住两侧外耳门，一按一放十余次。《秘传推拿妙诀》曰："黄蜂入洞，医将二大指跪入两耳数十次，能通气，如前所云，板门掩耳门俱是，余皆非。"

④用双手拇指自患儿一侧总筋处起，沿天河按揉至曲池。《小儿推拿广意》曰："黄蜂入洞，以

儿左手掌向上，医用两手中名小三指托住，将二大指在三关六腑之中，左食指靠腑，右食指靠关，中指傍揉，自总经起循环转动至曲池边，横空三指，自下而复上，三四转为妙。"

⑤用食、中二指指端轻入患儿两鼻孔内揉动。

⑥《小儿推拿方脉活婴秘旨全书》曰："黄蜂入洞法，大热。一掐心经，二掐劳宫，先开三关，后做此法。将左、右二大指先分阴阳，二大指并向前，众小指随后，一撮，一上，发汗可用。"（按：此即《按摩经》黄蜂出洞法。）

由于黄蜂入洞的操作方法较多，《厘正按摩要术》称此为"十大手法"。该书曰："十大手法，法治乳滞感寒。"

功用：发汗解表，宣肺通窍。

主治：外感风寒，发热无汗及鼻塞流涕、呼吸不畅等证。

文献辑录：

①《幼科推拿秘书》："黄蜂入洞，此寒重取汗之奇法也。洞在小儿两鼻孔，我食将二指头，一对黄蜂也。其法屈我大指、伸我食将二指，入小儿两鼻孔揉之，如黄蜂入洞之状。用此法汗必至，若非重寒阴证，不宜用，盖有清天河捞明月之法在。"

②《小儿推拿方脉活婴秘旨全书》："黄蜂入洞治冷痰、阴证第一。"（此即《按摩经》黄蜂出洞法。）

③《万育仙书》："黄蜂入洞：大热法……黄蜂入洞治阴证，冷气冷痰俱灵应，黄蜂穴在中指根两边，将大指根掐而揉之。"

④《幼科铁镜》曰："婴儿脏腑有寒风，试问医人何处攻，揉动外劳将指屈，此曰黄蜂入洞中。"

⑤《推拿三字经》："……名黄蜂入洞，可以发汗，可以止汗。"（按：法同《幼科推拿秘书》。）

按语：从各家文献摘要中可知，黄蜂入洞的操作法有多种，它们的经穴位置与操作方法相去甚远，但功效却是一样的。其机理有待研究。

（三）揉耳摇头

别名：捧耳摇头，丹凤摇头。

操作：双手揉捏小儿两耳垂，再捧住儿头左右摇动之（图 439 揉耳摇头）。

功用：开关通窍，调和气血。

主治：惊证。

文献辑录：

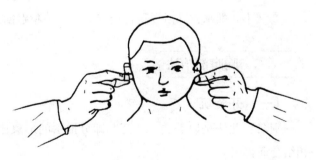

图 439　揉耳摇头

①《保赤推拿法》曰："揉耳摇头法，先掐天廷各穴后，将两手捻儿两耳下垂（俗名耳朵铃子），揉之，再将两手捧儿头摇之。"

②《幼科铁镜》曰："……再将两耳下垂尖捻而揉之，再将两手捧头而摇之，以顺其气。"

（四）猿猴摘果

释名：此法是医者"以我两手大食二指"上提小儿两耳尖若干次，"又扯两耳坠"若干次，如猿猴摘果之状，故名。

操作：两手食、中二指分别捏住患儿两耳尖，中指在前，食指在后，一扯一放，反复 10～20

次；再用拇、食指指腹捏住患儿耳垂，向下拽动 10～20 次（图440 猿猴摘果1）。

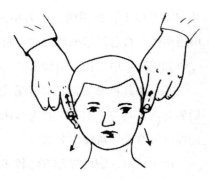

图 440　猿猴摘果 1

此外，猿猴摘果还有几种操作法：

①《小儿推拿方脉活婴秘旨全书》曰："猿猴摘果法，左手大指、食指交动，慢动；右手大指、食指快，上至关中，转至总筋左边，右上至关上。"

②《秘传推拿妙诀》曰："猿猴摘果，医人将手牵病者两手，时伸时缩，如猿猴摘果样。"

③《小儿推拿广意》曰："猿猴摘果，此法性温，能治痰气、除寒退热，医用左手食中指捏儿阳穴，大指捏阴穴。寒证，医将右大指从阳穴往上揉至曲池，转下揉至阴穴，名转阳过阴；热证，从阴穴揉上至曲池，转下揉至阳穴，名转阴过阳，俱揉九次。阳穴即三关，阴穴即六腑也，揉毕再将右大指掐儿心肝脾三指，各掐一下，摇二十四下，寒证往里摇，热证往外摇。"

④《幼科推拿秘书》曰："猿猴摘果，此剿疟疾，并除犬吠人喝之证之良法也，亦能治寒气除痰退热。其法以我两手大食二指提孩儿两耳尖，上往若干数，又扯两耳坠，下垂若干数，如猿猴摘果之状。"

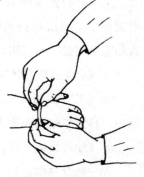

图 441　猿猴摘果 2

⑤《万育仙书》曰："猿猴摘果，消食化痰，医以两指摄儿螺蛳骨上皮摘之，又用两手拿儿两手虎口，朝两耳揉之。"（图 441 猿猴摘果 2）

功用：性温，可化痰动气，健脾胃，调整阴阳。

主治：寒热往来，疟疾，寒痰，食积痞闷，惊悸怔忡等证。

文献辑录：

①《按摩经》："猿猴摘果，以两手摄儿螺蛳骨上皮，摘之，消食可用。……猿猴摘果势，化痰能动气。"

②《小儿推拿方脉活婴秘旨全书》："……猿猴摘果，祛痰截疟之先锋……"

二、胸腹部治法

（一）开璇玑

别名：此法是以手法（"开"即分推法的形象比喻）、功效（开通闭塞）与其操作部位（璇玑）相结合而得名。

操作：

①患儿仰卧，医者先用两拇指（可蘸葱姜汁）自患儿璇玑穴沿肋间隙自上而下向两侧分推至两侧胁肋处，共361次（图442 开璇玑之分推胸肋法）。

②从胸前膻中处分推至胁肋 64 次。

③从胸骨下端之鸠尾穴处向下直推至脐部 64 次。

④从脐部向下直推至小腹部耻骨联合上缘 64 次。

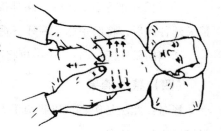

图 442　开璇玑之分推胸肋法

⑤在右掌心涂以热的葱姜汁扣合在患儿脐腹，以脐为中心，沿顺时针或逆时针方向推摩，左挪

64 次，右挪 64 次（图 443 开璇玑之挪脐腹法）。

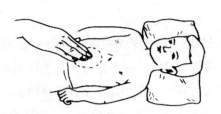
图 443　开璇玑之挪脐腹法

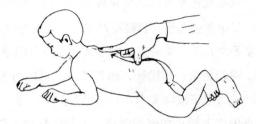
图 444　开璇玑之推尾骶法

⑥患儿俯卧，用食、中两指从龟尾推向命门 5～10 次（图 444 开璇玑之推尾骶法）。

功用：开通闭塞，宣通气机，消食化痰。

主治：小儿气促，风寒，痰闭胸闷，咳喘气促，夹食，腹胀，腹痛，呕吐，泄泻，以及外感发热，神昏惊搐等证。

文献辑录：

《幼科集要》："武宁杨光斗曰：璇玑者，胸中、膻中、气海穴（在脐下）也。凡小儿气促，胸高，风寒痰闭，夹食腹痛，呕吐泄泻，发热搐搦，昏迷不醒，一切危险急症，置儿密室中，不可当风。医用两手大指蘸姜葱热汁，在病儿胸前左右横推，至两乳上近胁处，三百六十一次。口中记数，手中推周天之数，乃为奇。璇玑推毕，再从心坎用两大指左右分推至胁肋六十四次。再从心坎推下脐腹六十四次。再用热汁入右手掌心，合儿脐上，左挪六十四次，右挪六十四次。挪毕，用两手自脐中推下少腹六十四次。再用热汁入右手掌心，合儿脐上，左挪六十四次，右挪六十四次。挪毕，用两手自脐中推下少腹六十四次。再用两大指蘸汁推尾尻穴，至命门两肾间，切不可顺推，此法屡试屡验。"

按语：挪法，系用掌心在一定部位上自上而下，左右往来慢慢移动。

（二）按弦搓摩

释名：此法用生动的语言描述其操作过程。"弦者，勒肘骨也"，将肋骨喻为弦，操作时"以我两手对小儿两肋上"，自上而下，"搓摩至腹角下"，故名。

别名：按弦走搓摩。

操作：令人将小儿抱于怀中，将其两上肢交叉搭在两肩上，也可自然放于体侧；医者在小儿身后，用双掌从患儿两腋下胁肋处，自上而下搓摩至肚角，反复施术 50～100 次（图 445 按弦搓摩）。《幼科推拿秘书》曰："按弦走搓摩，此法治积聚，屡试屡验，此法开积痰、积气、痞疾之要法也。弦者勒肘骨也，在两胁上。其法着一人抱小儿坐在怀中，将小儿两手抄搭小儿两肩上，以我两手对小儿两胁上搓摩至肚角下，积痰积气自然运化。若久痞则非一日之功，须久搓摩方效。"

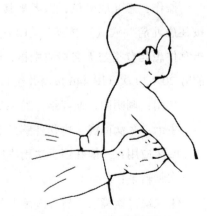
图 445　按弦搓摩

此外，按弦搓摩还有几种操作方法：

①先运八卦，后搓儿手、前臂，经关上、关中、关下，再拿儿手摇动。《按摩经》曰："按弦搓

摩，先运八卦，后用指搓患儿手，关上一搓，关中一搓，关下一搓，拿患儿手，轻轻慢慢而摇，化痰可用。"《小儿推拿方脉活婴秘旨全书》曰："按弦走搓摩法，先运八卦后用二大指搓患儿掌、三关各一搓；二指拿患儿掌，轻轻慢慢如摇，化痰甚效。"

②左手拿儿手、掌向上，右手大食二指自阳池穴轻轻按摩，经三关至曲池，再经六腑至阴池穴，属阳证，关轻腑重；属阴证，腑轻关重；再用两手搓摩前臂，最后以左手捏肘，右手捏儿大指，往外摇动（见《厘正按摩要术》）。《小儿推拿广意》曰："按弦搓摩，医用左手拿儿手掌向上，右手大食二指自阳穴上轻轻按摩至曲池，又轻轻按摩至阴穴，如此一上一下，九次为止；阳证关轻腑重，阴证关重腑轻；再用两手从曲池搓摩至关腑三四次，医又将右大食中掐儿脾指，左大食中掐儿肘肘，往外摇二十四下，化痰是也。"

③用两大指搓儿手与肱之背面各几下，再拿儿手慢慢摇动（见《增图考释推拿法》）。

功用：理气化痰，健脾消痞。

主治：胸胁不畅，咳嗽气喘，痰涎壅盛，积痰，积气，食积，食滞等证。

文献辑录：

①《按摩经》："按弦走搓摩，动气化痰多……"

②《小儿推拿方脉活婴秘旨全书》："……按弦走搓摩动气，最化痰涎……"

③《厘正按摩要术》："按弦搓摩法，法治痰滞……"

（三）按揉脘腹法

操作：一手四指或掌根上下、左右旋转按揉小儿脘腹部 2~5 分钟。揉动手法应由轻到重，以小儿能忍受为度。注意小儿饭后不宜施术；婴儿在施术时可在脘腹盖一块毛巾再进行操作。

主治：腹胀，腹痛，便秘，腹泻，虫积，食积发热等。

临床应用：按揉脘腹法一般顺时针为泻，多用于便秘；逆时针为补，多用于腹泻。

三、背腰部治法

（一）按肩井法

操作：患儿取坐位；医者坐其身前，左手食指或中指按住患儿肩井穴（可按揉 5~10 次），右手拇、食、中三指拿住患儿食指与无名指或中指，使患儿上肢伸直并摇其前臂 20~30 次（图 446 按肩井法）。

功用：调阴阳，通经络，通一身之气血，提神。

主治：久病体虚，内伤外感，上肢酸痛诸证。

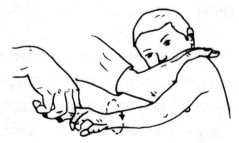

图 446　按肩井法

临床应用：一般在诸手法用毕后或诸证推毕，均宜用此法收之，故本法又有总收法之称。

文献辑录：

①《幼科铁镜》："肩井穴是大关津，掐此开通血气行，各处推完将此掐，不愁气血不周身。"

②《幼科推拿秘书》："总收法，诸证推毕，以此法收之，久病更宜用此，永不犯。其法以我左手食指掐按儿肩井陷中，乃肩膊眼也，又以我右手紧拿小儿食指无名指，伸摇如数，病不复发也。"

（二）捏脊法

释名：此法是用捏法在脊穴上操作而得名。因其常用于治疗小儿疳积证，因此又称为捏积法。

别名：捏积法、捏脊疗法，俗称"翻皮肤"。

操作：患儿俯卧位；医者坐或站其一侧，以双手用二指捏法或三指捏法手势，自尾骶骨端始至颈部大椎穴成一直线，将尾骨尖端之皮肤捏起，沿脊穴自下而上双手交替边捏边向上行，至大椎穴止，此谓平捏法（图 447 捏脊之平捏法）；也可自下而上每捏三下，即向上提拿一次，直至大椎穴止，此谓捏三提一法或称提捏法（图 448 捏脊之提捏法）。每向前捏动时将肌肉向斜上方提起，此时可听到一种特殊的"得"响声。

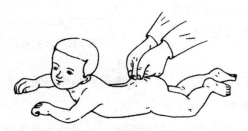

图 447　捏脊之平捏法

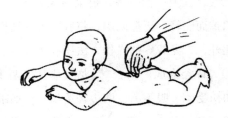

图 448　捏脊之提捏法

一般对小儿患者治疗时，每次捏 5 遍，其中 3 遍平捏，2 遍提捏。因小儿皮肤娇嫩，接受刺激较为敏感，故手指夹持患儿皮肤的力量要松紧适宜，也可用滑石粉等介质以保护皮肤。作捻动向前宜直线进行，不可歪斜或捏捏放放，宜紧捏慢移。

初捏时，小儿常易惊吓而哭吵，可让家长站其后侧方，用手轻轻按抚背部，使其肌肉松弛，免除精神紧张，然后医者按捏法操作。多捏几次后，小儿已较习惯。

功用：调和阴阳，培元气，健脾和胃，疏通经络，行气活血，强健身体。

主治：小儿积滞，营养不良，发育迟缓，脾胃虚弱，疳证，腹泻，呕吐，消化不良等证。

临床应用：

捏脊法是中医小儿推拿的传统手法，用于小儿保健，有促进小儿生长发育以及神经系统发育、增强免疫系统活性、增强抗病能力以及提高消化系统功能等作用，可预防小儿腹泻、便秘、遗尿等疾病，一般可指导小儿的家长在家随时操作。

文献辑录：

①《肘后方》："……拈取其脊骨皮，深取痛引之，从龟尾至顶乃止，未愈更为之。"

②《外台秘要》："患痋碟等病必瘦，脊骨自出。以壮大夫屈手头指及中指，夹患人脊骨，从大椎向下尽骨极，指腹向上来去十二三回，然以中指于两回半处弹之。"

（三）推脊法

位置：大椎穴至尾椎的长强穴成一直线。

操作：用食中两指面自大椎直推至尾椎 100～300 次，称"推脊"。

功用：脊柱属督脉经，督脉贯脊属脑络肾，督率阳气，统摄真元。

主治：发热，惊风，夜啼，呕吐，腹痛，腹泻，便秘，疳积及慢性疾病等证。

临床应用：推脊的主要作用是退热，故发热、惊风抽搐常用本法，多与清河水、退六腑、推涌泉等合用。

四、上肢部治法

（一）二龙戏珠

操作：以右手拿儿食指、无名指端，左手按捏阴穴、阳穴，往上按捏及曲池。寒证重按阳穴，热证重按阴穴，最后左手捏拿阴、阳穴处，右手拿儿食、无名指端摇动（图449 二龙戏珠）。

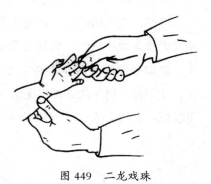

图449　二龙戏珠

《小儿推拿广意》曰："二龙戏珠，此法性温，医将右大、食、中三指捏儿肝（食指）肺（无名指）二指，左大、食、中三指捏儿阴阳二穴，往上一捏一提，提至曲池五次。热证阴捏重而阳捏轻，寒证阳重而阴轻，再捏阴阳，将肝肺二指摇摆，二九三九是也。"

此外，二龙戏珠的操作方法还有多种：

①《针灸大成》曰："二龙戏珠，以两手摄儿两耳轮戏之，治惊。眼向左吊则右重，右吊则左重；如初受惊，眼不吊，两边轻重如一；如眼上则下重，下则上重。"

②《万育仙书》曰："二龙戏珠，温和法，医用两手提儿两耳轮戏之，又用两手指在儿两鼻孔揉之。"

③《小儿推拿方脉活婴秘旨全书》曰："二龙戏珠法，用二大指、二盐指并向前，小指在两旁，徐徐向前，一进，一退，小指两旁掐穴，半表里也。"

④《幼科推拿秘书》曰："二龙戏珠，此止小儿四肢掣跳之良法也。其法性温，以我食将二指，自儿总经上、参差以指头按之，战行直至曲池陷中，重揉，其头如圆珠乱落，故名戏珠，半表半里。"

功用：性温和。

主治：寒热不和。

文献辑录：

①《按摩经》："……二龙戏珠法，温和可用也……"

②《小儿推拿方脉活婴秘旨全书》："……二龙戏珠，利结止搐之猛将……"

（二）双龙摆尾

释名：此法是将患儿食指与小指喻为二龙，医者一手拿住患儿食指与小指"扯摇如数"，"似双龙摆尾之状"，故名。

别名：二龙摆尾。

操作：患儿仰卧位或坐位；医者坐于其身前，用左手托儿胕肘处，右手拿儿食、小二指，往下扯摇5~10次，似双龙摆尾之状（图450 双龙摆尾）。《幼科推拿秘书》曰："双龙摆尾，此解大小便结之妙法也。其法以我右手拿小儿食小二指，将左手托小儿胕肘穴，扯摇如数，似双龙摆尾之状。又或以右手拿儿食指，以我左手拿儿小指往下摇拽，亦似之。"

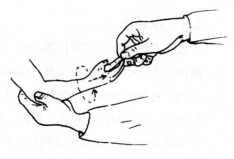

图450　双龙摆尾

此外，双龙摆尾还有两种操作方法：

①《秘传推拿秘诀》曰："双龙摆尾：医人（左手）屈按病者中名二指，（右手）摇食小二指，故名'双龙摆尾'。"

②《推拿指南》曰："二龙摆尾法：此法治大小便结，用一手持食指一手持小指摇之，男左女右。"

功用：行气，开通闭结。

主治：气滞，二便闭结等证。

按语：《窍穴图说推拿指南》中的操作法同《幼科推拿秘书》中的"又或以右手拿儿食指，以我左手拿儿小指，往下摇拽，亦似之"之操作法。

（三）乌龙摆尾

别名：二龙摆尾、乌龙双摆尾。

操作：左手拿住儿肘肘处，右手拿小指摇动（图451乌龙摆尾）。

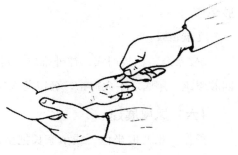

图 451　乌龙摆尾

此外，乌龙摆尾的操作方法还有：

①左手将患儿中、无名指屈曲，右手捏住食、小两指摇动。

②左手托住肘部，右手捏住食、小两指摇动。

③左手捏住食指，右手捏住小指向下摇拽。

功用：开大小便闭结。

主治：二便不爽。

文献辑录：

①《小儿推拿方脉活婴秘旨全书》："……乌龙摆尾开闭结……"

②《小儿推拿方脉活婴秘旨全书》："乌龙摆尾法：用右手拿小儿小指，（左手）五指攒住肘肘，将小指摇动，如摆尾之状，能开闭结也（小指属肾水，色黑，故也）。"

按语：《增图考释推拿法》称乌龙摆尾为"乌龙双龙摆尾"。

（四）苍龙摆尾

操作：右手拿儿食、中、无名三指，左手自总经至肘部来回搓揉几遍后，拿住肘部。右手持儿三指频频摇动20～30次（图452苍龙摆尾）。

此外，另有一法为用右手捻小儿小指，如《按摩经》："……用手拈小儿小指，名曰：苍龙摆尾。"

功用：开胸顺气，退热通便。

主治：胸闷发热，躁动不安，大便秘结等证。

文献辑录：

《小儿推拿广意》："苍龙摆尾法，医右手一把拿小儿食、中、无名三指，掌向上，医左手侧尝从总经起，搓摩天河及

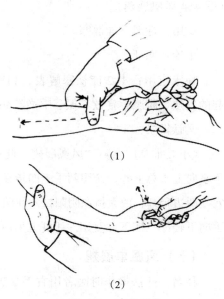

（1）

（2）

图 452　苍龙摆尾

至肘肘略重些，自肘肘又搓摩至总经。如此一上一下，三四次。医又将左大、食、中三指搓肘肘，医右手前拿摇动九次。此法能退热开胸。"

按语：《万育仙书》中所载之"苍龙摆尾"即《按摩经》中之"丹凤摇尾"。

（五）龙入虎口

操作：左手托儿掌背，右手叉入虎口，用大拇指或推或按揉儿板门穴处（图453 龙入虎口）。

功用：性温。

主治：发热，吐泻。

临床应用：龙入虎口操作时往外推能清热，往里推能治四肢惊掣。

文献辑录：

《按摩经》："板门穴，往外推之，退热、除百病；往内推之，治四肢掣跳。用医之手大拇指，名曰龙入虎口。"

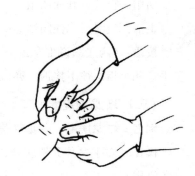

图453　龙入虎口

（六）凤凰展翅

操作：患儿取坐位，或由家长抱坐怀中；医者坐其身旁。操作时双手握儿腕部，两拇指分别按捏阴池、阳池穴后，左手拿肘肘处，右手握儿腕部，向下摆动几次后再向外向上摇动，状若凤凰展翅，故得名。

此外，另有一法为两手握住小儿腕部，以两拇指分别按其腕部阴池、阳池两穴，向外摇动腕关节24次；再用左手托住小儿肘肘部，右手握住手部来回伸展腕关节24次；最后左手托住小儿肘肘部，右手握住腕部，并用大拇指掐住虎口，来回屈曲腕关节24次（图454 凤凰展翅）。

功用：性温，能散寒。

主治：寒证。

临床应用：本法能祛寒解表、和胃止呕，常用于治疗由感冒引起的发热、腹胀、食欲不振、呕逆等病证。

文献辑录：

《小儿推拿广意》："凤凰展翅：此法性温，治凉。医用两手托儿手掌向上于总上些，又用两手上四指在下两边爬开，二大指在上阴阳穴往两边爬开，两大指在阴阳二穴往两边向外摇二十四下，掐住捏紧一刻，医左大食中三指侧拿儿肘，手向下轻摆三四下，复用左手托儿肘肘上，右手托儿手背，大指掐住虎口，往上向外顺摇二十四下。"

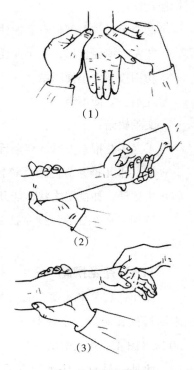

（1）

（2）

（3）

图454　凤凰展翅

（七）凤凰单展翅

释名：此法操作时医者用右手拿患儿中指，左手按掐患儿腕关节，"慢摇如数"，因"似凤凰单展翅之状"，故名。

操作：左手拿捏儿腕部内、外一窝风处，右手拿捏内、外劳宫穴并摇动其腕关节（图455凤凰单展翅），动作宜连贯，频率稍快，力度由轻至重。一般按揉内、外劳宫50～100次，按揉一窝风及总筋50～100次，摇动腕关节20～30次。

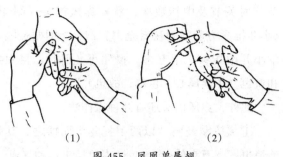

（1）　　　　　　（2）
图455　凤凰单展翅

功用：性温热，可顺气和血，行气消胀，益气补虚。

主治：气虚发热，肺虚喘咳，胸闷气短，寒痰等证。

文献辑录：

①《秘传推拿妙诀》："凤凰单展翅，医人将右手食指拿病者大指屈压内劳宫，将右手大指拿外劳宫，又将左手大指跪外一窝风，并食中二指拿内一窝风，右手摆动。"

②《针灸大成》："凤凰单展翅，温热。用右手大指掐总筋，四指翻在大指下，大指又起又翻，如此做至关中、五指取穴掐之。……凤凰单展翅，虚浮热能除。"

③《保赤推拿法》："凤凰单展翅法……治一切寒证。"

④《万育仙书》："凤凰单展翅，顺气化痰。用右大指掐总筋，四指翻托手肘下，大指又起又翻，如此做至关中。又，用手拿儿脾、肾二经，将手肘活动，摇之。"

⑤《幼科推拿秘书》："凤凰单展翅，此打嗳能消之良法也，亦能舒喘胀。其性温，治凉法。用我右手单拿儿中指，以我左手按掐儿肘穴圆骨，慢摇如数，似凤凰单展翅之状，除虚气虚热俱妙。"

⑥《幼科推拿妙诀》："凤凰单展翅：医人将右手食指拿病者大指，屈压内劳宫，将右手大指拿外劳宫，又将左手大指跪外一窝风，并食中二指拿住内一窝风，右手摆动。"

（八）凤凰鼓翅

别名：凤凰转翅。

操作：左手托儿肘部，右手握儿腕部大、食二指分别按掐儿腕部桡、尺骨头前陷中摇动。

功用：和气血。

主治：黄肿，痰鸣，昏厥。

文献辑录：

①《按摩经》："凤凰鼓翅：掐精宁、威灵立穴，前后摇摆之，治黄肿也。"（注：据《按摩经》图示，精、威二穴在腕部桡、尺骨头前陷中。）

②《保赤推拿法》："凤凰鼓翅法……治黄肿，又治暴死，降喉内痰响。"

③《厘正按摩要术》："……所谓凤凰转翅也治黄肿……"

（九）赤凤摇头

释名：此法是"将手拿小儿中指"掌面向下，上下摆动，"似凤凰摇头之状"，而中指属心，色赤，故名。

别名：丹凤摇头。

操作：医者左手掌心向上，以拇食二指拿住患儿的肸肘穴，右手掌心向下拿患儿中指，上下摇动其肘关节及中指数次，状若赤凤摇头（图456赤凤摇头）。

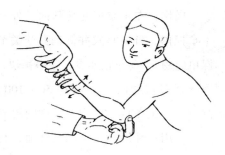

图456　赤凤摇头

《小儿推拿方脉活婴秘旨全书》曰："赤凤摇头：此法，将一手拿小儿中指；一手五指，攒住小儿肘，将中指摆摇，补脾、和血也（中指属心、色赤，故也）。"

此外，赤凤摇头还有几种操作法：

①《按摩经》："以两手捉儿头而摇之，其处在耳前少上，治惊也。"《万育仙书》曰："赤凤摇头：和气血，主治惊，医以两手捉儿头摇之。"

②《秘传推拿妙诀》："赤凤摇头：医用右大食二指，拿病者大指头摇摆之，向胸内摆为补，向外摆为泄。又医将一手拿病者曲尺，将一手拿病者总心经处揉摆之，为摇肘肘，亦向胸内为补，外为泄。"

③《小儿推拿广意》："赤凤摇头：法曰，将儿左手掌向上，医左手以食中指轻轻捏儿肘肘，医大中食指先掐儿心指即中指，朝上向外顺摇二十四下，次掐肠指即食指，仍摇二十四下，再捏脾指即大指二十四，又捏肺指即无名指二十四，末后捏肾指即小指二十四，男左女右，手向右外，即男顺女逆也，再此即是运肘肘，先做各法，完后做此法，能通关顺气，不拘寒热，必用之法也。"

④《幼科推拿秘书》："赤凤摇头，此消膨胀舒喘之良法也。通关顺气，不拘寒热，必用之功。其法以我左手食将二指，掐按小儿曲池内，作凤二眼。以我右手仰拿儿小食无名四指摇之，似凤凰摇头之状。"

⑤《厘正按摩要术》："赤凤摇头法：法治寒热均宜，能通关顺气。将儿左掌向上，医用左手大、食、中指，轻轻捏儿肘肘，以右手大、食、中指，先捏儿小指，朝上向外顺摇二十四下，次肝指，次脾指，次肺指，再次捏肾指，俱顺摇二十四下，女摇右手亦朝上向外，各摇二十四下，即男顺女逆也。"

功用：通关顺气，理气定喘，通窍健脾。

主治：胸胁胀满，寒热往来，喘息气短，腹胀腹痛，上肢麻木，惊证等。

文献辑录：

①《小儿推拿方脉活婴秘旨全书》："……赤凤摇头治木麻。"

②《按摩经》："……赤凤摇头助气长……"

③《推拿指南》："此法治惊风。用两手托住儿头，轻轻摇之。"

（十）丹凤摇尾

操作：医者一手托住小儿肘部，另一手之左手大食二指按捏儿内、外劳宫处，右手先掐中指端，然后拿中指上下左右摇动（图457丹凤摇尾）。摇动时，不可同时牵拉。

此外，丹凤摇尾的另一方法为左手掐小儿内劳宫，右手掐心经，并摇动其中指。

功用：通关顺气，补血宁心，镇静止惊。

主治：惊证。

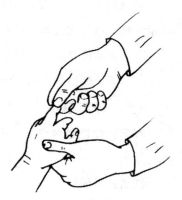

图457　丹凤摇尾

文献辑录：

《按摩经》："丹凤摇尾：以一手掐劳宫，以一手掐心经，摇之，治惊。"

（十一）孤雁游飞

操作：右手大指自小儿大指外侧缘即脾经向上推，经胃、三关、六腑、内劳宫等穴，还转至脾经止。

功用：和气血。

主治：黄肿，虚胀。

文献辑录：

①《按摩经》："孤雁游飞：以大指自脾土外边推去，经三关、六腑、天门、劳宫边，还止脾土，亦治黄肿也。"

②《保赤推拿法》："孤雁游飞法：从儿大指尖脾经外边推上去，经肱面左边至肱下节大半处，转至右边，经手心仍到儿大指头止，治黄肿虚胀。"

（十二）打马过河

释名：本法是因在天河水穴上用弹打之法施术而得名。打者，指采用弹击、拍打等手法。马者其解有三：其一是从"中指午位属马"说；其二是指"二人上马穴"；其三是指操作时在天河水穴自下而上边打边向上移动，形似催马加鞭而得名。

别名：打马过天河、打马过天门。

操作：患儿取坐位或仰卧位，或由家长抱坐怀中；医者面对患儿取坐位，用一手捏住患儿四指，掌心向上，再用另一手的中指脂腹揉运内劳宫穴；然后屈患儿四指向上，用左手拿儿二指，右手食、中指指面蘸凉水，由总筋穴起轻巧柔和地交替弹打至洪池（曲泽穴），或边弹打边轻轻吹气，自下而上弹击20~30遍，称打马过天河（图458 打马过河）。

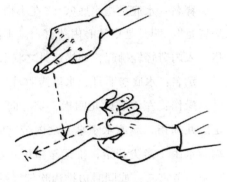

图458　打马过河

此外，打马过河的操作方法还有几种：

①运内劳宫后，弹打内关、间使，至洪池止。《按摩经》曰："打马过河：温凉。右运劳宫毕，屈指向上，弹内关、阳池、间使、天河边，生凉退热用之。"

②从二人上马穴向上推至肘部洪池处。《小儿推拿方脉活婴秘旨全书》曰："打马过天河：温凉。以三指在上马穴边，从手背推到天河头上。与捞明月相似（俗以指甲弹响过天河者，非也）。"

③用拇指末节指面置于患儿中指甲，并迅速向中指端滑出，如此操作数次后，拿前臂，摇肘，再用食、中两指指面拍打天河。《秘传推拿妙诀》曰："打马过天河：中指手位属马，医人开食中二指，弹病者中指甲十余下，随拿上天河位，摇按数次后，随用食中二指从天河上一路密密打至手腕止，数次。"

④左手弹击总筋处，右手弹击天河，再掐扁井、琵琶、走马穴等。《小儿推拿广意》曰："打马过天河：此法性凉去热，医用左大指掐儿总筋，右食、中指如弹琴，当河弹过曲池，弹九次，再将右大指掐儿肩井、琵琶、走马三穴，掐下五次是也。"

⑤从二人上马穴处拍打至天河。《幼科推拿秘书》曰："打马过天河，此能活麻木，通关节脉窍

之法也。马者，二人上马穴也，在天门下。其法以我食将二指，自小儿上马处打起，摆至天河，去四回三，至曲池内一弹，如儿辈嬉戏打破（波）之状。此法退凉去热。"

⑥用右手食、中、无名指沿天河打至手腕止。《万育仙书》曰："打马过天河，温和法，通经行气。先右运劳宫，后以左手拿儿大、小二指，向后用食、中、无名三指从天河打至手腕止。"

功用：性凉大寒，可镇惊退热，通经行气，通利关节。

主治：高热烦躁，神昏谵语，恶寒，上肢麻木及惊风、抽搐等一切实热证。

临床应用：可用术指蘸取凉水为介质，沿天河水穴自下而上，边打边吹口气，水干再取，反复轻击，不拘遍数，以凉为度。

操作时需注意，如用于小儿退热，可用手指蘸凉水拍打，或用口吹气辅助施术；若小儿体虚，施术次数不可过多，以免泻热太过。

文献辑录：

①《厘正按摩要术》："打马过天河法：法主凉，能去热病。"

②《小儿推拿方脉活婴秘旨全书》："……打马过天河，止呕，兼乎泻痢……"

③《保赤推拿法》："打马过天河法……治寒热往来。"

按语：本法有 6 种操作方法，但临床上以《万育仙书》中记载的操作方法为常用。

（十三）水底捞月

释名：水底是指水底穴，"在小指旁，从指尖到乾宫外边皆是"；明月是指掌心内劳宫穴。本法操作时，医者以拇指"入内劳轻轻拂起，如捞明月之状"，故得名。

别名：水底捞明月、水里捞明月、水中捞月。

操作：左手拿患儿四指，掌心向上，右手食、中指固定患儿拇指，滴凉水于掌心之内劳宫穴处，再用右手拇指端蘸水由小指尖开始，推运至指根、小天心、坎宫，最后止于内劳宫穴；或同时边推边吹气（图459 水底捞月）。每次操作 20 ~ 50 次。

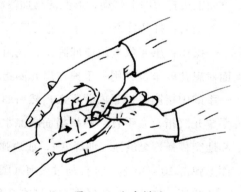

图 459　水底捞月

此外，古代文献中关于水底捞月的操作方法还有多种：

①清天河水，再右运内劳宫，边运边吹气；或先取天河水，再左运内劳宫，边运边吹气。《按摩经》曰："水底捞月：大寒。做法：先清天河水，后五指皆跪，中指向前跪，四指随后，右运劳宫，以凉气呵之，退热可用。若先取天河水至劳宫，左运呵暖气，主发汗，亦属热。"

②掐总筋，清天河水，再运内劳宫，运时吹凉气。《小儿推拿方脉活婴秘旨全书》曰："水底捞明月法：大凉。做此法，先掐总筋，清天河水；后以五指皆跪，中指向前，众指随后，如捞物之状，以口吹之。"

③在掌内滴凉水，运内八卦后，再清天河水。《秘传推拿妙诀》曰："水里捞明月：凡诸热证，热甚，以水置病者手中，医人用食指杆从内劳宫左旋如擂物状，口吹气，随而转数回，径推上天河，又仍前法行数次，此退热之良法也。但女右旋。"据《幼科铁镜》手掌正面图中注，用冷水旋推旋吹为水底捞明月。

④在掌内滴凉水后，用手扇几下，再旋运。

⑤旋推内劳宫，边推边吹凉气；再从小指边，推经坎宫，至内劳宫后，轻轻拂起，如捞物之状。《幼科推拿秘书》曰："水底捞明月，此退热必用之法也。水底者，小指边也。明月者，手心内劳宫也。其法以我手拿住小儿手指，将我大指自小儿小指尖旁推至坎宫，入内劳轻拂起，如捞明月之状。再一法，或用凉水点入内劳，其热即止。盖凉入心肌、行背上、往脏腑。大凉之法，不可乱用。"

⑥《万育仙书》曰："水底捞月，此大寒法。医以大指屈仰，用背节于内劳宫右旋数回，径推入天河；或用中指背节运转亦得，若左运则属热矣。"

⑦《小儿推拿广意》曰："水里捞明月：法曰以小儿掌向上，医左手拿住右手，滴水一点于儿内劳宫，医即用右手四指扇七下，再滴水于总经中，即是心经，又滴水天河，即关腑居中，医口吹气四五口，将儿中指屈之，医左大指掐住，医右手捏卷，将中指节自总上按摩到曲池，横空二指，如此四五次，在关踢凉行背上，往腑踢凉入心肌。此大凉之法，不可乱用。"

功用：性大寒大凉，可清热凉血，宁心除烦。

主治：高热神昏，烦躁不安，便秘，口臭等证，对于邪入营血的高热实证尤为适宜。

文献辑录：

①《按摩经》："水底捞月最为良，止热清心此是强。"

②《小儿推拿方脉活婴秘旨全书》："水底捞明月主化痰，潮热无双。"

③《幼科推拿秘书》："水底明月最为凉，清心止热此为强。"

④《保赤推拿法》："水底捞明月法：先掐总筋，清天河水，医人以四指皆屈，随以中指背第二节、第三节骨凸起，浇新汲凉水于儿掌心，往右运劳宫，医人以口气吹之，随吹随推，大凉，治一切热证，最效。"

⑤《厘正按摩要术》："水中捞月法：一法将儿手掌心，用冷水旋推旋吹，如运八卦法。四面环绕，为水底捞月。夏禹铸主之。……水中捞月法，法主大凉……"

按语：本法有多种操作方法，如《厘正按摩要术》就记载有两种操作方法，其一操作同《小儿推拿广意》，其二所载夏禹铸的操作法最为常用，但《幼科铁镜》中并无此记载，仅有"掌中水底捞明月，六腑生凉哪怕痴""水底捞月，便是黄连、犀角"的表述。

（十四）飞经走气

释名：此法施术时在前臂诸经之间弹击如飞，然后拿住阴阳二穴，将患儿右手四指一伸一屈，"传送其气，徐徐过关"，故名。

操作：右手拿住儿左手四指，用左手指从曲池起协调而连贯地弹击至腕部总筋处数次，以前臂微微泛红为度；再拿患儿阴池、阳池二穴，右手将患儿左手四指一伸一屈，连续操作20次左右（图460飞经走气）。

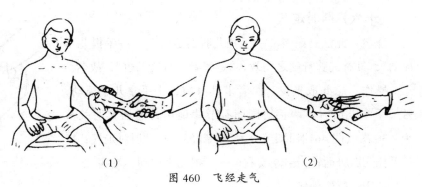

（1）　　　　　　　　　　　（2）

图460　飞经走气

此外，飞经走气还有几种操作方法：

①《按摩经》曰："飞经走气：先运五经，后五指开张，一滚，一笃，做（至）关中，用手打拍，乃运气行气也，治气可用。又以一手推心经，至横纹住，以一手揉气关，通窍也。"

②《小儿推拿方脉活婴秘旨全书》曰："飞经走气法：化痰动气。先运五经穴；后做此法。用五指关张，一滚，一笃，做至关中，用手打拍乃行也。"

③《秘传推拿妙诀》曰："飞经走气，传送之法。医人将大指对病者总心经位立住，却将食中名三指一站，彼此递向前去至手腕止，如此者数次。"

④《小儿推拿广意》曰："飞经走气，此法性温。医用右手捧拿儿手四指不动，左手四指从腕（肘）曲池边起，轮流跳至总经上九次；复拿儿阴阳二穴，医用右手往上往外一伸一缩，传送其气，徐徐过关是也。"

⑤《万育仙书》曰："飞经走气，传送行气法。先运五经，医用身靠儿背，将两手从胁下出奶傍，揉之，又三周。"

功用：性温，可清肺利咽，化痰定喘，行气。

主治：失音，咽痛，痰鸣，气逆，咳喘，外感风寒等证。

文献辑录：

①《按摩经》："……飞经走气能通气……"

②《小儿推拿方脉活婴秘旨全书》："……飞筋走气专传送之……"

③《厘正按摩要术》："飞经走气法：法主温。医用右手拿儿手，四指不动。左手四指，从儿曲池边起，轮流跳至总经上九次，复拿儿阴阳二穴，将右手向上往外，一伸一缩，传送其气，徐徐过关也。"

（十五）飞金走气

操作：滴凉水于内劳宫处，用中指引水上天河，复用口吹气，跟水上行。

功用：性温，可泻火清热。

主治：失音，膨胀。

文献辑录：

《幼科推拿秘书》："飞金走气：此法去肺火，清内热，消膨胀，救失声之妙法也。金者，能生水也；走气者，气行动也。其法性温，以我将指蘸凉水置内劳宫，仍以将指引劳宫水上天河去，前行三次、后转一次、以口吹气、微嘘跟水行，如气走也。"

（十六）胂肘走气

释名：此法是医者"一手托儿胂肘运转"，"一手提儿手摇动"，具有健脾行气之功效，"走气者，行气动也"，故名。

操作：患儿取坐位；医者坐其身前，一手拿儿手摇动，另一手拿儿胂肘，两手协同而有节律地用力运摇其肘关节20～30次（图461胂肘走气）。《按摩经》曰："胂肘走气：以一手托儿胂肘运转，男左女右，一手捉儿手摇动，治痞。"

功用：行气消滞。

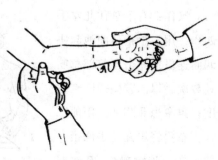

图461 胂肘走气

主治：痞证。

（十七）黄蜂出洞

操作：先掐总筋、内劳宫，再分阴阳，然后以两大指在总筋穴处一撮一上至内关处，最后掐坎宫离宫（图462 黄蜂出洞）。

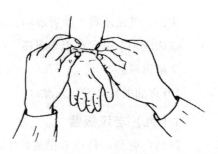

图462 黄蜂出洞

功用：性大热。

主治：发热无汗。

文献辑录：

①《保赤推拿法》："黄蜂出洞法：先掐总筋，掐内劳宫，分阴阳，次以左右两大指，从阴阳穴正中处起，一撮一上，至内关，又在坎离穴上掐。此法大热，发汗用之。"

②《按摩经》："黄蜂出洞，大热。做法：先掐心经，次掐劳宫，先开三关，后以左右二大指从阴阳处起，一撮一上，至关中、离坎上掐穴。发汗用之。"

③《按摩经》："……黄蜂出洞最为热，阴证白痢并水泻，发汗不出后用之，顿教孔窍皆通泄。"

（十八）天门入虎口

释名：此法将手法与操作部位及穴位有机结合起来命名。《秘传推拿妙诀》曰："大指食指中间软肉处为虎口，医人用大指自病者命关推起至虎口，又将大指钻掐虎口。又或从大指巅推入虎口，总谓天门入虎口。"

位置：拇指尺侧自指尖至虎口成一直线。

操作：用拇指桡侧由指尖推至虎口称推天门入虎口。操作时医者用拇指指面偏桡侧处着力，自命关处推向虎口30~50次后（图463 天门入虎口），再用大指端掐揉虎口约10次。

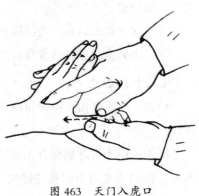

图463 天门入虎口

此外，天门入虎口的操作方法还有以下几种：

①左手托住肘部，右手掐天门、兑宫后，再摇动前臂。《按摩经》曰："天门入虎口：用右手大指掐儿虎口，中指掐住天门，食指掐住总位，以左手五指聚住肕肘，轻轻慢慢而摇，生气顺气也。又法：自乾宫经坎艮入虎口按之，清脾。"

②用推法，自乾宫（即天门）起，经坎宫、艮宫至虎口。

③用拇指从患儿食指端起，沿食指外侧缘推向虎口，在虎口处用掐法后，再从大指内侧缘推向虎口。《幼科推拿秘书》曰："天门入虎口重揉肕肘穴：此顺气生血之法也。天门即神门，乃乾宫也。肕肘，膀膊下肘后一团骨也。其法以我左手托小儿肕肘、复以我右手大指叉入虎口，又以我将指管定天门，是一手拿两穴，两手三穴并做也。然必曲小儿手揉之，庶肕肘处得力，天门虎口处又省力也。"

④《厘正按摩要术》曰："天门入虎口法：法主健脾消食，将儿手掌向上，蘸葱姜汤，自食指尖寅卯辰三关侧，推至大指根。"

⑤《小儿推拿方脉活婴秘旨全书》："天门入虎口法：右手大指掐小儿虎口，中指掐住天门，食指掐住总筋，以五指攒住肕肘，轻轻摇动，效。"

功用：生血顺气，健脾理气，消食除痞，止痢。

主治：气血不和，脾胃虚弱，腹胀，腹痛，腹泻，食积，纳呆食少、面黄肌瘦等证。

临床应用：本穴常用于腹痛、泻痢，多与推大肠、推脾经、拿肚角等合用。

文献辑录：

《万育仙书》："天门入虎口：生血顺气，医用大指自儿命关推入虎口，或从大指尖推入亦得。"

（十九）老汉扳罾

释名：罾是一种用木棍或竹竿做支架的渔网，本法操作时系以一手拇指掐儿拇指根部，另一手"掐脾经摇之"，如同渔翁扳动渔网之状，故名。本法又称"老汉扳缯"，缯是丝织物的总称，又解作丝缕，如文献中提到的缯缴，即是指用绢丝做成的弓弦。

别名：老汉扳缯、老翁绞罾。

操作：左手大指掐住儿拇指根处，右手掐捏脾经穴并摇动拇指（图464 老汉扳罾），也可掐后加揉。一般掐揉50~100次，摇动20~40次。

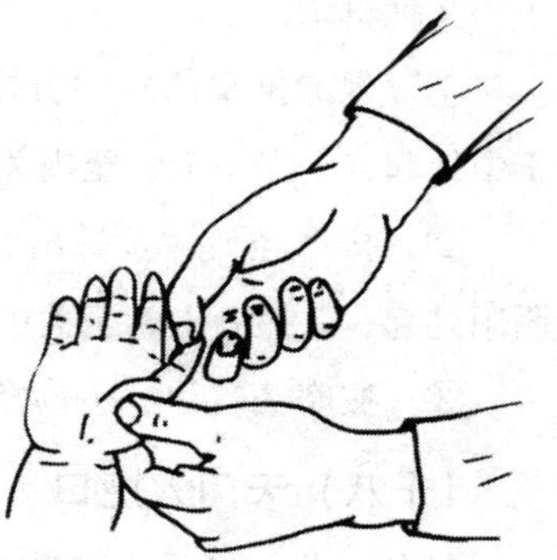

功用：健脾消食。

主治：食积痞块，脘腹胀满，食少纳呆，疳积体瘦等证。

文献辑录：

①《按摩经》："老汉扳缯：以一手掐大指根骨，一手掐脾经摇之，治痞块也。"

②《保赤推拿法》："老汉扳罾法……能消食治痞。"

③《小儿推拿方脉活婴秘旨全书》："……老翁绞罾合猿猴摘果之用。"

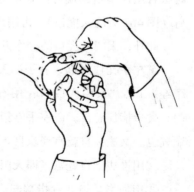

图464 老汉扳罾

（二十）运土入水

位置：在手掌面，即拇指根至小指根，沿手掌边缘的一条弧形曲线。

操作：用大指外侧缘自儿脾经穴（脾土穴）起，经大鱼际、小鱼际，弧形地推向小指根肾经穴（肾水）处100~300次，称为运土入水（图465 运土入水、运水入土）。经艮宫、坎宫、乾宫、兑宫等穴时，可适当加以按压。

功用：滋肾，清脾胃湿热，利尿止泻，常用于新病、实证。

主治：因湿热内蕴而见之少腹胀满，小便赤涩，频数，吐泻，痢疾，便秘等证。

图465 运土入水、运水入土

临床应用：运土入水能治疗小便赤涩及泄泻等证。《幼科推拿秘书》认为自脾土穴推至坎宫穴为运土入水，可治疗便秘。

配伍：

①用于脾胃湿热，水谷不化，吐泻，痢疾等证，多与清脾经、清胃经、推天河水、推大肠等合用。

②用于小便赤涩，大便秘结，多与推大肠、推小肠等法合用。

文献辑录：

①《针灸大成》："运土入水，照前法（运水入土法）反回是也。肾水频数无统用之，又治小

便赤涩。"

②《小儿推拿广意》:"运土入水,丹田作胀,眼睁,为土盛水枯,推以滋之。"

③《幼科推拿秘书》:"运土入水补,土者脾土也,在大指。水者,坎水也,在小天心穴上。运者从大指上,推至坎宫。盖因丹田作胀、眼睁,为土盛水枯,运以滋之,大便结甚效。"

④《万育仙书》:"运土入水……凡推俱要自指尖推至指根方向。"

(二十一) 运水入土

位置:手掌面,小指尖端稍偏尺侧,经手指边缘,拇指桡侧至尖端。

操作:用大指外侧缘自儿小指肾经穴(肾水)起,经小鱼际、大鱼际弧形地推向大指脾经穴(脾土)处 100 ~ 300 次,称为运水入土。

此外,运水入土还有几种操作方法:

①从肾经穴推向脾经穴,再经兑宫、乾宫、坎宫、艮宫等穴时可加按压。《按摩经》曰:"运水入土:以一手从肾经推去,经兑、干、坎、艮至脾土按之,脾土太旺,水火不能既济,用之,盖治脾土虚弱。"

②《幼科推拿秘书》曰:"运水入土泻,土者胃土也,在板门穴上,属艮宫;水者,肾水也,在小指外边些。运者以我大指,从小儿小指侧巅,推往乾坎艮也。此法能治大小便结,身弱肚起青筋,痢泻诸病,盖水盛土枯,运以润之。小水勤动甚效。"

③推运大指根。

功用:健脾助运、润燥通便、止泻痢。

主治:脾虚泄泻,食欲不振、呕吐、腹胀、完谷不化,痢疾、便秘、小便赤涩等证。

临床应用:运水入土多用于治疗脾土虚弱及痢疾等证。

配伍:用于脾胃虚弱、肚大青筋、泻痢等证,多与补脾经、推三关、捏脊等法合用。

文献辑录:

①《小儿推拿方脉活婴秘旨全书》:"运水入土:能治脾土虚弱,小便赤涩。"

②《小儿推拿广意》:"运水入土,身弱肚起青筋,为水盛土枯,推以润之。"

按语:运水入土和运土入水均能治泻痢,但运水入土主要是健脾补虚,而运土入水则主要是清湿热、利尿。前者用于久病虚证,而后者则用于新病实证,此点临床不可不辨。

五、下肢部治法

(一) 老虎吞食

释名:足跟部的仆参穴为一急救用穴,有开窍醒神的作用。《小儿推拿方脉活婴秘旨全书》曰:"仆参穴:治小儿吼喘,将此上推、下掐,必然苏醒,如小儿急死,将口咬之,则回生,名曰老虎吞食。"

别名:掐捏足跟。

操作:小儿俯卧,医者用一手或两手相对掐捏小儿足后跟的仆参穴处 10 ~ 20 次(图 466 老虎吞食)。如用于昏迷急救可用重掐法。

此外，另一操作方法为用绢块包住足跟，医者用口在儿足跟仆参或昆仑穴处隔绢帕咬之，但此法现临床上已基本不用。

功用：开窍醒神，镇惊定志。

主治：昏厥，急惊风，癫痫发作，高热惊厥等危急重证以及小腿及足部肌肉痉挛，足扭伤。

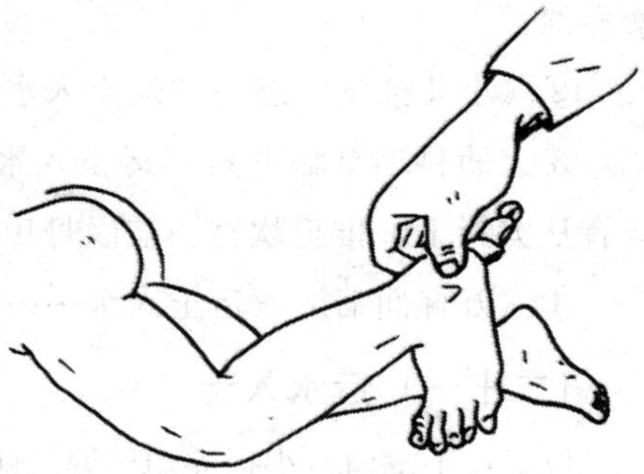

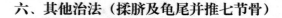

图 466　老虎吞食

（二）擦搓涌泉

操作：一手托住小儿足踝部，用另一手的鱼际快速擦搓其足底涌泉穴，以该处皮肤生热为度。施术前，医者需将手掌擦热；擦搓时用力不可过度，以免擦伤皮肤。

主治：昏迷，厥冷，惊风，抽搐，寒证。

六、其他治法（揉脐及龟尾并推七节骨）

释名：此法是将脐、龟尾及七节骨三穴和相应的手法如揉法和推法组合起来，依次操作，故名。

操作：患儿仰卧位，医者一手用食、中、无名三指揉脐，一手用中指揉龟尾穴；然后让患儿俯卧，用拇指螺纹面或食中二指指面自龟尾穴向上沿七节骨穴推至命门穴为补，或自命门穴向下沿七节骨穴推至龟尾穴为泻（图467 揉脐及龟尾并推七节骨）。每次各穴操作100～200次。

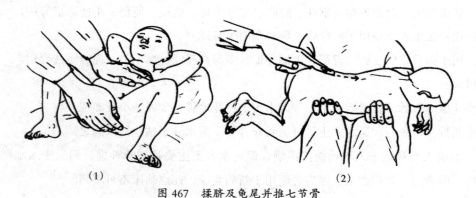

（1）　　　　　　　　　　　　　（2）

图 467　揉脐及龟尾并推七节骨

功用：调理大肠。其中推上七节骨为补，能温阳止泻；推下七节骨为泻，能泄热通便。

主治：揉脐及龟尾并推上七节骨主治水泻、脱肛；揉脐及龟尾并推下七节骨主治痢疾、便秘。

文献辑录：

《幼科推拿秘书》："揉脐及龟尾并擦七节骨：此治痢疾、水泻神效。此治泻痢之良法也。龟尾者，脊骨尽头间尾穴也；七节骨者，从头骨数第七节也。其法以我一手，用三指揉脐；又以我一手，托揉龟尾。揉讫，自龟尾擦上七节骨为补，水泻专用补。若赤白痢，必自上七节骨擦下龟尾为泄。推第二次，再用补。盖先去大肠热毒，然后可补也。若伤寒后，骨节痛，专擦七节骨至龟尾。"

第四章 小儿全身推拿与推拿歌赋

第一节 小儿常规推拿

小儿推拿是以中医基础理论为指导，以推拿手法为手段，以预防、治疗儿科常见病症和儿童保健为目的的一种中医外治法。它根据幼儿肌肤娇嫩，体表的经络、穴位对刺激特别敏感这一生理特点，通过医者在小儿身上的特定穴位、部位作轻快、柔和的手法按摩，调整人体阴阳气血、调理脏腑，防病治病。

小儿常规推拿操作方法为：

1. 开天门

医者用两手大拇指指腹自眉心交互推至前发际，推 24 次，有发汗解表、开窍醒神等作用，可治疗感冒、发热、头痛、惊风、神疲乏力等证。

2. 推坎宫

用两手大拇指指腹沿眉毛上缘向两侧分推至眉梢，一般分推 24 次，有发汗解表、开窍醒神等作用，可治疗感冒、发热、头痛、目赤痛等证。

3. 运太阳

用两手大拇指指腹分别按在两侧颞部太阳穴上，作轻柔缓慢的环形移动，向眼方向运为补，向耳方向运为泻，一般运 24 次，每运 3 次后轻轻按一下，有发汗、止汗、明目醒神等作用。

4. 掐总筋

用大拇指轻轻按掐腕横纹中点，另一手握住患儿手指轻轻摇其腕关节，有清心火、止惊搐、畅四肢等作用，可用于口舌生疮、潮热、感冒鼻塞、四肢抽掣等证。

5. 分推大横纹

用大拇指指腹自总筋向两侧分推，有调和气血、止泻痢、除寒热、去腹胀、通二便等作用，可治疗惊风、痫证、昏迷、抽搐、泄泻、痢疾、黄疸、咳嗽、痰喘等证。

6. 拿肩井

一手捏拿小儿的肩井穴，另一手握住小儿食指和无名指，将上肢伸摇数次，有畅通一身气血等作用。临床上，不论何种病症进行推拿治疗，都以本法作为结束手法，所以其又名"总收法"（收诊法）。

第二节 小儿保健推拿

小儿保健推拿按摩至少在我国唐代就已出现，其简单易行，安全可靠且无痛苦，操作方便，具有健脾和胃，增进食欲，强壮身体，促进儿童生长发育、预防疾病、使小儿更趋于健康的作用，适用于体虚易病，面黄形瘦，食欲不振，睡眠不安等体弱的儿童。目前，医学界已公认母婴接触可以增进婴儿情感及健康。小儿入睡前家长进行有节奏的拍击，属于一种保健性的按摩方法。有人将小儿推拿与指导小儿做体操相结合。还有人运用按摩促进儿童的骨骼生长，如以拇、食指上下捏揉各长骨的骨干，称其为"骨膜按摩术"；也有的捏揉小儿各关节，同时作主动关节运动等。

推拿前，室内应注意保持一定温度，夏天要通风，冬天注意保暖。施医者要剪短指甲，避免损伤小儿皮肤，造成感染。小儿皮肤娇嫩，推拿时应准备好润滑剂（如滑石粉、松花粉、蛋清、肥皂等），避免损伤皮肤。推拿时固定好小儿体位，以免小儿躁动时引起外伤，操作手法切忌粗暴，宜轻快柔和，平稳扎实，才能达到预期的效果。

一、小儿常规保健推拿方法

小儿保健按摩除了可以由推拿医生操作以外，更可指导家长在家自行操作。对大于 3 个月的婴儿，做保健推拿有益婴儿发育，但动作须轻，时间也不宜过长；对 1 岁以后的幼儿，动作可稍重，每次 20 ~ 30 分钟。

1. 小儿常规保健推拿方法之一

①补脾土，操作时将患儿拇指屈曲，循拇指外侧边缘推向掌根横纹，200 ~ 500 次。

②推三关，自前臂桡侧边缘腕横纹至肘关节横纹成一直线推向上，一般脾土与三关连在一起推。古人认为脾土与三关两穴不论男女，均用左手。

③摩腹 2 ~ 5 分钟。

④揉脐 3 ~ 5 分钟。

⑤按揉足三里 50 ~ 100 次。

⑥捏脊 3 ~ 5 遍，然后在肾俞穴按 2 ~ 3 下。

2. 小儿常规保健推拿方法之二

①头部推拿：小儿正坐，先在其前后发际连线与两耳尖连线的交点处取百会穴，用拇指按或揉 50~100 次，称按百会或揉百会。百会穴是人体阳气的交汇之处，能安神定惊，升阳举陷，可治疗头痛、惊风、鼻塞、惊痫、脱肛、遗尿、疝气、腹泻等证，可作为保健穴，时常轻揉，可鼓舞阳气，提高抵抗力。《幼科铁镜》曰："百会由来在顶心，此中一穴管通身。"然后，两手扶住小儿的头，两拇指自前发际向囟门穴轮换推之（囟门未合时，仅推至边缘），称推囟门；拇指端轻揉，称揉囟门。一般推或揉 50~100 次，注意不可用力按压。

②胸部推拿：先将双手相互摩擦到发热，然后将双手手掌轻按于婴幼儿胸部，顺着肋骨从中央向外侧轻摩，然后双手手指向胸部中央合摩。

③腹部推拿：以擦热的双手掌团摩小儿腹部，先顺时针再逆时针团摩。

④臂部推拿：医者用一只手轻握小儿一只手，尽量将其拉直，用另一只手摩擦小儿从肩到手指的整个臂部，然后沿相反方向再做几遍，直至臂部皮肤微微发红。

⑤腿部推拿：当小儿爬行或学走路后，可在其卧位大小腿放平后用手指、手掌对其大小腿、膝盖、足踝进行揉搓。

⑥背部推拿：让婴幼儿俯卧在床，医者用手指和手掌轻压其脊椎的每个关节，或轻拍其背部。

二、小儿保健推拿特色治法

1. 补脾法

补脾、摩腹各 5 分钟，揉足三里 100 次，捏脊 3～5 次。

自拇指桡侧缘赤白肉际处之指尖推至指根为补脾；以掌心或四指并拢，按顺时针方向，揉摩整个腹部为摩腹；揉足三里是以拇指指腹揉外膝眼下 3 寸处之足三里穴；捏脊法是中医小儿推拿的传统手法，主要作用有促进神经系统发育，增强免疫系统活性，以及提高消化系统功能等，可预防小儿腹泻、便秘、遗尿等疾病，一般可指导小儿的家长在家随时操作。

2. 健脾益胃法

作用为健脾益胃，增进食欲，强身健体，促进发育，也用于预防遗尿、夜啼等。

操作时小儿仰卧，医者或小儿家长以中指按揉脐上 4 寸的中脘穴 3 分钟，摩腹 3 分钟；然后改为坐位，施搓摩胁肋 2 分钟；最后取俯卧位，在小儿背腰部捏脊 3～5 遍，重点在脾俞穴、胃俞穴等部位用力向上提拿；再按揉双侧足三里穴 1 分钟。

3. 保肺法

清肺、平肝、补脾、清天河水各 5 分钟。

清肺为自无名指掌面的指根推向指尖；平肝又称清肝，为自食指掌面指根推向指尖；补脾为自拇指桡侧缘赤白肉际处之指尖推至指根；清天河水为自前臂掌侧正中腕横纹至肘横纹成一直线，医者食中二指并拢，自腕横纹推向肘横纹，向前推动时不可歪斜。

4. 预防感冒法

操作时，医者先将双掌对合，来回快速搓摩，使之发热，然后迅速推擦小儿面颊 20～30 次，注意用力应轻快柔和，或推摩前事先涂抹适量爽身粉。用食指揉迎香穴 1 分钟，推擦胸背各 3～5 遍，按揉合谷穴 1 分钟，揉外劳宫穴 100 次。此法可宣肺利窍，固表通阳，有预防感冒和支气管炎的功效。

5. 安神法

平肝、清天河水各 5 分钟，捣小天心 50 次，揉摩两手十指面 2 分钟。

操作时，揉摩两手十指面，用拇指指腹在小儿十指指腹面按顺时针方向揉之。然后将儿抱起，俯在大人肩部，用食、中、无名三指并拢，轻轻而有节奏地叩拍督脉，自大椎向下经心俞、膈俞、肝俞直至尾骶部，拍 2～3 分钟，在相当于心肺部位，可改用空掌拍之。

6. 益智法

揉二马 30～60 分钟。操作时，将小儿小指屈曲于掌心，医者以拇指或中指指腹左右揉在手背无名指与小指掌骨头之间的凹陷中之二马穴。

三、婴儿四肢关节保健操

适当地活动婴儿的四肢关节，有助于婴儿健康地发育成长。通过关节的本体感觉对大脑神经系统的良好刺激，还可促进其脑细胞的发育成熟，提高婴儿的运动能力和平衡能力以及对外界环境的反应能力。做操时，婴儿一般取仰卧位，四肢关节尽量裸露。带操者动作应轻柔、缓慢、有节奏，每个动作重复 4～8 次，左右两侧交替进行，可依次做完全套操，也可从中单选部分动作，每天练习 2～3 次。

婴儿四肢关节保健操基本包括了四肢关节在各个运动方向的活动，其每节做法及顺序为：

1. 肩上举

带操者一手握住婴儿手部，一手固定肩部。将婴儿上肢从体侧向上举起，然后再放下。

2. 肩后伸

婴儿侧卧位，带操者一手握住婴儿手部，一手固定上臂。将上肢向体侧后伸展，然后再向胸前屈曲。

3. 肩外展

带操者一手固定婴儿肩部，一手握住前臂。将上肢向外侧牵拉，然后还原。

4. 肩旋转

带操者一手握住婴儿腕部，一手固定肘后部，将上肢外展并屈肘 90°，掌心向下。先将前臂向上举起，掌心向前，再向下运动，掌心向后。

5. 肘屈伸

带操者一手握住婴儿腕部，一手固定肩部，将上肢向外牵拉。先将前臂弯屈，再向体侧伸展。

6. 前臂旋转

带操者一手固定婴儿上臂，一手握住腕部，掌心向上。先将手腕向内旋转，掌心向下，再向外旋转。

7. 腕前后屈

带操者一手握住婴儿前臂，一手拇指与食指放在手掌两侧。先将手腕向背侧伸，再向掌侧屈。

8. 腕左右屈

带操者一手握住婴儿前臂，一手握住四指，掌心向下。先将手腕向左侧屈，再向右侧屈。

9. 握拳运动

带操者一手放在婴儿掌侧，一手将婴儿的手成握拳状。然后，再将自己的食指伸入婴儿掌中，将握拳的四指伸直。

10. 分指运动

带操者两手拇指与食指分别握住婴儿四指，将其依次分开。

11. 手指屈伸

带操者两手握住婴儿手都，依次将婴儿的手指伸直。

12. 拇指收展

带操者一手握住婴儿四指，一手握住拇指末端。将拇指先向食指靠拢。再向外展。

13. 拇指屈伸

握法同前，带操者将婴儿拇指先屈曲，再伸展。

14. 拇指内合

带操者将婴儿拇指向小指及无名指方向内合。

15. 髋屈曲

带操者一手握住婴儿足部，一手握住膝上部。先将婴儿腿部弯曲，然后再伸直。

16. 髋后伸

婴儿俯卧位，带操者一手托住膝部，一手轻握大腿后面。然后向上牵拉大腿，使髋部后伸。

17. 髋收展

带操者一手握住婴儿足跟部，一手固定大腿根部。先将大腿外展，后向内收。

18. 直腿转髋

握法同前，带操者两手同时将下肢向内侧旋转，然后再向外侧旋转。

19. 屈膝转髋

带操者一手握住婴儿足跟部，一手握住膝部，将腿弯屈成90°。先将大腿轻轻地向内推，足跟向外拉，然后将大腿向外拉，足跟向内推。

20. 膝屈伸

婴儿俯卧位，带操者一手握住足跟，一手固定大腿后部。将足跟向上提起，使小腿弯屈，然后放下足跟，使小腿伸直。

21. 踝屈伸

带操者一手握住婴儿足前部，一手握住小腿。先将婴儿脚背伸直，再使之弯屈，脚尖朝上。

22. 翻踝运动

带操者一手握住婴儿膝上部，一手使踝关节固定。先使足向内翻，再向外翻。

23. 足趾运动

带操者一手拇指放在婴儿足趾下，食指放在足背，一手握住小腿。先将足趾向上推，然后将拇指移到足趾上，向下轻压。

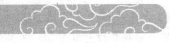

第三节　小儿推拿歌赋

在小儿推拿著作中，对小儿生长发育、辨证、诊断、手法、复式操作、操作次第、推拿作用、治疗和调护等方面的内容，很多采用歌赋形式进行叙述。特别是明清以来，有的著作本身就是以歌赋形式为主体，如《推拿三字经》等。这些歌赋内容朴实，言简意明，语言精炼，读之上口，听之入耳，便于记诵，不仅对学习和应用小儿推拿疗法有一定的意义，而且还可以作为成人推拿的参考资料。但是，由于小儿推拿过去为师承家传居多，因而推拿歌赋中，有些同名异歌，有的则同歌异名。

1.《推拿三字经》

《推拿三字经》为光绪年间（1877 年）徐谦光所著，其所记载的推拿技法，多为治疗当时民间流行的某些成人及小儿疾病时所用，尤其对痢疾、腹泻、脱肛、霍乱、瘟疫、瘰疬、痰喘、疮肿、惊风、癫狂、牙痛、腹痛等病的症状、诊断、取穴、预后、疗效等方面叙述较详。由于受历史条件的限制，有些认识和提法虽不适合于现代，但仍旧具有较高的参考价值。其原文为：

徐谦光	奉萱堂	药无缘	推拿恙	自推手	辨诸恙	定真穴	画图彰	上疗亲	下救郎
推求速	惟重良	独穴治	大三万	小三千	婴三百	加减良	分岁数	从吾学	立验方
宜熟读	勿心慌	治急病	一穴良	大数万	立愈恙	幼婴者	加减量	治缓证	各穴量
虚冷补	热清当	大察脉	理宜详	浮沉者	表里恙	迟数者	冷热伤	辨内外	推无恙
虚与实	仔细详	字廿七	脉诀讲	明四字	治诸恙	小婴儿	退六腑	五色纹	细心详
色红者	心肺恙	俱热证	清则良	清何处	心肺当	即去恙		色青者	肝风张
清补宜	自无恙	平肝木	补肾脏	色黑者	风肾寒	揉二马	清补良	列缺穴	亦相当
色白者	肺有疾	揉二马	合阴阳	天河水	立愈恙	色黄者	脾胃伤	若泻肚	推大肠
一穴愈	来往忙	言五色	兼脾良	曲大指	补脾方	内推补	外泻详	外泻良	泻大肠
立去恙	兼补肾	愈无恙	若腹痛	窝风良	数在万	立无恙	流清涕	风感伤	蜂入洞
鼻孔强	若洗皂	鼻两旁	向下推	和五脏	女不用	八卦良	若泻痢	推大肠	食指侧
上节上	来回推	数万良	牙痛者	骨髓伤	揉二马	补肾水	推二穴	数万良	治伤寒
拿列缺	出大汗	立无恙	受惊吓	拿此良	不醒事	亦此方	或感冒	急慢恙	非此穴
不能良	凡出汗	忌风扬	霍乱病	暑秋伤	若上吐	清胃良	大指根	震艮连	黄白皮
真穴详	俱此方	向外推	立愈恙	倘泻肚	仍大肠	吐并泻	板门良	揉数万	进饮食
亦称良	瘟疫者	肿脖项	上午重	六腑当	下午重	二马良	兼六腑	立消亡	分男女
左右手	男六腑	女三关	此二穴	俱属凉	男女逆	左右详	脱肛者	肺虚恙	补脾土
二马良	补肾水	推大肠	来回推	久去恙	或疹痘	肿脖项	仍照上	午后恙	诸疮肿
明此详	虚喘嗽	二马良	兼清肺	兼脾良	小便闭	清膀胱	补肾水	清小肠	食指侧
推大肠	尤来回	轻重当	倘生疮	辨阴阳	阴者补	阳清当	紫陷阴	红高阳	虚歉者
先补强	诸疮症	兼清良	疮初起	揉患上	左右揉	立消亡	胸膈闷	八卦详	男女逆
运八卦	离宫轻	痰壅喘	横纹上	左右揉	久去恙	治歉证	并痨症	歉弱者	气血伤
辨此症	在衣裳	人着裙	伊着棉	亦咳嗽	名七伤	补要多	清少良	人穿裙	他穿单
名五痨	肾水伤	分何脏	清补良	在学者	细心详	眼翻者	上下僵	揉二马	捣天心
翻上者	捣下良	翻下者	捣上强	左捣右	右捣左	阳池穴	头痛良	风头痛	蜂入洞
左右旋	立无恙	天河水	口生疮	遍身热	多推良	中气风	男左逆	右六腑	男用良
左三关	女用强	独穴疗	数三万	多穴推	约三万	无不良	遍身潮	分阴阳	拿列缺
汗出良	五经穴	肚胀良	水入土	不化谷	土入水	肝木旺	外劳宫	左右揉	久揉良
嘴唇裂	脾火伤	脾胃恙	清补脾	俱去恙	向内补	向外清	来回推	清补双	天门口

顺气血	五指节	惊吓伤	不计次	揉必良	腹痞积	时摄良	一百日	即无恙	上有火
下有寒	外劳宫	下寒良	六腑穴	去火良	左三关	去寒恙	右六腑	亦去恙	虚补母
实泻子	曰五行	生克当	生我母	我生子	穴不误	治无恙	古推书	身首足	执治婴
无老方	皆气血	何两样	数多寡	轻重当	吾载穴	不相商	少老女	无不当	遵古推
男女分	俱左手	男女同	予尝试	并去恙	凡学者	意会方	加减推	身歉壮	病新久
细思想	推应症	无苦恙							

2.《推拿代药赋》

《推拿代药赋》见清夏鼎（禹铸）《幼科铁镜》卷一。作者主张"用推拿就是用药味"，"寒热温平，药之四性；推拿揉掐，性与药同"。如以"推上三关，代却麻黄、肉桂；退下六腑，替来滑石、羚羊"。原文如下：

前人忽略推拿，卓溪今来一赋。寒热温平，药之四性；推拿揉掐，性与药同。用推即是用药，不明何可乱推？推上三关，代却麻黄肉桂；退下六腑，替来滑石羚羊。水底捞月，便是黄连犀角；天河引水，还同芩柏连翘。大指脾面旋推，味似人参白术，泻之则为灶土石膏；大肠侧推虎口，何殊诃子炮姜，反之则为大黄枳实。涌泉右转不揉，朴硝何异？一推一揉右转，参术无差。食指泻肺，功并桑皮桔梗；旋推止嗽，效争五味冬花。精威拿紧，岂羡牛黄贝母；肺俞重揉，漫夸半夏南星。黄蜂入洞，超出防风羌活；捧耳摇头，远过生地木香。五指节上轮揉，乃祛风之苍术；足拿大敦鞋带，实定掣之钩藤。后溪推上，不减猪苓泽泻；小指补肾，焉差杜仲地黄。涌泉左揉，类夫砂仁藿叶；重揉手背，同乎白芍川芎。脐风灯火十三，恩将再造；定惊元宵十五，不啻仙丹。病知表里虚实，推拿重症能生；不谙推拿揉掐，乱用便添一死。代药五十八言，自古无人道及，虽无格致之功，却亦透宗之赋。

3.《幼科百效全书》

《幼科百效全书》中对小儿推拿治法有专门的叙述："水里捞明月最凉，清心止热最为强；飞经走气能通气，赤凤摇头助气良；黄蜂出洞最为热，阴证白痢并水泻；发汗不出后用之，顿教孔窍皆通泄。按弦走搓摩，动气化痰多；二龙戏珠法，半表里用他；凤凰单展翅，虚浮热能除；猿猴摘果势，化痰能动气。传尔济苍生，此法君须记。"

4.《面色图歌》

《面色图歌》载于《按摩经》。其歌诀曰：

额印堂、山根：额红大热燥，青色有肝风，印堂青色见，人惊火则红。山根青隐隐，惊遭是两重，若还斯处赤，泻燥定相攻。

年寿：年上微黄为正色，若平更陷夭难禁，急因痢疾黑危候，霍乱吐泻黄色深。

鼻准、人中：鼻准微黄赤白平，深黄燥黑死难生，人中短缩吐因痢，唇反黑候蛔必倾。

正口：正口常红号曰平，燥干脾热积黄生，白主失血黑绕口，青黑惊风尽死形。

承浆、两眉：承浆青色食时惊，黄多吐逆痢红形，烦躁夜啼青色吉，久病眉红死症真。

两眼：白睛赤色有肝风，若是黄时有积攻，或见黑睛黄色现，伤寒病症此其踪。

风池、气池、两颐：风气二池黄吐逆，躁烦啼叫色鲜红，更有两颐胚样赤，肺家客热此非空。

两太阳：太阳青色惊方始，红色赤淋萌蘖起，要知死症是何如，青色从兹生入耳。

两脸：两脸黄为痰实咽，青色客忤红风热，伤寒赤色红主淋，二色请详分两颊。

两颐、金匮、风门：吐虫青色滞颐黄，一色颐间两自详，风门黑疝青惊水，纹青金匮主惊狂。

辨小儿五色受病：面黄青者，痛也。色红者，热也。色黄者，脾气弱也。色白者，寒也。色黑者，肾气败也。哭者，病在肝也。汗者主心，哭者主脾而多痰，啼者主肺有风，睡者主肾有亏。

5.《五言歌》

《五言歌》载于《按摩经》。其歌诀曰：

心惊在印堂，心积额两广，心冷太阳位，心热面颊装。肝惊起发际，脾积唇焦黄，脾冷眉中岳，脾热大肠侵。肺惊发际形，肺积发际当，肺冷人中见，肺热面腮旁。肾惊耳前穴，肾积眼胞厢，肾冷额上热，肾热赤苍苍。

6.《论色歌》

《论色歌》载于《按摩经》。其歌诀曰：

眼内赤者心实热，淡红色者虚之说，青者肝热浅淡虚，黄者脾热无他说，白面混者肺热侵，目无精光肾虚诀。儿子人中青，多因果子生，色若人中紫，果食积为瘕。人中现黄色，宿乳蓄胃成，龙角青筋起，皆因四足惊。若然虎角黑，水扑似其形，赤色印堂上，其惊必是人。眉间赤黑紫，急救莫沉吟，红赤眉毛下，分明死不生。

7.《汤氏歌》

《汤氏歌》载于《针灸大成》。其歌诀曰：

山根若见脉横青，此病明知两度惊，赤黑因疲时吐泻，色红啼夜不曾停。青脉生于左太阳，须惊一度见推详，赤是伤寒微燥热，黑青知是乳多伤。右边赤脉不须多，有则频惊怎奈何？红赤为风抽眼目，黑沉三日见阎罗。指甲青兼黑暗多，唇青恶逆病将瘥，忽闻鸦声心气急，此病端的命难过。蛔虫出口有三般，口鼻中来大不堪，如或白虫兼黑色，此病端的命难延。四肢疮痛不为祥，下气冲心兼滑肠，气喘汗流身不热，手拿胸膈定遭殃。

8.《内八段锦》

《内八段锦》载于《针灸大成》。其歌诀曰：

红净为安不用惊，若逢红黑便难宁，更加红乱青尤甚，取下风痰病立轻。赤色微轻是外惊，若如米粒势难轻，红散多因乘怒乱，更加搐搦实难平。小儿初诞月腹痛，两眉蹙号作盘肠，泣时啼哭又呻吟，急宜施法行功作。小儿初诞日，肌体瘦尪羸，秃发毛稀少，元因是鬼胎。

9.《外八段锦》

《外八段锦》载于《针灸大成》。其歌诀曰：

先望孩儿眼色青，次看背上冷如冰，阳男搐左无妨事，搐右令人甚可惊。女搐右边犹可治，若逢搐左痰非轻，歪邪口眼终无害，纵有仙丹也莫平。囟门肿起定为风，此候应知是必凶，忽陷成坑如盏足，未过七日命须终。鼻门青燥渴难禁，面黑唇青命莫存，肚大青筋俱恶候，更兼肚腹有青纹。忽见眉间紫带青，看来立便见风生，青红碎杂风将起，必见疳证膈气形。乱纹交错紫兼青，急急求医免命倾，盛紫再加身体热，须知脏腑恶风生。紫少红多六畜惊，紫红相等即疳成，紫黑有红如米粒，伤风夹食症堪评。紫散风传脾脏间，紫青口渴是风痫，紫隐深沉难疗治，风痰祛散命须还。黑轻可治死还生，红赤浮寒痰积停，赤青皮受风邪证，青黑脾风作慢惊。红赤连分风热轻，必然乳母不相应，两手忽然无脉见，定知冲恶犯神灵。

10.《认虚实二证歌》

《认虚实二证歌》载于《针灸大成》。其歌诀曰：

实证：两腮红赤便坚秘，小便黄色赤不止，上气喘急脉息多，当行冷药方可治。

虚证：面光白色粪多青，腹虚胀大呕吐频，眼珠青色微沉细，此为冷痰热堪行。

11.《识病歌》

《识病歌》载于《针灸大成》。其歌诀曰：

要知虎口气纹脉，倒指看纹分五色，黄红安乐五脏和，红紫依稀有损益。紫青伤食气虚烦，青色之时症候逆。忽然纯黑在其间，好手医人心胆寒。若也直上到风关，迟速短长分两端，如枪衡射惊风至，分作枝叶有数般。弓反里顺外为逆，顺逆交连病已难，叉头长短犹可救，如此医工仔细看。男儿两岁号为婴，三岁四岁幼为名，五六次第年少长，七龆八龀朝论文。九岁为童十稚子，百病关格辨其因，十一痛疾方癫风，疳病还同劳病攻。痞癖定为沉积候，退他潮热不相同，初看掌心中有热，便知身体热相从。肚热身冷伤食定，脚冷额热是感风，额冷脚热惊所得，疮疹发时耳后红。小儿有积宜与塌，伤寒两种解为先，食泻之时宜有积，冷泻须用与温脾。小儿宜与涩脏腑，先将带伤散与之。孩儿无事忽大叫，不是惊风是天吊。大叫气促长声粗，误食热毒闷心窍，急后肚下却和脾，若将惊痫真堪笑。痢疾努气眉头皱，不努不皱肠有风，冷热不调分赤白，脱肛因毒热相攻，十二种痢何为恶，噤口刮肠大不同。孩儿不病不可下，冷热自汗兼自下，神因凶陷四肢冷，干呕气虚神却怕，吐虫面白毛焦枯。疳气潮热食不化，鼻塞咳嗽及虚痰，脉细肠鸣烦躁讶，若还有疾宜速通，下了之时心上脱。孩儿食热下无妨，面赤青红气壮强，脉弦红色肚上热，疰腮喉痛尿如汤，屎硬腹胀胁肋满，四肢浮肿夜啼长，遍身生疮肚隐痛，下之必愈是为良。

12.《面部推拿次第歌》

《面部推拿次第歌》载于《推拿捷径》。其歌诀曰：

第一先推是坎宫，次推攒竹法相同。太阳穴与耳背骨，三四全凭运动工。还有非推非运法，掐来以爪代针锋。承浆为五颊车六，聪会太阳七八逢。九至眉心均一掐，循循第十到人中。再将两耳提三下，此是推拿不易功。

13.《手臂各部推拿次第歌》

《手臂各部推拿次第歌》载于《推拿捷径》。其歌诀曰：

虎口三关为第一，次推五指至其巅，掌心手背如何运，八卦须分内外旋，分到阴阳轻与重，三关六腑别寒暄，十施手法因称大，肘肘旋摇各法至。

14.《小儿按摩经》

《小儿按摩经》书中之歌诀曰：

以上数法，乃以手代针之神术也。亦分补泻。

水里捞月最为凉，止热清心此是强；飞经走气能通气，赤凤摇头助气长；黄蜂出洞最为热，阴证白痢并水泻；发汗不出后用之，顿教孔窍皆通泄。

按弦走搓摩，动气化痰多；二龙戏珠法，温和可用他；凤凰单展翅，虚浮热能除；猿猴摘果势，化痰能动气。

心经有热作痰迷，天河水过作洪池；肝经有病儿多闷，推动脾土病即除；脾经有病食不进，推动脾土效必应；肺经受风咳嗽多，即在肺经久按摩；肾经有病小便涩，推动肾水即救得；小肠有病气来攻，板门横门推可通。用心记此精宁穴，看来危症快如风；胆经有病口作苦，好将妙法推脾土；大肠有病泄泻多，脾土大肠久搓摩；膀胱有病作淋疴，肾水八卦运天河；胃经有病呕逆多，脾土肺经推即和；三焦有病寒热魔，天河过水莫蹉跎；命门有病元气亏，脾土大肠八卦推；仙师授我真口诀，愿把婴儿寿命培。

15.《保婴赋》

《保婴赋》载于《幼科推拿秘书》。其歌诀曰：

人禀天地，全而最灵，原无夭札，善养则存。

始生为幼，三四为小，七龆八龀，九童十稚。

惊痫疳癖，伤食中寒，汤剂为难，推拿较易。

以其手足，联系脏腑，内应外通，察识详备。

男左女右，为主看之，先辨形色，次观虚实。

认定标本，手法祛之，寒热温凉，取效指掌。

四十余穴，有阴有阳，十三手法，至微至妙。

审症欲明，认穴欲确，百治百灵，万不失一。

16.《保生歌》

《保生歌》载于《幼科推拿秘书》。其歌诀曰：

欲得小儿安，常带饥与寒，肉多必滞气，生冷定成疳。

胎前防辛热，乳后忌风参，保养常如法，灾病自无干。

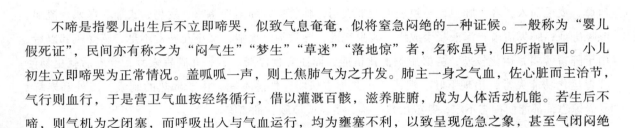

第一节　初生儿不啼

不啼是指婴儿出生后不立即啼哭，似致气息奄奄，似将窒急闷绝的一种证候。一般称为"婴儿假死证"，民间亦有称之为"闷气生""梦生""草迷""落地惊"者，名称虽异，但所指皆同。小儿初生立即啼哭为正常情况。盖呱呱一声，则上焦肺气为之升发。肺主一身之气血，佐心脏而主治节，气行则血行，于是营卫气血按经络循行，借以灌溉百骸，滋养脏腑，成为人体活动机能。若生后不啼，则气机为之闭塞，而呼吸出入与气血运行，均为壅塞不利，以致呈现危急之象，甚至气闭闷绝而死亡。

【病因病机】

主要原因有：

①由于妊妇产时，产生阵痛过剧，痛时必屏气努张，以致把胎儿逼到产门，进退不得，时间经过太久，而使胎儿因气闭而不啼。

②因儿母难产而致小儿气息闭塞，气闭则不能啼哭。

③生产时天气过冷，被寒气所迫，以致生下后不能出声。

④在婴儿口腔内，悬雍垂之间，有赤泡堵塞气道而不啼。

【治疗】

初生儿不啼的原因，虽有上面所说的四类，但在症状上的表现，均是出生后未立即啼哭，呼吸极微，有的面红紫涨，手足摆动，不能出声，甚则面色苍白，唇口青紫，奄奄一息。所以本证的治疗方法为：

①掌拍儿背法：用手轻拍患儿背，使肺部舒张，气通即能啼哭，古法用葱条鞭背，亦即此意。如上法效不显，可再施以点肋补气法、推背法，可以调气补虚、宣通肺气。

②摘泡法：《千金要方》谓："儿初生辄死，视儿口中悬雍前上腭有泡者，以指甲摘取头，决令溃去血，勿令血入咽。"因此小儿不啼之证，宜先看口腔深部，如有毒泡堵塞气道时，可以指摘泡，再用消毒棉把恶血拭净，自能出声。

③调理法：点肋补气法。

第二节 小儿感冒

感冒俗称伤风，是小儿时期最常见的疾病，临床表现以发热、怕冷、鼻塞、流涕、咳嗽等为主。年幼体弱的小儿，由于脏腑娇嫩，患病以后容易出规兼证，如夹食、夹惊以及化热变喘等，这是与成人感冒不同之处。本病多见于气候变化、冷热失常的冬季末春季初或秋末冬初之时。

【病因病机】

本病的发生与气候变化有着密切的关系，通常在气温低下，或突然变冷时最易发病。外感风寒是感冒的主要原因。小儿形气未充、腠理疏薄，表卫不固，抗病能力差，一旦外界气候突然变化，冷热失常时，易被风邪所侵。外邪侵袭首先犯肺，肺主呼吸，系喉，开窍于鼻，外合皮毛。风邪自口鼻、皮毛而入，客于肺卫，导致表卫调节失司，肺气失宣而出现恶寒、发热、头痛、鼻塞、流涕、咳嗽等证；肺失清肃，津液凝聚成痰，痰阻气道，导致肺闭痰喘。又小儿脾常不足，感受风邪以后，由于脾胃薄弱，运化较差，势必影响消化机能，而使乳食停滞。若患儿脾胃素亏，受邪后就更易使脾胃运化功能失常，出现呕吐、泄泻。小儿神志怯弱，偶感本病，由于邪热的刺激，或外邪未解、复受惊恐，都能使神志不宁，甚或由热生痰、生风或惊厥、抽搐等。

现代医学认为小儿解剖生理和免疫特点与成人不同，抵抗力较差，如过度疲劳或受凉后抵抗力更可下降，因而容易发生上呼吸道感染。患有营养不良、佝偻病的小儿，更易得病。年幼体弱者，因中枢神经系统对外界环境的适应力差，患本病后，常伴有高热、呕吐、泄泻、惊厥等证，同时感染易向下呼吸道蔓延，而引起支气管或肺部并发症。

【辨证论治】

1. 感冒夹食

证候：除感冒症状外，并见不思乳食，或兼有呕吐，大便秘结或泄泻酸臭，腹热膨胀，睡中不安，舌苔黄厚中垢，脉滑数，腹诊多见"胃中宿滞型"。

治则：解表祛风，消导和中。

操作方法：①推膈俞法；②脊背拿提法；③上腹摩按法；④脐周团摩法；⑤分掌法；⑥揉足三里法。

2. 感冒夹惊

证候：除感冒症状外，并见烦躁不安，睡卧不宁，不时啼哭，齘齿弄舌，惊惕抽搐，面色青赤，脉象弦数，指纹青色，腹诊多见"肋下胀满型"。

治则：解表祛风，安神镇惊。

操作方法：①背部抚摩法；②背部拳揉法；③背部分推法；④患儿仰卧，医者以手拇指掌侧置两眉之印堂穴处，自印堂向上直摩至神庭穴止，反复摩1~2分钟；⑤推前臂三阴法；⑥内、外关按法。

【推拿特色治法】

1. 特色治法一

治则：祛风散寒，解表退热。

基本治法为推攒竹 40 次，推太阳 40 次，分推眉弓 40 次，揉迎香 20 次，推三关 300 次，清天河水 300 次，退六腑 300 次，揉肺俞 50 次。

辨证加减：如风寒感冒，寒重热轻者，减去退六腑，加重推三关（增加 300 次），揉外劳宫 100次，按揉风池 10 次，拿肩井 5 次，揉按合谷 10 次；风热感冒，热重寒轻者，减去推三关，加重退六腑（增加 300 次），清肺经 300 次，揉大椎 300 次，按揉曲池 30 次，热盛者加推脊 300 次，推涌泉 200 次；夹痰者，加分推肩胛骨 100 次，按揉天突 30 次，分推腹中 100 次，揉乳根 30 次；夹滞者，加揉板门 50 次，揉中脘 2 分钟，摩腹 3 分钟，按脾、胃俞各 10 次，按足三里 10 次；夹惊者，加清肝经 300 次，清心经 300 次，揉小天心 20 次，揉百会 30 次，按揉神门 20 次。

2. 特色治法二

①开天门、推坎宫、运太阳，揉耳后高骨，揉外劳宫，清补肺经。②揉一窝风，揉二扇门，清肺经，推三关，退六腑，揉阳池。

3. 特色治法三

其操作见《理瀹骈文》："擦捏并可松肌无论风寒外感及痘疹皆可用，大人以指蘸温水擦儿两鼻孔上，推二十四下；印堂分开（推）二十四下，食指中指下擦各三十六下，擦上十二下；掌上运八升周旋擦一百二十下；于虎口及手足接骨处，其穴有窝，于各穴窝用力各捏一下；脐下丹田、背后两饭匙骨下及背脊骨节间各捏一下，任其啼叫，汗出肌松自愈，避风为要。此亦推拿之一端，但得其意，勿用重力。"

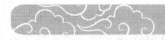

第三节　小儿发热

小儿发热有表里虚实之分。表热乃是外邪停犯体表引起，里热多因内伤积滞而成热，虚热是由体虚气弱营卫不和所致，实热多是肺气壅塞，胃气不和所造成。临床上一般分为外感发热、肺胃实热和阴虚内热三种。

1. 外感发热

外感发热系风寒或风热时邪侵袭体表，客于肺卫，导致表卫调节失司，腠理闭塞，卫阳受遏，肺气失宣而发热。其中外感风寒者，症见恶寒，发热，无汗，头痛，鼻塞，咳嗽，痰清稀，舌苔薄白，脉浮等证；外感风热者，症见发热，头痛，鼻塞流浓涕，咳嗽，痰黄稠，咽部红肿疼痛，口干而渴，舌质红，苔薄黄，脉浮数。

2. 肺胃实热

肺胃实热多由外感失治或误治，致邪化热入里，造成肺气壅实，热郁化燥，蒸郁于内而致病。症见高热（体温 39℃以上），口渴，面赤唇红，口鼻干燥，气息喘急，便秘溲黄，舌质红，苔黄燥，脉数实，指纹深紫。

3. 阴虚内热

阴虚内热主要是因小儿体质素弱，或久病阴液虚耗，或食无节制，损伤脾胃，营养不良，而致发热。症见低热或午后潮热，五心烦热，自汗盗汗，食欲减退，舌质红，脉细数，指纹红而沉。

【辨证论治】

1. 外感发热

治则：解表清热。

操作方法：

①以取手、腹穴位为主，即补脾经 250 次，清肺经 300 次，补肾经 150 次，推天河水 100 次，推三关 90 次，推六腑 60 次，揉膻中 80 次，揉中脘 200 次。风寒者，加推揉肺俞至发红，按肩井 2～3 次；风热者，加清肝经 200 次，清心经 100 次。

②以取头部穴位为主，即开天门 30 次，推坎宫 30 次，运太阳 30 次，运耳后高骨 30 次，掐风池 3～5 次。风寒者，加推三关 300 次，揉一窝风 200 次；风热者，加清天河水 300 次。

③以取手部穴位为主，即揉五指节 50 次，推上三关 50 次，掐揉二扇门 30 次，清天河水 200 次，顺运内八卦 100 次，拿肩井 10 次。风寒者，加推三关、揉二扇门次数加倍；风热者，加清肺经 200 次，清心经 100 次，推六腑 200 次，推脊 10 次。

④打马过天河，对小儿感冒发热有清热泻火作用。操作方法为左手握住小儿左手或右手，掌心向上，露出小儿手臂，医者用右手食指、中指，自小儿前臂内侧腕部向肘部如弹琴似的轻轻拍打 5～6 次为一回，如此拍打 100～300 回，可以在左右手臂交替，以拍打后小儿手臂出现潮红色为佳。在拍打中也可向拍打处吹气。如果结合用热水浸泡双脚以促进出汗，其效更佳。

2. 肺胃实热

治则：宣肺清热。

操作方法：有两种，可选择使用。

①清脾经 400 次，清肝经 300 次，清心经 250 次，清肺经 350 次，补肾经 200 次，推大肠 120 次，推后溪 150 次，推三关 50 次，推六腑 150 次，捞明月 20 次（吹），推天河水 20 次（吹），揉膻中 100 次，揉中脘 150 次，推擦肺俞发红，按肩井 2～3 次。推后 24 小时热未全退者，第二天再推一次。一般高热或发热日久不退者都可按此方法治疗。如系 5 岁以上的患儿，则推脾、肝、心、肺、肾五经的次数可以适当增多。

②清肺经 300 次，清胃 300 次，推六腑 300 次，清大肠 200 次，水底捞明月 200 次，逆摩脐周 500 次，掐揉足三里 50 次。每日 1～2 次。

3. 阴虚内热

治则：补益肺肾。

操作方法：有 3 种，可选择使用。

①补脾经 300 次，清肝经 250 次，补心经 200 次，清心经 100 次，补肺经 350 次，补肾经 400 次，推大肠 120 次，清后溪 150 次，揉外劳 80 次，揉膻中 60 次，揉中脘 150 次，推揉肺俞 50 次，按肩井 2～3 次。每日推一次，连推 3～5 日。

②揉二人上马 300 次，补肾经 200 次，补脾经 300 次，运八卦 300 次，分阴阳 200 次，清天河水 300 次，掐揉足三里 50 次。盗汗重者，加揉肾顶 300 次；纳差者，加运板门 300 次。

③清心经 200 次，补肾水 200 次，揉内劳宫 100 次，揉涌泉 50 次，掐揉小天心 100 次，运土入水 100 次，捏脊 5 遍。

第四节　夏季热

在炎夏酷暑的季节，婴幼儿常会患一种长期发热的疾病，称为夏季热，又称"疰夏""注夏"，每至夏季而发，秋凉后常自趋痊愈，故有"春夏剧、秋冬瘥"的发病特点。本病多见于 3 岁以下的婴幼儿，可由排汗机能障碍引起。

【病因病机】

由于婴幼儿阴气未充，阳气不足，机体调节功能未臻完善，尤其是发育营养较差或病后体虚者，夏季不能耐受暑热，暑气熏灼肺胃，致使津液耗损，肺津既耗，引起化源不足，不能润肤泽毛，腠理闭塞，汗不能泄，热不得散，故而高热不退。又如小儿体质虚弱，或病后体虚，遇夏令时节日长暴暖，暑气熏蒸，脾胃受困，中阳不足，健运失司以致脾胃气虚而致病；或因小儿素体阴气不足，感受暑气，夏日土火较旺，制克金水，以致肺肾阴亏而得病；亦有因夏令暑热炎盛，暑邪伤气，且暑必夹湿，暑湿内伏耗伤津气，以致暑热内蕴肺胃而致病。

【辨证论治】

夏季热的主要症状为夏季长期发热不退，怠惰乏力，口渴多饮，大便不爽，小便清长，无汗或少汗，皮肤干燥灼热，烦躁惊跳，甚至惊厥昏迷，舌质红，苔薄黄，脉细数，指纹淡红。但根据不同病因和症候表现，临床分为脾胃气虚、肺肾阴虚与暑热内蕴三型。

1. 脾胃气虚型

证候：精神萎靡，面色苍黄，饮食少思，口中无味，嗜卧身热，大便不调，舌苔薄白，舌质淡，脉沉细而数。

治则：益气健脾，气血双补。

操作方法：补脾经 600 次，清补大肠各 400 次，运八卦 300 次，揉板门 400 次，推三关 300 次，推六腑 100 次，按揉脾俞 100 次，按揉胃俞 100 次，捏脊 5 遍，摩腹揉脐各 50 次，按揉足三里 60 次。

2. 肺肾阴虚型

证候：身热消瘦，头痛眩晕，身倦脚软，发热食少，呵欠频作，心烦汗出，苔少舌红，脉沉细而数。

治则：滋补肺肾，金水相生。

操作方法：补脾经 600 次，补肺经 500 次，补肾经 600 次，揉肾顶 100 次，运八卦 100 次，揉二马 150 次，分推膻中 100 次，摩中脘 100 次，揉肺俞 60 次，揉肾俞 60 次，揉三阴交 30 次，揉涌泉 30 次。

3. 暑热内蕴型

证候：身热口渴，精神烦躁，或头昏嗜卧，身软汗出，胸闷纳呆，大便溏薄，舌苔薄腻或兼微黄，脉数少力。治则：清暑益气，健脾化湿。

操作方法：补脾经 600 次，清肺经 300 次，清补大肠各 400 次，清小肠 300 次，运八卦 100 次，揉板门 100 次，揉小天心 100 次，清天河水 300 次，按揉天枢 60 次，按揉足三里 60 次。

【推拿特色治法】

1. 特色治法一

治则为清暑退热，养阴生津。操作方法为清心经 350 次，清肝经 300 次，清脾经 400 次，清肺经 200 次，补肾经 450 次，推大肠 100 次，揉外劳 120 次，推三关 50 次，推六腑 150 次，捞明月 15 次（吹），揉按足三里 60 次，往返揉按涌泉 200 次，揉膻中 100 次，揉中脘 150 次，揉丹田 300 次，推揉肺俞至发红，按肩井 2～3 次。

以上方法每日推一次，连续推 3～4 天，待见到患儿渴饮与尿次减少，发热减轻后，即改用养阴生津法，即补心经 200 次，补脾经 350 次，补肺经 300 次，补肾经 400 次，清肝经 250 次，清心经 100 次，推大肠 100 次，揉外劳 100 次，揉膻中 120 次，揉中脘 150 次，揉丹田 300 次，推揉肺俞至发红，按肩井 2～3 次。

2. 特色治法二

操作方法为补脾经 300 次（腹胀者，平补平泻；腹不胀者，大补脾经），补肾经 300 次，开天门 100 次，推坎宫 100 次，揉太阳 100 次。纳差者，加推板门 150 次，推足三里 100 次。夜间不能入睡者，加天门入虎口 100 次，揉太阳加倍；腹胀者，加揉运全腹 10 分钟。

3. 特色治法三

操作方法为揉小天心 300 次，揉一窝风 200 次，揉二人上马 300 次，补肾经 200 次，横纹推向板门 200 次，分阴阳 10 次，清天河水 300 次。

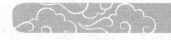 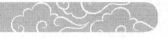

第五节　小儿咳嗽

咳嗽起因于外邪侵袭，肺失清肃，肺气不得宣泄；或由于脏腑功能失调，累及肺脏，肺气不能肃降。

【辨证论治】

1. 外感咳嗽

小儿形体未充，卫外不固，外感六淫之邪，易袭人体，内犯肺脏使肺失宣降，痰液滋生，阻塞气道，肺气郁闭，上逆而发咳嗽。症见咳嗽频作，痰白或黄稠，发热，头痛，鼻流清涕或浊涕，舌苔薄白或薄黄，脉浮数，指纹青紫。

治则：宣肺清热，止咳化痰。

操作方法：主要有三种。

①清脾经 100 次，补脾经 200 次，清肝经 250 次，清心经 150 次，清肺经 300 次，补肾经 100 次，推大肠 100 次，揉外劳 50 次，推三关 50 次，推六腑 50 次，推揉膻中 150 次，揉中脘 100 次，推揉擦肺俞发红，按肩井 2～3 次。

②开天门 30 次，运太阳 30 次，运耳后高骨 30 次，运八卦 300 次，分阴阳 200 次，揉二扇门 100 次，推揉膻中 50 次，揉肺俞 100 次，按肩井 5 次。

③清肺经 300 次，推肺俞 150 次，顺运内八卦 100 次，摩螺蛳穴 100 次。风寒者，加推三关 50 次，推二扇门 50 次，拿肩井穴 10 次；风热者，加推六腑 50 次；胸闷气急加分推膻中 100 次；便秘者，加虎口推向食指桡侧至指尖 100 次。

2. 内伤咳嗽

外感咳嗽日久不愈，肺气郁滞，久而化火，熏灼肺脏，肺阴亏耗，失于清润，气逆于上，引起咳嗽。症见咳嗽频作或阵作，尤以早晚为甚，干咳无痰，或痰稠难咯，气短汗出，胸闷纳呆，舌苔白腻，脉细或细数。

治则：健脾益气，宣肺养阴。

操作方法：主要有两种。

①补脾经 250 次，清心经 100 次，清肝经 200 次，清肺经 100 次，补肺经 300 次，补肾经 150 次，推大肠 50 次，揉外劳 100 次，推后溪 50 次，推揉膻中 150 次，揉中脘 200 次，推揉擦肺俞发红，按肩井 2～3 次。每日推一次，5 次为一疗程。

②分阴阳 300 次，运八卦 300 次，推肺经 300 次，推脾经 300 次，补肾经 200 次，掐二人上马 200 次，按弦搓摩 100 次，天门入虎口 100 次，推揉膻中 50 次，揉肺俞 100 次。

【推拿特色治法】

1. 特色治法一

①用拇指推脾经、肺经各 200 次。

②用拇指螺纹面在小儿掌心内八卦处，作旋转运摩，左右手各 2 分钟。

③用中指在天突和膻中穴上作顺时针方向旋转揉动各 2～4 分钟。

④用手指点揉肺俞穴 2～4 分钟。

⑤用拇指推大鱼际区 200 次。

2. 特色治法二

①用两手拇指开天门 20～40 次。

②用拇指推脾经、肺经各 200 次。

③用拇指螺纹面在小儿掌心内八卦处，作旋转运摩，左右手各 1～2 分钟。

④用中指在天突和膻中穴上，作顺时针方向旋转揉动各 1～2 分钟。

⑤用拇指点压大椎、肺俞穴各 1～2 分钟。

第六节 顿咳

顿咳又称"百日咳"，是小儿因百日咳杆菌引起的一种急性呼吸道传染病，多为散发，也可呈流行性，特别在集体儿童机构中常见。发病最初 2～3 周传染性最强，主要通过飞沫经呼吸道传播。其特征为阵发性痉挛性咳嗽，咳嗽末伴有特殊的吸气吼声，病程较长，可达数周甚至 3 个月左右，故有百日咳之称。主要症状为咳嗽阵作，反复不已，咳时面红耳亦，颈静脉怒张，甚则咳血，呕吐，舌尖边红，苔黄厚，脉数有力，指纹紫蓝。病程可分为 3 期，初期 1～2 周类似外感咳嗽；中期出现阵发性痉咳，咳时有特殊的吸气性吼声，即鸡鸣样回声；后期痉咳减缓，症情逐渐恢复。新生儿和幼婴常无典型痉咳，表现为阵发性屏气及紫绀，易致窒息、惊厥。呼吸动作可停止在呼气期，心率先增快，继而减慢乃至停止。若不及时行人工呼吸、给氧等积极抢救，可窒息死亡。

本病四季都可发生，但以冬春之季为多。中医认为主要是感受时行疫邪，从口鼻而入，侵袭肺卫，疫邪与伏痰搏结，郁而化热，则煎津熬液，酿成痰浊，阻遏气道，肺失清肃，壅塞不宣，以致肺气上逆而痉咳阵作，须待黏稠痰液尽量吐出，气机通畅，痉咳才暂行缓解。

【治疗】

治则：清热宣肺，止咳化痰。

操作方法：主要有两种。

①清脾经 300 次，补脾经 150 次，清心经 250 次，清肝经 300 次，清肺经 400 次，补肾经 200 次，推大肠 100 次，推后溪 150 次，揉外劳 100 次，推六腑 100 次，推三关 50 次，推揉膻中 150 次，揉中脘 200 次，推揉擦肺俞发红，按肩井 2～3 次。

②清肺经 300 次，清胃 200 次，揉小天心 200 次，揉一窝风 100 次，运八卦 300 次，推天柱骨 300 次，推揉膻中 50 次，挤捏天突（以局部有轻度瘀血为度）。如见到阵发咳嗽显著减轻，回吼声亦渐消失，咳时已不作呕吐，则可改用健脾润肺、益气养阴、化痰止咳之法，即补脾经 350 次，清心经 200 次，清肝经 250 次，清肺经 200 次，补肺经 400 次，补肾经 300 次，推大肠 100 次，推后溪 120 次，揉外劳 100 次，推揉膻中 100 次，揉中脘 150 次，推擦揉肺俞发红，按肩井 2～3 次。

对本病患儿，严格执行呼吸道隔离是重要的预防措施。隔离期自起病开始，为期 7 周；或自痉咳开始，为期 4 周。密切接触的易感儿（特别在集体机构中）需检疫 3 周。成人患者需注意避免接触小儿。疫源地则需通风换气。

第七节 肺风痰喘

肺风痰喘是因肺受风邪引起发热、咳嗽、痰多喘憋等症状的一种呼吸道疾病，多见于 2 岁以下的婴幼儿，好发于冬春两季。

肺风痰喘之发病主要由于外感风邪，内蕴痰浊，外邪乘虚入侵犯肺，肺气为邪气阻遏，失于宣达，痰液阻塞气道，致使肺气闭塞影响肃降通利，而发生高热神昏，痰鸣咳嗽，气憋喘急，鼻翼煽动，嘴唇干赤，烦渴狂饮等闭肺的证候，并见舌质深红，舌苔黄厚或黄燥，指纹紫蓝，脉数。听诊检查：两肺呼吸音粗，可闻及干、湿啰音。《幼科金针·肺风痰喘》曰："小儿感冒风寒，入于肺经，遂发痰喘，喉间咳嗽不得舒畅，喘急不止，面青潮热，啼哭惊乱，若不早治，则惊风立至矣，唯月内芽儿犯此，即肺风痰喘。"

【治疗】

治则：清肺泻热，降气化痰。

操作方法：主要有三种。

①清脾经 300 次，清肝经 300 次，清心经 400 次，清肺经 450 次，补肾经 200 次，清大肠 150 次，清后溪 120 次，揉外劳 100 次，推六腑 150 次，推三关 50 次，捞明月 20 次（吹），推天河水 20 次（吹），推揉膻中 150 次，揉中脘 150 次，推揉肺俞发红，按肩井 2～3 次。每日可以治疗两次，上、下午各一次。热退后改为每天治疗一次，约需巩固治疗 3～5 次。

②清肺经 300 次，清肝经 200 次，清天河水 300 次，运八卦 300 次，揉小横纹 200 次，揉掌小横纹 200 次，推揉膻中 50 次，揉肺俞 100 次。高热者，加推六腑 300 次，揉小天心 200 次，打马过天河 10 次。

③清肺经 300 次，推肺俞 200 次，摩螺蛳穴 100 次，揉二扇门 30 次，推三关 50 次，推六腑 50 次，顺运内八卦 100 次。发作期可揉小天心 5 分钟，清肺金 5 分钟，逆运内八卦 4 分钟，揉肺俞 3 分钟；缓解期可揉小天心 3 分钟，揉一窝风 3 分钟，补肾水 5 分钟，清板门 5 分钟，分阴阳 2 分钟，清肝木 5 分钟，揉肺俞 3 分钟，逆运内八卦 3 分钟，清脾土 3 分钟，清天河水 1 分钟。

第八节　小儿呕吐

呕吐是胃失和降，气逆上冲，将胃内容物排出体外的一种防御性反射动作。小儿疾病中，呕吐是常见的消化道症状，因其先天禀赋不足，脾胃虚弱，或因饮食不节，冷热失调，致胃腑受伤，气不下降，上逆而为呕吐，多见于夏秋季节。另有一种是哺乳不当，或乳后啼哭，致乳溢出，名为"溢乳"，不属于病变证候。

【病因病机】

①小儿因体质素虚，过食生冷或腹部受寒，以致寒邪停滞中焦，胃寒不纳，下降失权，上逆而成寒吐。

②感受六淫之邪，造成胃中积热，或过食煎炸之物，或因乳母过食肥厚之品，造成热积中脘，下降受阻，上冲而成热吐。

③饮食不节或哺乳过多，停滞胃中，或多食油腻肥厚食物，壅塞中焦而成伤乳食呕吐。

【辨证论治】

1. 寒吐型

证候：呕吐乳食，食后停留胃中时间较长后作吐，面色苍白，四肢冷，腹痛，胸闷不舒，大便少或便溏，苔腻，脉迟，指纹淡红，腹诊多见"胃内停水型"。

治则：健脾和胃，温中散寒。

操作方法：①上腹横摩法；②推上腹法；③按腹中法；④背部抚摩法；⑤脊背拿提法；⑥揉足三里法。

2. 热吐型

证候：全身发热，呕吐频作，呕吐物酸臭，或吐黄水，食后少时即吐，口渴思饮，烦躁不安，唇干，舌赤，苔燥红，脉数，指纹色红或紫，腹诊多见"心下动气型"。

治则：清热健脾，消食理中。

操作方法：①揉脐法；②推上腹法；③患儿俯卧，两手握拳置于锁骨下，医者以两手拇指掌侧对置脊柱两侧大杼穴平高处，自上向下沿脊柱两侧推动至大肠俞穴止，反复操作 3~5 分钟；④医者以两手指掌侧并置于背部大椎穴平高处，向下沿脊柱两侧经膏肓至膈关穴止，反复直摩 3~5 分钟；⑤掐太冲法；⑥揉劳宫法；⑦患儿仰卧，下肢伸直，医者以右手拇、食指紧握其足大趾末节，向外下方牵拉摇动，反复操作 1~2 分钟。

3. 伤乳食吐型

证候：呕吐频繁，腥臭如腐秽，食后即吐，腹胀便闭，饮食减退，苔腻，脉数，指纹紫红，腹诊多见"胃内停水型"。

治则：消食理中，健脾和胃。

操作方法：①上腹摩按法；②分摩季肋下法；③侧腹挤推法；④推前臂三阴法；⑤揉足三里法；⑥背部抚摩法。

【推拿特色治法】

1. 特色治法一

（1）寒吐型

①补脾经 300 次，补肺经 200 次，补肾经 150 次，清心经 100 次，清肝经 250 次，推大肠 100 次，揉外劳 200 次，揉推膻中 100 次，揉中脘 300 次，揉按足三里 100 次，推揉脾俞至发红，按肩井 2~3 次。

②补脾经 300 次，推天柱骨 500 次，推三关 300 次，运八卦 300 次，分阴阳 200 次，天门入虎口 100 次，按弦搓摩 500 次，掐揉足三里 50 次，按肩井 2~3 次。

③揉乳旁穴 100 次，旋推全腹 6 分钟，按中脘 3~5 次，顺运内八卦 200 次，推三关 150 次，手掌擦热，按揉足三里 50 次。

（2）热吐型

①清心经 200 次，清肝经 250 次，清脾经 300 次，清肺经 100 次，补脾经 100 次，补肺经 200 次，补肾经 150 次，推大肠 100 次，推后溪 120 次，揉外劳 100 次，推六腑 100 次，推三关 50 次，

推揉膻中 120 次，揉中脘 150 次，按揉足三里 100 次，推揉脾俞发红，按肩井 2～3 次。

②推天柱骨 500 次，清补脾经各 300 次，推六腑 100 次，运八卦 300 次，分阴阳 200 次，清肺经 100 次，水底捞明月 50 次，赤凤点头 20 次，按弦搓摩 50 次。

③揉乳旁穴 100 次，捏揉合谷 30 次，旋推全腹 5 分钟，顺运内八卦 200 次，按揉足三里 50 次，推六腑 150 次，虎口推出大肠 100 次。

（3）伤乳食吐型

①清脾经 100 次，补脾经 300 次，清肝经 250 次，清心经 150 次，补肺经 100 次，补肾经 200 次，推大肠 100 次，揉外劳 100 次，推三关 50 次，推六腑 50 次，推揉膻中 100 次，推揉中脘（先揉 300 次，再直推 150 次），按揉足三里 100 次，推揉脾俞至发红，按肩井 2～3 次。

②分阴阳 300 次，推天柱骨 500 次，推脾经 200 次，运八卦 300 次，侧推大肠 200 次，揉中脘 50 次，揉肚脐 200 次，拿肚角 2～3 次，分推腹阴阳 300 次，苍龙摆尾 10 次，掐揉足三里 50 次。

③揉乳旁穴 100 次，捏揉合谷 50 次，旋推全腹 5 分钟，顺运内八卦 300 次，按揉足三里 50 次，直推鸠尾至中极 200 次，虎口推出大肠 100 次。

2. 特色治法二

①秽恶吐，可清脾经，清胃经，清肺经，清大肠经，清天河水，运中脘，捏脊 5～7 遍；再用泻法点揉双侧脾、胃、大肠俞穴。

②伤食吐，可运八卦，清补脾经，摩中脘，分腹阴阳，推天柱骨。

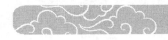 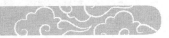

第九节　小儿腹痛

小儿腹痛是一种比较常见的机能性病症，以突发性腹部绞痛为特征，在古代文献中属于"盘肠气痛"或"盘肠内吊痛"的范围。推拿治疗时，必须先将外科急腹症逐一除外，方可进行治疗。

【病因病机】

中医学认为本症常见的原因主要有两种：

①感受寒邪：由于护理不当，新生儿或乳幼儿脐腹部为风冷寒气所侵，寒邪搏结肠间，寒主收引，寒凝则气滞，以致经络不通，气血壅阻不行，因而突发腹部剧烈绞痛。

②乳食积滞：由于乳食不节，或暴食过度，以致壅滞肠中，气机受阻，郁而不通，升降失职，传导不能，因而突发脐腹绞痛。小儿脾胃薄弱，一旦乳食不当，即能影响受纳运化的功能而使气滞不运，故易发本病。

现代医学认为肠绞痛是一种阵发性腹痛症状，乃由于肠部痉挛或肠部阻塞所致，小儿患肠绞痛最普遍的原因是急性消化不良、便秘、肠胃充气及上呼吸道感染。但肠套叠、肠扭转、阑尾炎等急腹症也都有相似的症状，应加以鉴别。

【辨证论治】

临床上，在诊断腹部没有器质性病变之后，可按其所出现的证候类型，予以推拿论治。推拿治疗乳幼儿腹痛的同时，应注意改进喂养方法，使病儿恢复其消化机能。如果由于吸乳过多，须设法减少奶量，补充饮水量。有时由于过食碳水化合物，则须限制乳液中的糖量或淀粉量。有时由于食用鲜牛奶，在胃中形成大块乳凝块，则宜改用酸乳品或蒸发乳。偶由于对食物（如牛奶）有过敏反应者，则可用代乳品。

1. 寒痛型

证候：腹部突然绞痛，屈腰啼叫，面色苍白，唇色紫暗，甚则额上汗出，手足欠温，腹部柔软，喜热喜按，苔薄，脉沉弦，腹诊多见"腹中作痛型"。

治则：温中散寒，理气止痛。

操作方法：①按天枢法；②揉脐法；③脐旁横摩法；④耻骨上横摩法；⑤揉命门法；⑥揉足三里法。

2. 食痛型

证候：腹部突然绞痛，屈腰啼叫，不思乳食，频频呕吐酸腐物，大便不通，腹部胀实拒按，痛而欲泻，泻后痛减，苔白腻，腹诊多见"脐硬及腹型"。

治则：行气导滞，健脾消食。

操作方法：①上腹摩按法；②分摩季肋下法；③揉脐法；④按髂骨内侧法；⑤指分腰法；⑥医者以食指背屈或拇指掌侧揉腰部之命门穴 2～3 分钟；⑦揉足三里法。

第十节　小儿蛔虫团肠梗阻

蛔虫团肠梗阻也称蛔虫性肠梗阻，是急性肠梗阻的一种类型，好发于 2～12 岁以内的儿童，尤以农村儿童为多见。祖国医学称此病为"肠结""蛔厥"，认为系蛔虫团梗阻致腑气不通，浊气上逆。

临床主要表现为腹部阵发性绞痛或持续性疼痛，在疼痛发作时可观察到肠蠕动波及肠型，又可摸到蛔虫扭结成团形成的条索状包块，且有压痛，常伴有呕吐、腹胀、便秘等症状。

因梗阻部位、性质等情况各异，其临床表现也有所不同。如腹痛一般表现为脐周或全腹部疼痛，呈持续性钝痛，并有阵发性加重，加重时可呈绞痛。不完全性者腹痛较轻，发展较慢；绞窄性者发病急剧。根据梗阻部位不同，腹胀程度和出现的早晚也不尽一致。低位小肠或结肠完全梗阻，或慢性部分性梗阻腹胀明显，高位小肠梗阻腹胀较轻。高位梗阻者，呕吐内容物多为胃液、胆汁。如腹部疼痛 1～2 天以上才出现呕吐，呕出物为粪臭味肠内容物，则为低位小肠或结肠梗阻。如为部分性梗阻，则呕吐不重。完全性肠梗阻，肛门停止排便、排气，部分性肠梗阻，则肛门仍有排气或少量排便。

体检时，患儿可出现发热、脉搏增快甚至休克，腹部有局限性压痛、肌紧张、反跳痛，白细胞 15×10^9/L 以上可能为绞窄性梗阻。腹部有肠型、全腹均有压痛，但无肌紧张，肠鸣音亢进并可听到气过水声为单纯性梗阻或部分性梗阻。

腹部 X 线平片检查，立位片可见小肠有多个液平，为低位小肠梗阻；卧位时如见到"鱼肋骨刺"

征为高位小肠梗阻；在结肠梗阻则可见结肠腔明显扩张，其中还可见结肠袋。

【治疗】

蛔虫性肠梗阻为虫积结聚，壅塞肠腔，郁滞不通，但常为不完全性梗阻，此时患儿应禁食，并每日作血生化检查以观察病程进展。

治则：解痉止痛，驱虫散结，疏通肠道。

治法：以旋摩法解痉止痛，以扭揉、提抖两法驱虫散结，以疏通法疏理肠道。

①旋摩法：医者两手全掌面着力于患儿的腹壁上，自右下腹部开始，沿升结肠、横结肠、降结肠的次序以顺时针方向在整个腹壁上两手交替旋转运摩，一般需反复操作 15～20 分钟，待包块消失，腹痛缓解后，再用以下几种手法。

②扭揉法：医者两手同时用拇指及其余四指以纵轴向捏住患儿整个腹壁肌，然后两手以相反方向来回交错，使患儿整个腹壁肌呈"S"形。自上而下反复揉捏约 1 分钟。

③提抖法：医者以两手大拇指指面将患儿的腹壁肌推向一侧，然后用拇指及食、中指将此聚拢的腹壁肌提捏起，快速地上下抖动；再以同样方法在另一侧操作。每侧分别提抖 3～5 次。

④疏通法：医者两手分别置于患儿腹部两外侧缘，然后两手相对用力，逐渐向腹部中间挤合，使整个腹壁肌聚拢在腹部中间，右手即将此聚拢的腹肌紧捏，再以左手全掌面着力，自剑突处由上向下，再由下向上用力推托，如此反复 3～5 遍，手法要求深透有力，以助通气散积。

⑤按穴法：用两拇指按揉脾俞、胃俞、内关、足三里等穴 2～5 分钟，以止呕止痛。

以上五种操作法，在通常的情况下以旋摩法和疏通法为主。推拿前，可根据患儿年龄不同，给予口服液体石蜡油 30～60 mL 或花生油 15～20 mL 以助润肠散结。中、重度脱水者，应先补液以纠正水与电解质的紊乱，然后进行推拿。施术中若患儿腹痛剧烈不予合作者，可按压足三里、揉摩腹部以止痛，或用阿托品制剂口服或肌肉注射，然后再继续施术。若经推拿后腹痛缓解，但仍有腹胀、包块者，可用软肥皂液等作保留灌肠，或用 1 % 温盐水灌肠使虫体松散排出。

必须注意，凡属肠道先天性畸形、肠道肿瘤等所引起的肠梗阻，以及各种原因引起的已有血运障碍征象的绞窄性肠梗阻，均不适宜进行推拿治疗。

第十一节　小儿泄泻

小儿泄泻又称婴儿腹泻、小儿消化不良，是脾胃功能失调而致的一种消化道常见疾病，以大便次数增多，粪便稀薄或呈水样，或兼有未消化的乳食残渣及黏液为特征。本病多见于 2 岁以下的小儿，一年四季均可发生，尤以夏秋季为多见。如治疗不及时，迁延日久，可影响小儿的营养及生长发育。重症患儿还可产生脱水、酸中毒等一系列严重症状，甚至导致气液耗损，阴竭阳脱的危证。

在中医学中，此病属于"伤食泻""水泻""热泻""脏寒泻"等证范畴。

小儿脾胃娇嫩，运化机能较弱，又复感受外邪或喂养不当，致使脾胃受损，升降运化功能失调，而致泄泻。若病情严重或治疗不当，常引起伤阴、伤阳或阴阳俱伤的危证，迁延日久，可影响患儿营养和生长发育。常见的原因有：

①过食生冷油腻瓜果之物，或吹风受寒，当风解衣，坐卧湿地，或常在水中嬉戏，沐浴不避风寒等，可造成寒泻。风寒之邪客于肠胃，使阳气受遏，气机不畅，运化失常，而发生泄泻。

②过食肥厚煎炸食物，或衣被过暖，或感受暑气，久坐热地，可造成热泻，故病多见于夏季。

③乳食不节，喂养不当，或过早给以辅食或突然改变饮食习惯，如米饭代乳品之类，以及过食油腻不洁之物，导致脾胃损伤，运化失司，不能腐熟水谷，以致食积脘腹，浊气壅积肠间，阻遏气机，使肠胃运化失职而成伤乳食泻。

④小儿脏腑娇嫩，脾常不足，且小儿生机蓬勃，发育迅速，所需水谷精微供养相对较成人为多，脾胃负担较重，易于受损，致使脾胃困倦，脾阳不振，运化失常则水反为湿，谷反为滞，水湿滞留，形成泄泻。此外，病后体虚或诸泻误治，耗损真元，脾运失职导致泄泻，日久不愈，而成脾虚泄泻。若脾胃虚弱损及肾阳引起泄泻时，则称为脾肾阳虚泻。

现代医学认为，乳幼儿消化系统发育不成熟，功能不完善，神经调节作用也较差，胃酸与消化酶分泌较少，酶的活力也低，如再加上饮食失调，气候变化等不利因素，就容易发生腹泻。发病后首先胃肠功能紊乱，食物不能完全分解，产生有毒的中间产物，刺激肠壁使蠕动增快，肠的水分吸收不全，在临床上表现为轻症（单纯性）消化不良。

【辨证论治】

1. 寒泻型

证候：大便次数增多，每日5～6次，水泻有泡沫，色淡或色绿，腹痛肠鸣，面色无华，目胞浮肿，或伴有发热、鼻塞、流涕等证，舌苔薄白，脉濡，指纹淡红或淡青，腹诊常见"腹内气胀型"。

治则：温中健脾，祛寒止泻。

操作方法：①揉脐法；②按天枢法；③脐旁横摩法；④脊背拿提法；⑤指分腰法；⑥揉长强法。

此外，寒泻型还可选用其他几种治法：

①补脾经300次，清肝经250次，清心经100次，补肺经150次，补肾经200次，推大肠150次，揉外劳100次，推三关70次，推六腑50次，按揉足三里60次，揉中脘300次，揉脐200次，揉龟尾100次，推上七节50次，推揉肺俞50次，按肩井2～3次。

②上法加天门入虎口200次，运八卦300次。

2. 热泻型

证候：大便热臭，次多量少，粪色黄赤，伴有高热，呕吐乳食，口渴欲饮，腹满肚痛，不思饮食，面目涨红，指纹紫红居多，腹诊多见"心下动气型"。

治则：和胃理肠，清热止泻。

操作方法：①摩按季肋下法；②按天枢法；③小消气法；④推背法。

此外，热泻型也可选用其他几种治法：

①清心经200次，清肝经250次，清脾经300次，清肺经100次，补肾经150次，清大肠200次，清后溪150次，推六腑120次，推三关50次，按揉足三里50次，揉中脘350次，揉脐200次，揉龟尾100次，推上七节50次，推擦肺俞发红，按肩井2～3次。每日一次。

②清脾经 300 次，推六腑 500 次，清肾经 200 次，侧推大肠 300 次，揉脐及龟尾 200 次，水底捞明月 200 次，清小肠 200 次。

3. 伤乳食泻型

证候：泄泻完谷不化，次多而量少，嗳气吞酸，厌食，伴有呕吐、腹痛、腹胀满等，苔黄腻，脉沉滞，指纹青紫居多，腹诊多见"脐硬及腹型"。

治则：消食导滞，健脾止泻。

操作方法：①上腹横摩法；②揉脐法；③按天枢法；④背部拳揉法；⑤指分腰法；⑥揉长强法；⑦摇大趾法。

此外，伤乳食泻型也可选用其他几种治法：

①清心经 250 次，清肝经 300 次，清脾经 400 次，其肺经 350 次，补肾经 200 次，推大肠 200 次，推后溪 150 次，揉外劳 100 次，推六腑 150 次，推三关 50 次，揉膻中 100 次，揉中脘 300 次，揉脐 200 次，按揉足三里 80 次，揉龟尾 100 次，推上七节 60 次，推擦肺俞发红，按肩井 2~3 次。如吐泻严重者，推后可用三棱针点刺背部大杼、风门、肺俞穴以及拇指面少商穴放血。

②推天柱骨 500 次，推脾经 300 次，侧推大肠 300 次，运八卦 300 次，运板门 200 次，分阴阳 300 次，推上七节骨 200 次。实热证者加推六腑 300 次，水底捞明月 10 次，打马过天河 10 次；虚热证者加推三关 300 次，揉外劳 300 次。

4. 脾虚泄泻型

证候：长期饮食失调，运化失司，日久脾虚，泄泻不愈，日行数次至 10 余次，多是水状或稀薄，但量不多，面色萎黄或苍白，目胞浮肿，甚则凹陷，额上、鼻根及目胞青筋显露，囟门凹陷，食欲不振，小便色赤或米泔状。舌质淡，舌苔薄腻，脉濡缓而软，指纹淡红或淡青，腹诊常见"上软下硬型"。

治则：温运脾胃，补虚止泻。

操作方法：①揉脐法；②按腹中法；③腹肌拿提法；④点肋补气法；⑤背部挤推法；⑥揉长强法；⑦揉足三里法。

此外，脾虚泄泻型还可选用其他几种治法：

①补脾经 400 次，清肝经 250 次，补心经 300 次，清心经 150 次，补肺经 200 次，补肾经 350 次，推大肠 150 次，揉外劳 100 次，逆时针方向揉中脘 300 次，揉脐 200 次，揉龟尾 100 次，推上七节 50 次，推揉肺俞 50 次，按肩井 3 次。

②补脾经 500 次，补肾经 200 次，运八卦 300 次，运水入土 200 次，推三关 300 次，推上七节骨 300 次，揉龟尾 300 次，揉中脘 100 次，揉脐 300 次，掐揉足三里 50 次。

③补脾经 500 次，大肠侧推虎口 100 次，推三关 100 次，顺运内八卦 100 次，推后溪 100 次，摩腹 10 分钟，揉长强 50 次揉长强法，揉足三里 30 次，顺揉涌泉 100 次。

【推拿特色治法】

1. 特色治法一

①风寒泄泻，可揉小天心，揉一窝风，揉外劳宫，补脾经，推补大肠经，揉外劳宫，运神阙以

热为度，揉龟尾。

②伤食泄，可运中脘，补脾经，天门入虎口，退六腑，揉脾、胃、大肠俞，板门推向横纹，分腹阴阳，掐揉足三里，揉龟尾。

③湿热泄，可清补脾经，清肾经，揉外劳宫，分腹阴阳，清大肠，揉肺、脾、胃、大肠、小肠、肾俞，揉小天心，清天河水，揉板门，分手阴阳，逆运内八卦，清小肠，揉二马，摩神阙。

④脾虚泄泻，可补脾经，推三关，推补大肠，补肺经，揉百会，上推七节骨。

⑤肾虚泄泻，可补肾经，揉二马，揉阳池，揉外劳宫，补大肠经，清天河水。

2. 特色治法二

①摩腹：患儿仰卧，医者用右手食、中、无名、小指四指并拢，螺纹面为着力点，自上腹部开始摩推，以顺时针为宜，反复摩推数遍；再以肚脐为中心摩推中腹，反复数次；然后以气海、关元穴为中心摩推下腹，反复数次；最后用手掌摩推腹部数次，点抖神阙、气海、关元，点揉足三里、三阴交等穴，以上操作 5~10 分钟。

②抹脊：患儿俯卧，掀起背部的衣服，撒上滑石粉，医者用食、中两指螺纹面为着力点，自大椎穴至尾椎穴向下抹脊 3~5 次，以皮肤红润为度；再行捏脊术，用左、右手的拇、食、中三指拿住患儿尾部皮肤，自尾部向上做连续性的捏脊 3~5 次；而后用食、中指点揉膈俞、脾俞、胃俞、大肠俞、长强穴数次。以上操作 5~10 分钟。每日或隔日推拿一次。

3. 特色治法三

①患儿俯卧，施医者用手掌着力，在患儿脊柱及其两侧华佗夹脊穴上反复进行推揉，在腰骶部并进行反复搓揉。

②患儿仰卧，用拇指着力，反复揉脐中、气海、关元等穴，再拿揉天枢、肚角等穴。

③用平掌揉法，反复揉按腹部，再用拇指掐两腿足三里穴。

4. 特色治法四

①补脾经（推脾土）：补大肠、清小肠、运土入水法。频率 100~200 次 / 分，每个部位操作 1~2 分钟。

②推七节：从尾椎向第四腰椎方向，用手四指（拇指除外）腹面由下向上快速滑动，每分钟约 120~150 次，使之局部发热。

③从骶椎起向腰椎方向，用双手拇、食指提拿皮肤 3~6 次。

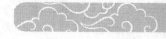 第十二节　小儿夜啼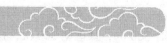

半岁以内小儿白天如常，逢夜晚便呈间歇啼哭，甚至通宵达旦，或每夜定时啼哭不止，称为夜啼。夜啼小儿并非皆因有病，故首先应从生活护理上找原因，如饥饿、闷热、虫咬、尿布湿、包扎过紧、断乳以及疮疡、伤食等，均可引起夜啼。现代医学认为婴儿啼哭是表达某种意愿的信号，也是一种运动的辅助形式。本病发生之病因古人记载很多，但不外乎日受寒冷潜伏于脾，或心火过盛，里热不安，以及日受惊吓，致儿夜啼。推拿治疗主要应用于由脾寒、心热、惊恐、伤食所致者。

①脾寒，系小儿脾胃薄弱，若护理不当，腹部中寒，而致寒凝气滞，气机不通，入夜腹痛而啼。

②心热，系患儿胎中受热，邪热乘心；或穿衣太厚，过于温暖，邪热攻心；或因乳母过食辛辣之品，热邪内伏，心火上炎，心主火属阳，夜间阴盛而阳衰。阳衰则无力与邪热相搏，而邪热乘心，热则心烦不安，夜间烦躁啼哭。

③惊吓，系小儿神气不足，心气怯弱，白天见异物、闻异声，屡受惊吓，使心神不宁，惊惕不安而致。

④伤食，系小儿脏腑娇嫩，脾气不充，若喂养失宜，乳食无度，损伤脾胃，运化失司使乳食积滞，脘腹胀满，夜晚不舒而啼。

【辨证论治】

1. 脾寒型

证候：啼哭声软，面色青白，伴有腹痛，痛时收腹，四肢厥冷，遇温能止，小便清长，苔薄白，脉沉细，指纹青红，腹诊多见"胃内停水型"。

治则：温中健脾。

操作方法：①背部抚摩法；②背部挤推法；③揉劳宫法；④揉脐法；⑤推前臂三阴法；⑥内、外关按法；⑦揉涌泉法。

2. 心热型

证候：面红心烦，烦躁不安，怕光，见灯愈啼，哭声高昂，手足心热，便秘，小便黄少，舌红，苔白，脉数有力，指纹青紫，腹诊多见"心下动气型"。

治则：清心泻火宁神。

操作方法：①上腹摩按法；②内、外关按法；③揉劳宫法；④揉涌泉法；⑤脊背拿提法。

此外，心热型还可选用其他几种治法：

①清心经100次，水底捞月30次（吹），掐总筋3~5次，清天河水300次，推六腑300次。

②推补肾经5分钟，清板门5分钟，清肺经3分钟，分阴阳1分钟，大清天河水1分钟。

③清心经300次，清肺经200次，清肝经300次，清小肠300次。

3. 惊吓型

证候：日受惊吓，面色晦暗，呆若木偶，神色恐惧，两目窜视，面偎母怀，遇声即惊，不欲见人，常在睡中惊跳而啼，舌苔薄，脉弦而数，腹诊多见"脐部动气型"。

治则：疏肝清心，镇静安神。

操作方法：①内、外关按法；②揉劳宫法；③左或右下肢屈曲，医者握患儿左或右足趾，使足背屈，再以右手拇指置足底涌泉穴处，进行旋转指揉2~3分钟；④宽胸法；⑤束腹法；⑥背部抚摩法。

此外，惊吓型还可选用其他几种治法：

①补脾经120次，清心经150次，清肝经200次，补肺经80次，补肾经100次，推大肠80次，揉外劳60次，推三关20次，推六腑60次，揉中脘100次，推揉肺俞100次，按肩井3下。

②揉小天心100次，补肾经300次，揉二人上马3分钟，清天河水100次。

③分手阴阳 200 次，运内八卦 200 次，推五指节 100 次，天门入虎口 100 次，揉小天心 100 次，顺摇肘肘 10 次，按摩百会 300 次，两耳上提 20 次。

4. 伤食型

证候：脘腹胀满拒按，夜晚不舒而啼，口臭，纳呆，大便酸臭，苔白厚或黄腻，脉滑。

治则：消积导滞，健脾和胃。

操作方法：①背部拿提法；②推腹法；③腹直肌拿法；④束腹法；⑤下肢揉捏法；⑥梳足背法。

【推拿特色治法】

1. 特色治法一

①患儿仰卧位，医者坐床边，以一指禅揉、按法点其内关、神门、魄户、神堂、印堂、复溜、大钟穴 100 次。手法宜缓稍重。

②以压穴法（即以指端抵在腧穴上，用力压住不动）治疗患儿印堂穴 3 分钟。

③患儿俯卧，以单掌施乾坤运转法顺时针治疗 1 次，另一手同时施二指禅揉、按法点患儿肾俞、胆俞穴 50 次。

2. 特色治法二

对小儿伤食型所致的小儿夜啼可消积导滞，健脾和胃。其几种治法的操作为：

①清大肠 100 次，揉小天心 100 次，掐总筋 5 次，摩腹 5 分钟，捏脊 3 遍。

②运内八卦 200 次，推五指节 100 次，天门入虎口 100 次，鸠尾直推中极 100 次，旋推腹部 5 分钟。

3. 特色治法三

其不同证型的操作方法为：

①脾寒者，先搓背，摩腹，揉足三里穴；然后推三关，揉中脘、神厥穴；最后搓双足。

②乳食积滞者，先行小儿背部捏脊，然后拿提腰骶部，摩腹，揉外劳宫，点中脘、足三里、公孙穴，清大肠，清胃经，补脾经。

③心热者，先清心经、掐心经，然后用掌进行旋推，摩腹，揉足三里穴，点心俞、神穴、内关、外关、郄门穴。

④惊吓者，可揉小天心，揉足三里，掐十宣、老龙穴，点揉精宁、威灵穴。

4. 特色治法四

其常用的几种操作方法为：

①补脾经 300 次，推三关 100 次，清肝经 100 次，揉中脘 100 次，顺时针摩腹 6 分钟，揉脾、胃俞穴各 100 次，揉按足三里 30 次，揉小天心 100 次。

②分阴阳 200 次，推脾土 100 次，揉一窝风穴 100 次，运内八卦 200 次。

③揉太阳穴 100 次，分手阴阳 200 次，运内八卦 200 次，推五指节 100 次，天门入虎口 100 次，推上三关 100 次，旋推腹部 5 分钟（左右交替）。

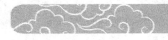 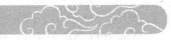

第十三节 小儿脱肛

脱肛是指直肠、肛管和乙状结肠下段的黏膜层或全层脱出于肛门外的疾病，多发生于3岁以下的婴幼儿。轻者在大便时脱出，便后可以自行还纳；重者因啼哭即能脱出，必须帮助才能回纳。

小儿由于支持直肠的组织尚未发育完全，直肠固定较差，同时小儿骶骨弯曲度小，直肠由于没有骶骨的有效支持，易于向下滑动，加上某些疾患如便秘、腹泻、长期咳嗽等使腹腔内压增加，这些内外因素结合从而出现脱肛现象。

小儿先天不足，久泻久痢，正气耗损或慢性营养不良，以致中气不足，气虚下陷不能固摄、上提肛管，而致直肠下垂。此外，长期便秘易造成热积大肠，湿热中阻，气滞不宣，大便干结或痢下赤白黏冻，便时用力暴胀，迫肛外脱。

【辨证论治】

脱肛表现为大便时直肠黏膜脱出肛外，轻者便后能自行回纳，重者脱出物不能自行回纳，须用手托揉后才能复位，甚至在小儿啼哭、咳嗽、站立时亦会脱出，常伴有精神不振、便时哭闹等。根据临床体征，脱肛有虚实之分。

1. 虚证（直肠脱垂）

证候：大便后肛门外呈现圆锥形或长形肿物，尖端有肠管腔之开口，黏膜肿胀充血。轻者能自动收敛，重者必须用手缓缓推送托回，但无痛感。患儿外形消瘦，脸色苍白，神疲乏力，声低气短，饮食不香，自汗，舌质淡，苔薄白，脉濡细。

治则：补中益气，健脾温胃，固肠养脏。

操作方法：

①按百会10次，推脾经500次，揉脾胃俞各50次，揉命门30次，揉大肠俞100次，揉长强50次，揉丹田50次，揉承山50次，揉足三里100次。

②掐揉百会300次，补脾经500次，侧推大肠300次，揉外劳宫300次，推三关300次，推上七节骨500次，揉龟尾300次，掐揉足三里50次。

2. 实证（翻肛）

证候：脱肛红赤，局部灼热疼痛，故患儿哭闹不安，舌苔黄腻，脉弦。

治则：健脾利湿，清热润肠。

操作方法：

①清大肠200次，补脾经300次，摩腹（顺时针方向摩腹）3分钟，揉气海50次，揉命门30次，揉长强50次，揉承山50次，揉足三里100次。

②清补脾经各300次，清大肠300次，运八卦300次，推六腑300次，分阴阳300次，水底捞明月30次，掐揉足三里100次，推上七节骨300次，揉龟尾300次。

【推拿特色治法】

操作方法：

①按揉百会穴 3 分钟，按揉足三里穴 1 分钟。

②用掌心对准神厥穴逆时针旋摩 5 分钟。

③用大拇指上推七节骨 500 次，按揉龟尾穴 300 次。

随证加减：

如属气虚下陷，可加补脾经、补肺经各 100 次，按揉脾俞、胃俞穴各 1 分钟；属脾肾两虚者，可加补脾经、肾经各 300 次，按揉脾俞、肾俞、命门穴各 1 分钟，捏脊 5~10 遍；属湿热下注者，可加清大肠、清小肠各 300 次，退六腑 100 次，推下七节骨 300 次。

推拿治疗期间，应注意患儿肛门部清洁，尤其在将脱出之直肠托回时更应注意清洁和防止擦伤而引起感染。每次大便后，应用温开水洗净并轻轻地将脱出物托揉进去。患儿平时大便时间不能太长，便后要即令起立。平时注意其营养和饮食卫生，养成定时排便的良好习惯，防止腹泻或便秘。

第十四节　疳积

疳积又称"疳证"，是疳症和积滞的总称，指小儿饮食失调，喂养不足，或脾胃虚损，运化失宜，不能将水谷化为精微，输布到全身，以致气血耗损，形体消瘦，毛发枯焦，或腹部膨大，青筋暴露，体力虚弱，缠绵难愈，甚至严重影响生长发育。其临床特点为，病程缓慢，形体消瘦，气血不荣，精神委顿，并常伴有消化功能紊乱，故与现代医学的营养不良综合征相类似。由于疳证多见于 3 岁以下的乳幼儿，因之凡 3 岁以下的小儿体重比同龄的正常小儿减轻 25% 以上者都属本证。

中医认为疳积的主要原因为：

①饮食不节，脾胃受伤，如《医学正传》所载："数食肥，令人内热，数食甘，令人中满，盖其病因肥甘所致，故名曰'疳'。若失襁褓中之孺子……乳哺未息……遂令恣食肥甘瓜果生冷，渐成积滞脘困……而诸疳之症作矣。"

②喂养不当，营养失调，母乳不足，或忌口过甚，喂养习惯不良，均可导致营养缺乏，渐成疳证。

③小儿体气素亏，脾胃薄弱，或患急、慢性疾病，治疗护理不当，迁延日久，均能损伤脾胃，致气血虚衰之疳证。

【辨证论治】

本病的治疗，不论轻证、重证，均应注意调理脾胃与祛除病因。

1. 脾胃虚弱型

证候：形体消瘦，肌肉松弛，腹如舟状，按之无物，食欲不振，大便稀溏或不消化，或兼吐泻，啼哭，烦躁或精神萎靡。舌淡苔白，指纹淡，脉弱，腹诊多见"上满下软型"。

治则：温运脾胃。

操作方法：①上腹横摩法；②按天枢法；③揉脐法；④腹肌拿提法；⑤点肋补气法；⑥背部挤

推法。

2. 脾虚积滞型

证候：面色无华，形体羸瘦，皮毛枯槁，困倦善卧，脘腹胀满拒按，夜卧不安，五心烦热，口臭磨牙，食则呕吐，大便酸臭，小便黄浊或如米泔。舌苔厚腻，脉细无力，腹诊多见"胃内停水型"。

治则：消积理脾。

操作方法：①上腹横摩法；②推侧腹法；③按天枢法；④揉脐法；⑤背部直摩法；⑥背部拳揉法。

3. 气血虚衰型

证候：头大颈细，臀部大腿肌肉萎缩，皮肤干枯，弹性消失，面呈"小老头"状，皮色苍白或灰暗，毛发枯槁并稀疏，精神萎靡或不安，啼声无，四肢不温，有时伴有吐泻，舌质淡，苔少而干，脉沉细无力，指纹浮露，色淡细，腹诊多见"心下痞硬型"。

治则：健脾益胃，补气养血。

操作方法：①上腹横摩法；②按天枢法；③揉脐法；④腹肌拿提法；⑤点肋补气法；⑥脊背拿提法；⑦揉命门法。

【推拿特色治法】

1. 特色治法一

其操作为每日或隔日一次，10次为一疗程。

①患儿俯卧，医者用手掌反复推揉患儿脊柱，从尾椎至大椎，及其两侧肌肉及脾俞、胃俞、肾俞、华佗夹脊等穴。

②用捏脊法3~5遍；再自大椎向长强用掌或指揉法，轻揉一遍，共推3~6次。

③患儿仰卧，医者用拿揉法反复拿揉脐周及气海、关元和肚角穴。

④用手掌反复揉按脐周中脘、天枢及足三里穴各1分钟。

2. 特色治法二

①脾虚气弱，可补脾经，平肝经，清补肾经，运水入土，推三关，天门入虎口，揉中脘，摩神阙，揉脾、胃、肺俞，揉板门，逆运内八卦，分腹阴阳，按弦走搓摩，捏脊。

②积滞伤脾，补脾经，分手阴阳，运中脘，捏脊，揉脾、胃俞，揉板门，逆运内八卦，揉四横纹，揉小天心，平肝经，分腹阴阳。

3. 特色治法三

其操作为推坎宫50次，运太阳100次，推双手脾经2分钟，顺运双手内八卦2分钟，分推双手阴阳1分钟，推、运、揉全腹10分钟，捏脊5遍，推脊50遍。

随证加减：

如烦躁、夜寐不安、惊跳者，加推心经200次，天门入虎口100次，揉五指节100次；久泻不愈者，加大补脾经300次，手掌擦热后按脐10次，揉龟尾50次；便秘者，加虎口推出大肠50次，推下六腑100次，直推鸠尾至中极100次；食欲不振者，加揉板门50次；呕吐者，加按揉合谷100次，乳旁穴100次；虫积腹痛者，按揉一窝风100次，揉外劳宫100次，按揉百虫窝50次；午后潮热者，加补肺经200次，补肾经200次，揉二人上马50次清天河水100次；兼外感发热者，加推攒

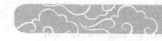

竹 30 次，推二扇门 50 次，推三关 100 次，水底捞明月 60 次，推下六腑 100 次，拿肩井 10 次。

第十五节 积滞

积滞又称伤食、食积或宿食，是指小儿因伤乳食过久，停聚不化，气滞不行所形成的一种慢性消化功能紊乱综合征。临床上以不思饮食，食而不化，腹部胀满，形体消瘦，大便不调等为特征。患儿多为人工哺育之乳幼儿。

中医学认为胃主受纳，脾主运化，小儿脾胃较弱，哺乳或饮食必须定时定量，食物更要适合小儿各个时期的需要，才能运化精微，灌输脏腑而长肌肤。以下原因，可以酿成积滞：

①乳食壅积：由于喂养不当，饮食过量或无定时，或过食难以消化之物，或断奶时突然改变饮食等，均能使脾胃受伤，受纳运化失职，升降失调，而成积滞。如积滞不除，每易积久化热，上蒸肺胃，灼烁津液，下结大肠，进一步可以发展成为疳症。

②脾胃虚弱：小儿脾胃薄弱，饮食稍有不当，则难于腐熟，停滞不消而成积滞。

现代医学认为：本症是由于各种因素引起的消化系统慢性功能紊乱，主要是脂肪与碳水化合物的消化吸收能力明显减低，脂肪入肠后更不容易为肠壁所吸收，遂由粪便排出。患儿吸收淀粉、乳糖及蔗糖的能力亦甚微弱，吸收矿物质与脂溶性维生素也有相当困难，唯麦芽糖及葡萄糖较易分解吸收，因此日久可致骨质疏松、佝偻病、干眼病及贫血等。

【辨证论治】

1. 乳食壅积型

证候：呕吐乳块或酸臭残渣，腹胀，腹痛拒按，夜睡不安，啼哭，伴有低热，不思饮食，大便臭秽，腹痛欲泻，泻后痛减。舌苔厚腻，脉滑，指纹色紫或沉滞，腹诊多见"胃中宿滞型"。

治则：健脾和胃，消食导滞。

操作方法：①上腹横摩法；②上腹摩按法；③腹肌拿提法；④脐部挤推法；⑤患儿俯卧，两手握拳置于锁骨下，医者以两手拇指分置脊柱两侧大杼穴平高处，向下经肺俞、心俞、膈俞穴止，反复推动 1~3 分钟；⑥脊背拿提法。

2. 脾胃虚弱型

证候：面色萎黄，困倦无力，呕逆不化，不思饮食，食则胀饱，腹满喜按，大便不化，唇舌淡白，苔白腻，脉沉细而滑，腹诊多见"胃内停水型"。

治则：健脾益气。

操作方法：①上腹横摩法；②揉脐法；③按天枢法；④腹肌拿提法；⑤脊背拿提法；⑥指分腰法。

【推拿特色治法】

1. 特色治法一

①按揉、推四横纹：医者左手握住小儿的手指，用右手食指或中指指端分别按揉四横纹穴 2~3 分钟；也可推四横纹穴，即将小儿四指并拢，医者用右手拇指自小儿的食指横纹处推向小指横纹

50～100次。此法具有调中行气、和气血、除胀满的作用。

②按揉、推板门：医者左手握住小儿的手指，用右手拇指蘸滑石粉按揉板门穴，顺逆时针皆可；也可使用推法，即由拇指指根推向腕横纹可止泻，由腕横纹推向拇指指根能止呕，来回推可调整脾胃功能。按揉2～3分钟，推50～100次。

③推脾经穴：医者左手中指或无名指夹住小儿左手四指，再以拇指与中指捏住小儿拇指，医者用右手拇指蘸滑石粉后，直推小儿拇指桡侧面之脾经穴，从拇指指尖推向拇指指根，单方向直推50～100次，不宜来回推。此法具有健脾和胃的功能。

④按摩掌心：医者左手握住小儿的手指，用右手拇指蘸滑石粉，按摩小儿掌心50～100次，顺逆时针皆可。

⑤腹部按摩：小儿平卧，医者用右手四指或手掌在小儿腹部以脐为中心做圆周运动。顺大肠方向为泻，适用于宜大便偏干者；逆大肠方向为补，适用于大便偏稀者。一般多选择顺逆各半，按摩50～100次。医者手应温暖，手法轻重适宜。此法有调脾和胃的作用。

⑥揉足心：医者用中指、食指或拇指指端揉足心之涌泉穴2～3分钟，顺逆时针皆可。此法有止吐泻、调脾胃的功能。

2. 特色治法二

其操作为补脾经，推板门，推三关，退六腑，掐揉四横纹，逆运内八卦，分腹阴阳，揉板门，点揉脾、胃俞，捏脊。

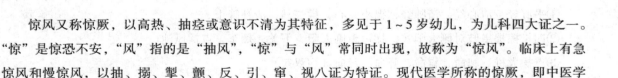

第十六节　惊风

惊风又称惊厥，以高热、抽痉或意识不清为其特征，多见于1～5岁幼儿，为儿科四大证之一。"惊"是惊恐不安，"风"指的是"抽风"，"惊"与"风"常同时出现，故称为"惊风"。临床上有急惊风和慢惊风，以抽、搐、掣、颤、反、引、窜、视八证为特证。现代医学所称的惊厥，即中医学所说的急惊风。

小儿为稚阳之体，脏腑娇嫩，精气未充，体质易虚易实易寒易热。感邪以后，易从热化，热极则可生痰生风，食滞痰郁亦可化火，火盛生痰，痰盛生惊，惊盛生风，肝风心火相互交争，而作惊风；或外感时邪，内蕴痰热及大病久病之后，脾虚肝旺而引起惊风。

急惊风多因小儿体属纯阳，由于外感风寒，循经入里，郁极化热化火，引动肝风；或因乳食不节，脾胃受伤，水液运化失常，凝结成痰，积痰生热，引动肝风，或因内有痰热，又受惊恐而成。

慢惊风（其重证称为"慢脾风"）多因小儿稚阴之体，禀赋不足，或病后体虚，或吐泻日久，或过食生冷寒凉，致脾阳受伤，肝风内动而起。另外，急惊风日久不愈，亦可使证转虚寒，成为慢惊风证。

【辨证论治】

在治疗时，应当把握时机，先治其标，后审证求因，以治其本。由于小儿神经系统发育尚不够健全，易受各种刺激而过度兴奋紊乱，所以有很多疾病都能引起惊厥，特别是急性疾病的发热更易引起。临床上，急惊风需与乙脑、流脑、结核性脑膜炎、中毒性脑病、中毒性痢疾等证相鉴别。

推拿手法对解除其惊厥发作虽然效果很好，但不能完全解决引起惊厥的原发疾病，因此必须配合其他疗法综合治疗。

1. 急惊风

证候：高热昏迷，两目上窜，口噤不开，惊恐不安，痰涎壅溢，四肢抽搐，角弓反张，面色青紫，甚则二便失禁，脉数，指纹青紫，腹诊多见"心下痞满型"。

治则：清热开窍，除痰息风镇痉。

操作方法：①掐人中法；②按百会法；③捏合谷法；④内、外关按法；⑤拿肩井法；⑥掐太冲法；⑦揉涌泉法。

2. 慢惊风

证候：多见寒证、虚证，多发生于大病、久病或急惊风之后。起病缓慢，面色苍白或青黯，嗜睡无神，睡卧露睛，时出虚汗，手足抽搐无力，时作时止，口鼻气冷，四肢不温，甚至厥冷，舌淡，脉细，指纹色淡，腹诊多见"小腹拘急型"。

治则：温补脾胃，平肝息风，镇惊止搐。

操作方法：①点肋补气法；②推背法；③按百会法；④掐太冲法；⑤捏合谷法；⑥内、外关按法；⑦揉劳宫法。

以上之揉涌泉法、揉劳宫法可蘸酒按揉。

【推拿特色治法】

1. 特色治法一

①平肝经，清心经，清肺经，捣小天心，揉二马，清补脾土。

②四指擦提患肢对侧太阳穴，揉运患侧太阳、下关、颊车，点揉风池。

③点揉大椎、脾俞、胃俞、肝俞、肾俞（均双穴）。

④点揉或点拨患侧肩井、秉风、肩髃、曲池、合谷、环跳、阳陵泉、绝骨、委中、承山、太溪、涌泉穴。

2. 特色治法二

根据急则治标、缓则治本的原则，先掐小天心、人中、老龙以开窍，待清醒后再行止搐法，如拿肩井、曲池、合谷、委中、承山、昆仑、太溪、仆参诸穴；如昏迷不醒、抽搐不止者，可采用烧"五炷灯火"（即百会、内劳宫、涌泉）。待抽搐缓解后，再行治本。

治本的两种操作方法为：

①清脾经 300 次，清肝经 400 次，清肺经 350 次，清心经 400 次，补肾经 200 次，清大肠 100 次，清后溪 150 次，推六腑 200 次，推三关 50 次（吹），捞明月 20 次（吹），推天河水 15 次（吹），揉膻中 150 次，揉中脘 100 次，推揉肺俞发红，按肩井 2～3 次。

②推五指节 100 次，清心经 200 次，清肝经 200 次，推六腑 200 次，鸠尾直推中极 300 次，旋推中极左右各 100 次，按揉鞋带穴 20 次，按揉太冲穴 20 次，按揉膝眼穴 20 次。

3. 特色治法三

系《理瀹骈文》所述治疗惊风的方法：

①治急惊风用蜂蜜放掌上用水和匀，擦儿背心，钳出黑毛愈。

②小儿急惊风锭子：麻黄四两，甘草二两，蝉蜕、僵蚕、全蝎各二十一个，陈胆星一两，白附子、防风、川乌、天麻、川芎、白芷、党参、南薄荷、白术、木香各五钱，干姜四钱煎膏，蜂蜜二两，牛黄、冰片、轻粉各三钱，麝香一钱，朱砂、雄黄各八钱，和捏为锭，临用淡姜汤同白蜜擦胸背，麻黄、麝香同用发散而引邪妙，并治风痫、破伤风诸风皆良。

③定惊膏治肝风惊搐并胎风，兼清心法：羌活、防风、川芎、当归、龙胆草、栀子、蝎梢、生甘草、薄荷、竹叶、黄连、麦冬、胆星、赤苓、朱砂、雄黄、木通、生地丸，临用生姜汁化开擦胸，此方治热。

④小儿惊风痰热用薄荷、防风、麦冬、胆星、黄连、归身、羚角煎抹胸背再贴膏。

又小儿一切惊证，用胆星、甘草、天麻、川连、朱砂、全蝎、僵蚕各一钱半，牛黄三分，冰片半分研末，水调或薄荷汤调擦胸背。又小儿痰迷不醒，口流涎沫，手足拘挛，用胆星一两五钱，犀角、铃角各一两，生龙齿七钱，白芥子五钱，辰砂一钱，陈米汤丸，金箔衣，可预合备急。临用以一丸，擦胸背并敷脐。

4. 特色治法四

系治疗慢惊风的两种方法：

①补脾经 500 次，清大肠 50 次，清肝经 300 次，清心经 300 次，补肾经 500 次，推三关 300 次，揉中脘 300 次，摩腹 800 次，揉脐 100 次，揉足三里 100 次，捏脊 3 遍。

②补脾经 300 次，补肾经 300 次，顺摇肘肘 100 次，旋摩腹部 10 分钟。

5. 特色治法五

系《理瀹骈文》所述预防惊风的方法："小儿初生三四日内，以手指蘸鸡蛋清，自脑后风门骨节，即颈窝处高拱骨是，至尾闾节，即脊骨尽处是，男左旋、女右旋，按背脊骨逐节轻揉，周而复始，不可由下擦上，有黑毛出如发，愈内科揉愈出，务要揉尽，可以稀痘且免惊风，六七日再揉，并揉前心手足心，肩头有窝处以手平抬窝即见……此方预免惊风甚妙。"

第十七节　遗尿

遗尿是指 3 周岁以上的小孩睡觉时不随意排尿，醒后方觉的一种的病症。婴儿排尿主要是由于脊髓反射的作用，随着大脑皮层逐渐发育完善，膀胱排尿就由大脑皮层控制，成为随意动作。因此凡年满 3 岁仍常发生遗尿者，即为病态。至于因智力未健，排尿正常习惯尚未养成之 3 岁以内小儿，或因白天嬉戏过度，或学龄前儿童夜间偶有遗尿者，则不属病态。

中医认为遗尿的发病主要与肾、膀胱有关，多由于肾气不足，下元虚寒，致膀胱气化失司，或肺脾气虚，肝经积热，郁而不解，下注膀胱，气化功能失常，使膀胱不能制约水通而发生遗尿。其原因可归纳为：

①肾司二便，膀胱为津液之府，肾气不足，膀胱虚冷，则不能约制水道之窍，致令小便失禁。

②肾上连于肺，肺气虚，则上不能制下，气虚不摄，累及膀胱，水道不能束，而致不依时而溺。

③先天禀赋未充或后天失调，肾阳不足，气化功能低弱，不能约制水道，或小儿自幼不加检束，致令习惯而遗溺。

【辨证论治】

1. 肾虚遗尿型

证候：小便不能自制，濒溺或滴沥不禁，伴有头晕腰酸，四肢清冷，大便稀溏，舌淡，脉弱，腹诊多见"全腹虚软型"。

治则：益肾固涩。

操作方法：①腰横摩法；②揉命门法；③垂直推腰补气法；④揉长强法；⑤横摩骶法；⑥耻骨上横摩法；⑦揉三阴交法。

2. 肺虚遗尿型

证候：小便频数或失禁，伴有肌瘦唇白，肢倦神疲，苔薄，脉弱，腹诊常见"小腹拘急型"。

治则：益气举陷。

操作方法为：①按肩胛内缘法；②点按背肋法；③梳摩胸肋法；④下腹摩按法；⑤腹肌拿提法；⑥揉长强法；⑦按水泉法。

3. 习惯性遗尿型

证候：童稚之年，失于检束，多于夜晚习惯遗尿，常无其他伴随症状。如先天不足，则可伴有面色㿠白，精神委顿，食欲不振，畏寒肢冷等证，腹诊多见"胃内停水型"。

治则：温补下元。

操作方法：①按天枢法；②揉脐法；③下腹摩按法；④耻骨上横摩法；⑤掌分腰法；⑥揉长强法；⑦按水泉法。

【推拿特色治法】

1. 特色治法一

①患儿仰卧，医者坐床边，以一指禅揉、按、点法点其温溜、中极、水道、太溪、水泉、三阴交穴100次。

②患儿俯卧，医者以一指禅揉、按、点法点其肾俞、膀胱俞穴100次。

③以擦法治疗命门处，以皮肤发红热透为度。

④患儿仰卧，医者以单掌施乾坤运转法治疗关元穴处，顺时针揉抚36周。

2. 特色治法二

①下元虚损，可推三关，揉外劳宫，揉二马，补脾经，补肾经，摩神阙，摩小腹，揉肾俞、三阴交，擦八髎，以热为度。

②肝经湿热，可清肝、心、肾经，清天河水，清小肠，补脾经，运水入土，揉心、肝、胆、肾俞穴。

3. 特色治法三

有两种操作方法:

①补脾经 350 次,补肺经 300 次,补肾经 400 次,清心经 200 次,清肝经 250 次,推大肠 100 次,推后溪 50 次,揉外劳 120 次,揉中脘 200 次,揉丹田 400 次,推丹田(自穴下起,通过丹田往上推至脐下)300 次,推揉肺俞 30 次,按肩井 2~3 次。

②补脾经 300 次,补肺经 200 次,补肾经 200 次,推三关 500 次,天门入虎口 300 次,掐揉足三里 50 次,推运三阴交 100 次,掐揉百会 300 次。

推拿治疗期间,对习惯性遗尿患儿,应令其睡前少饮,睡时侧卧,观察平昔遗尿时间,事先唤醒之,逐渐纠正其遗尿习惯。同时,积极预防与治疗导致遗尿的原发性疾病,加强身体锻炼,以增强体质。自幼儿期开始,应注意培养其按时排尿的生活习惯及制定合理的生活制度,对较大的儿童,勿使其过度疲劳或应注意消除其惊恐、羞辱等精神因素。

第十八节 小儿单纯性肥胖症

人的一生中,有三个时期最容易发生肥胖,即婴幼儿期~5 岁以前、青春发育期、40 岁以后。婴幼儿期肥胖往往不引人注意,因为通常认为婴儿越胖越好,表示营养充足、喂养得法。如新生儿体重超过 3.5 千克,特别是母亲患有糖尿病的超重新生儿,就应认为是肥胖症的先兆。儿童生长发育期营养过度,可出现儿童肥胖症。生理性肥胖的小儿,一般身长偏高,体质结实,皮下脂肪分布均匀,骨龄及性发育可能稍提早,有时血压偏高,其他检查均在正常范围。小儿肥胖的诊断,以小儿超过同年龄、同身长平均体重 2 个标准差以上为肥胖。

小儿自幼年时期如养成过食习惯,日久即出现肥胖现象。父母肥胖者或习惯于取食丰腴,子女常有同样趋势。遗传因素中,肥胖儿的父母如果都明显地超过正常体重,子代中约有 2/3 出现肥胖。如果双亲中有一人肥胖,子代显示肥胖者约达 40%。缺乏适当的活动和体育锻炼,亦为肥胖病的重要因素。此外,神经精神因素,如有情绪创伤(如亲人病死,或学习成绩低下)或心理异常的小儿有时也可能发生肥胖。

【临床表现】

小儿单纯性肥胖症,以婴儿期、学龄前期及青春期为发病高峰。患儿表现为食欲亢进,进食量超过一般小儿,喜食甘肥,懒于活动。重度肥胖多见于年长儿及青少年,婴幼儿时期比较少见。其外表呈肥胖高大,不仅体重超过同龄儿,而且身高、骨龄皆在同龄儿的高限甚至更高。

检查时,见皮下脂肪分布均匀,以面颊、肩部、胸乳部及腹壁脂肪积累为显著,腹部往往出现粉红色皮肤浅纹,四肢肥大以上臂和股部特别明显。男孩外生殖器被耻骨部皮脂掩盖,看似很小,实际上属于正常范围。肥胖小儿无论男女,由于乳房有脂肪堆积,不可误认为乳房发育。

单纯性肥胖儿,易并发平足和内翻,以后如持续发展,到成年期可并发动脉硬化、高血压、冠心病及脂肪肝等。严重肥胖者,可出现肥胖通气不良综合征。极度肥胖儿,体重高达标准体重的 4~

5 倍，由于脂肪过多，限制胸廓和膈肌的动作，导致呼吸浅快，肺泡换气量减低，形成低氧血症，并发红细胞增多症，出现紫绀、心脏增大及充血性心力衰竭，可致死亡。

【推拿治疗】

推拿（按摩）具有调理脏腑功能，抑制食欲，消除异常饥饿感和疲劳感，改善微循环，平衡阴阳，使体内多余脂肪加速分解代谢并转化成能量的作用，从而达到减肥瘦身的目的。

1. 治法之一

治疗时患儿卧位，医者先循人体体表经络的走向，如肺经、胃经、脾经、膀胱经走向进行按摩和点穴。然后进行腹部按摩，常用穴位为关元、天枢、中脘、承满、不容等穴。

操作方法：

①二指叠按法：即食指、中指或无名指重叠置于按摩部位，按的轻重以手下有脉搏跳动和患儿不痛为宜，原则是"轻不离皮，重不摩骨"，似有似无。

②波浪式推压法：两手手指并拢，自然伸直，左手掌置于右手指背上，左右掌指平贴腹部，用力向前推按，继而左手掌用力向后压，一推一回，由上而下慢慢移动，似水中的浪花。最后，针对患儿不同的肥胖部位进行按摩，有针对性地进行某些部位的减肥。每次按摩 30~40 分钟，10 次为一个疗程。超过 10 千克的轻度肥胖，一般约需要 3 个疗程；超过 25 千克的重度肥胖，则一般需要 5 个疗程。

2. 治法之二

点穴按摩法，常取梁丘、公孙、三阴交、内关、外关、丰隆、关元、足三里、天枢、曲池等穴。一般每日 1 次，15 次为一疗程。

随证加减：

对痰湿中阻、脾失健运者，可取内关、水分、天枢、关元、丰隆（以上用平补平泻）及三阴交、列缺（以上用补法）；胃亢脾弱、湿热内蕴者，可取曲池、支沟、四满、三阴交（以上用平补平泻）及内庭、腹结（以上用泻法）；冲任失调、带脉不和者，可取支沟、中注（以上用平补法）及关元、带脉、血海、太溪（以上用补法）。

3. 治法之三

耳穴按摩法：常取内分泌、脑、肺、胃、口、饥点、渴点、三焦等穴，用王不留行籽或莱菔子贴埋，然后用拇、食指相对进行挤压按摩。一般每日 1~2 次，15 次为 1 个疗程。

推拿治疗期间，膳食要遵循少糖、少油，保证蛋白质和多食水果蔬菜的原则。限制食量时，须照顾小儿的基本营养及生长发育所需，促使体重逐步降低。饮食管理必须取得家长和患儿的长期合作，改变过食少动的习惯，鼓励患儿坚持治疗。如家长对患儿进食习惯多方指责，过分干预，将会引起患儿精神紧张或对抗心理，应注意避免。对情绪创伤或心理异常者，应多次劝导，积极援助，去除他们的顾虑和忧郁，解除其精神负担，使患儿增强信心。为提高患儿对运动的兴趣，运动需要多样化且逐渐增加，每日运动量 1 小时左右。由于剧烈运动可激增食欲，应注意避免。

第十九节 臂丛神经损伤

因产程过长，胎位异常，产钳或不恰当的手法助娩所引起的神经损伤，称为产伤麻痹。臂丛神经损伤属于产伤麻痹所引起的病症之一。

臀位或正常产时，因牵拉造成颈与肩部过度分离，而损伤臂丛神经。颈神经5～6合成臂丛上干前支，此处为臂丛最高点，故受伤机会最大。

【分型论治】

患儿表现为一侧上肢不能活动，锁骨上窝可因出血而饱满，患侧上肢有内收、内旋肌挛缩，若久不恢复，尚可出现肱骨头半脱位、肩峰下垂及肌肉萎缩。患侧上肢拥抱反射常消失。

在本病的治疗过程中，应将患侧上肢置于外展、外旋、屈肘90°，桡尺关节旋后位，使受损肌肉松弛。6个月以内的婴儿以绷带系于患侧腕部，经颈后绕系对侧肩部，两头一前一后在腋下打结，维持固定。6个月以上者，可用铝制夹板维持上述位置。在固定过程中，每日至少两次取下固定，以防止发生压迫性损害。

做推拿治疗，可防止肌肉挛缩。对于臂丛神经损伤，推拿的治疗原则主要为：活血通络，维持局部肌肉神经组织营养，促进神经损伤的恢复。临床上，根据神经损伤的部位，分为以下三型进行治疗：

1. 上臂型

证候：上臂型系颈5～6神经受损，三角肌、冈上肌、冈下肌、胸大肌、小圆肌、旋后肌等发生瘫痪，患肢呈内收、内旋、前臂旋前位，掌心向后，腕部屈曲，感觉无障碍。

操作方法：①捏颈肌法；②按中府、云门法；③指揉曲垣法；④摩按肩周法；⑤捏上臂法；⑥拿肩井法。

2. 前臂型

证候：前臂型系颈8、胸1神经受损，腕屈肌、屈指肌、尺侧伸腕肌发生瘫痪。表现为肩部外展，手指屈曲而掌指关节呈伸直位，可出现正中神经、尺神经分布区感觉障碍。胸神经受损严重时，进入颈部星状交感神经节之纤维受伤，可出现睑下垂、瞳孔缩小综合征。

操作方法：①枕后分推法；②按中府、云门法；③捏上臂法；④推前臂三阳法；⑤内、外关按法；⑥分掌法；⑦腕屈伸法。

3. 混合型

混合型病变不属于臂丛任何一主干，常出现混合症状，可参照上臂型和前臂型的推拿治法。

第二十节 产伤性桡神经麻痹

产伤麻痹乃因产程过长、胎位异常、产钳或不恰当的手法助娩引起神经损伤，如分娩过程中肱骨中段发生骨折，可损伤桡神经。

产伤性桡神经麻痹典型病例呈垂腕畸形，局部肿胀，患肢活动受限，被动活动时可引起哭闹。X线检查可以确诊。

新生儿肱骨外侧偶见脂肪压迫性坏死而引起桡神经麻痹，一般多能自行恢复。此种情况，应加以鉴别。

【推拿治疗】

首先以夹板固定，使手指和腕关节维持背伸位。骨折基本愈合后，可行推拿治疗，以帮助恢复肢体功能。

操作方法：①肩周围按法；②按中府、云门法；③按极泉法；④推上臂三阳法；⑤患推上臂三阴法；⑥捏上臂法；⑦内、外关按法；⑧先用手紧握患肢轻轻向下拔伸牵引，再缓慢用力做屈伸动作；⑨捏合谷法。

第二十一节　肌性斜颈

肌性斜颈又称先天性胸锁乳突肌挛缩性斜颈，俗称"歪头"，常见于小儿，系因胎儿在子宫内位置不良，使胸锁乳突肌受压，因该肌血液供应是终末，极易引起缺血，而于出生前即发生肌纤维之间及肌肉周围的结缔组织浸润。

分娩时胎儿头位不正，使一侧胸锁乳突肌血液循环受阻，造成该部肌肉缺血坏死，或加重原有肌肉损害。分娩时一侧胸锁乳突肌受产道或产钳挤压而受伤出血，造成血肿、硬化，亦可形成挛缩而致斜颈。

肌性斜颈多在出生后 10 天或 2 周左右，在一侧胸锁乳突肌中段出现，5～8 个月亦可能呈条索状或卵圆状的肿块，其大小软硬不一，上下不能活动，如不治疗亦可能消失，但肌肉挛缩仍继续进行。检查时，患侧乳突与锁骨间距缩小，时间过长则出现面部畸形，患侧面颊及下颌变平，对侧枕部扁平，下颌指向健侧肩部，头颈部活动、旋转受限，伸直颈部时出现患侧胸锁乳突肌紧张。上述症状及体征随着年龄的增长可更为显著。

【治疗】

肌性斜颈的推拿治疗时间一般较长，约需 2～3 个月。其方法是在推拿手法治疗的同时，设法使肌肉伸直。在治疗期间，可经常利用光线、卧位，或睡眠时以沙袋维持于矫正位，用玩具诱使患儿头部向相同方向转动。有些病例未作推拿治疗，肿块亦能在 9 个月内自行消失，但肿块消失不等于治愈，仍可能发展为斜颈，因之早期推拿治疗对于防止和纠正颅骨和面部畸形，实属必要。

1. **治法一**

治则：温通气血，理筋通络。

操作方法：①揉风池法；②捏颈肌法；③枕后斜推法；④枕后分推法；⑤按缺盆法；⑥按肩旋颈法。

2. 治法二

操作方法：

①医者用手扶正患儿头部并固定，另一手顺颈椎两侧做多指推、揉和理筋法各 8 遍。

②医者一手患儿头部固定，另一手拇指抵住侧弓的颈椎或上胸椎向对侧缓缓推振，反复 5 遍。

③医者用双手掌捧住患儿头部两侧的耳上方，徐徐向上牵引，反复 5 遍。

④医者一手拇指抵住患儿侧弓的颈椎或上部胸椎，一手将患儿头部徐徐推向对侧，使头部逐渐接近肩部。

3. 治法三

操作方法：

①用拇、食指指腹轻摸颈部两侧的胸锁乳突肌、斜角肌群、颈后夹肌，比较两侧肌群的对称性，确定患处。

②在患处（常能摸到索状肿物或硬块）用食、中指指腹点住运气使之发热，再沿肌群来回轻揉，解结放松。

③用左、右拇指在乳突骨处向上提托，使肌群呈拉伸状，轻提慢放 3~5 次。

④从风池到肩井沿线，用指腹旋推轻拿，使颈、肩、背部放松，气血畅通。

4. 治法四

操作方法：

①医者左手掀起头部，使患侧颈项充分暴露，右手顺着胸锁乳突肌从上而下地做拇指推、多指揉和理筋法各 8 遍。

②在挛缩部做多指弹法 8 遍。

③左手按住患侧肩头，右手推住头部耳上方，徐徐向健侧推振牵引，使患者头部逐渐接近健侧肩部。

以上动作各反复 3 遍，时间约 10 分钟。

5. 治法五

操作方法：

①家属抱住患儿，患侧向外，施医者用拇、食二指着力，反复捏揉捻动患侧的胸锁乳突肌，以促使其痉挛结节逐渐消散。

②反复向健侧推转头颈 20~30 次，用以纠正其斜颈，每日或隔日治疗一次。

在以上各种推拿方法之后，均可再采用布巾固定法，即用一纱布折叠三层，成为宽约 4 cm、长约 80 cm 的布带，在施术毕，随即将患儿的头部推至对侧肩部，将布巾的中间放在患侧头部的耳上方，然后将一端从对侧背后的腋下穿过，与另一端在肩前结成布结即可，待次日就诊前解开，推拿后再行固定。

第五编

五官科

一般所说的"五官"，指的是"耳、喉、眼、鼻、口"这五种人体器官。

耳科病症：耳鸣、耳聋、外耳炎、鼓膜穿孔等。

喉科病症：咽喉炎、喉乳头状瘤、喉阻塞、先天性喉裂、咽炎、腺样肥大、咽囊炎、扁桃体炎等。

眼科疾病：眼睑病、泪器病、结膜病、角膜疾病、晶状体病、青光眼、玻璃体病、视网膜病、视神经与视路疾病、眼外伤及职业性眼病、屈光不正、斜视、弱视等。

鼻科病症：过敏性鼻炎、小儿鼻炎、萎缩性鼻炎、单纯性鼻炎、急性鼻炎、肥厚性鼻炎、鼻出血、鼻窦炎、鼻息肉、鼻咽癌、鼻甲肥大、鼾症等。

口腔科病症：唇腭裂、颌面部肿瘤、龋病、牙髓病变、牙周疾病等。

推拿独特的手法和自我按摩方法，对五官科病症的防治有较好的效果。

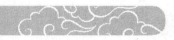

第一节 青少年假性近视

青少年假性近视主要是长期在光线不良（太亮或太暗）的地方工作或阅读所致，如教室的光线较暗，看书的距离太近或习惯躺着看书等，致使用眼疲劳，眼睫状肌长时间处于收缩及充血状态，以致痉挛，形成假性近视。如不及时治疗或不改善用眼卫生状况，久而久之形成恶性循环，渐渐导致眼轴变长，眼球由圆形变成椭圆形，演变成真性近视。

近视眼最明显的症状，是视力逐渐下降，只能看近，不能看远，看书过久即觉眼睛酸痛、发涨、头晕目眩、视物不清等。所以，在假性近视阶段，就应当选择合适的方法进行治疗，以免防治不及时而演变成真性近视。"治疗不如预防，晚治不如早治"。在初期感到视力下降时，即可采用自我保健按摩法，同时改善光线、阅读的环境和看书的姿势。

保健按摩，其基本原理是选取头面部和身体其他部位的穴位，循经取穴，用按摩刺激穴位周围的神经和血管，活血通络，可改善眼肌的调节功能，减轻眼部瘀血，缓解眼睛疲劳，消除睫状肌的痉挛，促进和调节眼球的血液循环，从而消除近视、远视、弱视、散光患者的眼部肌肉组织功能衰退现象，达到治疗的目的。所以，按摩治疗青少年假性近视，安全而无痛苦，儿童更易于接受。

治则：清头明目。

操作步骤：

①坐位或仰卧位，两眼自然闭合。先用两手中指指腹从两眉心起向外分推约1分钟，然后摩双眉及前额部1~2分钟。

②两中指指尖分别掐按两眉的攒竹、鱼腰、丝竹空穴各约1分钟。

③两拇指或中指分别掐两侧睛明穴约1分钟。

④点揉两侧太阳穴1~2分钟。

⑤两中指分别按揉两侧承泣、四白、瞳子髎等穴各约半分钟。

⑥两眼闭合，两手平放在两眼球上部，轻施压力约1分钟。

⑦掐揉两侧风池穴约1分钟。

⑧掐揉两侧合谷穴约1分钟。

按揉眼部周围的穴位时，要求取穴准确，手法轻缓，以局部有酸胀感为度。

【注意事项】

从小培养良好的用眼卫生习惯，如注意正确的写字、读书姿势，书本和眼睛应保持30 cm以上，学校课桌椅应适合学生身材；看书时间不宜过久；写字、读书要有适当的光线，光线以左边照射过来为宜。课间应保证10分钟休息，减轻视力疲劳；多吃含维生素较丰富的食物，如各种蔬菜及动物肝脏、蛋黄等。

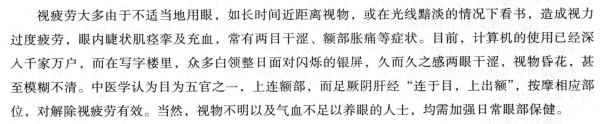

第二节　视疲劳

视疲劳大多由于不适当地用眼，如长时间近距离视物，或在光线黯淡的情况下看书，造成视力过度疲劳，眼内睫状肌痉挛及充血，常有两目干涩、额部胀痛等症状。目前，计算机的使用已经深入千家万户，而在写字楼里，众多白领整日面对闪烁的银屏，久而久之感两眼干涩，视物昏花，甚至模糊不清。中医学认为目为五官之一，上连额部，而足厥阴肝经"连于目，上出额"，按摩相应部位，对解除视疲劳有效。当然，视物不明以及气血不足以养眼的人士，均需加强日常眼部保健。

治则：调整头面气血，濡养眼窍。

操作步骤：

①揉太阳法：用两手中指尖在眼角外侧的太阳穴处，反复揉动1~3分钟。

②刮眼眶法：两手拇指按于两侧太阳穴上，其余四指屈成弓状，以食指第二指节内侧面自内而外，先上后下轮刮眼眶，有酸胀感为宜。

③摩目护目法：闭目，两手食指、中指指腹放在两目的攒竹穴上，沿着眼眶由上向外，再由下向内摩按，运行途经睛明、鱼腰、丝竹空、太阳、攒竹、瞳子髎、四白等穴，在此过程中意念沿着手指的运行而运行，自然呼吸，如此为一周，共做36周；然后向相反方向沿着眼眶由下向外，再由上向内摩按，如此为一周，共做36周。

④熨目养目法：双眼闭合，将双手掌相互摩擦至热后轻置于两目之上，重复10~20次，以两眼有热感为度。

⑤揉风池亮目法：以两手中指尖分置于颈项两侧之风池穴处，缓慢而用力地揉动2~3分钟。此法操作时宜闭住双眼，待操作完毕后再睁开双眼，可顿觉眼前一亮。睁眼后，以看绿色植物片刻为宜。

【注意事项】

上班族在使用电脑1~2小时后，可进行保健按摩操作一次，坚持日久，可使眼睛明亮，视物清晰。有条件者，还可进行热敷护眼法，即将毛巾放入稍烫手的热水中，浸透折叠，轻轻绞去水，然后将其掩覆于合闭的双眼上，双手在毛巾上轻柔地揉眼；毛巾稍冷后，用热水重浸再热敷摩揉。热敷时，温度不宜过高，以面部能耐受为度。每次操作时保持呼吸自然，心情放松，每次可做3~5

遍，每天 1~2 次。此法能起到解除疲乏、保护视力的作用，对预防老花眼、近视也有一定效果。

第三节　老花眼

随着年龄的增长，老年人的眼晶状体会逐渐硬化，从而使弹性逐渐减少。由于眼晶状体的调节功能减弱，以至于消失，就会造成看近物困难，一般称为老花眼。由于人的体质不同，老年眼症有早在 40 多岁就逐渐开始出现者。60 岁以后，老视者十分常见。为延缓老视的发展，可采用保健按摩法。

治则：明目提神，护眼养睛。

操作步骤：

①坐位，在眼部周围如下眼眶边缘上的承泣穴、内眼角处的睛明穴、外眼角后侧凹陷处的太阳穴、眼平视时瞳孔直下 1 寸处的四白穴，分别用拇指、食指按揉各 1 分钟。

②坐位，闭眼，两手掌合拢擦热后放在两眼上，轻轻捂 1 分钟。这时将眼球先上后下移动 3 次，先左后右移动 3 次；然后单向左连续移动 3 次，单向右连续移动 3 次。

③用两手掌侧的食指、中指、无名指、小指，从两眉间的印堂穴沿上、下眉弓分摩至耳前，缓慢分摩 5~10 次。

④揉足三里法。

⑤坐位，两手中指尖分置于颈项两侧风池穴处，缓慢而用力地揉动 2~3 分钟。此法操作时宜闭住双眼，待操作完毕后再睁开双眼。

【注意事项】

在保健按摩期间，可行老花眼的简易防治操。其方法为：

①眨眼法：经常眨眼能使眼肌得到锻炼，延缓衰老。

②运目法：两脚分开与肩宽，挺胸站立，头稍仰。瞪大双眼，尽量使眼球不停转动（头不动），先从右向左转 10 次，再从左向右转 10 次，可锻炼眼肌，并有醒脑明目之功。

③集中视物法：集中一个小目标注视，而不要用斜视的余光看物。

④闭目养眼法：从暗处到阳光下要闭目，以免太阳光直射眼睛。

此外，防治老花眼要掌握正确的阅读方法，如读书时采取舒适的坐位，全身肌肉放松，读物距离眼睛约 30 cm 以上，不要躺在床上看书。看电视、电影的时间不宜过久，以保护好视力。

第四节　电脑眼病

目前，计算机的使用已经深入千家万户，而在写字楼里，众多员工整日面对闪烁的电脑荧光屏，久之会使眼球疲劳和充血，并使眼球视网膜的感光功能失调，出现视觉模糊、视力下降及眼睛干涩、刺痛、发痒、灼热和畏光等，有的人还伴有头痛、呕吐等自主神经功能紊乱症状。

治则：调整头面气血，濡养眼窍。

操作步骤：

①坐位，两手中指尖在眼角外侧的太阳穴处反复揉动 1~3 分钟。

②坐位，两手掌侧四指从两眉间的印堂穴沿上、下眉弓分摩至耳前，缓慢分摩 5~10 次。

③坐位，闭眼，两手拇指按在眼角外侧的太阳穴处，两手食指屈曲在上、下眼眶分别刮按 5~10 次。

④一手拇、食指轻按两眼内眦的睛明穴，轻缓按揉 1~2 分钟。

⑤两手中指指腹置两侧眼下方的四白穴处，轻缓按揉 1~2 分钟。

⑥闭眼，两手中指尖分置于颈项两侧之风池穴处，缓慢而用力地按揉 2~3 分钟。操作完毕后再睁开双眼。

⑦一手拇指置另手之合谷穴处，按揉 1~2 分钟。

【注意事项】

工作中在盯住电脑 30~60 分钟后即将眼睛闭上，有意识地眨眼以补充泪水，使眼睛得到短时间的休息调节。同时，正确对待工作压力，并采取适当措施缓解压力，同时施行保健按摩手法，以消除电脑眼病的不适。当然，近视、远视、老花等视物不明，以及气血不足以养眼的人士，更需加强日常眼部保健。

第五节　鼻炎

鼻炎即鼻腔炎性疾病，是病毒、细菌、变应原、各种理化因子以及某些全身性疾病引起的鼻腔黏膜的炎症。鼻炎的主要病理改变是鼻腔黏膜充血、肿胀、渗出、增生、萎缩或坏死等。多发群体为低龄、年老体弱者。

鼻炎症状有很多种，依据鼻炎的种类不同，鼻炎症状也有所不同：

①急性鼻炎：初期 1~2 天常有全身不适、畏寒、发热、食欲不振、头痛等，鼻腔及鼻咽部干燥、灼热感，鼻内发痒，频发喷嚏。急性期 2~5 天，原有症状加重，成人体温 38°左右，小儿高达 39°以上，常因高热出现呕吐、腹泻、昏迷甚至抽搐。

②慢性鼻炎：长期间歇性或交替性鼻塞，导致头晕脑涨，严重影响睡眠、工作和学习。黏脓性鼻涕常倒流入咽腔，出现咳嗽、多痰。

③药物性鼻炎：长期使用各种伤害鼻黏膜的鼻炎药物或激光、手术，导致鼻腔持续性鼻塞，时常流鼻血。

④萎缩性鼻炎：呼吸恶臭，鼻腔分泌物呈块状、管筒状脓痂，不易擤出，用力抠出干痂时，有少量鼻出血。

⑤肥厚性鼻炎：持续性鼻塞常较重，鼻涕不多，呈黏液性或黏脓性，一般有不同程度的头痛、头晕和嗅觉减退。

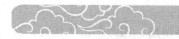

⑥过敏性鼻炎：鼻塞程度轻重不一，多突发性出现。鼻涕清稀，量多，常伴有鼻痒、喷嚏频发等症。

⑦血管运动性鼻炎：症状与变异性鼻炎相似，发作突然，消退迅速，有明显的诱发因素。

鼻炎可以影响我们日常生活，迁延失治对人体也会产生较大的伤害。在工作学习方面，成年人会因为鼻炎引起头痛，脑子不清醒，昏昏沉沉，使工作效率低下；而青少年则由于鼻炎引发的鼻塞、头痛等症状造成精神不集中，记忆力及学习成绩显著下降。鼻炎所导致的其他并发症还有：因长时间鼻塞不通气，呼吸困难，会引发睡眠呼吸暂停综合征；患者下鼻甲肥大，睡眠时氧气不足，严重情况下可引起脑梗死、高血压、突发心脏病等，个别患者甚至会夜间猝死。

治则：疏风清热，通利鼻窍。

操作步骤：

①右手掌或左手掌放置于头顶上的通天穴处，缓缓顺时针旋转按揉2～3分钟，再逆时针旋转按揉2～3分钟。

②两手中指指腹按在面部的巨髎穴，轻轻按压1～2分钟。

③两手食指或中指的指腹沿着鼻翼的两侧缓慢地上下摩动，反复进行5～10次。

④一手拇、食指按在鼻翼外缘0.5寸处的内科迎香穴处，点掐至有酸胀的感觉为宜，缓缓掐揉1～2分钟。

⑤两手中指尖分置于颈项两侧之风池穴处，缓慢而用力地揉动2～3分钟。

⑥鼻内分泌物较多或较黏稠者，可用生理盐水清洗鼻腔，以清除鼻内分泌物，改善鼻腔通气。

【注意事项】

①找出全身和局部病因，及时治疗全身性慢性疾病，清除鼻腔邻近感染病变，如鼻窦炎、慢性扁桃体炎、慢性咽喉炎、蛀牙、牙槽流脓、口腔溃疡等。

②平时注意鼻腔卫生。注意擤涕方法，如鼻塞多涕者，宜按塞一侧鼻孔，稍稍用力外擤，之后交替而擤。生活中做到饮食起居有定时，戒除烟酒嗜好，注意口腔清洁，锻炼体质。

③游泳时要防止鼻窦进水感染，故头部入水前应先深吸气，入水后用鼻呼气。头部不浸水游泳时，应用口吸气，用鼻呼气。出水以后，如果鼻内有水，不宜用力擤出，可在地上作跳跃运动，同时用鼻作短促呼气，以便将水喷出，或将水向后吸入再吐出。

④急性鼻炎者，因飞机升降时气压变化易致鼻窦炎，故应禁乘飞机。如非乘不可，应先用血管收缩剂滴鼻，使窦口通畅。

⑤改善生活和工作环境，锻炼身体，提高机体抵抗力。

第六节　面肌痉挛

面肌痉挛是指面部肌肉不自主地抽动的一种病症，即面部一侧抽搐（个别人出现双侧痉挛），精神越紧张痉挛越严重。由于面肌痉挛的初期症状为眼睑跳动，一般不会引起人们的重视。但经过一段时间后，可发展成为面肌痉挛，连动到嘴角，严重的连带颈部。

面肌痉挛可以分为原发型面肌痉挛和面瘫后遗症产生的面肌痉挛。两种类型可以从症状表现上区分出来。原发型的面肌痉挛，在静止状态下也可发生，痉挛数分钟后缓解，不受控制；面瘫后遗症产生的面肌痉挛，只在做眨眼、抬眉等动作时产生。

中医学认为面肌痉挛多由人体正气不足，经脉空虚，风邪乘虚入侵面部经络，出现经络阻滞，气血动行不畅，经脉失养而导致。

治则：健脾益气，滋补肝肾，疏通经络，止痉息风。

操作步骤：

①双手指按揉颧髎、巨髎、风池、完骨、内关、外关穴。

②双手指按揉四白、脾俞、章门、气海、关元、合谷、足三里穴。

③双手指按揉、推运或掐承泣、百会、内关、外关、太溪、太冲穴。

以上几组点穴保健按摩方法，可以每日选用一组，轮流施用。

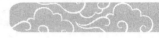 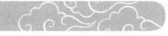

第七节　牙齿松动和牙龈萎缩

中医学认为"齿为脏腑之门户"，牙齿是人体消化系统首个重要器官，有磨谷食、助消化的作用，也是控制发声的重要门户，同时还是面容美观不可忽视的因素。《永类铃方》曰："资身之器，齿为最劳，自能食至于终身，无少钝，此亦神奇，古人每旦盐汤漱涤扣啄，亦卫生之道也。"可见，很早以前古人就非常重视牙齿的保健。由于牙齿、牙龈疾病，机体衰老、养护不当等因素，引起牙的异常改变，表现为牙齿黄黑、枯槁、疏豁、动摇、露根、齿龈肿胀、缺齿。这不仅破坏了人的面容美，同时也给社交活动带来不便，并且严重影响人对食物的消化，因此应予重视。

多数成年人都患有牙周病，始发时多为牙龈炎，除偶有刷牙出血外并无多少自觉症状，所以不引人注意。而牙龈炎发展到一定程度即为牙周炎，此时可出现严重口腔异味，牙周反复脓肿，牙齿松动，牙缝越来越大，越来越稀疏，严重者牙齿脱落。

刷牙不当不但不能保护牙齿还会破坏牙齿及牙周组织，如过硬的牙刷、牙膏中摩擦剂颗粒过粗及拉锯式刷牙，都可能导致牙龈退缩。老年牙龈萎缩常使裸露了的牙极对冷热的温度变化及酸性食物等异常敏感，妨碍进食，降低生活质量。

牙齿松动和牙龈萎缩的固齿防衰，是通过补肾固精、滋阴养血、清热辟秽的内外调治，使牙齿坚牢稳固，或使枯槁无泽、疏落不生、松动肿痛的牙齿光泽坚固。

治则：补肾生精、固齿防衰。

操作步骤：

①叩齿：心静神凝，口唇轻闭，然后上下齿互相轻轻叩击30次。

②搅舌：先将舌尖抵于上唇之内，门牙之外，舌尖顺着牙床向左右方向各搅动10~15次，然后做吸腮动作10~20次，将口中唾液分三次慢慢咽下。

③敲口：用一手的四指尖轻敲口部四周，先顺时针敲9次，后逆时针敲9次，用力大小以感觉

适宜为度。

④擦龈：将手洗净，以食指伸入口内，用食指指腹沿牙龈内外侧横行摩擦，往复 10～20 次，再以食指指腹对牙龈按揉 2～3 分钟。也可将手洗净，用大拇指和食指的指腹贴附在牙龈上，做前后方向横行按揉，同时作竖向移动，约 2～3 分钟。

⑤按揉颊车：将两手拇指指腹置于两侧颊车穴上，轻缓按揉 30～40 次，以局部酸胀为度。

【注意事项】

每天用正确的方法刷牙，可采用竖刷法或短横颤动法。早晚彻底刷牙 1 次，每次刷牙 2～3 分钟。坚持定期口腔保健，如每 6～12 个月洁一次牙，是预防牙龈炎症的有效措施。牙周炎、牙结石、口腔溃疡、牙龈炎、牙龈脓肿、食物嵌塞及不大合适的假牙等，都是刺激引致牙龈萎缩的原因，所以应定期到医院检查治疗。

食疗可用枸杞煮瘦肉或生地、熟地、生姜各 15 克煮鸡蛋，可长期食用。

第六编

美容美体自我按摩

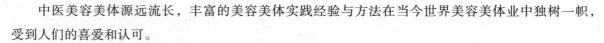

第一章　中医美容美体按摩概论

第一节　中医美容美体源流

中医美容美体源远流长，丰富的美容美体实践经验与方法在当今世界美容美体业中独树一帜，受到人们的喜爱和认可。

我国早在殷商时代，就有"燕支"（胭脂）的记载，即用燕地红蓝花叶，捣烂取汁，凝作脂来饰面。我国现存最早的文字——甲骨文中有"沐"字，《说文》解曰："沐，濯发也，洗面也。"这是古代关于清洁美容的较早记载。《山海经》曰："多天婴，其状如龙骨，可以已痤……荀草，服之美人色……其状如羊而马尾，其脂可以已腊（治体皴）……鮨鱼，食之不骄（腋臭）。"长沙马王堆出土的《五十二病方》中也有中医美容方药记载。

中医最早的典籍《黄帝内经》对现在中医药美容美体的发展也有着重要的指导意义。该书记载的用按摩治疗口眼㖞斜的事例，可谓首开古代美容按摩的先河。

我国现存的最早药物专著《神农本草经》载有美容药物数十味，如白芷长肌肤、润颜色等。汉代出现了正式的"妆点""扮妆""妆饰"等词，并随着女子化妆的普及，中医药化妆品开始出现，如《毛诗疏》中记载："兰，香草也，汉宫中种之可着粉中。"这说明在当时已经有专门制作中医药美容化妆品的活动。长沙马王堆出土的西汉时期文物中，还记载了导引和自我按摩疗法。

两晋南北朝葛洪著《肘后方》，内有用鲜鸡蛋清做面膜的论述。晋代名医皇甫谧著《针灸甲乙经》，书中记载了针刺下廉穴可治疗颜面不华，针刺曲池穴可治疗颜面干燥等。《晋书》中记述有位先天性兔唇（俗称豁唇）的宰相，他年轻时曾对家人曰"残丑如此，用活何为"，后来他经荆州刺史殷仲堪帐下名医治疗，缝合了兔唇，割而补之，此后进入了仕途，官至一人之下、万人之上。此发生在1500年前的事，可算是世界上最早的整形美容先例了。《圣济总录》中还提倡灸法驻颜美容，其原文曰："治癣灸法，日中时，灸病处影上三壮灸之。"该书还强调"驻颜美容，当以益气血为先，倘不如此，徒区区乎膏面染髭之术，去道远矣"，指出面部的美化、荣润，当以益气血为其根本，反对只注重涂脂抹粉。

隋唐时期孙思邈之《千金要方》《千金翼方》中有专门论述面药的篇章，共载美容方105首；巢元方的《诸病源候论》、王焘的《外台秘要》、唐《食医心监》《食疗本草》等都为中医药美容的良书。隋唐时期按摩已较为兴盛，并设有按摩专科，在《新唐书百官志》中记有："按摩博士一人，按摩师四人，并从九品以下，掌教导引之法以除疾"，其中导引就是自我按摩和练功，说明古人注重健身和形体的锻炼，其中不少自我按摩方法为现代穴位推拿美容中所常用。

两宋时期，王怀隐等编《太平圣惠方》，内有治须发早白、牙齿动摇之方；北宋《圣济总录》记载了用玉磨治疗面部瘢痕的事例。许国祯以宋金元三朝御药院所制成方为基础所撰写的《御药院方》内列"乌髭供春散"可黑发；《外科正宗》对损容性疾病还作了深入论述。宋金元时期广泛流传的太极拳、八段锦、十二段锦等健身美容方法，一直为人们所沿用、采纳。

明代李时珍在《本草纲目》中记载了用珍珠粉抹面使肌肤滋润的方法，并收录有增白驻颜、生发乌发、祛皱抗衰等中医药美容药物 270 余种。清代徐灵胎的《洄溪老人二十六秘方》也载录了众多美容妙方。所以，中医药和生活美容之间的联系历史悠久。在历代各类医书中，表明有驻颜、悦色作用的药物多达上百种，而方剂更是数量可观，各种洗手面方、令面悦泽方、增白方、祛皱方、驻颜方、白牙方、染发方、香身香口方，应有尽有，甚至有发蜡、口红、胭脂的配方。这些方药具有极浓的生活美容的色彩，即它们不是以治疗疾病为主要目的，而是着眼于修饰人的容颜，使之更光彩夺目。

随着改革开放的深入和我国国际化步伐的日益加速，人们生活水平得到很大的提高，因此更为注重健康的质量，更为欣赏健美的体格，美容美体开始成为时尚、爱美人士的生活潮流，显现出极大的市场。目前，全国高等院校也已有专门的美容专业招生，全国各地也相继成立了众多"美容院""美容学校""美容协会"等，为美化生活增添了新的光彩，美容美体也逐渐形成了一门系统的学科。

目前，国内的生活美容包括美容知识咨询与指导、皮肤护理、化妆修饰、形象设计和美体健身等服务项目。医疗美容包括重睑形成术、假体植入术、减肥术等医疗项目。美容美体按摩，是通过按摩手法美化面容和形体，满足人们对美的追求。美容美体按摩已经走向社会，进入家庭，成为人们特别是女性保养皮肤、健美体形、延缓衰老的生活需要。自我按摩由于无需特殊的器械设备，不受场地的限制，安全可靠，疗效显着，经济实惠，是人们理想的保健和美容美体方式。

第二节　中医美容美体按摩的特点

中医美容美体按摩，是以中医理论为基础，以脏腑经络学说为依据，使用具有中医特色的按摩手法和治法为手段，通过刺激穴位、疏通经络、调和阴阳，调节脏腑功能、改善血液循环，使颜面五官气血通畅，面部皮脂分泌功能协调，皮肤光洁柔润，达到清洁颜面，美化肌肤、五官、毛发，减少皮肤和颜面部皱纹，维护、修复、重塑人体美的目的。中医美容美体按摩简便易行，作用广泛而持久，对人体的毒副作用小，是人们追求安全、环保、健康的绿色美容首选。

一、整体调理

中医美容美体按摩强调整体调理，认为人体是一个有机的整体，颜面五官、须发爪甲只是整体的一部分，直接反映着身体的健康状况。皮肤白嫩、面色红润、体格健壮是健康美的标志，也是脏腑、经脉功能正常、气血充盈的表现。要获得局部的美，必先求整体的阴阳平衡、脏腑安定、经络通畅、气血流通。

中医美容美体按摩注重充分调动人体自身的积极因素，通过推拿按摩、气功等手段，体现其动中求美的特点，在美容美体方面独具特色。因此，按摩美容美体不仅适用于减轻和消除面部皮肤皱纹等体表的调理，对重塑形体如减肥、丰胸等也有良好的功效。同时，中国博大精深的文化所提供的美学思想，也使中医美容美体按摩学具备美学理论的基础，而我国丰富的传统文化的底蕴，更使我国构建的美学理论体系极富特色。

二、手段多样

中医美容美体按摩的操作手法和治法多种多样，每一大类又有若干种具体方法，如全身各部的美容美体按摩就包括头部美发按摩、面部美容按摩、颈部美容按摩、胸部美体按摩、腹部美体按摩、腰部美体按摩、臀部美体按摩、四肢美体按摩，而各种病症的美容美体按摩手法又因科别和年龄、性别的不同而有所不同。当然，这些方法都属于自然疗法和物理疗法，安全可靠，无副作用，避免了长期使用化学药物和化妆品对人体的危害。

三、疗效持久

中医学认为人的颜面、皮肤、须发、五官、爪甲是人体整体的一部分，用按摩疗法进行美容，能促进人体的血液循环，加速表皮细胞的新陈代谢，改善神经、体液、内分泌、免疫等与皮肤病的发生发展有密切关系的因素，从根本上保证了美容美体效果的持久性和稳定性。

四、操作简便

中医美容美体按摩不需要使用医疗工具，只需根据不同的人体采取不同的手法和治法即可随时随地进行操作。凡掌握一般按摩操作技能的人，皆可以学习使用美容美体按摩方法。

五、经济安全

中医美容美体按摩是在体表进行各种安全、简便、痛苦少的物理疗法和自然疗法，一般不破坏皮肤结构，不遗留创痛，且较复杂的外科整容术和众多的化学合成美容品费用低、副作用极小，是千百年来经过实践检验和大众认可的中医传统方法。

第三节　中医美容美体按摩的作用原理

中医美容美体按摩可以改善微循环，促进组织新陈代谢，使皮肤养分增加，皮肤组织变得细腻润泽。另外，中医美容美体按摩还可通过调节内分泌系统的功能来达到防止皮肤衰老、弹性减退，美化皮肤的作用。中医认为，人的形体肢节、肌肤毛发、五官爪甲等无不与机体内脏腑、经络、气血紧密联系，只有脏腑、经络、气血功能健旺，元气充沛，才能润发美颜，轻身健体，即所谓"有诸内者必行诸外"。中医美容美体按摩，即是运用各种按摩手法调节体内脏腑、经络、气血、阴阳平衡，刺激和养护皮肤，使粗糙的皮肤恢复光滑柔细，延缓面部皱纹的出现，使已经出现的皱纹变浅、变少，防治面部色斑，延缓老年斑的出现，最终达到防治损容性疾病和延衰驻颜、增添气韵、美化形体的作用。

现代社会的生活节奏越来越快，人们的心理压力也越来越大，久之使人精神倦怠，皮肉松弛。中医美容美体按摩可以有效消除疲劳，使人保持旺盛的精力与活力。

精力与活力是青春的象征，而青春则是健美的象征。头脑清晰、精神饱满、反应敏捷的形象是人体美的一个重要方面。

人的五官、肌肤是五脏之气外在的反映和表现。真气充足，五脏气血旺盛，五脏的外在表现也必然充满了生机和润泽，呈现一种健康的美。例如，中医理论中有"肝开窍于目"的说法，肝气充足则目光炯炯有神，通过美容美体按摩，使得真气充足，抗病能力增强，就可免去因患多种疾病而引起的过早衰老，使面部红润、皮肤润泽、青春常驻。

归纳起来，中医美容美体按摩的作用原理主要为：

一、滋润五脏、补养气血

五脏即心、肝、脾、肺、肾，五脏通过经脉、气血、津液与人体皮肤、五官、须发、四肢九窍构成一有机体，五脏六腑气血的盛衰直接关系到机体的健康和面部的容枯。《黄帝内经》认为，五脏各有外候，与形体诸窍之间各有特定联系，如心者其华在面，其充在血脉，开窍于舌；肺者其华在皮毛，其充在皮，开窍于鼻；脾者其华在唇，其充在肌，开窍于口；肝者其华在爪，其充在筋，开窍于目；肾者其华在发，其充在骨，开窍于耳。所以容颜体貌与五脏关系密切，五脏的失常就会引起容颜体貌的异常和衰退。同时，气血的盛衰和运行状况也直接影响着容颜的状况。如气血不足则面色萎黄，精神疲惫；气血瘀滞则面色晦黯，或有黑斑、雀斑等，表情呆滞。心气、心血不足则面色无华，神怯气弱；肝血不足则两目无神，面色苍白；脾气亏虚则面色萎黄，浮肿虚胖，唇色苍白；肺虚失润，则毛发枯槁，皮肤粗糙少光泽，弹性差；肾阴虚则头发脱落、面颊瘦削，肾阳虚则面色白、颜面浮肿、两目失神等。

女性在生理上有月经、怀孕、生产、哺乳等，而这些生理活动均有着耗血和失血的特点。"血为人之本"，耗血过多或补血不足，都极易引起贫血。贫血是女性健美的大敌，不仅会引起头昏眼花、心悸耳鸣、失眠梦多、记忆力减退，而且会导致红颜失色、面色萎黄、唇甲苍白、肤涩发枯，甚至皮肤过早出现皱纹、脱发、色素沉着等。所以，女性美容常需养血，及时纠正贫血状态，使气血充盈，容颜艳丽，身心健康。

由于五脏通过经脉、气血及津液的运动而散布体表以滋补、滋养皮肤，从而保持面部色泽红润、肌肉丰满、皮肤毛发润泽，所以五脏六腑强盛是体态健康美丽的保证，而气血则是构成人体和维持人体生命活动的最基本物质之一。气血旺盛充盈才能体态健美，容貌润泽不枯，故中医疗法非常重视脏腑、气血在美容中的作用，通过润泽五脏，补益气血使身体健壮、容颜长驻。

祖国传统医学很早就观察到，经常大便燥结难解的人，皮肤也易早衰。唐代伟大医药学家孙思邈在其《千金要方》中曰："便难之人，其面多晦。"说明长期便秘的人必然会"花容失色"。由于人体肠道内每天都有不被利用的废物产生，这些废物不断堆积便成了"宿便"。宿便堆积肠中，不光能引起腹胀、口臭、头晕、食欲不振、乏力等症状，而且这些在肠道停滞淤积的宿便由于细菌的作用不断地发酵、腐败，产生有害的毒素气体，并被吸收入血液，刺激毒害皮肤，引起面部雀斑、粉刺、脓疱、疙瘩、皮肤粗糙等皮肤病。因此，女性美容按摩还需施用滋润五脏、调腑通便的手法和治法，方可葆青春亮丽容颜。

二、疏通经络，活血行瘀

中医美容美体按摩与经络的关系最为密切。经络广布于人体，内连脏腑，外络肌表，使皮肤与机体构成了一个统一的整体。同时，经络也是运行全身气血、沟通上下内外的通路，维持人体正常生理活动的精微物质都是通过经络系统运送到全身各个部位的。只有经络保持通畅，气血运行无阻，人体才能拥有健康的体魄和容润的肌肤。若经络不通，气血运行不畅，必致停而为瘀，皮肤肌肉得不到气血濡养则面色无华，甚至导致皮肤疾病的发生而影响容颜，故中医美容均要遵循疏通经络、活血化瘀的原则。

中医美容美体按摩可以促进血液循环，有助于营养物质的运送和代谢产物的排出，从而使得经脉宣通、气血和调，补虚泻实、扶正驱邪，从而延缓皮肤衰老。例如，通过按摩面部，可有效消除黑眼圈，使皮肤红润光洁，达到消皱除斑的功用；通过按摩，可以改善头部血液循环，增加毛发的营养吸收，从而缓解脱发。通过按摩身体的表面，促使百脉疏通、五脏安和，也可求得较好的美容效果。

三、美颜减皱，护肤悦色

皮肤白皙、光滑悦泽、莹洁红润、富有弹性不仅是健康的标志，更是美的魅力所在。中医美容美体按摩除了通过补益脏腑气血、调节阴阳、通经活络等手段达到对面部或全身的皮肤护肤悦泽除皱的作用外，还常配以一些直接滋养肌肤、增白悦颜和抗老减皱之膏摩药物以加强效果。

头面部是美容按摩的重点，头面亦为诸阳之会，手上的三条阳经止于头面部，足上的三条阳经是从头面部开始。所以，头面部是阳经与阴经的交接点。现代研究资料表明：长期按摩头面部，可以促使面部皮肤的毛细血管扩张，血液循环改善，去除衰老萎缩的上皮细胞，增强汗腺、皮脂腺功能，加快新陈代谢，从而改善皮肤的呼吸功能和营养作用，增加皮肤的光泽，维持皮肤的弹性，使面部不产生或少产生皱纹，或舒展已产生的皱纹，促使面色红润，容貌增辉，青春常驻。

四、祛风清热，凉血解毒

自然界中的风、寒、暑、湿、燥、火六气，在正常情况下不致危害人体，但当气候异常变化或人体中气不足、抵抗力下降等情况时，六气即成为致病因素，侵犯人体而为病。此时的六气称为

"六淫"，是外感疾病的主要致病因素。对于美容而言，"六淫"中危害最甚的当责之于风邪、热邪，因为风邪常为外邪致病之先导，而颜面、须发、眼目等均暴露于外，这些部位最易受风邪的侵袭而致病，而热邪最易与风邪依附而侵袭人体经络，影响人体气血运行，同时热极容易化毒入血，使血分热炽，导致许多损容疾病的发生，因此祛风清热、凉血解毒是中医美容的一个主要治则。

五、消肿散结，燥湿止痒

损容的某些疾病如痤疮、酒渣鼻等多表现为局部红肿、瘙痒等，特别是那些久病缠绵的面部疾病，多与湿邪有关，因此在祛风清热、凉血解毒的同时还应适当施用消肿散结、燥湿止痒的治法。

六、补脾生肌，强身健体

中医美容美体按摩，可通过调理脾胃，达到补脾生肌、强身健体的作用。如瘦弱体形女性的丰胸，在脾胃功能和营养改善后，往往可以较快地达到乳房健美的效果。同时，按摩能够消除肌肉的疲劳，加快肌肉的血液循环，增加肌肉的营养物质，提高肌肉的柔韧性，减轻或解除肌肉的痉挛，促使萎缩的肌肉逐渐康复。所以，美容美体按摩对于面肌痉挛、抽动，面肌瘫痪，四肢肌肉萎缩，不良习惯造成的脸型异常等影响美容的肌肉病变也有较好的功效。

通过对局部穴位及经络的按摩，可以疏通经络，调和气血，扶正祛邪，增强体质。定期地进行按摩，能使苍白、松弛、干燥的面部皮肤变得红润而富有弹性，使肥胖者增加消耗以达到减肥的目的。

第四节　中医美容美体按摩的注意事项

中医美容美体按摩一次按摩时间以 15～30 分钟为宜。自我美容美体按摩可每日 1～2 次；而治疗性按摩可每日或隔日一次，10～15 次为一疗程。所选用的按摩环境以空气流通、温度适中为宜。若是夏天气温太高不宜按摩；冬天按摩则要注意保暖，以防裸露部位受凉。

按摩时，应注意剪短指甲，因为指甲太长易损伤皮肤；但亦不要太短，因为过短则点压穴位无力。总之，指甲的长度与指端相齐为宜。

按摩的手法和强度以患者能耐受为度，开始时手法可稍轻，随后逐渐加重，结束时要轻揉和缓。当处于饥饿、饱食、疲劳过度时一般不要按摩，否则会产生不良影响。

中医美容美体按摩在手法的施用上，指腹由内向外、由下向上的螺旋式或圆形按摩适用于面部或额部；手指指腹的点、拍、按、压、啄、弹、拨、捏手法适用于颈部、面部、下颌等部位；指腹和手掌长形按摩适用于颈部、面部、额部等。面部美容按摩，更要求手法稳定，部位准确，动作灵活、轻盈、柔和而有节奏感，所施力度要适中、轻快而有序。

中医美容美体按摩是刺激和滋养皮肤最积极的方法，既能使粗糙的皮肤恢复光滑柔细，又能延缓面部皱纹的出现，使已经出现的皱纹变浅、变少及防治面部色斑，延缓老年斑的出现。

第二章　全身各部的美容美体按摩

第一节　美发按摩

一、美发按摩的功用

爱美之心，人皆有之。一头秀丽如云、乌黑光泽而富有弹性的头发，轻柔飘逸令人羡慕。但是，如果头发缺乏保养，发丝就会变得干枯、分叉、变色、无光泽，甚至出现脱发等，人们将会感到不安。

头发的生长与保养依赖头皮中的血液供给营养，因此，人的整体的健康状况对头发的好与差有直接的关系。美发按摩，可以促进头皮的血液循环，给头发的生长与保养增强更多的营养成分，可促进毛母细胞、毛乳头的新陈代谢，使毛囊获得所需的营养物质，促进头发的生长，并且能延长头发的寿命。同时，头部经络集中、腧穴密布，与脑、脏腑、气血皆有密切关系，通过按摩不仅能够疏通气血、补益肝肾、调理阴阳、疏散风邪，而且可以刺激神经末梢，调节人体内各脏腑的功能，促进人体健康，进而为头发的生长与保养提供有利条件。所以，美发按摩可以预防脱发和防止头发变白，对发丝干枯、分叉、变色、无光泽甚至脱发等有良好的保健作用，长期坚持，可使头发乌黑光泽、富有弹性、秀丽飘逸。

研究认为，适度按摩头皮，还能刺激头皮上的毛细血管，使它们扩张变粗，使血液循环旺盛，供给大脑组织更多的养料和氧气。大脑的营养充足了，精力就会更加充沛。因此，不妨在神疲体倦时做一下头皮按摩。

二、美发按摩的方法

操作步骤：

1.将自己的左手或右手的五指伸开，用手指头在头皮上轻轻梳摩，先前后方向梳摩，再左右方向梳摩，一般5～10分钟。此法还可促进血液循环、防治脑血管病变等。

2.端坐，微微闭住眼睛，以一手手掌轻轻在头部有头发处拍打1～2分钟。注意，此拍打手法宜轻缓。

3.先用一手的中指指尖按百会穴，再用手掌心之劳宫穴进行掌按。

4.端坐或站立，双眼微闭，以两手掌分置于头部两侧，集中意念，运气于头顶之百会穴，练习3～5分钟。

5.坐位，剪短指甲，沉肩、垂肘、悬腕，双手十指自然分开而微屈曲，五指呈爪形，以指端及指腹对称着力于头两侧发际处，自下向上搔抓毛发根部，形如孙猴搔抓剔痒，反复搔抓并逐步移到头顶正中；然后十指交叉搓动，反复操作3～5分钟。要求手法灵活自如，抓搓有序，以轻刺激头皮及竖毛肌，轻而不浮，重而不滞，深入皮表，浅循毛发，勿伤头皮。

6.将头发梳松，头部自然垂下，尽量放松。以拇、食指先顺时针后逆时针旋转按揉头皮，使头皮松弛，而后用拇食指指腹端在头皮上做一张一合、如抓捏东西状动作，迅速在头皮上移动，再从头前按摩到后颈部和两鬓处。

7.中医学认为人的头发与肾经关系密切，可先用拇指轻按手腕正中的阳池穴2～3分钟，以调节自主神经，促使内脏功能及肾功能正常，也可促进头脂、汗腺的正常分泌；然后用手指轻按脚踝部肾经的太溪穴2～3分钟，以促进女性激素的分泌，改进头发的营养成分，使头发亮丽而富有弹性。

【注意事项】

平时在洗涤头发时，可先将头发润湿，然后在手掌上放一些芦荟汁在头皮处进行适度的按摩。芦荟中所含的有效成分可促进发根的新陈代谢，抑制头屑、头痒及头发溢脂，使头发健康亮泽；而按摩又可促进头皮的血液循环，促进发根的新陈代谢，使发根变硬，防止脱发、断发、白发。施行芦荟美发按摩后，可用热毛巾包头，并戴上浴帽闷5分钟，最后用清水洗净。

第二节　面部美容按摩

面部肌肤之美是容貌美的重要因素之一。美肤的标志是富有弹性，柔软坚韧；纹理细腻，光滑平整；湿润柔嫩，肌肉丰满；色红稍白（或红黄隐隐），洁净透亮。人体衰老会引起全身各组织器官结构和功能的退化，在颜面肌肤表现为弹性降低，出现皱纹，上睑松垂，下睑如袋；表皮粗糙，干燥坚韧，肌肉塌陷，线条失畅；肤色晦暗，透明度降低，红白隐退，斑痣褐黑，以上征象从肤质到肤色全面破坏了面部肌肤之美，故衰老（包括身心两个方面）是美容的大敌。

一、面部按摩的功用

保养容颜，首先要以保养脏腑气血为基础。只有气血充盛，运行畅达，面部才能得到充分的滋养和濡润；只有脏腑充盛协调，才能保证神气旺盛，精气上达，从而保持容颜不衰，青春长驻。面部美容按摩是刺激和滋养皮肤最积极的方法，通过施用适宜的手法，在相应的经络和穴位进行按摩，可以促进气血流通，改善皮肤的营养和呼吸，加快皮肤的更新，清除衰亡的上皮细胞，有利于汗腺和皮脂腺的分泌，增强皮肤的光泽和弹性，使粗糙的皮肤恢复细滑柔嫩，延缓面部皱纹的出现和使已经出现的皱纹变浅、变少，并能防治面部色斑，延缓老年斑的出现。长期坚持，可使面容丰满，精神焕发，皮肤光泽明润。

归纳起来，面部按摩的功用有：

①按摩有行气活血、濡养肌肤的作用，能帮助皮肤吸收养分，促进血液循环，给组织补充营养，增加氧气的输送，促进细胞新陈代谢正常进行；并且将废物及二氧化碳带出体外，让皮肤保持干净。

②按摩可保养激活皮下组织内的脂肪细胞，使皮肤组织密实而富有弹性，肌肤更加结实。

③按摩过程中，局部温度升高，血液循环加快，皮肤毛孔打开，皮脂和汗水的分泌、排泄加快，可帮助皮肤排泄废物和二氧化碳，减少油脂的积累，如此可将污垢及其他不洁物质清除，使毛孔舒畅，让皮肤更干净、健康。

④按摩可以排出积滞于皮下的过多水分，消除肿胀和皮肤松弛现象，使皮肤更柔软、滑顺，有效地延缓皮肤衰老。

⑤按摩有助于消耗组织内过多的液体，因而减少皮肤发生膨胀及下陷的情形。

⑥按摩可以改善皮肤之外观，均衡皮脂的分泌，有助于维持细胞的适当水分，而适当的水分则可以改善肤质，使皮肤更滋润、更年轻。

⑦按摩可使面部肌肉纤维更加健全，更好地吸收营养。

⑧面部按摩能使人体的精神得到安抚和休息，使人充满活力，恢复信心。

⑨按摩可以使紧张的肌肉和皮下神经松弛，得到充分休息，消除疲劳，减轻肌肉的疼痛和紧张感，令人精神焕发。

⑩按摩可以使表面坏死的细胞及残留物松散、容易清除，并使皮肤逐渐变得红润、光滑、丰满、皱纹减少，显得年轻健康。

【注意事项】

面部美容按摩期间，还要充分利用日常生活养生法，从各个方面综合保养。如劳逸结合，保证睡眠；调节情志，保持精神轻松愉快；加强营养，平衡膳食，保证水分；适当运动，促进气血流通等等，使保养容颜的功效更为显著和持久。

二、面部按摩常用穴位

面部美容按摩的动作，一般要依据皮肤组织的生长方向进行规则性的按摩程序，即掌握由里而外、由下往上的原则，手指微微弯曲，以中指与无名指的指腹接触皮肤，而不可使用指尖进行按摩，以免无法控制压力大小而抓伤皮肤。面部按摩的手法，要求稳定而有节奏感，动作灵活、轻盈、刚劲、柔和，力度要适中，快而有序。一般指腹和手掌按摩适用于颈部、面部、额部等；指腹由内向外，由下向上的螺旋式或圆形按摩，适用于面部或额部；手指指腹的点、拍、啄、弹、拨法，则多用于颈部、面部、下颌部位。

面部美容常用的穴位有：

①百会：位于耳尖直上，头顶正中处的百会穴，有开窍宁神、健脑的作用，可治目赤肿痛、耳鸣、发际疮、脱发、斑秃。

②上星：位于前发际正中直上1寸处的上星穴，有消肿益颜、安神通窍的作用，对斑秃、头皮瘙痒、面赤肿、发际疮有效。

③头维：在额角发际直上 0.5 处的头维穴，有祛风泄火、明目止痛、乌发的作用，对颞部皱纹、斑秃、面部疔肿有效。

④印堂：位于两眉头连线中点处的印堂穴，有祛风热、宁神志、益颜除皱的作用，可防治颜面疔疮、酒渣鼻、结膜炎、额部皱纹等。

⑤太阳：位于眉梢与目外眦之间向后约 1 寸处凹陷中的太阳穴，有疏风泄热、除皱驻春的作用，可促进新陈代谢，对眼睛疲劳、眼角皱纹、目赤肿痛、目眩、目涩、口眼㖞斜、眼睑下垂有一定疗效。

⑥攒竹：位于眉毛内侧端的眉头凹陷中的攒竹穴，有泄热明目、润肤益颜的作用，对眼睛疲劳以及头痛引起眼部四周浮肿，可以缓解其不适，并可防治面部皱纹、角膜白斑、眼肌痉挛等症。

⑦丝竹空：位于眉毛外端的凹陷中的丝竹空穴，有清利头目，除皱祛斑的作用，可防治鱼尾纹、角膜白斑、睑闭不合、倒睫、目赤肿痛等症。

⑧睛明：位于目内眦上方的凹陷中的睛明穴，有清热明目、除皱益颜的作用，可防治斜视、突眼、目赤肿痛、额部皱纹。

⑨瞳子髎：位于目外眦外侧、眶骨外缘凹陷中的瞳子髎穴，能通络明目、疏风散热，对鱼尾纹、口眼㖞斜、角膜炎有较好疗效。

⑩四白：位于目正视、瞳孔直下、当眶下孔凹陷中的四白穴，有祛风明目、疏肝利胆、益颜除皱的作用，对颜面皱纹、目翳有效。

⑪地仓：位于口角外侧旁开 0.4 寸的地仓穴，有祛风通络，润肤消疗的作用，对流涎、唇颊部痤疮等有一定的疗效。

⑫迎香：位于鼻翼外缘中点旁开 0.5 寸处的迎香穴，有清热散风、通鼻窍、润肤泽面的作用，可治疗痤疮、口眼㖞斜、口疮、酒渣鼻、唇肿、面痒浮肿、面部皱纹、颜面疔疮，并可以消除眼部浮肿、预防面肌松弛。

此外，承泣穴能提高胃部机能，从而可防治眼袋松弛；颊车穴可消除脸颊的浮肿，以及消除因摄取过多的糖分而造成的肥胖等。因此，在面部众多的穴位中，可根据不同的需要进行选择和配伍。

三、面部美容按摩的方法

操作步骤：

1. 先将两手搓热（两手互相搓），然后用两手掌在面部轻轻地上下搓揉，直到脸上发热为止。

2. 用两手的食指、中指和无名指指腹在前额向上向外方向画圈，先从前额中部眉心开始，分别画至两侧太阳穴，然后用两手中指按揉太阳穴，重复 20 次。此法可以预防和减少前额出现皱纹。

3. 两手拇指分别按于太阳穴处，用食指第二节的内侧面分推上下眼眶。上眼眶从眉头到眉梢为一次；下眼眶从内眼角到外眼角为一次。先上后下，共做 20 次。此法可以消除眼睛的疲劳，预防眼部产生皱纹，预防眼袋的出现，也可帮助消除黑眼圈。

4. 鼻部的毛孔特别大，容易长黑点。用两手中指指腹旋转按压鼻翼两侧的迎香穴 5~10 次，然后一手食指和中指沿鼻梁正中上下推抹，重复 20 次。此法可以使鼻息通畅，可预防鼻部产生黑点，对减轻慢性鼻炎的症状等也有帮助。

5.两手中指沿着嘴唇边做画圈动作，然后分别由嘴唇中间向两侧嘴角轻抹，即上唇由人中沟抹至嘴角，下唇由下颌中部抹至嘴角，抹至下唇外侧时，两手指略向上方轻挑，反复操作20次。此法可以预防嘴角表情皱纹，防止嘴角下垂。

6.鼓起颊部，用两手掌心轻轻拍打两侧颊部，拍打数次至面颊皮肤微微泛红为止。此法可以使面颊肌肉结实，不易松弛。

【方法加减】

①额头纹：额头是最易出现皱纹的部位。按摩时用两手四指由内向外地分抹额部，然后将手指由发际滑至太阳穴处按压约半分钟。

②眼角纹：眼睛周围的皮肤最容易出现皱纹和水肿，而且此处的皮肤一旦松弛，就很难恢复原来的状态。预防眼睛周围的小皱纹，可用中指指腹分别沿上、下眼睑的内侧向外侧，稍微用力进行滑动按摩，返回时在肌肤上轻轻地滑动，反复做3次；再从外眼角向太阳穴方向左右同时按压10次，按压时可向斜上方提拉。

③鼻根纹：鼻子与两眼之间的鼻根是最容易产生横皱纹的部位。因此除改掉皱鼻子的坏习惯外，还要进行由下往上的逆行按摩手法以伸展鼻梁和两眼之间的皱纹；再以一手拇指和食指夹住鼻子两侧做推擦动作3~5次。

④嘴角纹：由于经常咀嚼、说话、大笑，所以嘴角也是容易产生皱纹的部位，必须时时注意预防嘴角下垂。按摩时可用一手的拇、食指分别在嘴角做上抬嘴角的按摩动作，同时以另手中指按压人中穴，最后用两手四指分别按压嘴角两侧及下颌外侧。

【注意事项】

面部美容按摩方法简便易行，可每日早晚起睡时各按摩一次，也可在闲暇时间按摩。按摩手法要轻柔，节奏要和缓，不要用力摩擦。只要持之以恒，定能保持面部肌肤的健美。

面部美容按摩的好处虽多，但遇到下列的几种情况不能做面部按摩：

①脸上有严重暗疮，特别是有大面积脓疱症状的皮肤是不能做面部按摩的。因为这会使细菌扩散，对皮肤造成伤害。

②急性过敏的肌肤如花粉性过敏症，以及由于护肤品使用不当所突发的排斥性过敏等，也不适合做面部按摩。

③由于晒伤或换肤引起大面积红血丝和角质层严重受损的肌肤，应等待皮肤恢复正常状态后再进行面部按摩。

④面部按摩时，不宜过分用力。按摩的动作要有节奏和韵律感，速度不宜太快或太慢，按摩的速度最好与心脏跳动的速度大约一致。

第三节 颈部美容按摩

一、颈部美容按摩的功用

人到了一定的年龄，下颚周边就容易堆积皮下脂肪，形成难看的双下巴。双下巴形成的原因与脂肪形成有一定的关系，但并不是主要的原因，除了太胖、脂肪过多以外，面部经络不通畅、形成浮肿，以及缺乏运动、肌肉松弛，都会使下巴出现赘肉而呈现双下巴。

要消除局部脂肪，同时预防颈部皮肤松弛造成的双下巴，可经常进行下颚与颈部的保健按摩，在消耗热量的同时使局部血液循环及代谢良好，并使荷尔蒙运作更加活化，以助分解消除下颚的脂肪。

二、颈部美容按摩的方法

操作步骤：

①坐位或站立位，颈部稍稍抬起，将左右两手合拢，将两手中指尖对置于下巴正中，以两手指尖从下颌中央分别向耳朵方向推摩，反复运作5～10次；然后两手掌交替地从锁骨上开始，由下向上轻抹颈部，反复20～30次。

②用双手手指以画圆的方式从脸颊开始沿着下巴轻柔地往颈部摩动，反复10～20次。

③将双手分别放置于颜面下部，以双手四指由下颚下方至耳下慢慢按压。特别是耳根下方为穴道集中处可用中指仔细按压。

④抬高下颏，用双手手背交替由下向上地轻拍颈部，重复动作10次。

⑤双手中指分别按揉颈后的风池穴约半分钟，然后用食指、中指和无名指从风池穴按摩至颈前的锁骨处，反复5～10次。

⑥两手手指托住下巴，然后慢慢仰头，使下颌肌肉绷紧持续约10秒钟，再放松肌肉，头部放正，重复3遍。

⑦一手食指、中指和无名指拿捏对侧肩后的肩井穴约半分钟，再换手拿捏对侧肩井穴约半分钟。

【注意事项】

颈部美容按摩方法简便易行，可以使下颌肌肉发达，避免脂肪堆积，防止颈部皱纹产生，防止因肌肉下垂而产生的双下巴，对下颌松弛的情形也颇为有益。一般每日早晚起睡时各按摩一次，也可在闲暇时间施行。按摩手法要有节奏，轻柔适度，避免太用力而擦伤皮肤。

第四节　胸部(乳房)美体按摩

　　成年女子乳房一般饱满匀称并富有弹性，多呈半球形，两侧基本对称，系由大小胸肌、乳腺腺体、脂肪组织构成。下丘脑—垂体—卵巢内分泌轴调节乳房的生长发育，并直接受性激素支配，因此只有在保持机体内分泌旺盛的状态下，卵巢分泌性激素和脑垂体分泌促催乳素的生理状态下，乳房才能自然隆起。乳房扁平或丰满，是由乳房结构中占有97%的脂肪细胞决定的。成年人的乳房中脂肪细胞数目呈动态平衡状态。因此，要想消除扁平使乳房达到丰满，就需使乳房中脂肪细胞的体积成长增大，才能达到美体的目的。

一、胸部（乳房）美体按摩的功用

　　从美体的观点看，乳房的挺拔程度称为"环差"，系指最高隆起点的胸围与乳下胸围之差。

　　青春期乳房发育不良的女性，一般可分为先天性和后天性两种。先天性发育不全是由于体质较差或疾病等内分泌因素导致乳腺发育不全或无乳腺发育；后天性发育不全是指青春期女性在乳房发育到成熟的关键时期，因大脑过度紧张、劳累、疾病、营养欠缺、束胸等原因干扰乳房发育，致使乳房对自身激素的敏感性较低，影响乳房组织的发育和脂肪的积累。此外，过早的生育或多次流产及长期月经不调等原因，也会造成人体冲任二脉虚损，导致肾气不足而使乳房萎缩、松弛、下垂等形态改变。

　　中医认为乳房的发育和形态改变与脏腑经络有关，乳房属足阳明胃经和足厥阳肝经，位属足阴阳之分野并与手足厥阴、少阳交会于天池穴，与肾精、冲任二脉的盛衰密切相关。由于内分泌平衡是女性健康与魅力的保证，因此按摩丰胸系以女性健康为根本，辨证施治，通过点按通达乳络的俞募经穴，疏通乳房经络，改善乳房血液循环，调节脏腑功能，培元固本，从而达到调理冲任的目的。

　　经络穴位按摩还可刺激乳房周围自主神经（即交感神经和副交感神经）的兴奋性，刺激腺体和内分泌，促进脑垂体释放激素作用于卵巢，反馈性激活乳腺细胞，促进乳房发育。适宜的经络穴位按摩手法，由于把血液引流到胸部，给乳腺输送营养，因此可达丰胸功效。所以，胸部（乳房）美体按摩通过调整内分泌状态，维持阴阳平衡，提高乳房组织对自身激素的敏感性，激励腺泡和腺导管的生长发育，增加乳腺结缔组织和脂肪组织的积累，可起到安全有效的丰胸作用，并可预防和治疗乳腺增生等疾病。坚持一段时间的按摩后，对少女可促进乳房发育，对中年妇女则可使胸部肌肉的新陈代谢保持正常，防止和延续乳房松弛下垂。

二、胸部（乳房）美体按摩的方法

　　操作步骤：

　　①一手四指并拢，拇指分开，指掌密切接触皮肤，先按摩颈肩部，方向为向腋窝下按摩，再轻

轻摩擦腋下淋巴结。然后托住乳房，由胸下部向上向外推擦，最后由乳头向四周呈放射状轻柔按摩乳房 1 分钟。摩擦手法依轻→重→轻的力度，反复按摩 3~5 遍。

②两手手指或大小鱼际在胸廓各部做旋转按摩 3~5 遍，然后点压乳房上部的库房、灵墟和乳房下部的乳根等穴位。点压时先旋揉后点压，在各穴点按约 10 秒钟，于乳房处点压用力要轻。最后再以轻抚法按摩胸廓各部 1~3 遍。

③一手之四指并拢，拇指分开，手指与手掌贴紧对侧胸部皮肤，揉捏胸侧至乳房，着力要轻。对胸部各肌群可沿淋巴走向进行揉捏、提捏、抓捏，最后归至腋下淋巴结处，反复操作 3~5 分钟。揉捏时应该用指掌肌肉的力量，力要透入深层肌肉、韧带。

④先用左手掌从右锁骨下向下推摩至乳根部，再向上推摩返回至锁骨下，共做 3 个往返，然后换左手推摩左侧乳房；而后，用右手掌从胸骨处向左推摩左侧乳房直至腋下，再返回至胸骨处，共做 3 遍，然后换左手推摩右侧乳房。

⑤站立位，两肩放松，手臂自然下垂，先上下抖动肩部，带动两臂及胸部抖动；然后四指并拢，与拇指分开，以手掌托住乳房或胸肌做抖动。此两法各施术 2~3 分钟。

⑥坐位，一手或两手中指点按小腿外侧的丰隆穴 1~2 分钟。

【注意事项】

胸部、乳房按摩，最好在睡前、醒后或是洗浴时进行。按摩时不宜使用按摩乳或是其他刺激性药物，以使用肥皂水为宜。按摩前洗净双手，剪去指甲，以免损伤乳头或皮肤。按摩胸部需每日坚持，方可使乳房更有弹性，自然坚挺。

三、胸部（乳房）的保养

由于乳房基本上是由脂肪组织构成的，因此营养不足会影响乳房的发育和丰满。许多女性为了减肥，刻意地节食，其胸部也自然会跟着"缩水"。所以，要健美丰胸，首先要注意营养的补充。如果缺乏营养而使得胸部发育不好，在冬末春初进行补充十分适宜。因为进入冬季后，体内代谢下降，体力消耗减少，此时多吃脂肪性食物容易被吸收和蕴藏，从而发挥较大的功效。中医养生理论认为，冬末春初时节进补，不仅能固本培元，使身体正气恢复，而且能使身体进入到最佳的状态。

妇女在哺乳期，由于乳房增大，又经常被宝宝吮吸，故很容易下垂，所以要佩戴文胸。如果正在哺乳时进行健胸计划，应尽量在锻炼前哺乳，避免过度剧烈的手臂运动。一般可选择一个力量较小的拉力器，坐在固定的椅子上把手慢慢拉向身体两侧，然后慢慢控制拉力器，再把双手回归至前胸，如此重复 10~15 次，注意体会双乳挺拔、乳沟挤压的感觉。中年女性的乳房保养，在于坚持良好的生活习惯，体重忌快速变化，因经常性快速变化体重（如快速减肥）易使胸部缩水、下垂、松垮。良好的姿势，如坐的时候身体挺直并靠椅背，走路时避免弯腰驼背，可以预防胸部下垂。

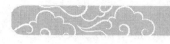

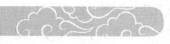

第五节　腹部美体按摩

正常人站立时腹部稍隆起，平卧时则稍凹陷，若平卧时腹壁高于剑突至耻骨联合平面时即为腹部隆起。健美的身材要求腹部扁平，否则十分不雅。男女肥胖者储存脂肪的方式有所不同，女性的脂肪除了部分储存于腹部周围，更多的是储存于臀部和大腿之中；而男性的脂肪大部分储存于腹部，以致出现大腹便便、鼓出而下垂的"将军肚"。

一、腹部美体按摩的功用

常言道："人到四十五，肚皮向外鼓。"上班族每天朝九晚五坐在工作桌前，加之缺乏运动及午餐后便坐着工作，腹部极易出现"肚腩"，因为导致男性"将军肚"的主要原因在于腹部肌肉松弛和腹部脂肪层过厚。腹部的肌肉是由膈肌、内外肋间肌、内外腹斜肌、腹横肌、肋间提肌（12 对）和腹直肌组成的肌群。其中膈肌与肋间外肌控制吸气运动，呼气运动主要由肋间内肌和腹内斜肌、腹外斜肌、腹横肌和腹直肌承担。膈肌是呼吸运动的主要器官，它实际上能单独完成呼吸动作。参与屈体运动的肌肉最主要的是腹直肌，转体运动则主要由腹内外斜肌完成。男性腹部肌肉松弛，大腹便便，则不但影响形体美，还可能会出现运动方面的不适。

产后的妇女常常感叹体形难看，这是由于怀孕期间子宫增大，腹肌也随之伸展，直到腹直肌分开。产后子宫逐渐复旧，但腹壁肌肉变得松弛难以恢复，尤其是有妊娠纹的妇女，腹壁变得如同一个撒了气的气球似的毫无弹性可言。另外由于分娩前后，为了孩子的营养需求，妇女不断地摄入各种高热量食品，也引起体内脂肪堆积，体形发胖。

中医认为，脾为气血生化之源，肥胖的主要原因是脾失健运、气血郁滞，故欲减肥，首当从脾调治，通过腹部的按摩健脾助运，减少腹部气血、脂肪的积滞。腹部美体按摩通过施以轻重快慢的不同手法，被动地运动和锻炼腹肌，使皮肤及皮下脂肪的毛细血管开放，并刺激末梢神经，促进机体的代谢，激活腹部皮下脂肪，加速腹部的脂肪分解和消耗，使皮肤组织间的废物被排出，从而达到通脐除积、益气消脂、减肥健美、轻身健步的目的。

二、腹部美体按摩的方法

操作步骤：

①站立位，双足与肩同宽，全身放松，呼吸自然，先用两手中指指腹点按腹部正中线上任脉的中脘、下脘、气海穴，然后用双手中指点按肚脐两侧的天枢、水道、气冲穴，每穴约 10 秒钟，需迎随呼吸点按，随后再点按双侧小腿内侧的三阴交穴。

②站立位，双手指微屈，以双掌尺侧缘沿腹部两侧缓缓切至耻骨上缘，反复操作 20～30 次。

③站立位，一手掌置于上腹部正中线任脉处，向下直线推摩至小腹部止，反复 10～20 次。

④站立位，以一手劳宫穴置于脐上进行揉动，用手掌旋转着力，顺时针、逆时针各旋揉 50 次。

腹壁脂肪多者，可加左手放在右手上加力运转。

⑤站立位，两手五指并拢略弯曲，手形呈"芒果"状，上下交替空心掌有力而有节奏地连续不断拍打叩击腹部，如同击鼓，每日可早晚散步时坚持拍打叩击。

⑥站立位，双手分别放在两侧肋骨下缘，然后一手用力从右推向左侧腹股沟处，另一手从左推挤向右侧腹股沟处，双手各做 50 次。

⑦站立位，双腿叉开略宽于肩，微屈，用一条新的长毛巾随腰部左右转动而牵拉（腰部涂少许润滑油或爽身粉），直至腰部皮肤发热红润为度。

三、产后腹部美体保养

产后妇女如需保持优美亮丽的腹部形体，应在产后即开始适当的活动和产后保健操运动，以增强腹肌张力，锻炼盆底肌和筋膜，改善阴道松弛状况，预防或纠正子宫后倾。如经阴道分娩的产妇，产后 6～12 小时即可起床稍事活动，产后第 2 日则在室内随意走动。行会阴侧切或剖腹产的妇女，可推迟到产后第 3 日起稍事活动。

1. 生产 3 天后的腹部美体法

操作步骤：

①仰卧位，两手置腹部，头从枕头上抬起，连做 4～8 拍。

②仰卧位，两臂水平外展，然后内收，做两个 8 拍；将上臂举过头部，再慢慢收回，做 4～8 拍。

③仰卧位，两手平放于躯干两侧，将右下肢向腹部屈曲，然后放平伸直。左下肢再做同样动作，共 4～8 拍。

④有节奏地做肛门收缩、放松动作，做 4～8 拍。

2. 产后 10 天的腹部美体法

操作步骤：

①深吸气运动：仰卧位，两臂直放于身旁，先深吸气，腹壁下陷，然后呼气，做 4～8 拍。

②仰卧位，两臂直放于身旁，双腿轮流上举和双腿并举，与身体保持直角，做 4～8 拍。

③仰卧位，髋和腿略放松，分开稍屈，尽量抬高臀部及背部，使之离开床面，做 4～8 拍。

④仰卧位，两腿伸直，两手伸向足部做起坐运动 4～8 拍。

⑤跪姿，双臂支撑床面，左右腿交换向背后高举，做 4～8 拍。

上述动作一般每日 3 次，每次 10～15 分钟，根据身体状况逐渐加大运动量。

3. 产后 30 天的腹部美体法

①仰卧位，上体缓慢抬起，收腹，头尽量向双膝靠近，后仰还原时，背部触板面，做 4～8 拍。对有锻炼基础的人，最好在斜板和腹肌架上做，可充分后仰，增加收腹的难度。此法主要锻炼上腹部肌肉。

②仰卧位，双腿伸直尽可能抬高 . 接着再缓慢放下，做 4～8 拍。如双膝弯屈做同样的动作，效果更好。此法主要是锻炼下腹部肌肉。

③仰卧位，两腿伸直，两手置于身体两侧。抬起上身，同时举左腿，用右手碰触左脚趾；恢复原状后，再抬起上身，同时举右腿，用左手碰触右脚趾，做 4～8 拍。

④坐位，伸直膝盖，上身后仰，保持身体平衡，然后屈膝收腹，使腹肌尽量折屈，做 4~8 拍。练习中脚始终不能触及地面。此法主要锻炼腹部肌肉。

⑤站立位，一手握把手或拉一定重量的重物，作各种姿势的扭腰和转身练习，如先顺时针扭转 10 圈，再逆时针扭转 10 圈。最后向前后、左右各弯腰 5 次。

【注意事项】

生产 30 天后或腹部体形不佳的妇女，可每日进行腹部健美运动，主要为锻炼腹外斜肌和腰部肌肉。

第六节　腰部美体按摩

腰围是髂前上嵴和第 12 肋下缘连线的中点处的周径，测量时站立，双脚分开 25~30 cm。腰围的正常标准，欧洲人定为男<94 cm，女<80 cm；亚洲人定为男≤90 cm，女≤80 cm。也有用腰围和臀围比值（W/H）判断腹部肥胖的，但不如单用腰围更为简单和可靠。国际审美委员会多次将腰围 60 cm 定为现代女性美的标准。我国国人的腰围一般以身高（cm）减 100 为合适。身高与腰围比例的标准方式是标准腰围（cm）＝身高（cm）×1/2－20。腰围和胸围、髋围都是显示体形是否匀称的重要指标。从体形来说，虽然不同的时代有不同的标准，如偏肥或偏瘦，但有一原则古今不变，即女性腰臀围的比值大约是 0.7。

近年来研究发现，以细腰为中心的"三围"比例同样也是身体健康的标准，并且与长寿有密切关系。对女性来说，胸、臀部丰满，肩部较宽，大腿稍粗而腰围较细者是最健康的类型，这种体形的女性在观察期内的死亡率仅为 1%，身体较瘦、腰围较粗的女性则死亡率较高。由于腰部是平常极难活动到的部位，容易积存脂肪。如果通过按摩手法合理刺激腰腹、背腰部的经络、穴位、肌肉，就可逐渐消除腰部肥胖。

一、腰部美体按摩的功用

腰身的宽与窄必须和整个身材配合适宜。通过美体按摩，可将粗腰打造成为"小蛮腰"，而细腰则更呈现"杨柳腰"之美。消除了腰身一捏一大把的赘肉，腰身才能线条紧致，轻盈灵活，走动时才能摇曳生姿，尽现曲线玲珑之美。

美体按摩塑造轻盈腰部曲线，可通过配合特制的减肥健身精油作推脂按摩来达到美体瘦身的目的。如再配以腰、腹运动，则能更好帮助腰部重塑优美曲线。

二、腰部美体按摩的方法

操作步骤：

①握空拳，用双手背稍屈曲紧贴背后脊柱两侧处，两手尽量放到同侧腰脊最高位置，沿着脊柱两侧，从上按揉到下骶尾骨部位，然后再向上按揉到最高位置，一下一上为一次，反复进行 20~40 次。

②两手掌分别紧贴腰部两侧，适当用力上下往返摩擦，至发热为止。

③从前后两个方向，用双手切擦、按捏、揉点、提拿带脉。带脉位于侧腰部带脉穴一带，系腰最细处。经常揉捏按摩腰部带脉，减腰肥效果甚好。

④以较强刺激的按捏、揉点、提拿、摩擦手法按揉腹部的腹直肌和肋腹肌肉中的腹斜肌。

⑤站立位，两手叉腰，两腿分开，先自左向右扭转腰部，使身体转动，再自右向左转，使身体转动，左右各转 10～20 次，然后可做前俯、后仰及侧屈活动约 20 次。

三、腰部美体保养

腰部美体按摩期间，还需要配合腰部的运动。

操作步骤：

①仰卧位，双腿并拢、伸直，运用腰腹部力量，尽可能使双腿向上高举，腰背和臀部可离开接触面向上挺直，然后慢慢放落，反复运动 10～20 次。

②双手抱于枕后，身体伸直或屈膝 60°，运用腰腹部力量使上半身坐起，再躺下；然后抬起身使右手搭左膝，再换左手搭右膝，反复进行此仰卧起坐运动 10～20 次。

③仰卧位，运用身体的腰腹力量向上举腿，同时双臂向前平伸屈体，使双臂和两腿在屈体的过程中相互碰撞，连续进行 10～20 次。

④站立位，两手叉腰，两腿分开，左右扭转腰部，然后做前俯、后仰及侧屈活动各约 20 次。

⑤站立位，两腿分开，腰部向前弯，先用右手摸左腿，再用左手摸右腿，各摸 10～20 次。

【注意事项】

腰部美体保养 5 个动作可单独或结合进行，每天起床和临睡前各做 1 次，长期坚持可达到满意效果。

第七节　臀部美体按摩

一、臀部美体概论

臀围是环绕骨盆最突出点的周径。女性的臀部与腰部、胸部并称"三围"，是女性形体美、曲线美的关键部位之一。臀部呈现浑圆状，丰腴、白皙、细腻而富有弹性，胖瘦适度并有优美的轮廓，是美臀的重要标志。一般认为臀不在丰，微翘、浑圆则美，即臀部圆翘呈球形上收，显得躯短腿长，重心高，身材漂亮。

古希腊人认为臀部是属于人类特有的，在解剖学上有异常美丽的曲线，还为之专门修建庙宇表示崇拜。中世纪的德国人认为圆臀是人区别于魔鬼的标志。人类学家认为亚洲人身材稍逊的症结，在于臀部扁宽，腰身松而肥。臀部过大的女人，肥胖浑圆，走路时臀部赘肉直发颤，给人以累赘感；也有的女性臀部过于扁平而似男人臀部，也被认为不美。所以，通过经常的体育锻炼（如游泳、滑冰、瑜伽等）和臀部美体按摩收紧臀部肌肉，有助于展示身体之美。

臀部肌肉主要由臀大肌、臀中肌和臀小肌组成，它是髋关节活动的主要肌群。女性臀部是体内多余脂肪最容易堆积的部位，因而按摩是减少臀部脂肪堆积的重要措施之一。

二、臀部美体按摩的方法

坚持做臀部美体按摩，能促进臀部脂肪软化，使其溶解后随汗液排泄出去。一般治疗前的初步手法把减肥健身药膏或精油挤在手掌中，两手轻轻揉搓，再在臀部做从下往上、从外侧到内侧的推挤动作，以按摩到皮肤发热发烫为度，因按摩时皮肤温度升高可促进药物和精油的渗透，加速脂肪分解。在初步手法完成以后，即可进行以下方法：

操作步骤：

①点按八髎法：站立位，双手食、中、无名指并拢，点按骶部的八髎穴 2~3 分钟。

②站立位，用两拳背或双手五指以稍强的力度按揉臀部两侧凹陷处的环跳穴及臀部横纹正中部位的承扶穴各 1~2 分钟。按摩承扶不但有通经活络的作用，还能刺激臀大肌的收缩。

③以两手五指揉拿大腿后侧肌群 2~3 分钟。

④以手掌自上而下反复揉挤臀部肌肉 3~5 分钟。

⑤站立位，两手掌适力扣击腰臀 2~3 分钟，可加速代谢，分化脂肪。

⑥在站立、交谈、端坐、平卧时，做提肛、收缩肛门挟腿的动作。此法既可减少脂肪的堆积，也可减少痔疮的发生。

【注意事项】

按摩时，在各穴位处以指力缓缓下压，停 3 秒后再放松力量，指压穴位以达到酸、麻、胀、重、热的感觉为佳。

三、臀部美体保养

操作步骤：

①站立位，两手叉腰，吸气收腰，两手向内颤推腰部 1~2 分钟，意在转化脂肪，运动腰部组织。

②站立位，双手下垂，挺胸拔腰，原地跳跃 1 分钟，可抖动肌群，分化脂肪。

③身体立正，双脚并拢，然后边吸气边踮脚尖，意念集中在足大趾与第二趾，脚跟踮起至离地约 5 cm，肛门缩紧；然后吐气，慢慢将脚跟放下，肛门随之放松。此踮脚跟与放下脚跟的动作重复做 8 次。

④双腿并拢，背部挺直，肌肉放松，单脚前出，距离与肩同宽，后屈膝呈前冲姿势，小腿垂直，膝部以下角度不超过 90°为宜。左右腿交换，连续重复数次。此套方法产后使用，能更快恢复体形。对臀部下垂者，长期坚持也有较好的功效。

⑤双腿紧贴站立，双手按墙而立，将一只脚向后踢，做 20 次，另一只脚重复此动作。

⑥平躺床上，双腿微屈，双手平放在两侧，臀部收紧，利用腰力将臀部上抬，维持约 5 秒后，再将身体平放于床上，重复动作 15 次。

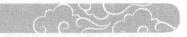

第八节 四肢部美体按摩

一、上肢美体按摩法

对上肢粗壮肥胖者，可施以美体按摩法。

操作步骤：

①坐位或站立位，脱去外衣，头正、目平视，含胸拔背，全身放松。两前臂胸前交叉，用双手拇指和其他四指同时捏拿对侧肩部、上臂、前臂至腕部，内外前后侧普遍捏拿5～10次。

②坐位或站立位，一手掌在对侧上肢沿肩部→上臂→前臂→腕部的顺序施以搓擦法3～5分钟。

③坐位或站立位，一手掌用力均匀、有节奏地、连续不断地拍打对侧上臂、肘部、前臂的内外侧。

④拿捏肩井穴。

⑤站立位，平举两臂，旋转肩部进行画圈运动5～10遍。

二、下肢美体按摩法

一对令人羡慕的美腿，不仅有利于女人的形貌，更有利于整体的健康。女性美腿的自我按摩与腿部运动可加速下肢血液循环，并可松弛神经、重振精神，利于身心健美。

操作步骤：

①坐于椅子上，单腿屈放于另一侧大腿上并伸直，然后将脚背向上向后屈曲，此时可感觉到小腿的肌肉绷得十分紧张。单脚练习10～20次后，再换另一腿练习10～20次。

②坐位，两手紧抱一侧大腿根部，先从前面用力向下摩擦，经膝部擦到足踝止，然后反转到小腿后面向上回擦，经腘窝到大腿根部后面为一遍，反复10～20遍；再以同样的方法和力度摩擦另腿。

③坐位，屈腿，以一手掌从小腿内侧（足三阴经循行之处）按摩至足内侧止，反复多次使局部出现温热感为宜。

④坐位，以一手握住一侧小腿下方，另一手握住该侧之足尖，使踝关节内外旋转10～20次。此法可去除小腿皮下脂肪，则踝关节活动灵活，同时走路也有轻快感。

⑤仰卧位，直腿向上抬举，双腿交替进行，每腿举20次，以腿后肌筋有牵拉、酸胀感为度。

⑥仰卧位，左腿屈膝，右膝屈曲重叠于左膝盖骨上，右股四头肌发力将右腿弹直为一下，共弹10次。再右腿屈膝，左腿以同样动作和力量弹10次。

⑦站立位，双手叉腰，伸直和屈曲大、小腿进行伸屈运动，反复进行10～20次。此法对小腿较发达的肌肉有紧缩效果，小腿肌肉结实后还可预防皮下脂肪生成。

【注意事项】

动脉血一旦流到脚部，便应通过静脉血管迅速流回心脏，倘若流速缓慢，双脚便容易出现肿胀、沉重、瘀血。为使血液循环畅通无阻，同时使腿、膝与脚踝的肌肉更加结实健美，以上方法每天需坚持进行方能收效。

第三章 面部常见病症的美容美体按摩

第一节 面部斑块

面部斑块是指面部出现黄褐斑、黧黑斑、老年斑等。人体新陈代谢功能失调，表现为毛发开始稀疏或变白，并出现黄褐斑、黧黑斑、雀斑、老年斑等。

由于人们的面容常常被作为判断美的标志之一，因此人们一旦发现面部色泽异常或出现斑块时，无论它是黑色素沉淀引起的色素斑，还是黑色素脱失引起的白斑，在精神上和心理上都会感到不愉快，因此需要加以重视。

黑色素对皮肤的作用就像一个过滤器，保护皮肤和身体免受紫外线辐射的损伤。由于外界因素和体内因素造成黑色素细胞代谢紊乱，在表皮堆积造成色素分布不均，即可形成色斑。

颜面雀斑呈黄褐色或者是咖啡色，为针头大小色素斑点，因很像麻雀蛋上的斑点而得名，青年男女面部最为常见，好发于鼻梁、双颊、眼眶下、颈部以及肩和手臂等处，夏季常加重。雀斑与遗传有关，其发展与日晒关系密切，多见于女性，青春期可达高峰，老年逐渐减少。

人到老年，皮肤上可出现一些扁平、稍稍隆起的，呈淡褐色、褐色或黑色，不痛、不痒的斑点或斑块，称为"老年斑"，又称老年疣或"脂溢性角化症"等。其发生多是由于皮肤的异常变化或与遗传因素有关。老年斑一经出现就不会自然消失，平时也没有任何使人不舒服的感觉，也不会转变成恶性，故面部美容按摩仅可起到减缓或预防其产生的作用。

中医认为，各种斑块多是由于风邪侵袭肌肤，血气不和所致。面部美容按摩，注重内调外治，标本兼治，通过采用疏通经络气血、调和脏腑阴阳的手法，不仅能加速局部新陈代谢，让表皮沉淀的色素随角质脱落而淡化，防治面部斑块，使面部肌肤润泽，而且具有调节身心平衡，令人精力充沛和健脾疏肝、活血化瘀、明目安神、养颜消斑等功效。当然，黄褐斑、黧黑斑、雀斑、老年斑等面部斑块，均应根据其原因采取相应的治法。

一、黄褐斑

黄褐斑又称为肝斑、妊娠斑、蝴蝶斑，是发生于面部的一种色素沉着斑，男女皆可患，以成年女性多见。皮损为淡褐色至深咖啡色斑块，表面平滑，边界较清，不痛不痒，多呈蝶形对称分布于眼眶附近、额部、眉弓、鼻部、两颊、唇及口周等处。黄褐斑无自觉症状及全身不适，对健康无害，但有碍美观。

【病因病机】

引起黄褐斑的因素很多，主要与内分泌功能障碍、雌激素水平下降、毛细血管循环不良、皮肤血液供应欠佳、遗传因素、营养素缺乏、精神因素、慢性疾病等有关。长期应用苯妥英钠、冬眠灵、避孕药等均可发生黄褐斑。此外，物理性因素和化学性因素，如强烈的日晒、化妆品的应用，以及长期的精神紧张、慢性肝功能不良、结核病、癌瘤、慢性酒精中毒等也可诱发黄褐斑。某些黄褐斑也见于未婚、未孕的正常女性或男性，其原因不明。

除上述诸多因素外，人们面部的色泽与健康情况、营养水平和心情、情绪等因素都有着密切的联系。因此当面部出现黄褐斑时，应该先寻找一般的原因，了解身体健康状况，观察休息、睡眠是否充足，营养水平如何，饮食搭配是否合理，特别是蛋白质和维生素的摄入是否充足，有无忧心、烦恼的事情等等。如果发现某些全身症状，应进行有关方面的全面检查，查看有否系统性疾病，以便及早对症治疗。

中医学认为五脏六腑气滞血瘀，人的脸色就会晦暗萎黄，长出黄褐斑、暗疮，还会出现性情急躁、心情郁闷、月经不调、失眠多梦等症状。黄褐斑的发生与七情内伤、饮食劳倦、妇人经血不调等有关，并与肝脏密切相联，如肝郁气滞的人易得黄褐斑，故又称为"肝斑"。其产生的原因有：

①平素气急易怒、抑郁多虑的人，由于情志不调，导致气机不畅，肝气郁结，血为气滞，或气郁化火，上侵头面，形成黄斑。

②肝气横逆犯脾，或脾虚肝乘而致肝脾失调，脾气运化失常，气血生化乏源，血不能荣养肌肤，日久则面部皮肤出现淡褐斑片。

③气为血之帅，若气滞则血液运行无力，瘀滞脉内，阻塞经络，面部皮肤得不到五谷精微及气血的濡润，则枯槁成斑。

④劳倦过度，饮食不节，脾失运化，湿浊凝滞，熏蒸面部，遂成黄斑。

⑤素体禀赋不足，或房室频繁，或久病伤阴、肝肾阴精亏虚，头面失荣，或阴虚虚火上炎，熏灼面部，均可发生黄褐斑。患者常伴有两胁胀满不舒，月经不调，经前腹痛，乳房胀满，舌红苔白，脉象偏弦等症。

【临床表现】

黄褐斑的色素沉淀主要是在皮肤表皮内，常常是对称分布于颧、颊、眉弓上方、鼻和口唇部。由于色素沉淀主要位于双颧、双颊，形似蝴蝶，故又称蝴蝶斑。

黄褐斑常见于健康妇女，从青春期到绝经期均有发生。妇女妊娠期的黄褐斑（妊娠性黄褐斑）多开始于妊娠期第2~5个月，分娩后色素斑渐渐消退。这是由于怀孕期间体内的各种激素分泌异于常人。面部色素沉着可能是由于雌激素与黄体酮联合作用，刺激黑色素细胞，而孕激素促使黑素体的转运和扩散，增加了黑色素的生成，促使色素沉着。其实黄褐斑不仅仅发生于孕妇，应用口服避孕药的妇女亦容易出现黄褐斑。由于所服剂量及时间的不同，其发生率可达20%或更高，常于口服1~20个月之后发生。科学研究已证明，口服避孕药导致黄褐斑发生是由于雌激素和孕激素的联合作用所致，雌激素刺激黑素细胞分泌黑素体，而孕激素可以促使其转运及扩散。

黄褐斑与日照有关，常于夏季加重，冬季则不明显。日光能刺激黑色素细胞，使其加速产生黑色素，输入表皮内的黑色素因而明显增加，面部原有的色素斑就会变得更深。

中医学认为黄褐斑者多为肝气郁结型、脾土亏虚型、肾水不足型，因此应根据不同的证型进行相应的经穴按摩。

【治则】疏肝解郁、行气活血、滋补肝肾。

操作步骤：

①站立位，用两手按摩足太阳膀胱经，即重点在能够触及的头部、下背部、腰部直至下肢，用两手掌由上而下沿着足太阳膀胱经的循行路线（注：足太阳膀胱经脉的循行系起于目内眦的睛明穴，上行额部，交会于头顶，夹脊旁进入脊旁筋肉，通过臀部沿大腿外侧后边下行直到小趾外侧的至阴穴），反复按摩 5 ~ 10 遍。

②站立位，先将两手掌搓热，然后在脸庞施以画圈式摩擦 2 ~ 3 分钟。

③站立位，两手握拳，以屈曲的掌指关节，即握拳时拳背的突起部在背腰部的肝俞、心俞、肾俞、脾俞、三焦俞等俞穴，各按揉半分钟。

④站立位，一手掌沿背腰中线督脉部位，由上而下按摩 5 遍。

⑤站立位，两手掌分别在腰骶部推擦 10 ~ 20 遍。

⑥用食指掐揉足小趾外侧的束骨穴 5 ~ 10 次。

【辨证加减】

①肝气郁结型，用两手中指螺纹面轻快地按揉太阳、丝竹空、四白、迎香穴各 10 次；再用两手掌沿足厥阴肝经由上而下，用手掌柔和地按摩 5 遍；最后在双膝上内侧的血海穴按揉约半分钟。

②脾土亏虚型，先用手掌沿足太阴脾经由上而下，反复按摩 5 遍，再用拇指按揉足三里穴约半分钟。

③肾水不足型，先用两手掌沿足少阴肾经作由上而下（注：足少阴肾经脉的按摩循行路线，系起于足小趾，斜向足心，沿内踝后向上到小腿内侧，再上到大腿内后侧，然后从腹部上行至胸部），反复按摩 5 遍，再用中指或拇指按揉三阴交、太溪穴各约半分钟。

【注意事项】

黄褐斑者应保持心情舒畅和自信，注意良好的休息，生活要规律，少食刺激性食物，多吃新鲜蔬菜和水果，或产前产后服维生素 C，每日 1 克，有抑制色素合成的作用。注重身体锻炼、增强体质，避免日光暴晒，外出时要使用遮阳用具遮挡阳光。由避孕药引起的黄褐斑，应停止服用避孕药，但色斑在短期内不一定消退。有慢性消耗性疾病等病因者，应积极治疗，去除发病因素。

二、黧黑斑

黧黑斑，又称面皯黵、黧黑黚黵、面尘。系指面部等处皮肤的色素沉着性疾患，多发于面部，以女性（青年和中年妇女）为多见。

黧黑斑在中医学又名面皯。皯首见于《太平圣惠方》，其病因为："由脏腑有痰饮，或皮肤受风邪，致令气血不调。"明代陈实功认为："黧黑斑者，水亏不能制火，血弱不能华肉，以致火燥结成黑斑，色泽不枯。"肾亏火旺、血虚不荣、火燥结滞或肝郁气结，以及肝脏或胃肠功能不佳，又如过度疲劳等，均是产生黧黑斑的原因。此外，长期不当使用化妆品（如粗劣化妆品的刺激）及日光照射过度，也会使面部生长黑斑。

黧黑斑以面部出现瘙痒、潮红继而发生黑色色素沉着斑为临床特征，尤以额及面颊部多见。患处皮损呈黄褐色或淡黑色斑片，形状大小不一，色枯不泽，境界清楚，不高出皮肤表面。

治则：滋阴清热养血，活血化瘀。

操作步骤：

①每天晨起后，先将双手掌心相对摩擦至温热，以调动手三阳、手三阴经，促进阴阳平衡，再分别摩擦两侧耳轮 20 次；然后用拇指与食指向下拉耳垂 5 次，食指与掌心对合向后推拉摩擦耳轮 15 次，以调节内分泌功能。

②双手摩擦至温热后，手四指贴于额部皮肤，从上向下摩至鼻部两侧，再呈弧形向外上至耳廓，反复摩擦 10 ~ 20 次。

③先用双手中指按揉内眼角的睛明穴，再用双手拇、食指掐捏嘴角的地仓穴，然后用双手中指分别点按瞳子髎、承泣、听会，用力要均匀，由小到大，以局部出现酸胀重感为度。

【注意事项】

使用化妆品者，每天晚上临睡前应将脸上化妆品彻底清洗干净，这样有利于缓解化妆品对皮肤的慢性刺激。有些化妆品中含有的香料、颜料以及原料里面的化学物质可能引起某些类型的皮肤过敏和化妆品皮炎，从而导致面部色素沉淀，这时应立即停止此种化妆品的使用。在生活中，避免暴饮暴食和睡眠不足，多吃蔬菜、水果、海藻、豆类等，可有助于黑斑的消除。

第二节　面部皱纹

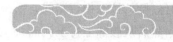

一、面部皱纹概论

皮肤出现皱纹是皮肤老化的表现，也是岁月流逝在面部皮肤留下的痕迹。人到中年，有些人的脸上会留下道道皱纹，面部的皮肤也逐渐变得松弛起来。最早出现的是额部皱纹，有的还开始出现眼角的鱼尾纹、眼袋等，失去了昔日的光泽和风采。俗话说"人老皮先老"，是说人体衰老最明显的部位在皮肤，尤其是脸部皮肤最能反映衰老的程度。一般年龄愈大，皱纹愈多。老化的皮肤干燥无光泽、缺乏弹性、皱纹满布。对减肥者，如果未实施渐进式方法，可因体重骤然下降，皮肤没有足够时间适应体内脂肪的减少而造成皱纹。

此外，面部运动造成的表情纹，即脸部的各个表情而产生的小细纹，若不加以呵护，也有可能形成看起来老化又明显的皱纹。一般来说，脸部的表情纹大致上可分为抬头或者皱眉所引起的抬头纹以及蹙眉纹、微笑所引起的鱼尾纹，还有因为笑或者抿嘴所引起的嘴角纹，或是噘嘴、抽烟、使

用吸管所引起的唇纹等等。每个人面部皱纹出现的时间有早有迟，如果不注意面部的美容护理，即使在青春年华也会出现细小皱纹。反之，科学掌握皮肤美容方法，即使进入暮年皱纹也不十分明显。因此正确护理和保养面部皮肤，延缓面部皱纹出现，防止皮肤衰老已经成为人们普遍关心的问题。要消除面部皱纹，除了平日注意保养，还宜通过按摩增加面部皮肤与肌肉的弹性，改善面部血液循环，慢慢抚平细纹，让面部肌肤充满弹性与平滑光泽。

二、面部皱纹的原因

对于面部皮肤松弛、皱纹增加现象，中医认为与人体的脾、肺功能有着直接的关系。脾主肌肉，肺主皮毛，若肺脾气虚，直接影响到肌肉功能和体内脂肪的代谢，则容易出现皱纹。此外，人体的健康、营养状况不佳和遗传、日光及紫外线照射，均可导致皮肤老化而产生皱纹。其表现为皮肤松弛，失去光泽，多见于额部、眼角、面颊、口角等处。平时对胃经的穴位诸如足三里等穴的按摩，可提高脾胃功能，对消除面部皱纹是有益的。坚持自我美容按摩，可以促进面部血液循环，加快新陈代谢，改善皮肤的营养，延缓皮肤衰老的发生与发展，使面色红润，容光焕发。

三、面部皱纹的美容按摩方法

古代对面部自我按摩的美容作用和方法早有记载。南北朝陶弘景在《养性延命录》中曰："摩手令热以摩面，从上至下，去邪气令人面上有光彩。"他指出两手掌互相摩擦发热后，在面部从上到下进行按摩，可使面色红润、容光焕发。此外，在《寿世青编》一书中记载有浴面驻颜法，即用手搓热后摩浴面部。《至游子·卷下·真诰篇》记载："太素丹经景曰：一面之上，尝得左右手摩拭之，使热高下随形，皆使极布焉，可使皱斑不生而光泽。"（按：此乃导引中之自我按摩法。）

唐代医家孙思邈在《千金翼方》中，记载了"彭祖乌发白面法"："清旦，初以左右手摩双耳，从头上挽两耳，又引发，即面气通流。如此者，令人头不白，耳不聋。又摩掌令热以摩面，从上向下二七过，去所气，令人面有光。"他指出早晨用左右手摩耳，轻轻向上提拉两耳，然后用手指轻轻梳理头发，按摩头皮，可使面部气血通畅，头发不白，耳朵不聋；再用两手互相摩擦生热，从上到下按摩 14 次，能使人面色光泽。

宋代《苏沈良方》认为："每日以子时后，……叩齿三十六通……次以两手摩熨眼、面、耳、项，皆令极热，仍按捏鼻梁左右五七下，充发百余梳……且试行二十日，……面目有光。"他指出每日三更起床后，轻轻叩打牙齿 36 次，用两手互相摩擦变热后，在面部、眼部、耳朵、颈项上热敷，再按摩鼻梁 35 下，梳头 100 下，试用 20 天后，面部可红润有光泽。这说明长期坚持面部自我按摩对舒展皱纹、预防皱纹，对抗皮肤老化有良好的效果。

面部皱纹的美容按摩方法，系根据不同的情况和部位采取相应的按摩手法。

1. 满脸皱纹

操作步骤：

①用两手掌侧的食指、中指、无名指、小指，从额前正中沿两侧向面颊分摩至下颌部止，轻柔缓慢地摩动 5~10 次。

②以两手掌侧的同上四指，从两眉间的印堂穴沿上、下眉弓分摩至耳前，缓慢分摩 5～10 次。

③将两手掌对合搓热，然后用整个手掌盖住面部，从鼻的两侧向耳后如沐脸状，共 5～10 次。

④沿足阳明胃经循行通路由上而下用手掌按摩 5 遍，并按揉足三里、三阴交穴各约 1 分钟。

以上保健手法，可于早晨起床时和晚上睡觉前各施行一次。

【注意事项】

脸部皱纹多者可常练童面功法，其作用为促使气血两盛，精神充沛，达到面如童颜的目的。操作为自然盘坐，上体端正，双手掌放在膝盖上，思想集中，排除杂念，双目微闭，舌舔上腭，意守丹田，呼吸要细、匀、深、长。用意念将气血引导到四个丹田处，即两眉之间之上丹田、心窝处之中丹田、脐下小腹之下丹田、命门处之后丹田。注意以意领气，同时口里默念上丹田、中丹田、下丹田、后丹田，使气血随着意念沿任、督两脉循行到四个丹田部位。循行一圈为一次，如此反复领气 18 次。

2. 额头纹、抬头纹及蹙眉纹

操作步骤：

①用双手拇指外侧的螺纹面或三、四指的指腹，从前额中线向两侧鬓角区作分推法或单方向抹法。

②用手四指按住眼眉上缘皮肤，并向上移动手指，同时有意识地不让眉毛上移，以此法使额头绷紧，约 5～8 秒钟后放松，共做 4 次，这样可以加强额部肌肉的弹力。

③两手四指并拢平稳地压于前额上，将前额皮肤向两边太阳穴牵拉、伸展，此每一个动作反复进行 5 次。

④运用大拇指与食指指腹沿着眉毛，重复运用深度的大挟捏动作，从眼角向外按摩。

⑤轻闭双眼，以食、中、无名指指腹轻快地拍击上眼眶及额部，以促进肌肤血液循环。

⑥轻闭双眼，以中指指腹从鼻根与眉弓上向前发际移动，由中线开始，逐渐抹至两侧额角，向上不超过发际。

3. 眼角纹（鱼尾纹）

眼睛是"心灵"的窗户，它与十二经脉都有着直接或间接的联系。《素问·五脏生成篇》曰："诸脉皆属于目。"《灵枢·大惑论》曰："五脏六腑之精气，皆上注于目而为精。"而眼、眉又构成为一个整体。人们常说的"眉清目秀""眉开眼笑""眉目传神"等，也总是把眉与眼相提并论。因此，防治眼角纹需要在眼、眉处施以适宜的手法方能收效。

操作步骤：

①面部肌肉放松，先以双手中指按揉双侧攒竹、瞳子髎、承泣、四白、太阳穴各半分钟后，用双手食指桡侧中指节从眉头至眉梢沿眉毛轻刮 5 次。

②运用大拇指与食指指腹，接触面呈 90°，以轻柔的小挟捏动作滑过鱼尾纹处，再于两面颊侧以深度的大挟捏动作来刺激肌肤血液循环。

③以中指以轻缓的画圆圈按摩动作沿眉头→眉梢→外眼角→下眼眶→眉头方向顺时针、逆时针各做滑动按摩 5 次，然后用两手中指按压太阳穴，并对抗这种压力眨动双眼，手指缓慢向颧骨移动，同时继续眨眼约 5 秒钟，如此重复 3 次。

④用两手中指在眉梢的丝竹空穴和外眼角处皮肤按揉约 1 分钟。

⑤外眼角鱼尾纹较深者，用双手小鱼际轻贴外眼角皮肤，由内向外作螺旋式按摩，再用食、中、无名三指指腹轻轻拍打眼角皮肤约 1 分钟。

⑥轻闭双眼，以两手食指、中指、无名指指腹分别从两眉头按摩至耳前为止，反复 5～10 遍。

4. 嘴角纹

操作步骤：

①张口呈"O"形，用手指反复从上唇推摩到面颊 1～2 分钟，然后闭嘴，放松面颊肌肉，再按摩 1～2 分钟。

②用大拇指与食指指腹沿着嘴角纹施以轻柔的挟捏按摩约半分钟。

③用食指、中指和无名指的指腹从下唇中央向外侧嘴角的上方滑推，返回时也在肌肤上轻轻地滑动，反复 6 次，上唇也采用同样方法从上唇中央向外侧嘴角滑推。

④将两手小拇指放在嘴角上，无名指放在颧骨下，食指或中指伸向耳朵施压两分钟，此动作可以增强嘴唇弹性。

⑤用中指指腹置于嘴角做圆形的来回按揉 1～2 分钟。

⑥由嘴角开始，双手食、中、无名指打圈按摩至耳前中点，再轻轻按压 3～5 次。

5. 鼻部及其周围皱纹

①双手中指分别置于两眉中间的鼻根处，沿着上眼眶从中向眉梢分抹约半分钟。

②用中指按在鼻根部的两眉之间，食指和无名指分别按在两侧内眼角处，轻缓按揉 1～2 分钟。

③用一手中指指尖打圈按摩鼻根至鼻尖约半分钟。

④用一手中指和无名指紧贴鼻头两侧来回摩擦各约半分钟。

6. 面颊松弛

操作步骤：

①用两手的食指、中指和无名指从嘴角向上在面颊上柔和地滑动按摩直到颧骨，反复 1～2 分钟。

②用两手的食指、中指和无名指从鼻子两侧开始，在颧骨和上颌之间进行较深沉的按揉手法直至耳垂，反复 1～2 分钟。

③两手拇指与食指相对，轻轻挟捏面部皮肤与肌肉，从鼻侧直至耳前，约半分钟。

④以指叩法或指揉法，从下颌中线开始，向鬓角区轻轻指叩击或按揉，约半分钟。

⑤用双掌轻拍面颊和上、下颌 10 下。

⑥用双手四指分摩额部 1～2 分钟。

以上步骤共操作 3～5 分钟。按摩时可使用专用的按摩霜或按摩油，顺着脸部肌肉的方向及皮肤纹路按摩。手指向前推进时稍微用力，驱动肌肉，转回来时放松。

【注意事项】

面部自我美容按摩，最好在年轻时即开始，若等到步入老年之后，面部皮肤已经衰老时再开始按摩，效果就会受到影响。另外，面部美容按摩非短期内可以收效，需长期坚持，每天早晚各自我按摩两次，每次 15 分钟左右，方可收到满意效果。

第三节　痤疮

一、痤疮概论

很多人进入青春期后，脸上不知不觉地起了很多疙瘩，有时还伴有痒痛，有黑色的称为黑头粉刺，粉刺破溃或吸收后可出现暂时性色素沉着或凹状疤痕。少数严重的红疙瘩可出现更大的软囊肿、脓肿，破溃愈合后留下比较明显的疤痕，使颜面皮肤凹凸不平，颜色深浅不一十分难看。胃肠机能失调，亦可引起痤疮。另外由于雄激素水平不同，一般男子患痤疮比女性严重，且更难治愈。

适宜的面部美容按摩，如采用清热祛风、凉血利湿的方法，可以促进肌肤的血液循环，使新陈代谢更为活跃。同时可以借着适当的刺激，使皮脂和汗液的分泌也相对旺盛起来。当皮脂和汗液的分泌量增加时，皮肤表层中的废弃物就会比较轻易地被排送到体外，而阻塞在毛孔中的污垢也容易清除。所以，美容按摩不但可以清除污垢，还可使皮肤的新陈代谢作用相对提高，达到消除青春痘、黑斑等预期效果。

二、痤疮的美容按摩方法

操作步骤：

①两手中指按揉额角发际上 0.5 寸处的头维、面部颏唇沟的正中凹陷处的承浆各约半分钟。

②两手食指、中指和无名指分别从两耳前向面颊做打圈式的滑动按摩 1~2 分钟。

③按揉项部枕骨之下的风池穴。

④一手或两手拇指按揉大腿内下侧的血海穴 1~2 分钟。

⑤中指或拇指按揉两侧足三里穴约半分钟。

⑥中指或拇指按揉两小腿内侧的三阴交穴约半分钟。

⑦一手或两手拇指按揉内踝尖与跟腱之间的太溪穴约 1 分钟，以有酸胀感为宜。

【注意事项】

对于痤疮，平时应注意保持面部皮肤清洁，常用温热水洗脸，尽量少用油脂类化妆品。少食或忌食肥腻、甘甜、油炸食品，对动物类脂肪应节制。痤疮不可施以挤压，防止感染。如痤疮已化脓，应避免直接按揉。

第四节　黑眼圈

一、黑眼圈概论

黑眼圈大致可分为两种：一种是血管型黑眼圈，是由于眼眶周围的皮肤特别薄，而皮下组织又少，一旦血液循环不佳或眼睛周围的细小血管充血，就形成了黑眼圈；另一种是色素型黑眼圈，是指因色素沉淀在眼眶周围而产生的黑眼圈，如长期阳光照射，受紫外线侵害，可引起眼周有过多的黑色素沉着而出现黑眼圈。

此外，除了体质遗传导致眼睛周围的皮肤天生黑色素较深外，吸烟饮酒过量、饮食不规律、过度疲劳，情绪低沉、思考过度或是熬夜引起睡眠不足等都会引起黑眼圈。此外，过敏性鼻炎等病患或眼部卸妆不彻底的色素沉着和缺乏体育锻炼，使血液循环不良等日常生活上的其他因素，也会使人不知不觉产生"熊猫眼"。

二、黑眼圈的美容按摩方法

如果黑眼圈是起因于严重的撞击，可用冰垫或冰冻了的毛巾敷在眼睛上，令眼睛周围的血管收缩，帮助眼周肌肤消肿，并能抑制充血。也可将冰块装入塑胶袋中弄碎，然后贴在额头上冰敷10分钟，避免对眼睛施压，可收缩血管减少内出血并帮助消肿。

操作步骤：

①由上眼眶处开始，以双手手指的指腹用弹钢琴的手法由内至外地绕眼周弹动轻缓地按揉1~2分钟，可以增强眼睑肌的张力和弹性，并有排毒养颜作用。

②双目轻闭，以中指腹轻缓地由内而外顺着眼眶轻滑地按摩1~2分；再用中指与大拇指腹轻轻捏按眼睛四周1~2分钟，可减少眼周的浮肿现象。

③双目轻闭，双手无名指轻按在两侧的睛明穴上，中指按在眉中之鱼腰穴、食指按在眉梢，三指以画圈动作轻轻按揉约1分钟，再以三指指腹由内向外分摩到外眼角约1分钟。

④用两手中指指腹分别吸定在攒竹、丝竹空穴，作轻缓的按揉或回旋揉动5~10次。

⑤先轻轻按揉承泣穴约半分钟，然后用双手中指的指尖置于下眼皮正中，分别轻缓地沿着下眼眶分推到睛明穴及瞳子髎穴。

⑥两手食指、中指和无名指先轻拍上下眼眶10~20次，然后将两手掌心相合搓热后覆盖于轻闭的双目和脸颊，轻轻按摩1~2分钟，促进眼周及面部的血液循环。

【注意事项】

若想拥有一双水漾灵动的双眼，暗沉的黑眼圈是应当消除的。除了生活有规律、保证充足的睡眠、进行适量的有氧运动、注意均衡合理的饮食之外，进行适当的按摩也是有效良方。

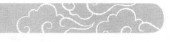

第五节 眼袋

一、眼袋概论

眼袋就是眼睑浮肿。由于眼睑皮肤很薄，皮下组织薄而疏松，很容易发生水肿现象。过早出现下眼袋，是由于下睑眼皮老化、松弛，皮肤与眼轮匝肌之间的纤维组织连接减弱，导致眼眶内较多的脂肪组织膨出，使下睑臃肿，造成难看而突出的囊袋。眼袋分为先天性和获得性两种。先天性属遗传，获得性是由于眼睑皮肤长期受到不良刺激，如爱流眼泪、常画眼线等，最终导致眼睑皮肤松弛并萎缩。眼袋的形成，遗传也是一个重要的因素，而且随着年龄的增长愈加明显。此外，肾脏有病、怀孕期间，睡眠不足或熬夜、疲劳等都会造成眼睑部位体液淤积形成眼袋。这种现象容易使人显得苍老、憔悴。

中医认为，眼袋的形成与人体的脾胃功能有着直接的关系，尤其是脾脏功能的好坏，直接影响到肌肉功能和体内脂肪的代谢。从经络经穴的循行来看，眼袋产生的位置又恰好是足阳明胃经发起之处，因而按摩胃经穴，对胃经施以良性刺激以提高脾胃功能，对眼袋的治疗有较大的帮助。

二、眼袋的美容按摩方法

为了消除下眼睑松垂或囊袋，增加面部血液循环，改善颜面部肌肤营养状况，可采用眼部美容按摩法，以加速局部脂肪分解，收紧松弛的眼睑，清脑明目，起到消除眼周皱纹、健美双眼的作用。

操作步骤：

①端坐凝视，双眼先顺时针旋转10次，向前凝视片刻；再逆时针方向旋转10次，向前凝视片刻；然后双目轻闭，两手食、中指分别轻轻抚摩双侧眼皮1～2分钟。

②微闭双眼，以一手拇、食指按揉睛明、攒竹穴各半分钟；再以两手中指指腹着力按揉太阳、四白穴各半分钟，以有酸胀感为度。

③微闭双眼，两手握空拳，用食指近侧指间关节的桡侧缘紧压眼眶，作自内向外的刮动，分刮上下眼眶各15次，以出现酸胀感为宜。

④微闭双眼，用中指从鼻旁向外分抹至颧骨上方，重复30～50次。

⑤将两手掌心相合搓热后覆盖于轻闭的双目，以画圈动作轻轻按摩1～2分钟，促进眼周的血液循环。

第四章　特色美容美体按摩法

第一节　音乐香熏按摩法

音乐香熏按摩是依据音乐的旋律，配合人体自然的生理律动，在气味芳香的环境中进行特殊松弛性按摩的一项美容疗法。其特点是借由轻柔、和缓、体贴而又符合生理律动的按摩动作，辅以怡人的芳香、醉人的音乐以及柔和的灯光所营造出的温柔舒适的护理氛围，以缓解日常生活中所积累的疲劳及压力，增进免疫系统抗病的能力，进而促进身心健康。

音乐香熏按摩适用于脸部及全身的调理，对于身心压力的缓解效果非常显著。它结合芳香疗法、反射疗法、淋巴引流等专业技术，配合音乐的旋律与人体生理的律动，将全身肌肉的压力与疲惫化于无形，最终使全身肌肤变得细腻紧实，在身心舒畅的同时心理压力也得到充分释放。

音乐香熏按摩需要选择适当的音乐，旋律以轻快的为宜。气味芳香、灯光柔和的按摩室内，香味和灯光可根据每个人的个性特点来选择。在卸除脸上及肩颈部的残妆与清理污垢后，再于脸部、肩、颈、手臂等部位均匀涂上按摩油，或选择松弛神经、消除肌肉压力的植物精油，以提高按摩效果。

操作步骤：

①用双手掌以轻缓的动作做画圈运动安抚面部，再用食指、中指和无名指从颈部上方推抹至下方，反复 5~10 遍。

②以一手手掌安抚对侧前胸，做轻缓的推摩动作 5~10 遍，再换另手操作，方法同前。

③以一手手掌按摩上臂肩峰、三角肌直至肘关节 5~10 遍，再换另手操作，方法同前。

④以一手拇指和食指分别拿住另侧前臂，从肘部拿捏→腕部→手指，反复 5~10 遍，再换另手操作，方法同前。

⑤站立位，两手分别搓擦腰部的肾俞穴区域 2~3 分钟，至局部发热为度。

⑥站立位，两手掌分别拍打腰骶部区域 2~3 分钟。

⑦站立位，两手掌重叠置于肚脐，用手掌旋转着力，顺时针、逆时针各旋揉 50 次。腹壁脂肪多者，可适当加力运转。

⑧站立位，双手指微屈，以双掌尺侧缘沿腹部两侧缓缓切至耻骨上缘，反复操作 20~30 次。

⑨坐位，双手分别置于一侧大腿内外侧，从大腿根部合摩至膝部，反复 5~10 遍，再换另侧大腿操作，方法同前。

⑩坐位，双手分别置于一侧小腿内外侧，从膝部合摩至踝部，反复 5～10 遍，再换另侧小腿操作，方法同前。

第二节　面部反射运动美容法

面部反射运动美容法中最简单有效的方式首推咀嚼，其次是唱歌和吹口哨。

美国洛杉矶面神经医学中心主任福克斯博士经临床试验证实，女性每天咀嚼口香糖 15～20 分钟，几个星期后面部皱纹开始减少，面色也变得更加红润。在日常生活中，咀嚼甘蔗、面筋等，也会起到同样的作用。

经常唱歌则能促进面部肌肉运动，改善血液循环，提高肌肤细胞的代谢活动。当然，唱歌时心情愉快也对美容有好处。必须指出，这里讲经常唱歌是指的唱或哼自己认为好听的歌和喜庆的歌，不宜经常哼唱使人伤感和烦躁的歌。

此外，吹口哨也可使面部肌肉充分运动，除有减少脸部皮肤皱纹的美容功效外，还能使脉搏减缓，血压降低，如再适当结合鼓腮轻拍法，则为简便实用的美容妙法。

第三节　气功按摩美容法

气功按摩美容属于锻炼美容的范畴，是当前美容界常用的美容治疗方法。面部气功按摩美容术不仅在中国，在古代印度、埃及、希腊及罗马都被广泛地采用过。当今，海内外美容界都把气功按摩术作为面部健美的一项措施。

普通按摩与气功按摩有着不同之处，如普通按摩施医者多循经络走向，施以按压搓摩等手法，起到舒筋活络、改善局部血液循环等作用，使皮肤显得滋润健美；气功按摩则需要深呼吸，意念放松，轻轻地用双手按经络走向及躯干进行按摩，按摩时意到气到，以感觉到酸麻温热的得气感，达到意气合一的境界。

国外也有人提倡"植物神经训练美容法"，即利用潜在的意识，来促进植物神经的活动，调整改善肤质，达到健美的目的。

气功按摩还能应用于减肥，适应证为单纯性肥胖。气功减肥时，需要严格控制饮食，饮食量每日应控制在 0.4～0.5 kg，少吃高糖类、高脂肪食物，多进行体力劳动和体育活动。其次，采用呼吸收腹法等内养功法来进行自我调节。

人饥饿时，胃酸分泌量增加，刺激胃壁，产生饥饿感。当采用内养功深腹式呼吸运动时，可加速胃酸排空，从而减少饥饿感，以达到控制饮食的目的。用手法按摩腹部、臀部、大腿及小腿部，可促进血液循环，改善肤质，分解脂肪，帮助达成减肥目的。

静坐不仅是养生之道，而且是美容养颜、强身健体的良方。静坐可以有效调节心理，使之达到一种良好的平衡状态。同时，静坐还可以改善全身的体液循环，使面部皮肤内层的水分充足、营养增加。于是，人就显得精力充沛、容光焕发了。

静坐美容简单易行，只需找一个环境清静、通风良好的房间静坐，注意头面部的放松，通过握紧双拳、调节呼吸等内养功来进行自我调节。待身心完全入静后，如再用双手对面部及全身进行按摩，则美容美体效果更为理想。

第四节　滚蛋美容按摩法

一、滚蛋美容按摩的作用

煮鸡蛋的营养价值很高，尤其对于老人、儿童和孕妇，更是很好的补养佳品。在民间，滚蛋按摩法在美容方面有其独特之处。

煮熟的鸡蛋（剥去蛋壳）质地柔软，富于弹性，是按摩面部皮肤的极好材料。用刚煮熟的热鸡蛋滚动按摩面部，可以使面部皮肤血管扩张，增强面部血液循环，如再用一冷毛巾敷面，还可以使面部毛孔和血管收缩。这样一张一弛，可使皮肤更加富于光泽和弹性。当然，鸡蛋白的最主要成分是蛋白质，在按摩的过程中，其营养物质可以通过扩张的毛孔被皮肤少量吸收，从而起到营养皮肤的良好作用。按摩后，鸡蛋白可以扔弃，而营养成分不会有任何损失的蛋黄则可以吃掉以补血养容。

二、滚蛋美容按摩的方法

滚蛋美容按摩前，先用温水将面部洗净，擦干，再将煮好的鸡蛋趁热剥去外壳，然后将温热的鸡蛋在面部皮肤上滚动。额部从眉毛开始，沿着肌肉走向向上滚动直到发鬓；而眼睛和嘴周因是环行肌肉，所以要环行滚动；鼻部则应该沿鼻翼向斜上方滚动，面颊部位应该自里向外向斜上方滚动。

总之，用煮熟的热鸡蛋在面部进行按摩应该按皮肤的纹理和肌肉的走向，直到鸡蛋完全冷却为止。用鸡蛋进行美容按摩以后，要用冷毛巾敷面几分钟，这样可以使鸡蛋热敷所致的毛孔扩张在冷毛巾的作用下收缩，从而有利于恢复皮肤的正常状态。

第五节　芳香按摩疗法

芳香按摩疗法是一种舒适、细腻的芳香和手法体验，它采用了包括身体和精神（情感）等在内的全面的养护方式。芳香疗法即为广义的"芳香 SPA"，是将植物芳香精油运用"香熏""按摩"和"沐浴"等方法，使芳香精油以不同的方式作用于人体，通过人体的嗅觉、味觉、触觉、视觉、听觉五大感觉功能，把植物的荷尔蒙经由皮肤和呼吸系统吸收，进入脑下垂体，调整身体内分泌，从而对人在生理和心理上进行调整，使身心恢复协调，消除忧郁、焦虑、烦闷、愤怒等情绪和疲惫感，减轻压力，增强能量，恢复精神、身体和灵魂的平衡，达到一种身、心、灵皆俱舒畅的感觉，系用于养生、保健、美容、美体的一种治疗方法，有人也称其为"五感疗法"。

一、芳香按摩疗法的作用

"芳香疗法"一词的使用，始于 1920 年的法国，该国化学家 Rene Maurice Gattefosse 在香水公司研发新产品，不慎爆炸炸伤了手，情急之下，他将手泡在纯度极高的熏衣草精油里。令他感到惊奇的是，伤处两天后痊愈，并且没有细菌感染，于是他开始研究精油在皮肤上的效用，并在科学期刊中发表文章，使用"芳香疗法（Aromatherapy）"这个词表示芳香物质（精油）的治疗效果，成为最先谈论芳香植物精油具疗效功能的研究者。后来，珍·范妮特（Jean Valnet）博士又继承他的工作，进一步发现精油具有惊人的促进细胞再生及杀菌能力，这种效能在第二次世界大战时，造福了不少受伤的官兵。而最先将芳香疗法用于美容及保健者，则首推澳洲生物化学家玛格莉特·莫瑞（Marguerite Maury），她将这些长久以来在临床上有效的疗法推荐给各个药房以及保养品公司，并且研发出一套与之配合的按摩方式，在《年青与生命的奥秘》一书中描述其用精油按摩。于是玛格莉特便成为较为人熟知的芳香疗法之母了。

植物的治病功能在中国的《黄帝内经》《本草拾遗》《千金要方》《本草纲目》均已有研究和详细的记载，而现代的科技更将植物中有利的化学成分萃取出来，使其疗效达一般中草药的数十倍。经过萃取的精油，分子细小，其被吸入和吸收的能力增强，因此具有迅速且显著的疗效。精油最主要的特质在于它是一种活性物质，其特性为高渗透性，如由毛孔进入，3 分钟可渗透到真皮层，5 分钟可进入到血液及淋巴循环完全排出而不滞留在体内，4~12 小时即完全排出体外。

按摩搭配芳香精油一起施行，即芳香按摩疗法，也有人称"精油按摩疗法"，是采用一些特殊的治疗性按摩技巧与精油结合运用。临床实验证实，芳香按摩疗法可借精油透过按摩手法间接的刺激，促使身体释放一些纯天然的镇痛神经化学物质，可达到镇痛和放松心情、舒解压力的目的。芳香按摩疗法合用芳香疗法、按摩疗法、音乐疗法、光疗法、饮水疗法，来整合嗅觉、触觉、视觉、听觉、味觉做治疗，强调人与自然的互动，在天然优雅的环境中获得精神上的稳定与身体上的舒适，尤其对于长期处于压力状况下的现代人而言，更有彻底沉静与放松之效。

芳香按摩疗法可以放松身心、平抚焦虑、提振情绪、愉悦心情，缓和肌肉的僵硬和酸痛，改良肌肤，重塑身体曲线，帮助精油分子进入体内，加速吸收，并可通经活络、促进血液和淋巴循环、清除组织废物、排除体内毒素、增强免疫力。在具体应用方面的作用为：

①皮肤养护：可改善肌肤问题，如防治干裂、妊娠纹、斑点、暗疮、干燥、过敏等，令肌肤回复平滑紧实细腻。

②头部养护：现代人由于社会压力大，头皮屑、掉发、秃顶等情况日趋严重，头部肌肤与神经也难得获得有效舒展，芳香按摩疗法在一个安静、私密的空间中，播放着轻柔的音乐，并在精油熏灯和健康花茶的陪伴之下，由自己操作或由专业按摩芳疗师先诊断头皮的健康情况，接着进行头皮护理、健康洗发、深层清洁、头部去角质，以及肩颈部以上的精油按摩等，不仅免除了常规洗头时头皮会被抓伤或头发受到拉扯的困扰，强劲水柱按摩头部重要穴道的同时，也能让精神放松，消除了疲劳，压力自然解除，头皮也可获得最适度的舒展，从而具有去头皮屑、止痒、预防脱发、助生发等效果。

③身体养护：在呼吸系统方面可舒缓鼻炎、喉炎、伤风鼻塞、呼吸不畅通、咳嗽等症状；在消化系统方面可改善肠胃功能、增进食欲、舒缓胃痉挛、助消化、增加排泄功能；在内分泌系统方面，

可平衡内分泌、改善性生活、延展青春；在生殖系统方面可去除异味、舒缓经痛；在运动系统方面可防治腰酸背痛、肌肉疲劳。

④精神养护：现代都市人生活节奏加快，每天生活在污浊的空气、嘈杂的声音和阳光的暴晒当中，芳香按摩疗法能为都市女性及时保养日渐粗糙的肌肤，达到美容、美体、安神、镇静、减压、消除疲劳、舒缓头痛、安眠等目的。

二、芳香按摩的方法

用芳香植物、药效植物萃取出来的纯净、清澈、芳香的液体，英文称之为 essential oil，中文译称则有"精油""香精油"等。

精油的使用有以下几种方式：①吸入法：利用精油挥发机或芳香台，将植物精油散发在空气中，由呼吸道吸入。②涂抹法：直接将精油涂抹于患处。③沐浴法：将精油滴几滴于浴盆中浸泡。④按摩法：可运用在全身各处，如在太阳穴、脊椎骨、前胸、腹部等处涂抹按摩。

（一）芳香按摩疗法的环境营造

芳香按摩疗法在嗅觉、触觉、视觉、听觉、味觉五大感觉并重的前提下，利用有限的空间与设备，使受医者随时享受身心一体的舒畅。

①嗅觉：在香熏、沐浴时可从选择香料着手，如橘子皮、柠檬皮可保空气清新，姜末可提升免疫力，八角对消化系统机能有利，薄荷、熏衣草可减少胀气；鼠尾草、马乔莲、洋甘菊可预防失眠；茶树、松针、薄荷可减轻鼻塞症状等。将这些材料分别捣碎或研磨之后，加水放在熏香炉里，再用蜡烛加热，空气中即弥漫着天然香气，闻之自然会身心舒畅，压力释放。

②触觉：通过手指和身体的接触，借由手技按摩、经络循环，来达到促进新陈代谢和各器官机能通畅活化的功用。

③视觉：芳香按摩疗法讲究气氛，因为令人感觉愉快的环境是身心放松的重要因素。情境的营造、空间宽松的配置，都在影响着视觉精神，可使人转移心情，暂时脱离现实，完全沉浸在无压力的环境里，怡然自得。如植物是烘托大自然意境的最佳道具，可以依据环境的空间大小与高低，选择黄金葛、芭蕉树等摆放在房间中，或是悬吊在天花板上，让有氧植物绿化整个休闲环境，同时释放芬多精净化人体。浴室内，可在浴缸内放满水，并在水面四周撒满玫瑰花瓣，或者滴上几滴水疗精油；或摆一个木制浴盆，在浴盆内注水并撒上花瓣，借由木盆和花瓣营造出的复古感，亦会令人有古代美女出浴的真实感受。

④听觉：音乐能够影响人的中枢神经，改变心情，所以音乐是芳香按摩疗法中很重要的一环。音乐的选用，除了可选择来自大自然的声音之外，还可视情况选择古典、爵士、音效等各种不含文字的纯音乐来欣赏。如果注重临场感，则不妨将推磨石接上小马达和小水管，或是用古铜水车，让断断续续、滴滴答答的水声加强听觉与心灵上的感动。

⑤味觉：一般认为多喝水对于人体新陈代谢的加强有益，但在芳香按摩领域中，除了强调喝水的重要性外，更可在水中加上天然花草，让植物中的生机和养分融入水中，这就是所谓的天然花草茶，如玫瑰花瓣茶、茉莉花茶等。专业的芳疗师会在顾客进门的同时，送上一杯适合个人的天然花草茶，不仅可使其人从外到内彻底舒缓，还可先行在体内进行去毒养颜、促进血液循环的工作，更

能为接下来的按摩疗程热身。当然，不一样配方的天然花草茶也可以解决生理上的种种不适，如洋甘菊能改善睡眠、马鞭草可安抚情绪、迷迭香可增强记忆、玫瑰有利血液循环、茴香有利于整肠清腹……不同的单方花草茶有不同的效果，因此可依当时的身心状况决定选用。

（二）芳香按摩的基本方法

1. 基本方法

①滑动轻抚法：将整个手掌放置于需要按摩的部位，采用一连串轻柔滑动、安抚的动作，使全身肌肉放松，舒解紧张及压力，增加肌肤血液循环，并使精油渗透到体内。

②拿揉法：以拇指和其余四指相合，对脂肪厚的部位以及背部、四肢等部位进行拿揉，动作缓慢且适中，以放松肌肉，促进血液及淋巴液的循环，并协助体内的毒素排出。

2. 各部位按摩法

操作步骤：

①面部：先将两手指尖蘸少许按摩精油，然后用指头滑动按摩整个面部，并选择按压头面部的部分穴位。

②颈部：一手以轻缓的抚摸手法，从对侧颈后的风池穴开始向下按摩到肩峰处止，反复3~5次；然后再以两手从风池穴开始向下按摩到胸骨处止，反复3~5次。两侧颈部操作相同。

③肩部：一手掌使用滑动轻抚及揉捏的手法，从肩前→肩峰→上臂止，重复来回按摩3~5次。

④手臂：一手掌使用滑动轻抚及揉捏的手法，在对侧的上臂→前臂直至按摩到手腕部，反复5~10遍。两侧手臂操作相同。

⑤背腰部：站立位，两手掌使用滑动轻抚及推摩的手法，在背腰部膀胱经的循行通路上按摩5~10次。两手的动作要连贯顺畅，向上可按摩到下背部，往下则可按摩至腰骶部。多次重复这个按摩动作，时间越久，身体越加感到轻松。

⑥胁肋部：站立位，两手掌使用滑动推摩的手法，从腋下胁肋处推摩至髂骨处，反复5~10遍。

⑦腹部：坐位或仰卧位，一手掌使用滑动按摩的手法，先在上腹部做顺时针方向的画圈动作，再做逆时针方向的画圈动作；然后逐渐下移到中腹部、下腹部，共3~5分钟。

⑧腿部：两手掌使用滑动轻抚及推摩的手法，从一侧大腿→小腿直至按摩到踝部，反复合摩5~10遍。两侧腿部操作相同。

⑨足部：坐位，一手拇指和其余四指从踝关节沿足背推摩至趾，反复按摩3~5分钟。两侧足部操作相同。

⑩肩部：坐位或站立位，一手食指、中指和无名指拿捏对侧肩井穴约半分钟。两侧操作相同。全套手法结束。

（三）芳香按摩疗法前后的辅助方法

芳香按摩疗法前后还可配合香熏沐浴法来放松神经、振奋精神、平衡身心、消除疲劳、舒缓肌肉紧张、减轻肌肉酸痛、促进淋巴循环、滋养皮肤等。其操作为：

①香熏温水浸浴：将3~10滴精油直接滴入盛热水的浴缸中，或与牛奶、蜂蜜或浴盐调和后撒入浴缸中，浸泡15~30分钟，水温以皮肤可接受为度，浴缸中撒入一些玫瑰花瓣等效果更佳。

②香熏蒸汽浴：以每600 mL水加2滴精油的比例，将精油混入水中，把混合后的水浇在蒸汽房的热源上（如烧红的石头），带着香熏的蒸汽便徐徐散出，可尽情吸入这些香熏蒸汽。

推拿手法一览表

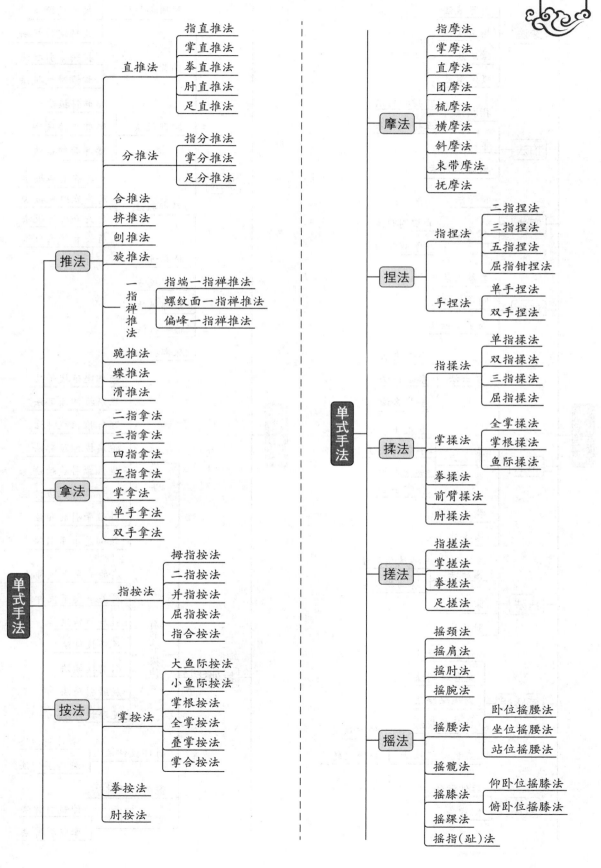

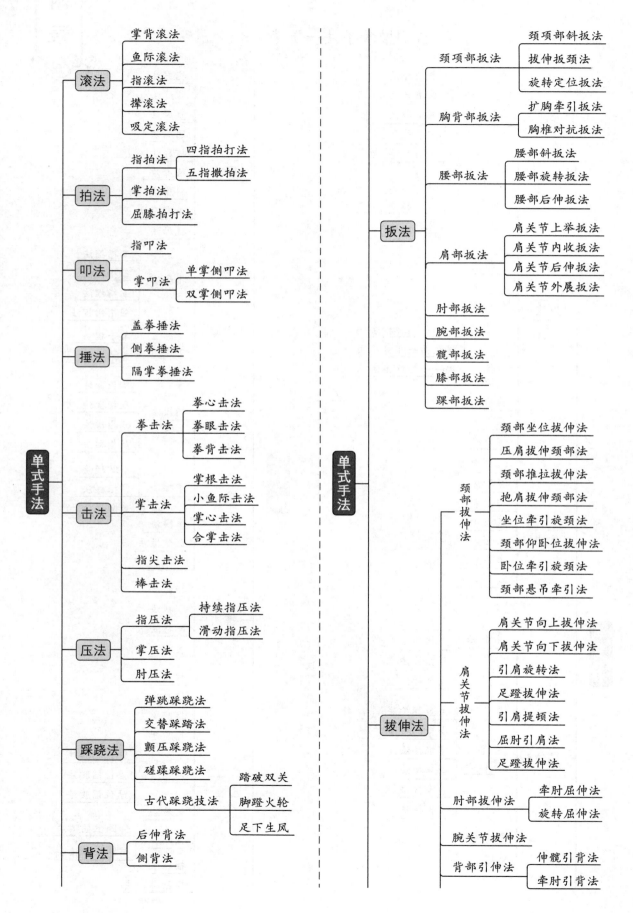

滚法
- 掌背滚法
- 鱼际滚法
- 指滚法
- 撬滚法
- 吸定滚法

拍法
- 指拍法
  - 四指拍打法
  - 五指撒拍法
- 掌拍法
- 屈膝拍打法

叩法
- 指叩法
- 掌叩法
  - 单掌侧叩法
  - 双掌侧叩法

捶法
- 盖拳捶法
- 侧拳捶法
- 隔掌拳捶法

击法
- 拳击法
  - 拳心击法
  - 拳眼击法
  - 拳背击法
- 掌击法
  - 掌根击法
  - 小鱼际击法
  - 掌心击法
  - 合掌击法
- 指尖击法
- 棒击法

压法
- 指压法
  - 持续指压法
  - 滑动指压法
- 掌压法
- 肘压法

踩跷法
- 弹跳踩跷法
- 交替踩踏法
- 颤压踩跷法
- 磋踩踩跷法
- 古代踩跷技法
  - 踏破双关
  - 脚蹬火轮
  - 足下生风

背法
- 后伸背法
- 侧背法

单式手法

扳法
- 颈项部扳法
  - 颈项部斜扳法
  - 拔伸扳颈法
  - 旋转定位扳法
- 胸背部扳法
  - 扩胸牵引扳法
  - 胸椎对抗扳法
- 腰部扳法
  - 腰部斜扳法
  - 腰部旋转扳法
  - 腰部后伸扳法
- 肩部扳法
  - 肩关节上举扳法
  - 肩关节内收扳法
  - 肩关节后伸扳法
  - 肩关节外展扳法
- 肘部扳法
- 腕部扳法
- 髋部扳法
- 膝部扳法
- 踝部扳法

拔伸法
- 颈部拔伸法
  - 颈部坐位拔伸法
  - 压肩拔伸颈部法
  - 颈部推拉拔伸法
  - 抱肩拔伸颈部法
  - 坐位牵引旋颈法
  - 颈部仰卧位拔伸法
  - 卧位牵引旋颈法
  - 颈部悬吊牵引法
- 肩关节拔伸法
  - 肩关节向上拔伸法
  - 肩关节向下拔伸法
  - 引肩旋转法
  - 足蹬拔伸法
  - 引肩提顿法
  - 屈肘引肩法
  - 足蹬拔伸法
- 肘部拔伸法
  - 牵肘屈伸法
  - 旋转屈伸法
- 腕关节拔伸法
- 背部引伸法
  - 伸髋引背法
  - 牵肘引背法

单式手法

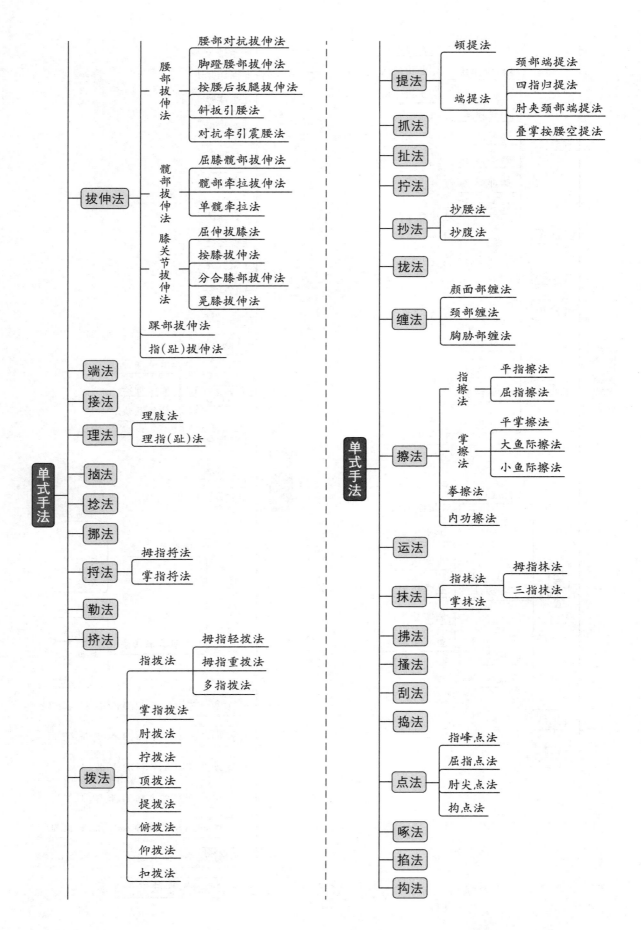

腰部对抗拔伸法
脚蹬腰部拔伸法
腰部拔伸法 —— 按腰后扳腿拔伸法
斜扳引腰法
对抗牵引震腰法

屈膝髋部拔伸法
髋部拔伸法 —— 髋部牵拉拔伸法
单髋牵拉法

屈伸拔膝法
膝关节拔伸法 —— 按膝拔伸法
分合膝部拔伸法
晃膝拔伸法

踝部拔伸法
指（趾）拔伸法

拔伸法

端法
接法
理法 —— 理肢法
理指（趾）法
掐法
捻法
挪法
捋法 —— 拇指捋法
掌指捋法
勒法
挤法

单式手法

指拨法 —— 拇指轻拨法
拇指重拨法
多指拨法

掌指拨法
肘拨法
拧拨法
拨法 —— 顶拨法
提拨法
俯拨法
仰拨法
扣拨法

提法 —— 顿提法
端提法 —— 颈部端提法
四指归提法
肘夹颈部端提法
叠掌按腰空提法

抓法
扯法
拧法
抄法 —— 抄腰法
抄腹法
拢法

缠法 —— 颜面部缠法
颈部缠法
胸胁部缠法

单式手法

擦法

指擦法 —— 平指擦法
屈指擦法
掌擦法 —— 平掌擦法
大鱼际擦法
小鱼际擦法
拳擦法
内功擦法

运法
抹法 —— 指抹法 —— 拇指抹法
三指抹法
掌抹法
拂法
搔法
刮法
捣法

点法 —— 指峰点法
屈指点法
肘尖点法
拘点法

啄法
掐法
拘法

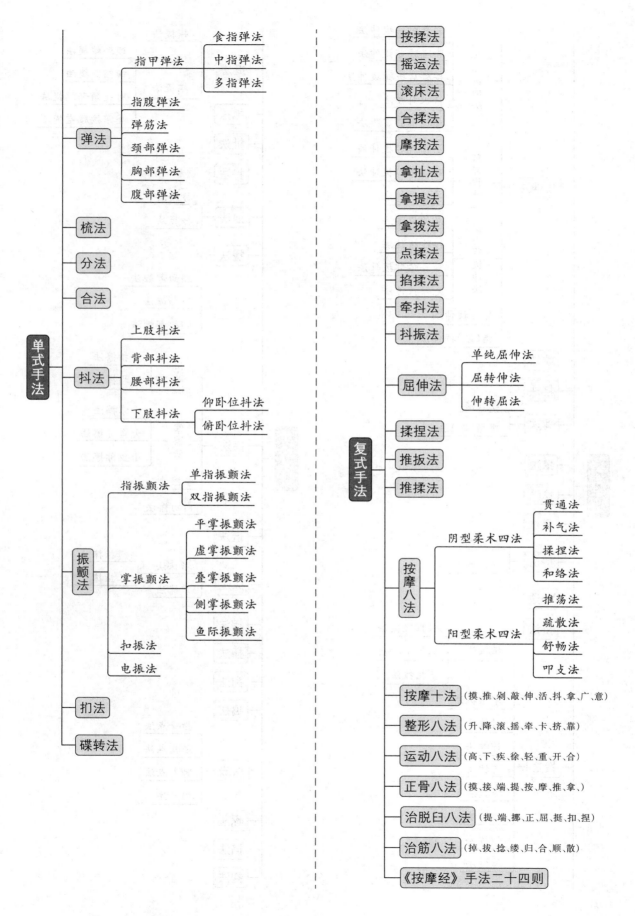

单式手法

弹法
- 指甲弹法
  - 食指弹法
  - 中指弹法
  - 多指弹法
- 指腹弹法
- 弹筋法
- 颈部弹法
- 胸部弹法
- 腹部弹法

梳法

分法

合法

抖法
- 上肢抖法
- 背部抖法
- 腰部抖法
- 下肢抖法
  - 仰卧位抖法
  - 俯卧位抖法

振颤法
- 指振颤法
  - 单指振颤法
  - 双指振颤法
- 掌振颤法
  - 平掌振颤法
  - 虚掌振颤法
  - 叠掌振颤法
  - 侧掌振颤法
  - 鱼际振颤法
- 扣振法
- 电振法

扣法

碟转法

复式手法

按揉法

摇运法

滚床法

合揉法

摩按法

拿扯法

拿提法

拿拨法

点揉法

掐揉法

牵抖法

抖振法

屈伸法
- 单纯屈伸法
- 屈转伸法
- 伸转屈法

揉捏法

推扳法

推揉法

按摩八法
- 阴型柔术四法
  - 贯通法
  - 补气法
  - 揉捏法
  - 和络法
- 阳型柔术四法
  - 推荡法
  - 疏散法
  - 舒畅法
  - 叩支法

按摩十法 （摸、推、刿、敲、伸、活、抖、拿、广、意）

整形八法 （升、降、滚、摇、牵、卡、挤、靠）

运动八法 （高、下、疾、徐、轻、重、开、合）

正骨八法 （摸、接、端、提、按、摩、推、拿、）

治脱臼八法 （提、端、挪、正、屈、挺、扣、捏）

治筋八法 （掉、拔、捻、缕、归、合、顺、散）

《按摩经》手法二十四则

推拿治法一览表

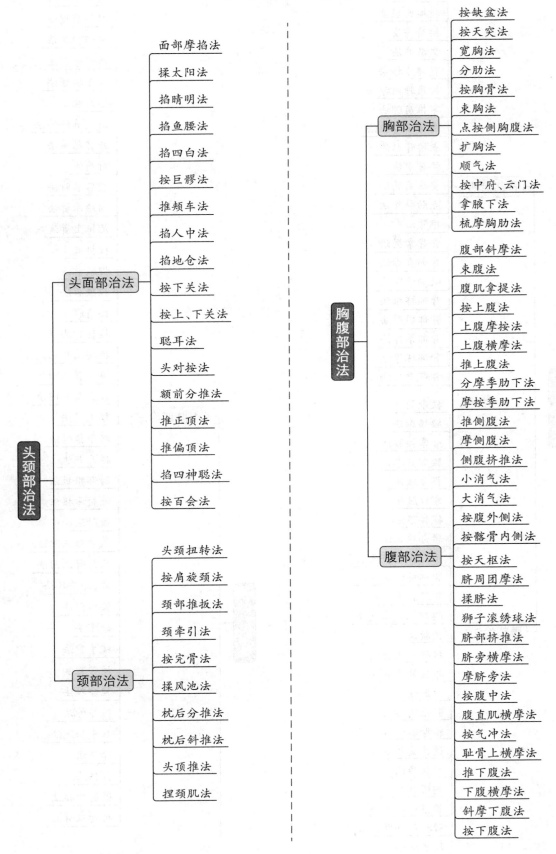

头颈部治法

头面部治法
- 面部摩捐法
- 揉太阳法
- 捐睛明法
- 捐鱼腰法
- 捐四白法
- 按巨髎法
- 推频车法
- 捐人中法
- 捐地仓法
- 按下关法
- 按上、下关法
- 聪耳法
- 头对按法
- 额前分推法
- 推正顶法
- 推偏顶法
- 捐四神聪法
- 按百会法

颈部治法
- 头颈扭转法
- 按肩旋颈法
- 颈部推扳法
- 颈牵引法
- 按完骨法
- 揉风池法
- 枕后分推法
- 枕后斜推法
- 头顶推法
- 捏颈肌法

胸腹部治法

胸部治法
- 按缺盆法
- 按天突法
- 宽胸法
- 分肋法
- 按胸骨法
- 束胸法
- 点按侧胸腹法
- 扩胸法
- 顺气法
- 按中府、云门法
- 拿腋下法
- 梳摩胸肋法

腹部治法
- 腹部斜摩法
- 束腹法
- 腹肌拿提法
- 按上腹法
- 上腹摩按法
- 上腹横摩法
- 推上腹法
- 分摩季肋下法
- 摩按季肋下法
- 推侧腹法
- 摩侧腹法
- 侧腹挤推法
- 小消气法
- 大消气法
- 按腹外侧法
- 按髂骨内侧法
- 按天枢法
- 脐周团摩法
- 揉脐法
- 狮子滚绣球法
- 脐部挤推法
- 脐旁横摩法
- 摩脐旁法
- 按腹中法
- 腹直肌横摩法
- 按气冲法
- 耻骨上横摩法
- 推下腹法
- 下腹横摩法
- 斜摩下腹法
- 按下腹法

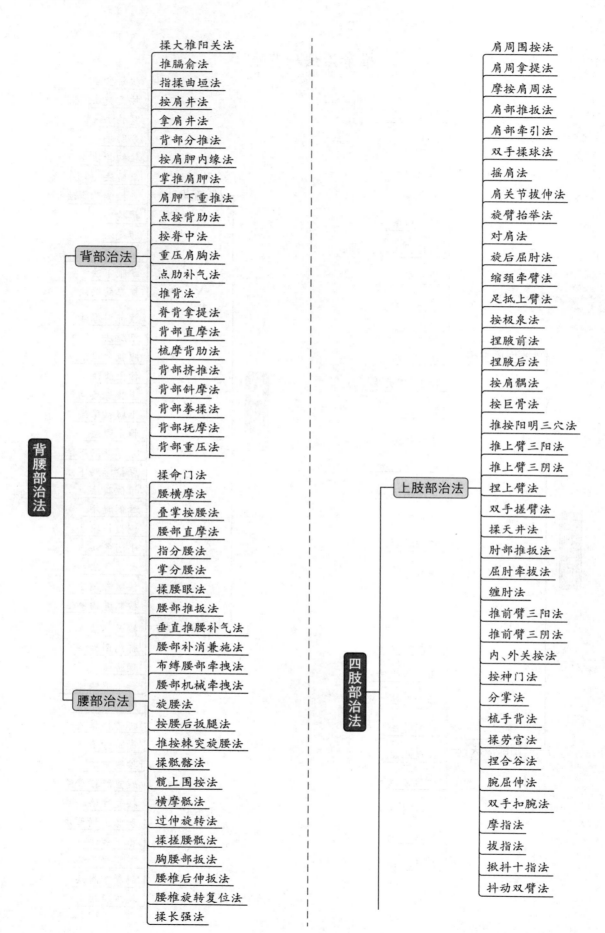

背腰部治法

- 背部治法
  - 揉大椎阳关法
  - 推膈俞法
  - 指揉曲垣法
  - 按肩井法
  - 拿肩井法
  - 背部分推法
  - 按肩胛内缘法
  - 掌推肩胛法
  - 肩胛下重推法
  - 点按背肋法
  - 按脊中法
  - 重压肩胸法
  - 点肋补气法
  - 推背法
  - 脊背拿提法
  - 背部直摩法
  - 梳摩背肋法
  - 背部挤推法
  - 背部斜摩法
  - 背部拳揉法
  - 背部抚摩法
  - 背部重压法
- 腰部治法
  - 揉命门法
  - 腰横摩法
  - 叠掌按腰法
  - 腰部直摩法
  - 指分腰法
  - 掌分腰法
  - 揉腰眼法
  - 腰部推扳法
  - 垂直推腰补气法
  - 腰部补消兼施法
  - 布缚腰部牵拽法
  - 腰部机械牵拽法
  - 旋腰法
  - 按腰后扳腿法
  - 推按棘突旋腰法
  - 揉骶髂法
  - 髋上围按法
  - 横摩骶法
  - 过伸旋转法
  - 揉搓腰骶法
  - 胸腰部扳法
  - 腰椎后伸扳法
  - 腰椎旋转复位法
  - 揉长强法

四肢部治法

- 上肢部治法
  - 肩周围按法
  - 肩周拿提法
  - 摩按肩周法
  - 肩部推扳法
  - 肩部牵引法
  - 双手揉球法
  - 摇肩法
  - 肩关节拔伸法
  - 旋臂抬举法
  - 对肩法
  - 旋后屈肘法
  - 缩颈牵臂法
  - 足抵上臂法
  - 按极泉法
  - 捏腋前法
  - 捏腋后法
  - 按肩髃法
  - 按巨骨法
  - 推按阳明三穴法
  - 推上臂三阳法
  - 推上臂三阴法
  - 捏上臂法
  - 双手搓臂法
  - 揉天井法
  - 肘部推扳法
  - 屈肘牵拔法
  - 缠肘法
  - 推前臂三阳法
  - 推前臂三阴法
  - 内、外关按法
  - 按神门法
  - 分掌法
  - 梳手背法
  - 揉劳宫法
  - 捏合谷法
  - 腕屈伸法
  - 双手扣腕法
  - 摩指法
  - 拔指法
  - 揪抖十指法
  - 抖动双臂法

四肢部治法

下肢部治法

- 环跳按法
- 臀部直摩法
- 推臀法
- 揉臀法
- 臀部重压法
- 肩臀重压法
- 股内侧揉捏法
- 按股内法
- 拿股内肌法
- 股内抚摩法
- 下肢重压法
- 股内侧重压法
- 股内侧重搓法
- 推股外侧法
- 股外刨推法
- 股上、下刨推法
- 股外侧重推法
- 按股前法
- 股前重揉法
- 股前抚摩法
- 推股后法
- 股后抚摩法
- 股后揉捏法
- 拿承扶法
- 股后重压法
- 股后重揉法
- 下肢牵拽法
- 下肢外伸法
- 揉膝上法
- 揉血海法
- 腘上内拿法
- 腘上外拿法
- 膝周揉法
- 膝引伸法
- 单屈膝旋髋法
- 双屈膝旋髋法
- 小腿内侧揉捏法
- 小腿内侧重按法

四肢部治法

下肢部治法

- 小腿内侧按法
- 小腿按法
- 按阴陵泉法
- 揉三阴交法
- 揉足三里法
- 揉悬钟法
- 揉委中法
- 揉承山法
- 按跟腱法
- 拿昆仑法
- 踝背屈法
- 推足外侧法
- 内外旋踝法
- 解溪掐法
- 按水泉法
- 掐太冲法
- 梳足背法
- 摇大趾法
- 揉涌泉法

捏筋推拿法

- 捏筋一法
- 捏筋二法
- 捏筋三法
- 捏筋四法
- 捏筋加减法

小儿推拿基本手法与治法一览表

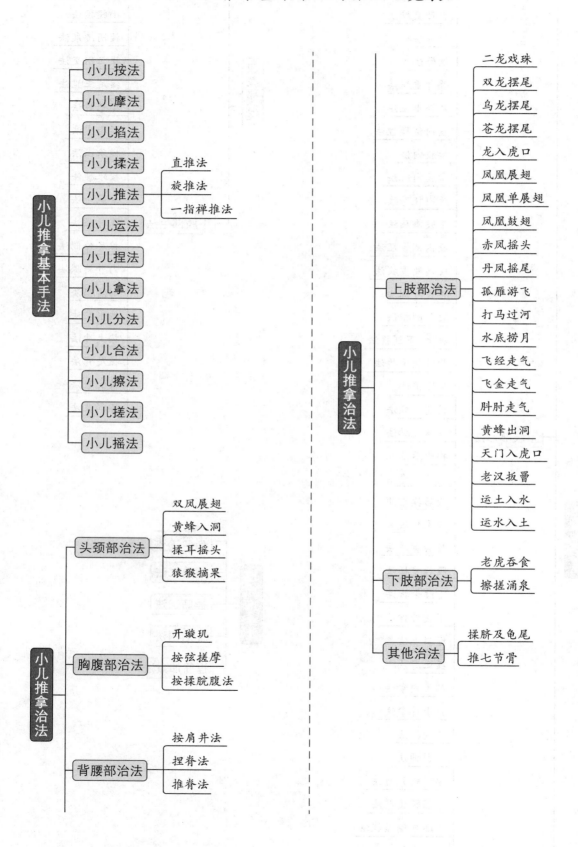